Cotran/Kumar/Robbins

Grundlagen der Allgemeinen Pathologie

Ramzi S. Cotran
Vinay Kumar
Stanley L. Robbins

Grundlagen der Allgemeinen Pathologie

Übersetzt von
Professor Dr. med. Max W. Hess

Unter Mitarbeit von Prof. J. Gebbers und
Prof. J. A. Laissue

366 Abbildungen
70 Tabellen

SEMPER BONIS ARTIBUS

Gustav Fischer Verlag
Stuttgart · Jena · New York · 1993

Anschriften der Autoren:
Ramzi S. Cotran, M.D.
Frank Burr Mallory Professor of Pathology
Harvard Medical School
Chairman, Department of Pathology
Brigham and Women's Hospital
Boston, Massachusetts

Vinay Kumar, M.D.
Charles T. Ashworth Professor of Pathology
Southwestern Medical School
The University of Texas
Southwestern Medical Center at Dallas
Dallas, Texas

Stanley L. Robbins, M.D.
Visiting Professor of Pathology
Harvard Medical School
Senior Pathologist
Brigham and Women's Hospital
Boston, Massachusetts

Anschrift des Übersetzers:
Professor Dr. med. Max W. Hess
Pathologisches Institut der
Universität Bern
Abteilung für Immunpathologie
Murtenstr. 31
CH-3010 Bern

Titel der Originalausgabe:
Pathologic Basis of Disease

Wichtiger Hinweis
Die pharmazeutischen Erkenntnisse in der Medizin unterliegen laufendem Wandel durch Forschung und klinische Erfahrungen. Autoren und Herausgeber dieses Werkes haben große Sorgfalt darauf verwendet, daß die in diesem Werk gemachten therapeutischen Angaben (insbesondere hinsichtlich Indikation, Dosierung und unerwünschten Wirkungen) dem derzeitigen Wissensstand entsprechen. Das entbindet den Benutzer dieses Werkes aber nicht von der Verpflichtung, anhand der Beipackzettel zu verschreibender Präparate zu überprüfen, ob die dort gemachten Angaben von denen in diesem Buch abweichen und seine Verordnung in eigener Verantwortung zu bestimmen.

Die Deutsche Bibliothek – CIP-Einheitsaufnahme

Cotran, Ramzi:
Grundlagen der allgemeinen Pathologie / Ramzi Cotran ; Vinay Kumar ; Stanley Robbins. Übers. von Max W. Hess. – Stuttgart ; Jena ; New York : G. Fischer, 1993
Einheitssacht.: Pathologie basis of disease <dt.>
ISBN 3-437-00677-0
NE: Kumar, Vinay:; Robbins, Stanley:

Satz: Typobauer, Ostfildern
Druck: Gulde-Druck GmbH, Tübingen
Gedruckt auf Luxoprint pro holzfrei, glänzend, vollgestrichen, Bilderdruck, 115 g/m², chlorfrei gebleicht
Einband: Buchbinderei Koch, Tübingen
Printed in Germany

1 2 3 4 5

Vorwort

Im amerikanischen Lehrbuch «Pathologic Basis of Disease» von R.S. Cotran, V. Kumar und S.L. Robbins bestechen ganz besonders die hier übertragenen Kapitel über Allgemeine Pathologie durch die Ausgewogenheit zwischen

- Dokumentation der bemerkenswerten Fortschritte im Verständnis biologischer, immunologischer und weiterer Grundlagen der Krankheitsentstehung und Bewahrung der traditionellen Inhalte der Allgemeinen Pathologie;
- Darstellung der funktionellen Dynamik der Krankheitsentwicklung und der im Verlaufe dieses Prozesses morphologisch faßbaren, einer Momentaufnahme entsprechenden Veränderungen; und
- Hinweisen auf die unerschöpfliche Fülle der Krankheiten und Beschränkung auf die Besprechung biologisch und klinisch relevanter Zustände.

Die sprachliche und didaktische Linie ist klar und wird konsequent beibehalten. Bei der Vermittlung des Stoffes fehlt jegliche Dogmatik: neuere, auch kontroverse Erkenntnisse werden einbezogen und kritisch abgewogen. Deshalb eignet sich dieser traditionelle, kontinuierlich überarbeitete Standardtext in erster Linie als Arbeitsunterlage zur Allgemeinen Pathologie für Studierende der Human- und Zahnmedizin.

Der «Robbins» ist in den USA und auch in Europa weit verbreitet. Die deutschsprachige Fassung mag den Umgang mit der teilweise unkonventionellen, jedoch sehr anregenden Denk- und Schreibweise sowie mit angelsächsischen Fachausdrücken der Medizin erleichtern.

Die Kapitel 1–7 der vorliegenden Übertragung befassen sich mit Problemen der Allgemeinen Pathologie im engeren Sinn. Die Abschnitte über Ernährung, Umwelt, Pädopathologie und Altern (Kapitel 8–11) runden nicht nur die Besprechung weitgehend theoretischer Mechanismen beispielhaft ab, sondern illustrieren die zunehmende Bedeutung krankmachender Einflüsse der Umwelt und des Wandels der Altersstruktur der Bevölkerung.

Wir möchten nicht unterlassen, dem Fischer-Verlag und seinen Mitarbeitern für dauernde Ermunterung und Unterstützung sowie für die schöne Ausstattung des Buches herzlich zu danken.

M. Hess, J.-O. Gebbers und
J.-A. Laissue

Inhaltsverzeichnis

1 Zellschäden und Adaptation

Definition und Ursachen des Zellschadens und der Adaptation 2
Mechanismen der Zellschädigung 4
Ischämie und hypoxische Zellschädigung 6
Ablauf und ultrastrukturelle Veränderungen 6
Mechanismen der irreversiblen Zellschädigung 9
Freie Radikale und Zellschädigung 11
Beispiele der Schädigung durch freie Radikale 14
Chemische Zellschädigung 15
Tetrachlorkohlenstoff-induzierte Zellschädigung 15
Virus-induzierte Zellschädigung 16
Morphologie der Zellschädigung 18
Ultrastrukturelle Veränderungen 18
Lichtmikroskopische Zeichen der Zellschädigung 19
Reversible Veränderungen 19
Zelltod und Nekrose 19
Formen der Nekrose 21
Intrazelluläre Ablagerungen 23
Lipide 24
Verfettung 24
Pathogenese der Leberverfettung 24
Weitere intrazelluläre Einschlüsse 28
Ultrastrukturelle Veränderungen 31
Lysosomen: Hetero- und Autophagozytose 31
Hypertrophie des glatten endoplasmatischen Retikulums 33
Mitochondriale Veränderungen 33
Veränderungen am Zytoskelett, an den kontraktilen Proteinen sowie am Membranskelett 34
Anpassungsreaktionen des Zellwachstums und der Differenzierung 35
Atrophie 36
Hypertrophie 37
Hyperplasie 38
Metaplasie 40
Dysplasie 41
Verschiedene Veränderungen 42
Verkalkung 42
Hyaline Veränderungen 43

2 Entzündung und Reparation

Entzündung . . . 46

Historischer Rückblick . . . 46
Die akute Entzündungsreaktion . . . 47
Änderung des Blutstroms und des Kalibers der Blutgefäße . . . 48
Änderungen der Gefäßpermeabilität . . . 49
Normale Permeabilität und Struktur der Gefäße der Mikrozirkulation . . . 49
Muster und morphologische Grundlagen der erhöhten Gefäßpermeabilität . . . 50
Zelluläre Reaktionen: Leukozytenaustritt und Phagozytose . . . 54
Margination . . . 54
Adhäsion . . . 54
Auswanderung und Chemotaxis . . . 55
Phagozytose und Degranulierung . . . 58
Freisetzung von Leukozytenprodukten . . . 61
Funktionelle Leukozytendefekte . . . 61
Chemische Entzündungsmediatoren . . . 62
Vasoaktive Amine . . . 63
Plasmaproteasen . . . 63
Arachidonsäuremetaboliten: Prostaglandine und Leukotriene . . . 66
Lysosomale Faktoren . . . 68
Freie Sauerstoffradikale . . . 68
Plättchen-aktivierender Faktor (PAF) . . . 69
Zytokine . . . 69
Wachstumsfaktoren und weitere Mediatoren . . . 70
Zusammenfassende Bemerkungen zu den chemischen Mediatoren der akuten Entzündungsreaktion . . . 70
Lymphgefäße und akute Entzündung . . . 72
Das Monozyten/Makrophagen-System . . . 73
Die chronische Entzündung . . . 75
Definitionen und Ursachen . . . 75
Zellen und Mediatoren . . . 76
Chronische granulomatöse Entzündung . . . 78
Morphologische Formen der akuten und chronischen Entzündung . . . 81
Seröse Entzündung . . . 81
Fibrinöse Entzündung . . . 81
Eitrige (suppurative, purulente) Entzündung . . . 82
Ulzeröse Entzündung . . . 83
Auswirkungen der Entzündung auf den Gesamtorganismus . . . 83

Wundheilung und Reparation . . . 85

Regeneration . . . 85
Wechselgewebe . . . 85
Stabile Gewebe . . . 85
Permanente Gewebe . . . 86
Die bindegewebige Reparation – Granulationsgewebe . . . 87
Wundheilung . . . 88
Primäre Wundheilung . . . 88
Sekundäre Wundheilung . . . 90
Mechanismen der Reparation . . . 91
Wachstumsfaktoren . . . 91
Zell-Zell- und Zell-Matrix-Wechselwirkungen . . . 92
Kollagenbildung und Festigkeit des Wundschlusses . . . 93

Kollagen . . . 93
Weitere Bestandteile der extrazellulären Matrix . . . 96
Wundfestigkeit . . . 97
Faktoren, die entzündlich-reparative Reaktionen beeinflussen . . . 98
Systemische Einflüsse . . . 98
Lokale Einflüsse . . . 98
Zusammenfassende Bemerkungen zur entzündlich-reparativen Reaktion . . . 100

3 Flüssigkeitshaushalt und Hämodynamik

Ödem . . . 104
Hyperämie und Stauung . . . 109
Blutung . . . 111
Thrombose . . . 111
Normale Hämostase . . . 112
Endothel und Subendothel . . . 112
Blutplättchen . . . 113
Gerinnungssystem . . . 116
Thrombogenese . . . 118
Disseminierte intravasale Gerinnung (DIG) . . . 125
Embolie . . . 125
Lungenembolie . . . 126
Arterielle Embolie . . . 128
Fruchtwasserembolie (-Infusion) . . . 129
Luft- oder Gasembolie (Caisson- oder Dekompressions-Krankheit) . . . 130
Fettembolie . . . 131
Infarkt . . . 132
Schock . . . 136

4 Genetische Störungen

Der normale Karyotyp – Zytogenetik . . . 147
Mutationen . . . 149
Zytogenetische Störungen . . . 151
Zytogenetische Störungen der Autosomen . . . 153
Trisomie 21 (Down Syndrom) . . . 153
Andere Trisomien . . . 157
Cri du Chat-Syndrom (5p-) . . . 157
Zytogenetische Krankheiten des Geschlechtschromosoms . . . 157
Klinefelter-Syndrom . . . 158
XYY-Syndrom . . . 159
Turner-Syndrom . . . 159
Multi-X-Frauen . . . 160
Hermaphroditismus und Pseudohermaphroditismus . . . 160
Monogen bedingte Erbleiden . . . 161
Biochemische Grundlage der monogenen Erbleiden . . . 162
Autosomal dominante Störungen . . . 163
Marfan-Syndrom . . . 164
Neurofibromatose . . . 165
Von-Hippel-Lindau-Krankheit . . . 167
Familiäre Hypercholesterinämie . . . 167

Autosomal rezessive Krankheiten . . . 170
Albinismus . . . 170
Alkaptonurie (Ochronose) . . . 170
Lysosomale Speicherkrankheiten . . . 171
Glykogenspeicherkrankheiten (Glykogenosen) . . . 179
Geschlechtsgebundene (X-gekoppelte) Krankheiten . . . 181
Fabry-Krankheit . . . 182
Fragiles X-Syndrom . . . 183
Krankheiten mit multifaktorieller Vererbung . . . 184
Krankheiten mit variablem genetischem Hintergrund . . . 185
Kongenitale Fehlbildungen . . . 185
Ehlers-Danlos-Syndrome (EDS) . . . 185
Neoplasie . . . 186
Krankheitsdiagnostik mit rekombinanten DNA-Methoden . . . 187
Genetische Krankheiten . . . 187
Direkte Gen-Diagnostik . . . 188
Indirekte Gen-Diagnostik: «Gene Tracking» . . . 189
Rekombinante DNA-Techniken für die Diagnose von Infektionskrankheiten . . . 191
Andere diagnostische Anwendungen der rekombinanten DNA-Techniken . . . 192

5 Krankheiten des Immunsystems

Immunologische Grundlagen . . . 194

Allgemeine Eigenschaften des Immunsystems . . . 196
T-Lymphozyten . . . 196
B-Lymphozyten . . . 198
Makrophagen . . . 199
NK-Zellen . . . 199
Dendritische Zellen und Langerhans-Zellen . . . 200
Zytokine: Botenstoffe des Immunsystems . . . 200
Histokompatibilitätsantigene . . . 201
Bedeutung des HLA-Komplexes . . . 203

Krankhafte Störungen des Immunsystems . . . 205

Mechanismen der immunologisch bedingten Gewebeschädigung (Überempfindlichkeitsreaktionen) . 205
Typ I-Überempfindlichkeit (anaphylaktische Reaktion) . . . 206
Systemische anaphylaktische Reaktion . . . 209
Lokale anaphylaktische Reaktion . . . 210
Typ II-Überempfindlichkeit (zytotoxische Reaktionen) . . . 211
Typ III-Überempfindlichkeit (Immunkomplex-Reaktionen) . . . 212
Systemische Immunkomplex-Krankheit . . . 213
Lokale Immunkomplex-Krankheit (Arthus-Reaktion) . . . 216
Typ IV-Überempfindlichkeit (zelluläre oder zellvermittelte Reaktion) . . . 216
Überempfindlichkeit vom Spättyp . . . 217
T-Zell-vermittelte Zytotoxizität . . . 217
Transplantatabstoßung . . . 218
Mechanismen der Abstoßungsreaktion . . . 218

Methoden zur Verbesserung des Überlebens von Transplantaten . . . 222
Lebertransplantation . . . 223
Transplantation hämopoietischer Zellen . . . 224
Autoimmunkrankheiten . . . 224
Immunologische Toleranz . . . 225
Pathogenetische Mechanismen der Autoimmunität . . . 227
Systemischer Lupus erythematodes (SLE) . . . 231
Sjögren Syndrom . . . 241
Progressive Systemsklerose (Sklerodermie) . . . 243
Polymyositis/Dermatomyositis . . . 248
Mischkollagenose («mixed connective tissue disease», MCTD) . . . 250
Polyarteriitis nodosa (PN) und andere Vaskulitiden . . . 251
Krankheiten mit wahrscheinlicher Immunpathogenese . . . 251
Amyloidose . . . 251
Immundefekt-Syndrome . . . 263
Primäre Immundefekte . . . 264
Geschlechtsgebundene Agammaglobulinämie (Bruton) . . . 264
«Variable Immundefekte» («common variable immunodeficiency») . . . 264
Isolierter IgA-Mangel . . . 265
DiGeorge Syndrom (thymische Hypoplasie) . . . 265
Schwere kombinierte Immunmangelkrankheit («severe combined immunodeficiency syndrome», SCID) . . . 266
Immundefekt mit Thrombozytopenie und Ekzem (Wiskott-Aldrich Syndrome) . . . 267
Immunmangel in Zusammenhang mit Defekten von Zellmembranbestandteilen . . . 267
Genetische Störungen des Komplementsystems . . . 267
Erworbenes Immunmangelsyndrom (AIDS) . . . 268

6 Neoplasie

Definitionen . . . 284
Nomenklatur . . . 285
Eigenschaften benigner und maligner Neoplasmen . . . 288
Differenzierungsgrad und Anaplasie . . . 289
Wachstumsrate . . . 292
Lokal invasives Verhalten . . . 292
Metastasierung . . . 294
Metastasierungswege . . . 295
Gradierung und Stadieneinteilung von Neoplasmen . . . 297
Biologie des Wachstums von Neoplasmen . . . 298
Wachstum neoplastischer Zellen . . . 298
Klonalität der Neoplasmen . . . 298
Kinetik des neoplastischen Wachstums . . . 299
Wirtfaktoren, die das neoplastische Wachstum beeinflussen . . . 302
Tumorprogression und -heterogenität . . . 302
Neoplastisches Wachstum in Kultur . . . 303
Mechanismen der Invasivität und der Metastasierung . . . 304
Wechselwirkungen zwischen neoplastischen Zellen und extrazellulärer Matrix . . . 306
Adhäsion neoplastischer Zellen an der extrazellulären Matrix . . . 307
Abbau der extrazellulären Matrix . . . 307
Wanderungseigenschaften neoplastischer Zellen . . . 308
Hämatogene Ausbreitung und Fernimplantation neoplastischer Zellen . . . 308
Veränderungen des Karyotyps neoplastischer Zellen . . . 310
Prädisposition für das Entstehen von Neoplasmen . . . 312
Mit geografischer Lage und Rasse zusammenhängende Faktoren . . . 312

Einflüsse von Umwelt und Kultur . . . 315
Einflüsse des Lebensalters . . . 315
Vererbung . . . 315
Erworbene präneoplastische Zustände . . . 318
Karzinogene und ihre Wechselwirkungen mit Zellen . . . 318
Chemische Karzinogenese . . . 319
Schrittweiser Ablauf der chemischen Karzinogenese . . . 319
Prozeß der Initiation . . . 320
Promotionsphase der Karzinogenese . . . 322
Karzinogene Substanzen . . . 323
Chemische Karzinogenese: Zusammenfassung . . . 325
Bestrahlungs-Karzinogenese . . . 325
UV-Strahlen . . . 326
Ionisierende Strahlen . . . 326
Mechanismen der Strahlungskarzinogenese . . . 327
Virale Onkogenese . . . 328
Onkogene DNA-Viren . . . 328
Wirkungsmechanismen der DNA-Viren . . . 331
Onkogene RNA-Viren . . . 332
Onkogene und maligne Neoplasmen . . . 335
Produkte der Proto-Onkogene und ihre Funktionen . . . 338
Aktivierung der Proto-Onkogene . . . 344
Tumor-Suppressor-Gene (Anti-Onkogene) . . . 344
Pathogenese neoplastischer Krankheiten . . . 347
Wechselwirkungen zwischen Neoplasma und Tumorträger . . . 349
Auswirkungen des Neoplasmas auf den Wirt . . . 349
Lokale und hormonale Effekte . . . 349
Tumorkachexie . . . 350
Paraneoplastische Syndrome . . . 351
Tumor-Abwehrmechanismen . . . 353
Laboratoriumsdiagnose der Neoplasie . . . 357

7 Infektionskrankheiten

(mit «*» bezeichnete Erreger/Krankheiten treten nur in geografisch begrenzten Gebieten auf)

Durch Viren, Chlamydien, Rickettsien und Bakterien verursachte Krankheiten . . . 364

Einleitung . . . 364
Faktoren des Erregers . . . 365
Die Übertragung des infektiösen Krankheitserregers . . . 366
Faktoren von Seiten des Wirts . . . 367
Beziehungen zwischen Wirt und Krankheitserreger . . . 368
Gewebereaktionen des Wirtes auf eine Infektion . . . 369
Viruskrankheiten . . . 370
Viruskrankheiten des Respirationstraktes . . . 373
Viruskrankheiten des Verdauungstraktes . . . 376
Mumps (Parotitis epidemica) . . . 376
Virale Enteritis und Diarrhoe . . . 376
Virale warzenförmige Epithelveränderungen . . . 377
Virale Exanthemkrankheiten . . . 377
Masern (Rubeolen) . . . 377
Röteln (Rubella) . . . 378
Pocken (Variola) . . . 378
Andere Hautexantheme . . . 379

Herpesvirus-Krankheiten 379
Herpes simplex- (HSV I-) und Herpes genitalis- (HSV II-) Infektionen 379
Varizellen (Windpocken) und Herpes zoster 381
Zytomegalie («cytomegalic inclusion disease», CID) 382
Infektiöse Mononukleose (Pfeiffer Drüsenfieber) 385
Arbovirus-Krankheiten (Arbovirosen)* 388
Weitere Viruskrankheiten 388
Viruskrankheiten des Zentralnervensystems 388
Virale Myokarditiden 388
Virushepatitis 388
Retrovirus-Krankheiten – T-Zell-Leukämie, AIDS, Kawasaki-Syndrom 388
Durch Chlamydien verursachte Krankheiten 389
Ornithose (Psittakose) 389
Chlamydien-Urethritis und -Zervizitis 390
Einschluß-Körperchen-Konjunktivitis
Trachom* 390
Lymphogranuloma venereum (LGV) 391
Rickettsiosen 392
Flecktyphus 394
Fleckfieber* 396
Tsutsugamushi-Fieber (japanisches Fleckfieber, «scrub typhus»)* 397
Q-Fieber 398
Durch Mykoplasmen verursachte Krankheiten 398
Mykoplasmen-Pneumonie 399
Durch Bakterien, Spirochäten und Mykobakterien verursachte Krankheiten 399
Pyogene Kokken 403
Staphylokokken-Infektionen 403
Streptokokken-Infektionen 407
Pneumokokken-Infektionen *(Streptococcus pneumoniae)* 409
Meningokokken-Infektionen *(Neisseria meningitidis)* 410
Gonokokken-Infektionen *(Neisseria gonorrhoeae)* 410
Gramnegative Stäbchen-Bakterien 412
Escherichia coli-Infektionen 413
Klebsiella- und Enterobacter-Infektionen 414
Proteus- und Serratia-Infektionen 414
Pseudomonas-Infektionen 415
Legionella-Infektionen 416
Infektionen durch anaerobe, gramnegative Bakterien 418
Infektionen im Kindesalter 418
Haemophilus influenzae-Infektionen 418
Keuchhusten *(Bordetella pertussis)* 420
Diphtherie *(Corynebacterium diphtheriae)* 421
Enteropathogene Bakterien 422
Durch *E. coli* verursachte Darminfektionen 423
Salmonellen-Infektionen 424
Bazilläre Ruhr (Dysenterie) 427
Cholera *(Vibrio cholerae)** 428
Campylobacter-Enteritis 429
Yersinien-Enteritis 430
Clostridien 430
Tetanus *(Clostridium tetani)* 431
Botulismus 432
Septische Clostridien-Infektionen 432
Pseudomembranöse Kolitis *(Clostridium difficile)* 434
Zoonosen – durch Tierparasiten hervorgerufene Krankheiten 435
Anthrax (Milzbrand) *(Bacillus anthracis)* 435
Listeriose *(Listeria monocytogenes)* 436

Pest *(Yersinia pestis)** 437
Tularämie *(Francisella tularensis)* 438
Bruzellosen (Brucella ssp.) 439
Rotz (Malleus) und Melioidose* 440
Leptospirose und Weil-Krankheit *(Leptospira interrogans)* 440
Rückfallfieber *(Borrelia recurrentis)* 441
Lyme-Krankheit *(Borrelia burgdorferi)* 442
Rattenbißfieber 443
Katzenkratzkrankheit 443
Treponemen 444
Syphilis *(Treponema pallidum)* 444
Frambösie, Bejel und Pinta* 448
Durch ungewöhnliche Bakterien hervorgerufene Krankheiten 449
Rhinosklerom* 449
Ozäna 449
Granuloma inguinale *(Calymmatobacterium donovani)* 449
Weicher Schanker, Kankroid *(Haemophilus ducreyi)* 450
Carrion Krankheit (Haemobartonellose) 451
Mykobakterien 451
Tuberkulose 451
Infektionen mit atypischen Mykobakterien 458
Lepra *(Mycobacterium leprae)* 459
Aktinomyzetosen 462
Nokardiose 462
Aktinomykose 463

Durch Pilze, Protozoen und Helminthen verursachte Krankheiten; Sarkoidose 465

Pilzkrankheiten 465
Tiefe Mykosen 467
Candidiasis (Moniliasis, Soor) 467
Mukormykose (Zygomykose, Phykomykose) 469
Aspergillose 470
Kryptokokkose *(Cryptococcus neoformans)* 471
Blastomykose *(Blastomyces dermatitidis)** 473
Parakokzidioidomykose (Südamerikanische Blastomykose)* 474
Kokzidioidomykose *(Coccidioides immitis)** 474
Histoplasmose *(Histoplasma capsulatum)** 476
Seltene Formen tiefer Mykosen* 478
Oberflächliche Pilzinfektionen (Dermatomykosen) 478
Durch Protozoen verursachte Krankheiten 478
Luminale Protozoen 480
Amöbiasis (Amöbenruhr) *(Entamoeba histolytica)* 480
Amöben-Meningoenzephalitis 482
Lambliasis *(Giardia lamblia)* 482
Kryptosporidien- und Kokzidien-Enteritis 483
Trichomoniasis *(Trichomonas vaginalis)* 484
Pneumozystis-Pneumonie *(Pneumocystis carinii)* 484
Blut- und Gewebe-Protozoen 486
Malaria (Plasmodium ssp.)* 486
Babesiasis (Babesia ssp.)* 489
Afrikanische Trypanosomiasis (Schlafkrankheit) *(Trypanosoma rhodesiense, T. gambiense)** 490
Intrazelluläre Protozoen 491
Chagas-Krankheit (amerikanische Trypanosomiasis) *(Trypanosoma cruzi)** 491
Leishmaniase (Leishmania ssp.)* 493
Toxoplasmose *(Toxoplasa gondii)* 495

Wurmkrankheiten . . . 496
Intestinale Rundwürmer . . . 498
Askariasis *(Ascaris lumbricoides)* . . . 498
Trichuriasis (Trichuris ssp.) . . . 498
Enterobiasis (Oxyuriasis) . . . 499
Hakenwurmkrankheit (Necator, Ancylostoma ssp.) . . . 499
Strongyloidiasis *(Strongyloides stercoralis)* . . . 500
Geweberundwürmer . . . 501
Toxokariasis («Larva migrans visceralis»; *Toxocara canis, T. cati*) . . . 501
Drakunkulose *(Dracunculus medinensis)** . . . 502
Trichinose *(Trichinella spiralis)* . . . 502
Filariosen* . . . 504
Zestoden (Bandwürmer) . . . 507
Intestinale Bandwurminfektionen . . . 508
Zystizerkose . . . 508
Echinokokkose (Hydatiden-Krankheit) . . . 509
Trematoden . . . 510
Fascioliasis (Großer Leberegel, *Fasciola hepatica*) . . . 510
Clonorchiasis und Opisthorchiasis* . . . 511
Fasciolopsiasis* . . . 512
Paragonimiasis («Lungenegelkrankheit»)* . . . 512
Schistosomiasis (Bilharziose) . . . 513
Sarkoidose (Morbus Boeck) . . . 517

8 Ernährungsstörungen

Protein-Energie-Mangelernährung . . . 526
Marasmus-Kwashiorkor . . . 526
Vitamine . . . 530
Fettlösliche Vitamine . . . 530
Vitamin A . . . 530
Vitamin D . . . 533
Vitamin E . . . 539
Vitamin K . . . 541
Wasserlösliche Vitamine . . . 542
Thiamin (Vitamin B_1) . . . 542
Riboflavin (Vitamin B_2) . . . 545
Niacin (Nicotinsäure) . . . 546
Vitamin B_6 (Pyridoxine) . . . 548
Folsäure . . . 548
Vitamin B_{12} (Cobalamin) . . . 549
Vitamin C (Askorbinsäure) . . . 550
Mineralstoffe . . . 553
Eisen . . . 553
Spurenelemente . . . 555
Übermäßige und unausgewogene Nahrungszufuhr . . . 557
Adipositas (Fettsucht, Fettleibigkeit) . . . 557
Ernährung und Systemkrankheiten . . . 559
Ernährung und Neoplasie . . . 560

9 Umweltpathologie

Luftverschmutzung . . . 565
Tabakrauchen . . . 566
Pneumokoniosen . . . 569
Anthrakosilikose («coal worker's pneumoconiosis», CWP) . . . 570
Silikose . . . 573
Asbestose . . . 576
Berylliose . . . 581
Weitere Staublungenkrankheiten . . . 582
Schädigungen durch chemische Stoffe und Medikamente . . . 583
Unerwünschte Wirkungen von Arzneimitteln . . . 583
Relevante Faktoren bei voraussehbaren unerwünschten Wirkungen . . . 584
Relevante Faktoren bei unerwarteten unerwünschten Wirkungen . . . 584
Halothan . . . 585
Isoniazid (INH) . . . 586
Paracetamol (Acetaminophen) . . . 586
Aspirin (Azetylsalizylsäure) . . . 587
Exogene Östrogene und orale Kontrazeptiva . . . 587
Antineoplastische Medikamente . . . 588
Antiinfektiöse Medikamente . . . 590
Immunsuppressive Medikamente . . . 590
Stoffe ohne therapeutische Verwendung . . . 590
Äthylalkohol . . . 590
Methanol (Methylalkohol) . . . 592
Blei . . . 592
Kohlenmonoxid (CO) . . . 595
Umweltkarzinogene und berufliche Exposition . . . 596
Drogenmißbrauch . . . 597
Andere nicht therapeutisch eingesetzte, toxische Substanzen . . . 601
Physikalische Schädigungen . . . 602
Mechanische Kräfte . . . 602
Änderungen der Temperatur . . . 602
Kälteschäden . . . 602
Verbrennungen . . . 603
Änderungen des atmosphärischen Drucks . . . 605
Elektroinsulte . . . 605
Strahlenschädigung . . . 606
Nicht-ionisierende Strahlen . . . 615

10 Krankheiten des Säuglings- und Kindesalters

Geburtsgewicht und Schwangerschaftsalter . . . 619
Mangelgeborene (SGA) . . . 621
Unreife von Organsystemen . . . 622
Apgar-Index . . . 623
Geburtstraumen . . . 623
Kongenitale Mißbildungen . . . 624
Deformitäten . . . 628
Atemnotsyndrom des Neugeborenen . . . 628
Asphyxie des Neugeborenen . . . 632
Fetale Erythroblastose – Morbus haemolyticus neonatorum . . . 633
Angeborene Stoffwechselstörungen («inborn errors of metabolism») . . . 636

Phenylketonurie (PKU) . . . 636
Galaktosämie . . . 638
Zystische (Pankreas-)Fibrose («cystic fibrosis», CF; Mukoviszidose) . . . 640
Plötzlicher Kindstod («sudden infant death syndrome», SIDS) . . . 643
Neoplasmen und Tumor-ähnliche Veränderungen . . . 645
Choristome . . . 645
Hamartome . . . 645
Benigne Neoplasmen und Tumor-ähnliche Veränderungen . . . 645
Maligne Neoplasmen . . . 646

11 Krankheiten des Alterns

Zellalterung . . . 651
«Abnutzungs-Theorien» . . . 652
Theorie der freien Radikale . . . 652
Post-Translations-Modifikationen (Vernetzungs-Theorie) . . . 654
Theorie der Ansammlung von Abfallprodukten . . . 654
Fehler-Katastrophen-Theorie . . . 654
Genom-abhängige Theorien . . . 654
Begrenztes Verdoppelungspotential von Zellen . . . 654
Somatische Mutationen . . . 654
Programmiertes Altern . . . 655
Alternsveränderungen in Organen und Systemen . . . 656
Immunität und Altern . . . 656
Neuroendokrine Alterung . . . 656
Hirn und Alterung . . . 656
Altern und kardiovaskuläres System . . . 657
Altern und Nieren . . . 658
Altern und Lunge . . . 658
Altern und Zusammensetzung des Körpers . . . 658
Altern und andere Systeme . . . 659
Krankheiten des Alters . . . 660

1 Zellschaden und Adaptation

In der wörtlichen Übersetzung bedeutet der Begriff «Pathologie» «Lehre (‹logos›) des Leidens (‹pathos›)». Als eine wissenschaftliche Disziplin beschäftigt sich die Pathologie mit den strukturellen und funktionellen Folgen schädlicher Einwirkungen auf Zellen, Gewebe und Organe und letztlich mit den Konsequenzen dieser Veränderungen für den Gesamtorganismus.

Traditionsgemäß wird die Lehre der Pathologie in die Sparten der *allgemeinen Pathologie* und der *speziellen* oder *systematischen Pathologie* unterteilt. Erstere beschäftigt sich mit den Reaktionsmustern der Zellen und Gewebe gegenüber schädlichen Reizen, die *allen Krankheiten* zugrunde liegen können. Letztere untersucht spezifische Reizantworten bestimmter Organe und Gewebe auf mehr oder weniger gut definierte Reize. In diesem Buch beschränken wir uns auf eine Besprechung der Grundlagen der allgemeinen Pathologie.

Die vier Gesichtspunkte, unter denen der Pathologe einen Krankheitsprozeß analysiert, sind 1. Ursache (Ätiologie), 2. Entwicklungsmechanismen (Pathogenese), 3. strukturelle Veränderungen an Zellen und Organen (Pathomorphologie), und 4. funktionelle Folgen der Pathomorphologie (klinische Bedeutung).

1. Ätiologie oder Ursachen. Die Vorstellung, daß gewisse krankhafte Symptome oder Krankheiten «ausgelöst» werden, ist so alt wie die überlieferte Geschichte. Wenn unter den Akadiern (2500 a.c.) jemand krank wurde, war der Betroffene entweder selber schuld (weil er gesündigt hatte), oder die Krankheit war die Machenschaft irgendeines äußerlichen Agens, wie schlechte Gerüche, Kälte, böse Geister oder Götter[1]. Im moderneren Sprachgebrauch unterscheidet man zwei große Kategorien ätiologischer Faktoren: *genetische* und *erworbene* (infektiös, nahrungsmittelbedingt, chemisch, physikalisch usw.). Kenntnis oder Entdeckung des primären Auslösefaktors bilden immer noch das Grundgerüst, auf dem eine Diagnose gestellt, eine Krankheit verstanden oder eine Behandlungsmethode entwickelt werden kann. Allerdings genügt heute die Vorstellung, *eine Ursache* habe zwingend *eine Krankheit* zur Folge, nicht mehr – eine Ansicht, die weitgehend auf die Entdeckung spezifischer Erreger als Auslöser spezifischer Infektionskrankheiten zurückgeht. Natürlich gäbe es keine Malaria ohne Malaria-Parasiten, keine Tuberkulose ohne Tuberkulose-Bakterien und keine Gicht ohne eine Störung im Urat-Stoffwechsel, aber: nicht alle Individuen, die sich mit den erwähnten Mikroorganismen infizieren oder mit einer Störung des Urat-Stoffwechsels geboren werden, erkranken tatsächlich. Auch verläuft die Krankheit nicht bei allen identisch und mit vergleichbarer Schwere. Ganz offensichtlich beeinflussen genetische Faktoren auch Krankheiten, die durch äußere Einflüsse entstehen, während die Umwelt ihrerseits ebenso tiefgreifend genetisch bedingte Krankheiten beeinflußt.

2. Pathogenese. Unter dem Begriff Pathogenese wird der zeitliche und/oder kausale Ablauf der Ereignisse zusammengefaßt, die als Antwort der Zellen und Gewebe oder des Gesamtorganismus auf die krankheitsauslösende Ursache beobachtet werden – vom initialen Reiz bis zum Vollbild der Krankheit. *Die Untersuchung pathogenetischer Mechanismen ist und bleibt das Hauptgebiet der Pathologie.* Auch wenn die auslösende infektiöse oder molekulare Krankheitsursache bekannt ist, genügt diese Kenntnis für das Verständnis der Krankheit keineswegs. Zum Verständnis der Gicht, beispielsweise, sind nicht nur detaillierte Kenntnisse der molekularen Grundlagen des Urat-Metabolismus notwendig, sondern auch ebenso fundiertes Wissen über die biochemischen und morphologischen Vorgänge, die zu einer schmerzhaften Zehe oder zur Bildung eines Nierensteins führen. Während sich die Pathologie des späten

19. Jahrhunderts bis in die 50er Jahre vor allem auf die Beschreibung der morphologisch faßbaren Veränderungen einer Krankheit beschränkte, ist man sich heute bewußt, daß jede Zell- oder Gewebeveränderung auf chemische, immunologische und molekulare Mechanismen zurückzuführen ist. Glücklicherweise stützt sich deshalb die moderne Pathologie auf Biochemie, Immunologie und Molekularbiologie.

3. Morphologische Veränderungen. Die morphologisch faßbaren Veränderungen beziehen sich auf strukturelle und – davon abgeleitet – funktionelle Schäden an Zellen oder Geweben, die entweder kennzeichnend sind für eine bestimmte Krankheit oder einen diagnostischen Rückschluß auf die Ätiologie des Prozesses erlauben.

4. Funktionelle Folgen und klinische Bedeutung. Die Natur der morphologischen Veränderungen und deren Auftreten in verschiedenen Organen und Geweben beeinflussen die normalen Funktionen und bestimmen das klinische Bild (Symptome und Krankheitszeichen), den Verlauf und die Prognose der Krankheit.

Praktisch alle Formen der Verletzung der Gewebeintegrität beginnen mit molekulären oder strukturellen Veränderungen an der Einzelzelle, eine Vorstellung, die im 19. Jahrhundert erstmals von Rudolf Virchow, dem «Vater» der modernen Pathologie, geäußert wurde. Wir beginnen deshalb unsere Betrachtungen über die Pathologie mit einer Untersuchung der Hintergründe, der molekularen Mechanismen und der strukturellen Veränderungen, die dem Zellschaden zugrunde liegen.

Definition und Ursachen des Zellschadens und der Adaptation

Sowohl der Funktion als auch der Struktur der gesunden Zelle sind recht enge Grenzen gesetzt durch die im Erbgut verankerten Möglichkeiten der Differenzierung und Spezialisierung, durch benachbarte Zellen, durch die Verfügbarkeit von Stoffwechselsubstraten sowie durch die begrenzte Kapazität ihrer primären und alternativen Stoffwechsel-Zyklen. Die Zelle befindet sich dann in einem homöostatischen Gleichgewicht – *«steady state»* –, wenn sie normale physiologische Bedürfnisse erfüllen kann. Gesteigerte physiologische Ansprüche oder einige pathologische Reize können zu einer Reihe von *zellulären Anpassungen* führen, als deren Folge die lebende Zelle ein neues, jedoch verändertes Gleichgewicht erreicht. Die geschwellten Muskeln als Resultat eines intensiven «body building» sind ein Beispiel zellulärer Adaptation. Die Zunahme der Muskelmasse widerspiegelt die Volumenzunahme der einzelnen Muskelfasern. Die Gesamtbelastung wird auf eine größere Masse einzelner Zellkomponenten verteilt, und keine Muskelfaser muß übertriebene Arbeit leisten. Somit entgehen alle Fasern der Gefahr, einen bleibenden Schaden zu nehmen. Die vergrößerte Muskelzelle erreicht ein neues Gleichgewicht, was ihr erlaubt, auf einem gesteigerten Niveau der Stoffwechselaktivität zu überleben. Diese Anpassungsreaktion wird *Hypertrophie* genannt. Im Gegensatz dazu bezeichnet man mit *Atrophie* eine Form der Adaptation, bei der Zellgröße und Funktion abnehmen. Andere Formen der Adaptation werden im weiteren Verlaufe dieses Kapitels besprochen.

Wenn die Grenzen der Anpassungsfähigkeit überschritten werden, oder wenn keine adaptive Reaktion (mehr) möglich ist, folgt eine Kette von Ereignissen, die unter dem Begriff des *Zellschadens* zusammengefaßt werden. Ein Zellschaden ist bis zu einem gewissen Grad *reversibel*; hält jedoch der auslösende Reiz an oder weist von Anbeginn eine genügende Stärke auf, gelangt die Zelle an einen Punkt, an dem ein *irreversibler Zellschaden* unweigerlich zum *Zelltod* führt. Wird beispielsweise die Blutzufuhr zu einem Herzsegment während 10 bis 15 Minuten unterbrochen und dann wieder hergestellt, werden die Myokardzellen zwar geschädigt, können sich jedoch ohne Funktionseinbuße wieder erholen. Bleibt die Blutzufuhr während einer Stunde unterbrochen, überlebt die Myokardzelle nicht. Adaptation, reversibler Zellschaden und Zelltod bezeichnen deshalb Zustände und Strukturveränderungen, die kontinuierlich durchlaufen werden, wenn die normale Funktion einer Zelle zunehmend eingeschränkt wird (Abb. 1.1). Ob bestimmte Noxen eine adaptive Reak-

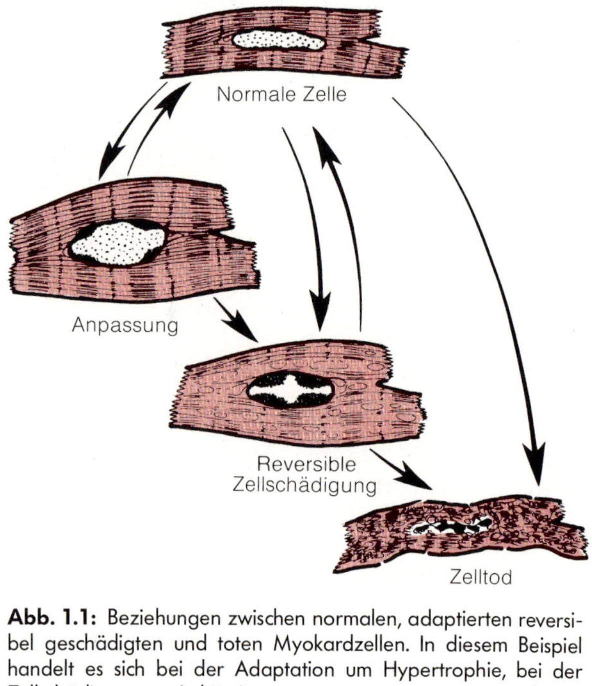

Abb. 1.1: Beziehungen zwischen normalen, adaptierten reversibel geschädigten und toten Myokardzellen. In diesem Beispiel handelt es sich bei der Adaptation um Hypertrophie, bei der Zellschädigung um Ischämie.

tion, einen reversiblen Zellschaden oder den Zelltod bewirken, hängt von Art und Schweregrad des Insults ab sowie von vielen anderen Variablen, die alle mit dem Zustand der Zelle in Zusammenhang stehen.

Die Auslösungsmechanismen eines reversiblen Zellschadens oder des Zelltods sind in einem weiten Spektrum zu suchen, das vom äußeren physikalischen Insult eines Verkehrsunfalls bis zu endogenen Ursachen reicht, wie beispielsweise das genetisch bedingte Fehlen eines lebenswichtigen Enzyms, was zu Störungen der normalen Stoffwechselfunktion führt. Die häufigsten Ursachen können in folgenden Gruppen klassiert werden.

Hypoxie Hypoxie, eine äußerst wichtige und häufige Ursache der Zellschädigung, interferiert mit der aeroben Sauerstoffatmung. Verlust der Blutzufuhr (Ischämie) infolge Behinderung der arteriellen Durchblutung bei Arteriosklerose oder Thrombose ist die häufigste Ursache einer Hypoxie. Eine weitere Ursache ist die ungenügende Sauerstoffsättigung des Blutes bei kardiorespiratorischem Versagen. Verlust der *Sauerstofftransport-Kapazität* des Blutes, wie bei Anämie oder als Folge einer Kohlenmonoxid-Vergiftung (die Bildung eines stabilen Kohlenmonoxid-Hämoglobins verunmöglicht die Sauerstoffbindung), ist ein dritter, weniger häufiger Grund eines zellschädigenden Sauerstoffdefizits. In Abhängigkeit des Schweregrads des hypoxischen Zustandes werden die Zellen sich anpassen, eine Schädigung erleiden oder zugrunde gehen. Wenn beispielsweise das Lumen der Femoralarterie eingeengt wird, nimmt die Skelettmuskelmasse des Beines ab (Atrophie). Durch diese Abnahme der Zellmasse stellt sich ein Gleichgewicht zwischen den metabolischen Ansprüchen und dem Sauerstoffangebot ein. Eine ausgeprägtere Hypoxie wird einen Zellschaden oder Zelltod zur Folge haben.

Physikalische Einwirkungen Physikalische Einwirkungen schließen mechanische Traumen, extreme Temperaturen (Verbrennungen, Erfrierungen), plötzliche Änderungen des atmosphärischen Druckes sowie Einwirkungen von Strahlen und elektrischem Strom ein (siehe Kapitel 9: Umweltpathologie).

Chemische Stoffe und Medikamente Die Liste der Chemikalien, die zu Zellschäden führen, ist ungeheuer lang. Einfache Substanzen, wie Glukose oder Kochsalz, können in hyptertoner Konzentration einen Zellschaden bewirken, der auf einem Entgleisen der Flüssigkeits- und Elektrolyt-Homöostase der Zelle beruht. Sogar Sauerstoff ist in hoher Konzentration ausgesprochen toxisch. Spuren von Substanzen, die als *Gifte* bekannt sind, wie Arsen-, Zyan- oder Quecksilber-Verbindungen, können innerhalb von Minuten oder Stunden so viele Zellen zerstören, daß der Tod eintritt. Andere Substanzen wiederum sind unsere täglichen Begleiter: Umgebung- und Luft-verschmutzende Stoffe, Insektizide und Herbizide; gefährliche Stoffe, mit denen in der Industrie und in bestimmten Berufen gearbeitet wird, wie Kohlenmonoxid und Asbest; sogenannte «soziale Stimulantien» wie Alkohol und Drogen; sowie die ständig wachsende Flut von Medikamenten.

Infektiöse Keime Das Spektrum der infektiösen Agentien reicht von submikroskopischen Viren bis zu den nicht übersehbaren Bandwürmern. Zwischen diesen Extremen finden sich Rickettsien, Bakterien, Pilze und höhere Parasitenformen. Die Mechanismen der Zellschädigung, über die diese heterogene Gruppe biologischer Agentien verfügt, sind sehr mannigfaltig und werden im Kapitel 7 (Infektionskrankheiten) ausführlicher beschrieben.

Immunreaktionen Immunreaktionen können lebensrettend oder tödlich sein. Obwohl das Immunsystem wesentlich an der Abwehr biologischer Agentien beteiligt ist, können Immunreaktionen tatsächlich auch Zellschäden verursachen. Die anaphylaktische Reaktion gegen ein Fremdprotein oder ein Medikament ist in dieser Hinsicht ein wichtiges Beispiel, und Reaktionen gegen endogene, körpereigene Antigene werden glaubhaft für das Entstehen einer Reihe sogenannter Autoimmunkrankheiten verantwortlich gemacht (siehe Kapitel 5).

Genetische Störungen Genetische Defekte als Ursache von Zellschäden stehen im Mittelpunkt des Interesses moderner Biologen (siehe Kapitel 4). Die genetische Störung kann sich in einem groben Defekt, wie den angeborenen Mißbildungen bei Down-Syndrom (Mongolismus), äußern, oder aber in einer minimen Veränderungen des genetischen Codes, der zur Bildung von Hämoglobin S bei Patienten mit Sichelzellanämie führt. Die vielen angeborenen Stoffwechselstörungen, die auf einem Enzymdefekt – meist einem Fehlen des Enzyms – beruhen, sind ausgezeichnete Beispiele dafür, wie sich feinste Änderungen der DNA auswirken können.

Ernährungsstörungen Auch in der heutigen Zeit bleibt eine unausgeglichene oder mangelhafte Ernährung eine der Hauptursachen für Zellschäden. Einer erschreckend hohen Zahl von Todesfällen, vor allem in wirtschaftlich benachteiligten Regionen, liegt ein Eiweißmangel zugrunde. Eine mangelhafte Zufuhr von einzelnen Vitaminen kann auf der ganzen Welt beobachtet werden (siehe Kapitel 8). Ironischerweise erlangen Nahrungsexzesse in den Industrienationen eine zunehmende Bedeutung als Ursache von Zellschäden. Die übermäßige Einnahme von Lipiden fördert die Entwicklung der Atherosklerose, und Fettleibigkeit ist in vielen Fällen der Ausdruck einer Überladung von Körperzellen mit Fettstoffen. In westlichen Ländern tritt Atherosklerose endemisch auf, und Fettsucht ist – wie ein Blick auf die Straße zeigt – weit verbreitet.

Mechanismen der Zellschädigung

Ursachen und molekulare Grundlagen der Zellschädigung sind äußerst komplex und vielfältig. Wahrscheinlich findet sich gar kein gemeinsamer Nenner, auf den der Weg zum Zelltod letztlich gebracht werden kann. Allerdings gibt es eine Reihe von Überlegungen, die man in dieser Hinsicht nützlicherweise anstellen kann.

1. Nicht immer gelingt es, die exakte Angriffsstelle einer Noxe biochemisch zu definieren. Vier intrazelluläre Systeme erweisen sich jedoch als besonders empfindlich: (a) *Zellmembranen*, von deren Integrität das ionische und osmotische Gleichgewicht der Zelle und ihrer Organellen abhängen; (b) *die aerobe Zellatmung*, die den Prozeß der oxidativen Phosphorylierung und die Bildung von ATP einschließt; (c) *die Synthese von Enzym- und Strukturproteinen*, und (d) *das genetische Material*. Die Erhaltung dieser Systeme ist für die funktionelle und strukturelle Integrität von zentraler Bedeutung.
2. *Die strukturellen und biochemischen Bestandteile der Zelle sind derart eng miteinander verflochten, daß ungeachtet des genauen Angriffspunkts der initialen Noxe der einmal gesetzte Schaden die Auslösung weitreichender Sekundäreffekte bewirkt.* Bespielsweise führt eine Behinderung der Atmungskette unweigerlich zu einem Versagen der energieabhängigen Natriumpumpe, die das Ionen- und Flüssigkeitsgewicht der Zelle aufrechterhält. Dies äußert sich sofort in einer Störung des intrazellulären Ionen- und Wassergehalts.
3. *Morphologische Zeichen eines Zellschadens werden erst dann sichtbar, wenn wichtige biochemische Systeme im Innern der Zelle bereits entgleist sind.* Wie man sich leicht denken kann, dauert die Entwicklung morphologisch sichtbarer Zeichen des Zelltodes viel länger als die eines reversiblen Zellschadens. Die Volumenzunahme einer Zelle («hydropische Schwellung»), als typisches Beispiel einer reversiblen, morphologisch erkennbaren Schädigung, kann innerhalb von Minuten erfolgen; demgegenüber vergehen nach einer totalen Ischämie zwischen 10 bis 12 Stunden, bis sich im Myokard eindeutige lichtmikroskopisch erkennbare Veränderungen einstellen, die für Zelltod bezeichnend sind, obwohl wir wissen, daß sich bereits innerhalb von 20 bis 60 Minuten ein irreversibler Zellschaden entwickelt hat. Natürlich sind Zellschäden auf ultrastruktureller Ebene früher feststellbar als mit dem Lichtmikroskop.
4. *Die Reaktion einer Zelle auf einen schädigenden Reiz hängt ab von der Art des Reizes, der Dauer seiner Einwirkung und seiner Intensität.* Kleine Mengen eines chemischen Giftes oder eine kurzdauernde Ischämie können eine reversible Zellschädigung zur Folge haben, während größere Mengen desselben Gifttes oder eine längerdauernde Ischämie entweder den sofortigen Zelltod bewirken oder einen irreversiblen Schaden setzen, der langsam, aber unweigerlich zum Zelltod führt.
5. *Die Folgen einer Zellschädigung hängen nicht allein von Art, Einwirkungsdauer und Intensität des auslösenden Reizes ab, sondern ebensosehr von der Art, dem Zustand und der Anpassungsfähigkeit der betroffenen Zelle.* Der nutritive und hormonale Zustand der Zelle sowie ihre metabolischen Ansprüche sind für die Art der Reaktion auf die Schädigung von Bedeutung. Wie empfindlich reagiert eine Zelle beispielsweise auf einen Verlust der Blutzufuhr und eine Hypoxie? Die quergestreifte Muskelzelle der Beinmuskulatur zeigt sich kaum beeindruckt, während die quergestreifte Muskelzelle des Myokards ausgesprochen empfindlich reagiert (Tabelle 1.1). Werden zwei Individuen derselben Dosis eines Toxins ausgesetzt, zum Beispiel Kohlenstofftetrachlorid, kann sich in einem der beiden überhaupt nichts ereignen, während beim anderen Zellen zugrunde gehen. Ein Grund für dieses verschiedene Verhalten könnte in einem unterschiedlichen Gehalt an Hepatozyten-Enzymen liegen, die Tetrachlorid zu toxischen Nebenprodukten abbauen. Unterschiede im Ernährungszustand sowie weitere Faktoren – beispielsweise Alkoholgenuß – beeinflussen ebenfalls die Fähigkeit der zwei Individuen und ihrer Zellen, einer Schädigung zu widerstehen.

Tab. 1.1: Ischämie-Empfindlichkeit von Zellen

Hoch:	Neuronen (3–5 Minuten)
Mittel:	Myokard, Hepatozyten, Tubulusepithelien der Niere (30 Minuten bis 2 Stunden)
Niedrig:	Fibroblasten, Epidermiszellen, Skelettmuskulatur (mehrere Stunden)

Mechanismen und Angriffsort gewisser schädlicher Agentien sind gut bekannt. Zyanverbindungen bewirken ein intrazelluläres Ersticken, indem sie die Zytochromoxidase inaktivieren. Bestimmte anaerobe Bakterien, wie *Clostridium perfringens*, produzieren Phospholipasen, die die Phospholipide der Zellmembran abbauen. Die Reihe solcher Beispiele könnte erweitert werden, wobei allerdings die Wirkungsweise vieler zellschädigender Stoffe nicht derart einfach zu erklären ist. Nach heutiger Auffassung scheint der Sauerstoff fast in jedem Fall des Zustandekommens eines Zellschadens eine zentrale Rolle zu spielen (Abb. 1.2). Offensichtlich löst Sauerstoffmangel den Prozeß der Zellschädigung bei Vorliegen einer Ischämie aus. Es ist aber ebenfalls klar geworden, daß unter vielen pathologischen Bedingungen *partiell reduzierte, aktivierte Formen von Sauerstoff* wichtige Mediatoren des Zelltods darstellen. Diese freien Sauerstoff-Radikale sind für die Peroxidation von Lipiden und für weitere die Zellstruktur beeinträchtigende Wirkungen verantwortlich. In den folgenden Abschnitten wird das

Schwergewicht auf eine Diskussion der vier wichtigsten Ursachen und Mechanismen der Zellschädigung gelegt: (1) *Schädigung durch Sauerstoffmangel*; (2) *Schädigung durch freie Sauerstoffradikale und aktivierte Sauerstoff-Spezies*; (3) einige Formen der *Schädigung durch Chemikalien*; und (4) *Schädigung durch Viren.*

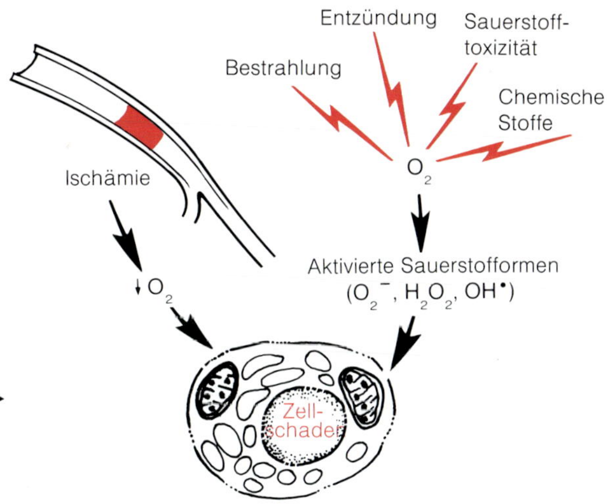

Abb. 1.2: Schlüsselrolle des Sauerstoffs bei der Zellschädigung. ▶ Ischämie bewirkt einen Zellschaden durch Verminderung des Sauerstoffangebots. Andere Einflüsse, wie Bestrahlung, wirken schädigend über toxische Sauerstoffradikale.

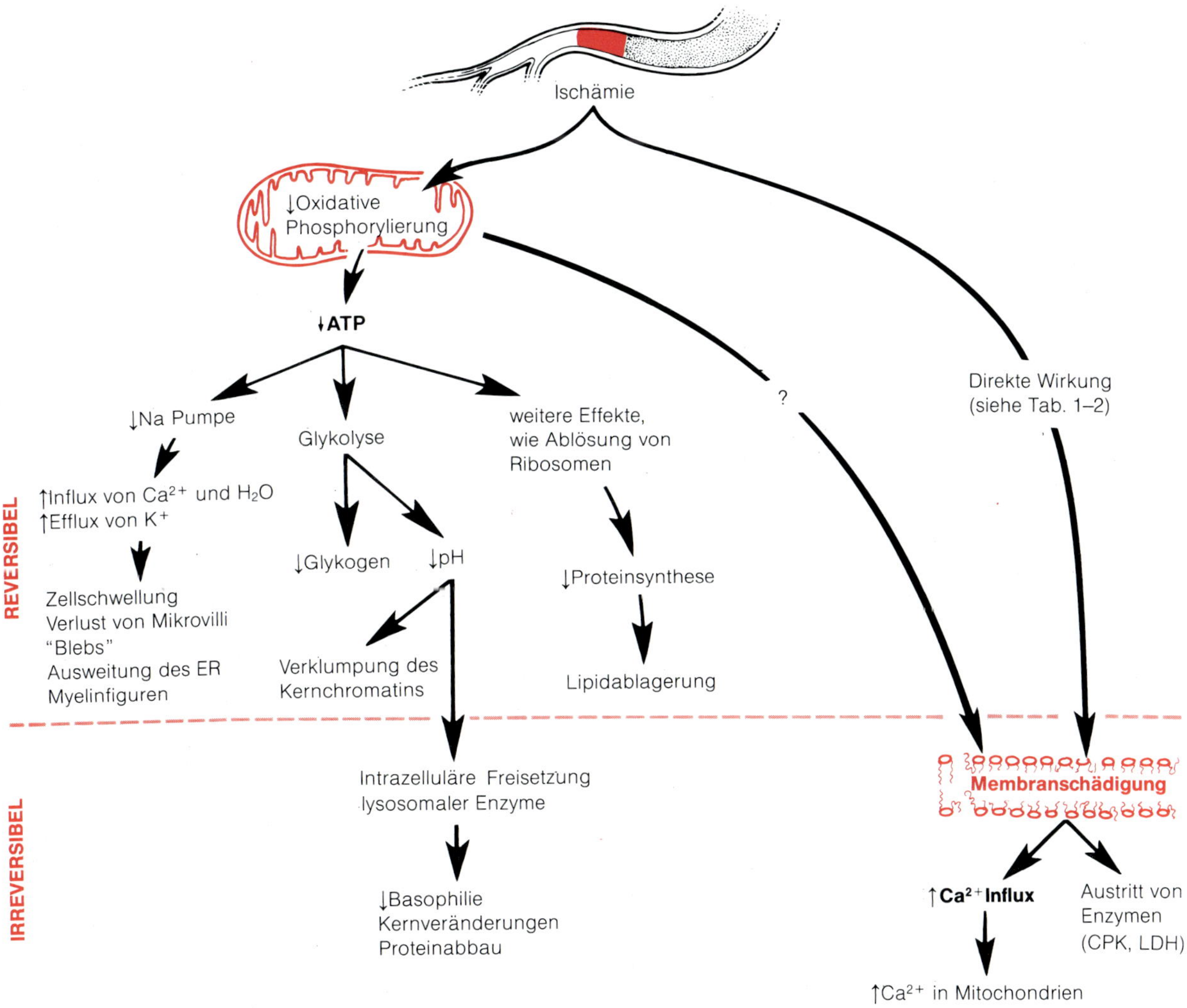

Abb. 1.3: Möglicher Ablauf der ischämischen Zellschädigung. Der Reduktion der oxidativen Phosphorylierung und des ATP-Spiegels hat zentrale Bedeutung, eine Ischämie bewirkt aber auch einen direkten Zellschaden (siehe Tab. 1.2).

Ischämie und hypoxische Zellschädigung

Ablauf- und ultrastrukturelle Veränderungen

Die Sequenz der morphologischen und biochemischen Veränderungen, die nach akutem Sauerstoffmangel auftreten, wurden beim Menschen, in Tiermodellen und in der Zellkultur eingehend untersucht[2-5]. Es bestehen einleuchtende Vorstellungen über die Mechanismen, die diesen Veränderungen zugrunde liegen (Abb. 1.3). Als besonders geeignetes Modell für das Studium der hypoxischen Schädigung erwies sich der Verschluß einer Koronararterie und die anschließende Untersuchung des von dieser Arterie versorgten Herzmuskelanteils. Dieses Modell ist für das Verständnis des Myokardinfarktes bedeutsam. Auch können auf diese Weise die Zellschäden im Myokard mit physiologischen und elektrophysiologischen Veränderungen korreliert werden.

Der reversible Zellschaden *Der erste Angriffspunkt der Hypoxie ist die aerobe Zellatmung, d.h. die oxidative Phosphorylierung in den Mitochondrien.*[2] Die Abnahme der intrazellulären Sauerstoffspannung bewirkt eine Verminderung der oxidativen Phosphorylierung, und die Bildung von Adenosintriphosphat (ATP) wird verlangsamt oder aufgehoben. Der Verlust von ATP – der Energiequelle – macht sich in der ganzen Zelle und in verschiedenen Systemen bemerkbar. Der Herzmuskel, beispielsweise, stellt seine Kontraktionen innerhalb von 60 Sekunden nach einem Verschluß der Koronararterie ein (man bedenke, daß dies nicht gleichbedeutend mit Zelltod sein muß!). Der Abfall an zellulärem ATP und die damit verbundene Zunahme an Adenosinmonophosphat (AMP) aktivieren die Phosphofruktinase und die Phosphorylase. Diese Aktivierungen bewirken ihrerseits eine Steigerung der *anaeroben Glykolyse,* die durch die Bildung von ATP aus Glykogen eine zelluläre Energiequelle darstellt. Die Glykogenvorräte der Zelle sind deshalb bald erschöpft, ein Zustand, der histologisch durch eine Glykogenfärbung des Gewebes (beispielsweise mit Hilfe der Perjodsäure-Schiff(PAS)-Färbung) offensichtlich wird.

ATP wird unter anaeroben Bedingungen mit Hilfe der *Kreatinkinase* ebenfalls aus Kreatinphosphat gebildet. Die Glykogenolyse führt zur Anhäufung von Laktat und anorganischem Phosphat, das aus der Hydrolyse von Phosphatestern hervorgeht.

Dies wiederum hat eine *Senkung des intrazellulären pH* zur Folge. Daher kommt es wahrscheinlich in diesem frühen Stadium zunächst zu einer *Verklumpung von Kernchromatin.*

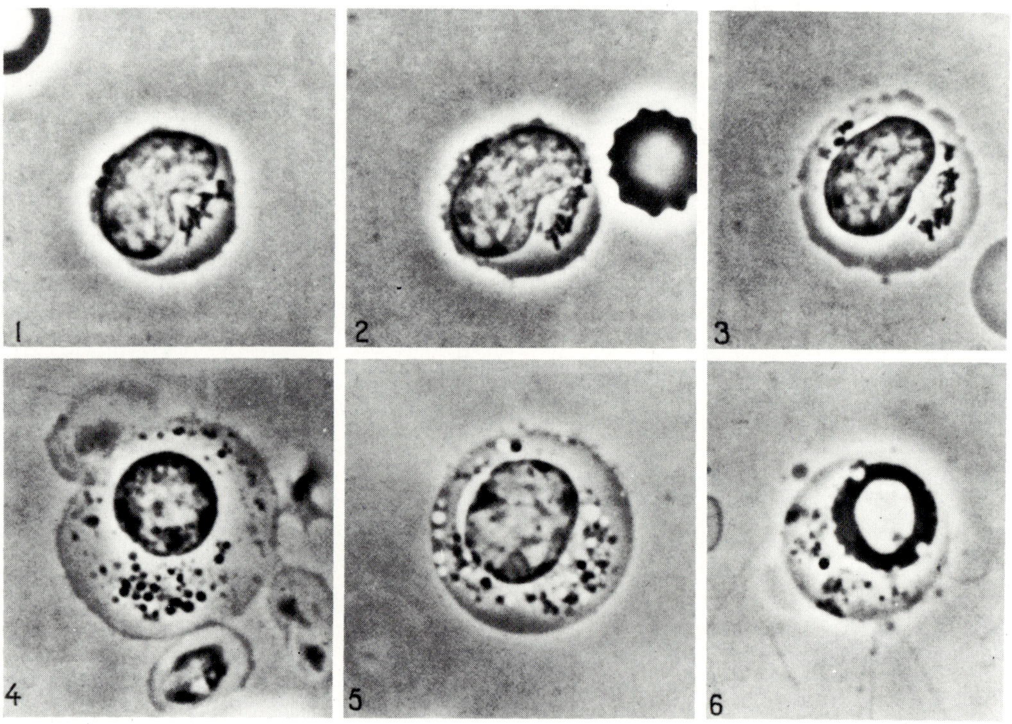

Abb. 1.4: Phasenkontrastaufnahmen verschiedener Stadien des Untergangs von Blutlymphozyten. 1: normaler Lymphozyt; leichtes (2) und zunehmendes (3) Zellödem; 4,5: Verschwinden der Kerneinbuchtung; 6: Pyknose (aus: Bessis M.: Living Blood Cells and Their Ultrastructure. New York, Springer-Verlag, 1972).

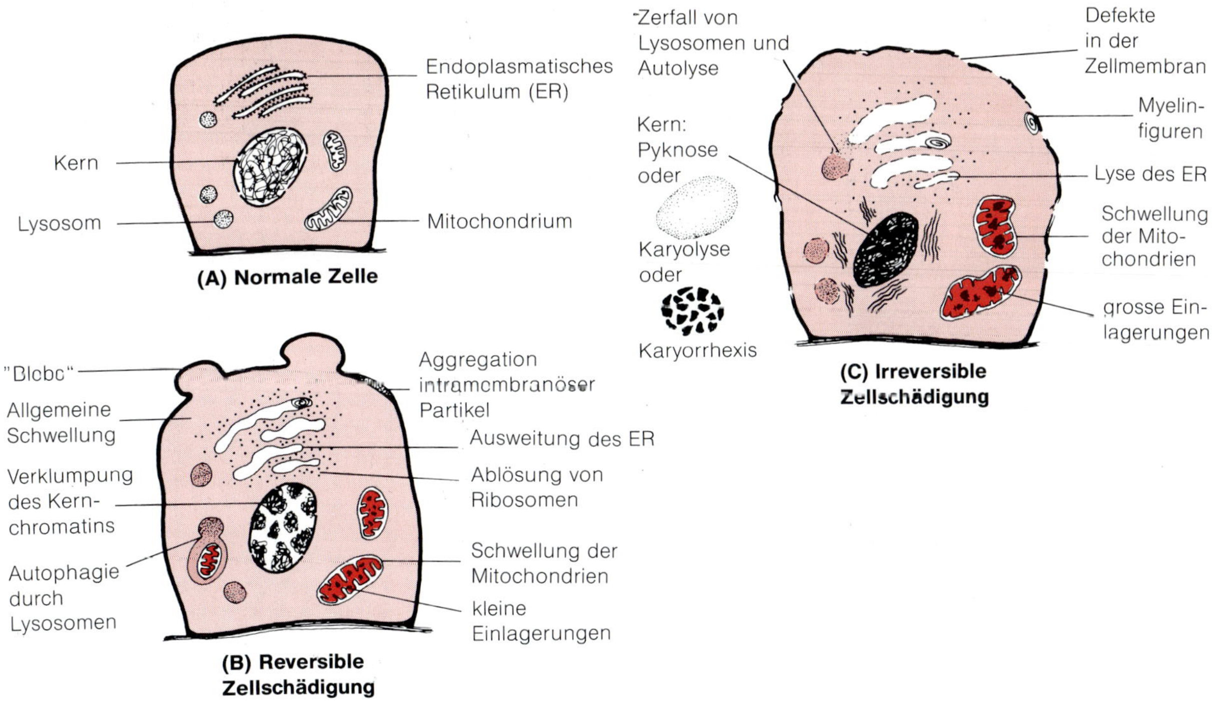

Abb. 1.5: Schematische Darstellung einer normalen Zelle (A) und der strukturellen Veränderungen bei reversibler (B) und irreversibler (C) Zellschädigung (siehe Text).

Eines der frühesten und häufigsten Zeichen einer ischämischen Zellschädigung (und im Grunde genommen aller zellulären Insulte) ist eine *akut auftretende Zellschwellung* (zelluläres Ödem) (Abb. 1.4 und 1.5) infolge einer gestörten Volumenregulation der Plasmamembran. Bekanntlich steht die Säugerzelle intrazellulär unter einem hohen onkotischen Druck, der auf einem gegenüber dem Extrazellulärraum höheren Proteingehalt beruht. Zum Ausgleich wird der Natrium-Ionengehalt durch die energieabhängige Natriumpumpe (Ouabain-empfindliche Na^+, K^+-ATPase) im Inneren der Zelle niedriger gehalten als im Außenraum. Dadurch wird gleichzeitig der Kaliumgehalt im Inneren deutlich höher als außerhalb der Zelle. *Ein Versagen dieses aktiven Transportmechanismus, wie er durch eine Abnahme an ATP und ATPase zustandekommen kann, führt zur intrazellulären Zunahme von Natrium- und zum Austritt von Kalium-Ionen aus der Zelle.* Die intrazelluläre Zunahme der Ionenkonzentration wird von einer isoosmotischen Wasseraufnahme, und damit von einer Zellschwellung, begleitet. Der Einstrom von Flüssigkeit und Ionen in die Zelle zeigt sich morphologisch in einer *frühen Ausweitung des endoplasmatischen Retikulums.* Ein zweiter Mechanismus der Zellschwellung bei Ischämie besteht in der Zunahme des intrazellulären osmotischen Druckes, der durch die Anhäufung von Kataboliten, wie beispielsweise anorganische Phosphate, Laktat und Purin-Nukleoside, zustandekommt.[5]

Als nächstes Ereignis beobachtet man die *Ablösung der Ribosomen vom rauhen endoplasmatischen Retikulum* sowie eine *Dissoziierung der Polysomen zu Monosomen,* beides wahrscheinlich ausgelöst durch den Unterbruch in den energieabhängigen Wechselwirkungen zwischen den Membranen des endoplasmatischen Retikulum und seiner Ribosomen. Hält der Zustand des Sauerstoffmangels an, treten weitere Veränderungen auf, die wiederum eine erhöhte Membranpermeabilität und eine verminderte Mitochondrienfunktion widerspiegeln. An der Zelloberfläche bilden sich Bläschen *(«blebs»)* (Abb. 1.5 und 1.6), und Zellen mit Mikrovilli (beispielsweise die Epithelzellen der proximalen Nierentubuli) verlieren nach und nach ihre normale, mikrovilläre Struktur. «Myelinfiguren», die aus Plasma- und Organellenmembranen entstehen, treten im Zytoplasma oder extrazellulär auf. Vermutlich stellen diese Gebilde das Resultat einer Dissoziierung der Lipoproteine und damit einer Demaskierung von Phosphatidgruppen dar, womit eine Wasseraufnahme und -einlagerung zwischen die lamellaren Strukturen der Membranen möglich wird. Zu diesem Zeitpunkt haben die Mitochondrien als Folge der gestörten Volumenkontrolle in der Regel deutlich an Größe zugenommen, das endoplasmatische Retikulum bleibt erweitert, und die

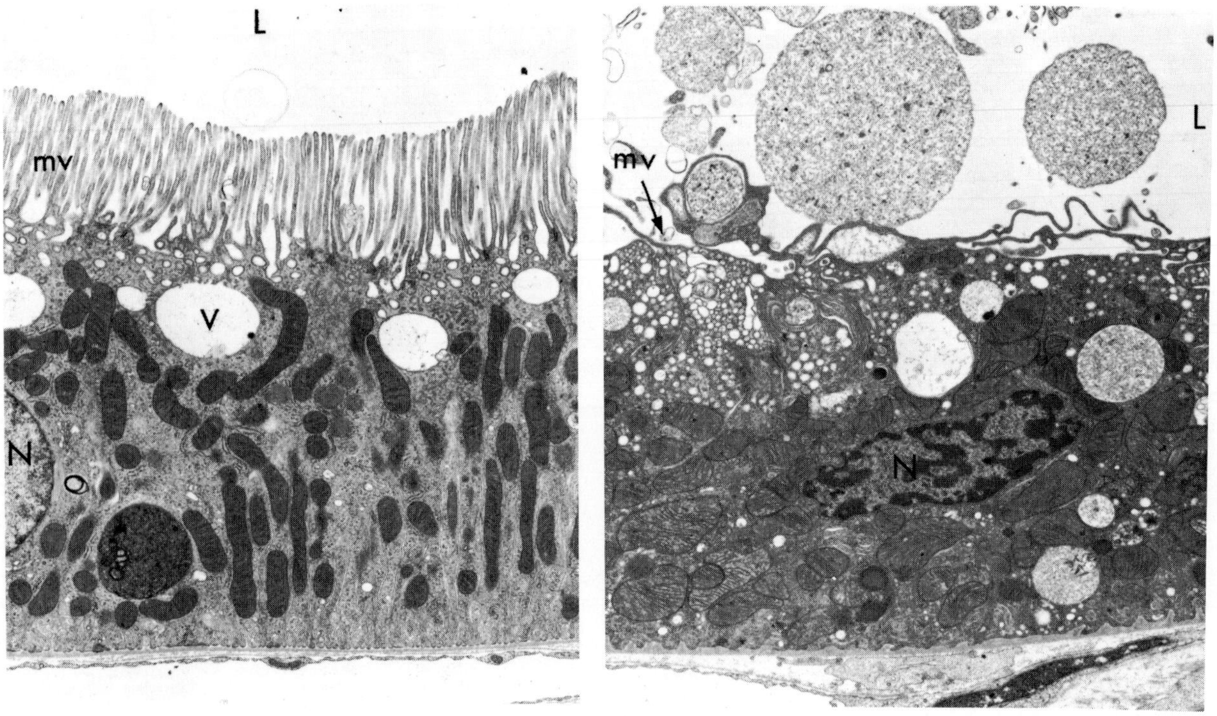

A B

Abb. 1.6: *A:* Elektronenmikroskopisches Bild einer proximalen Tubulusepithelzelle der Niere. Mikrovilli (mv) bilden die Grenze zum Tubuluslumen (L). N = Kern; V = apikale zytoplasmatische Vakuolen (normale Bestandteile dieser Zellen). *B:* Tubulusepithelzelle mit reversibler ischämischer Schädigung. Mikrovilli (mv) verschwunden oder teilweise in das apikale Zytoplasma aufgenommen; Bildung von «blebs», die ins Lumen (L) abgestoßen werden. Leicht vergrößerte Mitochondrien.

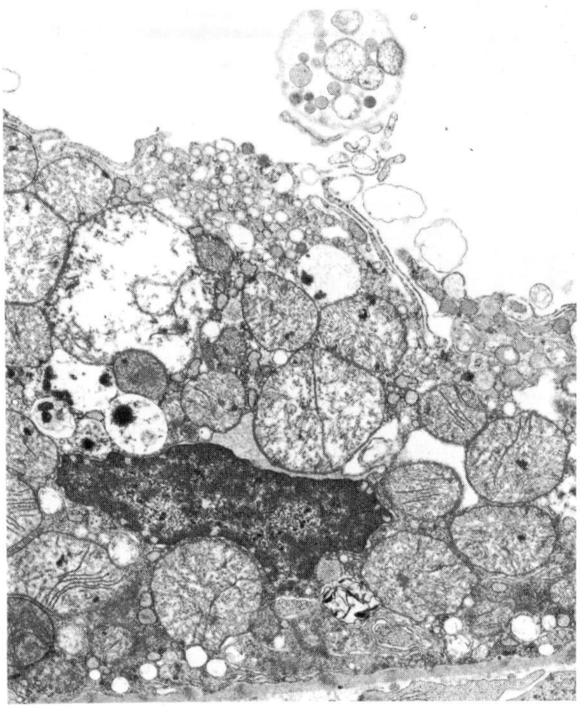

◀ **Abb. 1.7:** Proximale Tubulusepithelzelle mit irreversibler ischämischer Schädigung. Man beachte die aufgetriebenen, amorphes Material enthaltenden Mitochondrien,. die unterbrochene Zellmembran und den pyknotischen Zellkern.

gesamte Zelle erscheint aufgetrieben. Der intrazelluläre Gehalt an Wasser, Natrium- und Chlorid-Ionen ist erhöht und die Konzentration an Kalium-Ionen vermindert. Bis zu einem bestimmten Punkt sind *alle diese Veränderungen reversibel, sofern die Sauerstoffzufuhr wieder hergestellt wird.*

Der irreversible Zellschaden Sofern die Ischämie weiterbesteht, entsteht ein irreversibler Zellschaden. Es gibt *keine biochemisch allgemeingültige Erklärung für den Übergang einer reversiblen Zellschädigung zum Zelltod.* Allerdings kennt man eine Reihe morphologischer Hinweise auf einen irreversiblen Schaden, wie beispielsweise die ausgesprochene Vakuolisierung der Mitochondrien unter Einschluß der Cristae (Abb. 1.5 und 1.7), schwere Defekte der Zellmembran, eine Volumenzunahme der Lysosomen und – besonders ausgeprägt bei Wiederdurchblutung (Reperfusion) eines ischämischen Bezirkes – ein massiver Einstrom von Kalzium-Ionen in die geschädigte Zelle. Innerhalb der Mitochondrien bilden sich ausgedehnte flockige Verdichtungen (Abb. 1.7). Diese Veränderungen stellen sich im Myokard bereits nach einer Ischämiedauer von 30 bis 40 Minuten ein als untrügliche Zeichen eines irreversiblen Zellschadens. Mit biochemischen Methoden stellt man in der geschädigten Zelle als Folge des Membranschadens einen kontinuierlichen Verlust an Proteinen, essentiellen Koenzymen und Ribonukleinsäuren fest. Die Zellen können auch Metaboliten verlieren, die für die Neubildung von ATP lebenswichtig sind, womit der intrazelluläre Vorrat an hochenergetischen Phosphaten weiter abnimmt.

Der Abfall des intrazellulären pH-Wertes (als Folge von Glykolyse, Akkumulation von Laktat und Abbau von Phosphatestern), zusammen mit den Veränderungen der Ionen-Zusammensetzung, führt zur *Schädigung der Lysosomenmembranen, gefolgt vom Austritt lysosomaler Enzyme in das Zytoplasma und der Aktivierung saurer Hydrolasen.* Lysosomen enthalten RNAsen, DNAsen, Proteasen, Phosphatasen, Glukosidasen sowie Kathepsine. Die Aktivierung dieser Enzyme hat einen Abbau der Zellstrukturen zur Folge. Das äußert sich im Verlust an Ribonukleoprotein, Desoxyribonukleoprotein und Glykogen und führt zu den verschiedenen Kernveränderungen, die später besprochen werden (siehe S. 20).

Nach dem Zelltod werden die Komponenten der Zelle sukzessive abgebaut. Zelluläre Enzyme gelangen in großer Menge in den Extrazellulärraum, und extrazelluläre Makromoleküle strömen in die tote Zelle. Schließlich nehmen Haufen von Phospholipiden in Form von Myelinfiguren die Stelle der abgestorbenen Zellen ein. Diese Massen werden entweder von anderen Zellen phagozytiert oder weiter zu Fettsäuren abgebaut. Diese Fettsäuren können unter Bildung von Kalziumseifen *verkalken.*

Der Austritt zellulärer Enzyme durch die geschädigte Zellmembran und ihr Erscheinen im Serum vermittelt klinisch wichtige Hinweise auf die Zellschädigung.

Die Herzmuskelzellen enthalten beispielsweise eine Glutamat-Oxalessigsäure-Transaminase (GOT), Pyruvat-Transaminasen, eine Milchsäure-Dehydrogenase (LDH) sowie eine Kreatin-Kinase (CK). Erhöhte Serumwerte dieser Enzyme, besonders der Myokard-spezifischen Isoenzyme (z. B. CK-MB), sind für die Diagnose eines Herzinfarktes äußerst wertvolle Hilfen.

Mechanismen der irreversiblen Zellschädigung

Der Ablauf der Ereignisse einer hypoxischen Zellschädigung wurde als kontinuierliche Folge beschrieben, die mit bestimmten Veränderungen beginnt und mit dem Abbau der irreversibel geschädigten Zellen durch lysosomale Enzyme endet. In welchem Stadium ist die Zelle tatsächlich gestorben? Und was ist das biochemische Schlüsselereignis, das für die Irreversibilität des Vorgangs verantwortlich ist? Die Dauer des Sauerstoffmangels für die Auslösung eines irreversiblen Zellschadens weist in bezug auf die betroffene Zellart sowie den Ernährungs- und Hormonstatus des Individuums beträchtliche Variationen auf (Tab. 1.1). In der Leber führt eine Ischämie von ein bis zwei Stunden Dauer zu einer irreversiblen Schädigung der Hepatozyten. Im Gehirn gehen Neuronen schon nach einer Ischämiezeit von drei bis fünf Minuten zugrunde. Der Ernährungszustand der Zelle ist ebenfalls wichtig. Leberzellen von normal ernährten Ratten enthalten reichlich Glykogen und überleben deshalb einen ischämischen Insult besser als Hepatozyten von hungernden Tieren.

Was sind denn eigentlich die kritischen Ereignisse, die zur letalen hypoxischen Zellschädigung führen? Zwei Phänomene sind für die Irreversibilität eines ischämischen Zellschadens bedeutungsvoll und charakteristisch. Zunächst ist es die *Unfähigkeit, die mitochondriale Dysfunktion* nach Reperfusion oder Wiederherstellung der Sauerstoffzufuhr *rückgängig zu machen* (Ausfall der oxydativen Phosphorylierung und der Bereitstellung von ATP), und dann sind es *tiefgreifende Störungen der Membranfunktionen.*[7]

ATP Mangel

Wie bereits erörtert (Abb. 1.3), trägt die ungenügende Bereitstellung von ATP wesentlich zu den funktionellen und strukturellen Folgen einer Ischämie bei. An sich wäre die Annahme einleuchtend, der zunehmende ATP-Mangel könnte bei kritischem Ausmaß direkt für den Zelltod verantwortlich werden. Diese Annahme wird durch folgende Beobachtungen gestützt. Das Vorhandensein energiereichen Phosphats in der Form von ATP ist die Hauptvoraussetzung für den normalen Ablauf zahlreicher synthetischer und katabolischer Prozesse der Zelle. Zellen, die sich als verhältnismäßig resistent gegenüber einer hypoxischen Schädigung erweisen, sind imstande, ATP auf anaerobem Weg zu bilden oder den ATP-Verbrauch drastisch einzuschränken.[2] In experimentellen Modellen konnte gezeigt werden, daß die Infusion ATP-reicher Lösungen vor ischämischer Zellschädigung schützt.[8] Im Myokard besteht eine enge Korrelation zwischen der Abnahme an ATP und der Entwicklung eines letalen Zellschadens.[5] Trotzdem war es möglich, die zahlreichen, durch Ischämie induzierten Struktur- und Funktionsänderungen der Mitochondrien sowie den ATP-Mangel klar von der Unausweichlichkeit des Zelltodes zu trennen.[9] Man neigt heute eher zur Auffassung, daß die Bedeutung des erniedrigten ATP-Spiegels hinsichtlich der Irreversibilität eines Zellschadens darin besteht, daß damit ein wesentlicher Beitrag zum zweiten kritischen Ereignis – der Schädigung der Zellmembran – geleistet wird.

Schädigung der Zellmembran

Vieles deutet darauf hin, daß die Schädigung der Zellmembran einen der zentralen Faktoren der irreversiblen Zellschädigung darstellt.[7] Bekanntlich entspricht die Zellmembran einem Lipid-Protein-Mosaik, das aus einer Doppelschicht von Phospholipiden besteht, in die globuläre Proteine eingelagert sind.[10] Eine intakte Zellmembran bildet die Voraussetzung dafür, daß die Zelle ihre Permeabilität und ihr Volumen kontrollieren kann. Ein Verlust der Kontrolle über das Zellvolumen, eine gegenüber extrazellulären Molekülen, wie Inulin, erhöhte Permeabilität und elektronenoptisch nachweisbare Membrandefekte stellen sich bereits in den frühesten Phasen der irreversiblen Zellschädigung ein.
Verschiedene biochemische Mechanismen sind maßgeblich am Zustandekommen der Membranschädigung beteiligt (Tab. 1.2).

1. Zunehmender Verlust an Phospholipiden. Unter normalen Bedingungen ist der Umsatz der Phospholipide der Zellmembran eng mit ihrer Neubildung gekoppelt, womit die Integrität der Membran gewährleistet wird. Für den Abbau der Membranphospholipide sind endogene *Phospholipasen* verantwortlich, deren Aktivierung stark Kalzium-abhängig ist. In einigen Geweben (z.B. Leber) geht mit der Ischämie ein irreversibler, hypoxischer Zellschaden mit einer deutlichen Abnahme (50%) des Gehalts an Membranphospholipiden einher.[11] Eine Erklärung für diesen Phospholipidverlust ist die Annahme eines gesteigerten Phospholipidabbaus über die Aktivierung endogener Phospholipasen (Abb. 1.8).[12] Dieser Aktivierungsprozeß seinerseits könnte Folge der intrazellulär erhöhten Kalziumkonzentration darstellen, die sich nach der Ischämie einstellt. Es sei daran erinnert, daß die normale intrazelluläre Kalziumkonzentration sehr niedrig ist ($\pm 10^{-7}$ M), und daß intrazelluläres Kalzium in Mitochondrien und im endoplasmatischen Retikulum sequestriert vorliegt. Sauerstoffmangel führt zur Freisetzung des sequestrierten Kalziums, wodurch die Kalziumkonzentration im Zytosol ansteigt. Neuere Untersuchungen an Ischämie- und Hypoxiemodellen weisen darauf hin, daß eine Erhöhung der zytosolischen Kalziumkonzentration dem irreversiblen Zellschaden *zeitlich sogar vorausgeht.*[13–16] Ob jedoch dem Kalzium wirklich die Rolle des Hauptauslösers der Irreversibilität zukommt, ist noch unklar.[17]
Ein zunehmender Verlust an Phospholipiden kann unter Umständen auch Folge einer *Verminderung der Reazylierung oder der Neubildung* von Phospholipiden sein, die von ATP-Synthese und der Verfügbarkeit entsprechender Substrate abhängig sind (Abb. 1.8).[18, 19]

2. Schäden am Zytoskelett. Kürzlich wurde vorgeschlagen, die Schädigung der Zellmembran, wie beim Myokard, komme über eine Hypoxie-induzierte Schädigung intermediärer Filamente des Zytoskeletts zustande, welche die myokardischen Myofibrillen untereinander und mit dem Sarkolemm (die Zellmembran des Myokards) vernetzen.[20] Bei der Zellschwellung, die ja im Verlaufe einer Ischämie regelmäßig auftritt, würde diese Schädigung des Zytoskeletts zu einer Ablösung der Zellmembran aus ihrer intrazellulären Verankerung führen. Daher würde sie auf Überdehnung und Ruptur äußerst anfällig.[21] Diese Annahme wird durch die Beobachtung gestützt, daß während einer Ischämie das zytoskeletale Protein Vinculin vermehrt abgebaut wird.[22] Als möglicher Mechanismus

Tab. 1.2: Mögliche Mechanismen der Entstehung eines Membranschaden bei irreversibler Zellschädigung

Zunehmender Verlust an Phospholipiden
gesteigerter Abbau
verminderte Synthese
Veränderungen des Zytoskeletts
Aktivierung von Proteasen
Schädigung der Verbindungen zwischen Zytoskelett und Zellmembran
physikalische Auswirkung der Zellschwellung
Durch freie Sauerstoff-Radikale induzierte Schädigung
Lipidstoffwechselprodukte

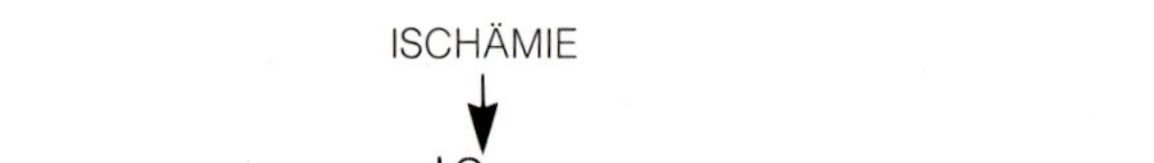
ISCHÄMIE
↓O2
SEQUESTRIERTES
KALZIUM
↓ATP
↑ZYTOPLASMATISCHES
Ca2+
AKTIVIERUNG
DER PHOSPHOLIPASE
↓PHOSPHOLIPID-
REAZYLIERUNG/SYNTHESE
PHOSPHOLIPID-
ABBAU
PHOSPHOLIPID-VERLUST

Abb. 1.8: Mögliche Mechanismen des Ischämie-bedingten Phospholipidverlustes. Rechts: gesteigerter Phospholipidabbau durch Kalzium-abhängige Aktivierung der Phospholipase. Links: Verminderung der Phospholipid-Reazylierung oder -Synthese, möglicherweise aufgrund von ATP-Depletion.

dieser erhöhten Abbaurate kommt eine Aktivierung intrazellulärer Proteasen in Frage, vermutlich ausgelöst durch die erhöhte zytosolische Kalziumkonzentration.
3. Toxische Sauerstoffradikale. Freie Radikale partiell reduzierten Sauerstoffs stellen äußerst toxische Moleküle dar, die auf die Zellmembran und andere Zellbestandteile schädigend wirken. Heute existieren genügend Hinweise darauf, daß solche freien Radikale im ischämischen Myokard während der Dauer der Ischämie zwar in geringem Ausmaß entstehen, daß jedoch ihre Bildung nach *Wiederherstellung der Blutzirkulation* zunimmt.[23] Die Reperfusion hat also eine paradoxe Wirkung – eine Zunahme der Schädigung, die *Reperfusionsschaden* genannt wird. Dieser kann durch Antioxidantien in einigen[24], jedoch nicht in allen[25] Ischämiemodellen gemindert werden. *Die toxischen Sauerstoffprodukte stammen wahrscheinlich größtenteils aus neutrophilen Granulozyten, die den ischämisch geschädigten Gewebebezirk während der Reperfusion infiltrieren.*[25] Man muß allerdings betonen, daß sich der letale Zellschaden mit der Zeit auch einstellt, wenn keine Reperfusion stattfindet, also auch ohne maßgebliche Beteiligung toxischer Sauerstoffradikale.
4. Nebenprodukte des Lipidabbaus. Derartige Nebenprodukte umfassen unveresterte, freie Fettsäuren, Acylkarnithin und Lysophospholipide, alles katabole Produkte des Phospholipidabbaus, die sich in ischämisch geschädigten Zellen anstauen.[26] Sie wirken auf die Membranen als Detergentien. Zusätzlich können sie in die Lipiddoppelschicht der Membranen eingebaut oder mit Membranphospholipiden ausgetauscht werden, was unter Umständen die Permeabilität oder die elektrophysiologischen Eigenschaften der Membran verändert. Tatsächlich besteht eine ausgezeichnete Korrelation zwischen dem intrazellulären Spiegel nichtveresterter, freier Fettsäuren und der irreversiblen Schädigung der Zellen mit einem deutlichen ATP-Mangel.[27]

Was auch immer die Mechanismen der Membranschädigung sein mögen, der Verlust der Membranintegrität führt unweigerlich zu einem erhöhten Einstrom von Kalziumionen aus dem Extrazellulärraum, wo die Kalziumkonzentration vergleichsweise hoch ist ($> 10^{-3}$ M), in die Zelle.[28] Wenn die Blutversorgung des ischämischen Gewebebezirks wiederhergestellt wird, wie das unter Bedingungen in vivo häufig geschieht, liegen perfekte Bedingungen für einen massiven Kalziumeinstrom vor. Dieser Kalziumeinstrom könnte der geschädigten Zelle insofern den «Gnadenstoß» versetzen, als dadurch der Schaden irreversibel wird, und zwar nicht nur bei Ischämie, sondern auch bei toxischer Schädigung.[7] Kalziumionen werden nach Wiederherstellung des normalen Sauerstoffangebotes von Mitochondrien begierig aufgenommen, was sie endgültig funktionsuntüchtig macht. Kalzium hemmt zelluläre Enzyme, denaturiert Proteine und führt zu Zellveränderungen, die einer Koagulationsnekrose entsprechen.

Offensichtlich ist unser Verständnis der genauen molekularen Vorgänge, die zu einer irreversiblen Zellschädigung führen, immer noch lückenhaft. Wahrscheinlich liegen dem Zelltod tatsächlich mehrere Mechanismen mit unterschiedlichen Angriffspunkten zugrunde. *Fassen wir an dieser Stelle zusammen, daß Hypoxie die oxidative Phosphorylierung und dadurch die Sicherstellung lebensnotwendiger ATP-Vorräte beeinträchtigt, daß die Schädigung der Zellmembran für das Eintreten des Zelltodes eine zentrale Rolle spielt, und daß Kalziumionen bedeutende Mediatoren der biochemischen Vorgänge sind, die zum Zelltod führen.*

Freie Radikale und Zellschädigung

Aus der Diskussion des hypoxischen Zellschadens läßt sich leicht ableiten, daß jedes Agens, das die Zellmembran oder die Membranen bestimmter Zellorganellen zu schädigen vermag, eine Folge von Vorgängen auslöst, die in der Endphase denjenigen nach einer Hypoxie täuschend ähnlich sehen. Tatsächlich verursachen viele chemische, physikalische oder infektiöse Agentien sowie die immunologisch vermittelte Lyse einen irreversiblen Zellschaden durch Schädigung der Zellmembran. Ein wichtiger Mechanismus der Membranschädigung, auf den bei der Besprechung des Reperfusionsschadens bereits eingegangen wurde, ist der durch freie Radikale, insbesondere durch aktivierte Sauerstoffderivate, verursachte Schaden.[29–31] Dieser Mechanismus erweist sich immer deutlicher als der letzte Schritt auf dem Weg zum Zelltod. Er ist gemeinsamer Nenner derart verschiedener Prozesse, wie der chemisch oder aktinisch induzierten Schädigung, der Toxizität von Sauerstoff und anderer Gase, der zellulären Alterung, dem Abtöten von Bakterien durch phagozytierende Zellen, der entzündlichen Gewebeschädigung, der Zerstörung von Tumorzellen durch Makrophagen sowie weiterer Vorgänge (Abb. 1.2).

Freie Radikale weisen in einer ihrer äußeren Atomschalen ein einzelnes, ungepaartes Elektron auf. In diesem Zustand ist das Radikal äußerst reaktiv, instabil und verbindet sich deshalb sehr leicht mit anorganischen oder organischen Stoffen – Proteinen, Lipiden, Kohlenhydraten –, insbesondere mit Schlüsselmolekülen in Membranen und mit Nukleinsäuren. Zusätzlich lösen freie Radikale autokatalytische Reaktionen aus, indem mit ihnen reagierende Partnermoleküle ihrerseits in freie Radikale umgewandelt werden, womit der schädigende Prozeß weiterläuft.

Die *Bildung freier Radikale* im Innern der Zelle kann *ausgelöst* werden (1) durch die Absorption von Strahlungsenergie (z.B. UV- oder Röntgenstrahlen), (2) durch endogene, in der Regel oxidative Reaktionen, die während physiologischen Stoffwechselvorgängen ablaufen, oder (3) durch den enzymatischen Abbau exogener Chemikalien oder Medikamente (z.B. $CCl_3\cdot$, ein

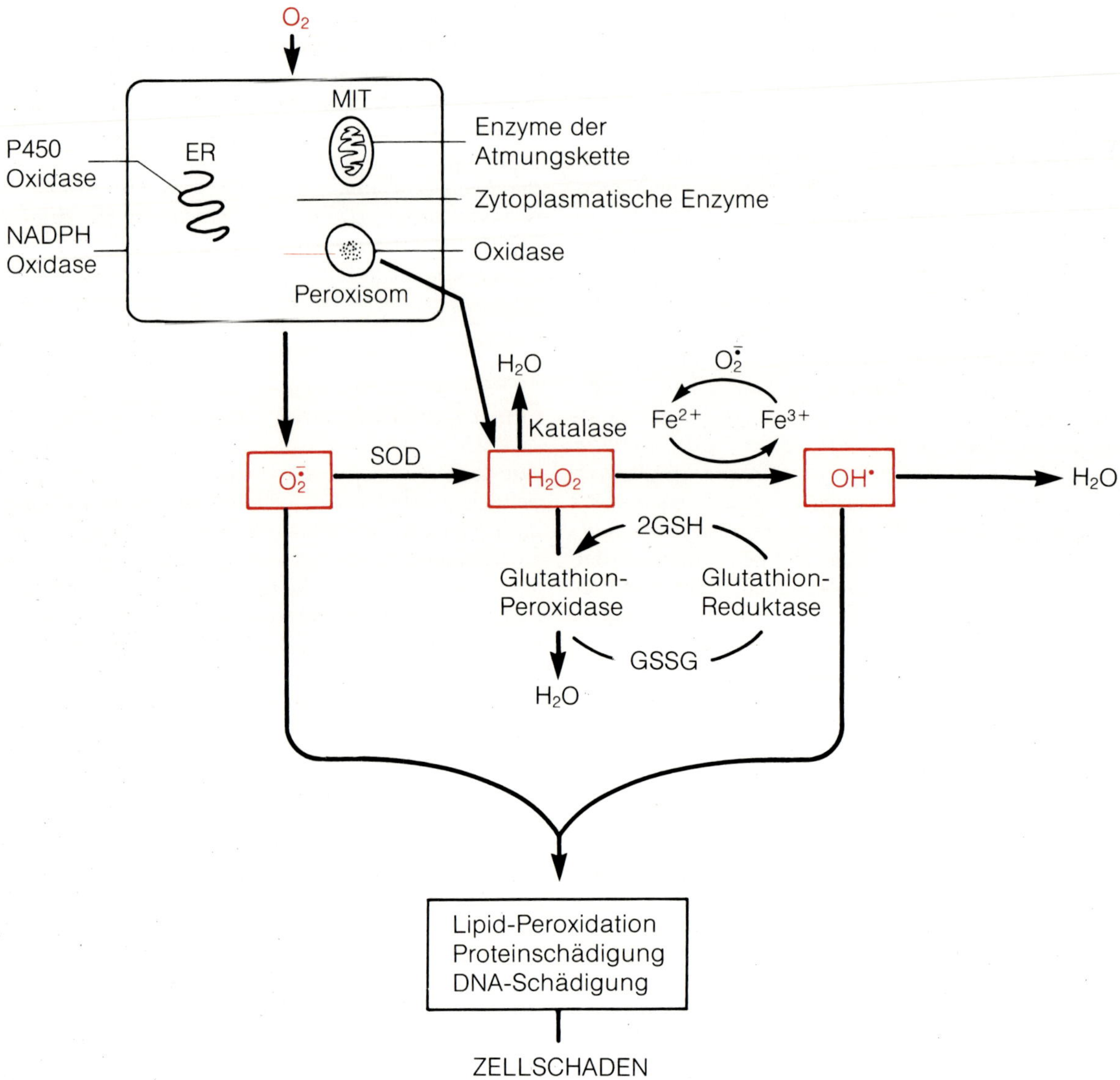

Abb. 1.9: Bildung reaktiver Formen von Sauerstoff und antioxidative Mechanismen in biologischen Systemen. Oxidative Enzyme in ER, Mitochondrien, Plasmamembran, Peroxisomen und Zytosol besorgen Umwandlung von Sauerstoff in Superoxid (O_2^-). Superoxid wird durch Dismutation zu Wasserstoffperoxid und von dort über die Cu^{2+}/Fe^{2+}-katalysierte Fenton-Reaktion zu Hydroxylionen umgewandelt. Oxidasen in Peroxisomen sind auch zur direkten Peroxid-Bildung befähigt. Nicht aufgeführt ist ein weiteres, potentiell schädigendes Radikal, der «singlet»-Sauerstoff. Einwirkung der freien Radikale auf Lipide (Peroxidation), Proteine und DNA führt zu verschiedenen Formen der Zellschädigung. Superoxid katalysiert die Reduktion von Fe^{3+} zu Fe^{2+} und fördert dadurch die Bildung von Hydroxylionen durch die Fenton-Reaktion. Die wichtigsten antioxidativen Enzyme sind Superoxid-Dismutase (SOD), Katalase und Glutathionperoxidase.

Abbauprodukt von Tetralchlorkohlenstoff). Fast jedes Atom kann als Radikal, d.h. mit einem ungepaarten Elektron, auftreten. Von größter biologischer Bedeutung sind jedoch nur Sauerstoff- oder Kohlenstoff-assoziierte freie Radikale.

Sauerstoff-Abkömmlinge. Bekanntlich wird Sauerstoff unter normalen Bedingungen durch Abgabe von vier Elektronen und unter Bildung von H_2O reduziert, ein Vorgang, der durch die Zytochromoxidase katalysiert wird. Die Anwesenheit intrazellulären Sauerstoffs ermöglicht jedoch auch die unbeabsichtigte Bildung von partiell reduzierten, toxischen intermediären Sauerstoff-Abkömmlingen. Die wichtigsten Vertreter sind das Superoxid (O_2^-), das Wasserstoffperoxid (H_2O_2) sowie Hydroxyl-Ionen (OH ·). All diese Formen können als Folge der Aktivität oxidativer Enzyme verschie-

dener intrazellulärer Lokalisation – Zytosol, Mitochondrien, Lysosomen, Peroxisomen und Plasmamembran – gebildet werden (Abb. 1.9).
Superoxid entsteht entweder direkt durch einen autooxidativen Prozeß in Mitochondrien oder indirekt durch die Wirkung zytoplasmatischer Enzyme, wie der Xanthinoxidase, Zytochrom P450 und anderer Oxidasen.

$$O_2 \xrightarrow{\text{Oxidase}} O_2^{\cdot-}$$

Einmal gebildet, wird Superoxid entweder spontan oder, schneller, durch das Enzym Superoxiddismutase (SOD) unter Bildung von Wasserstoffperoxid inaktiviert.

$$O_2^{\cdot-} + O_2^{\cdot-} + 2H^+ \xrightarrow{\text{SOD}} H_2O_2 + O_2$$

Wasserstoffperoxid entsteht entweder als Produkt der Dismutation von Superoxid, wie oben erwähnt, oder durch direkte Einwirkung von Oxidasen der Peroxisomen – den Katalase-haltigen Organellen verschiedener Zellen (Abb. 1.9).
Hydroxyl-Radikale werden gebildet (1) bei der Hydrolyse von Wasser durch *ionisierende Strahlen*

$$H_2O_2 \rightarrow H\cdot + OH\cdot$$

oder (2) durch die Interaktion von Wasserstoffperoxid mit Übergangsmetallen (z. B. Eisen, Kupfer) in der Fenton-Reaktion

$$Fe^{2+} + H_2O_2 \rightarrow Fe^{3+} + OH\cdot + OH^-$$

oder (3) als Folge der Haber-Weiss-Reaktion:

$$H_2O_2 + O_2^{\cdot-} \rightarrow OH\cdot + OH^- + O_2$$

Eisen spielt in Zusammenhang mit der Schädigung durch toxische Sauerstoff-Formen eine besonders wichtige Rolle. Freies Eisen liegt meist in der dreiwertigen (Fe^{3+}) Form vor und muß vor der Teilnahme in der Fenton-Reaktion zu zweiwertigem Fe^{2+} reduziert werden. Dieser Reduktionsschritt wird durch die Anwesenheit von Superoxid gefördert, womit die Bedeutung von Superoxid-Ionen in der Bildung der Hydroxyl-Radikale unterstrichen wird.
Die Wirkung dieser reaktiven Sauerstoff-Abkömmlinge richtet sich hauptsächlich gegen *Membranen, Lipide*, SH-Bindungen von *Proteinen* und *DNA*-Nukleotide (Abb. 1.9).[32-35] In der Anwesenheit von Sauerstoff können sie die Peroxidation von Lipiden in der Zellmembran sowie den Membranen der Zellorganellen bewirken. Dadurch schädigen sie das endoplasmatische Retikulum, Mitochondrien und weitere mikrosomale Strukturen. Eine mögliche Vernetzung von Proteinen durch die Bildung von Schwefeldoppelbrücken (unter den Aminosäuren erweisen sich Methionin, Histidin, Zystin und Lysin als am empfindlichsten) bringt die Funktion der ganzen Zelle durcheinander, speziell durch die Inaktivierung von Enzymen, insbesondere solche, die Sulfhydrylgruppen enthalten (Abb. 1.10). Wechselwirkungen mit DNA induzieren Mutationen am genetischen Code, die ihrerseits – soweit sie nicht repariert werden – Struktur- und Funktionsstörungen der Zelle bewirken oder die DNA-Replikation hemmen.
Alle drei der erwähnten, von Sauerstoff hergeleiteten Radikale können an einer DNA-Schädigung beteiligt sein.[36]
Die *Peroxidation von Lipiden* ist einer der besonders gut untersuchten Mechanismen der Schädigung durch freie Radikale.[29, 37] Die Peroxidation wird ausgelöst durch Hydroxyl-Radikale, die mit ungesättigten Fettsäuren der Membranlipide reagieren. Das führt zur Bildung organischer, saurer, freier Radikale, die ihrerseits sofort mit Sauerstoff unter Bildung von *Peroxid* reagieren. Die Peroxide selbst wirken als freie Radikale, die eine autokatalytische Kettenreaktion auslösen, was zu weiteren Verlusten an freien Fettsäuren und ausgedehnten Membranschäden führt.
Wie wird der Körper einmal gebildete freie Radikale wieder los?
Zunächst zerfallen freie Radikale spontan. Superoxid, beispielsweise, ist sehr instabil und zerfällt spontan in Sauerstoff und Wasserstoffperoxid.
Daneben verfügt der Organismus über verschiedene Möglichkeiten, freie Radikale zu inaktivieren oder ihre Reaktivität zu unterbinden. Folgende Systeme seien erwähnt:
1. Endogene oder exogene *Antioxidantien* (z. B. Vitamin E; SH-Gruppen-haltige Stoffe wie Zystein, Glutathion oder D-Penizillamin; Serumproteine wie Zeruloplasmin oder Transferrin) vermögen entweder die Auslösung der Bildung freier Radikale zu blockieren oder inaktivieren freie Radikale, indem sie diese «abfangen» («scavenger»-Funktion). Die antioxidative Wirkung des Transferrins scheint auf seiner Fähigkeit zu beruhen, freies Eisen zu binden, das – wie erwähnt – die Bildung freier Radikale katalysiert.
2. *Enzyme.*
a. *Superoxid-Dismutase* bewirkt die Umwandlung von Superoxid in Wasserstoffperoxid.
b. *Katalase*, vorhanden in Peroxisomen, baut Wasserstoffperoxid ab.

$$2H_2O_2 \rightarrow O_2 + 2H_2O$$

c. *Glutathion-Peroxidase* katalysiert die Fähigkeit von reduziertem Glutathion (GSH), Wasserstoff aus einer SH-Gruppe an ein Hydroxyl-Radikal oder an H_2O_2 abzugeben.

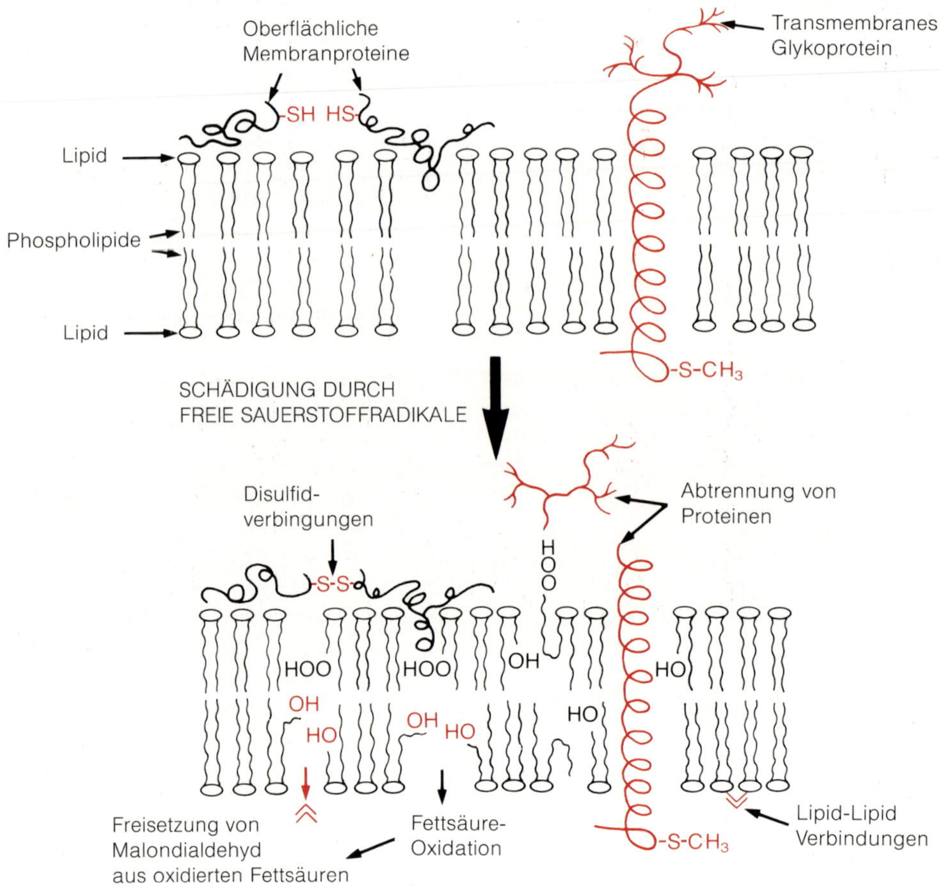

Abb. 1.10: Mechanismen der Membranschädigung durch freie Sauerstoffradikale (unterer Bildabschnitt), wie Disulfidbrückenbildung zwischen oberflächlichen Membranproteinen, Auftrennung von Proteinketten, Lipid-Lipid-Vernetzung und Fettsäureperoxidation (mit Freisetzung von Derivaten, wie Malondialdehyd). (modifiziert nach: Freeman B. A. und Crapo V. D.: Biology of disease: Free radicals and tissue injury. Lab. Invest. *47*: 412, 1982).

$$2OH\cdot + 2GSH \rightarrow 2H_2O + GSSG$$

oder

$$H_2O_2 + 2GSH \rightarrow 2H_2O + GSSG$$

Bei verschiedenen pathologischen Vorgängen hängt der Endeffekt der reizauslösenden Wirkung der freien Radikale ab von der Bilanz zwischen deren Bildung und Inaktivierung.

Beispiele der Schädigung durch freie Radikale

Wie erwähnt, scheinen freie Radikale an einer Reihe pathologischer und physiologischer Vorgänge beteiligt zu sein.[29, 30] Den Mechanismus der Schädigung durch freie Radikale illustrieren die folgenden Beispiele.

Chemische Gewebeschädigung Die Toxizität vieler Chemikalien und Medikamente kann entweder ihrer Umwandlung in freie Radikale oder der durch sie vermittelten Bildung toxischer Sauerstoffmetabolite zugeschrieben werden. Später in diesem Kapitel wird auf die Vergiftung mit Kohlenstofftetrachlorid als Beispiel einer Gewebeschädigung durch chemische freie Radikale näher eingegangen.

Entzündung Toxische Sauerstoffmetabolite, die im Verlaufe einer entzündlichen Reaktion von Granulozyten oder anderen Zellen gebildet werden, spielen eine wichtige Rolle in der Gewebeschädigung und in der Bildung chemotaktischer Substanzen (siehe S. 68).[34]

Abtöten von Bakterien Von Phagozyten aufgenommene Bakterien werden in der Regel innerhalb der Phagolysomen abgetötet. Der letale Effekt auf die Mikroorganismen beruht zur Hauptsache auf dem sogenannten oxidativen «burst» (Explosion), der in Phagozyten während der Phagozytose ausgelöst wird und auf der Freisetzung von Sauerstoffradikalen beruht (siehe S. 60).

Strahlenschäden Die Rolle freier Radikale bei Gewebeschäden als Folge einer *Bestrahlung* durch ionisierende Strahlen ist gut bekannt. Die durch Radiolyse auftretenden -OH · und H · -Produkte reagieren mit Basen der Nukleinsäuren unter Bildung organischer Radikale, indem sie der Pentose Wasserstoff entziehen (siehe S. 60).

Toxizität von Sauerstoff und anderer Gase Eine Exposition gegenüber hohen Konzentrationen von Sauerstoff, Ozon oder anderer Gase führt zu einer Lungenschädigung. Die schädigende Wirkung scheint ebenfalls durch freie Radikale vermittelt zu werden. Da Superoxid-Dismutase und Katalase einige der toxischen Sauerstoffradikale zu inaktivieren vermögen, mindert die Verabreichung dieser Enzyme die Schwere des Lungenschadens.

Alterungsvorgänge Einer einfachen Alterungstheorie *(«free radical theory of aging»)* liegt die Annahme zugrunde, die Bildung freier Radikale nehme im alternden Organismus zu, was zu einer Zunahme der Lipidperoxidation und damit der Membranschäden führen würde. Theoretisch ist eine erhöhte Rate der Lipidperoxidation vorstellbar als Folge (1) einer kontinuierlich zunehmenden, durch Schadstoffe in der Umgebung ausgelösten Bildung freier Radikale; (2) einer aus unbekannten Gründen verminderten Verfügbarkeit von Antioxidantien; oder (3) der Abnahme oder des Verlusts der Wirksamkeit von Verbindungen oder Enzymen, welche die Inaktivierung toxischer freier Radikale katalysieren, wie der Superoxid-Dismutase (siehe auch Kapitel 11).

Chemische Zellschädigung

Chemische Substanzen schädigen Zellen mittels einer der beiden folgenden Hauptmechanismen: (1) Einige Chemikalien wirken *direkt*, indem sie mit einem kritischen Molekül oder einer Zellorganelle eine Verbindung eingehen. Ein Beispiel dafür ist die *Vergiftung mit Quecksilberchlorid*. Quecksilber reagiert mit SH-Gruppen der Zellmembran und anderer Proteine, was zur Erhöhung der Membranpermeabilität und einer Hemmung des ATP-abhängigen Transportmechanismus führt. Unter diesen Bedingungen werden in der Regel diejenigen Zellen am meisten geschädigt, welche die chemische Substanz nutzen, aufnehmen, ausscheiden oder konzentrieren. Im Falle des Quecksilberchlorids sind dies Zellen des Verdauungstrakts und der Niere. Verschiedene gegen Neoplasmen eingesetzte Chemotherapeutika und Antibiotika wirken ebenfalls zellschädigend durch direkte Toxizität. (2) Die meisten der übrigen chemischen Substanzen mit toxischer Wirkung sind an sich nicht biologisch aktiv. Ihre Wirkung auf die Zielzelle äußert sich erst, wenn sie zu reaktiven, toxischen Metaboliten abgebaut werden. Obwohl diese Abbauprodukte einen Membran- oder Zellschaden über ihre *direkte, kovalente Bindung* an Membranproteine und -lipide herbeiführen könnten, ist in diesen Fällen der weitaus wichtigste Mechanismus der Membranschädigung auf die *Bildung reaktiver freier Radikale* und anschließender Lipidperoxidation zurückzuführen[38].

Tetrachlorkohlenstoff-induzierte Zellschädigung

Eines der am besten untersuchten Modelle von einem Zellschaden durch freie Radikale ist die Leberschädigung, die durch Vergiftung mit Tetrachlorkohlenstoff (CCl_4) verursacht wird.[29, 38] Dieser chlorierte Kohlenwasserstoff findet weite Verwendung in der Reinigungsindustrie, und seine Wirkung mag als Prototyp für diejenige vieler ähnlicher Verbindungen dienen. Der toxische Effekt von Tetrachlorkohlenstoff beruht auf der Umwandlung von CCl_4 in das *hochreaktive, toxische freie Radikal* $CCl_3 \cdot$ ($CCl_4 + e \rightarrow CCl_3 \cdot + Cl^-$), das im glatten endoplasmatischen Retikulum durch die Einwirkung eines Systems von Oxidasen entsteht. Dieses Enzymsystem ist am Metabolismus lipidlöslicher Medikamente und anderer Verbindungen beteiligt (Zytochrom P-450).[38] Das $CCl_3 \cdot$ -Radikal löst eine Lipidperoxidation aus, ähnlich wie für Hydroxyl-Radikale beschrieben. Zunächst kommt es zu einer Autooxidation der ungesättigten Fettsäuren (Polyensäuren) innerhalb der Membranphospholipide und nach der Reaktion mit Sauerstoff zur Bildung organischer Peroxide. *Diese Reaktion läuft autokatalytisch ab*, indem sich aus den Peroxidradikalen ständig neue Radikale bilden. Dies bedingt einen raschen Zerfall von Struktur und Funktion des glatten endoplasmatischen Retikulums. *Daher überrascht es kaum, daß die durch CCl_4 ausgelöste Leberzellschädigung sehr schwer ist und sich äußerst schnell einstellt.* Innerhalb von 30 Minuten nach Verabreichung von CCl_4 stellt man in der Leber eine Abnahme der Proteinsynthese fest. Elektronenoptisch beobachtet man sehr früh eine Schwellung der Zysternen des endoplasmatischen Retikulums, und innerhalb von weniger als zwei Stunden kommt es zur Ablösung der Ribosomen von den Membranen des endoplasmatischen Retikulums (Abb. 1.11), gefolgt von einer Desaggregation freier Polysomen.

Als nächstes Ereignis folgt eine vom endoplasmatischen Retikulum ausgehende Anhäufung von Lipiden im Zytoplasma. Diese Lipidakkumulation ist Ausdruck der Unfähigkeit der Zelle, Lipoproteine aus Triglyzeriden und Lipid-Akzeptorprotein zu synthetisieren. Wie wir im Abschnitt über die Verfettung sehen werden, können nur in Lipoproteine eingebaute Triglyzeride die Hepatozyten verlassen. Daher führt der Ausfall der Synthese von Lipid-Akzeptorprotein zur ausgeprägten Zunahme intrazellulärer Triglyzeride und damit zur Fettleber, die eine CCl_4-Vergiftung charakterisiert.

In der Folge stellt sich eine zunehmende Schwellung der Hepatozyten als Folge einer Steigerung der Per-

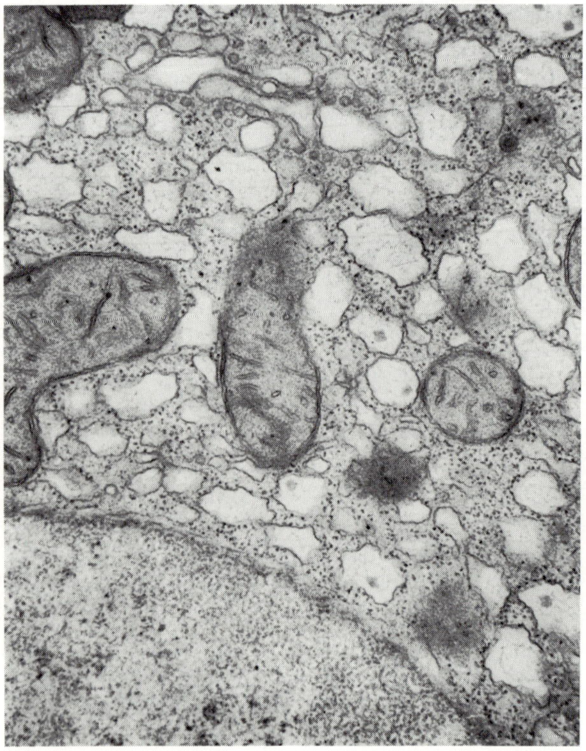

Abb. 1.11: Leberzelle der Ratte, 4 h nach Tetrachlorkohlenstoffvergiftung. Erweiterung der Zisternen des endoplasmatischen Retikulums und Ablösung der Ribosomen. In diesem Stadium sind Mitochondrien unverändert (mit Erlaubnis Dr. O. Iseri).

meabilität der Plasmamembran ein. Der Schaden an der Plasmamembran wird wahrscheinlich durch verhältnismäßig stabile Fettaldehyde verursacht, die durch Lipidperoxidation im glatten endoplasmatischen Retikulum gebildet werden und in die Zellmembran diffundieren.[39] Eine Membranschädigung ist zusätzlich die Folge des massiven Einstroms von Kalzium, das sich in den Mitochondrien ansammelt. Der zunehmende Zellschaden nach Ablauf dieser Ereignisse unterscheidet sich nicht von demjenigen bei Hypoxie (Abb. 1.12).

Virus-induzierte Zellschädigung

Zwei Arten von Viren besitzen eine zellschädigende Wirkung: (1) *zytolytisch/zytopathische* Viren, die verschiedene Grade einer Zellschädigung oder den Zelltod bewirken; und (2) *onkogene* Viren, welche die Replikation der Wirtzelle stimulieren und zur neoplastischen Transformation führen können. Die Mechanismen der Virusinfektion sind in Kapitel 7 ausführlicher dargestellt. An dieser Stelle beschränken wir uns auf die zytopathogenen Wirkungen der Viren.[39]
Die zellschädigende Wirkung von Viren soll auf zwei

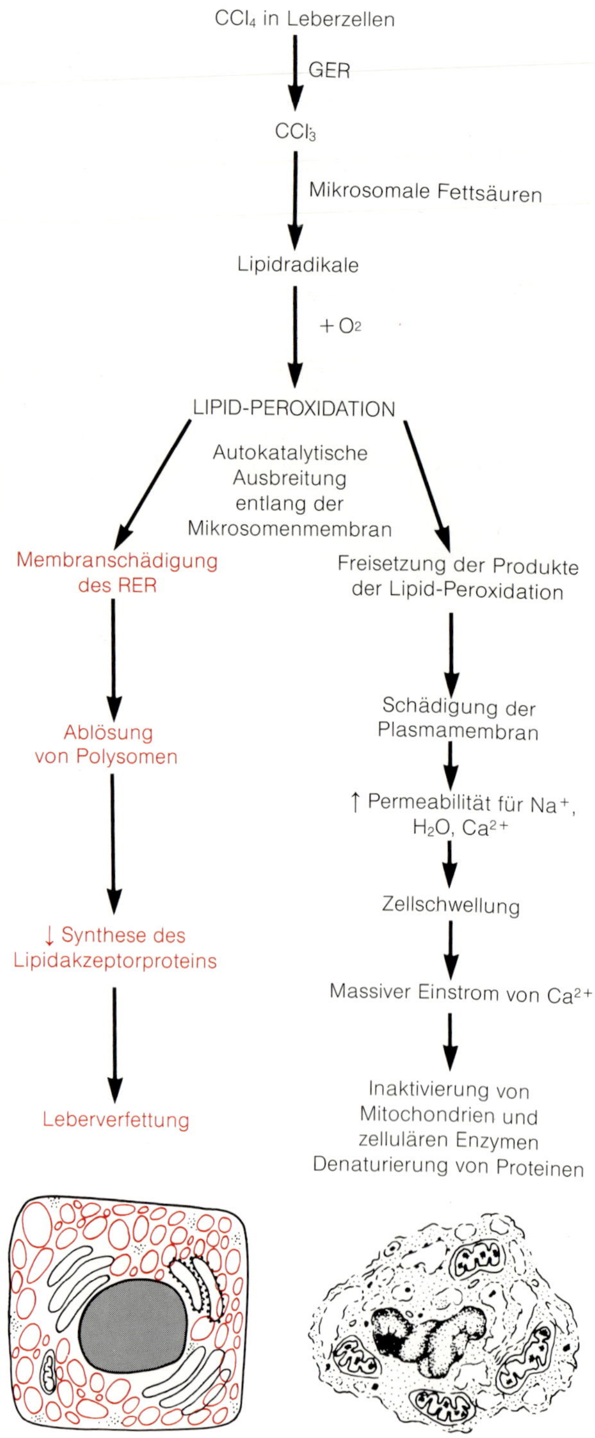

Abb. 1.12: Ablauf der Veränderungen, die zu Verfettung und Nekrose der Hepatozyten nach Tetrachlorkohlenstoffvergiftung führen. GER = glattes endoplasmatisches Retikulum.

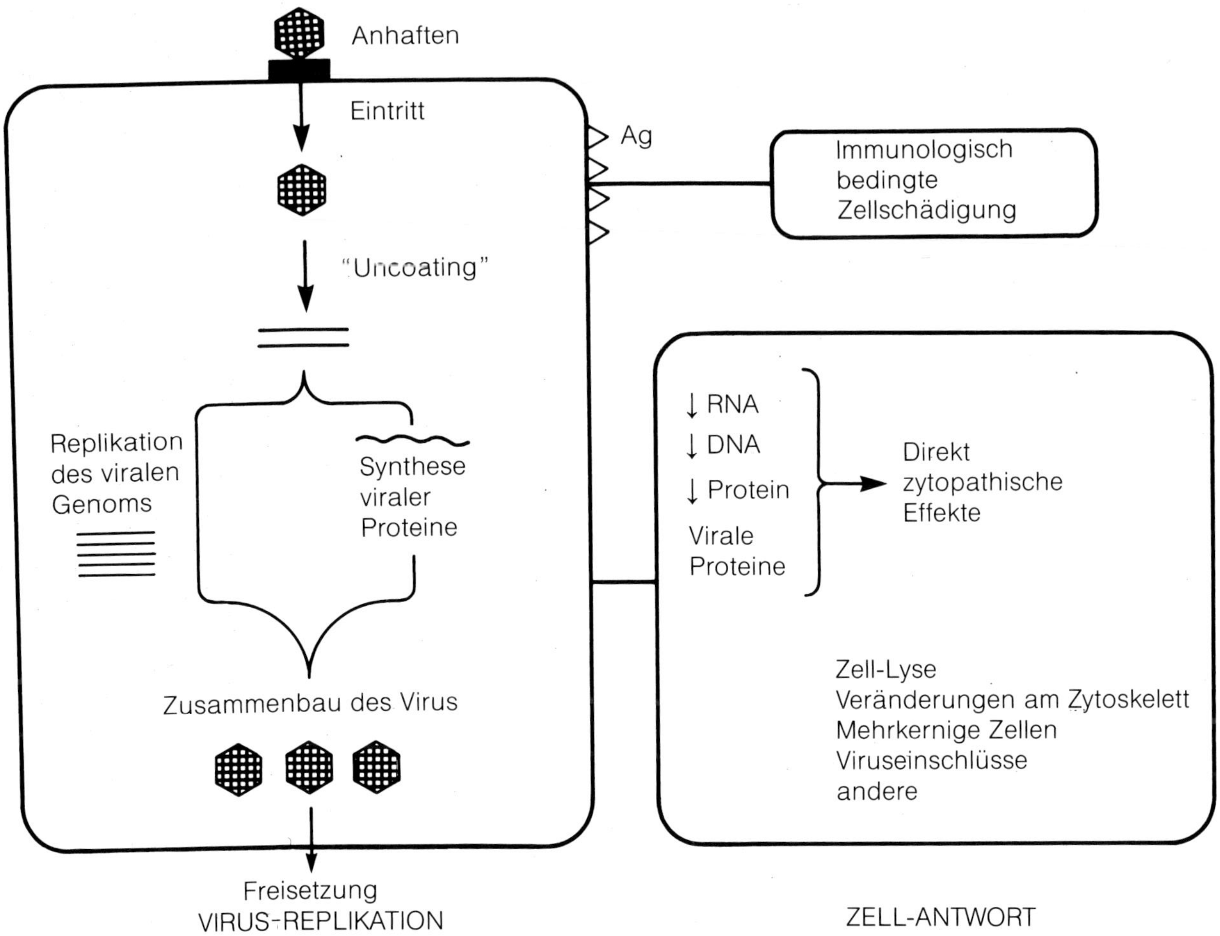

Abb. 1.13: Vereinfachtes Schema der Virusreplikation und der zwei Mechanismen der viralen Zellschädigung: über Immunmechanismen und direkt zytopathisch (siehe Text). Ag = Antigen.

allgemeinen Mechanismen beruhen. Der erste, ein direkter zytopathischer Effekt, kommt dadurch zustande, daß rasch replizierende Viruspartikel einen Teil des Zellmetabolismus stören und damit einen Zellschaden verursachen. Am zweiten Mechanismus ist eine Immunantwort gegen virale oder durch die Virusinfektion veränderte Zellantigene beteiligt. Dabei kommt es zu einer Antikörper- oder zellvermittelten Zerstörung der Wirtzelle. Der hepatozelluläre Schaden im Verlaufe einer Hepatitis B, beispielsweise, wird durch zytotoxische T-Lymphozyten vermittelt.
Die meisten der direkt zytopathischen Viren zeichnen sich durch ausgesprochene Spezifität für bestimmte Zellen aus (Tropismus). Dieser beruht zum Teil auf dem Vorhandensein von Rezeptoren für bestimmte virale Strukturen auf der Zelloberfläche (Abb. 1.13). Die Wechselwirkung zwischen Virus und Rezeptor ermöglicht dem Virus das Anhaften an der Zelle, gefolgt vom Eindringen in den Intrazellularraum und von der Zellschädigung. Bei einer Infektion durch Polyomyelitis-, Adeno- oder Influenzaviren sind spezifische, virale Polypeptide für die Interaktionen mit Zellrezeptoren verantwortlich. Bei Reovirus hat sich gezeigt, daß die Spezifität für bestimmte Zellen des ZNS auf ein einziges Oberflächenprotein, das Sigma-1-Polypeptid, zurückgeführt werden kann. Nach der Phase des Anhaftens dringen Viren auf verschiedenen Wegen in die Zellen ein: Sie werden phagozytiert, innerhalb «coated vesicles» endozytiert, und hüllentragende Viren fusionieren direkt mit der Zellmembran. Nach dem Eintritt in die Zelle beginnt die Phase der Virusreplikation (Abb.1.13 links).
Die Art der Zellantwort auf die Virusreplikation hängt vom spezifischen Virus und dem Typ der Wirtzelle ab (Abb.1.13 rechts). Man kann folgende Formen unterscheiden: (1) An einem Ende des Spektrums beobachten wir die *Lyse der Zelle*, die offensichtlich dann eintritt, wenn der Zellmetabolismus durch eine nahezu

explosive Virusreplikation nachhaltig gestört wird. In die Plasmamembran eingebaute virale Proteine können zu einer Steigerung der Permeabilität führen. Viele Viren bewirken in der Wirtzelle eine *Störung der Synthese von Proteinen und anderer Makromoleküle.* So hemmen beispielsweise Polioviren die Bildung von Regulator-Gensequenzen, die eine Proteinsynthese auslösen. Am andern Ende stehen in jedem Fall die Schädigung der Zellmembran, das Versagen der Volumenregulation und der Zelltod. (2) Einige Viren, eingeschlossen Pocken- und Reoviren, verursachen *zytoskeletale Veränderungen,* wie Unterbrechungen der intermediären Vimentinfilamente und Störungen der Organisation der Mikrotubuli. Als Folge einer Infektion mit verschiedenen Schnupfenviren wird die Zahl der Mikrotubuli in den Zilien des respiratorischen Epithels vermehrt oder vermindert, was zu einer Störung der Zilientätigkeit und damit der Beseitigung partikulären Materials aus dem Respirationstrakt führt. (3) Der Infektion von Zellen mit Masern- oder Herpesviren folgt manchmal die *Bildung synzytialer oder mehrkerniger Riesenzellen* als Resultat einer Zellfusion. Der Einbau viraler Glykoproteine in die Membran der Wirtzelle sowie eine virale Beeinflussung des Zytoskelettes scheinen Voraussetzung für eine Fusion. (4) Im Kern oder Zytoplasma bestimmter Virus-infizierter Zellen entwickeln sich *Einschlußkörper,* die das Virion oder virale Proteine enthalten. Der Zelltod steht lediglich an einem Ende des Spektrums der Virus-induzierten Zellveränderung – am andern Ende befindet sich die durch onkogene Viren ausgelöste, neoplastische Transformation.

Am Schluß dieser Ausführungen über die Pathogenese der durch Hypoxie, chemische Substanzen oder Viren ausgelösten Zellschädigung sei folgendes betont. Zellen erleiden biochemische Schädigungen lange bevor strukturelle Veränderungen sichtbar werden. Störungen an einer bestimmten Stelle eines intrazellulären Systems wirken sich indirekt auf eine ganze Reihe anderer Systeme aus. Der in einen Teich geworfene Kieselstein verursacht einen kleinen Wasserspritzer, die dadurch hervorgerufenen Wellen setzen sich jedoch fort und erreichen schließlich die Ufer. Man kann sich ohne weiteres vorstellen, daß ein irreversibler Zellschaden weniger als Folge einer Schädigung an einer Stelle oder eines einzigen Systems auftritt, sondern vielmehr als die Summe verschiedenster Kleinschäden, die schließlich die Adaptationsfähigkeit der Zelle überschreitet.

Was auch immer die Achillesferse der Zelle sein mag, es steht fest, daß außer Kontrolle geratene biochemische Vorgänge mit der Zeit zu morphologisch sichtbaren Veränderungen führen.

Morphologie der Zellschädigung

Ultrastrukturelle Veränderungen

Bei der Untersuchung der morphologischen Zeichen einer irreversiblen oder letalen Zellschädigung beginnen wir bei den elektronenoptisch feststellbaren Veränderungen, auf die zum Teil bereits bei der Besprechung der Pathogenese des Zellschadens eingegangen wurde.

Veränderungen, die einer *Schädigung der Zellmembran* zugeschrieben werden können, werden schon in einer frühen Phase der Schadenentstehung beobachtet. Alle stehen mit Störungen der Elektrolyt- und Volumenregulation in Zusammenhang, die durch den Verlust an ATP entstehen. Sie umfassen die Volumenzunahme der Zelle, die Bildung zytoplasmatischer Ausstülpungen («blebs»), das Verstreichen und Plumperwerden der Mikrovilli, das Erscheinen von Myelinfiguren sowie der Zerfall und die Auflockerung des Zytoskelettes. Diese rasch auftretenden Veränderungen sind an sich ohne weiteres reversibel. Erst in späteren Phasen kommen sichtbare Unterbrüche in der Zellmembran und den Membranen der Organellen hinzu (Abb. 1.5, 1.6), die dann auf einen irreversiblen Zellschaden hinweisen.

Mitochondriale Veränderungen treten bei Hypoxie sehr rasch, bei chemischer Schädigung unter Umständen verzögert auf. Schon sehr früh nach dem Einsetzen einer Ischämie zeigen die Mitochondrien Zeichen von Verdichtungen. Diese Veränderung wird jedoch rasch durch eine *Schwellung der Mitochondrien* abgelöst, die sich als Folge der Elektrolytverschiebungen im Innern einstellt. Bereits 30 Minuten nach einer hypoxischen Schädigung des Myokards werden typische *amorphe Kondensate* sichtbar, die mit dem Einsetzen der Irreversibilität des Zustandes korrelieren. Diese Kondensate bestehen zunächst aus Lipiden und Lipid-Protein-Komplexen, die sich jedoch im Verlaufe einer Reperfusion in dichte, reichlich *Kalzium* enthaltende Granula umwandeln. Diese Kalzium-haltigen Granula werden auch nach chemischen Insulten beobachtet. Der Eintritt der Irreversibilität wird begleitet von einer progressiven Volumenzunahme der Mitochondrien, die bizarre Formen annehmen kann. Schließlich kommt es zur Ruptur der Mitochondrienmembranen und einer zunehmenden Einlagerung von Kalzium.

Eine Ausweitung des *endoplasmatischen Retikulums,* wahrscheinlich als Folge der Veränderung des Wasser- und Elektrolytaustausches, stellt sich ebenfalls sehr früh nach erfolgter Zellschädigung ein. Diese Frühveränderung wird gefolgt von einer Ablösung der Ribosomen und einer Desaggregation der Polysomen, was funktionell mit einer verminderten Proteinsynthese

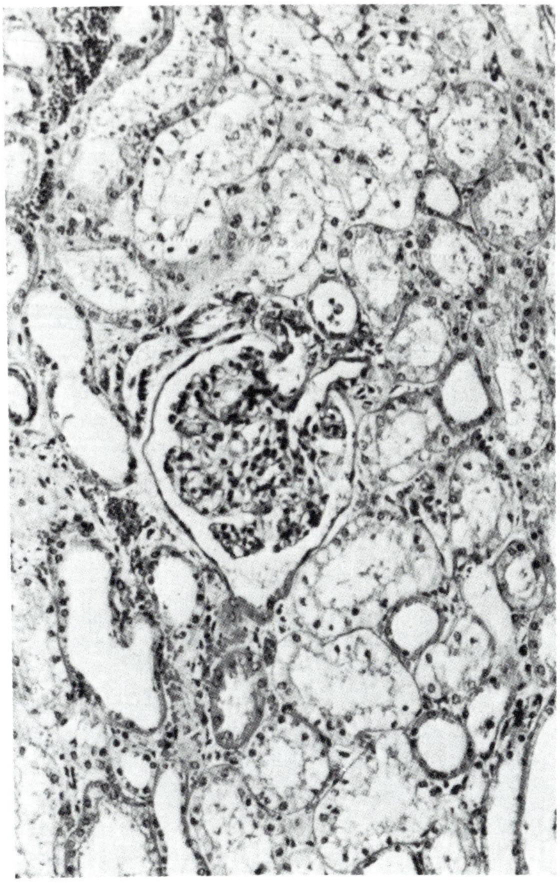

Abb. 1.14: Ausgeprägte (hydropische, vakuoläre) Schwellung von Tubulusephithelzellen (oberhalb und unterhalb des Glomerulums). Die hellen, vakuolisierten Zellen besitzen dunkle, unregelmäßig angeordnete Kerne.

einhergeht (Abb. 1.11). Auch diese Veränderungen sind reversibel. Bei weitergehender Schädigung (oder bereits zu Beginn, wie bei Schädigung durch CCl_4 als Folge der Lipidperoxidation) kommt es zum fortschreitenden Zerfall des endoplasmatischen Retikulums und zur Bildung intrazellulärer Aggregate in Form von Myelinfiguren.
Lysosomenveränderungen treten meist spät auf. Während der reversiblen Phase der Schädigung wird manchmal eine Schwellung der Lysosomen festgestellt, Hinweise auf das Austreten lysosomaler Enzyme bestehen jedoch nicht. Mit dem Einsetzen der letalen Schlußphase hingegen zerfallen die Lysosomen, und sie können im zerstörten, strukturlosen Zellrest nicht mehr identifiziert werden.

Lichtmikroskopische Zeichen der Zellschädigung

Reversible Veränderungen

Im Vokabular der klassischen Pathologie wurden die morphologischen Zellveränderungen nach einer nichtletalen Schädigung als degenerativ bezeichnet, heute werden sie jedoch unter dem Begriff der *reversiblen Veränderungen* zusammengefaßt. Lichtmikroskopisch können zwei Hauptmuster unterschieden werden: *Schwellung* und *Verfettung*. Eine Schwellung tritt immer dann auf, wenn eine Zelle ihr Wasser- und Elektrolytgleichgewicht nicht mehr aufrechterhalten kann. Die Verfettung kann unter gewissen Bedingungen ebenfalls als Zeichen einer reversiblen Zellschädigung gelten. Sie ist eine weniger verbreitete Reaktion und spielt vor allem in den Zellen eine Rolle, die im Lipidmetabolismus eingeschaltet sind und von ihm abhängen, wie Hepatozyten oder Myokardzellen. Da die Verfettung auch eine Form der pathologischen Anreicherung intrazellulären Materials darstellt, wird auf diesen Vorgang später in diesem Kapitel eingegangen.

Die **Zellschwellung** ist das erste Anzeichen fast aller Formen der Zellschädigung. Sie kommt durch bereits erörterte Mechanismen als Folge eines Eintritts extrazellulärer Flüssigkeit in den Intrazellulärraum zustande. Diese morphologische Veränderung ist an der Einzelzelle schwierig erkennbar und wird bei der Beurteilung des Gesamtorgans eher ersichtlich. Wenn die Schwellung alle Zellen eines Organes betrifft, erscheint das Organ blaß und weist eine Zunahme der Festigkeit und des Gewichts auf. Mikroskopisch ist die Zellschwellung meist an einer Kompression der kleinen Gefäße erkennbar, beispielsweise an der Verschmälerung der Lebersinusoiden oder der Kapillaren in der Nierenrinde.
Schreitet die intrazelluläre Flüssigkeitsaufnahme fort, erscheinen im Zytoplasma kleine, helle Vakuolen. Diese Vakuolen entsprechen erweiterten oder abgetrennten Abschnitten des endoplasmatischen Retikulums. Dieses Bild der reversiblen Zellschädigung wird manchmal als **«hydropische Schwellung»** oder als **«vakuoläre Degeneration»** bezeichnet (Abb. 1.14). Die Zellschwellung ist reversibel.

Zelltod und Nekrose

Zellen werden lichtmikroskopisch erst dann als tot erkannt, wenn sie die Reihenfolge der Veränderungen durchlaufen haben, die als Nekrose bezeichnet wird. *Nekrose kann definiert werden als die auf den Zelltod folgenden morphologischen Veränderungen in einem lebenden*

Gewebe oder Organ, die sich aus dem enzymatischen Abbau der letal geschädigten Zelle ergeben.

Zellnekrose *Die Nekrose ist also die Summe der morphologischen Veränderungen, die auf den Zelltod in einem lebenden Gewebe oder Organ folgen*[40] und damit der wichtigste morphologische Ausdruck der irreversiblen Zellschädigung. Eine Ausnahme bilden die typischen Befunde an «normalen» Geweben, die sofort in eine Fixierlösung gebracht wurden (unter diesen Bedingungen ist das Gewebe tot, jedoch nicht nekrotisch). Wir haben bereits erörtert, daß die Zelle seit einiger Zeit tot sein muß, bevor die letale Zellschädigung lichtmikroskopisch sichtbar wird.

Zwei nebeneinander ablaufende Prozesse sind für die mit der Nekrose verbundenen Veränderungen verantwortlich: (1) der enzymatische Abbau der Zelle sowie (2) die Denaturierung der Proteine. Die katalytisch wirkenden Enzyme stammen entweder aus den Lysosomen der abgestorbenen Zelle – der enzymatische Abbau wird in diesem Falle als *Autolyse* bezeichnet – oder aus Lysosomen eingewanderter Granulozyten – manchmal als *Heterolyse* bezeichnet.

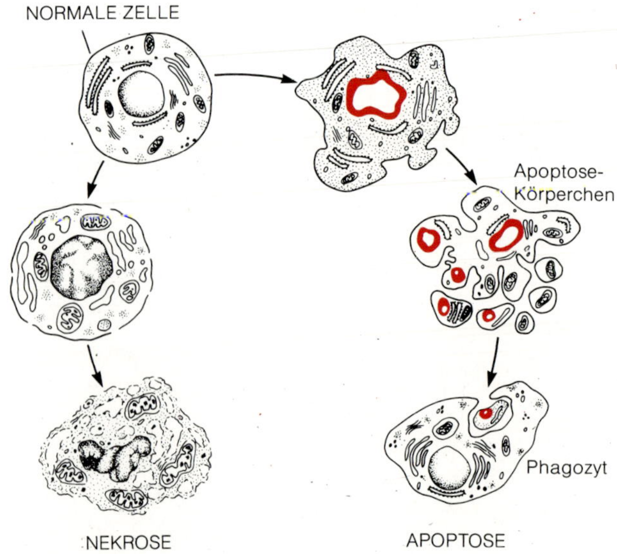

Abb. 1.15: Zellnekrose und Apoptose. Bei Apoptose bestehen die Initialveränderungen in einer Verdichtung und Fragmentierung des Chromatins, gefolgt von der Phagozytose der Zellbruchstücke (adaptiert nach Walker et al.[41]).

Die abgestorbene Zelle zeigt in der Regel eine erhöhte Färbbarkeit des Zytoplasmas mit Eosin (Eosinophilie), was zum Teil auf einem Verlust der normalen, durch zytoplasmatische RNA vermittelten Basophilie, zum andern Teil auf einer erhöhten Eosinbindung durch denaturierte, zytoplasmatische Proteine zurückgeführt werden kann. Die Zelle kann einen an Milchglas erinnernden, homogenen Aspekt annehmen, dem vor allem ein Verlust an Glykogenpartikeln zugrunde liegt. Nach dem Abbau der zytoplasmatischen Organellen durch lysosomale Enzyme erscheint das Zytoplasma mit Vakuolen durchsetzt und zeigt das Bild des «Mottenfraßes». Es kann unter Umständen zu einer Verkalkung der abgestorbenen Zelle kommen. In subletal oder letal geschädigten Zellen finden sich Veränderungen am Zellkern (Abb. 1.5). Ultrastrukturell besteht das Frühzeichen aus einer reversiblen Verklumpung des Chromatins und der Bildung von Chromatinaggregaten, die mit der Kernmembran und dem Nukleolus in Verbindung stehen. Mit Zunahme der Abbauvorgänge in der Zelle schreiten auch die Veränderungen am Zellkern fort, und zwar in zwei mögliche Richtungen. In einigen Zellen schrumpft der Kern progressiv und wird zu einer kleinen dichten Masse kondensierten Chromatins umgewandelt (**Pyknose**). Mit der Zeit wird das Chromatin des pyknotischen Zellkerns zunehmend aufgelöst (**Karyolyse**), offenbar als Folge der hydrolytischen Wirkung lysosomaler DNAsen. In anderen Zellen zerfällt der pyknotische Kern in viele kleinere Klumpen, (**Karyorrhexis**). Schließlich verschwindet der Zellkern.

Ein vom bisher Gesagten abweichendes morphologisches Bild des Zelltods wird als *«Apoptose»*[41] bezeichnet (vom griechischen «abfallen» hergeleitet). In der Regel handelt es sich um Einzelzellen oder kleine Zellgruppen, die in Hämatoxilin-Eosin (HE)-gefärbten Gewebeschnitten als runde oder ovale Herde auffallen, deren Zytoplasma eine intensive Rotfärbung aufweist (Eosinophilie), und die oft Chromatinfragmente enthalten (Abb. 1.15). Die Kerntrümmer werden durch benachbarte, phagozytierende Zellen aufgenommen und abgebaut. Man nimmt an, daß die Apoptose dem programmierten Zelluntergang während der Embryogenese sowie der hormonabhängigen Involution (z.B. im Endometrium) entspricht. Die Apoptose kann auch unter bestimmten pathologischen Bedingungen auftreten. Die azidophilen *Councilman-Körperchen* als Folge eines toxischen Leberschadens oder im Verlauf einer Virushepatitis sowie der durch zytotoxische T-Lymphozyten vermittelte Zellschaden sind Beispiele hierfür. Bei der T-Zell-vermittelten Lyse der Zielzelle gehen die Veränderungen am Zellkern dem eigentlichen Zelluntergang voraus und sind Voraussetzung für die Irreversibilität der Schädigung.[42] Man nimmt an, daß die auslösenden Veränderungen in einem rasch einsetzenden DNA-Schaden und einer Kondensierung des Kernchromatins bestehen, vielleicht durch die Aktivierung einer endogenen Endonuklease.[43] Unklar bleibt, wie die Kernveränderungen die nachfolgende Zellschädigung bewirken.

Formen der Nekrose

Der Untergang einer Zelle wird nicht in jedem Fall von einer sofortigen Auflösung des Zellrestes gefolgt. Verschiedene Möglichkeiten sind offen. Das weitere Schicksal der letal geschädigten Zelle hängt ab vom Gleichgewicht zwischen fortschreitender Proteolyse, der Koagulation von Proteinen und der Kalkeinlagerung, was sich schließlich in unterscheidbaren morphologischen Formen der Nekrose äußert (Abb. 1.16). Jede einzelne dieser Nekroseformen liefert einen klaren Hinweis auf einen vorangegangenen Zelluntergang, und es läßt sich aus den histologisch eindeutigen Formen manchmal auf die Natur der Zellschädigung schließen. Deshalb sollen diese Arten der Nekrose im folgenden ausführlich beschrieben werden.

Die Koagulationsnekrose Die Koagulationsnekrose ist die am häufigsten beobachtete Nekroseform und besteht darin, daß sich die abgestorbenen Zellen in eine azidophile, homogen gefärbte Masse umwandeln (Abb. 1.16). Dieser Vorgang ist meist mit dem Verlust des Kerns, jedoch unter Beibehalt des Zellbildes verbunden, was erlaubt, Zellumrisse und ursprüngliche Gewebearchitektur zu erkennen (Abb. 1.17). Dieser Form der Nekrose begegnet man häufig in Niere, Herz oder Nebenniere nach plötzlich eintretender totaler Ischämie. Offenbar liegt dem histologischen Bild nicht nur die Denaturierung der Strukturproteine zugrunde,

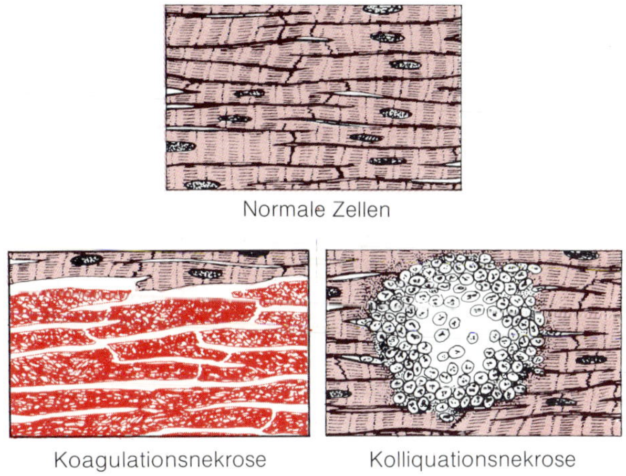

Abb. 1.16: Schematische Darstellung der Koagulations- und Kolliquationsnekrose im Myokard.

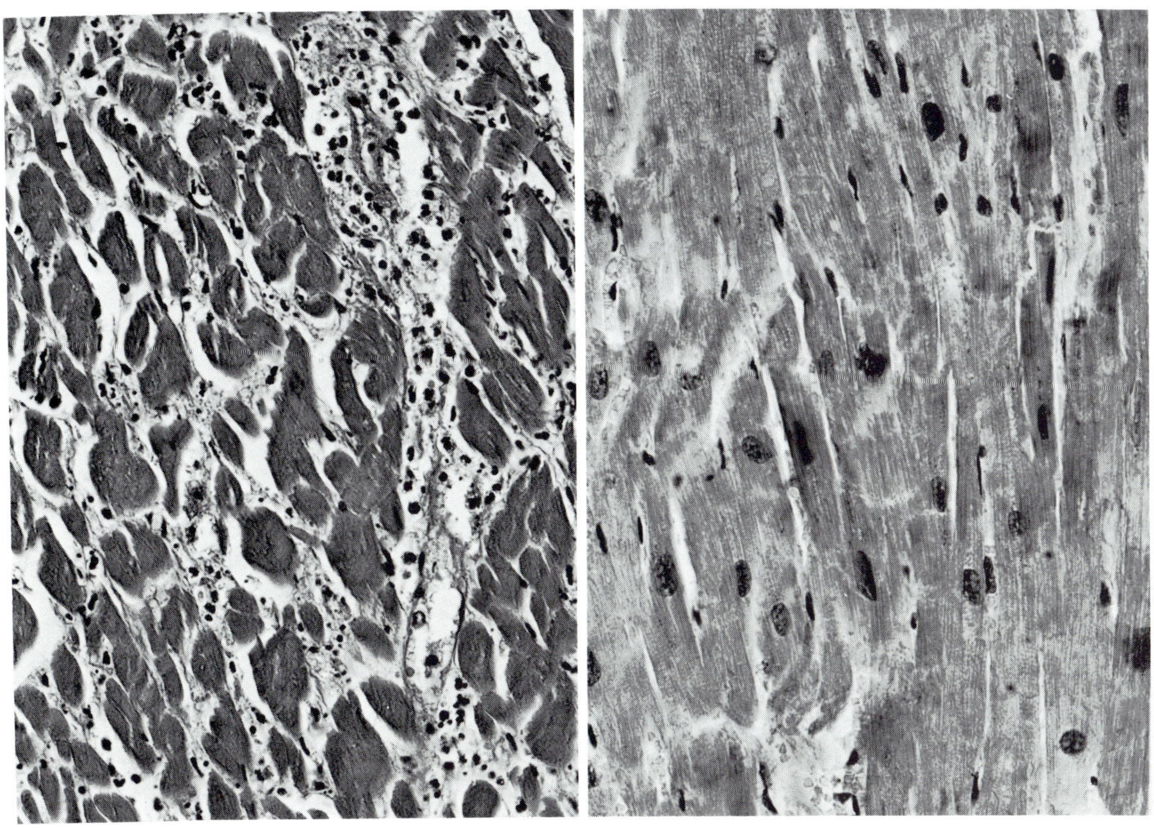

Abb. 1.17: *Links:* Nekrotische Herzmuskelzellen mit gut erhaltenen Umrissen. Die Zellkerne sind verschwunden, und das Zytoplasma ist verdichtet und granulär. *Rechts:* normale Herzmuskelzellen zum Vergleich.

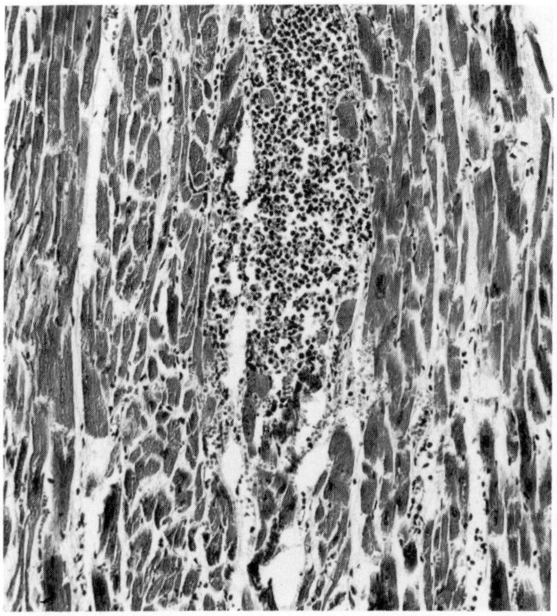

Abb. 1.18: Herdförmige Kolliquationsnekrose im Myokard als Folge bakterieller Besiedlung. Der Nekroseherd ist mit Leukozyten angefüllt (Myokardabszeß).

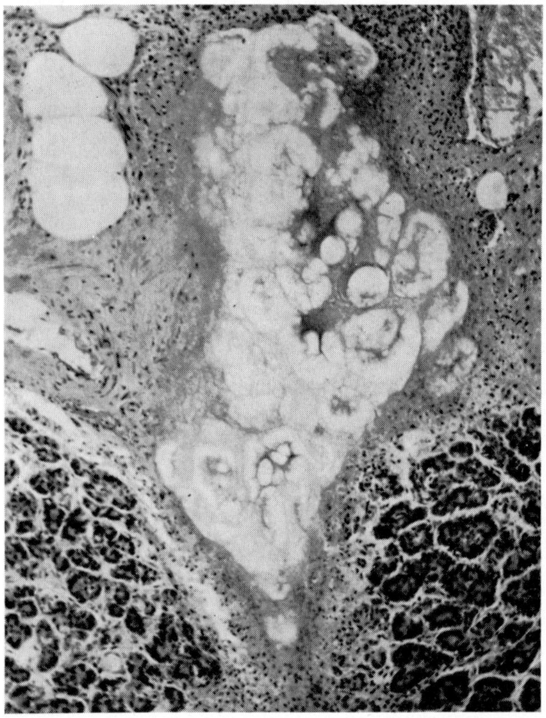

Abb. 1.19: Scharf umschriebene, herdförmige Fettgewebenekrose im Pankreas. Schattenhafte Umrisse der Fettzellen bleiben sichtbar; Abgrenzung gegen normales Pankreasgewebe durch entzündliche Randzone.

sondern auch diejenige von Enzymen, wodurch die proteolytische Auflösung der Zelle blockiert wird. Mit der Zeit verschwinden abgestorbene Myokardzellen, indem sie entweder durch Granulozyten fragmentiert und phagozytiert werden oder durch Granulozytenenzyme abgebaut werden.

Die Kolliquationsnekrose Die Kolliquationsnekrose, die mit einer «Verflüssigung» letal geschädigter Zellen einhergeht, beruht auf der Aktivität hydrolytischer Enzyme und tritt dann auf, wenn die Vorgänge der Autolyse oder der Heterolyse über diejenigen der Eiweißdenaturierung überwiegen. Diese Nekroseform ist vor allem für die Folgen eines ischämischen Insultes im Gehirn typisch. Oft findet man sie auch bei bakterieller Schädigung, wahrscheinlich weil sich sowohl Enzyme der Bakterien als auch der Granulozyten am Abbau des toten Gewebes beteiligen (Abb. 1.18). Die Kolliquationsnekrose im Hirngewebe wandelt sich mit der Zeit in eine Zyste um, die Flüssigkeit und Zellreste enthält. Derartige Zysten sind kennzeichnend für durchgemachte enzephalitische Infekte.

Die Fettgewebsnekrose Mit dem Begriff der Fettgewebsnekrose wird die spezielle morphologische Form des Zelluntergangs in Fettgewebe bezeichnet, die als Folge der Einwirkung von Lipasen zustande kommt. Sie wird am häufigsten im Rahmen der akuten Pankreatitis *(Pankreasnekrose)* beobachtet, in deren Verlauf Pankreasenzyme für das Entstehen fleckförmiger Nekroseherde im Pankreas und in den Fettgeweben des ganzen Abdomens sowie auch der Subkutis verantwortlich sind. Die Aktivierung und Freisetzung von Lipasen bewirkt nicht nur eine Zerstörung des eigentlichen Pankreasgewebes, sondern auch diejenige der Fettzellen. Diese Lipasen katalysieren den Abbau der Triglyzeride aus geschädigten Adipozyten zu freien Fettsäuren. Im histologischen Bild erscheint die Fettnekrose als Herd mit schattenhaft abgestorbenen, lipidfreien Fettzellen und umgebender entzündlicher Reaktion (Abb. 1.19). Durch die Bindung von Kalzium mit freigesetzten Fettsäuren entstehen Kalkseifen, die in Gewebeschnitten als amorphe, granuläre, basophile Ablagerungen erscheinen. Makroskopisch sind die Nekroseherde opak und kalkweiß. Fettnekrosen können auch traumatisch ausgelöst werden, oft im Fettgewebe der weiblichen Brust.

Die käsige Nekrose Dies ist eine Sonderform als Kombination von Koagulations- und Kolliquationsnekrose und wird vor allem im Zentrum eines tuberkulösen Infektionsherdes beobachtet (Abb. 1.20). Makroskopisch finden wir eine weiche, brüchige, weißlichgraue Masse, die an Käse erinnert – deshalb die Bezeichnung. Die Verkäsung wird mit Lipopolysacchariden in der Wand von *Mycobacterium tuberculosis*, dem Erreger der Tuberkulose, in Verbindung gebracht, wobei die eigentliche Wechselwirkung dieses Materials mit abgestorbenen Zellen immer noch unklar ist. Lichtmikroskopisch sind die Zellen weder völlig aufgelöst, noch sind ihre Umrisse erhalten, was zum charakteristischen Bild einer amorphen, granulären Masse führt (Abb. 1.21). Der käsige Nekroseherd wird wallförmig von einer granulomatösen Entzündung umschlossen.

Die gangränöse Nekrose Obschon die gangränöse Nekrose keine Spezialform des Zelltods darstellt, wird dieser Begriff vom chirurgisch tätigen Arzt regelmäßig verwendet. Er wird angewandt, wenn infolge Ausfalls der Blutzufuhr an einer Extremität eine Nekrose entsteht und bakteriell besiedelt wird. Das Gewebe ist in diesem Fall als Folge eines ischämischen Zelltods abgestorben, und es hat eine ausgedehnte Koagulationsnekrose stattgefunden. Das nekrotische Gewebe wird durch Einwirkung von Bakterien und eingewanderter Granulozyten verflüssigt. Wenn die koagulative Nekrose überwiegt, spricht man von *trockener Gangrän*, wenn die Verflüssigung vorherrscht, von *feuchter Gangrän*.

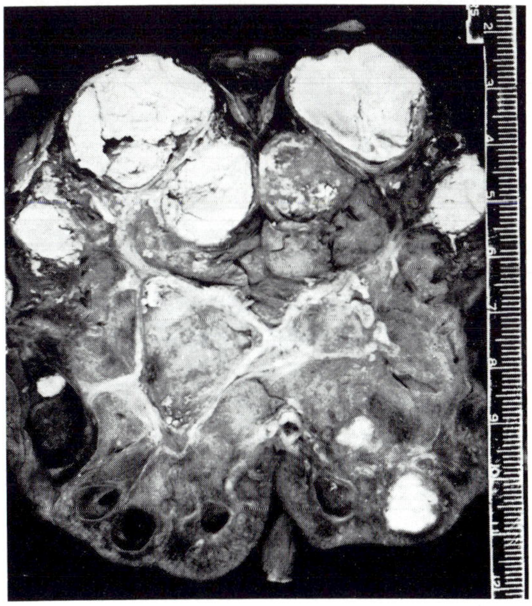

Abb. 1.20: Multiple, große Nekroseherde bei Nierentuberkulose. Das käsige Nekrosezentrum ist gelblich-weiß und bröckelig.

Intrazelluläre Ablagerungen

Unter gewissen Bedingungen können sich auch in normalen Zellen abnorme Mengen bestimmter Substanzen ansammeln. Diese Ansammlungen betreffen drei Klassen von Material: (1) ein *Überschuß an Substanzen, die auch unter physiologischen Bedingungen in der Zelle vorkommen*, wie Lipide, Proteine und Kohlenhydrate; (2) *Substanzen, die normalerweise in der Zelle nicht vorkommen*, wie Produkte gestörten Abbaus; und schließlich (3) *Pigmente*, d.h. Substanzen mit einer Eigenfarbe. Diese Ablagerungen sind entweder vorübergehend oder dauerhaft; oft beeinflussen sie die Zellfunktionen nicht, manche haben jedoch eine ausgesprochen toxische Wirkung auf die Zelle. Die Ablagerungen können im Zytoplasma oder im Kern auftreten. Im Zytoplasma finden sie sich *am häufigsten in Lysosomen*. In einigen Fällen wird die abnorme Substanz von der Zelle selbst gebildet, in andern dient die Zelle als Stapelort für die Produkte eines pathologischen Prozesses irgendwo im Organismus.

Die Vorgänge, die zur Anhäufung abnormer Substanzen durch nicht-neopolastische Zellen führen, sind sehr mannigfaltig, fallen jedoch in drei Hauptkategorien (Abb. 1.22).

1. *Eine physiologische zelleigene Substanz wird in normalem oder gesteigertem Umfang gebildet. Die Abbaurate genügt jedoch nicht zu deren Wegschaffung.* Ein Beispiel ist die Verfettung der Hepatozyten, wobei Lipide, hauptsächlich Triglyzeride, angesammelt werden.

2. *Eine physiologische oder abnorme zelleigene Substanz reichert sich an, weil sie nicht abgebaut werden kann.* Die häufigste Ursache eines derartigen metabolischen Blocks ist das *Fehlen* eines *Schlüsselenzyms*, so daß ein bestimmter Metabolit nicht weiter verwendet werden kann. Der Enzymdefekt ist Folge einer genetisch be-

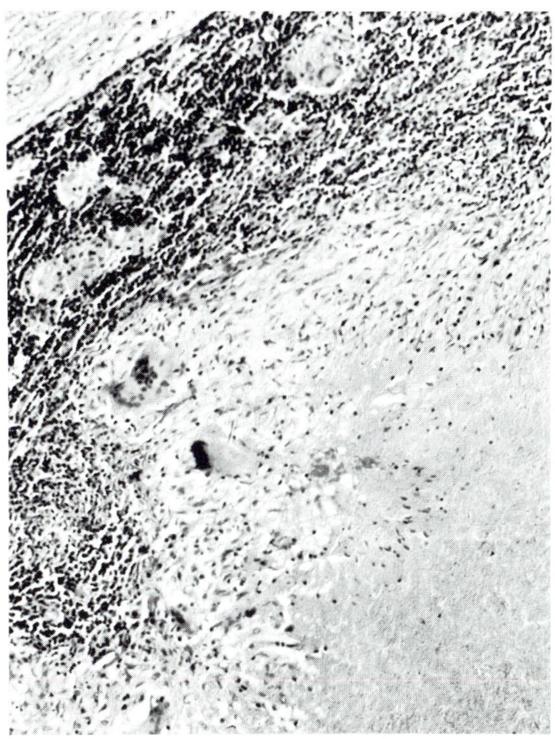

Abb. 1.21: Tuberkel mit käsig-nekrotischem Zentrum (unten rechts).

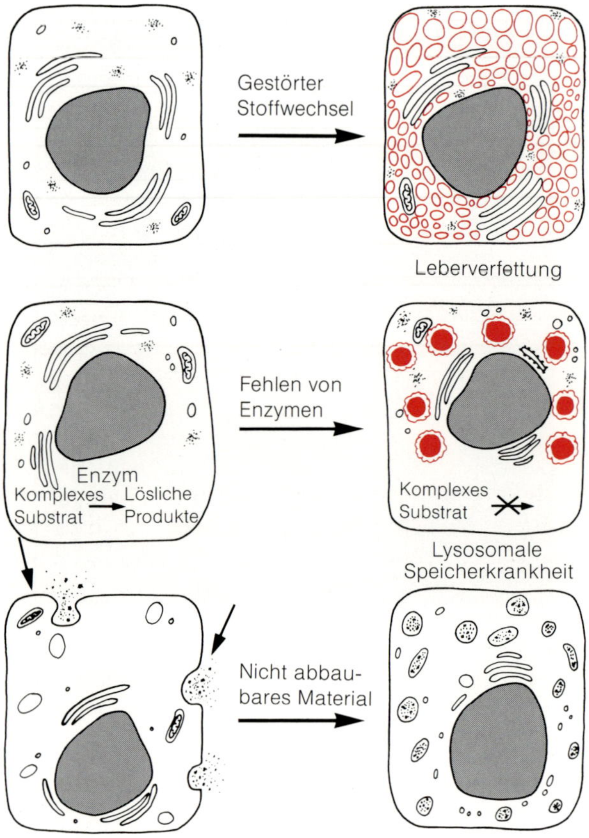

Abb. 1.22: Wichtigste Mechanismen der intrazellulären Materialanhäufung. *Oben:* Gestörter Stoffwechsel (z.B. Leberverfettung). *Mitte:* Fehlen kritischer Enzyme verhindert den Abbau von Substraten, die sich in Lysosomen anstauen (z.B. lysosomale Speicherkrankheiten). *Unten:* Unfähigkeit des Abbaus phagozytierter Materials (z.B. Hämosiderose, Anthrakose).

stimmten, angeborenen Stoffwechselkrankheit *(Speicherkrankheiten)*. Die klinische Erscheinungsform leitet sich von den intrazellulären Ablagerungen her (siehe Kapitel 4).

3. *Eine abnorme exogene Substanz wird in der Zelle abgelagert,* weil die Zelle weder über den für einen Abbau notwendigen Enzymapparat verfügt, noch imstande ist, die Substanz weiter zu transportieren. Ablagerungen von Kohlepartikeln oder nicht abbaubarer Silikatkristalle sind Beispiele dafür.

Ungeachtet der Art oder Herkunft der intrazellulären Ablagerungen handelt es sich in jedem Fall um die Speicherung einer Substanz in einer Einzelzelle. Wenn die Substanzspeicherung die Folge einer systemischen Entgleisung ist und unter Kontrolle gebracht werden kann, ist die Ablagerung reversibel. Handelt es sich aber um eine genetisch determinierte Speicherkrankheit, ist die Stoffwechselstörung nicht korrigierbar, und die Menge der abgelagerten Substanz wird progredient zunehmen, was schließlich zu einem sekundären Zellschaden durch Überladung führen kann. In einigen Fällen bewirkt dies ausgedehnte Gewebeschäden und den Tod des Patienten.

Lipide

Verfettung

Als Verfettung bezeichnet man eine über die Norm hinausgehende Ansammlung von Fettsubstanzen in Parenchymzellen. Der Begriff umfaßt die älteren Bezeichnungen *«fettige Degeneration»* oder *«Fettinfiltration»*, die beide irreführend sind, da in der Pathogenese der Lipidansammlung weder degenerative noch infiltrative Vorgänge eine wichtige Rolle spielen. Der weitergefaßte Begriff der *Verfettung* schließt alle pathogenetischen Mechanismen ein, die zu einer intrazellulären Anhäufung von Neutralfett führen können.

Das Erscheinen kleiner oder großer lipidhaltiger Vakuolen im Innern einer Zelle deutet in jedem Falle auf eine absolute Zunahme des intrazellulären Fettgehalts hin. Es handelt sich nie um die sogenannte «Demaskierung» der normalen Zell-Lipide. Obwohl an sich das Zeichen einer reversiblen Zellveränderung, kann die Verfettung auch Frühzeichen eines bevorstehenden Zelltodes sein, und oft sind die Zellen neben abgestorbenen Zellen oder nekrotischen Gewebebezirken verfettet. Eine Verfettung tritt oft in Hepatozyten auf, da die Leber das Hauptorgan des Fettstoffwechsels ist; sie wird jedoch auch in Herz, Skelettmuskulatur, Niere und in andern Organen beobachtet.

Pathogenese der Leberverfettung

Unter normalen Bedingungen gelangen Lipide aus Fettgewebe und Nahrung in die Leber. Lipide aus dem Fettgewebe werden ausschließlich als freie Fettsäuren transportiert. Mit der Nahrung aufgenommene Lipide, andererseits, erscheinen im Blut entweder als Chylomikronen (Lipidpartikel, die aus Triglyzeriden, Phospholipiden und Protein bestehen) oder als freie Fettsäuren (hauptsächlich aus Triglyzeriden mittlerer Länge mit C_8- und C_{10}-Fettsäuren). Der Hauptanteil freier Fettsäuren wird in den Hepatozyten zu Triglyzeriden verestert. Ein kleinerer Teil wird in Cholesterin umgewandelt, in Phospholipide eingebaut oder in den Mitochondrien zu Ketonkörpern oxidiert. Fettsäuren werden aber auch in der Leber selbst aus Azetat synthetisiert. *Damit intrazelluläre Triglyzeride von den Hepatozyten sezerniert werden können, müssen sie mit spezifischen Apoproteinen (Lipid-Akzeptor-Proteine genannt) unter Bildung von Lipoproteinen Komplexe bilden.*

Eine übermäßige Anhäufung von Triglyzeriden in der Leber kann Folge eines Defekts irgendeines der Schritte sein, die zwischen der Aufnahme der freien Fettsäuren bis zur Freisetzung der Lipoproteine durchlaufen werden (Abb. 1.23):[44]

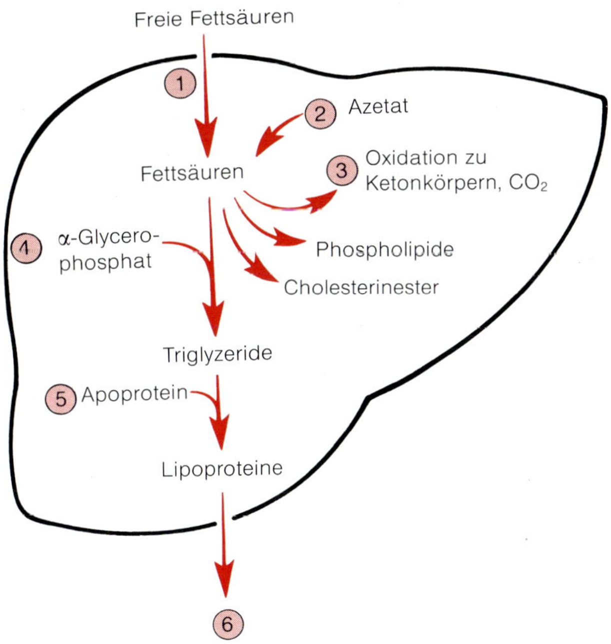

Abb. 1.23: Mögliche Mechanismen der Leberverfettung. Dargestellt sind Aufnahme und Metabolismus von Fettsäuren durch die Leber, Bildung von Triglyzeriden und Sekretion von Lipoproteinen. Defekte auf jeder Stufe (mit Ziffern 1–6 dargestellt) führen zu Ansammlung von Triglyzeriden und Leberverfettung.

(1) *Übermäßige Aufnahme von Fettsäuren* in der Leber. Im Hungerzustand, beispielsweise, wird Fett aus dem Fettgewebe mobilisiert, und das Angebot an freien Fettsäuren sowie die intrahepatische Synthese von Triglyzeriden steigen an. Kortikosteroide führen ebenfalls zur Mobilisation von Lipiden aus dem Fettgewebe. (2) *Gesteigerte Synthese von Fettsäuren.* (3) *Verminderte Oxidation von Fettsäuren.* Sowohl (2) und (3) bewirken eine Zunahme der Veresterung freier Fettsäuren zu Triglyzeriden. (4) *Gesteigerte Veresterung von Fettsäuren als Folge eines erhöhten Angebots an α-Glyzerophosphat,* dem Kohlenhydrat-Rückgrat der Esterbildung. Man nimmt an, daß ein derartiges Überangebot im Rahmen einer Alkoholvergiftung auftritt. (5) *Verminderte Synthese von Apoprotein.* Wie bereits erwähnt, ist dieses Protein für die Umwandlung der Triglyzeride in freisetzbare Lipoproteine notwendig. Eine verminderte Apoproteinbildung als Ursache der Leberverfettung tritt auf bei Vergiftung durch Tetrachlorkohlenstoff und Phosphor sowie bei Proteinmangelernährung. (6) *Störung der Lipoproteinsekretion durch die Leber.* Dieser Mechanismus scheint in einem experimentellen Modell der Leberverfettung durch die Verabreichung von Orotsäure eine Rolle zu spielen.

Es ist offensichtlich, daß der Lipidtransport und -metabolismus durch verschiedene Arten von Störungen beeinflußt werden kann, und daß ein bestimmtes ätiologisches Agens an mehr als einer Stelle des komplexen Fettstoffwechsels eingreifen kann. Wahrscheinlich ist der Alkoholkonsum, zumindest in industrialisierten Ländern, die häufigste Ursache einer Leberverfettung. Alkohol ist ein Hepatotoxin, das in die mitochondrialen und mikrosomalen Funktionen eingreift. Zunahme der Fettsäuresynthese, Verminderung des Triglyzeridverbrauchs, Verminderung der Fettsäureoxidation, Blockierung der Lipoproteinausscheidung sowie Steigerung der Lipolyse mit einem Überangebot an Fettsäuren – allen diesen Faktoren wurde eine pathogenetische Rolle bei der Alkohol-induzierten Leberverfettung zugeschrieben.[45] Weitere Ursachen der Leberverfettung umfassen Proteinmangelernährung, Diabetes mellitus, Übergewichtigkeit, Hepatotoxine und bestimmte chronische Krankheitszustände. Eine akut auftretende Leberverfettung während der Schwangerschaft[46] ist ein sehr ernstes, jedoch seltenes Ereignis unbekannter Pathogenese.

Die Bedeutung der Verfettung hängt von Ursache und Ausmaß der Fettablagerung ab. In leichten Fällen wird die Funktion der Hepatozyten kaum beeinträchtigt. Bei ausgeprägteren Formen der Verfettung mag eine Einschränkung der Zellfunktion auftreten, der Zustand ist jedoch reversibel, sofern keine irreversible Schädigung eines intrazellulär ablaufenden Prozesses vorliegt (wie z.B. bei der Vergiftung mit Tetrachlorkohlenstoff). Die Leber eines Alkoholikers kann sich enorm vergrößern, zunehmend fibrosieren und umgebaut werden *(Zirrhose)*. Wenn sich jedoch der Alkoholiker, dessen Leber noch nicht zirrhotisch verändert ist, mit einer alkoholfreien, ausgeglichenen Diät ernährt, wird sich die vergrößerte, verfettete Leber in erstaunlicher Weise wieder ihrem Normalzustand annähern. In ausgepräg-

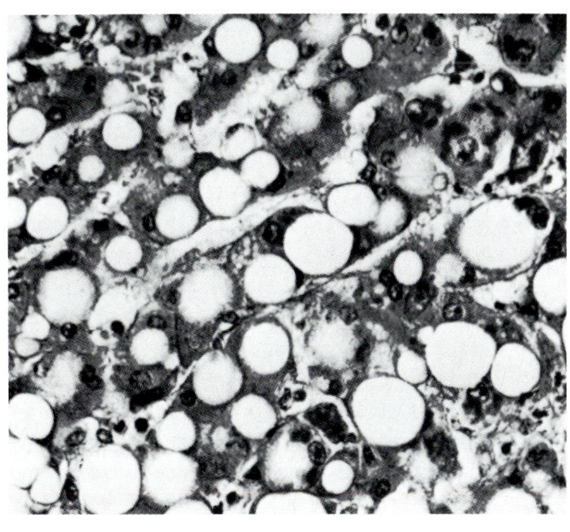

Abb. 1.24: Ausgeprägte Leberverfettung. Größenvariationen der Vakuolen sind deutlich sichtbar. In einigen Zellen liegt der guterhaltene Kern exzentrisch im schmalen Zytoplasmasaum.

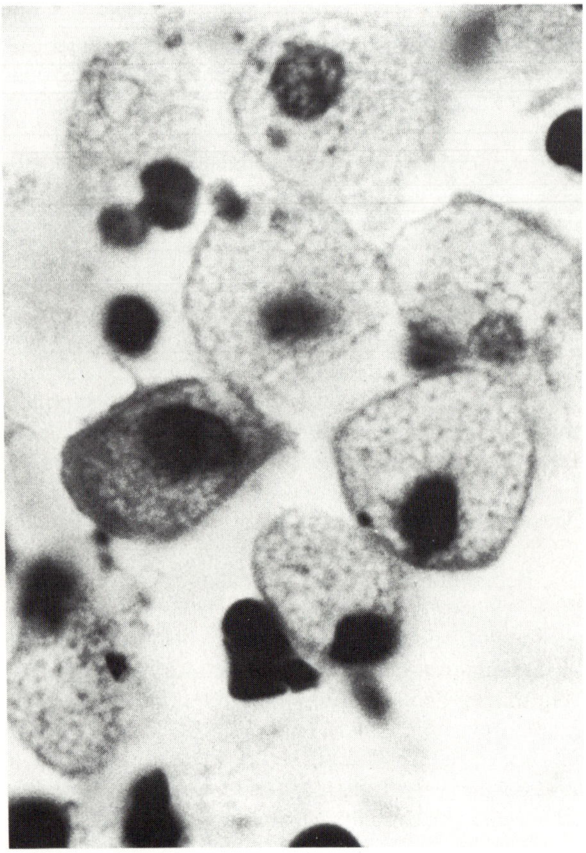

Abb. 1.25: Mit Lipiden beladene Makrophagen (Schaumzellen) aus entzündlichem Nekroseherd. Die Lipide stammen aus phagozytierten Zelltrümmern.

ter Form kann demnach die Verfettung eine Vorstufe des Zelluntergangs darstellen; allerdings können *Zellen auch ohne Zeichen der Verfettung sterben.*

Eine Verfettung beobachtet man am häufigsten in Leber und Myokard, sie kann aber auch in andern Organen auftreten.

Leber Eine wenig ausgeprägte Leberzellverfettung ist makroskopisch nicht feststellbar. Mit zunehmender Fettansammlung wird das Organ größer und gelb. Es kann zwischen 3 und 6 kg schwer sein, erscheint hellgelb und ist weich und speckig. Die Verfettung beginnt mit kleinsten membrangebundenen Einschlüssen (Liposomen) in enger Assoziation mit dem endoplasmatischen Retikulum. Sie ist lichtmikroskopisch erst erkennbar, wenn das Zytoplasma in Kernnähe kleine Fettvakuolen enthält. Mit Fortschreiten des Prozesses vereinigen sich die Vakuolen zu größeren hellen Gebilden, die den Kern an die Zellperipherie drängen (Abb. 1.24). Manchmal kommt es zur Ruptur nebeneinander liegender Zellen, und die Fetttröpfchen koaleszieren zu sogenannten Fettzysten.

Herz Lipide, in der Form von Neutralfetten, finden sich oft als kleine Tröpfchen im Herzmuskel, wobei zwei Muster unterschieden werden können. Eine anhaltende, mäßige Hypoxie, wie sie beispielsweise bei schwerer Anämie vorliegt, hat eine Verfettung zur Folge, die als «Tigerung» bezeichnet wird. In diesem Fall führen die intrazellulären Lipidansammlungen zum typischen, makroskopischen Bild, in dem Bänder gelben Myokards mit Bändern von dunklerem, rotbraunem, nicht verändertem Mykokard abwechseln. Beim anderen Muster der Verfettung als Folge einer ausgeprägteren Hypoxie oder im Verlaufe einiger Formen von Myokardentzündung (z.B. diphtherisch), sind alle Myokardzellen betroffen, und der gesamte Herzmuskel wird schlaff. Histologisch findet sich das Fett in kleinen zytoplasmatischen Vakuolen in den Myokardzellen. Der Erreger der Diphtherie verursacht eine Herzverfettung durch Bildung eines Exotoxins, das in den Metabolismus von Karnitin, einem Kofaktor der Oxidation langkettiger Fettsäuren, eingreift.

Histologisch ist die Verfettung in allen Organen durch optisch leere Vakuolen im Zytoplasma gekennzeichnet. Da die intrazelluläre Ansammlung von Flüssigkeit oder die Anhäufung von Polysacchariden (z.B. Glykogen) ebenfalls mit dem Auftreten derartiger Vakuolen einhergeht, müssen zur Identifizierung des Vakuoleninhalts Spezialtechniken beigezogen werden. Der Lipidnachweis gelingt nur, wenn bei der Gewebeverarbeitung die üblicherweise zur Paraffineinbettung verwandten Lösungsmittel gemieden werden. Zur Lipidfärbung eignen sich deshalb nur Gefrierschnitte von unfixiertem oder in einer wäßrigen Formollösung fixiertem Gewebe. Die Schnitte werden mit Sudan IV- oder Ölrot-O-Lösung gefärbt, wonach lipidhaltige Strukturen einen orange-roten Farbton annehmen. Die Perjodsäure-Schiff (PAS)-Reaktion wird am häufigsten für die Glykogenfärbung angewandt, ist aber keineswegs für Glykogen spezifisch. Wenn in einer optisch leeren Vakuole weder Lipide noch Glykogen nachgewiesen werden, nimmt man an, sie enthalte Wasser oder eine Flüssigkeit mit geringem Proteingehalt.

Weitere Lipidablagerungen

Wie im vorhergehenden Abschnitt beschrieben, bezeichnet der Begriff «Verfettung» eine übermäßige Beladung von Parenchymzellen mit Triglyzeriden. Auf ganz anderem Wege kann es bei einer Reihe von Krankheiten zu einer intrazellulären Anhäufung von

Cholesterin und Cholesterinestern kommen. Die wichtigste Störung in diesem Zusammenhang ist die Arteriosklerose, wo glatte Muskelzellen in der Intima der Aorta und der großen Arterien mit Lipiden angefüllt sind. Diese lipidhaltigen Zellen sind schaumig aufgetrieben, und in der Intima gelegene Aggregate solcher Schaumzellen bilden die für diese schwere Krankheit charakteristischen, cholesterinreichen Atherome. Die mit Fettsubstanzen vollbeladenen Zellen ruptieren sehr leicht, und die Lipide gelangen in die Grundsubstanz der Intima. Die extrazellulären Cholesterinester können sich zu langen, nadelartigen Kristallen zusammenlagern, die in Gewebeschnitten als schmale Spalten auffallen.

Eine intrazelluläre Anhäufung von Cholesterin und Cholesterinestern in Makrophagen ist auch typisch für die verschiedenen Formen der erworbenen oder angeborenen Hyperlipidämie. In der Regel finden sich die entsprechenden Veränderungen – knötchenartige Massen, *Xanthome* genannt – im subepithelialen Bindegewebe der Haut sowie in Sehnen.

Schaumzellen, die ihr Entstehen der Phagozytose lipidhaltiger Substanzen geschädigter Zellen verdanken, werden zudem in der Nachbarschaft eines massiven Zelluntergangs oder von Entzündungsherden beobachtet (Abb. 1.25).

Lipomatose («fatty ingrowth»)

Dies ist eine *Form der Anhäufung von Lipiden, die sich in ihrem Mechanismus grundsätzlich von demjenigen unterscheidet, die zu einer intrazellulären Verfettung führt.* Die Lipomatose wird an dieser Stelle nur angeführt, um den Unterschied zur Verfettung zu unterstreichen. Als Lipomatose bezeichnet man das *Auftreten von Fettzellen in einem Gewebe, die dort normalerweise nicht vorkommen.*

Der Lipomatose begegnet man am häufigsten in Herz und Pankreas, wo Adipozyten im bindegewebigen Stroma auftreten. Im Herz ist der rechte Ventrikel meist häufiger betroffen als der linke. Oft findet sich das Fettgewebe subepikardial, und es setzt sich in fingerähnlichen Fortsätzen zwischen den Muskelfaserbündeln fort (Abb. 1.26A). Diese Fortsätze können das Myokard in seiner ganzen Dicke durchsetzen und unter dem Endokard als kleine gelbliche Einschlüsse erscheinen. Die Fettzellen bilden eine Trennschicht zwischen den Myokardzellen, schädigen sie jedoch nicht (Abb. 1.26B). Im Pankreas liegen die Fettzellen in den bindegewebigen Septen zwischen den Läppchen.

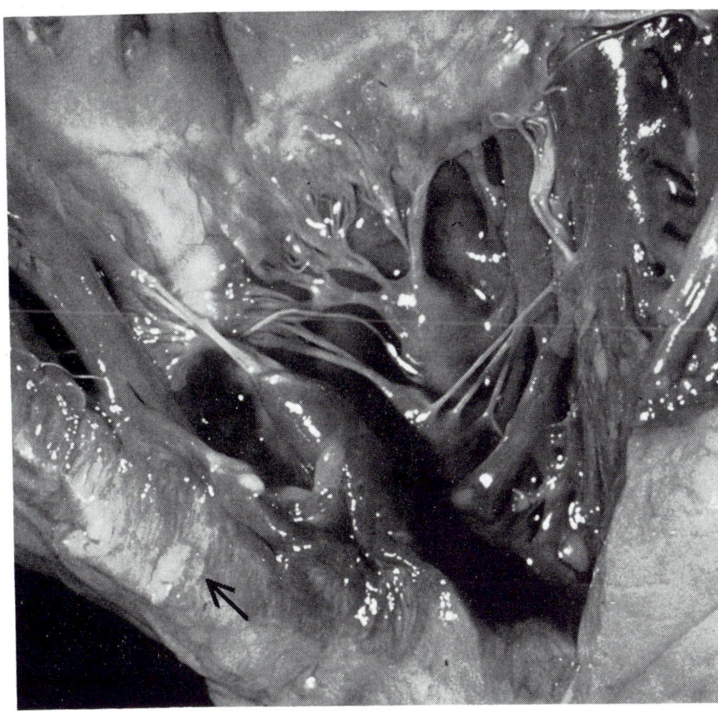

A

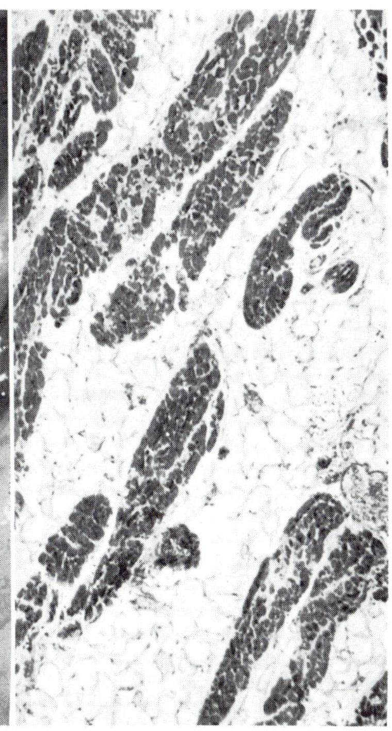

B

Abb. 1.26: Herzverfettung. *A:* Makroskopisch sind gelbe Fettstreifen im Myokard der aufgeschnittenen Ventrikelwand sichtbar (Pfeil). Kleine, blaßgelbe Fettablagerungen finden sich auch subendokardial in Klappen und Trabekeln. *B:* Mikroskopisch sieht man normale, durch eingelagertes Fettgewebe voneinander getrennte Myokardfasern.

Soweit bekannt, beeinflußt die Lipomatose die Organfunktion nicht.

Weitere intrazelluläre Einschlüsse

Proteine

Eine übermäßige Ansammlung intrazellulärer Proteine, die sich als morphologisch sichtbare Tröpfchen äußert, findet sich am häufigsten in den Epithelzellen der proximalen Tubuli contorti der Niere sowie in Plasmazellen. Eine Eiweißüberladung der Tubulusepithelien der Niere entwickelt sich bei Nierenaffektionen, die mit einem Proteinverlust im Urin (Proteinurie) einhergehen. Passieren Proteine den glomerulären Filterapparat, gelangen sie in den proximalen Tubulus und werden von den Epithelzellen durch Pinozytose rückresorbiert. Die pinozytotischen Vesikeln verschmelzen mit Lysosomen zu Phagolysosomen, die als hyaline Tröpfchen im Zytoplasma der Tubulusepithelzellen erscheinen (Abb. 1.27). Diese Vesikelaggregate bewirken keine funktionelle Schädigung der Zelle. Wird die Proteinurie behoben, kommt es zum Abbau der überschüssigen intrazellulären Proteine, und die Tröpfchen verschwinden.

Plasmazellen, die aktiv Immunglobuline synthetisieren, können sich mit ihrem eigenen Produkt überladen, und es bilden sich im Zytoplasma große homogene eosinophile Einschlüsse, die Russell-Körperchen genannt werden. Elektronenoptisch findet man diese *Russell-Körperchen* innerhalb stark erweiterter Zysternen des endoplasmatischen Retikulums, also am Ort der eigentlichen Proteinsynthese.

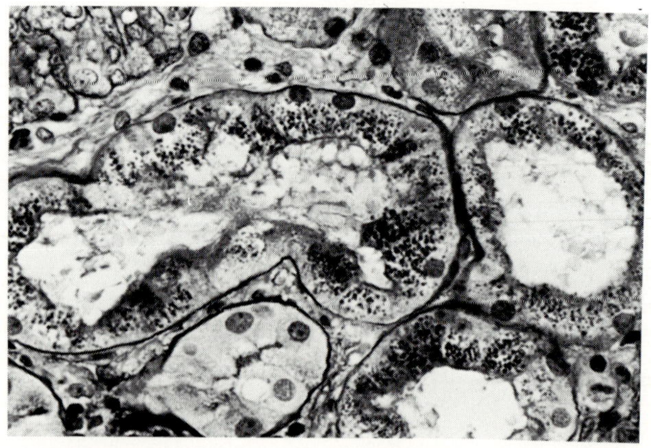

Abb. 1.27: Hyaline Tröpfchen in Tubulusepithelzellen der Niere.

Glykogen

Eine übernormale Speicherung von intrazellulärem Glykogen beobachtet man bei Patienten mit gestörtem Zucker- oder Glykogenstoffwechsel. Ungeachtet des klinischen Bildes finden sich im Zytoplasma verschiedener Zellen helle, glykogenhaltige Vakuolen. Der Glykogennachweis gelingt am besten, wenn wasserfreie Fixationsmittel (z.B. absoluter Alkohol) verwandt werden. Die Färbung mit Best Karminlösung oder mit der PAS-Reaktion verleiht dem Glykogen eine tiefrote bis violette Farbe. Als Kontrolle wird vor der Färbung eine Diastasebehandlung vorgenommen, mit der Glykogen hydrolysiert wird, so daß es zu keiner Anfärbung kommt.

Diabetes mellitus ist das klassische Beispiel einer Störung des Glukosestoffwechsels. Bei Patienten, die an einem Diabetes leiden, kann Glykogen in den Epithelzellen des distalen Anteils der proximalen Tubuli contorti sowie manchmal des absteigenden Teils der Henleschen Schleife, daneben in den Hepatozyten, in den β-Zellen der Langerhans Inseln des Pankreas und in Herzmuskelzellen nachgewiesen werden. Die intrazelluläre Glykogenanhäufung bewirkt eine ausgeprägte Vakuolisierung der Tubulusepithelzellen der Niere, die deshalb sehr hell, fast durchsichtig erscheinen (Abb. 1.28).

Eine Anhäufung intrazellulären Glykogens trifft man auch bei einer Gruppe eng verwandter genetischer Störungen, die kollektiv als *Glykogenspeicherkrankheiten* (Glykogenosen) bezeichnet werden (siehe S. 179f.). Diese Störungen äußern sich darin, daß intrazellulär gespeichertes, abnormes oder normal gebautes Glykogen nicht abgebaut werden kann. Sie sind Beispiele dafür, daß eine über die Norm hinausgehende, intrazelluläre Anhäufung einer Substanz zu einem sekundären Zellschaden und Zelltod führen kann.

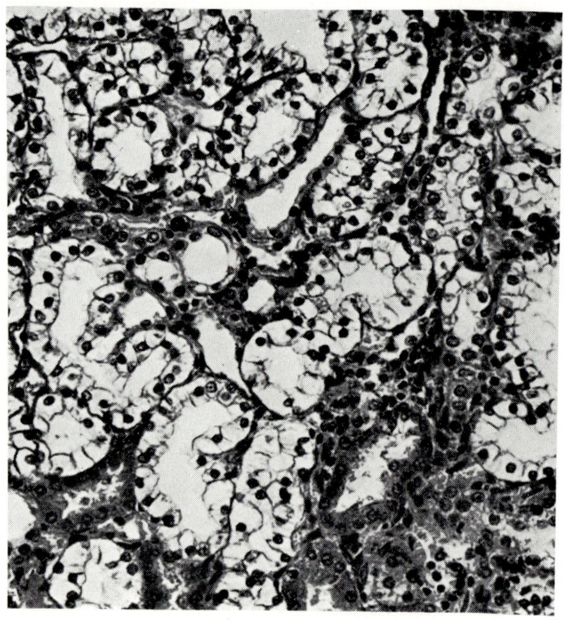

Abb. 1.28: Vakuoläre Glykogenanhäufung in der Niere. Die betroffenen Tubulusepithelzellen weisen deutliche, guterhaltene Kerne und scharf gezeichnete Zellmembranen auf.

Komplexe Lipide und Kohlenhydrate

Bei einigen Formen von Speicherkrankheiten, die auf einer angeborenen Stoffwechselkrankheit beruhen, beobachtet man intrazelluläre Ablagerungen von komplex gebauten, nicht abbaubaren Lipiden und Kohlenhydraten (siehe S. 181). Man kann diese Stoffe in vielen Zellen des gesamten Organismus nachweisen, vor allem aber in denjenigen des Makrophagensystems. Als Beispiele können die Mukopolysaccharidosen sowie die Gaucher-, Tay-Sachs- und Niemann-Pick-Krankheiten angeführt werden, wobei bei den letzten drei komplexe Lipide gespeichert werden. Bei allen Speicherkrankheiten gelangen abnorme Metaboliten aus den Syntheseorten ins Blut, wo sie durch Makrophagen phagozytiert werden. Die phagozytierenden Zellen nehmen an Volumen zu und entwickeln ein zunehmend aufgetriebenes, schaumiges Aussehen. Zudem stellen sich im weiteren Verlauf oft massive Milz- und Lebervergrößerungen ein. Überschreitet die Menge des intrazellulär abgelagerten Materials ein gewisses Maß, gehen die Speicherzellen zugrunde, und das Leiden endet mit dem Tod.

Pigmente

Pigmente sind Substanzen mit einer Eigenfarbe, die entweder als normale Zellbestandteile (z.B. Melanin) in Erscheinung treten oder sich als zellfremdes Material unter bestimmten Bedingungen in einer Zelle ansammeln.[47] Die verschiedenen Pigmente unterscheiden sich in ihrem Ursprung, ihrer chemischen Zusammensetzung und in ihrer biologischen Bedeutung. Pigmente werden als «exogen» bezeichnet, wenn ihr Ursprung außerhalb des Organismus liegt, oder als «endogen», wenn sie im Organismus selbst gebildet werden.
Häufigstes *exogenes Pigment* ist *Kohle* oder Kohlenstaub, ein in städtischen Gegenden praktisch ubiquitär vorkommender Luftverschmutzer. Mit der Atemluft aufgenommene Kohlenpartikel werden von Alveolarmakrophagen aufgenommen und gelangen mit diesen Zellen über Lymphspalten und -gefäße in die regionären Lymphknoten im Tracheobronchialbereich. Ansammlungen dieses Pigmentes führen zu einer Schwarzfärbung des Lungengewebes *(Anthrakose)* und der betroffenen Lymphknoten. Bei Minenarbeitern in Kohlenabbaugebieten oder bei Bewohnern von Gegenden mit stark verschmutzter Luft können die Aggregate von Kohlenstaub in den Lungen ein Ausmaß annehmen, daß sich eine Fibrosierung oder gar ein Emphysem entwickelt. Die entsprechend schwere Lungenaffektion wird als *Pneumokoniose* der Kohlenbergwerkarbeiter («coal worker's pneumoconiosis») bezeichnet. Die *Tätowierung* ist eine Form einer lokalen, exogenen Pigmentierung der Haut. Die mit der Tätowiernadel eingebrachten Pigmente werden von dermalen Makrophagen aufgenommen und sind aus der auf diese Art verschönerten Haut ohne chirurgischen Eingriff nicht mehr zu entfernen. Die Tätowierungspigmente lösen keine entzündliche Reaktion aus, haben aber die unangenehme Eigenschaft, zeitlebens von einer längst begangenen Torheit zu zeugen.
Die wichtigsten Vertreter endogener Pigmente sind Lipofuszin, Melanin und gewisse Abbauprodukte des Hämoglobins.

Lipofuszin Lipofuszin ist eine unlösliche Substanz, die auch als Lipochrom sowie Abnützungs- oder Alterungspigment bezeichnet wird. Seine Bedeutung liegt darin, daß das Auftreten von Lipofuszin immer auf eine abgelaufene Zellschädigung durch Sauerstoffradikale und Lipidperoxidation hindeutet. Die Bezeichnung leitet sich aus dem Lateinischen her («fuscus» = braun) und bedeutet in der wörtlichen Übersetzung «braunes Lipid». In Gewebeschnitten erkennt man es als gelbbraunes, feingranuläres zytoplasmatisches Pigment. Man findet es in Zellen, die einen langsam fortschreitenden Zellschaden erleiden, und zwar vor allem in der Leber und im Herz alternder Patienten, die an Unterernährung oder Tumorkachexie leiden. Das Auftreten von Lipofuszin ist meist begleitet von einer Größenabnahme des betroffen Organs *(braune Atrophie)*. Im elektronenoptischen Bild erscheinen Lipofuszingranula als sehr elektronendicht, weisen in ihrem Zentrum häufig Membranstrukturen auf und befinden sich meistens perinukleär (Abb. 1.29).
Lipofuszin entspricht dem nicht abbaubaren Anteil autophagischer Vakuolen, die während der Prozesse des Alterns oder der Atrophie auftreten. Das Pigment scheint aus Lipidpolymeren und Phospholipiden, die an ein Protein gebunden sind, aufgebaut zu sein.[28] *Dies deutet darauf hin, daß die Entstehung des Lipofuszins eng an die Lipidperoxidation mehrfach ungesättigter Fettsäuren der intrazellulären Membransysteme gekoppelt ist.* Wenn die Polymerisierung fortschreitet, verliert das Lipofuszin seine Lipideigenschaften, wie Löslichkeit in organischen Lösungsmitteln und Färbbarkeit durch Sudanfarbstoffe. Lipofuszin ist weder zellschädigend noch beeinträchtigt es die Zellfunktion.

Melanin Melanin (hergeleitet vom griechischen «melas» = schwarz) ist ein endogenes, nicht von Hämoglobin hergeleitetes braun-schwarzes Pigment. Das Pigment wird in den Melanozyten gebildet, wo die Gegenwart der Tyrosinase die Oxidation von Tyrosin zu Dihydroxyphenylalanin katalysiert. Melanin ist das einzige Pigment, das eine braun-schwarze Farbe aufweist. Als Ausnahme könnte die Homogentisinsäure angeführt werden, ein ebenfalls schwarzes Pigment, das bei Patienten mit einer Alkaptonurie, einer seltenen Stoffwechselstörung, auftritt. In diesen Fällen wird das Pigment in der Haut sowie im Binde- und Knorpelgewebe abgelagert. Diese Pigmentierung wird Ochronose genannt.

Hämosiderin Hämosiderin ist ein eisenhaltiges, goldgelb bis braunes granuläres oder kristallines Pigment, das sich aus Hämoglobin herleitet und als zellulärer

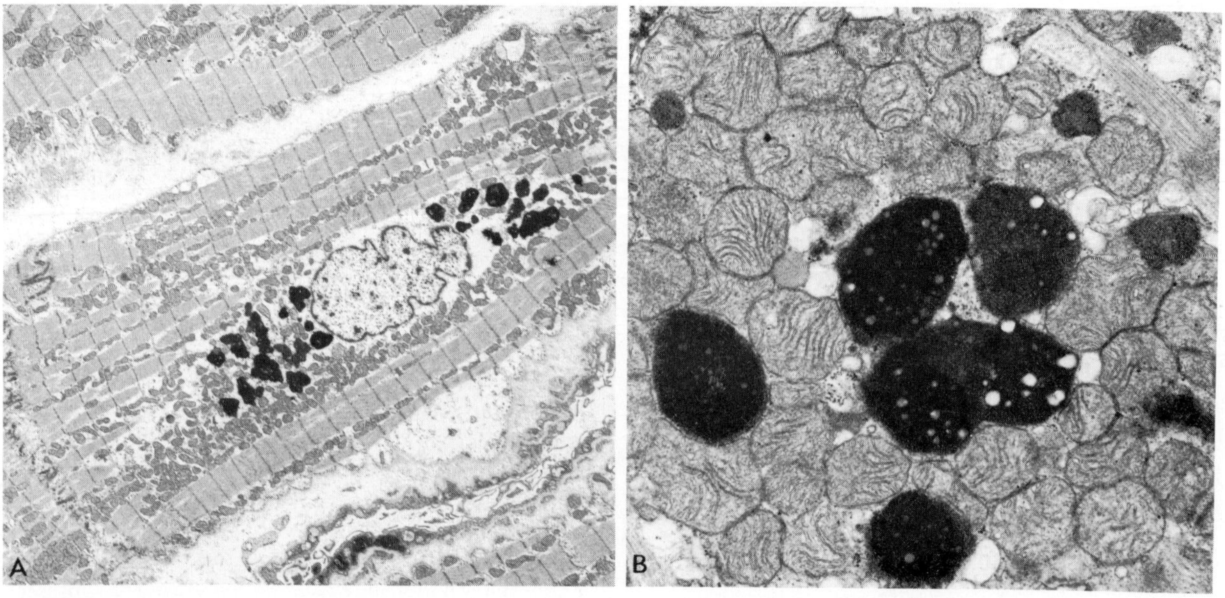

Abb. 1.29: Lipofuszingranula im Myokard. *A:* Perinukleoläre Lokalisation der Granula. *B:* Die elektronendichten Körperchen bestehen aus Lipid-Protein-Komplexen.

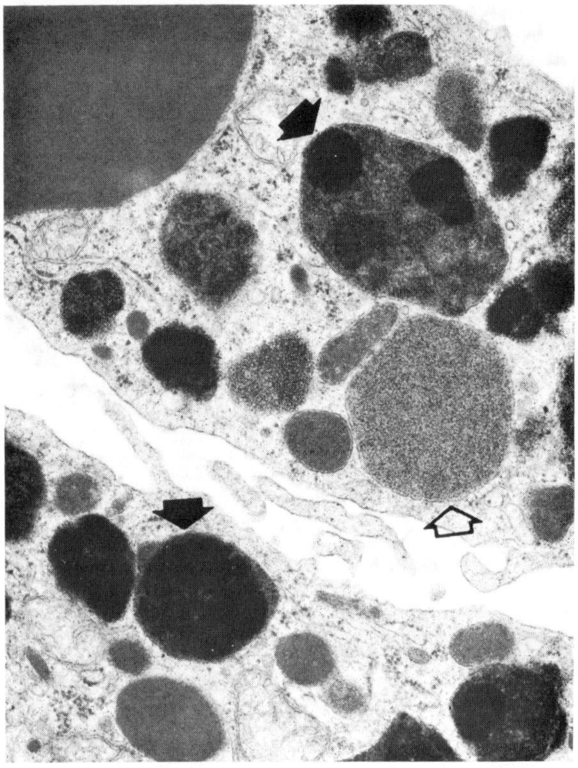

Abb. 1.30: Hämosiderin in Sinusrandzellen der Milz. Ferritinmizellen (offener Pfeil) finden sich konzentriert innerhalb von Phagosomen. Beim osmiophilen Material (gefüllte Pfeile) handelt es sich wahrscheinlich um Lipide. In der oberen linken Ecke ein kürzlich aufgenommener (unverdauter) Erythrozyt.

Eisenspeicher dient. Auf Einzelheiten des Eisenstoffwechsels und der Bildung von Ferritin oder Hämosiderin wird nicht näher eingegangen. An dieser Stelle genügt der Hinweis, daß Eisen unter physiologischen Bedingungen an Transportproteine, den Transferrinen, gekoppelt im Blut zirkuliert. In den Zellen wird das Eisen normalerweise zusammen mit einem Protein, dem Apoferritin, als Ferritin gespeichert. Ferritin liegt in Form von Mizellen vor, die im Elektronenmikroskop als charakteristische, eng gepackte, dichte Partikel (Durchmesser 12 nm), in Tetraden angeordnet, identifiziert werden können.[49] Ferritin ist unter normalen Bedingungen ein Bestandteil verschiedenster Zellen. *Bei lokalem oder systemischem Eisenüberangebot bildet Ferritin Hämosideringranula,* die auch mit dem Lichtmikroskop erkennbar sind. Dies bedeutet, daß es sich bei Hämosiderin um Aggregate von Ferritin-Mizellen handelt (Abb. 1.30). Auch normalerweise finden sich kleine Mengen von Hämosiderin in den Makrophagen des Knochenmarks, der Milz oder der Leber, also an den Orten eines aktiven Erythrozytenabbaus.

Bei vielen pathologischen Zuständen führt ein Überangebot an Eisen entweder als lokales Ereignis oder bei systemischer Störung zur intrazellulären Anhäufung von Hämosiderin. In allen diesen Fällen kann Hämosiderin aufgrund seines Eisengehaltes (die Ferritin-Mizellen enthalten dreiwertiges Ferri-Eisen) mit einer histochemischen Färbung nachgewiesen werden. In der Berlinerblau-Reaktion, die sowohl an makroskopischen Präparaten als auch an histologischen Gewebeschnitten anwendbar ist, reagiert farbloses Kaliumferrozyanid mit dem Ferri-Eisen des Hämosiderins unter Bildung unlöslicher, leuchtend blauer Ferri-Ferro-Komplexe. Diese Reaktion hilft, das gelbe Hämosiderinpigment von eisenfreiem Lipofuszin und Melanin zu unterscheiden.

Ein *lokales* Überangebot von Eisen oder Hämosiderin tritt bei jeder größeren Blutung oder als Summe kleinster Blutaustritte aus einem verschlossenen Gefäß auf. Das beste Beispiel einer lokalen Hämosiderinablagerung ist das gewöhnliche oberflächliche Hämatom. Das betroffene Gebiet ist anfänglich rotblau verfärbt. Mit der fortschreitenden Lyse der ausgetretenen Erythrozyten kommt es zur allmählichen Umbildung des Hämoglobins in Hämosiderin. An dieser Transformation sind Makrophagen beteiligt, welche die lysierten Erythrozyten aufnehmen und deren lysosomale Enzyme für den stufenweisen Abbau des Hämoglobins verantwortlich sind. Diese Abbauschritte spiegeln sich im Farbenspiel, das die Läsion durchläuft: Die ursprünglich blaurote Farbe nimmt über verschiedene Abstufungen von grün-blau (vorübergehende Bildung von Biliverdin und Bilirubin) schließlich einen gelblichen Ton an (Ablagerung von Hämosiderin).

Bei *systemischem Überangebot von Eisen* wird Hämosiderin in vielen Organen und Geweben abgelagert, ein Zustand, der als *Hämosiderose* bezeichnet wird. Ursachen einer Hämosiderose sind (1) eine erhöhte Aufnahme von Eisen mit der Nahrung, (2) eine beeinträchtigte Wiederverwertung des Eisens, (3) hämolytische Anaemien, und (4) häufige Bluttransfusionen.

> Der morphologische Aspekt des Pigments und seine färberischen Eigenschaften sind immer gleich und unabhängig von den Mechanismen seiner Ablagerung. Hämosiderin erscheint als grobkörniges, gelbbraunes Pigment im Zytoplasma der betroffenen Zelle. Im Falle eines lokalen Erythrozytenabbaus findet man es zuerst in den benachbarten Makrophagen. Bei systemischer Hämosiderose tritt es zunächst in den Makrophagen von Leber, Knochenmark, Milz und Lymphknoten sowie in vereinzelten Makrophagen anderer Organe, wie Haut, Pankreas und Nieren, in Erscheinung. Mit zunehmender Speicherung des Hämosiderins werden auch Parenchymzellen (vor allem von Leber, Pankreas, Herz und endokrinen Organen) von der Pigmentierung betroffen.

In den meisten Fällen einer generalisierten Hämosiderose schädigt die intrazelluläre Ansammlung von Hämosiderin die befallenen Zellen weder strukturell, noch in ihrer Funktion. Eine Eisenspeicherung in extremer Form, wie sie bei der *Hämochromatose* auftritt, führt jedoch zur Schädigung der Leber und des Pankreas und zur Leberzirrhose sowie zum Diabetes mellitus.

Bilirubin Bilirubin ist das physiologische Hauptpigment der Galle. Es stammt ebenfalls aus dem Hämoglobin, enthält jedoch kein Eisen. Die normale Produktion und Ausscheidung von Bilirubin sind lebenswichtig. Eine Gelbsucht (Ikterus) ist das wichtigste klinische Zeichen einer Überladung von Zellen und Geweben mit dieser Substanz.

Makroskopisch sichtbares Bilirubin, als in Zellen und Geweben abgelagertes Pigment, zeigt sich erst bei einem länger bestehenden, schweren Ikterus. Auch wenn Bilirubin in allen Zellen und Geweben sowie Flüssigkeiten des Organismus vorhanden ist, finden sich eigentliche *Ablagerungen vor allem in der Leber und in den Nieren.* In der Leber beobachtet man Bilirubin, in erster Linie als Folge einer Verlegung der abführenden Gallengänge (z.B. bei Karzinom des Ductus choledochus oder des Pankreaskopfes), in den Gallenkapillaren, in den Kupffer Sternzellen und in den Hepatozyten.

In allen diesen Lokalisationen erscheint das Pigment als mukoide, grün-braune bis schwarze, amorphe globuläre Ablagerung. Bei fortgeschrittenen Fällen eines Verschlußikterus können die Pigmentaggregate sehr groß werden und zur Bildung sogenannter Galleseen führen sowie eine fokale Leberzellnekrose verursachen. Bei verschiedenen Formen der Gelbsucht erscheint Bilirubinpigment in den Tubulusepithelzellen der Niere.

Ultrastrukturelle Veränderungen

Gewisse physiologische oder pathologische Zustände gehen mit recht charakteristischen Veränderungen der Zellorganellen oder des Zytoskelettes einher. Einige dieser Veränderungen treten mit denjenigen auf, die bereits im Zusammenhang mit irreversiblen Zellschädigungen erwähnt wurden, andere sind Ausdruck mehr chronischer Zellschäden, und weitere entsprechen adaptiven Reaktionen bestimmter Zellorganellen. Hier sollen lediglich die häufigsten oder interessantesten dieser Reaktionsmuster besprochen werden.

Lysosomen: Hetero- und Autophagozytose

Bekanntlich enthalten die Lysosomen eine Reihe hydrolytischer Enzyme, wie saure Phosphatase, Glukuronidase, Sulfatase, Ribonuklease, Kollagenase und andere. Diese Enzyme werden im rauhen endoplasmatischen Retikulum gebildet und anschließend im Golgi-Apparat in Vesikeln «verpackt» (Abb. 1.31). Auf dieser Stufe spricht man von *primären Lysosomen.* Primäre Lysosomen verschmelzen mit membrangebundenen Vakuolen, die zum Abbau aufgenommenes Material enthalten *(Phagosomen),* zu *sekundären Lysosomen* oder *Phagolysosomen.*

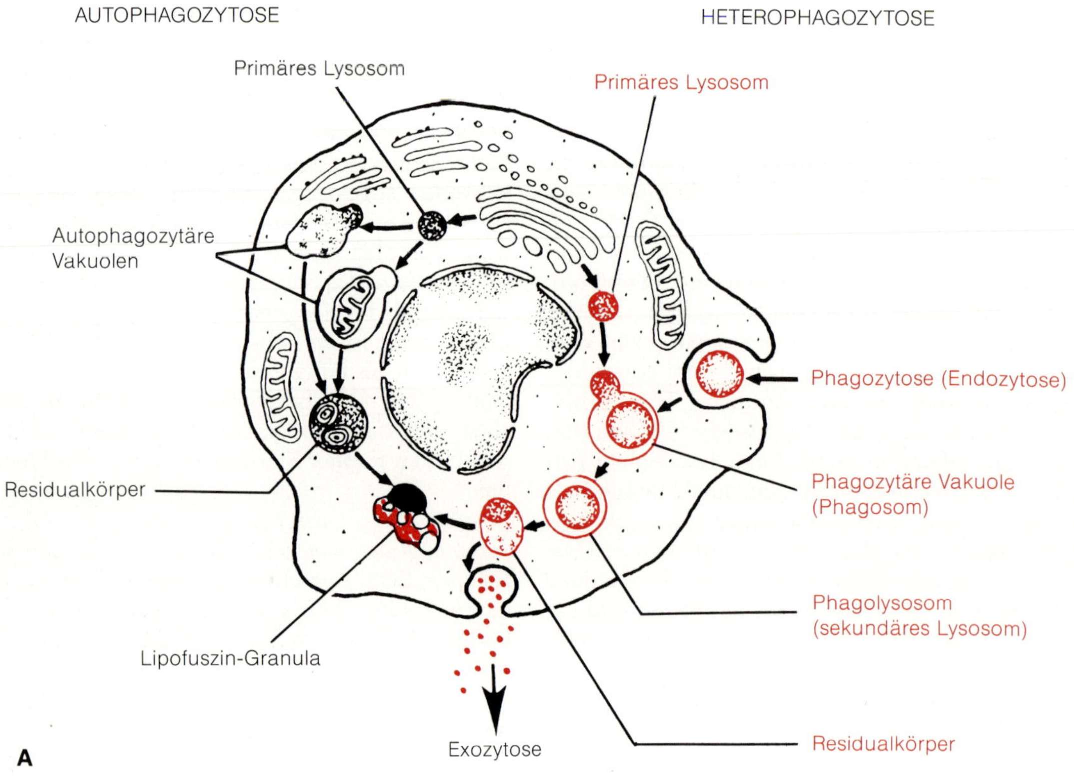

Phagolysosomen entstehen auf einem der beiden folgenden Wege:
Als *Heterophagozytose* bezeichnet man die Aufnahme von extrazellulärem Material durch Endozytose. Die Aufnahme von Partikeln wird *Phagozytose,* diejenige von löslichen Makromolekülen *Pinozytose* genannt. Die Fähigkeit zur Heterophagozytose ist am ausgeprägtesten bei den «professionellen» Phagozyten, den neutrophilen Granulozyten und den Zellen des Makrophagensystems, sie ist aber bis zu einem gewissen Grad auch eine Eigenschaft vieler anderer Zellen. Als Beispiele der Heterophagozytose können angeführt werden die Aufnahme und der Abbau von Bakterien durch neutrophile Granulozyten, die Entfernung abgestorbener Zellen durch Makrophagen sowie die Reabsorption von Proteinen, die den glomerulären Filter passierten, durch pinozytotische Vesikeln der proximalen Tubuli contorti (Heteropinozytose).
Autophagozytose bezeichnet den zweiten Vorgang, der zur Bildung von Phagolysosomen führt. Oft kommt es zur fokalen Schädigung einzelner Zellorganellen, wie der Mitochondrien oder des endoplasmatischen Retikulums, und zur Aufrechterhaltung einer normalen Zellfunktion müssen die geschädigten Organellen entfernt werden. Die Lysosomen, die an einer derartigen Selbstverdauung beteiligt sind, werden als *Autolysosomen* bezeichnet. Einer ausgeprägten Autophagozytose begegnet man bei der Atrophie.

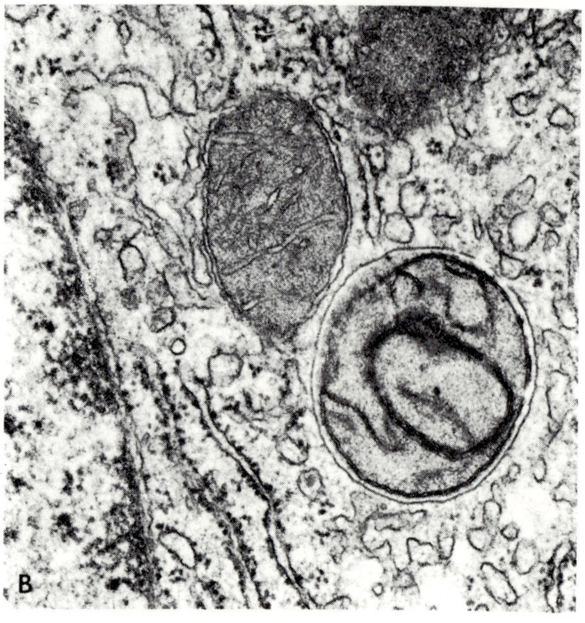

Abb. 1.31: *A:* Schematische Darstellung der Auto- (links) und Heterophagozytose (rechts). (Nachgezeichnet nach: Fawcett D. W.: Textbook of Histology. 11th ed. Philadelphia, W. B. Saunders Co., 1986, p. 17). *B:* Elektronenmikroskopische Aufnahme eines Autolysosoms mit im Abbau begriffenem Mitochondrium und amorphem Material.

Sowohl die Hetero- als auch die Autophagozytose sind ausgesprochen häufig auftretende intrazelluläre Prozesse, die in den folgenden Darstellungen spezifischer pathologischer Zustände immer wieder erwähnt werden. Die lysosomalen Enzyme sind imstande, die meisten Proteine und Kohlenhydrate, nicht jedoch Lipide, abzubauen. Lysosomen, die nicht abbaubares Material enthalten, verbleiben als *Residualkörperchen* («residual bodies») in der Zelle oder werden exozytiert. Bestimmte, nicht abbaubare Pigmente, wie inhalierte Kohlenpartikel oder Tätowierungspigmente, können in Phagolysosomen von Makrophagen über Jahrzehnte erhalten bleiben.

Lysosomen dienen auch als Abfalleimer zur Aufnahme abnormer, makromolekulärer Substanzen, die nicht ohne weiteres abgebaut werden können. Bei einigen genetisch definierten Störungen, die als *lysosomale Speicherkrankheiten* bezeichnet werden, führen Defekte derjenigen Enzyme, die Mukopolysaccharide abbauen, zu einer Anhäufung dieser Verbindungen in den Lysosomen. Diese Krankheiten zeichnen sich darin aus, daß Zellen im gesamten Organismus lysosomale Ablagerungen enthalten. Da dies insbesondere Nervenzellen betrifft, werden oft schwere neurologische Ausfälle beobachtet.

Hypertrophie des glatten endoplasmatischen Retikulums

Die Hypertrophie des glatten endoplasmatischen Retikulums ist eine adaptive Reaktion, die erstmals in den Leberzellen des Hamsters[50] nach der Verabreichung von Phenobarbiturat beobachtet und beschrieben wurde (Abb. 1.32). Man weiß, daß beim Menschen die Verwendung dieses Schlafmittels über längere Zeit eine medikamentöse Toleranz induziert, so daß wiederholte, identische Dosen zu zunehmend kürzeren Schlafphasen führen. Die Patienten haben sich auf diese Weise an das Medikament «gewöhnt» (adaptiert). Der Hintergrund hierfür liegt in einer adaptiven Volumenvergrößerung (Hypertrophie) des glatten endoplasmatischen Retikulums (GER) der Hepatozyten. Phenobarbiturate und andere Medikamente werden im GER unter der Einwirkung des Zytochrom P-450 Multienzym-Komplexes «entgiftet». P-450 katalysiert den Abbau vieler anderer exogener Substanzen, darunter Tetrachlorkohlenstoff, potentiell karzinogene Kohlenwasserstoffe, Steroide und Insektizide. Bemerkenswert ist die Tatsache, daß Zellen, die an ein Medikament adaptiert sind, eine gesteigerte Fähigkeit aufweisen, andere Medikamente oder endogene Stoffwechselprodukte wie Bilirubin oder Gallensäuren zu entgiften.

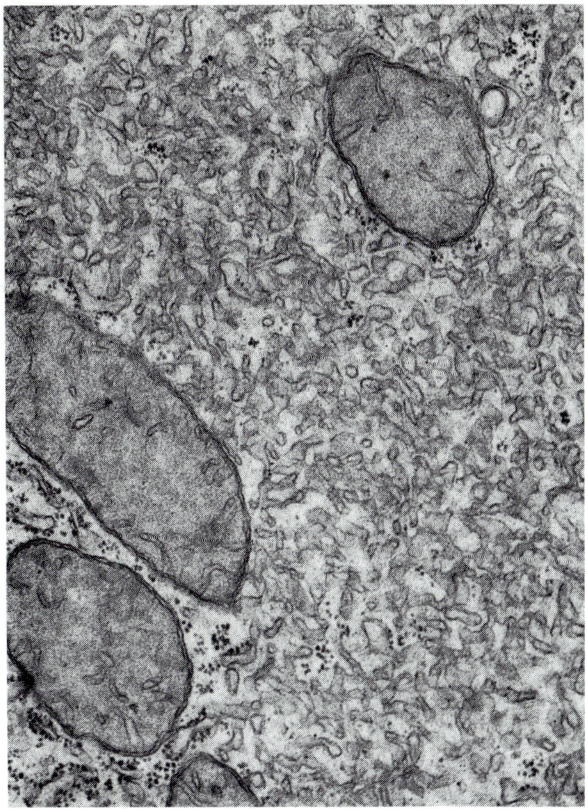

Abb. 1.32: Elektronenmikroskopische Aufnahme der Leber eines mit Phenobarbiturat behandelten Hamsters. Man erkennt die deutliche Zunahme des glatten ER (nach Jones AL, and Fawcett, D. W.: Hypertrophy of the agranular endoplasmic reticulum in hamster liver induced by phenobarbital. J. Histochem. Cytochem. *14*:215, 1966. Mit Erlaubnis Dr. Fawcett).

Mitochondriale Veränderungen

Wie wir bereits gesehen haben, spielt eine mitochondriale Funktionsstörung bei der akuten Zellschädigung eine wichtige Rolle. Man beobachtet allerdings bei einigen pathologischen Zuständen eine ganze Reihe zusätzlicher Änderungen, welche die Mitochondrienzahl, -größe oder -form betreffen. Zum Beispiel findet man bei Hypertrophie eine Zunahme, bei Atrophie eine Abnahme der Mitochondrienzahl in den betroffenen Zellen. Mitochondrien können sich enorm vergrößern und dabei abnorme Formen annehmen (Abb. 1.33). Derartige Megamitochondrien beobachtet man in Hepatozyten von Patienten mit alkoholischem Leberschaden oder mit gewissen Formen der Mangelernährung, in Skelettmuskelzellen von Patienten mit bestimmten Myopathien sowie in anderen Zellen, die eine Störung der Mitochondrienbildung und -replikation aufweisen. Besonders große, bizarr geformte Mitochondrien werden häufig in Tumorzellen angetroffen.

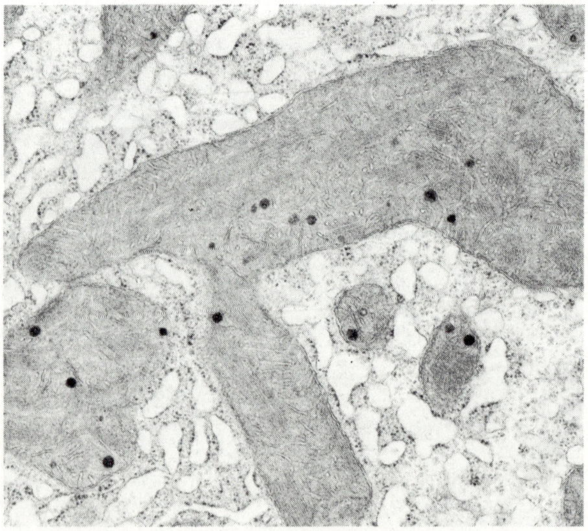

Abb. 1.33: Große, abnorm geformte Mitochondrien in der Leber eines Patienten mit alkoholischer Leberzirrhose. In den Mitochondrien sieht man Kristallbildungen.

Veränderungen am Zytoskelett, an den kontraktilen Proteinen sowie am Membranskelett

Wie sich immer deutlicher zeigt, spielen Abnormitäten dieser Zellkomponenten eine Schlüsselrolle in der Entstehung gewisser Krankheitszustände. Das *Zytoskelett* besteht aus Mikrotubuli (Durchmesser: 20–25 nm), dünnen Aktinfilamenten (6–8 nm), dickeren Myosinfilamenten (15 nm) und verschiedenen Arten intermediärer Filamente (10 nm).[51, 52] Daneben kennt man verschiedene weitere nichtpolymerisierte und nichtfilamentöse Formen kontraktiler Proteine. Veränderungen am Zytoskelett können sich als funktionelle Zelldefekte äußern, beispielsweise in einer Störung der Beweglichkeit der Zelle oder ihrer Organellen, oder unter bestimmten Bedingungen in einer intrazellulären Anhäufung fibrillären Materials. Einige Beispiele seien hier vorgestellt.

Die Funktionstüchtigkeit der Myofilamente und der Mikrotubuli bildet die Voraussetzung für die Fähigkeit der Granulozyten, sich zu bewegen und zu phagozytieren. Funktionelle Defekte des Zytoskeletts scheinen direkt verantwortlich zu sein für gewisse Störungen der Fähigkeit von Granulozyten, in Richtung auf einen Reiz zu wandern (Chemotaxis) oder zu phagozytieren. Als Beispiel kann ein Defekt in der Polymerisation der Mikrotubuli angeführt werden, der in den Granulozyten von Patienten mit einem *Chédiak-Higashi-Syndrom* eine verzögerte oder herabgesetzte Fusionsbereitschaft der Lysosomen mit den Phagosomen und auf diese Weise eine Beeinträchtigung des Phagozytosevorgangs bewirkt. Die Phagozytose kann auch durch Cytochalasin B, einem Medikament, das die Funktion der Mikrofilamente blockiert, beeinflußt werden. Andere Medikamente, wie Kolchizin, bewirken eine Zerstörung der Mikrotubuli, wodurch die Mitosetätigkeit in der Metaphase blockiert wird. Morphologisch verursacht Kolchizin eine Aggregation kristallinen Tubulins im Zytoplasma. Defekte in der Organisation der Mikrotubuli von Spermatozoen hemmen die Spermienmotilität und führen dadurch zur Sterilität. Ein mikrotubulärer Defekt in den Zilien des respiratorischen Epithels ist für die Unfähigkeit dieser Zellen verantwortlich, inhalierte Bakterien wegzuschaffen und für die damit verbundene erhöhte Anfälligkeit für Lungeninfektionen («Syndrom der unbeweglichen Zilien»).

Intermediärfilamente sind Bestandteile einer Reihe von Zellarten. Die hauptsächlichsten Vertreter sind die *Keratine, Neurofilamente, Gliafilamente, Vimentin* und *Desmin*. Vermutlich sind die Intermediärfilamente für die mechanische Integration der Zellorganellen im Zytoplasma verantwortlich. Zwei häufig auftretende histologische Befunde können auf Anhäufungen von Intermediärfilamenten zurückgeführt werden. Eines davon ist das *Mallory-Körperchen*, auch «alkoholisches Hyalin» genannt, das als eosinophiler, intrazytoplasmatischer Zelleinschluß in Hepatozyten gefunden werden kann (Abb. 1.34A). Das Auftreten von Mallory-Körperchen ist eng an einen alkoholischen Leberschaden gekoppelt. Die Natur dieser Einschlüsse war jedoch bis vor kurzem unklar. Heute weiß man, daß die Zelleinschlüsse aus Intermediärfilamenten, vor allem aus *Präkeratin*[53], bestehen. Dies deutet darauf hin, daß einer der Mechanismen der Leberzellschädigung bei chronischem Alkoholismus in einem zytoskelettalen Defekt mit Verlust der intrazellulären Organisation bestehen könnte. Das zweite Beispiel betrifft die sogenannten *Alzheimer-Drusen*, neurofibrilläre Ablagerungen in den Neuronen von Patienten mit Alzheimer Krankheit. Die Einschlüsse enthalten mikrotubuläre Proteine und Neurofilamente, und man nimmt an, daß sie Endstadien der Zerstörung des neuronalen Zytoskeletts darstellen.[54]

Schließlich sollte auch das sogenannte *«Membranskelett»* erwähnt werden, das filamentöse Proteinnetz, welches die innere Oberfläche der Zellmembran der meisten Zellen überzieht. In den *Erythrozyten* wurden als Hauptkomponenten *Spektrin, Aktin, Protein 4.1* und *Ankyrin* (Abb. 1.35) isoliert. Die Wechselwirkungen zwischen den Proteinen des Membranskeletts sind maßgeblich für die strukturelle Stabilität der Zellmembran verantwortlich.[55] Defekte oder fehlerhafter Aufbau des Membranskeletts könnten verschiedenen wichtigen Erythrozytenstörungen zugrunde liegen. Man hat beispielsweise bei einigen Patienten mit *hereditärer Sphärozytose* (sphäroide Zellen, die fragiler sind als diskoide) gefunden, daß der erythrozytäre Formdefekt auf dem Vorliegen eines abnormen Spektrins oder eines Spektrinmangels beruhen könnte: In beiden Fällen kann kein Protein 4.1 gebunden werden, was das Aufrechterhalten der Stabilität der Erythrozytenmembran verunmöglicht.[56] Da Spektrin und Protein 4.1-ähnliche Moleküle auch in anderen Zellen nachgewiesen werden konnten (z.B. Blutplättchen, Endothelien)[57], könnten Defekte der Proteine des Membranskeletts auch bei weiteren Formen des Zellschadens eine Rolle spielen.

Anpassungsreaktionen des Zellwachstums und der Differenzierung

Bisher haben wir uns mit regressiven Veränderungen beschäftigt, die in Einzelzellen durch potentiell letale Reize ausgelöst werden. Wie wir aber bereits erwähnt haben, müssen Zellen imstande sein, sich dauernd, und auch unter normalen Bedingungen, an Veränderungen in ihrer Umgebung anzupassen. Diese physiologische Adaptation stellt in der Regel die Summe der Reaktionen dar, mit welchen die Zellen eine normale Stimulation durch Hormone oder andere endogene Mittlersubstanzen beantworten. Beispiel hierfür ist die Vergrößerung der Brustdrüse und die Auslösung der Laktation während der Schwangerschaft. Pathologische Anpassungsreaktionen können auf ähnlichen Mechanismen beruhen, sie geben jedoch der Zelle die zusätzliche Möglichkeit, sich – auch vorübergehend – so zu verändern, daß sie vielleicht einer Schädigung entgeht. Als zelluläre Adaptation könnte man demzufolge einen Zustand bezeichnen, der irgendwo zwischen demjenigen einer normalen, unbelasteten und demjenigen einer geschädigten, überlasteten Zelle liegt.

Man kennt verschiedene Formen der zellulären Adaptation. Einige beruhen auf einer *positiven oder negativen Beeinflussung spezifischer Zellrezeptoren («up* oder *down-regulation»)*, die im Metabolismus bestimmter Substanzen eine Rolle spielen, wie die Regulation der Zellrezeptoren, die für Aufnahme und Abbau der «low-density» Lipoproteine (LDL) wichtig sind. Andere gehen mit der *Auslösung der Produktion neuer Proteine* durch die Zelle einher. Derartige Proteine vermögen die Zellen vor gewissen Schädigungen zu schützen (z.B. Hitze-Schock-Proteine[58]) oder können die Adhäsivität der Zelloberfläche für andere Zellen erhöhen, wie die Induktion adhäsiver Moleküle auf Endothelzellen während der Entzündungsreaktion. Bei anderen Anpassungsreaktionen stellt die Zelle die Produktion von einer Proteinfamilie auf eine andere um oder produziert ein bestimmtes Protein im Überschuß. Die letztgenannte Reaktionsform trifft man bei Zellen, die bei chronischer Entzündung oder Fibrosierung verschiedene Arten von Kollagen sowie Proteine der extrazellu-

A

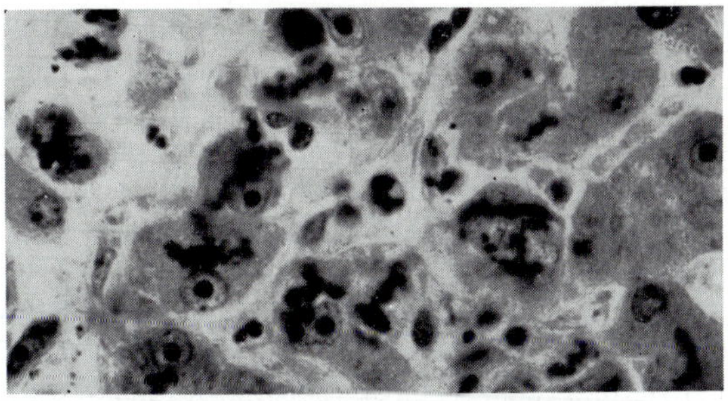

B

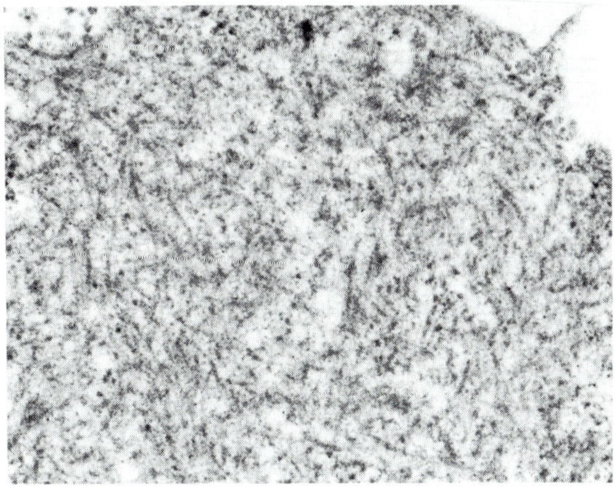

Abb. 1.34: *A:* Leber bei chronischem Alkoholismus. Hyaline Einschlüsse in Hepatozyten erscheinen als dunkle, unregelmäßig geformte Gebilde rund um den Kern. *B:* Elektronenoptische Darstellung von alkoholischem Hyalin. Das Material besteht aus Intermediärfilamenten (Präkeratin) und amorpher Matrix.

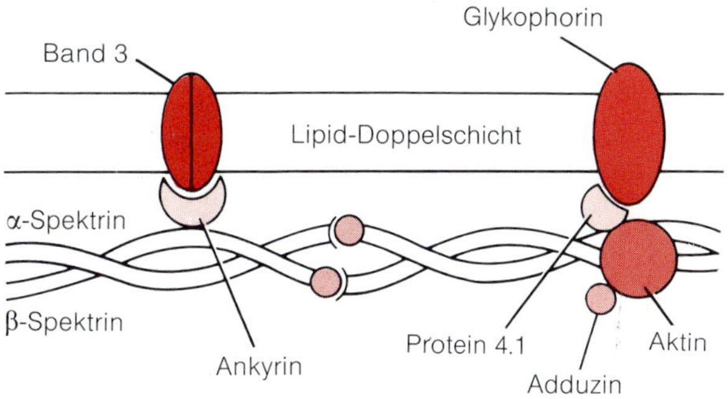

Abb. 1.35: Schematische Darstellung der Zytoskelettproteine eines Erythrozyten. Spektrin, bestehend aus α- und β-Ketten, liegt unmittelbar der inneren Oberfläche der Zellmembran an und ist über Ankyrin und Protein 4.1 mit Membranglykoproteinen (Band 3, Glykophorin) verbunden.

lären Matrix bilden. Neue molekularbiologische Methoden haben unsere Kenntnisse über derartige Zellreaktionen deutlich erweitert, wie *Rezeptorbindung, Signalübermittlung, Transkription, Translation* oder *Regulation der Proteinvorbereitung zum Export und der Proteinfreisetzung.* Wir werden immer wieder auf diese Phänomene zurückkommen.
In diesem Abschnitt sollen die zellulären Adaptationsreaktionen im Rahmen von Zellwachstum und Differenzierung besprochen werden, die vor allem unter pathologischen Bedingungen von Bedeutung sind. Diese adaptiven Vorgänge umfassen die Atrophie (Verminderung der Zellgröße), die Hypertrophie (Zunahme der Zellgröße), die Hyperplasie (Zunahme der Zellzahl), die Metaplasie (Änderung des Zelltyps) und die Dysplasie (komplexe Veränderungen von Zellen und Gewebearchitektur). Einige der bereits erwähnten intrazellulären Ablagerungen, wie zum Beispiel die Verfettung, können ebenfalls als Form einer zellulären Adaptation aufgefaßt werden.

Atrophie

Der Begriff Atrophie bezeichnet das Kleinerwerden einer Zelle infolge Substanzverlust. Atrophie ist in ihrem Wesen eine Anpassungsreaktion. Ist eine genügend große Zellmenge von dieser Änderung betroffen, wird das gesamte Gewebe oder Organ kleiner – ein Phänomen, das ebenfalls als Atrophie bezeichnet wird.

Wichtigste Ursachen einer Atrophie sind:
1. verminderte Arbeitsbelastung
2. Unterbruch oder Verlust der Nervenversorgung
3. verminderte Blutversorgung
4. qualitativ oder quantitativ ungenügende Ernährung
5. Ausfall der hormonalen Stimulation
6. Alterungsvorgänge

Eine Muskelatrophie kann Folge einer längeren Ruhigstellung einer Extremität in einem Gipsverband oder einer Muskellähmung durch Verlust der Nervenversorgung im Verlaufe einer Polyomyelitis sein. Im fortgeschrittenen Alter stellen sich eine zunehmende Hirnatrophie, die wahrscheinlich auf einer arteriosklerotischen Verengung der Blutgefäße beruht (Abb. 1.36), und bei abnehmender endokriner Stimulierung eine Verkleinerung der Gonaden ein. Einige dieser Atrophie-induzierenden Mechanismen sind physiologisch (z.B. das Sistieren einer endokrinen Stimulation nach Eintritt der Menopause), andere (z.B. Verlust der Muskelinnervation) treten nur unter pathologischen Bedingungen auf. Die der Atrophisierung zugrundeliegenden Zellveränderungen sind jedoch grundsätzlich identisch und entsprechen einer Reduktion des Zellvolumens auf ein Niveau, auf dem ein Überleben gerade noch möglich ist. Ein neues Gleichgewicht stellt sich ein zwischen dem Zellvolumen und der Minderversorgung durch Blut, Nährstoffe und Wachstumsreize. *Obwohl atrophische Zellen eine Funktionseinbuße aufweisen, sind sie keineswegs tot.*

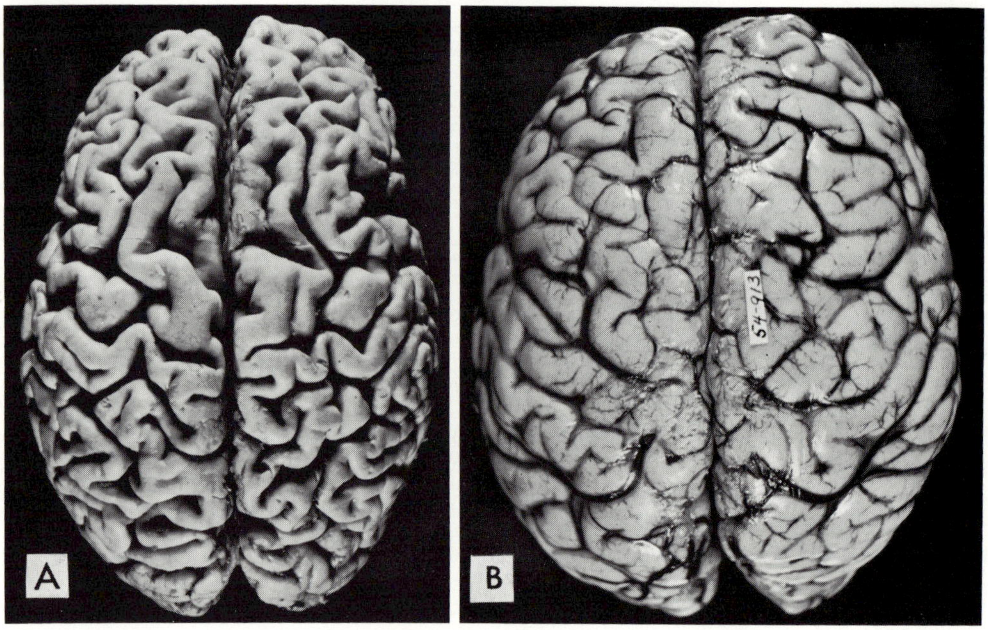

Abb. 1.36: *A:* Physiologische Altersatrophie des Gehirns eines 82jährigen Mannes. Die Meningen wurden entfernt. *B:* Normales Gehirn eines 36jährigen Mannes.

Bei der Atrophie beobachtet man eine quantitative Abnahme der einzelnen Strukturelemente der Zelle. Die Zelle enthält weniger Mitochondrien und Myofilamente sowie ein weniger ausgedehntes endoplasmatisches Retikulum. Die biochemischen Mechanismen, die der Atrophie zugrunde liegen, können noch nicht genau definiert werden. In normalen Zellen besteht ein feinreguliertes Gleichgewicht zwischen Proteinsynthese und -abbau, so daß eine verminderte Proteinproduktion oder ein beschleunigter Proteinabbau oder eine Kombination beider Möglichkeiten eine Atrophie verursachen können. Dieser Proteinumsatz steht unter dem Einfluß von Hormonen, insbesondere von Insulin, Thyreoideahormonen, Glukokortikoiden und Prostaglandinen. So kann auch eine geringe Zunahme der Abbaurate über längere Zeit zur Atrophie führen, wie dies einige Formen von Muskeldystrophie zu belegen scheinen.

Unter vielen Bedingungen wird der Vorgang der Atrophisierung von einer Zunahme der *autophagozytären Vakuolen* begleitet. Wie erwähnt, handelt es sich bei diesen Vakuolen um intrazelluläre Gebilde, die mit der Zellmembran in Beziehung stehen und Fragmente von Zellkomponenten enthalten (z.B. Mitochondrien, ER), die abgebaut werden müssen. Lysosomen setzen ihre hydrolytischen Enzyme in diese Vakuolen frei, und die phagozytierten Zellbestandteile werden abgebaut. Die Bildung derartiger autophagozytärer Vakuolen kann sehr rasch erfolgen. Bereits 5 bis 10 Minuten nach einem experimentellen Verschluß der Portalvene finden sich viele autophagozytäre Vakuolen in den Hepatozyten.

Ein Teil der Zellfragmente in den autophagozytären Vakuolen kann nicht abgebaut werden und bleibt als Membran-assoziierter *Residualkörper* im Zytoplasma. Beispiel eines Residualkörperchens sind *Lipofuszingranula.* Sind diese Granula reichlich vorhanden, wird das Gewebe *braun* (braune Atrophie).

Offensichtlich ist es möglich, daß die Atrophisierung ein Ausmaß erreicht, das zu Zellschädigung und Zelltod führt. Reicht die Blutversorgung nicht einmal für das Überleben geschrumpfter Zellen aus, überwiegt die Schädigung, und die Zellen sterben. Abgestorbene atrophische Zellen werden in der Regel durch Bindegewebe und Fettgewebe ersetzt.

Hypertrophie

Hypertrophie bezeichnet die Größenzunahme einer Einzelzelle und damit die Volumenzunahme eines Organs. Die Hypertrophie ist also nicht mit einer zahlenmäßigen Zunahme von Zellen, sondern mit einer Vergrößerung der bestehenden Einzelzellen eines Organs verbunden. Diese Größenzunahme beruht nicht auf einem erhöhten Wassergehalt – dies würde einer Zellschwellung oder einem -ödem entsprechen –, sondern auf der Synthese und einer Zunahme von Strukturkomponenten.

Man unterscheidet eine *physiologische* von einer *pathologischen Hypertrophie,* die jedoch in beiden Fällen als Antwort auf eine erhöhte funktionelle Belastung oder einer spezifischen hormonellen Stimulation auftritt. Die physiologische Größenzunahme des Uterus während der Schwangerschaft ist das Resultat einer Hypertrophie in Verbindung mit einer Hyperplasie. Die Hypertrophie wird durch östrogene Hormone eingeleitet, die mit spezifischen Östrogen-Rezeptoren der glatten Muskelzellen des Uterus reagieren. Diese Rezeptorbindung ermöglicht eine Interaktion des Hormons mit nukleärer DNA, welche schließlich eine Erhöhung der Proteinsyntheserate und eine Größenzunahme der Zelle bewirkt. Der Endeffekt entspricht einer hormonell bedingten physiologischen Hypertrophie. Die Hypertrophie als Form einer adaptiven Reizbeantwortung wurde in Zusammenhang mit dem Beispiel der gezielten Vergrößerung der Muskelmasse im Training bereits erwähnt. Die quergestreiften Herz- und Skelettmuskelzellen sind besonders zur Hypertrophie befähigt, vielleicht deshalb, weil diese Zellen einen erhöhten metabolischen Bedarf nicht mit einer Zunahme der Teilungstätigkeit und der damit verbundenen Vermehrung der Zellzahl befriedigen können.

Die Hauptursache einer Hypertrophie quergestreifter Muskulatur scheint in einem erhöhten funktionellen Bedarf zu liegen, der seinerseits eine Erhöhung der metabolischen Aktivität voraussetzt. Damit sich ein Gleichgewicht zwischen funktionellem Anspruch und zellulärer Leistungsfähigkeit einstellen kann, muß die Zelle mehr Membranen, mehr Enzyme, mehr ATP und mehr Filamente synthetisieren. Die größere Zahl der Myofilamente erhöht die Belastbarkeit, wobei jedoch die metabolische Leistung pro Zellvolumenanteil nicht höher ist als diejenige, die für den normalen Bestand an Myofilamenten aufgebracht werden mußte. Auf diese Weise vermag das Zugpferd den Karren zu ziehen, der für das Pony zu schwer war.

Eine adaptive Hypertrophie kann vielleicht am besten am Beispiel der Herzmuskulatur illustriert werden, die bei verschiedenen kardiovaskulären Krankheiten einer erhöhten Belastung ausgesetzt wird (Abb. 1.37). Bei Patienten mit einem erhöhten Blutdruck muß sich das Herz gegen den Hochdruck in der Aorta kontrahieren, was zu einer Hypertrophie führt. Herzgewichte, die zwischen 700 und 800 g liegen (normal: 350 g), werden beobachtet. Eine Herzhypertrophie tritt auch als Folge von Veränderungen an den Herzklappen auf. Bei einem Klappenschaden können die der Klappe vorgeschalteten Herzkammern nur unvollständig entleert werden, und die Zellen des Myokards werden durch die interne Volumenzunahme gedehnt. Der genaue Auslösemechanismus der Hypertrophie unter diesen Bedingungen ist noch nicht bekannt. Die mögliche Rolle einer Abnahme des ATP, die Dehnung der Muskelfasern, eine Aktivierung durch Zellabbauprodukte und hormonelle Faktoren wurden in dieser Hinsicht geprüft.[59]

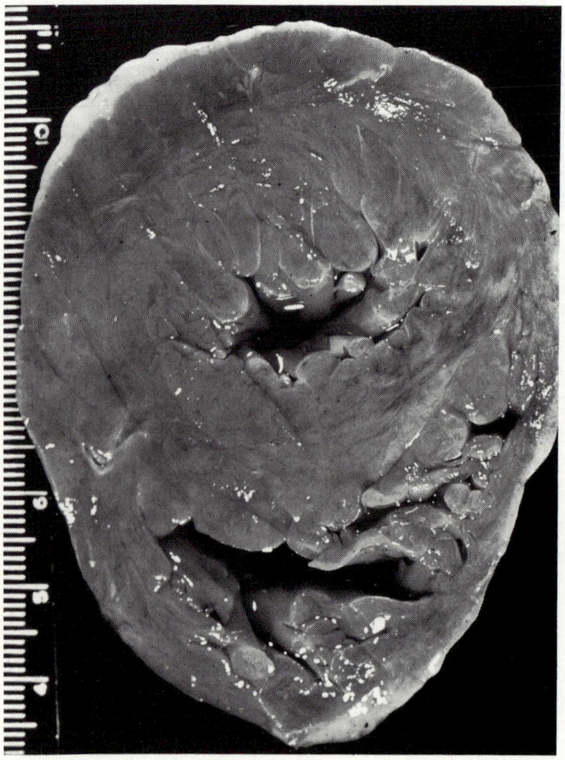

Abb. 1.37: Querschnitt durch Herz mit ausgeprägter Hypertrophie des linken Ventrikels. Die Ventrikelwand (oben) hat eine Dicke von mehr als 2 cm (normal: 1 – 1,5 cm). Die streifige, dunkle Zone im Interventrikulärseptum entspricht einer frischen ischämischen Nekrose (septaler Herzinfarkt).

Jedenfalls beobachtet man eine gesteigerte RNA- und Proteinsynthese sowie die Vermehrung der Zahl aller Zellorganellen, eingeschlossen Mitochondrien, sarkoplasmatisches Retikulum und besonders Myofibrillen.
Die Herzhypertrophie erreicht einmal ein Maß, über das hinaus eine Vergrößerung der Muskelmasse den erhöhten Bedarf nicht mehr zu kompensieren vermag, und es stellt sich eine Herzinsuffizienz ein. Ist das Stadium der Insuffizienz einmal erreicht, durchlaufen die Herzmuskelfasern eine Reihe «degenerativer» Veränderungen, von denen die Lyse und der Verlust der kontraktilen Myofibrillen die wichtigsten sind. Über die limitierenden Faktoren für eine fortgesetzte Hypertrophie und die Ursachen für das Einsetzen der degenerativen Veränderungen wissen wir noch wenig. In Frage käme eine für die vergrößerten Muskelfasern inadäquate Blutzufuhr, eine ungenügende oxidative Leistung der Mitochondrien oder Veränderungen von Proteinsynthese oder -abbau.
Ebenfalls bekannt ist die Hypertrophie einzelner Zellorganellen, wie die bereits erwähnte Hypertrophie des glatten endoplasmatischen Retikulums.

Hyperplasie

Genau wie die Volumenvergrößerung einer Zelle (Hypertrophie) der Antwort auf erhöhte funktionelle Bedürfnisse entspricht, können teilungsfähige Zellen, die belastet oder zu einer erhöhten Aktivität stimuliert werden, mit einer Zellteilung reagieren. *Der Begriff Hyperplasie kennzeichnet eine Gewebe- oder Organvergrößerung, die auf einer Zunahme der Zahl der für die Struktureinheit typischen Einzelzellen beruht.* Hypertrophie und Hyperplasie sind eng verwandte Reaktionen, die oft gekoppelt ablaufen. Eine hyperplastische Veränderung kann nur in Geweben oder Organen vorkommen, deren zelluläre Bestandteile zur DNA-Synthese befähigt, d.h. teilungsfähig sind.
Nicht alle reifen Zellen besitzen die Fähigkeit der Hyperplasie. Epidermiszellen, Epithelzellen des Intestinaltraktes, Hepatozyten, Fibroblasten und Knochenmarkzellen können sich im Sinne der Hyperplasie vermehren. Neuronen und quergestreifte Muskelzellen sind dagegen zu einer hyperplastischen Reaktion nicht fähig. Zwischen diesen beiden Extremen finden sich Zellen des Knochens, des Knorpelgewebes und glatte Muskelzellen. Die bestimmenden Faktoren der Kontrolle des Zellwachstums werden noch ausführlicher diskutiert werden (siehe S. 91).
Traditionsgemäß wird die *physiologische* von einer *pathologischen Hyperplasie* unterschieden.

Die physiologische Hyperplasie Die beiden häufigsten Formen der physiologischen Hyperplasie sind (1) die *hormonelle Hyperplasie*, wie die Proliferation des Drüsenepithels der weiblichen Brustdrüse während Pubertät und Schwangerschaft sowie die physiologische Hyperplasie des Uterus während der Schwangerschaft; und (2) die *kompensatorische Hyperplasie*, die sich zum Beispiel nach einer Leberteilresektion (partielle Hepatektomie) einstellt. Die alten Griechen wußten bereits um die Regenerationsfähigkeit der Leber. Nach der Sage wurde Prometheus an eine Bergklippe gekettet, und seine Leber, die täglich von einem Adler verzehrt wurde, regenerierte sich während der Nacht.[60] In der Tat nimmt die Teilungstätigkeit der Hepatozyten nach einer partiellen Hepatektomie zu, bis das ursprüngliche Lebergewicht wieder erreicht ist. Zu diesem Zeitpunkt – in der Ratte gewöhnlich 12 Tage nach Leberteilresektion – nimmt die Teilungstätigkeit abrupt ab, und das Leberwachstum kommt zum Stillstand. Hier handelt es sich offenbar um eine regulierte Form der Hyperplasie, die in eine *Regeneration* der Leber ausmündet, ohne Größenzunahme und ohne Funktionsstörung. Eine ähnliche Ereignisfolge läßt sich nach einer oberflächlichen Verletzung der Epidermis beobachten. Wenn die Verletzung nur die epidermalen Zellschichten betrifft, setzt eine verstärkte, mitotische Teilung der Basalzellen ein, in deren Folge die oberflächlichen Epidermisschichten regenerieren und die Integrität der Haut wiederhergestellt werden.

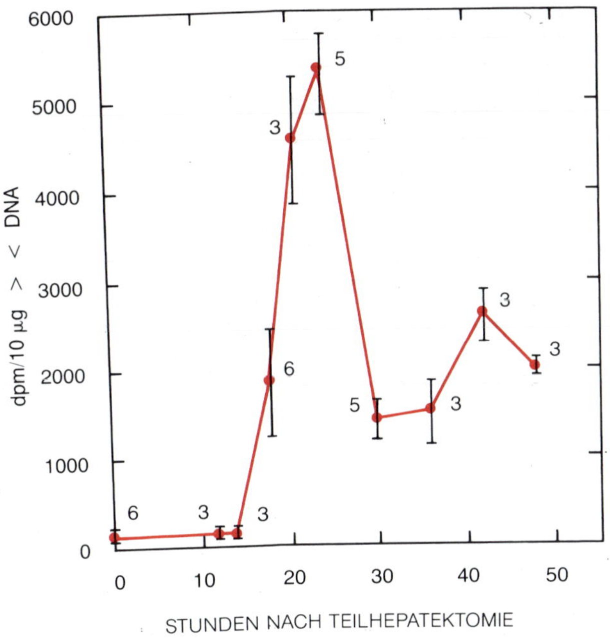

Abb. 1.38: Einstündiger Einbau von ^{3}H-Thymidin in Hepatozyten-DNA von 200 g schweren, männlichen Sprague Dawley Ratten zu verschiedenen Zeiten nach Teilhepatektomie. Standardfehler der Mittelwerte (vertikale Striche) und Zahl der Ratten (Ziffern) sind pro Meßpunkt angegeben. (Nach: Bucher NLR und McGowan JA: Regulatory mechanisms. *In:* Wright R, Albert KGMM, Karran S, and Millward-Sadler GH [eds.]: Liver and Biliary Disease. Philadelphia, W. B. Saunders Co., 1979, pp. 210–227).

Das Modell der partiellen Hepatektomie hat sich besonders für das Studium der zeitlichen Folge der Ereignisse und der am Vorgang beteiligten Mechanismen als sehr nützlich erwiesen. Wie zellkinetische Untersuchungen mit Hilfe des radioaktiv markierten DNA-Vorläufers Thymidin zeigen, bereiten sich in der normalen, adulten Leber nur zwischen 0,5 und 1,0% aller Hepatozyten durch aktive DNA-Synthese auf eine Teilung vor. Eine Zunahme des Anteils DNA-synthetisierender Zellen beginnt bereits innerhalb von 12 Stunden nach einer Teilhepatektomie, und zwischen Tag 1 und 2 wird mit 10% ein Maximum erreicht (Abb. 1.38). Nach diesem Zeitpunkt fällt der Anteil der sich teilenden Hepatozyten rasch ab und ist bei Wiederherstellung des Ausgangsvolumens der Leber (nach ein bis zwei Wochen) auf die ursprünglichen niedrigen Werte zurückgefallen.

Es gibt Hinweise darauf, daß unter den geschilderten Bedingungen die Zellproliferation durch Wachstumsfaktoren in Form von Polypeptiden und Hormonen (z. B. Glukagon)[61] ausgelöst und gesteigert wird. Besonders der sogenannte *«transforming growth factor α»* (TGFα) (siehe S. 92) – ein in der Restleber gebildetes Polypeptid – kommt als wichtiger Stimulator der Leberregeneration in Frage.[62] Verbunden mit der Auslösung einer Zellteilung beobachtet man eine spezifische und sequentielle Zunahme der Expression von Proto-Onkogenen (z. B. *c-fos, c-myc* und *c-ras*; siehe S. 335 ff.). Auf der anderen Seite wird der Proliferationsstopp bei Erreichen der ursprünglichen Lebermasse auch durch Substanzen ausgelöst, die in der regenerierenden Leber selbst gebildet werden und als Wachstumsinhibitoren wirken. Einer dieser Proliferationshemmer ist der «transforming growth factor β» (TGFβ), wie TGFα ein Polypeptid, das zwar ebenfalls in der Leber, jedoch nicht von Parenchymzellen synthetisiert wird.[63]

Die pathologische Hyperplasie Die meisten Formen einer *pathologischen Hyperplasie sind Folge einer überschießenden hormonalen Stimulation oder beruhen auf der Wirkung von Wachstumsfaktoren auf ihre Zielzellen.* Ein Beispiel einer hormonell induzierten Hyperplasie ist die Hyperplasie des Endometriums. Nach einer normalen Menstrualblutung kommt es im Endometrium zu einer rasch einsetzenden Proliferationswelle, die man als reparative Proliferation bezeichnen und als Ausdruck einer physiologischen Hyperplasie auffassen könnte. Bekanntlich wird diese Proliferationswelle durch Hypophysenhormone und ovarielle Östrogene verstärkt und kommt ungefähr 10 bis 14 Tage vor der nächsten Menstruation als Folge eines Anstiegs des Progesteronspiegels zum Stillstand. Unter gewissen Bedingungen ist jedoch das Gleichgewicht zwischen Östrogen- und Progesteronbildung gestört, was sich in einem absoluten und/oder relativen Anstieg des verfügbaren Östrogens auswirkt und eine Hyperplasie der endometrialen Drüsenanteile auslöst. Diese Form der Hyperplasie ist zwar eine häufige Ursache unregelmäßiger Menstruationsblutungen, der hyperplastische Prozeß bleibt jedoch unter Kontrolle der Mechanismen, die das Zellwachstum regulieren: Mit dem Wegfall der Östrogenstimulation verschwindet die Hyperplasie. Wie im Kapitel über neoplastische Veränderungen dargelegt werden wird, unterscheidet dieses Ansprechen auf regulatorische Kontrollmechanismen die benigne pathologische Hyperplasie vom unkontrollierten neoplastischen Wachstum. Es muß aber schon hier betont werden, *daß eine pathologische Hyperplasie die spätere Entwicklung einer neoplastischen Proliferation außerordentlich begünstigt.* Eine Endometriumhyperplasie erhöht deshalb das Risiko der Patientin, ein endometriales Karzinom zu entwickeln.

Die Hyperplasie ist ebenfalls eine wichtige Reaktion des Bindegewebes bei der Wundheilung, in deren Verlauf sich proliferierende Fibroblasten und Kapillarsprossen (Granulationsgewebe, siehe S. 87) an der Reparatur des Gewebeschadens beteiligen. Unter diesen Bedingungen sind mitogene Wachstumsfaktoren für die hyperplastische Reaktion verantwortlich. So wird beispielsweise während der Blutgerinnung aus Thrombozyten eine Substanz freigesetzt («platelet-derived growth factor»), die mit Rezeptoren der Zelloberfläche der Fibroblasten reagiert und die Proliferation dieser Zellen stimuliert. Eine Stimulierung durch Wachstumsfaktoren spielt auch bei der Hyperplasie eine Rolle, die bestimmte *Virusinfektionen* begleiten. Beispielsweise bestehen die durch Papillomaviren hervorgerufenen Hautwarzen zur Hauptsache aus hyperplastischem Epithel.

Obwohl definitionsgemäß Hypertrophie und Hyperplasie zwei unterschiedliche Prozesse darstellen, treten sie häufig kombiniert auf und werden im übrigen durch ähnliche Mechanismen ausgelöst. Ein klassisches Beispiel dafür ist die Östrogen-induzierte Vergrößerung des Uterus. Epithel und glatte Muskelzellen zeigen eine gesteigerte DNA-Synthese, und die Einzelzellen nehmen an Größe zu. In dieser Phase überwiegt der hypertrophische über den hyperplastischen Prozeß, obwohl beide durch die Bindung von Östrogen an einen Rezeptorkomplex im Zytoplasma der Zielzellen ausgelöst werden. Auch in Zellen, die lediglich zur Hypertrophie, nicht aber zur Teilung fähig sind (z.B. Myokardzellen), laufen Vorgänge ab, die zur Steigerung oder Derepression der DNA-Synthese führen. Dies zeigt sich in einem gegenüber dem Normalzustand erhöhten DNA-Gehalt der Kerne hypertrophierter Myokardzellen. Ein hoher Anteil der Zellen eines stark hypertrophierten Herzmuskels sind polyploid, und die Kerne sind häufig vergrößert und von bizarrer Form. Die einleuchtendste Erklärung für das Auftreten dieser Polyploidie ist die Annahme, daß die Zellen in der G_2-Phase des Zellzyklus arretiert und damit unfähig sind, die Mitose zu beenden.

Metaplasie

Mit Metaplasie wird eine reversible Veränderung bezeichnet, bei der eine adulte Zellart epithelialen oder mesenchymalen Ursprungs durch eine andere, ebenfalls adulte Zellart ersetzt wird. Auch bei der Metaplasie kann es sich um eine adaptive Reaktion handeln. Überbeanspruchte Zellen werden von gegenüber veränderten Umgebungsbedingungen widerstandsfähigeren Elementen ersetzt. Das beste Beispiel für eine derartige adaptive Metaplasie zeigt sich im Auftreten von Plattenepithel im Respirationstrakt als Folge einer chronischen Reizung. Beim Zigarettenraucher findet sich oft ein herdförmiger oder ausgedehnter Ersatz des Flimmerepithels in Trachea oder Bronchien durch verhorntes Plattenepithel. Ähnliche Veränderungen können im Verlauf chronischer Infekte der Bronchien oder Bronchiolen beobachtet werden. Steine in den Ausführungsgängen von Speicheldrüsen oder des Pankreas sowie in den Gallengängen bewirken die Umwandlung des normalen sekretorischen Zylinderepithels in verhorntes Plattenepithel (Abb. 1.39). Ein Vitamin-A-Mangel induziert ebenfalls eine Plattenepithelmetaplasie des respiratorischen Epithels. In all diesen Fällen eignet sich das solide, verhornte Plattenepithel besser

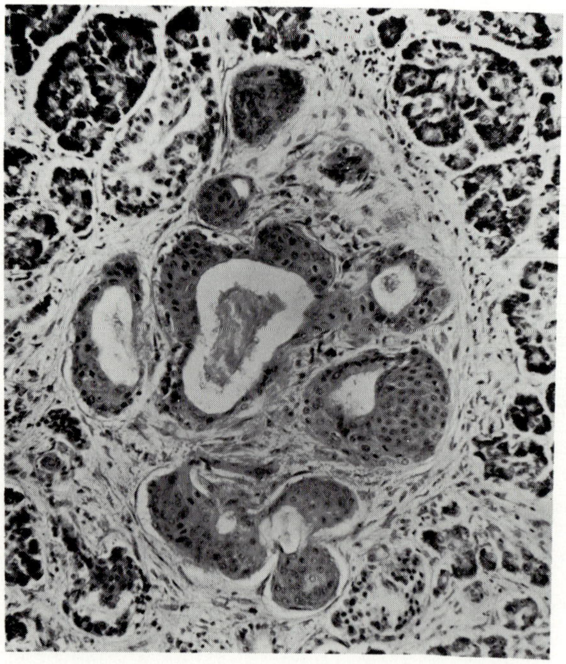

Abb. 1.39: Plattenepithel-Metaplasie des Zylinderepithels der Ausführungsgänge des Pankreas.

für das Überleben unter Bedingungen, denen das verletzlichere, spezialisierte Epithel wahrscheinlich nicht gewachsen wäre.

Zwar überleben die metaplastischen Plattenepithelzellen, beispielsweise im Respirationstrakt, besser, durch diesen Zellersatz geht jedoch ein wichtiger Schutzmechanismus verloren – die Schleimproduktion. Die Epithelmetaplasie entpuppt sich als ein zweischneidiges Schwert und in den meisten Fällen als unerwünschte Veränderung. *Dazu kommt, daß über längere Zeit einwirkende Einflüsse, die eine Metaplasie begünstigen, auch eine neoplastische Transformation im metaplastischen Epithel auslösen können.* Die häufigste Form der Neoplasie im Respirationstrakt besteht denn auch aus Plattenepithelzellen.

Eine Metaplasie mesenchymaler Zellen ist ebenfalls bekannt, jedoch weniger deutlich im Sinne einer adaptiven Reaktion. Fibroblasten können sich zu Osteoblasten oder Chondroblasten transformieren und Knochen und Knorpel an Stellen bilden, an denen diese Gewebe normalerweise nicht vorkommen. So kann es, vor allem am Ort einer Traumatisierung, zur Knochenbildung in Weichteilen kommen. Dieser Prozeß stellt eine Form der «aberranten Differenzierung» dar.

Dysplasie

Dysplasie ist in der Pathologie ein widersprüchlicher Begriff, der recht weitgefaßt und oft verwendet wird. *Im engeren Sinn bezeichnet man mit Dysplasie eine gestörte (embryonale) Entwicklung. Meist wird der Begriff jedoch speziell auf Veränderungen von Epithel-, aber auch von Mesenchymzellen angewandt, die sich durch eine Proliferation und Veränderungen von Zellgröße, -form und -aufbau auszeichnen.* Obschon kein adaptiver Vorgang, wird die Dysplasie hier aufgeführt, da sie mit der Hyperplasie eng verwandt ist, so eng, daß bestimmte Formen der Dysplasie auch als *«atypische Hyperplasie»* bezeichnet werden.

Die epitheliale Dysplasie ist gekennzeichnet durch einen Verlust des normalen Epithelaufbaus, begleitet von Veränderungen der Größe und Form der Einzelzellen, der Größe und Form der Zellkerne sowie der färberischen Eigenschaften. Man beobachtet die Dysplasie am häufigsten in Epithelien – meist Plattenepithel –, die einen Hohlraum auskleiden (z.B. Zervix des Uterus). Das dysplastische, verhornte Plattenepithel erscheint als Folge einer Hyperplasie der Basalzellen verdickt, wobei die neugebildeten Zellen auf ihrem Weg zu den oberflächlicheren Schichten Zeichen eines ungeordneten Reifungsprozesses aufweisen. So findet man im dysplastischen Epithel mitotische Zellen auch in oberflächlichen Schichten, während im normalen Zervixepithel Mitosefiguren lediglich in der Basalschicht vorkommen. Durch gesteigerte proliferative Aktivität wird mehr DNA gebildet, was sich in einer intensiveren Basophilie der Zellkerne zeigt (Abb. 1.40). Obwohl zahlreicher als im normalen Epithel, weisen die Mitosefiguren keine für Tumorzellen typischen Abnormitäten auf.

Dysplastische Veränderungen sind ebenfalls häufig im metaplastischen Plattenepithel des Respirationstraktes von Gewohnheitsrauchern anzutreffen. *Sowohl im Zervikal- als auch im Bronchialepithel gilt das Auftreten dysplastischer Anteile als möglicher Vorläufer einer neoplastischen Veränderung.* Dysplasien finden sich oft in Nachbarschaft eines Neoplasmas, und epitheliale Dysplasien gehen dem Auftreten eines Karzinoms praktisch immer zeitlich voraus, wie Langzeitstudien an Zigarettenrauchern ergaben. Andererseits zeigen aber auch viele klinische Studien, daß eine Dysplasie nicht not-

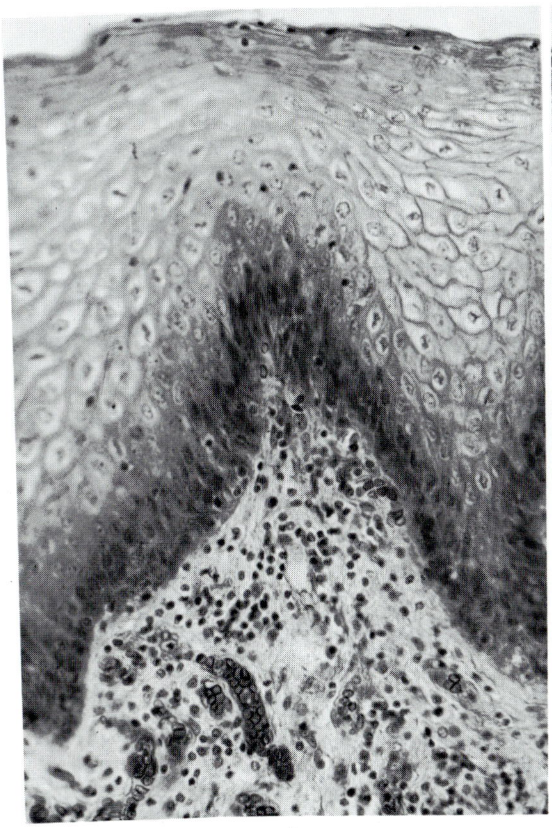

A

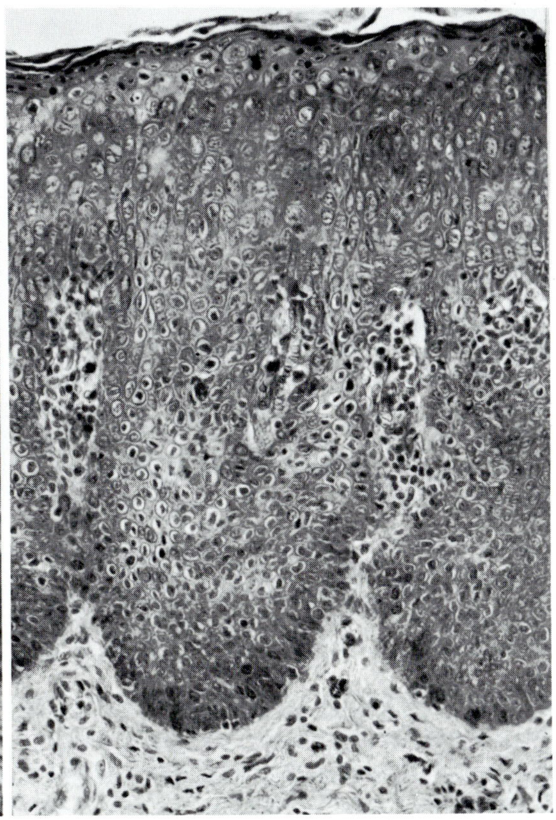

B

Abb. 1.40: *A:* Normales verhorntes Plattenepithel. *B:* Dysplastisches verhorntes Plattenepithel. Die hyperplastischen Basalzellen bilden eine mehrzellige Zone. Die Lokalisation der dysplastischen Zellen mit chromatinreichen Kernen ist ungeordnet.

wendigerweise zu einer Neopolasie führen muß. Die dysplastischen Veränderungen können auch reversibel sein, und mit dem Wegfall der auslösenden Ursache kann sich das Epithel wieder in seinen ursprünglichen Zustand zurückbilden.

Verschiedene Veränderungen

Verkalkung

Unter einer pathologischen Verkalkung versteht man die Ablagerung von Kalziumverbindungen, meist zusammen mit kleineren Mengen von Eisen, Magnesium und anderen Mineralsalzen, in Zellen und Geweben, in denen sie normalerweise nicht vorkommen. Die Verkalkung ist ein häufiger Vorgang, der im Rahmen verschiedener pathologischer Prozesse stattfindet. Wenn die Kalkablagerung in abgestorbenen oder im Untergang begriffenen Gewebebezirken angetroffen wird, spricht man von *dystrophischer Verkalkung*. Diese Form stellt sich auch bei einem normalen Kalziumspiegel im Blut ein und ist nicht an eine Störung des Kalziumstoffwechsels gebunden. Im Gegensatz dazu bezeichnet man die Ablagerung von Kalzium in intaktem Gewebe als *metastatische Verkalkung*, die ihrerseits fast ausschließlich bei gestörtem Kalziummetabolismus mit Hyperkalzämie auftritt.

Die dystrophische Verkalkung Diese Veränderung wird generell in nekrotischen Gewebebezirken angetroffen, ungeachtet dessen, ob es sich um eine Koagulations-, Kolliquations- oder käsige Nekrose oder um eine enzymatisch bedingte Fettgewebsnekrose handelt. Eine Verkalkung von Atheromen bei fortgeschrittener Arteriosklerose ist fast obligat. Diese Atherome entstehen in Intimaläsionen der Aorta und größerer Arterien und bestehen aus fokalen Lipideinlagerungen. Eine dystrophische Verkalkung entwickelt sich ebenfalls regelmäßig in geschädigten Herzklappen, was zur weiteren Funktionseinschränkung führt (Abb. 1.41). In allen Lokalisationen sind Kalkablagerungen schon makroskopisch als weißliche Granula oder größere Verhärtungen erkennbar und lassen sich oft als grobsandige Einlagerungen tasten. Ein verkalkter, tuberkulös veränderter Lymphknoten macht manchmal den Eindruck eines Kalkbrockens.

In der üblichen HE-Färbung erscheinen Kalkeinlagerungen als basophile, amorphe, granuläre oder manchmal verklumpte Massen. Sie treten *intra-* und *extrazellulär* oder *in beiden Lokalisationen* auf. Bleiben die Kalkmassen längere Zeit liegen, können sie eine *heterotope Knochenbildung* auslösen. Einzelne nekrotische Zellen können als Kristallisationspunkte wirken, um die weitere Salze abgelagert werden. Die sukzessive Anlagerung zusätzlicher Außenschichten führt zu einer Struktur mit lamellärem Aufbau, die man wegen ihrer Ähnlichkeit mit Sand als *Psammonkörper* (griechisch «psammon» = Ufersand) bezeichnet. Vor allem bei einigen Formen papillärer Karzinome (z.B. der Thyreoidea) kommen Psammonkörper besonders häufig vor. Ausgesprochen groteske hantelförmige Gebilde können entstehen, wenn sich Kalzium-Eisensalze entlang schlanker Asbestfasern in der Lunge ablagern (sogenannte Asbestkörperchen).

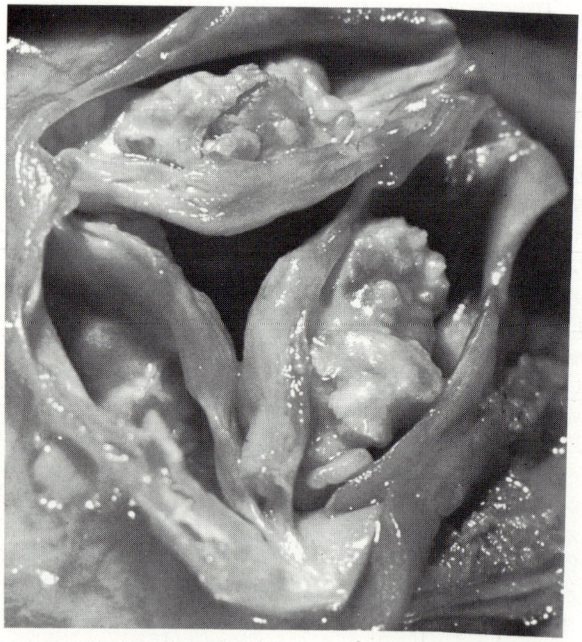

Abb. 1.41: Aufsicht auf die Aortenklappen eines Herzens mit geheilter (alter) rheumatischer Endokarditis. Die Semilunarklappen sind verdickt und fibrotisch. Hinter jedem Blatt sieht man dystrophische Kalkmassen.

Die Pathogenese der dystrophischen Verkalkung ist verständlicher geworden.[64, 65] Die letzte Phase, die allen Unterformen gemeinsam ist, besteht in der Bildung von Kalziumphosphatkristallen von der Art eines Apatits und vergleichbar mit dem Hydroxyapatit des Knochens. Der Prozeß läuft intra- oder extrazellulär in zwei Stufen ab: Eine *Initiation* (oder Kernbildung) wird von einer *Propagation* abgelöst. *Die extrazelluläre Auslösungsphase* ist an membrangebundene Vesikeln von ungefähr 200 nm Durchmesser gebunden; die analogen Bläschen im Knorpel- und Knochengewebe werden als *Matrixvesikeln* bezeichnet. Im Rahmen einer pathologischen Verkalkung stammen die Vesikeln aus absterbenden oder alternden Zellen. Man nimmt an, daß die hohe Kalziumkonzentration in diesen Gebilden auf der Affinität des Kalziums für saure Phospholipide beruht. Die Phosphatansammlung ist möglicherweise auf die membrangebundene Phosphataseaktivität zurückzuführen. Zentrum der Auslösung einer *intrazellulären Verkalkung* sind die *Mitochondrien* toter oder absterbender Zellen, in denen sich Kalzium ansammelt. Nach Ablauf der intra- oder extrazellulären Initiationsphase kommt es zur Propagation der Kristallbildung, deren Form und Ausmaß abhängig ist von der lokalen Ca^{2+}- und PO_4-Konzentration, der Verfügbarkeit von Hemmfaktoren und der Anwesenheit von Kollagen. Kollagen scheint die Rate der Kristallbildung zu erhöhen, wobei aber nicht klar ist, ob eine Verkalkung des Kollagens unabhängig von einer intrazellulären Kalkablagerung überhaupt möglich ist.[67]

Obwohl die Verkalkung eigentlich nichts weiter als ein Zeichen einer vorausgegangenen Zellschädigung darstellt, ist sie oft Ursache einer Fehlfunktion eines ganzen Organs. Dies zeigt sich am besten am Falle verkalkter Herzklappen oder der Arteriosklerose.

Die metastatische Verkalkung Diese Veränderung wird bei Vorliegen einer Hyperkalzämie auch in normalen, nicht vorgeschädigten Geweben beobachtet. Eine erhöhte Kalziumkonzentration im zirkulierenden Blut begünstigt natürlich auch eine dystrophische Kalkablagerung. Die Ursachen einer Hyperkalzämie sind äußerst vielfältig, wie ein Hyperparathyreoidismus, eine Vitamin-D-Intoxikation, eine generalisierte Sarkoidose, das sogenannte Milch-Alkali-Syndrom, ein Hyperthyreoidismus, die idiopathische Hyperkalzämie des Kleinkindes, die Addison Krankheit (Insuffizienz der Nebennierenrinde), ein verstärkter Knochenabbau bei disseminierten Knochentumoren (Knochenmetastasen eines Plasmozytoms oder anderer Neoplasmen) oder eine Leukämie sowie eine verminderte Knochenneubildung durch Immobilisation. Eine Hyperkalzämie kann sich auch bei Niereninsuffizienz mit verminderter Phosphatausscheidung einstellen, was sich dann klinisch als sekundärer Hyperparathyreoidismus äußert.

Eine metastatische Verkalkung kann überall im Körper auftreten. Hauptlokalisationen sind das Interstitium der Blutgefäße, Nieren, Lungen und Magenschleimhaut. Die Ablagerungen sind jeweils von denjenigen einer dystrophischen Verkalkung morphologisch nicht unterscheidbar. Sie erscheinen manchmal als amorphe, kristalline Massen, manchmal als Hydroxyapatitkristalle. Die metastatische Verkalkung scheint ihren Ausgang ebenfalls von Mitochondrien zu nehmen. Die Verkalkungen der Nierentubuli machen insofern eine Ausnahme, als die Ablagerungen von den Basalmembranen auszugehen scheinen, möglicherweise in Zusammenhang mit der Bildung extrazellulärer Vesikeln durch die Epithelzellen.

Im allgemeinen führen metastatische Verkalkungen nicht zu klinischen Ausfallerscheinungen. Ein massiver Lungenbefall kann jedoch nicht nur ein bemerkenswertes Röntgenbild liefern, sondern auch die Lungenfunktion einschränken. Ausgedehnte Ablagerungen in der Niere (Nephrokalzinose) können mit der Zeit zum manifesten Nierenschaden führen.

Hyaline Veränderungen

Der Begriff «Hyalin» wird häufig verwendet. Er entspricht jedoch einer histologischen Beschreibung und keiner spezifischen Bezeichnung einer definierten Zellschädigung. *Als Hyalin wird jede intra- oder extrazelluläre Veränderung bezeichnet, die histologisch in der üblichen HE-Färbung homogen, transparent und hellrot erscheint.* Dabei kann es sich sowohl um eine intra- oder extrazelluläre Stoffansammlung oder -speicherung handeln. Die genannten histologischen Eigenschaften sind verschiedensten Zell- und Gewebeveränderungen gemeinsam und stellen kein spezifisches Muster einer Ablagerung dar. Wenn der Begriff «hyalin» verwendet wird, sollte man daran denken, daß verschiedene Mechanismen zur beobachteten Veränderung geführt haben können. Diese Mechanismen sind nur in einem Teil der Fälle bekannt.

Beispiele *intrazellulärer hyaliner Veränderungen* sind: (1) Hyaline Tröpfchen in den Epithelzellen der proximalen Nierentubuli wurden bereits erwähnt. In den meisten Fällen sind sie Ausdruck der Resorption exzessiver Mengen von Proteinen, die den glomerulären Filterapparat passieren konnten. (2) Die kugeligen hyalinen Einschlüsse in Plasmazellen, die als Russell Körperchen bezeichnet werden, entsprechen Aggregaten von Immunglobulinen, die im rauhen endoplasmatischen Retikulum synthetisiert und nicht ausgeschleust wurden. (3) Verschiedene Virusinfekte führen zu hyalinen Einschlüssen in Kern oder Zytoplasma infizierter Zellen. Manchmal handelt es sich dabei um Ansammlungen von viralen Nukleoproteinen. (4) Wie ebenfalls bereits beschrieben, bestehen die charakteristischen hyalinen Einschlüsse in den Hepatozyten von Alkoholikern («alkoholisches Hyalin») aus Aggregaten von Präkeratin-Intermediärfilamenten.

Extrazelluläres Hyalin läßt sich weniger gut analysieren. Kollagenes Bindegewebe in einer alten Narbe kann hyalin erscheinen, die physikochemischen Mechanismen dieser Veränderung sind jedoch unklar. Bei langdauernder Hypertonie im großen Kreislauf oder bei Diabetes mellitus stellt man hyaline Veränderungen in den Wänden der Arteriolen, insbesondere der Nieren, fest. Diese *Hyalinose sklerotisch veränderter Nierenarteriolen* (hyaline Arteriolosklerose) hat große diagnostische und pathogenetische Bedeutung. Allem Anschein nach besteht das Hyalin in diesen Fällen aus präzipitierten Plasmaproteinen, die über das geschädigte Endothel die Gefäßwand infiltrierten. Manchmal beobachtet man auch eine Verdoppelung der Basalmembran der betroffenen Arteriolen. Als weiteres Beispiel extrazellulären Hyalins kann die hyaline Umwandlung der Nierenglomerula als Folge einer chronischen Schädigung angeführt werden. In diesem Fall scheint es sich beim hyalinen Material um ein Gemisch von Plasmaproteinen, Bestandteilen der Basalmembran und mesangialer Matrix zu handeln. In der HE-Färbung weist auch das

Amyloid (siehe S. 251) einen hyalinen Aspekt auf. Amyloid ist ein spezielles, fibrillär aufgebautes Protein mit einem charakteristischen, biochemischen Aufbau. Dieses Protein kann aufgrund seiner färberischen Eigenschaften mit Hilfe der Kongorot-Färbung identifiziert werden: Es färbt sich rot und zeigt eine grüne Doppelbrechung im polarisierten Licht.
Obschon der Begriff «Hyalin» auch weiterhin und oft angewandt wird, soll man bedenken, wie vielfältig die Ursachen der Entstehung dieser Veränderung sind, und was für Folgerungen aus ihrem Auftreten im Rahmen eines pathologischen Prozesses gezogen werden können. Ohne Zweifel weisen die verschiedenen Formen von Zellveränderungen ein breites Spektrum auf, das von reversiblen und irreversiblen Zellschädigungen bis zum weniger bedeutungsvollen intrazellulären Speichern und Ablagern von vielerlei Substanzen und Pigmenten reicht.
Auf diese Veränderungen wird in der Folge immer wieder zurückgekommen, denn alle Organveränderungen und -schäden, und damit die entsprechenden klinischen Krankheitszustände, beruhen im Grunde auf Störungen der Zellstruktur und -funktion (Zellularpathologie).

Literaturhinweise

1 Majno, G.: The Healing Hand: Man and Wound in the Ancient World Boston, Harvard University Press, 1975, p. 43
2 Hochachka, P.W.: Defense strategies against hypoxia and hypothermia. Science *231*:234, 1986
3 Jennings, R.B., and Steenbergen, C., Jr.: Nucleotide metabolism and cellular damage in myocardial ischemia. Ann. Rev. Physiol. *47*:727, 1985
4 Borgens, M. et al.: Changes in ultrastructure and calcium distribution in the isolated working heart after ischemia. Am. J. Pathol. *126*:92, 1986
5 Reimer, K.A., and Ideker, R.E.: Myocardial ischemia and infarction, Hum. Pathol. *18*:462, 1987
6 Trump, B., and Arstila, A.: Pathobiology of Cell Membranes, Vol. 3. New York, Academic-Press, 1983
7 Farber, J.: Membrane injury and calcium homostasis in the pathogenesis of coagulative necrosis. Lab. Invest. *47*:114, 1982
8 Venkatachalam, M.A., et al.: Salvage of ischemic cells by impermeant solute and ATP. Lab. Invest. *49*:1, 1983
9 Mittnacht, S., Jr., and Farber, J.L.: Reversal of ischemic mitochondrial dysfunction. J. Biol. Chem. *256*:3199, 1982
10 Katz, A.M., and Messineo, F.C.: Lipid-membrane interactions and the pathogenesis of ischemic damage in the myocardium. Circ. Res. *48*:1, 1981
11 Chen, K.R., et al.: Phospholipid alterations in canine ischemic myocardium. Temporal and topographical correlations with Tc-99-m-PPi accumulation and an *in vitro* sarcolemmal calcium permeability defect. Circ. Res. *48*:711, 1981
12 Nayler, W.G.: The role of calcium in the ischemic myocardium. Am. J. Pathol. *102*:262, 1981
13 Marban, E., et al.: Intracellular free calcium concentration measured with 19F NMR spectroscopy in intact ferret hearts. Proc. Natl. Acad. Sci. USA *84*:6005, 1987
14 Steenbergen, C., et al.: Elevation in cystolic free calcium concentration early in myocardial ischemia in perfused rat heart. Circ. Res. *60*:700, 1987
15 Nicotera, P., et al.: Cytosolic-free calcium and cell killing in hepatoma cell exposed to chemical anoxia. FASEB J. *3*:59, 1989
16 Buja, L.M., et al.: Altered calcium homeostasis in the pathogenesis of myocardial ischemic and hypoxic injury. Cell Calcium *9*:205, 1988
17 Bonventre, J.: Mediators of ischemic renal injury. Ann. Rev. Med. *39*:531, 1988
18 Chien, K.R., et al.: Accumulation of unesterified arachidonic acid in ischemic canine myocardium: Relationship to a phosphatidylcholine deacylation-reacylation cycle and depletion of membrane phospholipids. Circ. Res. *54*:313, 1984
19 Das, D.K., et al.: Role of membrane phospholipids in myocardial injury induced by ischemia and reperfusion. Am. J. Physiol. *251*:H71, 1986
20 Ganote, C.E., and VanderHeide, R.S.: Cytoskeletal lesions in anoxic myocardial injury: A conventional and high-voltage electron microscopic and immunofluorescence study. Am. J. Pathol. *129*:327, 1987
21 Steenbergen, C., et al.: Volume regulation and plasma membrane injury in aerobic, anaerobic, and ischemic myocardium *in vitro*: Effects of osmotic cell swelling on plasma membrane integrity. Circ. Res. *57*:864, 1985
22 Steenbergen, C., et al.: Cytoskeletal damage during myocardial ischemia: Changes in vinculin immunofluorescence staining during total *in vitro* ischemia in canine heart. Circ. Res. *60*:478, 1987
23 Bolli, R., et al.: Demonstration of free radical generation in (stunned) myocardium of intact dogs. J. Clin. Invest. *82*:476, 1988
24 Burton, K.P., and Massey, K.D.: Alterations in membrane phospholipids, mechanisms of free radical damage and antioxidant protection during myocardial ischemia and reperfusion. *In* Signal, P.K. (ed.): Free Radicals in the Pathophysiology of Heart Disease Boston, Martinus Nijhoff, 1987
25 Richard, V.J., et al.: Therapy to reduce free radicals during early reperfusion does not limit the size of myocardial infarcts caused by 90 minutes of ischemia in dogs. Circulation *78*:473, 1988
26 Corr, P.B., et al.: Amphipathic metabolites and membrane dysfunction in ischemic myocardium. Circ. Res. *55*:135, 1984
27 Venkatachalam, M.A., et al.: Energy thresholds that determine

membrane integrity and injury in a renal epithelial cell line (LLC-PK_1), J. Clin. Invest. *81*:745, 1988
28 Cheung, J.Y., et al.: Calcium and ischemic injury. N. Engl. J. Med. *314*:1670, 1986
29 Halliwell, B.: Oxidants and human disease: some new concepts. FASEB J. *1*:358, 1987
30 Halliwell, B., and Gutteridge, J.M.C.: Free Radicals in Biology and Medicine. New York, Oxford University Press, 1985
31 Freeman, B.A., and Crapo, J.D.: Biology of disease: Free radicals and tissue injury. Lab. Invest. *47*:412, 1982
32 Klebanoff, S.J.: Phagocytic cells: Products of oxygen metabolism. *In* Gallin, J., et al. (eds.): Inflammation: Basic Principles and Chemical Correlates. New York, Raven Press, 1988, pp. 391–444
33 Slater, T.F.: Free radical mechanisms in tissue injury. biochem. J. *222*:1, 1984
34 Henson, P.M., and Johnson, R.B., Jr.: Tissue injury in inflammation. Oxidants, proteases and cationic proteins. J. Clin. Invest. *79*:669, 1987
35 Taylor, A., et al. (eds.): Physiology of Oxygen Radicals. Baltimore, Williams & Wilkins, 1986
36 Imlay, J.A., and Linn, S.: DNA damage and oxygen radical toxicity. Science *240*:1302, 1988
37 Domandy, T.L.: In praise of peroxidation. Lancet 2:1126, 1988
38 Farber, J.C.: Xenobiotics, drug metabolism and liver injury. *In* Farber, E., et al. (eds.: Pathogenesis of Liver Diseases. Baltimore, Williams & Wilkins, 1987
39 Sharpe, A., and Fields, B.: Pathogenesis of viral infections: Basic concepts derived from the neovirus model. N. Engl. J. Med. *312*:486, 1985
40 Majno, G., et al.: Cellular death and necrosis: Chemical, physical, and morphologic changes in rat liver. Virchows Arch. 333:421, 1960
41 Walker, N.I., et al.: Patterns of cell death. *In* Jasmin, G. (ed.): Methods and Achievements in Experimental Pathology. Basel, S. Kargen, 1988, pp. 18–54
42 Duke, R.C., and Cohen, J.J.: The role of nuclear damage in the lysis of target cells by cytotoxic T-lymphocytes. *In* Podack, E.R. (ed.): Cytologic Lymphocytes and Complement, Vol. 2. Boca Raton, CRC Press, 1988, pp. 35–48
43 Duke, R.C., et al.: Endogenous endronuclear induced DNA fragmentation: an early event in cell mediated cytolysis. Proc. Natl. Acad. Sci. USA *80*:6361, 1983
44 Podolsky, K., and Isselbacher, K.J.: Derangements of hepatic metabolism. *In* Harrison's Principles of Internal Medicine. New York, McGraw-Hill Book Co., 1987, p. 1309
45 Geokas, M.C., et al.: Ethanol, the liver and the gastrointestinal tract. Ann. Intern. Med. 95:198, 1981
46 Riely, C.A.: Acute fatty liver of pregnancy. Semin. Liver Dis. *7*:47, 1987
47 Wolman, M.: Pigments in Pathology. New York, Academic Press, 1969
48 Toubald, R.D., et al.: Studies on the chemical nature of lipofuscin (age pigment) isolated from normal human brain. Lipids *10*:383, 1975
49 Richter, G.W.: A review. The iron-loaded cell – the cytopathology of iron storage. Am. J. Pathol. *91*:361, 1978
50 Jones, A.L., and Fawcett, D.W.: Hypertrophy of the agranular endoplasmic reticulum in hamster liver induced by phenobarbital. J. Histochem. Cytochem. *14*:215, 1966
51 Nagle, R.: Intermediate filaments: A review of basic biology. Am. J. Surg. Pathol. *12*(S1):4, 1988
52 Brandle, E.R., and Gabbiani, G.: The role of cytoskeletal and cytocontractile elements in pathologic processes. Am. J. Pathol. *110*:361, 1983
53 Katsuma, Y., et al.: Changes in cytokeratin intermediate filament cytoskeleton associated with Mallory body formation in mouse and human liver. Hepatology, *7*:1215, 1987
54 Perry, G. (ed.): Alteration of the Neuronal Cytoskeleton in Alzheimer Disease. New York, Plenum Press, 1987
55 Marchesi, V.T.: The cytoskeletal system of red cell membrane. Hosp. Pract. *20*:113, 1985
56 Becker, P.S., and Lux, S.E.: Hereditary spherocytosis and related disorders. Clin. Hematol. *14*:15, 1985
57 Fox, J.E., and Boyles, J.K.: The membrane skeleton – a distinct structure that regulates the function of cells. Bioessay *8*:14, 1988
58 Lindquist, S.: The heat shock response. Annu. Rev. Biochem. *55*:1151, 1986
59 Zak, R.: Cardiac hypertrophy: Biochemical and cellular relationships. Hosp. Pract. *18*:23, 1983
60 Baserga, R.: The Biology of Cell Reproduction. Cambridge, Harvard University Press, 1985
61 Alison, M.R.: Regulation of hepatic growth. Physiol. Rev. *66*:49, 1986
62 Fausto, N., and Mead, J.E.: Regulation of liver growth: Protooncogenes and transforming growth factors. Lab. Invest. *60*:4, 1989
63 Braun, L., et al.: Transforming growth factor mRNA increases during liver regeneration: A possible paracrine factor in growth regulation. Proc. Natl. Acad. Sci. USA, *85*:1539, 1988
64 Anderson, H.C.: Calcific disease. A concept. Arch. Pathol. Lab. Med. *107*:341, 1983
65 Schoen, F.J., et al.: Calcification: pathology, mechanisms and strategies of prevention. J. Biomed. Material Res. *22*:A1, 1988

2 Entzündung und Reparation

Entzündung

Am besten wird Entzündung definiert als eine *Reaktion durchbluteten, lebenden Gewebes auf einen lokalen Reiz.* Invertebraten ohne Blutkreislaufsystem, einzellige Organismen oder mehrzellige Parasiten verfügen zwar alle über Mechanismen zur lokalen Reizbeantwortung. Unter diese Reaktionsmechanismen fallen die Phagozytose des reizauslösenden Agens, der Einschluß und anschließende Verdauung der Reizsubstanz durch spezialisierte Zellen (Hämozyten) sowie die Neutralisation der Irritantien durch Hypertrophie der Zelle oder einzelner ihrer Organellen.[1] Diese Reaktionsformen wurden in der phylogenetischen Entwicklung beibehalten. Was jedoch die entzündliche Reaktion höherer Lebewesen besonders auszeichnet, ist die *Mitbeteiligung der Blutgefäße* und die dadurch ermöglichte Flüssigkeits- und Zellansammlung am Reizort. Damit wird die Reaktion zwar komplexer, deren Studium gewinnt jedoch an Faszination.

Die entzündliche Reizbeantwortung ist sehr eng mit dem Prozeß der *Reparation* verflochten. Die Entzündung dient der Zerstörung, Verdünnung oder Abkapselung des reizauslösenden Agens, setzt aber gleichzeitig den Ablauf einer Kette von Vorgängen in Bewegung, die in einer möglichst vollständigen Heilung und Wiederherstellung des geschädigten Gewebes endet.

Diese reparativen Prozesse beginnen bereits während der ersten Entzündungsphasen, finden aber ihren Abschluß unter normalen Bedingungen erst, wenn der Entzündungsreiz erfolgreich neutralisiert werden konnte.

Während der Reparation wird das geschädigte Gewebe entweder durch Parenchymzellen des ursprünglichen Muttergewebes *(Regeneration)* oder durch Narbengewebe, das aus Fibroblasten hervorgeht (*Defektheilung*, Narbengewebe), ersetzt. Die Prozesse der Regeneration und der Narbenbildung treten meistens in Kombination auf.

Der menschliche Organismus ist fähig, Verletzungen zu überstehen und Gewebedefekte heilen zu können, weil er über die Mechanismen der Entzündung und der Reparation verfügt. Ohne die Möglichkeit der entzündlichen Reaktion würden Infektionskrankheiten ungehindert ihren Lauf nehmen, Wunden nicht heilen und geschädigte Organe bleibende Defekte aufweisen. *Andererseits können sich aber entzündliche und reparative Prozesse potentiell schädigend auswirken.* Entzündliche Reaktionen bilden ein wichtiges pathogenetisches Prinzip der rheumatoiden Arthritis, lebensbedrohlicher Überempfindlichkeitsreaktionen oder einiger Formen tödlich verlaufender Nierenkrankheiten. Reparative Vorgänge können zur Bildung verunstaltender Narben oder fibröser Stränge führen, die einen Darmverschluß verursachen oder die Gelenkbeweglichkeit einschränken. Aus diesen Gründen produziert die Pharmaindustrie eine wahre Flut von entzündungshemmenden Medikamenten, die eine normale entzündliche Reaktion verhindern sollen. Das ideale Medikament müßte eigentlich die erwünschten Effekte der Entzündung verstärken und gleichzeitig die schädlichen Konsequenzen hemmen. Mit der Zunahme unserer Kenntnisse über die grundlegenden Mechanismen der Entzündung kommen wir dem Ziel näher, die positive Wirkung dieser Reaktion zum Wohle des Patienten auszunützen.

Historischer Rückblick

Das Studium der Entzündung hat eine reiche und lange Geschichte, die eng mit der Geschichte von Kriegen, Verletzungen und Infektionskrankheiten verbunden ist.[1–3] Wir beschränken uns hier auf einen sehr kurzen historischen Exkurs.

Cornelius Celsus, ein römischer Schriftsteller des ersten Jahrhunderts nach Christus, beschrieb die vier Kardinalsymptome der Entzündung: *«rubor», «tumor», «calor»* und *«dolor»* (Rötung, Schwellung, Wärme und Schmerz). Im Jahre 1793 machte der schottische Chirurg *John Hunter* auf einen Umstand aufmerksam, den wir heute als selbstverständlich ansehen: die Tatsache nämlich, daß die Entzündung keine Krankheit, sondern eine unspezifische, heilsame Reaktion des Organismus ist.[1] *Julius Cohnheim* (1839–1884) ist der Verfasser der ersten mikroskopischen Beschreibung der entzündlichen Reaktion. Seine Studienobjekte waren Blutgefäßverletzungen in dünnen, durchsichtigen Häutchenpräparaten von Mesenterium oder Zunge des Frosches. Die Beschreibung seiner Beobachtungen der initialen Vasodilatation und der Strömungsänderung des Blutes, der nachfolgenden Ödembildung aufgrund einer Erhöhung der Gefäßpermeabilität und schließlich der charakteristischen Leukozytenauswanderung aus dem Gefäß könnte auch heute kaum verbessert werden.[5]

Der russische Biologe *Elie Metschnikow* entdeckte den *Phagozytosevorgang*, indem er die Aufnahme von Rosendornen durch Amöbozyten von Seesternlarven (1882) und von Bakterien durch Säugerleukozyten (1884) beobachtete und beschrieb.[6] Er schloß aus seinen Beobachtungen, daß der Sinn der Entzündungsreaktion darin besteht, phagozytierende Zellen an den Ort der Läsion zu verlagern, um dort eingedrungene Bakterien aufzunehmen. Damit widersprach er der damals vorherrschenden Auffassung, die Entzündung diene dazu, Serumfaktoren zur Neutralisation infektiöser Keime an den Ort des Geschehens zu bringen. Bald wurde klar, daß für die Infektabwehr sowohl zelluläre (Phagozytose) und humorale Faktoren (Antikörper) eine maßgebliche Rolle spielen. Im Lichte dieser Erkenntnis wurde im Jahre 1908 der Nobelpreis Metschnikow und Paul Ehrlich – dem «Vater» der humoralen Theorie – gemeinsam zuerkannt.

Diesen beiden Namen muß derjenige von *Thomas Lewis* angefügt werden. Lewis entwickelte aufgrund sehr einfacher Experimente über die Entzündungsreaktion der Haut das *Konzept, daß lokal gebildete chemische Substanzen für die entzündlichen Gefäßveränderungen der initialen Entzündungsphase verantwortlich seien.* Diese grundlegende Erkenntnis führte zur Entdeckung der chemisch definierten Entzündungsmediatoren und damit zur Möglichkeit, wirkungsvolle entzündungshemmende Substanzen zu entwickeln.

Die akute Entzündungsreaktion

In unserer Vorstellung über entzündungsauslösende Faktoren nehmen in der Regel Bakterien oder andere mikrobielle Agentien die prominenteste Stelle ein. Tatsächlich können jedoch fast alle Mediatoren einer Zellschädigung (Kapitel 1) ebenfalls eine entzündliche Reaktion verursachen. Neben mikrobiellen Infekten müssen in diesem Zusammenhang auch physikalische (Verbrennung, Bestrahlung, Trauma) und chemische Einflüsse (Toxinwirkung, Verätzung), nekrotisches Gewebe sowie alle Formen immunologischer Reaktionen berücksichtigt werden.

Man unterscheidet akute und chronische Formen der Entzündung – was sich als sehr nützlich erweist, sofern die verwandten Begriffe klar definiert sind.[7] Eine *akute Entzündung* ist von verhältnismäßig kurzer Dauer – wenige Minuten, mehrere Stunden oder ein bis zwei Tage. Ihre Hauptmerkmale sind der Austritt von Flüssigkeit und Plasmaproteinen aus dem Blutgefäßsystem (Ödem) sowie die Auswanderung von Granulozyten (hauptsächlich neutrophile). Unabhängig vom auslösenden Reiz nimmt die akute Entzündung einen mehr oder weniger stereotypen Verlauf. Die *chronische Entzündung* andererseits zeigt ein weniger gleichförmiges Muster. Eine chronische Entzündung ist von längerer Dauer und zeichnet sich im histologischen Bild aus durch die Beteiligung von Lymphozyten und Makrophagen sowie die Proliferation von Blutgefäßen und des Bindegewebes. Verlauf und histologisches Erscheinungsbild können durch eine Vielzahl von Faktoren beeinflußt und verändert werden.

Viele der lokalen Reaktionen des Blutgefäß-Bindegewebe-Systems und seiner Zellen, die den Verlauf des Entzündungsgeschehens kennzeichnen, werden durch chemische Substanzen ausgelöst, die unter der Einwirkung des entzündungsauslösenden Agens aus gelösten oder zellulären Bestandteilen des Blutes entstehen. Eine Reihe derartiger chemischer Mediatoren, die entweder synergistisch oder in Serienschaltung wirken, beeinflussen den Ablauf der entzündlichen Reaktion. Man sollte dabei jedoch nicht vergessen, daß bestimmte Reize – z.B. Toxine, Bakterien, Ischämie – *direkte Zellschäden* bewirken und daß erst das nekrotische Gewebe seinerseits die Bildung chemischer Mediatoren auslöst. So entsteht beispielsweise die akute Entzündung im Rahmen eines Myokardinfarktes.

Der eigentliche Ort des Geschehens einer Entzündungsreaktion ist das an Blutgefäßen reiche Bindegewebe. Der in diesem Zusammenhang verwandte Begriff des Blutgefäß-Bindegewebe-Systems (Angiomesenchym) umfaßt das Blutplasma und die Blutzellen, die Blutgefäße selbst sowie die zellulären und extrazellulären Bestandteile des Bindegewebes (Abb. 2.1). Vertrautheit mit Struktur, Biologie und Biochemie dieser Zellen und Gewebe wird für die folgenden Ausführungen vorausgesetzt. Die Blutzellen, die in Entzündungsreaktionen eine wichtige Rolle spielen, sind *neutrophile Granulozyten, Monozyten, eosionophile Granulozyten, Lymphozyten, basophile Granulozyten* und *Thrombozyten.* Unter den Zellen des Bindegewebes sind es die *Gewebemastzellen*, die in enger Nachbarschaft zu *Blutgefäßen* gefunden werden, die *Fibroblasten* des Bindegewebes sowie gelegentlich ortständige Makrophagen und Lymphozyten. Das extrazelluläre Kompartiment des Bindegewebes besteht aus *Basalmembranen*, verschiedenen Typen von *Kollagen, Elastin* und *Proteoglykanen* (Heparin- und Chondroitinsulfat, Hyaluronsäure). *Fibronektin* und *Laminin* sind Glykoproteine, die – zusammen mit einigen Kollagen-Typen (IV und V) – Bestandteile der Basalmembranen bilden.

Vor einer Beschreibung spezifischer Eigenschaften und Phasen der Entzündungsreaktion müssen einige Begriffe definiert werden. Mit *Exsudation* wird der Austritt von Flüssigkeit, Proteinen und Blutzellen aus Blutgefäßen in das interstitielle Gewebe oder in Körperhöhlen bezeichnet. Ein *Exsudat* ist eine während der entzündlichen Rekation gebildete extravaskuläre Flüssigkeit, die charakterisiert wird durch einen hohen Proteinanteil, Zellbestandteile enthält und ein spezifisches Gewicht von >1,020 aufweist. Die Entstehung eines Exsudats setzt eine erhebliche Permeabilitätsänderung der Blutgefäße am Ort der Schadeneinwirkung voraus. Ein *Transsudat* ist demgegenüber eine extravaskuläre Flüssigkeit mit einem geringen Eiweißgehalt (fast ausschließlich Albumin) und einem spezifischen Gewicht von <1,012. Beim Transsudat handelt es sich eigentlich um ein Ultrafiltrat des Blutplasmas infolge eines gestörten hydrostatischen Gleichgewichts im Bereiche der Gefäßendothelien, deren Permeabilität jedoch intakt ist. Mit *Ödem* wird ein übermäßiger Flüssigkeitsgehalt des Interstitiums oder der Körperhöhlen bezeichnet, wobei es sich bei der Flüssigkeit um ein Exsudat oder ein Transsudat handeln kann. *Eiter, ein purulentes Exsudat,* ist das Resultat einer entzündlichen Exsudation und enthält reichlich Granulozyten (in der Regel neutrophile) und Zelltrümmer. Die im Eiter vorhandenen lysosomalen Enzyme bestimmen durch das Maß ihrer proteolytischen Aktivität die visköse Beschaffenheit des Exsudates.

Die *klinisch erkennbaren lokalen Zeichen der akuten Entzündung* sind – wie bereits von Celsus abschließend beschrieben – lokale Überwärmung, Rötung, Schwellung und Schmerz. Allerdings wurde später durch Virchow ein fünftes klinisches Zeichen angefügt – die Funktionseinschränkung *(«functio laesa»)*. Diese klinischen Kardinalsymptome der lokalen Entzündungsreaktion entstehen durch (1) *Änderungen des Blutstroms und des Kalibers der Blutgefäße* (hämodynamische Veränderungen), (2) *Änderungen der Gefäßpermeabilität* und (3) *Emigration von Granulozyten* (leukozytäre Exsudation). Diese drei Reaktionen, die zeitlich überlappen können, werden zum Teil durch gemeinsame Mediatoren vermittelt. Im allgemeinen unterscheiden sich jedoch die strukturellen und biochemischen Grundlagen der einzelnen Reaktionen derart, daß sie gesondert besprochen werden sollen.

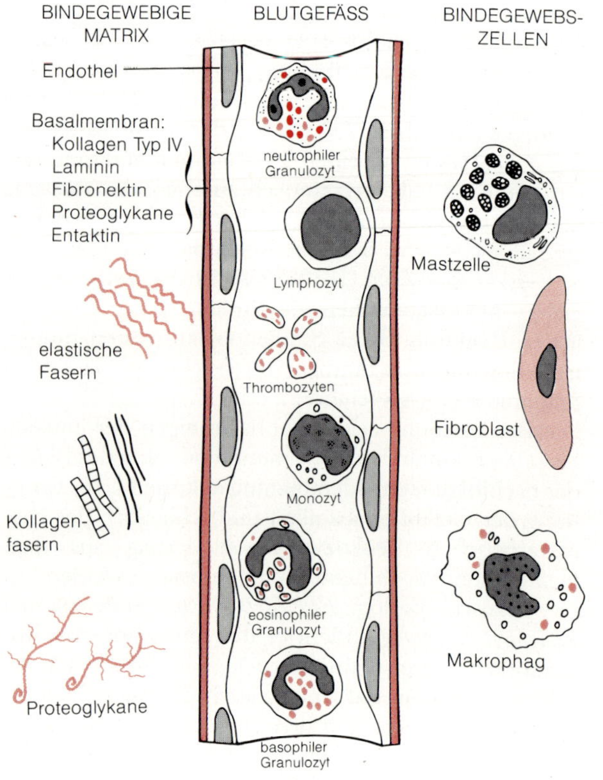

Abb. 2.1: An der Entzündungsreaktion beteiligte Blutzellen sowie Matrix und Zellen des Bindegewebes.

Änderung des Blutstroms und des Kalibers der Blutgefäße

Diese Veränderungen werden am besten sichtbar, wenn sie mit Zeitrafferkinematografie an dünnen, durchsichtigen Häutchenpräparaten untersucht werden. Sie treten schon früh nach dem Setzen eines Entzündungsreizes in Erscheinung, entwickeln sich jedoch – je nach Reizintensität – verschieden rasch. In der Regel wird folgende Reihenfolge eingehalten:

1. Als erstes kommt es zu einer *vorübergehenden Vasokonstriktion der Arteriolen.* Diese allererste Phase ist in Ausprägung und Dauer variabel. Im Anschluß an einen milden Reiz dauert die Vasokonstriktion zwischen 3 und 5 Sekunden, nach stärkerer Reizung (z. B. Verbrennung) mehrere Minuten.
2. Als nächstes und grundlegendes Ereignis stellt sich eine *Vasodilatation* ein, die zunächst ebenfalls die Arteriolen betrifft und dann auf das lokale Kapillarnetz übergreift. Daraus resultiert eine *Zunahme des Blutstroms,* das *Kennzeichen der frühen hämodynamischen Veränderungen im Rahmen der akuten Entzündung,* welche klinisch als Überhitzung und Rötung in Erscheinung treten. In diesem Stadium vermag die lokale Blutvolumenzunahme in den erweiterten Gefäßen den hämo-

statischen Druck derart zu verändern, daß proteinarme Flüssigkeit (Transsudat) in den Extravaskulärraum austritt.

3. Eine *Verlangsamung der Strömungsgeschwindigkeit des Blutes* wird als nächstes beobachtet. Sie ist die Folge der *erhöhten Kapillarpermeabilität*, die sich im Austritt proteinhaltiger Flüssigkeit (Exsudat) in die extravaskulären Gewebe äußert. Die Strömungsverlangsamung führt zur Anschoppung von Erythrozyten in den Gefäßen des Entzündungsbereichs und erhöhten Viskosität des Blutes. Histologisch widerspiegelt sich dieses Phänomen im Vorliegen dilatierter, dicht mit Erythrozyten angefüllter Kapillaren – ein Bild, das dem Zustand der *Stase* entspricht.

4. Mit der Entwicklung der Stase beginnt eine zunehmende Zahl von Granulozyten, sich unmittelbar dem Gefäßendothel entlang zu bewegen. Dieses Phänomen wird als *Granulozyten-Margination* bezeichnet. Die Granulozyten, bei denen es sich wiederum hauptsächlich um neutrophile handelt, scheinen am Endothel zu haften, zunächst vorübergehend, später während längerer Zeit. Nach einer kurzen Phase des Anhaftens am Endothel beginnen die Zellen die Gefäßwand zu durchwandern und gelangen in das interstitielle Gewebe. Diese Phase ist unter dem Begriff der *Granulozyten-Emigration* bekannt.

Der zeitliche Ablauf der verschiedenen Phasen variiert beträchtlich. Nach einem milden Reiz stellt sich die Stase erst nach 15 bis 30 Minuten, nach einem stärkeren Insult schon nach einigen Minuten ein. Handelt es sich beim entzündungsauslösenden Agens um eine diffundierbare Substanz oder wirkt der Entzündungsreiz in Form eines Gradienten ein, werden die dem Reizmaximum unmittelbar benachbarten Blutgefäße ausgesprochene und rasch einsetzende hämodynamische Veränderungen zeigen, während mehr peripher gelegene vergleichsweise schwächer reagieren. Bei lokaler Verbrennung der Haut können die Blutgefäße im zentralen Gebiet Zeichen einer vollständigen Stase aufweisen, während sich Gefäße in einiger Entfernung vom Schadenzentrum noch im Stadium der Vasodilatation befinden.

Änderungen der Gefäßpermeabilität

Normale Permeabilität und Struktur der Gefäße der Mikrozirkulation

In den Frühphasen der Entzündung kann also die Kombination von Vasodilatation und gesteigertem hydrostatischem Druck eine *Transsudation* leichten Grades bewirken. Diese Veränderung ist jedoch von kurzer Dauer und wird rasch von den Folgen der *Erhöhung der Gefäßpermeabilität und dem Austritt von Plasmaproteinen – dem Kennzeichen des akut entzündlichen Ödems* – abgelöst. Von der erhöhten Permeabilität ist die Mikrozirkulation betroffen, welche die kleinen Arteriolen, die Kapillaren und Venolen umfaßt. In diesem Gefäßabschnitt findet der Austausch von Substanzen zwischen zirkulierendem Blut und Geweben statt.

Nach dem Starling Gesetz wird das physiologische Flüssigkeitsgleichgewicht durch zwei gegeneinander gerichtete Kräftesysteme aufrechterhalten (Abb. 2.2 A). Zum System, das den Austritt von Flüssigkeit aus den Blutgefäßen verursacht, gehören der onkotische Druck der Flüssigkeit im Interstitialraum und der intravaskuläre hydrostatische Druck. Zum System, das den Flüssigkeitsstrom in die Gegenrichtung zwingt, tragen der onkotische Druck der Plasmaproteine und der interstitielle hydrostatische Druck bei. Diese Drucksysteme sind unter normalen Bedingungen so ausgeglichen, daß

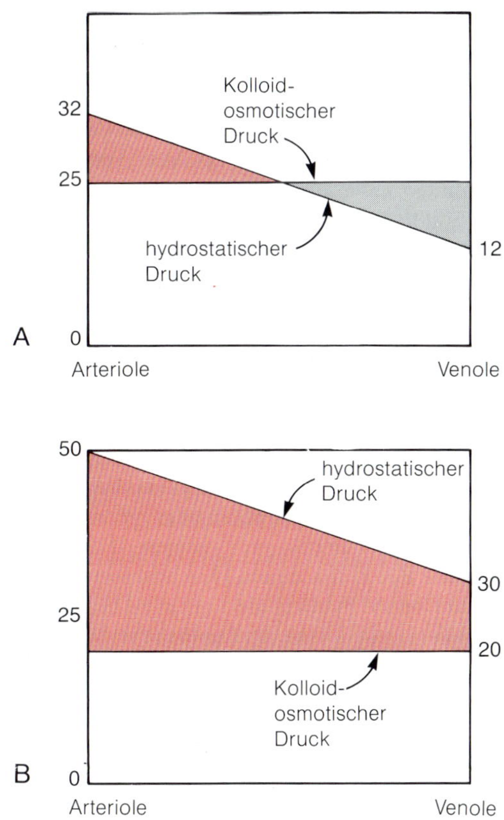

Abb. 2.2: Blutdruck und kolloidosmotische Druckverhältnisse bei normaler und entzündlich veränderter Mikrozirkulation. *A:* Normaler hydrostatischer Druck von 32 mm Hg auf der arteriellen und von 12 mm Hg auf der venösen Seite der Kapillaren. Der mittlere Kapillardruck entspricht dem kolloidosmotischen Druck (horizontale Linie). *B:* Akute Entzündung. Der mittlere Kapillardruck ist als Folge der Erweiterung der Arteriolen erhöht, während der kolloidosmotische Druck wegen des Proteinaustritts auf der Venolenseite gesenkt wird. Als Resultat kommt es zu einem Überschuß an Flüssigkeit, die aus den Gefäßen austritt. (Nachgezeichnet nach: Wright GP: An Introduction to Pathology. 3rd ed. London, Longmans, Green and Co., 1958).

der Flüssigkeitsaustritt aus peripheren Kapillaren der Skelettmuskulatur, beispielsweise, ganz leicht über den Wiedereintritt überwiegt; das geringe Volumen an ausgetretener Flüssigkeit wird, ohne daß es zur Ödembildung kommt, über Lymphgefäße abgeführt. Faktoren, die zur intravaskulären Druckerhöhung oder zur Verminderung des intravaskulären onkotischen Druckes führen, bewirken einen verstärkten Flüssigkeitsaustritt aus den Kapillaren und damit schließlich die Bildung eines Ödems. In diesen Fällen ist das entstandene Ödem die Folge einer Transsudation. *Beim entzündlichen Ödem* hingegen *kommt es zum Verlust proteinreicher Flüssigkeit infolge eines durchlässigen Gefäßendothels und damit zu einer Erniedrigung des intravaskulären onkotischen Druckes, begleitet von einer Erhöhung des onkotischen Druckes im Interstitium.* Die Kombination dieser Druckverhältnisse behindert den Rückstrom von interstitieller Flüssigkeit am venösen Ende des Kapillarnetzes (Abb. 2.2 B) und führt zu einem eindrücklichen *Austritt von Flüssigkeit* aus den Blutgefäßen.

Ein normaler Flüssigkeitsaustausch ist nur gewährleistet, wenn das Gefäßendothel intakt ist. Dieses Endothel besteht aus einer dünnen, einfachen Epithelschicht, die dem freien und raschen Austausch von Wasser und kleineren Molekülen zwischen dem Blutplasma und dem Interstitium dient. Der Durchtritt von Plasmaproteinen ist eingeschränkt, und diese Einschränkung nimmt proportional zur Molekülgröße zu. Die Endothelauskleidung aller Arteriolen, Venolen und Kapillaren ist vom *kontinuierlichen Typ:* Sie besteht aus einem ununterbrochenen Zytoplasmafilm mit engen Interzellularbrücken. Eine *fenestrierte* Endothelauskleidung findet sich in endokrinen Organen, im Darmbereich und in den Nierenglomerula. Die Endothelien der Leber-, Milz- und Knochenmarkkapillaren, schließlich, sind vom *diskontinuierlichen* oder *offenen Typ.* Physiologische Untersuchungen[8, 9] zeigen, daß wassergefüllte kleine Poren mit einem Durchmesser von 12 nm oder 8 nm breite Spalten die normale Durchlässigkeit der Kapillaren für kleine, lipidunlösliche Moleküle erklären kann. Ein hypothetisches System breiterer Poren von 100 nm Durchmesser soll den Übertritt kleiner Mengen von Proteinen und größerer löslicher Stoffe ermöglichen.

Elektronenmikroskopiker sind sich im allgemeinen darüber einig, daß die größeren Poren *mikropinozytotischen Vesikeln* entsprechen. Über das morphologische Äquivalent des Systems der «kleinen Poren» bestehen zwei Ansichten. Die erste nimmt an, daß das System der kleinen Poren aus kontinuierlichen transendothelialen Kanälen besteht, die aus fusionierten pinozytotischen Vesikeln entstanden sein sollen (Transzytose).[10, 11] Nach der zweiten Hypothese sollen kleine, lipidunlösliche Moleküle über offene Interzellularverbindungen die Kapillarwand durchqueren können.[12] Gleichgültig, welche Annahme sich als richtig herausstellt, weisen die Interzellularverbindungen der kleinen Venolen einen weniger komplexen Bau auf und sind durchlässiger als diejenigen im Bereich der Kapillaren.[12] Die Interzellularverbindungen zeichnen sich ohnehin durch eine labile Struktur aus und können sich unter dem Einfluß einer Reihe physikalischer und chemischer Faktoren erweitern. Wie wir sehen werden, bewirken die meisten der chemischen Entzündungsmediatoren die Erhöhung der Gefäßpermeabilität über die Öffnung von Lücken («gap junctions») in den Interzellularverbindungen.

Verschiedene polyanionische Moleküle, wie Sialoglykoproteine und Heparansulfat, finden sich ausschließlich in ganz bestimmten Domänen auf der Lumenseite der Endotheloberfläche (z. B. Vesikeln, Fenestrae, Interzellularverbindungen).[14] Diese anionischen Bezirke könnten sowohl für die normale wie auch für die erhöhte Gefäßpermeabilität eine wichtige Rolle spielen, indem an diesen Stellen negativ geladene Moleküle abgestoßen und der Transport kationischer Proteine gefördert würden. Die Existenz eines derartigen Mechanismus wurde jedenfalls für den Bereich der glomerulären Nierenkapillaren nachgewiesen.

Es muß betont werden, daß die Gefäßendothelzelle, trotz ihres verhältnismäßig einfachen Baus, als funktionell und metabolisch aktive Zelle zur Sekretion einer Reihe biologisch wichtiger Moleküle befähigt ist. Unter diesen Sekretionsprodukten sind Hormone (Prostaglandine), gerinnungsfördernde (Faktor VIII) und gerinnungshemmende (Plasminogenaktivator) Faktoren sowie Bindegewebeproteine (z. B. Kollagene)[15, 16] besonders erwähnenswert.

Muster und morphologische Grundlagen der erhöhten Gefäßpermeabilität

Die erhöhte Gefäßpermeabilität äußert sich klinisch als *Ödem.* Durch den meßbaren Austritt intravenös injizierter Farbstoffe oder radioaktiv markierter Proteine kann ein Ödem in den betroffenen Körperabschnitten experimentell nachgewiesen und quantifiziert werden. Einige partikuläre Substanzen, wie kolloidale Kohle (Partikel mit einem Durchmesser von 25 bis 30 nm), werden unter normalen Bedingungen von Zellen des Monozyten-Makrophagensystems (frühere Bezeichnung: retikuloendotheliales System, RES; auch mononukleares Phagozytosesystem, MPS), nicht aber von Endothelzellen, phagozytiert. Kohlepartikel können zwar geschädigte Endothelzellen passieren, sind jedoch für den Durchtritt durch die intakte Basalmembran zu groß. Die Partikel werden demnach zwischen Endothel und Basalmembran steckenbleiben. Undichte Blutgefäße können deshalb durch Injektion von Kohlepartikeln «markiert» und mit dem Licht- und Elektronenmikroskop untersucht werden.

Mit dieser Methode wurde die Haut von Versuchstieren, die verschiedenen Entzündungsreizen ausgesetzt worden war, untersucht. Es konnten in bezug auf Entstehen und Verschwinden der Störungen der Kapillarpermeabilität drei Reaktionstypen aufgezeigt werden (Abb. 2.3): (1) eine *vorübergehende Sofortreaktion,* (2) eine *über längere Zeit bestehende Sofortreaktion* und (3) eine *prolongierte verzögerte Reaktion.*

Die *vorübergehende Sofortreaktion* beginnt gewöhnlich unmittelbar nach Eintreten der Gewebeveränderung, erreicht nach 5 bis 10 Minuten ihre maximale Ausprägung und verschwindet allmählich während der anschließenden 15 bis 30 Minuten. *Diese Reaktion wird durch Histamin und durch die meisten der übrigen chemischen Mediatoren* sowie durch verhältnismäßig milde Entzündungsreize (z.B. lokale Erhitzung der Haut auf 54 °C während 5 Sekunden) ausgelöst. Majno und seine Mitarbeiter[18, 19] fanden unter Verwendung der Markierungstechnik mit Kohlepartikeln, daß der durch Histamin und andere chemische Mediatoren bewirkte vorübergehende Sofortaustritt der Markiersubstanz[20] sich beschränkte auf (1) *kleine bis mittelgroße Venolen* mit einem Durchmesser von weniger als 100 μm, unter Ausschluß der Kapillaren (Abb. 2.4), und (2) einen Partikeldurchtritt durch Lücken (0,5 bis 1,0 μm weit) *zwi-*

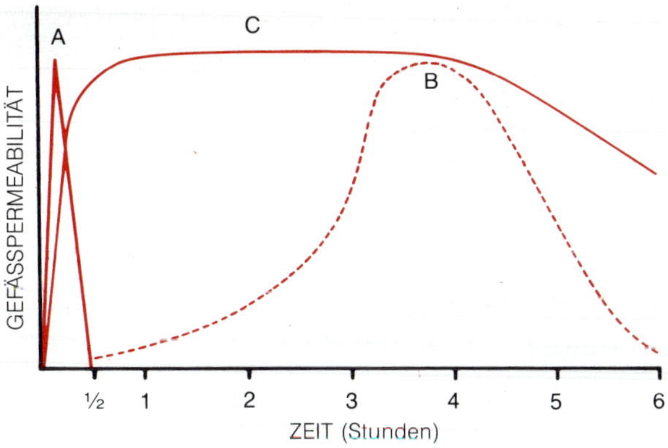

Abb. 2.3: Muster erhöhter Gefäßpermeabilität bei Entzündung. *A:* Vorübergehende Sofortreaktion. *B:* Verspätet eintretende Reaktion. *C:* Erhaltene Sofortreaktion.

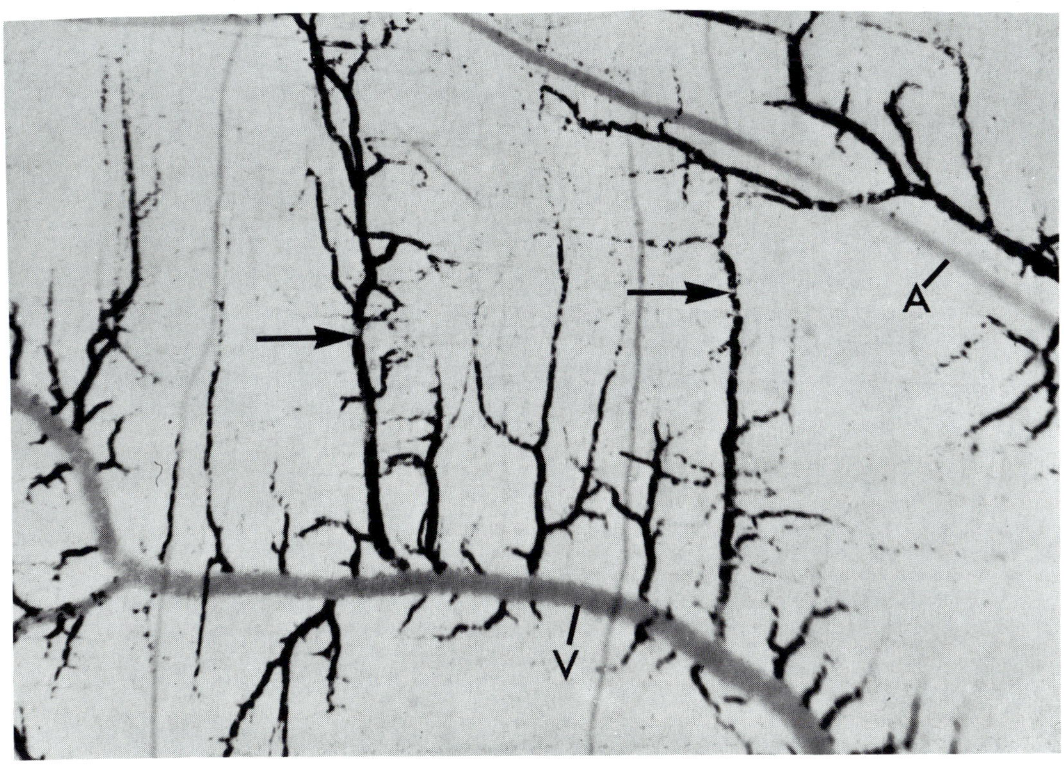

Abb. 2.4: Durch chemische Mediatoren ausgelöste Gefäßdurchlässigkeit. Abgebildet ist ein fixiertes, mit Glyzerin aufgehelltes und ungefärbt im Durchlicht betrachtetes Präparat eines Cremastermuskels der Ratte. Eine Stunde vor Töten des Versuchstieres wurden Bradykinin in die Nähe des Muskels und Kohlepartikel intravenös injiziert. Bradykinin bewirkte in einigen Gefäßen die Bildung kleiner Lücken zwischen Endothelzellen, und es kam zum Austritt von Plasma und Kohlepartikeln. Der Großteil der Kohle wurde jedoch durch die Basalmembranen der durchlässigen, schwarz markierten Gefäße zurückgehalten. *Nicht alle Blutgefäße wurden durchlässig* – die Veränderung beschränkt sich auf Venolen bestimmter Kaliber. A = Arteriole. V = kleine Vene. Pfeile deuten auf geschwärzte, durchlässige Venolen. Im Hintergrund ist sehr undeutlich das Kapillarnetz sichtbar (mit Erlaubnis Dr. G. Majno).

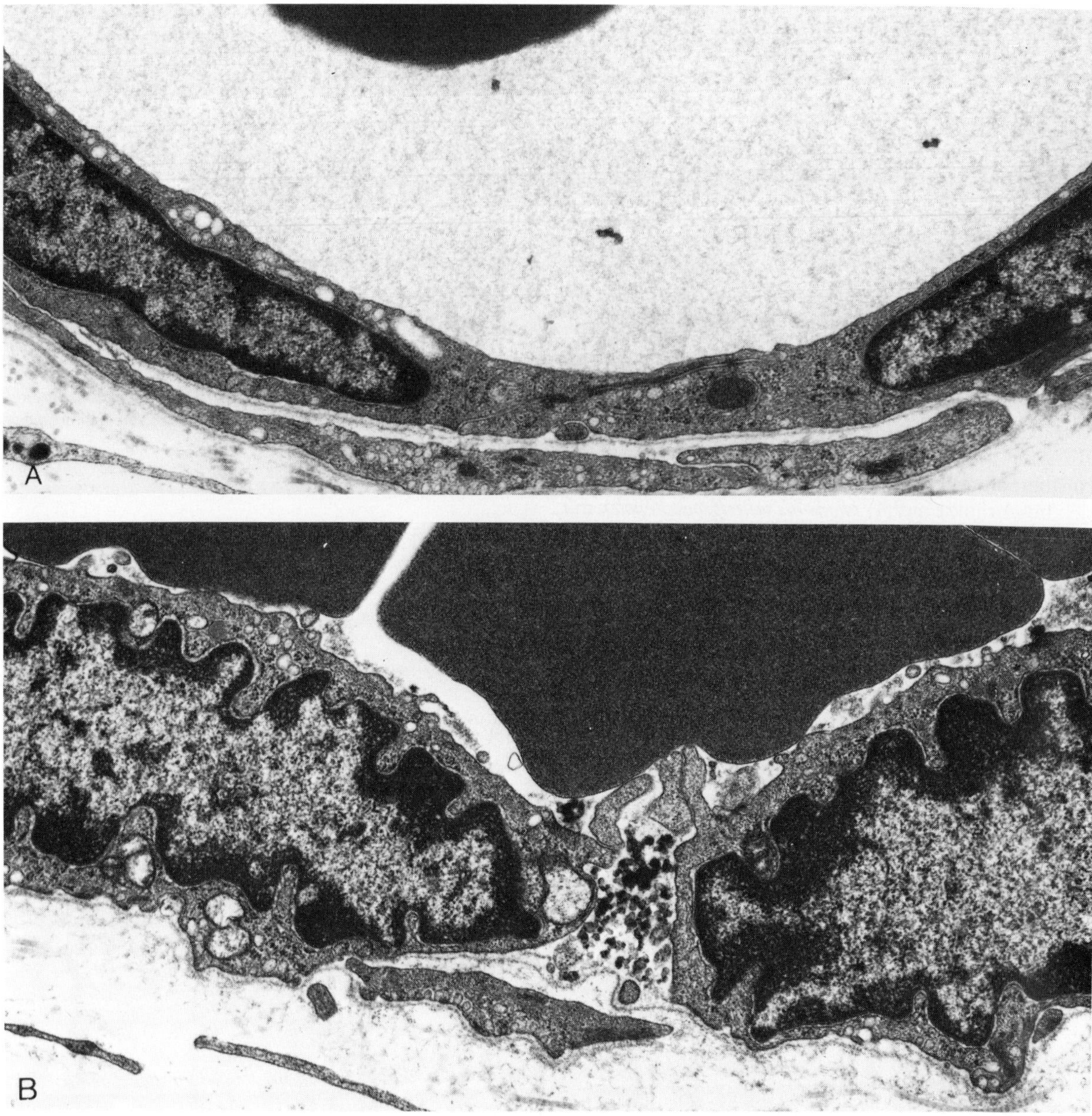

Abb. 2.5: *A:* Elektronenoptische Aufnahme der Wand einer normalen Venole, mit geschlossenen Interzellulärbrücken und flachen Endothelzellen. *B:* Venole nach Injektion eines Entzündungsmediators vom Histamin-Typ, mit intrazellulärer Lücke, durch die schwarze Kohlepartikel austreten. Die in das Lumen vorragenden Endothelzellen mit mehrfach eingebuchteten Kernen sind Zeichen einer Zellkontraktion. (nach: Joris IJ et al.: The mechanism of vascular leakage induced by leukotriene E4. Amer. J. Pathol. *126*:19, 1987).

schen den Endothelzellen (Abb. 2.5B). Der Mechanismus der Lückenbildung erwies sich als sehr einfach: Die Lücken sind die Folge einer *Kontraktion* der Endothelzellen und eines entsprechenden Auseinanderweichens der Zellverbindungen.

Ähnliche Veränderungen stellen sich ein bei milder Hitzeschädigung[20] und können mit Antihistaminika unterbunden werden. Warum wirken Mediatoren vom Typ des Histamins ausschließlich an den Venolen? Diese Frage kann nicht eindeutig beantwortet werden, doch gibt es Hinweise darauf, daß die Endothelzellen der Venolen mehr Bindungsstellen mit hoher Affinität (= Rezeptoren) für Histamin aufweisen als diejenigen der Arteriolen oder Kapillaren.[21]

Eine *über längere Zeit bestehende Sofortreaktion* stellt sich im Anschluß an eine schwerere Veränderung ein, die meistens von einer Zerstörung der Endothelzellen begleitet ist. Die Permeabilitätsstörung macht sich unmit-

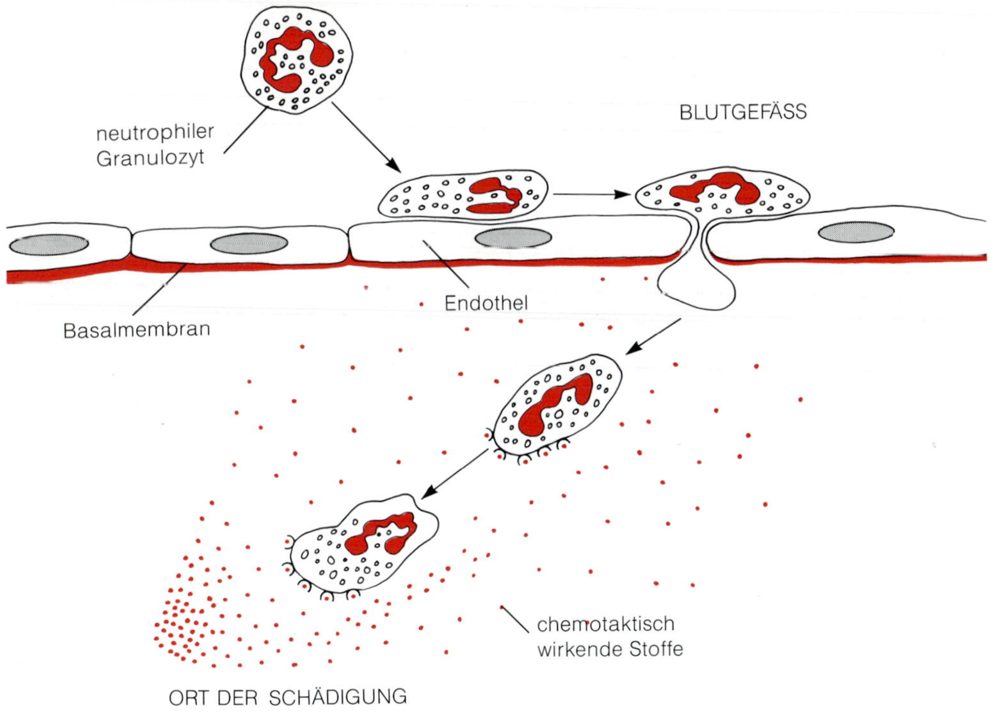

Abb. 2.6: Verhalten der Granulozyten bei Entzündung. Granulozyten haften am Gefäßendothel, bewegen sich auf eine Endothellücke zu, durchqueren das Endothel und wandern im Konzentrationsgradienten chemotaktisch wirkender Stoffe gegen Quelle der Schädigung.

telbar nach der Schädigung bemerkbar, hält sich während mehrerer Stunden auf Maximalwerten und bleibt so lange bestehen – in der Regel während 24 Stunden bis zu mehreren Tagen –, bis die geschädigten Blutgefäße thrombosieren oder der Endothelschaden repariert werden kann. Diese Reaktion betrifft die *Gefäße der gesamten Mikrozirkulation*, d.h. Arteriolen, Kapillaren und Venolen. Der Reaktion liegt ein schwerer Endothelschaden zugrunde, häufig in Form einer Ablösung der Endothelzellen mit oder ohne Anhaften von Thrombozyten am Schadenort. In diesem Fall scheint der *Mechanismus der Permeabilitätsstörung in der direkten Schädigung durch das auslösende Agens zu liegen.* Die erhöhte Gefäßpermeabilität nach einer schweren Verbrennung ist ein klassisches Beispiel für dieses Reaktionsmuster.[23]

Die *prolongierte verzögerte Reaktion* setzt erst *nach einem Zeitintervall ein, hält während mehrerer Stunden oder auch Tagen an und betrifft nur Venolen und Kapillaren.* Diese Reaktionsform ist verhältnismäßig häufig und wird beobachtet nach milder bis mäßiger lokaler Erhitzung, nach Röntgen- oder UV-Betrahlung und nach der Einwirkung bestimmter bakterieller Toxine sowie im Rahmen immunologischer Überempfindlichkeitsreaktionen vom verzögerten Typ (Typ IV; siehe S. 216). Ein allgemein bekanntes Beispiel für diese Art der Reaktion stellt der Sonnenbrand dar, der sich erst mehrere Stunden nach Abschluß des Sonnenbades unangenehm bemerkbar macht. Undichte Endothelstellen finden sich sowohl im Bereich der Venolen und der Kapillaren.[17]

Die Permeabilitätsstörung auf Höhe der Kapillaren läßt sich im wesentlichen auf eine direkte Endothelschädigung zurückführen. Die elektronenmikroskopische Untersuchung zeigt, daß die Störung die Folge undichter Interzellularverbindungen sein könnte, wobei allerdings keine Kontraktion der Endothelzellen beobachtet wird.[24] Die Gründe für das Entstehen von Endothellücken in den Kapillaren sowie für das verzögerte Auftreten der Permeabilitätsstörung sind unbekannt.

Eine Schlußbemerkung scheint am Platze: Obwohl es im experimentellen Modell leicht gelingt, die erwähnten drei Reaktionsmuster klar zu trennen, sind diese Grenzen bei den meisten Entzündungsreaktionen beim Menschen mehr oder weniger stark verwischt. Ein Grund liegt darin, daß die Schwere der Gewebeveränderung vom Zentrum zur Peripherie des Entzündungsortes graduell abnimmt, was an sich schon zu einem Überlappen der Reaktionstypen führt. Zudem können verschiedene chemische Mediatoren auch während Folgephasen der Entzündung aktiviert werden und auf diese Weise für den Unterhalt des verzögerten Reaktionsmusters verantwortlich sein.

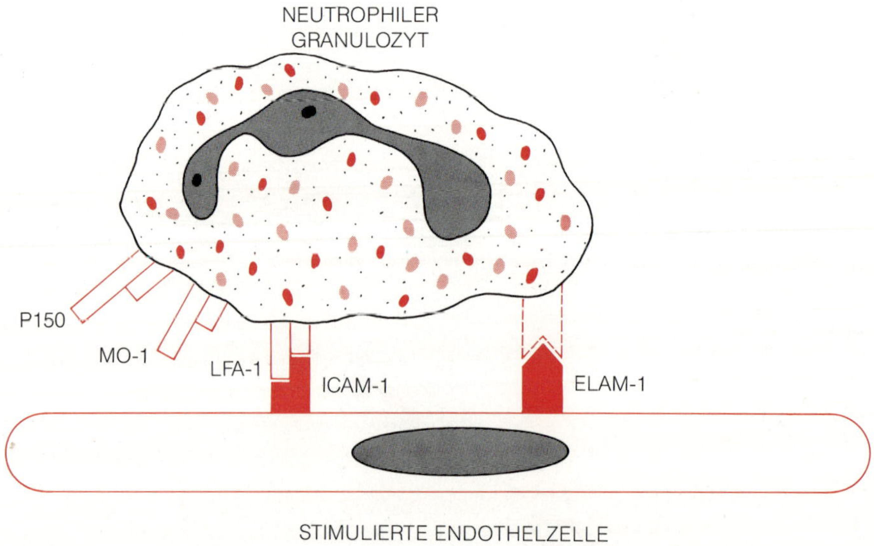

Abb. 2.7: Beispiele von Adhäsionsmolekülen auf Granulozyten (LFA1, MO-1, P150) und entzündlich veränderten Endothelzellen (ELAM-1, ICAM-1). ICAM-1 ist der Ligand für LFA-1. Der Ligand für ELAM-1 auf Granulozyten ist noch unbekannt.

Zelluläre Reaktionen: Leukozytenaustritt und Phagozytose

Die lokale Ansammlung von Leukozyten – hauptsächlich neutrophile Granulozyten und Monozyten/Makrophagen – im Gewebe ist das Hauptmerkmal der entzündlichen Reaktion. Leukozyten sind für Aufnahme und Abbau von Bakterien, Immunkomplexen und Bestandteilen zugrunde gegangener Zellen wichtig, und ihre lysosomalen Enzyme tragen auch auf andere Weise zur allgemeinen Abwehr bei. Wie wir sehen werden, können jedoch dieselben Zellen im Verlaufe der Abwehrreaktion durch die Freisetzung von Enzymen, chemischen Mediatoren und toxischen Sauerstoffradikalen das Entzündungsgeschehen verlängern und den ursprünglichen Gewebeschaden wesentlich verstärken.

Der zeitliche Ablauf dieser leukozytären Reaktion – beschränkt auf diejenige der neutrophilen Granulozyten – *wird in die folgenden fünf Phasen unterteilt:* (1) *Margination,* (2) *Adhäsion,* (3) *Auswanderung, meist in Richtung eines chemotaktischen Reizes,* (4) *Phagozytose und intrazellulärer Abbau und* (5) *Freisetzung von Leukozytenprodukten in den Extrazellulärraum.*

Margination

Im zirkulierenden Blut fließen die roten und weißen Blutzellen im axialen Zentrum der Gefäße der Mikrozirkulation, so daß nur eine verhältnismäßig dünne, zellfreie Plasmaschicht mit der Gefäßwand in Berührung kommt. Mit fortschreitender Verlangsamung und allmählichem Versiegen des Blutstroms scheint eine zunehmende Zahl von Granulozyten aus der zentralen Blutsäule auszuscheren und Kontakt mit dem Endothel aufzunehmen. Die Zellen purzeln zunächst langsam der Wand der Kapillaren und Venolen entlang und setzen sich schließlich irgendwo fest. Mit der Zeit scheint das Endothel von aneinander gereihten Granulozyten völlig bedeckt zu sein, ein Zustand, der als *«Pflästerung»* («pavementing») bezeichnet wird.

Adhäsion

Nach erfolgter Margination haftet eine große Zahl von Granulozyten an der Oberfläche des Gefäßendothels, was verglichen wurde mit «Kieselsteinen, über die ein Strom hinwegfließt, ohne sie zu bewegen». Da der Vorgang der Leukozytenadhäsion am Endothel das Vorspiel für die nachfolgenden zellulären Ereignisse darstellt, ist der diesem Phänomen zugrundeliegende Mechanismus von größter Bedeutung.

Obwohl das Anhaften durch eine Reihe von Faktoren beeinflußt werden kann, gibt es Hinweise[25] für die Annahme, daß *die während einer Entzündung beobachtete Verstärkung der Granulozytenadhäsion auf einer spezifischen Wechselwirkung zwischen «Adhäsionsmolekülen» auf den Oberflächen der Granulozyten und der Endothelzellen beruht.*[26] Die Expression derartiger Adhäsionsmoleküle, die zu verstärktem Haften führen, wird durch entzündungsauslösende Einflüsse und chemische Mediatoren induziert, verstärkt oder verändert (Tab. 2.1). *Einige dieser Substanzen wirken auf die Granulozyten, andere auf die Endothelzellen und wieder andere auf beide Zellarten.* Adhäsionsmoleküle auf der Granulozytenoberfläche

Tab. 2.1: Leukozyten-Adhäsion am Gefäßendothel

Mediatoren
Bakterienprodukte (Endotoxin)
Komplementfragmente (C5a)
Chemotaktische Peptide
Leukotrien B4 (LTB_4)
Plättchenaktivierungsfaktor (PAF)
Transferrin
Zytokine (IL-1 und TNF)

Mechanismen
Stimulation von leukozytären Adhäsions-Molekülen (C5a, LTB_4)
Stimulation von endothelialen Adhäsions-Molekülen (IL-1, Endotoxin)
Kombinierte Wirkung (TNF)

konnten als Gruppe einer Familie dreier heterodimerer Glykoproteine (LFA-1, MO-1 und p 150,95) identifiziert werden. Alle drei bestehen aus einer identischen β-Untereinheit (95 kD) und unterscheiden sich in ihrer α-Kette (150–180 kD)[27] (Abb. 2.7, linke Seite). Normale, nicht stimulierte Granulozyten tragen diese Moleküle in einem intrazellulären, vesikulären Kompartiment sowie – in geringer Zahl – auf der Zelloberfläche. Bestimmte Entzündungsmediatoren (z. B. chemotaktisch wirkende Komplementfragmente) bewirken eine rasche Vermehrung dieser Proteine auf der Granulozytenoberfläche, was mit einer verstärkten Adhäsion am Gefäßendothel einhergeht.[26]
Der eindrücklichste Beweis für die Wichtigkeit dieser Adhäsionsmoleküle ist die Existenz eines genetisch fixierten Mangels der leukozytären Adhäsionsmoleküle (Leukozyten-Adhäsions-Defekt), ein Zustand, der sich in rekurrierenden Infekten und einer gestörten Fähigkeit zur Granulozytenadhäsion äußert.[27] Die betroffenen Patienten weisen einen Syntheseffekt der diesen Molekülen gemeinsamen β-Kette auf.
Im Gegensatz zur Granulozyten-abhängigen Beeinflussung der Adhäsion durch Komplementfragmente stimulieren andere Entzündungsmediatoren, wie beispielsweise Interleukin-1 (IL-1), das Anhaften der Granulozyten durch die Auslösung der Synthese ähnlicher Proteine *auf Endothelzellen* – ihre Wirkung ist demnach Endothel-abhängig.[28] Zwei derartige Endothelproteine sind bekannt: ELAM-1 (endotheliales Leukozyten-Adhäsionsmolekül 1), das für die durch IL-1 induzierte Neutrophilenadhäsion verantwortlich ist,[28] und ICAM-1 (intrazelluläres Adhäsionsmolekül 1), das die Adhäsion von Lymphozyten, Neutrophilen und Monozyten vermittelt.[29, 29A] ICAM-1 dient als Rezeptor für das granulozytäre Molekül LFA-1. Gewisse Entzündungsmediatoren verstärken das Anhaften von Leukozyten durch ihre gleichzeitige Wirkung auf Granulozyten und Endothelzellen.[29] Während gewisse Mediatoren das Anhaften von Leukozyten an der Gefäßwand verstärken, kennt man andere, die eine adhäsionshemmende Wirkung besitzen und vielleicht für den Abschluß der Adhäsionsphase im Verlaufe der entzündlichen Reaktion verantwortlich sind.

Auswanderung und Chemotaxis

Auswanderung oder Emigration bezeichnen in diesem Zusammenhang die Summe der Vorgänge, die dazu führen, daß Leukozyten aus den Blutgefäßen in die perivaskulären Gewebe austreten. Neutrophile, eosinophile und basophile Granulozyten sowie Monozyten und Lymphozyten gehorchen im Prinzip denselben Mechanismen. Im Anschluß an die Phase der Adhäsion verschieben sich die Leukozyten geringfügig entlang dem Endothel und senden lange Pseupodien zwischen die Endothelzellen (Abb. 2.6).[31] Sie schieben sich durch die erweiterten Interzellularverbindungen und kommen allmählich zwischen die Endothelzellen und die Basalmembran zu liegen (Abb. 2.8).
Sie können in dieser Lokalisation während kurzer Zeit verweilen. Schließlich bewegen sie sich jedoch durch die Basalmembran und gelangen in den Extravaskulärraum. Erythrozyten können ebenfalls aus den Blutgefäßen austreten, vor allem bei Vorliegen eines schweren Gewebeschadens. Im Gegensatz zu den Leukozyten scheinen Erythrozyten durch den intraluminalen Druck passiv und ohne eigene Anstrengung aus dem durchlässigen, geschädigten Gefäß hinausgepreßt zu werden, gewissermaßen im Kielwasser der aktiv auswandernden Leukozyten.
Die zelluläre Zusammensetzung des entzündlichen Infiltrates ist abhängig vom Alter der Reaktion und von der Art des auslösenden Agens. In den meisten Fällen akuter entzündlicher Prozesse *überwiegen während der ersten 6 bis 24 Stunden neutrophile Granulozyten, die ihrerseits im Zeitintervall zwischen 24 bis 48 Stunden weitgehend durch Monozyten abgelöst werden.* Das Zustandekommen dieser Reihenfolge läßt sich auf verschiedene Weise erklären, am besten jedoch, wenn die drei folgenden Punkte berücksichtigt werden: (1) die neutrophilen Granulozyten sind kurzlebig, gehen nach 24 bis 48 Stunden zugrunde und verschwinden, während die Monozyten im Gewebe viel länger überleben; (2) die Auswanderung von Monozyten wird über den Zeitpunkt hinaus aufrechterhalten, an dem die Granulozytenemigration zum Stillstand kommt[32]; und (3) auf neutrophile Granulozyten und Monozyten chemotaktisch wirkende Substanzen werden innerhalb der Entzündungsreaktion zu verschiedenen Zeiten aktiviert. Natürlich kennt man viele Ausnahmen von diesem allgemeinen Muster der Zusammensetzung des zellulären Exsudats: Bei Infektion mit Pseudomonas-Keimen herrschen neutrophile Granulozyten über einen Zeitraum von zwei bis vier Tagen vor; bei viralen Infekten erscheinen in der Regel Lymphozyten als erste Entzündungszellen; bei einigen Überempfindlichkeitsreaktionen überwiegen eosinophile Granulozyten.
Chemotaxis wird definiert als die gerichtete Wanderung von Zellen gegen einen Lockstoff oder, einfacher, als die gerichtete Bewegung entlang eines chemischen Gradienten (Abb. 2.6). Der Begriff sollte von demjenigen der *Chemokinesis* abgegrenzt werden, der die Beein-

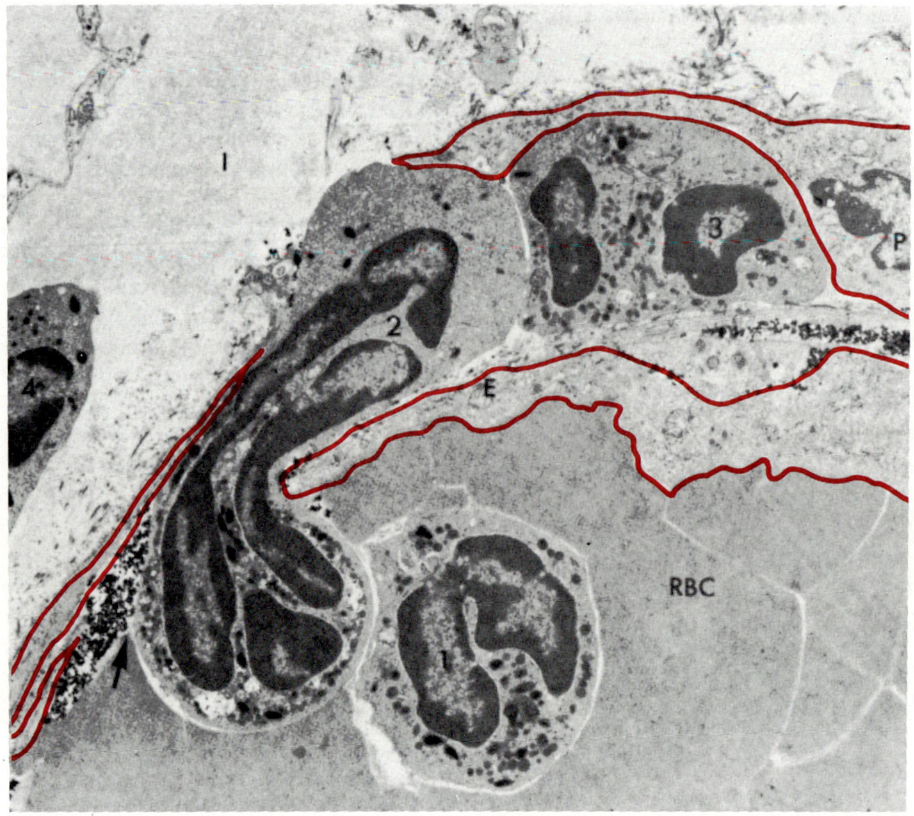

Abb. 2.8: Venole, 10 h nach Injektion eines entzündungsauslösenden Toxins. Vier Granulozyten sind erkennbar: (1) befindet sich im Gefäßvolumen; (2) zwängt sich durch eine Endothellücke *(Pfeil)*; (3) sitzt zwischen einer Endothelzelle (E) und einem Perizyten (P); und (4) hat das Interstitium (I) erreicht. Endothelzellen und Perizyten sind rot markiert.

flussung der *Zufallsbewegung* von Zellen bezeichnet. Alle Granulozyten, Monozyten und – wenigstens zu einem gewissen Grad – Lymphozyten reagieren auf chemotaktische Reize mit unterschiedlicher Geschwindigkeit.

Untersuchungen über die Mechanismen der Chemotaxis reichen weit zurück. Erst die Entwicklung der von Boyden entwickelten Millipore-Kammer[33] verwandelte diese frühen Expeditionen auf der Jagd nach chemotaktisch wirksamen Stoffen zum internationalen Sport. Die Boyden-Kammer besteht aus zwei Kompartimenten, die eine Filtermembran voneinander trennt. Leukozyten werden in eines der Kompartimente, die möglicherweise chemotaktisch wirksame Substanz in das andere gebracht.

Bei Vorhandensein einer chemotaktischen Aktivität bewegen sich die Leukozyten durch die Poren der Filtermembran. Der Grad der chemotaktischen Aktivität wird druch Zählen der Zellen in und auf der Membran sowie im zweiten Kompartiment bestimmt. Einige der chemotaktisch aktiven Substanzen beschränken ihre Wirkung auf Granulozyten, andere auf Monozyten, und wieder andere beeinflussen die Wanderung beider Leukozytenarten.

Sowohl exogene als auch endogene Substanzen können chemotaktische Aktivität besitzen.[34] Unter den wichtigsten, auf neutrophile Granulozyten chemotaktisch wirkenden Agentien finden sich: (1) *Bakterienprodukte*; (2) *Komponenten des Komplementsystems*, insbesondere C5a; und (3) *Produkte des Lipoxygenase-Wegs des Arachidonsäure-Metabolismus*, insbesondere Leukotrien B_4. *Lösliche bakterielle Faktoren* mit chemotaktischer Aktivität lassen sich aus Filtraten einer Reihe von Mikroorganismen, beispielsweise *Staphylococcus albus, St. aureus, Escherichia coli*, isolieren. Einige dieser Isolate sind Peptide mit einer N-terminalen *N*-Formyl-Methionin-Gruppierung.

Diese Beobachtung ermöglichte die Synthese einfacher Oligopeptide mit starker chemotaktischer Aktivität für Leukozyten.[35] Andere Substanzen sind Lipide, die den endogen gebildeten Lipoxygenase-Produkten des Arachidonsäure-Abbaus verwandt sind. Auf Substanzen mit einer auf Monozyten beschränkten Aktivität wird auf S. 76 eingegangen.

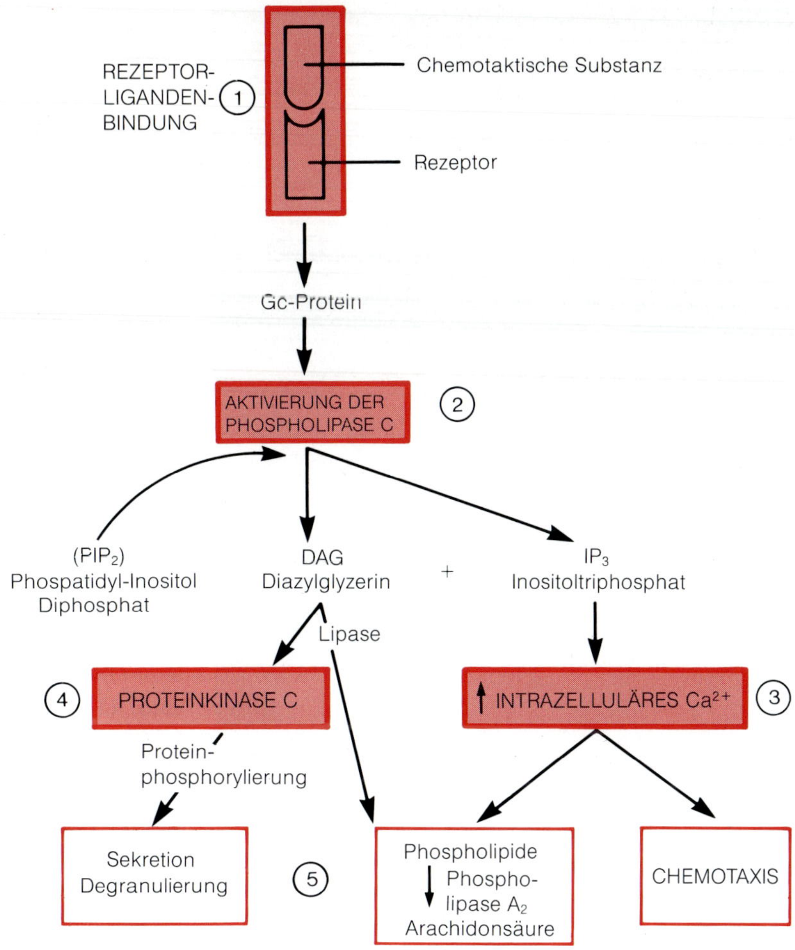

Abb. 2.9: Biochemische Schritte der Granulozytenaktivierung. Schlüsselereignisse sind (1) Bindung von Rezeptor und Ligand, (2) Aktivierung der Phospholipase-C, (3) Zunahme der intrazellulären Kalziumkonzentration, und (4) Aktivierung der Proteinkinase C. Die biologischen Auswirkungen der Granulozytenaktivierung (5) umfassen Chemotaxis, Bildung von Arachidonsäure-Metaboliten, sekretorische Aktivität und Degranulierung.

Wie «sieht» (oder «riecht») der kopflose Leukozyt diese chemotaktischen Substanzen? Wie veranlassen diese verschiedenartigen Stoffe eigentlich die Zellen zu einer gerichteten Wanderung? Obwohl keine vollständigen Antworten vorliegen, kennt man verschiedene Schritte und sogenannte Zweitsignale («second messengers») (Abb. 2.9).[36, 37] *Am wichtigsten ist die Erkenntnis, daß Leukozyten auf ihrer Zellmembran spezifische Rezeptoren für chemotaktisch aktive Substanzen besitzen.* Die Bindung des Liganden an den Rezeptor geht sehr rasch vor sich. Bereits bei der Besetzung von ungefähr 20% der Rezeptoren kann man eine gesteigerte Zufallsbewegung und eine chemotaktisch gerichtete Wanderung beobachten. Chemotaktische Substanzen in höheren Konzentrationen führen zudem zur Leukozyten-«Aktivierung» (d.h. Degranulierung vorgebildeter Vesikeln und Produktion toxischer Sauerstoff-Verbindungen). Die Besetzung der Rezeptoren aktiviert die membranständige Phospholipase C, unter Vermittlung eines speziellen G-Proteins, das als Gc-Protein bezeichnet wird. Die Aktivierung der Phospholipase C führt zur hydrolytischen Spaltung eines Membran-Phospholipids, Phosphatidyl-Inositol-4,5-Biphosphat (PIP_2), zu Inositol-1,4,5-Triphosphat (IP_3) und Diazyl-Glyzerin (DAG). IP_3 bewirkt die Freisetzung intrazellulären Kalziums. *Die Zunahme der Konzentration der Kalziumionen im Zytosol* löst den Zusammenbau der kontraktilen Elemente aus, die für die Zellbeweglichkeit notwendig sind. Mit der Zunahme des intrazellulären Ca^{2+} kommt es zur Aktivierung der Phospholipase A_2. Diese baut ihrerseits Membran-Phospholipide zu Arachidonsäure ab, und es bilden sich Arachidonsäure-Metaboliten (siehe S. 66). Die anhaltende hydrolytische Aktivität von PIP_2 führt zudem zum gesteigerten *Einstrom* von Ca^{2+} über die Plasmamembran. Dieser Kalziumeinstrom scheint für die nachfolgende Leukozyten-Aktivierung von Bedeutung zu sein. Dazu kommt, daß DAG über seine aktivierende Wirkung auf die Proteinkinase C an verschiedenen Phasen der Leukozyten-Degranulierung und der Freisetzungsreaktionen beteiligt ist[37], die sich als Folge eines starken chemotaktischen Reizes oder während des Vorgangs der Phagozytose abspielen.

Allmählich gewinnen wir auch Klarheit über die eigentlichen Fortbewegungsmechanismen der Leukozyten. Die Phagozyten bewegen sich durch Aussenden

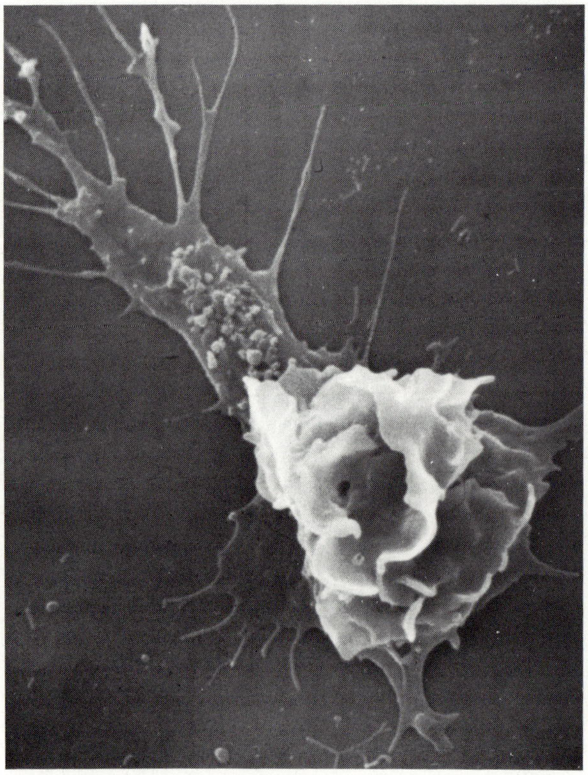

Abb. 2.10: Rasterelektronenoptische Aufnahme eines Granulozyten, der sich in Kultur von rechts unten (Schwanzanteil) nach links oben (Pseupod) bewegt. (mit Erlaubnis Dr. M.J. Karnovsky, Harvard Medical School).

eines Pseudopodiums (Lamellipodium), das den Rest der Zelle in der eingeschlagenen Richtung nachzieht. Die Situation weist gewisse Analogien zu einem Automobil mit Vorderradantrieb auf (Abb. 2.10). Das Innere des Pseudopodiums besteht aus einem Netzwerk verzweigter Filamente aus *Aktin* und dem kontraktilen Protein *Myosin.* Durch schnell aufeinander folgende Assoziation und Dissozation des Aktins von monomerer zu fibrillärer Form vermag sich das Pseudopodium zu kontrahieren und zu expandieren, sobald eine Bewegung erforderlich ist.

Dieses Phänomen steht unter der Kontrolle von Kalziumionen und regulatorisch wirkender Proteine, wie *Aktin-bindendes Protein, Gelsolin, Profilin* und *Calmodulin.* Calmodulin, ein Kalzium-bindendes Protein, kontrolliert den Aufbau der Myosinmoleküle. Die Art der Interaktion des Myosin mit dem Aktin, das die Kontraktion des Pseudopodiums ermöglicht, ist unbekannt. Trotzdem weiß man, daß die Bewegungsfähigkeit stark von intrazellulären Kalzium-Gradienten abhängt. Diese beeinflussen ihrerseits die Funktion der Proteine, die auf Aktin regulatorisch wirken.[38, 39]

Phagozytose und Degranulierung

Phagozytose und die Freisetzung von Enzymen durch neutrophile Granulozyten und Makrophagen entsprechen zusammen dem Haupteffekt, der auf der Leukozytenansammlung am Entzündungsort beruht.[40, 41] Der Vorgang der Phagozytose läßt sich in drei einzelne, jedoch voneinander abhängige Phasen unterteilen. In einem ersten Schritt kommt es zum Anhaften des zur Phagozytose vorgesehenen Partikels auf der Oberfläche des Leukozyten – ein Phänomen, das offenbar einen *Erkennungsmechanismus* voraussetzt. Der zweite Schritt besteht in der eigentlichen *Partikelaufnahme* und der anschließenden Bildung eines Phagosoms. Dann folgt das *Abtöten* und/oder der *Abbau* des aufgenommenen Materials.

Erkennung und Anhaften Neutrophile Granulozyten und Makrophagen sind zwar imstande, Bakterien oder andere inerte Partikeln (z.B. Latexkügelchen) auch in Abwesenheit von Serum zu erkennen und aufzunehmen. *Die meisten Mikroorganismen müssen jedoch, um von den Phagozyten als fremd erkannt werden zu können, mit natürlich vorkommenden Serumfaktoren beladen sein, die man Opsonine nennt.* Die beiden wichtigsten Opsonine sind: (1) IgG (Subklassen 1 und 3), wahrscheinlich größtenteils natürlich vorkommende Antikörper gegen das partikuläre Material; und (2) C3b, das sogenannte «opsonisierende» C3-Fragment, das während der Komplementaktivierung gebildet wird[42]. Opsonisierte Teilchen binden sich an entsprechende *Rezeptoren* auf der Oberläche von neutrophilen Granulozyten und Makrophagen: Eine Gruppe derartiger Rezeptoren dient der Bindung der Fc-Enden der IgG-Moleküle (bezeichnet als FcγR), eine andere der Bindung von C3b.

Aufnahme Die Partikelaufnahme wird ausgelöst, wenn der Phagozyt das Material als fremd erkannt hat. Die Bindung opsonisierter Partikel an FcγR genügt, die Aufnahme in Gang zu setzen. Bei Besetzung der C3b-Rezeptoren hingegen wird die Partikelaufnahme erst nach einer (weiteren) Rezeptoraktivierung einsetzen. Diese Aktivierung kommt zustande durch die gleichzeitige Bindung von extrazellulärem Fibronektin und Laminin oder aber durch lösliche Produkte stimulierter T-Lymphozyten. Während des Aufnahmevorgangs umfließen Zytoplasmaausläufer (Pseudopodien) das zur Phagozytose vorgesehene Material, was schließlich mit einem vollständigen Einschluß der Partikel im Phagosom endet (Abb. 2.11 und 2.12). Die Membran des Phagosoms fusioniert dann mit derjenigen der Lysosom-Granula, und der Inhalt der Granula entleert sich in das neuentstandene Phagolysosom. Bei der Partikelaufnahme kommt es deshalb zur zunehmenden Degranulierung der neutrophilen Granulozyten und Monozyten. Während der Degranulierungsphase treten ständig geringe Mengen hydrolytischer Enzyme und metabolischer Produkte (z.B. Wasserstoffperoxid) aus der phagozytierenden Zelle in den Extrazellulär-

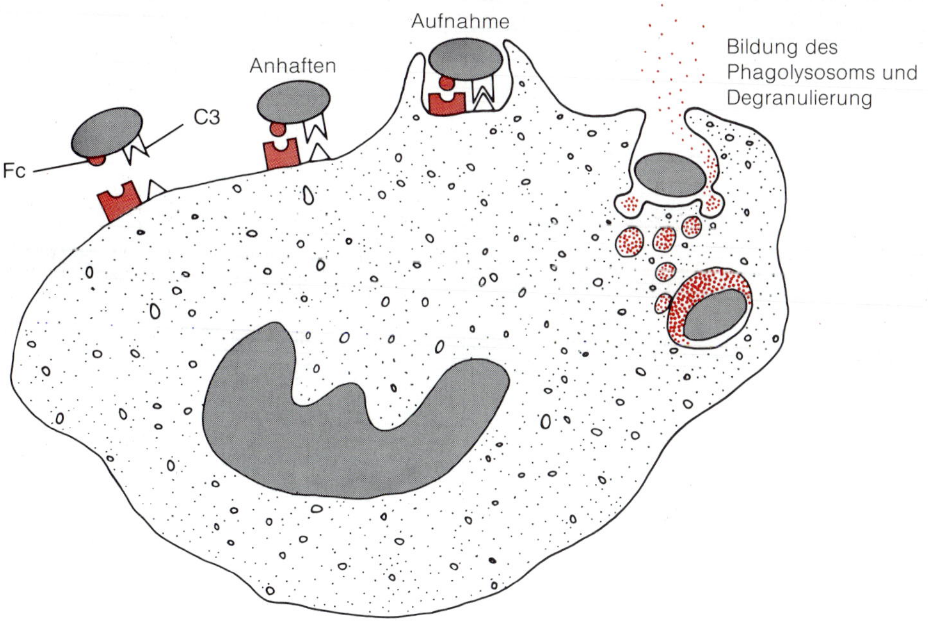

Abb. 2.11: Die Phagozytose eines Partikels (z.B. Bakterium) bedingt Anhaften und Bindung von Fc und C3b an Rezeptoren der Granulozytenmembran, Aufnahme und Fusion der Granula (rot) mit Phagosom, gefolgt von Degranulation. Während diesem Vorgang können Inhaltsstoffe der Granula auch extrazellulär freigesetzt werden.

raum aus. Das Leck beruht möglicherweise auf unvollständig geschlossenen Kanälen, die das Phagolysosom mit der Zellumgebung verbinden. Dieser Vorgang wird als «Aufstoßen während des Essens» («regurgitation during eating») bezeichnet und ist deshalb von Bedeutung, weil ein Teil der ausgetretenen Enzyme proteolytisch aktiv ist und einen lokalen Gewebeschaden verursachen kann.

Viele der biochemischen Grundlagen der Phagozytose und der Degranulierung sind denen der Chemotaxis vergleichbar (Abb. 2.9). Die Vorgänge stehen in enger Beziehung zu Rezeptor-Liganden-Reaktionen, der Aktivierung der Phospholipase C, der Bildung von Diazylglyzerin und IP_3, der Aktivierung der Proteinkinase C und einem Anstieg der zytoplasmatischen Kalziumkonzentration. Die beiden letzten Schritte dienen zudem als Zweitsignal zur Auslösung zellulärer Vorgänge, an denen sich auch kontraktile Proteine, Mikrofilamente und Mikrotubuli beteiligen.[1, 43]

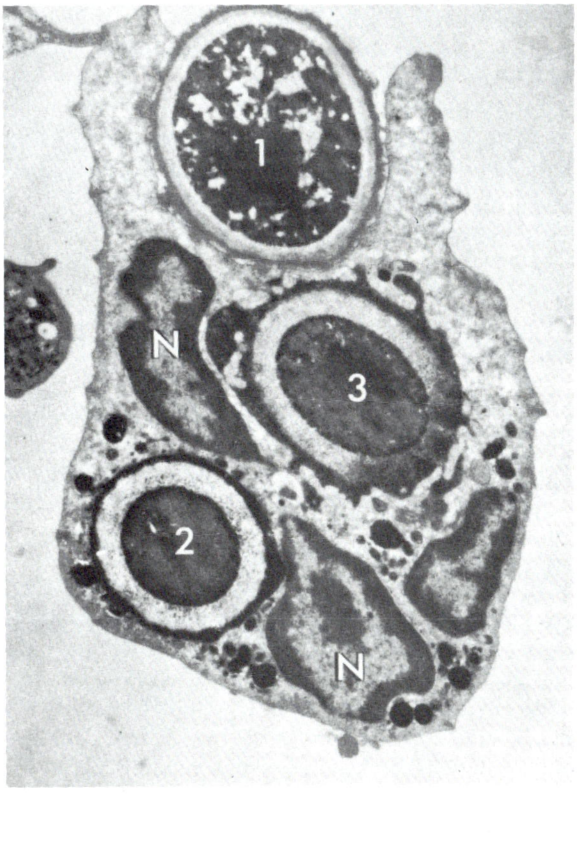

Abb. 2.12: Neutrophiler Granulozyt mit Myeloperoxidasefärbung (schwarzes Reaktionsprodukt) und drei Hefepartikeln. Partikel (1) ist im Begriff, aufgenommen zu werden, und Partikel (2) zeigt das Stadium der Fusion mit den Granula. Partikel (3) befindet sich bereits in einem Phagolysosom. N = Zellkern. (mit Erlaubnis Dr. M.J. Karnovsky, Harvard Medical School).

Abtöten und Abbau Die letzte Phase der Bakterienphagozytose besteht im Abtöten und Abbau der Mikroorganismen. Man unterscheidet sauerstoffabhängige von sauerstoffunabhängigen bakteriziden Mechanismen.

● **Sauerstoffabhängige bakterizide Mechanismen** (Abb. 2.13) Die Phagozytose ist ein energiefordernder Prozeß, der viele intrazelluläre Vorgänge auslöst, im besonderen: *plötzlicher Anstieg des Sauerstoff-Verbrauchs* («oxidativer (oder «respiratory») burst»), *Glykogenolyse, gesteigerte Glukoseoxidation über den Hexose-Monophosphat-Shunt und Bildung reaktiver Sauerstoffmetaboliten.*[41, 45, 56] Die Produktion von Sauerstoffmetaboliten basiert auf der raschen Aktivierung der NADPH-Oxidase. Diese oxidiert das reduzierte Nikotinamid-Adenin-Dinukleotid (NADPH) und reduziert dabei Sauerstoff zu Superoxid-Ionen (O_2^-).

$$2\,O_2 + NADPH \xrightarrow{\text{Oxidase}} 2\,O_2^- + NADP^+ + H^+$$

Das Superoxid wird dann zu H_2O_2 umgewandelt, hauptsächlich durch spontane Dismutation. Die NADPH-Oxidase ist Bestandteil der Zellmembran. Ist die Membran eingestülpt, befindet sie sich auch in Phagolysosomen. Damit ist gewährleistet, daß innerhalb der Phagolysosomen Peroxide gebildet werden können. Diese Sauerstoffabkömmlinge sind die wichtigsten Komponenten beim intrazellulären Abtöten von Mikroorganismen und erfüllen ihre Aufgabe auf eine der folgenden zwei Arten:

H_2O_2-Myeloperoxidase-Halogenid-System (Myeloperoxidase-abhängiges Abtöten) Die Menge von H_2O_2, die innerhalb der Phagolysosomen gebildet wird, genügt für ein wirkungsvolles Abtöten aufgenommener Bakterien nicht. Die azurophilen Granula der neutrophilen Granulozyten enthalten jedoch das Enzym Myeloperoxidase (MPO), das in Anwesenheit eines Halogenids (z.B. Cl^-) H_2O_2 in HOCl · umwandelt. HOCl · ist ein starkes Oxidationsmittel mit antimikrobieller Wirkung.[46] Ein ähnlicher Mechanismus ist wirksam gegenüber Pilzen, Viren, Protozoen und Helminthen. Der Großteil des H_2O_2 wird schließlich unter Einwirkung der Katalase zu H_2O und O_2 umgewandelt und ein weiterer Teil unter dem Einfluß der Glutathion-Oxidase zerstört. Auch Monozyten besitzen MPO-Granula und benutzen das H_2O_2-MPO-Halogenid-System zum Abtöten von Bakterien.

Das beste Argument für die Bedeutung des H_2O_2-MPO-Systems liefert wiederum eine Krankheit – die chronische septische Granulomatose des Kindes. Der dieses Leiden kennzeichnende angeborene Enzymdefekt äußert sich darin, daß während der Phagozytose kein H_2O_2 produziert wird. Durch den Ausfall des H_2O_2-MPO-Systems werden die betroffenen Patienten außerordentlich anfällig für rekurrierende Infekte.

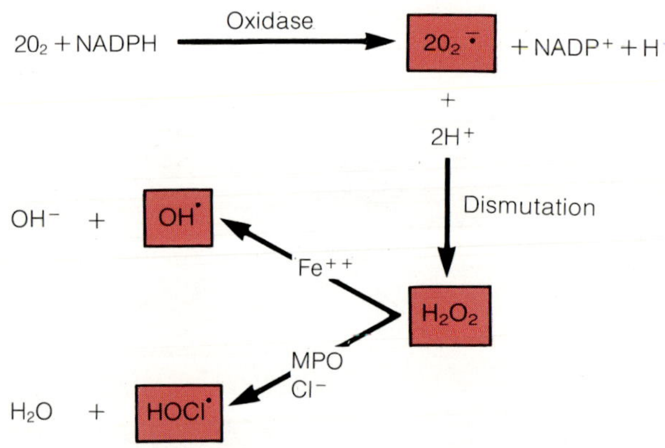

Abb. 2.13: Zusammenfassung der Sauerstoff-abhängigen, bakteriziden Mechanismen.

Myeloperoxidase-unabhängiges Abtöten Das H_2O_2-MPO-Halogenid-System ist mit Abstand das wirkungsvollste bakterizide Prinzip der neutrophilen Granulozyten. Trotzdem gelingt es auch Granulozyten mit einem MPO-Mangel, Bakterien abzutöten – allerdings viel langsamer als gesunde Kontrollzellen. Dieses MPO-unabhängige System ist ebenfalls auf die Anwesenheit von Sauerstoff angewiesen. Superoxid und Hydroxylradikale, zwei äußerst reaktive, ebenfalls durch Sauerstoffmetabolismus gebildete Radikale (Abb. 2.13), wurden mit der MPO-unabhängigen Bakterizidie in Verbindung gebracht. Auch aktivierte *Makrophagen* ohne MPO bilden H_2O_2. Makrophagen töten Bakterien durch Bildung genügender Mengen von H_2O_2 oder anderer toxischer Sauerstoffradikale, z.B. Hydroxyl-Ionen.

● **Sauerstoff-unabhängige Mechanismen** Weitere Bestandteile der Leukozytengranula können auch ohne oxidativen «burst» bakterizid wirken. Unter diesen Substanzen sind erwähnenswert: das *bakterizide, permeabilitätssteigernde Protein* («bactericidal permeability increasing protein», *BPI*), ein stark negativ geladenes, Granula-assoziiertes Protein, das die Permeabilität der äußeren Membran von Mikroorganismen verändert[47]; *Lysozym*, das die Bindung zwischen Muraminsäure und dem sauren N-Azetyl-Glukosamin in der Glykopeptidschicht aller Bakterien hydrolisiert; *Laktoferrin*, ein eisenbindendes Protein in spezifischen Granula; und das *«major basic protein» (MBP)*, ein kationisches Protein der eosinophilen Granulozyten, das nur beschränkte bakterizide Aktivität aufweist, jedoch für viele Parasiten zytotoxisch wirkt.[48]

Die abgetöteten Bakterien werden innerhalb der Phagolysosomen durch saure Hydrolasen aus den azurophilen Granula abgebaut. Am Ende des Phagozytosevorgangs beträgt der pH-Wert innerhalb der Phagolysosomen zwischen 4 und 5, was für die Wirkung dieser Enzyme optimale Bedingungen schafft.

Obwohl die meisten Mikroorganismen ohne weiteres durch Phagozyten vernichtet werden, gelingt es Erregern mit genügend hoher Virulenz, die Zellen, von denen sie phagozytiert wurden, umzubringen. Andere, wie beispielsweise Mykobakterien, scheinen innerhalb von Makrophagen fröhlich weiterzuleben. Diese Fähigkeit des Überlebens in Makrophagen stellt alle Pläne zur Ausrottung von entsprechenden Krankheiten, wie der Tuberkulose, vor große Probleme. Die in Makrophagen überlebenden Mikroorganismen sind vor der Wirkung antibakterieller Medikamente und anderer Abwehrmechanismen weitgehend geschützt. Die Infektion kann sich zudem dadurch ausbreiten, daß Krankheitserreger innerhalb von Phagozyten auf ihrer Wanderung über Lymph- und Blutbahnen verschleppt werden.

Freisetzung von Leukozytenprodukten

Die Membranveränderungen, die in neutrophilen Granulozyten und Monozyten im Anschluß an die Rezeptorbesetzung im Verlaufe von chemotaktischen und phagozytären Vorgängen einsetzen, lösen die Freisetzung leukozytärer Produkte aus. Die an dieser Freisetzungsreaktion beteiligten Substanzen gelangen dabei nicht nur in die Phagolysosmen, sondern auch in den Extrazellulärraum. Die wichtigsten Vertreter derartiger Zellprodukte sind (1) *lysosomale Enzyme*, (2) *aktive Sauerstoffmetabolite* und (3) *Produkte des Arachidonsäure-Metabolismus*, insbesondere Prostaglandine und Leukotriene. Alle diese Substanzen wirken als kräftige Mediatoren der Gefäß- und Zellveränderungen bei Entzündungsreaktionen und der damit verbundenen Gewebeschädigung. Alle üben eine verstärkende Wirkung auf den ursprünglichen Entzündungsreiz aus.[49]

Für die eigentliche Freisetzung lysosomaler Enzyme während der Phagozytose bestehen mindestens drei Möglichkeiten:

1. Das bereits erwähnte *«regurgitating during eating»* tritt vorübergehend während der Zeitspanne auf, die verstreicht, bis die phagozytäre Vakuole mit dem vollständigen Abschnüren des Phagolysosoms ihre Verbindung zum Extrazellulärraum verloren hat. Auf die damit verbundene Freisetzung lysosomaler Hydrolasen wurde hingewiesen (Abb. 2.11).
2. Eine *Endozytose-Umkehr* (auch «frustrierte Phagozytose» genannt) tritt in den Fällen auf, bei denen sich Leukozyten auf einer flachen Unterlage (z.B. Kapillarendothel) abbaubarem Material (z.B. Immunkomplexen) gegenüber sehen. Der Kontakt der Leukozyten mit den Immunkomplexen löst zwar entsprechende Membranveränderungen aus, die eigentliche Aufnahme wird jedoch durch die flächige Anordnung der Partikel verunmöglicht, und die lysosomalen Enzyme werden an die Umgebung abgegeben. Diesem Phänomen begegnet man bei bestimmten durch Immunkomplex-Ablagerungen induzierten Schäden an Glomerulumkapillaren der Niere.
3. Eine *zytotoxische Freisetzung* tritt dann ein, wenn der neutrophile Granulozyt abstirbt und dabei zerfällt. Während dieses Zerfalls rupturieren auch die Lysosomen-Membranen, und lysosomale Enzyme gelangen in den Extrazellulärraum. Einige partikuläre Materialien (Uratkristalle, Silika-Partikel) sind toxisch für Lysosomen-Membranen und bewirken deshalb eine intrazelluläre Freisetzung lysosomaler Enzyme.

Funktionelle Leukozytendefekte

Die Bedeutung der Leukozytenadhäsion und -auswanderung sowie der chemotaktischen Fortbewegung und der Phagozytose bei der Abwehr bakterieller Infekte darf nicht unterschätzt werden. Den besten Beweis für die wichtige Rolle dieser Vorgänge für den Gesamtorganismus liefert die Infektanfälligkeit von Patienten, die an erworbenen oder genetisch fixierten Defekten einer der erwähnten Leukozytenfunktionen leiden. Beispiele derartiger Defekte decken ein Spektrum ab, das vom Anhaften am Gefäßendothel über den Durchtritt durch die Venolenwand bis zur letzten Kampfphase innerhalb des Phagolysosoms reicht. Diese Defektkrankheiten sollen hier nur in Form einer *Liste der ihnen zugrundeliegenden Störungen* erwähnt werden.[52, 53]

1. *Zahlenmäßige Verminderung im Blut zirkulierender Zellen* (z.B. Granulozytopenie, toxische Hemmung der Zellneubildung im Knochenmark als Folge einer Radio- oder Chemotherapie).
2. *Eingeschränkte oder fehlende Haftfähigkeit* bei Patienten mit Diabetes mellitus, nach akuter Alkoholvergiftung sowie unter Kortikosteroidtherapie. *«Leukozyten-Adhäsions-Defekt»* bezeichnet eine autosomal rezessiv vererbte Krankheit. Der Defekt wurde einem Gen auf Chromosom 21 zugeordnet, das für die Synthesestörung der *β*-Kette der leukozytären Adhäsionsproteine verantwortlich ist.
3. *Defekte der Lokomotion und der chemotaktischen Wanderung* infolge (a) *intrinsischer Abnormität der Leukozyten*, wie sie bei Patienten mit einem Diabetes mellitus oder einem *Chédiak-Higashi-Syndrom* (Erbkrankheit mit verschiedenen Leukozytendefekten) auftritt; (b) *gestörter Bildungsfähigkeit chemotaktisch aktiver Substanzen* aufgrund eines genetisch fixierten C5- oder Immunglobulin-Mangels; (c) *humoraler Hemmstoffe der Chemotaxis* (z.B. C5-Inaktivator), die zwar in geringen Mengen auch in normalem Serum nachweisbar sind, bei Patienten mit Leberzirrhose, Sarkoidose und anderen Krankheiten jedoch in überschießendem Maße produziert werden; und schließlich (d) *Inhibitoren der Leukozyten-Lokomotion*, wie einige Medikamente (z.B. Chloroquin) sowie schlecht charakterisierte Serumfaktoren bei Patienten, die z.B. an Neoplasien oder rheumatoider Arthritis leiden.
4. *Defekte der bakteriziden Aktivität* gründen in der Regel auf einer der folgenden Störungen:

a) *Gestörte Bildung von H_2O_2*, was die pathogenetische Grundlage der *septischen Granulomatose* (SG) darstellt.

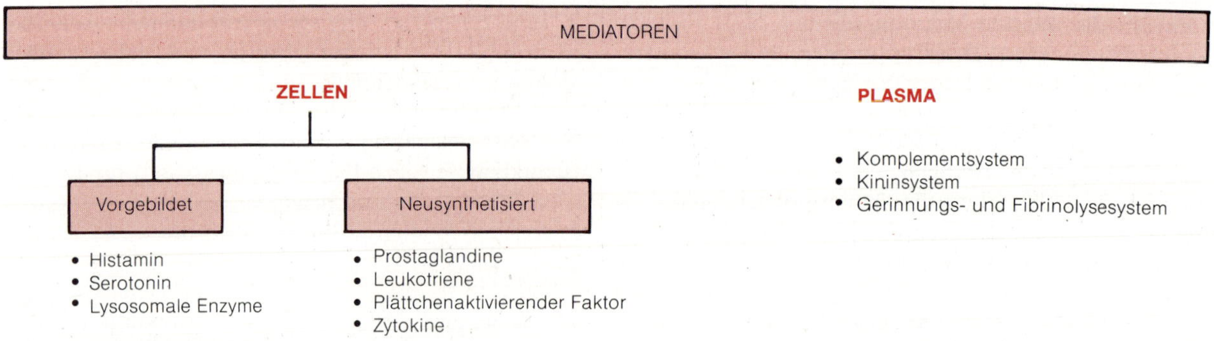

Abb. 2.14: Chemische Entzündungsmediatoren.

Die SG ist eine meist geschlechtsgebunden vererbte Krankheit männlicher Kleinkinder und Knaben, die durch häufig wiederkehrende Infekte gekennzeichnet ist und zu einem frühen Tod führt. Die neutrophilen Granulozyten dieser Patienten sind außerstande, den bei Phagozytose typischen «respiratory burst» zu produzieren. Deshalb kann H_2O_2 nur in ungenügendem Maß generiert werden. Dies bedingt den Ausfall des für das intrazelluläre Abtöten von Mikroorganismen wichtigen MPO-H_2O_2-Halogenid-Systems. Verursacher der Infekte sind Katalase-positive Bakterien (z.B. *Staphlococcus aureus*), die mit den geringen Mengen des neugebildeten H_2O_2 ohne weiteres fertig werden. Katalase-negative Bakterien oder Bakterien mit der Fähigkeit, selbst H_2O_2 zu bilden, werden dagegen durch die Leukozyten der Patienten mit SG in normalem Ausmaß eliminiert.[54]

b) *Myeloperoxydase-Mangel* ist eine seltene, autosomal rezessiv vererbte Krankheit. Da die bakterizide Wirkung von H_2O_2 und O_2^{-} in der Regel genügt, sind die meisten Patienten gesund, und das Auftreten rekurrenter Infekte ist die Ausnahme.

c) *Schwerer, leukozytärer Glukose-6-Phosphatdehydrogenase-*(G6PD)*-Mangel.* Da G6PD für die Produktion von NADOH im Hexose-Monophosphat (HMP)-Shunt eine Schlüsselstellung einnimmt, führt sein Fehlen zu H_2O_2-Mangel und damit zu einem Krankheitsbild, das der SG ähnlich sieht.

5. *Kombinierte Defekte.* Bei einigen Krankheiten (z.B. Diabetes mellitus, Chédiak-Higashi-Syndrom) liegen mehrere Leukozytendefekte kombiniert vor. Für das Beispiel des *Chédiak-Higashi-Syndroms* sind dies Neutropenie, Störung der chemotaktischen Wanderungsfähigkeit, zu träge oder quantitativ verminderte Bildung der Phagolysosomen sowie gestörte Degranulierung. Diese seltene Krankheit wird autosomal rezessiv vererbt und ist gekennzeichnet durch übergroße Lysosomen-ähnliche Granula in Leukozyten und anderen granulahaltigen Zellen. Die Grundstörung könnte in einer fehlerhaften Polymerisierung der Mikrotubuli liegen. Ganz generell äußern sich Leukozytendefekte in erhöhter Infektanfälligkeit. In diesem Zusammenhang muß daran erinnert werden, daß Medikamente (z.B. Kortikosteroide) eine Reihe von Leukozytenfunktionen beeinflussen.

Chemische Entzündungsmediatoren

Eine Entzündung wird durch eine Schädigung oder einen Reiz ausgelöst, vermittelt wird die Reaktion jedoch durch freigesetzte chemische Substanzen. Die Vermutung, daß derartige Mittlerstoffe existieren, ist schon alt und beruht im Prinzip auf folgenden Beobachtungen: (1) Ungeachtet der Art des auslösenden Reizes entwickeln sich die entzündlichen Veränderungen in Form einer immer gleichen, fast stereotypen Reaktionsfolge, und (2) eine Entzündungsreaktion kann auch in Geweben ablaufen, die vom Nervensystem abgekoppelt sind. Seit der Entdeckung des Histamins durch Lewis hat die aktive Suche nach weiteren Entzündungsmediatoren eine verwirrende Vielzahl möglicher Kandidaten zutage gefördert. Die Liste potentieller Mittlersubstanzen, die fast alle unter *in vitro*-Bedingungen entdeckt wurden, wird mit jeder Ausgabe dieses Buches länger. Unsere Aufgabe ist es, herauszufinden, welche der Substanzen für den Menschen von Bedeutung sind (oder sein könnten), und welche Rolle jeder einzelne Vertreter spielt.

Mediatoren leiten sich aus dem *Blutplasma*, aus *Zellen* oder möglicherweise auch aus *geschädigtem Gewebe* her (Abb. 2.14). Die Einteilung in folgende Gruppen hat sich bewährt:

- Vasoaktive Amine: Histamin, Serotonin
- Plasmaproteasen:
  1. Kinin-System (Bradykinin, Kallikrein)
  2. Komplement-System (C3a, C5a, C5b–C9)
  3. Gerinnungs-Fibrinolyse-System (Fibrinopeptide, Fibrinogenspaltprodukte)

- Arachidonsäure-Metaboliten:
  1. aus dem Cyclooxydase-Weg (Endoperoxide, Prostaglandine, Thromboxane)
  2. aus dem Lipoxygenase-Weg (Leukotriene, HPETE, HETE)
- lysosomale Proteasen
- freie Sauerstoffradikale
- Plättchen-aktivierende Faktoren (PAF)
- Zytokine
- Wachstumsfaktoren

Vasoaktive Amine

Man nimmt an, *daß sich die Mediatorwirkung von Histamin und Serotonin* (5-Hydroxy-Tryptamin) *auf die frühe, aktive Phase der gesteigerten Gefäßpermeabilität beschränkt.* Beim Menschen wird Histamin zur Hauptsache in sofort verfügbarer Form in den Granula der Gewebemastzellen, der basophilen Granulozyten und der Thrombozyten gespeichert. In ähnlicher Weise steht Serotonin in den Mastzellen der Ratte und der Maus sowie in den Blutplättchen – auch beim Menschen – bereit. Die Wirkung dieser Amine besteht in einer Vasodilatation und einer auf Venolen beschränkten Permeabilitätssteigerung. Die Mikrozirkulation verfügt für die Histaminbindung über H1-Rezeptoren.[55]

Verschiedenste Substanzen und Reaktionen sind imstande, eine Aminfreisetzung aus Mastzellen auszulösen. Die wichtigsten darunter sind: (1) *physikalische Einflüsse* wie Traumatisierung und Kälte; (2) *Immunreaktionen*, über einen gut untersuchten Mechanismus, der über IgE-Rezeptoren an der Mastzelloberfläche gesteuert wird (siehe S. 210); (3) *C3a* und *C5a*, Komplementfragmente, die eine Steigerung der Gefäßpermeabilität bewirken und aus diesem Grund *Anaphylatoxine* genannt werden; (4) *Histamin-freisetzende Faktoren* aus neutrophilen Granulozyten, Monozyten oder Blutplättchen; und (5) *Interleukin-1* (IL-1).

Histamin kann während der Frühphase der Entzündungsreaktion aus dem betroffenen Gewebe isoliert werden, und H1-Histamin-Antagonisten sind imstande, die frühen Entzündungsreaktionen nach mäßigem Reiz zu hemmen. Der Histamingehalt des Gewebes nimmt jedoch während der ersten 60 Minuten rapid ab, und Antihistaminika haben keinen Einfluß auf die Spätphasen der Permeabilitätssteigerung. Daraus ergibt sich, daß *Histamin* – abgesehen von seiner zentralen Bedeutung bei durch IgE ausgelösten Überempfindlichkeitsreaktionen vom Soforttyp – *lediglich in der Frühphase der Entzündung eine wichtige Rolle spielt.*

Die Freisetzung von Histamin und Serotonin aus *Thrombozyten* («Plättchen-Freisetzungsreaktion») wird dann induziert, wenn es nach Kontakt mit Kollagen oder unter dem Einfluß von Thrombin, ADP oder Immunkomplexen zu einer Plättchenaggregation kommt. Plättchenaggregation und Freisetzungsreaktion werden auch durch den Plättchen-aktivierenden Faktor (PAF) ausgelöst, der während IgE-vermittelten Reaktionen von Mastzellen abgegeben wird. Auf diesem Mechanismus beruht die permeabilitätssteigernde Wirkung der Plättchen-Freisetzungsreaktion bei Immunreaktionen. Auf die verschiedenen weiteren Einflußmöglichkeiten des PAF auf das Entzündungsgeschehen werden wir zurückkommen.

Plasmaproteasen

Drei eng gekoppelte Systeme – das Komplement-, das Kinin- und das Gerinnungssystem – vermitteln die zu dieser Gruppe zählenden Substanzen. Kinine haben eine ausgesprochen vasoaktive Wirkung, während Komplementkomponenten sowohl vasoaktive als auch chemotaktische Aktivität besitzen.

Das Komplementsystem Das Komplementsystem besteht aus rund 20 einzelnen Proteinkomponenten (wenn Abbauprodukte mitberücksichtigt werden), deren höchste Konzentration im Blutplasma gemessen werden kann.[57] Dieses System ist zusammen mit dem Immunsystem an der Abwehr mikrobieller Keime beteiligt und vermittelt eine Reihe biologischer Reaktionen. Komplementkomponenten vermitteln folgende Vorgänge: Steigerung der Gefäßpermeabilität, Chemotaxis, Opsonisierung in Vorbereitung der Phagozytose sowie Lyse von Mikroorganismen.

Das Komplementsystem funktioniert in der Weise, daß *Aktivierungs-* und *Effektorschritte* kaskadenartig durchlaufen werden. Der *klassische Weg* der Aktivierung, durch Immunkomplexe ausgelöst, läuft rasch und wirkungsvoll ab, im Gegensatz zum langsameren *alternativen* oder *direkten Weg*, der weniger effektvoll durch verschiedene meist nichtimmunologische Stimuli in Gang gesetzt wird. Als Resultat der Aktivierungsprozesse werden proteolytische Spaltprodukte gebildet, die ihrerseits eine Entzündungsreaktion auslösen oder maßgeblich beeinflussen. Beide Aktivierungswege münden in eine gemeinsame Sequenz, an deren Ende ein Komplex entsteht, der Zellmembranen zu lysieren vermag (Abb. 2.15).[58]

Der *klassische Weg* der Komplementaktivierung wird ausgelöst durch die Bindung der C1q-Untereinheit von C1 an einen Antigen-Antikörper-Komplex. Diese Bindung bewirkt eine Selbstaktivierung von C1, und es kommt zur Spaltung von C4 und C2. Die Spaltprodukte bilden den C4b2a-Komplex, der auch unter der Bezeichnung *C3-Konvertase* bekannt ist. Die C3-Konvertase nimmt eine Schlüsselstellung ein, denn sie spaltet C3 in die beiden wichtigen Fragmente C3a und C3b. Während C3a freigesetzt wird, verbindet sich C3b mit C4a2b zu einem trimolekularen Komplex, der C5-Konvertase. Die C5-Konvertase spaltet von C5 das Fragment C5a ab. C5b bildet zusammen mit C6 und C7 wiederum einen Komplex (C5b67), aus dem schließlich unter Bindung von C8 und C9 der Membran-lysierende C5b-9-Komplex entsteht.

Der *Alternativweg* beginnt mit der direkten Aktivierung von C3 (unter Umgehung von C1, C4 und C2) durch verschiedene Substanzen, wie bakterielle Endotoxine, komplexe Polysaccharide, Kobragift und Globulinaggregate, insbesondere aggregiertes IgA. Die auf direktem Weg entstandene C3-Konvertase bildet sich – in Anwesenheit von Properdin und Magnesium-Ionen – aus den Komponenten B und D sowie dem Fragment C3b.

Die wichtigsten Komplementfragmente, die im Rahmen der entzündlichen Reaktion eine Rolle spielen, sind folgende:

1. *C3a* bewirkt eine Steigerung der Gefäßpermeabilität. Dieses Spaltprodukt wird im Verlaufe der klassischen und der direkten Komplementaktivierung gebildet. Es kann aber auch – zumindest unter *in vitro*-Bedingungen – aus einer *direkten Spaltung von C3* durch Plasmin, Bakterienproteasen und weiteren in verschiedenen Geweben vorhandenen Enzymen hervorgehen.

2. *C5a* steigert nicht nur die Gefäßpermeabilität, sondern übt eine ausgeprägte chemotaktische Wirkung aus auf neutrophile, eosinophile und basophile Granulozyten sowie Monozyten. Dieses Komplementfragment entsteht im Verlaufe des Aktivierungsprozesses oder als Folge der direkten Spaltung von C5 durch Trypsin, Bakterienproteasen sowie lysosomale Enzyme aus neutrophilen Granulozyten und Makrophagen. Im menschlichen Serum wird C5a rasch zu *C5a-des-Arg* umgewandelt, das in Anwesenheit eines Polypeptids *(Ko-Chemotaxin)* ebenfalls chemotaktische Aktivität besitzt. C5a begünstigt zudem die Leukozytenadhäsion am Gefäßendothel, indem es die Expression von Adhäsionsmolekülen an der Endotheloberfläche verstärkt.

Die beiden Komplementfragmente, die eine Steigerung der Gefäßpermeabilität hervorrufen, werden auch als *Anaphylatoxine* bezeichnet. Ihre Wirkung beruht hauptsächlich auf einer Histaminfreisetzung aus Mastzellen und Thrombozyten. Zudem aktiviert C5a den Lipoxygenase-Weg des Arachidonsäure-Abbaus in neutrophilen Granulozyten und Makrophagen, was zur Bildung zusätzlicher Mediatoren der Permeabilitätssteigerung und der Chemotaxis führt. Die gleichzeitige Freisetzung aktiver Sauerstoffradikale induziert eine zusätzliche Gewebeschädigung und die Produktion weiterer chemotaktisch aktiver Lipide. Offensichtlich handelt es sich bei C5a um eine Substanz mit ausgesprochener und vielfältiger Entzündungsaktivität.

3. *C3b* und *C3bi* (= inaktiviertes C3b) spielen eine wichtige Rolle als Opsonine. Neutrophile und eosinophile Granulozyten sowie Makrophagen besitzen entsprechende Rezeptoren.

4. *C5b-9*, das Endprodukt der Komplementaktivierung («membrane attack complex», MAC), besitzt lytische Aktivität und ist an der Schädigung von Parenchymzellen beteiligt.[58] Der Komplex dringt in die Lipiddoppelschicht der Zellmembran ein, was zur Bildung von

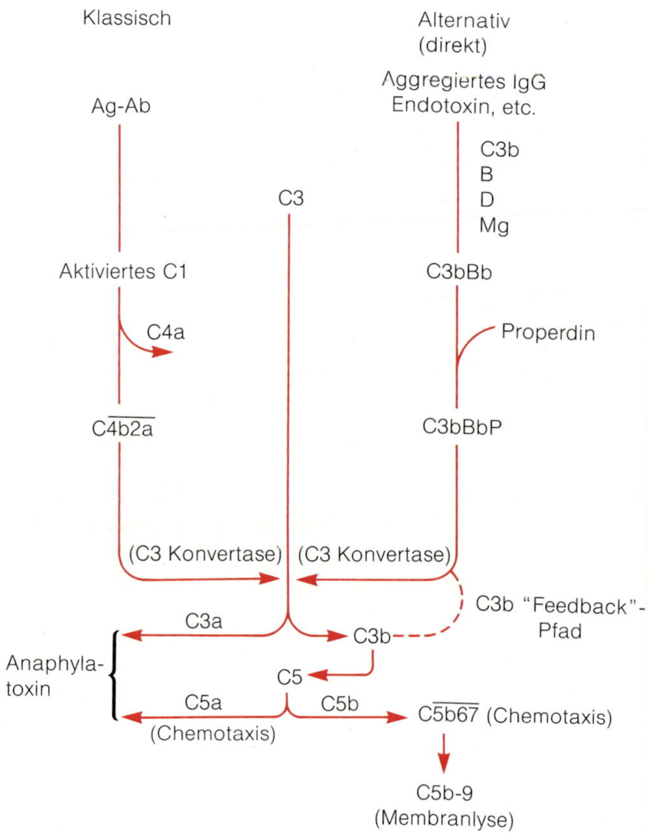

Abb. 2.15: Komplementsystem (siehe Text).

«Poren» führt. Die resultierende Störung der Membranpermeabilität bewirkt eine Lyse der Zelle. Zusätzlich stimuliert MAC den Abbau der Arachidonsäure und die Bildung von Sauerstoffradikalen durch Makrophagen und andere Zellen.

Das Kininsystem Das Kininsystem ist eines der drei Mediatorsysteme, die über eine Oberflächenaktivierung des Hageman-Faktors direkt in Gang gesetzt werden (Abb. 2.16). Das Endprodukt einer Aktivierung des Kininsystems besteht in der Freisetzung des vasoaktiven Nonapeptids *Bradykinin.* Bradykinin *steigert die Gefäßpermeabilität* und löst – nach intrakutaner Verabreichung – eine *Gefäßdilatation* sowie einen *lokalen Schmerz* aus. Bradykinin besitzt *keine chemotaktische Aktivität.* Die Aktivierungskaskade, die mit der Kininbildung ihren Abschluß findet, ist in Abb. 2.16 skizziert.[59] Sie beginnt mit der Aktivierung des Faktors XII des intrinsischen Blutgerinnungssystems (Hageman-Faktor) durch Kontakt mit oberflächenaktiver Materie wie z.B. Kollagen, Basalmembran oder Endotoxin. Dabei wird ein Spaltprodukt des Faktors XII gebildet (Präkallikrein-Aktivator oder Faktor XIIA), das Präkallikrein im Blut in eine proteolytisch aktive Substanz, das Enzym *Kallikrein,* umwandelt. Kallikrein seinerseits

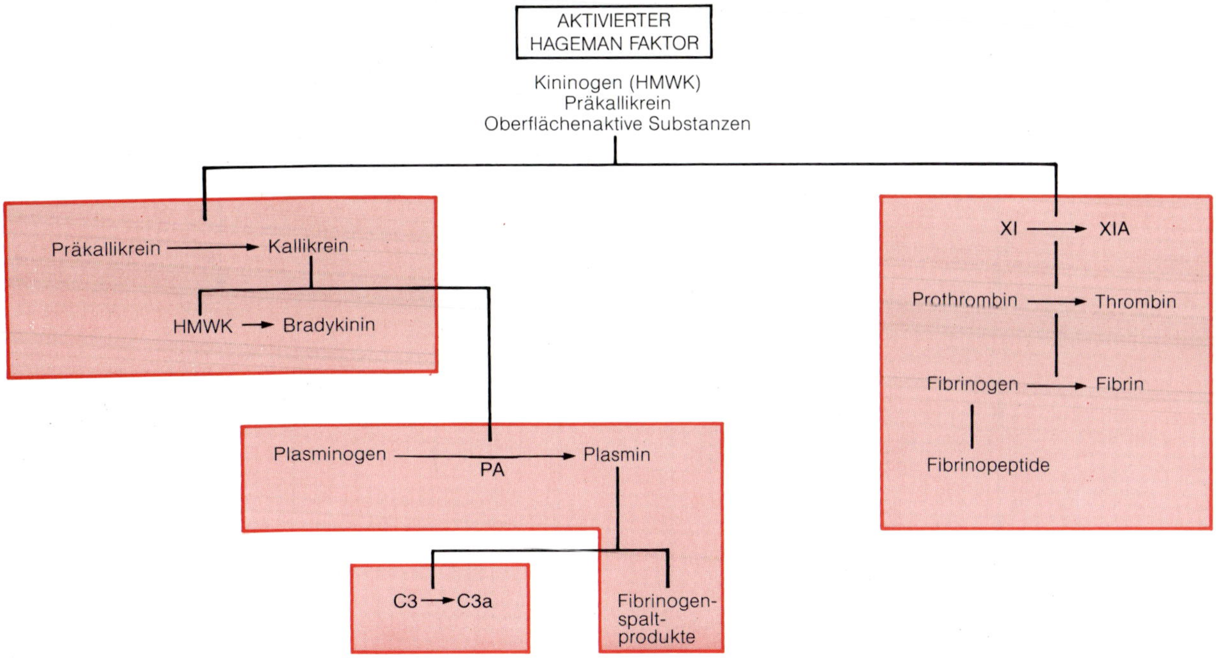

Abb. 2.16: System der Entzündungsmediatoren des Plasmas, die durch Aktivierung des Hageman Faktors gebildet werden. PA = Plasminogenaktivator.

spaltet das ebenfalls im Plasma vorhandene Glykoprotein *Kininogen* («high molecular weight kininogen», HMWK), was zur Bildung von *Bradykinin* führt. HMWK spielt übrigens bei der Aktivierung des Hageman-Faktors die Rolle eines Kofaktors oder Katalysators. Die Wirkung von Bradykinin ist von sehr kurzer Dauer, da es durch das Enzym *Kininase* rasch abgebaut wird. Wichtig ist die Tatsache, daß *Kallikrein selbst ein wirkungsvoller Aktivator des Hageman-Faktors* ist, was zu einer autokatalytischen Verstärkung des ganzen Vorgangs führt. Kallikrein wirkt zudem chemotaktisch und bewirkt *in vitro* die Aggregation neutrophiler Granulozyten.

Das Blutgerinnungssystem Zum Blutgerinnungssystem gehören eine Reihe von Plasmaproteinen, deren Aktivierung durch den Hageman-Faktor ausgelöst wird (Abb. 2.16). Der letzte Schritt in diesem System besteht in der Umwandlung von Fibrinogen zu Fibrin durch die Einwirkung von Thrombin. Im Verlaufe dieses Prozesses entstehen *Fibrinogenspaltprodukte* oder *Fibrinopeptide*, die eine Steigerung der Gefäßpermeabilität bewirken und chemotaktische Aktivität für Leukozyten aufweisen.

Das *Fibrinolysesystem* trägt in verschiedener Weise ebenfalls zu den vaskulären Erscheinungen im Laufe des Entzündungsgeschehens bei, hauptsächlich jedoch über das Kininsystem (Abb. 2.16). Plasminogen-Aktivator (freigesetzt aus Gefäßendothelien, Leukozyten oder Geweben) oder Kallikrein spalten Plasminogen, ein Plasmaprotein, das sich mit dem in Bildung begriffenen Fibrinagglomerat verbindet. Dabei entsteht *Plasmin*, eine Protease mit weitem Funktionsspektrum. Es spielt eine Hauptrolle bei der Lyse von Fibrinaggregaten, greift jedoch auf folgende Weise auch in die Entzündungsreaktion ein: (1) Plasmin aktiviert den Hageman-Faktor (XII) unter Freisetzung von Faktor XIIA, der seinerseits die Bildung von Bradykinin auslöst; (2) es spaltet C3 unter Bildung von C3-Fragmenten; und (3) es baut Fibrin zu «Fibrinspaltprodukten» ab, die ebenfalls permeabilitätssteigernde Eigenschaften aufweisen können.

Zusammenfassende Bemerkung zu den Plasmaproteasen Aus der ausführlichen Besprechung der komplexen Entzündungsmediatoren, der Produkte des Komplement-, des Kinin- und des Blutgerinnungssystems, lassen sich einige allgemeingültigen Schlüsse ziehen:

1. *Bradykinin, C3a* und *C5a* (als Mediatoren der Permeabilitätssteigerung) und *C5a* (als Mediator der Chemotaxis) spielen mit großer Wahrscheinlichkeit auch unter Bedingungen *in vivo* eine wichtige Rolle.
2. *C3* und *C5* sind von zentraler Bedeutung, da sie – zumindest *in vitro* – durch drei unterschiedliche Reaktionsmechanismen aktiviert werden können: (a) durch klassische Immunreaktionen; (b) durch direkte Komplementaktivierung; und (c) durch Substanzen ohne

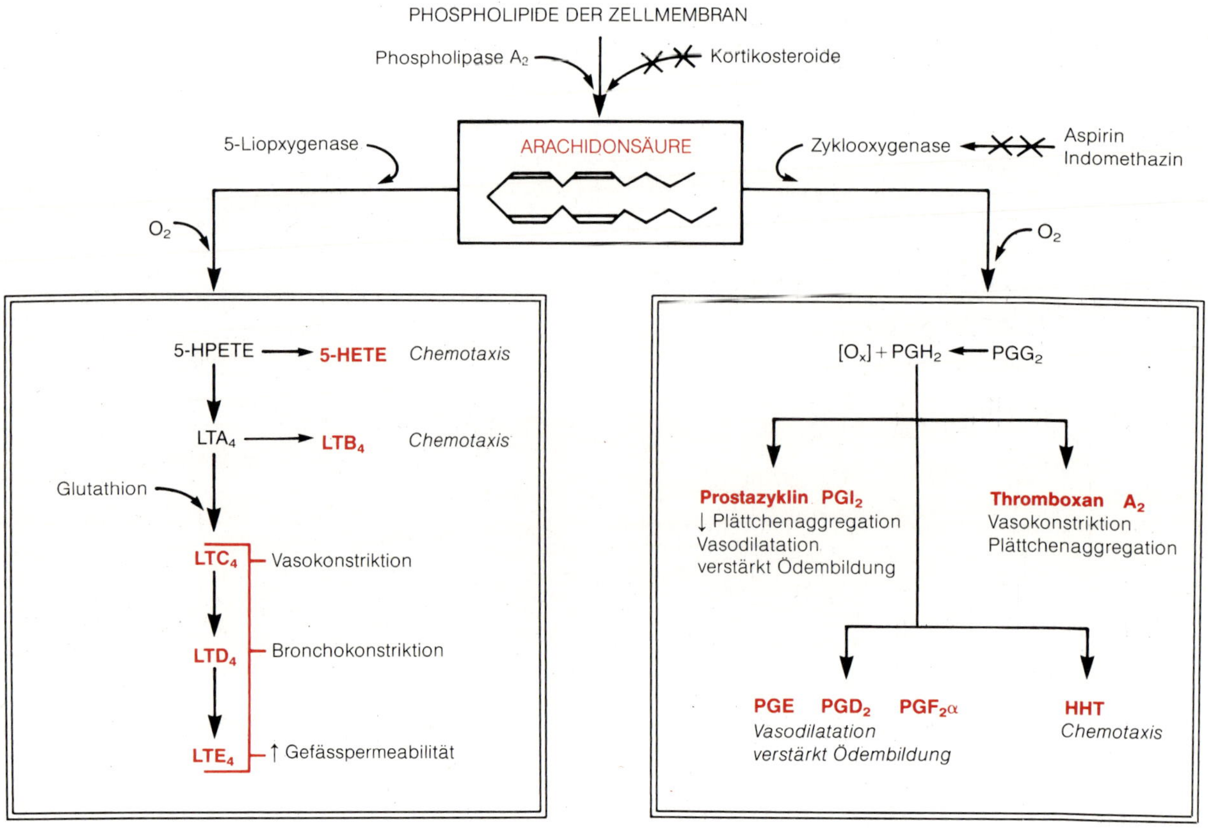

Abb. 2.17: Entzündungsaktive Metaboliten der Arachidonsäure.

immunologische Spezifität, wie z.B. Bakterienprodukte, Plasmin und auch in unversehrtem Gewebe vorhandene Serinesterasen.

3. *Aktivierter Hageman-Faktor (Faktor XIIA)* löst die Aktivierung des Blutgerinnungs-, des Fibrinolyse- und des Kininsystems aus. Die Produkte dieser Aktivierungsprozesse – Kallikrein, Faktor XIIA und Plasmin, vor allem aber Kallikrein – vermögen im Sinne eines Rückkoppelungsmechanismus ebenfalls Hageman-Faktor zu aktivieren, was die Wirkung des auslösenden Reizes nachhaltig verstärkt.

Arachidonsäuremetaboliten: Prostaglandine und Leukotriene

Oxidationsprodukte der Arachidonsäure spielen bei verschiedenen biologischen und pathologischen Vorgängen, von denen die Entzündung lediglich einen Vertreter darstellt, eine Rolle. Diese Produkte sind beteiligt an den Prozessen der Hämostase und der Thrombose, ebenso wie an pathophysiologischen Vorgängen im kardiovaskulären, pulmonalen, renalen und endokrinen System. Der Arachidonsäuremetabolismus und seine Hauptprodukte werden kurz vorgestellt und diejenigen unter ihnen, die den Entzündungsverlauf beeinflussen, besonders hervorgehoben (Abb. 2.17).[62]

Prostaglandine und verwandte Stoffe sind auf kurze Distanz wirkende Gewebehormone, die rasch gebildet werden, nahe am Bildungsort wirken und dann spontan zerfallen oder enzymatisch abgebaut werden. Derartige Stoffe werden manchmal als *Autokoide* bezeichnet.

Arachidonsäure (AS) ist eine mehrfach ungesättigte Fettsäure, deren Kette aus 20 Kohlenstoffatomen besteht (5,8,11,14-Eikosatetraen-Säure). Sie wird direkt aus Nahrungsmitteln gebildet oder leitet sich aus einer Umwandlung der essentiellen *Linolensäure* her. Arachidonsäure liegt innerhalb der Zelle normalerweise nicht in freier Form vor, sondern ist mit Membranphospholipiden verestert, wobei die C2-Position von Phosphatidylcholin und -inosit bevorzugt wird.

Damit die Arachidonsäure der Zelle für die Produktion der Eikosanoide zur Verfügung steht, muß zunächst die Esterbindung mit den Phospholipiden gelöst werden. Dies wird durch die Aktivierung zelleigener Phospholipasen erreicht. Die Aktivierung wird über mechanische, chemische oder physikalische Signale sowie über andere Mediatoren (z.B. C5a) eingeleitet. Nach erfolgter Aktivierung der Phospholipase beginnt die Biosynthese der AS-Metaboliten auf einem der beiden Hauptwege (Abb. 2.17).

Cyclooxygenase-Weg Eine Fettsäure-Cyclooxygenase transformiert Arachidonsäure rasch in das Prostaglandin-(PG)-Endoperoxid PGG_2, das seinerseits enzymatisch zu PGH_2 umgewandelt wird. Im Verlaufe der Umwandlung von PGG_2 zu PGH_2 wird ein freies Sauerstoffradikal gebildet. Durch enzymatische Spaltung von PGH_2 entstehen folgende drei Produkte: (1) *Thromboxan A_2* (TXA_2) das in Thrombozyten und anderen Zellen vorkommt, eine kurze Halbwertszeit in der Größenordnung von Sekunden besitzt und stark Plättchen-aggregierend und vasokonstriktiv wirkt; (2) *Prostazyklin* (PGI_2), das vorzugsweise in Gefäßwänden gefunden wird und dessen Wirkung derjenigen von TXA_2 entgegengesetzt ist (Hemmung der Plättchenaggregation, Vasodilatation); und (3) die stabileren Prostaglandine *PGE_2, PGF_{2a}* und *PGD_2*, die in vielen Lokalisationen vorkommen und viele Effekte auf Tonus und Permeabilität der Gefäßwände haben.

Jeder der geschilderten Biosyntheseschritte wird durch ein spezifisches Enzym eingeleitet (z.B. Thromboxansynthetase, Prostazyklinsynthease), das im Zielorgan vorhanden ist. Die Cyclooxygenase wird durch Aspirin, Indomethacin und andere, nicht-steroidale Entzündungshemmer blockiert.

Lipoxygenase-Weg Auf diesem Abbauweg wandeln Fettsäure-Lipoxygenasen die AS um in Hydroperoxi-Derivate (Hydroperoxieikosatetraen-Säuren [HPETE]; 12-HPETE in Thrombozyten sowie 5-HPETE und 15-HPETE in Leukozyten).[60, 61] 5-HPETE kann weiter zu Hydroxieikosatetraen-Säure (HETE) peroxidiert werden. Diese besitzt eine potente chemotaktische Wirkung auf neutrophile Granulozyten. 5-HPETE ist auch die Ausgangssubstanz für die Bildung der *Leukotriene*, deren Bezeichnung sich daraus herleitet, daß sie aus konjugierten Trien-Säuren bestehen und ursprünglich aus Leukozyten isoliert wurden. Ein instabiles 5,6-Epoxi-Derivat, *Leukotrien A_4* (LTA_4) wird enzymatisch entweder zu *Leukotrien B_4* (LTB_4) oder unter Einbau von Glutathion zu *Leukotrien C_4* (LTC_4) umgewandelt. LTC_4 wiederum wird sukzessive zu *Leukotrien D_4* (LTD_4) und dann zu *Leukotrien E_4* (LTE_4) konvertiert. LTB_4, eine chemotaktisch äußerst aktive Substanz, ist für die Ansammlung von Leukozyten verantwortlich. LTC_4, LTD_4 und LTE_4 bewirken alle Vasokonstriktion, Bronchospasmus sowie Steigerung der Gefäßpermeabilität. Neutrophile Granulozyten produzieren zudem Trihydroxy-Metaboliten der Arachidonsäure, *Lipoxine* genannt.[61] Diese Abbauprodukte zeigen *in vitro* einen deutlichen entzündungsfördernden Effekt, ihre Rolle unter Bedingungen *in vivo* ist noch unklar.

Die wichtigsten Wirkungen der AS-Metaboliten sind in Tabelle 2.2 zusammengefaßt. Anhaltspunkte dafür, daß sie tatsächlich Anteil am Entzündungsgeschehen haben, sind folgende:

Tab. 2.2: Entzündungsfördernde Wirkung von Arachidonsäure-Metaboliten

Wirkung	Metabolit
Vasokonstriktion	Trhomboxan A_2, HPETE, Endoperoxide, Leukotriene C_4, D_4, E_4
Vasodilatation	PGI_2, PGE_1, PGE_2, PGD_2
Steigerung der Gefäßpermeabilität	Leukotriene C_4, D_4, E_4
Chemotaxis	Leukotriene B_4, HHT, HPETE, HETE, D_4, F_4

- *Prostaglandine und Leukotriene* werden in entzündlichen Exsudaten sowie bei anaphylaktischen Reaktionen in der Lunge nachgewiesen.
- Die entzündungshemmende Wirkung von Medikamenten wie *Kortikosteroide, Aspirin und Indomethacin* beruht auf ihrer Fähigkeit, die Biosynthese der Prostaglandine zu hemmen (Abb. 2.17).
- *Prostaglandin E und Prostazyklin* sind wahrscheinlich die wichtigsten Mediatoren der Gefäßdilatation bei Entzündungsreaktionen. Sie verstärken zudem die permeabilitätssteigernden und chemotaktischen Effekte anderer Mediatoren.
- *Die zysteinhaltigen Leukotriene C_4, D_4 und E_4* bewirken eine starke Vasokonstriktion und steigern gleichzeitig die Gefäßpermeabilität. Dabei beschränkt sich ihre Beeinflussung der Permeabilität, wie bei Histamin, auf die Venolen. Zusätzlich wirken sie kräftig bronchokonstriktiv.[63]
- *Leukotrien B_4* verursacht eine Aggregation und Adhäsion von Leukozyten an das Endothel der Venolen. Es besitzt zusätzlich starke chemotaktische Aktivität.[64] Einige der andern Produkte des Lipoxigenase-Wegs, wie z.B. HETE, wirken ebenfalls chemotaktisch.
- Die *Prostaglandine* sind auch an der Pathogenese von Schmerz und Temperaturanstieg bei Entzündungen beteiligt. PGE_2 verstärkt den Schmerz, der durch die intradermale Injektion suboptimaler Dosen von Histamin und Bradykinin ausgelöst wird. Die Bildung von Prostaglandinen ist eine der Ursachen von Fieber bei schweren Infektionskrankheiten.
- Eine *an Fischöl reiche Diät* enthält essentielle Fettsäuren vom *Omega 3* (ω3)-Typ (z.B. *Linolensäure*) anstelle der ω2-Linolensäure, die Bestandteil der meisten tierischen und pflanzlichen Fette ist. Die ω3-Fettsäuren sind schlechte Substrate für die Bildung aktiver Metabolite über dem Cyclooxygenase-, speziell aber über den Lipoxygenase-Weg. In Tierversuchen und *in vitro* ergaben sich deutliche Hinweise darauf, daß unter Fischöl-Diät die Plättchenaggregation gehemmt und bestimmte entzündliche Reaktionen verhindert werden.[65]

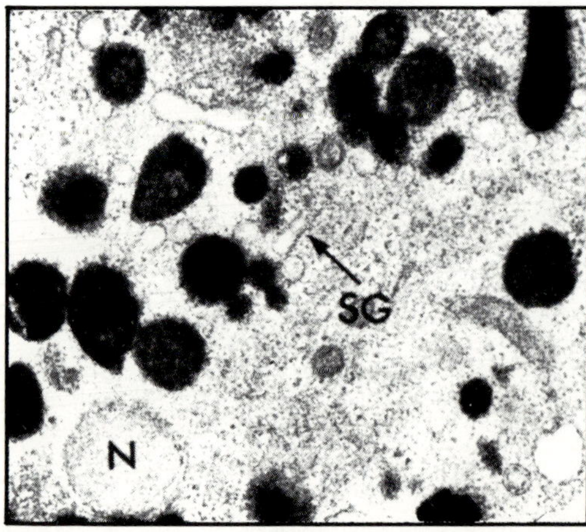

A

SPEZIFISCHE GRANULA
Laktoferrin
Lysozym
Alkalische Phosphatase
Kollagenase
Leukozytäre Adhäsionsmoleküle

AZUROPHILE GRANULA
Myeloperoxidase
Lysozyme ←Bakterizide Faktoren
Kationische Proteine
Saure Hydrolasen
Neutrale Proteasen (Elastase)

B

Abb. 2.18: Ultrastruktur der auf Peroxidaseaktivität gefärbten Granula neutrophiler Granulozyten *(A)* und deren Inhaltstoffe *(B)*. Bei den großen, peroxidasehaltigen (schwarzen) Körperchen handelt es sich um azurophile, bei den kleinen, Peroxidase-negativen um spezifische Granula (SG). N = Teil des Zellkerns.

Lysosomale Faktoren

Neutrophile Granulozyten und Monozyten enthalten lysosomale Granula, die – sofern freigesetzt – zur Entzündungsreaktion beitragen. *Neutrophile Granulozyten* besitzen zwei Hauptarten von Granula (Abb. 2.18). In den kleineren *spezifischen* (oder sekundären) Granula finden sich Laktoferrin, Lysozym, alkalische Phosphatase, leukozytäre Adhäsionsmoleküle sowie (beim Menschen) Kollagenase. Die größeren *azurophilen* (oder primären) Granula enthalten Myeloperoxidase, Lysozym, bakterizide Substanzen, kationische Proteine, saure Hydrolasen und einige neutrale Proteasen (z.B. Elastase). Vor allem die drei letztgenannten Substanzen sind entzündungsaktiv.[66]

Unter der Bezeichnung *kationische Proteine* verbirgt sich eine heterogene Gruppe von Proteinen, die (1) entweder direkt oder über eine Histaminfreisetzung aus Mastzellen die Gefäßpermeabilität steigern; (2) chemotaktisch auf Monozyten wirken («neutrophil chemotactic factor», NCF); und (3) die Beweglichkeit neutrophiler und eosinophiler Granuolyten hemmen. *Saure Proteasen* bewirken bei tiefem pH einen Proteinabbau. Ihr eigentlicher Wirkungsort ist das Innere der Phagolysosomen, wo tiefe pH-Werte vorherrschen und wo mit Hilfe dieser Enzyme Bakterien und Zellbestandteile abgebaut werden.

Neutrale Proteasen andererseits sind zum Abbau verschiedener extrazellulärer Strukturen und Substanzen befähigt. Diese Enzyme (Kollagenase, Elastase, Kathepsine und andere) greifen Kollagen, Basalmembranen, Fibrin, Elastin und Knorpelsubstanz an. Sie bewirken auf diese Weise Zell- und Gewebezerstörungen, die eitrige und deformierende Entzündungsvorgänge kennzeichnen. Neutrale Proteasen sind auch imstande, aus Kininogen Peptide mit kininähnlicher Wirkung abzuspalten.

Monozyten und *Makrophagen* enthalten auch saure Hydrolasen, Kollagenase, Elastase und Plasminogen-Aktivator. Diese Enzyme spielen vor allem bei chronischen Entzündungsvorgängen eine aktive Rolle.

Die Wirkung lysosomaler Faktoren ist daher sehr vielgestaltig. Das initiale Leukozyteninfiltrat vermag aus eigener Kraft und bei Fehlen entsprechender Kontrollmechanismen, die Erhöhung der Gefäßpermeabilität, die chemotaktische Aktivität und die Gewebezerstörung aufrechtzuerhalten und gar zu verstärken. Die potentielle Gefahr, die von Leukozytenproteasen ausgeht, wird durch ein System von Serum- und Gewebe-*Antiproteasen* kontrolliert.[67] In diesem Kontrollsystem nimmt *Alpha-1-Antitrypsin* eine Hauptrolle als Inhibitor der Elastase ein. Es leuchtet ohne weiteres ein, daß bei Inhibitorenmangel eine anhaltende Wirkung der leukozytären Proteasen nicht verhindert werden kann, wie dies beispielsweise bei Patienten mit einem Alpha-1-Antitrypsin-Mangel der Fall ist. *Alpha-2-Makroglobulin*, eine weitere Antiprotease, ist im Serum und verschiedenen Sekreten nachweisbar.

Freie Sauerstoffradikale

Reaktive Sauerstoffmetaboliten werden in neutrophilen Granulozyten und Makrophagen gebildet. Nach Kontakt der Zellen mit chemotaktisch aktiven Substanzen, Immunkomplexen oder zur Phagozytose bereiten Partikeln werden diese Metaboliten in den Extrazellulärraum freigesetzt. Die Sauerstoffradikale sollen in folgende Reaktionsmechanismen eingreifen:

1. Schädigung der Gefäßendothelzellen mit entsprechender Steigerung der Permeabilität. Die Aktivierung von C5a *in vivo* führt beispielsweise zur Aggregation neutrophiler Granulozyten, Schädigung der Endothelzellen und Steigerung der Permeabilität der Lungenkapillaren. Die Permeabilitätsstörung kann durch Vorbehandlung der Versuchstiere mit Substanzen, die imstande sind, H_2O_2 und OH· zu binden («scavengers»), verhindert werden. Daraus läßt sich schließen, daß H_2O_2 und OH· den Endothelschaden vermitteln.[68]

2. Inaktivierung der Antiproteasen, z.B. von Alpha-1-Antitrypsin. Dieser Effekt könnte zu einer unkontrollierten Proteaseaktivität führen, die mit zunehmender Zerstörung von Strukturkomponenten des Gewebes, z.B. des Elastins, einherginge. Die Inaktivierung scheint auf einer Oxidation der Methioningruppen des Antiproteasemoleküls zu *Sulfoxid* zu beruhen, was die biologische Wirkung des Enzyms aufhebt.

3. Direkte Schädigung verschiedener Zellen (neoplastische Zellen, Erythrozyten, Parenchymzellen) durch verschiedene Sauerstoffmetaboliten.

Im Serum, in der Gewebeflüssigkeit und in Zielzellen existieren Schutzmechanismen mit antioxidativer Aktivität zur Entgiftung potentiell schädlicher Sauerstoffradikale. Diese Antioxidantien wurden bereits in Kapitel 1 erwähnt, sollen aber an dieser Stelle nochmals aufgelistet werden: (1) das kupferhaltige Serumprotein *Zaeruloplasmin*; (2) der eisenfreie Anteil des *Transferrin*; (3) das Enzym *Superoxid-Dismutase*, das in verschiedenen Zellen in aktivierbarer Form vorhanden ist; (4) das Enzym *Katalase*, das H_2O_2 umwandelt; und (5) die Glutathion-*Peroxidase*, ein weiterer, wirksamer H_2O_2-Vernichter. Daraus folgt, *daß sich das Maß des Einflusses freier Sauerstoffradikale auf irgendeine entzündliche Reaktion aus der Bilanz von Produktion und Inaktivierung dieser Metaboliten durch Zellen und Gewebe ergibt.*

Plättchen-aktivierender Faktor (PAF)

PAF kennt man seit Jahren als Faktor, der aus IgE-sensibilisierten basophilen Granulozyten stammt und eine Thrombozyten-Aggregation und Freisetzungsreaktion (Histamin, Serotonin) auslöst.[70–72] Die chemische Struktur von PAF ist diejenige eines Lipids – Azetyl-Glyzerinaether-Phosphocholin (AGEPC) (Abb. 2.19). PAF gehört nicht zur Gruppe präformierter und gespeicherter Mediatoren, sondern wird als Folge einer Zellstimulation neugebildet.

Zusätzlich zur Plättchenstimulation bewirkt PAF eine Vaso- und Bronchokonstriktion, in extrem geringen Konzentrationen gar eine Dilatation und Permeabilitätssteigerung der Venolen, und zwar mit einer Wirkung, die um einen Faktor von 100 bis 10 000 über derjenigen von Histamin liegt. PAF induziert zudem die Adhäsion von Leukozyten am Gefäßendothel, zeigt *in vitro* beträchtliche chemotaktische Aktivität und verursacht nach intrakutaner Verabreichung die rasche Bildung eines leukozytären Infiltrates. Mit anderen Worten: PAF allein kann jedes der Hauptsymptome der Entzündung auslösen. Verschiedene Zellen, darunter basophile und neutrophile Granulozyten, Monozyten und Gefäßendothelien, sind zur Bildung von PAF befähigt.[72]

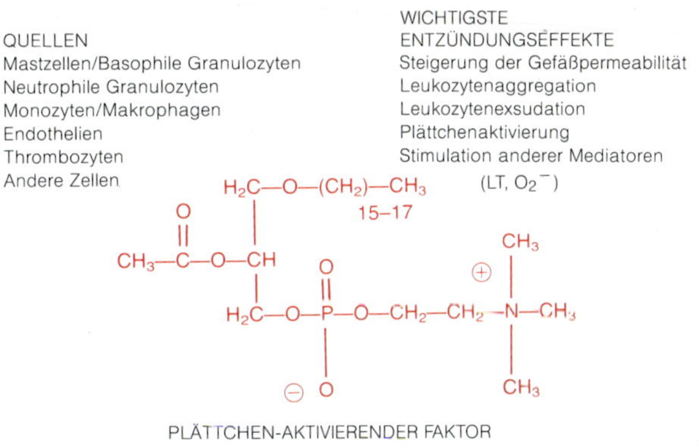

Abb. 2.19: Struktur, Quelle und entzündliche Aktivität von PAF. Lp = Leukotrien.

PAF scheint direkt auf die Zielzellen zu wirken, stimuliert jedoch auch die Synthese anderer Mediatoren, vor allem der Prostaglandine und Leukotriene, durch Leukozyten und weitere Zellen. Zusätzlich bestehen Synergismen mit anderen Gewebehormonen. Die Verfügbarkeit synthetischer PAF-Antagonisten mag zur Klärung der Rolle, die PAF im Rahmen des Entzündungsgeschehens *in vivo* spielt, beitragen.

Zytokine

Von gewissen *Polypeptiden*, Produkte aktivierter Lymphozyten *(Lymphokine)* und Monozyten/Makrophagen *(Monokine)*, weiß man seit langem, daß sie an der zellulären Immunantwort («recruitment» und Proliferation von Lymphozyten) beteiligt sind. Inzwischen wurde klar, daß diese Zellprodukte zusätzlich bei Entzündungsreaktionen ein wichtige Rolle spielen.[74] Ähnliche Polypeptide – ebenfalls unter dem Sammelbegriff *Zytokine* bekannt – werden auch durch viele nichtimmunologische Zellen gebildet. Besonders bei zwei Vertretern der Zytokine, *Interleukin-1* (IL-1) und *«Tumor-Nekrose-Faktor»* (TNF), scheint es sich um wichtige Entzündungsmediatoren zu handeln.[73, 74] Obschon die beiden Substanzen durch verschiedene Gene kodiert werden, weisen sie ähnliche biologische Eigenschaften auf.[75]

IL-1 wurde ursprünglich aus aktivierten Makrophagen isoliert, wird aber von praktisch allen Zellen gebildet, unter anderen von Lymphozyten und Gefäßendothelien. Unter Bedingungen *in vitro* lösen Endotoxin, Immunkomplexe, Toxine, mechanische Traumen sowie viele Entzündungsvorgänge die IL-1-Produktion aus. *TNF* (auch *Kachektin* genannt, da man seine Mitbeteiligung an der Entwicklung einer Kachexie bei chronischen Infekten und neoplastischen Krankheitszustän-

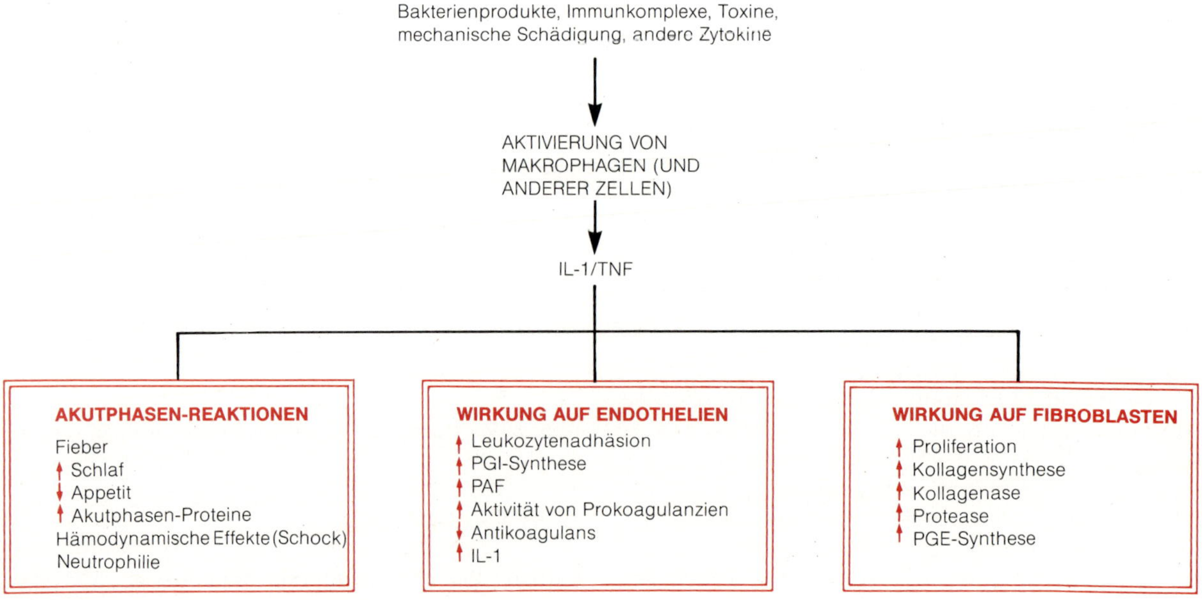

Abb. 2.20: Wichtigste Wirkungen von Interleukin-1 (IL-1) und Tumornekrose-Faktor (TNF) bei Entzündung.

den vermutet)[76] wurde zunächst als Produkt aktivierter Makrophagen beschrieben, das die Lyse gewisser Tumorzell-Linien *in vitro* sowie hämorrhagische Tumorzell-Nekrosen *in vivo* verursacht. IL-1 und TNF lösen ein identisches Spektrum biologischer Effekte aus, vor allem in den akuten Phasen der Entzündung, und zeigen gewisse Synergismen.

Im allgemeinen macht sich die Wirkung von IL-1 und TNF (sowie übrigens auch diejenige der meisten übrigen Zytokine) auf einem der drei folgenden Wege bemerkbar: Sie wirken auf die Zelle ein, die ihren Produktionsort darstellt (*autokriner* Effekt); sie beeinflussen Zellen in unmittelbarer Nachbarschaft ihres Produktionsortes (wie z.B. in Lymphknoten oder in Gelenkspalten; *parakriner* Effekt); oder sie entfalten eine systemische Wirkung, ähnlich derjenigen eines andern Hormons (*endokriner* Effekt). Die wichtigsten Entzündungseffekte bestehen in lokalen Wirkungen auf Gefäßendothelien, systematischer Akutphasen-Wirkung und Beeinflussung der Fibroblastenaktivität (Abb. 2.20). Die letztgenannte Zytokinwirkung spielt eine Rolle beim Heilungsvorgang (siehe S. 91). Die Wirkungen von IL-1 und TNF auf Gefäßendothelzellen sind folgende:

1. Einleitung der Synthese von Adhäsionsmolekülen, die eine verstärkte Adhäsion neutrophiler Granulozyten, Monozyten und Lymphozyten am Endothel bewirken.
2. Induktion der Synthese und der Freisetzung von PGI_2, das eine kräftige Vasodilatation sowie eine Hemmung der Plättchenaggregation vermittelt.
3. Einleitung der Synthese des Plättchen-aktivierenden Faktors (PAF).
4. Steigerung der gerinnungsfördernden und Hemmung der antikoagulativen Eigenschaften der Endothelzellen, was die Gefäßinnenfläche potentiell thrombogen macht.

Sowohl IL-1 als auch TNF lösen bei Infektion oder Gewebeschädigung zudem systemische *Akutphasen-Reaktionen* aus (siehe S. 83), wie Fieber, «slow-wave»-Schlaf, Ausschwemmung neutrophiler Granulozyten in die Blutzirkulation, Freisetzung von ACTH und Kortikosteroiden sowie – speziell durch TNF vermittelt - hämodynamische Zeichen eines septischen Schocks (Blutdruckabfall, Erniedrigung des Gefäßtonus, Steigerung der Herzschlagfrequenz und Erniedrigung des Blut-pH-Wertes).

Wachstumsfaktoren und weitere Mediatoren

Weitere Mediatoren mit chemotaktischer Aktivität für Leukozyten sind Spaltprodukte, die aus dem Abbau von Kollagen oder Fibronektion und gewissen Wachstumsfaktoren stammen. Diese Stubstanzen spielen eine Rolle im Rahmen der chronischen Entzündung und der Wundheilung.

Zusammenfassende Bemerkungen zu den chemischen Mediatoren der akuten Entzündungsreaktion

Die Hauptwirkungen der wichtigsten Mediatoren sind in Tabelle 2.3 zusammengefaßt. Die Vielfalt der tat-

Tab. 2.3: Mediatoren der akuten Entzündungsreaktion (Zusammenfassung)

Mediator	Quelle	Wirkung: Gefäß-permeabilität	Wirkung: Chemotaxis	Wirkung: Andere
Histamin und Serotonin	Mastzellen, basophile Granulozyten, Plättchen	+	–	
Bradykinin	Plasmasubstrat	+	–	Schmerz
C3a	Plasmaprotein (Leber);	+	–	Opsonin (C3b)
C5a	Makrophagen	+	+	Leukozytenadhäsion
Prostaglandine	Membranphospholipide der meisten Zellen	Potenziert andere Mediatoren	–	Vasodilatation, Schmerz, Fieber
Leukotrien B_4	Leukozyten	–	+	Leukozytenadhäsion
Leukotriene C_4, D_4, E_4	Leukozyten, Mastzellen	+		Broncho- und Vasokonstriktion
Lysosomale Substanzen				
Kationische Proteine	Leukozyten	+	+	Granulozyten-Immobilisierung
Neutrale Proteasen	Leukozyten	+	–	Gewebeschädigung
Sauerstoffmetabolite	Leukozyten	+		Endothel- und Gewebeschädigung
PAF	Leukozyten und andere	+	+	Bronchokonstriktion
IL-1 und TNF	Makrophagen und andere	–	+	Akutphasenreaktion; Leukozytenadhäsion

sächlichen und der möglichen Mediatoren legt beredtes Zeugnis ab, nicht nur für das breite Interesse an den biochemischen Hintergründen der Entzündungsreaktion, sondern auch für die Tatsache, daß wir im Grunde den eigentlichen Ablauf der Entzündungsvermittlung immer noch ungenau kennen. Als Lewis Histamin als Entzündungsvermittler vorschlug, war schon klar, daß ein einziger Mediator nicht alle Phänomene erklären kann. Heute ist die Zahl der Mediatoren derart angeschwollen, daß wir uns kaum zurechtfinden. Trotzdem sollte es möglich sein, aus diesem Sumpf einige wenige Substanzen zu extrahieren, deren Rolle auch *in vivo* bedeutungsvoll sein könnte (Tab. 2.4). *Am Zustandekommen der gesteigerten Gefäßpermeabilität sind bestimmt Histamin, die Anaphylatoxine (C3a und C5a), die Kinine, die Leukotriene C, D und E sowie PAF maßgeblich beteiligt, zumindest in den Frühphasen der Entzündung. Für chemotaktische Effekte sorgen am ehesten C5a, AS-Lipoxygenase-Produkte (Leukotrien B_4) sowie zusätzliche chemotaktisch wirksame Lipide. Die wichtige Rolle der Prostaglandine in Zusammenhang mit der Vasodilatation, dem Entstehen von Schmerz und Fieber und einer verstärkten Ödembildung ist nicht von der Hand zu weisen. Die Wirkung von IL-1 und TNF ist mit Gefäßveränderungen und der Einleitung von Akutphasen-Reaktionen verknüpft. Schließlich sind lysosomale Produkte und Sauerstoffradikale die wahrscheinlichsten Kandidaten für die Vermittlung der entzündlich bedingten Gewebeschädigung.*

Zwei Gesichtspunkte müssen nochmals gesondert betont werden. Der erste betrifft die Tatsache, daß *die verschiedenen Mediatorsysteme zwar separat besprochen wurden, in Wirklichkeit aber eng miteinander verflochten zur Wirkung kommen.* Ein bereits erwähntes Beispiel ist die Rolle des aktivierten Hageman-Faktors, der die Enzymkaskaden des Kinin-, Blutgerinnungs- und Fibrinolysesystems in Gang setzt. Als weiteres Beispiel sollen die Einflüsse chemotaktisch aktiver Substanzen oder eines Phagozytosereizes auf Leukozyten angeführt werden: In jedem Fall werden der Arachidonsäure-Abbau ausgelöst und Proteasen sowie freie Sauerstoffradikale freigesetzt. Die verschiedenen Interaktionsmöglichkeiten durch die stufenweise Aktivierung ver-

Tab. 2.4: Wahrscheinlichste Entzündungsmediatoren

Vasodilatation
- Prostaglandine

Erhöhte Gefäßpermeabilität
- Vasoaktive Amine
- C3a und C5a (durch freisetzende Amine)
- Bradykinin
- Leukotrine C_4, D_4, E_4
- PAF

Chemotaxis
- C5a
- Leukotrien B_4
- Weitere chemotaktisch wirkende Lipide
- Bakterienprodukte

Fieber
- IL-1; TNF
- Prostaglandine

Schmerz
- Prostaglandine
- Bradykinin

Gewebeschädigung
- Lysosomale Enzyme (neutrophile Granulozyten, Makrophagen)
- Sauerstoffmetabolite

schiedener Mediatoren machen verständlich, weshalb Entzündungsreaktionen über längere Zeit protrahiert ablaufen können.
Der zweite Punkt ist der, daß *alle die genannten Mediatoren unter dem Einfluß eines intelligenten Kontrollsystems zu agieren scheinen.* Wenn dem nicht so wäre, würde die entzündliche Reaktion Amok laufen! Die Mediatorsubstanzen sind entweder im Innern von Zellen oder im Blut und Gewebe in Form von Vorläufern vorhanden; sie können nur über viele Zwischenstufen aktiviert oder müssen *de novo* synthetisiert werden. Für das Verständnis der Entzündung sind deshalb die molekularen Mechanismen, die Freisetzungs- oder Aktivierungsprozesse kontrollieren, von entscheidender Bedeutung. Einmal freigesetzte Mediatoren werden allerdings sehr rasch inaktiviert oder abgebaut. Einige der Inaktivatoren sind bekannt, so zum Beispiel die Kininase (Abbau von Bradykinin), Inaktivatoren von C5a, Antioxidantien (Abfangen freier Sauerstoffradikale) und Antiproteasen (Neutralisierung von Elastase und Kollagenase), andere wiederum sind in ihrer Natur noch unklar. Je mehr wir über die Mechanismen dieser subtilen Balancesysteme wissen, desto besser kann die Entzündungsreaktion beeinflußt werden.
Mit diesen Bemerkungen über die Mediatoren schließen wir die Beschreibung des verhältnismäßig einförmigen Musters der Entzündungsreaktion. *Mit Nachdruck soll jedoch nochmals darauf hingewiesen werden, daß die Veränderungen in der Hämodynamik, der Gefäßpermeabilität und der Leukozytenfunktion zwar sequentiell beschrieben und auch in dieser Reihenfolge ausgelöst werden. Im Höhepunkt des Geschehens jedoch laufen alle diese Vorgänge gleichzeitig und in Form einer chaotisch anmutenden, aber straff organisierten Zirkusnummer ab. Verständlicherweise kann der Grundprozeß durch viele Variablen beeinflußt werden, im besonderen durch: (1) Art und Intensität des auslösenden Reizes, (2) Lokalisation und Art des betroffenen Gewebes und (3) die Reaktionslage des Gesamtorganismus (Ernährungszustand, Funktionszustand des kardiovaskulären Systems, medikamentöse Therapie, Vorhandensein prädisponierender Leiden (z.B. Diabetes mellitus, neoplastische Krankheit), Existenz einer erworbenen Immunität gegenüber dem auslösenden Agens).*

Lymphgefäße und akute Entzündung

Das lymphatische System – Lymphgefäße und Lymphknoten – filtriert und «überwacht» die Flüssigkeit im Extrazellulärraum. Zusammen mit dem Monozyten/Makrophagen-System («mononuclear phagocyte system», MPS) bildet es eine zweite Verteidigungslinie, die immer dann ins Spiel kommt, wenn eine lokale Entzündungsreaktion das auslösende Agens nicht in Schach zu halten oder zu neutralisieren vermag.
Lymphgefäße bilden äußerst feine Kanäle und Spalten, die sehr leicht kollabieren und daher in gewöhnlichen Paraffinschnitten schwer erkennbar sind. Sie sind von einer durchgehenden dünnen Endothelschicht, mit lockeren, überlappenden Zellverbindungen ausgekleidet und besitzen eine spärlich ausgebildete Basalmembran, jedoch – mit Ausnahme der größeren Sammelgefäße – keine Wandmuskulatur. Im Entzündungsgebiet ist der Lymphfluß verstärkt, was die Drainage der Ödemflüssigkeit aus dem Extrazellulärraum fördert. Wegen der lockeren Endothelverbindungen stellt sich zwischen Lymphe und extravaskulärer Flüssigkeit rasch ein Gleichgewicht ein. Die Lymphe enthält neben Flüssigkeit auch Leukozyten – vor allem Lymphozyten und Makrophagen – und Zelltrümmer. Größere Lymphgefäße sind mit Klappen ausgestattet, was den Lymphfluß in eine bestimmte Richtung zwingt. Feine Fibrillen, im rechten Winkel zur Wand der Lymphgefäße verankert, erstrecken sich in die benachbarten Gewebe und sorgen dafür, daß die Lymphkanäle durchgängig bleiben.
Bei schwereren Läsionen wird auch das schädigende, chemische oder bakterielle Agens mit der Lymphe abtransportiert. Sowohl die Lymphgefäße (Lymphangiitis) als auch die drainierenden Lymphknoten (Lymphadenitis) werden auf diese Weise sekundär von der Entzündungsreaktion miterfaßt. Bei Handinfektionen, beispielsweise, findet man deshalb oft entlang des Armes gerötete Streifen, die bis zur Axilla reichen können. Die Streifen entsprechen den entzündlich veränderten Lymphgefäßen. Eine Lymphadenitis äußert sich in schmerzhaft vergrößerten axillären Lymphknoten. Die Lymphknotenschwellung geht meist auf eine Zellvermehrung im lymphatischen Parenchym oder in den Sinus (Sinushistiozytose) zurück. Eine derartige Lymphknotenveränderung wird als reaktiv oder entzündlich (Lymphadenitis) bezeichnet.
Glücklicherweise gelingt es dieser zweiten Abwehrlinie häufig, die Ausbreitung einer Infektion zu verhindern. Wird allerdings diese Linie auch durchbrochen, gelangen die Infektionserreger über immer größere Lymphgefäße schließlich ins Blut, und es stellt sich eine Bakteriämie ein. Die phagozytierenden Zellen von Leber, Milz und Knochenmark stellen die nächste Front der Abwehr dar, die jedoch bei massivem Erregerbefall ebenfalls durchbrochen wird, was zu einer Absiedlung der Erreger in verschiedenen Geweben und Organen führt. Bevorzugte Absiedlungsstellen für im Blut zirkulierende Bakterien sind Herzklappen, Meningen, Nieren und Gelenke: Dementsprechend entstehen häufig Endokarditiden, Meningitiden, Nierenabszesse oder septische Arthritiden.

Das Monozyten/Makrophagen-System

Makrophagen – im angelsächsischen Sprachgebrauch als «monunuclear phagocytes» bezeichnet – sind im ganzen Organismus vorhandene Zellen, die an allen Phasen der Abheilung oder Progression eines entzündlichen Geschehens beteiligt sind.[77]
Die Funktion der Makrophagen als «Aufräum- und Abbauzellen» («scavenger cells») war schon lange bekannt. Diese traditionelle Rolle, seit der Zeit Metschnikows noch genauer definiert, bleibt eine ihrer wichtigsten Funktionen. Bei Entzündungen treten Makrophagen schon in sehr frühen Phasen und in großer Zahl in Erscheinung: Körperfremde Partikel, zugrunde gegangene Zellen, Erythrozyten, aus Zellabbau stammende Proteine und sogar ihre funktionellen Vorgänger, neutrophile Granulozyten, werden wirkungsvoll phagozytiert und abgebaut. Das Spektrum der Makrophagenfunktionen ist jedoch viel breiter.[77, 78] Auf ihre zentrale Rolle im Rahmen der spezifischen Immunantwort, die im wesentlichen auf der Interaktion mit Lymphozyten beruht, wird in *Kapitel 5* eingegangen. Hier sollen einige physiologische Aspekte sowie die belegbare und hypothetische Rolle der Makrophagen im Entzündungsgeschehen besprochen werden.
Monozyten und Makrophagen gehören zum «mononuclear phagocyte system» (MPS) (früher als retikulendotheliales System, RES, bezeichnet). Zu diesem System gehören Zellen des Knochenmarks, des peripheren Blutes und der Gewebe, die insgesamt für die Endozytose (Pinozytose und Phagozytose) und den intrazellulären Abbau einen hohen Grad an Spezialisierung aufweisen. Befinden sich diese Zellen in Geweben oder Organen, werden sie traditionell als Histiozyten oder als residente Makrophagen bezeichnet. Die Zellen leiten sich von Vorläuferzellen im Knochenmark her, die sich über ein Monoblasten-Stadium in Promonozyten differenzieren. Promonozyten teilen sich rasch und stellen die direkten Vorläufer der Blutmonozyten dar. Blutmonozyten sind etwas kleiner als Promonozyten, besitzen eine höhere funktionelle Aktivität, teilen sich kaum und machen zwischen 4–8% der Blutleukozyten aus. Die durchschnittliche Verweildauer der Monozyten im Blut beträgt etwa 32 Stunden, ist also erheblich länger als diejenige neutrophiler oder eosinophiler Granulozyten. Der Monozyt zeichnet sich aus durch eine sehr bewegliche Zellmembran, viele pinozytotische Vesikeln im Zytoplasma, eine wechselnde Zahl von Lysosomen sowie einen aktiven Golgi-Apparat (Abb. 2.21).
Heute bestehen kaum mehr Zweifel daran, daß sich die meisten Makrophagen in einem Entzündungsherd von Blutmonozyten herleiten[78]. Obwohl gute Gründe für die Annahme sprechen, daß die Vorläufer der residenten Makrophagen (Tab. 2.5) ebenfalls im Knochenmark zu suchen sind, werden biochemische und strukturelle Eigenheiten dieser Zellen häufig durch ihr spezielles Mikromilieu geprägt. Makrophagen verschiedenster Lokalisation weisen dennoch Gemeinsamkeiten auf, die sie vor andern Zellen auszeichnen. Sie sind beweglich (wenn auch vergleichsweise langsamer als Granulozyten), und sie können nicht nur verhältnismäßig große Partikel phagozytieren, sondern auch lösliche Moleküle durch Pinozytose aufnehmen. Die Partikelaufnahme hängt zum Teil eng mit dem Vorhandensein membranständiger Rezeptoren für das Fc-Fragment der Immunglobuline und für die dritte Komplementkomponente (C3b) zusammen. Makrophagen verfügen über ein breites Repertoire hydrolytischer Enzyme, was ihre Fähigkeit zum raschen Abbau verschiedenster Stoffe erklärt.
Vielleicht am wichtigsten ist die Eigenschaft, über unterschiedliche externe Mechanismen «aktiviert» werden zu können. Mit dem Begriff des «aktivierten Makrophagen» wird eine Zelle bezeichnet, die im Vergleich zum Ruhezustand größer ist, deren Zytoplasma eine größere Zahl von Mitochondrien, eine höhere Aktivität der hydrolytischen Enzyme und der Lysosomen aufweist, deren Membran beweglicher und endozytotisch aktiver ist, die einen aktiveren Metabolismus besitzt, und die intrazelluläre Bakterien oder Tumorzellen besser abtöten und abbauen kann. Dieser Aktivierungszustand kann ausgelöst werden durch 1) Lymphokine (vor allem durch γ-Interferon), die von aktivierten T-Lymphozyten gebildet werden, oder durch 2) nichtimmunologische Vorgänge, die an der Zellmembran angreifen (z. B. Kontakt mit gewissen Bakterienprodukten wie Endotoxin, anderen chemischen Stoffen oder im Verlaufe der Phagozytose) (Abb. 2.22).

Tab. 2.5: Monozyten/Makrophagen-System («mononuclear phagocyte system») (früher: Retikuloendotheliales System»)

Stammzelle («committed) *Monoblasten* *Promonozyten*	**Knochenmark**
Monozyten	**Blut**
Makrophagen	**Gewebe** Makrophagen bei Entzündungsreaktion Leber (Kupffer-Zellen) Lunge (Alveolarmakrophagen) Bindegewebe (Histiozyten) Milz und Lymphknoten (Makrophagen/Histiozyten) Seröse Höhlen (Pleura- und Peritonealmakrophagen) Nervensystem (Mikrogliazellen) Knochen (Osteoklasten) Haut (? Langerhans-Zellen) Lymphatisches Gewebe (? dendritische Zellen)

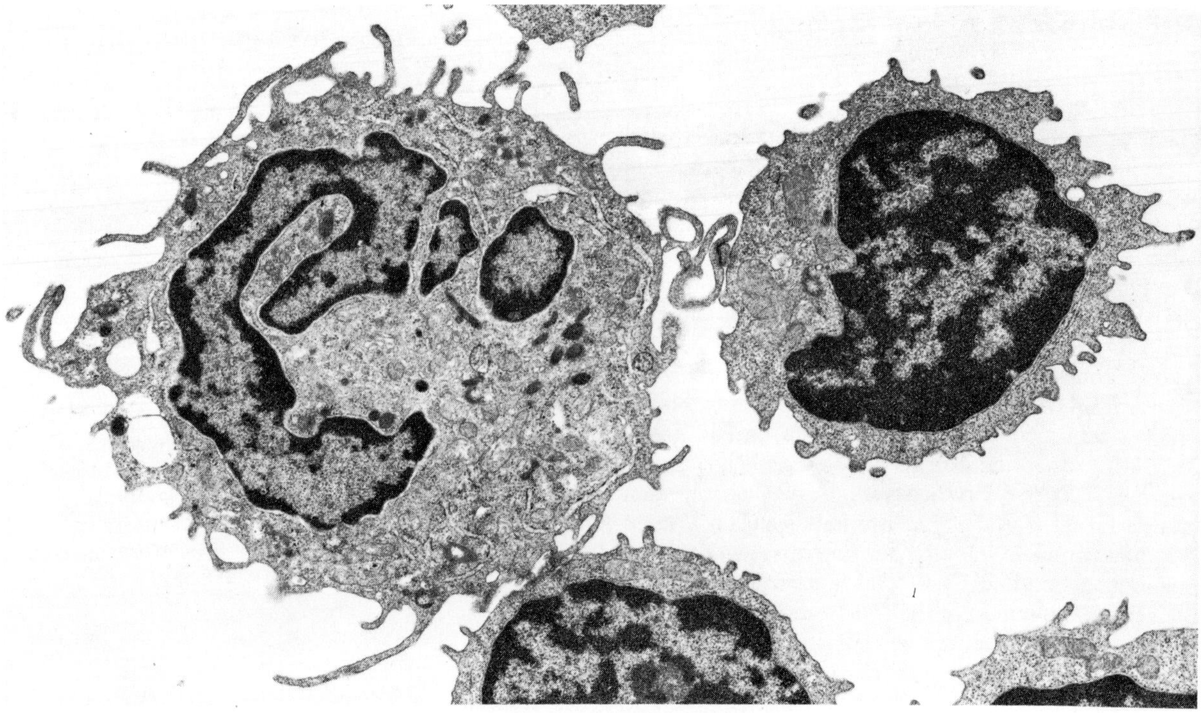

Abb. 2.21: Elektronenoptische Aufnahme von Monozyt (links) und Lymphozyt. Man beachte das reichlich vorhandende Zytoplasma, den eingebuchteten Kern, die gefältelte Oberflächenmembran und die Lysosomen des Monozyten.

Aktivierte Markophagen besitzen die Fähigkeit, eine Fülle von Produkten freizusetzen, von denen sehr viele maßgeblich in den Entzündungsprozeß eingreifen. Das Spektrum der dadurch ausgelösten biologischen Aktivitäten ist für einen einzigen Zelltyp unglaublich groß.[79, 80] Die Makrophagenfunktionen sind deshalb so vielfältig, weil Wechselwirkungen zwischen Makrophagen und unmittelbarer Umgebung die Sekretion der Makrophagenprodukte in gewissem Sinne regulieren (verstärken oder hemmen). Zur Umgebung gehören Nachbarzellen, Bestandteile der extrazellulären Matrix (z.B. Fibronektin) und des Serums (z.B. Komplement) oder auch exogene Stoffe. Makrophagen können daher auch «deaktiviert» werden, was letztlich das Unterbrechen der Entzündungsreaktion begünstigt. Einer der bekannten Deaktivatoren ist ein als «transforming growth factor *β*» bezeichnetes Produkt verschiedener Zellen, die sich an der Entzündung beteiligen, wie beispielsweise Endothelien, Thrombozyten und T-Zellen.[81]

Die Tatsache, daß die Makrophagen verhältnismäßig langlebig sind und sich dank ihrer Wanderungsfähigkeit in verschiedene Gewebe begeben können, trägt dazu bei, daß ihre sekretorischen Eigenschaften eine Vielzahl pathophysiologischer Prozesse in verschiedenen Lokalisationen mitbeeinflussen.

Die wichtigsten Gruppen von Makrophagenprodukten umfassen:

1. Neutrale Proteasen, wie Kollagenase und Elastase, die für den Abbau von Bindegewebebestandteilen verantwortlich sind, oder Plasminogenaktivator, der die Bildung des fibrinolytisch wirkenden Plasmin aktiviert;
2. chemotaktische Substanzen, die die Wanderung anderer Leukozyten beeinflussen;
3. Arachidonsäure-Metabolite, sowohl Cyclooxygenase- und Lipoxygenase-Produkte, die eine Vasodilatation und eine erhöhte Gefäßpermeabilität induzieren sowie chemotaktisch wirken;
4. reaktive Sauerstoff-Metabolite;
5. Komplementkomponenten sowohl des klassischen als auch des direkten Aktivierungsweges;
6. Gerinnungsfaktoren (z.B. Faktor V, Thromboplastin), die für die lokale Umwandlung von Fibrinogen in Fibrin wichtig sind;
7. Wachstumsfaktoren für Fibroblasten, Kapillarsprossen und Vorläuferzellen der myeloischen Reihe;
8. Zytokine wie z.B. IL-1 und TNF;
9. weitere biologisch aktive Stoffe mit entzündungsauslösender (PAF) oder antiviraler Wirkung (Interferon).

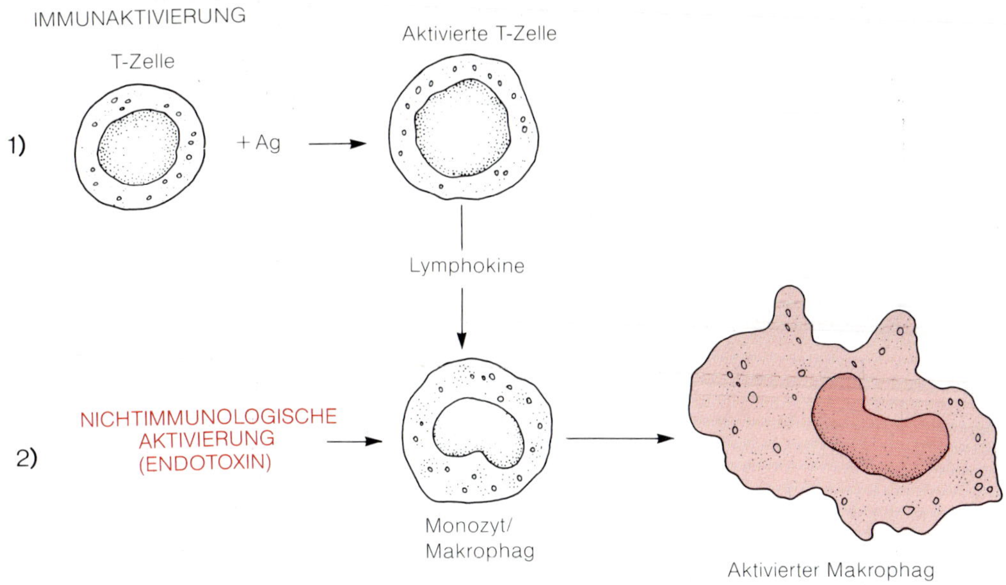

Abb. 2.22: Zwei Möglichkeiten der Makrophagenaktivierung: (1) Lymphokine (γ Interferon) aus immunologisch aktivierten T-Zellen, und (2) nichtimmunologische Aktivatoren, wie Endotoxin. Ag = Antigen.

Obwohl viele dieser Makrophageneigenschaften und -stoffe im Rahmen der Entzündung und Infektabwehr eine günstige Rolle spielen, wirkt sich eine unkontrollierte Makrophagenaktivierung durchaus schädigend aus. Dies zeigt sich beispielsweise bei der Pathogenese gewisser chronischer Krankheiten (z.B. Atherosklerose, rheumatoide Arthritis).

Neben seiner wichtigen Rolle im Rahmen eines entzündlichen oder immunologischen Geschehens stellt das Monozyten/Makrophagensystem (besonders die Kupferzellen der Lebersinusoide und die Milzmakrophagen) die Hauptabwehrlinie gegen Bakterien im zirkulierenden Blut dar und kontrolliert die hämatogene Verbreitung potentieller Krankheitserreger. Das System ist zudem für die Entfernung und den Abbau von obsoletem Material verantwortlich, das im Blut zirkuliert oder sich in den Geweben anhäuft. Die Fähigkeit des MPS, derartiges Material zu erkennen, ist bemerkenswert. Dabei kann es sich um gealterte oder geschädigte Erythrozyten, Leukozyten oder Plättchen handeln, um Gerinnungsprodukte, um Antigen-Antikörper-Komplexe oder um Makromoleküle, wie z.B. komplexe Lipide oder Kohlenhydrate, die bei gewissen angeborenen Stoffwechselstörungen synthetisiert werden (Speicherkrankheiten).

Die chronische Entzündung

Definitionen und Ursachen

Die akute Entzündung kann sich in eine der vier folgenden Richtungen entwickeln:

- vollständige *Auflösung* mit Wiederherstellung des Entzündungsortes; sofern der Schaden unbedeutend ist, stellt dies den Normalfall dar, wie beispielsweise nach einer oberflächlichen Verbrennung oder Traumatisierung oder immer bei geringem Gewebeuntergang;
- *Abheilung unter Narbenbildung.* Sie tritt dann ein, wenn eine beträchtliche Gewebezerstörung vorliegt, wenn das geschädigte Gewebe nicht regenerationsfähig ist, oder wenn das Exsudat reichlich Fibrin enthält;
- *Abszeßbildung,* die sich bei Infektionen mit pyogenen Erregern einstellt; oder
- eine Weiterentwicklung zur *chronischen Entzündung.*

Obwohl der exakte Zeitpunkt des Übergangs einer akuten in eine chronische Entzündung sehr oft nicht festgelegt werden kann, besitzen die chronischen Entzündungsreaktionen genügend Eigenheiten, um eine gesonderte Besprechung zu rechtfertigen.

Klinisch kennt man drei Entwicklungsmöglichkeiten chronischer entzündlicher Veränderungen in verschiedenen Organen:

1. *Die kontinuierliche Weiterentwicklung einer akuten Entzündung,* entweder weil der auslösende Reiz weiterbesteht oder weil der Heilungsprozeß auf irgendeine Weise gestört wurde. So kann eine Infektion der Lunge

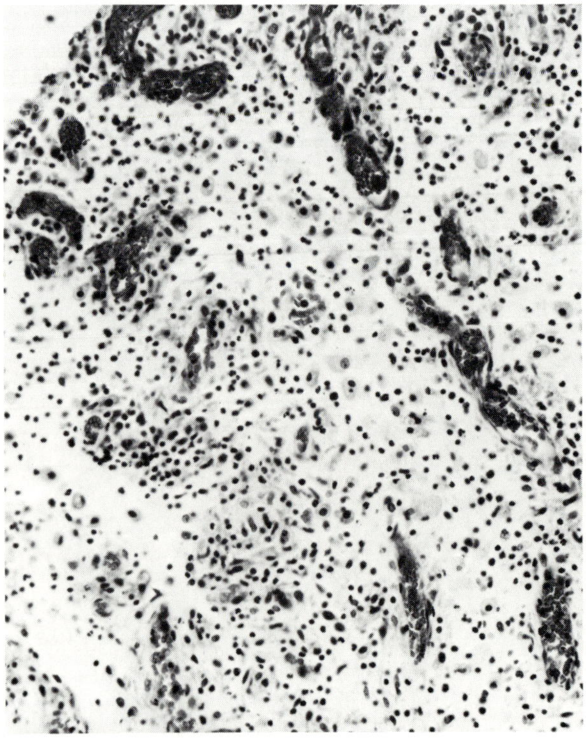

Abb. 2.23: Chronischer Entzündungsherd mit Infiltration durch Makrophagen (große, blasse Zellen) und Lymphozyten sowie Bildung von Kapillarsprossen.

durch Bakterien als akute Entzündungsreaktion beginnen (akute Pneumonie), um sich dann zum persistierenden Infekt oder zum chronischen Lungenabszeß weiterzuentwickeln, wenn die Persistenz der Erreger oder ihrer Produkte einen Gewebeschaden auslöste.

2. *Wiederholte Schübe einer akuten Entzündung* können ebenfalls zur Chronizität führen. Der Patient zeigt in diesen Fällen aufeinanderfolgende Attacken von Fieber, Schmerzen und Schwellungen. Histologisch bestehen Zeichen der akuten Entzündung, Heilung (zwischen den Schüben) und der chronischen Entzündung, wie bei rekurrierenden Infekten der Gallenblase (Cholezystitis) und der Niere (Pyelonephritis).

3. *Merkwürdigerweise kann sich eine chronische Entzündung auch direkt und unbemerkt aus unterschwelligen ungenügenden Reaktionen entwickeln,* die keine der klassischen Zeichen einer akuten Entzündung aufweisen. Diese dritte Entstehungsmöglichkeit trifft für einige der häufigen und invalidisierenden Krankheiten des Menschen zu, wie z.B. rheumatoide Arthritis, Tuberkulose und chronische Lungenkrankheiten. Vorbedingungen für die Entstehung derartiger Krankheiten sind:

a. persistierende Infektion durch intrazellulär überlebende Mikroorganismen (z.B. Mykobakterien, Viren), die an sich wenig virulent sind, jedoch eine Immunantwort hervorrufen;

b. langdauernde Einwirkung nicht abbaubarer, potentiell toxischer Substanzen (z.B. Silikose und Asbestose der Lunge); oder

c. Immunreaktionen, besonders solche, die sich über längere Zeit gegen körpereigene Gewebe richten (Autoimmunkrankheiten wie rheumatoide Arthritis).

Zellen und Mediatoren

Histologische Kennzeichen einer chronischen Entzündungsreaktion sind (1) Vorherrschen «mononukleärer» Zellen im entzündlichen Infiltrat, hauptsächlich Makrophagen, Lymphozyten und Plasmazellen; (2) Proliferation von Fibroblasten und oft auch von Kapillaren (Abb. 2.23); (3) Vermehrung des Bindegewebes (Fibrose); und (4) Gewebezerstörung.

Die Einwanderung von Monozyten oder Makrophagen in den Entzündungsort ist eine besonders wichtige Komponente der chronischen Entzündung. Monozyten emigrieren schon frühzeitig aus dem Blut und stellen innerhalb von 48 Stunden den vorherrschenden Zelltyp im entzündlichen Exsudat dar. Wenn der Blutmonozyt den Extravaskulärraum erreicht, nimmt er an Größe zu und wird zum «aktivierbaren» Makrophagen. Am Ende der kurzen akuten Phase der Entzündung verschwinden diese Makrophagen (sie gehen zugrunde oder wandern über Lymphspalten in die drainierenden Lymphknoten), sofern das auslösende Agens eliminiert oder inaktiviert wurde.

Ist eine Elimination oder Inaktivierung nicht möglich (z.B. bei Infektionen mit Mykobakterien, bestimmten Immunreaktionen oder bei Vorliegen andauernd irritierender Substanzen), bleibt die Makrophagenakkumulation am Entzündungsort während längerer Zeit bestehen.

Für das Fortbestehen der Ansammlung von Makrophagen am Entzündungsort gibt es drei Ursachen, von denen jeweils eine bei bestimmten Entzündungstypen überwiegt:

1. *Das fortlaufende Einwandern von Monozyten aus der Blutzirkulation* beruht auf der kontinuierlichen Freisetzung chemotaktisch wirksamer Substanzen. Blutmonozyten stellen numerisch die ergiebigste Makrophagenquelle dar. Die folgenden Substanzen besitzen eine chemotaktische Aktivität für Monozyten: C5a, Fibrinopeptide, kationische Proteine neutrophiler Granulozyten, Lymphokine, gewisse Wachstumsfaktoren (z.B. «platelet-derived growth factor» (PDGF) und «transforming growth factor β» (TGF β) und Fragmente, die aus dem Abbau von Fibronektion oder Kollagen stammen. Jede dieser Substanzen spielt unter entsprechenden Umständen eine wichtige Rolle; in diesem Zusammenhang erwähnt seien Lymphokine, die während Überempfindlichkeitsreaktionen vom Spättyp gebildet werden.

2. *Die lokale Proliferation von Makrophagen* nach ihrem

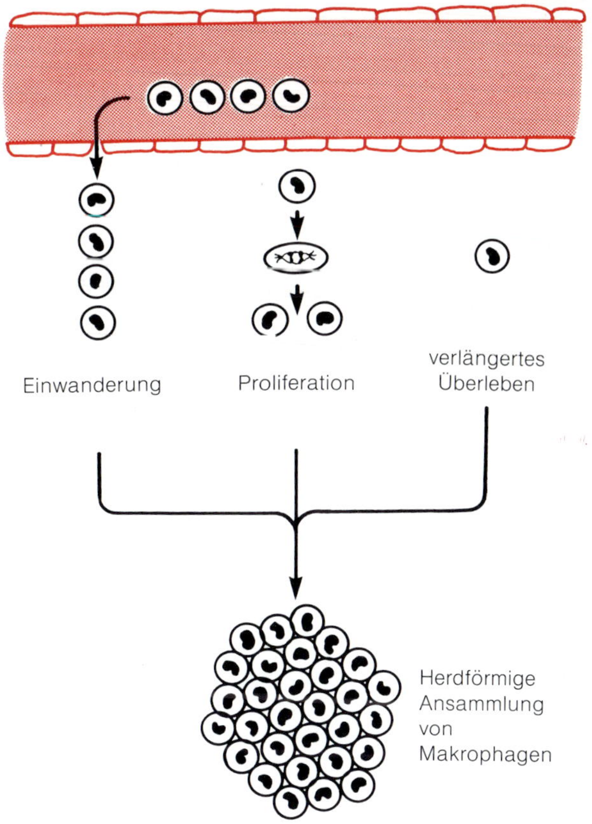

Abb. 2.24: Mechanismen, die zur Makrophagenansammlung im Gewebe führen. Weitaus am wichtigsten ist die Einwanderung aus der Mikrozirkulation. (nach: Ryan G, and Majno G: Inflammation. Scope Publication. Upjohn Co.).

Austritt aus der Blutzirkulation. Eine Makrophagenproliferation ist ungewöhnlich, wurde aber in bestimmten experimentellen Modellen nachgewiesen.

3. *Eine verlängerte Überlebenszeit und die Immobilisierung der Makrophagen* am Entzündungsort sind besonders auffällig, wenn es sich bei den auslösenden Agenzien um inerte Lipide oder Kohlepartikel handelt, deren toxische Wirkung vernachlässigbar ist.

Der Makrophage ist wegen der großen Zahl biologisch aktiver Substanzen, die er produziert, die zentrale Figur bei der chronischen Entzündung. Einige dieser Substanzen wirken gewebeschädigend (z.B. Sauerstoffmetabolite, Proteasen), andere bewirken einen Einstrom anderer Zellen (z.B. Lymphozyten, neutrophile Granulozyten), und wieder andere induzieren eine Fibroblastenproliferation und Kollagenablagerung (z.B. IL-1). *Alle diese Effekte tragen zur Progressivität des Gewebeschadens und damit zur Funktionseinbuße bei.*

Die Mechanismen, die bei chronischen entzündlichen Reaktionen Fibroblastenrekrutierung und -proliferation, Proliferation der Kapillaren sowie Kollagenablagerung und Fibrosierung herbeiführen, sind dieselben, die auch zur Wundheilung beitragen (siehe S. 91).

Weitere Zellen im Infiltrat bei chronischer Entzündung sind Lymphozyten, Plasmazellen, eosinophile Granulozyten sowie Mastzellen. *Plasmazellen* produzieren Antikörper, die gegen Antigene, die im Entzündungsgebiet persistieren, oder gegen veränderte körpereigene Strukturen gerichtet sind (Abb. 2.25). *Lymphozyten* sind an humoralen und an zellgebundenen Immunreaktionen beteiligt, finden sich jedoch aus unbekannten Gründen auch in Entzündungsherden, in denen sich keine ersichtlichen Immunreaktionen abspielen. Lymphozyten stehen in einer einzigartigen Wechselbeziehung zu Makrophagen bei chronischen, aufgrund einer Immunreaktion entstandenen Entzündungen (Abb. 2.26). Vereinfacht ausgedrückt werden Lymphozyten bei Kontakt mit Antigen aktiviert. Aktivierte Lymphozyten bilden *Lymphokine*, die – wie wir bereits sahen – bedeutende Stimulatoren für Monozyten und Makrophagen darstellen (Monozyten-Chemotaxis; Makrophagenaktivierung und -differenzierung). Die Produkte aktivierter Makrophagen (Monokine) wiederum beeinflussen die Funktionen sowohl der T- als auch der B-Lymphozyten. Auf diese Punkte wird in *Kapitel 5* näher eingegangen. Eosinophile Granulozyten kennzeichnen IgE-vermittelte Immunreaktionen oder Parasiteninfekte. Eosinophile reagieren auf che-

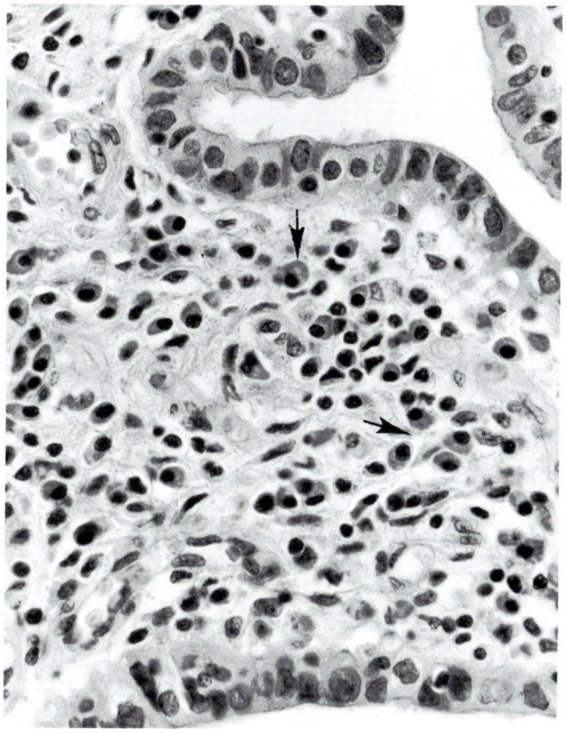

Abb. 2.25: Chronische Tubenentzündung. Im entzündlichen Infiltrat des subepithelialen Bindegewebes herrschen Plasmazellen (Pfeile) vor.

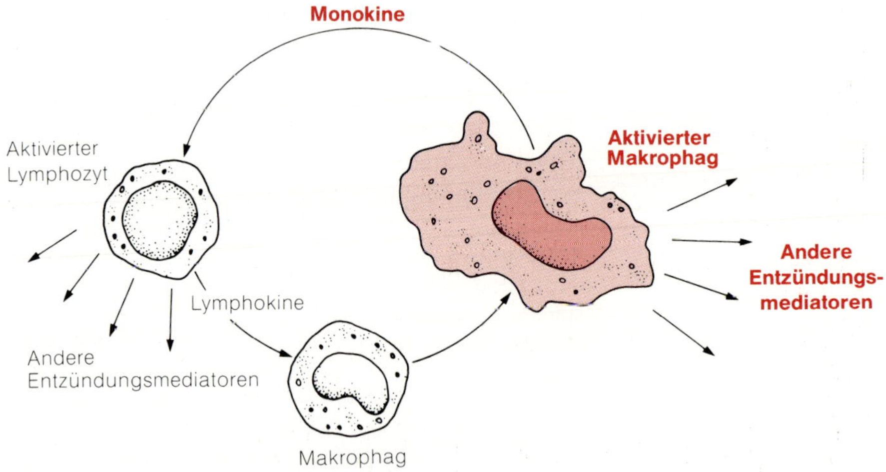

Abb. 2.26: Interaktionen zwischen Makrophagen und Lymphozyten bei chronischer Entzündung. Aktivierte Lymphozyten und Makrophagen beeinflussen sich gegenseitig und setzen Entzündungsmediatoren frei, die auf weitere Zellen einwirken.

motaktische Substanzen, die hauptsächlich aus Mastzellen stammen. Obwohl über die eigentlichen Funktionen der eosinophilen Granulozyten nur Vermutungen bestehen, ist doch bekannt, daß ihre Granula ein stark kationisches Protein, *«major basic protein»* (MBP; 14 kD), enthalten, das auf Parasiten toxisch wirkt und zudem Säuger-Epithelzellen lysiert. Eosinophile Granulozyten tragen daher nicht nur zur antiparasitären Abwehr bei, sondern auch zur Gewebeschädigung bei Überempfindlichkeitsreaktionen.[81a]

Granulozyten gelten als eigentliche Kennzeichen einer akuten Entzündungsreaktion. Indessen kennt man viele Formen chronischer Entzündung, die Monate dauern, ein Infiltrat mit vielen neutrophilen Granulozyten aufweisen und mit Eiterbildung einhergehen. Im Verlaufe einer chronischen Knochenentzündung (Osteomyelitis) finden sich unter Umständen monatelang neutrophile Granulozyten im Exsudat. Bei der Aktinomykose, einer Krankheit, deren Erreger besonders attraktiv auf Neutrophile wirken, wimmelt es im Zentrum der Läsionen auch Monate und Jahre nach dem initialen Infekt von neutrophilen Granulozyten. Chronische und akute Entzündungsformen kommen demnach nebeneinander vor. Andererseits bedeutet die Anwesenheit von Lymphozyten nicht immer, daß die entzündliche Reaktion schon längere Zeit dauert, besonders dann nicht, wenn es sich um einen viralen Infekt handelt. Bei einer Virushepatitis oder -myokarditis, beispielsweise, überwiegen Lymphozyten bereits in den ersten Tagen der akuten Krankheit.

Chronische granulomatöse Entzündung

Gewisse Agenzien und Substanzen verursachen eine Sonderform der chronischen Entzündung, die man als granulomatöse Entzündung bezeichnet.[80] Granulomatöse Krankheiten, wie Tuberkulose, Lepra oder Schistosomiasis, sind weltweit für das öffentliche Gesundheitswesen von größter Bedeutung. *Als Granulome werden kleine (Durchmesser von 0,5 bis 2 mm) lokale Ansammlungen von modifizierten Makrophagen, Epitheloidzellen genannt, bezeichnet, die meist von einem Lymphozytensaum umgeben sind* (Abb. 2.27). Die als Epitheloidzellen bekannten Makrophagen zeichnen sich aus durch reichlich blaß-rötliches Zytoplasma, das ihnen den Aspekt von Epithelzellen verleiht. Wie alle Makrophagen leiten sich auch Epitheloidzellen von Blutmonozyten her. Ihre Phagozytoseaktivität ist geringer als diejenige anderer Histiozyten. Indessen sind ihr endoplasmatisches Retikulum und der Golgi-Apparat gut ausgeprägt, und sie besitzen reichlich Vesikeln und Vakuolen. Ihr Erscheinungsbild läßt vermuten, daß dieser Makrophagentyp eher an eine sekretorische als eine Phagozytose-Aktivität adaptiert ist.

Ein weiteres Merkmal des Granuloms ist die Anwesenheit von mehrkernigen *Langhans Riesenzellen oder Fremdkörper-Riesenzellen.* Diese sind Folge der Fusion von Epitheloidzellen, wobei es nur selten zur Kernteilung zu kommen scheint. Riesenzellen können einen Durchmesser von 40 bis 50 μm aufweisen und bis zu 50 Kerne besitzen. Die Kerne sind manchmal randständig, in Form eines Hufeisens angeordnet, was der Zelle den typischen Aspekt der traditionellen Riesenzelle vom Langhans-Typ verleiht (Abb. 2.28). Riesenzellen bilden sich auch bei Vorliegen großer Mengen nicht abbaubaren Materials. Sie erscheinen häufig in enger Nachbarschaft zu Fremdkörpern, wobei die Kerne in diesem Falle ungeordnet im Zytoplasma zu lie-

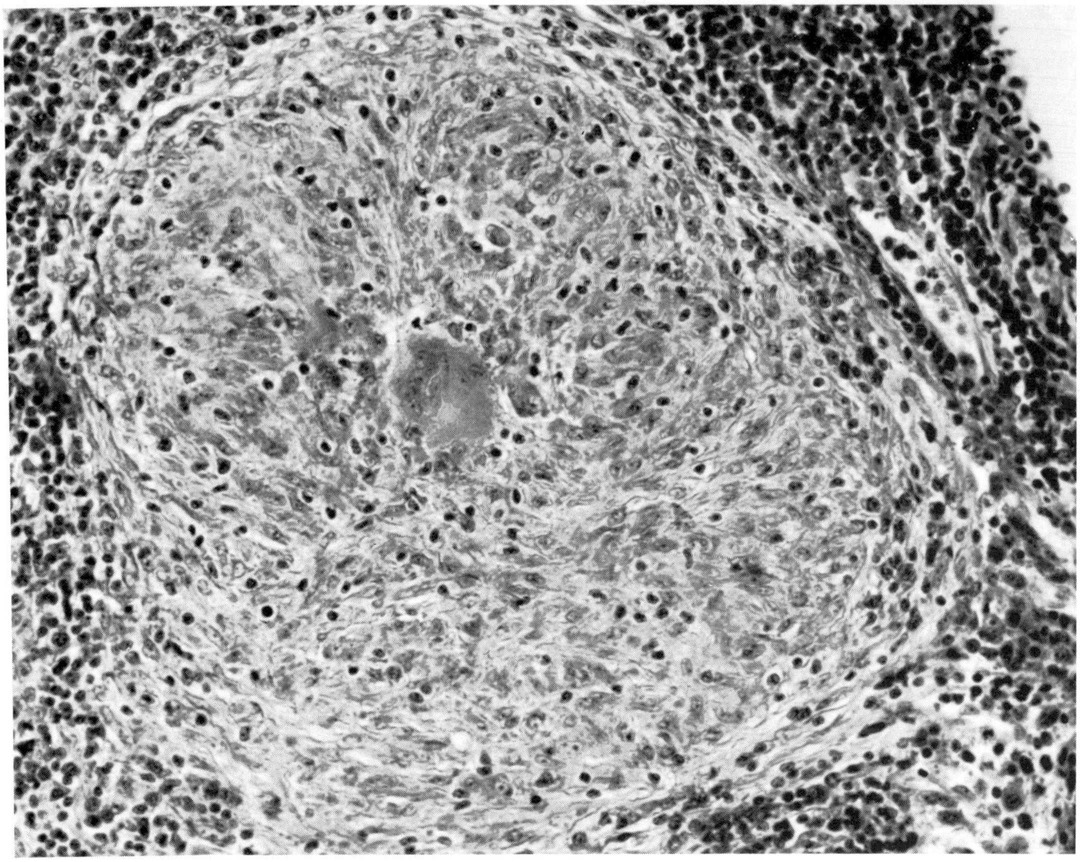

Abb. 2.27: Granulom mit zentral gelegener Riesenzelle vom Langhans-Typ, umgeben von Epitheloidzellen (große, blasse Zellen) und Lymphozyten.

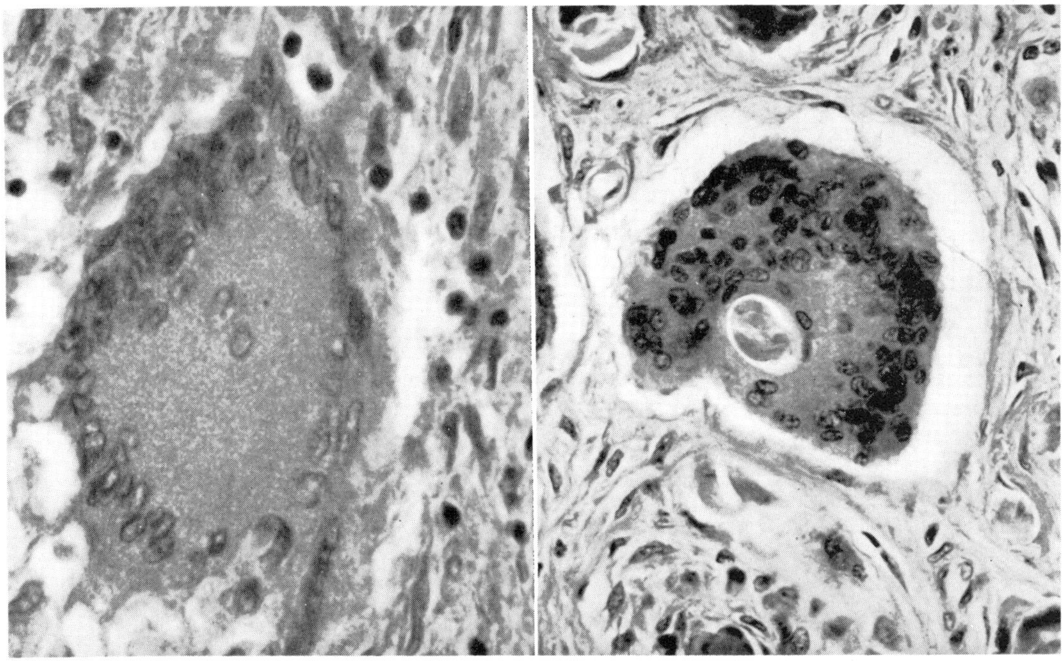

Tab. 2.6: Beispiele granulomatöser Entzündungsreaktionen

Krankheit	Ätiologie	Gewebereaktion
Bakteriell		
Tuberkulose	*Mycobacterium tuberculosis*	*Nichtverkäsender Tuberkel (Prototyp des Granuloms):* Herd von Epitheloidzellen, umgeben von Fibroblasten, Lymphozyten, Histiozyten, gelegentlich Langhans-Riesenzelle. *Verkäsender Tuberkel:* zusätzlich zentral amorphes granuläres Material (Zellumrisse nicht mehr sichtbar); säurefeste Bakterien
Lepra	*Mycobacterium leprae*	Säurefeste Bakterien in Makrophagen; Granulome mit Epitheloidzellen
Syphilis (Lues)	*Treponema pallidum*	*Gumma:* mikroskopisch bis makroskopisch sichtbare Läsion; umgeben von Histiozyten, Plasmazellen; zentrale Nekrose (Zellumrisse noch sichtbar)
Katzenkratz-Krankheit	*Gram-negativer Erreger*	Rundliches bis sternförmiges Granulom mit zentraler Nekrose und darin erkennbaren neutrophilen Granulozyten; keine Riesenzellen
Parasitär		
Schistosomiase	*Schistosoma mansoni, S. haematobium, S. japonicum*	Wurmeier-Emboli; eosinophile Granulozyten
Pilze	*Cryptococcus neoformans*	Erreger hefeähnlich, manchmal Sprossung; 5–10 μm; breite, helle Kapsel
	Coccidioides immitis	Erreger als rundliche (30–80 μm) Zyste mit Endosporen (je 3–5 μm)
Inorganische Metalle und Staub		
Silikose, Berylliose		Lungenbeteiligung; Fibrose
Unbekannt		
Sarkoidose		*Nichtverkäsendes Granulom:* Riesenzellen (Langhans- und Fremdkörper-Typ); Asteroidkörper in Riesenzellen; manchmal Schaumann-Körperchen (konzentrisch geschichtete Verkalkungen); keine Erreger nachweisbar

gen scheinen (Riesenzelle vom Fremdkörper-Typ) (Abb. 2.29).

Fibroblasten, Plasmazellen und – seltener – neutrophile Granulozyten werden ebenfalls in Granulomen angetroffen, jedoch beruht die Diagnose einer granulomatösen Entzündungsreaktion ausschließlich auf der Anwesenheit der typischen Epitheloidzellen. *Die Diagnose einer granulomatösen Entzündung in einer Lymphknotenbiopsie engt die Zahl der möglichen Ursachen bedeutend ein.* Typisches Beispiel einer granulomatösen Krankheit ist die Tuberkulose, doch kennt man ähnliche histologische Erscheinungsbilder bei Sarkoidose, systemischen Pilzinfektionen, Fremdkörperreaktionen, Bruzellose, Schistosomiasis, Katzenkratz-Krankheit, Lues oder Lepra. In der klinischen Praxis handelt es sich am häufigsten um eine Fremdkörperreaktion, Tuberkulose oder Sarkoidose.

Bei Tuberkulose wird das Granulom als *Tuberkel* bezeichnet und *ist typischerweise gekennzeichnet durch eine zentrale käsige Nekrose.* In der Tat ist das Vorliegen einer käsigen Nekrose bei andern Granulomen äußerst selten. Das morphologische Erscheinungsbild der Granulome der verschiedenen granulomatösen Krankheiten genügt in der Regel einem erfahrenen Pathologen zur Diagnosestellung (Tab. 2.6). Das Vorkommen atypischer Varianten macht es jedoch notwendig, zur Sicherung der Diagnose den ätiologischen Erregernachweis zu erbringen. Das auslösende Agens kann identifiziert werden durch histologische Methoden (z.B. Doppelbrechung eines Fremdkörpers in polarisiertem Licht), durch Spezialfärbungen (z.B. Nachweis säurefester Stäbchen), durch mikrobiologische Kultivierung (z.B. Tuberkulose, Pilzinfekte) und durch Serologie (z.B. Lues). Das ätiologische Agens der Sarkoidose ist unbekannt.

Zwei Faktoren scheinen für die Bildung von Granulomen bestimmend zu sein. Einer davon ist offensichtlich die Anwesenheit von nicht abbaubaren Mikroorganismen (z.B. Mykobakterien) oder Partikeln (z.B. Mineralöl, komplex gebaute Polysaccharide, Polymere). Zweitens lassen experimentelle Untersuchungen vermuten, daß *die granulomatöse Entzündung durch eine zellvermittelte Immunreaktion gegen das auslösende Agens potenziert*[82] *oder gar erst zustande kommt. In der Tat begünstigen gewisse Produkte aktivierter T-Zellen (γ-Interferon und Interleukin-4) unter Bedingungen in vitro die Transformation von Monozyten zu Epitheloidzellen und deren Fusion zu mehrkernigen Riesenzellen*[83, 84] (Abb. 2.30).

Wir fassen zusammen: Die granulomatöse Entzündung stellt einen Sonderfall der chronischen entzünd-

◄ **Abb. 2.28:** Riesenzelle vom Langhans-Typ aus dem Randbereich eines Tuberkels. (S. 80, linke Abbildung)
Abb. 2.29: Fremdkörper-Riesenzelle mit aufgenommenem Fremdkörper. (S. 80, rechte Abbildung)

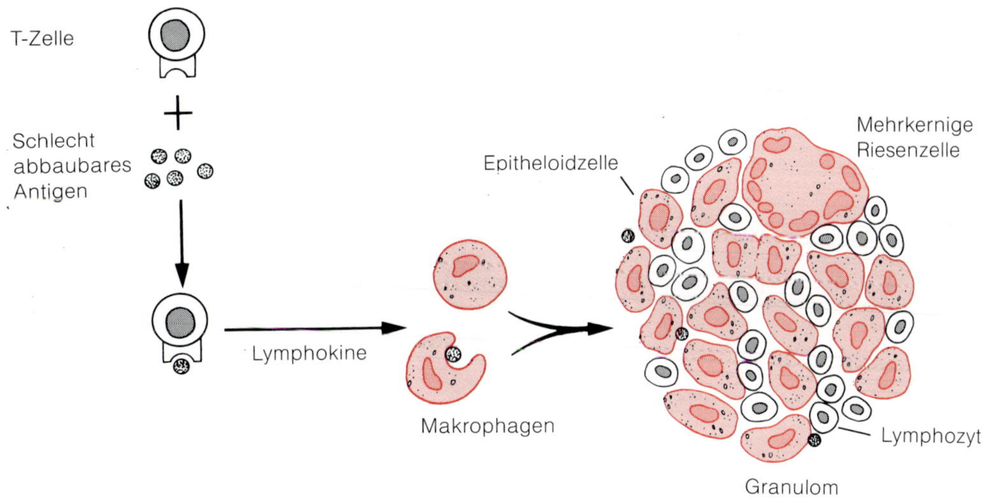

Abb. 2.30: Mechanismen der Granulombildung. Lymphokine (γ Interferon, IL-4) spielen eine Rolle bei der Makrophagenaktivierung und der Bildung von Riesenzellen. (modifiziert nach: Snell S: Immunology, Immunopathology, and Immunity. 4th ed. Amsterdam, Elsevier, 1987).

lichen Reaktion dar. Sie ist gekennzeichnet durch herdförmige Ansammlungen modifizierter Makrophagen (Epitheloidzellen) und wird durch eine ganze Reihe infektiöser und nicht infektiöser Agenzien ausgelöst. *Die Anwesenheit schlecht abbaubaren Materials und/oder einer T-Zell-vermittelten Immunreaktion (mit Bildung von γ-Interferon) gegen das auslösende Agens* scheint eine Voraussetzung zur Granulombildung zu sein.

Morphologische Formen der akuten und chronischen Entzündung

Schweregrad der Reaktion, Art des auslösenden Agens sowie Art des Gewebes und Lokalisation der Entzündung beeinflussen das morphologische Erscheinungsbild der akuten oder chronischen Entzündungsreaktion. Flüssigkeits-, Protein- und Zellgehalt eines Exsudates hängen ab von der Art des auslösenden Agens und der Intensität des vermittelten Reizes. Dies bedeutet, daß eine grobe Unterscheidung verschiedener Entzündungsformen möglich ist aufgrund der Zusammensetzung des Exsudates und der morphologischen Varianten, die durch die unterschiedliche Lokalisation in verschiedenen Geweben zustande kommen.

Seröse Entzündung

Die seröse Entzündung zeichnet sich aus durch ein flüssiges Sekret, das – in Abhängigkeit des Entzündungsortes – entweder aus dem Blut stammt oder von Mesothelien abgesondert wurde, die Peritonealraum, Pleura oder Perikard auskleiden. Die als Folge einer lokalen Verbrennung entstehende Hautblase (Abb. 2.31) entspricht einer Flüssigkeitsansammlung in oder unmittelbar unter der Epidermis. Die Exsudatbildung stellt sich in der Frühphase der meisten akuten Entzündungen ein, herrscht bei unbedeutender Schädigung vor und ist kennzeichnend für bestimmte auslösende Agenzien.

Fibrinöse Entzündung

Ein hoher Gehalt an Plasmaproteinen, eingeschlossen Fibrinogen, und die nachfolgende Bildung großer Mengen von Fibrin sind charakteristisch für bestimmte entzündliche Reaktionen in Körperhöhlen, wie beispielsweise Pleura- oder Perikardhöhle. Im Verlaufe einer fibrinösen Perikarditis erscheint der Spaltraum durch Massen von gummiartigem Fibrin gefüllt, das zu einem Verkleben des parietalen und viszeralen Perikards führt. Im histologischen Schnitt erscheint Fibrin als ungeordnetes Netz von eosinophilem, fadenartigem Material oder auch in Form amorpher eosinophiler Massen (Abb. 2.32).

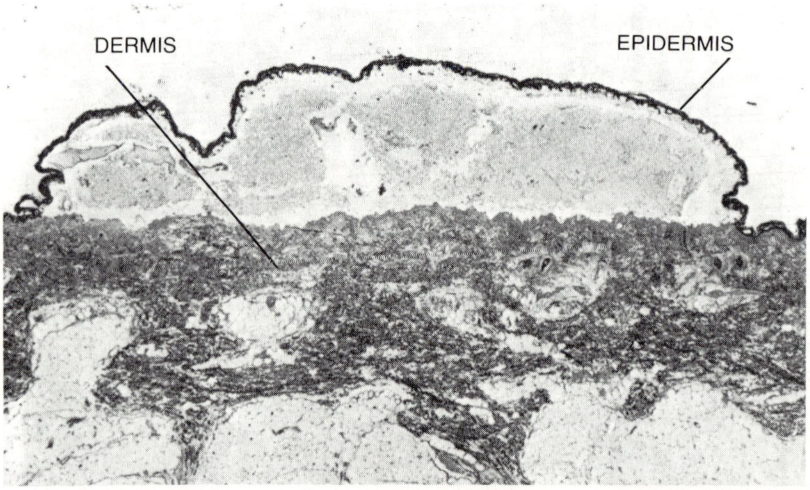

Abb. 2.31: Querschnitt durch eine Hautblase bei schwacher Vergrößerung. Die Epidermis wird durch eine fokale Flüssigkeitsansammlung von der Dermis abgehoben.

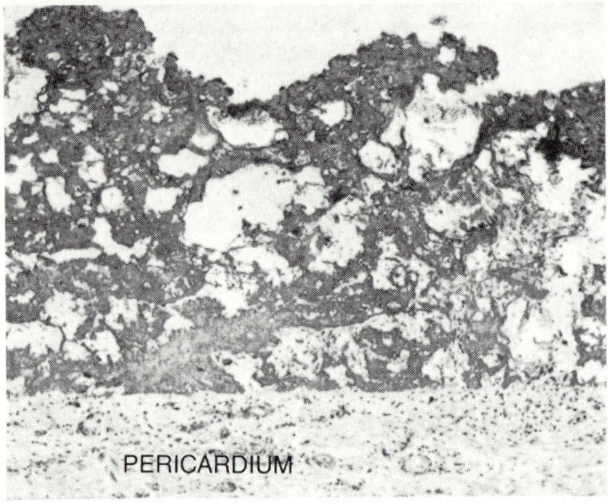

Abb. 2.32: Mikroskopisches Bild von zottigem fibrinösem Exsudat auf der Perikardoberfläche.

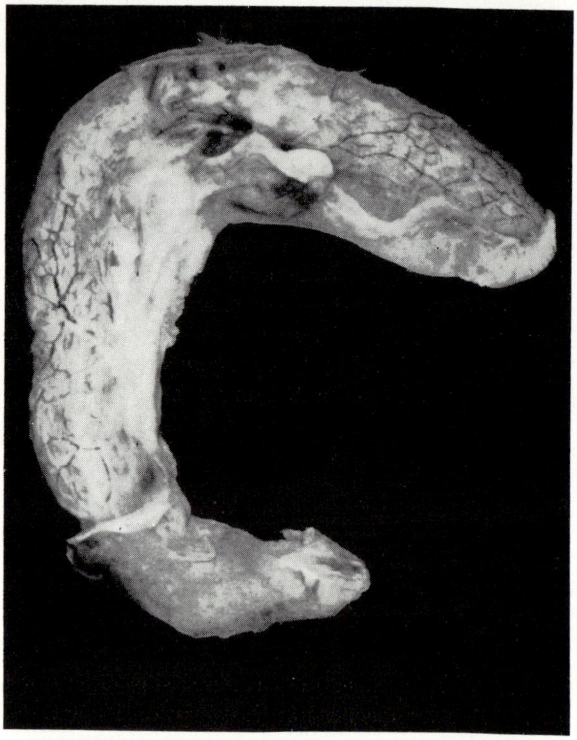

Abb. 2.33: Makroskopischer Aspekt der aktuen Appendizitis. Die Serosa ist bedeckt von blassem, fibrinopurulentem Exsudat.

Eitrige (suppurative, purulente) Entzündung

Diese Form der Entzündung zeichnet sich aus durch die Bildung wechselnd großer Mengen eines eitrigen Exsudates (Eiter). Bestimmte Mikroorganismen (z.B. Staphylokokken) verursachen praktisch immer eine lokale Eiterbildung und werden daher als pyogene (= eiterbildende) Bakterien bezeichnet. Eine akute Appendizitis stellt ein einfaches Beispiel einer derartigen Entzündungsform dar (Abb. 2.33). Viele neutrophile Granulozyten finden sich in diffuser Verteilung oder lokalen Herden in allen Schichten der Schleimhaut, und koagulierter Eiter bedeckt die Oberfläche oder füllt das Lumen aus.

Abszesse sind Beispiele einer lokalen eitrigen Entzündung. Als Abszeß wird eine *lokale Eiteransammlung* bezeichnet, die auf Anwesenheit pyogener Erreger und

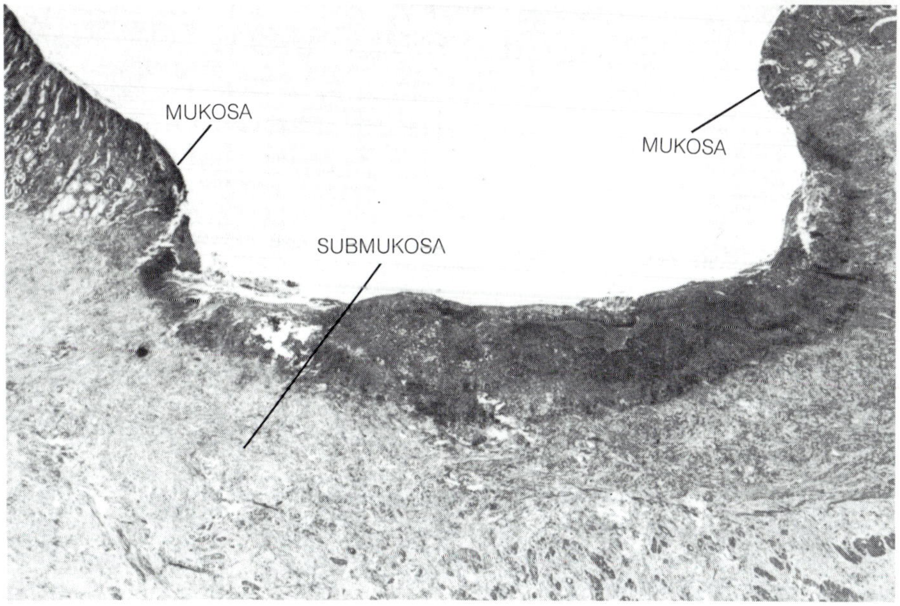

Abb. 2.34: Querschnitt durch den Krater eines Duodenalulkus mit dunklem, entzündlichem Exsudat im Ulkusgrund.

der nachfolgenden eitrigen Einschmelzung in einem Gewebe, einem Organ oder in einer Gewebespalte zurückgeführt wird. Die Abszeßbildung beginnt mit einer fokalen Ansammlung von neutrophilen Granulozyten am Ort einer Gewebenekrose. Im weiteren Verlauf kann der Herd durch fortschreitende Nekrose der Nachbarzellen an Größe zunehmen. Das Zentrum des Abszesses besteht aus einer Masse zugrunde gegangener Leukozyten und Gewebezellen. Meist findet sich in unmittelbarer Nachbarschaft dieses nekrotischen Bezirkes eine Schicht intakter neutrophiler Granulozyten. In der Peripherie stellt man dilatierte Blutgefäße sowie eine Proliferation von Fibroblasten und Parenchymzellen fest, Zeichen eines einsetzenden reparativen Prozesses. Schließlich kann der Abszeß vollständig durch einen bindegewebigen Wall abgegrenzt werden, was eine weitere Ausbreitung der Eitererreger behindert.

Ulzeröse Entzündung

Als Ulkus bezeichnet man einen lokalen Defekt an der Oberfläche eines Organs oder Gewebes, der als Folge des Abstoßens von oberflächlichem nekrotischem Gewebe entstand. Eine Ulzeration ist demnach nur möglich, wenn sich der entzündlich nekrotisierende Prozeß an einer Oberfläche abspielt. Die Ulkusbildung wird am häufigsten beobachtet als Folge (1) entzündlicher nekrotisierender Veränderungen der Schleimhäute in Mund, Magen, Darm oder Urogenitaltrakt und (2) oberflächlicher Entzündungsherde an den Unterschenkeln älterer Patienten, die an Zirkulationsstörungen leiden. Das beste Beispiel einer ulzerösen Entzündung ist das Magen- oder Duodenalulkus (Abb. 2.34). In der akuten Phase finden sich ein dichtes Infiltrat neutrophiler Granulozyten in der Mukosa und eine deutliche Vasodilatation am Rand der Läsion. Mit dem Übergang in ein chronisches Stadium kommt es an den Rändern und im Ulkusgrund zur Fibroblastenproliferation, Narbenbildung und zur zunehmenden Akkumulation von Lymphozyten, Makrophagen und Plasmazellen.

Auswirkungen der Entzündung auf den Gesamtorganismus

Jedermann, der je an Halsweh oder an einem einfachen Katarrh litt, weiß um die Auswirkungen, die der lokale Entzündungsprozeß auf den Gesamtorganismus hat. Fieber ist eines der markantesten Symptome, besonders dann, wenn der Entzündung eine Infektion zugrunde liegt. Eine Bakteriämie kann zu dramatischen Schwankungen der Körpertemperatur führen, und der Schüttelfrost ist jedem bekannt, der einmal an einer Grippe erkrankte. Die zusätzlich zum Fieber auftretenden systemischen Symptome einer Entzündung werden kollektiv als Reaktionen der akuten Phase (oder «Akute-Phasen-Reaktionen») bezeichnet. Zu diesen Reaktionen zählen: Schläfrigkeit vom Typ des «slow wave»-Schlafes, verminderter Appetit, Zunahme des Proteinabbaus, Blutdruckabfall oder andere hämodynamische Veränderungen, Produktion von Akutphasenproteinen (C-reaktives Protein, Serumamyloid A, Komplementkomponenten, Gerinnungsfaktoren) durch die Leber sowie eine Reihe von Änderungen im weißen Blutbild.

IL-1 und TNF sind die wichtigsten Mediatoren dieser Reaktionen.[85] Fieber entsteht wahrscheinlich auf folgende Weise (Abb. 2.35): IL-1 und/oder TNF werden von Leukozyten (vielleicht auch von andern Zellen) als Folge einer Infektion, einer Immunreaktion oder eines toxischen Geschehens gebildet und ins Blut abgegeben. Sie gelangen ins Gehirn, wo sie mit vaskulären Rezeptoren im Wärmeregulationszentrum des Hypothalamus reagieren. Hier *kommt es nun, entweder durch direkte Einwirkung der Zytokine oder – wahrscheinlicher – über eine induzierte lokale Produktion von Prostaglandin (PGE), zur Signalübermittlung vom vorderen über den hinteren Hypothalamus zum Vasomotorenzentrum.* Das Resultat ist eine Stimulation des Sympathikus, eine Vasokonstriktion der Hautgefäße, eine Verminderung der peripheren Wärmeabgabe und Fieber.

Die *Leukozytose* ist ein allen entzündlichen Reaktionen gemeinsames Zeichen, besonders wenn die Entzündung auf einer bakteriellen Infektion beruht. Die Leukozytenzahl steigt normalerweise bis zu Werten von 15 000 bis 20 000/ml, kann aber auch höher liegen (40 000 bis 100 000/ml). Extreme Werte werden manchmal als *leukämoide Reaktionen* bezeichnet, da sie den Werten bei Leukämie vergleichbar sind. Die Leukozytose beruht in der Anfangsphase auf einer – durch IL-1 und TNF induzierten – *beschleunigten Abgabe von Zellen* aus dem postmitotischen Reservepool des Knochenmarks. Dies führt zur sogenannten «Linksverschiebung» infolge Zunahme der Zahl unreifer neutrophiler Granulozyten. Ein Fortbestehen der Infektion bewirkt jedoch auch eine Neubildung von Granulozytenvorläufern im Knochenmark, die durch eine erhöhte Bildung von sogenannten *«colony-stimulating factors»* (CSFs) ausgelöst wird. Die Stimulierung der CSF-Produktion wird ebenfalls durch IL-1 und TNF vermittelt.[86]

Die meisten bakteriellen Infekte bewirken eine *Neutrophilie.* Bei bestimmten Viruskrankheiten – infektiöse Mononukleose, Mumps, Varizellen – beruht die Leukozytose auf einer absoluten Zunahme der Zahl der Lymphozyten *(Lymphozytose).* Eine weitere Gruppe von Krankheiten – Bronchialasthma, Heufieber, Parasitenbefall – zeichnet sich aus durch *Eosinophilie.*

Bei systemischen Infektionskrankheiten wie Typhus, durch Viren, Rickettsien oder Protozoen verursachte Störungen fällt eine Verminderung der Leukozytenzahl, eine *Leukopenie,* auf. Leukopenien begegnet man auch bei foudroyanten Infekten, die kachektische Patienten mit fortgeschrittener neoplastischer Krankheit oder mit chronischer Tuberkulose befallen.

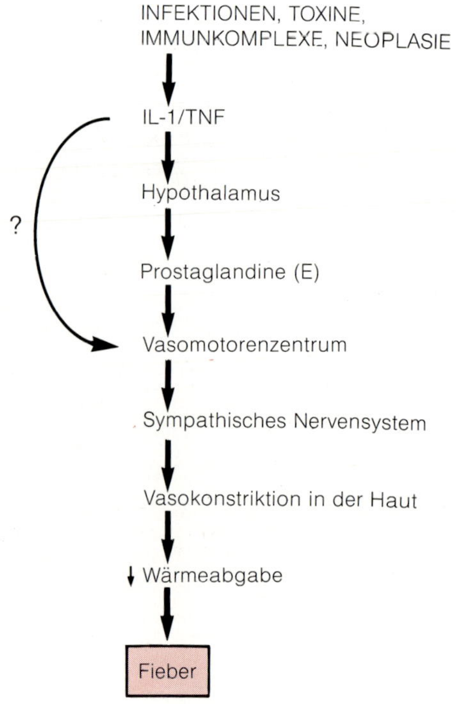

Abb. 2.35: Mechanismen der Fieberentstehung (siehe Text).

Obwohl die Frühphase der entzündlichen Reaktion einem recht eintönigen Muster folgt, wird der weitere Ablauf bald durch eine Reihe von Variablen von seiten des Erregers und des Wirtes so verändert, daß sich ein erstaunlich breites Spektrum von Veränderungen ergibt. Der wichtigste Faktor ist wahrscheinlich die Dauer des entzündlichen Prozesses. Als weitere Faktoren dürfen jedoch die Art des auslösenden Agens, der Ort des Entzündungsgeschehens und die Zusammensetzung des Exsudates nicht vernachlässigt werden. Sie beeinflussen die endgültige Form der Reaktion. Aber auch unter Berücksichtigung all dieser Faktoren bleibt das gezeichnete Bild unvollständig, da eine wichtige Komponente bisher unberücksichtigt blieb, nämlich die zusätzlichen Veränderungen, die der Heilungsprozeß verursacht. Die Heilung – meist Wundheilung genannt – setzt praktisch mit dem Beginn der entzündlichen Veränderungen ein. Der damit verbundene Reaktionsablauf gewinnt eine Bedeutung, die derjenigen der Entzündung gleichzusetzen ist.

Wundheilung und Reparation

Die Versuche des Körpers, einen lokalen Schaden zu heilen, beginnen schon in den Frühphasen der entzündlichen Reaktion und enden mit der *Reparation und dem Ersatz geschädigter oder abgestorbener Zellen durch gesunde Zellen.* An der Reparation sind zwei unterschiedliche Prozesse beteiligt: (1) Die *Regeneration,* in deren Verlauf geschädigtes Gewebe durch Parenchymzellen der ursprünglingen Art ersetzt wird. Sie läßt in der Regel keine Zeichen der vorangegangenen Schädigung zurück; oder (2) ein *Ersatz durch Bindegewebe,* der in seiner endgültigen Form eine Narbe darstellt. In den meisten Fällen tragen beide Mechanismen zur Wiederherstellung bei. In diesem Kapitel wird die Heilung einer *Hautwunde* als Prototyp des Wiederherstellungsprozesses nach einer entzündlichen Läsion beschrieben. Zunächst sollen jedoch einige allgemeine Merkpunkte der Regeneration und des bindegewebigen Ersatzes zusammengefaßt werden.

Regeneration

Die Körperzellen und die aus ihnen aufgebauten Gewebe können aufgrund ihrer regeneratorischen Fähigkeiten in drei Gruppen unterteilt werden: Wechselgewebe, stabile Gewebe und permanente Gewebe (Ruhe- oder Dauergewebe). Die Zellen des «Wechselgewebes» befinden sich zeitlebens in Proliferation; Zellen der stabilen Gewebe behalten zwar die Fähigkeit zur proliferativen Tätigkeit, teilen sich jedoch unter normalen Umständen kaum; und die Zellen der permanenten Gewebe oder Dauergewebe haben ihre Teilungsfähigkeit mit dem Abschluß der Organogenese verloren.

Wechselgewebe

Zellen der Wechsel- (oder Mauser-) Gewebe sind dauernd in Teilung begriffen und sorgen auf diese Weise für einen kontinuierlichen Ersatz zugrunde gegangener Zellen. Zu den Wechselgeweben zählen die Oberflächenepithelien (verhornendes Plattenepithel von Epidermis, Mundhöhle, Vagina und Zervix), die Drüsenausgangsepithelien (Speicheldrüsen, Pankreas und ableitende Gallenwege), die Zylinderepithelien in Magen-Darmtrakt, Uterus und Tuben sowie Übergangsepithelien (Urogenitaltrakt).

Die Zellen der *Milz sowie des lymphatischen und hämopoietischen Systems* sind ebenfalls dieser Gruppe zuzurechnen. Im Knochenmark findet während des ganzen Lebens eine aktive Hämopoiese statt. Die Zerstörung hämopoietischer Zellen wird in kurzer Zeit durch die Proliferation überlebender Elemente kompensiert. Die Vorläufer der Zellen der Milz und der lymphatischen Organe (primitive mesenchymale Stammzellen) behalten ihre Fähigkeit zur Proliferation und Differenzierung ebenfalls bei und können einen Zellverlust wettmachen.

Stabile Gewebe

Zellen der stabilen Gewebe zeigen unter normalen Verhältnissen eine geringe Teilungstätigkeit. Als Reaktion auf eine Reihe von Stimuli können sich die Zellen jedoch rasch teilen und sind auf diese Weise befähigt, das ursprüngliche Gewebe wiederherzustellen. Zu dieser Gruppe gehören die Parenchymzellen praktisch aller drüsig gebauten Organe (Leber, Niere, Pankreas), mesenchymale Zellen (Fibroblasten, glatte Muskelzellen, Osteoblasten, Chondroblasten) und Gefäßendothelzellen. Das beste Beispiel für die regenatorische Fähigkeit der Zellen der stabilen Gewebe stellt die Leberregeneration nach Teilhepatektomie oder nach toxischen, viralen oder chemischen Schädigungen dar.

Obschon Zellen der Wechsel- und der stabilen Gewebe zur echten Regeneration befähigt sind, bedeutet dies nicht notwendigerweise, daß nach einer Gewebeschädigung die ursprüngliche Struktur wiederhergestellt wird. *Das strukturelle Stützgewebe, in das die Parenchymzellen eingebettet sind, ist für den regelrechten Gewebeersatz unbedingt notwendig. Scheinbar nimmt unter den Strukturelementen die Basalmembran den wichtigsten Platz ein, indem sie für die proliferierenden Parenchymzellen das nötige Gerüst liefert.* Wo Basalmembranen unterbrochen oder zerstört sind, teilen sich die Parenchymzellen völlig ungeordnet und produzieren eine Gewebemasse, die mit der ursprünglichen Organisation nichts gemein hat, oder es kommt zur Bildung von Narbengewebe. Die Leber soll wieder als Beispiel dienen: Eine Infektion durch Hepatitisvirus führt zwar zur Zerstörung der Hepatozyten, beeinträchtigt jedoch die resistenteren Bindegewebe- oder Stützzellen des Leberläppchens nicht. Nach Überwindung des Infektes kommt es in der Regel zu einer vollständigen Regeneration der

Läppchenstruktur. Im Gegensatz dazu wird die Heilung eines großen Leberabszesses, in dessen Einzugsgebiet Hepatozyten und das bindegewebige Stützsystem zerstört wurden, immer unter Narbenbildung vor sich gehen.

Zellen des Bindegewebes und des Mesenchyms (Fibroblasten, Endothelien, glatte Muskelzellen, Chondrozyten und Osteozyten) befinden sich im erwachsenen Säugerorganismus in Proliferationsruhe. Alle diese Zellen, insbesondere Fibroblasten, sind jedoch imstande, als Antwort auf eine Schädigung sofort in Teilung zu gehen. Aus dieser Teilungstätigkeit resultiert die bindegewebige Reaktion als reparativer Prozeß.

Permanente Gewebe

Zu dieser Gruppe gehören die Neuronen, die in der postnatalen Lebensphase nicht mehr teilungsfähig sind. Dazu zählen aber auch Skelett- und Herzmuskelzellen, deren regeneratorische Fähigkeiten (zumindest im Säugerorganismus) praktisch bedeutungslos sind. Zerstörte *Neuronen* im ZNS sind endgültig verloren. Sie werden ersetzt durch proliferierende Stützzellen des ZNS, durch Gliazellen. Die Situation ist weniger einfach, wenn es sich um Neuronen peripherer Nerven handelt. Wird der Zelleib zerstört, geht die ganze Struktur (d.h. Zelle und Axon) zugrunde. Trifft die Verletzung lediglich das Axon, kommt es ausgehend vom Zelleib oder vom proximalen Axonsegment zur Regeneration des Fortsatzes.

Die Hintergründe der Regeneration der *quergestreiften Skelettmuskulatur* sind immer noch unklar. Folgende Mechanismen könnten eine Rolle spielen: (1) knospenartiges Wachstum alter Muskelfasern; (2) Fusion von Myoblasten; oder (3) Transformation der Satellitenzellen, die zum Endomysium aller mehrkernigen Skelettzellen in Beziehung stehen. Werden die Enden durchtrennter Muskelfasern durch den Chirurgen genau adaptiert, findet tatsächlich eine Regeneration statt; die erforderliche Exaktheit der Adaptation wird jedoch unter praktischen Bedingungen kaum je erreicht. Die regeneratorische Fähigkeit der *Herzmuskelzellen* ist, wenn sie überhaupt existiert, äußerst bescheiden, und die meisten der größeren Herzmuskelschäden werden durch bindegewebige Narben repariert (Abb. 2.36). Narbenbildung ist auch die unausweichliche Folge des allzu häufigen Herzinfarktes beim Menschen.

Diese verschiedenen Zelltypen können auch unter dem Gesichtspunkt ihrer Beziehung zum Zellzyklus unterschieden werden (Abb. 2.37). *Zellen, die ständig in Tei-*

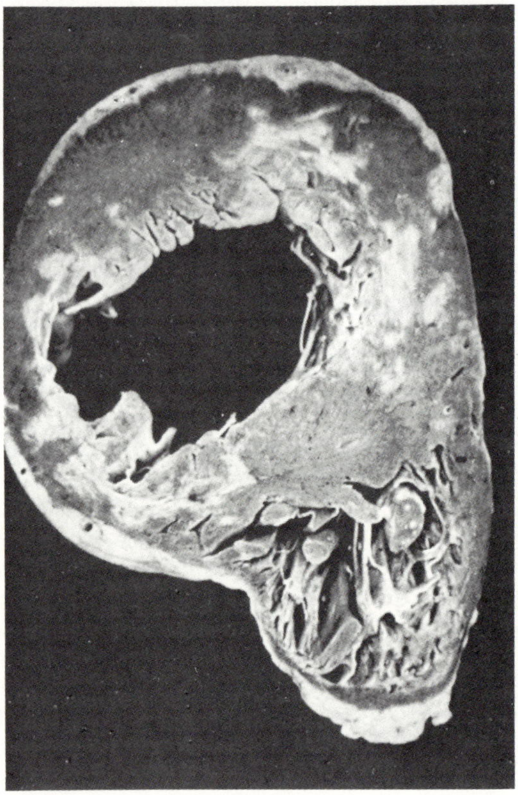

Abb. 2.36: Myokardfibrose. Die Ventrikelwände weisen blasse, fibröse Gewebebezirke auf, die vernarbten, ischämischen Nekroseherden entsprechen.

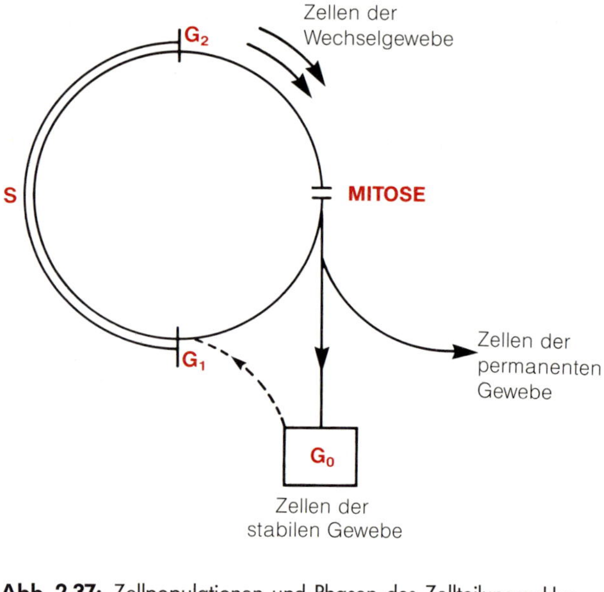

Abb. 2.37: Zellpopulationen und Phasen des Zellteilungszyklus. Sich kontinuierlich teilende Zellen (Zellen der Wechselgewebe) bewegen sich von Mitose zu Mitose. Nicht mehr teilungsfähige Zellen (Zellen der permanenten Gewebe) verlassen den Zellzyklus und sterben am Ende ihrer Lebensdauer. Zellen in der G_0-Phase befinden sich in Teilungsruhe, können aber durch geeignete Reize wieder zur Teilung gebracht werden (Zellen der stabilen Gewebe). (modifiziert nach: Baserga R: The cell cycle. N. Engl. J. Med. *304*:453, 1981).

lung begriffen sind (Zellen der Wechselgewebe), bewegen sich von einer Mitose zur nächsten durch den Zyklus. *Zellen, die sich nicht mehr teilen (irreversibel postmitotische Endzellen der permanenten Gewebe)*, haben den Zyklus verlassen und können nur noch altern und sterben. *Zellen in Proliferationsruhe (Zellen der stabilen Gewebe)* befinden sich in der G_0-Phase, die sie – als Antwort auf einen entsprechenden Reiz – in Richtung G_1 zu verlassen imstande sind. Ein Stillstand in der G_2-Phase vor Eintritt in die Mitose führt zur Bildung polyploider Zellen. Dieses Phänomen kennzeichnet Zellen, die sich bei Hypertrophie nicht teilen können. *Mit wenigen Ausnahmen bestehen die Gewebe des erwachsenen Organismus aus einem Gemisch aller drei Zelltypen.*

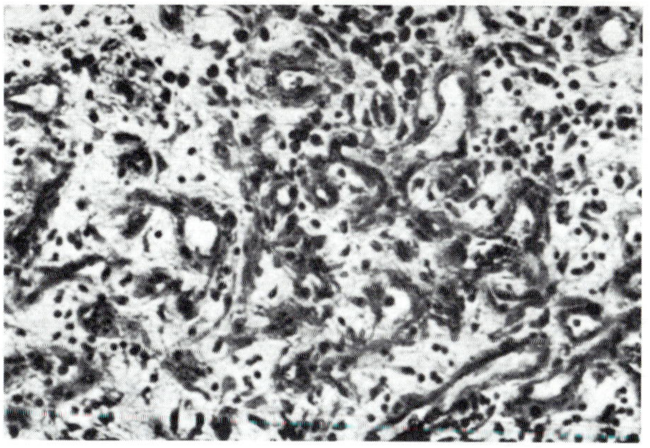

Abb. 2.38: Junges Granulationsgewebe mit vielen Gefäßspalten und entzündlichem, zellulärem Exsudat in lockerem, fibrösem Stroma.

Die bindegewebige Reparation – Granulationsgewebe

Die Heilung beginnt bereits in einer sehr frühen Phase der Entzündung: Dann nämlich, wenn Makrophagen mit dem Abbau von Krankheitserregern, die den Angriff der neutrophilen Granulozyten überlebten, oder von Überresten abgestorbener Parenchymzellen oder Granulozyten beginnen. Manchmal zeigen sich schon 24 Stunden nach Beginn der Entzündung Zeichen einer proliferativen Aktivität von Fibroblasten und Gefäßendothelzellen. Nach 3 bis 5 Tagen hat sich bereits Granulationsgewebe gebildet, das «Markenzeichen» der in Heilung begriffenen entzündlichen Veränderung. Die Bezeichnung «Granulationsgewebe» leitet sich her von seinem rötlichen, leicht granulierten Aussehen an der Oberfläche von Hautwunden. Bezeichnend für diese Art von Gewebe sind allerdings histologische

Merkmale: *Die Proliferation von Kapillaren und Fibroblasten* (Abb. 2.38).
Neue Blutgefäße entstehen als Folge von Knospen- oder Sproßbildung vorbestehender Gefäße, ein Vorgang, der als *Angiogenese* oder *Gefäßneubildung* bezeichnet wird. *Angiogenese* hat weitreichende pathogenetische Bedeutung, und der Prozeß ist auch für das progressive Wachstum von Neoplasmen wichtig.[87] Zur Bildung einer neuen Kapillare sind mindestens vier Schritte erforderlich[88] (Abb. 2.39): (1) der enzymatische Abbau der Basalmembran des bestehenden Gefäßes als Vorbedingung zur Bildung eines neuen Kapillarsprosses; (2) die Wanderung von Endothelzellen in Richtung des angiogenen Reizes; (3) die Proliferation der Endothelzellen, unmittelbar hinter der Front der sich vorwärtsbewegenden Zellen; und (4) die Differenzierung der Endothelzellen und die Bildung einer

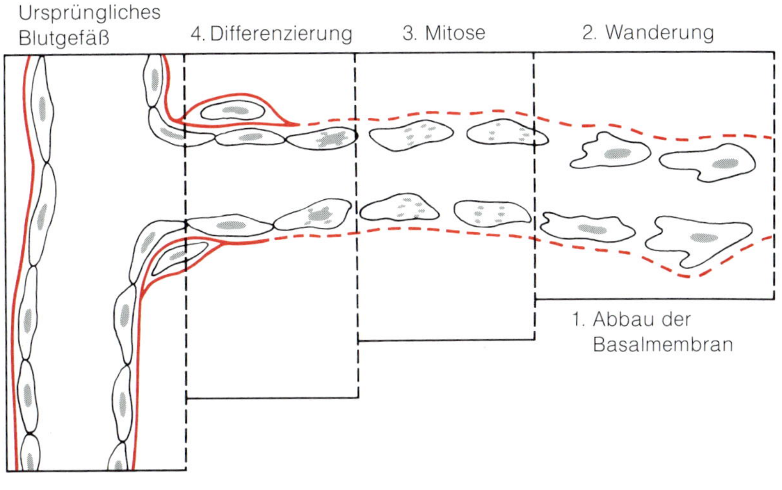

Abb. 2.39: Schritte der Angiogenese. Ursprüngliches, differenziertes Blutgefäß auf der linken Seite. (1) Abbau von Basalmembran und extrazellulärer Matrix. (2) Endothelwanderung. (3) Endotheliale Proliferation (Mitosefiguren). (4) Organisation und Differenzierung. (adaptiert von: Ausprunk DH: *In* Houck JC (ed.): Chemical Messengers of the Inflammatory Process. Amsterdam, Elsevier/North Holland, 1979).

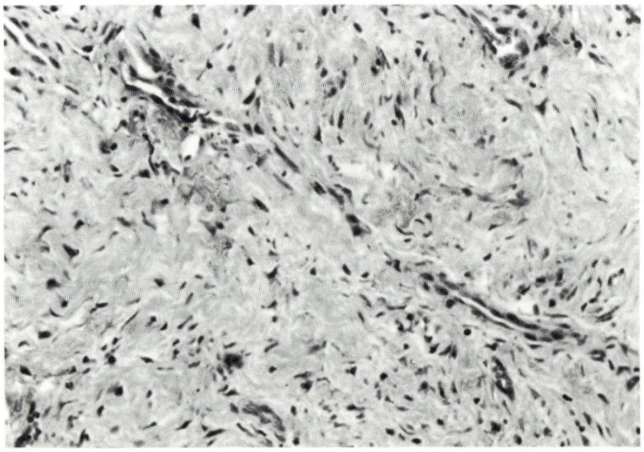

Abb. 2.40: Narbe, bestehend aus dicht gelagerten Fibroblasten und Kollagen mit spärlichen, komprimierten Kapillarspalten.

neuen Gefäßlichtung. Die neugebildeten Blutgefäße weisen zunächst undichte Interzellulärverbindungen auf, die den Austritt von Proteinen sowie von Erythrozyten in den Extravaskulärraum zulassen.[89] *Deshalb ist frisch gebildetes Granulationsgewebe oft ödematös.* Die mangelnde Dichtigkeit der Kapillaren im Granulationsgewebe ist im Grunde dafür verantwortlich, daß ein Wundödem lang über die akute Entzündungsphase hinaus weiterbestehen kann.

Die Fibroblasten, die an der Bildung frischen Granulationsgewebes beteiligt sind, zeigen – neben Merkmalen ihrer Teilungstätigkeit – eine deutliche Zunahme ihres rauhen endoplasmatischen Retikulums. Sie erscheinen im histologischen Schnitt als große, plumpe («aktive») Zellen. Fibroblasten betreiben eine aktive Proteoglykan- und Kollagensynthese. In den Frühphasen überwiegt die Produktion von Glykoprotein, später diejenige von Kollagen. *Einige der großen Fibroblasten im Granulationsgewebe nehmen Eigenschaften von glatten Muskelzellen an*, was die Herkunft des Begriffs *Myofibroblasten* erklärt: Diese Zellen zeichnen sich aus durch große eingebuchtete Kerne, eindrückliche Bündel zytoplasmatischer Fibrillen mit peripheren Verdichtungen sowie große Mengen kontraktiler Proteine im Zytoplasma.[90]

Makrophagen finden sich praktisch immer im Granulationsgewebe, wo sie damit beschäftigt sind, extrazelluläre Abbauprodukte, Fibrin oder Fremdmaterial wegzuräumen. Sofern die entsprechenden, chemotaktischen Signale anhalten, sind auch neutrophile oder eosinophile Granulozyten sowie Lymphozyten und eine wechselnde Zahl von Gewebemastzellen anwesend.

Mit fortschreitender Heilung zeigt sich ein allmählicher Wechsel in der Zusammensetzung des Granulationsgewebes: Der Anteil an extrazellulären Komponenten, insbesondere an Kollagen, nimmt zu, während die Zahl aktiver Fibroblasten und neugebildeter Gefäße abnimmt. Viele der für junges Granulationsgewebe typischen Kapillarsprosse thrombosieren und veröden, und die Endothelzellen werden durch Makrophagen phagozytiert und abgebaut. Das Endstadium des Granulationsgewebes ist eine *Narbe*, die aus inaktiven, spindeligen Fibrozyten, dichtgelagertem Kollagen, Fragmenten elastischen Gewebes, extrazellulärer Matrix sowie spärlichen Blutgefäßen besteht (Abb. 2.40).

Wundheilung

Primäre Wundheilung

Das beste Beispiel einer komplikationslos verlaufenden Wundheilung ist das Heilen einer sauberen chirurgischen Inzision (Abb. 2.41, linke Hälfte). Die Wundränder sind durch chirurgische Nähte adaptiert, und der Heilungsprozeß verläuft ohne bakterielle Kontamination und mit einem Minimum an Gewebeverlust. Diese Art der Wundheilung wird vom Chirurgen als «primäre» oder «p.p. (= per primam intentionem) Heilung» bezeichnet. Der saubere Schnitt verursacht den Tod einer sehr geringen Zahl von Epithelzellen sowie von Strukturen der Dermis und des Bindegewebes. Der durch die Inzision verursachte Wundspalt ist schmal und wird augenblicklich durch geronnenes Blut ausgefüllt, das Fibrin und Blutzellen enthält. Das Austrocknen der Oberfläche dieses Pfropfes führt zur Bildung der wohlbekannten Kruste, welche die Wunde bedeckt und sie fast vollständig von der Umgebung abschirmt.

Innerhalb von 24 Stunden erscheinen neutrophile Granulozyten im Bereiche der Wundränder und bewegen sich in Richtung des Fibrinpfropfes. An den Wundrändern erscheint die Epidermis infolge verstärkter Teilungstätigkeit der Basalzellen verdickt. Innerhalb von 24 bis 48 Stunden haben sich auf beiden Seiten des Defektes spornähnliche Fortläufer gebildet, die sich an der Grenze zur Dermis und unterhalb der oberflächlichen Wundkruste aufeinander zu bewegen, sich schließlich in der Mitte treffen und so eine kontinuierliche, aber noch sehr dünne Epithelschicht bilden.

Am *dritten Tag* sind die neutrophilen Granulozyten weitgehend verschwunden, und Makrophagen haben ihren Platz eingenommen. Im Wundspalt bildet sich in zunehmendem Maße ein *Granulationsgewebe.* An den Wundrändern erscheinen die ersten Kollagenfasern, die allerdings zunächst vertikal zur Oberfläche ausgerichtet sind und den Defekt nicht überbrücken. Die Proliferation der Epithelzellen hält an, und die durchgehende Epithelschicht wird etwas dicker.

Von *Tag 5* an ist der Wundspalt vollständig durch Granulationsgewebe ausgefüllt. Die Gefäßneubildung hat ihren Höhepunkt erreicht. Kollagenfasern sind bereits

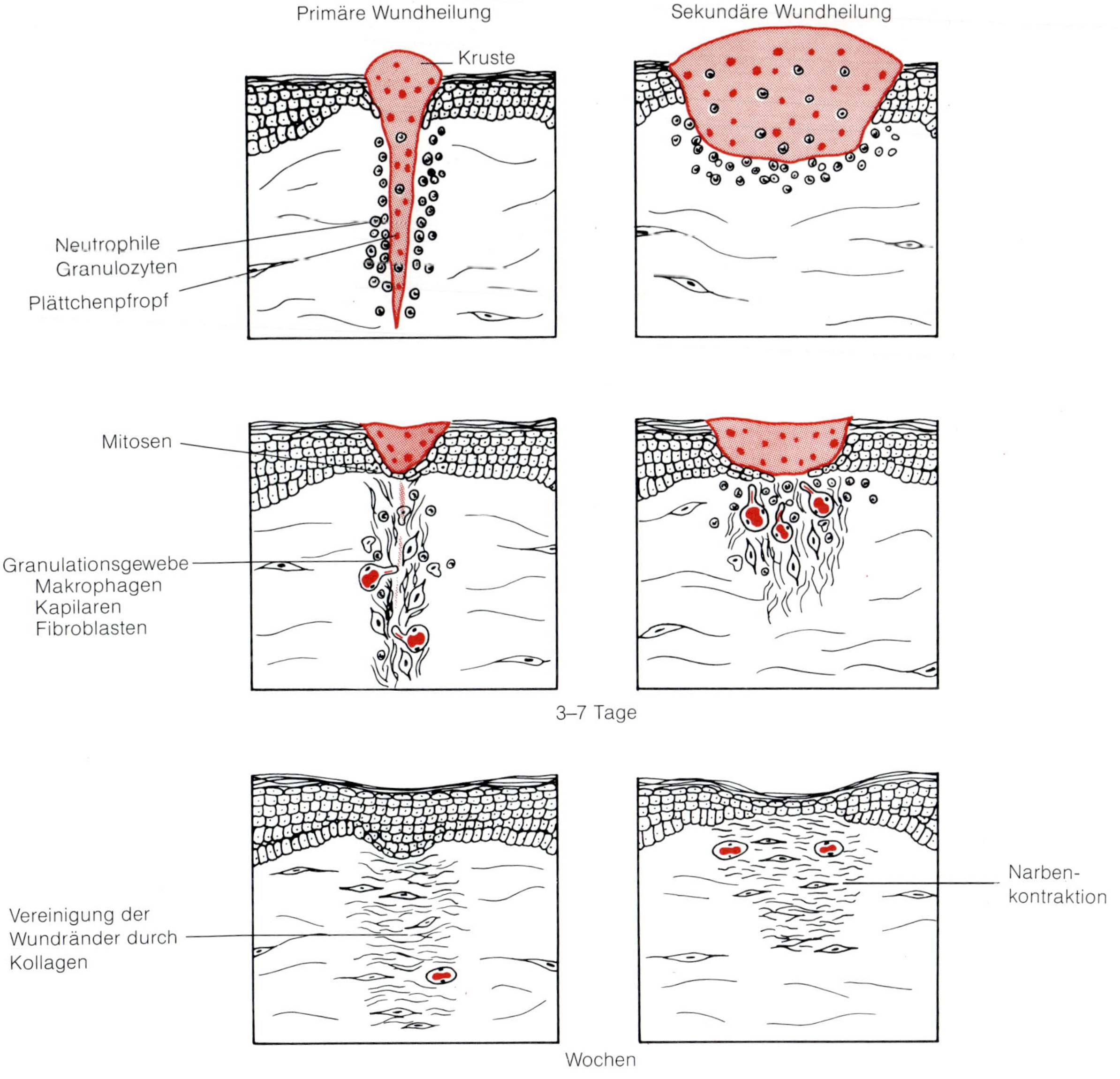

Abb. 2.41: Schritte der primären (p.p.) (links) und sekundären (p.s.) Wundheilung (rechts). Bei sekundärer Wundheilung ist die Narbe infolge Kontraktion kleiner als die ursprüngliche Verletzung.

in größerer Zahl vorhanden und beginnen, sich horizontal und den ehemaligen Wundspalt überbrückend zu orientieren. Die Epidermis erreicht allmählich ihre normale Dicke. Die Differenzierung der Epithelzellen ist so weit gediehen, daß die ursprüngliche Architektur und auch die Hornbildung wiederhergestellt sind.

Während der zweiten Woche werden Kollagenbildung und Fibroblastenproliferation fortgesetzt. Das Leukozyteninfiltrat, das Wundödem sowie die im Überschuß gebildeten Kapillaren sind weitgehend verschwunden. Mit diesem Zeitpunkt setzt der langdauernde Prozeß des Farbwechsels der Narbe von «rot» zu «weiß» ein. Er beruht auf der zunehmenden Einlagerung von Kollagen im Wundgebiet und der Regression von Blutgefäßen und -spalten.

Am Ende des ersten Monats besteht die Narbe aus zellreichem Bindegewebe ohne leukozytäres Infiltrat und wird durch eine intakte Epidermis überdeckt. Die epidermalen Anhangsgebilde, die wegen ihrer Lage in der Inzisionslinie zerstört wurden, sind endgültig verloren. Die Reißfestigkeit der Narbe nimmt zu, wobei zur Herstellung des ursprünglichen Zustandes weitere Monate vergehen können.

Sekundäre Wundheilung

Wenn der Zell- oder Gewebeverlust bedeutender ist, z.B. als Folge von Infarzierung, Ulzeration, Abszeßbildung oder großflächiger Hautverletzung, wird der Reparationsprozeß entsprechend komplexer. *Den erwähnten Situationen gemeinsam ist die Tatsache, daß ein großer Gewebedefekt behoben werden muß.* Die Regeneration der Parenchymzellen allein kann die ursprüngliche Gewebearchitektur nicht wiederherstellen. Von den Wundrändern her schiebt sich reichlich Granulationsgewebe in den Defekt vor und füllt diesen schließlich aus. Diese Art der Wundheilung wird als «sekundäre» oder «p.s. (= per secundam intentionem) Heilung» bezeichnet (Abb. 2.41, rechte Hälfte).

Die sekundäre Wundheilung unterscheidet sich in verschiedener Hinsicht von der p.p.-Heilung.

1. Begreiflicherweise enthält ein großer Gewebedefekt zu Beginn mehr nekrotisches Material, mehr Fibrin und ein voluminöseres Exsudat als ein spaltförmiger Defekt. *Die entzündliche Folgereaktion ist entsprechend ausgeprägter.*

2. *Die Bildung von Granulationsgewebe nimmt ein ungleich größeres Ausmaß an.* Bei großen Defekten in tiefer gelegenen Geweben, z.B. im Darmbereich, ist das Granulationsgewebe allein für den Verschluß des Defekts verantwortlich, da eine Drainage zur Körperoberfläche nicht möglich ist.

3. Der Unterschied zwischen primärer und sekundärer Wundheilung zeigt sich wahrscheinlich am treffendsten im Phänomen der *Wundkontraktion*, die sich im Gefolge großer Oberflächendefekte einstellt.[91] Ein 40 cm^2 messender Defekt in der Haut eines Kaninchens wird im Verlaufe von ungefähr 6 Wochen auf 5 bis 10% der ursprünglichen Ausdehnung reduziert. Diese Reduktion wird größtenteils durch Kontraktion erzielt. Einige Autoren[92] machen Myofibroblasten für die Wundkontraktion verantwortlich, eine Meinung, die nicht unwidersprochen blieb.[93] Auf jeden Fall trägt die Wundkontraktion maßgeblich zur Heilung großer Oberflächendefekte bei. Die Ausdehnung einer Narbe ist in jedem Falle um ein Vielfaches kleiner als die des ursprünglichen Gewebedefektes.

Wie man sich sehr gut vorstellen kann, verläuft der Prozeß der Wundheilung nicht immer glatt. Verschiedene Abweichungen von der Norm stehen mit der Behandlung oder mit dem Gesundheitszustand des Patienten in Zusammenhang. Zwei derartige Abweichungen können allerdings bei bester Wundversorgung und gutem Gesundheitszustand auftreten. Die erste betrifft die *überschießende Bildung von Granulationsgewebe.* Der Überschuß, im Volksmund *«wildes Fleisch»* (Caro luxurians) genannt, kann die Wundränder überragen und auf diese Weise eine Reepithelisierung verhindern. Glücklicherweise ist das Problem mit einer chirurgischen Exzision oder Kauterisation des überschüssigen Gewebes leicht behebbar. Die zweite Abweichung betrifft die *Bildung von Keloid,* das vor allem und aus unbekannten Gründen bei Individuen schwarzer Hautfarbe häufig auftritt. Dieser Situation liegt die Bildung einer exzessiven Menge von Kollagen im neugebildeten Bindegewebe zugrunde, was zu großen, voluminösen und tumorähnlichen Narben führt (Abb. 2.42). Die Neigung zur Keloidbildung scheint genetisch verankert zu sein. Ein Narbenkeloid stellt ein schwieriges Problem dar, besonders wenn es sich an einer auffälligen Hautstelle befindet. Die Behandlung ist deshalb schwierig, weil der Erfolg einer chirurgischen Exzision oft durch erneute Keloidbildung zunichte gemacht wird.

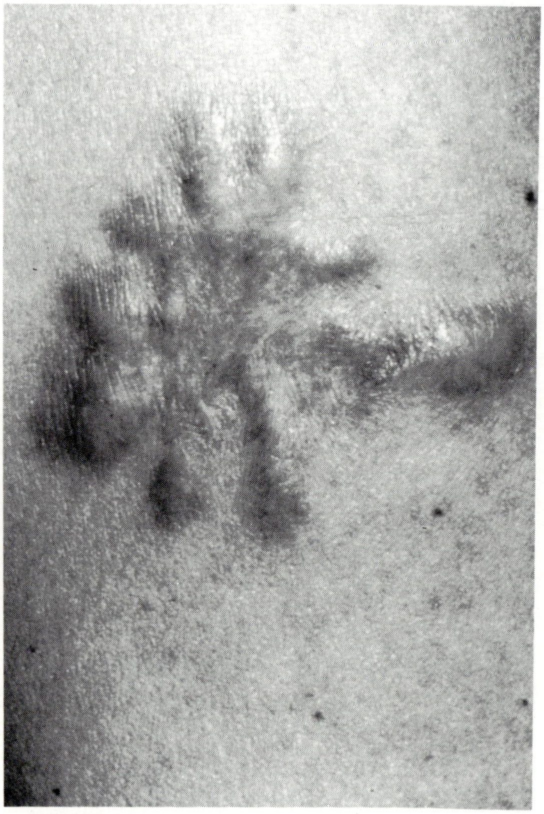

Abb. 2.42: Nahaufnahme eines *Keloids* der Haut des Vorderarms. Die unregelmäßig geformte, tumorähnliche Läsion ist derb und besteht aus dichten Kollagenmassen.

Tab. 2.7: Wirkung der wichtigsten, bei chronischer Entzündung beteiligten Wachstumsfaktoren

	PGF	FGF	TGF-β	TGF-α/EGF	IL-1 oder TNF
Angiogenese in vivo	○	+	+*	+*	+*
Chemotaxis					
Monozyten	+	?	+	?	+
Fibroblasten	+	+	+	○	?
Endothelzellen	○	+	?	+	?
Mitogen					
Fibroblasten	+	+	+/−	+	+
Endothelzellen	○	+	−	+	○ oder −
Kollagensynthese	+	?	+	?	+
Sekretion von Kollagenase	+	+	+	+	+

+ = Stimulation; − = Hemmung; ○ = keine Wirkung; * = auch indirekter Effekt
PDGF = «platelet-derived» Wachstumsfaktor; FGF = Fibroblasten-Wachstumsfaktor; TGF-α = transformierender Wachstumsfaktor α; TGF-β = transformierender Wachstumsfaktor β; IL-1 = Interleukin-1; TNF = Tumornekrose-Faktor; EGF = epidermaler Wachstumsfaktor

(Nach Sprugel et al.: Effects of growth factor in vivo. Am. J. Pathol. *129*:601, 1987.)

Mechanismen der Reparation

Die Wundheilung ist äußerst komplex. Eine wohl orchestrierte Reihe von Vorgängen ist daran beteiligt: *Regeneration von Parenchymzellen, Wanderung und Proliferation von Parenchym- und Bindegewebszellen, Bildung extrazellulärer Matrixproteine, Umbau des Bindegewebes und parenchymatöser Anteile sowie Kollagenbildung und Wiedererwerb der Reißfestigkeit.*[94] Wir beginnen eben, die Steuermechanismen hinter diesen Vorgängen besser zu verstehen, und die drei wichtigsten unter ihnen sollen hier erwähnt werden: (1) Die Rolle von *Wachstumsfaktoren,* die in bezug auf die Proliferation der Fibroblasten und der Gefäßendothelzellen sowie der Regeneration der Epithelzellen im Zentrum stehen; (2) die *gegenseitige Beeinflussung von Zellen unter sich sowie von Zellen und der Matrix*; und (3) *die Bildung von extrazellulärer Matrix und von Kollagen.*

Wachstumsfaktoren

Man nimmt heute an, daß das normale Wachstum innerhalb einer Zellpopulation unter der Kontrolle des wechselnden Einflusses von stimulierenden und hemmenden Faktoren steht. Ein Überschuß an Wachstumsstimulatoren oder ein Defizit an Hemmfaktoren führen gleichermaßen zur absoluten Zellvermehrung und – wie im Falle des neoplastischen Wachstums – zur unkontrollierten Proliferation. An sich haben zeitliche Verkürzung des Zellzyklus und Verminderung des Zellverlusts (wie bei gewissen Neoplasmen) eine Zellvermehrung zur Folge. *Als am wichtigsten haben sich jedoch diejenigen Faktoren erwiesen, die zur vermehrten Rekrutierung von Zellen aus der G_0-Phase in den Proliferationszyklus führen.*[95]

Obwohl viele Wachstumsfaktoren («growth factors», einschließlich Nährstoffe) beschrieben wurden, gilt das gegenwärtige Interesse einer Zahl von *Polypeptiden, die als Wachstumsfaktoren im Serum vorhanden sind oder von Körperzellen gebildet werden können,* und die eine Proliferation verschiedener Zelltypen auslösen.[96] Einige dieser Stoffe wirken im Grunde als *Kompetenzfaktoren,* d.h. sie lösen nicht direkt die DNA-Synthese aus, vermitteln jedoch Zellen in G_0 oder G_1 die Fähigkeit zum Eintritt in die Synthesephase. Andere wiederum besitzen eine direkte stimulierende Wirkung auf die DNA-Synthese *(Progressionsfaktoren).* Eine Reihe von Wachstumsfaktoren beeinflußt zudem Zellwanderung, Differenzierung oder Gewebeumbau auch während verschiedener Phasen der Wundheilung.[97] Die wichtigsten dieser *Polypeptide mit Wachstumsfaktor-Eigenschaften* sind in Tab. 2.7 zusammengestellt.

1. Epidermaler Wachstumsfaktor («epidermal growth factor, EGF), ein Polypeptid mit einem Molekulargewicht von 6045 D, wird in gereinigter Form aus submaxillären Speicheldrüsen von Mäusen oder aus menschlichem Urin (Urogastron) isoliert.[98] EGF wurde als verantwortlich für das Öffnen der Augenlider junger Mäuse entdeckt, wirkt daneben jedoch *in vitro* auch als Mitogen für eine Reihe epithelialer Zellen und für Fibroblasten. EGF stimuliert die Zellteilung im Sinne eines «progression factor», und zwar durch Bindung an spezifische Tyrosinkinase-Rezeptoren in der Zellmembran, Verdichtung und Zusammenzug des membrangebundenen EGF, Phosphorylierung des EGF-Rezeptorproteins, Aufnahme des EGF mit seinem Rezeptor ins Zytoplasma und anschließenden Abbau durch lysosomale Enzyme. Diese Sequenz führt schließlich über die

Auslösung einer RNA- zur DNA-Synthese. Man untersucht gegenwärtig, auf welche Weise das zweite Signal – für die Zeit zwischen EGF-Bindung bis zur Auslösung der RNA- und DNA-Synthese – übermittelt wird.

2. Thrombozyten-Wachstumsfaktor («platelet-derived growth factor», PDGF) ist ein stark kationisches Protein aus zwei Ketten (A und B) von je ungefähr 30 kD.[99] PDGF ist in den α-Granula der Blutplättchen in gespeicherter Form vorhanden und wird während der Plättchenaktivierung freigesetzt. Zur Bildung von PDGF sind allerdings auch Makrophagen, Endothelzellen, glatte Muskelzellen und eine Reihe von Tumorzellen fähig. PDGF löst die Wanderung wie auch die Proliferation von Fibroblasten, glatten Muskelzellen und Monozyten aus, besitzt jedoch daneben noch andere entzündungsfördernde Eigenschaften. Der Wachstumsfaktor wird durch spezifische Membranrezeptoren mit Proteinkinaseaktivität gebunden. Er wirkt bei der Auslösung des Zellzyklus als Kompetenzfaktor, d.h., die mitogene Wirkung muß durch einen zusätzlichen Progressionsfaktor (Plasma, EGF oder «insulin-like growth factor») vermittelt werden. Eine aktive Rolle für PDGF *in vivo* ist für folgende Situation belegt: Eine lokale Applikation von PDGF auf chirurgische Hautinzisionen bei Ratten führt im Wundgebiet zur verstärkten Einwanderung von Monozyten, Steigerung der Kollagensynthese sowie erhöhter Reißfestigkeit.[100]

3. Fibroblasten-Wachstumsfaktoren («fibroblast growth factors», FGSs) wurden erstmals als Fibroblastenmitogene beschrieben, die aus bovinem Gehirn- oder Hypophysenmaterial isoliert werden konnten. Unter der Bezeichnung «FGFs» wird eine ganze Familie von Polypeptiden zusammengefaßt, die verschiedene Wirkungen aufweisen, insbesondere jedoch die *Fähigkeit, in vitro* und *in vivo alle nötigen Schritte zur Gefäßneubildung (Angiogenese) auszulösen.*[101] Diese Schritte umfassen den Abbau der Basalmembran, Wanderung und Proliferation von Endothelzellen sowie Bildung der eigentlichen Kapillarlichtung. FGFs besitzen eine hohe Affinität zu Heparin (daher auch die Bezeichnung «heparin-binding growth factors») und kommen in basischer oder saurer Form vor. Basische FGFs werden in vielen Organextrakten nachgewiesen und durch aktivierte Makrophagen gebildet, während saure FGFs ausschließlich im Nervengewebe gefunden werden.

4. Transformierende Wachstumsfaktoren («transforming growth factors, TGFα und TGFβ).[96] Diese beiden Faktoren wurden ursprünglich aus Zellen isoliert, die durch Infektion mit Sarkomavirus transformiert worden waren, und man hat ihnen auch eine Rolle bei der neoplastischen Transformation normaler Zellen zugeschrieben. TGFα hat viele Ähnlichkeiten mit EGF. So bindet er sich an EGF-Rezeptoren und besitzt die meisten der biologischen Aktivitäten von EGF. TGFβ dagegen zeigt andere, oft widersprüchliche Eigenschaften. TGFβ wirkt auf die meisten Zellen *in vitro* und *in vivo wachstumshemmend* und scheint an der Stillegung der Zellteilungstätigkeit nach partieller Hepatektomie beteiligt zu sein. TGFβ stimuliert die chemotaktische Wanderung von Fibroblasten sowie die Produktion von Kollagen und Fibronektin, hemmt jedoch den Kollagenabbau – Wirkungen, die insgesamt eine bindegewebige Reaktion fördern. Daneben «deaktiviert» TGFβ Makrophagen. Die TGFs werden von verschiedenen Zellen gebildet, einschließlich Plättchen, Endothelien, T-Zellen und Makrophagen.

5. IL-1 und TNF wurden bereits erwähnt. Hier handelt es sich um Mediatoren mit mitogenen Eigenschaften, die auf Fibroblasten chemotaktisch wirken und die Produktion von Kollagen und Kollagenase steigern. Man nimmt an, daß diese beiden Substanzen am Zustandekommen fibroplastischer Veränderungen sowie am Bindegewebeumbau bei der Entzündung beteiligt sind. Die angiogenetische Wirkung von TNF ist auch unter Bedingungen *in vivo* nachweisbar.

Zum Schluß bedarf es noch einiger Bemerkungen. Zunächst muß man wissen, daß neben den beschriebenen wachstumsfördernden Faktoren bei entzündlichen Reaktionen *auch eine Reihe von Inhibitoren* gebildet werden. Einer dieser Hemmstoffe, TGFβ, wurde bereits erwähnt. Andere sind α-Interferon, Prostaglandin E_2 und Heparin. Die drei letztgenannten Stoffe hemmen die Proliferation von Fibroblasten und glatten Muskelzellen *in vitro.*

Wachstumsfaktoren beeinflussen auch die Beweglichkeit, Kontraktionsfähigkeit und Differenzierung von Zellen – Wirkungen, die für die Wundheilung mindestens so wichtig sind wie für das Zellwachstum.

Makrophagen beteiligen sich oft in großer Zahl am Prozeß der Wundheilung. Diese Zellen dürften sogar eine zentrale Rolle spielen, können sie doch dazu gebracht werden, Wachstumsfaktoren (PDGF, FGFs, IL-1 oder TNF) und Wachstumsinhibitoren (TGFβ, Prostaglandine) zu sezernieren. Sie besitzen eine Vielfalt von Enzymen, die zur Beteiligung am Gewebeabbau und -umbau wie geschaffen sind.[79]

Die Gene, die für einige dieser Wachstumsfaktoren kodieren, weisen in weiten Abschnitten ihrer Basensequenzen Homologien mit *Onkogenen* auf (z.B. PDGF mit *c-sis* und der Rezeptor für EGF mit *c-erb-b*), wie in *Kapitel 6* erläutert werden wird. Dies weist auf die zusätzliche Bedeutung der Wachstumsfaktoren für die Tumorentstehung hin.

Zell-Zell- und Zell-Matrix-Wechselwirkungen

Werden Zellen einer normalen Zell-Linie in Kultur gebracht, kommt es zur *Proliferation, die erst in dem Moment zum Stillstand kommt, wenn sich ein zusammenhängender Zellrasen gebildet hat.* Maligne Zellen verhalten sich anders: Das Zellwachstum geht von der Bildung einer Einzelzellschicht («monolayer») unbeeinflußt weiter. Das Verständnis dieses unterschiedlichen Verhaltens könnte zur Erklärung der neoplastischen Zellvermehrung beitragen. Der Proliferationsstop wird zum Teil der sogenannten «Kontakthemmung oder -inhibition» zugeschrieben, in direkter Analogie zur Aufhebung der Zellwanderung durch Zellkontakt. Verschiedene Hinweise deuten darauf hin, daß die Kontaktinhibition auch von der Zelldichte in der Kulturschale abhängt.[102] Die *von der Zelldichte abhängige Regulation der Zellvermehrung* kann beruhen auf 1) der beschränkten Verfügbarkeit irgendeiner Komponente des Mikromilieus, 2) der beschränkten Anzahl von Rezeptoren für Wachstumsfaktoren oder 3) der Zunahme der Konzentration von Wachstums-Hemmfaktoren im Kulturmedium. Unabhängig von der Art der Signalübermittlung ist *die von der Zelldichte abhängige Regulation der Zellvermehrung unter Bedingungen in vivo genauso wichtig wie unter Kulturbedingungen. Die meisten regenerationsfähigen Zellen stellen ihre proliferative Tätigkeit ein, wenn der Gewebedefekt behoben ist.* Bei der Leberregeneration nach Teilhepatektomie wird das Signal zum Wachstumsstop dem TGFβ zugeschrieben, der nicht von Hepatozyten gebildet wird.

Von aktuellem Interesse ist die *Beeinflussung der Zellwanderung, der Zellproliferation und der Zelldifferenzierung durch Wechselwirkungen mit der extrazellulären Matrix.*[103] Der Kollagen-Typ der Matrix, die Verfügbarkeit von Fibronektin oder Laminin sowie die Art der Proteoglykane im Extrazellulärraum scheinen diese Prozesse zu beeinflussen. Endothelzellen, die auf mit Laminin oder Typ I-Kollagen beschichteten Kulturschalen wachsen, zeigen als Antwort auf eine Stimulation mit Wachstumsfaktoren eine höhere Proliferationsrate als Zellen, die auf Typ IV-Kollagen («Basalmembran-Kollagen») gezüchtet werden. Unter dem Einfluß von Typ IV-Kollagen kommt es zur Organisation der Zellen in Tubulus-ähnlichen Strukturen.[103] Fibronektin oder Fibronektin-Fragmente fördern die Wanderung von Endothelzellen und Fibroblasten an den Ort einer Gewebeschädigung, ein Effekt, der für die Wundheilung zentrale Bedeutung hat.

Wie wird das Signal von der extrazellulären Matrix zu den teilweise intrazellulären Rezeptoren übermittelt? Im gegenwärtigen Zeitpunkt kann diese Frage nicht abschließend beantwortet werden, jedoch scheint gesichert, daß die Oberflächenrezeptoren jeder Zelle auch Proteine der extrazellulären Matrix erkennen (Abb. 2.43).[104, 105] Da es sich bei diesen Rezeptoren um Transmembran-Glykoproteine handelt, reagieren ihre intrazellulären Domänen mit Bestandteilen des Zytoskeletts und übermitteln auf diese Weise das Signal zur Zellbewegung. Zu diesen Rezeptoren zählt die Gruppe der *Integrine*, die mit 1) den Fibronektin-Rezeptoren, 2) den Glykoprotein-Rezeptoren der Thrombozyten und 3) den Adhäsionsmolekülen der Granulozyten einer Supergenfamilie zugeordnet werden. Interessanterweise gehen verschiedene Integrine mit Matrixproteinen eine Bindung ein, die über die Erkennung einer spezifischen Aminosäuresequenz des Tripeptids *Arginin-Glyzin-Asparaginsäure* (RGD) ausgelöst wird. Dieser Sequenz soll bei der Zell-Adhäsion eine Schlüsselrolle zukommen (siehe auch Abb. 2.45).

Die Anwesenheit von *Fibrin* beeinflußt die Einwanderung von Entzündungszellen und Fibroblasten und die Bildung von Gefäß-Sprossen sowie von Granulationsgewebe bei der Wundheilung. Die Implantation eines Gels, das reines Fibrin enthält, löst im Versuchstier fibroblastische und angiogenetische Reaktionen aus.[106] Ob die unmittelbaren Auslöser dieser Verhaltensweise im Fibrin selbst (oder einem Fibrinabbauprodukt) oder unter den Produkten der infiltrierenden Leukozyten zu suchen sind, ist vorläufig noch unklar.

Kollagenbildung und Festigkeit des Wundschlusses

Die Zunahme der Festigkeit des Wundschlusses steht ohne Zweifel in direktem Zusammenhang mit der Teilungstätigkeit der Fibroblasten und der Ablagerung von Kollagen sowie anderer extrazellulärer Substanzen bei der Wundheilung. Nach einer kurzen Übersicht über die extrazelluläre Matrix des Bindegewebes folgt deshalb eine Besprechung der Vorgänge, die am Zustandekommen eines festen Wundschlusses beteiligt sind.

Kollagen

Kollagen, als universeller Hauptbestandteil des extrazellulären Grundgerüstes aller multizellulären Lebewesen, ist das Protein mit der weitesten Verbreitung im Tierreich. Ohne Kollagen bestünde der Mensch aus einer Zellansammlung, in der die Einzelelemente lose durch einige Neuronen verbunden wären! Unter dem Begriff Kollagen wird eine Familie von genetisch unterschiedlichen Molekülen zusammengefaßt, die als wichtigste Bestandteile von Bindegewebe, Basalmembranen, Knochen, Knorpel sowie weiterer spezialisierter Gewebe (z.B. Cornea, Herzklappen) dienen. Als wesentliches Produkt der Fibroblasten ist Kollagen schließlich für die Zugfestigkeit der in Heilung begriffenen Wunde verantwortlich.[109]

Der Kollagenstoffwechsel in normalem Gewebe zeichnet sich durch ein Gleichgewicht zwischen Synthese und Abbau aus.[110] Die Grundeinheit des Kollagens ist das Kollagenmolekül *(Tropokollagen)* – ein längliches, stäbchenförmiges Gebilde, mit einer Länge von 300 nm, einer Dicke von 1,5 nm und einem Molekulargewicht von 285 000. Jedes Kollagenmolekül besteht aus drei Polypeptidketten (α-Ketten), die in einer dicht gepackten, dreifachen linksdrehenden Helix umeinander verdreht sind. Jede α-Kette besitzt repetitive Aminosäuresequenzen, wobei es sich bei jeder dritten Aminosäure um *Glyzin* handelt. Aufgrund der biochemischen Zu-

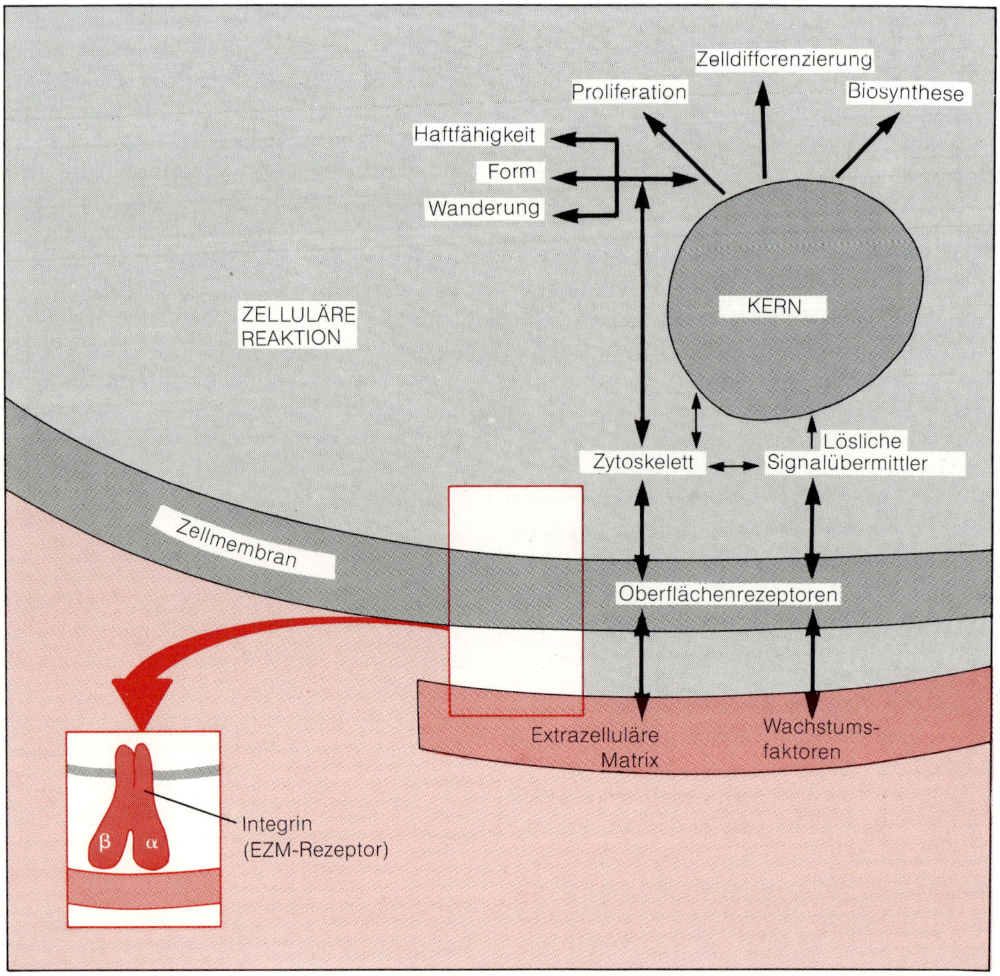

Abb. 2.43: Schematische Darstellung der möglichen Beeinflußung von Zellform, -beweglichkeit und -wachstum durch extrazelluläre Matrix (EZM) und Wachstumsfaktoren. Rezeptoren für Bestandteile der EZM, wie Integrine, die mit der RGD-Sequenz reagieren (siehe S. 93), interagieren mit dem Zytoskelett. Dadurch wird die Bildung von löslichen sekundären «messengers» ausgelöst, die durch Einwirkung auf Kern und Zytoplasma die angegebenen Zellreaktionen veranlassen. Membranrezeptoren für Wachstumsfaktoren bewirken ebenfalls die Produktion von Botensubstanzen, die Zellwachstum, -beweglichkeit und Differenzierung beeinflussen. (modifiziert nach Madri J. et al.: *In* Simionescu N. and Simionescu M. (eds.): Endothelial Cell Biology. New York, Plenum Publishing, 1988).

Tab. 2.8: Kollagen-Typen

Typ	Ketten	Eigenschaften	Verteilung
I	$\alpha 1(I)$, $\alpha 2(I)$	Faserbündel mit hoher Reißfestigkeit	Haut (80%), Knochen (90%), Sehnen, meiste Organe
II	$\alpha 1(II)$	Dünne Fibrillen; Strukturprotein	Knorpel (50%), Glaskörper
III	$\alpha 1(III)$	Dünne Fibrillen; dehnbar	Blutgefäße, Uterus, Haut (10%)
IV	$\alpha 1(IV)$, $\alpha 2(IV)$	Amorph	Alle Basalmembranen
V	$\alpha 1(V, \alpha 2(V))$, $\alpha 3(V)$ }	Amorph, feine Fibrillen	Interstitium (2–5%) Blutgefäße
VI	$\alpha 1(VI)$; $\alpha 2(VI)$ }	Unbekannt	
VII	$\alpha 1(VII)$ }	Unbekannt	
VIII	$\alpha 1(VIII)$	Wahrscheinlich amorph	Endothel-spezifisch
IX	$\alpha 1(IX)$, $\alpha 2(IX)$, $\alpha 3(IX)$ }	Knorpelreifung?	Knorpel
X	$\alpha 1(X)$ }		

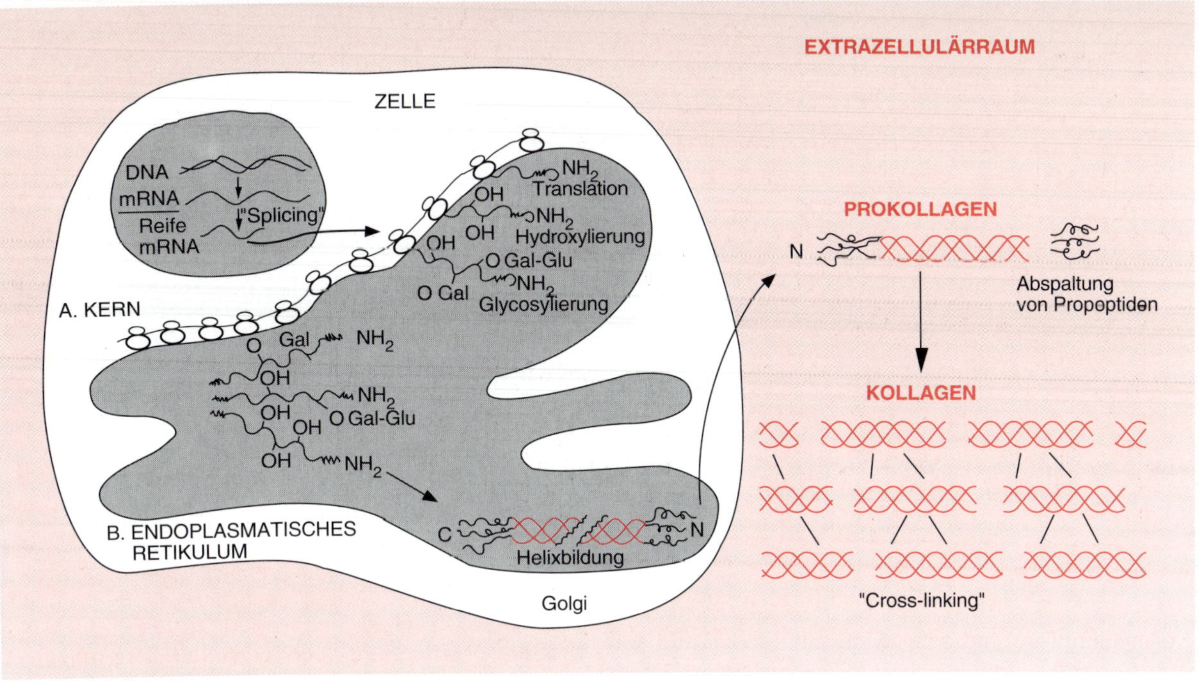

Abb. 2.44: Schritte der Kollagensynthese (siehe Text). (modifiziert nach: Krieg T. et al.: Molecular defects of collagen metabolism in the Ehlers-Danlos syndrome. Intl. J. Dermatol. *20*:415, 1981).

sammensetzung der Ketten unterscheidet man 11 verschiedene Kollagentypen, von denen jeder Typ mehr oder weniger kennzeichnend für sein Herkunftgewebe ist (Tab. 2.8). *Interstitielle oder fibrilläre Kollagene gehören den Typen I, II und III an.* Beim Typ-I-Kollagen sind die Einzelmoleküle so aneinandergelagert, daß sie sich je zu einem Viertel mit dem benachbarten Molekül überlappen. Diese Überlappung ist verantwortlich für die 67 nm-Bänderung der Kollagenfibrillen. Die Typen IV und XI bilden keine Fasern, sondern erscheinen als amorphe Bestandteile des interstitiellen Gewebes oder der Basalmembranen.

Die Kollagensynthese (Abb. 2.44) wird ausgelöst durch die DNA-Transkription der für die Polypeptidketten kodierenden Gene, gefolgt von der Verarbeitung von mRNA-Vorläufern und der Translation (Synthese) der α-Ketten auf den Ribosomen.[110] Die neugebildeten α-Ketten lösen sich anschließend von den Ribosomen und gelangen in die Zisternen des rauhen endoplasmatischen Retikulums (RER). Dort erfahren sie eine Reihe von biochemischen Veränderungen, die durch spezifische Enzyme bewerkstelligt werden. Eine dieser Modifikationen besteht in der Hydroxylierung von Prolin in α-Position, was dem Kollagen seinen charakteristisch hohen Anteil von Hydroxyprolin (ungefähr 10%) vermittelt. Diese Hydroxylierung, die im übrigen von der Verfügbarkeit von Askorbinsäure (Vitamin C) abhängt, ist deshalb wichtig, weil die drei α-Ketten dadurch in den Zisternen des RER zurückgehalten werden.

Die Tripel-Helix wird in den Zisternen des RER aufgebaut. Das Prokollagen-Molekül ist in diesem Stadium immer noch in löslicher Form und verfügt über einen Polypeptidüberschuß an den C-terminalen Enden der Ketten. Prokollagen wird über den Golgi-Apparat und größere Zytoplasmavakuolen zur Zelloberfläche transportiert. Während oder kurz nach dem Verlassen der Zelle verkürzen Prokollagen-Peptidasen die terminalen Enden der Polypeptidketten, was die Bildung unlöslicher Fibrillen auslöst. *Die eigentlichen Fasern werden erst im extrazellulären Raum gebildet.* Diese Kollagenfibrillen sind für die Festigkeit des Bindegewebes verantwortlich.

Eine weitere, ebenso wichtige extrazelluläre Veränderung besteht in der *Lysin-Oxidation*, weil dadurch die *Kreuzverbindungen* zwischen den α-Ketten benachbarter Moleküle ermöglicht werden. Diese Vernetzung bildet die Grundlage der *strukturellen Stabilität des Kollagens.* Tatsächlich führt eine Behinderung oder das Ausbleiben der Lysin-Oxidation zu Mißbildungen von Skelett, Haut und Blutgefäßen, wie dies bei einigen Formen menschlicher Kollagenstörungen beobachtet wird (z.B. Marfan-Syndrom). Diese *Kreuzverbindungen tragen deshalb maßgeblich zur Reißfestigkeit des Kollagens bei.*

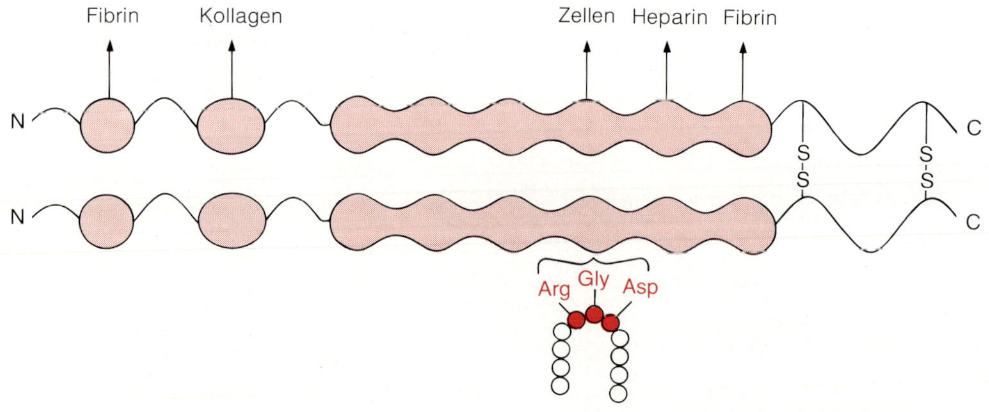

Abb. 2.45: Das *Fibronektin*-Molekül besteht aus zwei durch S-S-Brücken verbundenen Dimeren. Man beachte die verschiedenen Domänen, die Bestandteile der extrazellulären Matrix binden, und die zellbindende Domäne mit der arg-gly-asp-Sequenz.

Kollagenfibrillen sind sehr widerstandsfähig und im Nativzustand kaum abbaubar. *Kollagenase* jedoch ist in einer Reihe von Zellen und Zellreihen vorhanden (Fibroblasten, Makrophagen, polymorphkernige Leukozyten, Synovialzellen sowie einzelne Typen von Epithelzellen) und vermag Kollagen auch unter physiologischen Bedingungen zu spalten: Die Tripel-Helix wird in zwei Fragmente unterschiedlicher Länge zerlegt, und diese Fragmente können durch weitere Proteasen abgebaut werden.[111] Glücklicherweise liegt die Kollagenase in einer inaktiven Form, als *Prokollagenase*, vor. Die Bedingungen, die eine Aktivierung dieses Vorläuferenzyms regulieren, sind offensichtlich von größter Bedeutung, jedoch kaum bekannt. Man stellt sich vor, daß die Prokollagenase von neutrophilen Granulozyten, Makrophagen und Fibroblasten für den Kollagenabbau und -umbau bei Entzündungsreaktionen und der Wundheilung eine wichtige Rolle spielt. Ein Kollagenabbau ist sicher zweckmäßig bei der Wundtoilette («débridement») verletzten Gewebes sowie bei der Umstrukturierung des Bindegewebes im Verlaufe einer Defektheilung. Andererseits stellt ein unkontrollierter Kollagenabbau eine potentielle Gefahr dar, wie die nahezu ungehemmte lokale Gewebezerstörung bei Patienten mit rheumatischer Arthritis oder mit anderen chronisch entzündlichen Leiden zeigt.

Kollagene der Typen IV und V sind, zusammen mit Laminin, Fibronektion und Heparansulfat, Bestandteile der Basalmembranen. Diese beiden Kollagentypen liegen nicht in faseriger Form vor. Sie sind gegenüber Kollagenasen in der Haut resistent, obwohl sie durch bestimmte neutrale Leukozyten-Proteasen ohne weiteres abgebaut werden.

Weitere Bestandteile der extrazellulären Matrix

Fibroblasten synthetisieren auch *elastische Fasern* und sezernieren verschiedene Glykosaminoglykane (GAG) sowie weitere Bestandteile der extrazellulären Matrix.

Die *elastischen Fasern* enthalten zwei Proteinkomponenten: Das vergleichsweise in großer Menge vorhandene *Elastin*, das im Elektronenmikroskop als amorphe Masse erscheint, und *elastische Mikrofibrillen* aus speziellen Glykoproteinen[112]. Elastinfasern sind aus individuellen, Tropoelastin genannten Polypeptidketten aufgebaut, die je ein Molekulargewicht von ungefähr 70000 Dalton aufweisen und untereinander über Kreuzverbindungen (Desmosin, Isodesmosin) verknüpft sind. Elastin besitzt eine außergewöhnlich lange Halbwertzeit, die mit Sicherheit die Lebensdauer eines einzelnen Individuums übersteigt. Man kennt jedoch eine Reihe von Elastasen in bestimmten Bakterien, in neutrophilen Granulozyten oder in Makrophagen, die beim lokalen entzündlichen Abbau elastischen Gewebes eine Rolle zu spielen scheinen. Eine unkontrollierte Elastaseaktivierung erweist sich als ein Hauptfaktor in der Pathogenese des Emphysems, einer häufigen Krankheit, in deren Verlauf die Lungen ihre physiologische Elastizität einbüßen.

Laminin ist das anteilmäßig bedeutendste Glykoprotein der Basalmembran. *Das recht große* (Molekulargewicht 800000 bis 1 Million) *kreuzförmige Gebilde erscheint auf der Basalmembran aufgespannt*, indem es sich einerseits an spezifische Zellrezeptoren, andererseits an Matrixbestandteile wie Kollagen Typ IV oder Heparansulfat bindet. Man nimmt an, daß Laminin die Verbindung von Zellen mit bindegewebigen Substraten vermittelt und daß es unter Zellkulturbedingungen für Änderungen des Wachstums, des Überlebens, der Morphologie, der Differenzierung und der Beweglich-

keit verschiedenster Zelltypen verantwortlich ist. Laminin stimuliert beispielsweise Wanderung und Vermehrung endothelialer Zellen und veranlaßt Nervenzellen in Kultur, neuritische Fortsätze zu bilden.
Proteoglykane bestehen aus Glykosaminoglykanen (GAG; Hyaluronsäure, Heparin, Chondroitin; Dermatan-, Keratan- und Heparansulfat), die kovalent an einen Proteinkern gebunden sind.[109] Diese Substanzen erfüllen bei der Regulation der Struktur und der Permeabilität des Bindegewebes sowie bei der Modulation der Zelldifferenzierung verschiedenartige Aufgaben.
Fibronektin, ein großes (Molekulargewicht 440000) multifunktionelles Glykoprotein, besteht aus zwei durch Disulfidbrücken verbundenen Dimeren. Fibronektin wird von Fibroblasten, Monozyten, Endothel- und weiteren Zellen gebildet und steht in Beziehung zu Zelloberflächen, Basalmembranen und der perizellulären Matrix. Eine der wichtigsten Eigenschaften der Fibronektine ist ihre Fähigkeit, mit verschiedenen Makromolekülen (Kollagen, Fibrin, Heparin, Proteoglykane) und mit Zellen über die bereits erwähnten Integrinrezeptoren (siehe S. 93) Bindungen einzugehen. Man stellt sich deshalb vor, daß Fibronektion maßgeblich für die Interaktionen von Zellen mit der extrazellulären Matrix (z.B. Haften, Ausbreitung) verantwortlich ist. Bereits in den ersten zwei Tagen nach der Entstehung einer Hautwunde erscheint eine ansehnliche Menge von Fibronektin, das aus dem Blutplasma stammt, in der extrazellulären Matrix. Von diesem Zeitpunkt an setzt die lokale Synthese von Fibronektin ein, und zwar hauptsächlich durch proliferierende Endothelzellen.[114] Bei der Wundheilung könnte Fibronektin die Wanderung von Zellen und vielleicht auch Differenzierungsschritte auslösen. Wie bereits angetönt, erweisen sich Fibronektinfragmente als chemotaktisch für Fibroblasten und scheinen *in vitro* auch die Organisation von Endothelzellen zu Kapillarschläuchen zu fördern.
Fibroblasten und Myofibroblasten sind für die Bildung und Sekretion von Kollagenen, Elastin und Proteoglykanen während der Wundheilung verantwortlich. Die Mechanismen, die diese Sekretion in den verschiedenen Phasen dieses Prozesses stimulieren oder beenden, sind noch wenig bekannt. Wachstumsfaktoren und andere von Makrophagen, Plättchen und Lymphozyten stammende Substanzen fördern die Kollagenvermehrung unter Kulturbedingungen nachweislich; andere Stoffe, wie Kortikosteroide und Parathormon, hemmen die Kollagensynthese. IL-1 und TNF stimulieren die Kollagenaseaktivität in Fibroblasten. Man muß nachdrücklich darauf hinweisen, daß es sich bei der Wundheilung um einen dynamischen Prozeß handelt, der in einem ständig wechselnden Mikroumfeld abläuft. Unterschiedliche Mechanismen, die zu unterschiedlichen Zeitintervallen aktiv werden und auf einer Wechselwirkung zwischen Zellen und lokalen Faktoren beruhen (z.B. Sauerstoffspannung, pH, Immunreaktionen), lösen wahrscheinlich chemische Signale aus. Diese modulieren Synthese und Abbau der extrazellulären Matrix-Proteine sowie die Wanderung und die proliferative Aktivität der beteiligten Zellen. Einzelheiten dieser Mechanismen sind unbekannt. Was jedoch immer wieder erstaunt, ist der äußerst wohlgeordnete Ablauf der Wundheilung, trotz der vermeintlich unkoordinierten und unzusammenhängenden Ereignisse.

Wundfestigkeit

Hier stellen sich die zentrale Frage nach der Zeitspanne, die eine Hautwunde zur Herstellung des optimalen Wundschlusses benötigt, und die Anschlußfrage nach den beteiligten Substanzen. Unterschiedliche Möglichkeiten hängen ab von Lokalisation, Art und Ausdehnung der Gewebedurchtrennung.[115] Aus einer Fülle von Daten ergibt sich jedoch ein allgemeingültiger Eindruck. Technisch perfekt genähte Inzisionen verzeichnen bezüglich Reißfestigkeit unmittelbar nach der Wundversorgung gegenüber unverletzter Haut lediglich eine Einbuße von 30%, was auf die korrekt angelegten Wundnähte zurückzuführen ist. Nach der Nahtentfernung – in der Regel nach einer Woche – sinkt die Reißfestigkeit auf 10% des ursprünglichen Wertes, nimmt jedoch während der folgenden vier Wochen rasch zu. Diese Zuwachsrate nimmt allmählich ab, und im dritten Monat nach dem Eingriff wird ein Plateau erreicht. Die Reißfestigkeit beträgt dann ungefähr 70–80% derjenigen von unverletzter Haut, ein Wert, der in der Folge oft nicht mehr zunimmt.
Das Wiedererlangen der Reißfestigkeit inzidierter Haut folgt demnach einer sigmoidalen Kurve, die mit ihrem Maximalwert unter demjenigen unverletzter Haut liegt. Eine strukturelle oder biochemische Erklärung für diesen Sachverhalt ist (noch) nicht bekannt. Eine einfache Abhängigkeit von der Kollagensynthese besteht nicht, da die Kurven für die Zunahmen der Wundfestigkeit und der lokalen Kollagenwerte keineswegs parallel verlaufen. Viel eher dürfte der Typ des neu produzierten Kollagens eine Rolle spielen: Kollagen der adulten Haut gehört zum Typ I; in frühen Phasen der Bildung von Granulationsgewebe wird jedoch Typ III-Kollagen – ein für embryonale Haut charakteristischer Typ – abgelagert, das erst im Verlaufe der Narbenbildung durch das «erwachsene» Typ I-Kollagen ersetzt wird.

Faktoren, die entzündlich-reparative Reaktionen beeinflussen

Eine Auswahl der wichtigsten aus der großen Zahl von systemisch und lokal wirksamen Faktoren, die entzündlich-reparative Prozesse beeinflussen, soll kurz diskutiert werden.

Systemische Einflüsse

Obwohl der Volksmund sagt, ältere Patienten wiesen eine im Vergleich zu jüngeren verzögerte Heilungstendenz auf, zählt das *Alter* wahrscheinlich nicht zu den hervorstechenden Kontrollfaktoren. Gut kontrollierte tierexperimentelle Daten zur Stützung dieser These liegen nämlich kaum vor.

Hingegen beeinflußt die *Ernährung* die Wundheilung in beträchtlichem Maße. Verschiedene Untersucher konnten die äußerst nachteiligen Auswirkungen eines länger andauernden Proteinmangels auf die Wundheilung bestätigen. Bei Tieren mit einem Eiweißdefizit wurde eine Hemmung der Kollagensynthese nachgewiesen. Andererseits beschleunigt eine proteinreiche Diät die Zunahme der Reißfestigkeit einer in Heilung begriffenen Hautwunde. Obwohl bisher keine einzelne Aminosäure als unentbehrlich identifiziert werden konnte, haben sich angeblich Methionin- und Zystin-Zusätze auf den Wundheilungsprozeß in Tieren mit Eiweißmangel als hilfreich erwiesen. Von all den vielen diätetischen Einflüssen ist die Zufuhr genügender Mengen von Vitamin C für die normale Kollagensynthese am besten dokumentiert. Vitamin C fördert die Umwandlung von Prolin zu Hydroxyprolin sowie diejenige von Lysin zu Hydroxylysin. Ein Vitamin-C-Mangel (Skorbut) hat deshalb eine gestörte Bildung normalen Kollagens zur Folge. Das Fehlen von Hydroxyprolin führt zu einem Versagen der Fibrillenbildung. Viele Enzyme, wie Metalloenzyme sowie DNA- und RNA-Polymerasen, sind auf die Verfügbarkeit von *Zink* angewiesen. Ein Zinkmangel verzögert die Wundheilung, ein Effekt, der durch einen Zinkzusatz zur Diät aufgehoben werden kann.

Hämatologische Störungen wie die zahlenmäßige Reduktion im Blut zirkulierender Granulozyten (Granulozytopenie) oder Defekte der Wanderungs- und Phagozytosefähigkeit dieser Zellen bilden eine gut dokumentierte Grundlage für eine erhöhte Anfälligkeit gegenüber bakteriellen Infektionen. Eine Wundinfektion verzögert den Heilungsprozeß in deutlichem Maße. Bei Vorliegen einer Gerinnungsstörung wirkt das im Übermaß im Wundgebiet ausgetretene Blut als Nährboden für das bakterielle Wachstum und hemmt die Reparation.

Patienten, die an einem *Diabetes mellitus* leiden, weisen eine erhöhte Anfälligkeit für schwere Infekte auf. Diese beruht teilweise auf einer verminderten chemotaktischen Aktivität oder einer gestörten Phagozytoseleistung der Granulozyten, stellt jedoch die Folge einer Vielzahl verschiedener Faktoren dar. Diabetiker haben einer bakteriellen Besiedlung einer Wunde wenig Widerstand entgegenzusetzen und neigen in erster Linie aus diesem Grund zu einer verzögerten Wundheilung.

Glukokortikosteroide entfalten eine anerkannt antientzündliche Wirkung, die viele Komponenten der Entzündungsreaktion beeinflußt.[116] Ein allen diesen entzündungshemmenden Effekten gemeinsamer Mechanismus könnte in der Fähigkeit der Glukokortikosteroide liegen, die Produktion einer bestimmten Proteinfamilie, der *Lipokortine*, zu stimulieren.[117] Lipokortine hemmen die Phospholipase A_2, die – wie erinnerlich (Abb. 2.17) – das Schlüsselenzym für die Freisetzung von Arachidonsäure aus Phospholipiden der Zellmembran darstellt. Die Folge dieser Hemmwirkung ist eine verminderte Bildung von aktiven Arachidonsäure-Metaboliten.

Die generelle Wirkung von Steroiden auf die Wundheilung unter Bedingungen in vivo ist weniger klar. Kortison beeinflußt die Fibroblastentätigkeit *in vitro* auf unterschiedliche Weise. Wird einem Versuchstier jedoch zwei Tage nach einer Verletzung Kortison verabreicht, verläuft die Wundheilung ungestört. Dies deutet darauf hin, daß die Kortisonwirkung vor allem die frühen, kaum jedoch die späteren Heilungsphasen beeinflußt. Man darf mit der allgemeinen Feststellung schließen, daß Steroide ohne Zweifel den Ablauf der entzündlich-reparativen Reaktion blockieren oder verlangsamen. *Für die Klinik bedeutet dies, daß einer chirurgischen Wunde bei jedem Patienten unter Steroidtherapie schon während und vor allem nach der Operation größte Aufmerksamkeit geschenkt werden muß.*

Lokale Einflüsse

Die *Infektion* ist mit Sicherheit die bedeutendste der lokalen Ursachen verzögerter Wundheilung. Unter Berücksichtigung aller systemisch oder lokal wirksamer Faktoren, die mit einer Reparation interferieren, erweist sich für die meisten unter ihnen die Wundinfektion als gemeinsamer Mechanismus, der im Endeffekt für die Verzögerung der Heilung verantwortlich ist.

Eine quantitativ und qualitativ *genügende Blutversorgung* des Wundgebietes ist selbstverständlich von Wichtigkeit. Aus dem bisher Gesagten sollte eigentlich klar hervorgehen, daß die Gefäßversorgung des betroffenen Gewebebezirkes für Entzündung und Wundheilung eine Schlüsselrolle spielt. Durch krankhaft veränderte Arterien wird die Blutzufuhr eingeschränkt; Veränderungen an den Venen führen zur Verminderung des Blutabflusses – beide Zustände behindern die Wundheilung.

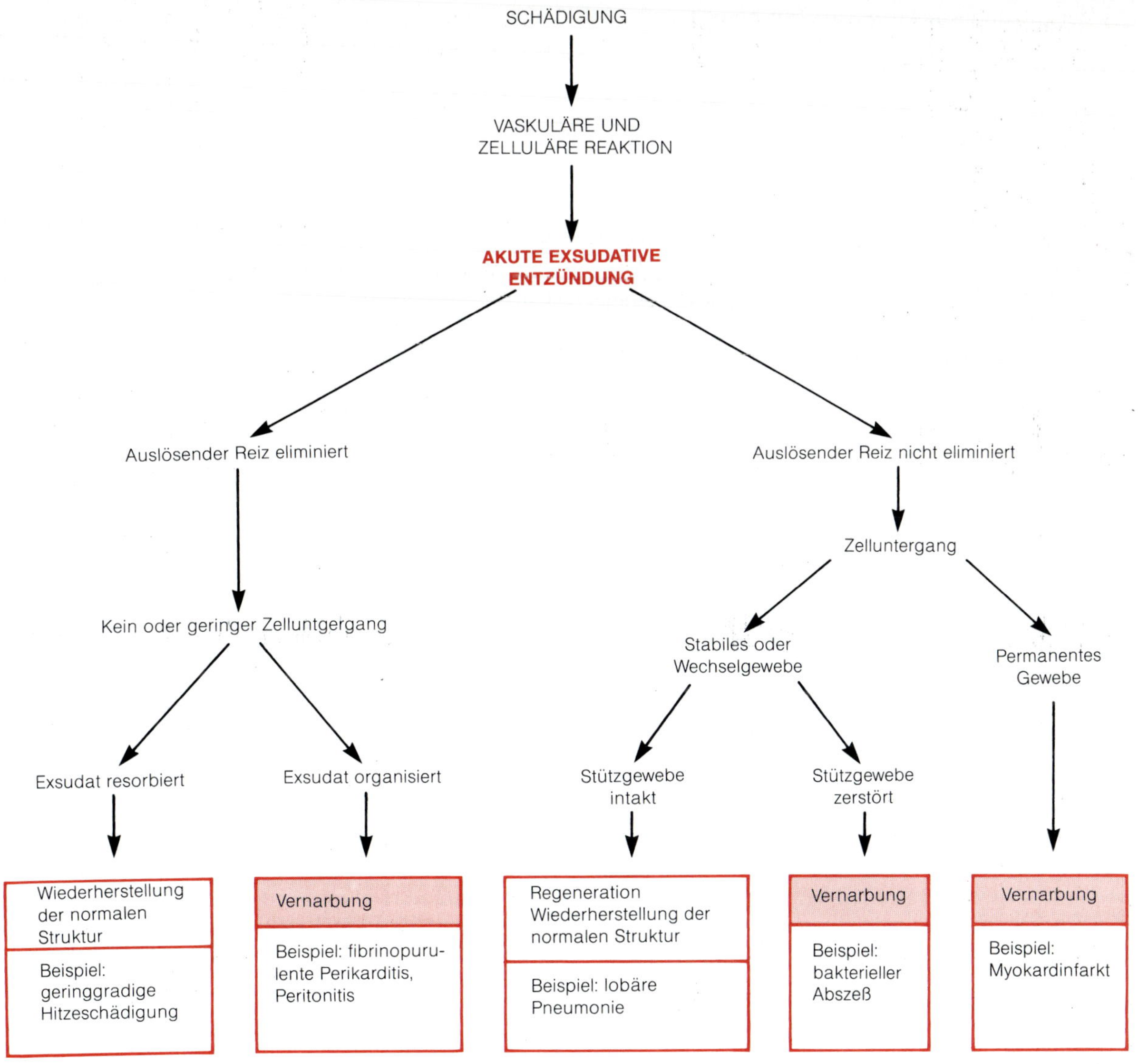

Abb. 2.46: Mögliche Pfade der reparativen Reaktion.

Fremdkörper, eingeschlossen chirurgisches Nahtmaterial, verzögern den Heilungsprozeß ebenfalls. Der Chirurg steht bei jedem Wundschluß vor einem Dilemma: Die initiale Reißfestigkeit der Wunde beruht unmittelbar postoperativ ausschließlich auf der chirurgischen Naht, die ihrerseits den Heilungsprozeß behindert. Die punktförmige Durchtrennung der Epidermis erleichtert eine bakterielle Kontamination, und das Nahtmaterial löst eine entzündliche Fremdkörperreaktion aus. Eine ältere, jedoch interessante Untersuchung kam zum Schluß, daß jede chirurgische Nahtstelle das Eindringen von Staphylokokken um einen Faktor von 10^4 begünstigt. Ebenso unerwünscht sind natürlich Holzsplitter oder Metall-, Glas- und Knochenfragmente. Der Chirurg bewegt sich zwischen Scylla und Charybdis in seinem Bemühen, mit einem Minimum an Nähten eine optimale Reißfestigkeit zu sichern und gleichzeitig alle Fremdkörper vom Wundgebiet fernzuhalten.

Die *Art des verletzten Gewebes* muß ebenfalls berücksichtigt werden. Eine perfekte Wiederherstellung ist nur in stabilen oder Wechsel-Geweben zu erwarten, während Verletzungen in permanenten Geweben unweigerlich mit Narbenbildung und einem Minimum an neugebildeten spezialisierten Zellen heilen. Der Ort des Gewebeschadens und der zelluläre Aufbau des verletzten Gewebes sind zudem unter einem weiteren Gesichtspunkt von Bedeutung. In zahlreichen Fällen spielt sich der entzündliche Prozeß in Gewebespalten ab, und es kommt zur lokalen Exsudatbildung ohne nennenswerten Zelluntergang. Unter diesen Umständen ist eine Reparation durch den Abbau des Exsudates durch proteolytische Leukozytenenzyme und die nachfolgende Aufnahme des verflüssigten Materials durch phagozytierende Zellen möglich. Dieser Mechanismus der Bewältigung einer exsudativen Entzündung wird als *Resorption* oder *Lyse* bezeichnet. Sofern eine irreversible Schädigung der Gewebezellen ausbleibt, kann eine vollständige Wiederherstellung ohne Defekt resultieren. Bei Vorliegen eines substantiellen Zelluntergangs kommt es hingegen zur Bildung von Granulationsgewebe, das sich in den Bereich des Exsudates vorschiebt und dessen Umwandlung zu fibrösen Massen bewirkt, ein Vorgang, der die Bezeichnung *bindegewebige Organisation* trägt.

Die Vorgänge der Resorption oder der Organisation entzündlicher Exsudate werden naturgemäß auch bei Entzündungsreaktionen beobachtet, die sich innerhalb größerer Körperhöhlen (Peritoneal-, Perikardial- oder Pleuralraum sowie Gelenkspalten) oder in vorbestehenden Gangsystemen abspielen. Gesamthaft betrachtet, laufen die meisten Gewebeverletzungen nicht ohne ein gewisses Maß an Zelluntergang ab und führen deshalb über die Proliferation von Bindegewebszellen zu einer, wenn auch geringfügigen, Narbenbildung. Schließlich muß, auch bei abgeschlossener Vernarbung, die gefährliche Phase der verminderten Reißfestigkeit des neugebildeten Bindegewebes überwunden werden. Eine Überbeanspruchung der Narbe durch einen Anstieg der einwirkenden Zugkräfte kann die Heilung erheblich beeinträchtigen und – sofern die Bauchwand betroffen ist – zur Hernienbildung führen.

Am Schluß dieser Betrachtungen über Faktoren, die eine Wundheilung beeinflussen, muß nochmals auf die klinische Bedeutung dieser Überlegungen hingewiesen werden. Die Korrektur einer Mangelernährung, das Vermeiden einer unkritischen Steroidtherapie, das maßvolle Anlegen chirurgischer Nähte, die sorgfältige Wundtoilette mit Débridement und Entfernen von Fremdkörpern sowie, ganz allgemein, das minutiöse Beachten aller Einflüsse, die eine entzündliche Reaktion beeinträchtigen, gehören in den Verantwortungsbereich des Klinikers.

Zusammenfassende Bemerkungen zur entzündlich-reparativen Reaktion

Das gesamte Spektrum der Vorgänge, von der initialen Reaktion auf einen Gewebeschaden bis zur Wiederherstellung der Gewebeintegrität, wurde in den vorliegenden Abschnitten erläutert. Eine Gewebeschädigung kann ohne weitere Konsequenzen abheilen oder sich zu einem schwerwiegenden Defekt und Schaden ausweiten. Eine Zusammenfassung der verschiedenen Entwicklungsmöglichkeiten findet sich in Abb. 2.46. Aus dieser Übersicht geht hervor, daß nicht alle Schädigungen mit einem bleibenden Defekt einhergehen: Während es in einigen Fällen zur *restitutio ad integrum* kommt, bleibt meistens ein gewisses Maß an Narbengewebe zurück.

Literaturhinweise

1 Majno, G.: The Healing Hand: Man and Wound in the Ancient World. Cambridge, Harvard University Press, 1975

2 Weissman, G.: Inflammation: Historical perspectives. *In* Fallin, J.I., et al. (eds.): Inflammation: Basic Principles and Clinical Correlates. New York, Raven Press, 1988, p. 5

3 Majno, G.: Inflammation and infection. Historical highlights. *In* Majno, G., and Cotran, R.S. (eds.): Current Topics in Inflammation and Infection. Baltimore, Williams & Wilkins Co., 1982, p. 1

4 Hunter, J.: A Treatise of the Blood, Inflammation, and Gunshot Wounds. Vol. I. London, J. Nicoli, 1794

5 Cohnheim, J.: Lectures in General Pathology. (Translated by McKee, A.D., from the second German edition, Vol. I.) London, New Sycenham Society, 1889

6 Heifets, L.: Centennial of Metchnikoff's discovery. J. Reticuloendothel. Soc. *31*:381, 1982

7 Ryan, G., and Majno, G.: Acute inflammation, a review. Am. J. Pathol. *86*:185, 1977

8 Landis, E.M., and Pappenheimer, J.R.: Exchange of substances through the capillary wall. *In* Hamilton, W.F., and Dow, P. (eds.): Handbook of Physiology. Section 2, Vol. II. Washington, D.C. American Physiological Society, 1963, p. 961

9 Renkin, E.M.: Capillary transport of macromolecules: Pores and other endothelial pathways. J. Appl. Physiol. *58*:315, 1985

10 Milici, A.J., et al.: Transcytosis of albumin in capillary endothelium. J. Cell Biol. *105*:2603, 1987
11 Simionescu, M.: Receptor-mediated transcytosis of plasma molecules by vascular endothelium. *In* Simionescu, N., and Simionescu, M. (eds.): Endothelial Cell Biology in Health and Disease. New York, Plenum Press, 1988, p. 69
12 Karnovsky, M.J.: The ultrastructural basis of transcapillary exchange. J. Gen. Physiol. *52*:645, 1970
13 Simionescu, N., et al.: Structural basis of permeability in sequential segments of the microvasculature of the diagram. II. Pathways followed by microperoxidase across the endothelium. Microvasc. Res. *15*:17, 1978
14 Simionescu, M., et al.: Differentiated microdomains on the luminal surface of capillary endothelium. II. Partial characterization of their anionic sites. J. Cell Biol. *90*:614, 1981
15 Jaffe, E.: Cell biology of endothelial cells. Hum. Pathol. *18*:236, 1988
16 Cotran, R.S.: Cellular components of inflammation: Endothelial cells. *In* Kelley, W.N., et al. (eds.): Textbook of Rheumatology, 3rd ed. Philadelphia, W.B. Saunders Co., 1989
17 Cotran, R.S., and Majno, G.: A light and electron microscopic analysis of vascular injury. Ann. N.Y. Acad. Sci. *116*:750, 1964
18 Majno, G. et al.: Studies on inflammation. II. Effects of histamine and serotonin along the vascular tree: A topographic study. J. Biophys. Biochem. Cytol. *11*:607, 1961
19 Majno, G., and Palade, G.E.: Studies on inflammation. I. The effect of histamine and serotonin on vascular permeability: An electron microscopic study. J. Biophys. Biochem. Cytol. *11*:571, 1961
20 Joris, I., et al.: The mechanism of vascular leekage induced by leukotriene E4: Endothelial contraction. Am. J. Pathol. *126*:19, 1987
21 Cotran, R.S.: Delayed and prolonged vascular leekage in inflammation. III. Immediate and delayed vascular reactions in skeletal muscle. Exp. Molec. Pathol. *61*:143, 1967
22 Heltianu, C., et al.: Histamine receptors of the microvascular endothelium revealed *in situ* with a histamine-ferritin conjugate: Characteristic high-affinity binding sites in venules. J. Cell Biol. *93*:357, 1982
23 Cotran, R.S., and Remensynder, J.P.: The structural basis of increased vascular permeability after graded thermal injury: Light and electron microscopic studies. Ann. N.Y. Acad. Sci. *150*:495, 1968
24 Gabbiani, G., and Badonnel, M.C.: Early changes of endothelial cells after thermal injury. Microvasc. Res. *10*:65, 1975
25 Hoover, R.L., and Karnovsky, M.J.: Leucoyte-endothelial interactions. *In* Nossel, H., and Vogel, H. (eds.): Pathobiology of the Endothelial Cell. New York, Academic Press, 1982, p. 357
26 Harlan, J.M.: Leukocyte-endothelial interactions. Blood *65*:513, 1985
27 Anderson, D.C., and Springer, T.A.: Leukocyte adhesion deficiency. An inherited defect in the Mac-1, LFA-1, p. 150,95 glycoproteins. Ann. Rev. Med. *38*:175, 1987
28 Bevilacqua, M.P., et al.: Identification of an inducible endothelial-leukocyte adhesion molecule, ELAM-1. Proc. Natl. Acad. Sci. USA, *84*:9238, 1987
29 Dustin, M.L. and Springer, T.A.: Lymphocyte function associated antigen-1 (LFA-1) interaction with intercellular adhesion molecule-1 (ICAM-1) is one of the least 3 mechanisms for T-lymphocyte adhesion to cultured endothelial cells. J. Cell Biol. *107*:321, 1988
29a Smith, C.W., et al.: Recognition of an endothelial determinant for CD18-dependent human neutrophil adherence and transendothelial migration. J. Clin. Invest. *82*:746, 1988
30 Wheeler, E., et al.: Cultured human endothelial cells produce an inhibitor of leukocyte adhesion. J. Clin. Invest. *82*:1211, 1988
31 Marchesi, V.T.: The site of leucocyte emigration during inflammation. Q. J. Exp. Physiol. *46*:115, 1961
32 Issekutz, T.B., et al.: The in-vivo quantitation and kinetics of monocyte migration into acute inflammatory tissue. Am. J. Pathol. *103*:47, 1981
33 Boyden, S.: The chemotactic effect of mixtures of antibody and antigen on polymorphonuclear. J. Exp. Med. *115*:453, 1962
34 Becker, E.L., and Ward, P.: Chemotaxis. *In* Parker, C.W. (ed.): Clinical Immunology. Philadelphia, W.B. Saunders Co., 1980, p. 272
35 Schiffmann, E., et al.: *N*-Formylmethionyl peptides as chemoattractants for leukocytes. Proc. Natl. Acad. Sci. USA, *72*:1059, 1975
36 Sandborg, R., and Smolen, J.: Early biochemical events in leukocyte activation, Lab Invest. *59*:300, 1988
37 Snyderman, R., and Uhing, R.J.: Phagocytic cells: Stimulus-response coupling mechanisms. *In* Gallin, J.I., et al. (eds.): Inflammation: Basic Principles and Clinical Correlates New York, Raven Press, 1988, p. 309
38 Stossel, T.P., et al.: Non-muscle actin binding proteins. Ann. Rev. Cell Ciol. *1*:353, 1985
39 Stossel, T.: The mechanical responses of white blood cells. *In* Gallin, J.I., et al. (eds.): Inflammation: Basic Principles and Clinical Correlates. New York, Raven Press, 1988, p. 325
40 Becker, E.: The formylpeptide receptor of the neutrophil. A search and conserve operation. Am. J. Pathol. *129*:16, 1987
41 Silverstein, S.C., et al.: Endocytosis. Annu. Rev. Biochem. *46*:669, 1977
42 Unkeless, J.C., and Wright, S.D.: Phagocytic cells: FC and complement receptors. *In* Gallin, J.I., et al. (eds.): Inflammation: Basic Principles and Clinical Correlates. New York, Raven Press, 1988, p. 343.
43 Hokin, L.E.: Receptors and phosphoinositide-generated second messengers. Ann. Rev. Biochem. *54*:189, 1985
44 Boxer, G.J., et al.: Polymorphonuclear leukocyte function. Hosp. Pract. *20*:69, 1985
45 Babior, B.M.: The respiratory burst of leukocytes. J. Clin. Invest. *73*:599, 1984
46 Klebanoff, S.J.: Phagocytes – products of oxygen metabolism. *In* Gallin, J.I., et al. (eds.): Inflammation: Basic Principles and Clinical Correlates. New York, Raven Press, 1988, p. 391
47 Weiss, J., et al.: Oxygen independent intracellular mechanisms. J. Clin. Invest. *69*:959, 1985
48 Young, J.D., et al.: Mechanism of membrane damage mediated by human eosinophil cationic protein. Nature *321*:613, 1986
49 Harlan, J.M.: Consequences of leukocyte vessel wall interactions in inflammatory and immune reactions. Semin. Thromb. Hemost. *13*:434, 1987
50 Weissman, G., et al.: Release of inflammatory mediators from stimulated neutrophils. N. Engl. J. Med. *303*:27, 1980
51 Henson, P.M., et al.: Phagocytic cells. Degranulation and secretion. *In* Gallin, J.I., et al. (eds.): Inflammation: Basic Principles and Clinical Correlates. New York, Raven Press, 1988, p. 363
52 Rotrosen, D., and Gallin, J.I.: Disorders of phagocyte function. Annu. Rev. Immunol. *5*:127, 1987
53 Curnutte, J.T., and Boxer, L.A.: Clinically significant phagocytic cell defects. *In* Swartz, M., and Remington, J. (eds.): Current Clinical Topics in Infectious Disease. New York, McGraw-Hill Book Co. (in press)
54 Babior, B.M., and Crowley, C.A.: Chronic granulomatous disease and other disorders of oxidative killing by phagocytes. *In* Standbury, J.C., et al. (eds.): The Metabolic Basis of inheri-

ted Disease. New York, McGraw-Hill Book Co., 1983, p. 1956
55 Busse, W.W.: Histamine: Mediator and modulator in inflammation. *In* Houck, J.C. (ed.): Chemical Messengers of the inflammatory Process. Amsterdam, Elsevier/North-Holland, 1979, p. 1
56 Galli, S.J., et al.: Basophils and mast cells: Morphologic insights into their biology, secretory patterns and function. Prog. Allergy *34*:1, 1984
57 Ross, G.D. (ed.): Immunobiology of the complement system. New York, Academic Press, 1986
58 Muller-Eberhard, H.J.: The membrane attack complex of complement. Annu. Rev. Immunol. *4*:503, 1986
59 Kozin, F., and Cochrane, C.G.: The contact activation system of plasma: Biochemistry and pathophysiology. *In* Gallin, J.I., et al. (eds.): Inflammation: Basic Principles and Clinical Correlates. New York, Raven Press, 1988, p. 101
60 Samuelsson, B., et al.: Leukotrienes and lipotoxins: Structures, biosynthesis and biological effects. Science *237*:1171, 1987
61 Parker, C.W.: Lipid mediators produced through the lipooxygenase pathway. Annu. Rev. Immunol., *5*:65, 1987
62 Serhan, C.N.: Lipoxygenase products of human leukocytes: formation and actions of lipoxins. Int. J. Immunopathol. Pharmacol. *1*:73, 1988
63 Feuerstein, G., and Hallenback, J.M.: Leukotrienes in health and disease. FASEB J. *1*:186, 1987
64 Palmblad, J., et al.: Leukotriene B_4 is a potent and stereospecific stimulator of neutrophil chemotaxis and adherence. Blood *58*:658, 1981
65 Leaf, A., and Weber, P.C.: Cardiovascular effects of omega 3 fatty acids. N. Engl. J. Med. *318*:549, 1988
66 Van der Alk, P., and Hermann, C.J.: Leukocyte functions. Lab. Invest. *55*:127, 1987
67 Janoff, A., and Carp, H.: Proteases, antiproteases, and oxidants: Pathways of tissue injury during inflammation. *In* Majno, G., and Cotran, R.S. (eds.): Current Topics in Inflammation and Infection. Baltimore, Williams & Wilkins Co., 1982, p. 62
68 Fantone, J.C., and Ward, P.A.: Role of oxygen-derived free radicals and metabolites in leukocyte-dependent inflammatory reactions. Am. J. Pathol. *107*:397, 1982
69 Perez, H.D., et al.: Generation of chemotactic lipid from arachidonic acid by exposure to a superoxide generating system. Inflammation *4*:313, 1980
70 McManus, L.M.: Pathobiology of platelet activating factor. Pathol. Immunopathol. Res. *5*:104, 1986
71 Winslow, C.M., and Lee, M.L. (eds.): New Horizons in Platelet Activating Factor Research. New York, John Wiley & Sons, 1987
72 Pinckard, R.N., et al.: Platelet activating factors. *In* Gallin, J.I., et al. (eds.): Inflammation: Basic Principles and Clinical Correlates. New York, Raven Press, 1988, p. 139
73 Dinarello, C.A., and Mier, J.W.: Lymphokines. N. Engl. J. Med. *317*:940, 1987
74 Dinarello, C.A.: Biology of interleukin-1. FASEB J. *2*:108, 1988
75 Le, J., and Vilčcek, J.: Tumor necrosis factor and interleukin 1: Cytokines with multiple overlapping biological activities. Lab. Invest. *56*:234, 1987
76 Sherry, B., and Cerami, A.: Cachectin/tumor necrosis factor. J. Cell Biol. *107*:269, 1988
77 Roska, A.K., and Lipsky, P.: Monocyte and macrophages. *In* Kelley, W.N., et al. (eds.): Textbook of Rheumatology, 3rd ed. Vol. I. Philadelphia, W.B. Saunders Co., 1989
78 Johnston, R.B., Jr.: Monocytes and macrophages. N. Engl. J. Med. *318*:747, 1988
78a Unanue, E.R., and Allen, P.M.: The basis for the immunoregulatory role of macrophages and other accessory cells. Science *236*:551, 1987
79 Nathan, C.F.: Secretory products of macrophages. J. Clin. Invest. *79*:319, 1987
80 Adams, D.O., and Hamilton, T.A.: Phagocytic cells. Cytotoxic activities of macrophages. *In* Gallin, J.I., et al. (eds.): Inflammation: Basic Principles and Clinical Correlates. New York, Raven Press, 1988, p. 471
81 Tsunawaki, S., et al.: Deactivation of macrophages by transforming growth factor. Nature *334*:260, 1988
81a Gelich, G.J.: Current understanding of eosinophil function. Hosp. Pract. *23*:137, 1988
82 Unanue, E.R., and Benacerraf, B.: Immunological events in experimentally induced granulomas. Am. J. Pathol. *71*:349, 1973
83 Weinberg, J.B., et al.: Recombinant human gamma interferon induces human monocyte polykaryon formation. Proc. Natl. Acad. Sci. USA, *81*:4554, 1984
84 McInnes, A., and Rennick, D.M.: Interleukin-4 induces cultured monocytes/macrophages to form giant multinucleated cells. J. Exp. Med. *167*:598, 1988
85 Dinarello, C.A., et al.: Tumor necrosis factor (cachectin) is a endogenous pyrogen and induces IL-1. J. Clin. Invest. *77*:1734, 1986
86 Broudy, V.C., et al.: Tumor necrosis factor stimulates human endothelial cells to produce granulocyte/macrophage colony stimulating factor. Proc. Natl. Acad. Sci. USA *83*:7467, 1987
87 Falkman, J., and Klagsburn, M.: Angiogenic factors. Science *235*:442, 1987
88 Ausprunk, D.H.: Tumor angiogenesis, *In* Houck, J.C. (ed.): Chemical Messengers of the Inflammatory Process. Amsterdam, Elsevier/North Holland, 1979, p. 317
89 Schoefl, G.I. Studies of inflammation. III. Growing capillaries: Their structure and permeability. Virchows Arch. Pathol. Anat. *337*:97, 1963
90 Ryan, G.B., et al.: Myofibroblasts in human granulation tissue. Hum. Pathol. *5*:55, 1974
91 Billingham, R.E., and Russell, P.S.: Studies on wound healing, with special reference to the phenomenon of contracture in experimental wounds in rabbit skin. Ann. Surg. *144*:961, 1956
92 Skalli, O., and Gabbiani, G.: The biology of the myofibroblast relationship to wound contraction and fibrocontractive disease. *In* Clark, R.A.F., and Henson, P.M. (eds.): The Molecular and Cellular Biology of Wound Repair. New York, Plenum Publishing, 1988, p. 373
93 Eddy, R.J., et al.: Evidence for non-muscle nature of the myofibroblast of granulation tissue. Am. J. Pathol. *130*:252, 1988
94 Colvin, R.B.: Roles of fibronection in wound healing. *In* Mosher, D.F. (ed.): Fibronectin. New York, Academic Press. In press
95 Baserga, R.: The Biology of Cell Reproduction. Cambridge, Harvard University Press, 1985
96 Deuel, T.F.: Polypeptide growth factors: Roles in normal and abnormal cell growth. Annu. Rev. Cell Biol. *3*:443, 1987
97 Sporin, M.B., and Roberts, A.B.: Peptide growth factors are multifunctional. Nature *332*:217, 1988
98 Carpenter, G., and Cohen, S.: Epidermal growth factor. Annu. Rev. Biochem. *48*:193, 1979
99 Ross, R., et al.: The biology of the platelet-derived growth factor. Cell *46*:155, 1986
100 Pierce, G.F., et al.: In vivo incisional wound healing augmented by platelet-derived growth factor and recombinant c-*sis* gene homodimeric proteins. J. Exp. Med. *167*:974, 1988
101 Joseph-Silverstein, J., and Rifkin, D.B.: Endothelial cell growth factors and the vessel wall. Semin. Thromb. Hemost. *13*:304, 1987

102 Holley, R.W.: Control of growth of mammalian cells in cell culture. Nature *258*:487, 1975

103 Furcht, L.T.: Critical factors controlling angiogenesis: Cell products, cell matrix and growth factors. Lab. Invest. *55*:505, 1986

104 Buck, C.A., and Horwitz, A.F.: Cell surface repectors for extra-cellular matrix proteins. Ann. Rev. Cell Biol. *3*:179, 1987

105 Hynes, R.O.: Integrins – a family of cell surface receptors. Cell *48*:549, 1987

106 Dvorak, H.F., et al.: Fibrin-containing gels induce angiogenesis: Implications for tumor stroma generation and wound healing. Lab. Invest. *57*:673, 1987

107 Sprugel, K.H., et al.: Effects of growth factors *in vivo*. Am. J. Pathol. *129*:601, 1987

108 Madri, J., et al.: Endothelial cell – extracellular matrix interactions: matrix as a modulator of cell function. *In* Simionescu, N., and Simionescu, M. (eds.): Endothelial Cell biology. New York, Plenum Publishing, 1988, p. 167

109 Postlethwaithe, A.E. and Kang, A.H.: Fibroblasts in inflammation. *In* Gallin, J.I., et al. (eds.): Inflammation: Basic Principles and Clinical Correlates. New York, Raven Press, 1988, p. 577

110 Fleischmajer, R., et al.: Biology, chemistry and pathology of collagen. Ann. N.Y. Acad. Sci. *460*:1, 1985

111 Prockop, D.J.: How does a skin fibroblast make type I collagen fibers? J. Invest. Dermatol. *79*:35, 198

112 Krane, S.M.: Collagenase and collagen degradation. J. Invest. Dermatol. *79*:83s, 1982

113 Sandberg, L.B., et al.: Elastin structure, biosynthesis, and relation to disease states. N. Engl. J. Med. *304*:566, 1981

114 Colvin, R.B.: Wound healing processes in thrombosis and hemostasis. *In* Gimbrone, M.A., Jr. (ed.): Vascular Endothelium in Hermostasis and Thrombosis. New York, Churchill Livingstone, 1986, pp. 220–241

115 Peacock, E.E., and Van Winkle, W.: Wound Repair, 3rd ed. Philadelphia, W.B. Saunders Co., 1985

116 Bowen, D.L., and Fauci, A.L.: Adrenal corticosteroids. *In* Gallin, J.I., et al. (eds.): Inflammation: Basic Principles and Clinical Correlates. New York, Raven Press, 1988, p. 877

117 DiRosa, M., et al.: Multiple control of inflammation by glucocorticoids. Agents Actions *17*:284, 1986

3 Flüssigkeitshaushalt und Hämodynamik

Die Integrität der Zellen und Gewebe im Körper hängt vom Flüssigkeitshaushalt und von adäquater Blutzufuhr ab. Eines dieser Systeme oder sogar beide werden in verschiedenen klinischen Situationen beeinträchtigt. Störungen des Flüssigkeitshaushalts (Ödem oder Dehydratation) und der Hämodynamik (Blutung, Thrombose, Embolie und Infarkt) sind alles andere als selten und oft lebensbedrohlich. Der Myokardinfarkt ist die häufigste Todesursache bei der Bevölkerung von Industriestaaten. Auch Hirn- oder Lungenödem und Lungenembolien führen oft den Tod herbei. Sehr häufig sind auch massive Blutungen Ursache von Krankheit und Tod, besonders im Zeitalter der Verkehrs- und Industrieunfälle.

Ödem

Als Ödem bezeichnen wir exzessive Flüssigkeitsansammlungen im Interzellularraum (Interstitium) oder in Körperhöhlen. Die Ansammlung abnormer Mengen von Flüssigkeit in Zellen wird indessen Zellschwellung oder Zellödem genannt. Das Ödem tritt lokal in Erscheinung, zum Beispiel bei Entzündungen oder als Schwellung der unteren Extremität bei Behinderung des venösen Rückstroms.

Systemische Ödeme sehen wir bei Herzinsuffizienz oder bei nephrotischem Syndrom, das bei schwerer Proteinurie infolge abnormer Durchlässigkeit der Nierenglomeruli auftritt. Schwere und generalisierte Ödeme mit diffuser Schwellung aller Gewebe und Organe im Körper, besonders des subkutanen Gewebes, werden *Anasarka* genannt. Die Ansammlung von Ödemflüssigkeit in der Peritonealhöhle heißt *Aszites*; in der Pleurahöhle *Hydrothorax*; und in der Perikardhöhle *Hydroperikard* (Perikarderguß).

Ödemflüssigkeit, die sich infolge von Herzversagen oder Nierenkrankheiten ansammelt – und nicht infolge entzündlicher Prozesse –, enthält wenig Eiweiß und wird *Transsudat* genannt. Im Gegensatz hierzu heißt eine entzündlich bedingte, einweißreiche Flüssigkeitsansammlung *Exsudat*. Exsudate entstehen infolge erhöhter Endotheldurchlässigkeit für Plasmaproteine (vor allem für Albumin) und mitunter auch für Leukozyten. Die Unterscheidungskriterien für Transsudat und Exsudat sind bereits besprochen worden. *Im folgenden behandeln wir vor allem die nicht-entzündliche, auf hämodynamischen Störungen beruhende Transsudation von Flüssigkeit.*

Pathogenese Wasser macht etwa 60% des Körpergewichtes einer schlanken Person aus. Ein Drittel der Flüssigkeit ist extrazellulär, der Rest intrazellulär. So besitzt ein 70 kg schwerer Erwachsener etwa 42 Liter Körperwasser, davon 28 Liter intrazellulär. Von den 14 Litern extrazellulärer Flüssigkeit ist grob geschätzt ein Drittel intravaskulär (etwa 4 Liter), die restlichen 10 Liter finden sich interstitiell. Das Volumen jeden Kompartiments hält sich bei Gesunden in erstaunlich engen Grenzen, wobei bekanntlich ein kontinuierlicher Austausch besteht. Jedes Kompartiment verfügt über eine gelöste Substanz, deren osmotische Aktivität das Volumen reguliert: Serumeiweiß, vor allem Albumin, für das intravaskuläre Kompartiment; Natrium für den extrazellulären und Kalium für den intrazellulären Raum. Eine Zunahme des gesamten Körpernatriums hat eine Zunahme des interstitiellen und vaskulären Flüssigkeitsvolumens zur Folge. Der Austausch zwischen intravaskulärem und interstitiellem Kompartiment geht nach dem Starling-Gesetz (s. S.) vonstatten. Im arteriolären Teil der Mikrozirkulation tritt die Flüssigkeit vom intravaskulären ins interstitielle Kompartiment aus, vor allem wegen des hydrostatischen Drucks des Bluts. Die Flüssigkeit kehrt auf Höhe der

Tab. 3.1: Ödem: Pathophysiologische Kategorien

I. Erhöhter hydrostatischer Druck
- A. Behinderung des venösen Rückstroms
  1. Herzinsuffizienz
  2. konstriktive Perikarditis
  3. Leberzirrhose (Aszites)
  4. Verschluß oder Stenose von Venen
     - a. Thrombose
     - b. Druck von außen
     - c. Mangel an Bewegung der unteren Extremitäten (besonders bei Sitzen oder Stehen über lange Zeit)
- B. Dilatation von Arteriolen
  1. Hitzeeinwirkung
  2. Neurohumorale Fehlregulation (zuviel, zu wenig)

II. Verminderter onkotischer Druck des Blutplasmas – Hypoproteinämie
- A. Eiweißverlierende Glomerulopathien – Nephrotisches Syndrom
- B. Leberzirrhose (Aszites)
- C. Mangelernährung
- D. Eiweißverlierende Gastroenteropathie

III. Natriumretention
- A. Übermäßige Salzzufuhr bei eingeschränkter Nierenfunktion
- B. Erhöhte tubuläre Natriumrückresorption
  1. Verminderte Nierenperfusion
  2. Erhöhte Sekretion von Renin-Angiotensin-Aldosteron

IV. Obstruktion von Lymphgefäßen
- A. Entzündlich
- B. Neoplastisch
- C. Nach chirurgischen Eingriffen
- D. Postaktinisch

Venolen zum intravaskulären Kompartiment zurück, dies unter dem Einfluß des kolloidosmotischen Drucks des Bluts. Entscheidend für diesen aktiven Austausch ist die normale Funktion der intakten semipermeablen Endothelbarriere. Insgesamt geht eine kleine Menge Flüssigkeit in interstitiellen Gewebsspalten verloren. Diese kleine Menge wird durch Lymphgefäße abgeleitet und in den Blutstrom zurückgeführt. Daher hängt das Volumen der interstitiellen Flüssigkeit vom hydrostatischen Druck in der Mikrozirkulation ab, zudem von der Konzentration der Plasmaproteine, vom Natriumgehalt des Körpers und von der Wirksamkeit des Lymphabflusses.

Wir können ein Ödem im wesentlichen als abnorme Zunahme der interstitiellen Flüssigkeit oder als Ansammlung von Flüssigkeit in einem «dritten extrazellulären Raum» («third space») – der Peritoneal- oder der Pleurahöhle – betrachten. Jede Störung der empfindlichen Homöostase zwischen Produktion interstitieller Flüssigkeit und deren Rückstrom zum Blut (durch Reabsorption oder auf dem Lymphweg) wird sich als Ödem äußern. Die wichtigsten nicht entzündlich bedingten Störungen, die zu Ödemen führen, sind in Tabelle 3.1 unter verschiedenen pathophysiologischen Kategorien zusammengestellt.

Ödem: Pathophysiologische Kategorien

Erhöhter hydrostatischer Druck. Die Erhöhung des hydrostatischen Drucks in den Venolen der Mikrozirkulation führt zur Erhöhung des Filtrationsdrucks und wirkt gleichzeitig dem onkotischen Druck der Plasmaproteine entgegen. Die dadurch entstehende Strömung vom vaskulären in das interstitielle Kompartiment wird verstärkt und führt ein Ödem herbei. Ein typisches Beispiel hierfür sind Ödeme bei Herzinsuffizienz. Besonders wenn die Funktion des rechten Ventrikels beeinträchtigt ist, tritt ein allgemeines Ödem auf, das alle Gewebe und Organe betrifft. Ähnlich wirkt sich eine konstriktive Perikarditis aus. Eine Insuffizienz besonders des linken Herzventrikels bedingt in erster Linie ein Lungenödem. Die Pathogenese des kardialen Ödems ist indessen viel komplexer. Die Herzinsuffizienz äußert sich ja auch in der verminderten Pumpleistung des Herzens und daher auch in der Reduktion des «effektiven arteriellen Blutvolumens», einem Parameter der Füllung des arteriellen Gefäß-Systems. Die Abnahme des renalen Blutstroms löst den Renin-Angiotensin-Aldosteron-Mechanismus aus, wobei sich eine renale Retention von Natrium und Wasser einstellt (sekundärer Aldosteronismus). Gleichzeitig tritt eine renale Vasokonstriktion auf, begleitet von einer reduzierten glomerulären Filtrationsrate (GFR) und einer vermehrten tubulären Rückresorption von Salz und Wasser. Die hierdurch bedingte Vermehrung des intravaskulären Volumens bedingt eine weitere Überlastung des bereits insuffizienten Herzens. Damit nehmen Venendruck und Ödembildung weiter zu. Es entsteht ein Circulus vitiosus, den nur eine Verbesserung der Herzfunktion und eine Wiederherstellung des Gleichgewichts der Starling-Kräfte durchbrechen können. Ein erhöhter hydrostatischer Druck erzeugt auch lokalisierte Ödeme, z.B. in unteren Extremitäten, bei Thrombose der großen Venen. Die Einengung solcher Venen durch äußeren Druck, wie ihn der Uterus bei Schwangerschaft ausübt, ruft ebenfalls ein Ödem hervor, ebenso wie die Insuffizienz der Venenklappen infolge Varikosis. Die Leberzirrhose bedingt meistens eine abnorme Ansammlung von Flüssigkeit in der Peritonealhöhle (Aszites); die Pathogenese dieser Ödemform indessen ist komplex. Die beiden Hauptfaktoren sind die portale Hypertonie (erhöhter hydrostatischer Druck) und die eingeschränkte Synthese von Plasmaproteinen. Die Dilatation von Arteriolen, wie sie in der Haut kompensatorisch zur Erhöhung der Durchblutung und der Wärmeabgabe auftritt, gilt als ungewöhnliche Ursache von erhöhtem hydrostatischem Druck und Ödem.

Verminderter onkotischer Druck des Blutplasmas. Die Abnahme des Eiweißgehalts des Blutplasmas (Hypoproteinämie) vermindert den osmotischen Druck, der die Reabsorption interstitieller Flüssigkeit bestimmt. In den meisten Fällen beträgt die kritische Konzentration der Plasmaproteine etwa 25 g/L. Die

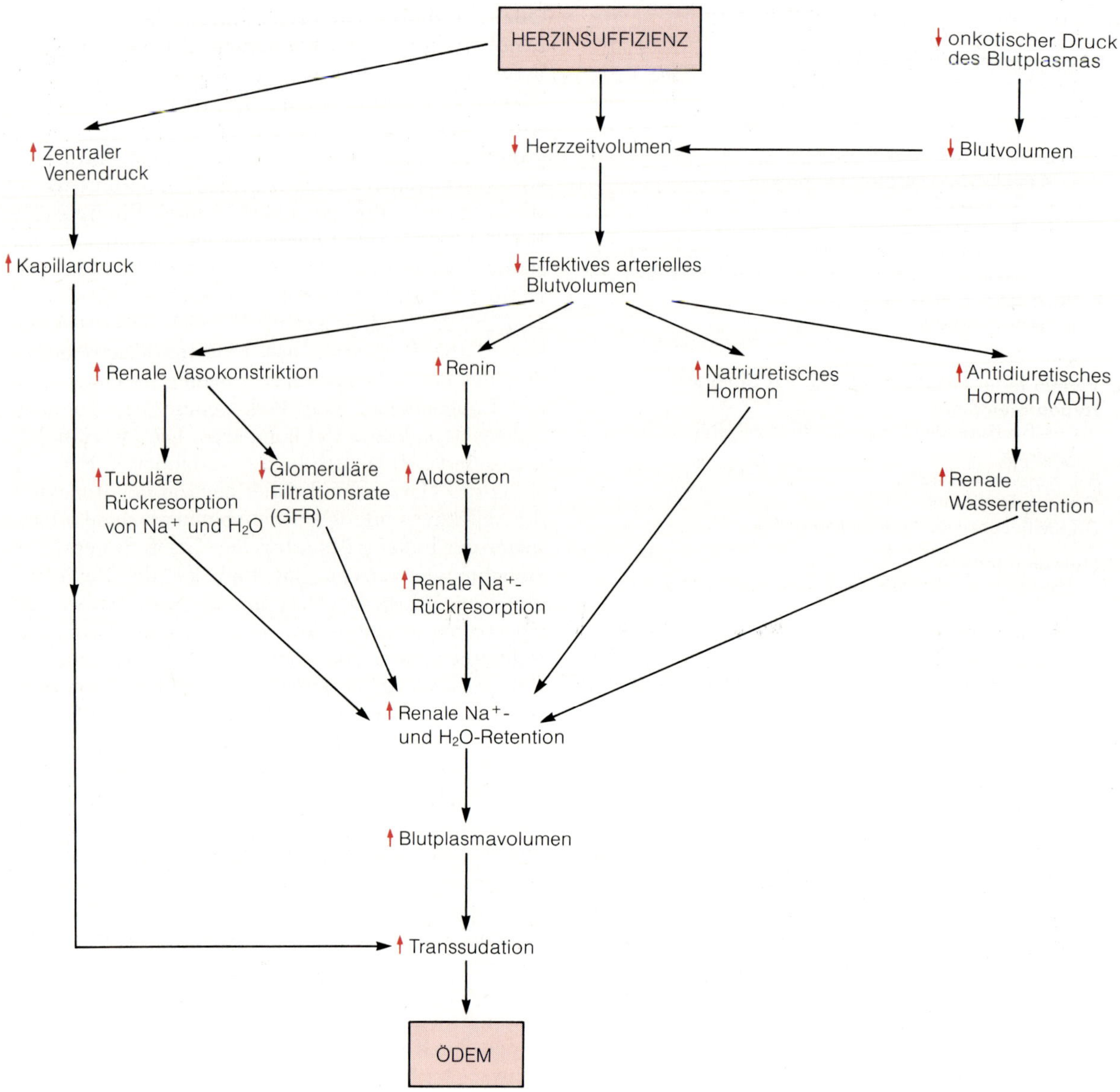

Abb. 3.1: Allgemeines Ödem: Pathogenetische Sequenzen bei Herzinsuffizienz sowie bei Abnahme des onkotischen Drucks des Blutplasmas.

Hypoproteinämie ist zwar seltener klinische Ursache eines Ödems als die Erhöhung des hydrostatischen Drucks. Sie *erzeugt aber oft besonders schwere generalisierte Ödemformen (Anasarka)*. Das nephrotische Syndrom geht mit sehr ausgeprägter Hypoproteinämie einher. Eine Schädigung der normalen glomerulären Filtrationsschranke führt bei diesem Syndrom zu massiver Proteinurie. Leichtere Formen der Proteinurie und Hypoproteinämie treten bei anderen Formen von Glomerulopathien auf, wie bei der akuten Glomerulonephritis. Eine Hypoproteinämie kann auch auf einer verminderten Synthese von Plasmaproteinen beruhen, dies meistens infolge diffuser Leberschädigung, im besonderen bei Leberzirrhose. Wir erinnern uns, daß die Leberzirrhose zudem eine portale Hypertonie erzeugt, die ebenfalls zur Entwicklung von Aszites beiträgt. Eine schwere Eiweißmangelernährung, wie bei Kwashiorkor und bei proteinverlierender Gastroenteropathie, zieht ebenfalls eine Hypoproteinämie und ein Ödem nach sich. Aus welchem Grund auch immer eine Abnahme des onkotischen Drucks des Blutplasmas zustande kommt: infolge Ödembildung nimmt das intravaskuläre Volumen und damit das effektive arterielle Blutvolumen ab. Hierdurch kommt dieselbe Reihe von Reaktionen und damit ein Circulus vitiosus in Gang, wie wir ihn bei Herzinsuffizienz antreffen (Abb. 3.1).

Natriumretention. Wenn Herz und Nieren normal funktionieren, wird übermäßig aufgenommenes Natrium rasch durch die Niere ausgeschieden, obschon ein Natriumüberschuß vorübergehend das intravaskuläre Volumen, den Blutdruck und das interstitielle Flüssigkeitsvolumen erhöht. Ist aber die Nierenfunktion eingeschränkt, wie bei Glomerulonephritis nach Streptokokkeninfektion oder bei akutem Nierenversagen, verursacht die Natriumretention eine Vermehrung des intravaskulären sowie – sekundär – des interstitiellen Flüssigkeitsvolumens. Die Natriumretention tritt auch sekundär nach einer Verminderung des intravaskulären Volumens auf, z.B. bei Herzinsuffizienz. *Letztlich ist der Natriumgehalt im Körper für die Menge der Flüssigkeit im interstitiellen Kompartiment ausschlaggebend.* Deshalb soll man bei allgemeinem Ödem die Salzzufuhr einschränken.

Behinderung des Lymphabflusses. Daß das interstitielle Flüssigkeitsvolumen bei behinderter Ableitung durch die Lymphe zunimmt, ist leicht verständlich. Fast immer beschränkt sich diese Ödemform auf ein bestimmtes Lymphdrainagegebiet, z.B. auf die Axillär- oder Inguinalgegend. Die Endothelschicht von Gefäßen ist zwar normalerweise für Eiweiße nicht durchlässig. Trotzdem gelangen geringe Mengen von Albumin in den interstitiellen Raum, dies im Verlauf des normalen Flüssigkeitsaustauschs zwischen vaskulärem und interstitiellen Kompartiment. Deshalb hat eine Obstruktion der Lymphgefäße zur Folge, daß weder die kleine Flüssigkeitsmenge, die aus dem intravaskulären Kompartiment verlorenging, noch Proteine der interstitiellen Flüssigkeit mit der Lymphe abgeleitet werden. Hierdurch nimmt der wirksame osmotische Druck des Bluts ab. So entsteht eine Ödemform, die man auch als *Lymphödem* bezeichnet. Ein typisches Beispiel ist das Ödem eines Arms nach radikaler Mastektomie und Entfernung der axillären Lymphknoten. Auch nach Bestrahlung der Axilla tritt diese Ödemform auf. Chronische Infektionen durch die Filarie *Wuchereria bancrofti* führen zur Verlegung von Lymphgefäßen, meistens in der Inguinalregion. Sie erzeugen eine Verdickung der Epidermis sowie ein massives Ödem des äußeren Genitale und der unteren Extremitäten. Das Krankheitsbild in seiner vollen Ausprägung heißt Elefantiasis.

Morphologische Befunde. Ödembedingte morphologische Veränderungen hängen von Schweregrad, Entstehungsgeschwindigkeit und Ätiologie des Ödems ab. Das interstitielle Flüssigkeitskompartiment kann um mehrere Liter zunehmen, bevor periphere Ödeme klinisch oder morphologisch in Erscheinung treten. Im subkutanen Fettgewebe läßt sich die interstitielle Flüssigkeit aus Dermis und Subkutis an umschriebener Stelle auspressen, und es entsteht eine Delle, die nach Fingerdruck bestehenbleibt («pitting edema») (Abb. 3.2). Die beiden häufigsten systemischen Ursachen – Herzinsuffizienz und Nierenkrankheiten – erzeugen etwas verschiedene Ödem-Muster. Bei **Herzinsuffizienz** sammelt sich die Flüssigkeit vor allem in abhängigen Körperpartien («dependent edema»). Bei Patienten, die nicht bettlägerig sind, reichert sich die Flüssigkeit daher in den unteren Extremitäten an, im besonderen über der Dorsalregion der Füße und an den Knöcheln. Bei bettlägerigen Personen dagegen erzeugt die interstitielle Flüssigkeit ein Ödem der Sakralgegend.

Ödeme renalen Ursprungs, beispielsweise bei nephrotischem Syndrom, sind meist ausgeprägter als kardiale Ödeme und betreffen alle Körperregionen in gleichem Maß. Das Ödem tritt aber in Geweben mit lockerer Bindegewebsstruktur am deutlichsten in Erscheinung. **Daher lasssen ein aufgedunsenes Gesicht und vor allem geschwollene Lider in erster Linie an ein renal bedingtes Ödem denken.**

Es wurde bisher besonders vom subkutanen Ödem gesprochen. Indessen sind auch viszerale Gewebe bei generalisiertem Ödem verändert. Ödematöse innere Organe sind leicht vergrößert, blaß, schwerer als normal. Ihre Kapsel ist etwas gespannt. Das Gewebe glänzt auf der Schnittfläche.

In umschriebenen Ödembezirken erscheint die Flüssigkeit mikroskopisch als leicht färbbares, homogenes, seröses Material, das die zellulären und faserigen Elemente des Gewebes auseinanderdrängt. Eiweiß und gelöste Substanzen in der Ödemflüssigkeit bedingen den rötlichen Farbton. Die Schwellung von Parenchymzellen führt zur Einengung von Drüsenlichtungen und kleinen Gefäßen.

Hirn- und Lungenödem sind lebensbedrohliche Formen der abnormen Flüssigkeitsretention.

Ein **Hirnödem** tritt lokalisiert auf, perifokal, z.B. um Neoplasmen und um Abszesse, oder diffus im ganzen Gehirn, wie bei Enzephalitis, hypertensiven Krisen und Behinderung des venösen Abflusses aus dem Gehirn. Traumen erzeugen ein lokales oder ein diffuses Hirnödem, in Abhängigkeit der Art des Traumas und dem Ort seiner Einwirkung. Bei Beteiligung des ganzen Organs ist das Gehirn schwerer als normal; die Sulci sind eng, die geschwollenen Gyri infolge Kompression durch den knöchernen Schädel abgeplattet. Auf der Schnittfläche fühlt sich die weiße Substanz weich und etwas gelatinös an. Die periphere graue

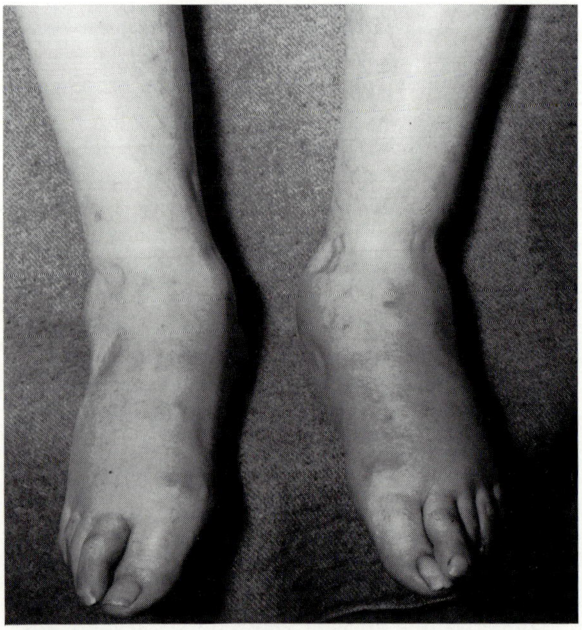

Abb. 3.2: Ödeme der abhängigen Partien – hier der Unterschenkel und der Füße – mit typischer «Delle» an den Knöcheln.

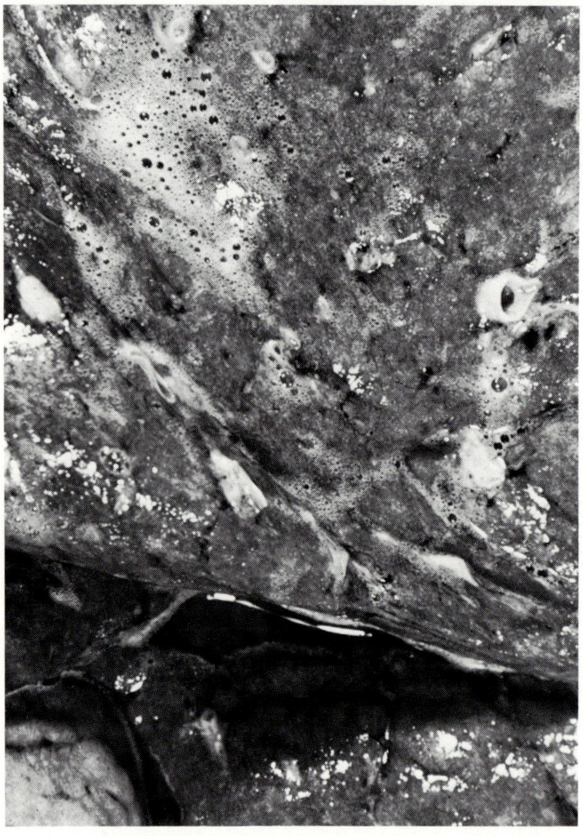

Abb. 3.3: Lungenödem. «Nasse» Lunge bei linksventrikulärem Herzversagen. Auf der Schnittfläche hat sich reichlich blutig-schaumige Flüssigkeit angesammelt.

Schicht scheint verbreitert zu sein. Die Hirnventrikel sind oft leicht komprimiert. Histologische Zeichen des lokalisierten oder diffusen Ödems sind erweiterte interfibrilläre Räume in der Hirnsubstanz. Daher erscheinen Mark und Grisea aufgelockert. Neuronen und Gliazellen sind mitunter geschwollen. Der Perivaskulärraum (Virchow-Robin-Raum) bildet infolge seiner Erweiterung einen hellen Hof um kleine Blutgefäße.

Das **Lungenödem** ist ein alltägliches klinisches Problem. Oft tritt es als Hauptsymptom eines Versagens des linken Herzventrikels auf. Es manifestiert sich auch bei Nierenkrankheiten, Schock, diffuser Alveolarschädigung, Infektionskrankheiten der Lunge und bei Überempfindlichkeitsreaktionen, deren Zielorgan die Lunge ist. Das Ödem ist besonders in den Unterlappen ausgeprägt und beschränkt sich mitunter auf diese Lokalisation. Bei fortgeschrittenem Ödem indessen sind alle Lappen betroffen und weisen eine etwas erhöhte, leicht gummiartige Konsistenz auf. Auf der Schnittfläche entleert sich schaumige, blutige Flüssigkeit, d.h. eine Mischung von Luft und Ödemflüssigkeit (Abb. 3.3). Histologisch findet man die eiweißhaltige Flüssigkeit zunächst um Kapillaren in verdickten Septen; in der Folge sammelt sie sich in Alveolen an. Die Flüssigkeit kann bei histologischer Aufarbeitung des Gewebes verlorengehen. Granuläres, rötliches, geronnenes, eiweißhaltiges Material in Lungenalveolen verrät oft das Bestehen eines Ödems. Eine während längerer Zeit bestehende intraalveoläre Ansammlung von Ödemflüssigkeit begünstigt Infektionen; es kommt zur **«hypostatischen Pneumonie»**.

Klinische Bedeutung Hirn- und Lungenödem können den Tod herbeiführen. Subkutane Ödeme oder Ödeme innerer Organe sind meistens funktionell unbedeutend. Die *Volumenzunahme des gesamten Gehirns* führt zu erhöhtem intrakraniellen Druck mit Kopfschmerzen, plötzlichem Erbrechen und epileptischen Anfällen. Die Herniation von Hirnstamm oder Kleinhirntonsillen ins Foramen occipitale magnum kann den Todeseintritt beschleunigen. Das Hirnödem entwickelt sich innerhalb von Stunden nach Hirntraumen. Eine sofortige adäquate Therapie ist hier lebensrettend. Die Bedeutung des *Lungenödems* liegt in der Behinderung der normalen Atemfunktion. Der Durchtritt der Atemluft durch die eiweißreiche Flüssigkeit in der Lunge erzeugt viele abnorme Atemgeräusche, u.a. charakteristische feuchte Rasselgeräusche. Bei schwerem Lungenödem führt die Flüssigkeitsansammlung in den Atemwegen zu extrem lauten Rasselgeräuschen, die als «Todesrasseln» bezeichnet worden sind. Lungenödem und hypostatische Pneumonie sind schwere Komplikationen der Herz- und Lungeninsuffizienz. Sie führen oft zum Tod.

Hyperämie und Stauung

Die Begriffe Hyperämie und Stauung sind konzise medizinische Fachausdrücke für ein erhöhtes Blutvolumen in Geweben oder Körperteilen. Zur Hyperämie kommt es infolge arterieller oder arteriolärer Dilatation. Diese erzeugt einen verstärkten Blutstrom im Kapillarbett, unter Öffnung bisher nicht perfundierter Gefäße. *Diese Form der Hyperämie wird auch aktive Hyperämie genannt, um sie von der passiven Hyperämieform, der Stauung, abzugrenzen.* Letztere beruht auf der Behinderung des venösen Abflusses.

Die *aktive Hyperämie* bewirkt eine Rötung des betroffenen Körperteils. Die Dilatation von Arterien und Arteriolen geschieht neurogen über den Sympathikus und die Freisetzung «vasoaktiver» Substanzen. Eine aktive Hyperämie der Haut entsteht dann, wenn überflüssige Körperwärme abgegeben werden muß, wie bei körperlicher Anstrengung und Fieberzuständen. Das Erröten ist ein anderes Beispiel einer neurogenen Hyperämie.

Die Stauung oder passive Hyperämie bewirkt einen deutlich blauroten Farbton der betroffenen Teile infolge Rückstaus venösen Bluts. Der blaue Farbton wird intensiviert, wenn die Stauung zu erhöhter Konzentration sauerstoffarmen Hämoglobins im Blut führt – zur *Zyanose.* Die Stauung ist systemisch, wenn bei Herzinsuffizienz beide Ventrikel dekompensieren. Bei linksventrikulärem Versagen betrifft die Stauung nur den Pulmonalkreislauf. Dekompensiert der rechte Herzventrikel, manifestiert sich die Stauung im ganzen Körper, mit Ausnahme der Lunge. Eine Stauung kann natürlich auch lokal auftreten, z.B. wegen Behinderung des venösen Rückflusses einer Extremität oder des Rückflusses im Portalkreislauf bei portaler Hypertonie infolge Leberzirrhose. *Eine Stauung im Kapillarbett ist pathogenetisch eng mit der Entwicklung des Ödems verknüpft. Daher treten Stauung und Ödem häufig zusammen auf.*

Morphologische Befunde Das Gewebe ist auf der Schnittfläche akut hyperämischer und/oder gestauter Organe sehr blutreich und feucht. Eine Stauung von längerer Dauer – **chronische Stauung** – bewirkt infolge Stase des schlecht mit Sauerstoff versorgten Bluts eine chronische Hypoxie, die ihrerseits die Schädigung oder den Tod von Parenchymzellen herbeiführt. Mikroskopische Blutungen infolge Ruptur von Kapillaren hinterlassen mit der Zeit hämosiderinhaltige Narben. Lunge, Leber und Milz entwickeln bei chronischer venöser Stauung die auffälligsten Veränderungen.

Eine akute und chronische Stauung der Lunge – und daher auch ein Lungenödem – treffen wir immer bei Druckerhöhung in linkem Herzvorhof und Pulmonalvenen an. Akute Stauungserscheinungen treten typischerweise nach einem größeren linksventrikulären Myokardinfarkt auf. Die Stauung erzeugt rasch ein Ödem, wobei die Ödemflüssigkeit in die Luftwege strömt. Dieser Vorgang erklärt den klinisch oft verwendeten Ausdruck der «feuchten Lunge» («wet lung»). Eine sehr ausgeprägte Form der chronischen Lungenstauung beobachten wir bei postrheumatischer Mitralstenose und bei anderen Krankheiten, die zur Reduktion der Pumpleistung des linken Herzventrikels führen. Histologisch fallen weite, mit Blut angeschoppte, geschlängelte, teilweise aneurysmatisch erweiterte interalveoläre Lungenkapillaren auf (Abb. 3.4). Rupturen der überdehnten Kapillaren führen zu kleinen intraalveolären Blutungsherden. Phagozytose und Abbau der Erythrozytentrümmer verursachen die Bildung von hämosiderinhaltigen Makrophagen («Herzfehlerzellen») in Lungenalveolen. Bei schweren Formen chronischer Stauung führen dilatierte interalveoläre Kapillaren und interstitiell angesammelte Ödemflüssigkeit zur Verdickung der interalveolären Septen (Stauung und Ödem). Im weiteren Verlauf stellt sich eine Fibrose der ödematösen Septen ein. Fibrose und Hämosiderose sind Ursachen des makroskopischen Erscheinungsbilds der **braunen Induration** der Lunge. Eine andauernde Stauung verursacht eine pulmonale Hypertonie, die auf zunehmender Wandverdickung von Lungenarterien und -arteriolen beruht.

Die akute und chronische Leberstauung tritt bei Rechtsherzinsuffizienz auf, seltener bei Verlegung der Vena cava inferior oder der Vena hepatica. In Frühstadien ist die Farbe des Gewebes dunkelrot. Lebergröße und -gewicht nehmen zu. Auf der Schnittfläche des Lebergewebes erscheint reichlich Blut. Oft erkennen wir deutlich blaurote, manchmal konfluierende zentrolobuläre Zonen, umgeben von verfettetem Leberparenchym. So entsteht das Bild der **Muskatnußleber** (Abb. 3.5). Histologisch fallen gestaute Zentralvenen und zentrolobuläre Sinusoide auf. Infolge chronischer Hypoxie werden die zentralen Anteile der Leberzellplatten oft sekundär atrophisch, während periphere Hepatozyten unter dem Einfluß einer weniger ausgeprägten Hypoxie nur verfetten. Bei schwerer Herzinsuffizienz entstehen **zentrolobuläre Leberzellnekrosen**. Das Zentrum des Läppchens wird hierbei hämorrhagisch. Arcidi und Mitarbeiter vermuten, daß diese Leberveränderungen bei chronischer Stauung auf der Erhöhung des systemischen Venendrucks beruhen, im Gegensatz zur Komplikation der zentrolobulären Nekrose bei Hypoxie infolge Verminderung des zirkulierenden Blutvolumens und der Leberdurchblutung.[1] Daher können **zentrolobuläre Nekrosen** bei Schockzuständen jeder Ursache entstehen, ohne daß vorher eine chronische Stauung der Leber bestanden hätte. Eine langdauernde chronische Stauung, besonders wenn sie mit Zerstörung zentraler Hepatozyten einhergeht, bedingt mit der Zeit eine fibröse Verdickung der Wand von Zentralvenen. Dehnt sich diese Fibrose auf den Lobulus aus, entsteht das charakteristische makroskopische Bild der kardialen Sklerose oder der «kardialen Zirrhose».

Die chronische Stauung der Milz bewirkt zunächst eine leichte Vergrößerung des Organs. Die Kapsel ist gespannt, das Gewebe zyanotisch. Von der Schnittfläche fließt wegen Abnahme der Kapselspannung reichlich Blut ab. Nach längerdauernder Stauung nimmt die Konsistenz der Pulpa zu. In Frühstadien beträgt das Milzgewicht nicht mehr als 250–300 g (Normgewicht = 150 g). Histologisch fallen stark erweiterte Milzsinus auf, wie auch frische Blutungsherde und Hämosiderinablagerungen. Das Gewicht nimmt stetig bis zu Werten von 700 g zu, besonders bei längerdauernder portaler Stauung. Fibrose und Hämosiderose der ödematösen roten Pulpa zusammen mit der Erweiterung der Sinusoide erzeugen das charakteristische Bild der **chronischen Stauungsmilz.** Kleinherdige Blutungen mit nachfolgender Reparation verursachen siderofibrotische, hämosiderinreiche, narbige Knötchen **(Gamna-Gandy-Körper)**.

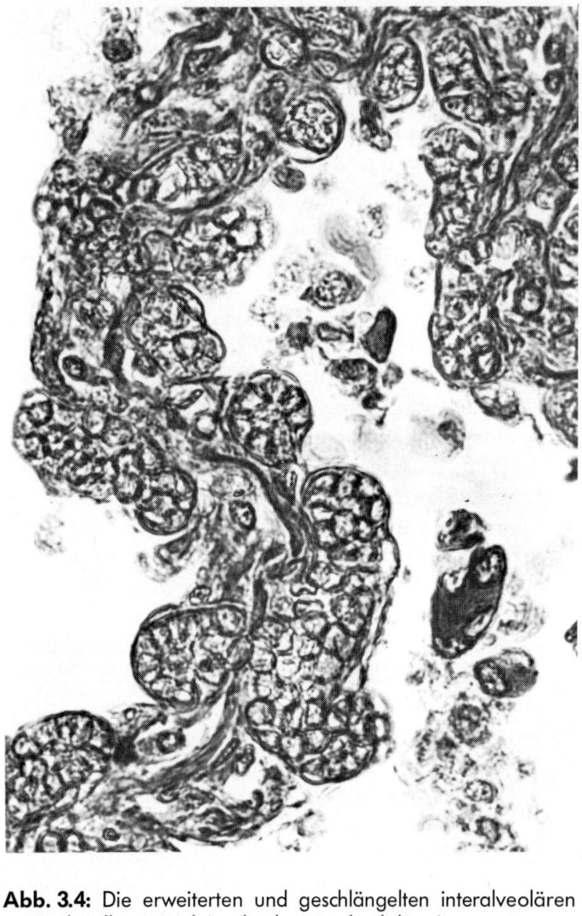

Abb. 3.4: Die erweiterten und geschlängelten interalveolären Lungenkapillaren sind Ausdruck einer deutlichen Lungenstauung. Bei starker Vergrößerung wird ersichtlich, daß der Kapillardurchmesser nun größer als zwei bis drei Erythrozytendurchmesser ist.

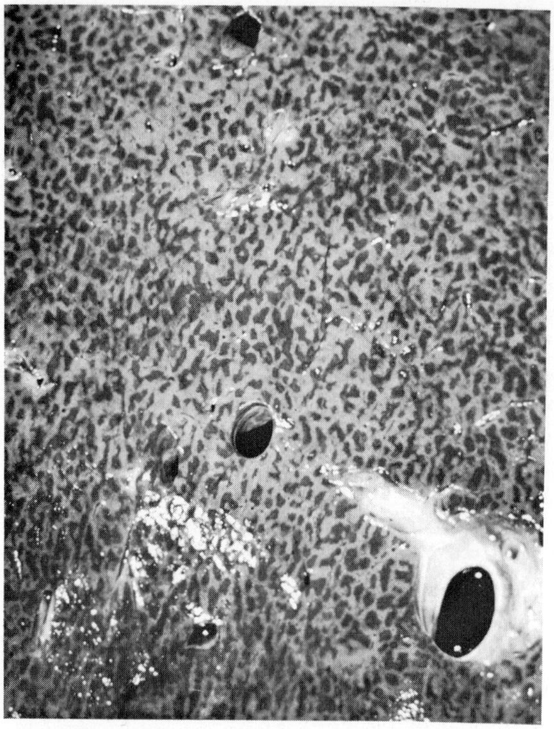

Abb. 3.5: Chronische Stauung der Leber. Das Läppchenzentrum erscheint im Vergleich zur helleren (verfetteten) Läppchenperipherie sehr dunkel. So entsteht der «Muskatnuß-Aspekt».

Blutung

Ruptur oder Riß eines Blutgefäßes sind leicht erkennbare Ursachen einer Hämorrhagie. Tritt eine größere Menge von Blut in ein Gewebe aus, spricht man von *Hämatom.* So entstehen beispielsweise große mediastinale oder retroperitoneale Hämatome infolge einer Ruptur der Aorta, meistens auf der Grundlage einer primären Aortenkrankheit. Die Ansammlung von Blut in einer serösen Höhle bezeichnen wir als *Hämatothorax, Hämatoperikard oder Hämatoperitoneum.* Kleinere Blutungen in Haut, Schleimhaut und serösen Oberflächen bezeichnet man als *Petechien* («punktförmige Blutungen»), *Purpura* (bis zu etwa 1 cm groß) oder *Ekchymosen* (ausgedehntere, fleckige Blutungen). In locker strukturierten Geweben, wie in der Lunge, entstehen Mikroblutungen bei hochgradiger Stauung. Infolge erhöhten Drucks entweichen Erythrozyten aus Gefäßen – ein Phänomen, das man als *Diapedese* von Erythrozyten bezeichnet.

Blutungsursachen sind vielfältig, z.B. Traumen, wie auch primäre (z.B. Atherosklerose) oder sekundäre Läsionen (z.B. Infiltration durch invasiv-destruktiv wachsende Neoplasmen) von Blutgefäßen. In diesem Zusammenhang seien besonders arterielle Hypertonie und hämorrhagische Diathesen erwähnt. Blutungen in die Retina und ominösere Hirnblutungen treten bei hypertensiven Patienten auf. Die Hirnblutung ist häufige Todesursache bei Patienten mit hochgradiger (maligner) arterieller Hypertonie. Hämorrhagische Diathesen, d.h. Krankheiten, die als gemeinsames klinisches Merkmal eine erhöhte Blutungstendenz aufweisen, lassen sich meist auf Skorbut, Thrombozytopenien oder Mangel an Gerinnungsfaktoren zurückführen.

Klinische Bedeutung Größe und Geschwindigkeit des Blutverlusts sowie Ort der Blutung sind klinisch bedeutsam. Ein akuter Verlust kleiner Blutmengen (bis zu 15% des Blutvolumens) und langsamer Verlust größerer Volumina haben keine große klinische Bedeutung. Große oder rasche Blutverluste bedingen einen hämorrhagischen (hypovolämischen) Schock. Indessen führen relativ kleine Blutungen in Gehirn oder Perikardhöhle zu lokalen Druckerscheinungen und damit zum Tod. Es erstaunt nicht, daß eine Blutung nach außen oder in den Gastrointestinaltrakt den bleibenden Verlust lebenswichtigen Eisens bewirkt. Entsteht indessen die Blutung in einem Gewebe oder einer Körperhöhle (peritoneal, pleural), erlaubt der fortschreitende Abbau des Hämoglobins die Resorption und Reutilisation des Eisens. Die hierbei gebildeten größeren Mengen von Bilirubin erzeugen mitunter vorübergehend einen Ikterus, vor allem nach massiven gastrointestinalen Blutungen. Ein Teil des ausgetretenen Bluts wird rasch verdaut. Dies verursacht einen raschen Übertritt großer Mengen des Hämoglobinvorläufers Bilirubin ins Blut.

Thrombose

Die intravitale, intravasale Gerinnung von Blut, ohne daß Herz und Gefäße grob verletzt worden wären, nennt man *Thrombose* und das Gerinnsel selbst einen *Thrombus. Ein Thrombus ist indessen nicht einem «gewöhnlichen» Gerinnsel gleichzusetzen.* Der Thrombus entsteht im Verlauf eines komplexen Geschehens, an dem die Blutgefäßwand, die geformten Elemente des Bluts, im besonderen Plättchen, und plasmatische Gerinnungsfaktoren beteiligt sind. Ein gewöhnliches Gerinnsel indessen kommt schon beim Ablauf der Gerinnungssequenz zustande. Deshalb entstehen Gerinnsel, wie wir wissen, nach der Blutentnahme in Reagenzröhrchen oder nach Durchtrennung eines Blutgefäßes. Das Blut gerinnt auch dort, wo es sich extravaskulär ansammelt, z.B. in Hämatomen. Nach dem Tod gerinnt das Blut im kardiovaskulären System. Auch die Zusammensetzung der Thromben unterscheidet sich von derjenigen eines gewöhnlichen Gerinnsels. Thromben, die im raschen arteriellen oder kardialen Blutstrom entstehen, bestehen zur Hauptsache aus Plättchen und Fibrin und sehen deshalb einem Gerinnsel kaum ähnlich. Indessen kann bei hochgradig verlangsamtem venösem Blutstrom ein Thrombus entstehen, der von extravaskulären Gerinnseln kaum zu unterscheiden ist.

Die Bildung eines hämostatischen Pfropfs ist offensichtlich nach Verletzung großer Blutgefäße lebensrettend. Anders verhält es sich, wenn ein Thrombus in kardiovaskulären Hohlräumen entsteht, wo er bedrohlich werden kann. So verlangsamen Thromben die Blutströmung, bringen sie zum Stillstand und schädigen damit Gewebe und Organe durch Erzeugung einer Ischämie. Sie können sich auch loslösen oder in Fragmente zerfallen und embolisieren. Unter *Embolus* versteht man einen intravaskulären, soliden, flüssigen oder gasförmigen Körper, der im Blutstrom zirkuliert und an einer Gefäßverengung steckenbleibt. Der Ort des Steckenbleibens ist hierbei von der Stelle entfernt, an der der Körper (meistens der Thrombus) entstanden oder ins kardiovaskuläre System eingetreten ist. Die meisten Emboli sind Thromben. Aus dieser engen Verknüpfung von Thrombose und Embolie ist der Terminus *Thrombembolie* entstanden.

Infarkte sind umschriebene Bezirke, in denen eine ischämische Gewebenekrose entstand, meist infolge plötzlicher Verringerung der arteriellen Blutzufuhr, manchmal auch infolge ausgeprägter Behinderung des venösen Abflusses in diesem Gebiet. Sehr oft kommen Infarkte durch thrombembolischen Verschluß eines Blutgefäßes zustande. Infarkte von Herz, Lunge und Hirn verursachen insgesamt mehr Todesfälle als alle Formen von Neoplasmen und Infektionskrankheiten zusammen. Zirkulationsstörungen sind daher auch das dominierende klinische Problem in allen Industriestaaten.

Bevor wir uns der Pathophysiologie der Thrombose zuwenden, ist ein kurzer Rückblick auf die normale Hämostase nützlich.

Normale Hämostase

Die Natur hat ein komplexes, klug angelegtes System geschaffen, welches das Flüssigbleiben des Blutes in Gefäßen sichert. Andererseits vermag dieses System mit Hilfe eines rasch gebildeten festen Pfropfs Löcher in Blutgefäßen zu verschließen, die wegen Ruptur oder anderer Traumen entstanden sind. *Die Thrombose dürfen wir weitgehend als krankhafte Manifestation der normalen Hämostase betrachten.* Die Entstehung von Thrombosen hängt von drei Hauptfaktoren ab, nämlich von

1. der *Gefäßwand*, im besonderen von Endothelauskleidung und subendothelialem Bindegewebe;
2. den *Blutplättchen*, die für die Entstehung eines Thrombus unerläßlich sind; und
3. den *löslichen Gerinnungsfaktoren*, die als Plasmaproteine und in gewissen Zellen in Form inaktiver Vorstufen zu finden sind. Thrombogene Ereignisse lösen eine Kaskade von Reaktionen aus, deren letzte Stufe die Ablagerung eines unlöslichen Produkts ist, des Fibrins.

Bevor wir die einzelnen Komponenten analysieren, wollen wir die Hauptvorgänge bei der Hämostase betrachten.

1. Einem Gefäßtrauma folgt eine kurze Periode der Vasokonstriktion, die in kleinen Gefäßen – vor allem in Arteriolen – den Blutverlust in Grenzen hält.

2. Die Freilegung des in hohem Maße thrombogenen subendothelialen Bindegewebes nach Verletzung endothelialer Zellen ist für die Gerinnung von zentraler Bedeutung. Plättchen haften am Subendothel fest. Dieser Vorgang löst eine «Kontaktaktivierung», d.h. eine Formveränderung, Freisetzungsreaktion und Aggregation weiterer Plättchen aus. Diese Plättchenreaktion beginnt Minuten nach der Verletzung. Man nennt den Vorgang auch «primäre Hämostase».

3. Fast gleichzeitig kommen die Aktivierung von Gewebefaktoren am Ort der Verletzung sowie die Freisetzung von Plättchenfaktoren zustande. Diese Reaktionen bringen plasmatische Gerinnungssequenzen in Gang, die zur Bildung von Fibrin führen. Dieser Prozeß dauert etwas länger und wird als «sekundäre Hämostase» bezeichnet.

4. Schließlich bildet sich ein dauerhafter hämostatischer Pfropf durch die gemeinsame Wirkung von a) Endothelzellen, b) Plättchen und c) der Gerinnungskaskade.

Endothel und Subendothel

Die normale Endotheloberfläche ist durchaus gegen Thrombose resistent. Ist sie aber verletzt, wirkt sie in hohem Maße thrombosefördernd. Dies kommt durch passive und aktive Mechanismen zustande. Die *passiven Mechanismen* sind seit langem bekannt. Nicht nur ist das Endothel gegen Thrombose resistent, sondern es trennt auch die zirkulierenden Elemente des Bluts vom hochgradig thrombogenen Subendothel. Nach Endothelverletzung und Denudation liegt das subendotheliale Bindegewebe frei.

Die *aktiven Mechanismen* hängen von verschiedenen antithrombotischen und thrombosefördernden Faktoren ab, die an der Oberfläche von Endothelzellen zu finden sind, oder von diesen Zellen gebildet werden (Abb. 3.6). Im Normalfall sind diese gegensätzlichen Eigenschaften im Gleichgewicht, so daß eine nicht thrombogene Oberfläche entsteht. Viele Einflüsse stören dieses Gleichgewicht und verändern es zugunsten der thrombosefördernden Faktoren (Gerinnung/Thrombose), oder zugunsten der thrombosehemmenden Faktoren. Nehmen diese überhand, wird die Hämostase unwirksam. Es entstehen Blutungen.[2]

Es gibt verschiedene *antithrombotische Faktoren* an endothelialen Zellen (Abb. 3.6). Zwei davon schützen vor unkontrollierten Einwirkungen von Thrombin, einem Enzym, das auf der letzten Stufe der Gerinnungskaskade die Umwandlung von Fibrinogen zu Fibrin fördert.

1. *Thrombomodulin*, ein Oberflächenprotein, bindet Thrombin und wandelt es in einen Aktivator des *Proteins C* um. Dieses Plasmaeiweiß hemmt in aktivierter Form die Gerinnung mit hoher Wirksamkeit. Das Protein S, ebenfalls von Endothelzellen synthetisiert, dient als Kofaktor für die gerinnungshemmende Wirkung des aktivierten Proteins C.[3]
2. *Heparinartige Moleküle* am Endothel verstärken die Wirkung von Antithrombin III beträchtlich. Dieses Plasmaeiweiß inaktiviert wirksam Thrombin und andere Gerinnungsfaktoren, wie XIIa, XIa, Xa und IXa.[4]

Die Endothelzelle hemmt zudem die Plättchenaggregation auf verschiedene Weise. Sie vermag das stark aggregationsfördernde Adenosindiphosphat (ADP), das von Plättchen freigesetzt wird, zum plättchenhemmenden Adeninnukleotid zu konvertieren. *Von größerer Bedeutung ist die Bildung von Prostazyklin (PGI_2) durch die Endothelzelle. Diese Substanz hemmt in hohem Maße die Plättchenaggregation und wirkt stark gefäßerweiternd.*[5] Zudem regt die Bildung von Thrombin am Ort einer Endothelverletzung umgebende Endothelzellen zur aktiveren Synthese von PGI_2 an, nachdem die Gerinnungssequenz aktiviert wurde. Ferner reagieren Endothelzellen gegen Blutgerinnsel und Thromben, indem sie *Gewebeplasminogen-Aktivatoren* synthetisieren. Diese Aktivatoren fördern die Fibrinolyse im Blut, entfernen Fibrinablagerungen von der Oberfläche der Endothelzellen und beteiligen sich an der Auflösung intravaskulär gelegener Thromben.[6]

Die Zwiespältigkeit der Endothelzelle äußert sich aber in ihrer thrombosefördernden Wirkung infolge der prokoagulanten Eigenschaften (Abb. 3.6). So kann beispielsweise die Gerinnung auf dem extrinsischen Weg durch Gewebefaktor (Thromboplastin) aktiviert werden, der zwar nur in geringer Menge am normalen Endothel zu

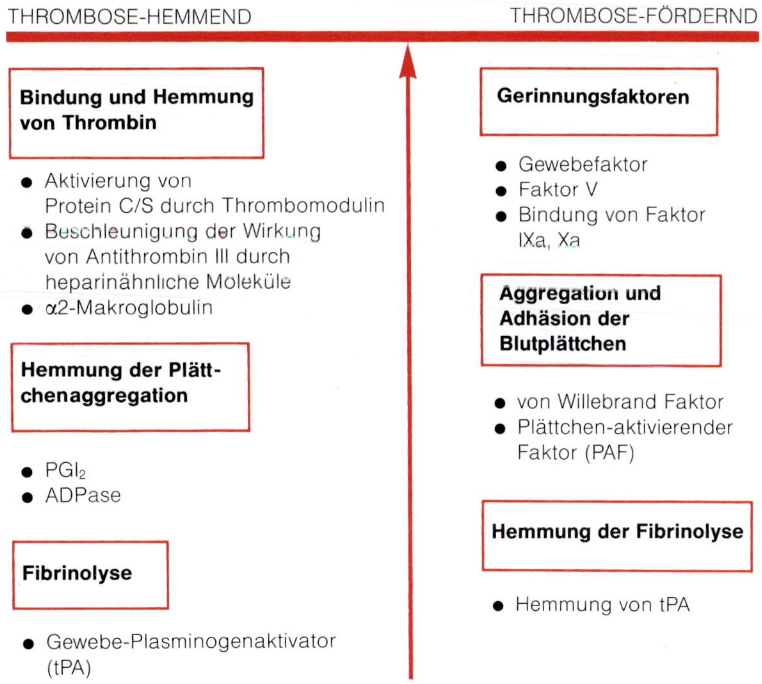

Abb. 3.6: Darstellung des Gleichgewichts zwischen den wichtigsten thrombosefördernden und -hemmenden Faktoren.

finden ist. Indessen stimulieren Endotoxin und Zytokine, wie Interleukin-1 (IL-1) und Tumornekrosefaktor (TNF), den Gewebefaktor der normalen Endothelzellen.[7] Zudem synthetisieren und sezernieren Endothelzellen den von Willebrand-Faktor (vWF). Dieser Kofaktor ist für Adhäsion der Plättchen an subendothelialen Komponenten erforderlich. Eine Stimulation der Endothelzellen führt zudem die Sekretion von plättchenaktivierendem Faktor (PAF) herbei. Dieser aktiviert Plättchen und fördert deren Aggregation. Endothelzellen sezernieren auch eine Hemmsubstanz des Plasminogenaktivators. Diese bremst die Fibrinolyse und begünstigt deshalb das Fortbestehen von Thromben.[6]

Das *subendotheliale Bindegewebe* stützt nicht nur den Monolayer des Endothels, sondern ist auch thrombogen. Es besteht aus verschiedenen Typen von Kollagen, Elastin, Glykosaminoglykanen, Fibronektin, Laminin und Thrombospondin. Gewisse Komponenten, wie Basalmembranen und Elastin, begünstigen die Adhäsion von Plättchen. Der stärkste Stimulus für die Adhäsion und die Aktivierung von Plättchen ist indessen fibrilläres Kollagen. Es führt auch die Kontaktaktivierung von Gerinnungsfaktoren auf intrinsischem Weg herbei.[8] Beim normalen Endothel dient Fibronektin der Stabilisierung der Bindung von Zellen untereinander und von Zellen an das Substrat. Auch vernetzt sich Fibronektin mit Fibrin und begünstigt so die Verankerung des hämostatischen Pfropfs. Auf diese Weise löst eine Verletzung der Endothelzellbarriere die Freilegung des hochgradig thrombogenen Subendothels und damit die Hämostase und Thrombose aus.

Blutplättchen

Wir haben bereits gesehen, daß *Plättchen* bei normaler Hämostase und daher auch bei Thrombose eine zentrale Rolle spielen. Diese sehr kleinen (Durchmesser von etwa 2 μm) einfachen Strukturen sind zwar kernlos, aber erstaunlich vielseitig. Am Ort der Endothelverletzung sind Plättchen imstande, *1. zu haften und ihre Form zu verändern, 2. zu sezernieren (Freisetzungsreaktion) und 3. zu aggregieren.* Insgesamt werden diese Vorgänge als Plättchenaktivierung bezeichnet. Wir erinnern uns auch, daß Plättchen Prostaglandinabkömmlinge synthetisieren, besonders Thromboxan (TxA_2). Zudem sind sie wichtig für die Erhaltung der Integrität des normalen Endothels. Diese Tatsache geht aus der Beobachtung hervor, daß Personen, die an Plättchenmangel leiden (Thrombozytopenie), zu purpuraförmigen Blutungen neigen. Nach Gefäß- und Endothelzellverletzungen spielt sich folgende Sequenz ab:

1. *Die Adhäsion bezieht sich auf das Phänomen des Haftens von Plättchen an der Stelle der Endothelverletzung, d.h. dort, wo subendotheliale Elemente, besonders Kollagenfibrillen, freigesetzt worden sind* (Abb. 3.7). Wir wissen nicht, ob die Plättchen spezifische Rezeptoren für Kollagen besitzen. Indessen ist vWF für dieses Anhaften erforderlich. Es dient als molekulare Brücke zwischen Plättchen und Kollagen, unter Einschluß der Glykoproteinrezeptoren (besonders GpIb) der Plättchen (Abb. 3.8). Hereditärer Mangel an vWF oder an Glykoproteinrezeptoren verursacht eine mangelhafte Plättchenadhäsion. Zunächst haften die Plättchen mit langen Pseudo-

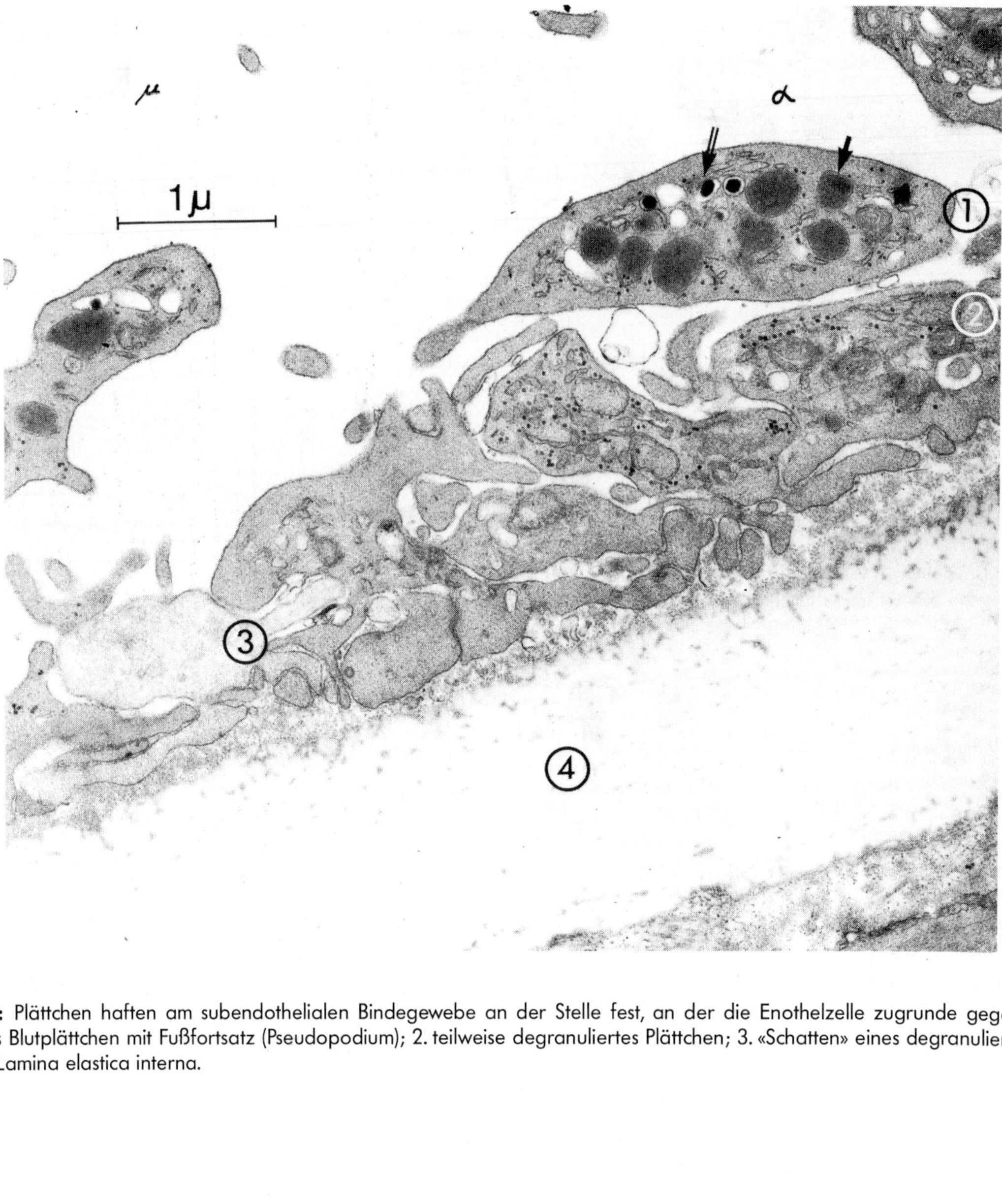

Abb. 3.7: Plättchen haften am subendothelialen Bindegewebe an der Stelle fest, an der die Enothelzelle zugrunde gegangen ist. 1. Intaktes Blutplättchen mit Fußfortsatz (Pseudopodium); 2. teilweise degranuliertes Plättchen; 3. «Schatten» eines degranulierten Plättchens; 4. Lamina elastica interna.

podien an der Unterlage, auf der sie sich ausbreiten und so eine enge Adhäsion sichern. An den Formveränderungen der Plättchen beteiligen sich deren Aktomyosin-Mikrofilamente und Mikrotubuli.

2. Die *Sekretion (Freisetzungsreaktion)* der in Plättchengranula gespeicherten Substanzen folgt rasch der Adhäsion. Die Plättchen enthalten zwei Haupttypen von Granula – *Alpha-Granula* und *«dense bodies»*.[9] *Alpha-Granula* enthalten Fibrinogen, Fibronektin, Plättchenwachstumsfaktoren (PDGF), Antiheparin (Plättchenfaktor 4) und plättchenspezifische Eiweiße, d.h. kationische Proteine und β-Thromboglobulin. Die Funktion des β-Thromboglobulins ist nicht bekannt. Wenn es aber im Plasma auftritt, gilt es als Indikator der Plättchenaktivierung. *Dense bodies* enthalten reichlich ADP und ionisiertes Kalzium sowie Histamin, Adrenalin und Serotonin (5-Hydroxytryptamin, 5-HT). Kalzium wird für die Gerinnung gebraucht, und ADP fördert in hohem Maße die Plättchenaggregation. Bei Aktivierung von Plättchen und bei Freisetzungsreaktionen wird auch ein Phospholipidkomplex an der Plättchenoberfläche aktiviert oder exponiert, den man Plättchenfaktor 3 nennt. Dieses Phänomen ist von Bedeutung, weil es an der Plättchenoberfläche einen Ort zur Verfügung stellt, an dem Gerinnungsfaktoren wie IXa, VIIIa sowie Kalzium zur Aktivierung von Faktor X gebunden werden. Auf diese Weise trägt die Plättchenaktivierung zur Blutgerinnung im Kontaktsystem (Intrinsic-System) und zur Bildung von Thrombin bei.

3. *Die Aggregation von Plättchen, d.h. das Haften von Plättchen an Plättchen, folgt rasch der Adhäsion und der Sekretion.* Die Bildung von Thromboxan A_2 (TxA_2)

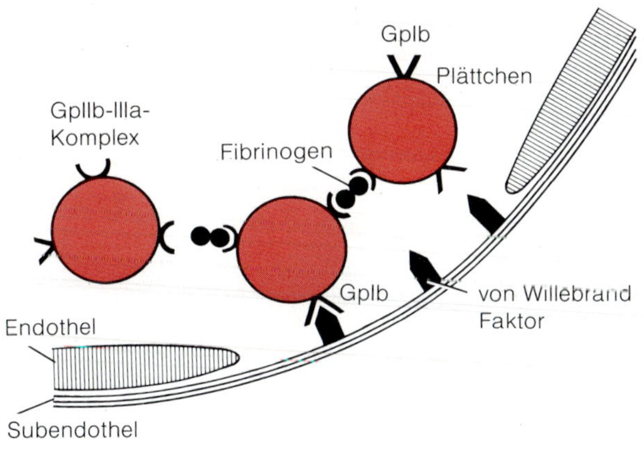

Abb. 3.8: Adhäsion und Aggregation von Plättchen. Der von Willebrand-Faktor dient als Brücke zwischen subendothelialem Kollagen und Plättchenrezeptoren (GpIb). Fibrinogen beteiligt sich an der Aggregation, indem es die Rezeptoren (GpIIb–IIIa) benachbarter Plättchen miteinander verbindet.

durch aktivierte Plättchen fördert die Aggregation erheblich. TxA_2 wirkt zudem gefäßverengend.

In der Folge setzen festhaftende und aktivierte Plättchen ADP frei und bringen so eine autokatalytische Reaktion in Gang, die durch fortgesetzte Plättchenaggregation zur Bildung eines *temporären oder primären hämostatischen Pfropfs* führt. Die primäre Aggregation ist zwar reversibel. Nach Aktivierung der Gerinnungssequenz durch den Plättchenfaktor 3 wird aber Thrombin gebildet. *Thrombin ist ein mächtiger Plättchenagonist.* Thrombin, ADP und TxA_2 bewirken zusammen eine Kontraktion der Plättchen (kontraktiles Plättchen-Aktomyosin). So entsteht bei dieser *viskösen Metamorphose* ein Plättchen-Konglomerat, d.h. ein endgültiger oder *sekundärer hämostatischer Pfropf.* Von größerer Bedeutung ist hierbei aber die thrombininduzierte Umwandlung von Fibrinogen zu Fibrin im Konglomerat und dessen Umgebung. Fibrin liefert im wesentlichen den Mörtel für die «Plättchen-Bausteine». So wird der Pfropf stabilisiert und durch Fibronektin am Ort seiner Entstehung verankert.

In vitro vermögen viele Substanzen Plättchen zu aktivieren: ADP, Thrombin, Kollagen, Serotonin, Katecholamine und TxA_2. Unter diesen sind *in vivo* vor allem besonders wirkungsvoll: ADP, Thrombin, Adrenalin und TxA_2. Diese Plättchenagonisten binden sich an Membranrezeptoren und hemmen die Adenylzyklase. Auf diese Weise senken sie die Konzentration von cAMP in Plättchen, wodurch deren Aggregation ausgelöst wird.

Für die Aggregation bedeutsam sind Wechselwirkungen zwischen Glykoproteinrezeptoren der Plättchenmembran (GPIIb, IIIa) und Fibrinogen aus Blutplasma oder Plättchen (Abb. 3.8)[10]. Erhöhte Konzentrationen

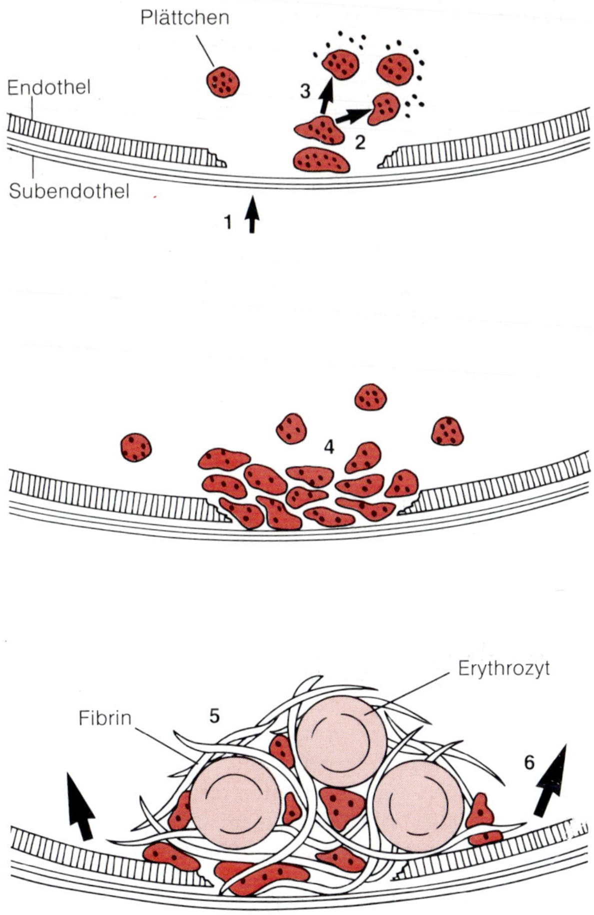

Abb. 3.9: Grundzüge der Thrombogenese. 1. Die Verletzung des Endothels hat die Freisetzung von Gewebefaktor und die Freilegung subendothelialen Bindegewebes zur Folge. 2. Der Adhäsionsvorgang der Plättchen wird ausgelöst, das Blutgerinnungssystem kommt in Gang. 3. Beginn der Freisetzung von Granula und der Bildung von Prostaglandin; 4. Die Aggregation von Plättchen infolge Freisetzung von ADP sowie die Vasokonstriktion (Serotonin, Thromboxane) sichern zusammen die primäre (temporäre) Hämostase; 5. Thrombin, Thromboxane und Endoperoxide begünstigen die Freisetzungsreaktion und die irreversible Aggregation; eine amorphe Masse aus Plättchen und gefangenen Erythrozyten verbäckt mit Fibrin zum endgültigen (permanenten) hämostatischen Pfropf. 6. Der endotheliale Plasminogen-Aktivator und das plasmatische Antithrombin halten eine überschießende Gerinnungstendenz in Schach. (Zeitskala: Schritte 1–4, Sekunden bis Minuten: Schritte 5–6, mehrere Minuten).

von cAMP hingegen hemmen die Aggregation. Auch Prostazyklin hemmt die Aggregation sehr wirksam, weil es sich an spezifische Plättchenrezeptoren bindet und hierdurch die Adenylzyklase aktiviert. Deshalb nimmt die Menge von cAMP in den Plättchen zu; die Funktion der Fibrinogenrezeptoren wird eingeschränkt.

Wir fassen die komplexe Sequenz der plättchenvermittelten Ereignisse wie folgt zusammen (Abb. 3.9):

1. Plättchen erkennen den Ort der Endothelverletzung, haften am freigelegten subendothelialen Kollagen und werden dabei aktiviert. 2. Bei der Aktivierung setzen sie viele Produkte aus ihren Granula frei, unter anderen ADP und Fibrinogen. Zudem synthetisieren sie Thromboxan A_2. 3. Die Freisetzung von Plättchenfaktor 3 begünstigt die Aktivierung verschiedener Gerinnungsfaktoren des Kontaktsystems (Intrinsic-System). 4. Gleichzeitig beteiligen sich Gewebefaktoren aus verletzten Zellen und aus Endothelien am extrinsischen Aktivierungssystem der Gerinnung. 5. ADP aus Plättchen löst die Bildung eines temporären primären hämostatischen Pfropfs aus, d.h. eines Plättchenaggregats. Dieser Pfropf wird rasch in einen größeren «sekundären Pfropf» umgewandelt, wobei ADP, Thrombin und Thromboxan (Plättchenagonisten) eine Rolle spielen. 6. Die Abscheidung von Fibrin aus Plättchen und Blutplasma stabilisiert und verankert das Plättchenaggregat des sekundären hämostatischen Pfropfs.

Deshalb verursachen Plättchenmangel oder mangelhafte Plättchenfunktion mitunter folgenschwere Blutungskrankheiten.

Gerinnungssystem

Das *Blutgerinnungssystem* spielt als dritte Komponente des hämostatischen Systems eine wichtige Rolle bei der Thrombose. Für Einzelheiten verweisen wir auf die Abb. 3.10.[11] Hier sollen nur allgemeine Prinzipien und neuere Konzepte beleuchtet werden.

Merkmal der Gerinnung ist im wesentlichen die sequentielle Umwandlung von Proenzymen zu aktiven Enzymen. Die Sequenz gipfelt in der Bildung von Thrombin. Dann wandelt Thrombin lösliches Fibrinogen in das unlösliche Faserprotein Fibrin um.

Jede Reaktion der Blutgerinnung geht von der Bildung eines Reaktionskomplexes aus. Dieser besteht aus einem *Enzym* (aktivierter Gerinnungsfaktor), einem *Substrat* (Proenzymform des Koagulationsfaktors) und einem *Kofaktor* (Beschleuniger der Reaktion). Dieser Komplex setzt sich an einer *oberflächlichen Phospholipidschicht* zusammen. Die Komponenten werden durch *Kalziumionen* untereinander festgehalten. Daher findet die Gerinnung bevorzugt an Stellen statt, an denen eine solche Komplexbildung erfolgen kann, z.B. an der Oberfläche aktivierter Plättchen. Eine der Schlüsselreaktionen bei der Blutgerinnung, nämlich die Konversion von Faktor X zu Xa, ist in Abb. 3.11 dargestellt.

Es hat sich eingebürgert, das Blutgerinnungsschema in ein *extrinsisches* und ein *intrinsisches* System aufzuteilen. Beide Aktivierungssysteme konvergieren an der Stelle, an der Faktor X aktiviert wird (siehe Abb. 3.10). Heute aber weiß man, daß eine solche Trennung vermutlich auf Artefakten der Testmethoden *in vitro* beruht, und daß verschiedene Querverbindungen zwischen «intrinsischem» und «extrinsischem» System bestehen. Ein wichtiges Beispiel für eine solche Querverbindung geht aus der Beobachtung hervor, daß die Konversion von

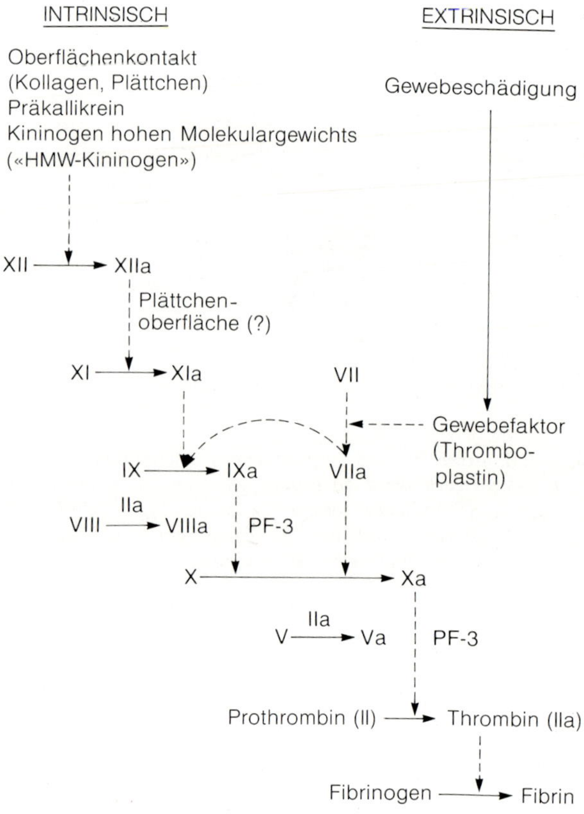

Abb. 3.10: Das intrinsische System wird dann in Gang gesetzt, wenn Blut mit der negativ geladenen, von Endothel entblößten inneren Oberfläche eines Gefäßes in Kontakt tritt. Es kommt zur Aktivierung von Faktor XII und sequentiell auch der Faktoren XI und IX. An der Plättchenoberfläche führen Wechselwirkungen zwischen den Faktoren IXa und VIII mit Kalzium zur Aktivierung des Faktors Xa.
Beim extrinsischen System wird nach Verletzung der Gefäßwand Gewebethromboplastin freigesetzt. Dieses löst die Aktivierung des Faktors VII und anschließend des Faktors X aus. In der Folge bedingen Wechselwirkungen der Faktoren Xa und Va mit Kalzium an der Plättchenoberfläche katalytisch die Umwandlung von Prothrombin zu Thrombin. Thrombin seinerseits begünstigt die Umwandlung von Fibrinogen zu Fibrin-Monomeren und aktiviert den Faktor XIII, der nun im entstehenden Blutgerinnsel zu Fibrinpolymeren umgewandelt wird. Beachte, daß Faktor VII des extrinsischen Systems den Faktor IX im intrinsischen System aktivieren kann. (Siehe Text)

Faktor IX zu IXa nicht nur durch «kontaktaktivierte» Faktoren des intrinsischen Systems möglich ist, sondern auch durch den Faktor VII des extrinsischen Systems (Abb. 3.10).[11a] Zudem hat die Feststellung, daß Patienten mit angeborenem Mangel an Faktoren des Kontaktsystems (wie Faktor XII, Präkallikrein, Kininogen hohen Molekulargewichts [HMWK]) überhaupt nicht an hämorrhagischen Diathesen leiden, erhebliche Zweifel an der *in vivo*-Bedeutung dieser Faktoren für die Hämostase aufkommen lassen.

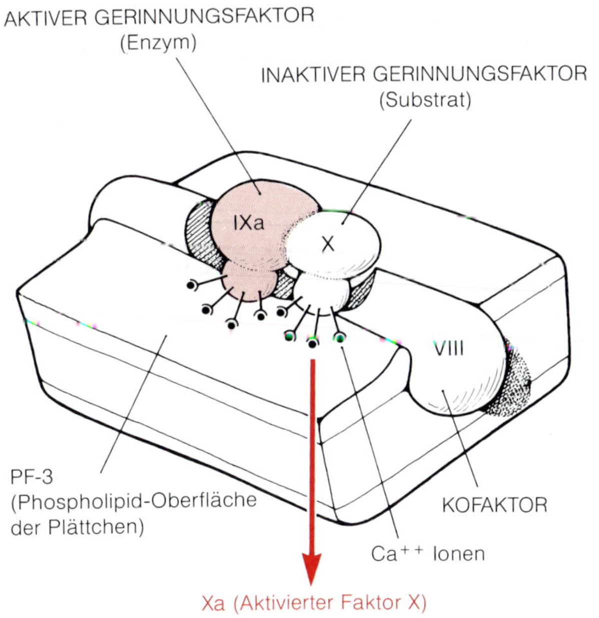

Abb. 3.11: Schematische Darstellung der Umwandlung von Faktor X zu Faktor Xa. Der Reaktionskomplex besteht aus einem Enzym (Faktor IXa), einem Substrat (Faktor X) und einem Faktor, der die Reaktion beschleunigt (Faktor VIII). Dieser Komplex bildet sich an der Oberfläche von Blutplättchen. Ca^{2+}-Ionen halten die Komponenten zusammen und sind für den Ablauf der Reaktion unerläßlich.

Gerinnungshemmende Mechanismen Komplexe Kontroll- und Regelmechanismen sorgen für das Flüssigbleiben des Blutes und die Entstehung eines Gerinnsels am Ort der Verletzung, aber ohne daß es zu Kettenreaktionen kommt, bei denen das Blut im ganzen kardiovaskulären System gerinnen würde. Folgende Beobachtung ist von Interesse: Die Gerinnung von einem einzigen Milliliter Blut erzeugt genügend Thrombin, um die Gerinnung des gesamten Fibrinogens in drei Litern Blut zu gewährleisten. Die Kontrollmechanismen bestehen in der a) Abnahme der Konzentration von Gerinnungsfaktoren, b) Clearance von aktiven Faktoren, c) Hemmung durch aktivierte Proteasen und d) Fibrinolyse.

Der *Verbrauch von Gerinnungsfaktoren* kommt einerseits am Ort der Gerinnung infolge Verdünnung durch vorbeifließendes Blut zustande; beginnt die Gerinnung in einem Stasegebiet, erschöpft sich der Prozeß andererseits infolge Verbrauchs der Gerinnungsfaktoren.

Die *Clearance aktivierter Gerinnungsfaktoren* findet in der Leber und im Monozyten/Makrophagensystem statt. Dieser Mechanismus ist nur dann wirksam, wenn die Blutströmung an der verletzten Stelle erhalten bleibt. Deshalb werden bei ausgeprägter Stase die aktivierten Faktoren nicht mehr beseitigt.

Das normale menschliche Blut enthält viele *Protease-Inhibitoren*, die auf einen Gerinnungsfaktor oder auf mehrere Faktoren einwirken. *Antithrombin III* ist bei verfügbarem Heparin der wichtigste Inhibitor von Thrombin. Es inaktiviert indessen auch die Gerinnungsfaktoren XIIa, XIa, Xa und IXa. *Protein C*, ein Vitamin K-abhängiges Plasmaprotein, wird an der Endotheloberfläche in Gegenwart von Thrombomodulin durch Thrombin aktiviert. Die aktivierte Protease ist in der Lage, ihrerseits die Faktoren Va und VIIIa zu inaktivieren. Wir möchten hier bemerken, daß ein erworbener oder angeborener Mangel oder andere Defekte von Antithrombin III oder Protein C die Entstehung von Thrombosen begünstigen.

C 1 Inaktivator blockiert den klassischen Weg der Komplementaktivierung, neutralisiert aber auch die Faktoren XIa, XIIa und Plasmakallikrein. Andere Protease-Inhibitoren, die Gerinnungsfaktoren beeinflussen, sind α_2-Makroglobulin, α_1-Antitrypsin, α_2-Plasmin-Inhibitor und Heparin-Kofaktor II.

Das *fibrinolytische System* (Abb. 3.12), ein weiteres System mit Hemmwirkung auf die Gerinnung, ist für die Auflösung von Fibringerinnseln unerläßlich.[6] Unter den wichtigsten Enzymen, die Fibrin verdauen, finden wir leukozytäre Proteasen und *Plasmin*. Die proteolytische Umwandlung von Plasminogen in Plasmin hängt vom Faktor XII ab. Zudem beteiligen sich HMWK und Präkallikrein an dieser Reaktion. Eine andere Möglichkeit der Umwandlung besteht in der Einwirkung von gut bekannten *Plasminogen-Aktivatoren* (PA). Es gibt zwei verschiedene Gruppen von Plasminogen-Aktivatoren: 1. *Urokinase-ähnliche PA (uPA)* finden sich im Plasma und in verschiedenen Geweben. Sie aktivieren Plasminogen – ein normales Plasmaprotein – *in der flüssigen Phase*; 2. *Gewebe-Plasminogen-Aktivatoren* (*tPA*, t für tissue), Syntheseprodukte, besonders der Endothelzellen. Diese Form von PA wird nach seiner *Bindung an Fibrin* aktiv. Dieser Eigenschaft wegen sind

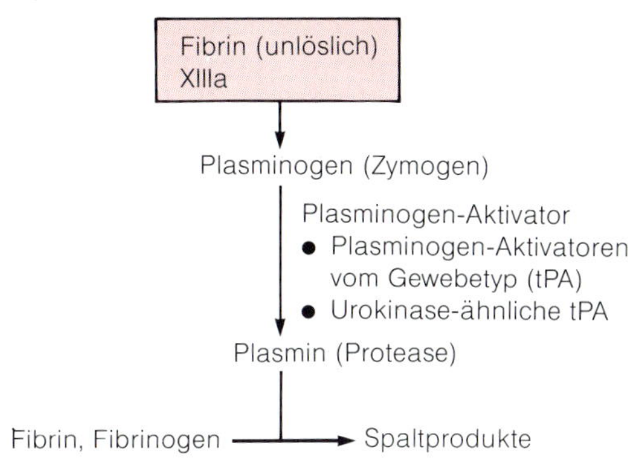

Abb. 3.12: Fibrinolytisches System; Plasminogen wird durch einen Mechanismus aktiviert, der von Faktor XII abhängig ist, oder durch Gabe von Plasminogen-Aktivatoren.

tPAs als therapeutische Substanzen oft sehr nützlich. Freigesetzte Fibrinspaltprodukte sind ebenfalls sehr wirksame Antikoagulantien. Die Endothelzellen erzeugen aber auch eine Hemmsubstanz des tPA (tPA-I). Auf diese Weise besteht für die fibrinolytische Aktivität an der Oberfläche der Endothelzelle ein Gleichgewicht zwischen Aktivatoren und Inhibitoren. Verschiedene Einflüsse stören dieses Gleichgewicht. So stimulieren z. B. die Zytokine IL-1 und TNF die Synthese von tPA-Hemmsubstanz. TNF stimuliert aber auch die Aktivität des Gewebefaktors. Beide Effekte dieser Zytokine begünstigen die Bildung von Thromben. Tatsächlich spielen diese Mediatoren eine Rolle bei intravasalen Thrombosen, die manchmal mit schweren Infektionen einhergehen.[2, 7] Im Gegensatz hierzu begünstigen gewisse tumorfördernde Substanzen und Tumorextrakte die tPA-Synthese durch das Endothel und potenzieren hierdurch die Fibrinolyse.
Auf dem Hintergrund der normalen Hämostase wollen wir nun die Thrombogenese betrachten.

Thrombogenese

Drei Hauptfaktoren sind für Thrombosen maßgebend: 1. Verletzungen des Endothels, 2. Veränderungen der normalen Blutströmung und 3. Veränderungen in der Zusammensetzung des Bluts (Hyperkoagulabilität). Die Verletzung des Endothels ist die wichtigste und häufigste Ursache, die allein eine Thrombose bedingen kann. Indessen entstehen Thrombosen wohl auch ohne Endothelverletzung. In solchen Fällen sind die beiden anderen Ursachen entscheidend.
Die Verletzung des Endothels ist besonders bei der Thrombogenese in Herz und Arterien von Bedeutung. Von dieser Tatsache legt die Häufigkeit Zeugnis ab, mit der sich beim Menschen Thromben an folgenden Prädilektionsstellen bilden: im linken Herzventrikel, im Bereich von Herzinfarkten, an ulzerierten Plaques bei fortgeschrittener Atherosklerose der Aorta und anderer Arterien, besonders der Koronararterien. Diabetiker, die zur Entwicklung schwerer Formen von Atherosklerose neigen, sind für arterielle Thrombosen besonders anfällig. Thrombosen entwickeln sich auch in Herzkammern nach Verletzungen des Endokards, z. B. nach chirurgischen Eingriffen am Herzen, Infektionen des Myokards und immunologisch bedingten Myokardreaktionen. Entzündlich veränderte Herzklappen, wie auch künstliche Klappen, sind bevorzugt Sitz von Thrombosen. Zu diesen klar ersichtlichen Ursachen gesellen sich verdeckte Schäden, die auch das Elektronenmikroskop nicht erfaßt. Viele Mechanismen bedingen derartige Schäden. Die verstärkte hämodynamische Belastung bei arterieller Hypertonie oder die turbulente Strömung bei Arterienkrankheiten schädigen Endothelzellen. Andere Ursachen potentieller Endothelschädigung sind ionisierende Strahlen, exogene chemische Substanzen (z. B. Substanzen, die beim Rauchen von Zigaretten entstehen) sowie endogene Substanzen (Hypercholesterinämie, Homozystin), bakterielle Toxine oder Endotoxine, immunologische Reaktionen (Transplantatabstoßung, Immunkomplexkrankheiten). Für die Thrombogenese ist nicht die Ursache der Endothelschädigung entscheidend, sondern der Endothelschaden selbst.[12, 13]
Veränderungen der normalen Blutströmung, z. B. Turbulenzen, tragen zur Entwicklung arterieller und kardialer Thromben bei, während die Stase (stark verlangsamte Blutströmung) die Thrombose von Venen begünstigt.[14] Bei normaler Strömung bleiben größere Partikel, wie Leukozyten und Erythrozyten, in der axialen raschen Strömung. Die kleineren Plättchen bewegen sich mit der langsameren laminaren Strömung, außerhalb der zentralen Blutsäule. Die peripheren Anteile der Blutströmung, nahe der Endothelschicht, bewegen sich am langsamsten und enthalten keine geformten Elemente. Stase und Turbulenz verursachen vier wichtige Veränderungen, direkt oder über die Entstehung von Gegenströmungen und lokaler Stase: 1. Störungen der laminaren Strömung bringen Plättchen mit dem Endothel in Kontakt. 2. Da frisches Blut nur in ungenügender Menge nachfließt, wird die Verdünnung aktivierter Gerinnungsfaktoren und deren Clearance durch die Leber verzögert. 3. Der behinderte Zustrom von Inhibitoren der Gerinnungsfaktoren begünstigt das Wachstum von Thromben. 4. Schließlich schädigt die turbulente Strömung das Endothel. Sie begünstigt damit die Ablagerung von Plättchen und Fibrin, hemmt aber gleichzeitig die lokale Freisetzung von Prostazyklin und Gewebe-Plasminogen-Aktivator.
Manche klinische Situationen illustrieren die Bedeutung der Turbulenz oder der Stase in arteriellen und venösen Sektoren des Kreislaufs. Oft bilden sich Thromben an ulzerierten atherosklerotischen Plaques. In diesem Fall legt die Ulzeration nicht nur subendotheliale Strukturen frei, sondern bedingt auch eine lokale Turbulenz. Aneurysmen, d. h. abnorm dilatierte Abschnitte von Aorta oder Arterien, begünstigen eine Thrombusbildung. In solchen Fällen füllt der Thrombus oft die abnorme Ausweitung des Gefäßes bis an die Stelle, an der sich die Gefäßwand vor der Dilatation befand. Damit kann eine laminare Strömung wahrscheinlich wiederhergestellt werden. Ein Myokardinfarkt schädigt nicht nur das Endothel. Der nekrotische Muskel verliert auch seine Kontraktilität, so daß zur Endothelläsion ein Element der Stase kommt. Postrheumatische Herzkrankheiten wie die Mitralstenose verursachen eine Dilatation und eine verzögerte Entleerung des linken Herzvorhofs. Wenn sich zu diesen Problemen noch ein Vorhofflimmern hinzugesellt, was bei rheumatischen Herzkrankheiten oft der Fall ist, sind die Voraussetzungen für die Entstehung von Thromben in Vorhof und Herzohr gegeben.
In der langsameren Strömung des venösen Kreislaufs ist die Stase ohne Zweifel der wichtigste Faktor für die

Thrombogenese. Die meisten Thromben, die in abnorm erweiterten varikösen Venen entstehen, bilden sich in Taschen von Venenklappen. An dieser Stelle spielen wahrscheinlich lokale Stase oder Turbulenzen eine Rolle.[15] Hinweise auf eine Endothelschädigung fehlen, und die Ursache der Thrombogenese in Venen ohne ersichtliche Endothelschädigungen bleibt unklar.

Die Stase hat auch subtilere Ursachen. Hyperviskositätssyndrome wie bei Polyzythämie, Kryo- und Makroglobulinämie erhöhen den Strömungswiderstand und führen zu Stase in kleinen Blutgefäßen. Bei Sichelzellenanämie neigen die länglichen Erythrozyten dazu, sich ineinander zu verkeilen, um auf diese Weise eine thrombosefördernde Stase zu erzeugen. Eine ähnliche Pathogenese hat die thrombotische Diathese bei seltenen ausgedehnten Hämangiomformen (Kasabach-Merritt-Syndrom); die unregelmäßige Strömung in teilweise kavernösen Bluträumen führt zu Stase und Turbulenz; zudem ist die endotheliale Auskleidung der tumoralen Gefäßräume unvollkommen. Diese Faktoren begünstigen die Entstehung von Thromben im Tumor und in dessen Umgebung. Stase und Turbulenz sind hochwirksame thrombogene Faktoren, besonders in Verbindung mit Endothelläsionen.

Die *Hyperkoagulabilität des Bluts* soll das häufigere Vorkommen von Thrombosen in Situationen erklären, in denen keine anderen Mechanismen bekannt sind oder postuliert wurden. Zwar gibt es ohne Zweifel eine Hyperkoagulabilität im Sinne eines klinischen Phänomens. Es ist indessen noch nicht gelungen, diese Hyperkoagulabilität durch Laboruntersuchungen zuverlässig zu bestimmen.[16] *Zweifellos geht eine erhöhte Thrombosetendenz mit vielen verschiedenen Veränderungen einher, von denen wir nur folgende nennen wollen: Mangel an Antithrombin III oder Protein C, nephrotisches Syndrom, Zustände nach schweren Traumen (einschließlich Knochenfrakturen) oder Verbrennungen, metastasierende Neoplasmen, Spätphase der Schwangerschaft und Postnatalperiode.* Die Ursache der Hyperkoagulabilität ist mit Bestimmtheit nicht für alle oben genannten Veränderungen identisch; oft bleibt sie völlig im dunkeln. *Die Hyperkoagulabilität äußert sich letztlich in erhöhten Konzentrationen gerinnungsfördernder Faktoren wie Fibrinogen, Prothrombin, Faktor VIIa, VIIIa und Xa oder in erhöhter Zahl und Adhäsionsneigung von Plättchen sowie in verminderten Konzentrationen von Inhibitoren wie Antithrombin III, Protein C und Fibrinolysinen.* Wir sollten aber nicht vergessen, daß auch andere Faktoren, wie Mangel an Bewegung mit nachfolgender Stase, oder Verletzungen von Gefäßen, in vielen Fällen als plausible Gründe für die Erklärung einer thrombotischen Diathese in Frage kommen, ohne daß hierfür die Koagulabilität herangezogen werden müßte. Der Prototyp eines leicht erklärbaren Hyperkoagulabilitätssyndroms ist der hereditäre Antithrombin III-Mangel. Der Zusammenhang zwischen Ursache und Wirkung ist hier eindeutig. Bei Adoleszenten oder jungen Erwachsenen tritt die Thromboseneigung bei dieser Krankheit zutage und führt oft den vorzeitigen Tod herbei.[18] Für andere Hyperkoagulabilitätssyndrome ist die Pathogenese weniger klar. Beim nephrotischen Syndrom wurden Ausscheidung von Antithrombin III im Urin und erhöhte Plasmakonzentrationen gerinnungsfördernder Substanzen beobachtet. Die größte Bedeutung wird aber der verminderten Antithrombin-III-Konzentration im Blutplasma beigemessen. Nach ausgedehnten Verletzungen, wie nach Knochenfrakturen oder Verbrennungen, spielen Gewebefaktoren eine große Rolle. Bei ausgedehnten oder metastasierenden Neoplasmen sollen thrombogene Faktoren durch neoplastische Zellen sezerniert oder durch nekrotische Tumorzellen freigesetzt werden.

Das Thromboserisiko bei Hyperkoagulabilität hängt von Rasse, Lebensalter, Rauchgewohnheiten, Obesitas und Synergismen ab (Zusammenwirken mehrerer thrombogener Faktoren). Die Bedeutung der *Rasse* ist völlig unklar. Wir wissen nicht, weshalb Todesfälle infolge Lungenembolie nach Phlebothrombosen in Israel etwa 100mal häufiger als in Japan auftreten. Ebensowenig verstehen wir, weshalb postoperative Thrombosen bei Frauen englischer Abstammung signifikant häufiger auftreten als bei Thailänderinnen, während doch bei beiden Kollektiven dieselben Operationen von denselben Chirurgen durchgeführt wurden.[19] *Höheres Lebensalter* geht mit einem höheren Thromboserisiko einher, dies aus verschiedenen Gründen. Besondere Bedeutung mißt man folgenden Faktoren bei: der Hyperkoagulabilität wegen erhöhter Aggregationstendenz der Plättchen, der reduzierten Prostazyklinfreisetzung und der verminderten Fähigkeit zur Fibrinolyse. *Tabakrauch* erhöht das Thromboserisiko, vermutlich wegen der Absorption schlecht definierter Endotheltoxine. Dies erhellt unter anderem aus folgender Beobachtung: Die Einnahme oraler Kontrazeptiva bedingt bei Raucherinnen ein wesentlich höheres Thromboserisiko als bei Nichtraucherinnen. Die *Obesitas* erhöht das Thromboserisiko aus Gründen, die wir wenig kennen. Man denkt hier an die Rolle ungenügender Fibrinolyse und verminderter körperlicher Tätigkeit. Beweise für diese Hypothesen sind indessen nicht erbracht worden. Zum *Synergismus* läßt sich sagen, daß das kombinierte Risiko bei Tabakrauchen und Einnahme oraler Kontrazeptiva um ein vielfaches höher ist als die Summe der einzelnen Risiken. So sollte in den meisten Fällen für die Erklärung des Thromboserisikos ein Ursachenbündel in Betracht gezogen werden.

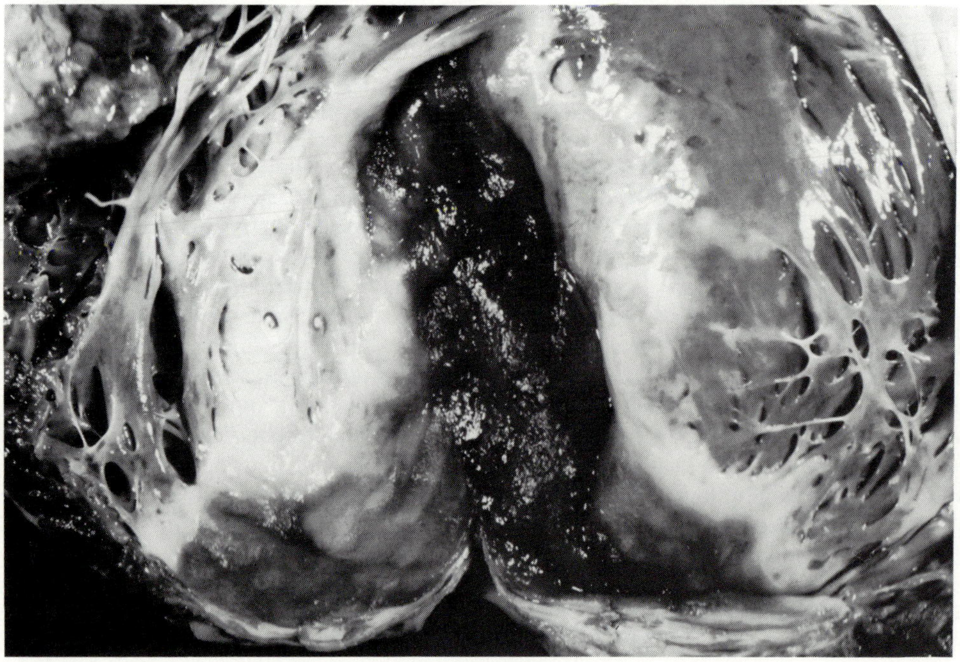

Abb. 3.13: Ein wandständiger Thrombus im linken Herzventrikel bedeckt einen ausgedehnten, weißen, fibrösen Bezirk. Dieser entspricht einer Myokardinfarkt-Narbe (Infarktschwiele).

Morphologie Thromben treten im gesamten kardiovaskulären System auf: in Herzkammern, Arterien, Venen oder Kapillaren. Ort und Art ihrer Entstehung bestimmen die unterschiedliche Größe und Form von Thromben. In einer Herzkammer oder in der Aorta sind sie oft geschichtet. Die Schichten sieht man außen am Thrombus als Zahn-Linien. Sie entstehen durch den Wechsel von helleren Schichten, aus Plättchen und etwas Fibrin bestehend, und dunkleren Schichten, die mehr Erythrozyten enthalten. Diese Schichtung ist bei Thromben in kleineren Arterien oder Venen nicht immer zu sehen. Thromben, die sich im langsam strömenden Blut von Venen bilden, unterscheiden sich mitunter kaum von Blutgerinnseln. Bei genauer Betrachtung indessen fallen blasse, schichtförmige oder balkenartige Strukturen aus aggregierten Plättchen und Fibrin auf, während typische Zahn-Linien meist fehlen.

Murale Thromben sieht man meistens in weitlumigeren Strukturen, d.h. in Herzkammern und Aorta. Im Herzen entstehen sie vorwiegend auf dem Boden von Myokardinfarkten oder Herzarrhythmien, in der Aorta auf der Grundlage atherosklerotischer oder aneurysmatischer Läsionen. Besonders der raschen Blutströmung wegen füllen (murale) Thromben an solchen Stellen nicht das gesamte Lumen aus. Eine vollständige Obturation wäre in den meisten Fällen mit dem Leben nicht vereinbar (Abb. 3.13).

Nicht nur in Herzkammern entstehen Thromben, sondern auch an Herzklappen, besonders an Mitral- und Aortenklappen. Thromben, die an diesen Stellen unter besonderen Umständen entstehen, werden manchmal auch «Vegetationen» (im Sinn von Gewebewucherungen) genannt. Häufigste Ursachen sind hämatogene Infektionen durch Bakterien, die rasch die Herzklappen besiedeln und beschädigen. Es entsteht eine thrombotische Masse aus Fibrin und Plättchen und damit das Bild der **infektiösen (ulzerösen, polypösen, ulzeropolypösen) Endokarditis**. Weniger häufig bilden sich **ohne Beteiligung von Bakterien (steril) warzenförmige Thromben (verruköse «Endokarditis»)**, besonders bei Patienten mit systemischem Lupus erythematodes. Diese Form der «Endokarditis» tritt auch bei marantischen Patienten auf, die an tödlichen Krankheiten wie metastasierenden Neoplasmen oder generalisierten Neoplasien des hämopoietischen oder lymphatischen Systems leiden. Ausnahmsweise sieht man diese Form auch bei jüngeren, nicht schwerkranken Individuen. Eine Hyperkoagulabilität des Blutes soll für das Zustandekommen dieser thrombotischen

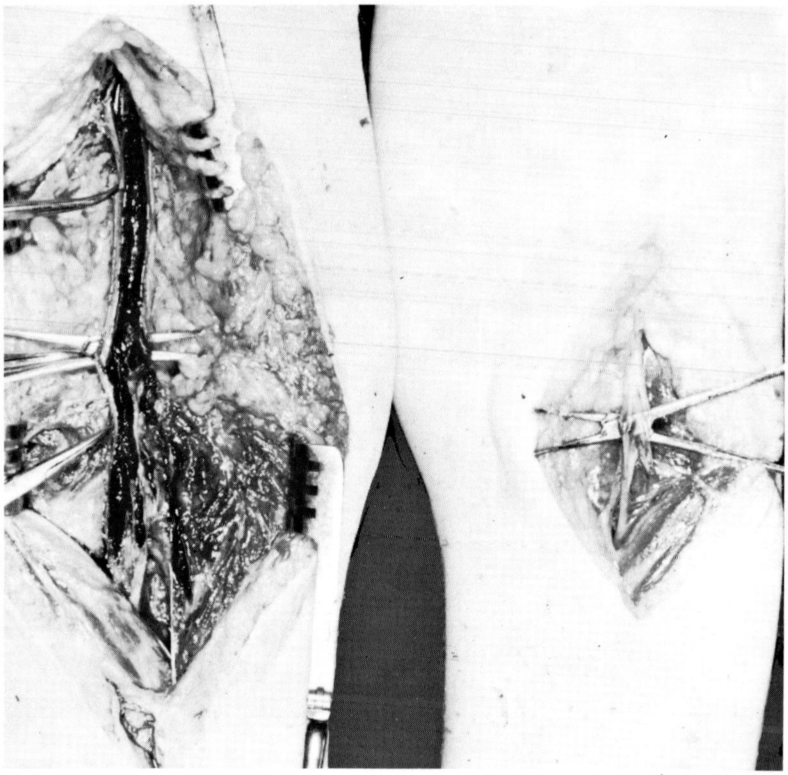

Abb. 3.14: Die Poplitealvenen wurden zur Darstellung eines ausgedehnten Venenthrombus (links) und, zum Vergleich, des Aspekts einer normalen Vene (rechts) präpariert.

«Endokarditis» eine Rolle spielen; eindeutige Beweise für diese Annahme liegen indessen nicht vor.

Arterielle Thromben sind oft **lumenverschließend**. Sie treten aber auch als murale (parietale) Thromben in größeren Gefäßen wie den Arteriae iliacae und der Arteria carotis communis auf. Lumenverschließende Thromben findet man am häufigsten in Koronararterien, weniger häufig in Hirn- oder Femoralarterien. Fast immer sitzt hierbei der Thrombus einer atherosklerotischen Läsion auf. An der Thrombogenese beteiligen sich in Einzelfällen andere Gefäßkrankheiten wie akute Vaskulitiden sowie traumatisch entstandene Läsionen. Arterielle Thromben sind meist grauweiß und brüchig. Sie bestehen aus unregelmäßig durchflochtenen oder zu Schichten gelagerten Fibrinfäden und Plättchen. Die Schichtung erzeugt die Zahn-Linien. Die Thromben haften oft an der geschädigten Arterienwand fest. Die Kontraktion des frisch gebildeten Thrombus erzeugt ein spaltförmiges Lumen, so daß eine minimale Blutströmung wieder möglich wird. In solchen Fällen wächst manchmal der Thrombus intravasal in proximaler und distaler Richtung (Propagation).

Venöse Thromben entstehen bei **Phlebothrombosen**. Eine (sterile) Entzündung begleitet diesen Prozeß. Deshalb wird die Phlebothrombose fälschlicherweise auch als «**Thrombophlebitis**» bezeichnet. Da venöse Thromben fast immer das Lumen vollständig verschließen, entsteht ein Ausguß des Gefäßes, an dessen Oberfläche sogar die Venenklappen sichtbar werden. Thromben finden wir in oberflächlichen varikösen Venen. Diese Thromben embolisieren selten und sind daher eher lästig als gefährlich. Von größerer Bedeutung sind Phlebothrombosen, die in tiefen Beinvenen auftreten (über 90% der venösen Thrombosen). Sie befallen (in abnehmender Häufigkeit) tiefe Wadenvenen, Vena femoralis, poplitea und iliaca (Abb. 3.14). Gelegentlich entstehen Thromben im Plexus prostaticus, Plexus uterinus und den ovarialen Venen. **Am bedrohlichsten sind Thromben in großen Venen der unteren Körperhälfte, d.h. der Popliteal-, Femoral- und Iliakalvenen, da sie zur Embolisierung neigen.** Thromben in kleineren Venen, wie in den Venen der Wadenmuskeln, embolisieren selten. Ein venöser Embolus (Thrombembolus) ist dunkelrot, erscheint als perfekter Ausguß des Gefäßes, in dem er entstanden ist, und weist nur rudimentäre blaßgraue Fibrinstreifen auf, die aber immerhin eine Abgrenzung von postmortal entstandenen Gerinnseln (Cruor) erlauben. Haftet der Thrombus an der Venenwand, liegt mit Sicherheit kein postmortales Gerinnsel vor. Langsame Blutströmung oder Ver-

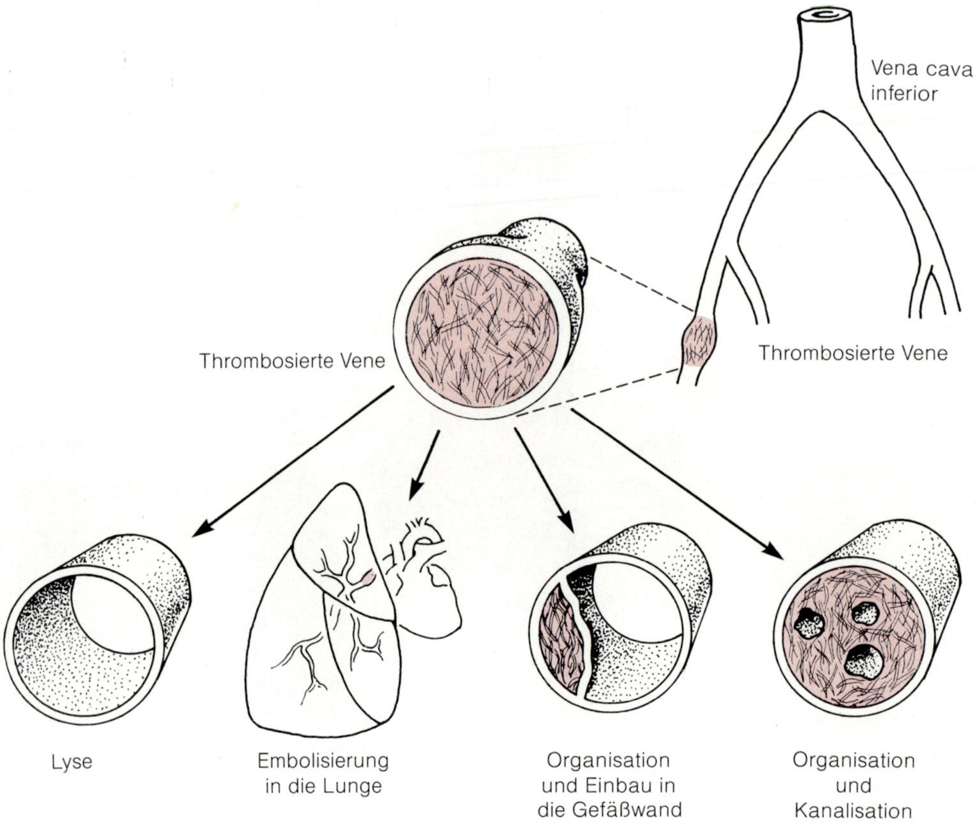

Abb. 3.15: Mögliche Folgen einer Venenthrombose.

schluß des Gefäßlumens begünstigen die proximale und distale Propagation eines venösen Thrombus. Die Bedeutung der Stase steht hierbei eindeutig im Vordergrund.

Die *Unterscheidung postmortal entstandener Gerinnsel von venösen Thromben* ist wichtig, wenn es gilt, den Ursprungsort von Thrombembolien zu ermitteln. Sie ist nicht immer einfach. Das postmortal entstandene Gerinnsel (Cruor) erscheint meistens als dehnbares, etwas gallertiges, flüssigkeitsreiches, dunkelrotes Gebilde, ohne sichtbare Schichtung oder Züge von Fibrin. Es haftet nie an der Unterlage. In größeren postmortal entstandenen Gerinnseln sedimentieren manchmal die Erythrozyten, so daß eine gelbe, erythrozytenfreie, geronnene Plasmaschicht entsteht (Speckhaut, «chicken fat»), die dem Johannisbeergelee-artigen Cruor («currant jelly») aufliegt – etwas geschmacklose, wenn auch zutreffende Vergleiche.

Schicksal des Thrombus Was geschieht, wenn der Patient die akute Ischämiephase nach der Thrombose überlebt? Verschiedene Entwicklungen sind hier möglich. *1. Die Vergrößerung (Propagation) des Thrombus bewirkt den Verschluß eines größeren, lebenswichtigen Gefäßes. 2. Der Thrombus oder Teile davon lösen sich ab, werden durch den Blutstrom verschleppt und führen zur Embolie. 3. Der Thrombus fällt der Fibrinolyse anheim. 4. Er wird organisiert und manchmal kanalisiert* (Abb. 3.15). Die beiden letztgenannten Entwicklungen sollen hier kurz besprochen werden. Ein Thrombus führt zur raschen Aktivierung des Plasminogen-Plasminsystems. Die Wirksamkeit der Fibrinolyse hängt vor allem von der Größe des Thrombus und seinem Alter ab. Viele, wenn nicht die meisten Thromben in kleinen Venen der Wadenmuskulatur werden vollständig aufgelöst (Lyse). Eine vollständige Lyse der Thromben in größeren Venen aber gilt als ungewöhnlich.[20] Die Einleitung einer thrombolytischen Therapie ist vor allem in den ersten Stunden der Entwicklung eines Thrombus wirksam, wahrscheinlich deshalb, weil frisch gebildetes Fibrin einer Lyse eher zugänglich ist als älteres, bereits polymerisiertes Fibrin.

Beinahe mit der Entstehung eines Thrombus beginnt auch dessen *Organisation* durch die eingeschlossenen

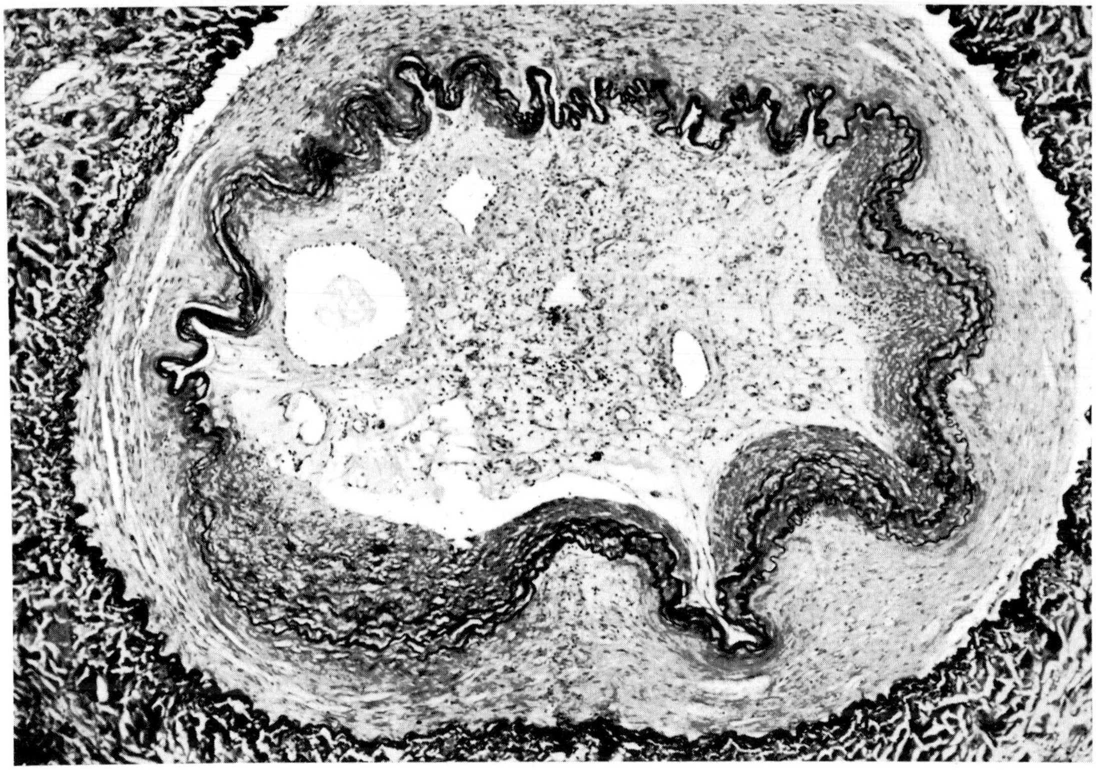

Abb. 3.16: Thrombosierte Arterie, Elastika-Färbung, schwache Vergrößerung. Die teilweise aufgesplitterte und vernarbte innere elastische Membran begrenzt das frühere Lumen, das nun durch einen vollständig bindegewebig organisierten und teilweise kanalisierten Thrombus verschlossen ist.

Leukozyten und Plättchen. Neutrophile Granulozyten und besonders Makrophagen phagozytieren Fibrinfragmente und Zelltrümmer. Zudem beginnt die Verdauung des Thrombus durch proteolytische Enzyme aus Leukozyten und Endothelzellen. In zentralen Partien großer Thromben ist der Blutstrom nicht in der Lage, die Konzentration der proteolytischen Substanzen durch Verdünnung zu senken. Deshalb nimmt manchmal die Konzentration lytischer Enzyme so zu, daß eine **zentrale Erweichung** entsteht. Dieser Vorgang wird besonders in großen Thromben in Herzkammern oder in Aneurysmen beobachtet. Die bakterielle Besiedlung eines erweichenden Thrombus kann diesen in eine Eitermasse umwandeln. Früh schon proliferieren Kapillaren und Fibroblasten. Sie wachsen in die Basis des Thrombus ein, das heißt an der Stelle, an der der Thrombus an der Gefäßwand haftet. Im weiteren Verlauf wird die gesamte intravaskuläre Masse organisiert und im wesentlichen in gefäßhaltiges Bindegewebe umgewandelt. Die Kapillaren anastomosieren zu Kanälen, die den ganzen Thrombus durchqueren und dem Blutstrom einen neuen Durchtritt gewähren. Diesen Prozeß nennt man *Kanalisation des Thrombus* (Abb. 3.16). Endothelzellen bedecken die Oberfläche des Thrombus und trennen ihn auf diese Weise vom strömenden Blut. Da sich das organisierende Bindegewebe im Verlauf von Wochen und Monaten zusammenzieht, wird ein wandständiger Thrombus praktisch in die Gefäß- oder die Herzwand inkorporiert. Er hinterläßt eine fibröse Verdickung oder Plaque.

Klinische Korrelationen Bei der Besprechung der Thrombogenese haben wir bereits einige der klinischen Situationen erwähnt, in denen wir häufig Thrombosen sehen. Weitere Beispiele sind in Tab. 3.2 angeführt. Wie aus dieser Tabelle ersichtlich ist, kann das Risiko einer Thrombose in einzelnen Fällen höher eingestuft werden als in anderen. In beiden Fällen trifft zu, daß die pathogenetischen Mechanismen teils gut bekannt, teils eher als Postulate zu verstehen sind. In der Klinik treffen wir Thrombosen vor allem in folgenden Situationen an:

Höheres Alter, Bettlägerigkeit und mangelnde Bewegung bedingen zusammen ein hohes Thromboserisiko. Mit zunehmendem Alter nimmt wohl auch die Koagulabilität des Blutes zu. Geringe körperliche Aktivität begünstigt eine schlechte Zirkulation des venösen Bluts in den unteren Extremitäten. Die zunehmende Atherosklerose fördert das Zustandekommen von Endothel-

Tab. 3.2: Klinisch wichtige Krankheiten oder Zustände mit erhöhtem Thromboserisiko

Bekannte Mechanismen	Theoretische Mechanismen
Hohes Risiko	
Mangel an Antithrombin III Mangel an Protein C Langdauernde Bettlägerigkeit	Herzinsuffizienz Neoplasmen Akute Leukämie
mangelnde Bewegung	Myeloproliferative Störungen
Myokardinfarkt	Herzklappenprothesen
Gewebeschäden (auch bei chirurgischen Eingriffen, Frakturen, Verbrennungen)	Disseminierte intravasale Gerinnung Thrombotische Thrombozytopenie
Geringeres Risiko	
Vorhofflimmern	Spätschwangerschaft/ Postnatalperiode

verletzungen. Auch leichtere Grade von Herzinsuffizienz mögen zur Verlangsamung der Blutströmung beitragen. Die Bettlägerigkeit schränkt zudem die Pumpwirkung der Muskulatur der unteren Extremitäten auf die Venen ein. Daher sind ältere Personen besonders thromboseanfällig, vor allem bei Auftreten weiterer thrombosefördernder Komplikation, wie Knochenfrakturen oder Neoplasmen.

Krankheiten mit dekompensierter Herzfunktion bedeuten im allgemeinen ein erhöhtes Thromboserisiko. An erster Stelle steht hier der Myokardinfarkt. Bei etwa 20–25% der Personen mit Myokardinfarkt entwickelt sich ein muraler Thrombus im linken Herzventrikel. Pathogenetische Faktoren sind Endothelverletzungen, eingeschränkte Kontraktilität des Myokards, Turbulenz und Stase und vielleicht auch Hyperkoagulabilität. Ein Vorhofflimmern, besonders in Begleitung einer postrheumatischen Mitralstenose, begünstigt die Entstehung muraler Thromben im linken Herzohr (manchmal auch in beiden Herzohren), vermutlich infolge der erheblichen Stase. Bei Kardiomyopathien spielen Endothelverletzungen, Dilatation und mangelhafte Kontraktilität des Myokards sowie vielleicht auch Hyperkoagulabilität des Bluts eine Rolle.

Gewebeverletzungen, ob sie nun Weichteile oder Knochen (Frakturen) betreffen, Verbrennungen oder operative Eingriffe, bedingen ein hohes Thromboserisiko. Die Häufigkeit von Thromben in Venen der unteren Extremitäten nach Hüftfrakturen wird auf 50% geschätzt.[21] Von Bedeutung sind hier Aktivierung von Gewebefaktoren, verminderte fibrinolytische Aktivität, Gefäßverletzungen, Mangel an Bewegung sowie, nach Hüftfrakturen, Immobilisation und meist auch höheres Alter.

Die Beziehungen zwischen *Neoplasmen* (meist metastasierende Formen) und Thrombose wurde von Trousseau beschrieben. Er brachte die Entstehung multipler Thrombosen von oberflächlichen Venen ursächlich mit dem Pankreaskarzinom in Zusammenhang, an dem er selbst erkrankt war. Diese thrombotische Diathese, charakterisiert durch asynchrone Thrombosen in Venen verschiedener Lokalisation, nennt man *Thrombophlebitis migrans* oder *Trousseau Syndrom.* Sie geht mit allen Formen von Neoplasmen innerer Organe einher. Ursächlich kommen hierbei Freisetzung thrombogener Faktoren oder Absorption von gerinnungsfördernden Substanzen aus nekrotischen Tumorzellen in Frage, wie auch die Einschränkung der Fibrinolyse.[22]

In der *Spätschwangerschaft und im Wochenbett* ist das Thromboserisiko, meist der Beinvenen, gegenüber der Norm etwa um einen Faktor sechs erhöht. Aufgrund dieser Beobachtung soll die Bezeichnung «Phlegmasia alba dolens» (schmerzhaftes weißes Bein) entstanden sein. Im letzten Drittel der Gravidität dürften Kompression der Vena cava inferior durch den graviden Uterus, erhöhte Dehnbarkeit der Venen bei verlangsamter Blutströmung, reduzierte fibrinolytische Aktivität und Hyperkoagulabilität eine Rolle spielen. Bei der Entbindung werden Gefäße traumatisiert; Amnionflüssigkeit kann in Beckenvenen einfließen. In der Amnionflüssigkeit enthaltene Substanzen fördern die Aggregation von Plättchen und die Gerinnung. Die Beweise für diese Mechanismen sind indessen bruchstückhaft.

Die Einnahme von *oraler Kontrazeptiva* wurde bei den früher verwandten Präparaten mit der fünffach erhöhten Todesrate infolge Kreislaufkrankheiten in Verbindung gebracht. Hierbei handelt es sich vor allem um 1. Myokardinfarkte nach Koronararterienthrombose, 2. Hirnschlag nach thrombembolischem Verschluß von Hirnarterien und 3. Lungenembolien nach Thrombosen in Beinvenen. Der Östrogengehalt oral eingenommener Kontrazeptiva der ersten Generation ist mit der erhöhten Konzentration von Fibrinogen, Prothrombin, wie der Faktoren VII, VIII und X im Blutplasma in Zusammenhang gebracht worden, wie auch mit einer Verminderung der Aktivität von Antithrombin III und der Fibrinolyse. Es kann sich indessen bei diesen Veränderungen mehr um Epiphänomene als kausale Erscheinungen handeln. Wie dem auch sei: die Kombination Zigarettenrauchen und Einnahme von Antikonzeptiva potenziert das Thromboserisiko.

Die Folgen einer Thrombose leiten sich vor allem von Größe und Art des verschlossenen Gefäßes ab. Bedeutsam sind Unterschiede von arteriellen und venösen Thromben.

Arterielle Thromben führen infolge Verschlusses kleiner Gefäße meistens einen Infarkt in ihrem Versorgungsgebiet herbei. Allerdings gibt es hierzu Ausnahmen, die wir später besprechen. Zwei der wichtigsten Todesursachen der industrialisierten Gesellschaft, nämlich Myokardinfarkt und Hirninfarkt (Enzephalomalazie) gehen auf Thromben in atherosklerotisch veränderten Arterien zurück. Die Folgen einer arteriellen Thrombose zeigen sich meist rasch, da die Erscheinungen von seiten des von der Blutversorgung abgeschnittenen und geschädigten Organs (Infarkt) unübersehbar sind. Lumenverschließende arterielle Thromben embolisieren nicht häufig, da der Thrombus am Sitz seiner Entstehung offenbar eingekeilt ist. Indessen sind Thromben in Herzhöhlen oder in der Aorta hervorragende Quellen für Emboli, da sie zumeist wandständig sind und daher durch die kräftige und turbulente arterielle Blutströmung fragmentiert und weggespült werden. Über die bevorzugten Stellen solcher Thrombembolien unterhalten wir uns später.

Venenthrombosen (Phlebothrombosen) erzeugen selten einen Infarkt im Drainagegebiet, weil sich kollaterale Gefäße meistens so rasch erweitern, daß ein Umgehungskreislauf den venösen Blutabfluß im betroffenen Gebiet gewährleistet. Es gibt zwar Ausnahmen, bei denen solche Umgehungskreisläufe fehlen, z.B. beim Ovar, so daß dort venös bedingte Infarkte entstehen. Viele Venenthromben erzeugen jedoch an Ort und Stelle Schwierigkeiten. Von viel größerer Bedeutung ist indessen folgende Tatsache: *Venöse Thromben, wie sie in großen Beinvenen entstehen, neigen zur Loslösung oder zur Fragmentation und embolisieren fast immer in die Lunge, wie im nächsten Abschnitt dargelegt wird. Im Gegensatz hierzu verursachen Thromben in Wadenvenen oder anderen kleinen Venen selten eine Lungenembolie.*

Ein Verschluß großer Beinvenen durch Thromben erzeugt lokale Veränderungen und Symptome. Ödeme der unteren Extremitäten gehören zu den häufigeren Manifestationen. Ebenso erzeugen Thromben in oberflächlichen Beinvenen bei Varikosis umschriebene Ödeme; zudem verändern sie die Haut derart, daß geringe Traumen im betroffenen Gebiet zur Entwicklung wenig schmerzhafter, therapierefraktärer Ulzera führen. Thrombosierte Venen sind oft schmerzhaft und druckempfindlich. Daher löst eine dorsale Flexion des Fußes bei Thrombose von Wadenvenen Schmerzen aus. Dieses Phänomen ist als *Homan-Zeichen* bekannt. Das Zusammenpressen der Wadenmuskeln erzeugt ebenfalls Schmerzen. Die Tatsache, daß Phlebothrombosen Schmerzen bereiten, unterstützt die irrige Auffassung, daß ein primär entzündlicher Prozeß vorliege – daher die bereits erwähnte falsche Bezeichnung «Thrombophlebitis».

Mehr als 50% der Thrombosen großer Beinvenen, d.h. der Popliteal-, Femoral- und Iliakalvenen, sind asymptomatisch. Sie werden nur dann manifest, wenn – manchmal tödliche – Embolien auftreten. Daher ist die Prävention oder die Früherkennung von Phlebothrombosen, besonders bei hospitalisierten Patienten, von großer klinischer Bedeutung.

Am Schluß dieser Diskussion über die Thrombose gilt es hervorzuheben, daß wir mit manchen Situationen gesteigerten Thromboserisikos gut vertraut sind. Trotzdem bleibt die Thrombogenese letztlich ein verwirrendes und unvorhersehbares Phänomen. Sie kann irgendwann auftreten, unter beliebigen Bedingungen, sogar erstaunlich oft bei anscheinend gesunden, aktiven Personen, ohne daß die Ursache oder eine bestimmte Prädisposition bekannt wären.[24]

Disseminierte intravasale Gerinnung (DIG)

Die schleichende oder akute Entwicklung einer Myriade von Fibrinthromben in der Mikrozirkulation – eine disseminierte intravasale Gerinnung (DIG) – tritt als Komplikation vieler Krankheiten auf, wie bei geburtshilflichen Komplikationen oder metastasierenden Neoplasmen. In einzelnen Fällen setzen nach der DIG eine aktive Fibrinolyse und hämorrhagische Diathese ein. Die Bildung multipler Thromben verursacht einen raschen Verbrauch von Plättchen, Prothrombin, Fibrinogen sowie der Faktoren V, VIII und X, deshalb die Synonyme *«Verbrauchskoagulopathie»* und *«Defibrinierungssyndrom»*. Gleichzeitig wird das Plasminogen-Plasminsystem aktiviert. Es bilden sich gerinnungshemmende Kataboliten von Fibrin(ogen). So entwickelt sich aus einer primär thrombotischen Manifestation sekundär eine hämorrhagische Diathese. Die DIG ist keine primäre eigenständige Krankheit. Vielmehr tritt sie als Komplikation verschiedenartiger primärer krankhafter Veränderungen auf, bei denen das intrinsische oder extrinsische Aktivierungssystem von Thrombin in Gang kommt. Die DIG hat viele Beziehungen zur thrombotischen, thrombozytopenischen Purpura und zu anderen ähnlichen hämorrhagischen Diathesen.

Embolie

Der Embolus, ein intravasal zirkulierender, freier, solider flüssiger oder gasförmiger Körper, wird durch den Blutstrom vom Ort seiner Entstehung an eine andere intravasale Stelle verschleppt. Fast 99% aller Emboli entstehen aus Thromben (Thrombemboli). Zu den selteneren Formen von Emboli zählen wir Knochen- oder Knochenmarkfragmente, Atherommassen aus rupturierten atherosklerotischen Plaques, Fetttröpfchen, Bruchstücke von Neoplasmen, Fremdkörper (z.B. Geschosse) sowie Gas- oder Stickstoffbläschen *Wenn nähere Angaben fehlen, impliziert der Begriff «Embolie» nichts anderes als eine Thrombembolie.* Zur Definition der Embolie gehört auch das Steckenbleiben des Embolus in einem sich verjüngenden Gefäß, so daß dieses hierdurch partiell oder total verschlossen wird. Je nach ihrem Ursprungsort bleiben Emboli an einer beliebigen Stelle des Pulmonalkreislaufs oder des großen Kreislaufs stecken. Daher bezieht sich die Diskussion der

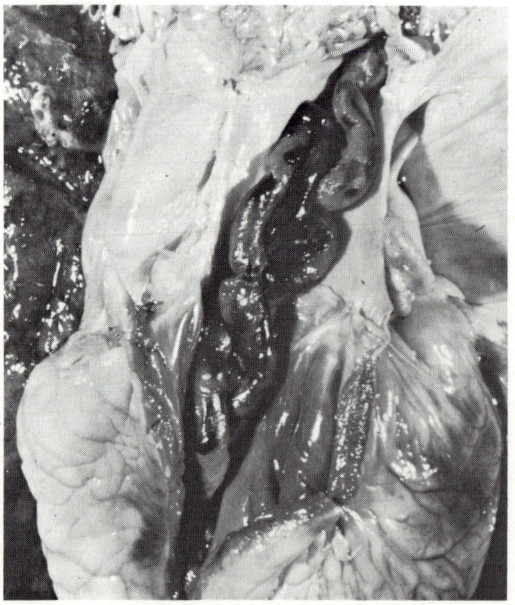

Abb. 3.17: Ein großer, verflochtener Thrombembolus, aus Unterschenkelvenen stammend, liegt im rechten Herzventrikel, über der Pulmonalklappe und in der Pulmonalarterie («massive Lungenembolie»).

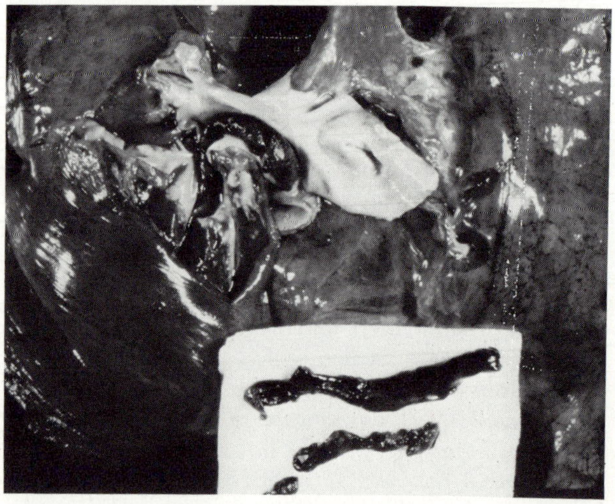

Abb. 3.18: Lungenembolie. Große Thrombemboli nehmen das Lumen großer Äste der linksseitigen Pulmonalarterie ein. Einzelne herauspräparierte Embolusfragmente sind unten in der Mitte erkennbar.

Embolie am sinnvollsten auf diese beiden Hauptvarianten und auf deren unterschiedliche klinische Auswirkungen.

Lungenembolie

Die Lungenembolie ist die häufigste vermeidbare Todesursache bei hospitalisierten Patienten. Im Rahmen der allgemeinen Pathologie genügt eine kurze Übersicht.

Der Verschluß eines großen oder mittelgroßen Astes einer Pulmonalarterie gilt bis zum Beweis des Gegenteils als embolisch. Der thrombotische Verschluß von Lungenarterien kommt außerordentlich selten vor, praktisch nur dann, wenn eine pulmonale Hypertonie zur Atherosklerose oder anderen hypertensiven Schäden der Pulmonalgefäße geführt hat, oder nach Thoraxtraumen. Die wahre Häufigkeit der Lungenembolie, besonders der tödlichen Formen, bleibt aus verschiedenen Gründen im dunkeln. So kommen Thrombembolien – nicht massive und daher symptomarme Formen – bei ambulanten Patienten vor und entgehen der Diagnose. Aber auch bei hospitalisierten Patienten wird höchstens ein Drittel aller Lungenembolien vor dem Tod erkannt. In etwa der Hälfte der Fälle erweist sich die klinische Diagnose einer tödlichen Embolie bei autoptischer Untersuchung als falsch.[25] Auch autoptisch ermittelte Daten streuen unglücklicherweise sehr stark. Angaben über die Häufigkeit von Lungenembolien bei hospitalisierten Patienten schwanken von weniger als einem Prozent in einem unselektierten Kollektiv bis zu Extremwerten von 64%.[26] Wenn wir nur die tödlichen Lungenembolien betrachten, liegt die autoptisch ermittelte Häufigkeit um 0,3% bei Patienten in internmedizinischen Abteilungen, um 1% bei Patienten in chirurgischen Abteilungen, und bei 5–8% bei Patienten mit Hüftfrakturen.[21] Wie groß auch immer ihre genaue Häufigkeit ist, bleibt die Lungenembolie eines der klinischen Hauptprobleme besonders bei hospitalisierten Personen. In den Vereinigten Staaten führt sie jährlich den Tod von ungefähr 50 000 Personen herbei.

Mindestens 95% aller Lungenembolien gehen von tiefen Beinvenen aus, nämlich von Popliteal-, Femoral- und Iliakalvenen. Auch wenn in solchen Fällen eine Lungenembolie mit Sicherheit besteht, läßt sich die Phlebothrombose nur in 20–70% der Fälle nachweisen, je nachdem, ob auch invasive Methoden wie Phlebographie zum Einsatz kommen. Diese Tatsache ist von klinischer Bedeutung. Thromben in oberflächlichen, oft varikösen Beinvenen, in Venen der Wadenmuskulatur, in kleineren Beckenvenen wie des Plexus prostaticus, des Ligamentum latum, des Plexus ovaricus oder uterinus, führen kaum zu Embolien.

Je nach Dicke und Länge des Embolus kommt es zum Verschluß des Hauptstamms der Pulmonalarterie, besonders wenn der Thrombembolus einen Knäuel bildet (Abb. 3.17). Der Thrombembolus reitet manchmal auf der Bifurkation der Arteria pulmonalis *(reitender Thrombembolus)* oder gelangt in die sich verjüngenden Äste der Pulmonalarterien (Abb. 3.18). Oft treten multiple Emboli auf, möglicherweise nacheinander, oder es zerfällt ein größerer Thrombembolus in viele Fragmente, die als thrombembolischer «Schauer» viele kleinere Gefäße verschließen. Beim Patienten, der eine Lungenembolie überlebt, wird das Risiko einer zweiten Embolie auf 30% beziffert. Dieses Risiko nimmt mit jeder neuen embolischen Episode zu. In seltenen Fällen, besonders wenn der Druck im rechten Herzen höher ist als im linken, tritt ein Embolus durch eine Verbindungsstelle zwischen Herzhöhlen oder -vorhöfen hindurch und gelangt in den großen Kreislauf *(paradoxe Embolie)*.

Die ausführliche Beschreibung der pulmonalen Thrombembolie ist Gegenstand der speziellen Pathologie. Hier soll nur folgendes in groben Zügen festgehalten werde.

- Die klinische Bedeutung einer Lungenembolie hängt von Größe und Sitz der verschlossenen Arterie ab, von der Zahl der Thrombemboli, der prozentualen Verlegung des gesamten Gefäßquerschnitts des Pulmonalkreislaufs, und dem kardiorespiratorischen Zustand des Patienten.
- *Die meisten Thrombembolien der Lunge (60–80%) bleiben klinisch stumm*, da es sich um kleine Emboli handelt, die sich oft innert Stunden infolge der fibrinolytischen Aktivität des Bluts auflösen. Wenn keine Herzinsuffizienz besteht, genügt der Kollateralkreislauf über die Bronchialarterien zur Erhaltung der Viabilität des Lungenparenchyms.
- *Plötzlicher Tod und akutes Rechtsherzversagen (akutes Cor pulmonale) oder kardiovaskulärer Schock treten in etwa 5% der Fälle auf, d.h. wenn mehr als 60% des gesamten Pulmonalgefäßquerschnitts durch einen einzigen großen oder durch viele gleichzeitig auftretende kleine Emboli verschlossen werden.* Die massive Lungenembolie ist eine der wenigen Ursachen buchstäblich in Sekunden eintretender Todesfälle, bevor der Patient überhaupt Schmerzen oder Atembeschwerden empfindet. Wir wissen, daß unter diesen Umständen kein Infarkt zustande kommt.
- *Der Verschluß relativ kleiner Äste der Pulmonalarterien (in 10–15% der Lungenembolien), die funktionell als Endarterien betrachtet werden können, erzeugt meist einen Lungeninfarkt.* Mitunter zerfällt ein proximal gelegener, größerer Embolus in kleinere Fragmente, die Gefäße entsprechenden Kalibers verschließen und auf diese Weise einen Infarkt erzeugen, Stunden oder sogar Tage nach dem akuten embolischen Geschehen. Patienten mit Lungeninfarkten entwickeln meist eine Dyspnoe infolge Restriktion des funktionellen Lungenvolumens; pathogenetisch wichtiger sind hierbei aber reflektorische, humoral oder neural bedingte Vaso- und Bronchialkonstriktion. Infolge der sterilen Entzündung der bedeckenden Pleura stellen sich meist Thoraxschmerzen ein. Manchmal besteht eine Hämoptyse. In Abhängigkeit von Größe und Zahl der Embolie sowie des verschlossenen Gefäßquerschnitts kommt es zu Synkopen.
- *Ein embolischer Verschluß mittelgroßer Arterien (10–15% aller Thrombembolien der Lunge), die nicht Endarterien sind, bedingt meist keinen Lungeninfarkt, sondern eher zentral gelegene Lungenblutungen.* Bei proximaleren Lokalisationen genügen die Anastomosen zwischen Pulmonal- und Bronchialkreislauf zur Erhaltung der Viabilität des versorgten Lungenparenchyms, falls der Patient vor der Embolie kardiorespiratorisch gesund war. Bestanden aber vor der Embolie Herzinsuffizienz oder Lungenkrankheiten, bedingen auch proximal gelegene Emboli große Infarkte. Patienten mit Lungenblutungen leiden meist an Dyspnoe und Hämoptyse. Da die zentral gelegene Blutung die Pleura nicht in Mitleidenschaft zieht, entwickeln sich selten pleuritische Thoraxschmerzen. Radiologisch bildet sich eine Lungenblutung dieser Art in wenigen Tagen zurück, da weder Gewebenekrosen noch Narben entstehen wie beim Infarkt. Je nach verschlossenem Gefäßquerschnitt kommt es bei Patienten mit solchen Emboli zum Schock (Abb. 3.19).
- Seltener führen multiple (rezidivierende) Thrombembolien der Lunge zu pulmonaler Hypertonie, chronischer Rechtsherzüberlastung (chronisches Cor pulmonale) und nach längerer Zeit zur Sklerose der Lungengefäße. Es stellt sich eine zunehmend schwere Dyspnoe ein. Eine schematische Darstellung der verschiedenen Sequenzen bei Thrombembolie der Lunge findet sich in Abb. 3.20.

Rasche Diagnose und frühe wirksame Behandlung mildern die Folgen einer Lungenembolie bei Patienten, die die Initialphase überleben. Sogar ohne Behandlung kommt eine um 10–20% bessere Perfusion innerhalb der ersten 24 Stunden nach thrombembolischem Verschluß einer Lungenarterie zustande, wie angiographische Untersuchungen und Scanning-Studien gezeigt haben. Öfters kommt es zu vollständiger Lyse des Embolus im Verlauf von Wochen oder Monaten.[27] Die Geschwindigkeit, mit der diese Besserung eintritt, hängt in erster Linie von Größe und Alter des Thrombembolus ab. Hierbei mögen die Kontraktion oder die Fragmentation der thrombotischen Masse für die Wiederherstellung der Perfusion eine gewisse Rolle spielen, wichtiger aber ist die spontane Fibrinolyse. Falls diese endogene Reaktion durch rasche Gabe fibrinolytischer Substanzen wie von Urokinase oder Gewebe-Plasminogenaktivatoren verstärkt wird, erfolgt die Lyse oft prompt und vollständig. So betrug die Mortalität bei Diagnose einer Lungenembolie vor Einführung der fibrinolytischen Therapie um 30–40%. Mit den heute gebräuchlichen Behandlungsmethoden ist sie aber um 5–10% gesunken.[28] Unglücklicherweise ist trotz hochgradiger diagnostischer Sensibilisierung und Anwendung moderner Methoden höchstens einer von drei Fällen tödlicher Lungenembolien vor dem Tod diagnostizierbar.

Welches ist das Schicksal eines Embolus, der sich nicht auflöst? Genau wie Thromben können Thrombemboli

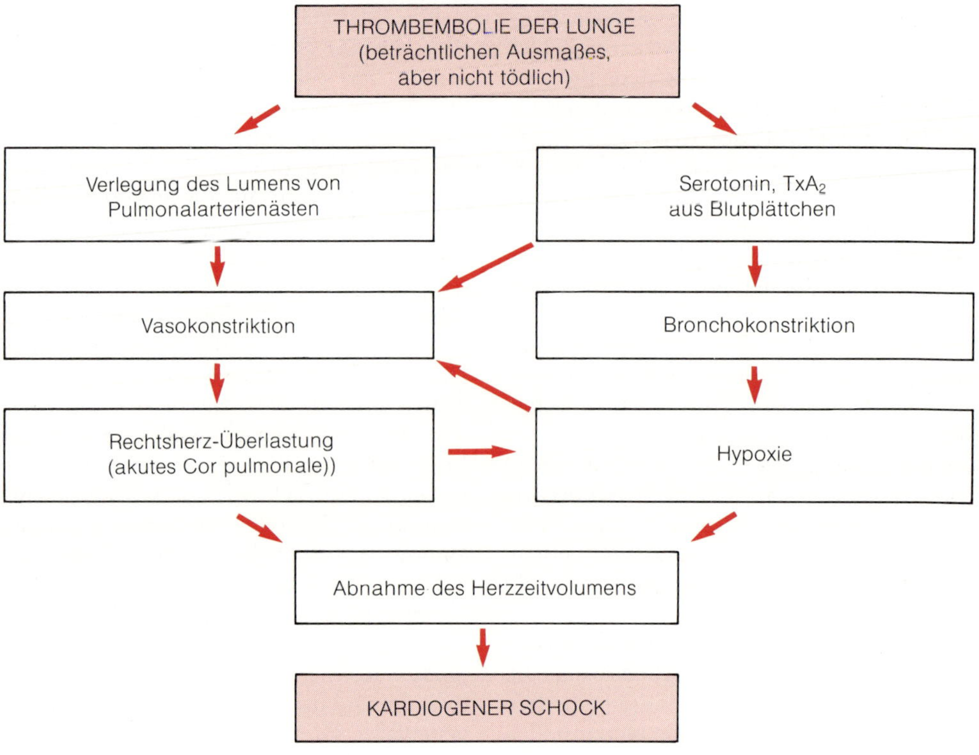

Abb. 3.19: Pathophysiologie des Schocks bei Lungenembolie.

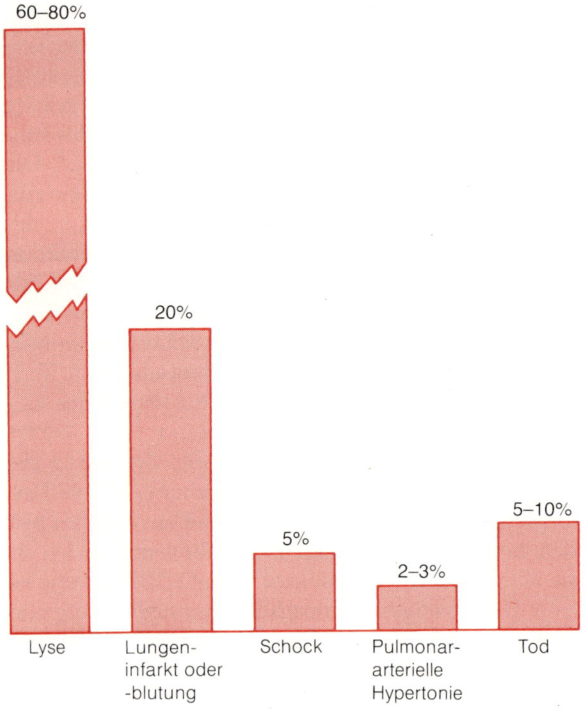

Abb. 3.20: Folgen der Thrombembolie der Lunge.

bindegewebig organisiert und als endothelisierte bindegewebige Polster der Wand einer Pulmonalarterie einverleibt werden. Derartige wandständige Ausbuchtungen tragen zur Entwicklung einer pulmonalen Hypertonie, einer Pulmonalgefäß-Sklerose, wie auch der pulmonalen Atherosklerose bei. Oft bleiben nach Organisation des Thrombus zarte, fadenförmige fibröse Intimastränge zurück, die das Lumen überbrücken («Strickleitern»). So sind die klinischen Konsequenzen einer Lungenembolie vielfältig: auf der einen Seite des Spektrums steht die Katastrophe – ein Blitz aus heiterem Himmel, auf der andern Seite die klinisch inapperzepte Thrombembolie, die anatomisch nur Fäden hinterläßt.

Arterielle Embolie

Der Begriff bezieht sich auf Thrombembolien im arteriellen Kreislauf. Bei mehr als 80% aller arteriellen Embolien stammen die Thromben aus dem Herzen. Etwa 60–65% dieser Thromben bilden sich im linken Herzventrikel nach Myokardinfarkt. Nur etwa 5–10% stammen aus Vorhofthromben, die bei rheumatischen Herzkrankheiten entstanden sind. Kardiomyopathien sind in etwa 5% der Fälle Ursache von Thromben.[29]

Pathogenetisch waren in diesem Zusammenhang vor 30–40 Jahren Myokardinfarkte weniger häufig als rheumatische Herzkrankheiten, im Gegensatz zu den heutigen – gerade umgekehrten – Verhältnissen; die Häufigkeit des rheumatischen Fiebers hat offensichtlich abgenommen. Unabhängig von der Ursache der Herzkrankheit bedingen Arrhythmien wie Vorhofflimmern ein erhöhtes Embolierisiko. Weniger häufige Quellen arterieller Emboli sind Thromben, die sich auf ulzerierten atherosklerotischen Plaques bilden, Aortenaneurysmen, infektiöse Endokarditis, Herzklappen- oder Aortenprothesen und paradoxe Emboli. Hierbei gelangen venöse Thromben durch eine angeborene Rechts-Linksverbindung des Herzens in den großen Kreislauf. In etwa 10–15% der Fälle läßt sich die Emboliequelle nicht ermitteln. Die Rezidivrate für arterielle Embolien beträgt etwa 30%.

Im Gegensatz zu venösen Emboli gehen *arterielle Emboli sehr unterschiedliche Wege und erzeugen fast immer einen Infarkt.* Embolisieren Bestandteile von Thromben bei Endokarditis, der eine Infektion durch virulente Organismen zugrunde liegt, erzeugen diese Thrombemboli septische Infarkte, die rasch in große Abszesse übergehen. Hauptlokalisationen arterieller Embolien sind untere Extremitäten (70–75%), Gehirn (10%), Viszera (10%, einschließlich Mesenterium, Nieren, Milz) und obere Extremitäten (7–8%).[30] Die Konsequenzen hängen davon ab, wo der Embolus stecken bleibt, und daher von seiner Größe. Ein embolischer Verschluß der Femoralarterie ist katastrophal, indem er einen Infarkt (Gangrän) der unteren Extremitäten bewirkt, ohne daß hierbei unmittelbare Lebensgefahr bestünde. Dagegen kann ein kleiner Embolus, der die Arteria cerebri media verschließt, innerhalb von Stunden oder Tagen den Tod herbeiführen. Es kommt aber auch vor, daß die mangelnde Blutversorgung infolge embolischen Verschlusses des Circulus arteriosus Willisii vollständig durch Umgehungskreisläufe kompensiert wird. Wie bei den Lungenembolien haben Frühdiagnose und wirksame Behandlung – allgemeine supportive Therapie, Antikoagulation, Embolektomie – die Prognose in hohem Maß verbessert, sowohl für die Erhaltung des Organs wie für das Leben. Trotzdem bleibt die Mortalität nicht unbedeutend. Sie ist in erster Linie auf kardiovaskuläre Krankheiten zurückzuführen, von denen die Thrombembolie ausging.

Fruchtwasserembolie (-Infusion)

Diese schwere Komplikation, die meist unter oder unmittelbar nach der Geburt auftritt, ist heute eine der Hauptursachen mütterlicher Mortalität geworden, da sich andere letale Komplikationen, z.B. Blutungen, Toxämie oder Lungenembolie, viel wirksamer behandeln lassen als Fruchtwasserembolien. Glücklicherweise tritt diese Krankheit, die man auch als Fruchtwasserinfusion bezeichnen könnte, selten auf, d.h. bei etwa einer von 50000 Geburten. Die Mortalitätsrate beträgt 86%.[31] Klinisch verursacht die Fruchtwasserembolie plötzlich, ohne Warnung, ein dramatisches Bild, das schwere Atemnot, massive Zyanose und kardiovaskulärer Schock kennzeichnen. In einzelnen Fällen folgen rasch klonisch-tonische Krämpfe und tiefes Koma. Überlebt die Patientin die initiale Krise, machen sich in wenigen Stunden ein beträchtliches Lungenödem sowie in etwa der Hälfte der Fälle Blutungen aus Uterus und verletzten Stellen des Geburtskanals bemerkbar, im Sinn einer beginnenden disseminierten intravasalen Gerinnung (DIG). Manchmal leiten unspezifische Warnsymptome wie Schüttelfrost, Übelkeit, Erbrechen, Angst und Unruhe die akute Krise ein. Als Risikofaktoren gelten Schwangerschaft in höherem Alter, Multiparität und stürmische Wehentätigkeit. Indessen kommt die Fruchtwasserembolie in jeder geburtshilflichen Situation zustande, einschließlich des Aborts und der Sectio caesarea. Man vermutet, daß Amnionflüssigkeit mit sämtlichen Bestandteilen nach Ruptur der fetalen Membranen durch Uteruskontraktionen in Venen des Corpus oder der Cervix uteri gepreßt wird. *Daher finden sich bei autoptischer Untersuchung Partikel fetaler Haut, Lanugohaare, lipidhaltige Partikel der Vernix caseosa, mukoides Material aus Respirations- oder Gastrointestinaltrakt des Fetus, gelegentlich Galle aus Mekonium und Amnionflüssigkeit in der pulmonalen Mikrovaskulatur der Mutter* (Abb. 3.21).[32] Oft bestehen auch ein ausgeprägtes Lungenödem und Veränderungen, die für das Atemnotsyndrom des Erwachsenen (ARDS) typisch sind. Selten – dies vermutlich wegen der sehr aktiven Fibrinolyse – fallen Fibrinthromben in mikroskopisch kleinen Gefäßen der Lunge auf.

Offensichtlich löst die Infusion von Amnionflüssigkeit in den mütterlichen Blutkreislauf diese Veränderungen aus, die pathogenetischen Grundlagen der klinischen Manifestationen bleiben aber unklar. Früher wurde der Verlegung des Lungenkreislaufs durch Partikel in der Amnionflüssigkeit, z.B. durch Hornschuppen, Fetttröpfchen sowie der Bildung von Fibrinthromben, die Hauptrolle zugeschrieben. Solche Mechanismen sind pathogenetisch ohne Zweifel bedeutsam. Klinische und experimentelle Studien lassen aber vermuten, daß nicht nur mechanische Faktoren eine Rolle spielen.[33] So korreliert die Menge des autoptisch nachgewiesenen Materials in Lungengefäßen schlecht mit der Zeit, die bis zum Todeseintritt vergeht. Zudem erzeugt die Infusion des Überstands von Amnionflüssigkeit in den Kreislauf von Versuchstieren ein ähnliches Syndrom. Man nimmt deshalb an, daß gewisse humorale Faktoren der Amnionflüssigkeit eine pulmonale Vasokonstriktion herbeiführen, die Herzkontraktionen behindern und auf diese Weise eine Atem- und Herzinsuffizienz verursachen. Für die Bedeutung von Prostaglandin $F_2\alpha$, dessen Konzentration in der Amnionflüssigkeit unter der Wehentätigkeit zunimmt, fehlen Beweise.[34] Es bedarf

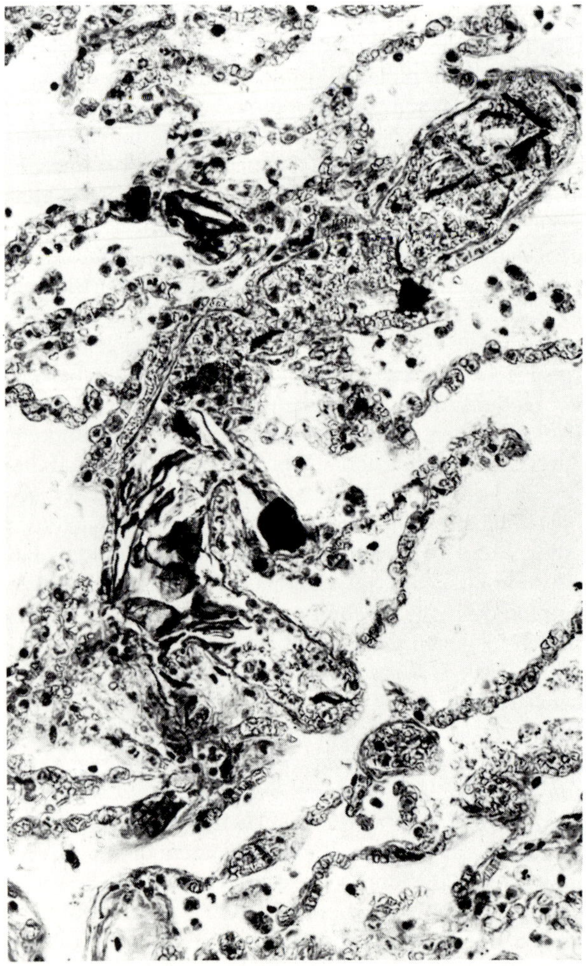

Abb. 3.21: Fruchtwasserembolie. Dunkel gefärbtes mukoides Material und Hornschuppen liegen im Lumen kleiner Äste von Lungenarterien und interalveolärer Kapillaren.

weiterer Forschungsergebnisse, um die wahre Ursache dieser seltenen Krankheit und ihrer katastrophalen Folgen zu finden und das Leben der Mutter zu erhalten. Auch heute bleibt diese schwere Krankheit, Ursache hoher mütterlicher Mortalität, nicht vorhersehbar. Eine wirksame Prophylaxe gibt es nicht.[35, 36]

Luft- oder Gasembolie (Caisson- oder Dekompressions-Krankheit)

Bleiben zirkulierende Luft- oder Gasblasen intravasal stecken, verlegen sie die Strombahn und erzeugen Gewebeschäden, genau wie dies Thromben tun. Die entstandenen Läsionen zählt man zu Barotraumen. Luft oder Gas treten unter der Geburt oder bei Abort in die Zirkulation, indem Kontraktionen des Uterus die Bläschen in rupturierte venöse Sinus pressen. Die Verletzung einer großen Arterie oder Vene beim Anlegen eines Pneumothorax führt ebenfalls zur Luftembolie. Sie kommt auch dann zustande, wenn bei Verletzung von Lunge oder Thoraxwand gleichzeitig eine größere Vene eröffnet wird. Damit wird der Eintritt von Luft während der inspiratorischen Unterdruckphase möglich. Die Gasblasen wirken intravasal wie Fremdkörper, wobei viele kleine Blasen oft zu größeren schaumigen Gebilden fusionieren, die größere Blutgefäße verschließen, meist in der Lunge oder im Gehirn. Größere Bläschenkonglomerate verfangen sich auch in den Kammern des rechten Herzens und blockieren das Ostium der Pulmonalarterie. Der Tod kann plötzlich eintreten. Hierzu bedarf es aber größerer Luftmengen. Wahrscheinlich führen erst Volumina um etwa 100 cm^3 zu klinischen Problemen. Die kleinen Volumina, die bei intravenöser Behandlung ins Blut gelangen, gelten als harmlos, da die Luft rasch im Blutplasma gelöst wird.
Bei Verdacht auf Luft- oder Gasembolie sollen bei der Autopsie Herz und große Äste der Pulmonalarterie unter Wasser geöffnet werden, um die entweichenden Gase nachzuweisen. Manchmal lenkt der schaumige Aspekt des Bluts die Aufmerksamkeit auf die Gasbläschen und auf die Möglichkeit einer Luftembolie.
Eine besondere Form der Gasembolie, die *Caisson- oder Dekompressions-Krankheit*, befällt Personen, die einer raschen Änderung des atmosphärischen Drucks ausgesetzt waren. Ein besonderes Risiko besteht für Sporttaucher («Scuba»), Tiefsee-Berufstaucher und Personen, die längere Zeit unter Wasser in Caissons arbeiten (z.B. Tunnelarbeiten, Fundamente für Bohrinseln). Für Tauchgänge in geringer Tiefe kann komprimierte Luft verwendet werden, in größere Tiefen und bei höherem Umgebungsdruck (Tunnelarbeiten, Arbeiten mit Caissons), bedarf es aber einer Mischung von komprimiertem Sauerstoff und Helium, um die narkotische Wirkung von Stickstoff zu umgehen. Jedes Gas, das unter hohem Druck eingeatmet wird, löst sich in größerer Menge in Blut, Gewebeflüssigkeit und besonders im Fettgewebe. Erfolgt die Dekompression zu rasch, bildet das aus der Lösung austretende Gas Bläschen. Sauerstoff ist gut löslich, Stickstoff und Helium aber verweilen während langer Zeit in Blut und Geweben und verursachen Gasembolien.[37]
Es gibt zwei Arten der Dekompressionskrankheit, die akute und die chronische Form. Die *akute Form* geht mit Schmerzen oder Atemstörungen einher. Die akute Verlegung kleiner Gefäße in Gelenken und deren Umgebung wie auch in Skelettmuskeln bewirkt, daß sich der Patient vor Schmerzen krümmt («bends»). Ein ähnlicher Prozeß löst eine akute Dyspnoe («chokes») aus, während die Verlegung von Blutgefäßen im Zentralnervensystem zu Benommenheit, Koma und Tod führt.
Die chronische Form der Dekompressionskrankheit ist auch unter dem Namen der Caisson-Krankheit bekannt. Hier führen vermutlich persistierende Gasemboli zu multi-

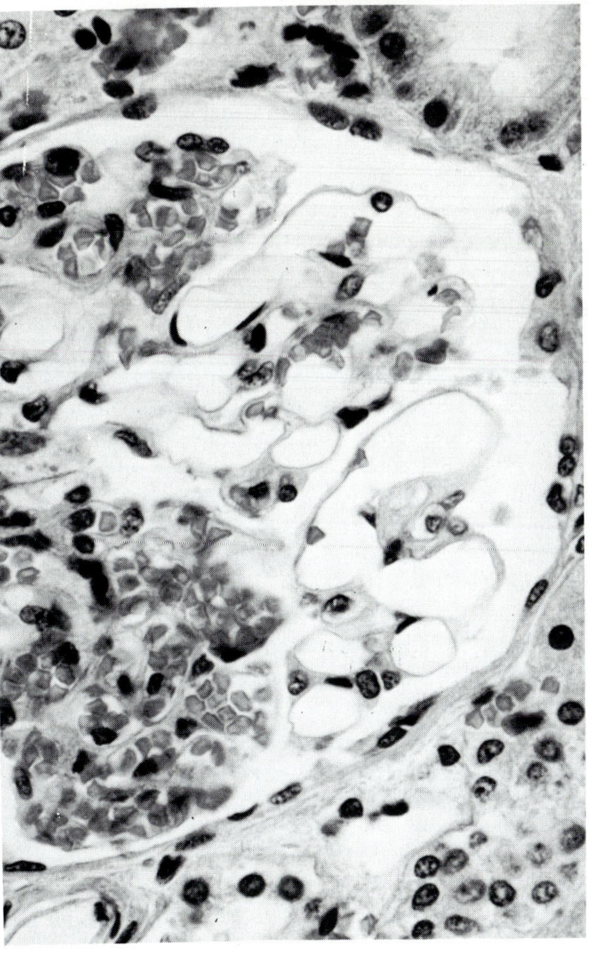

Abb. 3.22: Fettembolie in der Niere. Die scheinbar leeren Kapillarlumina waren durch (nun herausgelöste) Fett-Tröpfchen eingenommen, wie aus dem Vergleich mit durchgängigen, prall mit Erythrozyten gefüllten, hyperämischen Schlingen links im Bild hervorgeht.

plen Herden ischämischer Nekrose im Skelett, besonders in Femurkopf, Tibia und Humerus. Die genaue Pathogenese dieser ischämischen Nekroseform des Knochens ist nicht bekannt. Man nimmt an, daß Aktivierung von Plättchen und intravasale Gerinnung eine Rolle spielen. Zudem soll eine Hypoxie die Adipozyten im Knochenmark derart schädigen, daß sie schwellen, dadurch die Mikrovaskulatur weiter einengen und vaskulär bedingte Nekrosen begünstigen.[38] Sind einmal Knocheninfarkte entstanden, kann man nicht viel anderes tun, als die spontane Besserung abzuwarten. Gelegentlich hilft auch eine chirurgische Rekonstruktion. In der akuten Phase der Gasembolie bringt die Rekompression mit nachfolgender langsamer Dekompression der verunglückten Person in einer Druckkammer das Gas in embolisierten Bläschen wieder in Lösung.

Fettembolie

Bei fast allen Patienten, die kurze Zeit nach Frakturen größerer Knochen, wie des Femurs und des Beckens, oder nach ausgedehnten Weichteilverletzungen und Verbrennungen sterben, sind autoptisch mikroskopische Fetttröpfchen in Blutgefäßen nachweisbar. Viel seltener treten solche Fetttröpfchen bei verschiedenen Krankheiten ohne vorausgegangene Traumen auf, wie bei Diabetes mellitus, Sichelzellanämie und Pankreatitis. Indessen verursachen intravasale Fetttröpfchen nur bei 0,5–5% der traumatisch bedingten Fälle ein «Fettembolie-Syndrom». Dieses tritt etwa 24 bis 72 Stunden nach dem Trauma auf, unter dem Bild einer progressiven respiratorischen Insuffizienz, zunehmenden Bewußtseinsstörungen sowie Thrombozytopenie und mit Petechien in Bindehäuten und oberen Körperteilen. Mitunter sind Fetttröpfchen im Urin nachweisbar. *Es ist daher wichtig, beim Nachweis von Fetttröpfchen in der Blutzirkulation (oft in der Mikrovaskulatur der Lunge) nicht in allen Fällen ein Fettembolie-Syndrom zu postulieren, dessen Mortalität um 10–15% beträgt.* In typischen Fällen können bei diesem Syndrom reichlich Fetttröpfchen auftreten, meist in der Mikrozirkulation von Lunge, oft auch in Gehirn und Nieren. Ein Überblick über die morphologischen Veränderungen mag vor der Besprechung der Pathogenese hilfreich sein.

Morphologische Befunde Bei Verdacht auf Fettembolie führt bei der Autopsie manchmal ein leichter Druck, den man auf Lungenscheiben unter Wasser (Kochsalzlösung) ausübt, zur Freisetzung von Fetttröpfchen, die dann als «Augen» an der Oberfläche schwimmen. Der mikroskopische Nachweis der Fettembolie in der Mikrovaskulatur besonders von Lunge, Hirn und Nieren ist schwierig. In Paraffinschnitten fallen lediglich scharf begrenzte, optisch leere Räume auf, in denen geformte Elemente des Bluts durch (nun herausgelöste) Lipide verdrängt worden sind (Abb. 3.22). Hier bewähren sich Gefrierschnitte und Fettfärbungen, damit die zur Paraffineinbettung üblicherweise verwendeten organischen Lösungsmittel das Fett nicht herauslösen. Es finden sich zudem viele andere Veränderungen der Lunge, im wesentlichen Ödem, Stauung, Atelektase, eiweißreiches Exsudat in Alveolen und hyaline Membranen – d.h. Veränderungen, die einer diffusen Schädigung der Alveolen und damit klinisch dem Atemnotsyndrom des Erwachsenen entsprechen (ARDS). Die Veränderungen des Zentralnervensystems sind außerordentlich variabel und hängen von der Lokalisation und der Dauer der Krankheit ab. Im Frühstadium mag das Gehirn makroskopisch völlig normal sein. Nur bei Anwendung der erwähnten Untersuchungsmethoden lassen sich mikroskopisch Fettemboli nachweisen. Nach einigen Tagen treten Hirnödem und herdförmige mikroskopische Blutungen, besonders in der weißen Substanz, auf. Voll entwickelte Mikroinfarkte sind selten. Als charakteristisch gelten Petechien in der Haut, besonders der oberen Körperhälfte, in Konjunktiven und serösen Häuten.

Die herkömmliche Vorstellung über das Fettembolie-Syndrom besagt, daß infolge Ruptur von Sinusoiden oder Venolen Mikrotröpfchen aus Fettmark oder subkutanem Fettgewebe in die Zirkulation gelangen und embolisieren. Die meisten Tröpfchen werden hierbei in der Lunge gefangen, wo sie kleine Gefäße verschließen. Einzelne Tröpfchen, die sich durch den Lungenkreislauf hindurch winden, gelangen in den großen Kreislauf und ins Gehirn. Auch wenn bei der Autopsie die meisten Tröpfchen in der Mikrovaskulatur der Lunge gefangen sein sollten, genügte die gesamte Menge dieser Tröpfchen kaum zur Erklärung des klinischen Verlaufs. Das Syndrom tritt gelegentlich auch ohne vorausgehendes Trauma auf, und einzelne der Lungenveränderungen, z.B. das ARDS, lassen sich nicht ohne weiteres auf die Fetttröpfchen zurückführen. Man ist deshalb heute der Ansicht, daß die Pathogenese des Symptomenkomplexes multifaktoriell ist. Unter den vielen Mechanismen, die in Betracht gezogen worden sind, können wir vor allem folgende herauskristallisieren: 1. Embolisierung von Fetttröpfchen aus Fettdepots, wie vorhin beschrieben. 2. Instabilität der Emulsion und intravaskuläre Bildung von Fett-Mikrotröpfchen. 3. Chemisch bedingte Läsionen der Mikrovaskulatur. 4. Aktivierung des Gerinnungssystems.

Die *Theorie der unstabilen Emulsion* besagt, daß sich aus Fettsäuren und Chylomikronen in der Zirkulation weitere Fetttröpfchen bilden, zusätzlich zu denjenigen, die aus Fettgewebsdepots stammen.[39]

Die *Theorie der chemisch bedingten Läsion* besagt, daß die hohen Konzentrationen freier Fettsäuren im Blutplasma eine Endothelschädigung der Mikrovaskulatur verursachen, besonders in der Lunge. Hierbei kommt ein diffuses Kapillarlecksyndrom zustande, verbunden mit einem ARDS. Eine toxische Endothelschädigung würde auch das gelegentlich auftretende beträchtliche Lungenödem erklären. Die zerebrale Komponente ließe sich hierbei auf die Hypoxie infolge pulmonaler Läsionen zurückführen.

Die *Aktivierung der Gerinnung*, wobei im wesentlichen eine DIG entsteht, würde wohl die Entstehung von Fibrinthromben in Lunge und anderen Organen begünstigen. Solche Thromben werden histologisch selten beobachtet, die hochaktive Fibrinolyse böte indessen eine gute Erklärung für ihren Abbau vor dem Tode. Zudem könnten aus Blutplättchen freigesetzte vasoaktive Amine und Peptide eine Vasokonstriktion und damit eine Hypoxämie und zerebrale Hypoxie fördern.

Dieser Mechanismus oder das Zusammentreffen mehrerer Mechanismen dürften von Fall zu Fall die Entwicklung eines Fettemboliesyndroms begünstigen.

Infarkt

Unter Infarkt verstehen wir eine umschriebene ischämische Nekrose in Organen oder einem Gewebe, die meist infolge rascher Unterbrechung der arteriellen Blutzufuhr oder, gelegentlich, des venösen Abflusses zustande gekommen ist. Gefäßverschlüsse führen indessen nicht immer ischämische Nekrosen herbei, wie wir sehen werden. Die Gefäßobturation kann lediglich eine Atrophie erzeugen oder überhaupt ohne Folgen bleiben. *Die Unterbrechung der arteriellen Blutzufuhr verursacht mit höherer Wahrscheinlichkeit einen ischämischen Infarkt als die venöse Obturation.* Wohl kann eine Lungenembolie als Komplikation einer Phlebothrombose auftreten. Bleibt aber der Thrombus *in situ*, wird er manchmal nur für kurze Zeit eine Stase erzeugen, bis der erhöhte Venendruck distal der Obstruktion zur Dilatation der Umgehungskreisläufe führt. Hierbei wird die Blutzirkulation im betroffenen Gewebe wenigstens teilweise wiederhergestellt. In Organen, die nur einen einzigen venösen Abfluß haben, kann aber der Verschluß dieser Vene einen Infarkt verursachen. Dies sehen wir am Beispiel der Verlegung des venösen Abflusses des Hodens oder des Ovars. Im Gegensatz hierzu fällt der arterielle Blutstrom nach Verschluß vollständig aus, da Umgehungskreisläufe oft fehlen. Es entsteht ein Infarkt.

Häufigste Ursache der Gefäßobstruktion sind Thrombosen und Embolien. Seltener bedingen andere Gefäßläsionen, wie große atherosklerotische Plaques oder die Kompression von Gefäßen durch expansiv wachsende Neoplasmen oder durch narbige Adhäsionen, eine Lumenverengung und einen Infarkt. Spasmen der Koronararterien führen ebenfalls Myokardinfarkte herbei. Die Einengung oder der Verschluß eines Gefäßes kann auch auf der Drehung des Stiels beweglicher Eingeweide beruhen, wie auf der Torsion einer Darmschlinge oder eines Ovars. Zudem können der venöse Abfluß oder die arterielle Zufuhr von Darmschlingen unterbrochen werden, wenn sich diese in einem enghalsigen Herniensack befinden. Druck von außen und Torsion behindern meistens den venösen Blutstrom, da ja Venen leichter komprimierbar sind als Arterien.

Infarkttypen Die Einteilung von Infarkten basiert auf ihrer Farbe sowie auf der vorhandenen oder fehlenden Besiedlung durch Bakterien. Ein Infarkt ist entweder *anämisch (weiß) oder hämorrhagisch (rot), septisch* oder *bland.*

Weiße Infarkte treten 1. nach Verschluß von Arterien und 2. in «kompakten» parenchymatösen Geweben ein. Fällt in

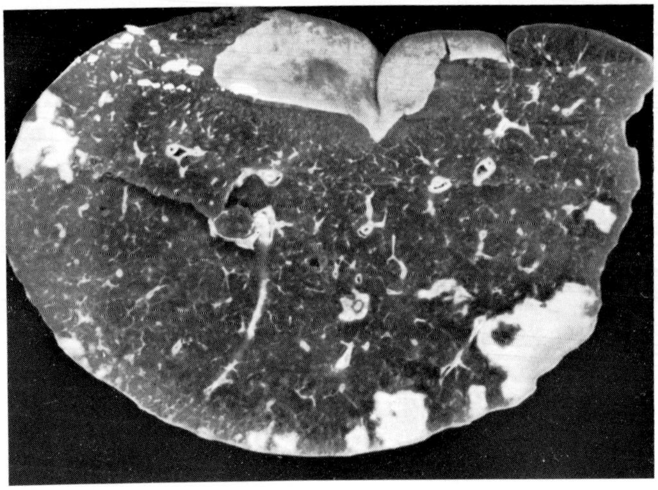

Abb. 3.23: Multiple kleine blasse Infarkte in der Peripherie der Milz (Schnittfläche).

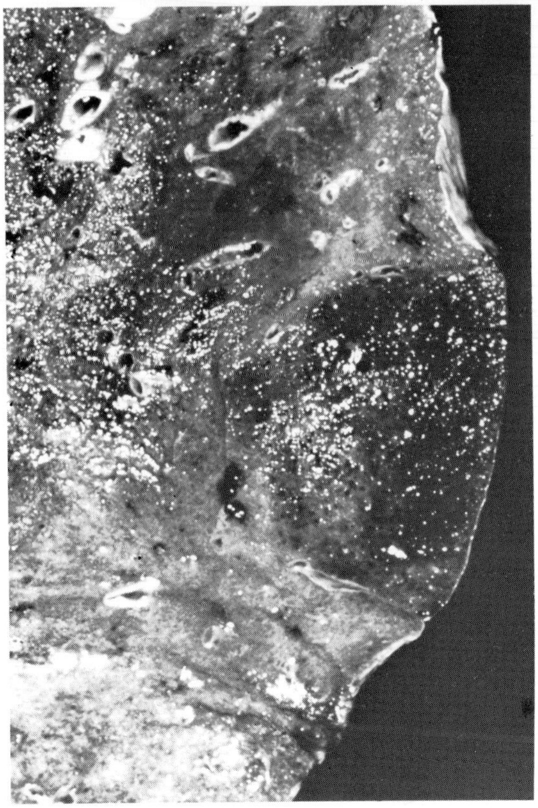

Abb. 3.24: Scharf begrenzter hämorrhagischer Lungeninfarkt. ▶

einem kompakten Gewebe die arterielle Blutzufuhr aus, kann der Infarkt vorübergehend hämorrhagisch sein, nach kurzer Zeit aber wird er blaß. Unmittelbar nach dem Gefäßverschluß strömt Blut aus anastomosierenden peripheren Gefäßen in das nicht mehr versorgte Gewebe ein. Hierbei entsteht der initiale hämorrhagische Aspekt. Handelt es sich aber um ein kompakt strukturiertes Gewebe, findet nur ein minimaler Blutdurchtritt statt. Kurz nach der frühen Extravasation werden die Erythrozyten lysiert. Das freigesetzte Hämoglobinpigment diffundiert aus dem Gewebe heraus oder wird zu Hämosiderin umgewandelt. Daher blaßt ein arteriell bedingter Infarkt in kompakten Organen in 24 bis 48 Stunden ab. Herz, Milz und Nieren sind Beispiele von «kompakten» Organen, die zur Entwicklung weißer Infarkte neigen (Abb. 3.23).

Rote Infarkte sieht man meistens: 1. nach Verschluß von Venen, 2. in locker strukturierten Geweben, 3. in Geweben mit doppelter Blutversorgung und 4. in Geweben mit vorbestehender chronischer Stauung. Im lockeren, alveolär strukturierten Lungengewebe beispielsweise bilden sich hämorrhagische Infarkte nach Verlegung von Arterien. Zum Zeitpunkt des Infarkts sammelt sich reichlich Blut im schwammigen Lungenparenchym an, so daß der Infarkt rot bleibt (Abb. 3.24). Ein Verschluß von Venen bedingt einen hämorrhagischen Infarkt, z. B. nach Stieldrehung eines Ovars. Die dünnwandigen Ovarialvenen werden zuerst verschlossen. Hierbei entstehen eine hochgradige Stauung und in der Folge eine Infarzierung, seien die Arterien nun offen oder verschlossen. Auch im Dünndarm kommen typischerweise hämorrhagische Infarkte vor. Verschlüsse von Venen oder von Arterien bedingen die hämorrhagische Infarzierung langer Darmsegmente. Die Erklärung hierfür findet sich in den sehr gut entwickelten arteriellen Anastomosen zwischen den vielen Ästen der Arteria mesenterica superior. Die vielen anastomosierenden arteriellen Arkaden ermöglichen das Einströmen von Blut ins betroffene Gebiet. Wahrscheinlich schützt dieser Typ der Gefäßversorgung auch vor ischämischen Schädigungen. Hämorrhagische Infarkte nach Arterienverschluß treten auch im Gehirn auf. Ein embolischer Verschluß eines größeres Gefäßes wie der Arteria cerebri media erzeugt einen zunächst anämischen Hirninfarkt. Etwas später zerfällt manchmal der Embolus in kleine Fragmente, die viele kleinere, peripher gelegene Äste verschließen. Das Blut, das durch den nun wieder gängigen Hauptast strömt, ergießt sich in das primär anämisch infarzierte Gebiet und verursacht sekundär einen hämorrhagischen Infarkt.

Infarkte werden auch als *septisch* oder *bland* bezeichnet, je nachdem, ob sich Bakterien im Nekrosegebiet befinden oder nicht. Die bakterielle Kontamination beruht manchmal auf vorbestehenden Infektionen des Gewebes vor Eintritt der ischämischen Schädigung, wie bei Infarzierung eines pneumonischen Lungenbereichs.

Andererseits können Bakterien durch infizierte Thromben ins Infarktgebiet verschleppt werden, z. B. nach Embolisierung septischer Thrombusfragmente, die sich von bakteriell besiedelten Pseudopolypen einer Herzklappe bei Endokarditis abgelöst haben. Die dritte Möglichkeit besteht in der hämatogenen bakteriellen Besiedlung des Randgebiets eines ischämischen Infarkts.

Morphologische Befunde Alle Infarkte neigen dazu, eine Keilform anzunehmen, seien sie nun hämorrhagisch oder anämisch. Die Spitze des Keils weist jeweils in die Richtung des Gefäßverschlusses. Da das gesamte versorgte Gewebe bis in die Peripherie des Organs betroffen ist, bildet die äußere Oberfläche des Organs die Basis des Keils. Die Form eines Infarkts kann indessen stark schwanken, und mitunter entstehen geographische Muster infolge Erhaltung kleiner, unregelmäßiger Gewebebezirke im Randbereich, deren unabhängige Blutversorgung weiterbesteht.
Einige Stunden nach dem akuten Ereignis sind alle Infarkte eher schlecht begrenzt und von dunklerer Farbe als das normale Gewebe. Ihre Konsistenz ist im Vergleich zur Norm etwas erhöht. In den folgenden 24 Stunden werden die Abgrenzungen schärfer, die Farbveränderungen intensiver. In kompakten Organen erscheint das Infarktgebiet demnach blasser als das umgebende Gewebe, da die wenigen Erythrozyten im Infarktgebiet lysiert werden. Im Gegensatz hierzu erscheinen Infarkte in locker strukturierten Geweben infolge der massiven Blutung dunkel blaurot. Die erhöhte Konsistenz des infarzierten Gewebes kommt durch einströmendes Blut oder entzündliches Exsudat zustande.
Im Verlauf mehrerer Tage werden anämische Infarkte gelbweiß und scharf begrenzt, während hämorrhagische Lungeninfarkte wenig verändert erscheinen. Das Randgebiet beider Infarkttypen wird durch eine schmale hyperämische Randzone deutlicher hervorgehoben. Diese Randzone beruht auf der Entzündung im Randgebiet des Infarkts. Die Infarktoberfläche ist oft durch ein entzündliches – meist fibrinöses – Exsudat bedeckt. Infarkte, die infolge Phlebothrombose entstanden sind, beispielsweise im Dünndarm, sind manchmal nicht scharf begrenzt.
Die wichtigsten Zellveränderungen in allen Infarkten, mit Ausnahme des Gehirninfarkts, besteht in einer Koagulationsnekrose (Abb. 3.25). Wenn der Gefäßverschluß nur wenige Stunden vor dem Tod des Patienten stattgefunden hat, können Zellveränderungen fehlen, da nicht genügend Zeit zur Verfügung stand, um enzymatisch bedingte Veränderungen der toten Zellen sichtbar werden zu lassen. Tritt der Tod etwa nach 12–18 Stunden ein, sieht man oft nicht mehr als eine hämorrhagische Randzone.
Der entzündliche Prozeß beginnt einige Stunden nach dem akuten Geschehen und wird in wenigen Tagen deutlicher sichtbar. Der entzündlichen Reaktion folgt eine Reparationsphase, gekennzeichnet durch das Auftreten von Fibroblasten im erhaltenen Randgebiet. Eine geringe Regeneration des Parenchyms tritt mitunter in der Peripherie des Infarktgebiets auf, in der das Organgerüst erhalten blieb. Indessen ersetzt in den meisten Fällen Narbengewebe den nekrotischen Herd. Dieser Vorgang beansprucht viele Monate (Abb. 3.26).
Eine Ausnahme zum bisher Gesagten ist das Gehirn. Eine ischämische Nekrose äußert sich dort als rasch einsetzende und vollständige **Kolliquationsnekrose.**
War der Infarkt durch einen septischen Embolus bedingt (bei Septikopyämie), geht er rasch in einen Abszeß über. Er kann daher in späteren Stadien nicht mehr als Infarkt erkannt werden. Die entzündliche Reaktion ist ausgeprägter als beim blanden Infarkt. Schließlich folgt die Phase der Organisation, wie beim blanden Infarkt.

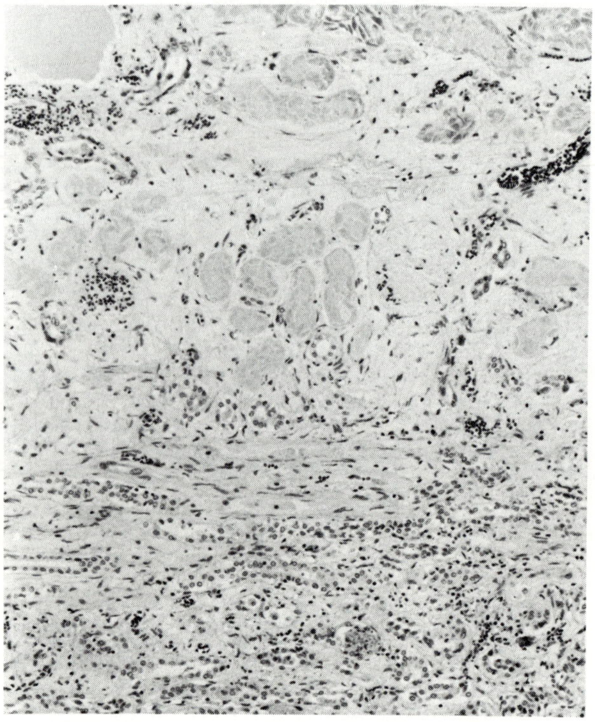

Abb. 3.25: Randgebiet eines anämischen Niereninfarkts. Umrisse nekrotischer Tubuli (Koagulationsnekrose) sind oben im Bild erkennbar. In der unteren Bildhälfte unversehrtes Nierenparenchym.

Faktoren, die das Ausmaß ischämischer Schädigungen mitbestimmen Der Verschluß von Arterien wie von Venen kann ohne Folgen bleiben oder nur zur Atrophie oder zu Einzelzellnekrosen führen. Das Ausmaß der Schädigung eines Gewebes infolge Verschlusses zugehöriger Arterien oder Venen hängt von verschiedenen Faktoren ab: 1. dem allgemeinen Zustand des Bluts und des kardiovaskulären Systems, 2. den anatomischen Gegebenheiten der Blutversorgung, 3. der Geschwindigkeit, mit der ein Gefäßverschluß entsteht, 4. der Vulnerabilität des Gewebes gegenüber Ischämie.

- **Allgemeiner Zustand des Bluts und des kardiovaskulären Systems.** Jede allgemeine Veränderung, die eine verminderte Sauerstofftransportkapazität des Blutes (Anämie, Hypoxämie) oder eine Herabsetzung von Geschwindigkeit und Volumen des Blutstroms im Gewebe zur Folge hat, begünstigt einen Infarkt. Die Sichelzellanämie ist ein besonderer Fall. Ihr Kennzeichen ist die Stase infolge intravaskulärer Verkeilung der sichelförmigen Erythrozyten. Diese Stase gesellt sich zur Hypoxämie. Infarkte sind bei solchen Patienten häufig. Bei alten Patienten mit ausgeprägter koronarer Atherosklerose entwickeln sich mitunter Myokardinfarkte infolge schwerer Anämie oder plötzlicher Blutdrucksenkung, ohne daß hierbei eine Koronararterie vollständig verschlossen gewesen wäre. Herzinsuffizienz, Blutverlust und Schock beeinträchtigen die Sauerstoffversorgung aller Gewebe und erhöhen ihre Infarktanfälligkeit bei weiterer Verschlechterung der Blutversorgung.

- **Anatomische Gegebenheiten der arteriellen Blutversorgung.** Die verschiedenen Gewebe und Organe des Körpers werden auf vier verschiedene Arten mit arteriellem Blut versorgt: 1. Doppelte Blutversorgung, 2. Versorgung durch parallele Arteriensysteme, 3. Versorgung durch eine «einzige» Arterie, aber mit vielen interarteriellen Anastomosen, 4. Versorgung durch eine «einzige» Arterie mit wenigen Anastomosen, die nicht zur Errichtung eines adäquaten Umgehungskreislaufs ausreichen, d.h. durch eine «Endarterie». Offensichtlich gibt es zwischen den beiden letztgenannten Kategorien viele Übergangsformen. Lunge und Leber sind Beispiele für Organe mit doppelter Blutversorgung. Bei Individuen mit normalen hämatologischen und kardiovaskulären Verhältnissen ist der Bronchialkreislauf in der Lage, eine ischämische Nekrose infolge Verschlusses eines Astes der Arteria pulmonalis zu verhindern. Aus ähnlichen Gründen sind Infarkte in der Leber sehr selten, da portales Blut für eine adäquate Versorgung genügt, wenn die Zufuhr durch die Arteria hepatica ausfällt. Indessen vermag der Gefäßverschluß in einem dieser Systeme das Zustandekommen einer ischämischen Nekrose zu beschleunigen, wenn Herzinsuffizienz, schwere Anämie oder mangelhafte Sauerstoffversorgung des Blutes die Lage komplizieren.

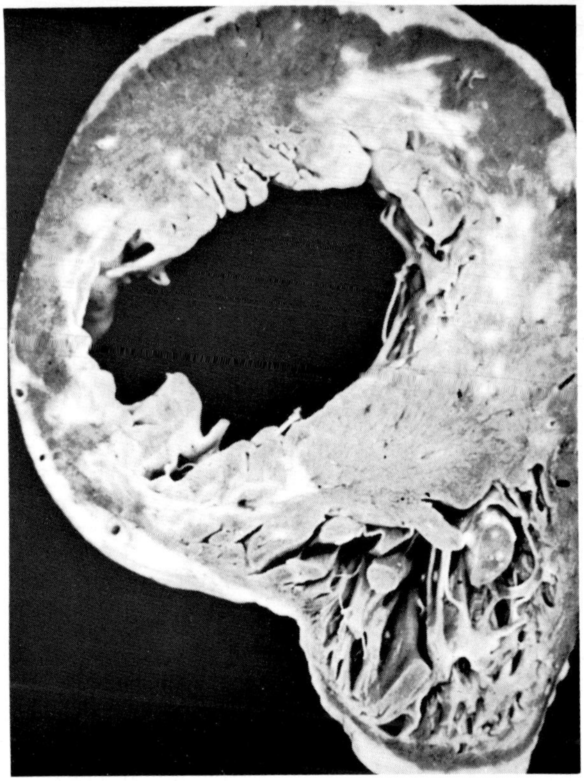

Abb. 3.26: Viele abgelaufene Myokardinfarkte haben blasse, im Herzmuskel verstreute Narben hinterlassen.

Parallele arterielle Systeme finden sich im Vorderarm und im Gehirn. Von beiden Arterien, der Arteria radialis und ulnaris, genügt eine zur Erhaltung der Gewebe des Vorderarms, wenn die andere verschlossen ist. Das Gehirn mit dem Circulus arteriosus Willisii ist vor ischämischer Schädigung infolge Verschlusses *innerhalb* einer Stelle des Circulus oder einer der größeren zuführenden Arterien geschützt. Dies gilt natürlich nur, wenn die Gefäße innerhalb des Circulus nicht pathologisch verändert sind. Anders verhält es sich jedoch bei Verschluß von Arterien, die vom Circulus Willisii abzweigen. Der Verschluß einer solchen zerebralen oder zerebellären Arterie verursacht unweigerlich einen Infarkt im versorgten Hirngebiet.

Der Dünndarm ist der Prototyp eines Gewebes, das über eine arterielle Versorgung mit vielen interarteriellen Anastomosen verfügt. Die Äste der Arteria mesenterica superior sind durch viele Arkaden verbunden, so daß Blut an einem umschriebenen Hindernis vorbeifließen kann. Wenn aber eine der Hauptverzweigungen der Arterie mesenterica superior oder die Arterie selbst verschlossen sind, können auch die Arkaden nicht mehr für eine Kompensation sorgen.

Die Niere ist ihrer besonderen Blutversorgung mit Endarterien wegen besonders anfällig. Die Hauptäste

der Arteria renalis versorgen umschriebene Nierenbezirke. Der Verschluß eines größeren Astes oder selbstverständlich der Arteria renalis selbst, bedingt fast zwangsweise eine ischämische Nekrose.
Das Herz ist ein Beispiel für ein Organ, das eine Zwischenstellung einnimmt. Es besitzt ziemlich viele interarterielle Anastomosen, die bei Verschluß eines Hauptastes (von drei Hauptästen) kompensatorisch die Blutversorgung übernehmen können. Mit Hilfe der Koronararterien-Perfusionstechnik wurde die Anwesenheit zarter interarterieller Anastomosen zwischen den Hauptästen bestätigt.[40] Bei eingeschränkter Funktion eines Hauptastes verhindern vielleicht Kollateralen aus einem zweiten, intakten Ast eine ischämische Schädigung.
Auf diese Weise moduliert der anatomische Typ der arteriellen Blutversorgung die Konsequenzen eines Gefäßverschlusses.

- **Geschwindigkeit des Verschlusses.** Langsam entstehende Gefäßverschlüsse werden viel besser ertragen als rasch einsetzende Obturationen, weil genügend Zeit für die Aktivierung von alternativen Mechanismen und die Entwicklung von Kollateralen besteht.
- **Vulnerabilität des Gewebes gegenüber Ischämie.** Die Empfindlichkeit der Gewebe gegenüber Ischämie ist sehr unterschiedlich. Am empfindlichsten sind wohl die Neuronen des zentralen Nervensystems. Hier verursacht eine vollständige Anoxie von wenigen Minuten irreversible Veränderungen. Man hat sogar eine Hierarchie der Vulnerabilität gegenüber Ischämie für verschiedene Zelltypen im Gehirn erstellt:[41] Neuronen der Hirnrinde sind am empfindlichsten, gefolgt von Neuronen im Zerebellum und in den Basalganglien. Gliazellen sind resistenter als Neuronen, aber unter sich ebenfalls verschieden. Die Epithelien der proximalen gewundenen Nierentubuli (viel mehr als Epithelien anderer tubulärer Segmente) und Myokardiozyten sind ebenfalls sehr empfindlich gegenüber Hypoxie. Im Gegensatz hierzu sind mesenchymale Gewebe meist ziemlich resistent. Diese Resistenz der Fibroblasten erlaubt es wohl, daß Gerüst und Stroma eines Gewebes ihre Viabilität behalten, obschon dort die empfindlicheren Parenchymzellen einer ischämischen Nekrose anheimgefallen sind.

Klinische Bedeutung des Infarkts In den USA gehen mehr als die Hälfte aller Todesfälle auf kardiovaskuläre Krankheiten zurück. Viele dieser kardiovaskulär bedingten Todesfälle beruhen auf Myokard- oder Hirninfarkten. Die koronare Herzkrankheit allein ist für etwa 30% aller Todesfälle verantwortlich. Der Myokardinfarkt ist bei weitem die vorherrschende Ursache einer tödlichen koronaren Herzkrankheit. Von allen Läsionen des Zentralnervensystems ist der Hirninfarkt (Enzephalomalazie) die häufigste. Sehr oft treten Lungeninfarkte als Komplikation vieler Krankheiten auf, wie wir gesehen haben. Niereninfarkte haben nicht dieselbe klinische Bedeutung wie andere bereits erwähnte Infarkte. Trotzdem führt ein Niereninfarkt gelegentlich zu Nierenversagen und Tod, und oft verursacht er auch klinische Symptome. Die ischämische Nekrose (Gangrän) der unteren Extremitäten verursacht vor allem bei diabetischen Patienten und Rauchern Probleme, dann und wann auch bei anderen Personen. Insgesamt liegen klinischen Krankheitsbildern häufig Infarkte zugrunde.
Thrombose, Embolie und Infarkte können ohne Warnsymptome auftreten. Sie sind aber besonders belastend, weil sie alle kranken, bettlägerigen und älteren Personen bedrohen – das heißt Personen, deren Organismus sich nur schlecht gegen Infarkte und ihre Komplikationen zur Wehr setzen kann.

Schock

Schockzustände («Kreislaufkollaps») stellen sich infolge sehr verschiedenartiger Störungen der Homöostase des Körpers ein. Beispiele sind massiver Blutverlust, schwere Traumen oder Verbrennungen, ausgedehnte Myokardinfarkte, massive Lungenembolie oder nicht beherrschbare septische Zustände. *Grundsätzlich gilt als Hauptmerkmal des Schocks – unabhängig von der Art der auslösenden Störung – die weitverbreitete schwere Hypoperfusion von Zellen und Geweben. Diese Hypoperfusion beruht auf einer Verminderung des Blutvolumens oder des Herzzeitvolumens, oder auf einer Umverteilung des Bluts, aus der sich ein ungenügendes zirkulierendes Blutvolumen ergibt.* Die Hypoperfusion bedingt eine ungenügende Versorgung von Zellen und Geweben mit Sauerstoff und Nährstoffen wie auch eine ungenügende Clearance der Abbauprodukte. Einzelne Gewebe sind hierbei anfälliger als andere. Hypoxische Zellen stellen von aerobem auf anaeroben Stoffwechsel um und bilden hierbei Laktat. Es entsteht eine Laktatazidose. In früheren Stadien lassen sich die hämodynamischen und metabolischen Störungen noch beheben, die Zellschädigung ist noch reversibel. Längerdauernde oder schwere Schockzustände verursachen irreversible Zellschäden und schließlich den Tod des Patienten.
Die hämodynamischen Störungen bei Schockzuständen, die wir als Komplikation vieler Krankheitsbilder kennen, lassen sich in vier pathophysiologische Kategorien aufteilen (Tab. 3.3). Bei der Betrachtung dieser Kategorien sollten wir uns daran erinnern, daß die Blutströmung für die Zelle wichtiger ist als der Blutdruck. Indessen steht der Blutstrom bei fehlendem Druck still. Der arterielle Blutdruck hängt von der Pumpleistung des Herzens und vom peripheren Widerstand ab.[42] So ist die wichtigste Ursache der mangelhaften Perfusion von Zellen beim hypovolämischen und kardiogenen Schock in einer ungenügenden Pumpleistung des Herzens zu suchen. Bei sonst gesunden Personen hat ein Blutverlust von 10–15% des Blut-

Tab. 3.3: Schock: Einteilung

Typ des Schocks	Klinische Beispiele	Hauptmechanismen
Kardiogen	Myokardinfarkt Herzruptur Arrhythmien Herztamponade Lungenembolie	Pumpversagen infolge intrinsischer Myokardschädigung oder exogener Druckeinwirkung oder Verlegung der Ausflußbahn
Hypovolämisch	Blutung Flüssigkeitsverlust – wie bei Erbrechen, Diarrhoe, Verbrennung	Inadäquates Blut-oder Plasmavolumen
Septisch	Fulminante Infektionen durch Bakterien; Grem-negative Sepsis («endotoxischer Schock»); Gram-positive Sepsis	Vasodilatation und Versacken des Bluts in der Peripherie; Schäden an Zellmembranen und Endothelien, disseminierte intravasale Gerinnung
Neurogen	Narkose (Anästhesie) Rückenmarksverletzungen	Vasodilatation und Versacken des Bluts in der Peripherie

volumens keine schweren Folgen, weil kompensatorische Mechanismen wie Vasokonstriktion, erhöhte Pulsfrequenz und erhöhte Kontraktilität des Myokards Blutdruck und -strömung aufrechterhalten. Einen größeren Blutverlust indessen können auch diese kompensatorischen Mechanismen nicht auffangen. In Analogie hierzu bedingen ein übermäßiger Flüssigkeitsverlust infolge Exsudation aus ausgedehnten Hautverbrennungen oder die Kombination von Blutung und Exsudation aus großflächigen Verletzungen ebenfalls einen hypovolämischen Schock, den man in solchen Fällen auch Verbrennungsschock oder traumatischen Schock nennt. Der kardiogene Schock läßt sich am besten als «Pumpversagen» verstehen. Wie aus Tab. 3.3 hervorgeht, gibt es hierfür mehrere Ursachen, unter denen die wichtigste ein ausgedehnter Myokardinfarkt ist, d.h. ein Infarkt, der den Verlust von etwa 45% der Pumpfunktion des linksventrikulären Myokards verursacht.[43]

Die Pathogenese des septischen Schocks ist komplexer und teilweise unklar. Meistens kommt ein septischer Schock bei gramnegativer Sepsis zustande, d.h. bei Infektionen durch *E. coli*, Klebsiella-Enterobacter, Pseudomonas, Serratia und Bacteroides. Die Erreger geben endotoxische Lipopolysaccharide in den Kreislauf ab, vor allem die Lipid-A-Komponente. Deshalb spricht man auch von «endotoxischem Schock». Indessen erzeugen auch Infektionen durch grampositive Organismen ein ähnliches Syndrom, z.B. Infektionen durch Streptokokken oder Pneumokokken. Wirksam sind hierbei die Peptidoglykane in der Zellwand dieser Erreger. Im Gegensatz zum normalen oder reduzierten Herzzeitvolumen und zur blassen, kühlen, feuchten Haut (infolge Sympathikus-induzierter Vasokonstriktion der Mikrozirkulation in der Haut) bei hypovolämischem oder kardiogenem Schock ist bei Patienten in der Frühphase des septischen Schocks das Herzzeitvolumen oft normal oder sogar erhöht, die Haut bleibt warm und trocken.[44] Ursache dieser hyperdynamischen Phase des septischen Schocks sind Dilatation von Arteriolen und dramatisches Absinken des systemischen Gefäßwiderstands. Diesem folgt eine Dilatation der peripheren Mikrozirkulation, besonders der Kapillaren, Venolen und Venen (der «Kapazitätsgefäße hohen Fassungsvermögens»). *Daraus resultieren folgende Veränderungen: Versacken des Bluts in der Peripherie, Verminderung des zirkulierenden Blutvolumens und des Herzzeitvolumens, arterielle Hypotonie und ungenügende Perfusion von Zellen und Geweben.*

Die Pathogenese dieser fehlerhaften Umverteilung ist umstritten. Bakterielle Produkte – Lipid A oder Peptidoglykane – leiten eine Kaskade von Vorgängen ein. Diese beginnt mit der toxischen Schädigung der Zellmembran, im besonderen von Endothelien, Leukozyten und Plättchen. In der Folge treten die intrinsischen und extrinsischen Aktivierungssysteme der Gerinnung in Aktion. Mitunter ist die Gerinnung disseminiert und intravasal (DIG). Toxische freie Radikale und vasoaktive Substanzen treten aus geschädigten Zellen aus. Komplement wird auf dem alternativen Weg aktiviert. Es bilden sich die vasoaktiven Fragmente C5a und C3a. Diese regen Leukozyten und Endothelien zur Synthese und Freisetzung von toxischen freien Radikalen und vasoaktiven Substanzen an, z.B. von Histamin, Serotonin, Adrenalin und Thromboxan. Auch das Kallikrein-Kinin-System wird aktiviert, um nur die wichtigsten Mechanismen zu erwähnen. *Auf diese Weise kommen arterioläre Dilatation, Versacken eines großen Teils des Blutvolumens in periphere Niederdruckbereiche und disseminierte toxische Zellschädigungen zustande. Es sind dies die Hauptkennzeichen des frühen septischen Schocks.* Kurz darauf führen aber diffuse Endothelzellschäden und vasoaktive Mediatoren zu ausgedehnten Membranschädigungen, Störungen des Elektrolytgleichgewichts sowie zunehmender Transsudation und Exsudation von Flüssigkeit aus den Zell- und Gefäßkompartimenten. Eine Hypovolämie kommt zustande (Abb. 3.27). Beiläufig sei festgehalten, daß der anaphylaktische Schock (in Tab. 3.3 nicht erwähnt) ebenfalls auf dem Versacken von Blut in periphere Niederdruckgebiete beruht.

Sekundäre Mediatoren des Schocks Über unmittelbare Mechanismen, die zum Schock führen, haben wir gesprochen, d.h. von Blutverlust, von der Abnahme des Herzzeitvolumens und vom Versacken des Bluts in der Peripherie. Zu berücksichtigen sind indessen auch viele teils früher besprochene, teils unten angeführte chemische Faktoren, die als sekundäre Mediatoren für die meisten Formen des Schocks in Frage kommen.[44a]

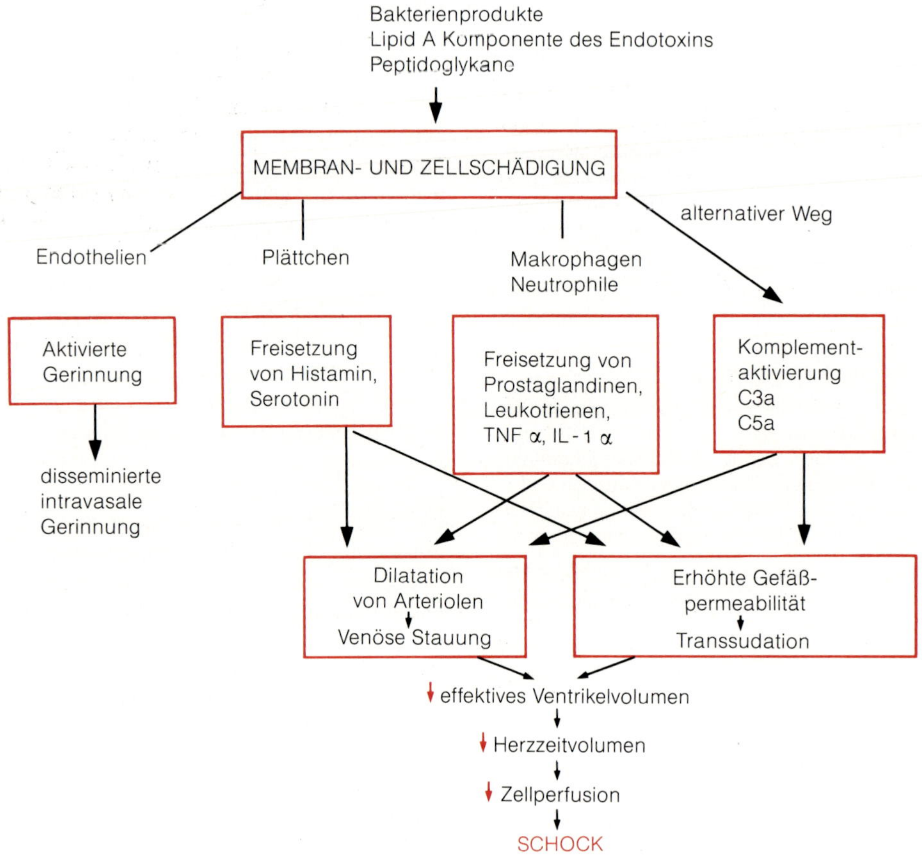

Abb. 3.27: Ein mögliches Schema zur Entwicklung des septischen Schocks.

Es sind dies
- Katecholamine,
- Histamin,
- Kininsystem,
- Komplement-aktivierende Substanzen (C 3 a und C 5 a),
- Prostaglandine,
- Leukotriene,
- Interleukin-1,
- Interferon (α und γ),
- Endorphine,
- Plättchen-aktivierender Faktor,
- Tumornekrosefaktor-α (TNF-α) und
- Myokardhemmfaktor.

Die Beweise für die Wirksamkeit einzelner Mediatoren sind stichhaltiger als für andere. In vielen Fällen handelt es sich um Ergebnisse von Tierexperimenten, deren Relevanz für den Menschen in Frage gestellt werden muß. Wir werden deshalb unsere Kommentare knapp halten. Die Einschränkung des venösen Rückstroms und des Herzzeitvolumens, die mit dem Abfall des Blutdrucks einhergeht, sehen wir letztlich bei allen Formen voll entwickelten Schocks. Diese Vorgänge aktivieren Barorezeptoren, stimulieren den Sympathikus und bewirken die Freisetzung von Katecholaminen. Der Renin-Angiotensin-Mechanismus wird aktiv, es kommt zur Sekretion antidiuretischen Hormons.[45] Gesamthaft sind diese Veränderungen für das Individuum vorwiegend als Schutzmechanismen zu betrachten, vor allem die Konstriktion von Arteriolen (nach anfänglicher Vasodilatation bei septischem Schock), Erhöhung der Herzfrequenz, erhöhter Kontraktilität des Myokards sowie Flüssigkeitseinsparung durch die Niere. Die vasokonstriktive Reaktion indessen ist ein zweischneidiges Schwert. In Haut, Muskulatur und Splanchnikusgebiet ist die Vasokonstriktion ausgeprägter als in Herz und Hirn. Damit wird für diese zwei lebenswichtigen Organe mehr Blut verfügbar. Nachteilig aber wirkt sich die weitere Verschlechterung der Perfusion infolge Vasokonstriktion aus. Sie verstärkt die ischämische Schädigung der Zellen, besonders in der Darmschleimhaut. Mögliche Folge dieser Schädigung sind Invasion von Darmwand und Organismus durch Bakterien und Freisetzung ihrer toxischen Produkte.
Gleichzeitig löst die sympathische homöostatische Reaktion die Freisetzung von ACTH und β-Endorphi-

nen über den Hypothalamus aus, und deshalb auch die vermehrte Synthese und Freisetzung von Glukokortikoiden. Bei Laboratoriumstieren, einschließlich der Menschenaffen, spricht vieles dafür, daß Endorphine an sich die hämodynamische Situation verschlechtern. Durch Gabe von Naloxon, einem Opiat-Antagonisten, läßt sich die Hämodynamik bei hypovolämischem und endotoxischem Schock deutlich bessern.[46] Bisher wurde aber ein ähnlich günstiger Effekt beim Menschen nicht beschrieben. Experimentell wurden bei Schockzuständen erhöhte Plasmakonzentrationen von Prostaglandinen und Metaboliten des Thromboxans A_2 (TxA_2) beobachtet. Beim Menschen ist die Konzentration von TxA_2 bei schweren septischen Schockzuständen ebenfalls erhöht.[47] Der vasodilatatorische Effekt von PGE_2 und PGI_2 (Prostazyklin) trägt vermutlich zur Abnahme des Gefäßwiderstands in Frühstadien des septischen Schocks bei. PGF_2 und TxA_2, hochwirksame Vasokonstriktoren, tragen wahrscheinlich zusammen mit sympathischen Mechanismen zur Aufrechterhaltung des Herzzeitvolumens bei. Die meisten Beobachtungen stammen aber aus Tierexperimenten. Nur wenige Befunde lassen vermuten, daß sich Ähnliches auch beim Menschen abspielt. Zudem hat man in experimentellen Modellen Freisetzung von Leukotrienen (vor allem LTE_4) und Plättchen-aktivierendem Faktor (PAF) beobachtet, vermutlich aus neutrophilen Granulozyten und Endothelien. Diese Befunde sind aber von fraglicher klinischer Relevanz.

Weitere Beobachtungen lassen an äußerst komplexe Zusammenhänge denken: tierexperimentelle Befunde deuten darauf hin, daß bei septischem Schock die Freisetzung von Tumornekrosefaktor-α (TNF-α) aus Monozyten/Makrophagen nach deren Aktivierung durch Bakterienprodukte die Bildung von Prostaglandinen, Leukotrienen, plättchenaktivierendem Faktor und Interleukin-1 auslöst.[48] Beim Menschen wurden in Analogie hierzu erhöhte Serumkonzentrationen von TNF-α bei Patienten mit endotoxischem Schock bei Meningokokken-Sepsis nachgewiesen.[48a] Es ist durchaus denkbar, daß TNF-α und IL-1 als übergeordnete und essentielle Mediatoren des septischen Schocks funktionieren, möglicherweise auch bei andern Schockformen.[49] Eine weitere Rolle in der stetig wachsenden Zahl der möglichen Mediatoren des Schocks spielt der Myokardhemmfaktor (MDF, «myocardial depressant factor»). MDF, im ischämisch geschädigten Pankreas gebildet, führt eine Vasokonstriktion im Splanchnikusgebiet herbei, setzt die Kontraktilität des Myokards herab und erhöht die Durchlässigkeit von Membranen.[50] Man kann sich gut vorstellen, daß diese Vorgänge zur progressiven Verschlechterung der hämodynamischen Situation bei unkontrolliertem Schock beitragen, die Beweise hierfür sind aber nicht stichfest.

Stadien des Schocks Ohne Gegenmaßnahmen nehmen schockbedingte Störungen progressiv zu. Die hämodynamischen und metabolischen Veränderungen werden zunehmend deutlicher. So kann sich ein schwerer Schockzustand in Minuten einstellen, z.B. bei massivem Blutverlust. Meistens aber entwickelt sich ein Schockzustand während mehrerer Stunden. Die Stadien sind arbiträr wie folgt festgelegt worden: 1. Frühstadium, «latenter», «kompensierter» Schock; 2. «Progressiver», «dekompensierter» Schock; und 3. «Irreversibler, «refraktärer» Schock. Die Übergänge zwischen den einzelnen Stadien sind zwar fließend, diese Einteilung erlaubt aber ein besseres Verständnis des gesamten Spektrums von Schockzuständen (Abb. 3.28).

«Früher», «kompensierter», latenter Schock geht mit einer eher geringen Verminderung des zirkulierenden Blutvolumens einher, so daß kompensatorische Mechanismen, beispielsweise Vasokonstriktion im arteriolären Gebiet, Erhöhung der Herzfrequenz, vermehrte Sekretion von ADH und Aktivierung der Renin-Angiotensin-Aldosteron-Mechanismen zur Erhaltung des Blutdrucks und des Herzzeitvolumens im Normbereich des Blutdrucks und des Herzzeitvolumens im Normbereich nahezu ausreichen. Wir dürfen nicht vergessen, daß der Blutdruck in frühen Stadien des Schocks normal sein kann oder, bei vorgängig hypertensiven Patienten, im Normbereich liegt.[51] Dieses Stadium ist äußerst labil. Die Schwere der Situation ist manchmal schlecht abschätzbar, wenn alle kompensatorischen Mechanismen bereits in Aktion getreten sind.

Bei Persistenz der Veränderungen stellt sich das *«progressive», «dekompensierte» Schockstadium* ein, besonders dann, wenn sich bei einer Person im «kompensierten Schockzustand» eine zusätzliche Störung einstellt. In zweiten Stadium kommt es trotz intensiver Konstriktion der Arteriolen und erhöhter Herzfrequenz zum Blutdruckabfall und zur Abnahme des Herzzeitvolumens. Da auch die Lungenperfusion abnimmt, beobachtet man oft eine Dyspnoe. Diese Veränderungen leiten zum Atemnotsyndrom des Erwachsenen über (adult respiratory distress syndrome, ARDS). Infolge verringerter Nierendurchblutung stellt sich eine *Oligurie* ein; die Harnproduktion und -ausscheidung hat abgenommen. Das Sauerstoffdefizit (Hypoxie) zwingt die Zellen zur Umstellung auf die anaerobe Glykolyse. Diese bedingt eine metabolische Laktatazidose. *Die verminderte Clearance von Laktat durch die Leber verstärkt die Azidose. Diese gilt als charakteristisches metabolisches Merkmal aller Formen voll entwickelter Schockzustände.* Bei vorbestehender koronarer Atherosklerose erhöht sich damit das Risiko der Entwicklung einer Angina pectoris oder, als schwerwiegendes Ereignis, eines Myokardinfarkts. Die Lage verschlechtert sich zusehends.

«Irreversibler», «refraktärer» Schock kennzeichnet eine klinische Situation, in der sogar Gegenmaßnahmen zur Behebung der hämodynamischen Störungen die progressive Verschlechterung nicht mehr aufhalten können. Kennzeichen dieses Stadiums ist die kontinuier-

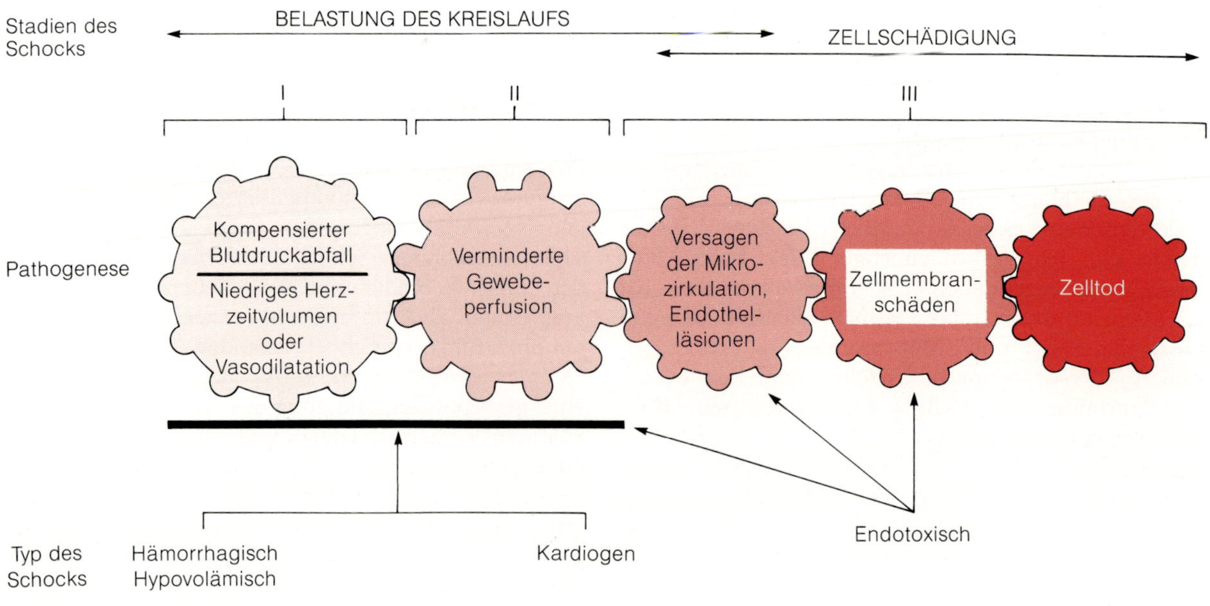

Abb. 3.28: Pathogenese und Stadien des Schocks. Das Stadium I ist nicht a priori progredient, im Gegensatz zum (progredienten) Stadium II. Das Stadium III ist irreversibel. Beachte die multifaktorielle Pathogenese des endotoxischen Schocks. Er geht mit Vasodilatation, verminderter Perfusion der Gewebe, Endothelläsionen und direkter Zellschädigung einher.

liche Abnahme des Herzzeitvolumens. Hier spielt vermutlich der Myokardhemmfaktor eine Rolle. Der Blutdruck sinkt zusehends ab. Die metabolische Azidose nimmt zu. Die ungenügende Perfusion von Hirn, Herz und Nieren bedingt den Tod von Zellen infolge Ischämie. Klinisch treten Bewußtseinsstörungen, Koma, Niereninsuffizienz und Urämie in den Vordergrund. Die Atmung wird infolge des zunehmenden Lungenödems und des diffusen Alveolarschadens insuffizient (ARDS). Am Schluß steht der Zusammenbruch der Homöostase des Flüssigkeits- und Elektrolythaushalts, Ausdruck generalisierter Schädigung der biologischen Membranen infolge ungenügender Perfusion. Damit bestätigt sich die weitverbreitete Ansicht, daß Schock nicht nur zum Stillstand des Motors führt, sondern auch dessen Bestandteile ruiniert. Trotzdem sollten wir den Begriff «irreversibel» vor Eintritt des Todes mit großer Zurückhaltung anwenden.

Morphologische Befunde Schockbedingte Läsionen sind, wie wir erwarten würden, hypoxischen Schäden gleichzusetzen. Die zellulären und subzellulären Veränderungen haben Trump[52, 53] und andere Autoren im einzelnen beschrieben. Ischämische Zellschäden sind im gesamten Organismus nachweisbar. Einzelne Organe werden indessen mehr als andere in Mitleidenschaft gezogen, weil das Blut zwecks besserer Perfusion von Herz und Lunge während des Krankheitsverlaufs nicht gleichmäßig auf alle Organe verteilt worden ist, und weil die Vulnerabilität von Zellen bei Hypoxie und metabolischen Entgleisungen von Gewebe zu Gewebe variiert.

Lebensbedrohlich sind Läsionen von Hirn, Herz, Lunge und Nieren. Markante morphologische Befunde finden sich aber auch in Gastrointestinaltrakt, Nebennieren und Leber.

Im **Hirn** stellt sich eine «hypoxische Enzephalopathie» ein.

Das **Herz** ist bei allen Formen des Schocks betroffen, nicht nur bei der kardiogenen Form. Es versteht sich von selbst, daß beim kardiogenen Schock vorwiegend kardiale oder herznahe Läsionen zu finden sind. Bei allen Formen des Schocks stellen sich zwei Arten typischer Herzveränderungen ein: 1. subepikardiale und subendokardiale Blutungs- und Nekroseherde, 2. zonale Läsionen, die man auch als «Kontraktionsbänder» bezeichnet.[54, 55] Die Nekrosen umfassen ein Spektrum, das von der ischämischen Schädigung einer Einzelfaser zu Mikro- oder Makroinfarkten reicht. Die zonalen Läsionen imponieren als querliegende Verdichtungen – «Kontraktionsbänder» – in Myokardfasern, meist in der Nähe von Glanzstreifen. Diese Veränderungen begleiten die Verkürzung und unregelmäßige Begrenzung der Faser, Fragmentation der Z-Streifen, Distorsion der Myofilamente und Verlagerung der Mitochondrien aus dem Bereich der Disci intercalares (Abb. 3.29). Diese Läsionen sind nicht schockspezifisch. Sie sind auch nach Verabreichung von Katecholaminen zu sehen, nach extrakorporaler Zirkulation des Bluts bei herzchirurgischen Interventionen und bei Reperfusion des Myokards nach der ischämischen Phase.

Die **Lunge** ist gegen Ischämie sehr resistent und wird durch einen rein hypovolämischen Schock nicht sichtbar geschädigt. Morphologische Veränderungen stellen sich aber bei Schockzuständen ein, die durch bakterielle Sepsis und Traumen ausgelöst worden sind. Man spricht daher von «Schocklunge». Das klinisch als Atemnotsyndrom des Erwachsenen (adult respiratory distress syndrome, ARDS) bezeichnete Bild entspricht anatomisch einer diffusen «Schädigung der Alveolen» («diffuse alveolar damage», DAD), wie sie bei vielen Krankheitsbildern gesehen wird. Wesentliche Merkmale sind intraseptales Ödem, dem später eine Ansammlung von Ödemflüssigkeit und Plasmaproteinen in den Alveolen folgt.

Die **Nieren** sind Zielorgane schwerer Schockzustände. Vor allem Nierentubuli sind auf allen Stufen des Nephrons betroffen. Die tubulären Läsionen werden als akute tubuläre Nekrose bezeichnet (ATN). Auch hier handelt es sich nicht um eine schockspezifische Veränderung.

Die Veränderungen der **Nebennieren** bei Schock sind als Reaktion dieses Organs bei allen Streßformen zu verstehen («Streßreaktionen»). Es handelt sich hierbei um eine Lipidentspeicherung und um disseminierte Einzelzellnekrosen in der Nebennierenrinde, von der Zona reticularis bis zu peripheren Schichten.

Im **Gastrointestinaltrakt** stellen sich fleckförmige Schleimhautblutungen und Nekroseherde ein. Diese Veränderungen bezeichnet man auch als «hämorrhagische Gastroenteropathie».

In der **Leber** sammeln sich mitunter Lipide in Hepatozyten an. Zentrolobuläre Nekroseherde entstehen bei schweren Schockzuständen.

Mit gewissen Ausnahmen gelten Zell- und Organveränderungen bei Schock als reversibel, wenn der Patient überlebt. Durch Regeneration von Nierentubuluszellen, Nebennierenrindenzellen, Hepatozyten und gastrointestinaler Schleimhaut wird die normale Struktur dieser Organe wiederhergestellt. Verlust von Neuronen des Zentralnervensystems und von Myozyten im Herzen, wie auch eine septale Lungenfibrose gelten als irreversibel. Man trifft diese Läsionen aber meist nur bei Personen an, die an äußerst schweren Schockformen gestorben sind; bei Überlebenden ist die Funktion dieser Organe nicht merklich gestört.

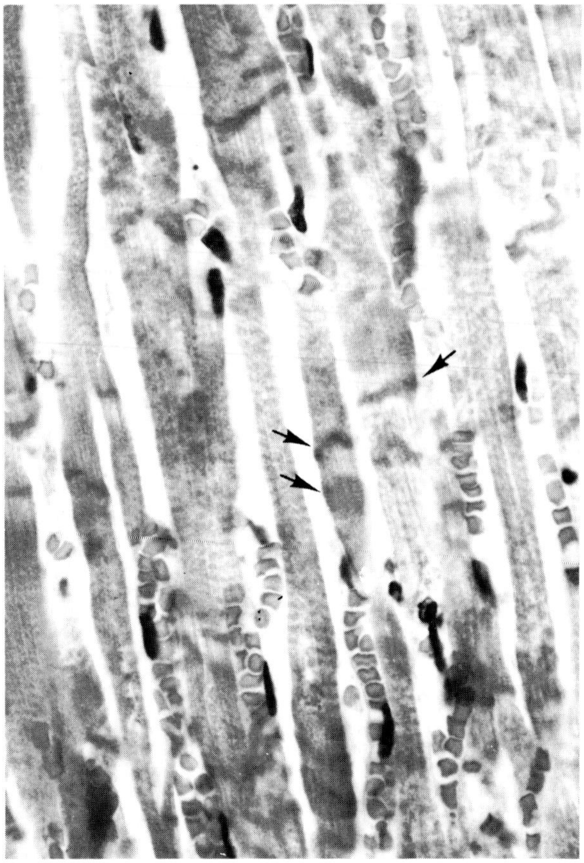

Abb. 3.29: Kontraktionsbänder (Pfeile) bei Hypoperfusion des Herzens. Die auffälligen, breiten Bänder sind mit der feinen Querstreifung der Myokardiozyten nicht zu verwechseln.

Klinische Korrelationen Internistische, chirurgische oder geburtshilfliche Katastrophen lösen Schockzustände und damit *initial lebensbedrohliche Situationen* aus. Die eben beschriebenen interkurrenten zerebralen und kardialen Komplikationen verschärfen die initiale Krisensituation. Wenn die initiale Katastrophe nicht rasch zum Tod führt, stellen sich sekundär metabolische Azidose, Elektrolytverschiebungen und respiratorische Probleme ein. Der Lungenveränderungen wegen ist eine erhöhte Arbeitsleistung für die Erhaltung einer genügenden alveolären Ventilation erforderlich. Klinisch spricht man von «lung stiffness» (Lungenstarre).

Überlebt der Patient, stellen sich in einer *zweiten Phase* klinische Probleme ein. Die Niereninsuffizienz nimmt den ersten Rang ein. Sie tritt meist zwischen zweitem und sechstem Tag nach dem akuten Ereignis ein. Ausdruck der Insuffizienz ist bei 50–75% der Patienten eine Oligurie infolge reduzierter Nierenperfusion und glomerulärer Filtration sowie gestörter Tubulusfunktion. Die Oligurie dauert manchmal Tage bis wenige Wochen. Urinmengen von wenigen Millilitern pro Tag sind hierbei keine Seltenheit. Die Natriumkonzentration im Urin bleibt typischerweise hoch. Symptome der Flüssigkeitsüberlastung, Hyperkaliämie, Azidose und manchmal Urämie beherrschen nun das klinische Bild. Glücklicherweise sind die Folgen der akuten tubulären Nekrose reversibel. Bei geeigneter Therapie gelingt es bei den meisten Patienten, die Periode des renalen Funktionsausfalls bis zur vollständigen Erholung zu überbrücken.

Die *dritte Phase oder Diuresephase* beginnt mit der regelmäßigen Zunahme des Urinvolumens, das bis drei Liter in 24 Stunden erreichen kann. Diese Schwemme gilt als Vorbote einer Regeneration der Tubulusepithelien. Zeichen der tubulären Dysfunktion bleiben bestehen. Verschiedene Elektrolytstörungen stellen sich ein. Aus Gründen, die wir nicht kennen, nimmt in dieser Phase die Infektanfälligkeit zu, möglicherweise infolge vorübergehender Immunschwäche. Etwa 20% der schockbedingten Todesfälle fallen in diese diuretische Phase, am ehesten infolge akuter tubulärer Nekrose.

Trotz dieser therapeutischen Alpträume überleben die meisten Patienten dann, wenn es gelingt, die initialen Ursachen unter Kontrolle zu bringen. So ist die Prognose bei Patienten mit hypovolämischem oder neurogenem Schock am günstigsten. Die Mortalität beträgt hier weniger als 10%. Die moderne symptomatische Behandlung hat die Mortalität des kardiogenen Schocks auf 30–60% reduziert. Beim septischen Schock hängt die Mortalität natürlich davon ab, ob die primäre Infektion beherrscht werden kann; im Mittel rechnet man mit einer Mortalität von 40–50%. Diese Zahlen mögen hoch erscheinen. Wir dürfen aber nicht vergessen, daß vor Einführung der heutigen therapeutischen Methoden die Mortalität noch wesentlich höher lag.

Literaturhinweise

1 Arcidi, J.M., Jr., et al.: Hepatic morphology in cardiac dysfunction: A clinicopathologic study of 1000 subjects at autopsy. Am. J. Pathol. *104*; 159, 1981.

2 Gimbrone, M.A., Jr.: Vascular endothelium: Nature's blood container. *In* Gimbrone, M.A., Jr. (ed.): Vascular Endothelium in Hemostasis and Thrombosis, New York, Churchill Livingstone, 1986, p. 1.

3 Esmon, N.L.: Thrombomodulin. Semin. Thromb. Hemost. *13*: 454, 1987.

4 Marcum, J.A., and Rosenberg, R.D.: Anticoagulantly active heparin sulfate proteoglycan and the vascular endothelium. Semin. Thromb. Hemost. *13*: 464, 1987.

5 Wekser, B., and Jaffe, E.A.: Prostacyclin and the endothelium. *In* Gibrone, M.A., Jr. (ed.): Vascular Endothelium in Hemostasis and Thrombosis. New York, Churchill Livingstone, 1986, p. 40.

6 Hekman, C.A., and Loskutoff, D.J.: Fibrinolytic pathways and the endothelium. Semin. Thromb. Hemost. *13*: 514, 1987.

7 Bevilacqua, M.P., et al.: Recombinant tumor necrosis factor induces procoagulant activity in cultured human vascular endothelium: Characterization and comparison with the actions of interleukin 1. Proc. Nat. Acad. Sci. U.S.A. *83*: 4533, 1986.

8 Hawiger, J.: Adhesive interactions of blood cells and the vessel wall. *In* Coleman, R.W., Hirsch, J., Marder, V.J., and Salzman, E.W. (eds.): Hemostasis and Thrombosis: Basic Principles and Clinical Practice. Philadelphia, J.B. Lippincott Company, 1987, p. 182.

9 Shatti, S.J., and Bennett, J.S.: Platelets and their membranes in hemostasis: Physiology and pathophysiology. Ann. Intern. Med. *94*: 108, 1980.

10 Coleman, R.W., et al.: Overview of hemostasis. *In* Coleman, R.W., Marder, V.J., Salzman, E.W., and Hirsh, J. (eds.): Hemostasis and Thrombosis: Basic Principles and Clinical Practice. Philadelphia, J.B. Lippincott Company, 1987, p. 3.

11 Baugh, R.F., and Houghie, C.: The chemistry of blood coagulation. Clin. Haematol. *8*: 3, 1979.

11a Furie, B., and Furie, B.C.: The molecular basis of blood coagulation. Cell *53*: 505, 1988.

12 Wall, R.T., and Harker, L.A.: The endothelium and thrombosis. Annu. rev. Med. *31*: 361, 1980.

13 Spaet, T.H., and Gaynor, E.: Vascular endothelial damage and thrombosis. Adv. Cardiol. *4*: 47, 1970.

14 Wessler, S., and Yiu, E.T.: On the mechanism of thrombosis. Prog. Hematol. *6*: 201, 1969.

15 Hume, M., et al.: Venous Thrombosis and Pulmonary Embolism. Cambridge Harvard University Press, 1970, p. 25.

16 Kitchens, C.S.: Concept of hypercoagulability. A review of its development: clinical application, and recent progress. Semin. Thromb. Hemost. *11*: 293, 1985.

17 Brozovic, M.: Phyiologic mechanisms in coagulation and fibrinolysis. Br. Med. Bull. *33*: 231, 1977.

18 Bic, R.L.: Clinical relevance of antithrombin III. Semin. Thromb. Hemost. *8*: 276, 1983.

19 Chumnijaraki, T., and Poshyachinda, V.: Postoperative thrombosis in Thai women. Lancet *1*: 1357, 1975.

20 Gallus, A.S., and Hirsch, J.: Treatment of venous thromboembolic disease. Semin. Thromb. Hemost. *2*: 291, 1976.

21 Becker, D.M.: Venous thromboembolism. Epidemiology, diagnosis, prevention. J. Gen. Intern. Med. *1*: 402, 1986.

22 Al-Mondhiry, H.: Tumor interaction with hemostasis. The rationale for use of platelet inhibitors and anticoagulants in treatment of cancer. Am. J. Hematol. *16*: 193, 1984.

23 Hirsch, J., et al.: Epidemiology and pathogenesis of venous thrombosis. J. Am. Coll. Cardiol. *8*: 104B, 1986.

24 Hull, R., et al.: Diagnostic efficacy of impedance pletysmography for clinically suspected deep vein thrombosis: A randomized trial. Ann. Intern. Med. *102*: 21, 1985.

25 Hull, R.D., et al.: Pulmonary angiography, ventilation lung scanning, and venography for clinically suspected pulmonary embolism with abnormal perfusion scan. Ann. Intern. Med. *98*: 891, 1983.

26 Freiman, D.C., et al.: Frequency of pulmonary embolism in man. N. Engl. J. Med. *27*: 1278, 1965.

27 Fred, H.L., et al.: Rapid resolution of pulmonary thromboemboli in man. J.A.M.A. *196*: 1137, 1966.

28 Kakkar, V.V., and Adams, P.C.: Preventive and therapeutic approach to venous thromboembolic disease and pulmonary embolism – Can death from pulmonary embolism be prevented? J. Am. Coll. Cardiol. *8*: 146B, 1986.

29 England, R., and Magee, H.R.: Peripheral arterial embolism 1961–1985. Austr. N.Z. J. Surg. *57*: 27, 1987.

30 Elliot, J.J., Jr., et al.: Arterial embolization. Problems of source, multiplicity, recurrence, and delayed treatment. Surgery *88*: 833, 1980.

31 Morgan, M.: Amniotic fluid embolism. Anaesthesia *34*: 20, 1979.

32 Roche, W.D., Jr., and Norris, H.J.: Detection and significance of maternal pulmonary amniotic embolism. Obstet. Gynecol. *43*: 729, 1974.

33 Price, T.M., et al.: Amniotic fluid embolism. Three case reports with a review of the literature. Obstet. Gynecol. Surv. *40*: 462, 1985.

34 Rodgers, B.M., et al.: Effects of amniotic fluid on cardiac contractility and vascular resistance. Am. J. Physiol. *220*: 1979, 1971.

35 Dolyniuk, M., et al.: Rapid diagnosis of amniotic fluid embolism. Obstet. Gynecol. *61*: 288, 1983.

36 Editorial: Amniotic fluid embolism. Lancet 2: 398, 1979.

37 Thomas, I.H.: Caisson disease bone: The seed and the soil. J.R. Coll. Surg. Edinb. *28*: 347, 1983.

38 Gregg, P.J., and Walder, D.N.: Caisson disease of bone. Clin. Orthop. *210*: 43, 1986.

39 Gossling, H.R., and Donohue, T.A.: The fat embolism syndrome. J.A.M.A. *241*: 2740, 1979.

40 Robbins, S.L., et al.: Demonstration of intercoronary anastomoses in human hearts with a low viscosity perfusion mass. Circulation *33*: 733, 1966.

41 Krainer, L.: Pathological effects of cerebral anoxia. Am. J. Med. *25*: 258, 1958.

42 Seeley, H.F.: The pathophysiology of haemorrhagic shock. Br. J. Hosp. Med. *37*: 14, 1987.

43 Resnekov, L.: Cardiogenic shock. Chest *83*: 893, 1983.

44 Wilson, R.F.: The pathophysiology of shock. Intensive Care Med. *6*: 89, 1980.

44a Zimmerman, J.J., and Dietrick, K.A.: Current perspectives on septic shock. Pediatr. Clin. North. Am. *34*: 131, 1987.

45 Bond, R.F., and Johnson, G.: Vascular adrenergic interactions during hemorrhagic shock. Fed. Proc. *44*: 281, 1985.

46 McIntosh, T.K., et al.: Endorphins in primate hermorrhagic shock: Beneficial action of opiate antagonists. J. Surg. Res. *40*: 265, 1986.

47 Feuerstein, G., and Hallenbeck, J.M.: Prostaglandins, leukotrienes, and platelet-activating factor in shock. Annu. Rev. Pharmacol. Toxicol. *27*: 301, 1987.

48 Beutler, B., and Cerami, A.: Cachectin: More than a tumor necrosis factor. N. Engl. J. Med. *316*: 379, 1987.

48a Girardin, E., et al.: Tumor necrosis factor and interleukin-1 in the serum of children with severe infectious purpura. N. Enl. J. Med. *319*: 397, 1988.

49 Ziegler, E.J.: Tumor necrosis factor in humans. N. Engl. J. Med. *318*: 1533, 1988.

50 Lefer, A.M.: Interaction between myocardial depressant factor and vasoactive mediators with ischemia and shock. Am. J. Physiol. *252*: R193, 1987.

51 Billhardt, R.A., and Rosenbush, S.W.: Cardiogenic and hypovolemic shock. Med. Clin. North Am. *70*: 853, 1986.

52 Trump, B.F., et al.: The application of electron microscopy and cellular biochemistry to the autopsy. Observations on cellular changes in human shock. Hum. Pathol. *6*: 499, 1975.

53 Trump, B.F.: The role of cellular membrane systems in shock. *In* The Cell in Shock. The Proceedings of a Symposium on Recent Research Developments and Current Clinical Practice in Shock. Kalamazoo, Michigan, Upjohn Symposium, 1974, p. 16.

54 Hackel, D.B., et al.: The heart in shock. Circ. Res. *35*: 805, 1974.

55 McGovern, V.J.: Hypovolemic shock with particular reference to the myocardial and pulmonary lesions. Pathology *12*: 63, 1980.

4 Genetische Störungen

Die Genetik hat tatsächlich das gelobte Land erreicht. Es stehen heute Technologien zur Verfügung, um den genetischen Kode zu manipulieren, und lassen damit hoffen, Mutationen lindern oder gar heilen zu können.

Der jüngste Fortschritt in der medizinischen Genetik ist vor allem den spektakulären Erfolgen der Molekularbiologie zuzuschreiben, zu denen die rekombinante DNA-Technologie gehört. Beispielsweise kann man heute Teile der menschlichen DNA mit Restriktionsenzymen herausschneiden und diese Fragmente in geeigneten Klonierungs-Vektoren klonieren. Wird ein bekanntes DNA-Fragment dazu benutzt, eine unbekannte DNA-Sequenz oder m-RNA daraufhin zu analysieren, ob sie die komplementären Nukleotid-Sequenzen enthalten, wird dieses DNA-Fragment eine DNA-Sonde genannt. Das Prinzip der Analytik mit DNA-Sonden ist die *molekulare Hybridisierung*. Hybridisierungen können zwischen komplementären Strängen von DNA oder RNA stattfinden, wobei DNA:DNA- und RNA:RNA-Hybride entstehen, oder zwischen einem DNA- und einem RNA-Strang mit der Bildung eines DNA:RNA-Hybrids.

Eine Reihe von Methoden mit DNA-Sonden wird heute routinemäßig in Forschung und Diagnostik angewandt.[1] Die Beschreibungen dieser Methode finden sich in den Handbüchern der Molekularbiologie.[2] Im folgenden werden die Prinzipien der häufigsten angewandten Methoden skizziert.

- *Southern blotting* (oder Southern blot Analyse) beruht auf der DNA:DNA-Hybridisierung. Hierbei werden DNA-Extrakte der zu untersuchenden Zellen mit einem oder mehreren Restriktionsenzymen behandelt. Diese bakteriellen Enzyme erkennen jeweils eine bestimmte Sequenz von Basenpaaren und schneiden die DNA stets dort, wo diese Sequenz im DNA-Strang vorkommt. Die Menge der so entstandenen DNA-Fragmente wird ihrer Größe nach mit der Gel-Elektrophorese aufgetrennt. Die Fragmente werden dann zu Einzelsträngen denaturiert, auf eine Nitrozellulosemembran gebracht und mit einer radioaktiv markierten DNA-Sonde überschichtet. Enthält eines der DNA-Fragmente eine zur Sonde komplementäre Sequenz, kommt es zur Hybridisierung. Da die Sonde radioaktiv markiert ist, läßt sich das Hybridisierungsband mit der Autoradiographie nachweisen.

- *Northern blotting* (oder Northern blot Analyse) beruht auf der m-RNA:DNA-Hybridisierung. Die Methode wird angewandt, um herauszufinden, ob ein bestimmtes Gen transskribiert ist. Die gesamte zelluläre m-RNA wird extrahiert und in der Agarosegel-Elektrophorese entsprechend den Molekülgrößen der verschiedenen m-RNA-Spezies aufgetrennt. Wie beim Southern blotting bestehen die nachfolgenden Schritte in der Übertragung («blotting») auf eine Nitrozellulosemembran, der Hybridisierung mit markierten Sonden und der Autoradiographie. Mit diesem Vorgang kann das Vorkommen oder Fehlen einer bestimmten m-RNA sowie die Größe des Transskripts nachgewiesen werden.

- *Dot blotting* unterscheidet sich von Southern oder Northern blotting, indem keine Zerlegung mit Restriktionsenzymen und keine Auftrennung der Bruchstücke stattfindet. Die zu untersuchende DNA oder RNA wird auf eine Nitrozellulosemembran gebracht und mit einer radioaktiv markierten DNA-Sonde analysiert.

- *In-situ-Hybridisierung* erlaubt den Nachweis von spezifischen DNA- oder RNA-Sequenzen *in situ,* also in der Zelle. Anders als beim Southern und Northern blotting werden die Nukleinsäuren nicht aus der Zelle extrahiert, sondern es werden vielmehr die Sonden direkt auf die entsprechend präparierten Gewebeschnitte gebracht. Die Technik erlaubt nicht nur den Nachweis

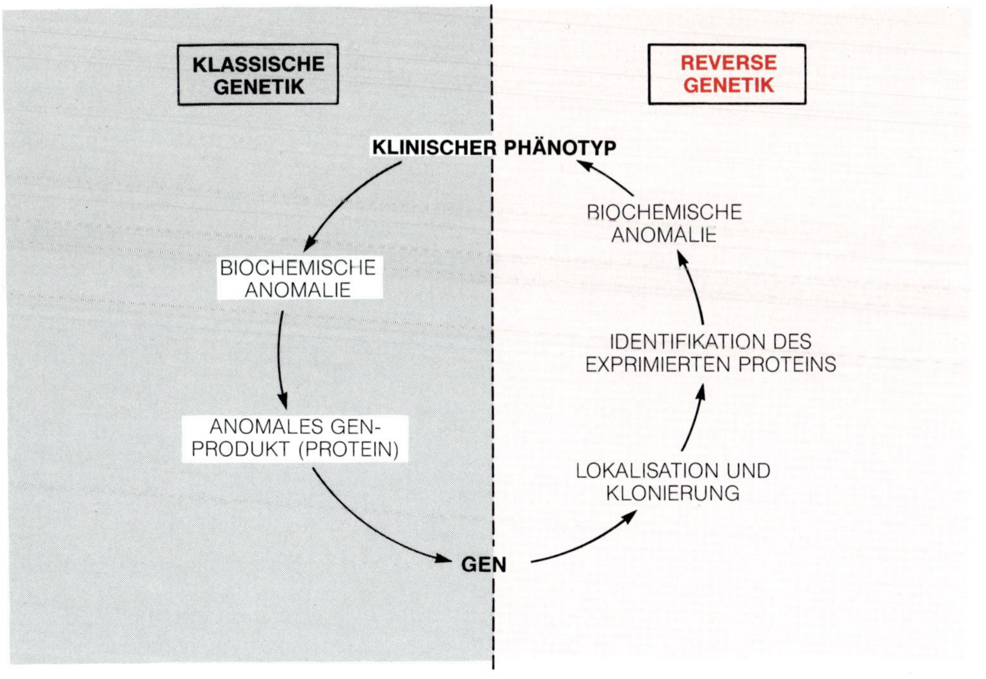

Abb. 4.1: Schematische Illustration der Untersuchungswege in der klassischen und reversen Genetik. Der klassische Weg beginnt mit der Korrelation des klinischen Phänotyps zur biochemischen Proteinanomalie, gefolgt von der Isolation des mutanten Gens. Die reverse Genetik beginnt mit der Lokalisation und Klonierung des Krankheitsgens ohne Kenntnis des Genprodukts. Die Identifikation des Genprodukts und der Mechanismus der Krankheitsentstehung folgen der Isolation des mutanten Gens.

von Genen oder ihren Produkten (oder beides), sondern sie kann sie auch in den bestimmten Zellen im Gewebe lokalisieren.

Die Fortschritte der Molekulargenetik haben große Bedeutung für verschiedene Gebiete der klinischen Medizin. Auf der praktischen Ebene erweisen sich molekulare Sonden als zunehmend nützlich für die Diagnose genetischer und auch nichtgenetischer (wie infektiöser) Krankheiten. Die diagnostische Anwendung der rekombinanten DNA-Technologie wird im einzelnen am Ende dieses Kapitels erklärt. Zunächst möchten wir kurz einige *therapeutische Anwendungen* dieser Technik erwähnen und dann kurz die Möglichkeiten diskutieren, mit denen auch heute die molekularen Grundlagen menschlicher Krankheiten erkannt werden können.

In den letzten Jahren konnten verschiedene menschliche Gene dazu aktiviert werden, ihre Produkte in Bakterien zu synthetisieren. Die Möglichkeit, große Mengen sonst spärlich vorkommender biologisch aktiver Substanzen zu produzieren, verspricht die Behandlung bestimmter Krankheiten zu revolutionieren. Beispielsweise erleben wir gerade die Produktion von ultrareinem rekombinanten Wachstumshormon. Bis 1985 noch mußten Kinder, die an einem Mangel an Wachstumshormon litten, mit Extrakten aus Hypophysen von Verstorbenen behandelt werden. Es war deshalb nicht nur die Verfügbarkeit von Wachstumshormonen begrenzt, sondern mit einigen Hypophysenextrakten wurde auch ein Virus übertragen, das die letale Jakob-Creutzfeldt-Krankheit bei den Empfängern auslöste. Neben Hormonen sind verschiedene andere biologische Substanzen wie Faktor VIII, thrombolytische Faktoren und Immunmodulatoren (Interleukin-2, Interferone) bereits in klinischer Anwendung oder werden bald verfügbar sein. Eine andere wichtige Anwendung rückt in den Bereich des Möglichen, nämlich die Produktion von Impfstoffen (Vakzinen). Rekombinante Hepatitis-B-Vakzinen sind bereits im Gebrauch, und die Arbeiten für die Produktion von Vakzinen gegen Grippe, Malaria und möglicherweise gegen AIDS gehen voran.

Auf einer grundlegenderen Ebene hat die rekombinante DNA-Technologie wichtige Bedeutung für das Verständnis der molekularen Basis menschlicher Krankheiten erlangt. Es sind zwei Hauptrichtungen eingeschlagen worden (Abb. 4.1).

- *Klassische Genetik:* Dieses ist der traditionelle Weg, auf dem erfolgreich verschiedene angeborene Stoffwechselstörungen wie Phenylketonurie und Störungen der Hämoglobinsynthese untersucht wurden. Diesen genetischen Krankheiten gemeinsam ist die Kenntnis des abnormen Genprodukts und des korrespondierenden Proteins. Wenn das veränderte Protein bekannt ist, dann können verschiedene Methoden angewandt werden, um das normale Gen zu isolieren, zu klonieren und um letztlich die molekularen Veränderungen zu bestimmen, die das Gen im Patienten mit dieser Störung betreffen.

- *Reverse Genetik:* Da es bei vielen häufigen monogenetischen Leiden, wie der zystischen Fibrose, keine Hinweise über die Art des defekten Genproduktes gibt, wird eine andere Untersuchungstechnik angewandt, die «neue Genetik» oder «reverse Genetik» genannt wird. Diese Untersuchungsmethode ignoriert zunächst biochemische Hinweise durch den Phänotyp und beruht auf der Lokalisation des mutierten Gens im Chromosom. Die annähernde Lokalisation des Gens wird durch Koppelung an bekannte «Marker-Gene» ermöglicht, die sich in nächster Nähe zum kranken Gen befinden. Ist erst die Region, in der das mutierte Gen liegt, in möglichst engen Grenzen lokalisiert, werden im nächsten Schritt einige Stücke der DNA von dem betreffenden Segment des Genoms kloniert. Der Expression der klonierten DNA *in vitro* folgt die Bestimmung der veränderten Proteinprodukte, die zur Identifikation der veränderten, von den mutierten Genen kodierten Proteine dienen. Dieser Weg war bei verschiedenen Krankheiten erfolgreich, wie bei der chronischen Granulomatose (eine Störung der bakteriziden Funktion der Granulozyten) und, erst kürzlich, bei der Muskeldystrophie Duchenne (einer Erbkrankheit, die durch progressive Muskelschwäche gekennzeichnet ist).[3]

Vor diesem Hintergrund der «neuen Genetik» können wir uns als nächstes der Einteilung der menschlichen Krankheiten zuwenden mit den drei Kategorien: (1) die umweltabhängigen, (2) die genetisch bedingten und (3) diejenigen, bei denen sowohl Umwelt- als auch genetische Faktoren eine Rolle spielen. Infektionskrankheiten scheinen zunächst für die erste Kategorie repräsentativ zu sein. Indessen wissen wir mit zunehmender Kenntnis über die Rolle der Regulator-Gene für die Kontrolle der Immunkompetenz, daß der Verlauf von Infektionen – und mehr oder weniger auch alle anderen Störungen – vom Genotyp beeinflußt wird. Vielleicht sind nur Verkehrsunfälle Beispiele dafür, daß allein die Umwelt Art und Ausmaß der Krankheit bestimmt. Zur dritten Kategorie gehören vor allem auch viele wichtige Krankheiten des Menschen, wie das Ulcus pepticum, Diabetes mellitus, Atherosklerose, Schizophrenie und wahrscheinlich die meisten Karzinome, deren Entstehung sicherlich sowohl von endogenen als auch von exogenen Faktoren bestimmt wird.

Eingedenk dieser komplexen Interaktionen endogener und exogener Faktoren konzentrieren wir uns in diesem Kapitel auf die endogenen Faktoren, d.h. auf die genetische Komponente, die eine wesentliche Rolle oder sogar die Hauptrolle spielt. Die genetischen Krankheiten, denen wir in der ärztlichen Praxis begegnen, machen nur die Spitze des Eisberges aus. Nämlich nur diejenigen mit einer weniger extremen genotypischen Abweichung erlauben eine vollständige embryologische Entwicklung und Lebendgeburt. Schätzungsweise 50% der Spontanaborte in der frühen Schwangerschaftsperiode haben eine nachweisbare chromosomale Aberration; daneben liegen kleinere nachweisbare Fehler und viele andere außerhalb unserer Nachweismöglichkeit. Etwa 1% aller Neugeborenen weist eine größere chromosomale Anomalie auf.[4] Wieviel Mutationen bleiben verborgen?

Jahrelang haben wir über die biologische Präzision der Abläufe von Mitose und Meiose gestaunt. Heute ist aber offensichtlich, daß bei diesen Prozessen weit mehr Fehler entstehen, als früher angenommen wurde. Glücklicherweise überleben von den vielen Mutationen nur die ‹passendsten›. Nichtsdestoweniger summieren sich diese ‹passendsten› in den USA zu 12 Millionen Personen mit einer genetischen Krankheit und stellen damit insgesamt ein enormes Gesundheitsproblem dar.

Es ist nicht Aufgabe dieses Buches, die normale Humangenetik zu erklären. Dennoch ist es notwendig, einige der gebräuchlichen Bezeichnungen, wie ***hereditär, familiär*** und ***kongenital***, zu definieren. Hereditäre Störungen stammen definitionsgemäß von den Eltern und werden mit den Gameten von einer auf die nächste Generation vererbt; sie sind deshalb familiär. Der Begriff kongenital heißt schlicht ‹geboren mit›. Deshalb sind nicht alle kongenitalen Krankheiten genetisch bedingt, wie die kongenitale Lues oder das kongenitale AIDS. Andererseits sind nicht alle genetischen Krankheiten kongenital; die Chorea Huntington zum Beispiel manifestiert sich erst im dritten oder vierten Dezennium.

Die genetischen Krankheiten lassen sich ihrer Ursache nach in drei Hauptkategorien einteilen: (1) solche infolge chromosomaler Aberrationen, (2) solche infolge mutierter Gene mit großem Effekt und (3) Krankheiten mit multifaktorieller (polygener) Vererbung. Die erste Kategorie umfaßt Störungen als Folge numerischer oder struktureller chromosomaler Abweichungen. Die zweite Kategorie enthält viele relativ seltene Störungen, wie Speicherkrankheiten und angeborene Stoffwechselstörungen, die alle Folge einer einzelnen Genmutation mit großer Auswirkung sind. Die meisten dieser Zustände sind hereditär und familiär. Die dritte Kategorie umfaßt einige der häufigsten Störungen beim Menschen, wie arterielle Hypertonie und Diabetes mellitus. Multifaktorielle oder polygene Vererbung heißt, daß gewöhnlich sowohl genetische als auch äußere Bedingungen die Manifestation der phänotypischen Charakteristik der Krankheit beeinflussen. Die genetische Komponente umfaßt die additive Wirkung mehrerer Gene mit jeweils kleinen Effekten; der Umwelteinfluß mag unterschiedlich groß sein, ist aber für manche Fälle sogar Voraussetzung für die Manifestation der phänotypischen Eigenschaft.

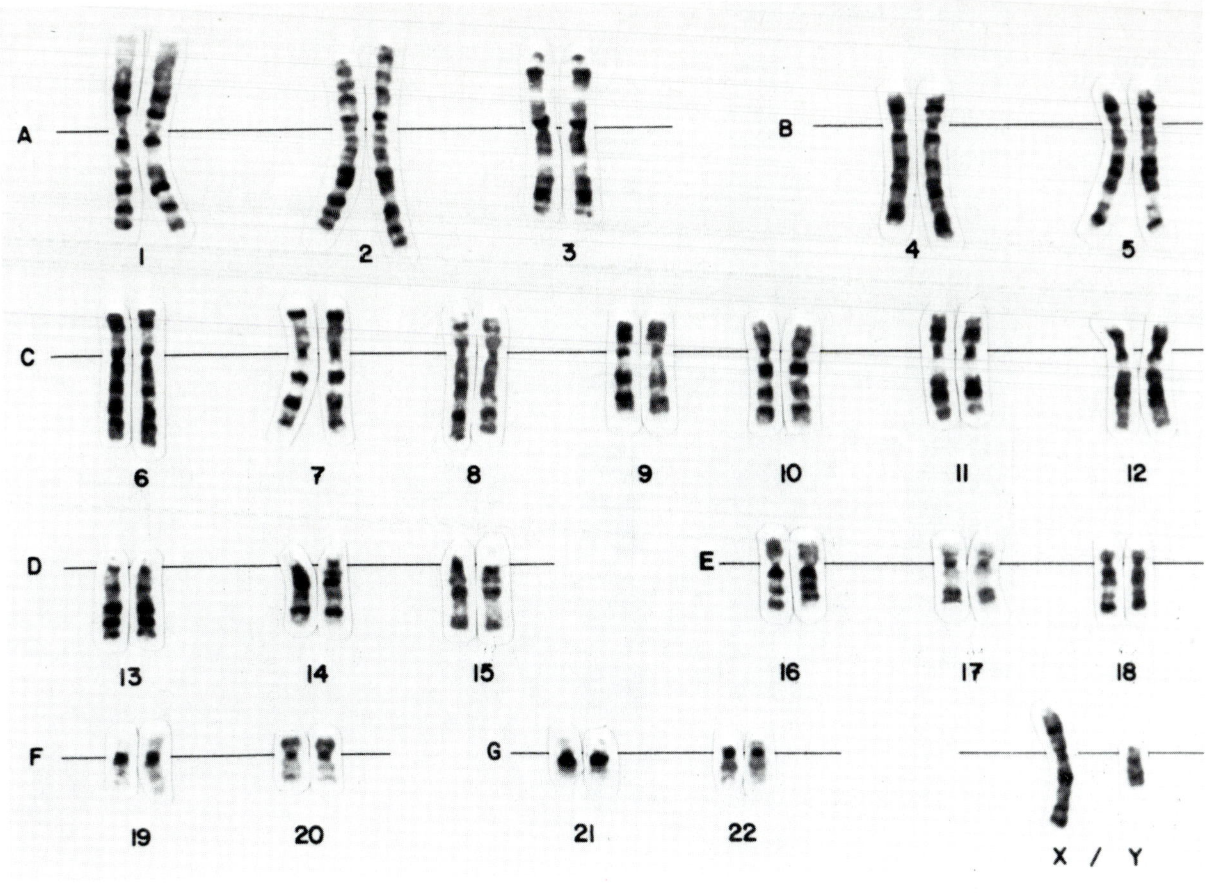

Abb. 4.2: Ein normaler männlicher Karyotyp mit G-Banding (Dr. Nancy R. Schneider, Department of Pathology, Southwestern Medical Center, Dallas, Texas).

Bevor wir uns der Beschreibung spezifischer Entitäten zuwenden, wird der normale Karyotyp erklärt wie auch Art und Ursachen der Mutationen.

Der normale Karyotyp – Zytogenetik

Bekanntlich enthält die menschliche Körperzelle 46 Chromosomen; diese umfassen 22 homologe Paare von Autosomen und zwei Geschlechtschromosomen, XX als weiblicher und XY als männlicher Genotyp. Die Untersuchungen der Chromosomen – Karyotypisierung – ist die grundlegende Methode der Zytogenetik. Beim gewöhnlichen Verfahren der Chromosomentrennung wird die Mitose kultivierter Zellen in der Metaphase mit Colchizin arretiert, und die Chromosomen werden dann gefärbt. In der Metaphasentrennung nehmen die einzelnen Chromosomen die bekannte X-Form an, indem jeweils zwei Chromatiden am Zentromer miteinander verknüpft sind. *Verknüpft das Zentromer die beiden Chromatiden in ihrer Mitte, wird das Chromosom metazentrisch genannt; ist das Zentromer exzentrisch lokalisiert, wird das Chromosom als submetazentrisch bezeichnet. Bei manchen Chromosomen liegt das Zentromer fast, jedoch nicht ganz am Ende der Chromatiden. Dieses sind akrozentrische Chromosomen,* von denen alle noch kurze Projektionen an ihren kurzen Armen tragen können. Diese Projektionen, die Satelliten, sind an der Bildung der Nukleoli beteiligt. Vor 1970 ergaben die Techniken der Karyotypisierung eine solide dunkle Anfärbung der Chromosomen, womit nur eine sehr begrenzte Unterscheidung der Chromosomen möglich war. Sie wurden in sieben Gruppen (A bis G) klassiert, entsprechend ihrer Größe und der Position des Zentromers.

1970 haben Caspersson und Mitarbeiter mit der Darstellung der Chromosomenbänder (Banding-Technik) jedes einzelne Chromosom aufgrund des ganz bestimmten und konstanten Musters der wechselnden hellen und dunklen Querbänder des Chromosoms identifizieren können.[5] Obwohl eine Reihe von Ban-

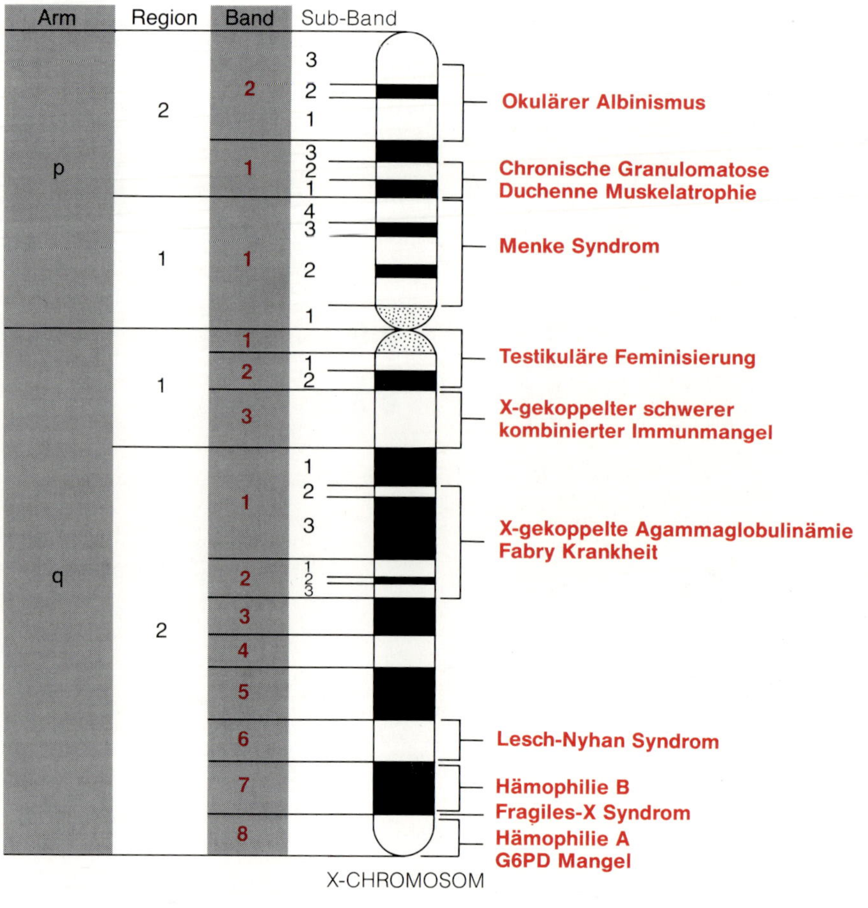

Abb. 4.3: Details eines Karyotyps des X-Chromosoms mit Bändern (auch Idiogramm genannt). Bemerke die Nomenklatur der Arme, Regionen, Bänder und Sub-Bänder. Rechts sind die ungefähren Lokalisationen einiger krankheitsauslösenden Gene angegeben.

ding-Techniken bisher entwickelt worden ist, wird die G-(Giemsa)-Technik am häufigsten angewandt. Ein normaler männlicher Karyotyp mit der G-Band-Technik wird in Abbildung 4.2 gezeigt. In den letzten Jahren ist die Auflösung, die mit der Banding-Technik erreicht wird, erheblich gesteigert worden, indem die Zellen bereits in der Prophase untersucht werden. Das einzelne Chromosom erscheint bedeutend länger; so können bis zu 1500 Bänder pro Karyotyp erkannt werden.[6] Die Anwendung dieser Banding-Techniken erlaubt eine sichere Identifikation eines jeden Chromosoms sowie die genaue Bestimmung von Bruchstellen und anderen Veränderungen, die später noch erläutert werden.

Bevor diese Beschreibung des normalen Karyotyps abgeschlossen wird, müssen noch allgemein gebräuchliche zytogenetische Begriffe erklärt werden. Karyotypen werden gewöhnlich mit einem Abkürzungssystem als Formel beschrieben. Allgemein wird die folgende Anordnung benutzt: Die Gesamtzahl der Chromosomen wird zuerst genannt, gefolgt vom Geschlechtschromosom und schließlich von der Beschreibung irgendeiner Abnormalität. Zum Beispiel wird der männliche Genotyp mit Trisomie 21 mit 47,XY,+21 beschrieben. Die Symbole, die strukturelle Veränderungen der Chromosomen bezeichnen, werden zusammen mit den jeweiligen Anomalien später beschrieben. Hier soll noch erwähnt werden, daß der kurze Arm eines Chromosoms mit «p» (für petit) und der lange Arm mit «q» (nächster Buchstabe im Alphabet) bezeichnet wird. Bei der karyotypisierenden Darstellung der Chromosomenbänder wird jeder Arm des Chromosoms anhand der prominenten Bänder in zwei oder mehrere Abschnitte unterteilt. Diese Abschnitte werden vom Zentromer nach außen hin numeriert (1, 2, 3, u.s.f.). Jeder Abschnitt ist weiter in Bänder und Sub-Bänder unterteilt; auch diese werden numerisch geordnet (Abb. 4.3). So bezeichnet die Formel Xp21.2 ein chromosomales Segment auf dem kurzen Arm des X-Chromosoms in der Region 2, Band 1 und Sub-Band 2.

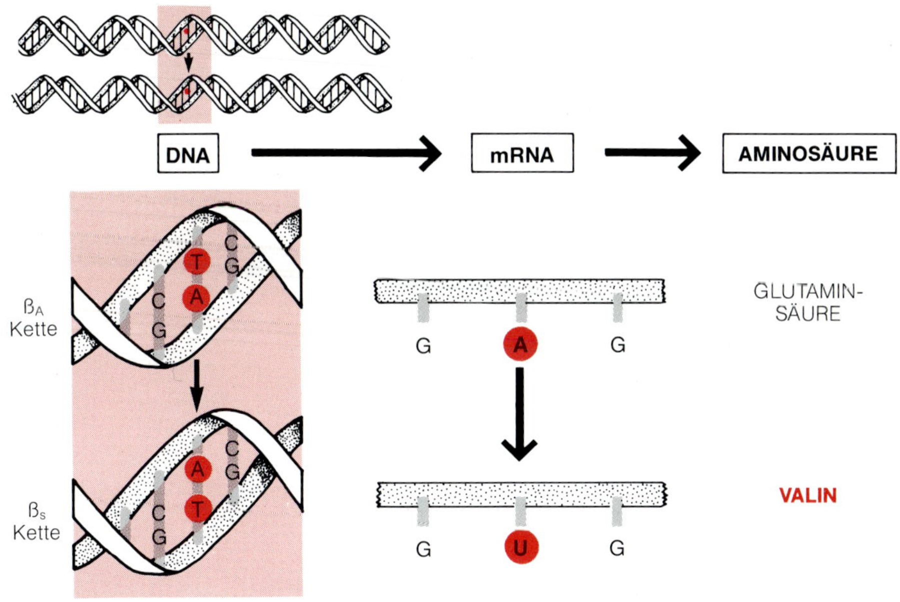

Abb. 4.4: Schematische Darstellung einer Punktmutation infolge der Veränderung eines einzigen Basenpaars in der DNA. In diesem Beispiel verändert der Wechsel von CTC auf CAC die Bedeutung des genetischen Kodes (GAG zu GTG im gegenüberliegenden Strang), was zum Ersatz von Glutaminsäure durch Valin in der Polypeptidkette führt. Diese Veränderung betrifft die sechste Aminosäure der normalen β-Globin-(β_A)-Kette und führt damit zum Sichelzell-β-Globin (β_S).

Mutationen

Mit Mutation wird eine vererbbare Alteration des Genoms bezeichnet. Einige Mutationen betreffen große Segmente des Genoms und erzeugen deshalb sichtbare Strukturveränderungen eines Chromosoms. Derlei chromosomale Aberrationen und ihre Folgen werden später beschrieben. Viele Mutationen sind jedoch submikroskopisch. Sie können eine teilweise oder vollständige Gen-Deletion ergeben, betreffen aber öfters nur eine einzelne Base. Beispielsweise kann eine einzelne Nukleotid-Base von einer anderen Base *substituiert* werden, was zur *Punkt-Mutation* führt (Abb. 4.4). Weniger häufig werden ein oder zwei Basen-Paare in die DNA eingefügt *(Insertion)* oder herausgelöst *(Deletion)*, was zu veränderten Transskriptionen des DNA-Strangs führt; diese Mutationen werden als «Frame-shift»-Mutationen (Rahmenverschiebungsmutationen) bezeichnet (Abb. 4.5).
Die Folgen von Mutationen sind unterschiedlich und von mehreren Faktoren abhängig, wie dem Typ der Mutation und dem Ort im Genom, der davon betroffen ist. Einzelheiten spezifischer Mutationen und ihre Folgen werden im gesamten Text jeweils im Zusammenhang mit den entsprechenden Störungen besprochen. Hier werden kurz einige generelle Grundlagen im Zusammenhang mit den Folgen von Mutationen beschrieben.

- *Mutationen innerhalb kodierender Sequenzen.* Eine Punkt-Mutation (einzelne Basen-Substitution) kann den Kode in einem Basen-Triplet verändern und damit zum Ersatz einer Aminosäure durch eine andere in einem Genprodukt führen. Da diese Mutationen zur Veränderung der Bedeutung des genetischen Kodes führen, werden sie oft «missense Mutationen» genannt. Ein ausgezeichnetes Beispiel dieses Typs ist die Mutation, welche die β-Globinkette des Hämoglobins betrifft. Hier wird das Nukleotid-Triplet CTC (oder GAG in der m-RNA), das für Glutaminsäure kodiert, in CAC (oder GUG in der m-RNA) verändert, die für Valin kodiert (Abb. 4.4). Diese Substitution einer einzigen Aminosäure verändert die physikochemischen Eigenschaften des Hämoglobins und verursacht die Sichelzellanämie. Neben einer Aminosäuresubstitution kann eine Punktmutation auch einen Aminosäure-Kode in einen Terminator- oder Stop-Kode umwandeln («nonsense»-Mutation). Um beim Beispiel des β-Globins zu bleiben, führt die Punktmutation zur Veränderung des Kodes für Glutamin (CAG) und bildet einen Terminator-Kode (UAG), falls U von C substituiert wird (Abb. 4.6). Diese Veränderung bedingt eine vorzeitige Beendigung der Translation des β-Globin-Gens; das daraus entstehende kurze Peptid wird rasch degradiert. Die betroffenen Personen ermangeln der β-Globin-Ketten und entwickeln eine schwere Anämie, genannt β^0-Thalassämie.

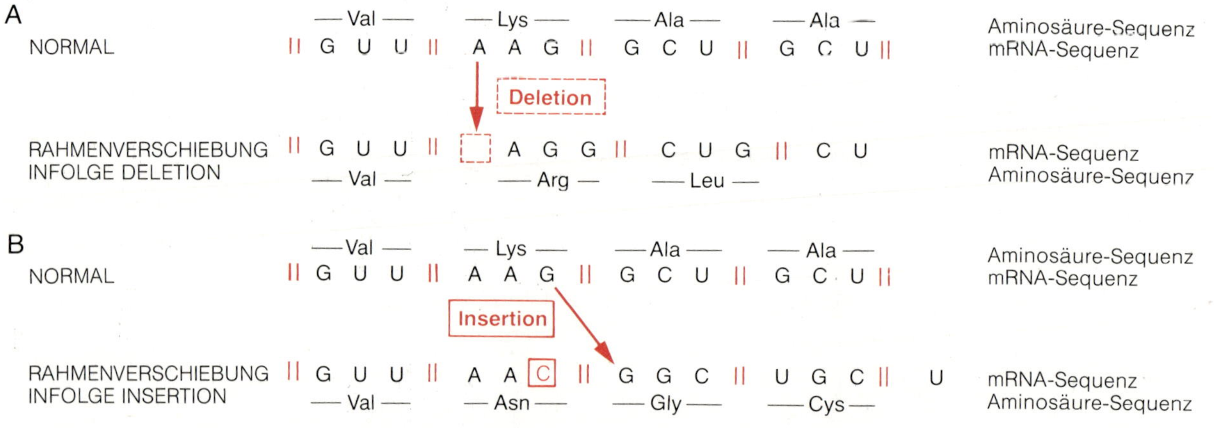

Abb. 4.5: Schematische Darstellung von Mutationen, die den Transkriptions-Rahmen infolge Deletion (A) und Insertion (B) einer Base abändern.

● *Mutationen in nicht-kodierenden Sequenzen.* Deletäre Wirkungen können auch durch Mutationen entstehen, die nicht Exone betreffen. Es ist gut bekannt, daß die Transskription (Abschrift) der DNA von Promotions- und Verstärker-Sequenzen eingeleitet und reguliert wird, die stromaufwärts des Gens liegen. Punktmutationen oder Verluste dieser Regulator-Sequenzen können zur erheblichen Verminderung oder zum Ausbleiben der Transskription führen. Dieses ist der Fall bei bestimmten Formen hereditärer hämolytischer Anämien. Zusätzlich können Punktmutationen in Introns zu defekten Verknüpfungen mit dazwischen kommenden Sequenzen führen. Dieses wiederum stört die normale Verarbeitung der initialen m-RNA-Abschrift und verhindert die Bildung reifer m-RNA-Transskriptionen. Damit kann keine Translation stattfinden und das Genprodukt nicht synthetisiert werden. ‹Intron› wird ein DNA-Abschnitt genannt, der wohl transskribiert wird, jedoch nicht zur Translation des betreffenden Kodes Anlaß gibt, im Gegensatz zum sogenannten ‹Exon›.

Zusammenfassend sei festgehalten, daß Mutationen die Proteinsynthese auf verschiedenen Ebenen stören können. Die Transskription kann infolge von Gen-Verlusten und Punktmutationen, die die Promotor-Sequenzen betreffen, unterdrückt werden. Die abnormale Aufbereitung der m-RNA kann von Mutationen herrühren; diese betreffen Introns, Verknüpfungsstellen oder beides. Die Übertragung ist betroffen, wenn ein Terminations-Kode (Ketten-Terminationsmutation) in einem Exon entstanden ist. Und schließlich können einige Punktmutationen zur Bildung von abnormen Proteinen führen, ohne daß irgendein Schritt der Proteinsynthese gestört ist. Wie später noch besprochen wird, werden die Wirkungen mutierter Gene auf den Phänotyp, zumindest teilweise, von der Art der betroffenen Proteine bestimmt, wie Enzyme, Strukturproteine oder Regulatorproteine.

Die Ursache oder Ursachen der meisten Mutationen sind weitgehend unbekannt. Jedoch wissen wir, daß bestimmte Umwelteinflüsse, wie Bestrahlung, Chemikalien und Viren, die Rate der «spontanen» Mutatio-

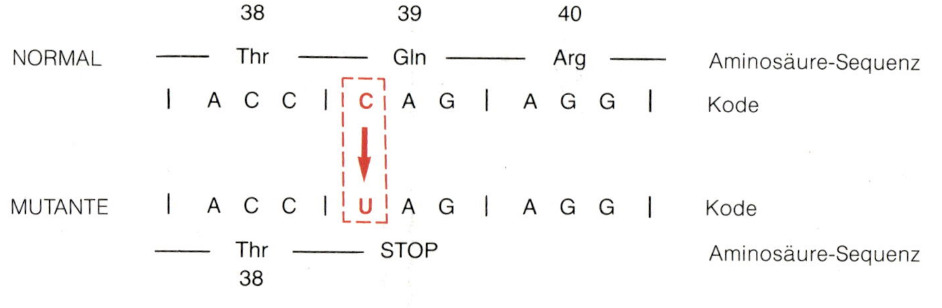

Abb. 4.6: Eine vorzeitig zur Kettentermination führende Punktmutation. Die partielle mRNA-Sequenz der β-Globin-Kette des Hämoglobins zeigt die Kodes für die Aminosäuren 38 und 40. Eine Punktmutation (C → U) in Kode 39 verändert den Glutamin-(Gln)-Kode zu einem Terminationskode. Damit endet die Proteinsynthese bei der 38. Aminosäure.

nen erhöhen. Da die mutagenen Wirkungen von Umweltfaktoren mit ihrer Rolle bei der Karzinogenese verknüpft sind, werden sie später besprochen *(Kapitel 6)*.
Vor diesem Hintergrund können wir uns nun den drei Kategorien der zuvor erwähnten genetischen Störungen zuwenden: *(1) chromosomale (zytogenetische) Störungen mit sichtbaren chromosomalen Anomalien, (2) monogen bedingte Erbleiden als Folge der Mutation eines einzelnen Gens mit großer Wirkung, (3) Störungen infolge multifaktorieller Vererbung. Zu diesen drei kommt noch eine weitere Gruppe weniger Entitäten mit variablem Vererbungsmodus.*
Die Zahl der Störungen, die jeder dieser Kategorien zugeordnet werden können, wächst mit jedem Jahr. Ohne Zweifel haben wir mit unseren Forschungen bisher nur die Oberfläche gekratzt. Obwohl im Einzelfall selten, so sind die genetischen Störungen in der Gesamtheit doch bedeutend. Es wird geschätzt, daß sie etwa 15% der pädiatrischen Klinikeinweisungen bedingen. Einige dieser Störungen werden in den anderen Kapiteln behandelt; hier werden wir uns auf einige derjenigen beschränken, die wichtiger und häufiger sind.

Zytogenetische Störungen

Die den zytogenetischen Störungen zugrundeliegenden Veränderungen können in einer abnormen Anzahl von Chromosomen oder in Strukturänderungen eines oder mehrerer Chromosomen auftreten. Die normale Anzahl von 46 wird als *2n oder diploider Chromosomensatz* bezeichnet. Die erste meiotische Reduktionsteilung bei der Bildung der Gameten halbiert die Anzahl auf n oder den *haploiden Chromosomensatz von 23*. Der normale Satz wird mit 46,XX bei der Frau und mit 46,XY beim Mann bezeichnet. Jedes gerade Vielfache davon wird als *euploid* bezeichnet. Entsteht jedoch bei der Meiose oder Mitose ein Fehler, und eine Zelle erhält einen Chromosomensatz, der kein gerades Vielfaches von 23 ist, so wird dies als *Aneuploidie* bezeichnet. Die häufigsten Ursachen der Aneuploidie sind die fehlende Trennung eines Chromosomenpaares bei der Zellteilung (Non-disjunction) und die Verzögerung in der Anaphase. Die erste Ursache entsteht, wenn ein homologes Chromosomenpaar sich nicht in der ersten meiotischen Teilung trennt oder wenn sich die zwei Chromatiden nicht zu trennen vermögen, entweder in der zweiten meiotischen Teilung oder bei der somatischen Zellteilung, was zwei aneuploide Zellen ergibt. Findet während der Gametogenese keine Trennung eines Chromosomenpaares statt, so besitzen diese Gameten entweder ein Extra-Chromosom (n + 1) oder ein Chromosom zuwenig (n − 1). Die Befruchtung solcher Gameten durch normale Gameten würde zwei Typen der Zygoten ergeben, trisomale (2n + 1) oder monosomale (2n − 1). Bei der Anaphasenverzögerung bleibt ein homologes Chromosom in der Meiose oder ein Chromatid in der Mitose zurück und ist aus dem Zellkern ausgeschlossen. Das Ergebnis ist eine normale Zelle und eine Zelle mit Monosomie. Wie noch gesehen wird, sind die Geschlechtschromosomen betreffenden Monosomie oder Trisomie oder auch bizarrere Aberrationen mit dem Leben vereinbar und gehen gewöhnlich mit unterschiedlichen Graden phänotypischer Anomalien einher. Auf der anderen Seite stellt die *Monosomie, die ein autosomales Gen betrifft, generell einen Verlust von zuviel genetischer Information dar, um eine Lebendgeburt oder überhaupt eine Embryogenese zu gewähren. Dennoch überleben eine Reihe autosomaler Trisomien.* Mit Ausnahme der Trisomie 21 führen alle zu schwer behinderten Kindern, die fast alle früh sterben.[7]
Gelegentlich lassen *Mitosefehler in der frühen Entwicklungsphase zwei oder mehrere Zellpopulationen im selben Individuum entstehen, was als ‹Mosaik› bezeichnet wird.* Dieses kann als Folge eines mitotischen Fehlers während der Teilung der befruchteten Eizelle oder in somatischen Zellen entstehen. Ein Mosaik der Geschlechtschromosomen ist relativ häufig. Während der Teilung der befruchteten Eizelle kann ein Fehler dazu führen, daß eine der Tochterzellen drei Sexchromosomen erhält, während die andere nur eines erhält. Dies führt zum Beispiel zu einem 45,X/47,XXX-Mosaik. Alle die von diesen beiden Zellen abstammenden Zellen haben entweder einen 47,XXX-Satz oder einen 45,X-Satz. Diese Patienten könnten eine Mosaikvariante des Turner-Syndroms sein, wobei das Ausmaß der phenotypischen Ausprägung von Anzahl und Verteilung der 45,X-Zellen abhängt. Findet der Fehler erst bei einer späteren Teilung statt, so wird das Mosaik drei Zellpopulationen aufweisen, wobei manche den normalen 46,XX-Chromosomensatz besitzen und andere zum Beispiel 45,X/46,XX/47,XXX. Wiederholte Mitosefehler können zu vielen verschiedenen Zellpopulationen führen. Ältere Männer haben eine Tendenz zum Verlust des Y-Chromosoms bei Zellteilungen.
Ein autosomales Mosaik erscheint weit weniger häufig als ein Mosaik der Geschlechtschromosomen. Ein Fehler in einer frühen mitotischen Teilung, der die Autosomen betrifft, führt gewöhnlich zu einem lebensunfähigen Mosaik mit autosomaler Monosomie. Selten wird der Verlust einer lebensunfähigen Zelle während der Embryogenese toleriert, was ein Mosaik ergibt, wie beispielsweise 46,XY/47,XY,+21. Diese Person hätte ein Trisomie-21-Mosaik mit einer partiellen Expression des Down-Syndroms, was von der Größe des Anteils der Zellen abhängt, die die Trisomie exprimieren.
Eine zweite Kategorie chromosomaler Aberrationen ist mit Strukturveränderungen der Chromosomen verbunden. Wie mit der jetzt zur Verfügung stehenden Banding-Technik sichtbar gemacht werden kann, muß eine ziemlich große DNA-Menge (annähernd 4 Millionen Basenpaare), die mehrere tausend Gene enthält,

betroffen sein. Die strukturellen Chromosomenveränderungen entstehen meist infolge von Chromosomenbrüchen, gefolgt von Verlust oder Neukombination des Materials. Solche Alterationen geschehen in geringem Maße spontan und nehmen zu bei Expositionen gegenüber Umweltmutagenen, wie Chemikalien oder ionisierenden Strahlen. Zudem gehen einige seltene autosomal rezessive genetische Störungen – Fanconi-Anämie, Bloom-Syndrom, teleangiektatische Ataxie – mit einem so hohen Grad an chromosomaler Instabilität einher, daß sie als ‹Chromosomenbrüche-Syndrom› bekannt sind. Wie später noch gezeigt wird, sind diese Veränderungen mit einem erheblich erhöhten Karzinomrisiko verknüpft. Im folgenden Abschnitt werden wir die häufigeren Alterationen der Chromosomenstruktur und die sie bezeichnenden Symbole zusammenfassen.

Bei der *Translokation* wird ein Segment eines Chromosoms auf ein anderes übertragen (Abb. 4.7). Bei einem Typ, der *ausgeglichenen reziproken Translokation*, kommt es zu einzelnen Brüchen in jedem der zwei homologen Chromosomen mit Austausch von Material. Eine solche Translokation könnte nicht ohne Banding-Techniken entdeckt werden. Eine ausgeglichene reziproke Translokation zwischen dem langen Arm des Chromosoms 2, das verkürzt wird, und dem kurzen Arm des Chromosoms 5, das verlängert wird, hat die Beschreibung 46,XX,t(2q–; 5p+). Dieses Individuum hat 46 Chromosomen mit alterierter Morphologie eines der Chromosomen 2 und eines der Chromosomen 5. Da es hierbei zu keinem Verlust an genetischem Material gekommen ist, wird das Individuum phänotypisch normal sein. Jedoch ist bei einem Träger mit ausgeglichener Translokation das Risiko für die Entstehung abnormer Keimzellen erhöht. Zum Beispiel kann bei dem oben beschriebenen Fall eine Keimzelle ein normales Chromosom 2 und ein transloziertes Chromosom 5 enthalten. Eine solche Gamete wäre unausgeglichen, da sie nicht den normalen Chromosomensatz enthielte. Eine nachfolgende Befruchtung mit einer normalen Keimzelle würde zur Bildung einer abnormen (unausgeglichenen) Zygote und damit zum Abort oder zur Geburt eines mißgebildeten Kindes führen. Der andere wichtige Translokationstyp, die *Robertson-Translokation* (oder zentrische Fusion), ist eine reziproke Translokation zwischen zwei akrozentrischen Chromosomen. Typischerweise entstehen die Brüche nahe den Zentromeren eines jeden Chromosoms und betreffen den langen Arm in dem einen und den kurzen Arm im anderen Chromosom. Der Transfer der Segmente läßt dann ein sehr großes und ein extrem kleines Chromosom entstehen. Oft geht das kleine Produkt verloren (Abb. 4.7); es enthält jedoch so wenig genetische Information, daß dieser Verlust mit einem normalen Phänotyp vereinbar ist, und die Robertson-Translokation zwischen zwei Chromosomen begegnet uns bei offensichtlich normalen Individuen. Die Bedeutung dieses Typs der Translokation liegt auch in der Entstehung abnormer Nachkommen, wie später beim Down-Syndrom besprochen wird.

Ein *Isochromosom* entsteht durch Quer- anstatt der normalen Längsteilung des Zentromers. Diese Fehlteilung läßt zwei Chromosomen entstehen, eines besteht zum Beispiel nur aus zwei kurzen Armen und das andere aus zwei langen Armen (Abb. 4.7). Diese beiden Chromosomen haben jetzt eine genetische Information, die in beiden Armen identisch ist. Das häufigste bei lebend Geborenen nachzuweisende Isochromosom betrifft den langen Arm von X und wird mit i(Xq) bezeichnet. Da keine Isochromosomen des kurzen Arms von X vorkommen, ist i(Xq) mit einer Monosomie der Gene auf dem kurzen Arm von X assoziiert.

Deletion bezeichnet den Verlust von Anteilen eines Chromosoms. Dieses kann terminal oder interstitiell vorkommen. Die terminale Deletion entsteht infolge eines einzigen Bruchs in einem Chromosomenarm, woraus ein Fragment ohne Zentromer resultiert, das bei der nächsten Zellteilung verlorengeht. Dieses läßt sich mit 46,XY,16p– beschreiben, um den Verlust eines Teils des kurzen Arms des Chromosoms 16 anzuzeigen (Abb. 4.7). Man kann genau bestimmen, in welcher Region und in welchem Band der Bruch und die Deletion stattgefunden hat, wie zum Beispiel 46,XY, del(16)(p14), was eine Bruchstelle in der Region 1, Band 4 des kurzen Arms vom Chromosom 16 bezeichnet. Zur interstitiellen Deletion kommt es dann, wenn zwei Brüche im Chromosom auftreten und die Region zwischen beiden Bruchstellen verloren geht.

Inversion bezeichnet ein Rearrangement nach zwei Brüchen innerhalb eines Chromosoms, das mit dem Wiedereinbau des invertierten Segments einhergeht (Abb. 4.7). Eine solche Inversion nur an einem Arm des Chromosoms wird als parazentrisch bezeichnet. Liegen die Brüche an den gegenüberliegenden Seiten des Zentromers, wird dieses perizentrisch genannt. Inversionen sind mit einer normalen Entwicklung völlig vereinbar.

Ein *Ringchromosom* ist eine besondere Form der Deletion. Es entsteht, wenn eine Deletion an beiden Enden eines Chromosoms vorkommt und sich die beiden Bruchenden miteinander vereinigen (Abb. 4.7). Falls beträchtliches genetisches Material verloren wurde, entstehen phänotypische Anomalien. Dieses läßt sich mit 46,XY,r(14) ausdrücken. Ringchromosomen verhalten sich in der Meiose oder Mitose nicht normal und haben gewöhnlich schwerwiegende Folgen.

All diese Strukturanomalien sind sowohl für Autosomen als auch für Geschlechtschromosomen beschrieben worden. Mit der Anwendung der Banding-Techniken ist zusätzlich eine große Vielfalt kleiner struktureller Abweichungen in Chromosomen aufgedeckt worden, die Größenunterschiede bestimmter, weitgehend aus Heterochromatin zusammengesetzter Bänder betreffen. Da das Heterochromatin nur wenig ge-

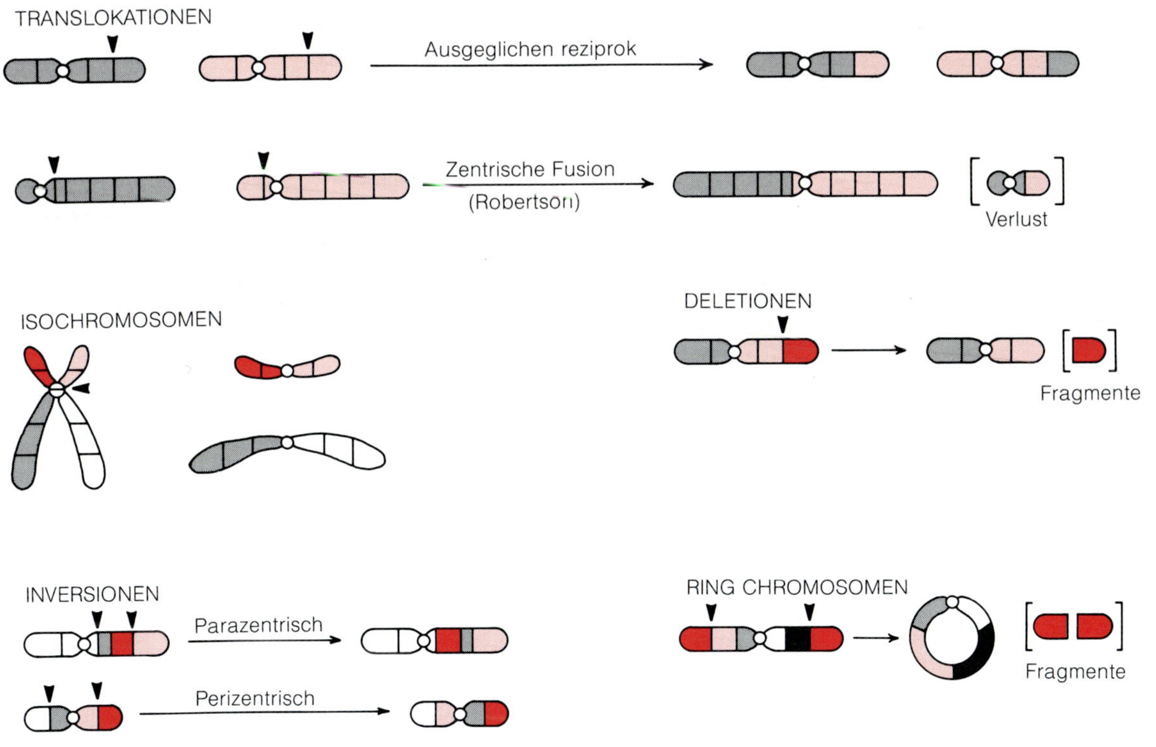

Abb. 4.7: Typen des chromosomalen Rearrangements.

netische Information enthält, die in Messenger-RNA überschrieben wird, so könnte angenommen werden, daß dieses keine große Auswirkung auf den Phänotyp haben würde. Jedoch können bereits kleine strukturelle Veränderungen bedeutsam sein. Bei dem Reparaturprozeß eines Bruchs können eine oder mehrere Gene verlorengehen. Es ist sogar bei ausgeglichenen Translokationen beobachtet worden, die eher erworben als ererbt sind, daß geistige Entwicklungsstörungen und andere Anomalien entstehen können. Darüber hinaus sind phänotypisch normale Eltern mit ausgeglichener struktureller Anomalie, wie Inversion oder ausgeglichene Translokation, mit einem höheren Risiko belastet, daß während der Meiose Fehler bei der Gametogenese entstehen. Damit geht auch ein erhöhtes Risiko für Aborte einher sowie für unausgeglichene kindliche Chromosomenveränderungen und für kindliche Anomalien oder für beides.

In der Fachliteratur werden noch viel mehr numerische und strukturelle Aberrationen beschrieben; die Anzahl der nachgewiesenen abnormalen Karyotypen bei genetischen Krankheiten nimmt mit jedem Monat zu. Wie schon zuvor betont wurde, machen die klinisch wichtigen chromosomalen Störungen nur die Spitze des Eisbergs aus. Schätzungsweise etwa 7,5% aller Befruchtungen gehen mit chromosomalen Anomalien einher, wobei die meisten nicht mit dem Leben oder mit einer Lebendgeburt vereinbar sind. So werden Chromosomenveränderungen bei 50% der frühen Spontanaborte und bei 5% der Totgeborenen und den Säuglingen nachgewiesen, die in der postnatalen Periode sterben. Bei den lebend geborenen Kindern beträgt die Häufigkeit immer noch etwa 0,5 bis 1%. Viele der frühen Sterbefälle sind durch grobe strukturelle Fehlbildungen oder schwere Entwicklungsstörungen im Hirn bedingt. Es ist hier nicht unsere Aufgabe, die meisten der klinisch bekannten chromosomalen Störungen zu beschreiben. Deshalb werden wir uns auf wenige der am häufigsten vorkommenden konzentrieren.

Zytogenetische Störungen der Autosomen

Die hauptsächlichen autosomalen Störungen sind in der Tabelle 4.1 zusammengestellt.

Trisomie 21 (Down-Syndrom)

Das Down-Syndrom ist die häufigste chromosomale Krankheit und Hauptursache für geistige Entwicklungsstörungen. In den USA beträgt die Inzidenz etwa 1 auf 700 Neugeborene. Annähernd 95% der betroffenen Personen haben eine Trisomie 21, also 47 Chromosomen (Abb. 4.8); die meisten anderen besitzen

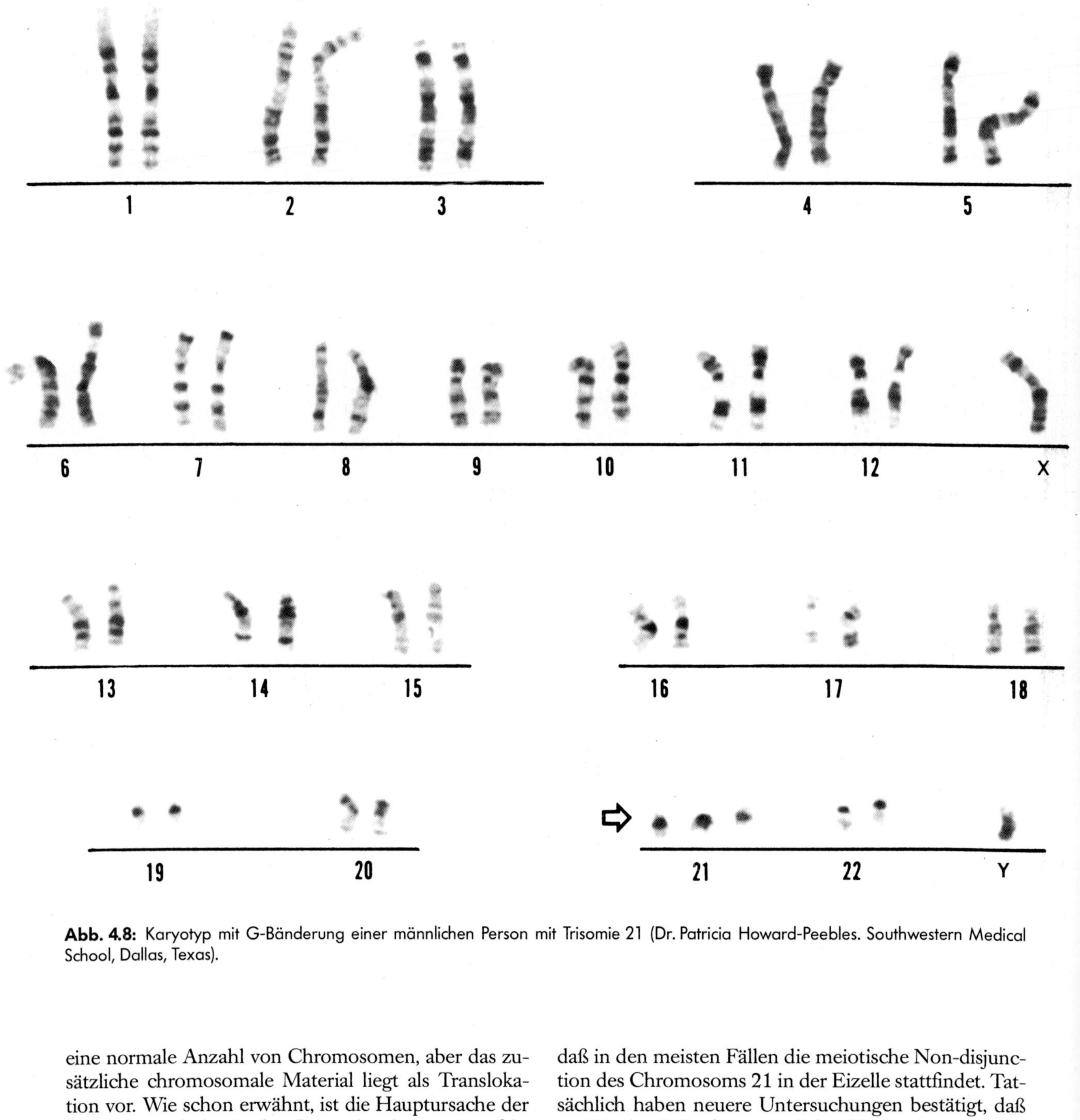

Abb. 4.8: Karyotyp mit G-Bänderung einer männlichen Person mit Trisomie 21 (Dr. Patricia Howard-Peebles. Southwestern Medical School, Dallas, Texas).

eine normale Anzahl von Chromosomen, aber das zusätzliche chromosomale Material liegt als Translokation vor. Wie schon erwähnt, ist die Hauptursache der Trisomie und damit des Down-Syndroms eine fehlende Trennung eines Chromosomenpaares bei der Meiose (‹Non-disjunction›). Die Eltern dieser Kinder besitzen einen normalen Karyotyp und sind auch sonst in allem unauffällig.

Das mütterliche Alter beeinflußt die Häufigkeit des Down-Syndroms sehr stark. Das Syndrom tritt nur einmal in 1550 Lebendgeburten von Müttern unter dem 20. Lebensjahr auf, im Gegensatz zu 1 auf 25 Lebendgeburten von Müttern im Alter über 45 Jahren.[8] Diese Korrelation zum mütterlichen Alter läßt annehmen, daß in den meisten Fällen die meiotische Non-disjunction des Chromosoms 21 in der Eizelle stattfindet. Tatsächlich haben neuere Untersuchungen bestätigt, daß in 80% der Fälle das zusätzliche Chromosom von der Mutter stammt.[7] Obwohl schon viele Hypothesen entwickelt worden sind, bleibt der Grund für die erhöhte Anfälligkeit der Eizelle für die Non-disjunction unbekannt.[7] In 20% der Fälle stammt das zusätzliche Chromosom vom Vater; aber das Alter des Vaters scheint hierbei keine Rolle zu spielen.[9]

Ungefähr bei 4% der Personen mit Down-Syndrom stammt das zusätzliche chromosomale Material von der Vererbung eines elterlichen Chromosoms, das eine Translokation des langen Arms von Chromosom 21

Tab. 4.1: Krankheiten assoziiert mit Autosomen

Krankheiten	Karyotyp (Beispiele)	Ungefährer Prozentsatz der Fälle	Mütterliches Alter	Klinische Symptome
Down-Syndrom (**1 auf 700 Geburten**)				
Trisomie 21 Typ	47,XX,+21 47,XY,+21	95%	Erhöht	1. Geistige Retardierung 2. Flaches Gesichtsprofil 3. Schräge Lidspalten
Translokationstyp	46,XX,–14,+t(14q21q) 46,XY,–22,+t(21q22q)	4% 1%	Normal	4. Epikanthus 5. Muskelhypotonie 6. Herzfehler
Mosaiktyp	46,XX/47,XX,+21	1%	Normal	7. Infektionsanfälligkeit 8. Leukämiedisposition 9. Hyperflexibilität 10. Fehlender Moro-Reflex 11. Reichlich Halshaut 12. Breiter/kurzer Stamm 13. Ohrmuschel-Dysplasie 14. Vierfingerfurche 15. Becken-Dysplasie 16. Dysplastische Mittelphalanx
Trisomie 18 (**Edwards-Syndrom**) (**1 auf 8000 Geburten**)				
Trisomie 18 Typ	47,XX,+18 47,XY,+18	90%	Erhöht	1. Geistige Retardierung, Gedeihstörung 2. Prominenter Hinterkopf 3. Mikrognathie, tief ansetzende Ohrmuscheln 4. Hypertonie
Mosaiktyp	46,XX/47,XX,+18	10%	Normal	5. Fingerflexionen (zweiter und fünfter überkreuzen dritten und vierten) 6. Tintenlöscherfüße 7. Herz-, Nieren-, Darm-Fehlbildungen 8. Kurzes Sternum, kleines Becken
Trisomie 13 (**Patau-Syndrom**) (**1 auf 6000 Geburten**)				
Trisomie 13 Typ	47,XX,+13 47,XY,+13	>80%	Erhöht	1. Mikrozephalie, mentale Retardierung 2. Arhinenzephalie
Translokationstyp	46,XX,–14,+t(14q13q)	10%	Normal	3. Skalpdefekt 4. Mikrophthalmie
Mosaiktyp	46,XX/47,XX,+13	10%	Normal	5. Lippen-Gaumenspalte 6. Polydaktylie 7. Ohrenanomalien 8. Kardiale Dextroposition, Ventrikelseptum-Defekt 9. Ausgedehnte viszerale Fehlbildungen
Cri du Chat-Syndrom (**1 auf 50000 Geburten**)				
	46,XX,5p– 46,XY,5p–		Normal	1. Mentale Retardierung 2. Mikrozephalie, rundes Gesicht 3. Katzenschrei 4. Epikanthus

von einem anderen akrozentrischen Chromosom aufweist, wie zum Beispiel 22 oder 14. Da die befruchtete Eizelle schon zwei normale Autosomen 21 besitzt, liefert das translozierte Material dieselbe dreifache Genmenge wie Trisomie 21. Diese Fälle treten häufig familiär auf, und das translozierte Chromosom ist von einem der Eltern geerbt worden, der zumeist Träger einer Robertson-Translokation ist, zum Beispiel eine Mutter mit dem Karyotyp 45,XX,–14,–21,+t(14q21q). Theoretisch riskiert der Genträger als Elternteil, daß etwa ein Kind von drei Lebendgeborenen mit dem Down-Syndrom zur Welt kommt. Dennoch ist die beobachtete Häufigkeit betroffener Kinder in diesen Fällen viel kleiner. Die Gründe für diese Diskrepanz sind unbekannt.

Annähernd 1% der Personen mit Down-Dyndrom hat ein Mosaik, gewöhnlich als Mischung von Zellpopulationen mit 46 und 47 Chromosomen. Dieses rührt von einer meiotischen Non-disjunction des Chromosoms 21 während eines frühen Stadiums der Embryogenese her. Die Symptome bei diesen Personen sind unterschiedlicher und milder und natürlich abhängig

vom Anteil der abnormen Zellen. Es ist klar, daß in den Fällen des Down-Syndroms infolge Translokation oder Mosaikbildung das mütterliche Alter keine Bedeutung hat.
Die diagnostischen klinischen Erscheinungen dieses Zustandes, in Tabelle 4.1 zusammengefaßt, sind gewöhnlich sehr offensichtlich, sogar bereits bei der Geburt. Das flache Gesichtsprofil, die Vierfinger- und Vierzehenfurchen und der Epikanthus, die zur älteren und unglücklichen Bezeichnung «Mongolismus» und «mongoloide Idiotie» geführt haben. Das Down-Syndrom ist eine der Hauptursachen der geistigen Entwicklungsstörung. Die mentale Retardierung ist erheblich; bei etwa 80% der Betroffenen läßt sich nur ein Intelligenzquotient von 25 bis 50 nachweisen. Ironischerweise haben diese schwer behinderten Kinder gewöhnlich ein sanftes, schüchternes Wesen und lassen sich weit besser leiten als ihre glücklicheren Geschwister mit weniger Chromosomen. Es sei betont, daß bei einigen Mosaikbildungen mit Down-Syndrom die phänotypischen Veränderungen nur stark abgeschwächt mit normaler oder annähernd normaler Intelligenz auftreten.
Zu den schon beschriebenen phänotypischen Anomalien und zur geistigen Entwicklungsstörung ist die Erwähnung weiterer klinischer Erscheinungen wichtig.

- Etwa 40% der Patienten haben kongenitale Herzfehler, zumeist Septumdefekte, die Haupttodesursache in der frühen Kindheit sind.
- Kinder mit Trisomie 21 haben ein 18- bis 20fach erhöhtes Risiko, an einer akuten Leukämie zu erkranken[10], meist vom lymphoblastischen Typ, aber auch andere Typen kommen vor. Seltsamerweise ist die erhöhte Leukämiehäufigkeit auf das Kindesalter beschränkt.
- Schwere Infektionen, besonders des Respirationstraktes, sind wichtige Gründe für die Morbidität und Mortalität beim Down-Syndrom. Gänzlich mysteriös ist hierbei, daß bislang Labordaten fehlen, die für eine wesentliche Fehlfunktion des Immunsystems sprächen.

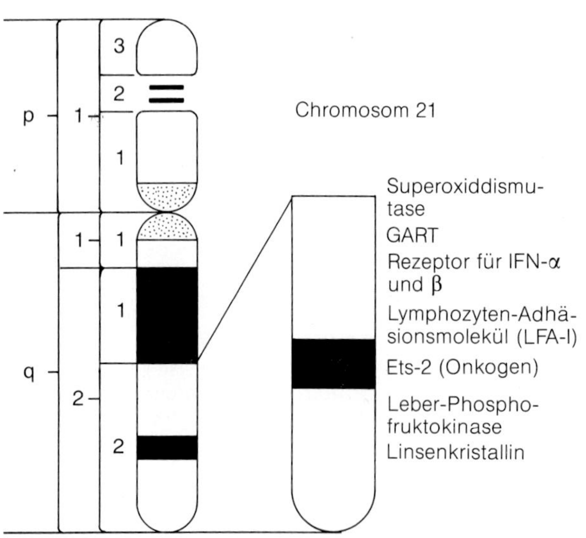

Abb. 4.9: Idiogramm des Chromosoms 21. Die obligate Down-Syndrom-Region ist vergrößert, und die hier lokalisierten Gene sind angegeben. Die Orientierung der Gene zueinander ist nicht bekannt.

Trotz all dieser Probleme hat die verbesserte medizinische Versorgung die Lebenserwartung der Personen mit Trisomie 21 deutlich erhöht. Zur Zeit beträgt die geschätzte durchschnittliche Lebenserwartung etwa 30 Jahre, und etwa 25% der Personen werden bis 50 Jahre alt. Mit zunehmender Überlebensrate ist ein anderer Aspekt dieser Krankheit ans Licht gekommen. So gut wie alle Patienten mit Down-Syndrom, die älter als 35 Jahre sind, entwickeln pathologische Veränderungen des Hirns, die identisch sind mit denen bei der Alzheimer Krankheit, einer Form der Demenz.[11] Ein bedeutender Anteil (25–40%) dieser Patienten zeigt auch kognitive Veränderungen, wie sie für die Alzheimer Krankheit typisch sind.
Obwohl der Karyotyp und die klinischen Erscheinungen der Trisomie 21 bereits seit über zwei Jahrzehnten gut bekannt sind, wissen wir wenig über die molekulare Grundlage des Down-Syndroms. Die jüngsten Fortschritte in der Gen-Analytik haben allerdings begonnen, das Geheimnis zu lüften. Wie schon zuvor erwähnt, kommt das Down-Syndrom nicht nur in Verbindung mit einer kompletten Kopie des Zusatzchromosoms 21 vor, sondern auch dann, wenn die dreifache Menge des genetischen Materials des langen Arms des Chromosoms 21 vorliegt (Translokationsvariante). In einer sorgfältigen Untersuchung der Personen mit partieller Trisomie 21 ist festgestellt worden, daß die für die volle Expression des Down-Syndroms zuständige Region des Chromosoms 21 auf die Bänder 21q22 begrenzt ist.[12] Gene, die in dieser «obligaten Down-Syndrom-Region» vorkommen, müssen für die Pathogenese des Phänotyps des Down-Syndroms kritisch sein (Abb. 4.9). Obwohl diese Region des Chromosoms 21 groß genug ist, um mehrere hundert Gene zu beherbergen, sind diesem Band nur wenige zugewiesen worden. Diese enthalten kodierende Gene für GART (ein an der Purin-Biosynthese beteiligtes Enzym), für Zelloberflächen-Rezeptoren, für Interferon *α/β*, für *ets-2* (ein Onkogen) und möglicherweise auch für das *β*-Amyloid-Protein, das in den Hirnläsionen bei Morbus Alzheimer abgelagert wird. Ist eines dieser Gene oder sind mehrere an der Ursache des Down-Syndroms beteiligt? Es ist vermutet worden, daß eine exzessive Purin-Biosynthese infolge einer Zusatzkopie des GART-Gens für die mentale Retardierung verantwortlich sein könnte; die dysregulierte Expression des Onkogens *ets-2* könnte an dem erhöhten Leukämie-Risiko beteiligt sein; und die mögliche Über-

produktion des β-Amyloid-Proteins könnte für die vorzeitige Alzheimer Krankheit prädisponieren.[13] Wiewohl diese Szenarien plausibel erscheinen, so müssen sie zur Zeit doch noch als spekulativ betrachtet werden.

Andere Trisomien

Eine Reihe anderer Trisomien sind beschrieben worden, die die Chromosomen 8, 9, 22, 18 und 13 betreffen. Nur Trisomie 18 (Edwards-Syndrom) und Trisomie 13 (Patau-Syndrom) sind häufig genug, um hier kurz erläutert zu werden. Wie in Tabelle 4.1 aufgeführt, teilen sie verschiedene karyotypische und klinische Eigenschaften mit der Trisomie 21. Somit entstehen die meisten Fälle mit Edwards- und Patau-Syndrom infolge meiotischer Nondisjunction und besitzen deshalb eine komplette Zusatzkopie des Chromosoms 18 oder 13. Wie auch beim Down-Syndrom wird eine Assoziation mit erhöhtem mütterlichen Alter gefunden. Jedoch sind im Gegensatz zur Trisomie 21 die Fehlbildungen sehr viel schwerer und umfangreicher. Deshalb überleben diese Kinder nur selten das erste Lebensjahr; die meisten sterben innert weniger Wochen oder Monate nach der Geburt.

Cri du Chat-Syndrom (5p–)

Die Deletion des kurzen Arms des Chromosoms 5 (5p–) ist so benannt worden, weil die betroffenen Kinder bis zum Ende des ersten Lebensjahres den typischen Schrei der Katzen nachahmen. Die hauptsächlichen klinischen Erscheinungen sind in Tabelle 4.1 zusammengestellt. Der geistige Entwicklungsrückstand ist sehr schwer, und kongenitale Herzvitien (meist Ventrikelseptum-Defekt) finden sich bei etwa 25% der Personen. Generell gedeihen diese Kinder besser als diejenigen mit Trisomien, und manche erreichen das Erwachsenenalter. Mit dem Älterwerden des Kindes verschwindet allmählich der Katzenschrei und erschwert damit die Diagnose. Andere Deletions-Syndrome, die faktisch jedes Chromosom betreffen können, sind mit den neuen Banding-Techniken erkannt worden. Verschiedene kongenitale Fehlbildungen gehen mit Deletionen einher wie Hirnfehlbildungen, geistigen Entwicklungsstörungen, Mikroenzephalie, Hypertelorismus, kongenitalen Herzkrankheiten und Fehlbildungen des Gesichts, der Hände und Ohren.

Zytogenetische Krankheiten der Geschlechtschromosomen

Genetische Krankheiten mit karyotypischen Veränderungen auch der Geschlechtschromosomen sind weitaus häufiger als diejenigen infolge autosomaler Aberrationen. Zudem werden Ungleichgewichte (zuviel oder zuwenig) von Geschlechtschromosomen weit besser toleriert als ähnliche Ungleichgewichte der Autosomen. Größtenteils beruht dieser Spielraum auf zwei den Geschlechtschromosomen eigenen Faktoren: (1) auf der «Lyonisation» oder Inaktivierung aller bis auf ein X-Chromosom und (2) auf der nur kleinen Menge genetischen Materials des Y-Chromosoms. Wir wollen für das bessere Verständnis der Sex-Chromosomenstörungen diese Charakteristika kurz umreißen.

Mary Lyon hat 1961 die X-Inaktivierung beschrieben, was gemeinhin als die Lyon-Hypothese bekannt ist. Sie besagt, daß *(1) nur eines der X-Chromosomen genetisch aktiv ist, (2) das andere X, entweder mütterlicher oder väterlicher Herkunft, einer Heteropyknose unterliegt und damit inaktiviert wird, (3) die Inaktivierung entweder des mütterlichen oder väterlichen X zufällig geschieht unter all den Zellen der Blastozyste am oder um den 16. Tag des embryonalen Lebens und (4) die Inaktivierung desselben X-Chromosoms in all den davon abstammenden Zellen fortdauert.* Deshalb sind die allermeisten normalen Frauen in Wirklichkeit Mosaikbildungen mit zwei Zellpopulationen, eine mit inaktiviertem mütterlichem X- und die andere mit einem inaktivierten väterlichen X-Chromosom. Dies erklärt, warum Frauen dieselbe Menge X-gekoppelter aktiver Gene besitzen wie Männer. Das inaktivierte X kann im Interphase-Kern als dunkel angefärbte Masse im Kontakt mit der Kernmembran erkannt werden, was wir als Barr-Körperchen oder X-Chromatin bezeichnen. Barr-Körperchen sind in allen somatischen Zellen einer normalen Frau enthalten, aber sie werden am besten in Abstrich-Präparaten von Plattenepithelien der Wangenschleimhaut nachgewiesen. Obwohl die Lyon-Hypothese eine befriedigende Erklärung für die Beobachtung bietet, daß Frauen nicht die doppelte Menge X-gebundener Gene besitzen, erklärt sie doch nicht die somatischen und gonadalen Anomalien, die stets mit einem Ungleichgewicht der Anzahl der X-Chromosomen einhergehen. Ist beispielsweise nur ein X-Chromosom aktiv, warum sollten Patienten mit 45,X (Turner-Syndrom) oder 47,XXY (Klinefelter-Syndrom) Abnormalitäten aufweisen? Diese Fragen zusammen mit einigen anderen kürzlich erhobenen Befunden haben zur folgenden Modifikation der Lyon-Hypothese geführt:

- Erstens ist es heute akzeptiert, daß, obwohl ein X-Chromosom in allen Zellen während der Embryogenese inaktiviert ist, es in den Keimzellen vor der ersten meiotischen Teilung selektiv reaktiviert wird.[14] Es scheint deshalb, daß beide X-Chromosomen für eine normale Gametogenese benötigt werden.
- Zweitens scheint es, daß die Inaktivierung des X-Chromosoms nicht das gesamte Chromosom betrifft. Zum Beispiel gibt es gute molekulare und zytogenetische Hinweise dafür, daß bestimmte Gene der Xq26-27-Region bei der normalen Frau weiterhin in beiden X-Chromosomen aktiv bleiben.[15]

Bezüglich des Y-Chromosoms ist gut bekannt, daß es sowohl notwendig als auch ausreichend für die männliche Entwicklung ist. Tatsächlich *bestimmt unabhän-*

Tab. 4.2: Mit Geschlechtschromosomen assoziierte Krankheiten

Krankheit	Karyotypen (Beispiele)	Ungefähre Inzidenz	Mütterliches Alter	Klinische Symptome
Klinefelter Syndrom	47,XXY 46,XY/47,XXY	1 auf 850 männliche Neugeborene	Leicht erhöht	1. Testikuläre Atrophie, Azoospermie 2. Eunuchoider Habitus 3. Erhöhte Unterlänge (Fuß-Os pubis) 4. Gynäkomastie 5. Weiblicher Behaarungstyp
Varianten des Klinefelter Syndroms	48,XXXY 49,XXXXY 48,XXYY	Selten	Erhöht	1. Deutlichere mentale Retardierung 2. Kryptorchismus 3. Hypospadie 4. Radioulnare Synostose
Doppel-Y-Männer	47,XYY	1 auf 1000 männliche Neugeborene	Normal	1. Normaler Phänotyp 2. Körperlänge > 180 cm 3. (?) Vermehrt aggressives Verhalten
Turner-Syndrom (Gonadale Dysgenesie)	45,X	1 auf 3000 weibliche Neugeborene	Normal	1. Verminderte Körperlänge 2. Primäre Amenorhöe 3. Unfruchtbarkeit
Defektes zweites X-Chromosom	46,XXp– 46,XXq– 46,X,i(Xq)		Normal Normal Normal	4. Pterygium colli 5. Cubitus valgus 6. Periphere Lymphödeme 7. Breiter Thorax, weiter Mamillenabstand
Mosaik	45,X/46,XX		Normal	8. Tiefe hintere Haarlinie 9. Pigmentnävi 10. Aortenkoarktation
Multi-X-Frauen	47,XXX 48,XXXX	1 auf 1200 weibliche Neugeborene	Erhöht	1. Mentale Retardierung 2. Unregelmäßige Menstruation 3. Viele betroffene Personen sind normal und fruchtbar
Echte Hermaphroditen				
Meiste Fälle	46,XX			1. Testikuläres und ovarielles Gewebe
Einige Mosaike	46,XX/47,XXY	Selten	Normal	2. Verschiedene genitale Anomalien

gig von der Anzahl der X-Chromosomen die Anwesenheit eines einzigen Y-Chromosoms das männliche Geschlecht. Das Gen, das die Entwicklung des Hodens bestimmt (Testikel-determinierender Faktor), befindet sich distal auf dem kurzen Arm des Y-Chromosoms.[16]

Vor diesem Hintergrund können wir einige Merkmale, die allen Störungen der Geschlechtschromosomen gemeinsam sind, betrachten:

- *Generell verursachen sie wenig ausgeprägte chronische Beschwerden im Zusammenhang mit der sexuellen Entwicklung und Fruchtbarkeit.*
- *Sie sind oft bei der Geburt schwierig zu diagnostizieren, und viele werden erst in der Pubertät erkannt.*
- *Generell gilt, je höher die Anzahl der X-Chromosomen ist – bei Männern und bei Frauen –, um so größer ist die Wahrscheinlichkeit einer geistigen Entwicklungsstörung.*

Die meisten wichtigen Störungen, die durch Aberrationen von Geschlechtschromosomen entstehen, sind in der Tabelle 4.2 aufgeführt und werden hier kurz beschrieben.

Klinefelter-Syndrom

Das Klinefelter-Syndrom wird am besten als männlicher Hypogonadismus definiert, wenn zwei oder mehr X-Chromosomen und ein oder mehr Y-Chromosomen vorkommen. Es ist eine der häufigsten das Geschlechtschromosom betreffenden genetischen Krankheiten und eine der häufigsten Ursachen des Hypogonadismus beim Mann. Die Inzidenz dieser Veränderung beträgt etwa 1 auf 850 männlicher Lebendgeborener. Sie wird selten vor der Pubertät diagnostiziert, besonders weil sich die testikulären Anomalien nicht vor der Pubertät entwikkeln. Die hauptsächlichen klinischen Symptome sind in der Tabelle 4.2 enthalten. Besonders typisch ist der eunuchoide Habitus mit abnormal langen Beinen, den kleinen atrophischen Hoden, oft auch mit kleinem Penis, und dem Fehlen von männlichen Charakteristika wie tiefer Stimme, Bart und männlicher Typ der Geschlechtsbehaarung. Der mittlere IQ ist etwas niedriger als normal, eine geistige Entwicklungsstörung ist allerdings selten.

Es muß jedoch erwähnt werden, daß dieses typische Erscheinungsbild nicht in jedem Fall auftritt; der einzig konstante Befund ist der Hypogonadismus. Die Gonadotropinwerte im Plasma, vor allem FSH, sind stets erhöht, hingegen sind die Testosteron-Werte unterschiedlich erniedrigt. Die mittleren Östradiol-Spiegel sind, eines bislang unbekannten Mechanismus wegen, erhöht. Das Verhältnis von Östrogenen zu Testosteronen bestimmt den Grad der Feminisierung im Einzelfall.

Das Klinefelter-Syndrom ist die Hauptursache der männlichen Unfruchtbarkeit. Die verminderte Spermiogenese ist mit verschiedenen morphologischen Veränderungen im Hoden verbunden. Bei manchen Patienten sind die Ductuli seminiferi völlig atrophisch und durch hyaline kollagene Schatten ersetzt. Bei anderen manifestiert sich die Dysgenese mit einem Mischbild aus offensichtlich normalen und atrophischen Tubuli. Bei manchen Patienten sind alle Tubuli primitiv und erscheinen embryologisch, indem sie aus Zellsträngen bestehen, die weder Lumen noch eine reife Spermiogenese enthalten. Eine Hyperplasie der Leydigzellen ist bei all diesen Varianten beschrieben worden. Nach Meinung einiger Untersucher findet jedoch keine wirkliche Leydigzell-Hyperplasie statt, sondern die Leydigzellen erscheinen nur sehr prominent bedingt durch Atrophie der Tubuli.

Das klassische Erscheinungsbild des Klinefelter-Syndroms geht mit einem 47,XXY-Karyotyp einher (82% der Fälle). Dieser Chromosomensatz erklärt sich durch eine Non-disjunction während einer meiotischen Teilung bei einem der Eltern. Das zusätzliche X-Chromosom ist in 60% der Fälle mütterlicher und in 40% väterlicher Herkunft. Fortgeschrittenes mütterliches Alter und Bestrahlung eines der beiden Eltern werden als relevant für die Ursache der Störung angesehen. Zusätzlich zu diesem klassischen Karyotyp wurden bei manchen Patienten mit Klinefelter-Syndrom verschiedene Mosaikzustände gefunden, meistens 46,XY/47,XXY. Andere Mosaikbildungen entsprechen 47,XXY/48,XXXY sowie weiteren Variationen zu diesem Thema. Selten besitzen Personen die Karyotypen 48,XXXY oder 49,XXXXY. Diese Individuen mit polysomischem X haben weitere körperliche Anomalien wie Kryptorchismus, Hypospadie, deutliche Hypoplasien der Hoden und Skelettveränderungen wie Prognathie und radioulnare Synostose.

XYY-Syndrom

Überzählige Y-Chromosomen können beim Mann mit dem Satz 47,XYY oder mit größerer Y-Polysomie gefunden werden. Etwa 1 auf 1000 männlicher Lebendgeborener hat eine dieser Karyotypen. Beinahe alle diese Personen sind phänotypisch normal, aber häufig außergewöhnlich lang und sind für schwere Akne anfällig. Bisherige Untersuchungen sprechen für eine normale Intelligenzentwicklung.

Die Bedeutung des zusätzlichen Y-Chromosoms für das Verhalten der Personen wird sehr kontrovers diskutiert. Diese Karyotypen werden mit zunehmender Häufigkeit bei Strafgefangenen nachgewiesen. Die Verhaltensschwierigkeiten haben die Form von asozialen (nicht gewalttätigen), straffälligen, impulsiv handelnden Störungen.[18] Kürzlich durchgeführte Untersuchungen zeigen aber, daß nur etwa 1 bis 2% der Personen mit XYY-Phänotyp ein solches Verhalten aufweisen; die überwältigende Mehrheit ist nicht asozialer als die ihnen Ebenbürtigen mit weniger Y-Chromosomen.

Turner-Syndrom

Dieses Syndrom entsteht durch vollständige oder teilweise Monosomie des X-Chromosoms und ist vor allem durch Hypogonadismus bei phänotypischen Frauen gekennzeichnet.

Bei annähernd 57% der Patientinnen fehlt ein vollständiges X-Chromosom, was zu einem 45,X-Karyotyp führt. Die verbleibenden 43% weisen andere Anomalien auf, wie später noch beschrieben wird. Es muß betont werden, daß nur 3% der Feten mit dem 45,X-Karyotyp bis zur Geburt überleben. Die überlebenden Kinder sind erheblich verändert, und im Gegensatz zu Aneuploidien der Geschlechtschromosomen kann die Diagnose der 45,X-Variante des Turner-Syndroms oft schon bei der Geburt oder in der frühen Kindheit gestellt werden.

Etwa 43% der Patienten mit Turner-Syndrom besitzen nicht den 45,X-Karyotyp. Von diesen haben (1) 40% eine komplette Deletion des kurzen Arms des X-Chromosoms, was zur Bildung eines Isochromosoms des langen Arms von X[46,X,i(Xq)] führt, (2) 23% eine teilweise Deletion des kurzen Arms (Xp–), und (3) die übrigen 37% Mosaikbildungen. Es ist wichtig, diese karyotypische Heterogenetiät beim Turner-Syndrom zu kennen, da sie für die erhebliche Variabilität des Phänotyps verantwortlich ist. Im Gegensatz zu den Patienten mit der Monosomie X können diejenigen mit Mosaikbildung oder Deletionen (z.B. 46,XXq–) fast normal aussehen und nur mit einer primären Amenorrhöe auffallen.

Die am schwersten betroffenen Kinder weisen an Hand- und Fußrücken Ödeme (infolge Lymphostase) und manchmal Schwellungen des Nackens auf; letzteres infolge erheblich erweiterter Lymphgefäße unter Bildung eines zystischen Hygroms. Im Laufe der kindlichen Entwicklung klingen diese Schwellungen ab, hinterlassen aber oft eine beidseitige Flügelfalte am Hals (Pterygium colli) und eine bleibende Schlaffheit der Nackenhaut. Kongenitale Herzfehler sind auch sehr häufig, vor allem die präduktale Koarktation der Aorta und Aortenstenose mit endokardialer Fibroelastose – Anomalien, die für einige der frühen Todesfälle verantwortlich sind.

Die hauptsächlichen klinischen Symptome in der Adoleszenz und beim Erwachsenen sind in der Tabelle 4.2 aufgeführt. In der Pubertät fehlt die Entwicklung von normalen sekundären Geschlechtsmerkmalen. Die Genitalien bleiben infantil, die Brustentwicklung ist inadäquat, und die pubische Behaarung ist gering. Der geistige Status dieser Patienten ist meist normal, einige können eine gewisse Retardierung zeigen. Ein wichtiges Merkmal für die Diagnose beim Erwachsenen ist die kleine Körpergröße (selten größer als 150 cm) und die Amenorrhoe. Es ist wichtig zu wissen, daß *das Turner-Syndrom die häufigste Ursache der primären Amenorrhöe ist* und etwa ein Drittel aller dieser Fälle ausmacht.

Wie bereits erwähnt sind beide X-Chromosomen für die normale Entwicklung der Ovarien wichtig. Zum Verständnis der Pathogenese des Turner-Syndroms muß die normale Entwicklung der Ovarien betrachtet werden. Es wird gesagt, daß «das Ovar diejenige Struktur im Organismus mit dem genauesten Programm der Selbstzerstörung ist: In seiner Ausstattung enthält es die Zerstörung seiner eigenen Saat».[19] Während der fetalen Entwicklung enthalten die Ovarien so viel wie 7 Millionen Oozyten. Diese beginnen jedoch schon während der intrauterinen Entwicklung zu verschwinden, so daß bei der Geburt nur noch 3 Millionen verbleiben, und bei der Menarche ist ihre Menge auf nur mehr 400 000 geschrumpft. Weitere Verluste setzen sich nach der Pubertät fort, und wenn die Menopause einsetzt, sind nur noch weniger als 10 000 übrig. Beim Turner-Syndrom entwickeln sich die Ovarien während der frühen Embryogenese normal, aber die Abwesenheit des zweiten X-Chromosoms führt zum beschleunigten Verlust der Oozyten, der mit dem 2. Lebensjahr beendet ist. In gewissem Sinne «findet deshalb die Menopause vor der Menarche statt»[19], und die Ovarien sind zu atrophischen fibrösen Strängen geschrumpft ohne Eizellen und Follikel. Die verminderte Östrogensekretion durch die Ovarien führt zur vermehrten hypophysären Gonadotropin-Sekretion.

Multi-X-Frauen

Karyotypen mit einem oder drei zusätzlichen X-Chromosomen sind beschrieben worden und sind nicht ungewöhnlich; sie werden bei 1 auf 1200 weibliche Neugeborene gefunden. Die meisten dieser Frauen sind, nach heutiger Auffassung, völlig normal. Es können jedoch eine Reihe verschiedener Befunde vorkommen. Wie erwähnt, besteht eine erhöhte Tendenz zur geistigen Retardierung proportional zur Anzahl der zusätzlichen X-Chromosomen. So wird eine geistige Entwicklungsstörung bei allen Personen mit einem Karyotypen 49,XXXXX erwartet, während die meisten mit 47,XXX nicht betroffen sind. Bei einigen Frauen besteht eine Amenorrhöe, oder es kommen gelegentlich andere menstruelle Unregelmäßigkeiten vor.

Hermaphroditismus und Pseudohermaphroditismus

Das Problem der sexuellen Mehrdeutigkeit ist enorm komplex, so daß hier nur begrenzte Beschreibungen möglich sind. Für weitere Einzelheiten sei auf die Spezialliteratur verwiesen.[20] Es wird für Studierende der Medizin keine Überraschung sein, daß das Geschlecht eines Individuums auf verschiedenen Ebenen definiert werden kann. Das genetische Geschlecht wird durch die An- oder Abwesenheit des Y-Chromosoms bestimmt. Ungeachtet, wie viele X-Chromosomen vorhanden sind, diktiert ein einziges Y-Chromosom die Hodenentwicklung und das genetische männliche Geschlecht. Die zunächst indifferenten Gonaden des männlichen und weiblichen Embryos haben eine innewohnende Tendenz zur Feminisierung, falls sie nicht durch den Y-Chromosomen abhängigen maskulinisierenden Faktor beeinflußt werden. Der Testikel-determinierende Faktor (TDF) ist auf dem distalen kurzen Arm von Y lokalisiert worden. Ein anderes Gen auf dem langen Arm von Y kodiert für ein Zelloberflächen-Antigen (H-Y-Antigen), das sich auf allen männlichen Zellen befindet. Das *gonadale Geschlecht* beruht auf der histologischen Charakteristik der Gonaden. Das *duktale Geschlecht* hängt davon ab, ob Derivate des Müller- oder des Wolff-Ganges vorliegen. Das *phänotypische* oder *genitale Geschlecht* beruht auf der Erscheinung der äußeren primären Geschlechtsmerkmale. Eine sexuelle Mehrdeutigkeit liegt immer dann vor, wenn diese verschiedenen Kriterien für die Geschlechtsbestimmung nicht übereinstimmen.

Der Begriff ‹echter Hermaphrodit› bedeutet das Vorhandensein von ovariellem und testikulärem Gewebe. Im Gegensatz dazu besteht beim Pseudohermaphroditen eine Diskrepanz zwischen phänotypischem und gonadalem Geschlecht, wie beispielsweise ein weiblicher Pseudohermaphrodit Ovarien, aber äußere männliche Genitalien besitzt; ein männlicher Pseudohermaphrodit hat Hodengewebe, aber weibliche Genitalien. Enttäuschenderweise haben Analysen der Karyotypen nicht viel Licht in die Problematik der Intersexualität gebracht. Wie wir noch sehen werden, können allein hormonelle Einflüsse eine sexuelle Mehrdeutigkeit auslösen, völlig unabhängig vom Genotyp der Person.

Der *echte Hermaphroditismus* mit ovariellem und testikulärem Gewebe ist extrem selten. In manchen Fällen findet sich ein Hoden auf einer Seite und ein Ovar auf der anderen, wohingegen bei anderen Fällen eine Kombination von ovariellem und testikulärem Gewebe, genannt Ovotestes, vorliegt. Die meisten dieser Personen besitzen einen Uterus und andere Gangstrukturen, wie sie sowohl beim männlichen als auch beim weiblichen Geschlecht gefunden werden. Die äußeren Genitalien sind gewöhnlich zweideutig und können entweder als bifides Skrotum oder als vergrößerte Labien mit kleinem Penis oder vergrößerter Klitoris angesehen werden. Der Karyotyp ist 46,XX bei zwei Dritteln der Personen; die meisten der übrigen sind Mosaikbildungen (beispielsweise XX/XXY), bei der eine Zellinie mit Y vorkommt. Der Mechanismus der aberranten gonodalen Differenzierung ist unklar. Bei denjenigen mit dem 46,XX-Karyotyp scheint eine Translokation des Y-Chromosoms zum X-Chromosom oder zu einem Autosom vorzuliegen. Deshalb sind echte Hermaphroditen eine heterogene Gruppe mit der Gemeinsamkeit, daß sie zwei X-Chromosomen sowie ein komplettes oder teilweises Y-Chromosom besitzen, wenigstens in einigen Zellen.

Der *weibliche Pseudohermaphroditismus* ist weit weniger komplex. Das genetische Geschlecht ist in allen Fällen XX, und die Entwicklung der Gonaden (Ovarien) und inneren Genitalien ist normal. Nur die äußeren Genitalien sind uneindeutig oder virilisiert. Die Grundlage des weiblichen Pseudohermaphroditismus ist eine exzessive und unpassende Exposition gegenüber androgenen Steroiden während der Frühschwangerschaft. Diese Steroide stammen zu allermeist von den fetalen Nebennieren, die durch eine kongenitale Nebennierenhyperplasie verändert sind, was als autosomal rezessives Merkmal übertragen wird. Biosynthese-Defekte auf dem Weg der Kortisol-Synthese führen in diesen Fällen sekundär zu einer exzessiven Synthese androgener Steroide in der fetalen Nebennierenrinde. Weniger häufig sind die virilisierenden Steroide mütterlicher Herkunft. Androgen-produzierende Neoplasmen der Mutter (z. B. Sertolizell-Tumor) oder häufiger die Gabe von Androgenen oder Progestinen an die Mutter während der Schwangerschaft sind die Ursache für diese Veränderungen.

Der *männliche Pseudohermaphroditismus* ist die komplexeste Störung der sexuellen Differenzierung. Diese Personen besitzen ein Y-Chromosom, weswegen ihre Gonaden ausschließlich Hoden sind. Aber die genitalen Gänge oder die äußeren Genitalien sind unvollständig dem männlichen Phänotyp nach differenziert. Ihre äußeren Geschlechtsmerkmale sind entweder zweideutig oder vollständig weiblich. Der männliche Pseudohermaphroditismus ist äußerst heterogen mit einer Vielzahl von Ursachen. Allen gemeinsam ist die defekte Virilisierung des männlichen Embryos, was gewöhnlich von genetisch bedingten Defekten der Androgen-Synthese oder -Wirkung oder von beidem herrührt. Bei der großen Mehrzahl der Fälle ist die Androgen-Synthese normal, aber die Androgen-Wirkung gestört. Der häufigste Typ, genannt *vollständige testikuläre Feminisierung*, entsteht durch eine Mutation im strukturellen Gen für den Androgen-Rezeptor. Dieses Gen liegt auf dem X-Chromosom, und deshalb wird die vollständige testikuläre Feminisierung als eine X-gebundene rezessive Störung vererbt.

Monogen bedingte Erbleiden

Alle monogen bedingten Erbleiden sind Ausdruck von Mutationen eines einzelnen Gens mit großer Wirkung, die durch autosomal dominante, autosomal rezessive oder X-gekoppelte Erbgänge übertragen werden. Es ist hier nicht nötig, die Mendel-Gesetze im einzelnen wiederzugeben, da Studierende der Biologie und Medizin, sowie vielleicht auch jede Garten-Erbse, diese bereits in jungen Jahren gelernt haben. Hier seien nur einige Bemerkungen von medizinischer Bedeutung angebracht.

Die Anzahl der bekannten monogenen Erbleiden hat ein monumentales Ausmaß angenommen. In einer kürzlichen Ausgabe seines Buchs hat McKusick über 4000 Störungen aufgeführt.[21] Es wird geschätzt, daß jede Person Träger von fünf bis acht schädlichen Genen ist. Zum Glück sind die meisten davon rezessiv und verursachen deshalb keine schwerwiegenden phänotypischen Veränderungen. Etwa 80 bis 85% dieser Mutationen sind familiär. Die übrigen stellen neue Mutationen dar, die im betroffenen Individuum *de novo* aufgetreten sind. Offensichtlich wird ein solcher Proband (Index-Patient) einen normalen Stammbaum haben, andererseits aber kann er der Vorläufer einer betroffenen kommenden Generation sein. Das Ausmaß, in dem die Mutationen in Erscheinung treten, ist sehr unterschiedlich. Zwei Möglichkeiten der autosomal dominanten Vererbung sind gut bekannt: (1) Die *Penetranz* wird mathematisch ausgedrückt; so bezeichnet die Penetranz von 50%, daß bei 50% der Gen-Träger das Merkmal erscheint. Die die Penetranz beeinflussenden Faktoren sind unklar, aber dieses ist natürlich für die genetische Beratung sehr wichtig. (2) Im Gegensatz zur Penetranz kann ein Merkmal bei allen Trägern des mutierten Gens in Erscheinung treten, allerdings in sehr unterschiedlichem Ausmaß. Dieses Phänomen wird *variable Expressivität* genannt. Beispielsweise kann die Polydaktylie an Zehen oder Fingern als ein Extraglied oder als mehrere zusätzliche Glieder erscheinen.

Einige autosomale Mutationen erzeugen eine teilweise Expression beim Heterozygoten und eine komplette Expression beim Homozygoten. Sichelzellanämie wird infolge der Substitution des normalen Hämoglobins (HbA) durch Hämoglobin S (HbS) verursacht. Ist eine Person homozygot für das mutierte Gen, so besteht alles Hämoglobin aus dem abnormen HbS-Typ, und selbst bei normalem atmosphärischen Sauerstoffpartialdruck kommt diese Störung voll zum Ausdruck, d. h. mit Sicheldeformation aller roten Blutkörperchen und mit hämolytischer Anämie. Bei den heterozygoten Personen ist nur ein Teil des Hämoglobins HbS (das übrige ist HbA), und die Sicheldeformierung der Erythrozyten und mögliche Hämolyse entstehen nur bei niedrigem Sauerstoffdruck. Dieses wird als Sichelzell-Merkmal bezeichnet, zum Unterschied zur voll ausgeprägten Sichelzellanämie.

Obwohl die Gen-Expression gewöhnlich als dominant oder rezessiv bezeichnet wird, muß daran erinnert werden, daß in manchen Fällen beide Allele eines Gen-Paares in der Heterozygote voll in Erscheinung treten – ein Zustand, der *Kodominanz* genannt wird. Histokompatibilität- und Blutgruppen-Antigene sind gute Beispiele für eine kodominante Vererbung wie für *Polymorphismus*. Letzteres bedeutet das Vorhandensein multipler alleler Formen eines einzelnen Gens.

Ein einzelnes mutantes Gen kann viele Auswirkungen haben, genannt *Pleiotropismus,* und umgekehrt können Mutationen mehrerer Genloci dasselbe Merkmal verursachen *(genetische Heterogenität)*. Sichelzellanämie kann als Beispiel für Pleiotropismus dienen. Bei dieser Erbkrankheit läßt nicht nur die Punktmutation in dem Gen HbS entstehen, das die Erythrozyten zur Hämolyse prädisponiert, sondern zusätzlich haben die abnormen roten Blutkörperchen die Tendenz, kleine Blutgefäße zu verstopfen und somit zum Beispiel Milzfibrose, Organinfarkte und Knochenveränderungen auszulösen. Die vielen verschiedenen Organveränderungen beziehen sich alle auf den primären Defekt der Hämoglobin-Synthese. Andererseits kann die kindliche Schwerhörigkeit durch 16 verschiedene autosomal rezessive Mutationen hervorgerufen werden. Die Kenntnis der genetischen Heterogenität ist nicht nur für die genetische Beratung wichtig, sondern ebenso für das Verständnis der Pathogenese einiger häufiger Krankheiten, wie Diabetes mellitus.

Biochemische Grundlage der monogenen Erbleiden

Monogen bedingte Leiden entstehen infolge Veränderungen einzelner Gene, was bedeutet, daß diese Krankheiten Folge einer primären Anomalie eines *einzelnen Proteinmoleküls* sind. Grob gesagt, können drei Arten von Proteinen als Mutationsfolge betroffen sein – Enzyme, Strukturproteine und regulatorische Proteine. In einem gewissen Ausmaß ist die Art der Krankheits-Vererbung auf die Art des von der Mutation betroffenen Proteins bezogen, wie später noch beschrieben wird.

Die Mechanismen, die bei den monogen bedingten Störungen einzelner Gene beteiligt sind, können in vier Kategorien eingeteilt werden: *(1) Enzym-Defekte und ihre Folgen, (2) Defekte der Membranrezeptoren und Transportsysteme, (3) Alterationen der Struktur, Funktion oder Menge von Proteinen, die nicht Enzyme sind, und (4) Mutationen, die zu ungewöhnlichen Arzneimittelreaktionen führen.*

Enzymdefekte und ihre Folgen Mutationen können zur Synthese eines defekten Enzyms führen, das eine verminderte Aktivität besitzt oder in geringerer Menge als normalerweise vorliegt. In beiden Fällen ist die Folge eine metabolische Blockierung. Abbildung 4.10 liefert ein Beispiel für eine Enzymreaktion, bei der das Substrat S durch die intrazellulären Enzyme E_1, E_2 und E_3 in ein Endprodukt P über die intermediären Produkte I_1 und I_2 umgewandelt wird. In diesem Modell übt das Endprodukt P eine Rückkoppelungs-Kontrolle auf das Enzym E_1 aus. Es besteht auch ein kleiner Syntheseweg, der geringe Mengen von M_1 und M_2 pro-

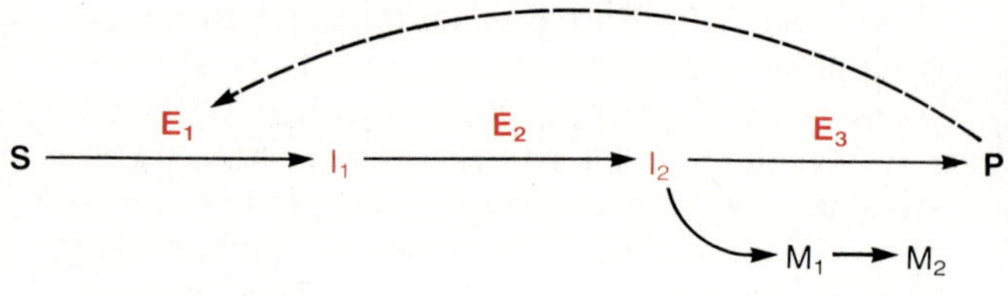

Abb. 4.10: Schema der Umwandlung eines Substrats (S) in das Endprodukt (P) über mehrere Intermediärprodukte (I) mit Hilfe von Enzymen (E). P als Feedback Inhibitor von E_1. M sind die Produkte des Seitenweges.

duziert. Die biochemischen Konsequenzen eines Enzymdefektes bei einer solchen Reaktion können zu drei Hauptfolgen führen: *(1) Akkumulation des Substrats*, das, abhängig von dem Ort der Blockierung, mit der Anhäufung eines oder beider Intermediärprodukte einhergehen kann. Darüber hinaus kann eine erhöhte Konzentration von I_2 den kleinen Syntheseweg anregen und damit zu einem Überschuß von M_1 und M_2 führen. Unter diesen Bedingungen kann es zum Gewebeschaden kommen, wenn die Vorläufersubstanzen, die intermediären Substanzen und die Produkte des alternativen kleinen Synthesewegs in hohen Konzentrationen toxisch sind. Zum Beispiel führt bei der Galaktosämie der Mangel an Galaktose-1-Phosphat-Uranyltransferase zur Akkumulation von Galaktose und damit zum Gewebeschaden. Ein Mangel an Phenylalanin-Hydroxylase verursacht die Akkumulation von Phenylalanin. Starke Anhäufungen von komplexen Substraten in Lysosomen infolge eines Mangels an abbauender Enzyme ist für eine Gruppe von Krankheiten verantwortlich, die generell als lysosomale Speicherkrankheiten bezeichnet werden. *(2) Ein Enzymdefekt kann zu einer metabolischen Blockierung und zu einer verminderten Menge des Endprodukts führen,* das für die normale Funktion notwendig ist. Beispielsweise kann ein Mangel an Melanin durch das Fehlen von Tyrosinase bedingt sein, die für die Biosynthese von Melanin von seinem Vorläufer Tyrosin notwendig ist. Dieses führt zu dem klinischen Zustand des Albinismus, der später noch behandelt wird. Ist das Endprodukt ein Rückkoppelungs-Inhibitor der Enzyme, die an den Frühreaktionen beteiligt sind (in Abb. 4.10 wird E_1 von P gehemmt), so kann der Mangel des Endprodukts zur Überproduktion von intermediären Produkten und ihren Abbauprodukten führen, von denen einige in hohen Konzentrationen schädlich sein könnten. Ein gutes Beispiel für eine Krankheit, der ein solcher Mechanismus zugrunde liegt, ist das Lesch-Nyhan-Syndrom. *(3) Inaktivierungsmangel eines gewebeschädigenden Substrats.* Dieses wird am besten durch den α-1-Antitrypsin-Mangel veranschaulicht. Bei Patienten mit ererbtem Mangel an Serum-α-1-Antitrypsin kann die granulozytäre Elastase in der Lunge nicht inaktiviert werden. Eine unkontrollierte Aktivität dieser Protease führt zur Destruktion des Elastins in den Wänden der Lungenalveolen mit der Folge eines Lungenemphysems.

Defekte von Rezeptoren und Transportsystemen

Viele biologisch aktive Substanzen müssen aktiv durch die Zellmembranen transportiert werden. Dieses wird generell mit einem von zwei Mechanismen erreicht – durch initiale Bindung an einen spezifischen Rezeptor gefolgt von der Aufnahme oder über ein Transportprotein. Ein genetischer Defekt eines Rezeptor-vermittelten Transportsystems besteht beispielsweise bei der familiären Hypercholesterinämie, bei der eine mangelhafte Synthese von Rezeptoren zu einem ungenügenden Transport von Low-density Lipoproteinen (LDL) in die Zellen und sekundär zur überschießenden Cholesterinsynthese durch komplexe Intermediärmechanismen führt.

Bei der Hartnup-Krankheit andererseits ist das Transportsystem für Tryptophan (und bestimmte andere Aminosäuren) durch die intestinalen Zellen defekt. Weil Tryptophan ein Vorläufer des Vitamins Nikotinamid ist, entwickeln sich die Symptome der Pellagra.

Alterationen der Struktur, Funktion oder Menge nicht-enzymatischer Proteine

Genetische Defekte, die zu Veränderungen von Strukturproteinen führen, haben oft weitverbreitete sekundäre Wirkungen, wie das Beispiel der Sichelzellanämie zeigt. Tatsächlich sind für diese Kategorie die Hämoglobinopathien, zu denen die Sichelzellanämie gehört und die alle durch Defekte der Struktur des Globinmoleküls charakterisiert sind, besonders beispielhaft. Im Gegensatz zu den Hämoglobinopathien besteht bei der Gruppe der Thalassämien Mutationen von Genen, die die Menge der Globinketten-Synthese beeinflußt. Thalassämien gehen mit verminderten Mengen strukturell normaler α- oder β-Globin-Ketten einher. Andere Beispiele von genetisch defekten Strukturproteinen, die wir in diesem Kapitel beschreiben werden, betreffen das Kollagen und werden beispielhaft durch das Marfan- und Ehlers-Danlos-Syndrom repräsentiert.

Genetisch bedingte unerwünschte Arzneimittelreaktionen

Bestimmte genetisch bedingte Enzym-Mängel treten oft erst dann zu Tage, wenn der betroffenen Person bestimmte Medikamente verabreicht wurden. Dieses spezielle Gebiet der Genetik, Pharmakogenetik genannt, hat erhebliche klinische Bedeutung.[22] Das klassische Beispiel der Arzneimittel-induzierten Schädigung bei genetisch empfindlichen Personen ist mit dem Mangel an Glukose-6-Phosphat-Dehydrogenase (G6PD) verbunden. Unter normalen Bedingungen ist der G6PD-Mangel nicht krankmachend. Wird jedoch beispielsweise das Anti-Malaria-Mittel Primaquine eingenommen, so entsteht eine schwere hämolytische Anämie.

Trotz der Nützlichkeit einer pathogenetischen Klassierung, die auf der Art des zugrundeliegenden biochemischen Defekts beruht, werden die monogen bedingten Störungen generell nach ihrem Vererbungsmodus eingeteilt. Diese Tradition werden wir in den nachfolgenden Abschnitten beibehalten.

Autosomal dominante Störungen

Die Grundregeln, die die Übertragung autosomal dominanter Leiden bestimmen, sind gut bekannt und sollen hier nicht wiederholt werden.[8] Nur einige der wichtigsten Grundzüge seien hier zusammengefaßt.

- Mutationen betreffen gewöhnlich komplexe Strukturproteine wie Kollagen oder solche, die als Regulatorproteine wirken, wie Low-density-Lipoprotein-Rezeptoren.
- Klinische Symptome können infolge verminderter Penetranz und unterschiedlicher Expressivität modifiziert werden, wie schon beschrieben wurde.
- Es kann ein spätes Manifestationsalter der klinischen Symptome vorkommen, wie bei der Huntington-Krankheit.
- Bei jeder autosomal dominanten Störung ist bei einem Anteil der betroffenen Personen ihre Krankheit infolge von *de-novo*-Mutationen der elterlichen Game-

Tab. 4.3: Autosomal dominante Erbleiden

Familiäre Hypercholesterinämie
Polyzystische Nierenkrankheit, Erwachsenentyp
Huntington-Krankheit
Hereditäre Sphärozytose
Marfan-Syndrom
Von-Willebrand-Krankheit
Neurofibromatose
Tuberöse Sklerose
Hereditäre hämorrhagische Teleangiektasie
Familiäre Polyadenomatosis coli
Ehlers-Danlos-Syndrom
Osteogenesis imperfecta
Akute intermittierende Porphyrie
Von-Hippel-Lindau-Krankheit

ten entstanden. Dabei sind die Eltern dieser Patienten von der Krankheit nicht betroffen, ebensowenig wie ihre Geschwister, die auch kein erhöhtes Risiko für die Entstehung dieser Krankheit tragen. Der Anteil der Individuen, die infolge von Neumutationen erkranken, ist abhängig von der Wirkung der Krankheit auf die Reproduktivität. Eine deutlich verminderte reproduktive Potenz geht mit einer großen Frequenz von Fällen einher, die durch Neumutationen entstehen.
In Tabelle 4.3 sind die häufigeren autosomal dominanten Krankheiten aufgeführt. Wenige autosomal dominante Zustände sollen hier beschrieben werden, entweder ihrer Häufigkeit wegen oder weil sie wichtige genetische Prinzipien illustrieren.

Marfan-Syndrom

Das Marfan-Syndrom ist eine seltene, aber interessante *Krankheit des Bindegewebes, die sich hauptsächlich durch Veränderungen des Skeletts, der Augen und des kardiovaskulären Systems manifestiert.*[23] Weil die betroffenen Personen ungewöhnlich lange schlanke Extremitäten und besonders lange Finger haben, wurde diese Entität auch Arachnodaktylie (Spinnenfinger) genannt. Etwa 70 bis 85% der Fälle treten familiär auf und werden autosomal dominant vererbt. Die restlichen Fälle entstehen sporadisch als Neumutationen. Im Gegensatz zum Down-Syndrom, bei dem das Risiko für die Kinder mit dem mütterlichen Alter zunimmt, ist das väterliche Alter für die sporadischen Fälle des Marfan-Syndroms bedeutsam; Väter von betroffenen Personen sind etwa sieben Jahre älter als das Durchschnittsalter von Vätern bei Geburt nichtbetroffener Kinder.

Skelettanomalien sind das wichtigste Merkmal des Marfan-Syndroms. Typischerweise ist die betroffene Person ungewöhnlich lang, mit außerordentlich langen Extremitäten und langen schlanken Fingern und Zehen. Weil die Länge des Körpers hauptsächlich durch die unteren Körpersegmente entsteht, ist das Verhältnis des oberen Segments (Scheitel bis Schambein) zum unteren Segment (oberer Schambeinast bis Fußsohlen) bedeutend niedriger als die Norm in bezug auf Alter, Geschlecht und Rasse. Die Gelenkbänder der Hände und Füße sind locker, was den Eindruck macht, als hätten die Personen Doppelgelenke; typischerweise kann der Daumen bis zum Handgelenk hyperextendiert werden. Der Kopf ist für gewöhnlich dolichocephal (Längsschädel) mit prominenten Stirnhöckern und Augenbrauenleisten. Weil Präsident Abraham Lincoln einige dieser körperlichen Merkmale besaß, wird stark vermutet, daß er ein Marfan-Syndrom hatte. Verschiedene Deformationen der Wirbelsäule können auftreten, wie Kyphose, Skoliose, Rotation oder Gleiten der Lumbalwirbel. Der Brustkorb ist typischerweise deformiert, entweder als Pectus excavatum (tief eingezogenes Sternum) oder als Hühnerbrust. Das subkutane Fett ist meist spärlich und die Muskulatur schwach entwickelt; deshalb erscheinen diese Personen lang und hager und manchmal noch zusätzlich gekennzeichnet durch die vielen genannten Distorsionen des Körperhabitus.
Die **Augenveränderungen** können vielfältig sein. Am charakteristischsten sind die bilateralen Subluxationen oder Dislokationen der Linsen (meist nach vorn oder oben), als Extopia lentis bezeichnet. Die Veränderung ist bei Personen, die diese genetische Störung nicht aufweisen, so ungewöhnlich, daß der Befund der bilateralen Ectopia lentis immer an ein Marfan-Syndrom denken lassen sollte. Die Achse des Augapfels ist deutlich verlängert, was zu erheblicher Myopie und zur Retinaablösung prädisponiert. Die Kornea ist relativ flach und verstärkt damit die Visus-Schwierigkeiten. Alle diese Augenveränderungen sind durch einen grundlegenden Defekt des Bindegewebes und damit einer Schwächung des Stützgewebes der Augen bedingt.
Kardiovaskuläre Läsionen sind die lebensbedrohlichsten Merkmale dieser Krankheit. Die zwei häufigsten Läsionen sind der Mitralklappen-Prolaps und, von größter Bedeutung, die Dilatation des Aorta ascendens infolge einer zystischen Medianekrose. Histologisch sind die Mediaveränderungen faktisch identisch mit denjenigen, die bei der nicht mit dem Marfan-Syndrom einhergehenden zystischen Medianekrose gefunden werden. **Der Verlust der Mediastütze führt zur progressiven Dilatation des Rings der Aortenklappe und der Aortenwurzel, was eine schwere Aorteninsuffizienz bedingt.** Die Schwächung der Media prädisponiert auch zu Intimarissen und damit zu intramuralen Hämatomen, die die Mediaschichten auseinander drängen und so ein Aneurysma dissecans hervorrufen können. Nach der Aufspaltung der aortalen Wandschichten über beträchtliche Strecken, manchmal zurück bis zur Aortenwurzel oder hinunter zu den Beckenarterien, bricht die Blutung oft durch die Aortenwand. Ein solches Unglück ist die Todesursache bei 30 bis 45% dieser Personen.
Obwohl die Läsionen der Mitralklappe häufiger auftreten, so sind sie klinisch weniger wichtig als die Aortenveränderungen. Der Verlust der Bindegewebsstütze in den Mitralklappensegeln läßt sie weich flatternd zur sogenannten «floppy valve» werden. Valvuläre Läsionen zusammen mit der Verlängerung der Sehnenfäden verursacht häufig

eine Mitralinsuffizienz. Von ähnlichen Veränderungen kann auch die Trikuspidalklappe betroffen sein und selten die Aortenklappe. Die Echokardiographie hat die Möglichkeit erheblich verbessert, diese kardiovaskulären Anomalien zu erkennen, und ist deshalb äußerst wertvoll für die Diagnose des Marfan-Syndroms.

Obwohl die hier beschriebenen Läsionen typisch für das Marfan-Syndrom sind, muß doch betont werden, daß die klinische Erscheinungsform dieser genetischen Krankheit sehr variabel ist. Patienten mit prominenten Augen- oder kardiovaskulären Veränderungen können nur wenige Skelettläsionen aufweisen, während andere mit erheblichen Veränderungen des Körperbaus keine Augenveränderungen haben. Obwohl die Variabilität der klinischen Erscheinung in einer Familie gesehen werden kann, ist die interfamiliäre Variabilität doch weit häufiger und ausgeprägter. Die wahrscheinlichste Erklärung für die verschiedenartige Expression des Marfan-Syndroms ist die genetische Heterogenität, d.h. verschiedene Mutationen erzeugen ähnliche Phänotypen. Es ist enttäuschend, berichten zu müssen, daß trotz all der eindrücklichen klinischen Befunde die Art des zugrundeliegenden Bindegewebsdefekts immer noch unbekannt ist. Es ist sicher folgerichtig, den Defekt im Kollagen oder Elastin zu vermuten – in den zwei Strukturproteinen des Bindegewebes. Tatsächlich haben verschiedene Untersucher eine Reihe von Veränderungen im Kollagen und Elastin beschrieben, aber bisher hat sich noch kein übereinstimmendes Befundmuster ergeben.[24] Vor dem Hintergrund der Fortschritte im Verständnis molekularer Defekte bei anderen hereditären Bindegewebskrankheiten (z.B. Ehlers-Danlos-Syndrom und Osteogenesis imperfecta) kann sicherlich angenommen werden, daß das Marfan-Syndrom durch verschiedene Mutationen verursacht wird, entweder in einem bestimmten Gen oder in mehreren Genen.[25]

Obwohl die genaue Art des Bindegewebsdefekts nicht klar ist (und in verschiedenen Familien sehr unterschiedlich sein kann), hat sich das Interesse auf das Konzept konzentriert, daß der grundlegende Defekt beim Marfan-Syndrom eine verminderte Bildung von Quervernetzungen der kollagenen oder elastischen Fasern oder beider darstellt, was ihre Zugfestigkeit vermindert. Tatsächlich entwickelten sich bei Ratten, die mit Süßerbsen der Spezies *Lathyrus odoratus* gefüttert wurden, Marfan-ähnliche Symptome infolge defekter Quervernetzungen des Kollagens. Die aktive, für die Erzeugung des *Lathyrismus* verantwortliche Substanz ist β-Aminopropionitril, das die Quervernetzungen der kollagenen und elastischen Fasern durch Inhibierung des Enzyms Lysyloxidase blockiert. Da Lysyloxidase ein Kupfer-abhängiges Enzym ist, führte die Suche nach möglichen genetisch bedingten metabolischen Veränderungen zur Untersuchung des *Menke-Syndroms*, einer X-gekoppelten rezessiven Krankheit des Menschen, die durch eine Blockierung der intestinalen Kupferresorption gekennzeichnet ist. Bei dieser seltenen metabolischen Störung kommt es auch zu Veränderungen des Aortenkollagens und des Elastins, die auf die Insuffizienz des für die Quervernetzungen verantwortliche Enzyms Lysyloxidase zurückzuführen ist. Beim Marfan-Syndrom gibt es indessen keine Hinweise für eine Veränderung des Kupferstoffwechsels oder der Lysyloxidase-Aktivität. Eine defekte Bildung der Quervernetzungen könnte auch infolge von Mutationen entstehen, die kritische Lysin- oder Histidin-Reste in den Kollagen-Ketten betreffen; aber vorläufige Untersuchungen haben keine Mutationen innerhalb oder nahe den Strukturgenen für die Kollagentypen I, II oder III nachweisen können.[26] Andererseits haben einige Untersucher behauptet, der primäre Defekt beim Marfan-Syndrom beträfe die elastischen Fasern, und die Defekte im Kollagen seien sekundär.[27] Dies mag, wenigstens bei einigen Patienten, der Fall sein, da das Marfan-Syndrom mit aller Wahrscheinlichkeit eine genetisch heterogene Krankheit ist.

Als ein autosomal dominantes Syndrom, das bei 50% der Nachkommen betroffener Eltern erwartet werden kann, hat das Marfan-Syndrom eine tragische Bedeutung. Das durchschnittliche Sterbealter liegt zwischen 30 und 40 Jahren.[28] Die Haupttodesursachen sind die Ruptur eines disseziierenden Aneurysmas sowie Herzversagen. Unglücklicherweise gibt es keine wirkungsvolle Prävention dieser unheilvollen Konsequenzen, auch dann nicht, wenn die Diagnose bereits im frühen Alter gestellt wurde.

Neurofibromatose

Die Neurofibromatose ist eine vergleichsweise häufige Krankheit mit einer Frequenz von fast 1 auf 3000.[29] Obwohl etwa 50% der Patienten eine diesbezügliche Familienanamnese haben mit autosomal dominanter Vererbung, scheinen die übrigen Fälle Neumutationen zu sein, die vielleicht dasselbe Gen oder dieselben Gene betreffen. Beim familiären Vorkommen ist die Expressivität der Krankheit variabel, aber die Penetranz beträgt 100%.

Es gibt mehr als eine Form der Neurofibromatose, was auf eine genetische Heterogenität hinweist.[30] Am häufigsten ist die *Von-Recklinghausen-Krankheit* oder klassische Neurofibromatose, die drei Hauptmerkmale besitzt: (1) multiple neurale Neoplasmen, die überall im Körper auftreten können, (2) viele pigmentierte Hautläsionen, von denen einige Café-au-lait-Flecken sind, und (3) pigmentierte Iris-Hamartome, auch Lisch-Knötchen genannt. Eine verwirrende Reihe anderer Anomalien (später erwähnt) können diese Haupt-Manifestationen begleiten.

Die Neurofibrome entstehen in oder an Nervensträngen überall in der Haut, auch an Handflächen und Fußsohlen sowie in jedem denkbaren Ort im Körper unter Einschluß der kranialen Nerven (besonders des N. acusticus). Treten Akustikusneurinome bei der klassischen Neurofibromatose auf, so sind sie unilateral im Gegensatz zu den bilateralen Neoplasmen bei der zentralen oder Akustikusform der Neurofibromatose, die später noch beschrieben wird. Auf der Körperoberfläche treten die Neurofibrome generell reichlich in unterschiedlichen Größen auf von kleinen weichen subkutanen Knoten, weniger als 1 cm messend, über mittelgroße gestielte Läsionen bis zu großen gelappten gestielten Massen, 20 cm oder mehr messend. Letztere, auch als plexiforme Neurofibrome bezeichnet, breiten sich diffus im subkutanen Fett aus und enthalten viele gewundene und verdickte Nerven; die darüber gelegene Haut ist häufig hyperpigmentiert. Diese Tumoren können extreme Proportionen annehmen und zu erheblichen Vergrößerungen einer Extremität oder eines anderen Körperteils führen (anschaulich in dem Film *Elephant Man* dargestellt). Ähnliche Neoplasmen können intern auftreten, und generell haben diese tief gelegenen Läsionen die Tendenz, groß zu werden. Histologisch bestehen Neurofibrome aus einer Proliferation aller Elemente peripherer Nerven, einschließlich von Neuriten, Schwann-Zellen und Fibroblasten. Typischerweise sind diese Komponenten in einem lockeren ungeordneten Muster verteilt, oft in einem myxoiden Stroma. Elongierte, gewundene Schwann-Zellen dominieren mit ihren schlanken spindeligen Kernen. Die lokkere Unordnung der histologischen Architektur verhilft zur Differentialdiagnose dieser neuralen Neoplasmen von den verwandten Neurilemomen (Schwannomen). Neurilemome (Neurinome) bestehen ganz überwiegend aus Schwann-Zellen und unterliegen so gut wie nie einer malignen Transformation. Hingegen werden die Neurofibrome bei der Von-Recklinghausen-Krankheit bei etwa 3% der Patienten maligne.[31] Eine maligne Transformation ist am häufigsten in den sehr großen plexiformen Tumoren an den großen Nervensträngen des Halses oder der Extremitäten. Die oberflächlichen Läsionen werden trotz ihrer Größe kaum maligne.

Die kutanen Pigmentierungen, das zweite Hauptmerkmal dieses Syndroms, sind bei über 90% der Patienten vorhanden. Meist erscheinen sie als hellbraune Café-au-lait-Makula mit glatten Grenzen und liegen oft über Nervensträngen. Sie sind gewöhnlich rund oder oval mit ihrer langen Achse parallel zum darunter gelegenen Nervenstrang. Obwohl auch normale Individuen einige Café-au-lait-Flecken haben können, besteht die klinische Regel, daß, wenn sechs oder mehr dieser Flecken mit mehr als 1,5 cm Durchmesser vorhanden sind, die Person sehr wahrscheinlich eine Neurofibromatose hat.

Lisch-Knötchen finden sich bei über 94% der Patienten, die sechs Jahre alt oder älter sind. Sie verursachen keine Symptome, sind aber für die Diagnostik hilfreich.

Es ist eine Vielfalt begleitender Anomalien bei diesen Patienten beschrieben worden. Am häufigsten sind wahrscheinlich Skelettläsionen (30–50% der Patienten), wie (1) erosive Defekte durch angrenzende Neurofibrome, (2) Skoliose, (3) intraossäre zystische Veränderungen, (4) subperiostale Knochenzysten und (5) Pseudarthrose der Tibia. Patienten mit Von-Recklinghausen-Krankheit tragen ein zwei- bis vierfach erhöhtes Risiko, an anderen Neoplasmen zu erkranken, wie besonders Meningiome, Optikusgliome und Phäochromozytome.[31] Zudem ist auch von einem gering vermehrten Auftreten einiger nicht-neurogener Neoplasmen, wie Wilms-Tumoren, Rhabdomyosarkom und akute nicht-lymphozytäre Leukämien, berichtet worden. Wiewohl einige Patienten mit diesem Leiden einen normalen Geisteszustand besitzen, gibt es doch eine eindeutige Tendenz zur verminderten Intelligenz. Beim Auftreten der Neurofibrome im Gastrointestinaltrakt kann es zur intestinalen Obstruktion oder zu gastrointestinalen Blutungen kommen. Die Einengung einer Nierenarterie durch einen Tumor kann zu Bluthochdruck führen. Das Spektrum der klinischen Erscheinungen ist fast grenzenlos, aber schließlich beruht die Diagnose auf dem Vorkommen multipler Café-au-lait-Flecken und multipler Hauttumoren. Indessen können diese Hauptsymptome bei Geburt noch nicht voll ausgeprägt sein, und bei vielen Patienten wird die Krankheit nicht vor dem Erwachsenenalter entdeckt. Die Hautpigmentierungen werden mit zunehmendem Alter immer auffälliger, da Riesenmelanosomen in der Epidermis Melanin in den Epidermiszellen anhäufen und die neuralen Neoplasmen, obwohl zunächst klein, langsam größer werden.

Es gibt drei weitere genetische Varianten der Neurofibromatose[29], von denen nur die *zentrale oder Akustikus-Form* häufig genug ist, um hier beschrieben zu werden. Bei diesen Patienten treten stets beidseitige Neoplasmen der Akustikusnerven auf mit oder ohne Hautneoplasmen. Café-au-lait-Flecken kommen stets ebenfalls vor, jedoch werden keine Lisch-Knötchen in der Iris gefunden.

Wie bei den meisten monogen bedingten Krankheiten ist die genetische Grundlage der Von-Recklinghausen-Krankheit unbekannt. Obwohl das Neurofibromatose-

Gen während des Schreibens dieses Artikels noch nicht identifiziert wurde, ist seine Lokalisation auf dem Chromosom 17 in der Region 17q12-17q22 sicher.[32] Interessanterweise ist das den Rezeptor für den Nervenwachstumsfaktor («nerve growth factor») kodierende Gen in derselben Region des Chromosoms 17 lokalisiert worden. Dieses läßt an die interessante Möglichkeit denken, daß die Proliferation der neuralen Elemente, ein Merkmal der Neurofibromatose, von einer abnormen Reaktion der Nervenzellen auf den Nervenwachstumsfaktor herrühren könnte. Im Gegensatz zur klassischen Form der Neurofibromatose ist das Gen für die zentrale oder Akustikus-Form auf dem Chromosom 22q11 lokalisiert worden, was bestätigt, daß diese Variante genetisch verschiedenartig ist.[33]

Von-Hippel-Lindau-Krankheit

Die von-Hippel-Lindau-Krankheit ist eine seltene, autosomal dominant vererbte Krankheit, die durch verschiedene benigne und maligne Neoplasmen in sehr unterschiedlichen Körperregionen gekennzeichnet ist.[34] Die allermeisten und charakteristischen Neoplasmen sind Hämangioblastome der Retina (Retinaangiomatose), manchmal auch als von-Hippel-Tumor bezeichnet, und Hämangioblastome des Kleinhirns, auch Lindau-Tumor genannt. Die weiteren häufigen Neoplasmen sind Hämangioblastome der Medulla oblongata oder des Rückenmarks; Angiome der Leber und Nieren; Adenome der Nieren und Nebenhoden; Nierenzellkarzinome; Phäochromozytome der Nebennieren und Zysten in Pankreas, Nieren und Nebenhoden. Weniger häufig sind Angiome und Zysten in einer Reihe weiterer Organe, wie Lunge, Milz, Omentum, Nebennieren und Ovarien. In dieser Liste sind die Hämangioblastome des Zentralnervensystems am wichtigsten, weil sie die unmittelbare Todesursache bei über der Hälfte der Patienten sind. Die Angiomatose der Retina ist ebenfalls wichtig, weil sie Visusstörungen hervorrufen und bei vielen Patienten Erstsymptome sind. Aufmerksamkeit muß auch den Nierenzellkarzinomen geschenkt werden, weil diese bei bis zu 50% der Patienten gewöhnlich beidseitig und in einem früheren Alter auftreten als die sporadischen nicht-familiären Nierenzellkarzinome. Bei ihrem Vorkommen sind sie eine der Haupttodesursachen. Es ist interessant, daß das Gen für die von Hippel-Lindau-Krankheit auf dem Chromosom 3p25 lokalisiert wurde, eine Region mit häufigen Deletionen bei Patienten mit Nierenzellkarzinomen.[35] Diese Beobachtung unterstützt die Annahme von einem «rezessiven Karzinom-Gen», über das noch später in *Kapitel 6* geschrieben wird.

Familiäre Hypercholesterinämie

Diese «Rezeptor-Krankheit» ist die Folge einer *Mutation des Gens, das den Rezeptor für die Low-density-Lipoproteine (LDL) kodiert und am Transport und Metabolismus des Cholesterins beteiligt ist.* Als Konsequenz der Rezeptoranomalie geht die Feedback-Kontrolle verloren, und es kommt zum erhöhten Cholesterinspiegel, der eine vorzeitige Atherosklerose auslöst und zu einem erheblich erhöhten Risiko, an einem Myokardinfarkt zu erkranken, führt.[36].

Die familiäre Hypercholestrinämie (FH) ist möglicherweise das häufigste monogene Erbleiden. Heterozygote mit einem mutanten Gen kommen 1 auf 500 Personen vor und haben von Geburt an einen zwei- bis dreifach gegenüber der Norm erhöhten Cholesterinspiegel im Plasma, was zu Sehnen-Xanthomen und vorzeitiger Atherosklerose im Erwachsenenalter führt. Homozygote, die die doppelte Menge des mutanten Gens tragen, sind sehr viel stärker betroffen und können eine fünf- bis sechsfache Erhöhung des Plasmacholesterin-Spiegels aufweisen. Bei diesen Personen entstehen Haut-Xanthome und eine koronare, zerebrale und periphere Gefäß-Atherosklerose in einem frühen Alter. Myokardinfarkte können schon vor dem 20. Lebensjahr auftreten. In breitangelegten Untersuchungen ist herausgefunden worden, daß die familiäre Hypercholesterinämie bei 3 bis 6% der Überlebenden von Myokardinfarkten vorliegt.

Zum Verständnis dieser Störung ist es notwendig, daß wir kurz den normalen Prozeß des Cholesterin-Metabolismus und -Transports hier besprechen. Etwa 93% des gesamten Körper-Cholesterins befinden sich in den Zellen, während etwa 7% im Plasma zirkulieren. Low-density-Lipoproteine (LDL) stellen die Haupttransportform des Cholesterins im Plasma dar. Wie erwartet, wird der Spiegel des Plasmacholesterins durch Synthese und Abbau beeinflußt. Abbildung 4.11 zeigt, daß die Leber die wesentliche Rolle bei beiden Prozessen spielt.[37] Der erste Schritt bei dieser komplexen Sequenz ist die Abgabe von Lipoproteinen, als Very-low-density-Lipoproteine (VLDL) bezeichnet, von der Leber in die Blutzirkulation. VLDL-Partikel sind reich an Triglyzeriden, obwohl sie eine geringe Menge an Cholesteryl-Ester enthalten. Die Hauptfunktion der VLDL-Partikel ist der Transport von Triglyzeriden von der Leber in die peripheren Gewebe. Erreicht ein VLDL-Partikel die Kapillaren des Fettgewebes oder der Muskulatur, wird es von Lipoprotein-Lipasen gespalten, ein Prozeß, der die meisten Triglyzeride extrahiert. Das entstehende Molekül, intermediate-density Lipoprotein (IDL) genannt, wird in den Triglyzeridgehalt und in die angereicherten Cholesteryl-Ester reduziert; es hält dabei zwei der drei Apoproteine (B-100 und E) des VLDL-Partikels zurück (Abb. 4.11). Nach der Freisetzung vom Kapillarendothel nehmen die IDL-Partikel einen von zwei Wegen. Etwa 50% der neu gebildeten IDL werden schnell von der Leber durch einen Rezeptor-vermittelten Transport aufgenommen. Der Rezeptor, der für die Bindung von IDL an die Leberzellmembran verantwortlich ist, erkennt beide Apoproteine B-100 und E. Er wird jedoch LDL-Rezep-

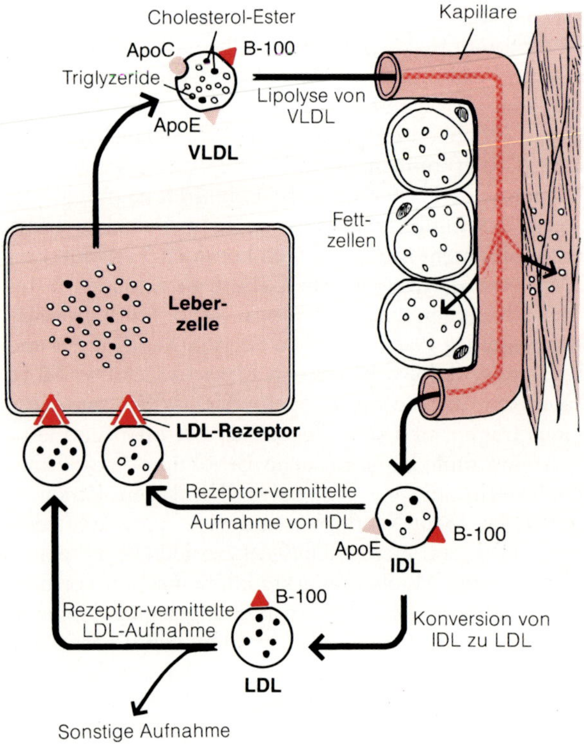

Abb. 4.11: Schema des LDL-Stoffwechsels mit der Rolle der Leber bei Synthese und Aufnahme (clearance) von LDL. Die Lipolyse der VLDL durch Lipoproteinlipase in den Kapillaren setzt Triglyzeride frei, die dann in Fettzellen gespeichert und als Energiequelle in der Skelettmuskulatur gebraucht werden.

tor genannt, weil er auch an der Aufnahme von LDL in der Leber beteiligt ist, wie später noch beschrieben wird. In den Leberzellen wird IDL wieder in den Kreislauf für die Bildung von VLDL aufgenommen. Die nicht von der Leber aufgenommenen IDL-Partikel gelangen in weitere metabolische Prozesse, die das meiste an verbliebenen Triglyzeriden und an Apoprotein E beseitigen und zum Cholesterin-reichen LDL führen. *Es muß betont werden, daß IDL die unmittelbare und hauptsächliche Quelle des Plasma-LDL ist.* Es scheint zwei Mechanismen für die Beseitigung der LDL aus dem Plasma zu geben, einer wird von einem Rezeptor-abhängigen Prozeß vermittelt und der andere von einem Rezeptor-unabhängigen Weg. Obwohl viele Zellen wie Fibroblasten, Lymphozyten, glatte Muskelzellen, Hepatozyten und Zellen der Nebennierenrinde hochaffine Rezeptoren zur Erkennung von Apoprotein B-100 der LDL-Moleküle besitzen, werden doch etwa 70% der Plasma-LDL von der Leber aufgenommen, wobei ein relativ komplizierter Transportprozeß benutzt wird (Abb. 4.12). In dem ersten Schritt wird LDL von Zelloberflächen-Rezeptoren gebunden, die in spezialisierten Regionen der Zellmembran gehäuft vorkommen, «coated pits» genannt. Nach der Bindung werden die «coated pits» mit den Rezeptor-gebundenen LDL durch Einstülpungen internalisiert und bilden Vesikel, die in der Zelle mit Lysosomen verschmelzen. Hierin dissoziieren die LDL von den Rezeptoren, die wieder zur Zelloberfläche zurückkehren. In den Lysosomen werden die LDL-Moleküle enzymatisch abgebaut, wobei der Apoproteinteil zu Aminosäuren hydrolysiert und das Cholesteryl-Ester zu freiem Cholesterin abgebaut wird. Dieses wiederum gelangt durch die lysomale Membran in das Zytoplasma, wo es für die Membran-Synthese und als Regulator der Cholesterin-Homöostase gebraucht wird.

Drei verschiedene Prozesse sind von der intrazellulären Freisetzung des Cholesterins betroffen: (1) Cholesterin unterdrückt die Cholesterin-Synthese innerhalb der Zelle durch Inhibierung der Aktivität des Enzyms 3-Hydroxy-3-Methylglutaryl (3HMG) CoA-Reduktase, das das mengenlimitierende Enzym beim Syntheseweg ist; (2) das Cholesterin *aktiviert* das Enzym Acyl-Coenzym A:Cholesterin-Acyltransferase, was die Veresterung und Speicherung überschüssigen Cholesterins begünstigt; (3) Cholesterin *unterdrückt* die Synthese von LDL-Rezeptoren und schützt damit die Zelle vor einer übermäßigen Speicherung von Cholesterin.

Der LDL-Transport, der nicht LDL-Rezeptoren beansprucht und auf den schon hingewiesen wurde, scheint in den Zellen des Monozyten-Makrophagen-Systems stattzufinden, kann aber auch bei anderen Zellen vorkommen. Die Menge, die auf diesem Weg abgebaut wird, ist direkt vom Plasma-Cholesterin-Spiegel abhängig.

Wie schon erwähnt, entsteht FH durch Mutationen der Gene, die für LDL-Rezeptoren kodieren. Heterozygote mit FH besitzen nur 50% der normalen Anzahl von hochaffinen LDL-Rezeptoren, da sie nur über ein normales Gen verfügen. Als Ergebnis dieses Transportdefektes ist der Abbau von LDL durch den rezeptorabhängigen Weg beeinträchtigt und der Plasmaspiegel von LDL auf etwa das Doppelte erhöht. Homozygote besitzen faktisch keine normalen LDL-Rezeptoren an ihren Zellen und haben noch viel höhere Spiegel zirkulierender LDL.

Zusätzlich zur defekten LDL-Aufnahme ist sowohl bei Homozygoten als auch bei Heterozygoten die LDL-Synthese erhöht. Bei Homozygoten wird die LDL-Produktion auf das Zwei- bis Dreifache der Norm geschätzt, während bei Heterozygoten eine Steigerung um 30% besteht. Der Mechanismus der gesteigerten Synthese, die zur Hypercholesterinämie beiträgt, entsteht auch infolge des Fehlens der LDL-Rezeptoren (Abb. 4.11). Erinnern wir uns daran, daß IDL, als unmittelbare Vorläufer des Plasma-LDL, auch die hepatischen LDL-Rezeptoren (Apoprotein B-100 und E-Rezeptoren) für ihren Transport in die Leber benutzen. Bei der FH wird durch den beeinträchtigten IDL-Transport in der Leber ein größerer Anteil der Plasma-

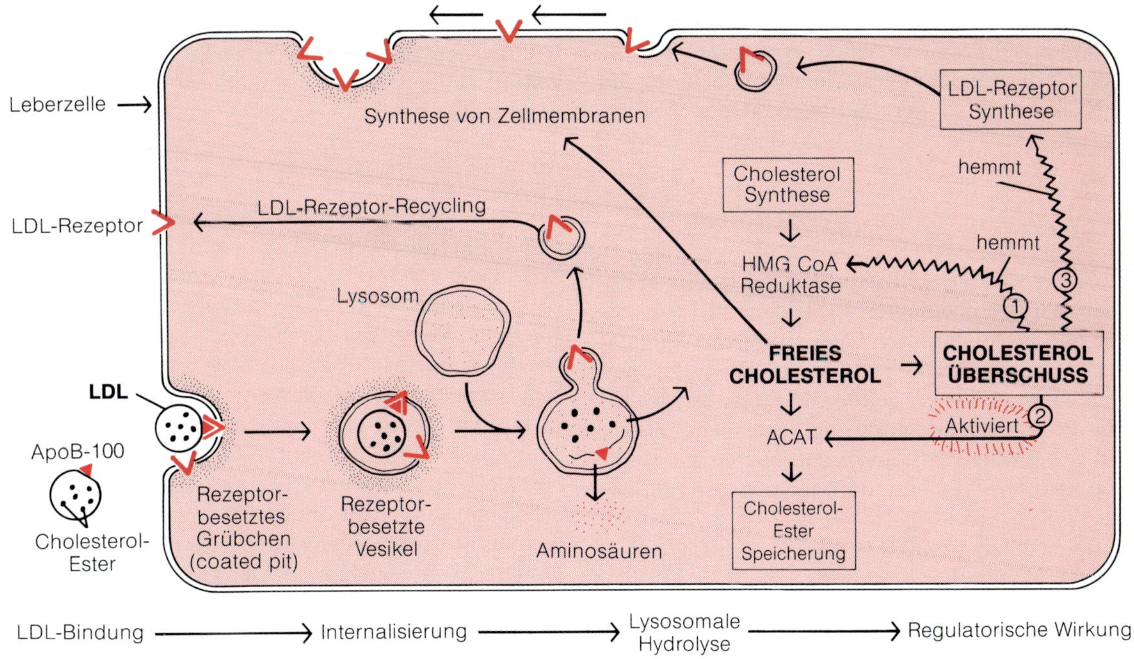

Abb. 4.12: Schrittfolge des LDL-Rezeptorweges in kultivierten Säugerzellen. LDL = low-density Lipoprotein; HMB CoA Reduktase = 3-Hydroxy-3-Methyl-Glutaryl CoA Reduktase; ACAT = Acyl CoA: Cholesterin-Acyltransferase.

IDL in den Vorläufer-Pool für das Plasma-LDL abgezweigt.

Wir haben schon den Rezeptor-unabhängigen Transport von LDL in Phagozyten erwähnt. Normalerweise ist die Menge von LDL, die über diesen Weg transportiert wird, kleiner als diejenige, die über den Rezeptor-abhängigen Mechanismus verläuft. Bei einer Hypercholesterinämie kommt es jedoch zu erheblicher Steigerung der LDL-Rezeptor-unabhängigen Aufnahme von LDL-Cholesterin in die Zellen des Monozyten-Makrophagen-Systems und möglicherweise auch in die Gefäßwände. Dieses Phänomen ist für die Bildung von Xanthomen verantwortlich und könnte auch zur Pathogenese der vorzeitigen Atherosklerose beitragen.

Die molekulare Genetik der FH hat sich als sehr komplex herausgestellt. Die Menge der menschlichen LDL-Rezeptor-Gene auf dem Chromosom 19 ist außerordentlich groß und umfaßt eine Strecke von etwa 45 Kilobasen. Wenigstens 12 verschiedene Punktmutationen und eine partielle Deletion der LDL-Rezeptorgane sind gefunden worden.[38] Abhängig von der Mutation kann der Rezeptor nicht synthetisiert werden, oder die m-RNA wird überschrieben, aber das erzeugte Rezeptor-Protein ist defekt. Das mutante Protein kann nicht an die Zelloberfläche transportiert werden, kann nicht LDL binden oder kann sich nicht in den «coated pits» ansammeln. Trotz dieser erheblichen genetischen Heterogenität kann der FH-Phänotyp in drei Hauptklassen eingeteilt werden: (1) *Rezeptor-negative Krankheit* ist die häufigste Form, gekennzeichnet durch das Fehlen funktioneller Rezeptoren. Die LDL-Bindung durch Zellen von Homozygoten mit Rezeptor-negativer Krankheit macht weniger als 2% der normalen Bindung aus; (2) *Rezeptor-Defekt-Krankheit*, bei der das mutante Allel ein Rezeptorprotein mit verminderter Bindungsaktivität kodiert. Die Bindungskapazität für LDL-Partikel der Zellen von Homozygoten beträgt nur 1 bis 10% der Norm; (3) *Internalisations-Defekt*, der sehr selten und durch ein Rezeptorprotein gekennzeichnet ist, das LDL normal bindet, aber das gebundene LDL nicht internalisieren kann.

Für ihre Entdeckungen über die kritische Rolle der LDL-Rezeptoren bei der Cholesterin-Homöostase haben Michael Brown und Joseph Goldstein 1985 den Nobelpreis erhalten. Ihre Forschungen haben eine Reihe von Untersuchungen darüber ausgelöst, wie der Plasma-Cholesterin-Spiegel mit einer Vermehrung der LDL-Rezeptoren gesenkt werden könnte.[39] Ein erfolgreicher Weg nutzt die Möglichkeit, mit bestimmten Arzneimitteln (z.B. Lovastatin) die intrazelluläre Cholesterin-Synthese durch die Inhibierung des Enzyms HMG-CoA-Reduktase zu unterdrücken. Diese wiederum erlaubt eine größere Synthese von LDL-Rezeptoren (Abb. 4.12). Jüngere Studien zeigen, daß ein solcher therapeutischer Weg den Plasma-Cholesterin-Spiegel nicht nur bei Patienten mit FH senkt, sondern auch bei Patienten mit der weit häufigeren, nichtgenetisch bedingten Hypercholesterinämie.[40, 41] Solche Eingriffe können sehr weitreichende Wirkungen auf die Behandlung der Hypercholesterinämie haben, die ein Haupt-Risikofaktor in der Pathogenese der Atherosklerose ist.

Autosomal rezessive Krankheiten

Autosomal rezessive Vererbung umfaßt die größte Kategorie der monogen bedingten Erbleiden. Nichtsdestoweniger sind diese mutanten Gene in unserer Population relativ selten. Im Gegensatz zu den autosomal dominanten Krankheiten gelten die folgenden Merkmale für die meisten der autosomal rezessiven Leiden.

- Bei den betroffenen (homozygoten) Personen tendiert die klinische Manifestation zu größerer Einheitlichkeit.
- Vollständige Penetranz ist häufig.
- Das Erkrankungsalter ist jünger.
- Bei vielen Fällen sind Enzymproteine (eher als Strukturproteine) von der Mutation betroffen.

Die Kategorie der autosomal rezessiven Krankheiten enthält fast alle angeborenen Stoffwechselstörungen. Wie schon erwähnt wurde, sind dies Syndrome, bei denen die Mutation zu einer mangelhaften funktionellen Aktivität eines bestimmten Enzyms führt. Die verschiedenen Folgen von Enzymdefekten wurden schon besprochen.

Es können auch andere Mechanismen als Enzymdefekte beteiligt sein. Zunehmend ist uns bewußt geworden, daß es eine andere Kategorie genetisch bedingter Stoffwechselkrankheiten gibt, die durch einen angeborenen Transportdefekt gekennzeichnet sind. Dieses sind eigentlich «Membranstörungen».

Das Fanconi-Syndrom, charakterisiert durch Glykosurie, Aminoazidurie, chronische Azidose, Vitamin-D-resistente Rachitis und Osteomalazie, repräsentiert eine solche Transport-Krankheit. Damit umfassen autosomal rezessive Stoffwechselstörungen ein großes Gebiet von Mechanismen.

Tab. 4.4: Autosomal rezessive Erbleiden

Krankheit	Kapitel
Sichelzellanämie	4
β-Thalassämie	4
Zystische Fibrose	10
Phenylketonurie	10
Galaktosämie	10
Wilson-Krankheit	
Hämochromatose	
Schwere kombinierte Immuninsuffizienz	
α-1-Antitrypsin-Mangel	
Albinismus	4
Alkaptonurie	4
Lysosomale Speicherkrankheiten	4
Ehlers-Danlos-Syndrome	4

Die häufigeren Zustände sind in Tabelle 4.4 aufgelistet. Die meisten sind an anderer Stelle in diesem Text erwähnt; einige wenige, die mehrere Organe betreffen, werden hier beschrieben.

Albinismus

Unter den genetischen Stoffwechselstörungen ist der Albinismus glücklicherweise eine der harmlosesten. Er betrifft die vererbte Unfähigkeit zur Melaninsynthese. Es bestehen zwei klinische Varianten: *okulärer Albinismus* und *okulokutaner Albinismus.* Ersterer macht die überwiegende Mehrheit der Fälle aus und wird als ein X-gekoppeltes Merkmal vererbt; der Pigmentmangel ist auf die Augen begrenzt. Bei letzterem sind Haar-, Haut- und Augen-Pigmentation betroffen.[42]

Fast ein Dutzend genetischer Varianten des okulokutanen Albinismus sind unterschieden worden, alle werden als autosomal rezessives Merkmal übertragen. Manche Formen gehen mit Defekten anderer Organsysteme einher, vor allem des hämatopoetischen Systems. Biochemisch kann der Albinismus in zwei Kategorien unterschieden werden: «Tyrosinase negativ» und «Tyrosinase positiv».

Es sei daran erinnert, daß Tyrosin das Substrat ist, aus dem Melanin hergestellt wird. Tyrosinase katalysiert die Bildung von Dihydroxyphenyl-Alanin (Dopa) aus Tyrosin. Dopa ist eines der Intermediärprodukte bei der Bildung des dunkelbraun-schwarzen Pigments Melanin.

Die Grundlage der Hypopigmentierung bei den Tyrosinase-positiven Varianten ist nicht bekannt. Bei beiden Typen des metabolischen Defekts leiden die betroffenen Personen an einer Dermatosensibilität gegenüber Sonnenlicht, die beim Tyrosinase-negativen Typ stärker ist. Bei Sonnenlichtexposition neigt die Haut zur Fältchenbildung, aber weit wichtiger ist, daß es häufiger zur solaren Keratose, zu Basaliomen und zu Plattenepithelkarzinomen kommt.

An den Augen führt der Mangel an Pigment in Iris und Retina zu einer besonders großen Empfindlichkeit gegenüber hellem Licht und zu eingeschränkter Sehschärfe. Astigmatismus, Myopie und andere Visusstörungen können vorkommen. Das Fehlen des «Sonnenschutzes» der Haut und Augen prädisponiert für aktinisch induzierte Melanome an diesen Orten.

Alkaptonurie (Ochronose)

Bei dieser autosomal rezessiven Krankheit *blockiert der Mangel an Homogentisinoxidase den Stoffwechsel von Phenylalanin-Tyrosin auf der Stufe der Homogentisinsäure.*

Damit akkumuliert die Homogentisinsäure im Körper. Eine große Menge wird ausgeschieden und verleiht dem Urin eine schwarze Farbe, wenn er abstehen und oxidieren kann.

Die gespeicherte Homogentisinsäure bindet selektiv an Kollagen im Bindegewebe, in Sehnen und im Knorpel, was diese Gewebe blauschwarz färbt (**Ochronose**), am auffälligsten an Ohren, Nase und Wangen. **Die schwerwiegendsten Folgen der Ochronose rühren jedoch von Depots des Pigments im Gelenkknorpel her.** In unbekannter Weise führt die Pigmentation dazu, daß der Knorpel seine normale Elastizität verliert, spröde und brüchig wird und auffasert.[43] Abnutzungs-Erosionen dieses abnormen Knorpels führen zur Denudation des subchondralen Knochens, wobei oft kleine Fragmente des aufgefaserten Knorpels in den darunter gelegenen Knochen getrieben werden, was den Schaden verschlimmert. Die Wirbelsäule, besonders die Zwischenwirbelscheiben, sind die ersten Orte der Schädigung, aber später können auch Knie, Schultern und Hüften betroffen sein.

Obwohl der Stoffwechseldefekt von Geburt an besteht, entwickelt sich die degenerative Arthropathie langsam und wird für gewöhnlich nicht vor der vierten Lebensdekade klinisch manifest. Wenngleich es sich nicht um eine lebensbedrohliche Krankheit handelt, kann sie doch zur erheblichen Verkrüppelung führen. Die Behinderung kann derartige Ausmaße wie bei den schweren Formen der Osteoarthritis im Alter annehmen, unglücklicherweise tritt aber die Alkaptonurie-Arthropathie in viel jüngeren Jahren auf.

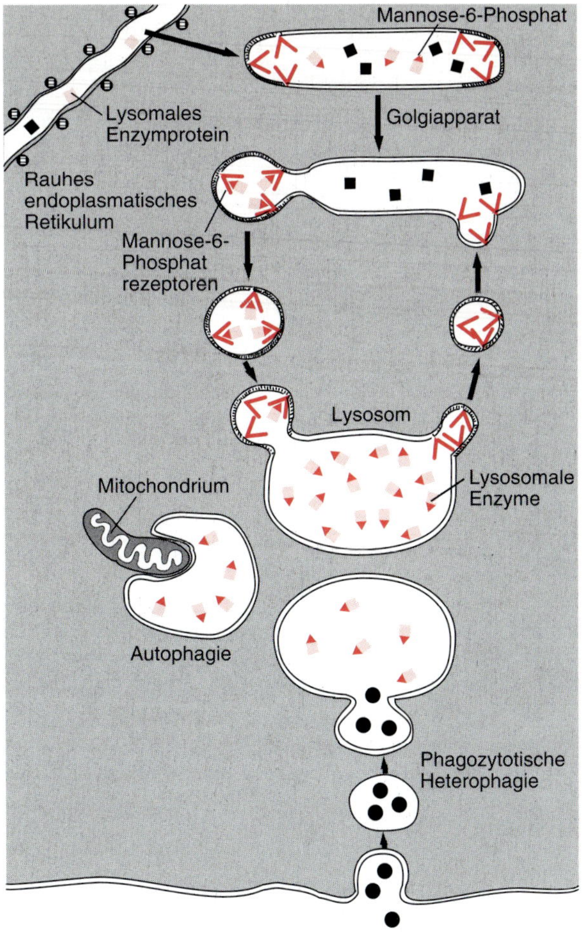

Abb. 4.13: Synthese und intrazellulärer Transport der lysosomalen Enzyme.

Lysosomale Speicherkrankheiten

Lysosomen sind Schlüsselkomponenten des «intrazellulären Verdauungstraktes». Sie enthalten eine ganze Batterie hydrolytischer Enzyme, die zwei besondere Eigenschaften besitzen. Erstens können sie im sauren Milieu der Lysosomen wirken. Zweitens stellen diese Enzyme eine spezielle Kategorie sekretorischer Enzyme dar, die, im Unterschied zu den meisten anderen, nicht dazu bestimmt sind, in extrazelluläre Flüssigkeiten sezerniert zu werden, sondern in eine intrazelluläre Organelle. Dieses letzte Merkmal erfordert eine bestimmte Verarbeitung im Golgiapparat, was hier kurz geschildert wird. Wie alle anderen sekretorischen Proteine werden die lysosomalen Enzyme (auch als saure Hydrolasen bezeichnet) im endoplasmatischen Retikulum synthetisiert und zum Golgiapparat transportiert. Im Golgikomplex unterliegen sie einer Reihe von Modifikationen, von denen eine besonders erwähnt werden soll. Diese betrifft die Bindung von terminalen Mannose-6-Phosphat-Gruppen an einige der Oligosacchharid-Seitenketten. Die phosphorylierten Mannosereste können als eine «Adressen-Etikette» betrachtet werden, die von spezifischen Rezeptoren an der inneren Oberfläche der Golgimembran erkannt werden. Lysosomale Enzyme binden an diese Rezeptoren und werden damit von den vielen anderen sekretorischen Proteinen im Golgiapparat abgeschieden. In der Folge werden kleine Transportvesikel mit den Rezeptor-gebundenen Enzymen vom Golgi abgeschnürt und gelangen weiter zu den Lysosomen, mit denen sie verschmelzen. Somit sind die Enzyme auf ihren intrazellulären Aufenthalt hin zielgerichtet, und die Vesikel, wie in Abbildung 4.13 gezeigt, gelangen im Fährverkehr zum Golgi zurück. Wie später noch beschrieben wird, können genetisch bedingte Störungen diesen bemerkenswerten Sortiermechanismus zu einer Form der Speicherkrankheiten führen.

Die lysosomalen sauren Hydrolasen katalysieren den Abbau einer Reihe komplexer Makromoleküle.[44] Diese großen Moleküle können vom metabolischen Umsatz der intrazellulären Organellen (Autophagie) stammen, oder sie können durch Phagozytose aus der Umgebung der Zelle aufgenommen werden (Heterophagie). Ein

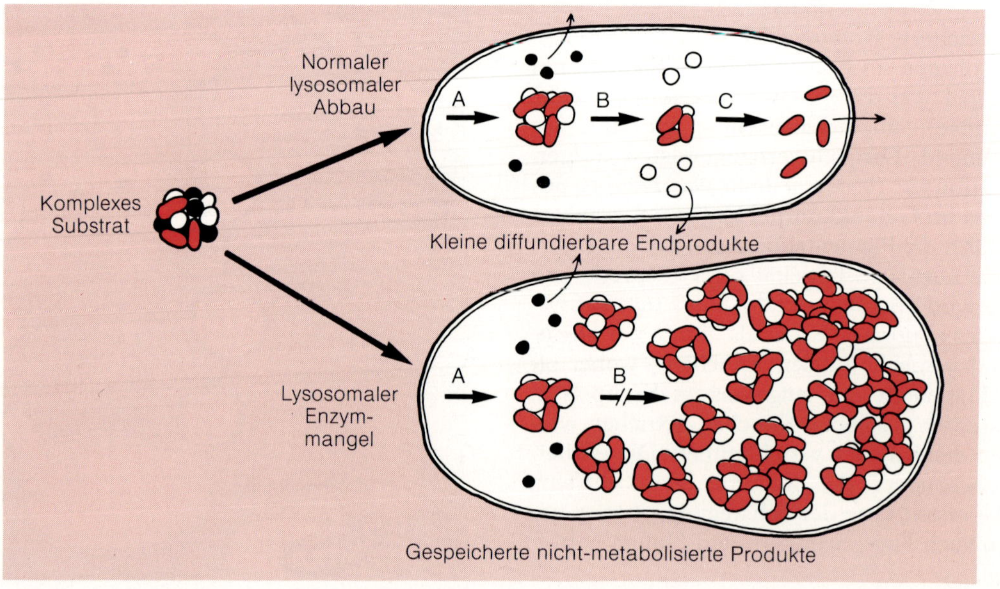

Abb. 4.14: Schema der Pathogenese lysosomaler Speicherkrankheiten. In diesem Beispiel wird ein komplexes Substrat normalerweise von einer Serie lysosomaler Enzyme (A, B und C) in lösliche Endprodukte abgebaut. Besteht ein Mangel oder eine Fehlfunktion eines Enzyms (z.B. B), so ist der Abbau unvollständig und unlösliche Zwischenprodukte häufen sich in den Lysosomen an.

vererbter Defekt eines funktionellen lysosomalen Enzyms führt zum unvollständigen Abbau seines Substrats und zur Akkumulation der teilweise abgebauten unlöslichen Metaboliten in den Lysosomen. Vollgestopft mit unvollständig verdauten Makromolekülen werden diese Organellen groß und so zahlreich, daß sie zur Störung der normalen Zellfunktion und zum Entstehen der sogenannten *lysosomalen Speicherkrankheiten* führen (Abb. 4.14).

Als sie 1963 zuerst entdeckt wurden, dachte man zunächst, daß diese Krankheitskategorie ausschließlich von Mutationen herrührt, die zur verminderten Synthese der lysosomalen Enzyme führt («Enzymmangel-Syndrome»). Indessen hat in den letzten beiden Jahrzehnten die Erforschung der molekularen Pathologie der lysosomalen Speicherkrankheiten zur Entdeckung verschiedener anderer Defekte geführt.[45] Einige davon sind die folgenden:

- Synthese von katalytisch inaktiven Proteinen, die mit normalen Enzymen immunologisch kreuzreagieren. Deshalb scheint der Enzymspiegel aufgrund der Untersuchung mit dem Immunoassay normal zu sein.
- Defekte bei der Weiterverarbeitung der Enzyme nach ihrer Translation. Diese Kategorie enthält das Fehlen der Bindung des Mannose-6-Phosphat «Markers», dessen Abwesenheit das Enzym von seinem normalen Transportweg zum Lysosom abhält. Statt dessen wird das Enzym ins extrazelluläre Milieu sezerniert.
- Fehlen eines Enzymaktivators oder von Protektorproteinen.
- Fehlen eines Substrataktivator-Proteins: Bei manchen Fällen können die mit dem Substrat reagierenden Proteine, die seine Hydrolyse ermöglichen, fehlen oder defekt sein.
- Fehlen eines Transportproteins, das für den Ausstoß des verdauten Materials aus den Lysosomen benötigt wird.

Hieraus wird offensichtlich, daß das Konzept der lysosomalen Speicherkrankheiten erweitert werden muß, damit auch der Mangel an Proteinen, die für die normale lysosomale Funktion wesentlich sind, eingeschlossen wird.

Mehrere bestimmte und unterschiedliche Zustände sind in den lysosomalen Speicherkrankheiten zusammengefaßt (Tabelle 4.5). Generell werden die Verteilung des gespeicherten Materials und damit die betroffenen Organe von zwei verknüpften Faktoren bestimmt: (1) dem Ort, wo das meiste des abzubauenden Materials gefunden wird, und (2) dem Ort, wo normalerweise der meiste Abbau stattfindet. *Zum Beispiel ist das Gehirn reich an Gangliosiden, und somit führt eine defekte Hydrolyse der Ganglioside, wie sie bei der G_{M1}- und G_{M2}-Gangliosidose vorkommt, zu einer primären Speicherung innerhalb der Neuronen und zu neurologischen Symptomen.* Andererseits betreffen Defekte beim Abbau von Mukopolysacchariden praktisch jedes Organ, weil Mukopolysaccharide im Körper weit verbreitet sind. Weil Zellen des Mononozyten-Makrophagen-Systems besonders reich an Lysosomen und an der Degradierung verschiedener Substrate beteiligt sind, sind die-

Tab. 4.5: Lysosomale Speicherkrankheiten

Krankheit	Enzymmangel	Vorwiegend gespeicherte Metaboliten
Glykogenose		
Typ 2 – Pompe-Krankheit	α-1,4-Glukosidase (lysosomale Glukosidase)	Glykogen
Sphingolipidosen		
G_{M1}-Gangliosidose	G_{M1}-Gangliosidose β-Galaktosidase	G_{M1}-Ganglioside, Galaktose-enthaltende Oligosaccharide
Typ 1 – infantil, generalisiert		
Typ 2 – juvenil		
G_{M2}-Gangliosidose		
Tay-Sachs-Krankheit	Hexosaminidase A	G_{M2}-Gangliosid
Sandhoff-Krankheit	Hexosaminidase A und B	G_{M2}-Gangliosid, Globosid
G_{M2}-Gangliosidose, AB-Variante	Gangliosid-Aktivatorprotein	G_{M2}-Gangliosid
Sulfatidosen		
Metachromatische Leukodystrophie	Arylsulfatase A	Sulfatid
Multipler Sulfatase-Mangel	Arylsulfatasen A, B, C; Steroidsulfatase; Iduronat-Sulfatase, Heparan-N-Sulfatase	Sulfatid, Steroidsulfat, Heparansulfat, Dermatansulfat
Krabbe-Krankheit	Galaktosylceramidase	Galaktocerebrosid
Fabry-Krankheit	α-Galaktosidase A	Ceramidtrihexosid
Gaucher-Krankheit	Glukocerebrosidase	Glukocerebrosid
Niemann-Pick-Krankheit	Sphingomyelinase	Sphingomyelin
Mukopolysaccharidosen		
Verschiedene Typen	Verschiedene Typen	Dermatansulfat, Heparansulfat, Keratansulfat, Chondroitinsulfat
Mukolipidosen (ML)		
I-Zell-Krankheit (MLII) und Pseudo-Hurler-Polydystrophie	Mangel an phosphorylierenden Enzymen wichtig für Bildung von Mannose-6-Phosphat-Erkennungsmarker; saure Hydrolasen ohne Erkennungsmarker gelangen nicht in die Lysosomen und werden extrazellulär sezerniert	Mukopolysaccharide, Glykolipid
Andere Krankheiten komplexer Kohlenhydrate		
Fukosidose	α-Fukosidase	Fukose-haltige Sphingolipide und Glykoproteinfragmente
Mannosidose	α-Mannosidase	Mannose-haltige Oligosaccharide
Aspartylglykosaminurie	Aspartylglykosamin-amid-Hydrolase	Aspartyl-2-Deoxy-2-Azetamido-Glykosylamin
Andere lysosomale Speicherkrankheiten		
Wolman-Krankheit	Saure Lipase	Cholesterolester, Triglyzeride
Saurer Phosphatmangel	Lysosomale saure Phosphatase	Phosphatester

jenigen Organe, die viele Phagozyten enthalten, wie Milz und Leber, oft bei verschiedenen Speicherkrankheiten vergrößert.

Die ständig zunehmende Zahl lysosomaler Speicherkrankheiten kann aufgrund der biochemischen Struktur der akkumulierten Metabolite in bestimmte Kategorien eingeteilt werden, wie in die Gruppen *Glykogenosen, Sphingolipidosen (Lipidosen), Mukopolysaccharidosen und Mukolipidosen.* Innerhalb einer Kategorie können sich die individuellen Entitäten stark ähneln, nicht nur klinisch, sondern auch biochemisch. Es ist deshalb oft notwendig und stets wünschenswert, den klinischen Eindruck mit einer biochemischen Bestimmung des angehäuften Metabolits oder des Enzymmangels oder von beidem zu bestätigen. Nur eine der vielen Glykogenosen ist durch einen lysosomalen Enzymmangel bedingt; deshalb wird diese Familie der Speicherkrankheiten später behandelt werden. Von den verbliebenen Gruppen sollen nur die allerhäufigsten hier berücksichtigt werden; über die anderen muß in der Spezialliteratur und in Übersichten nachgelesen werden.[46]

Tay-Sachs-Krankheit (G_{M2}-Gangliosidose-Typ 1)

Die autosomal rezessive Tay-Sachs-Krankheit ist der Prototyp und die wichtigste Gangliosidose. Wie aus Tabelle 4.5 ersichtlich, gibt es weitere Gangliosidosen, die in die Kategorien G_{M1} und G_{M2} unterschieden werden, wobei jede wiederum in bestimmte Entitäten unterteilt wird. Die Tay-Sachs-Krankheit, eine G_{M2}-

Gangliosidose, tritt besonders häufig bei Juden auf, vor allem bei denen osteuropäischer Herkunft (Ashkenazi), unter denen eine Trägerhäufigkeit von 1 auf 30 beschrieben worden ist. Die spezifische Enzym-Fehlfunktion bei der Tay-Sachs-Krankheit ist ein Mangel an Hexosaminidase A, wobei die Aktivität des anderen Isoenzyms, Hexosaminidase B, erhöht ist. Hexosaminidase A katalysiert den Abbau von G_{M2}-Gangliosid, das somit bei dieser Störung akkumuliert.

Die Hexosaminidase A fehlt faktisch in allen untersuchten Geweben, wie auch in Leukozyten und im Plasma. Deshalb häuft sich G_{M2}-Gangliosid in vielen Geweben an (z.B. Herz, Leber, Milz), das klinische Bild wird jedoch durch die Beteiligung der Neuronen im zentralen und autonomen Nervensystem und in der Retina beherrscht. Abhängig von der Lebensdauer kann das Hirngewicht normal oder verringert sein, aber bei Patienten, die ein oder mehrere Jahre überleben, ist es meist erhöht, manchmal über 50% des Normalgewichts, bedingt durch die intrazelluläre Akkumulation von Gangliosid. Histologisch sind die Neuronen durch zytoplasmatische Vakuolen aufgetrieben, die erheblich angeschwollenen und mit Gangliosid gefüllten Lysosomen entsprechen (Abb. 4.15). Färbereaktionen für Fett, wie mit Ölrot und Sudanschwarz, sind positiv. Im Elektronenmikroskop werden verschiedene zytoplasmatische Einschlüsse gesehen, die auffälligsten sind wirbelige Strukturen in den Lysosomen aus zwiebelschalartigen Schichten von Membranen.[47] Mit der Zeit kommt es zur progressiven Zerstörung der Neurone, zur Proliferation der Mikroglia und zur Akkumulation komplexer Lipide in Phagozyten in der Hirnsubstanz. Ein ähnlicher Prozeß findet im Kleinhirn statt sowie in den Neuronen der Basalganglien, im Hirnstamm, im Rückenmark und in den Ganglien der Dorsalwurzeln sowie in den Nervenzellen des autonomen Nervensystems.[48] Die Ganglienzellen in der Retina sind ähnlich durch G_{M2} angeschwollen, besonders am Rand der Makula. Daher erscheint ein kirschroter Fleck in der Makula als eine Akzentuierung der normalen Farbe des Makula-Plexus kontrastiert durch die Blässe, die von den geschwollenen Ganglienzellen in der übrigen Retina herrührt. Da die Ganglienzellen der Retina infolge der Lipid-Akkumulation sterben, kann der kirschrote Fleck bei Patienten mit fortgeschrittener Krankheit verschwinden.

Betroffene Kinder erscheinen bei Geburt ganz normal; die ersten Symptome treten etwa mit 6 Monaten auf. Es beginnt ein unbarmherziger motorischer und geistiger Verfall, der mit motorischer Dyskoordination beginnt und zu muskulärer Schwäche, Blindheit und zunehmender Demenz führt. Die Blindheit und der zunehmende mentale Verfall führten zur älteren Bezeichnung dieser Krankheit, nämlich *amaurotische* (blind sein) *familiäre Idiotie.*
Irgendwann im frühen Verlauf der Krankheit erscheint der charakteristische, aber nicht pathognomonische, kirschrote Fleck in der Makula des Augenhintergrunds bei fast allen Patienten. Innerhalb von ein oder zwei Jahren ist ein erschütternder, vollständig vegetativer Zustand erreicht, gefolgt von dem, meist zu späten, Tod im Alter von zwei bis drei Jahren.
Die vorgeburtliche Diagnose ist möglich durch den Nachweis des Mangels an Hexosaminidase A in kultivierten Fibroblasten aus der Amnionflüssigkeit. Es ist auch möglich, heterozygote Träger zu identifizieren, deren Enzymspiegel zwischen denen von Normalpersonen und homozygot betroffenen Kindern liegt. 1978 ist die AB-Variante der G_{M2}-Gangliodose beschrieben worden. Klinisch ist sie nicht von der Tay-Sachs-Krankheit abgrenzbar, aber die Spiegel von Hexosaminidase A und B sind paradoxerweise erhöht! Es ist jetzt bekannt, daß die zugrundeliegende Störung bei diesem Zustand ein Mangel an Aktivatorprotein ist, das sich an das G_{M2}-Substrat binden muß, damit seine Hydrolyse durch Hexaminidase stattfinden kann.

Niemann-Pick-Krankheit Diese autosomal rezessive Krankheit wird durch eine Akkumulation von Sphingomyelin sowie von Cholesterin in den retikuloendothelialen und parenchymatösen Zellen vieler Organe im gesamten Körper gekennzeichnet. *Die Niemann-Pick-Krankheit ist klinisch, biochemisch und genetisch heterogen.* Aufgrund von biochemischen Kriterien lassen sich zwei Hauptgruppen unterscheiden: Patienten mit einem Mangel an dem Sphingomyelin-spaltendem Enzym Sphingomyelinase und andere mit normaler Aktivität dieses Enzyms.[49] Bei jeder dieser beiden Kategorien sind verschiedene Untergruppen entdeckt worden. Hier soll hauptsächlich der Spingomyelinase-Mangel, die Typ A-Variante, beschrieben werden, die 75 bis 80% der Fälle ausmacht. *Dieses ist die schwere infantile Form mit ausgedehntem neurologischen Befall, mit erheblichen viszeralen Anhäufungen von Sphingomyelin und zunehmender Kachexie und frühem Tod innerhalb der ersten drei Lebensjahre.*
Um einen Einblick in die Unterschiede zwischen den Varianten der Niemann-Pick-Krankheit zu erhalten, sei hier nur festgehalten, daß bei Typ B zum Beispiel die Patienten an einer Organomegalie, aber nicht an einem Befall des Zentralnervensystems leiden. Die Ursache der Lipidspeicherung bei den Varianten mit normaler Sphingomyelinase-Aktivität ist unbekannt. Es besteht die Möglichkeit eines Mangels an Aktivatorprotein.

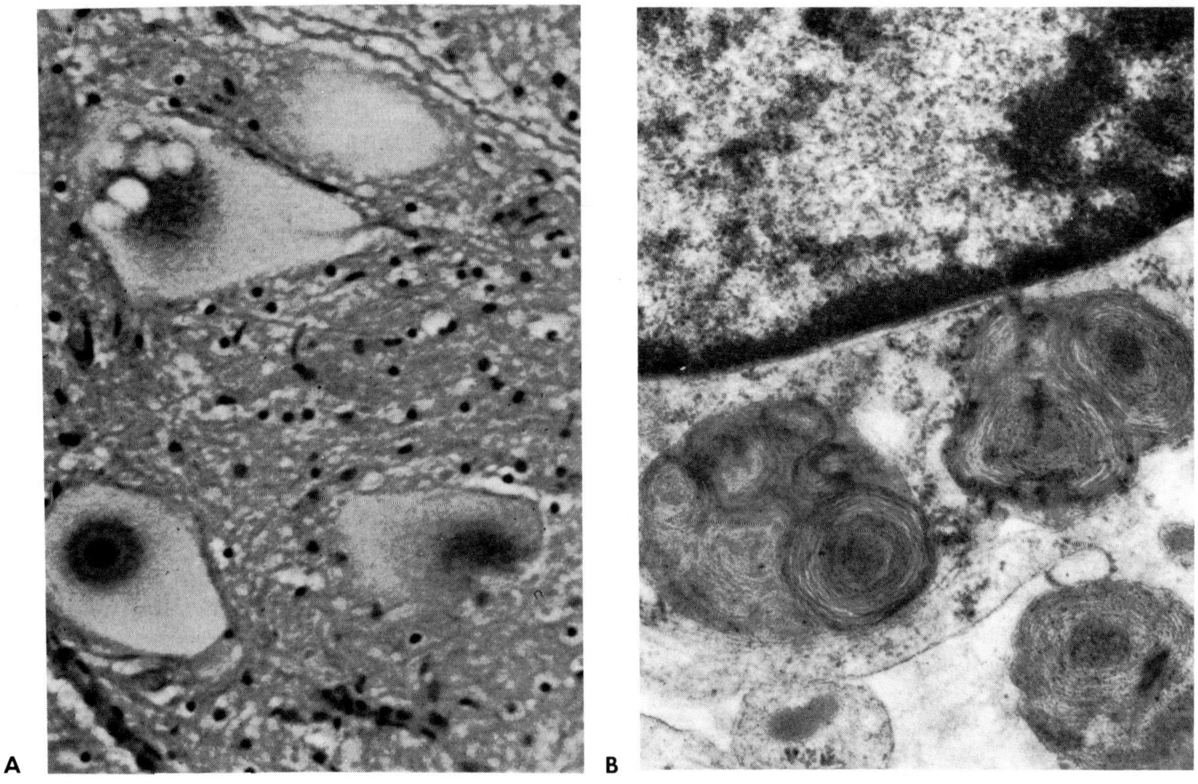

Abb. 4.15: Ganglienzellen bei der Tay-Sachs-Krankheit. **A**, im Lichtmikroskop zeigt eine große Ganglienzelle (oben im Bild) Lipidvakuolen, Karyolyse und Granulierung des Kerns. **B**, der Teil einer Ganglienzelle im Elektronenmikroskop weist prominente Lysosomen mit geknäuelten Lamellen auf. Oben im Bild ist der Kern angeschnitten (Elektronenmikroskopie von Dr. Joe Rutledge, Southwest Medical School, Dallas, Texas).

Bei der klassischen infantilen Typ A-Variante ist der Mangel an Sphingomyelinase fast vollständig. Sphingomyelin ist ein ubiqitärer Bestandteil der Membranen von Zellen (und Organellen). Deshalb blockiert der Enzymmangel den Abbau des Lipids und führt zur progressiven Anhäufung in den Lysosomen vor allem in Zellen des Monozyten/Makrophagen-Systems (Abb. 4.16). Die betroffenen Zellen vergrößern sich, manchmal bis zu 90 μm im Durchmesser, infolge der Zunahme der Lysosomen mit Sphingomyelin und Cholesterin. Unzählige kleine, relativ gleichförmige Vakuolen werden gebildet, die dem Zytoplasma ein schwammartiges Muster verleihen. In Gefrierschnitten von frischem Material läßt sich Fett in den Vakuolen mit Sudanschwarz oder Ölrot nachweisen. Im Elektronenmikroskop entdeckt man, daß die Vakuolen angefüllte sekundäre Lysosomen sind, die oft membranöse zytoplasmatische Körperchen (MCB) enthalten, die konzentrischen lamellären Myelinfiguren ähneln. Manchmal nehmen die lysosomalen Konfigurationen auch die Form von parallelen palisadenförmigen Lamellen an und bilden damit die sogenannten Zebra-Körperchen.[50]

Die Lipid-beladenen phagozytischen Schaumzellen sind weit verbreitet in Milz, Leber, Lymphknoten, Knochenmark, Tonsillen, Gastrointestinaltrakt und Lunge. Der Befall der Milz führt meist zur massiven Vergrößerung, manchmal bis zum Zehnfachen des normalen Organgewichts; die Hepatomegalie ist für gewöhnlich nicht ganz so eindrücklich. Die Lymphknoten sind generell mäßig bis deutlich in allen Körperregionen vergrößert. Oft ist die Farbe dieser Organe blasser als gewöhnlich, bedingt durch die massive Akkumulation von Sphingomyelin.

Die Beteiligung von Hirn und Augen bedarf einer besonderen Erwähnung. Im Hirn sind die Gyri geschrumpft und die Sulci erweitert. Der Kortex ist etwas weicher als normal, während die darunter gelegene weiße Substanz abnorm fest ist. Der

neurale Befall ist diffus und betrifft alle Teile des Nervensystems.
Vakuolisierung und Ballonierung der Neuronen sind die hauptsächlichen histologischen Veränderungen, die mit der Zeit zu Zelltod und Substanzverlust im Hirn führt.[48] Ein kirschroter Fleck in der Retina, wie bei der Tay-Sachs-Krankheit, wird bei etwa einem Drittel bis zur Hälfte der betroffenen Individuen gefunden. Seine Entstehung ähnelt derjenigen, die bei der Tay-Sachs-Krankheit beschrieben wurde, außer daß hierbei das akkumulierte Stoffwechselprodukt Sphingomyelin ist.

Die Krankheit kann bereits bei Geburt manifest sein, wird es aber fast stets im sechsten Lebensmonat. Die Kinder haben typischerweise der Hepatosplenomegalie wegen ein vorgewölbtes Abdomen. Die Speicherung von Sphingomyelin und Cholesterin in subkutanen Phagozyten läßt kleine Haut-Xanthome entstehen. Sind die Manifestationen erst aufgetreten, werden sie von zunehmenden Gedeihstörungen, Erbrechen, Fieber und generalisierter Lymphadenopathie gefolgt sowie einem progressiven Verfall der psychomotorischen Funktion. Der Tod tritt als Erlösung meist im ersten oder zweiten Lebensjahr ein.
Die Diagnose wird mit biochemischen Assays für die Sphingomyelinase-Aktivität in Leber- oder Knochenmarksbiopsien gestellt. Befallene Individuen sowie heterozygote Träger können bereits vor der Geburt mit Enzym-Assays an kultivierten, durch Amniozentese gewonnenen Fibroblasten erkannt werden.

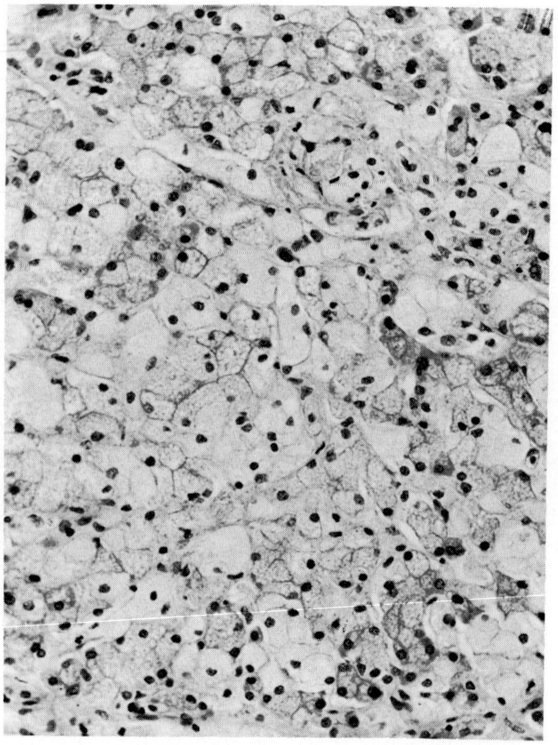

Abb. 4.16: Niemann-Pick-Krankheit im Knochenmark. Die Markräume sind mit recht uniformen Lipid-gefüllten Makrophagen angefüllt.

Gaucher-Krankheit Diese autosomal rezessive Krankheit ist durch einen Mangel an Glukozerebrosidase gekennzeichnet, die normalerweise den Glukoserest von Zeramid abspaltet. Als Folge sammeln sich Glukozerebroside vorwiegend in den Phagozyten an, aber manchmal auch in den Neuronen des Zentralnervensystems. Beim Gesunden entstehen Glukozerebroside ständig beim Abbau der Glykolipide von Zellmembranen alternder Leukozyten und Erythrozyten. Dieser Weg ist die Hauptquelle der Glykozerbroside, die in monozytischen Phagozyten akkumulieren; die Anhäufung in den Neuronen könnte zum Teil vom Umsatz der Ganglioside im Nervensystem stammen, der in der Neugeborenenperiode recht schnell ist.
Es werden drei klinische Subtypen der Gaucher-Krankheit unterschieden. *Die klassische Form, Typ I genannt, ist der Erwachsenentyp der Gaucher-Krankheit, auch nichtzerebrale Form genannt, bei der die Speicherung der Zerebroside auf die monozytischen Phagozyten im gesamten Körper begrenzt ist, ohne Befall des Gehirns. Die Beteiligung von Milz und Skelett dominiert diesen Krankheitstyp.* Sie wird überwiegend bei Juden europäischer Herkunft gefunden und macht wenigstens 80% aller Fälle mit Gaucher-Krankheit aus. Patienten mit dieser Störung haben eine verminderte, aber noch nachweisbare Aktivität von Glukozerebrosidase. Die Lebenserwartung ist verkürzt, jedoch nicht erheblich.
Der Typ II der Gaucher-Krankheit ist die infantile akute zerebrale Form. Diese infantile Krankheit tritt nicht bevorzugt bei Juden auf. Bei diesen Patienten ist praktisch keine Glukozerebrosidase-Aktivität im Gewebe nachweisbar. Hepatosplenomegalie wird auch bei dieser Form der Gaucher-Krankheit gefunden, aber das klinische Bild wird vom progressiven Befall des Zentralnervensystems beherrscht, was im frühen Alter zum Tode führt.
Manchmal wird auch eine dritte Form, Typ III, unterschieden, die zwischen den Typen I und II liegt. Diese Patienten sind meist Jugendliche mit einem systemischen Befall, wie er für den Typ I typisch ist, zudem ist aber bei ihnen das Zentralnervensystem betroffen, was meist in der zweiten oder dritten Lebensdekade beginnt. Die Aktivitäten der Glukozerebrosidase bei dieser Form liegen zwischen denen der Typen I und II. Diese spezifische Art kommt familiär gehäuft vor und ist Folge verschiedener Mutationen der Allele im Strukturgen für dieses Enzym. Kürzlich ist das normale Glukozerebrosidase-Gen kloniert worden, und die molekulare Analyse des normalen und mutierten Gens hat

ergeben, daß einzelne Basensubstitution (Prolin für Leucin) im Exon 10 stark zur Entwicklung der neurologischen Symptome korreliert.[51]

Die Glukozerebroside akkumulieren zu großen Mengen in den Phagozyten im gesamten Körper bei allen Formen der Gaucher-Krankheit. Zusätzlich entsteht bei den Typen II und III eine neuronale Speicherung. Die geschwollenen Phagozyten, als **Gaucher-Zellen** bekannt, werden in Milz, Leber, Knochenmark, Lymphknoten, Tonsillen und Peyer-Plaques gefunden. Ähnliche Zellen können sowohl in Wänden und Lumina der Lungenalveolen vorkommen. Im Unterschied zu den schon besprochenen Lipidspeicherkrankheiten sind die Gaucher-Zellen selten vakuolisiert, sondern weisen ein fibrilläres Zytoplasma auf, das an zerknittertes Papier erinnert (Abb. 4.17). Gaucher-Zellen sind oft vergrößert, manchmal bis zu 100 μm messend, und haben einen oder zwei dunkle, exzentrisch gelegene Kerne.[48] Die PAS-Reaktion fällt meist stark positiv aus. Mit dem Elektronenmikroskop kann das fibrilläre Zytoplasma in elongierte vergrößerte Lysosomen aufgelöst werden, die das gespeicherte Lipid in Massen doppelschichtiger Strukturen enthalten.[52]
Die Akkumulation der Gaucher-Zellen führt zu verschiedenen makroskopischen Veränderungen. Die Milz ist bei der adulten Form der Krankheit vergrößert, manchmal bis zu 10 kg. Sie erscheint gleichmäßig blaß oder hat eine gefleckte Oberfläche, was Folge einer herdförmigen Ansammlung der Gaucher-Zellen ist. Die Lymphadenopathie ist leicht- bis mittelgradig und im gesamten Körper verbreitet. Die Ansammlung der Gaucher-Zellen im Knochenmark kann kleine Herde von Knochenerosionen oder große, weiche, graue tumoröse Massen hervorrufen, die zu Skelettdeformationen führen oder so viel Knochengewebe zerstören, daß es zu (pathologischen) Frakturen kommt. Gelegentlich werden Ansammlungen vergrößerter Phagozyten in Lunge und anderen Organen gefunden, besonders in endokrinen Drüsen. Bei Patienten mit Hirnbefall werden die Gaucher-Zellen in den Virchow-Robin-Räumen gefunden, und die Arteriolen sind von geschwollenen Adventitiazellen umgeben. Die Neuronen erscheinen geschrumpft und werden zunehmend zerstört.

Der klinische Verlauf der Gaucher-Krankheit hängt vom Subtyp ab. Beim Typ I treten die Beschwerden und Symptome erst im Erwachsenenalter auf und werden von Splenomegalie und Knochenbefall bestimmt. Am häufigsten tritt eine Panzytopenie oder Thrombozytopenie infolge des Hypersplenismus auf. Bei der starken Ausweitung der Markräume kommt es zu pathologischen Frakturen und Knochenschmerzen. Obwohl die Krankheit beim Erwachsenen fortschreitet, ist sie doch mit einem langen Leben vereinbar. Bei den Typen II und III beherrschen die Dysfunktionen des Zentralnervensystems mit Konvulsionen und zunehmendem geistigen Verfall das Bild, wobei aber auch andere Organe wie Leber, Milz und Lymphknoten betroffen sind.
Die Diagnose bei Homozygoten und der Nachweis von heterozygoten Trägern kann mit der Aktivitätsmessung der Glukozerebrosidase in den Leukozyten aus dem Blut oder in Extrakten kultivierter Hautfibroblasten erfolgen.
Wie bei allen lysosomalen Speicherkrankheiten ist die Aussicht auf eine Behandlung trüb, jedoch sind einige Fortschritte erzielt worden. Da der grundlegende Defekt in den Phagozyten liegt, deren Vorläufer, die Monozyten, aus dem Knochenmark stammen, ist der Versuch der Knochenmarkstransplantation unternommen worden, allerdings mit begrenztem Erfolg. In neueren Versuchen soll der Enzymdefekt in der Weise korrigiert werden, daß das normale Glukozerebrosidase-Gen in die Zellen des Patienten übertragen wird.[53]
Mukopolysaccharidosen (MPS) Die Mukopolysaccharidosen sind eine weitere Gruppe lysosomaler Speicherkrankheiten. In dieser Gruppe werden eng verwandte Syndrome zusammengefaßt, die infolge genetisch bedingter Mängel an bestimmten lysosomalen Enzymen entstehen, die am Abbau der Mukopolysaccharide (Glykosaminoglykane) beteiligt sind. Die Mukopolysaccharide, die bei den MPS akkumulieren, sind Dermatansulfat, Heparansulfat, Keratansulfat und Chondroitinsulfat.[54] Die Enzyme, die bei den MPS verändert sind, spalten terminale Zucker von den Polysaccharidketten ab, die entlang einem Polypeptid oder einem «core protein» gelagert sind. Wenn es zu einer Blockierung bei der Entfernung eines terminalen Zukkers kommt, so wird der Rest der Polysaccharidkette nicht weiter abgebaut. Deshalb häufen sich diese Ketten in den Lysosomen verschiedener Gewebe und Organe an. Es entstehen schwere somatische und neurologische Veränderungen.
Mehrere klinische Varianten der MPS, numerisch von MPS I bis MPS VII klassiert, sind beschrieben worden, wobei jede durch den Mangel eines bestimmten Enzyms entsteht. Alle bis auf eine MPS sind als autosomal rezessives Merkmal erblich; eine Form, als Hunter-Syndrom bekannt, ist X-gekoppelt rezessiv (Tabelle 4.6). Innerhalb einer jeden Gruppe (z.B. MPS I, gekennzeichnet durch einen Mangel an α-L-Iduronidase) gibt es Untergruppen, die durch unterschiedliche mutante Allele desselben genetischen Lokus entstehen. Deshalb ist das Ausmaß des Enzymmangels und das klinische Bild selbst innerhalb einer Untergruppe oft unterschiedlich.

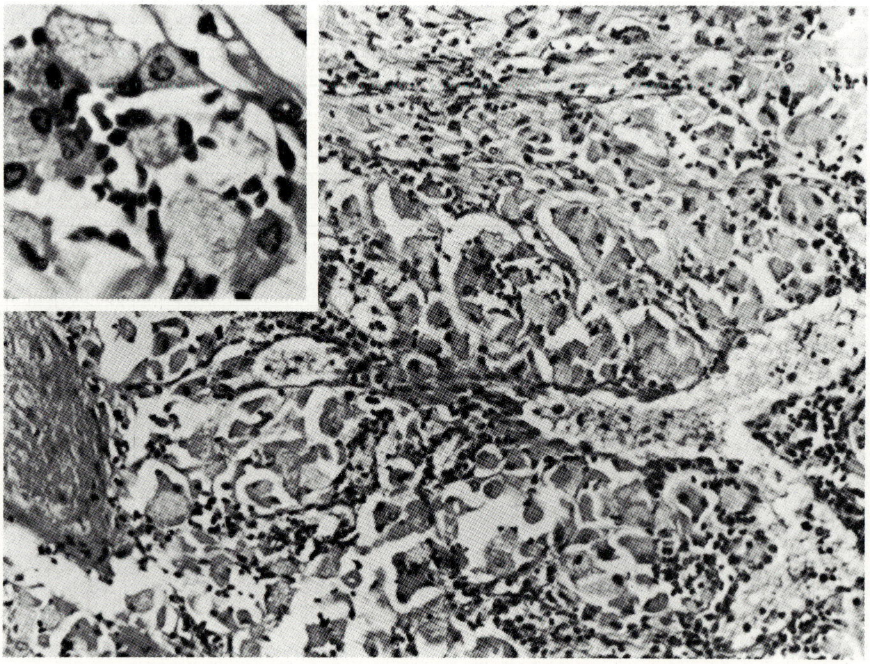

Abb. 4.17: Gaucher-Krankheit in der Milz. Das ganze Bildfeld zeigt Lipid-gefüllte Zellen unterschiedlicher Größe mit deutlichen Zellgrenzen, reichlich granulärem Zytoplasma und kleinen, exzentrisch gelegenen Kernen. *Inset* mit Gaucher-Zellen bei starker Vergrößerung (Dr. Joe Rutledge, Southwestern Medical School, Dallas, Texas).

Generell sind die MPS progressiv verlaufende Krankheiten und durch den Befall verschiedener Organe charakterisiert wie Leber, Milz, Herz und Blutgefäße. Die meisten gehen mit groben Gesichtszügen, Trübung der Kornea, Gelenksteifheit und geistigen Entwicklungsstörungen einher. Die Urinausscheidung der akkumulierten Mukopolysaccharide ist oft erhöht.

Die angesammelten Mukopolysaccharide werden vor allem in Makrophagen, Endothelzellen, glatten Muskelzellen der Intima und Fibroblasten im gesamten Organismus gefunden. Die am häufigsten betroffenen Organe sind deshalb Milz, Leber, Knochenmark, Lymphknoten, Blutgefäße und auch das Herz.
Mikroskopisch sind die betroffenen Zellen vergrößert und weisen ein helles Zytoplasma («Ballonzellen») auf. In dem hellen Zytoplasma lassen sich viele kleine Vakuolen nachweisen, die im Elektronenmikroskop als geschwollene Lysosomen gefüllt mit feingranulärem PAS-positivem Material erscheinen, das biochemisch Mukopolysacchariden entspricht. Ähnliche lysosomale Veränderungen werden in den Neuronen bei den Syndromen gefunden, für die der Befall des Zentralnervensystems typisch ist. Zudem werden jedoch manche Lysosomen der Neurone durch lamellierte Zebra-Körperchen ersetzt, wie sie auch bei der Niemann-Pick-Krankheit auftreten. Hepatosplenomegalie, Skelettdeformationen, Läsionen der Herzklappen und subendotheliale Ablagerungen in den Arterien, vor allem des Herzens, sowie Hirnläsionen sind die allen MPS gemeinsamen Merkmale. Bei vielen der mehr fortgeschrittenen Syndrome führen die koronaren subendothelialen Läsionen zur Myokardischämie. Somit sind Myokardinfarkt und kardiale Dekompensation die führenden Todesursachen.

Einige Angaben zur klinischen Manifestation der besser charakterisierten Formen gibt die Tabelle 4.6 wieder. Weitere Einzelheiten können in neueren Übersichtsartikeln gefunden werden.[46, 54] Bei diesen Syndromen ist die biochemische Analyse der gespeicherten Metabolite oder des spezifischen Enzymmangels oder beides für die eindeutige Unterscheidung der Syndrome voneinander notwendig. Auch die pränatale Diagnostik ist jetzt möglich.

Tab. 4.6: Einige ausgewählte Mukopolysaccharidosen (MPS)

Name	Genetik	Gespeichertes Produkt	Enzymmangel	Lebenserwartung	Klinische Symptome
MPS I H (Hurler)	AR	Heparansulfat Dermatansulfat	α-L-Iduronidase	6–10 Jahre	1. Beginn 6–8 Monate 2. Zwergwuchs 3. Korneatrübung 4. Hepatosplenomegalie 5. Herzklappenläsionen 6. Koronararterienläsionen 7. Skelettdeformationen 8. Gelenksteifheit 9. Progressive mentale Retardierung
MPS I S (Scheie)	AR	Heparansulfat Dermatansulfat	α-L-Iduronidase	Normal	1. Beginn nach 5 Jahren 2. Fast normale Körperlänge 3. Korneatrübung 4. Aortenklappenläsionen 5. Fingersteifheit 6. Normale Intelligenz
MPS II (Hunter) (Weiter Bereich der Schweregrade)	X-R	Heparansulfat Dermatansulfat	L-Iduronosulfat-sulfatase	Zweite Dekade bis normal	1. Schwere Fälle wie Hurler-Syndrom, aber ohne Korneatrübung 2. Taubheit 3. Retinadegeneration 4. Intelligenz normal in milden Fällen; gering reduziert in schweren Fällen
MPS III (Sanfilippo) Subtypen A, B C & D	AR	Heparinsulfat	Heparin N-Sulfatase (bei Typ A)	Zweite bis dritte Dekade	1. Beginn nach 3 Jahren 2. Milde somatische Symptome mit schwerer mentaler Retardierung sind charakteristisch
MPS IV (Morquio) (Weiter Bereich der Schweregrade, wahrscheinlich mehrere Formen mit unterschiedlichen Enzymmängeln)	AR	Keratansulfat Chondroitinsulfat	N-Azetylgalaktosamin-6-Sulfatase	Dritte bis sechste Dekade	1. Schwere Skelettdeformationen wie Zwergwuchs, thorakolumbaler Gibbus, Kyphoskoliose 2. Normale Intelligenz 3. Aortenklappenläsionen

AR = Autosomal rezessiv; X-R = X-gekoppelt rezessiv.

Glykogenspeicherkrankheiten (Glykogenosen)

Es sind eine Reihe genetischer Syndrome nachgewiesen worden, die durch einen metabolischen Defekt bei der Synthese oder beim Abbau von Glykogen entstehen. Die am besten untersuchte und wichtigste Kategorie umfaßt die Glykogenspeicherkrankheiten, die durch einen vererbten Mangel eines der Enzyme entstehen, die an der Synthese oder am stufenweisen Abbau von Glykogen beteiligt sind. Abhängig vom Vorkommen des spezifischen Enzyms im Gewebe oder in Organen im Normalzustand *können die Glykogenspeicherkrankheiten auf einige Gewebe beschränkt bleiben, weiter verbreitet sein, ohne alle Gewebe zu befallen, oder eine systemische Verbreitung aufweisen.*

Die Bedeutung eines spezifischen Enzymmangels wird am besten vom Gesichtspunkt des normalen Glykogenstoffwechsels her verstanden (Abb. 4.18). Wie bekannt, ist Glykogen die Speicherform von Glukose. Die Glykogensynthese beginnt mit der Umwandlung von Glukose in Glukose-6-Phosphat durch die Einwirkung von Hexokinase (Glukokinase). Dann wandelt eine Phosphoglukomutase das Glukose-6-Phosphat zu Glukose-1-Phosphat um, was wiederum in Uridin-Diphosphoglukose konvertiert wird. Ein stark verzweigtes, sehr großes Polymer wird dann aufgebaut (Molekulargewicht bis zu 100 000 000), das bis zu 10 000 Glukosemoleküle enthält, die über α-1,4-Glukosid-Bindungen miteinander verknüpft sind. Glykogenkette und Seitenketten werden durch die Addition von Glukosemolekülen mit Hilfe von Glykogensynthetasen verlängert. Beim Abbau spalten bestimmte Phosphorylasen in Leber und Muskulatur Glukose-1-Phosphat vom Glykogen, bis etwa vier Glukose-Reste an jeder Seitenkette und damit das verzweigte Oligosaccharid-Dextrin verbleiben. Dieses kann nur von Enzymen weiter abgebaut werden, die die Seitenketten abspalten. Zusätzlich zu diesen Hauptabbauwegen wird Glykogen auch in den Lysosomen von der sauren Maltase

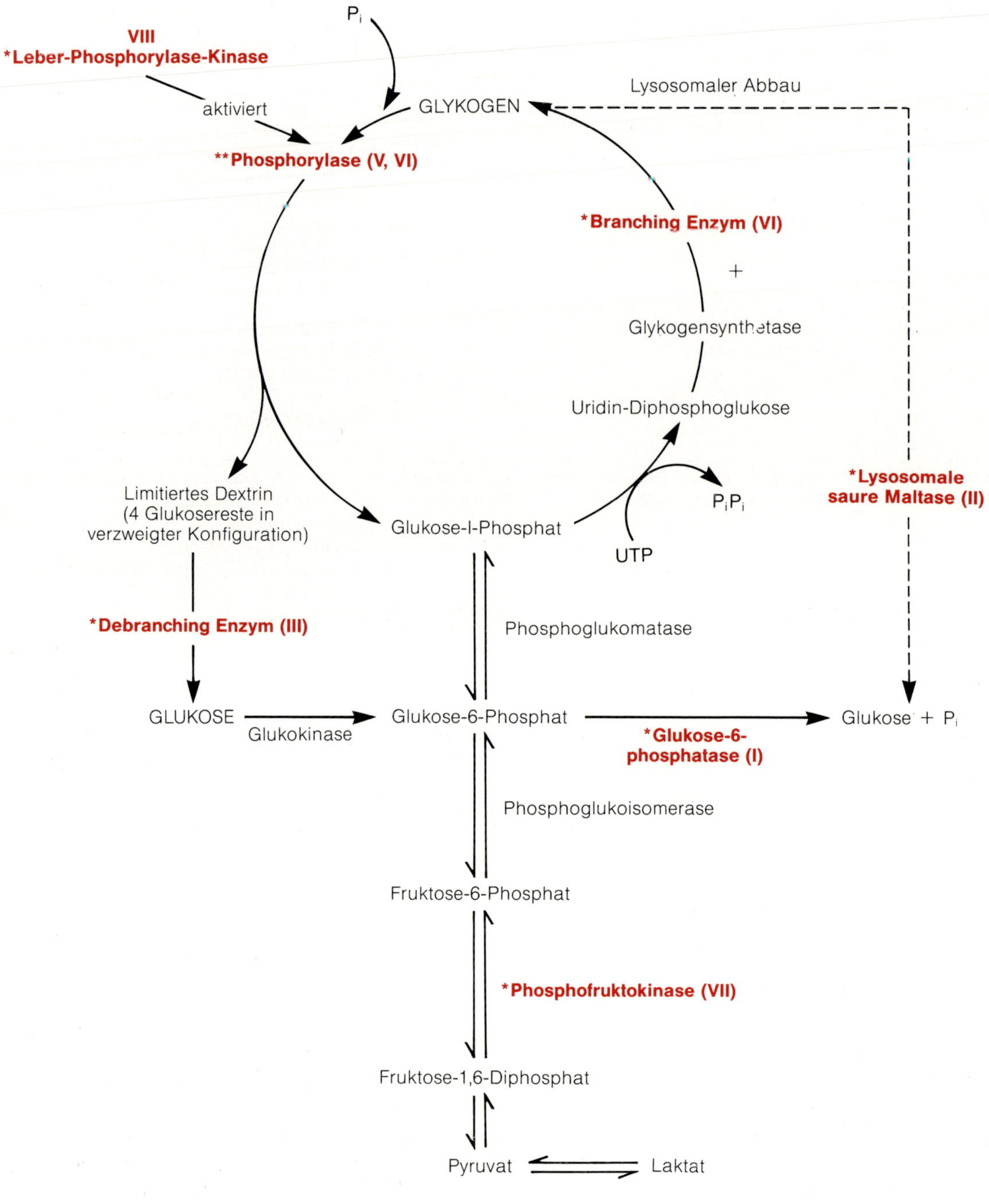

Abb. 4.18: Wege des Glykogen-Stoffwechsels. Die Sternchen* markieren die Enzymmängel, die mit Glykogen-Speicherkrankheiten einhergehen; die römischen Ziffern bezeichnen den dazugehörigen Typ der Glykogen-Speicherkrankheit. Die Typen V und VI entstehen infolge von Muskel- oder Leberphosphorylase-Mangel. (Nach Howell, R.R. und Williams, J.C.: The glycogen storage disease. In: Stanbury, J.B. et al. [Hersg.]: Metabolic Basis of Inherited Diseases. 5. Auflg. New York, McGraw-Hill Book, 1984, p. 144.)

aufgespalten. Besteht ein Mangel an diesem Enzym in den Lysosomen, so kann das in ihnen vorkommende Glykogen nicht durch zytoplasmatische Enzyme, wie Phosphorylasen, abgebaut werden.

Aufgrund der bestimmten Enzym-Mängel und der daraus resultierenden klinischen Bildern sind die Glykogenosen traditionell in etwa ein Dutzend von Syndromen unterteilt worden, die mit römischen Ziffern bezeichnet werden; und die Liste wächst weiter. Bevor wir jedes Syndrom beschreiben, wollen wir eine brauchbarere Klassifikation anbieten, die auf der Pathophysiologie dieser Krankheiten beruht.[55] Mit diesem Ansatz können Glykogenosen in drei Hauptgruppen unterteilt werden.

- **Hepatische Formen** Wie allgemein bekannt, spielt die Leber eine Hauptrolle beim Glykogen-Stoffwechsel. Sie enthält Enzyme, die Glykogen zur Speicherung synthetisieren und es letztlich auch wieder in freie Glukose aufspalten, die ins Blut abgegeben wird. Ein vererbter Mangel an hepatischen Enzymen, die am Glykogen-Metabolismus beteiligt sind, führt deshalb nicht nur zur Speicherung von Glykogen in der Leber, sondern auch zum erniedrigten Blutzucker-Spiegel (Hypoglykämie) (Abb. 4.19). Der Mangel an dem Enzym Glukose-6-Phosphatase (von Gierke-Krankheit oder Typ I Glykogenose) ist bestes Beispiel für diese hepatisch-hypoglykämische Form der Glykogenspeicherkrankheit (Tabelle 4.7). Andere Beispiele sind das Fehlen von Leber-Phosphorylase und von dem Enzym, das die Seitenketten abspaltet («branching enzyme»), beide sind am Glykogenabbau beteiligt (Abb. 4.19). In all diesen Fällen wird Glykogen in vielen Organen gespeichert, aber es sind die *Lebervergrößerung und Hypoglykämie, die das klinische Bild beherrschen.*
- **Myopathische Formen** In der quergestreiften Muskulatur wird, im Gegensatz zur Leber, das Glykogen hauptsächlich als Energiequelle verwandt. Dieses wird durch Glykolyse erreicht, die letztlich zur Bildung von Laktat führt (Abb. 4.19). Herrscht ein Mangel an den Enzymen des glykolytischen Stoffwechselweges, so kommt es zur Speicherung von Glykogen in der Muskulatur und zur Muskelschwäche, bedingt durch die eingeschränkte Energieproduktion. Beispiele für diese Kategorie sind die Mängel an Muskel-Phosphorylase (McArdle-Krankheit, Typ V Glykogenose), Muskel-Phosphofruktokinase (Typ VII Glykogenose) und mehreren anderen.[56] *Typischerweise treten die myopathischen Formen mit Muskelkrämpfen nach körperlicher Betätigung auf und einem Ausbleiben des von körperlicher Arbeit ausgelösten Anstiegs des Blut-Laktatspiegels bedingt durch eine Blockierung der Glykolyse.*
- Glykogenspeicherkrankheiten, die mit (1) einem Mangel an α-Glukosidase (α-Amylase, saure Maltase) und (2) einem Mangel an Seitenketten spaltendem Enzym einhergehen, passen nicht in die beschriebenen hepatischen oder myopathischen Kategorien. Sie gehen mit einer Glykogenspeicherung in vielen Organen einher und führen zum frühen Tod. α-Glukosidase ist ein lysosomales Enzym, und deshalb führt sein Mangel zur lysosomalen Speicherung von Glykogen in allen Organen (Typ II Glykogenose, Pompe-Krankheit), wobei die Kardiomegalie am auffälligsten ist. Glykogenose Typ IV (Mangel an «branching enzyme», Amylo-1.6-Glykosidase) geht mit einer weitverbreiteten Ablagerung einer abnormen Form des Glykogens einher, das schädlich auf Hirn, Herz, Skelettmuskulatur und Leber wirkt.

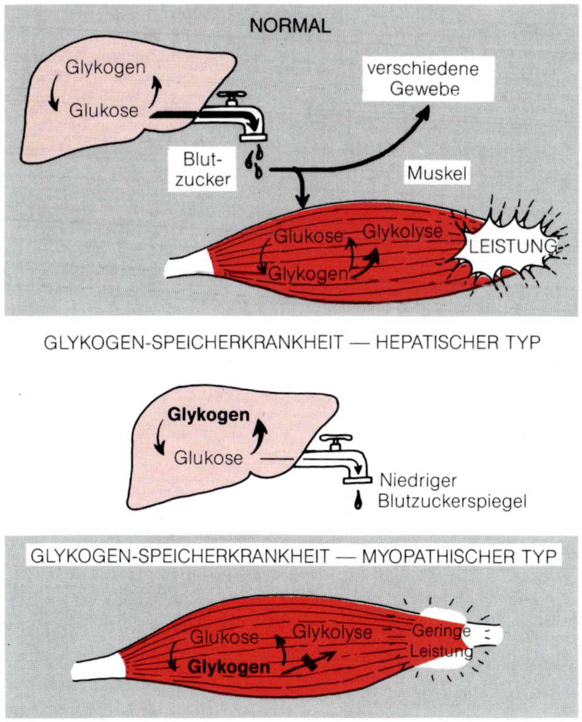

Abb. 4.19: Vereinfachtes Schema des normalen Glykogen-Stoffwechsels in Leber und Skelettmuskulatur *(oben)*. *Mittleres* Bild mit den Wirkungen eines vererbten Mangels hepatischer Enzyme, die am Glykogen-Stoffwechsel beteiligt sind. Das *untere* Bild zeigt die Folgen eines genetischen Mangels der Enzyme, die Glykogen in Skelettmuskeln metabolisieren.

Die Haupterscheinungen einiger der wichtigsten Beispiele der zuvor beschriebenen drei Kategorien sind in Tabelle 4.7 zusammengefaßt. Detaillierte Angaben zu anderen Formen können in der Speziallitertur nachgelesen werden.[57]

Geschlechtsgebundene (X-gekoppelte) Krankheiten

Alle geschlechtsgebundenen Erbleiden sind X-gekoppelt und fast alle X-gekoppelten sind rezessiv. Das einzige Gen, das mit Sicherheit dem Y-Chromosom zugeordnet werden

Tab. 4.7: Hauptuntergruppen der Glykogenosen

Klinikopathologische Kategorie	Spezifischer Typ	Enzymmangel	Morphologische Veränderungen	Klinische Symptome
Hepatischer Typ	Hepatorenale von Gierke-Krankheit (Typ I)	Glukose-6-Phosphatase	Hepatomegalie-intrazytoplasmatische Speicherung von Glykogen und kleinen Mengen von Lipiden; intranukleäres Glykogen	Gedeihstörung, Wachstumshemmung, Hepatomegalie, Renomegalie. Hypoglykämie infolge fehlender Glykosemobilisation führt oft zu Krämpfen. Hyperlipidämie und Hyperurikämie entsteht durch gestörten Glukosestoffwechsel; viele Patienten bekommen Gicht und Haut-Xanthome. Blutungsneigung wegen Plättchen-Dysfunktion. Mortalität etwa 50%
Myopathischer Typ	McArdle-Syndrom (Typ V)	Muskel-Phosphorylase	Nur Skelettmuskulatur – Speicherung von Glykogen vor allem subsarkolemmal	Schmerzhafte Krämpfe nach starker körperlicher Leistung. Myoglobinurie bei 50% der Fälle. Beginn mit Erwachsenenalter (> 20 J.). Bei Muskelarbeit kein Anstieg des Laktatspiegels im venösen Blut. Vereinbar mit normaler Lebenserwartung.
Verschiedene Typen	Generalisierte Glykogenose – Pompe-Krankheit (Typ II)	Lysosomale Glukosidase (saure Maltase)	Milde Hepatomegalie – Geschwollene Lysosomen mit Glykogen, führt zu lackiertem Aussehen des Zytoplasmas. Kardiomegalie – Glykogen im Sarkoplasma, aber auch membranbegrenzt. Skelettmuskel – ähnlich wie im Herzen (siehe Kardiomegalie)	Massive Kardiomegalie, Muskelhypotonie und kardiorespiratorisches Versagen innert 2 Jahren. Eine mildere adulte Form nur mit Skelettmuskelbefall tritt als chronische Myopathie auf

kann, ist die Determinante für die Hoden; obwohl einige zusätzliche phänotypische Charakteristika mutmaßlich dem Y-Chromosom zugeordnet wurden, ist doch für keines die Zugehörigkeit zum Y-Chromosom bewiesen worden.

Eine *X-gekoppelte rezessive Vererbung* wird für wenige gut beschriebene klinische Zustände angenommen. Das Y-Chromosom ist zum größten Teil nicht zum X-Chromosom homolog. Daher werden mutante Gene auf dem X-Chromosom nicht mit Allelen des Y gepaart. Deshalb wird der Mann als *hemizygot* für X-gekoppelte mutante Gene angesehen, und diese Krankheiten entstehen nur beim Mann. Bei der heterozygoten Frau wird gewöhnlich nicht die volle phänotypische Veränderung auftreten, des gepaarten normalen Allels wegen. Es kann jedoch zur Inaktivierung eines der X-Chromosomen bei der Frau kommen. Damit ist es – selten – möglich, daß das normale Allel in den meisten Zellen inaktiviert wird, was eine volle Expression der heterozygoten X-gekoppelten Krankheit bei der Frau zuläßt. Viel häufiger wird das abnorme Allel in nur einigen der Zellen inaktiviert, so daß bei der heterozygoten Frau die Störung nur teilweise erscheint.

Der *Mangel an einer Glukose-6-Phosphat-Dehydrogenase (G6PD)* illustriert den zuvor beschriebenen Zustand gut. Mit dem X-Chromosom übertragen, tritt dieser Enzymmangel, der zur Hämolyse der roten Blutkörperchen durch bestimmte Medikamente prädisponiert, prinzipiell beim Mann auf. Bei der Frau kann ein Teil der Erythrozyten von Knochenmarkzellen mit inaktiviertem normalen Allel abstammen. Solche Erythrozyten tragen dasselbe Risiko zur Hämolyse wie diejenigen im hemizygoten Mann. Hierbei ist also die Frau nicht einfach nur Träger des Merkmals, sondern auch empfänglich für die arzneimittelinduzierte hämolytische Reaktion. Da jedoch der Anteil der defekten Erythrozyten in der heterozygoten Frau auf einer zufälligen Inaktivierung einer der beiden X-Chromosomen beruht, ist das Ausmaß der hämolytischen Reaktion bei der heterozygoten Frau fast immer geringer als beim hemizygoten Mann.

Es gibt nur wenige *X-gekoppelte dominante* Störungen. Diese Leiden werden von einer betroffenen heterozygoten Frau auf die Hälfte ihrer Söhne und auf die Hälfte ihrer Töchter übetragen und bei einem betroffenen Vater auf alle seine Töchter, aber auf keinen seiner Söhne, falls die Mutter hierbei nicht betroffen ist. Die meisten der X-gekoppelten Leiden werden anderswo im Text abgehandelt (Tabelle 4.8). Nur zwei sollen hier besprochen werden.

Fabry-Krankheit

Die Fabry-Krankheit hat auch die imposante Bezeichnung Angiokeratoma corporis diffusum universale. Das Angiokeratom besteht aus einem dermalen kavernösem Hämangiom mit darüber gelegener hyperkeratotischer Verdickung der Epidermis. Diese Läsionen erscheinen klinisch als rotblaue, leicht erhabene Knöt-

Tab. 4.8: X-gekoppelte rezessive Leiden

Krankheit	**Kapitel**
Hämophilie A	
Glukose-6-Phosphat-Dehydrogenase-Mangel	
Agammaglobulinämie	5
Diabetes insipidus	
Losch-Nyhan-Syndrom	
Muskuläre Dystrophie((bestimmte Formen)	
Wiskott-Aldrich-Syndrom	5
Chronische Granulomatose	2
Fabry-Krankheit	4
Fragiles X-Syndrom	4

chen, selten über 1 cm im Durchmesser. Die Fabry-Krankheit gehört zu der bereits beschriebenen Kategorie lysosomaler Speicherkrankheiten. Zum Unterschied der anderen Varianten wird die Fabry-Krankheit mit dem X-Chromosom übertragen. Dieses Leiden beruht auf einem genetischen Fehler beim Stoffwechsel des Glykosphingolipid-Zeramid-Trihexosids, was zu seiner systemischen Akkumulation führt in Endothelien, Perizyten und glatten Muskelzellen der Blutgefäße, in Ganglienzellen, in perineuralen Zellen des autonomen Nervensystems, in retikuloendothelialen, myokardialen und Zellen des Bindegewebes, in epithelialen Zellen der Kornea und, sehr dramatisch, in den Glomerula und Tubuli der Nieren. Das mangelhafte lysosomale Enzym ist als Trihexosylzeramid-α-Galaktosidase identifiziert worden. Das Speicherprodukt ruft einen schaumigen Aspekt der betroffenen Zellen hervor, der bei stärkerer Vergrößerung als an Myelinfiguren erinnernde lamelläre Wirbel erscheint. Im Adoleszenten- und frühen Erwachsenenalter beherrschen die Hautläsionen (Angiokeratome) und Symptome des Zentralnervensystems das Krankheitsbild; die meisten Patienten sterben im mittleren Lebensalter an progressivem Nierenversagen bedingt durch den Nierenbefall.

Fragiles X-Syndrom

Eine X-gekoppelte Form der geistigen Entwicklungsstörung ist in vielen Sippen mit familiärer mentaler Retardierung gefunden worden.[58] Etwa 30 bis 50% dieser Fälle gehen mit einer zytogenetisch nachweisbaren Veränderung des X-Chromosoms einher und unterscheiden sich damit von anderen X-gekoppelten Erbleiden. Die zytogenetische Anomalie wird meist als eine unterbrochene Anfärbung oder sekundäre Einschnürung in einem ungebänderten Karyotyp gesehen (Abb. 4.20). Es wird als fragiler Ort bezeichnet, weil es besonders empfindlich für Chromatidenbrüche ist, wenn die Zellen unter geeigneten Bedingungen in Kultur gehalten werden. Es muß erwähnt werden, daß fragile Orte nicht nur auf X-Chromosomen vorkommen; viele solcher Bereiche wurden auf verschiedenen Chromosomen gefunden, ohne jedoch mit irgendeiner offensichtlichen klinischen Störung einherzugehen.

In den letzten Jahren wurde erkannt, daß das fragile X-Syndrom eine sehr häufige Form der geistigen Entwicklungsstörung ist. Unter den genetischen Ursachen der geistigen Entwicklungsstörung wird es in der Häufigkeit nur vom Down-Syndrom übertroffen.[59, 60] Wie bei allen X-gekoppelten Krankheiten betrifft das fragile X-Syndrom Männer. Jedoch sind in Untersuchungen verschiedener Stammbäume Übertragungsweisen entdeckt worden, die nicht typischerweise mit anderen X-gekoppelten rezessiven Leiden einhergehen. Beispielsweise gibt es gut dokumentierte Fälle, bei denen offensichtlich normale Männer das fehlerhafte X-Chromosom auf ihre Töchter übertragen haben (die in der Folge retardierte Söhne gebaren). Ein anderes besonderes Merkmal ist die relativ hohe (30%) Inzidenz betroffener Frauen. Obwohl Untersuchungen mit Banding-Techniken den fragilen Ort im Band Xq27.3 gefunden haben, muß das mutante Gen immer noch identifiziert werden; deshalb bleibt der ungewöhnliche Übertragungsmodus noch unerklärt.

Klinisch sind die betroffenen Männer mäßig bis schwer behindert (IQ 35 bis 50). Obschon verschiedene körperliche Anomalien beschrieben wurden, sind diese doch oft mild und nicht leicht nachzuweisen. *Das ein-*

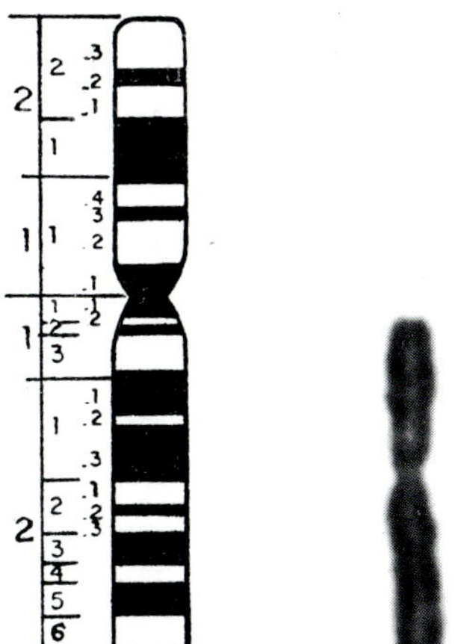

Abb. 4.20: Fragiles X mit der unterbrochenen Färbung (Dr. Patricia Howard-Peebles, Southwestern Medical School, Dallas, Texas).

zige bestimmte körperliche Merkmal sind vergrößerte Hoden (Makroorchismus). Die Diagnose beruht auf dem klinischen Erscheinungsbild, der Familienanamnese und, am wichtigsten, auf dem Nachweis des fragilen X-Chromosoms in Untersuchungen des Karyotyps.

Krankheiten mit multifaktorieller Vererbung

Wie bereits erwähnt, wird angenommen, daß die multifaktoriellen Krankheiten das Resultat einer kombinierten Einwirkung von Umwelteinflüssen und zwei oder mehr mutanten Genen mit additiver Wirkung sind. Die genetische Komponente ist dosisabhängig – je größer die Zahl der geerbten schädigenden Gene ist, je schwerer sind die Krankheitserscheinungen. Da Umweltfaktoren entscheidend die Manifestation des genetischen Leidens beeinflussen, ist der Begriff der *polygenen Vererbung* irreführend.

Eine Reihe normaler phänotypischer Charakteristika werden durch eine multifaktorielle Vererbung bestimmt, wie die Haarfarbe, die Augenfarbe, die Hautfarbe, die Körpergröße und die Intelligenz. Diese Charakteristika weisen eine kontinuierliche Variation in einer Population auf und lassen die glockenförmige Kurve der Standardverteilung entstehen. Jedoch können Umwelteinflüsse die phänotypische Erscheinung eines multifaktoriellen Merkmals erheblich modifizieren. Zum Beispiel haben bestimmte Typen des Diabetes mellitus viele Merkmale einer multifaktoriellen Krankheit. Es ist klinisch wohlbekannt, daß die Krankheit oft erst manifest wird, wenn der Patient an Gewicht zugenommen hat. Deshalb demaskieren Fettsucht wie auch andere Umwelteinflüsse das diabetische genetische Merkmal. Ernährungseinflüsse können sogar bei monozygoten Zwillingen zu unterschiedlichen Körperlängen führen. Das vom kulturellen Einfluß ferngehaltene Kind kann nicht seine volle intellektuelle Kapazität erlangen.

Die folgenden Eigenschaften kennzeichnen die multifaktorielle Vererbung. Diese sind für die multifaktorielle Vererbung von kongenitalen Fehlbildungen bestätigt worden und treffen mit aller Wahrscheinlichkeit auch auf andere multifaktorielle Krankheiten zu.[61]

1. Das Risiko, mit dem eine multifaktorielle Krankheit auftritt, hängt von der Anzahl der geerbten mutanten Gene ab. Somit ist das Risiko bei Geschwistern von Patienten mit schwerer Manifestation der Krankheit größer.

2. Umwelteinflüsse modifizieren das Risiko für den Ausbruch der Krankheit erheblich.

3. Die Rate des Wiederauftretens der Krankheit (im Bereich von 2 bis 7%) ist bei allen Verwandten ersten Grades dieselbe wie bei Eltern, Geschwistern, und Kindern des betroffenen Individuums. Haben Eltern ein betroffenes Kind, so liegt das Risiko, daß das nächste Kind auch betroffen wird, zwischen 2 und 7%. Umgekehrt besteht ein gleich großes Risiko, daß einer der beiden Eltern befallen wird.

4. Die Wahrscheinlichkeit, daß beide identischen Zwillinge befallen werden, ist deutlich geringer als 100%, aber viel größer als das Risiko bei beiden nicht identischen Zwillingen. Die Erfahrung hat bewiesen, daß beispielsweise die Häufigkeit der Konkordanz bei identischen Zwillingen im Bereich von 20 bis 40% liegt.

5. Das Risiko des Wiederauftretens einer phänotypischen Anomalie in nachfolgenden Schwangerschaften hängt vom Ausgang der vorhergehenden Schwangerschaften ab. Ist ein Kind betroffen, so besteht ein Risiko bis zu 7%, daß das nächste Kind auch betroffen sein wird, und nach zwei befallenen Geschwistern erhöht sich das Risiko auf 9%.

6. Die Schwere der Krankheitserscheinungen kann sich entlang einer glockenförmigen Kurve bewegen oder diskontinuierlich verteilt sein. Trotz der polygenen Vererbungsmodalität kann eine Schwelle bestehen, jenseits der Individuen dem Risiko ausgesetzt sind. Deshalb scheint für manche multifaktorielle Krankheiten die Vererbung einer bestimmten Anzahl mutanter Gene erforderlich zu sein, bevor die Krankheit auftritt. Wie aber schon festgestellt, spielen stets Umweltfaktoren eine Rolle.

Die Zuordnung einer Krankheit zu diesem Vererbungsmodus hat mit Vorsicht zu geschehen. Sie hängt von vielen Faktoren ab, zunächst aber vor allem von der familiären Häufung und dem Ausschluß von monogenen und chromosomalen Übertragungsmodalitäten. Ein breiter Bereich von Schweregraden der Krankheit läßt eine multifaktorielle Vererbung vermuten, aber, wie bereits betont, variable Expressivität und verminderte Penetranz von einzelnen mutierten Genen können auch für dieses Phänomen verantwortlich sein. Dieser Schwierigkeiten wegen bestehen oft Meinungsverschiedenheiten, ob ein Stammbaum einem monogenen oder einem multifaktoriellen Erbgang entspricht, wie es beispielsweise für Diabetes mellitus und Epilepsie der Fall ist. Das Problem wird gut wie folgt ausgedrückt: «Multifaktorielle Vererbung ist ein Alptraum des Genetikers.»

Tab. 4.9: Multifaktoriell bedingte Leiden

Lippenspalte oder Gaumenspalte (oder beides)
Kongenitale Herzkrankheiten
Koronare Herzkrankheit
Hypertonie
Gicht
Diabetes mellitus
Pylorusstenose

Im Gegensatz zu monogen bedingten Krankheiten, die insgesamt als selten angenommen werden müssen, umfaßt die multifaktorielle Gruppe einige der häufigsten Leiden als Erbschaft (Tabelle 4.9). Die meisten dieser Krankheiten werden an anderer Stelle besprochen.

Krankheiten mit variablem genetischen Hintergrund

Kongenitale Fehlbildungen

Kongenitale Fehlbildungen sind strukturelle Anomalien, die äußerst häufige Ursachen von Spontanaborten, Totgeburten und Kinderkrankheiten sind. Etwa 2% der Kinder weisen Fehlbildungen auf.[61] Weil sie größte Bedeutung für das postnatale Leben und in der Kindheit haben, werden sie detailliert in den Lehrbüchern der Pädiatrie abgehandelt. Erinnern wir uns, daß der Begriff kongenital ‹geboren mit› heißt. *Nur wenige der kongenitalen Anomalien sind genetisch bedingt und haben variable Übertragungsmodalitäten,* wie (1) zytogenetische Aberrationen, (2) monogene Vererbung und (3) multifaktorielle Vererbung. *Einige sind Folge von Umwelteinflüssen,* wie die fetale Exposition gegenüber teratogenen Arzneimitteln oder viralen Infekten während der Schwangerschaft.
Es ist wichtig, die genotypischen Aberrationen zu identifizieren, die den Mißbildungen genetischen Ursprungs zugrunde liegen. Diejenigen mit zytogenetischen Aberrationen (wie das Turner-Syndrom) sind nicht familiär, und damit ist das Risiko des Wiederauftretens in nachfolgenden Schwangerschaften erheblich geringer als im Fall eines monogenen oder multifaktoriellen Erbgangs.

Ehlers-Danlos-Syndrome (EDS)

Ehlers-Danlos-Syndrome sind eine klinisch und genetisch heterogene Krankheitsgruppe, die durch einen Synthese- oder Strukturdefekt des Kollagens bedingt ist. Als solche gehören sie zur selben Krankheitskategorie wie das Marfan-Syndrom und die Osteogenesis imperfecta. EDS werden hier beschrieben, weil ihr Vererbungsmodus alle drei Mendel Formen umfaßt. Dies soll nicht überraschen, da die Biosynthese des Kollagens ein komplexer Prozeß ist, der durch genetische Fehler gestört werden kann, der eines der 20 Strukturgene für Kollagen betrifft oder durch Mutation der Gene, die die Enzyme kodieren, welche notwendig für die posttranskriptionelle Modifikation des Kollagens sind. Da Anomalien des Kollagens grundlegend in der Pathogenese der EDS sind, ist es angebracht, über Struktur und Synthese des Kollagens in *Kapitel 2* nachzulesen. Wir rufen in Erinnerung, daß es wenigstens 10 genetisch unterschiedliche Kollagentypen gibt, die eine gewisse typische Gewebeverteilung aufweisen. Wie wir sehen werden, können die klinische Heterogenität und der variable Übertragungsmodus zu einem gewissen Grade auf der Grundlage der betroffenen spezifischen Kollagentypen und durch die Art des molekularen Defekts erklärt werden.

Traditionsgemäß sind die EDS in zehn Varianten unterteilt worden entsprechend ihrer vorwiegend klinischen Manifestation und ihrem Vererbungsgang. Es ist hier nicht angebracht, jede einzelne Variante zu beschreiben, und der interessierte Leser sei auf einige hervorragende Übersichtsarbeiten verwiesen.[62, 63]
Statt dessen wollen wir zunächst die wichtigsten klinischen Merkmale beschreiben, die den meisten Varianten gemeinsam sind, und dann einige der klinischen Manifestationen zum zugrundeliegenden molekularen Defekt der Synthese oder Struktur des Kollagens korrelieren.
Es kann erwartet werden, daß diejenigen Gewebe, die reich an Kollagen sind, wie Haut, Bänder und Gelenke, auch am stärksten von den meisten Varianten der EDS betroffen sind. Da den abnormen Kollagenfasern die notwendige Zugfestigkeit fehlt, ist die Haut überdehnbar, und die Gelenke sind überbeweglich. Diese Eigenschaften erlauben groteske Verdrehungen, so wie die Rückbeugung des Daumens bis zum Vorderarm und die Vorwärtsbeugung des Knies bis fast zum rechten Winkel. Tatsächlich wird geglaubt, daß die meisten ‹Schlangenmenschen› von einem EDS betroffen sind. Dabei ist jedoch die Prädisposition zu Gelenkluxationen einer der Preise für diese Virtuosität. *Die Haut ist außerordentlich dehnbar, äußerst schwach und verletzlich.* Kleine Verletzungen verursachen klaffende Defekte, und chirurgische Reparationen, wie jeder chirurgische Eingriff, sind von großen Schwierigkeiten begleitet, weil die normale Zugfestigkeit fehlt. *Der zugrundeliegende Bindegewebsdefekt kann zu ernsten inneren Komplikationen führen,* wie der Ruptur von Kolon oder großen Arterien (EDS Typ IV), Verletzlichkeit der Augen mit Kornearuptur und Netzhautablösung (EDS VI) sowie Zwerchfellhernien (EDS Typ I).
Die biochemische und molekulare Grundlage dieser Anomalien sind nur bei einigen Formen der EDS bekannt. Diese werden hier kurz beschrieben, da sie eine gewisse Einsicht in die verblüffende klinische Vielfalt von EDS gewähren. Vielleicht am besten charakterisiert ist *Typ VI, die am häufigsten auftretende autosomal rezessive Form der EDS.* Sie ist durch die verminderte Aktivität der Lysyl-Hydroxylase bedingt, einem Enzym, das für die Hydroxylierung der Lysinreste bei der Kollagensynthese notwendig ist. Weil Hydroxylysin wesentlich für die Quervernetzungen der Kollagenfasern ist, führt ein Mangel an Lysyl-Hydroxylase zur Synthese eines Kollagens, dem die normale strukturelle Stabilität fehlt. Es ist hierbei interessant zu wissen, daß nur Kollagen I und III von dieser Störung betroffen sind; die Hydroxylierung der Kollagen-Typen II, IV und V ist normal. Diese Beobachtung hat mehrere Fragen über die molekulare Grundlage der Lysyl-Hydroxylierung aufgeworfen. Kommen verschiedene Isoenzyme der Lysyl-Hydroxylase mit unterschiedlicher Substratspezifität vor? Es könnte aber auch sein, daß unterschiedliche Domänen des Lysyl-Hydroxylasemo-

leküls für die Bindung an verschiedene Kollagentypen benutzt werden und nur die für die Interaktionen mit den Kollagentypen I und III wichtige Region von der Mutation betroffen ist, was zum EDS Typ VI führt. Die Antwort zu diesen Fragen wird die Klonierung des Gens für die Lysyl-Hydroxylase ergeben.

Typ IV-EDS entsteht durch Anomalien des Kollagens Typ III. Diese Form ist genetisch heterogen, weil wenigstens drei unterschiedliche Mutationen des Strukturgens für Kollagen Typ III diese Variante entstehen lassen können. Manche Mutationen verändern die Syntheserate der Pro-α-1-(III)-Ketten; andere verändern die Sekretion des Typ III-Prokollagens, und wieder andere führen zur Synthese eines strukturell abnormen Typ III-Kollagens. Die molekularen Untersuchungen bieten eine zweckmäßige Erklärungsgrundlage für den Übertragungsmodus und für die klinischen Symptome, die für diese Variante typisch sind. Erstens, weil EDS IV durch Mutationen entsteht, die ein Strukturprotein (eher als ein Enzymprotein) betreffen, würde ein autosomal dominanter Erbgang erwartet werden. Zweitens, weil Blutgefäße und der Darm reich an Kollagen Typ III sind und eine Störung dieses Kollagens vereinbar ist mit erheblichen Defekten (wie Spontanrupturen) in diesen Organen.

Bei EDS Typ VII besteht der grundlegende Defekt bei der Konversion des Typ I-Prokollagens in Kollagen. Es sei daran erinnert, daß dieser Schritt in der Kollagensynthese die Spaltung von nicht-kollagen Peptiden an den N- und C-Enden des Prokollagenmoleküls betrifft. Dieses wird von N- und C-terminalen spezifischen Peptidasen erreicht. *Der Defekt bei der Konversion des Prokollagens zu Kollagen beim Typ VII-EDS ist auf zwei bestimmte Mutationen zurückgeführt worden.* Bei einer Form besteht ein Mangel des Enzyms Prokollagen-N-Peptidase. Bei der anderen führt eine Mutation des Gens für Typ I-Kollagen zur Synthese von strukturell abnormen Pro-α-2-(I)-Ketten), die einer Spaltung der N-terminalen Peptide widerstehen. Diese beiden verschiedenen Mutationen haben denselben Endeffekt – die gestörte Bildung des Kollagens Typ I –, aber weil die Mutationen verschiedene Proteinarten (Enzym versus Strukturprotein) betreffen, besteht ein unterschiedlicher Erbgang. So wird Typ VII-EDS, als Folge eines Mangels des Enzyms N-terminale Peptidase, autosomal rezessiv übertragen (wie die meisten anderen Enzymmangel-Syndrome), während bei Patienten, deren Krankheit durch Mutation des Typ I-Kollagens bedingt ist, der Erbgang einem autosomal dominanten Muster folgt. Dieses ist ein gutes Beispiel dafür, wie das Verständnis der Molekularpathologie dazu verhelfen kann, offensichtlich divergente Erbgänge bei einer klinisch homogen erscheinenden Krankheit zu erklären.

Schließlich soll das EDS Typ IX hier kurz erwähnt werden als gute Illustration dafür, wie Spurenelemente das Bindegewebe beeinflussen können. Der Hauptdefekt bei dieser Variante betrifft den Kupfer-Stoffwechsel. Diese Patienten haben eine sehr hohe Kupferkonzentration in den Zellen, wobei jedoch die Serum-Kupfer- und Zäruloplasmin-Spiegel niedrig sind. Die molekulare Grundlage der abnormen Kupferverteilung ist noch unbekannt. Sie bewirkt eine Aktivitätseinschränkung des kupferabhängigen Enzyms Lysyl-Oxidase, das für die Quervernetzungen der kollagenen und elastischen Fasern essentiell ist. Weil die Gene, die den Kupfer-Stoffwechsel regulieren, auf dem X-Chromosom liegen, wird diese Variante des EDS (im Unterschied zu den meisten anderen) als ein X-gebundenes rezessives Merkmal vererbt.

Zusammenfassend kann gesagt werden, daß die allen EDS gemeinsame Störung eine Anomalie des Kollagens ist. Diese Störung tritt jedoch sehr heterogen auf. Auf der molekularen Ebene sind eine Reihe von Defekten entdeckt worden, die von Mutationen der Strukturgene für Kollagen bis zu solchen reichen können, die Enzyme betreffen, die für die posttranskriptionelle Modifikation der m-RNA verantwortlich sind. Eine derartige molekulare Heterogenität bedingt, daß die EDS klinisch als sehr unterschiedliche Störungen auftreten mit mehreren Mustern des Erbgangs.

Neoplasie

Neoplasie und Genotyp sind auf verschiedenen Ebenen eng miteinander verbunden. Mit großer Wahrscheinlichkeit können einige Alterationen des genetischen Kodes – namentlich eine oder mehrere Mutationen – die Bildung von malignen Neoplasmen auslösen, wie im *Kapitel 6* diskutiert wird. Die Tatsache ist gut dokumentiert, daß bestimmte geerbte Genotypen für die Entstehung von Karzinomen prädisponieren. Zum Beispiel prädisponiert das Erbe einer spezifischen autosomal dominanten Mutation für die Entstehung von Retinoblastomen. Auf einer anderen Ebene liegen hierbei die zytogenetischen Veränderungen, die in neoplastischen Zellen beobachtet werden. Beide, numerische und strukturelle Alterationen der Chromosomen, sind in Karzinomzellen *in vitro* sowie in Zellen maligner Neoplasmen bei Mensch und Tier gefunden worden. Dies und die Fragen über ihre pathogenetische Bedeutung werden in *Kapitel 6* diskutiert. Es besteht noch eine weitere Ebene, auf der Genom und Neoplasie zusammenhängen, wie bei den Chromosomenbruch-Syndromen, die zu beidem, Mutationen und Karzinomen, prädisponieren. Vier autosomal rezessive Krankheiten – Fanconi-Anämie, Bloom-Syndrom, Ataxia teleangiectatica und Xeroderma pigmentosum – sind durch eine erhöhte Anfälligkeit für verschiedene Arten von Neoplasmen gekennzeichnet. Der all diesen vier Leiden zugrundeliegende Defekt besteht in einer Unfähigkeit zur Reparatur von DNA-Mutationen, die während des Lebens entstanden sind, so daß das Risiko zur neoplastischen Transformation erhöht wird.

Krankheitsdiagnostik mit rekombinanten DNA-Methoden

Vor weniger als einer Dekade noch wurde die rekombinante DNA-Technologie als ein geheimnisvolles Werkzeug angesehen, das hauptsächlich in der Grundlagenforschung eingesetzt wurde. Es ist heute mit der schnellen Überführung dieser Methodik vom Forschungslabor in die Klinik allgemein bewußt geworden, daß DNA-Fragmente oder «Sonden» wichtige Hilfsmittel für die Diagnose menschlicher Krankheiten, sowohl genetischer als auch erworbener, sein können.[64–66] In den folgenden Abschnitten werden wir kurz die molekularbiologischen Techniken in ihrer diagnostischen Anwendung bei genetischen Störungen und Infektionskrankheiten erklären.

Genetische Krankheiten

Historischerweise beruhte die Diagnose von Erbkrankheiten oder «einfachen» genetischen Krankheiten auf der Identifikation abnormer Genprodukte (z.B. mutante Hämoglobine oder Enzyme) oder ihrer klinischer Erscheinungen, wie Anämie oder geistige Retardierung (z.B. Phenylketonurie). Es ist indessen heute möglich, genetische Mutationen zu identifizieren und eine genetische Diagnostik für einige Erbleiden anzubieten, deren Liste ständig wächst. Nukleinsäure-Hybridisierung hat für die Diagnose von vererbten Krankheiten manche Vorzüge gegenüber anderen Techniken.

- Erstens ist sie bemerkenswert sensitiv. Die für die Diagnose benötigte Menge an DNA ist leicht aus etwa 10^5 Zellen erhältlich. Zudem erlauben kürzliche Verbesserungen eine mehr als 200 000fache Amplifikation der Ziel-DNA mit der Polymerase-Ketten-Reaktion («polymerase chain reaction», PCR), so daß jetzt nur noch 100 Zellen ausreichen können![67]
- Zweitens enthalten alle Körperzellen dieselben DNA und sind deshalb alle bei vererbten genetischen Krankheiten betroffen. Mit anderen Worten ist der Test nicht abhängig vom Genprodukt, das nur von bestimmten Zellen hergestellt wird (z.B. erythroide Zellen), oder von der möglicherweise erst im späteren Leben auftretenden Expression eines Gens. Diese beiden Eigenschaften haben grundlegende Bedeutung für die intrauterine (pränatale) Diagnostik, weil mit 10 bis 20 ml Amnionflüssigkeit genügend viele Zellen gewonnen werden können oder mit einer Biopsie von 1 mg Chorionzottengewebe, was bereits im ersten Trimester durchgeführt werden kann.

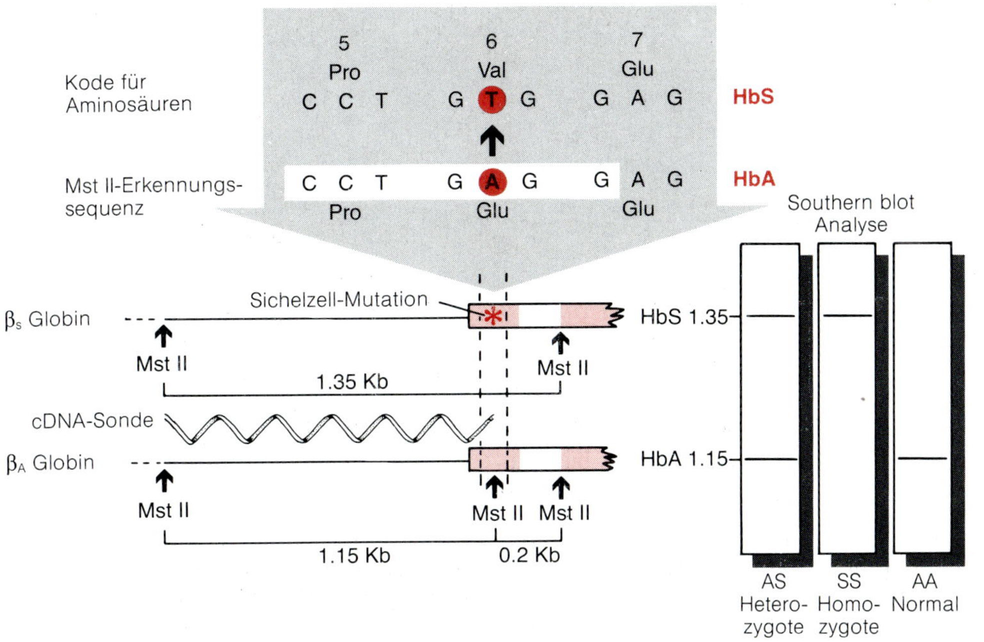

Abb. 4.21: Direkte Gen-Diagnostik: Nachweis einer Sichelzell-Mutation mit Southern blot-Analyse. Eine A → T-Substitution im sechsten Kode des β_A-Globin-Gens erzeugt das β_S-Allel. Diese Substituion eliminiert eine Mst II-Erkennungsstelle in der β-Globin-DNA. Damit entsteht durch das β_S-Allel nach Aufspaltung mit Mst II und Sondierung mit geeigneter cDNA ein 1,35 Kb-Fragment anstatt des normalen 1,15 Kb-Fragments.

Zwei grundsätzlich unterschiedliche Wege führen zum Nachweis genetischer Krankheiten, die mit einem aberranten Gen verbunden sind: *(1) die direkte genetische Diagnose mit dem Nachweis einer Mutation und (2) das «gene tracking», eine indirekte Methode, die auf dem Nachweis einer Verknüpfung des Krankheitsgens mit einem harmlosen «Marker-Gen» beruht.* Beide Methoden werden kurz beschrieben.

Direkte Gen-Diagnostik

Diese läßt sich auch als «diagnostische Biopsie des menschlichen Genoms» bezeichnen.[66] Das Prinzip für den Nachweis des mutanten Gens ist dasselbe wie beim traditionellen diagnostischen Test, d. h. der Nachweis eines wichtigen qualitativen Unterschiedes in der DNA-Sequenz des betreffenden Gens vom Normalen. Es gibt zwei Möglichkeiten der direkten Gen-Diagnostik, die von der Art der Mutationen abhängen.

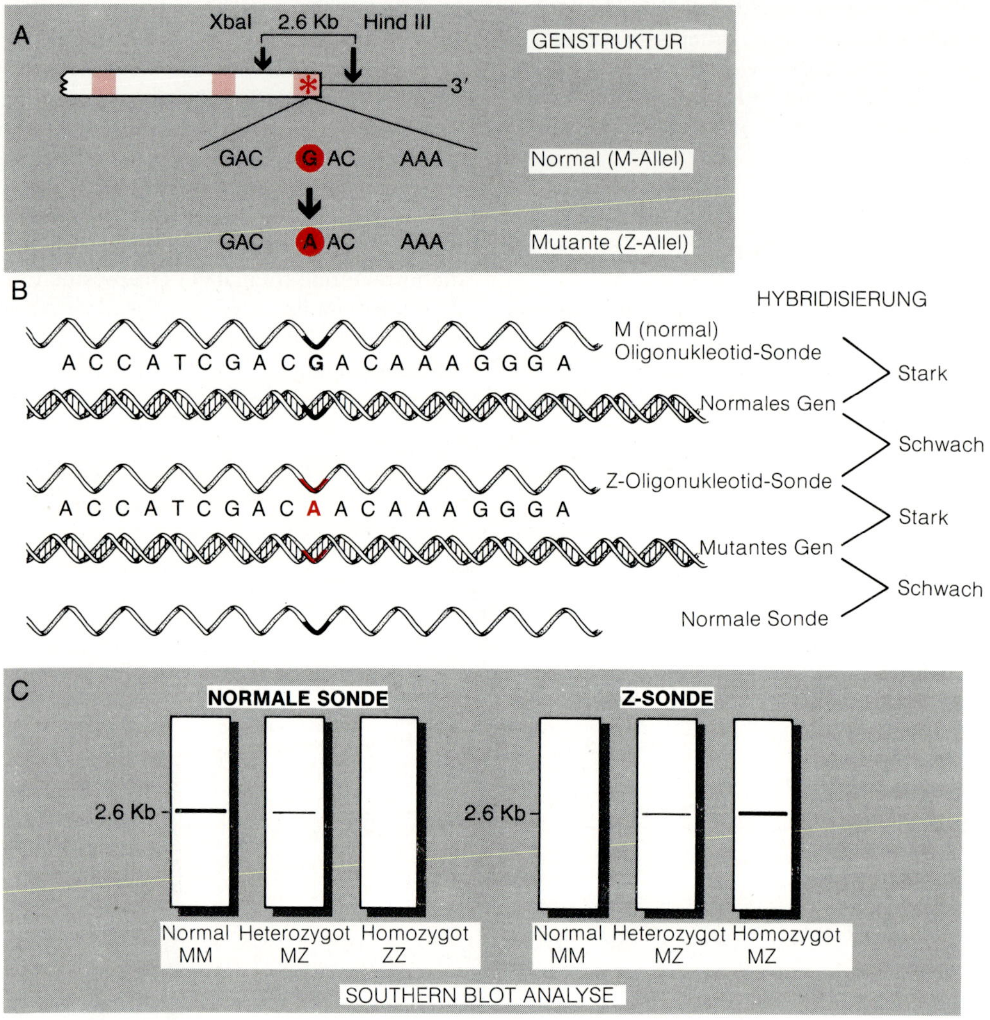

Abb. 4.22: Direkte Gen-Diagnostik mit einer Oligonukleotid-Sonde und Southern blot-Analyse. **Tafel A** zeigt, daß die Veränderung von G → A ein normales α-1-Antitrypsin-Allel (Allel M) zum mutanten Z-Allel umwandelt. Die Veränderung betrifft Exon V des α-1-Antitrypsin-Gens, das zwischen den Restriktionsstellen der Enzyme XbA I und Hind III liegt. **Tafel B** erläutert das Prinzip der Ligonukleotid-Sonden-Analyse. Zwei synthetische Oligonukleotid-Sonden, eine korrespondiert in ihrer Sequenz zum normalen Allel (M-Allel-Sonde) und die andere korrespondiert zum mutanten Allel (Z-Allel-Sonde), sind in einer Reihe gegenüber den normalen und mutanten Genen angeordnet. Die zu erwartenden Hybridisierungs-Ergebnisse mit den verschiedenen Kombinationen sind rechts angegeben. **Tafel C** zeigt die Ergebnisse der Southern blot-Analyse, wenn die DNS von normalen Personen oder die von heterozygoten oder homozygoten für das mutante Z-Allel fraktioniert (mit XbA I und Hind III) und mit der normalen (M) oder der Z-Oligonukleotid-Sonde untersucht wird.

- Eine Technik beruht auf der Tatsache, daß manche Mutationen bestimmte Restriktionsstellen der normalen DNA verändern oder aufheben. Zum Beispiel befinden sich im normalen β-Globin-Gen (HbA) drei Stellen, die spezifisch vom Restriktionsenzym Mst II erkannt werden (Abb. 4.21). Die für die Sichelzellanämie verantwortliche Mutation verändert ein einziges Basenpaar von CCTGAGG zu CCTGTGG im sechsten Kodon der β-Globin-Kette. Das Enzym Mst II erkennt und spaltet die normale CCTGAGG-Sequenz, aber nicht die gestörte Sequenz. Damit verliert das mutante (Hämoglobin S) Gen eine seiner drei Mst II-Schnittstellen. Wenn DNA eines normalen Individuums mit Mst II behandelt und mit einer radioaktiven 1,15 Kilobasen (Kb) cDNA-Sonde hybridisiert wird, die für das 5′-Ende des β-Globin-Gens spezifisch ist, so wird ein einziges 1,15 Kb-Band, das mit der Sonde reagiert, bei der Southern blot-Analyse entdeckt (ein solches Band entsteht durch die Bildung von identischen 1,15 Kb-Fragmenten von jedem der beiden normalen Chromosomen). Auf der anderen Seite führt eine ähnliche Analyse der DNA von Zellen eines Patienten, der homozygot für das HbS-Gen ist, zur Bildung eines einzelnen 1,35 Kb-Bandes, bedingt durch den Verlust der Mst II-Schnittstellen auf beiden Chromosomen. Bei Personen, die für die Mutation der Sichelzellanämie heterozygot sind, ergibt das normale Chromosom ein 1,15 Kb-Band, während das Chromosom mit der Mutation ein 1,35 Kb-Band entstehen läßt. Somit läßt die Southern blot-Analyse zwei unterschiedlich große Bänder erkennen und erlaubt damit den Nachweis eines heterozygoten Trägers.
- Obwohl sich die gerade beschriebene Methodik als sehr brauchbar für den Nachweis der Sichelzell-Anämie erwiesen hat, ist ihre generelle Anwendbarkeit begrenzt, weil die meisten zu Krankheit führenden Punktmutationen nicht die Schnittstellen irgendwelcher bekannter Restriktionsenzyme verändern. Ein einleuchtendes Beispiel hierfür ist der α-1-Antitrypsin-(α1-AT)-Mangel, der in vielen Fällen mit einer einzelnen Veränderung G → A im α1-AT-Gen einhergeht und zu einem sogenannten Z-Allel führt. In solchen Fällen kann eine andere Strategie zum Nachweis des mutanten Gens eingesetzt werden (Abb. 4.22). Dieser Weg benutzt die Synthese der zwei kurzen (18 bis 20 Basen langen) Oligonukleide, die in ihrer Mitte die einzelne Base besitzen, in der sich normales und mutantes Gen unterscheiden. Die zwei Oligonukleide, die sich nur in einer Base unterscheiden, können radioaktiv markiert und für eine Southern blot-Analyse benutzt werden. Die Oligonukleide mit der Sequenz des normalen Gens hybridisieren die normale und die mutante DNA. Dabei ist aber die Hybridisierung mit der mutanten DNA instabil, bedingt durch die Inkongruenz («mismatch») eines einzelnen Basenpaares. Deshalb produziert die markierte normale Sonde unter stringenten Hybridisierungs-Bedingungen ein starkes autoradiographisches Signal mit der DNA von einem normalen Individuum, kein Signal mit dem DNA-Extrakt von einem für das mutante Gen homozygoten Patienten, und ein schwaches Signal mit der DNA von einem heterozygoten. Mit der Sonde, die die mutanten Sequenzen enthält, ist das Hybridisierungsmuster revers. Natürlich werden Heterozygote mit beiden Sonden reagieren, weil sie ein normales und ein mutantes Gen enthalten.

Indirekte Gen-Diagnostik: «Gene Tracking»

Es sollte aus der vorhergehenden Beschreibung klar geworden sein, daß die direkte Gen-Diagnostik nur dann möglich ist, falls das mutante Gen und sein normes Gegenstück identifiziert und geklont worden sind und falls ihre Nukleotid-Sequenzen bekannt sind. Bei vielen genetischen Krankheiten, auch bei einigen relativ häufigen wie der zystischen Fibrose, fehlen Angaben über die Gen-Sequenzen oder manchmal sogar über die chromosomale Lokalisation des Gens. Offensichtlich ist in dieser Situation eine direkte Gen-Diagnostik nicht möglich. Deshalb sind andere Strategien, wie das «gene tracking», entwickelt worden. *Als simple Erklärung stellt das «Gene tracking» die Frage: «Hat ein Familienmitglied oder Fetus dieselbe(n) relevante(n) Chromosomenregion(en) geerbt wie die vorher betroffenen Familienmitglieder?»*[68] Dieses Prinzip kann mit der zystischen Fibrose (ZF) veranschaulicht werden, einer relativ häufigen autosomal rezessiven Krankheit. Ein Kind, das an ZF leidet, muß zwei Chromosomen mit dem ZF-Gen erhalten haben, eines von jedem der nicht betroffenen heterozygoten Eltern. Bei der folgenden Schwangerschaft eines solchen Paares kann erwartet werden, daß es zur Geburt eines betroffenen Kindes, eines Trägers oder eines normalen Kindes kommt. Bei einer Situation wie dieser kann die pränatale Bestimmung des fetalen Genotyps nachweisen, ob die Frucht beide, eines oder keines der elterlichen Chromosomen mit dem ZF-Gen geerbt hat. Es folgt daraus, daß der Erfolg einer solchen Strategie auf der Fähigkeit beruht, das Chromosom mit der Mutation von seinem normal homologen Gegenstück zu unterscheiden. Dies wird erreicht, indem natürlich vorkommende Variationen der DNA-Sequenzen ausgenützt werden, die den sogenannten Restriktions-Fragment-Längenpolymorphymus (RFLP) bilden. Weil der RFLP das Rückgrat der indirekten DNA-Diagnostik ist, soll dies hier kurz erklärt werden.

Die Untersuchung der DNA von irgendwelchen zwei Personen wird einen Unterschied der DNA-Sequenzen ergeben, die etwa ein Nukleotid auf jede 200 bis 500 Basenpaarstrecken betrifft. Die meisten dieser Unterschiede treten in nicht-kodierenden Regionen der DNA auf und sind deshalb phänotypisch stumm. Veränderungen einzelner Basenpaare können jedoch Erkennungsstellen für Restriktionsenzyme beseitigen oder neue bilden, und ändern damit die Längen der

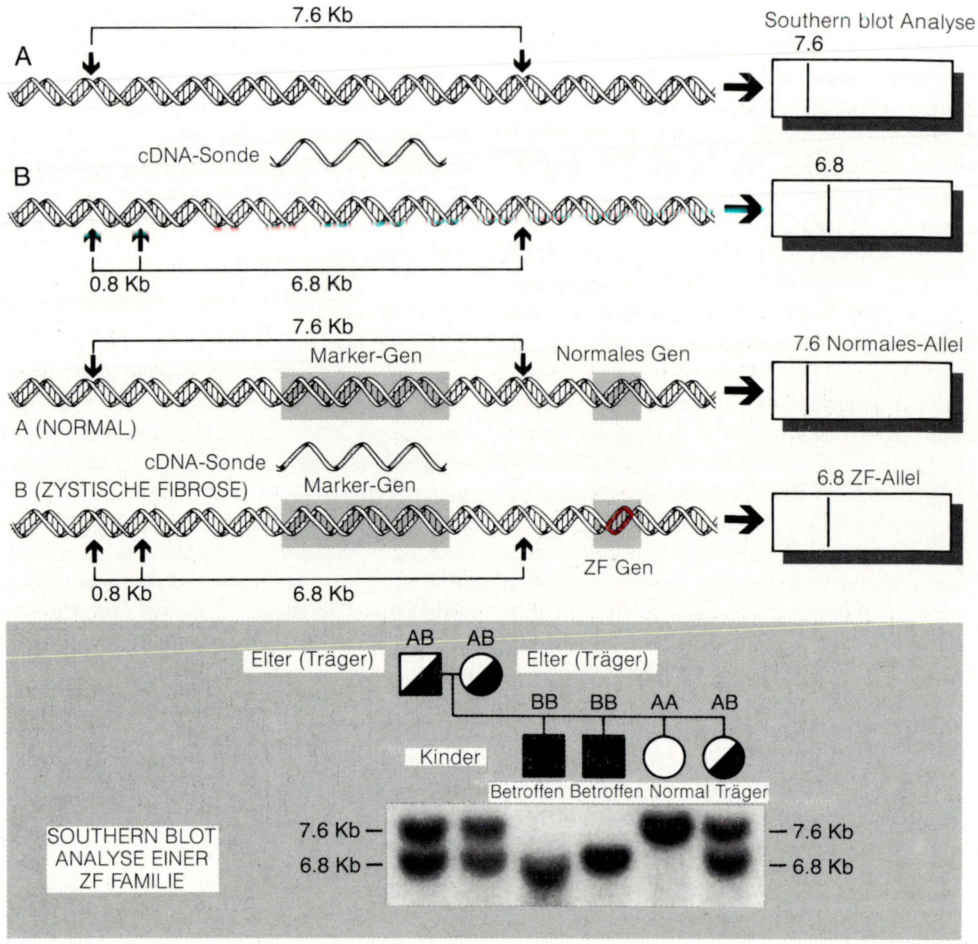

Abb. 4.23: Schematische Darstellung der Prinzipien der RFLP-Analyse bei der Diagnostik genetischer Krankheiten (für Einzelheiten siehe Text). Hingewiesen sei auf den Abstand von etwa 600 Kb zwischen den Marker-Genen (p *met* D) und dem ZF-Gen; der Einfachheit halber und zur Betonung der Koppelung sind sie näher beieinander dargestellt worden. Die Southern blot-Analyse in der unteren Tafel ist mit einer Ban 1-Fraktion der DNA durchgeführt und mit einer p *met* D-Sonde untersucht worden (Southern blot-Analyse Dr. Arthur L. Beaudet, Howard Hughes Medical Institut and Baylor College of Medicine, Houston, Texas).

DNA-Fragmente, die durch den Abbau mit bestimmten Restriktionsenzymen entstehen. Bei der Verwendung geeigneter DNA-Sonden, die mit Sequenzen in der Nähe des polymorphen Erkennungsorts hybridisieren, ist es möglich, DNA-Fragmente unterschiedlicher Längen mit der Southern blot-Analyse zu erkennen.

Zusammenfassend bezieht sich der Begriff Restriktions-Fragment-Längenpolymorphismus (RFLP) auf individuelle Unterschiede der Fragmentlängen, die durch DNA-Sequenz-Polymorphismus entstehen.

Vor diesem Hintergrund können wir beschreiben, wie RFLP für das «Gene tracking» angewandt werden kann. Wie Abbildung 4.23 zeigt, ist es bei einem für ein RFLP heterozygoten Individuum oft möglich, die Bänder von jedem der beiden Chromosomen in einer Southern blot-Analyse zu unterscheiden. Bei dem illustrierten Beispiel hat das Chromosom A zwei Restriktionsstellen (7,6 Kb voneinander entfernt), während das Chromosom B einen DNA-Sequenz-Polymorphismus besitzt, der zur Bildung einer zusätzlichen (dritten) Restriktionsstelle für dasselbe Enzym führt. Wenn die DNA eines solchen Individuums mit dem geeigneten Restriktionsenzym behandelt und mit einem klonierten DNA-Fragment sondiert wird, das mit einer Sequenzstrecke zwischen den Restriktionsstellen hybridisiert, wird Chromosom A ein 7,6 Kb-Band und Chromosom B ein kleineres 6,8 Kb-Band erzeugen. Damit werden mit der Southern blot-Analyse zwei Bänder nachgewiesen.

Wir können jetzt beschreiben, wie diese Technik erweitert werden kann, um damit eine indirekte Gen-Diagnostik einer autosomal rezessiven Krankheit wie ZF durchzuführen. Laßt uns annehmen, daß Chromosomen A und B zwei Nummer 7-Chromosomen eines Individuums sind, das heterozygot für das ZF-Gen ist, und daß das ZF-Gen und sein normales Gegenstück in nächster Nähe einer polymorphen DNA-Stelle liegen. Ebenfalls in dieser Region anwesend ist ein «Marker»-Gen, das sich vom ZF-Gen unterscheidet, aber mit verfügbaren cDNA-Sonden nachgewiesen werden kann. Unter diesen Bedingungen kann erwartet werden, daß die Southern blot-Analyse der von Eltern und Geschwistern eines ZF-Patienten extrahierten DNA ein RFLP-Muster ergibt, wie in Abb. 4.23 gezeigt. Eine solche Analyse erlaubt es, den Übertragungsweg einer einzelnen Chromosomenregion in der Familie zu verfolgen und nachzuweisen, ob eine bestimmte Krankheit eines einzelnen Gens zusammen mit einer polymorphen Stelle vererbt wird. Es ist deshalb möglich, diese Methode für die pränatale Diagnostik zu benutzen, indem die fetale DNA untersucht wird. Da jedoch die Sonde nicht das Gen der Krankheit selber identifiziert, werden bestimmte Grenzen offenbar:

- Erstens müssen für die pränatale Diagnostik mehrere relevante Familienmitglieder für die Untersuchung zur Verfügung stehen. Im Falle der zystischen Fibrose zum Beispiel ist eine DNA-Probe eines bereits betroffenen Kindes notwendig, um den RFLP zu bestimmen, der mit dem homozygoten ZF-Genom assoziiert ist.
- Zweitens müssen die Familienmitglieder mit Schlüsselstellung heterozygot für ein RFLP sein, d.h. die beiden homologen Chromosomen müssen unterscheidbar sein. Dieses kann den Einsatz von mehreren Restriktionsenzymen und von mehreren unterschiedlichen Sonden für gekoppelte Gene erforderlich machen.
- Drittens kann der normale Austausch von chromosomalem Material zwischen homologen Chromosomen (Rekombination) während der Gametogenese zur Trennung des mutanten Gens von dem bestimmten Polymorphismus führen, mit dem es zuvor gemeinsam vererbt wurde. Dies kann falsche genetische Vorhersagen für nachfolgende Schwangerschaften veranlassen. Offensichtlich ist: je enger die Koppelung, je niedriger der Grad der Rekombination und damit die Wahrscheinlichkeit eines falschen Testergebnisses. Die Wahrscheinlichkeit eines solchen Fehlers wird auch vermindert, indem zwei nahe gekoppelte Markergene sondiert werden, die das Gen der Krankheit flankieren.

Die Sonden, die bei RFLP-Untersuchungen benutzt werden, können komplementär zu funktionellen Genen sein, die mit dem Gen der Krankheit gekoppelt sind, oder zu DNA-Sequenzen ohne bekannte Funktion («anonyme Sonden»). Ein zusätzlicher Vorteil dieser Technik besteht darin, daß bei bekannter chromosomaler Lokalisation des Markierungsgens die chromosomale Lokalisation der polymorphen Stelle (und damit des gekoppelten mutanten Gens) bestimmt werden kann. Als Beispiel suchten Gusella und seine Kollegen für die RFLP Koppelung bei der Huntington-Krankheit mit einer Serie von anonymen Sonden, die von normalgenomischer DNA stammten. Eine der Sonden, ein 12 Kb-Stück einer geklonten DNA des Chromosoms 4, zeigte eine enge Koppelung zur Huntington-Krankheit und lokalisierte damit das Gen für die Huntington-Krankheit auf das Chromosom 4.[69] Zusätzlich zu diesen beiden Beispielen (zystische Fibrose und Huntington-Krankheit) ist der RFLP nützlich gewesen für die pränatale oder präsymptomatische Diagnostik der Duchenne-Muskeldystrophie, der polyzystischen Nierenkrankheit und dem Lesch-Nyhan-Syndrom – die Liste wächst stetig.

Rekombinante DNA-Techniken für die Diagnose von Infektionskrankheiten

Da jeder Organismus eine für ihn einzigartige DNA-Sequenz besitzt, kann man mit DNA-Sonden nicht nur infektiöse Keime nachweisen, sondern auch nahe verwandte Organismen voneinander unterscheiden. Diese Technik kann auf praktisch alle Klassen von Pathogenen angewandt werden – d.h. auf Bakterien, Viren und Parasiten. Sie hat einen besonderen Vorteil beim Nachweis von Organismen, die schlecht oder gar nicht in der Kultur wachsen. Da es das Hauptziel bei der Diagnostik von Infektionskrankheiten ist, das Vorhandensein oder die Abwesenheit von mikrobenspezifischen DNA-oder RNA-Sequenzen nachzuweisen, wird die «Dot-blot»-Hybridisierung angewandt. Diese benötigt weder eine Aufspaltung mit Enzymen noch eine Größenauftrennung und kann rasch durchgeführt werden. Unter optimalen Hybridisierungs-Bedingungen kann der Test so wenig wie 10^2 oder 10^3 Mikroorganismen innerhalb von ein bis zwei Tagen nachweisen. Eine andere Art der DNA-Hybridisierung mit diagnostischer Bedeutung für den Nachweis von infektiösen Keimen ist die *In-situ*-Hybridisierung, die an Gewebeschnitten oder zytologischen Präparaten durchgeführt wird. Diese erlaubt nicht nur den Nachweis, sondern auch die zelluläre Lokalisation des infektiösen Organismus. Tests für Nukleinsäure-Hybridisierung sind bereits für eine Reihe von Mikroorganismen erhältlich, wie für Chlamydien, Salmonellen, Mykoplasmen, Hepatitis B-Virus, Zytomegalievirus, Herpes-simplex-Virus, Human Immunodeficiency Virus (HIV) und humane Papilloma-Viren.

Andere diagnostische Anwendungen der rekombinanten DNA-Techniken

Zwei andere Gebiete, auf denen die DNA-Sonden-Analyse sich als wertvoll erweist, sind (1) die Karzinom-Diagnostik und (2) die forensische Pathologie. Wie schon in diesem Kapitel angedeutet wurde, besteht wenig Zweifel daran, daß die neoplastische Transformation mit einer Alteration des Genotyps einhergeht. Die genetischen Veränderungen, die mit der Karzinogenese zusammenhängen, werden im *Kapitel 6* beschrieben. Es genügt hier festzuhalten, daß die rekombinanten DNA-Techniken leicht dazu verwendet werden können, sehr kleine Alterationen der genetischen Struktur oder Erscheinungen aufzudecken, die mit der malignen Transformation zusammenhängen können.

DNA-Sonden-Analytik hat für die forensische Pathologie offensichtliche Bedeutung, da jeder Mensch einen einzigartigen Satz von aktiven Genen und stummem DNA-Polymorphismus besitzt. Deshalb kann die definitive Identifikation von Individuen oder ihren Geweben mit der Anwendung geeigneter, meist multipler Gensonden durchgeführt werden. Diese Techniken haben sich bereits als sehr wertvoll bei Delikten wie Vergewaltigung und bestrittener Vaterschaft erwiesen. Abschließend soll erwähnt werden, daß der Fortschritt der rekombinanten DNA-Technologie in einem schwindelerregenden und atemberaubenden Tempo stattfindet. Wir sind Zeuge davon, wie kürzlich ein einziger Haarfollikel dazu verwendet wurde, eine Genanalyse durchzuführen.[70] Es kann als sicher angenommen werden, daß DNA-Sonden bald in vielen weiteren Gebieten der Medizin benutzt werden können.

Damit kommen wir zum Ende dieses Kapitels, jedoch keinesfalls zum Ende der Bedeutung der Genetik für die Krankheiten beim Menschen. Weitere Beispiele hierfür erscheinen überall in diesem Buch.

Literaturhinweise

1 Craig, R.K.: Methods in molecular medicine. Br. Med. J. *295*:646, 1987.

2 Darnell, J., et al (eds.): Molecular Cell Biology. Washington, D.C., Scientific American Books, 1986.

3 Rowland, L.P.: Dystrophin: A triumph of reverse genetics and the end of the beginning. N. Engl. J. Med. *318*:1392, 1988.

4 Baldwin, V.J., et al: Diagnostic pathologic investigation of the malformed conceptus. *In* Rosenberg, H.S., and Bernstein, J. (eds): Perspectives in Pediatric Pathology. Vol. 7. New York, Masson Publishing USA, Inc., 1982, p. 65.

5 Caspersson, T., et al.: Analysis of human metaphase chromosome set by aid of DNA-binding fluorescent agents. Exp. Cell Res. *62*:490, 1970.

6 Francke, U., and Oliver, N.: Quantitative analysis of high-resolution trypsin – Giemsa bands of human prometaphase chromosomes. Hum. Genet. *45*:137, 1978.

7 Hassold, T.J., and Jacobs, P.A.: Trisomy in man. Annu. Rev. Genet. *18*:69, 1984.

8 Thompson, M.W.: Genetics in Medicine. Second edition. Philadelphia, W.B. Saunders Co., 1986, p. 121.

9 Juberg, R.C., and Mowrey, P.N.: Origin of non-disjunction in trisomy 21 syndrome: All studies compiled, parental age analysis, and international comparisons. Am. J. Med. Genet. *16*:111, 1983

10 Ganick, D.J.: Hematologic changes in Down's syndrome. CRC Crit. Rev. Oncol. Hematol. *6*:55, 1986.

11 Karlinsky, H.: Alzheimer's disease in Down's syndrome. A review. J. Am. Geriatr. Soc. *34*:728, 1986

12 Watkins, P.C., et al.: Molecular genetics of human chromosome 21. J. Med. Genet. *24*:257, 1987.

13 Patterson, D.: The causes of Down's syndrome. Sci. Am. *257*:52, 1987.

14 Gartler, S.M., and Riggs, A.D.: Mammalian X-chromosome inactivation. Annu. Rev. Genet. *17*:155, 1983.

15 Krauss, C.M., et al: Familial premature ovarian failure due to interstitial deletion of the long arm of the X-chromosome. N. Engl. J. Med. *317*:125, 1987.

16 Simpson, E., et al.: Separation of the genetic loci for the H-Y antigen and for testis determination on human Y chromosome. Nature *326*:876, 1987.

17 Ahmad, K.M., et al.: Leydig cell volume in chromatin-positive Klinefelter's syndrome. J. Clin. Endocrinol. Metab. *33*:517, 1971.

18 Money, J., et al.: Cytogenetics, hormones and behavior disability: Comparison of XXY and XYY syndromes. Clin. Genet. *6*:370, 1974.

19 Federmann, D.D.: Mapping the X-chromosome. Minding its p's and q's. N. Engl. J. Med. *317*:161, 1987.

20 Grumbach, M.M., and Conte, F.A.: Disorders of sexual differentiation. *In* Wilson, J.D., and Foster, D.W. (eds.). Williams' Textbook of Endocrinology. Seventh edition. Philadelphia, W.B. Saunders Co., 1985, p. 312.

21 McKusick, V.A.: Mendelian Inheritance in Man. Seventh edition. Baltimore, Johns Hopkins University Press, 1986.

22 Agarwal, D.P., and Goedde, H.W.: Pharmacogenetics and ecogenetics. Experientia *42*:1148, 1986.

23 Pyeritz, R.E.: The Marfan syndrome. Am. Fam. Physician *34*:83, 1986.

24 Pope, F.M., et al.: Clinical and genetic heterogeneity of the Marfan syndrome. Curr. Probl. Dermatol. *17*:95, 1987.

25 Pope, F.M., and Nichols, A.C.: Molecular abnormalities of collagen in human disease. Arch. Dis. Child *62*:523, 1987.
26 Ogilvie, D.J., et al.: Segregation of all four major fibrillar collagen genes in the Marfan syndrome. Am. J. Hum. Genet. *41*:1071, 1987.
27 Perejda, A., et al.: Marfan's syndrome: Structural, biochemical, and mechanical studies of aortic media. J. Lab. Clin. Med. *106*:376, 1985.
28 Pyeritz, R.E.: Marfan syndrome. *In* Emery, A.E.H., and Rimoin, D.L. (eds.): Principles and Practice of Medical Genetics. New York, Churchill Livingstone, 1983, p. 829.
29 Riccardi, V.M., and Eichner, J.E.: Neurofibromatosis: Phenotype, natural history and pathogenesis. Baltimore, Johns Hopkins University Press, 1986.
30 Marutza, R.L., and Eldridge, R.: Neurofibromatosis 2 (bilateral acoustic neurofibromatosis). N. Engl. J. Med. *318*:684, 1988.
31 Bader, J.L.: Neurofibromatosis and cancer. Ann. N.Y. Acad. Sci. *486*:57, 1986.
32 Seizinger, B.R., et al.: Genetic linkage of von Recklinghausen neurofibromatosis to nerve growth factor receptor gene. Cell *49*:589, 1987.
33 Seizinger, B.R., et al.: Common pathogenetic mechanism for three tumor types in bilateral acoustic neurofibromatosis. Science *236*:317, 1987.
34 Huson, S.M., et al.: Cerebellar hemangioblastoma and von Hippel-Lindau disease. Brain *109*:1297, 1986.
35 Seizinger, B.R., et al.: von Hippel-Lindau disease maps to the region of chromosome 3 associated with renal cell carcinoma. Nature *332*:268, 1988.
36 Brown, M.S., and Goldstein, J.L.: How LDL receptors influence cholesterol and atherosclerosis. Sci. Am. *212*:58, 1984.
37 Vega, G.L., and Grundy, S.M.: Mechanisms of primary hypercholesterolemia in humans. Am. Heart J. *113*:493, 1987.
38 Russell, D.W., et al.: The LDL receptor in familial hypercholesterolemia: Use of human mutations to dissect a membrane protein. Cold Spring Harbor Symp. Quant. Biol. *51*:811, 1987.
39 Illingworth, D.R., and Sexton, G.J.: Hypocholesterolemic effects of mevinolin in patients with heterozygous familial hypercholesterolemia. J. Clin. Invest. *74*:1972, 1984.
40 Garg, A., and Grundy, S.M.: Lovastatin for lowering cholesterol levels in non-insulin-dependent diabetes mellitus. N. Engl. J. Med. *318*:81, 1988.
41 Grundy, S.M.: Drug therapy: HMG-CoA reductase inhibitors for treatment of hypercholesterolemia. N. Engl. J. Med. *319*:24, 1988.
42 Kinnear, P.E., et al.: Albinism. Surv. Ophthalmol. *30*:75, 1985.
43 O'Brien, W.M., et al.: Biochemical, pathologic and clinical aspects of alcaptonuria, ochronosis and ochronotic arthropathy. Review of world literature (1584–1962). Am. J. Med. *34*:813, 1963.
44 Editorial. Lysosomal storage diseases. Lancet *2*:898, 1986.
45 Tager, J.M.: Inborn errors of cellular organelles: An overview. J. Inherited Metab. Dis. *10*(Suppl. 1):3, 1987.
46 Glew, R.H., et al.: Lysosomal storage diseases. Lab. Invest. *53*:250, 1985.
47 Volk, B.W., et al.: The gangliosidoses. Hum. Pathol. *6*:555, 1975.
48 Arey, J.B.: The lipidoses: Morphologic changes in the nervous system in Gaucher's disease, G_{M2}-gangliosidoses and Neimann-Pick disease. J. Clin. Lab. Sci. *5*:475, 1975.
49 Levade, T., et al.: Sphingomyelinases and Neimann-Pick disease. J. Clin. Chem. Clin. Biochem. *24*:205, 1986.
50 daSilva, V., et al.: Niemann-Pick's disease. Clinical, biochemical and ultrastructural findings in a case of infantile form. J. Neurol. *211*:61, 1975.
51 Tsuji, S., et al.: A mutation in the human glucocerebrosidase gene in neuropathic Gaucher's disease. N. Engl. J. Med. *316*:570, 1987.
52 Lee, R.E., et al.: Gaucher's disease: Clinical, morphologic and pathogenetic considerations. Pathol. Annu. *12*:309, 1977.
53 Sorge, J., et al.: Complete correction of the enzymatic defect of type I Gaucher disease fibroblasts by retroviral-mediated gene transfer. Proc. Natl. Acad. Sci. U.S.A. *84*:906, 1987.
54 Muenzer, J.: Mucopolysaccharidoses. Adv. Pediatr. *33*:269, 1986.
55 Beaudet, A.L.: The glycogen storage diseases. *In* Braunward, E., et al. (eds.).: Harrison's Principles of Internal Medicine. Eleventh edition. New York, McGraw Hill Book Co., 1986, p. 1643.
56 DiManro, S., et al.: Metabolic myopathies. Am. J. Med. Genet. *25*:635, 1986.
57 Emery, A.E.H., and Rimoin, D.L.: Principles and Practice of Medical Genetics. New York, Churchill Livingstone, 1983, p. 1272.
58 Turner, G., and Jacobs, P.: Marker(X)-linked mental retardation. Adv. Hum. Genet. *13*:83, 1983.
59 Pembrey, M., and Baraitser, M.: Recently recognized chromosomal defects of clinical importance. Postgrad. Med J. *62*:131, 1986.
60 Brown, T.W., et al.: The fragile X syndrome. Ann. N.Y. Acad. Sci. *477*:29, 1986.
61 Nelson, K., and Holmes, L.B.: Malformations due to presumed spontaneous mutations in newborn infants. N. Engl. J. Med. *320*:19, 1989.
62 Uitto, J., and Shamban, A.: Heritable skin diseases with molecular defects in collagen and elastin. Dermatol. Clin. *5*:63, 1987.
63 Byers, P.H., and Holbrook, K.A.: Molecular basis of clinical heterogeneity in the Ehlers-Danlos syndrome. Ann. N.Y. Acad. Sci. *460*:298, 1986.
64 Antonarkis, S.E.: Diagnosis of genetic disorders at the DNA level. N. Engl. J. Med. *320*:153, 1989.
65 Caskey, C.T.: Disease diagnosis by recombinant DNA methods. Science *23*:1223, 1987.
66 McKusick, V.A. The morbid anatomy of the human genome: A review of gene mapping in clinical medicine. Medicine *67*:1, 1988.
67 Orkin, S.H.: Genetic diagnosis by DNA analysis. Progress through amplifications. N. Engl. J. Med. *317*:1023, 1987.
68 Pembrey, M.: Impact of molecular biology on clinical genetics. Br. Med. J. *295*:711, 1987.
69 Gusella, J., et al.: A polymorphic DNA marker genetically linked to Huntington's disease. Nature *306*:234, 1983.
70 Higuchi, R., et al.: DNA typing from single hairs. Nature *332*:43, 1988.

5 Krankheiten des Immunsystems

Immunologische Grundlagen

Der Mensch lebt in einem Umfeld, in dem es buchstäblich wimmelt von Krankheitserregern. Wenn diese Erreger, deren Spektrum von Viren bis zu Würmern reicht, in den menschlichen Organismus eindringen, kommt es zur Zerstörung von Zellen und Geweben. Den meisten Menschen gelingt es ohne Mühe, in diesem Milieu nicht nur ohne Schaden zu überleben, sondern gar bestens zu gedeihen. Diese *Immunität* (aus dem Lateinischen übertragen soviel wie «Schutz vor» oder «Freiheit von Krankheit») beruht auf der Existenz eines komplizierten, sehr ausgeklügelten Abwehrsystems. Dieses System wird meistens in die zwei Kategorien *«angeboren»* und *«erworben»* unterteilt und ist mit je einem *humoralen* und einem *zellulären* Arm ausgestattet (Abb. 5.1). Das angeborene System der Resistenz dient als erste Abwehrlinie. Seine zellulären Komponenten, wie in Abb. 5.1 dargestellt, sind für diese Rolle in idealer Weise geeignet, weil ihre Funktionen nicht von vorangegangenem Kontakt («Sensibilisierung») mit Antigenen der Zielstrukturen (z.B. Mikroben, Tumorzellen) abhängen und ihnen dazu auch die enge Antigenspezifität der adaptiven Immunantwort fehlt. So kann beispielsweise ein Makrophage seinen Appetit schon bei der ersten Begegnung mit Bakterien oder Viren durch Phagozytose stillen, obwohl die aufgenommenen Partikel in ihrer Antigenzusammensetzung total verschieden sind.

Auf das Komplementsystem, das hauptsächliche humorale Instrument der Resistenz, wurde bereits in *Kapitel 2* eingegangen. Bei den Zellen der adaptiven (erworbenen) Immunität handelt es sich im wesentlichen um T- und B-Lymphozyten. Wie wir noch sehen werden, ist jeder T- oder B-Lymphozyt genetisch so programmiert, daß er mit Hilfe von Antigenrezeptoren an seiner Oberfläche nur eine einzige Antigendeterminante (Epitop) erkennen kann, und daß diese Zellen aus diesem Grund über eine einzigartige Antigenspezifität verfügen. Während der Evolution hat der Säugerorganismus die Fähigkeit entwickelt, Myriaden verschiedener Antigenstrukturen zu erkennen. Ein gesunder Mensch verfügt deshalb über eine unwahrscheinlich große Zahl verschiedener antigenspezifischer Lymphozyten. Da der menschliche Organismus – entgegen der Meinung vieler Immunologen! – nicht einfach einem mit Lymphozyten angefüllten Sack entspricht, muß in nichtimmunisierten Individuen die Zahl der Lymphozyten, die mit einem ganz bestimmten Antigen zu reagieren vermögen, ebenso unwahrscheinlich klein sein. Treffen allerdings antigenspezifische Lymphozyten auf das ihrem Rezeptor entsprechende Epitop – z.B. bei mikrobiellen Infektionen –, beginnen sie sich zu teilen, und es kommt zur eindrücklichen zahlenmäßigen Vermehrung, wodurch der reaktionsauslösende Erreger in Schach gehalten werden kann. Diese als klonale Expansion bezeichnete Reaktion der T- und B-Lymphozyten ist ein komplexer Vorgang, der in mehreren Stufen abläuft und durch abwechselnde Teilungs- und Differenzierungsschritte gekennzeichnet ist. Es dauert mindestens einige Tage, manchmal Wochen, bis dieser Prozeß abgeschlossen ist. Aus diesen Gründen spielt die spezifische Immunität die Rolle der zweiten Abwehrlinie, die – nach

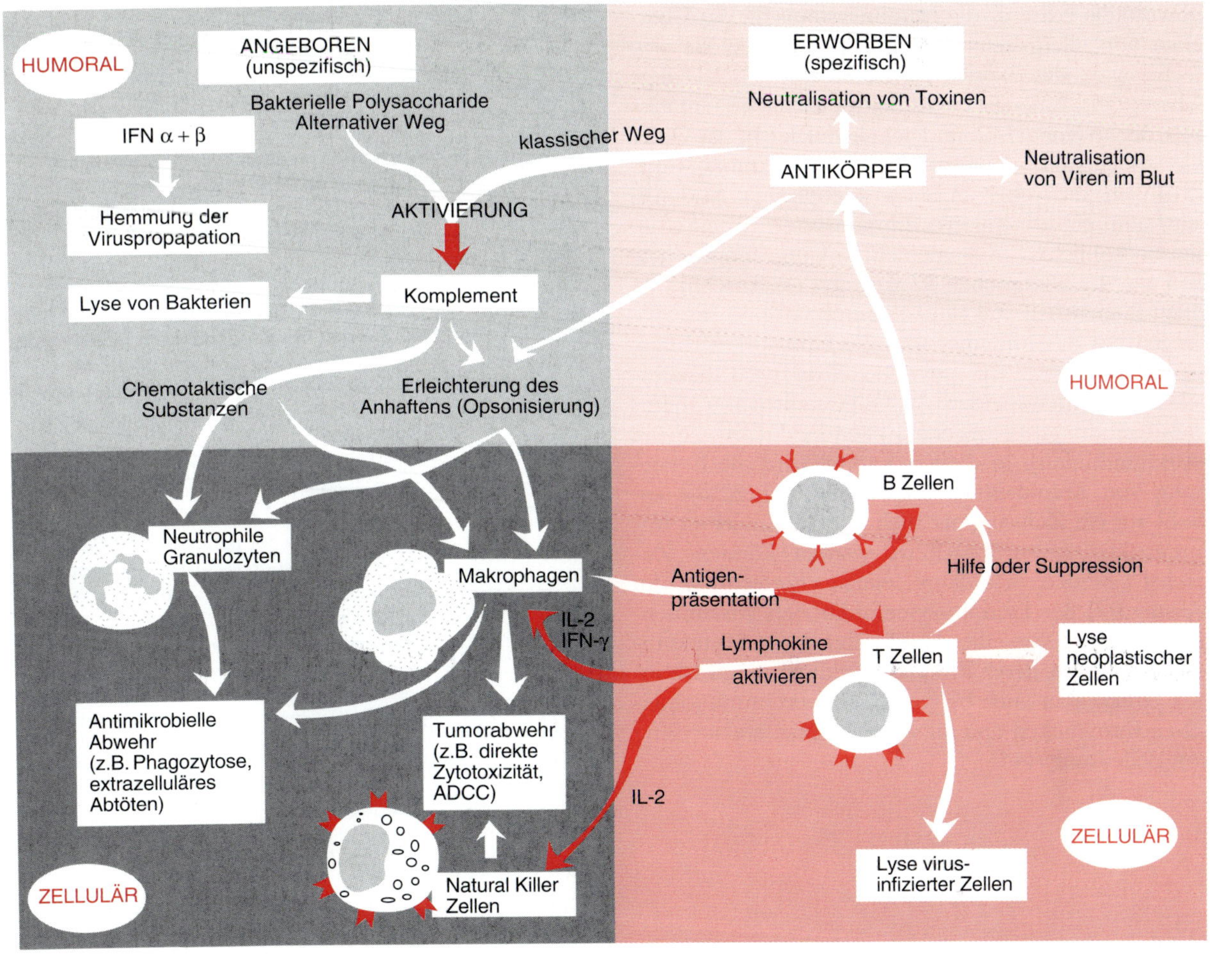

Abb. 5.1: Erworbene und angeborene Immunität. Schematische Darstellung humoraler und zellulärer Komponenten sowie deren Interaktionen.

nach Durchbrechen der Resistenz – zum wichtigsten Schutzmechanismus wird.
Die Unterscheidung zwischen angeborener Resistenz und erworbener Immunität sowie zwischen humoralen und zellulären Effektormechanismen hat sich als nützlich für das Verständnis der komplizierten Verhältnisse erwiesen. *Allerdings muß mit Nachdruck darauf hingewiesen werden, daß zwischen den verschiedenen Komponenten mannigfaltige Verbindungen bestehen, und daß eine gegenseitige Beeinflussung die Regel darstellt* (Abb. 5.1). Es sei daran erinnert, daß die Komplementkaskade als wichtiger humoraler Arm der unspezifischen Resistenz sowohl direkt durch eingedrungene Mikroorganismen als auch durch spezifische, im Verlaufe einer adaptiven Immunantwort gebildete Antikörper ausgelöst werden kann. Daneben spielt Komplement eine wichtige Rolle in der gezielten Beeinflussung der Funktion neutrophiler Granulozyten und von Makrophagen. Makrophagen sind nicht nur wichtige Effektorzellen der angeborenen Resistenz, sondern spielen als antigenverarbeitende und -präsentierende Zellen eine ebenso wichtige Rolle in der Auslösung von spezifischen Immunreaktionen, die schließlich durch T- und B-Lymphozyten vermittelt werden. Wie allgemein bekannt, wirken T-Lymphozyten als Träger der zellulären Immunität. Sie regulieren jedoch zusätzlich auch die Aktivität von Antikörper-produzierenden B-Lymphozyten, Makrophagen und «natural killer»-(NK)-Zellen. Die physiologische Bedeutung dieser Interaktionen wird oft erst dann verständlich, wenn als Folge einer genetischen oder erworbenen Krankheit eine der Komponenten dieses fein abgestimmten «Orchesters» ausfällt, wie in unseren Tagen durch die AIDS-Krankheit vorgeführt. Im Verlaufe der Entwicklung des «acquired immunodeficiency syndromes» führt die Elimination einer Subgruppe von T-Lymphozyten durch das «human immunodeficiency virus» (HIV) zu einer Kette von Ereignissen, die mit der Zeit in einem vollständigen Versagen der gesamten Abwehrsysteme ihren Höhepunkt erreichen (siehe S. 268).

Obwohl die Existenz des Immunsystems für das Überleben von allergrößter Bedeutung ist, wirkt sie sich doch wie das sprichwörtliche doppelschneidige Schwert aus. Einerseits wird der menschliche Organismus, der an einem Immundefekt leidet, leicht das Opfer aller möglichen Infektionserreger und erkrankt wahrscheinlich auch eher an einem Neoplasma. Andererseits kann ein hyperaktives Immunsystem zu einer lebensbedrohlichen Allgemeinerkrankung führen, wie im Falle der allergischen Reaktionen im Anschluß an einen Bienenstich. Bei einer weiteren Gruppe von Störungen hat das Immunsystem die Fähigkeit verloren, eigene («selbst») von fremden Strukturen («nichtselbst») zu unterscheiden. Als Folge stellt sich eine Immunreaktion gegen eigene Zellen und Gewebe ein (Autoimmunität). In diesem Kapitel wird die Entstehung von Krankheitszuständen besprochen, die sowohl auf ein Zuwenig als auch auf ein Zuviel an Immunreaktivität zurückgeführt werden können. Zunächst werden allerdings einige Fortschritte im Verständnis der Lymphozytenfunktionen zusammengefaßt, gefolgt von einer Beschreibung der Histokompatibilitätsgene, deren Produkte für die Immunreaktionen direkt, aber auch bei verschiedenen immunologischen Krankheiten und für die Transplantatabstoßung von Bedeutung sind.

Allgemeine Eigenschaften des Immunsystems

T-Lymphozyten

T-Lymphozyten stammen von Vorläuferzellen im Knochenmark ab, die in den Thymus einwandern, sich dort teilen und zu reifen T-Zellen differenzieren und dann das Organ wieder verlassen. Reife T-Zellen zirkulieren mit dem Blut und besiedeln sogannte «periphere» lymphatische Organe, wo sie sich z.B. vorzugsweise im *Paracortex (tiefe Rindenzone) der Lymphknoten* und in den *periarteriolären Lymphozytenscheiden in der weißen Pulpa der Milz* finden. Mit Hilfe monoklonaler Antikörper war es möglich, eine Reihe von Membraneigenschaften unreifer und reifer T-Zellen zu definieren (Tab. 5.1). Einige dieser Merkmale, wie z.B. CD3 und CD2, finden sich auf allen peripheren T-Lymphozyten, während andere funktionell verschiedene Untergruppen durch weitere Merkmale einigermaßen gekennzeichnet werden. Die CD4- und CD8-Moleküle sind ein Beispiel für die letztgenannte Situation: Die Eigenschaft CD4 findet sich auf ungefähr 60% der reifen T-Zellen, die Eigenschaft CD8 auf ungefähr 30%. Im normalen, gesunden Organismus beträgt das sogenannte T4:T8-Verhältnis ungefähr 2; dieses Verhältnis kann sich im Verlaufe verschiedener Krankheiten verschieben. Obwohl ursprünglich als phänotypische Merkmale von T-Zellen beschrieben, scheinen die meisten

Tab. 5.1: Auswahl phänotypischer Oberflächeneigenschaften von Lymphozyten, Makrophagen und NK-Zellen

Antigen-bezeichnung*	Bemerkungen
Vorwiegend mit T-Lymphozyten assoziiert	
CD2	Rezeptor für Schaferythrozyten; identisch mit T11 und LAF-3; auf allen T-Zellen (peripher und intrathymisch) und NK-Zellen vorhanden
CD3	Auf allen peripheren T-Zellen vorhanden; assoziiert mit dem T-Zell-Rezeptor
CD4	Auf etwa 60% der peripheren T-Zellen und auf Monozyten vorhanden; bindet an MHC-Klasse II-Antigene antigenpräsentierender Zellen; kennzeichnet T-Helfer/Inducer-Zellen
CD5	Identisch mit T1; auf allen intrathymischen und peripheren T-Zellen vorhanden
CD7	Auf fast allen T-Zellen vorhanden
CD8	Auf etwa 30% der peripheren T-Zellen vorhanden; bindet an MHC-Klasse I-Antigene antigenpräsentierender Zellen; kennzeichnet zytotoxische T-Lymphozyten
CD25	Rezeptor für Interleukin-2 (IL-2); auf aktivierten T- und B-Lymphozyten sowie Makrophagen vorhanden
Vorwiegend mit B-Lymphozyten assoziiert	
CD19	Auf allen B-Zellen vorhanden, vom Stadium der «Pro-B-Zelle» bis kurz vor der Differenzierung zur Plasmazelle (bei der CD19 fehlt)
CD20	Erscheint später als CD19 (Stadium der «frühen B-Zelle»); danach gleiche Verteilung wie CD19
CD10	Identisch mit CALLA («common acute lymphblastic leukemia antigen»); auf Prä-B-Zellen (sowie weiteren Zellen) vorhanden
Vorwiegend mit Monozyten/Makrophagen assoziiert	
CD13	Auf Monozyten, Granulozyten und einigen Makrophagen vorhanden
CD33	Auf myeloiden Vorläuferzellen und Monozyten vorhanden
CD11b	Auf Monozyten, Granulozyten und einigen NK-Zellen vorhanden; α-Kette von Mac-1 (C3bi-Rezeptor)
Vorwiegend mit NK-Zellen assoziiert	
CD16	Auf allen NK-Zellen und Granulozyten vorhanden; «low affinity»-Rezeptor für IgG Fc
CD57	Auf allen NK-Zellen sowie einigen T- und B-Zellen vorhanden
Auf allen Leukozyten vorhanden	
CD45	Identisch mit LCA («leukocyte common antigen»)
CD11a	α-Kette von LFA-1 («leukocyte function associated antigen»; Rezeptor für ICAM-1 und ICAM-2
CD18	β-Kette von Mac-1 sowie ICAM-1 und -2

* Die monoklonalen Antikörper werden mit dem Präfix CD («cluster designation») bezeichnet. (Nach Knapp W. et al. (eds.): Leukocyte Typing IV, Oxford University Press, 1990.)

dieser Moleküle mit bestimmten T-Zellfunktionen in Beziehung zu stehen, von denen zwei große Gruppen bekannt sind:

1. Zelluläre Immunreaktionen. Diese sind in verschiedenen Erscheinungsformen bekannt, in denen T-Lymphozyten eine Hauptrolle spielen. Beispiele sind zytotoxische («killer») T-Zellen mit einer gegen virusinfizierte Zellen oder fremde Histokompatibilitätsantigene gerichteten Spezifität. Zytotoxische T-Zellen sind CD3-positiv (wie alle reifen T-Zellen), exprimieren aber dazu meist CD8. Eine andere Form der zellulären Immunität stellt die Überempfindlichkeit vom Spättyp dar, die durch CD4-positive Zellen vermittelt wird (siehe S. 216).

2. Regulatorische Funktionen. T-Lymphozyten greifen auch regulatorisch in die Aktivitäten anderer T-Zellen, B-Zellen oder hämopoietischer sowie nicht-hämopoietischer Vorläuferzellen ein. Die immunregulatorischen Funktionen drücken sich entweder als Verstärkung oder Unterdrückung der Immunantwort aus. So scheinen CD4-positive *Helfer/Induktor-Zellen,* «Hilfe» für die Produktion zytotoxischer T-Zellen und Antikörper-produzierender B-Zellen zu leisten. Andererseits dient eine Untergruppe von CD8-positiven Zellen der Dämpfung einer Immunreaktion. Diese regulatorischen Funktionen werden größtenteils über die Sekretion löslicher Faktoren vermittelt, die *Lymphokine* genannt werden.

Wie bereits erwähnt, sind T- und B-Lymphozyten genetisch programmiert, mit Hilfe membranständiger, antigenspezifischer Rezeptoren mit ganz bestimmten Antigenen reagieren zu können. Bis vor kurzer Zeit war die Natur des T-Zellrezeptors («T cell receptor», TCR) ein Rätsel. Heute liegen, dank Fortschritten in der Molekularbiologie, ausführliche Beschreibungen des TCR vor.[1,2] *Der TCR von ungefähr 95% aller T-Zellen ist ein Heterodimer, in dem eine α- und eine β-Polypeptidkette durch Disulfidbrücken verbunden sind.* Jede der Polypeptidketten des *TCR α/β* besitzt einen variablen (antigenspezifischen) und einen konstanten Anteil, in erstaunlicher Analogie zum Aufbau der Immunglobuline. Eine Minderheit der T-Zellen verfügt über einen TCR, der aus zwei andern Polypeptidketten, genannt γ und δ, besteht *(TCR γ/δ). Im Unterschied zu den TCR α/β-positiven exprimieren TCR γ/δ-positive Lymphozyten auf ihrer Membran weder CD4 noch CD8.* Beide Formen der TCR sind kovalent mit dem CD3-Molekülkomplex verbunden, der seinerseits aus mindestens drei konstanten Proteinen besteht (Abb. 5.2). Obwohl die eigentliche Antigenerkennung durch die variablen Anteile der Polypeptidketten des TCR vermittelt wird, scheinen die Folgeschritte – z.B. die Übermittlung der Aktivierungssignale – an Eigenschaften des CD3-Proteinkomplexes gebunden zu sein.[3]

Der TCR ist in seinem Aufbau zwar nicht mit demjenigen der Immunglobuline, die als Antigenrezeptoren der B-Zellen dienen, identisch, doch zeigt sich, daß der

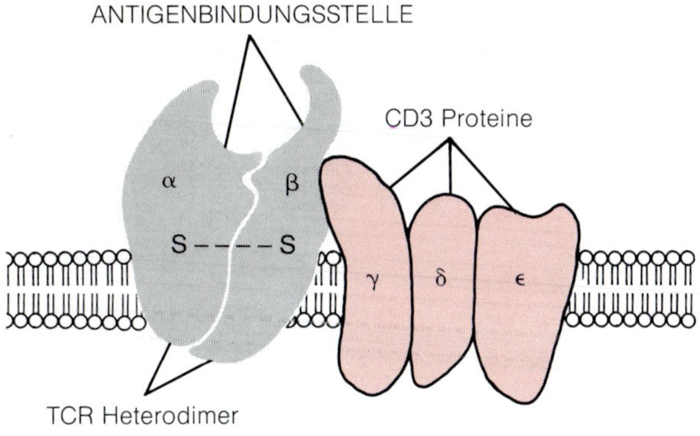

Abb. 5.2: T-Zellrezeptor- (TCR-)Komplex. Schematische Darstellung der α- und β-Polypeptidketten des TCR in Verbindung mit den CD3-Molekülen.

genetische Hintergrund dieser beiden Rezeptorfamilien bemerkenswerte Ähnlichkeiten aufweist. In Abb. 5.3 ist der Teil des menschlichen Chromosoms 7 dargestellt, auf dem sich die Gene für die β-Kette des TCR befinden. Offensichtlich steht der Aufbau der β-Kette des TCR unter Kontrolle von vier Genen, von denen jedes zu einer Gruppe gehört, die ihrerseits in vier verschiedene Regionen segregiert sind. Diese Regionen tragen die Bezeichnung V («variable»), D («diversity»), J («joining») und C («constant»). Zwar besitzt jede somatische Zelle die Gene des TCR in ihrer sogenannten «Keimbahn-Konfiguration» (wie in Abb. 5.3 dargestellt), exprimiert werden diese Gene jedoch ausschließlich in T-Lymphozyten. Vorgängig der eigentlichen Transkription der TCR-Gene findet ein wichtiger Vorgang statt, der Gen-Rearrangement genannt wird. Diese Neuordnung der Gene besteht darin, daß je ein Gen der V-, D- und J-Region durch die Elimination der dazwischenliegenden DNA nebeneinander zu liegen kommen. Erst die neugeordnete DNA wird dann in mRNA überschrieben. Im Verlaufe der mRNA-Bildung werden die Sequenzen, die zwischen der VDJ- und der C-Region liegen, ebenfalls ausgeschnitten, so daß schließlich die Produkte der VDJ- und der C-Regionen zusammenkommen. Die übrigen Ketten des TCR (α, γ und δ) werden in analoger Weise gebildet. *Der Vorgang des Gen-Rearrangements im Rahmen der TCR-Bildung, die ausschließlich während der Reifung der T-Zellen im Thymus stattfindet, ist von weitreichender theoretischer und praktischer Bedeutung:*

– Zunächst steht damit ein Mechanismus zur Verfügung, der die Produktion von T-Zellen mit unterschiedlicher Antigenspezifität erlaubt. Da der Bildung der kompletten α- und β-Ketten des TCR die Kombination je eines von verschiedenen Genen in den V-, D-, J- und C-Regionen zugrunde liegt, sind die Möglichkeiten der Diversifikation des TCR enorm groß. Jeder TCR, der auf einer in der Zusammensetzung spezifischen Neuordnung der Gene der α- und β-Ketten be-

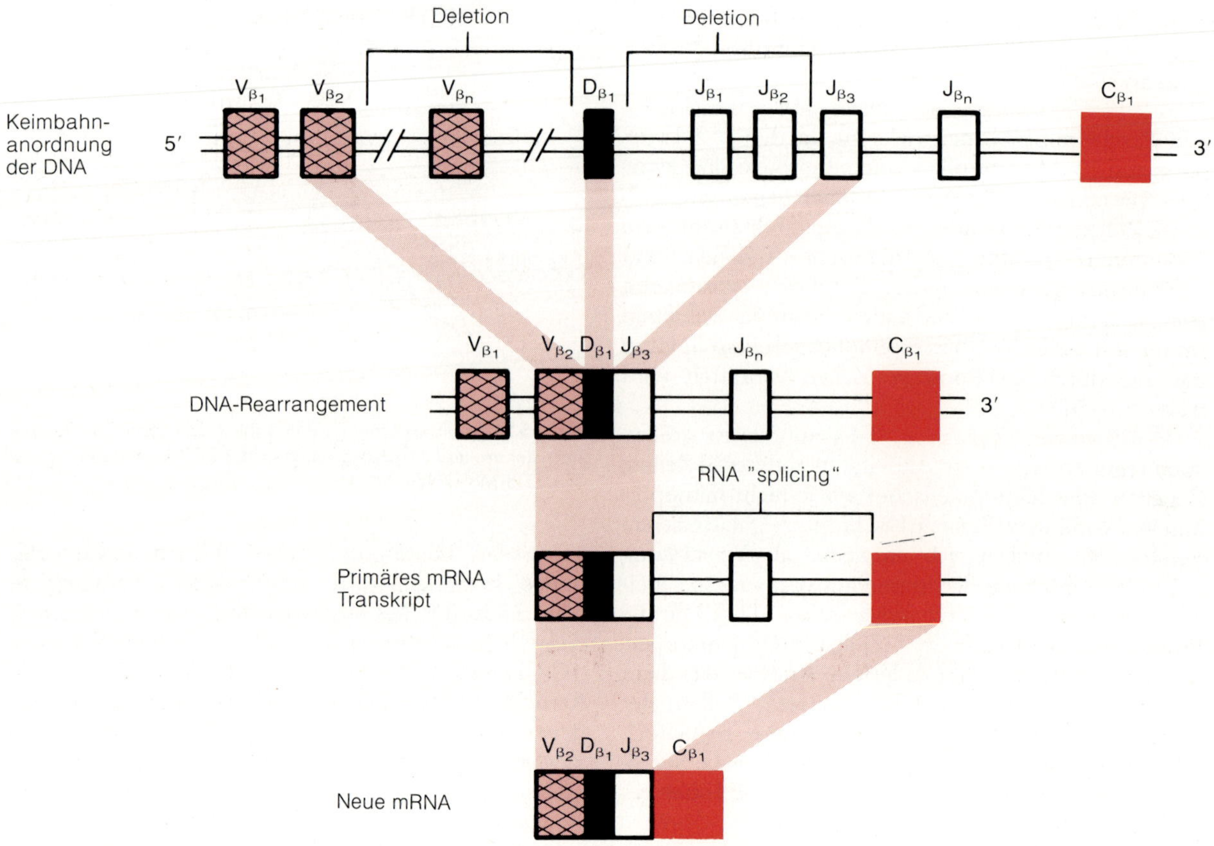

Abb. 5.3: Rearrangement und Transkription der Gene der β-Kette des T-Zell-Antigenrezeptors.

ruht, besitzt einen einzigartigen, genetisch fixierten Aufbau, der für ein einziges aus Myriaden möglicher Antigene spezifisch ist.

– Auf der praktisch-diagnostischen Seite ermöglicht das Wissen, daß jede T-Zelle über ein individuelles und einzigartiges DNA-Rearrangement verfügt, eine polyklonale (nicht-neoplastische) von einer monoklonalen (neoplastischen) Zellvermehrung zu unterscheiden. Die «Southern blot»-Technik wird für derartige Untersuchungen eingesetzt.

Wie bereits angedeutet, handelt es sich bei einigen der Oberflächenmerkmale der T-Zellen um Moleküle mit funktioneller Bedeutung. CD4 und CD8 scheinen, ohne direkte Beziehung zu den Strukturen des TCR, die Wechselbeziehungen zwischen T-Lymphozyten und anderen Zellen durch eine Erhöhung der Avidität des zwischenzelligen Kontakts zu erleichtern. CD4 verbindet sich mit Klasse-II-Molekülen des MHC («major histocompatibility complex»), während CD8 mit Klasse-I-Molekülen reagiert. Das gleichzeitige Erkennen von Molekülen des MHC und von Antigen ist eine funktionell grundlegende Eigenschaft der T-Zellen.

B-Lymphozyten

B-Lymphozyten sind in Blut, lymphatischen Organen und Knochenmark vorhanden. Beim Menschen beträgt der Anteil der B-Zellen an den Blutlymphozyten zwischen 10 und 20%. *In den Lymphknoten finden sich B-Zellen vorzugsweise in der äußeren Rindenzone, z.T. in Form von Lymphfollikeln. In der Milz bilden sie ebenfalls Lymphfollikel in der weißen Pulpa. Die blassen zentralen Zonen in Sekundärfollikeln nennt man Keimzentren.* B-Lymphozyten besitzen membranständige Immunglobuline, die mittels Fluoreszenzmikroskopie oder Durchflußzytometrie verhältnismäßig leicht nachgewiesen werden können. Voraussetzung ist die Inkubation mit Anti-Immunglobulin-Antikörpern, die einen Fluoreszenzfarbstoff als Markierung tragen. Diese Verfahren werden bei klinischen Untersuchungen für den B-Zell-Nachweis und für die B-Zell-Quantifizierung routinemäßig angewendet. Zusätzlich kennt man – in Analogie zur Situation bei den T-Zellen – eine Reihe monoklonaler Antikörper, die gegen weitere Oberflächenmerkmale der B-Lymphozyten gerichtet sind (Tab. 5.1).[4] Einige dieser B-Zell-spezifischen Eigenschaften, z.B. CD19 (früher unter der Bezeichnung

«B4» bekannt), werden bereits zu einem Zeitpunkt der B-Zelldifferenzierung exprimiert, an dem noch keine nachweisbaren Membran-Immunglobuline vorhanden sind. Derartige Merkmale sind zur Analyse der Histogenese bestimmter Lymphome, die im Kindesalter auftreten, besonders nützlich.
Man weiß schon seit einiger Zeit, daß der Antigenrezeptor der B-Zelle mit monomerem IgM, das in der Membran aller B-Lymphozyten nachgewiesen werden kann, identisch ist. Die Spezifität der Membran-Immunglobuline ist identisch mit derjenigen, die das später sezernierte Immunglobulin besitzen wird, dann nämlich, wenn aus dem B-Lymphozyten eine Plasmazelle geworden ist. Der genetische Hintergrund für die unglaubliche Vielfalt des B-Zellrepertoires wurde durch Untersuchungen aufgeklärt, die auf Susuma Tonegawa (Träger des Nobelpreises von 1987) zurückgehen. Auffällig sind die Ähnlichkeiten in der Organisation der Immunglobulin-Gene mit derjenigen der Gene des T-Zell-Rezeptors. Bei der Maus basiert die Zusammensetzung einer schweren Ig-Kette auf einem Pool von ungefähr 200 Genen in den V-, von 12 in den D- und von 4 in den J-Segmenten. Dazu kommen noch 8 Gene, die für die konstante Region kodieren ($C\mu$, $C\gamma$, $C\delta$ und weitere) und damit für die Zugehörigkeit des Ig-Moleküls zu Isotypen und Subklassen. Gene für die leichten Ig-Ketten sind ähnlich organisiert; allerdings fehlen die Gene der D-Region. Während der B-Zellreifung kommt es – wie für die Gene des TCR bereits beschrieben – zu einer DNA-Neuordnung. Wenn die Anzahl der Gene für die V-, D- und J-Regionen der Polypeptidketten als bekannt vorausgesetzt werden, läßt sich leicht errechnen, daß über 10^7 verschiedene Antikörperspezifitäten einzig durch das Rearrangement der Ig-Gene in verschiedenen Kombinationen entstehen können. Dazu kommt, daß die somatische Mutationsrate der B-Zellrezeptoren sehr viel höher ist als diejenige des TCR. Wiederum scheint es wichtig, auf die praktische Bedeutung dieser Erkenntnisse hinzuweisen. Da in einer B-Zelle und ihren Vorläufern nur eine von vielen möglichen DNA-Neuordnungen eintritt, ist auch hier die Unterscheidung einer monoklonalen (neoplastischen) und polyklonalen (reaktiven) B-Zellproliferation mittels DNA-Analyse und «Southern blot» möglich.

Makrophagen

Makrophagen gehören zum Monozyten/Makrophagensystem. Ihre Herkunft, ihre Differenzierung und ihre Beteiligung am Entzündungsgeschehen wurden in *Kapitel 2* besprochen. An dieser Stelle soll auf die verschiedenen Rollen hingewiesen werden, die diese Zellen bei der Immunantwort spielen können.[5] Einige Membranantigene von Monozyten und Makrophagen sind in Tab. 5.1 aufgeführt.

- Makrophagen sind für Vorbereitung und Präsentation von Antigenen an immunokompetente T-Lymphozyten verantwortlich. T-Zellen lassen sich, im Gegensatz zu B-Lymphozyten, durch lösliche Antigene nicht direkt stimulieren. Daher bildet die Präsentation von teilweise oder vollständig abgebautem Material an der Oberfläche von Makrophagen oder anderen antigenpräsentierenden Zellen (z.B. Langerhans-Zellen der Epidermis) die Voraussetzung für die Auslösung einer zellulären Immunreaktion. Das verarbeitete Antigen wird CD4-positiven T-Zellen in Verbindung mit MHC-Antigenen der Klasse II präsentiert.
- Makrophagen produzieren eine Reihe von löslichen Substanzen[6], z.B. Interleukin-1 (IL-1), welche die Differenzierung von T- und B-Zellen fördern. IL-1 wirkt allerdings auf viele Zellarten und besitzt ein breites Wirkungsspektrum, das in unvollständiger Form in Tab. 5.2 aufgeführt ist.
- Makrophagen vermögen Tumorzellen durch die Freisetzung toxischer Metabolite, proteolytischer Enzyme und Zytokine zu lysieren. Über diese Mechanismen könnten sie im Rahmen der immunologischen Tumorüberwachung eine Rolle spielen.
- Schließlich sind Makrophagen wichtige Effektorzellen verschiedener Formen der zellvermittelten Immunität, wie der verzögerten Überempfindlichkeitsreaktion.

NK-Zellen

Während den vergangenen Jahren stand ein neuer Zelltyp, die sogenannte «natural killer»-(NK-)Zelle im Zentrum des Interesses.[7] NK-Zellen sind imstande, eine Vielzahl von Tumorzellen, virusinfizierter oder anderer Zellen *ohne vorhergehende Sensibilisierung* zu lysieren. Diese Zellen finden sich im peripheren Blut und in den lymphatischen Geweben des Menschen sowie einer Reihe von Tierspezies. Obwohl NK-Zellen zum Teil bezüglich gewisser Membraneigenschaften Gemeinsamkeiten mit T-Zellen und Makrophagen aufweisen, nimmt man an, sie seien von reifen T- und B-Zellen sowie von Makrophagen streng zu unterscheiden. Sie sind CD3-negativ, besitzen aber die Eigenschaften CD16 und CD56, die für ihre Identifizierung nützlich sind. Sie sind etwas größer als kleine Lymphozyten und besitzen gut darstellbare zytoplasmatische Granula. Man hat sie deshalb auch als «large granular lymphocytes» bezeichnet. NK-Zellen verfügen über zwei unterschiedliche Mechanismen der Zytotoxizität. Der eine, durch Antikörper vermittelte, wird zelluläre Zytotoxizität genannt und beruht auf der Interaktion membranständiger Fc-Rezeptoren der NK-Zelle mit Antikörpern, die eine gegen Membranantigene der Zielzelle gerichtete Spezifität aufweisen. Dem andern Mechanismus liegt eine direkte Auseinandersetzung der NK-Zelle mit der Zielzelle zugrunde, die durch erst unvollständig charakterisierte Rezeptoren vermittelt werden soll (Abb. 5.4). Wegen ihrer Fähigkeit, Tumorzellen und virusinfizierte Zellen *in vitro* ohne vorausgegangene Sensibilisierung abzutöten, werden sie als

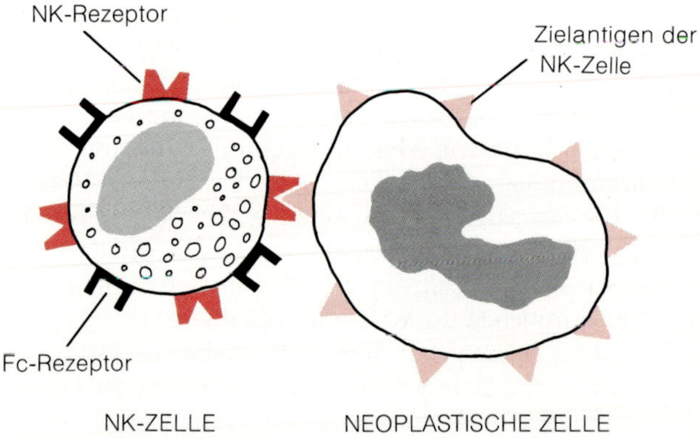

Abb. 5.4: Direkte Tumorzytotoxizität der NK-Zellen. Fc-Rezeptoren der NK-Zellen sind *nicht* beteiligt.

wichtige Komponenten der ersten Abwehrlinie gegen neoplastisch veränderte Zellen oder Viren betrachtet. Unter Bedingungen *in vitro* gelingt es auch, NK-Zellen durch Interleukin-2 zu aktivieren und zur Teilung zu bringen. Die auf diese Weise entstandene Zellpopulation, oft als «Lymphokin-aktivierte Killerzellen» (LAK) bezeichnet, wird auf ihre Tauglichkeit als Immunotherapeutikum in der Krebsbehandlung geprüft.[8]

Dendritische Zellen und Langerhans-Zellen

Diese beiden Bezeichnungen beziehen sich auf eine Population von Zellen, die sich durch dendritische Zytoplasmafortsätze und den Besitz von reichlich MHC Klasse-II-Molekülen auf der großen Zelloberfläche auszeichnen. Dendritische Zellen finden sich in den lymphatischen Geweben sowie – als Langerhans-Zellen bezeichnet – in der Epidermis. Aufgrund ihres hohen Gehaltes an Klasse-II-Molekülen und der riesigen Zelloberfläche sind diese Zellen zur Antigenpräsentation prädestiniert, und einige Immunologen sehen in ihnen die für diese Funktion wichtigsten Vertreter überhaupt. Dendritische und Langerhans-Zellen haben mit den Makrophagen die Fähigkeit zur Antigenpräsentation gemeinsam, sind jedoch nur in bescheidenem Ausmaß oder gar nicht zur Phagozytose befähigt.

Zytokine: Botenstoffe des Immunsystems

Es ist allgemein bekannt, daß Auslösung und Regulation der Immunantwort eng mit verschiedensten Interaktionen zwischen den Zellen des Immunsystems verknüpft sind, wobei viele der zwischenzelligen Reaktionen durch freigesetzte Polypeptide vermittelt werden. Je nach der Quelle dieser Mediatoren werden sie als *Lymphokine* (von Lymphozyten gebildet) oder als *Monokine* (von Monozyten/Makrophagen gebildet) bezeichnet. In den letzten Jahren hat sich immer wieder gezeigt, daß das Spektrum der Zielzellen dieser löslichen Botenstoffe weit über die Zellen des Immunsystems hinausreicht. Andererseits werden einige Mediatoren, die ursprünglich als reine Lymphozyten- oder Makrophagenprodukte galten, auch durch viele nicht-lymphoide Zellen gebildet. Aus diesen Gründen hat sich die umfassendere Bezeichnung *Zytokine* eingebürgert. Es erweist sich als unmöglich, eine Liste aller Zytokine sowie ihres Bildungsortes aufzustellen, da fast täglich neue Faktoren oder neue Wirkungsweisen bereits bekannter Substanzen beschrieben werden. Viele Zytokine tragen immer noch Bezeichnungen, die mit ihrer Wirkung in Beziehung stehen, obwohl bereits Ende 1988 die Gene für mindestens 17 Zytokine kloniert waren und die Genprodukte in gereinigter Form vorlagen. Einige dieser Mediatoren, in erster Linie solche, die von Zellen des Immunsystems gebildet werden, sind in Tab. 5.2 zusammengestellt. Einzelheiten über diese sowie weitere Zytokine sind neueren Übersichtsarbeiten zu entnehmen.[9–13] Hier sollen lediglich einige Hauptpunkte der Wirkungsweise der wichtigsten Zytokine zusammengefaßt werden:

- Zytokine wirken über drei mögliche Wege: (1) Sie beeinflussen dieselben Zellen, in denen sie gebildet wurden *(autokrine Wirkung)*, wie z.B. IL-2, das von aktivierten T-Zellen produziert wird und das T-Zell-Wachstum beeinflußt. (2) Sie wirken auf unmittelbar dem Bildungsort benachbarte Zellen (*parakrine* Wirkung), wie z.B. IL-1, das von antigenpräsentierenden Zellen gebildet wird und während der Induktionsphase der Immunantwort T-Zellen beeinflußt. (3) Sie besitzen eine systemische Wirkung, die sich auf verschiedenste Zellsysteme erstreckt (*endokrine* Wirkung), wie dies z.B. IL-1 und TNF-α durch Auslösung der Akutphasenreaktion der Entzündung eindrücklich zeigen.
- Zytokine vermitteln ihre Wirkung durch Bindung an spezifische hochaffine Rezeptoren auf der Membran der entsprechenden Zielzellen: IL-2 beispielsweise aktiviert T-Zellen durch die Bindung an IL-2-Rezeptoren (IL-2R). Werden die IL-2R durch monoklonale, gegen das Rezeptormolekül gerichtete Antikörper blockiert, bleibt eine T-Zellaktivierung aus. Dieser Befund eröffnet vielleicht die Möglichkeit, eine unerwünschte T-Zellaktivierung (z.B. bei Transplantatabstoßung) zu kontrollieren.
- Sowohl die Zytokinbildung als auch die Ansprechbarkeit der Zielzellen auf ihre Wirkung stehen unter strenger Kontrolle von Umgebungsfaktoren und anderer Zytokine. Ein Beispiel: Im Ruhezustand produzieren T-Zellen praktisch kein IFN-γ; während einer zellgebundenen Immunantwort gegen Tuberkulosebakterien wird die Produktion von IFN-γ sowie weiterer Zytokine mit Makrophagen-aktivierender und -immobilisierender Wirkung plötzlich ausgelöst – ein Effekt, der dazu dient, die Infektion in Schranken zu halten. Die Beeinflussung der Zytokinproduktion durch Umgebungsfaktoren wird vermutlich auch durch Zytokine selbst vermittelt. So reguliert z.B. TNF-α Synthese und

Tab. 5.2: Zytokine

Bezeichnung	Herkunft	Zielzellen und biologische Eigenschaften
Interleukin-1 (IL-1)	Fast alle Zellen, einschließlich Monozyten, Makrophagen, Endothelien, Keratinozyten und Gliazellen	Aktiviert T-Zellen; dient als Kofaktor für weitere Wachstumsfaktoren; löst Schlaf, Fieber, ACTH-Freisetzung und weitere Akutphasen-Reaktionen aus; stimuliert Synthese anderer Lymphokine (IL-2, IFN-γ); stimuliert Produktion von Kollagenasen; fördert Knochenabbau durch Osteoklasten; aktiviert Makrophagen; steigert Adhäsivität von Endothelzellen für Leukozyten
Tumornekrose-Faktor α (TNF-α)	Makrophagen, aktivierte T-Zellen, NK-Zellen	Ahmt viele Wirkungen von IL-1 auf T-Zellen, B-Zellen, Makrophagen und Endothelzellen nach; löst Akutphase-Reaktionen aus; hemmt Lipoprotein-Lipase in Fettzellen; hemmt hämopoietische Stammzellen; zytotoxisch für neoplastische Zellen
Interleukin-2 (IL-2)	Aktivierte T-Zellen	Stimuliert Proliferation von T- und B-Zellen; aktiviert und fördert Proliferation von NK-Zellen; aktiviert Monozyten
Interleukin-3 (IL-3)	Aktivierte T-Zellen	Unterhält das Wachstum pluripotentieller hämopoietischer Stammzellen; Wachstumfaktor für Mastzellen
Interleukin-4 (IL-4)	Aktivierte T-Zellen	Wachstums- und Differenzierungsfaktor für T- und B-Zellen; Wachstumsfaktor für Mastzellen; verstärkt Expression von MHC Klasse II-Molekülen auf B-Zellen
Interleukin-5 (IL-5)	Aktivierte T-Zellen	Löst Differenzierung aktivierter B-Zellen in antikörperproduzierende Plasmazellen aus
Interleukin-6 (IL-6)	Aktivierte T-Zellen, Fibroblasten, Monozyten	Fördert die Reifung aktivierter T- und B-Zellen; stimuliert das Wachstum von hämopoietischen Vorläuferzellen; hemmt Wachstum von Fibroblasten
Interferon-γ (IFN-γ)	Aktivierte T-Zellen, K-Zellen	Aktiviert Makrophagen; induziert Expression von MHC Klasse II-Molekülen auf Makrophagen und vielen anderen Zellen; hemmt hämopoietische Vorläuferzellen; aktiviert Endothelzellen; besitzt antivirale Aktivität

Freisetzung (oder beides) von IL-1 und von hämopoietischem Wachstumsfaktor durch Endothelzellen.
Die angesammelten Kenntnisse über Zytokine dienen nicht nur akademischen Interessen, sondern besitzen auch praktische therapeutische Bedeutung. Zunächst wäre denkbar, über die Regulation der Zytokinproduktion die schädigenden Auswirkungen von Entzündungs- und Immunreaktionen kontrollieren zu können. Der Einsatz gentechnologisch produzierter Zytokine eröffnet die Möglichkeit, eine Immunreaktion gegen neoplastische Zellen oder Krankheitserreger zu verstärken (Immuntherapie). Beide Wege werden gegenwärtig im klinischen Versuch erforscht.

Histokompatibilitätsantigene

Obwohl ursprünglich als Transplantationsantigene identifiziert, da sie die Abstoßung transplantierter Organe und Gewebe auslösen, liegt die Bedeutung der Histokompatibilitätsantigene eindeutig in der Regulation der Immunantwort sowie in der Bestimmung der Resistenz oder Anfälligkeit gegenüber vielen Krankheiten. Histokompatibilitätsantigene und die entsprechenden Gene sind in ihrer komplexen Struktur und Organisation in mancher Hinsicht erst lückenhaft bekannt. Die folgende Zusammenfassung der wichtigsten Eigenschaften der menschlichen Histokompatibilitätsantigene soll hauptsächlich das Verständnis für ihre Rolle bei der Transplantatabstoßung und bei der Krankheitsanfälligkeit erleichtern. Eine ausführlichere Beschreibung findet sich in der Spezialliteratur.[14]
Allgemein bekannt ist die Tatsache, daß ein Transplantat eines genetisch mit dem Empfänger nicht identischen Spenders durch immunologische Mechanismen abgestoßen wird. Während des Abstoßungsvorganges erkennt das Immunsystem des Empfängers die Histokompatibilitätsantigene auf der Oberfläche der transplantierten Zellen als fremd. Verschiedene Gene kodieren die Histokompatibilitätsantigene; diejenigen der wichtigsten Transplantationsantigene sind auf einem kleinen Segment des Chromosoms 6 gruppiert. Diese Gruppe von Genen nennt man «major histocompatibility complex» (MHC; «Histokompatibilitäts-Hauptkomplex») des Menschen; sie wird auch als HLA-Komplex bezeichnet (Abb. 5.5). Dieser Komplex entspricht dem H-2-Komplex der Maus.
Die Abkürzung «HLA» leitet sich ab von «human leukocyte antigens», da die durch den MHC kodierten Antigene ursprünglich auf Leukozyten nachgewiesen wurden. Das HLA-System ist außerordentlich polymorph, d.h. für jeden Genlocus existieren verschiedene Genformen (Allele). Dieser Polymorphismus ist das große Hindernis für die Organtransplantation, garantiert jedoch andererseits jedem Menschen seine Individualität.

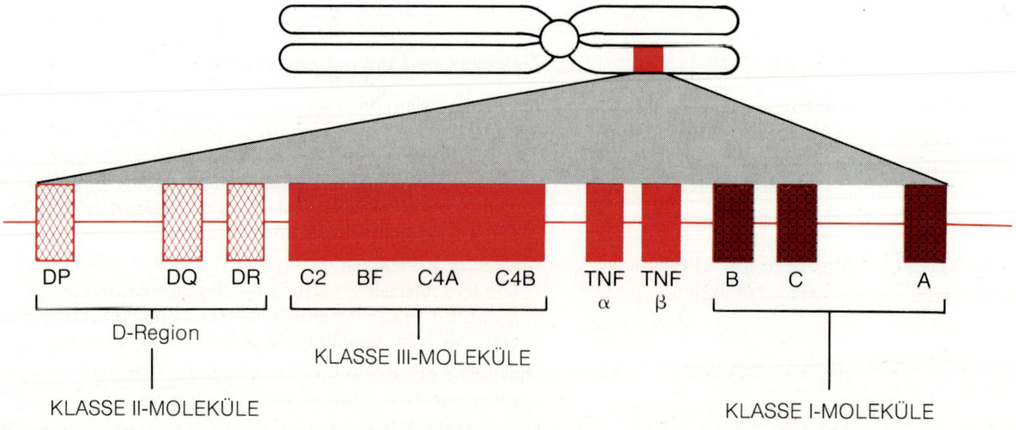

Abb. 5.5: HLA-Komplex und seine Subregionen auf dem menschlichen Chromosom 6. Klasse III-Gene sind nicht einzeln dargestellt; ihre Loci befinden sich innerhalb des roten Rechtecks. Distanzen zwischen den verschiedenen Genen und Regionen sind nicht maßstabgetreu wiedergegeben; in einigen Fällen sind sie unbekannt.

Aufgrund ihrer chemischen Struktur, ihrer Verteilung im Gewebe und ihrer funktionellen Bedeutung werden die Produkte der MHC-Gene in drei Klassen eingeteilt[15]:

1. Klasse-I-Antigene werden von drei eng gekoppelten Genloci mit den Bezeichnungen HLA-A, HLA-B und HLA-C kodiert (Abb. 5.5). Jedes dieser Moleküle ist ein Heterodimer, das aus einem polymorphen Glykoprotein von 45 kD (schwere Kette) und einem nicht-kovalent gebundenen kleineren Polypeptid (β_2-Mikroglobulin) besteht. Die konstante Struktur des β_2-Mikroglobulins wird durch ein Gen auf Chromosom 15 kodiert. Klasse-I-Antigene finden sich auf allen kernhaltigen Zellen sowie auf Thrombozyten.

2. Klasse-II-Antigene werden von einer Region kodiert, die als HLA-D bezeichnet wird. Die entsprechenden Genprodukte wurden ursprünglich mit Hilfe der «mixed lymphocyte reaction» erfaßt. Diese Reaktion wird ausgelöst, wenn Lymphozyten zweier Individuen mit unterschiedlichen HLA-D-Regionen zusammen in Kultur gebracht werden. Die T-Lymphozyten des einen Partners erkennen fremde Klasse-II-Antigene auf den Zellen des andern und reagieren mit einer Proliferation. Die proliferative Antwort bleibt aus, wenn die HLA-Regionen der kokultivierten Lymphozytenpopulationen identisch sind. Man kennt heute innerhalb der HLA-D-Region die Subregionen DP, DQ und DR. Klasse-II-Antigene unterscheiden sich in verschiedener Hinsicht von Klasse-I-Produkten. Es handelt sich zwar auch um bimolekulare Komplexe, wobei jedoch beide Polypeptidketten polymorph sind. Die beiden Ketten, mit α und β bezeichnet, weisen Molekulargewichte von 34, respektive 29 kD auf. Ihre Gewebeverteilung ist sehr beschränkt: Klasse-II-Antigene finden sich auf antigenpräsentierenden Zellen (Monozyten/Makrophagen, dendritische Zellen), B-Zellen und gewissen aktivierten T-Lymphozyten. Allerdings induziert γ-Interferon eine Expression von Klasse-II-Antigenen auch auf anderen Zellen, wie Gefäßendothelien, Fibroblasten oder Tubulusepithelzellen der Niere.

3. Als *Klasse-III-Proteine* werden die Komplementkomponenten (C2, C4, Bf) bezeichnet, die durch Gene des MHC kodiert werden. Die Gene für die Zytokine TNF-α und TNF-β liegen ebenfalls innerhalb des MHC auf Chromosom 6.[16] Obwohl die Gene der Klasse-III-Proteine und der Zytokine mit denjenigen der Klasse-I- und Klasse-II-Antigene gekoppelt sind, wirken sie nicht als Transplantationsantigene und werden deshalb nicht weiter berücksichtigt.

Ein gemeinsames Merkmal der Klasse-I- und Klasse-II-Gene ist ihr hochgradiger Polymorphismus. Jedes der zahlreichen Allele dieser Genloci wird mit einer Zahl bezeichnet, wie beispielsweise HLA-A1, HLA-B5 und so fort, wobei noch ungenügend charakterisierte Allele zusätzlich den Buchstaben «W» tragen, z.B. HLA-BW4. *Alle Klasse-I-Antigene sowie die meisten (jedoch nicht alle) Klasse-II-Produkte lösen in genetisch nicht identischen Individuen die Produktion humoraler Antikörper aus.* Dies ermöglicht eine Antigentypisierung mit herkömmlichen serologischen Methoden, wie z.B. einer Antikörper- und Komplement-vermittelten Lyse. Seren multiparer Frauen – während der Schwangerschaft immunisiert durch väterliche Antigene der Kinder – bildeten anfänglich eine nützliche Quelle von Typisierungsantikörpern. Heute werden jedoch ausschließlich monoklonale Antikörper sowie molekularbiologische Sequenzierungsmethoden verwendet.

Gewisse Klasse-II-Antigene können nicht mit serologischen Methoden nachgewiesen werden. Der Nachweis gelingt jedoch mit Hilfe der bereits zitierten «mixed lymphocyte reaction». Auf diese Weise bestimmte Antigene tragen die Bezeichnung HLA-D, um sie von den serologisch nachweisbaren Produkten der D-Region zu unterscheiden, wie z.B. HLA-DR und HLA-DQ. Im Unterschied zu den DP-, DQ- und DR-Loci kennt man jedoch keinen eindeutig identifizierbaren HLA-D-Locus innerhalb der D-Region. Man nimmt an, daß die in der «mixed lymphocyte reaction» ansprechenden T-Lymphozyten ein Kollektiv von HLA-DP-, HLA-DQ- und/oder HLA-DR-Antigenen erkennen, von denen einige serologisch nicht nachweisbar sind. Da die HLA-Antigene in Form von Allelen kodiert vorliegen, erhält ein bestimmtes Individuum von jedem Elternteil einen einzigen Gen-Satz und verfügt deshalb für jeden Genlocus nur über zwei verschiedene Antigene. Die Zellen eines Heterozygoten exprimieren daher sechs verschiedene Klasse-I-Antigene, von denen drei väterlichen und drei mütterlichen Ursprungs sind. Als Folge des Polymorphismus der HLA-Loci sind ungezählte Antigenkombinationen möglich, und jedes Individuum einer von Inzucht freien Population besitzt ein mehr oder weniger einzigartiges Antigenprofil, das mit einem «zellulären Fingerabdruck» verglichen werden kann.

Bedeutung des HLA-Komplexes

Organtransplantation HLA-Antigene wurden in Zusammenhang mit der Transplantation entdeckt und bilden auch weiterhin ein ernstzunehmendes Hindernis für die klinisch erfolgreiche Organverpflanzung. HLA-Antigene des Transplantates lösen im Empfänger sowohl humorale als auch zelluläre Immunreaktionen aus, die zur Transplantatabstoßung führen können. Da der Schweregrad der Abstoßungsreaktion vom Grad der HLA-Unterschiede zwischen Spender und Empfänger abhängt, bleibt die HLA-Typisierung immer noch von größtem klinischem Interesse in der Auswahl der Spender-Empfänger-Kombination.

Regulation der Immunantwort Klasse-I- und Klasse-II-Antigene spielen in der Auslösung und in der Effektorphase der humoralen und der zellulären Immunität eine zentrale, wenn auch unterschiedliche Rolle.

Klasse-I-Antigene sind vor allem in die Regulation der Funktion zytotoxischer, CD8-positiver T-Lymphozyten eingeschaltet. Zytotoxische T-Zellen scheinen besonders in der Abwehr viraler Infekte von zentraler Bedeutung zu sein. Man kann experimentell nachweisen, daß *zytotoxische T-Lymphozyten, die spezifisch gegen virale Antigene sensibilisiert wurden, nur virusinfizierte Zellen zu erkennen und zu lysieren vermögen, die körpereigene Klasse-I-Moleküle exprimieren* (Abb. 5.6). Der Grund für diesen Ausdruck einer HLA-Restriktion scheint darin zu liegen, daß HLA-Antigene der Klasse I durch die virale Infektion so verändert werden, daß sie zum Zielantigen für die T-Zell-Rezeptoren der zytotoxischen, CD8-positiven T-Zellen werden. Wenn tatsächlich zutrifft, daß virusinfizierte Zellen nur in Zusammenhang mit HLA-Antigenen der Klasse I erkannt

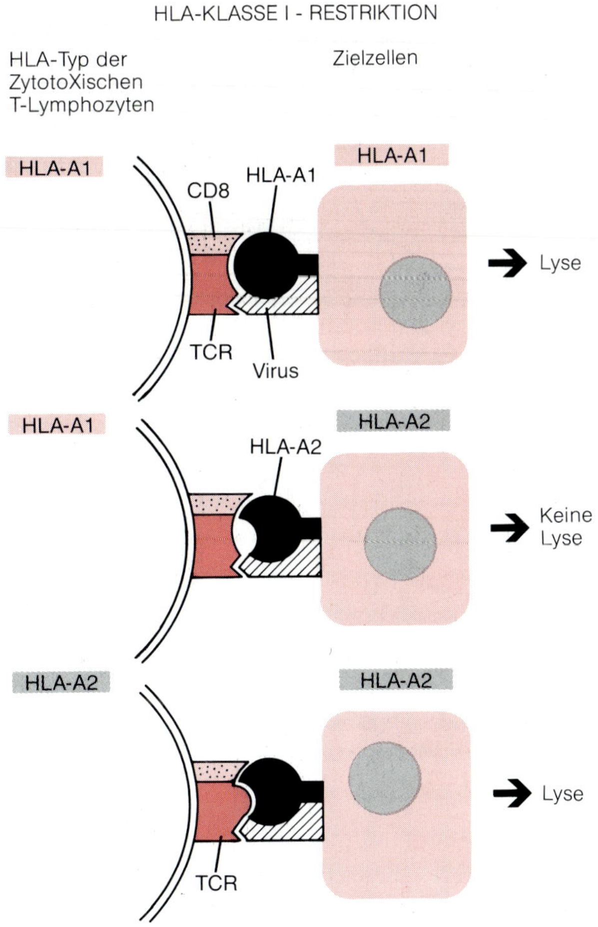

Abb. 5.6: Rolle der HLA-Antigene bei der Lyse virusinfizierter Zellen durch CD8+ zytotoxische T-Lymphozyten. Zytotoxische T-Zellen von HLA-A1- oder HLA-A2-positiven Spendern können nur virusinfizierte Zellen mit ihnen entsprechenden HLA-Antigenen lysieren. Im Gegensatz zum T-Zell-Rezeptor ist das CD8-Molekül nicht variabel, spielt jedoch eine akzessorische Rolle bei der T-Zell-vermittelten Lyse.

werden, ist es «sinnvoll», wenn möglichst viele Körperzellen diese Antigene exprimieren.

Die Bedeutung der *Antigene der Klasse II* steht mit Wechselwirkungen zwischen verschiedenen Zellen im Zusammenhang, ganz speziell mit der Aktivierung von CD4-positiven T-Lymphozyten. Im Gegensatz zu CD8-positiven, «killer»-T-Zellen, die Antigene in Beziehung zu Klasse-I-Produkten erkennen, können CD4-positive T-Helfer-Zellen nur mit Antigenen in Gegenwart von Klasse-II-Molekülen an der Oberfläche von Makrophagen oder anderer antigenpräsentierender Zellen reagieren. Die Rolle der Klasse-II-Antigene bei der Induktion von T-Helfer-Zellen könnte auch für die genetische Regulation der Immunantwort von Bedeutung sein. Es ist bekannt, daß das Ausmaß einer Immunantwort durch spezielle Gene (mit «Ir» für «im-

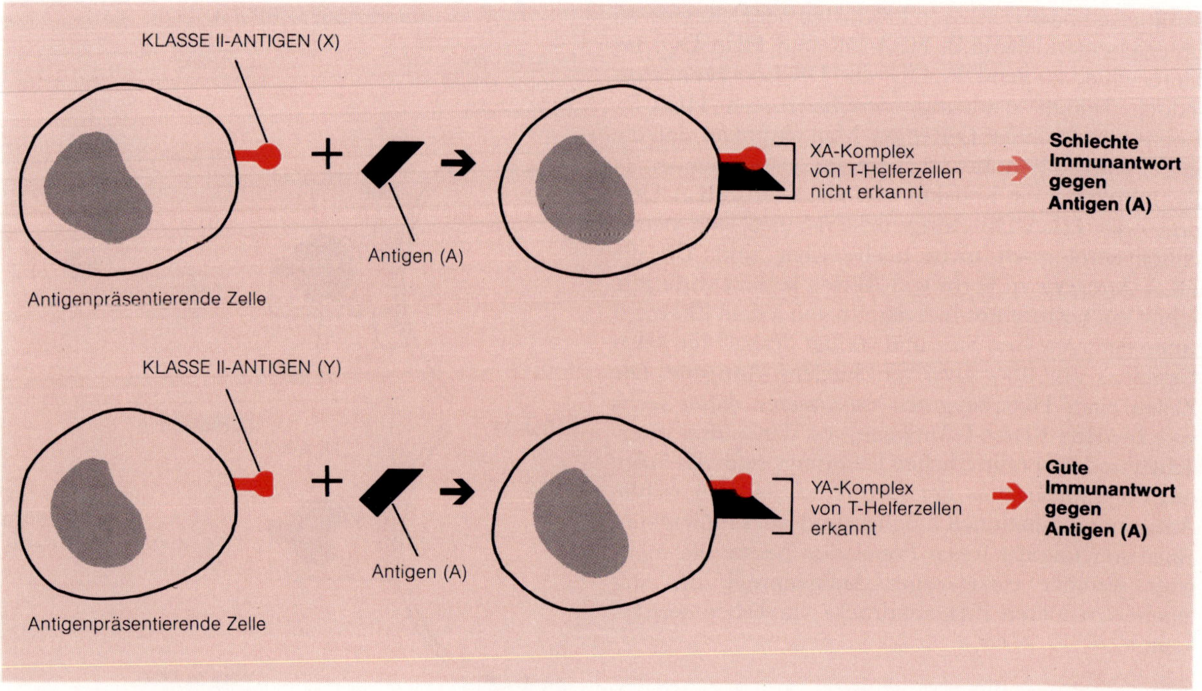

Abb. 5.7: Mögliche Rolle der MHC Klasse II-Antigene bei der genetisch bestimmten Immunantwort. Wie im Text erwähnt, wird das Ausmaß der Immunantwort gegen ein Antigen (A) durch die Art der Klasse II-Genprodukte auf antigenpräsentierenden Zellen bestimmt.

mune response» bezeichnet) innerhalb der HLA-D-Region kontrolliert wird. Man nimmt sogar an, daß den Genen, die für Klasse-II-Antigene des Menschen kodieren, die Rolle von «Ir»-Genen zukommt. Die Wirkungsweise ist allerdings noch unbekannt. Eine Möglichkeit bestünde darin, daß bestimmte Klasse-II-Allele die Information zur Exprimierung von Molekülen an der Zelloberfläche liefern (Klasse-II-Antigene), die mit einem bestimmten Fremdantigen einen besonders immunogenen Komplex bilden (Abb. 5.7). Dies würde sich in einer ausgeprägteren Aktivierung von T-Helfer-Zellen und damit in einer entsprechend kräftigen Immunantwort auswirken. Die Folgen des Erwerbs eines derartigen Klasse-II-Allels würden demnach von der Art des Antigens sowie der Art der resultierenden Immunantwort abhängen. Wenn es sich beim Antigen um einen Bestandteil von Blütenpollen handelt und die Immunantwort in der Produktion von IgE besteht, wäre das betroffene Individuum ein genetisch determiniertes Opfer von Heuschnupfen. Andererseits wäre eine besonders kräftige Immunantwort gegen Influenzavirus Garantie für einen grippefreien Winter.

HLA und Assoziation mit bestimmten Krankheiten

Eine Reihe von Krankheiten tritt bei Vorliegen eines bestimmten HLA-Haplotyps gehäuft auf (Tab. 5.3). Am besten bekannt ist die Beziehung zwischen der ankylosierenden Spondylitis (Morbus Bechterew) und HLA-B27: Individuen, die das HLA-B27-Antigen besitzen, laufen ein 90mal höheres Risiko (relatives Risiko), an diesem Leiden zu erkranken, als Individuen, die dieses Allel nicht tragen. Die Krankheiten mit nachweisbarer Assoziation zum HLA-System fallen in folgende Gruppen: (1) *Entzündungen*, unter Einschluß der ankylosierenden Spondylitis sowie einer Reihe postinfektiöser Arthropathien, die alle mit HLA-B27 in Beziehung stehen; (2) *angeborene Stoffwechselstörungen*, wie die Hämochromatose (HLA-A3) und der 21-Hydroxylase-Defekt (HLA-BW47); (3) *Autoimmunkrankheiten*, vor allem autoimmune Endokrinopathien, die alle

Tab. 5.3: Assoziation von HLA-Genen und Krankheit

Krankheit	HLA-Allel	Relatives Risiko (%)
Ankylosierende Spondylitis	B27	87,4
Post-Gonokokken-Arthritis	B27	14,0
Akute Iridozyklitis (Uveitis anterior)	B27	14,6
Rheumatoide Arthritis	DR4	5,8
Chronische aktive Hepatitis	DR3	13,9
Sjögren-Syndrom	DR3	9,7
Insulin-abhängiger Diabetes	DR3	5,0
	DR4	6,8
	DR3/DR4	14,3
Hämochromatose	A3	8,2
21-Hydroxylase-Mangel	BW47	15,0

mit Allelen des DR-Locus asssoziiert sind; und (4) *Komplementdefekt*-Syndrome. Die Mechanismen dieser Assoziationen sind noch nicht bekannt. Klar scheint einzig, daß im Hinblick auf die Verschiedenheit der erwähnten Krankheitsgruppen die Beziehungen zum HLA-System kaum auf einen einfachen Nenner gebracht werden können. Wenn man sich die physiologische Rolle des HLA-Komplexes in der Regulation der Immunkompetenz vor Augen führt, scheint es zumindest erlaubt, über eine Assoziation mit immunologisch bedingten Krankheiten zu spekulieren. Die folgenden beiden Möglichkeiten werden zur Zeit diskutiert.[17]

- *Eine Beteiligung von eigentlichen Immunantwort-Genen.* Wie wir gesehen haben, können HLA-Produkte der Klasse II regulierend in die Immunreaktivität eingreifen. Eine Assoziation zwischen bestimmten Autoimmunkrankheiten und HLA-DR-Antigenen könnte deshalb Ausdruck einer übersteigerten Bereitschaft zu einer Immunreaktion gegen körpereigene Antigene darstellen.
- *Eine direkte Beteiligung von HLA-Makromolekülen in der Krankheitsentstehung.* Auch hier bestehen mindestens zwei Möglichkeiten: Erstens könnten pathogene Mikroorganismen Antigengemeinschaften mit HLA-Produkten aufweisen. Sie wären deswegen aufgrund der Toleranz des Wirtes gegenüber körpereigenen HLA-Antigenen vor einer Immunantwort geschützt («molekulares Mimikri»). Dies gäbe dem Krankheitserreger sozusagen freie Hand, immunologisch ungehemmt alle Gewebe zu infiltrieren und zu zerstören. Andererseits würde eine deutliche, gegen den Erreger gerichtete Immunantwort wegen der bestehenden Antigengemeinschaften zu einer immunologisch bedingten Schädigung gesunden Gewebes führen.[18] Zweitens könnten bestimmte HLA-Produkte als Rezeptoren für gewisse Viren dienen, was entweder Interaktionen zwischen diesen Viren und den Körperzellen erleichtert oder aber dazu führt, daß es zu einer immunologischen Zerstörung der virusinfizierten Zellen kommt. Das Vorhandensein eines bestimmten HLA-Produkts würde demnach die Entstehung gewisser Viruskrankheiten oder aber die Elimination infizierter Zellen begünstigen.

Krankhafte Störungen des Immunsystems

Nach dieser Übersicht über einige der neueren Erkenntnisse der Grundlagenimmunologie wenden wir uns den Störungen des Immunsystems sowie einigen spezifischen Immunkrankheiten zu. Die folgende Gliederung soll dieser Besprechung zugrunde liegen: 1. *Überempfindlichkeitsreaktionen*, die für immunologische Phänomene bei verschiedenen Krankheiten verantwortlich sind; 2. *Autoimmunkrankheiten*, die als Folge einer Immunreaktion gegen körpereigene Substanzen und Strukturen entstehen; 3. *Amyloidose*, ein immer noch schlecht charakterisiertes Leiden mit Beziehungen zu gestörten Immunfunktionen; und 4. *Immunmangelsyndrome*, die das Resultat recht gut nachweisbarer, oft genetisch determinierter Defekte einzelner Komponenten des Immunsystems darstellen.

Mechanismen der immunologisch bedingten Gewebebeschädigung (Überempfindlichkeitsreaktionen)

Der menschliche Lebensraum ist voll von Substanzen, die Immunreaktionen auslösen können. Antigenkontakte führen nicht immer zu protektiven Immunantworten, sondern auch zu gewebeschädigenden Reaktionen. Exogene Antigene, die in diesem Zusammenhang eine wichtige Rolle spielen, sind Bestandteile von Staub, Blütenpollen, Nahrungsmitteln, Medikamenten, Mikroorganismen, chemischen Substanzen und vielen Blutderivaten, die im klinischen Gebrauch stehen. Die Auswirkungen der Immunreaktionen gegen diese Antigene sind vielgestaltig und reichen von trivialen, aber unangenehmen Begleiterscheinungen, wie Juckreiz der Haut, bis zu potentiell tödlich verlaufenden Krankheiten, wie dem Bronchialasthma. Diese verschiedenen Erscheinungsformen fassen wir unter dem Begriff der *Überempfindlichkeit* zusammen. Sie werden durch die Reaktion des Antigens mit spezifischen, humoralen Antikörpern oder mit spezifisch sensibilisierten T-Lymphozyten ausgelöst.

Nicht nur exogene, sondern auch körpereigene (endogene) Antigene lösen gewebeschädigende Immunreaktionen aus. Diese Unterscheidung ist deshalb von Bedeutung, weil die durch exogene Antigene ausgelösten

Tab. 5.4: Mechanismen immunologisch vermittelter Krankheiten

	Typ	Musterkrankheit	Immunologischer Mechanismus
I	**Anaphylaktische Reaktion**	Anaphylaxie, Formen von Bronchialasthma	Bildung von IgE-Antikörper → Freisetzung vasoaktiver Amine und anderer Mediatoren aus Mastzellen und basophilen Granulozyten
II	**Zytotoxische Reaktion**	Autoimmunhämolytische Anämie, Erythroblastosis fetalis, Goodpasture-Syndrom	Bildung von IgG, IgM → Bindung an Antigen auf Zielzelle → Phagozytose der Zielzelle oder Lyse durch a) aktiviertes Komplement oder b) ADCC («antibody-dependent cellular cytotoxicity»)
III	**Immunkomplex Krankheit**	Arthus-Reaktion, Serumkrankheit, Lupus erythematodes, einige Formen akuter Glomerulonephritis	Antigen-Antikörper-Komplexe → Komplementaktivierung → Attraktion von neutrophilen Granulozyten → Freisetzung lysosomaler Enzyme und weiterer toxischer Substanzen
IV	**Zellvermittelte Überempfindlichkeit (Spättyp)**	Tuberkulose, Kontaktdermatitis, Transplantatabstoßung	Sensibilisierte und aktivierte T-Lymphozyten → Freisetzung von Lymphokinen und T-Zell-vermittelte Zytotoxizität

Störungen offensichtlich umgebungsbedingt und damit, wenigstens theoretisch, durchaus verhütbar wären. Heufieber tritt nicht auf, wenn keine Pflanzenpollen in der Luft sind und eingeatmet werden; eine Kontaktdermatitis kann durch Vermeiden des Kontakts mit der antigenhaltigen Substanz ebenfalls verhindert werden. Andererseits werden viele der wichtigsten Immunkrankheiten durch autologe oder homologe Antigene ausgelöst. Störungen, die durch homologe Antigene verursacht werden, beruhen auf individuellen, genetisch bedingten Unterschieden oder Antigeninkompatibilitäten. Transfusionsreaktionen oder die Transplantatabstoßung sind Beispiele für Immunreaktionen, die auf einer Immunantwort gegen derartige homologe Antigene beruhen. Gewissenhaft durchgeführte Kreuzproben zwischen Spender und Empfänger haben die Transfusionsreaktion beinahe zum Verschwinden gebracht. Die letzte Gruppe von Störungen entsteht aufgrund einer Immunreaktion gegen autologe Antigene. Diese Autoimmunkrankheiten sind auf eine Immunantwort gegen körpereigene Antigene zurückzuführen.

Überempfindlichkeitsreaktionen werden entsprechend den Immunmechanismen, auf denen sie beruhen, gruppiert (Tab. 5.4). Diese theoretische und recht starre Einteilung hat sich insofern bewährt, als dadurch die Entstehung der Gewebeschädigung und die entsprechende Immunreaktion offensichtlich werden.

- *Krankheiten vom Typ I* zeichnen sich dadurch aus, daß die Immunantwort zur Freisetzung von vasoaktiven und spasmogenen Substanzen führt, die auf Blutgefäße und die glatte Muskulatur einwirken.
- *Störungen vom Typ II* beruhen auf einer direkten schädigenden Wirkung humoraler Antikörper gegen zellständige Antigene, wodurch die entsprechenden Zellen einer Phagozytose oder Lyse zugeführt werden.
- *Störungen vom Typ III* werden am besten als Immunkomplexkrankheiten bezeichnet, die durch lösliche Antigen-Antikörper-Komplexe, manchmal unter Beteiligung des Komplementsystems, ausgelöst werden.
- *Störungen vom Typ IV* sind durch Gewebeschäden charakterisiert, für die durch sensibilisierte T-Lymphozyten vermittelte zelluläre Immunreaktionen verantwortlich sind.

In der Folge werden wir kurz typische Beispiele dieser Immunmechanismen besprechen.

Typ-I-Überempfindlichkeit (anaphylaktische Reaktion)

Unter dem Begriff Anaphylaxis versteht man eine sehr rasch einsetzende Immunreaktion, die sich in einem sensibilisierten Organismus innerhalb von Minuten nach der Reaktion eines Antigens mit spezifischen Antikörpern auf der Oberfläche von Mastzellen oder basophiler Granulozyten abspielt. Dabei kann es sich um systemische Störungen oder um lokale Reaktionen handeln.

Eine systemische Reaktion (anaphylaktischer Schock) stellt sich in der Regel nur nach intravenöser Verabreichung eines Antigens ein, gegen das bereits eine Sensibilisierung vorlag. Meist kommt es in Minuten zum Schockzustand, der einen tödlichen Verlauf nehmen kann. Die Art der lokalen Reaktion hängt von der Eintrittspforte des Antigens ab und äußert sich klinisch als lokalisierte Hautveränderung (Hautallergie, u.U. Nesselfieber), als Sekretionssteigerung der Nasen- und Konjunktivalschleimhäute (allergische Rhinitis oder Konjunktivitis), als Heufieber, als Bronchialasthma oder als allergische Gastroenteritis (Nahrungsmittelallergie).

Beim Menschen werden Typ-I-Reaktionen durch IgE Antikörper vermittelt.[19] Ein sensibilisierendes Antigen (Synonym: Allergen) stimuliert B-Lymphozyten zur IgE-Produktion, meist an der Schleimhautstelle, die dem Ort des Antigeneintritts entspricht, sowie in den drainierenden Lymphknoten. Der Vorgang erfordert die

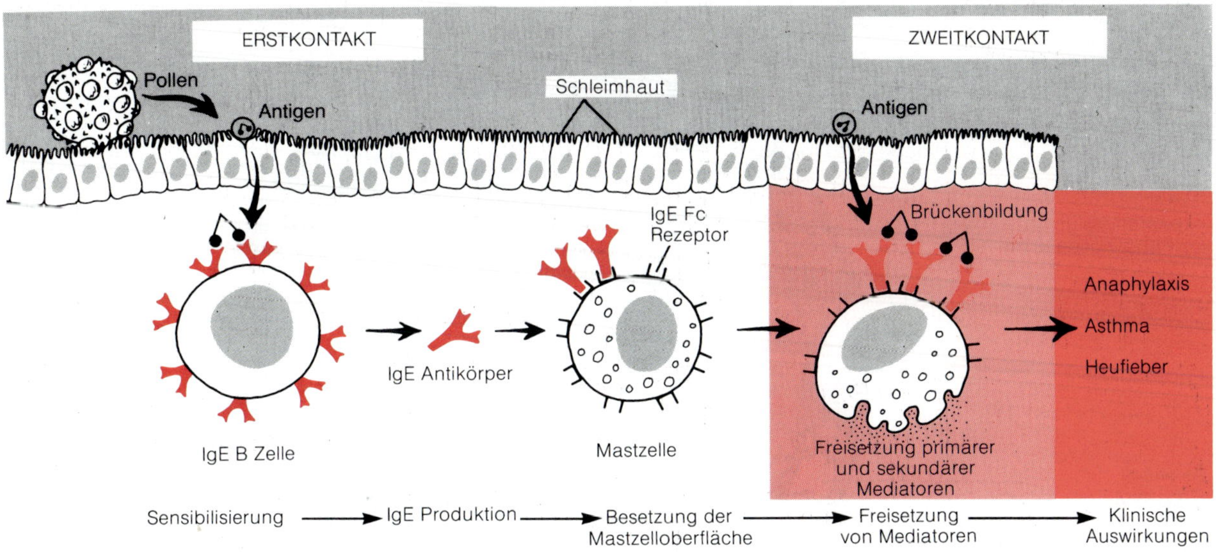

Abb. 5.8: Entwicklungsablauf der Typ I-Überempfindlichkeit (modifiziert nach Roitt I. et al.: Immunology, New York, Gower Medical Publishing, 1985, p. 19.2).

Mitwirkung von T-Helferzellen und wird durch T-Suppressor-Zellen reguliert. Die als Reaktion auf den Allergenkontakt gebildeten IgE-Antikörper besitzen eine hohe Affinität zu speziellen Fc-Rezeptoren an der Oberfläche von Mastzellen und basophilen Granulozyten (Abb. 5.8). *Ein erneuter Kontakt der mit zellständigen IgE-Molekülen ausgestatteten Mastzellen oder basophilen Granulozyten mit dem Allergen löst eine Serie von Reaktionen aus, die schließlich mit der Freisetzung einer Reihe potenter Mediatoren, die für das klinische Bild der Überempfindlichkeitsreaktion vom Typ I verantwortlich sind, abgeschlossen sind.* In einem ersten Schritt in dieser Sequenz wird das auslösende Antigen durch die IgE-Antikörper auf der Mastzelloberfläche gebunden. Die Bindung der meist multivalenten Antigene führt zu einer Vernetzung benachbarter IgE-Moleküle. Diese Brückenbildung zwischen IgE-Molekülen wirkt über die besetzten IgE-Fc-Rezeptoren als Signal und löst zwei parallel ablaufende, voneinander unabhängige Vorgänge aus. Der eine führt zur *Mastzelldegranulierung mit der Freisetzung vorgebildeter (primärer) Mediatoren,* der andere zur *de novo-Synthese und Freisetzung sekundärer Mediatoren,* wie z.B. der Leukotriene.

Die Mastzelldegranulierung ist ein aktiver Vorgang, der den Einstrom von Kalzium in die Zelle erfordert und einen intakten Glykolysezyklus voraussetzt.[20] An dieser komplexen Reaktionsfolge beteiligt ist ein initialer, rasch erfolgender Anstieg des cAMP, innerhalb von fünf Minuten gefolgt von einem Abfall auf Ausgangswerte (Abb. 5.9). Die vorübergehende Erhöhung des cAMP-Spiegels aktiviert cAMP-abhängige Proteinkinasen. Diese wiederum sind für die Phosphorylierung der Membran der Mastzellgranula verantwortlich. Die Phosphorylierung sowie weitere Veränderungen der perigranulären Membranen bewirken, daß Wasser und Kalzium in die Granula aufgenommen werden, was sich elektronenmikroskopisch in einer deutlichen Schwellung zeigt. Gleichzeitig wird durch Kalzium-abhängige Enzyme Energie freigesetzt, die für den Aufbau von Mikrotubuli und Mikrofilamenten benötigt wird. Diese kontraktilen Bestandteile des Zytoskeletts bewirken eine Verschiebung der angeschwollenen Granula gegen die Zelloberfläche, wo die Granula mit der Zellmembran fusionieren und so ihren Inhalt an die Umgebung abgeben. Neben der IgE-vermittelten Reaktion kennt man eine Reihe physikalischer und chemischer Stimulanzien, die ebenfalls eine Mastzelldegranulierung auslösen können. Unter diesen Stoffen finden sich Abbauprodukte des Komplements (C3a und C5a, beide als Anaphylatoxine bezeichnet), einige Medikamente (z.B. Kodein, Morphin) sowie Mellitin (Bestandteil des Bienengifts). Unter den physikalischen Auslösern sind vor allem Sonnenbestrahlung, Trauma, Hitze- und Kälteeinwirkungen erwähnenswert.[21] Ungeachtet der Art der Auslösung handelt es sich beim Ablauf der Mastzelldegranulierung um einen sehr fein abgestimmten Vorgang, dessen Kenntnis für therapeutische Zwecke genutzt werden kann. Betrachten wir beispielsweise den erwähnten kurzzeitigen Anstieg des cAMP-Spiegels ganz zu Beginn der Reaktion. Wenn der cAMP-Spiegel *permanent* hoch gehalten wird, was durch die Verabreichung β-adrenerger Substanzen (z.B. Epinephrin) erreicht werden kann, bleibt die Mastzelldegranulierung und damit auch die Symptomatik der anaphylaktischen Reaktion aus.

Wie erwähnt, kommt es bei der Mastzellreaktion zur

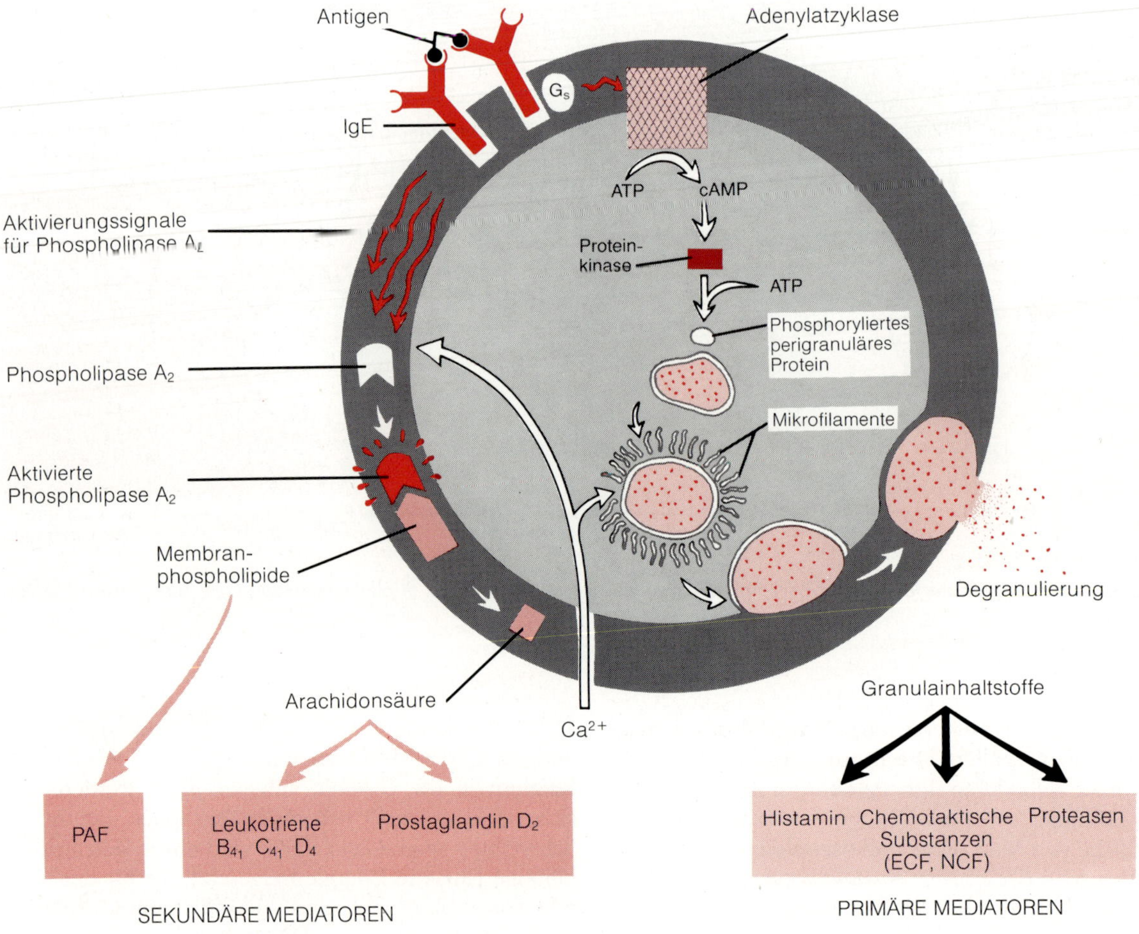

Abb. 5.9: Aktivierung der Mastzelle bei Typ I-Überempfindlichkeit und Freisetzung von Mediatoren.

Freisetzung vorgebildeter (primärer) und neugebildeter (sekundärer) Mediatoren, die in der Folge beschrieben werden.

Primäre Mediatoren Primäre Mediatoren sind Inhaltsstoffe der Mastzellgranula und schließen folgende Substanzen ein: 1. *Histamin*, verantwortlich für kräftige Kontraktionen der glatten Bronchialmuskulatur, erhöhte Gefäßpermeabilität sowie Verstärkung der sekretorischen Aktivität der Nasen-, Bronchial- und Magenschleimhaut; 2. verschiedene *für eosinophile Granulozyten chemotaktisch wirkende Faktoren* («eosinophil chemotactic factors of anaphylaxis», ECF-A), verantwortlich für die Anwesenheit dieser Zellen am Reaktionsort; 3. *Faktoren mit einer chemotaktischen Wirkung auf neutrophile Granulozyten*; und 4. *Mediatoren, die sich von der Granulamatrix herleiten*, wie Heparin, neutrale Proteasen (z.B. Trypsin) und einige weniger gut definierte Substanzen (z.B. «Entzündungsfaktoren» der Anaphylaxis). Diese letzte Gruppe primärer Mediatoren ist eng an die Proteoglykanmatrix der Granula gebunden und beteiligt sich an den «Spätphasen-Reaktionen» der anaphylaktischen Überempfindlichkeit.

Sekundäre Mediatoren Sekundäre Mediatoren werden in einer Folge von Reaktionen in der Mastzellmembran neu gebildet, die über die Einwirkung aktivierter Phospholipase A2, Phospholipase C und Diacylglycerolipase auf Membranphospholipide zur Bildung von *Arachidonsäure* führen.[23] Arachidonsäure ist die Ausgangssubstanz, aus der sich Leukotriene und Prostaglandine herleiten.

- Den Leukotrienen kommt in der Pathogenese der Überempfindlichkeit vom Typ I besondere Bedeutung zu. Die *Leukotriene C_4, D_4 und E_4* sind Substanzen mit der höchsten bisher bekannten vasoaktiven und spasmogenen Aktivität. Was die Steigerung der Gefäßpermeabilität und die Induktion einer Kontraktion der glatten Bronchialmuskulatur betrifft, sind die Leukotriene C_4 und D_4 auf molarer Basis mehrere tausendmal aktiver als Histamin. Sie bewirken zudem eine deutliche Steigerung der Schleimproduktion in den Atemwegen. Da die Freisetzung der Leukotriene mehr Zeit in Anspruch nimmt als diejenige von Histamin, wurden die Leukotriene vor ihrer Charakterisierung global als «slow reactive substance of anaphylaxis» (SRS-A) bezeichnet. *Leukotrien* B_4 besitzt eine starke chemotaktische Wirkung auf neutrophile und eosinophile Granulozyten sowie auf Monozyten.

- Unter den Metaboliten der Arachidonsäure, die auf dem Cyclooxygenase-Weg gebildet werden, wird *Prostaglandin* D_2 in großer Menge aus Mastzellen in der Lunge freigesetzt. Dieser Mediator bewirkt kräftige Bronchospasmen, Vasodilatation und steigert die Schleimproduktion.
- *Plättchen-aktivierender Faktor* (PAF), ein weiterer sekundärer Mediator, bewirkt eine Thrombozytenaggregation und die Freisetzung von Histamin. Zusätzlich besitzt er weitere biologische Aktivität, als deren Folge Bronchokonstriktion, Vasodilatation und eine Steigerung der Gefäßpermeabilität auftreten, und zwar unabhängig von der Histaminfreisetzung. Obwohl die Bildung von PAF ebenfalls durch die Aktivierung der Phospholipase A_2 ausgelöst wird, handelt es sich nicht um ein Produkt des Arachidonsäure-Metabolismus.

Zusammenfassend halten wir fest, daß die Typ-I-Überempfindlichkeitsreaktionen durch eine Reihe von Substanzen mit chemotaktischer, gefäßaktiver und spasmogener Wirkung vermittelt werden (Tab. 5.5). *Einige dieser Mediatoren werden sofort aus sensibilisierten Mastzellen freigesetzt und sind für die rasch einsetzenden, intensiven Sofortreaktionen verantwortlich, die bei anaphylaktischen Zuständen (z.B. Bronchialasthma) auftreten.* Die initiale Gewebereaktion zeigt sich in der Regel in 5 bis 30 Minuten nach Antigenkontakt und verschwindet in einer Stunde. Bei verschiedenen Patienten beobachtet man in den nächsten zwei bis acht Stunden ohne weiteren Antigenkontakt ein Aufflammen der allergischen Reaktion, die dann während zwei bis drei Tagen anhalten kann. Diese «Spätphasen-Reaktion» ist gekennzeichnet durch eine verstärkte Infiltration des Gewebes durch eosinophile, neutrophile oder basophile Granulozyten sowie Monozyten und unter Umständen sogar durch einen Gewebeschaden in Form eines Untergangs von Schleimhautepithelien. *Man nimmt an, daß diese entzündliche Spätphasen-Reaktion vor allem auf die Wirkung von Mediatoren zurückzuführen ist, die, an die Proteoglykanmatrix der Mastzellgranula gebunden, nur langsam freigesetzt werden.* Derartige Faktoren schließen «inflammatory factors of anaphylaxis» (IF-A) von niedrigem und hohem Molekulargewicht ein, die eine starke chemotaktische Wirkung auf neutrophile und eosinophile Granulozyten ausüben. Des weiteren handelt es sich um Trypsin und Chymotrypsin, die Komplementkomponenten abbauen und so zur Entstehung weiterer Mediatoren der Entzündung und der Chemotaxis beitragen. Die infiltrierenden neutrophilen Granulozyten und Monozyten produzieren, neben den erwähnten, aus Lipiden stammenden Mediatoren, ganz bestimmte Faktoren («basophil degranulating factors») und setzen dadurch einen Teufelskreis in Bewegung, der Stauung, Ödembildung, Entzündung und Schleimbildung verstärkt. Es ist ohne weiteres ersichtlich, daß die Spätphasen-Reaktion durch Antihistaminika nicht beeinflußt werden kann; dagegen haben sich Glukokortikoide aufgrund ihrer breiten entzündungshemmenden Wirkung bewährt.

Nach diesen Bemerkungen zu den pathogenetischen Mechanismen der Typ-I-Reaktion fassen wir in der Folge deren systemische und lokale Auswirkungen zusammen.

Tab. 5.5: Wirkungen von Mastzell-Mediatoren bei Typ I-Überempfindlichkeit

Wirkung	Mediator	Herkunft
Chemotaxis	Leukotrien B_4	Membranlipide
	ECFA[1]	Granula
	NCFA[2]	Granula
	IFA[3]	Granulamatrix
Gefäßwirkung (Vasodilatation, erhöhte Permeabilität)	Histamin	Granula
	PAF[4]	Membranlipide
	Leukotriene C_4, D_4, E_4	Membranlipide
	Neutrale Proteasen	Granulamatrix
	Prostaglandin D_2	Membranlipide
Spasmus der glatten Muskulatur	Leukotrine C_4, D_4, E_4	Membranlipide
	Histamin	Granula
	Prostaglandine	Membranlipide
	PAF	Membranlipide

[1] «Eosinophil chemotactic factor of anaphylaxis»
[2] «neutrophil chemotactic factor of anaphylaxis»
[3] «inflammatory factor of anaphylaxis»
[4] Plättchen-aktivierender Faktor

Systemische anaphylaktische Reaktion

Beim Menschen kann eine systemische anaphylaktische Reaktion – der *anaphylaktische Schock* – nach Verabreichung von heterologen Proteinen (z.B. Antiseren tierischer Herkunft), Hormonen, Enzymen, Polysacchariden oder Medikamenten (z.B. Penizillin) auftreten. Der Schweregrad der Reaktion hängt dabei vom Sensibilisierungsgrad ab. Die den Schock auslösende Antigendosis (Schockdosis) kann ausgesprochen klein sein. Oft genügen winzige Mengen, wie sie für die üblichen Hautteste in der Allergologie verwendet werden. Minuten nach dem Einbringen des Antigens stellen sich Juckreiz, Urtikaria und ein Hauterythem ein, rasch gefolgt von Zeichen akuter Atemnot, was auf eine Kontraktion der Muskulatur der Bronchiolen zurückgeht. Ein Larynxödem verursacht Heiserkeit. Erbrechen, Bauchkrämpfe und Diarrhöe sowie ein progressiver Larynxverschluß sind die nächsten Symptome. Es entwickelt sich das Vollbild eines Schocks. Manchmal überlebt der Patient die erste Stunde nach Einsetzen

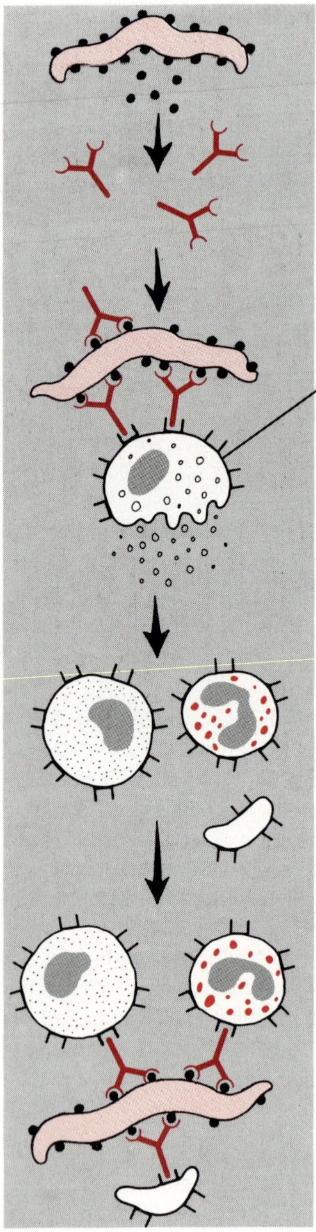

Abb. 5.10: IgE-vermittelte Zerstörung von Parasiten.

der Reaktion nicht. Bei der Autopsie finden sich entweder ein hämorrhagisches Lungenödem oder aber eine ausgeprägte Überdehnung der Lungen mit einer Erweiterung der rechten Herzkammer als Folge der Kontraktion der Lungengefäße. Die Möglichkeit, daß ein anaphylaktischer Schock ausgelöst werden könnte, sollte eigentlich vor jeder Verabreichung eines Medikaments in Betracht gezogen werden. Obwohl besonders gefährdete Patienten durch anamnestische Angaben über irgendeine Form von Allergie identifiziert werden können, schließt das Fehlen derartiger Angaben die Gefahr nicht aus, daß eine anaphylaktische Reaktion auftreten könnte.

Lokale anaphylaktische Reaktion

Derartige Reaktionen treten besonders oft bei Bestehen einer «atopischen» Allergie auf. Der Begriff «Atopie» bezeichnet eine genetisch bedingte Bereitschaft, auf die Inhalation oder orale Aufnahme eines Allergens mit einer lokalen anaphylaktischen Reaktion zu antworten. Ungefähr 10% der Bevölkerung leiden an irgendeiner Form der Allergie, die sich als lokale Reaktion gegen exogene Allergene wie Pollen, Tierschuppen oder -haare, Hausstaub, Meerfrüchte oder ähnliches äußert. Die spezifischen Symptome sind Urtikaria, Angioödem, allergische Rhinitis (Heuschnupfen) oder gewisse Formen des allergischen Asthmas. Von Interesse ist die Tatsache, daß die Bereitschaft zur Entwicklung dieser Form der Allergie familiär gehäuft auftritt: mehr als die Hälfte der atopischen Patienten weist eine entsprechende Familienanamnese auf. Der Erbgang ist unklar, scheint aber mit Sicherheit multifaktoriell zu sein. Obwohl keine eindeutigen Beziehungen zwischen HLA-Antigenen und Atopie als Gruppe bestehen, wurden doch signifikante Assoziationen zwischen einigen HLA-Loci und gewissen Allergien beschrieben (z.B. HLA-D2 und Allergie auf Ambrosia-(«ragweed»)-Allergen 5). Zudem wurde die IgE-Produktion gegen bestimmte Pollenextrakte in einigen Familien mit gewissen HLA-Haplotypen in Beziehung gebracht.

Zum Schluß darf nicht unerwähnt bleiben, daß IgE bei verschiedenen Infektionen mit Parasiten eine protektive Rolle spielt.[26] Ein Wurmbefall löst oft eine beachtliche IgE-Antwort aus. In Abb. 5.10 ist die Wirkungsweise von IgE in der gegen Schistosomenlarven gerichteten Abwehrreaktion schematisch dargestellt. In diesem Zusammenhang müssen folgende Punkte beachtet werden:

- Mastzellen mit spezifischen IgE-Antikörpern an ihrer Oberfläche werden durch den Kontakt mit Wurmeiern zur Degranulation gebracht, was über die Freisetzung chemotaktischer Substanzen zur lokalen Ansammlung von Leukozyten, insbesondere von eosinophilen Granulozyten, führt.
- Fc-Rezeptoren für IgE finden sich nicht nur auf Mastzellen und basophilen Granulozyten. Auch Thrombozyten und vereinzelte Makrophagen sind manchmal als Zeichen der lokalen Reaktion auf das Eindringen von Parasiten mit derartigen Rezeptoren ausgestattet.
- Leukozyten mit membranständigem IgE lagern sich an die Oberfläche des Parasiten und können ihn mit Hilfe verschiedener Mechanismen schädigen. So sind z.B. eosinophile Granulozyten zur Antikörper-vermittelten, zellulären Zytotoxizität befähigt (siehe unten), und Makrophagen können toxische Sauerstoffmetabolite sowie lysosomale Enzyme freisetzen.

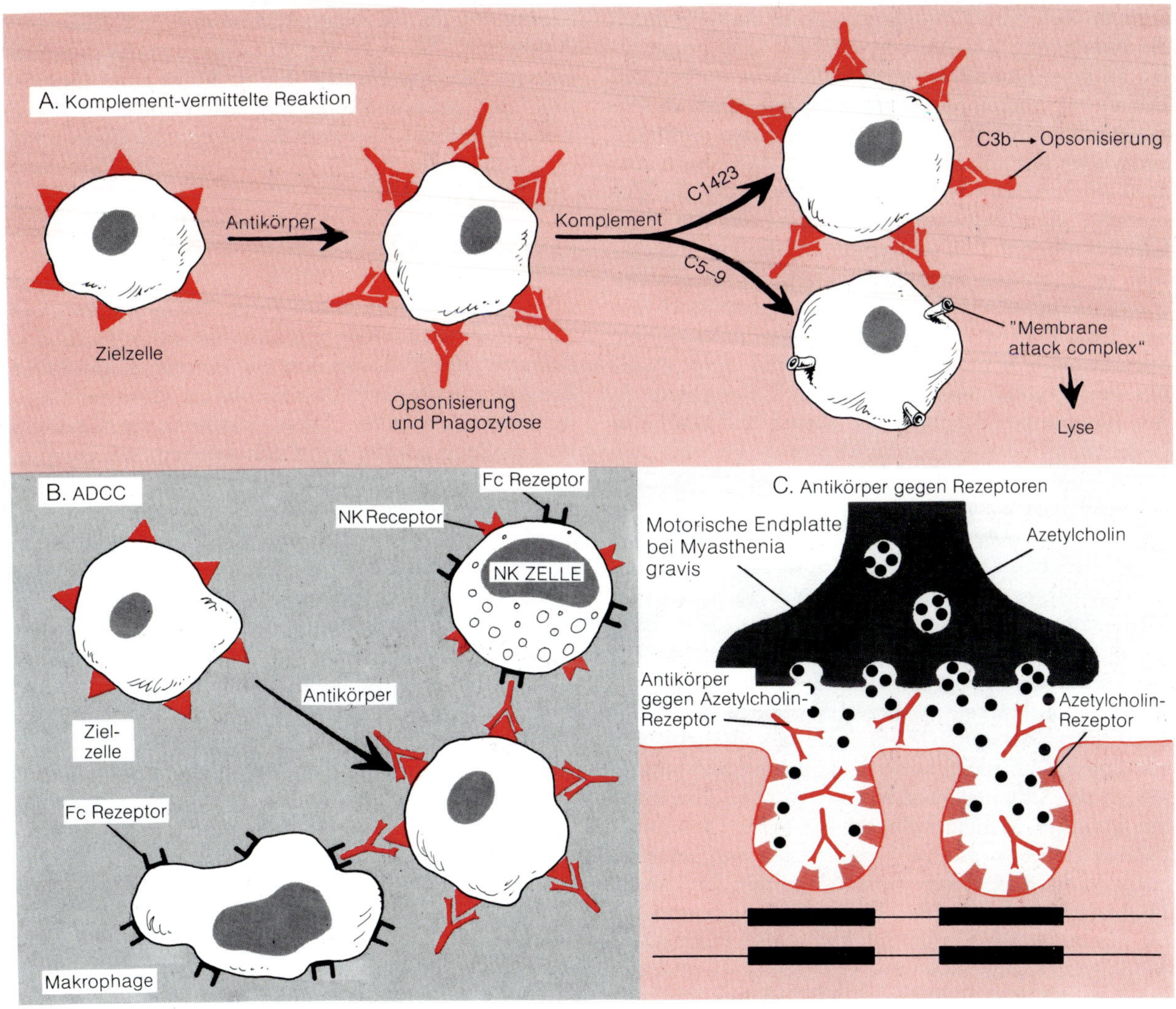

Abb. 5.11: Drei verschiedene Mechanismen der Antikörper-vermittelten Schädigung bei Typ II-Überempfindlichkeit.
A: Komplement-abhängige Reaktionen, welche Zielzellen lysieren oder sie für die Phagozytose vorbereiten.
B: Antikörper-vermittelte zelluläre Zytotoxizität («antibody-dependent cellular cytotoxicity», ADCC); mit IgG beladene Zielzellen werden durch Zellen getötet, die Fc-Rezeptoren für IgG besitzen (z.B. NK-Zellen, Makrophagen).
C: Gestörte Rezeptorfunktion durch Anti-Rezeptor-Antikörper. In diesem Beispiel verhindern Antikörper gegen den Azetylcholin-Rezeptor die neuromuskuläre Übertragung bei Myasthenia gravis.

Typ-II-Überempfindlichkeit (zytotoxische Reaktionen)

Diese Art der Überempfindlichkeitsreaktion wird durch Antikörper vermittelt, die gegen Antigene an der Oberfläche von Zellen oder anderer Gewebebestandteile gerichtet sind. Dabei können die Epitope intrinsischen Membranmolekülen entsprechen oder als exogene Antigene an die Membran gebunden vorliegen. In beiden Fällen ist die Typ-II-Reaktion das Resultat der Bindung von Antikörpern an normale oder veränderte Antigene der Zelloberfläche. In Abb. 5.11 sind drei verschiedene, Antikörper-vermittelte Mechanismen dargestellt, die bei diesem Typ der Überempfindlichkeitsreaktion eine Rolle spielen.

Komplementabhängige Reaktionen Die kombinierte Beteiligung von Antikörpern und Komplement in der Auslösung einer Typ-II-Reaktion führt entweder zur direkten Lyse der Zielzelle oder zu deren Opsonisierung. Im Falle einer Lyse löst die Bindung der Antikörper (IgG oder IgM) an die Oberflächenantigene der Zelle eine Komplementaktivierung aus. Über die Bildung des «membrane attack complex» kommt es zur Durchlöcherung der Lipiddoppelschicht der Zellmembran. Im Falle einer Opsonisierung wird die Zelle durch die Anlagerung von Antikörpern oder C3b-Fragmenten an ihrer Oberfläche zur Phagozytose vorbereitet. Die Typ-II-Überempfindlichkeit ist vor allem in Zusammenhang mit Blutzellen – Erythrozyten, Granulozyten oder Thrombozyten – von Bedeutung, kann aber auch extrazelluläre Strukturen betreffen (z. B. die glomeruläre Basalmembran (GBM) im Falle der Anti-GBM-Nephritis). Klinisch äußert sich die Typ-II-Reaktion in folgenden Krankheitsbildern: 1. *Transfusionsreaktionen*, bei denen es zu einer Reaktion autochthoner Antikörper des Empfängers gegen inkompatible Spenderzellen kommt; 2. *Erythroblastosis fetalis* (Morbus haemolyticus neonatorum), wo Unterschiede in den Blutgruppenantigenen der Mutter und des Fetus bestehen, IgG-Antikörper der Mutter die Plazenta passieren und fetale Erythrozyten zerstören; 3. *Autoimmunzytopenien, wie hämolytische Anämie, Agranulozytose* und *Thrombozytopenie*, wo eine Immunantwort gegen körpereigene Zellen zur Lyse führt; und 4. *gewisse Arzneimittelreaktionen*, wo Antikörper mit Epitopen von Medikamenten reagieren, die an Zelloberflächen (häufig auf Erythrozyten) fixiert sind.

Antikörper-vermittelte zelluläre Zytotoxizität («antibody-dependent cell-mediated cytotoxicity», ADCC) Diese Form der durch Antikörper vermittelten Zellschädigung erfordert keine Komplementaktivierung, jedoch die Mitbeteiligung von Leukozyten. Zielzellen mit geringen Mengen von IgG an ihrer Oberfläche können durch *nicht-sensiblisierte* Zellen mit entsprechenden Fc-Rezeptoren zerstört werden. Die durch Fc-Rezeptoren vermittelte Bindung der Effektor- an die Zielzelle führt zur *Zell-Lyse ohne Phagozytose.* Monozyten, neutrophile und eosinophile Granulozyten sowie NK-Zellen sind zur ADCC befähigt. Die NK-Zelle scheint demnach über zwei unabhängige zytotoxische Mechanismen zu verfügen: nämlich über eine spontane, durch einen vorläufig nicht definierten NK-Rezeptor vermittelte Zytotoxizität (Abb. 5.4) sowie über die Befähigung zur Fc-Rezeptor-vermittelten Lyse Antikörper-tragender Zielzellen (Abb. 5.11). Obwohl in den meisten Fällen von ADCC der beteiligte Antikörper der IgG-Klasse angehört, kommen in bestimmten Situationen (z. B. gegen Parasiten gerichtete ADCC-Reaktionen) auch IgE-Antikörper zum Einsatz. Der Mechanismus der ADCC könnte in den Fällen von Bedeutung sein, bei denen sich die zur Zerstörung vorgesehenen Zielstrukturen als für die Phagozytose zu groß erweisen (z. B. Parasiten, Tumorzellen), und er mag auch bei der Transplantationsabstoßung eine gewisse Rolle spielen.

Gegen Rezeptoren gerichtete Antikörper Die zytotoxische Zerstörung der Zielzelle stellt zwar die häufigste Folge der Interaktion zwischen Antikörper und zellgebundenen Antigenen dar, tritt jedoch nicht in jedem Fall ein. Verschiedene Krankheitszustände resultieren aus nicht zytotoxischen Wechselwirkungen zwischen Rezeptoren an der Zelloberfläche und Anti-Rezeptor-Antikörpern. So ist die für Myasthenia gravis charakteristische Muskelschwäche direkte Folge einer Blockierung der neuromuskulären Reizübermittlung durch Antikörper gegen Azetylcholin-Rezeptoren (Abb. 5.11).

Typ-III-Überempfindlichkeit (Immunkomplex-Reaktionen)

Überempfindlichkeitsreaktionen vom Typ III werden durch Antigen-Antikörper-Komplexe ausgelöst, die aufgrund ihrer Fähigkeit, eine Reihe von Serummediatoren, hauptsächlich Komponenten des Komplementsystems, zu aktivieren, Gewebeschäden verursachen. Diese histotoxische Reaktion wird in Gang gesetzt, wenn sich Antigene mit entsprechenden Antikörpern verbinden. Diese Komplexbildung kommt im zirkulierenden Blut (zirkulierende Immunkomplexe) oder extrazellulär mit abgelagerten Antigenen (*in situ*-Immunkomplexe) zustande. In der Pathogenese einiger Formen der Glomerulonephritis spielen *in situ*-Immunkomplexe, die sich nach initialer Antigenanlagerung an die glomeruläre Basalmembran lokal bilden, eine wichtige Rolle. Zirkulierende Immunkomplexe zeitigen ihre schädigende Wirkung am Ort ihrer Ablagerung, d. h. vor allem in Gefäßwänden oder in Filterstrukturen, wie den Nierenglomerula. *Indessen ist die bloße Bildung von Immunkomplexen im Blut nicht gleichbedeutend mit dem Vorliegen einer Immunkom-*

Tab. 5.6: Einige mit Immunkomplex-Krankheiten assoziierte Antigene

Antigen		Krankheit
Exogene		
1. Infektiöse Mikroorganismen		
Bakterien:	Streptokokken	Glomerulonephritis, infektiöse Endokarditis
	Yersinia enterocolitica	Arthritis
	Treponema pallidum	Glomerulonephritis
Viren:	Hepatitis B	Polyarteriitis nodosa
	Zytomegalovirus	
Parasiten:	Plasmodium sp.	Glomerulonephritis
	Schistosoma sp.	
Pilze:	thermophile Aktinomyzeten	Farmer-Lunge
2. Medikamente und chemische Substanzen		
Fremdserum (z. B. Antithymozytenglobulin)		Serumkrankheit
Chinidin		Hämolytische Anämie
Heroin		Glomerulonephritis
Endogene		
Kernantigene		Lupus erythematodes disseminatus
Tumorantigene		Glomerulonephritis

plexkrankheit. Antigen-Antikörper-Komplexe werden praktisch während jeder Immunantwort gebildet, und dieser Mechanismus spielt für die Elimination von Antigenen eine physiologisch wichtige Rolle. Man kennt noch nicht alle Faktoren, die bestimmen, ob ein in der Blutbahn gebildeter Immunkomplex pathogen wird oder nicht, aber einige Möglichkeiten werden später erläutert.

Im Prinzip führen zwei Arten von Antigen zu Immunkomplex-vermittelten Gewebeschäden: 1. Das Antigen kann *exogenen* Ursprungs sein, z. B. ein Fremdprotein, Bestandteil eines bakteriellen oder viralen Mikroorganismus, oder aber 2. es handelt sich um ein *endogenes* Antigen, das unter bestimmten Umständen die Bildung von Antikörpern gegen körpereigene Substanzen herbeiführt (Tab. 5.6). Eigenantigene können Bestandteile des Blutes sein, häufiger sind es jedoch Epitope von Zellen und Geweben. Die Immunkomplex-Reaktion kann schließlich als *generalisierte Krankheit* auftreten, sofern die Komplexe im Blut zirkulieren und sich in verschiedenen Organen ablagern. Andererseits handelt es sich um ein *lokales Geschehen* in bestimmten Organen, wie in den Nieren (Glomerulonephritis), in den Gelenken (Arthritis) oder in kleinen Hautgefäßen, sofern die Komplexe lokal gebildet und abgelagert werden (lokale Arthus-Reaktion). Diese beiden Formen sollen gesondert besprochen werden.

Systemische Immunkomplex-Krankheit

Die akut auftretende Serumkrankheit verkörpert den Prototyp einer generalisierten Immunkomplex-Krankheit. Dieses Krankheitsbild wurde früher häufig nach Verabreichung größerer Mengen eines Fremdproteins (z. B. Anti-Tetanus-Antiserum vom Pferd) beobachtet, wird heute jedoch in dieser Form selten und unter anderen klinischen Voraussetzungen gesehen. So wurde beispielsweise vor noch nicht langer Zeit berichtet, daß 11 von 12 Patienten, denen zur Behandlung einer aplastischen Anämie Anti-Thrombozytenglobulin vom Pferd verabreicht wurde, an einer Serumkrankheit erkrankten.[27]

Der Einfachheit halber werden in der Pathogenese der generalisierten Immunkomplex-Krankheit drei Phasen unterschieden: 1. *die Bildung zirkulierender Immunkomplexe*; 2. *die Ablagerung dieser Komplexe in verschiedenen Organen*; und 3. *die durch die Ablagerung ausgelösten Entzündungsreaktionen in verschiedenen Lokalisationen* (Abb. 5.12).

Die *erste Phase* wird durch das Einbringen von Antigen in die Blutzirkulation und dessen Interaktion mit immunkompetenten Zellen, die zur Antikörperbildung führt, ausgelöst. Ungefähr fünf Tage nach einer Injektion von Fremdserum erscheinen spezifische Antikörper gegen einzelne Serumbestandteile im Blut. Diese Antikörper verbinden sich mit Antigen, das sich noch immer in Zirkulation befindet, zu Komplexen. In der *zweiten Phase* kommt es zur Ablagerung der zirkulierenden Komplexe in verschiedenen Geweben. Unsere Kenntnisse über die Faktoren, die eine Komplexablagerung und damit die Krankheitsentstehung begünstigen, sind im einzelnen noch ungenügend, zwei bekannte Voraussetzungen seien jedoch erwähnt:

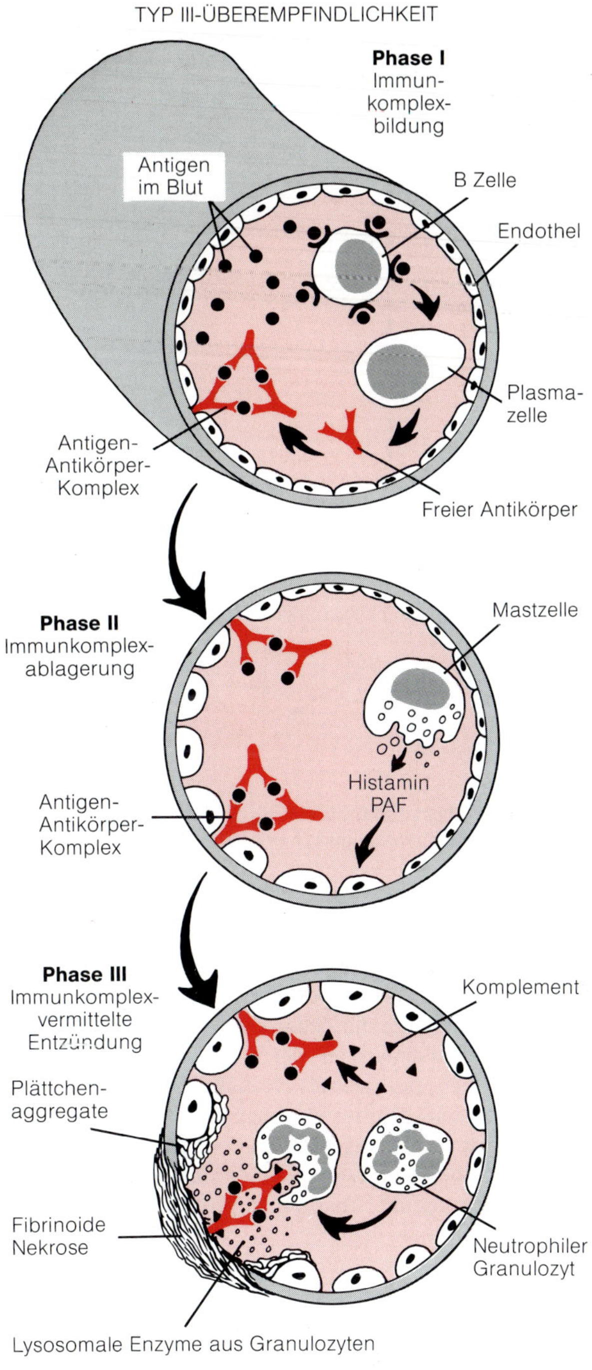

Abb. 5.12: Drei aufeinanderfolgende Phasen bei der Entstehung der systemischen Typ III-Überempfindlichkeit (Immunkomplex-Krankheit).

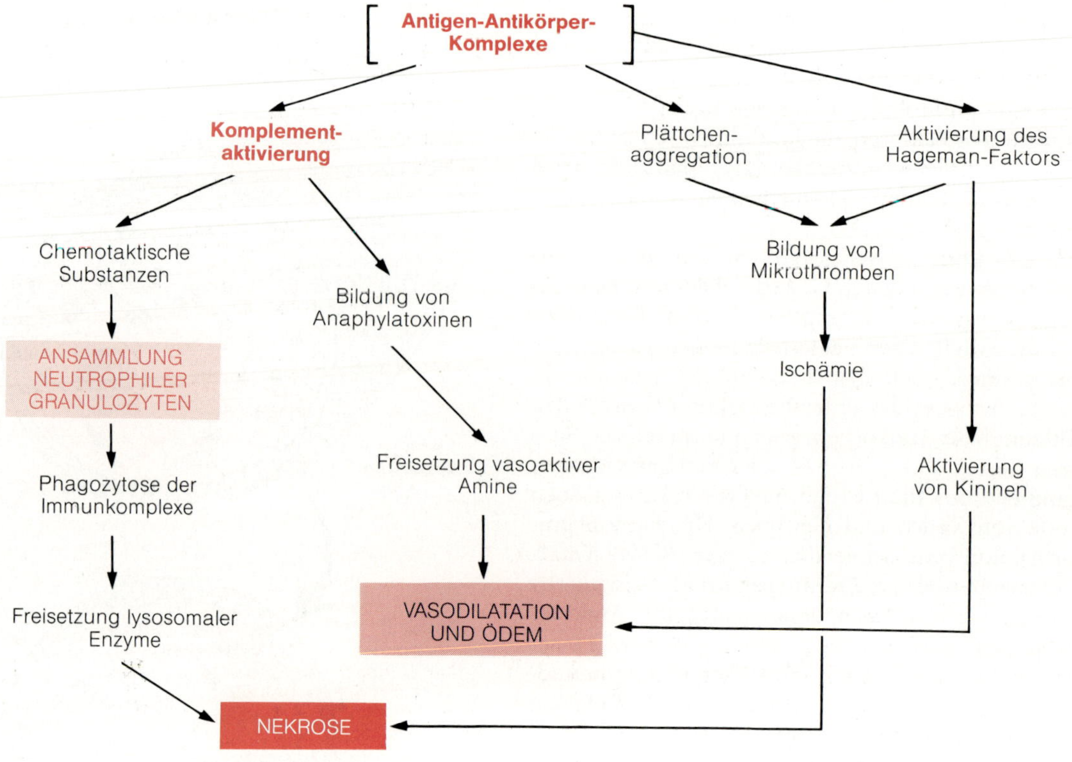

Abb. 5.13: Schematische Darstellung der Pathogenese Immunkomplex-vermittelter Gewebeschädigung. Die morphologisch sichtbaren Folgen sind durch Hinterlegung markiert.

- Die Größe der Komplexe spielt eine wichtige Rolle. Sehr große, im Antikörperüberschuß gebildete Komplexe werden durch die Zellen des Monozyten/Makrophagen-Systems rasch aus der Zirkulation entfernt und erweisen sich deshalb als verhältnismäßig harmlos. Komplexe mit größter pathogener Bedeutung sind klein, werden in geringem Antigenüberschuß gebildet, bleiben über längere Zeit in der Zirkulation und binden sich mit nur geringer Avidität an phagozytierende Zellen.
- Wegen der Bedeutung des Monozyten/Makrophagen-Systems in der Elimination zirkulierender Immunkomplexe aus dem Blut, erhöht eine Überladung oder eine Fehlfunktion des Phagozyten-Systems die Wahrscheinlichkeit eines Persistierens der Komplexe im Blut und damit deren Ablagerung im Gewebe.

Weitere Faktoren, wie positive oder negative Ladung der Komplexe, Valenz des Antigens, Avidität der Antikörper, Affinität des Antigens zu verschiedenen Gewebekomponenten, dreidimensionale (Netzwerk-)Struktur der Komplexe sowie hämodynamische Gegebenheiten, beeinflussen den Ort der Ablagerung.[28] Neben den Nierenglomerula zählen Gelenke, Haut, Herz, seröse Häute sowie kleine Blutgefäße zu den bevorzugten Lokalisationen einer Komplexablagerung.

Damit Immunkomplexe die Mikrozirkulation überhaupt verlassen und sich in der Gefäßwand oder deren Nachbarschaft ablagern können, muß die Gefäßpermeabilität erhöht sein. Man nimmt an, daß sich kurz nach Antigenkontakt gebildetes IgE an basophile Granulozyten bindet und eine Freisetzung von Histamin und PAF induziert. Als Folge der dadurch ausgelösten Thrombozytenaggregation würden im Verlaufe der Freisetzungsreaktion Amine (Serotonin und Bradykinin) abgegeben. Diese Amine bewirken ein Auseinanderweichen der Gefäßendothelien und ermöglichen den Immunkomplexen, in die Gefäßwand einzudringen. *Im Grunde handelt es sich dabei um eine Miniaturausgabe einer streng lokalen, anaphylaktischen Reaktion, die zu Beginn einer Typ-III-Reaktion vorübergehend auftritt.* Mit der Ablagerung der Komplexe im Gewebe wird eine akute Entzündungsreaktion in Gang gesetzt *(dritte Phase)*. Während dieser letzten Phase – ungefähr 10 Tage nach Antigenverabreichung – treten die klinischen Symptome (Fieber, Urtikaria, Arthralgie, Lymphknotenschwellung, Proteinurie) in Erscheinung. Die Mechanismen der Gewebeschädigung sind unabhängig von der Lokalisation der Komplexablagerungen (Abb. 5.13). *Im Zentrum stehen die Aktivierung des Komplementsystems und die Bildung biologisch aktiver Komple-*

mentfragmente. Es sei daran erinnert, daß die Komplementaktivierung eine Reihe entzündungsfördernder Wirkungen zeitigt:

- Freisetzung von C3b, das als Opsonin die Phagozytose von Partikeln und Mikroorganismen fördert;
- Bildung chemotaktisch aktiver Faktoren, die zur gerichteten Wanderung von Granulozyten und Monozyten führt (C5-Fragmente, C5b67);
- Freisetzung von Anaphylatoxinen (C3a und C5a), welche die Gefäßpermeabilität erhöhen und glatte Muskelzellen zur Kontraktion bringen; und
- Bildung des «membrane attack complex» (C5–9), der die Zellmembran schädigt oder sogar eine Lyse auslöst.

Die Phagozytose abgelagerter Immunkomplexe durch Leukozyten, die unter dem Einfluß chemotaktischer Faktoren stehen, führt zur Freisetzung oder Produktion weiterer entzündungsfördernder Faktoren (z.B. Prostaglandine, Peptide mit gefäßdilatierender Aktivität), chemotaktisch aktiver Substanzen sowie lysosomaler Enzyme (z.B. Proteasen mit der Fähigkeit, Basalmembranen, Kollagen, Elastin und Knorpel abzubauen). Ein Gewebeschaden kann auch infolge Bildung freier Sauerstoffradikale durch aktivierte, neutrophile Granulozyten auftreten. Immunkomplexe besitzen weitere Eigenschaften: sie induzieren eine Thrombozytenaggregation und aktivieren den Hageman-Faktor. Beide Reaktionen fördern den Entzündungsprozeß und lösen die Bildung von Mikrothromben aus (Abb. 5.13). Die entstandene Läsion wird als Vaskulitis bezeichnet, wenn sie Blutgefäße betrifft, Glomerulonephritis, wenn sie in den Glomerula der Niere auftritt, oder Arthritis bei einer Beteiligung der Gelenke.

Aus dem bisher Gesagten geht klar hervor, daß vor allem Komplement-bindende Antikörper (d.h. IgM und IgG) derartige Gewebeschäden auslösen. Da IgA Komplement auf dem direkten Weg ebenfalls zu aktivieren vermag, können auch IgA-haltige Komplexe gewebeschädigend wirken. Die wichtige Rolle des Komplementsystems wird durch die Beobachtung unterstrichen, daß eine experimentelle Senkung des Komplementspiegels oder der Zahl neutrophiler Granulozyten zur deutlichen Reduktion des Schweregrades der Schädigung führt. *Während der aktiven Krankheitsphase wird durch den Komplementverbrauch der Serumspiegel der Komplementkomponenten deutlich gesenkt.*

Die morphologischen Folgen eines durch Immunkomplexe induzierten Gewebeschadens werden dominiert durch die akute nekrotisierende Vaskulitis, die mit einer Fibrinablagerung und Infiltration der ganzen Gefäßwand durch neutrophile Granulozyten einhergeht. Diese Veränderungen sehen denen bei Polyarteriitis nodosa sehr ähnlich (Abb. 5.14). Betroffene, geschwollene Nierenglomerula weisen wegen der Proliferation endothelialer und mesangialer Zellen einen erhöhten Zellgehalt auf, begleitet von einer Infiltration durch neutrophile Granulozyten und Monozyten. *Immunfluoreszenzoptisch lassen sich Immunkomplexe als granuläre, klumpige Ablagerungen von Immunglobulinen und Komplementkomponenten nachweisen,* und im elektronenmikroskopischen Bild erscheinen die Komplexe als elektronendichte Ablagerungen entlang der Basalmembran. Eine Endokarditis manifestiert sich in Form eines Ödems und einer Vaskularisierung der Herzklappen, und die Verdickungen auf entzündlich veränderten Klappen sehen denjenigen, die bei akutem Rheumatismus entstehen, täuschend ähnlich. Mit der Zeit bilden sich die Gewebeveränderungen im Gefolge des allmählichen Abbaus der Immunkomplexe zurück, besonders dann, wenn die Ursache der Komplexbildung eine einmalige Konfrontation mit einer großen Menge Antigens darstellte (z.B. akute, postinfektiöse Glomerulonephritis, akute Serumkrankheit).

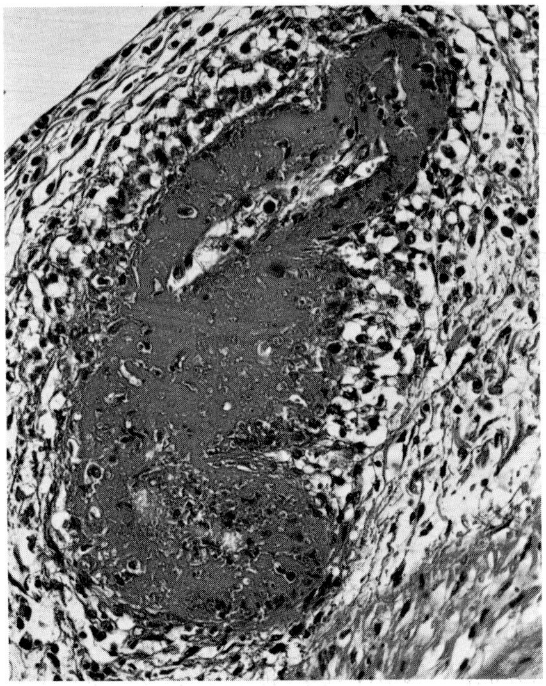

Abb. 5.14: Immunkomplex-Vaskulitis. Akute fibrinoide Nekrose der Wand kleiner Gefäße.

Eine *chronische Form der Serumkrankheit* stellt sich dann ein, wenn die Antigenexposition wiederholt oder andauernd erfolgt. Eine kontinuierliche Antigenämie bildet die Voraussetzung für die Entwicklung einer chronischen Immunkomplexkrankheit, da im Antigenüberschuß gebildete Komplexe am ehesten in Gefäßwänden abgelagert werden. Dies trifft für verschiedene Krankheiten zu, insbesondere für den dissemierten Lupus erythematodes, der mit einer dauernden Stimulation durch Autoantigene einhergeht. In den meisten Fällen bleiben die an der Komplexbildung beteiligten Antigene unbekannt, auch wenn morphologische Ver-

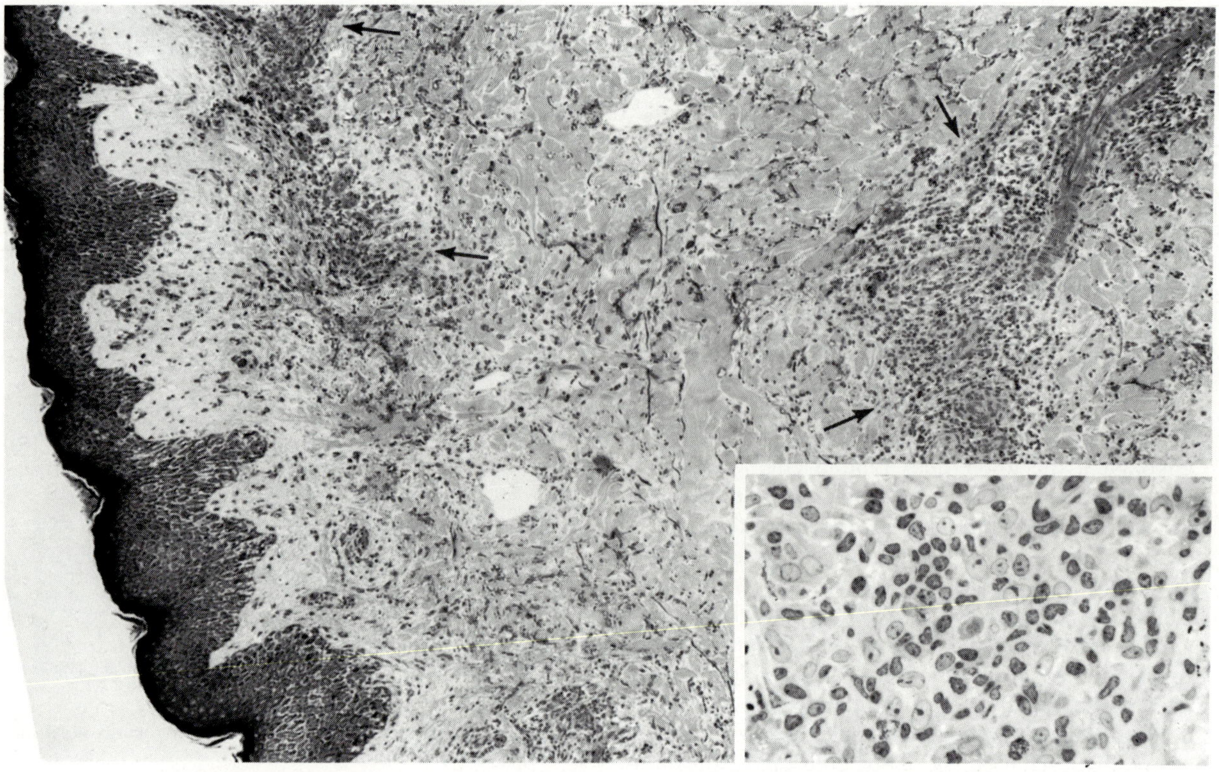

Abb. 5.15: Hautreaktion 48 Stunden nach intradermaler Injektion von Tuberkulin beim Menschen (Spättyp-Überempfindlichkeit). Oberflächliche und tiefe perivaskuläre Infiltrate *(Pfeile)*. Ödem (blasse Zonen) der oberflächlichen Dermis. *Einsatz*: Perivaskuläres Infiltrat aus lymphomonozytoiden Zellen bei stärkerer Vergrößerung. (Aus Dvorak, H.: Delayed hypersensitivity. In *Zweifach* B.W., et al. (eds.): The Inflammatory Process. Vol. III. New York, Academic Press, 1974.)

änderungen und andere Befunde auf eine Immunkomplexkrankheit hinweisen. Als wichtige Beispiele für chronische Krankheiten dieser Gruppe sind rheumatoide Arthritis, Polyarteriitis nodosa, membranöse Glomerulonephritis sowie verschiedene Formen von Vaskulitiden zu erwähnen.

Lokale Immunkomplex-Krankheit (Arthus-Reaktion)

Die Arthus-Reaktion wird definiert als eine umschriebene Gewebenekrose, die als Folge einer akuten Immunkomplex-induzierten Vaskulitis meist in der Haut *auftritt.* Die Reaktion kann experimentell durch intrakutane Antigeninjektion in ein Versuchstier, das bereits zirkulierende Antikörper gegen das verwendete Antigen besitzt, ausgelöst werden. Während der (langsamen) Diffusion des Antigens in die Gefäßwand entstehen große Immunkomplexe im Antikörperüberschuß, die an ihrem Entstehungsort ausfallen und eine akute entzündliche Reaktion auslösen. Im Gegensatz zur IgE-vermittelten anaphylaktischen Reaktion, die innerhalb von Minuten auftritt, nimmt die Entwicklung der Arthus-Läsion einige Stunden in Anspruch und erreicht ihren Höhepunkt zwischen 4 und 10 Stunden nach der Antigenverabreichung. Sie zeigt sich in Form eines sichtbaren hämorrhagischen Ödems, manchmal mit einer zentralen Ulkusbildung. Mit immunfluoreszenzoptischen Methoden findet man lokale Ablagerungen von Komplement, Immunglobulinen und Fibrin in der Wand von Gefäßen, meist von Venolen. Lichtmikroskopisch stellen sich die Ablagerungen als strukturlose eosinophile Bezirke mit Kerntrümmern dar. Dieses Bild wird als *fibrinoide Gefäßnekrose* bezeichnet (Abb. 5.14). Eine Ruptur derartig veränderter Gefäße verursacht mitunter eine lokale Blutung, häufiger jedoch kommt es zur Thrombose des Gefäßlumens. Die Thrombosierung bedingt ihrerseits zusätzliche histologische Elemente einer ischämischen Gewebeschädigung.

Typ-IV-Überempfindlichkeit (zelluläre oder zellvermittelte Reaktion)

Die zellvermittelte Form der Überempfindlichkeit wird durch spezifisch sensiblisierte T-Lymphozyten ausgelöst. Der Begriff schließt *typische Überempfindlichkeitsreaktionen vom Spättyp sowie T-Zell-vermittelte zytotoxische Reaktionen* ein. Es handelt sich um die Hauptform der

Immunantwort gegen zahlreiche intrazelluläre Mikroorganismen, wie *Mycobacterium tuberculosis*, aber auch gegen viele Viren, Pilze, Protozoen und Parasiten. Die «Kontaktdermatitis», die sich nach Kontakt mit chemischen Allergenen einstellt, sowie die Transplantatabstoßung sind weitere Beispiele krankmachender zellulärer Immunreaktionen.

Überempfindlichkeit vom Spättyp

Das am besten bekannte Beispiel einer Überempfindlichkeitsreaktion vom Spättyp ist die *Tuberkulinreaktion*. Sie wird durch die intrakutane Injektion von Tuberkulin, einer Protein-Lipopolysaccharid-Komponente von Tuberkulose-Mykobakterien, ausgelöst. Ein bereits sensibilisierter Organismus reagiert innerhalb von 8 bis 12 Stunden mit einer Rötung und Verhärtung an der Injektionsstelle, wobei die Reaktion innerhalb von 24 bis 72 Stunden ihren Höhepunkt erreicht und danach langsam verschwindet. Bei übermäßig starker Vorsensibilisierung entwickelt sich manchmal an der Injektionsstelle auch eine Nekrose. Morphologisch ist die Läsion gekennzeichnet durch eine Ansammlung von Lymphozyten und Monozyten in Subkutis sowie oberflächlichen und tieferen Schichten der Dermis (Abb. 5.15). Die Zellansammlung ist am deutlichsten in unmittelbarer Nachbarschaft kleiner Venen und Venolen erkennbar. Das Bild wird als Manschettenbildung («perivascular cuffing») bezeichnet. Die Zahl der ebenfalls anwesenden Granulozyten ist von der Intensität der Reaktion sowie vom Ausmaß einer allfälligen Nekrose abhängig. Beim Menschen ist die Beteiligung basophiler Granulozyten in der Regel bescheiden, aber bei gewissen Spezies bilden diese Zellen den Hauptanteil des Infiltrates.[29] Eine Steigerung der Gefäßpermeabilität mit Erweiterung interendothelialer Zellspalten ist mit Regelmäßigkeit zu beobachten, beginnt rund 4 bis 6 Stunden nach der Antigeninjektion und erreicht ein Maximum nach 12 bis 24 Stunden. Eine Fibrinablagerung im Interstitium scheint die Hauptursache der lokalen *Induration* darzustellen. Sie kennzeichnet die kutane Form der verzögerten Überempfindlichkeitsreaktion. Das Entstehen dieser Verhärtung läßt sich beim Versuchstier und beim Menschen durch die Verabreichung von Antikoagulantien verhindern. Bei Beteiligung persistierender oder nicht abbaubarer Antigene entwickelt sich an der Stelle des ursprünglichen perivaskulären Lymphozyten- und Monozyteninfiltrats in 2 bis 3 Wochen ein Granulom.

Überempfindlichkeitsreaktionen vom verzögerten Typ werden durch spezifisch sensibilisierte T-Lymphozyten ausgelöst, die als Folge des Erstkontaktes mit dem Antigen gebildet wurden. Am Sensibilisierungsvorgang sind CD4-positive T-Zellen beteiligt, welche die entsprechenden Epitope an der Oberfläche Antigen-präsentierender Zellen, in Assoziation mit Klasse-II-Molekülen, erkennen. Gedächtnis-T-Zellen, die aus der Sensibilisierung hervorgehen, sind langlebig und bleiben über lange Zeit, manchmal über eine Zeitspanne von mehreren Jahren, in Zirkulation. Ein erneuter Kontakt mit dem spezifischen Antigen (z.B. Tuberkulin) löst unter den Gedächtnis-T-Zellen eine Teilungstätigkeit und die Freisetzung verschiedener *Lymphokine* aus. Die Wirkung der Lymphokine besteht in einer Verstärkung der Reaktion: Leukozyten werden veranlaßt, sich an den Reaktionsort zu begeben; die eingewanderten Zellen werden aktiviert und an einer Weiterwanderung gehindert. In einer vollentwickelten Typ-IV-Reaktion machen die sensibilisierten T-Lymphozyten, welche die Reaktion ursprünglich auslösten, nur einen verschwindend kleinen Anteil der Zellen des entzündlichen Infiltrates aus. Unter den beteiligten *Lymphokinen* scheint *jenen die größte Bedeutung zuzukommen, die für die Akkumulation und Aktivierung der Makrophagen am Reaktionsort verantwortlich sind.* Es handelt sich um Faktoren mit chemotaktischer Wirkung auf Makrophagen («macrophage chemotactic factor», MCF), um Faktoren mit einer wanderungshemmenden Wirkung auf Makrophagen («macrophage inhibitory factor», MIF), IL-1, TNF-α und γ-Interferon. Die Anwesenheit von Makrophagen ist Voraussetzung für die Entwicklung der entzündlichen Reaktion und des Gewebeschadens bei der Überempfindlichkeit vom verzögerten Typ. Die verschiedenen Möglichkeiten, über die aktivierte Makrophagen einen Gewebeschaden herbeiführen und eine entzündliche Reaktion in Gang halten können, wurden in *Kapitel 2* bereits vorgestellt.

T-Zell-vermittelte Zytotoxizität

Als Reaktion auf Kontakt mit bestimmten Antigenen, z.B. mit virusinfizierten Zellen, Tumorzellen oder inkompatiblen (allogenen) Gewebezellen, entstehen zytotoxische T-Zellen («cytotoxic T lymphocytes», CTL). Die Bildung von CTL verläuft in mehreren komplexen Stufen und ist nicht in allen Einzelheiten bekannt. Einige Gesichtspunkte dieses Vorgangs werden im Rahmen der Transplantatabstoßung zur Sprache kommen. Wir wissen allerdings, daß die Mehrzahl der zytotoxischen T-Zellen und ihrer Vorläufer zum CD8-positiven Subset der T-Lymphozyten gehören. Der Vorgang der T-Zell-vermittelten Zytolyse wird dadurch ausgelöst, daß der T-Zell-Rezeptor ein Antigen auf der Oberfläche der Zielzelle erkennt. Als Folge dieser Erkennung kommt es zur stabilen und spezifischen Bindung der CTL an die Zielzellen und zur Übermittlung eines für die Zielzelle letalen lytischen Signals. Die biochemischen und molekularbiologischen Hintergründe dieses durch CTL vermittelten «Todesstoßes» sind Gegenstand intensiver Forschung, da das Verständnis dieses Prozesses die Entwicklung therapeutischer Maßnahmen erlauben würde, eine T-Zell-vermittelte Gewebeschädigung (z.B. in Zusammenhang mit Gewebe- und Organtransplantaten) zu verhindern. Gegenwärtig stehen drei Mechanismen der T-Zell-Zytotoxizität im Zentrum des Interesses, von denen jeder für sich oder in beliebiger Kombination wirksam sein könnte[30]: 1. Die Bildung von Poren oder Löchern in der Zellmembran der Zielzelle, was zu Permeabilitätsstörungen und zur Einleitung einer osmotischen Lyse führen würde; nach den Vorstellungen, die hinter dieser theoretischen Möglichkeit stehen, enthalten Granula im Zytoplasma zytotoxischer T-Zellen sogenannte porenbildende Proteine (Perforine und Zytolysine genannt), die sich mit der Membran der Zielzelle verbinden und sich zu poren- oder kanalähnlichen Gebilden formieren, ähnlich denjenigen des lytischen Komplementkomplexes; 2. Freisetzung von Molekülen, wie z.B. TNF-β (Lymphotoxin), die eine direkte Schädigung der Zellmembran bewirken; und 3. Freisetzung proteolytischer Enzyme, im speziellen von Serinesterasen (Granzyme), die entweder die Zellmembran direkt schädigen oder Vorstufen weiterer zytotoxischer Moleküle aktivieren.

Man muß daran erinnern, daß die CTL-vermittelte Zytotoxizität hochspezifisch ist und nur antigentragende Zellen betrifft. Nachbarzellen, die das spezifische Antigen nicht aufweisen («innocent bystanders»), werden nicht geschädigt. Offensichtlich spielen HLA-Antigene der Klasse I die Hauptrolle im Erkennungsprozeß der CD 8-positiven CTL. So können beispielsweise CTL, die im Verlaufe einer Virusinfektion gebildet wurden, virusinfizierte Zellen nur zusammen mit HLA-Antigenen der Klasse I erkennen (Abb. 5.6). Die CTL-vermittelte Lyse virusinfizierter Zellen vor der Synthese neuer Viruspartikeln kann allmählich zur Beendigung der Virusinfektion führen. Tumorantigene auf der Oberfläche neoplastischer Zellen könnten in Form modifizierter Klasse-I-Antigenen eine CTL-Antwort auslösen und so zur immunologischen Tumorüberwachung beitragen.

Transplantatabstoßung

Die Transplantatabstoßung wird an dieser Stelle behandelt, da offenbar verschiedene Formen der bereits besprochenen Überempfindlichkeitsreaktionen beteiligt sind. Eines der Ziele der modernen immunologischen Forschung ist die Ermöglichung einer erfolgreichen Gewebe- und Organtransplantation unter Verhinderung einer Abstoßungsreaktion. Die chirurgischen Techniken der Transplantation von Haut, Nieren, Herz, Lungen, Leber, Milz, Knochenmark oder von endokrinen Organen wurden zwar weitgehend perfektioniert, sind aber unserer Fähigkeit, den Transplantatempfänger zur permanenten und reaktionslosen Annahme des Fremdgewebes vorzubereiten, meilenweit voraus. Das Konzept der Histokompatibilität, das für das Verständnis der Transplantatabstoßung notwendig ist, wurde bereits vorgestellt. An dieser Stelle sollen die Mechanismen der Abstoßungsreaktion sowie dadurch hervorgerufene, morphologisch faßbare Veränderungen und deren Erscheinungsformen besprochen werden.[15, 31, 32]

Mechanismen der Abstoßungsreaktion

Die Abstoßungsreaktion beruht darauf, daß der Empfänger das transplantierte Gewebe als fremd erkennt. Die für die Erkennung relevanten Antigene sind beim Menschen Produkte des HLA-Systems. *Die Abstoßung als ganzes ist ein komplexer Prozeß, an dem sowohl zelluläre Immunreaktionen als auch humorale Antikörper beteiligt sind.* Dazu kommt, daß der relative Beitrag der zellulären und humoralen Abstoßungsmechanismen von Transplantat zu Transplantat verschieden ist und sich oft im histologischen Bild des abgestoßenen Organs widerspiegelt.

T-Zell-vermittelte Reaktionen Die Tatsache, daß T-Zellen bei Abstoßungsreaktionen eine Hauptrolle spielen, steht aufgrund klinischer und tierexperimenteller Befunde außer Zweifel. Auf welche Weise gelingt es T-Zellen, das Transplantat zu schädigen? Wie es scheint, sind dabei sowohl die Aktivierung CD 8-positiver, zytotoxischer T-Zellen (CTL) als auch Überempfindlichkeitsreaktionen, die durch CD 4-positive T-Helferzellen ausgelöst werden, beteiligt. Die Bildung von CTL und von Antikörpern gegen allogene HLA-Antigene ist schematisch in Abb. 5.16 dargestellt. Die T-Zell-vermittelte Reaktion beginnt, wenn Lymphozyten des Transplantatenempfängers HLA-Antigenen des Spenders begegnen. Die für die Erkennung notwendige Präsentation der fremden HLA-Antigene spielt sich im transplantierten Organ selbst (wie abgebildet) oder im regionären Lymphknoten ab, wo freigesetzte Spenderantigene abgefangen werden. Man nimmt an, daß Spenderlymphozyten («passenger lymphocytes») und dendritische Zellen des Transplantats aufgrund ihres respektablen Gehaltes an Klasse-I- und Klasse-II-Antigenen die wichtigsten Immunogene darstellen. CD 4-positive T-Helferzellen werden über das Erkennen von Klasse-II-Epitopen zur Proliferation gebracht – nicht unähnlich dem Prozeß der «mixed lymphocyte reaction», die *in vitro* ausgelöst wird. Gleichzeitig differenzieren sich Vorläufer der CD 8-positiven CTL («prekiller T cells»), die Rezeptoren für HLA-Klasse-I-Antigene aufweisen, zu reifen CTL. Dieser komplizierte Differenzierungsvorgang ist erst unvollständig geklärt. Mit Sicherheit sind Interaktionen mit Antigen-präsentierenden Zellen und weiteren Vertretern von T-Zell-Subsets sowie die Freisetzung von Lymphokinen wie IL-1 und IL-2 mitbeteiligt (Abb. 5.16). Die neugebildeten, reifen CTL sind für die Lyse der Transplantatzellen verantwortlich. Zusätzlich zu spezifisch zytotoxischen T-Zellen gehen aus dem Sensibilisierungsgeschehen auch CD 4-positive T-Zellen hervor, die Lymphokine produzieren – ähnlich dem Ablauf der Typ-IV-Reaktion. Die Lymphokinfreisetzung führt zur Erhöhung der Gefäßpermeabilität und zur lokalen Ansammlung von Lymphozyten und Makrophagen. Nach Meinung einiger Untersucher stellt diese verzögerte Überempfindlichkeitsreaktion, die mit Schädigung der Mikrozirkulation durch Makrophagen, lokaler Ischämie und

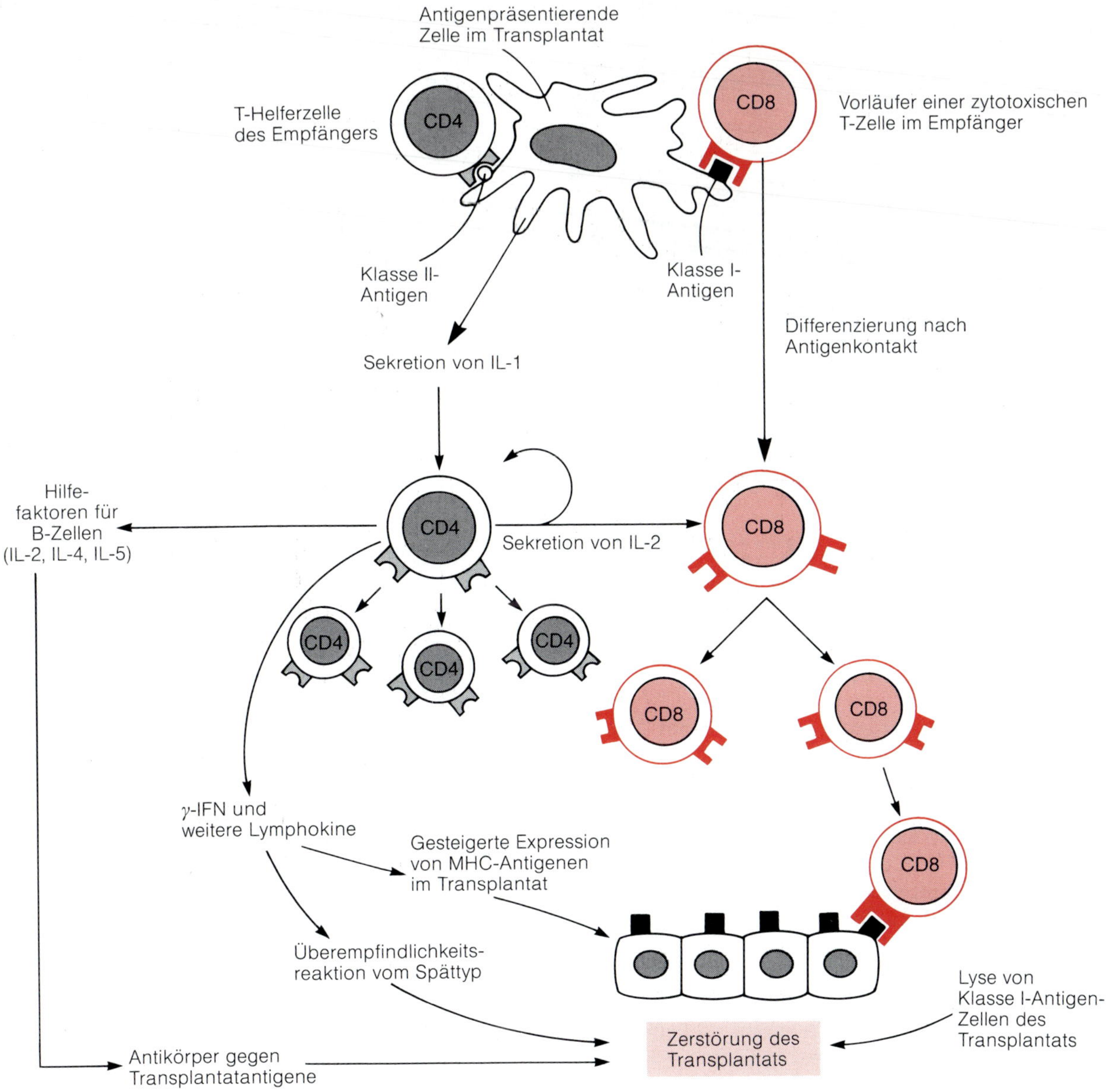

Abb. 5.16: Schema der Vorgänge, die zur Zerstörung eines histoinkompatiblen Transplantats führen. MHC Klasse I- und Klasse II-Antigene des Transplantatspenders werden durch CD8+ zytotoxische T-Zellen und CD4+ T-Helfer-Zellen des Empfängers erkannt. Die Reaktion der CD4+ Zellen mit Klasse II-Antigenen führt zur Freisetzung von Interleukin 1 (IL-1) aus antigenpräsentierenden Zellen. IL-1 stimuliert die Proliferation von CD4+ Lymphozyten und die Freisetzung von Interleukin 2 (IL-2) aus diesen Zellen. IL-2 verstärkt die Proliferation von CD4+ Zellen und liefert Hilfesignale für die Differenzierung von Klasse I-spezifischen CD8+ zytotoxischen Zellen. CD4+ Helfer-T-Zellen produzieren, neben IL-2, noch viele weitere lösliche Mediatoren (Lymphokine), welche die B-Zelldifferenzierung auslösen und sich an der Entwicklung einer lokalen Überempfindlichkeitsreaktion vom Spättyp beteiligen. Schließlich sind verschiedene Mechanismen für die Zerstörung des Transplantats verantwortlich: 1. Lyse von Transplantatzellen mit Klasse I-Antigenen durch CD8+ zytotoxische T-Lymphozyten; 2. Antikörper gegen Transplantatbestandteile aus sensibilisierten B-Lymphozyten; und 3. unspezifische Schädigung des Transplantats durch Makrophagen und andere Zellen, die sich im Verlaufe der Spättyp-Überempfindlichkeitsreaktion ansammeln.

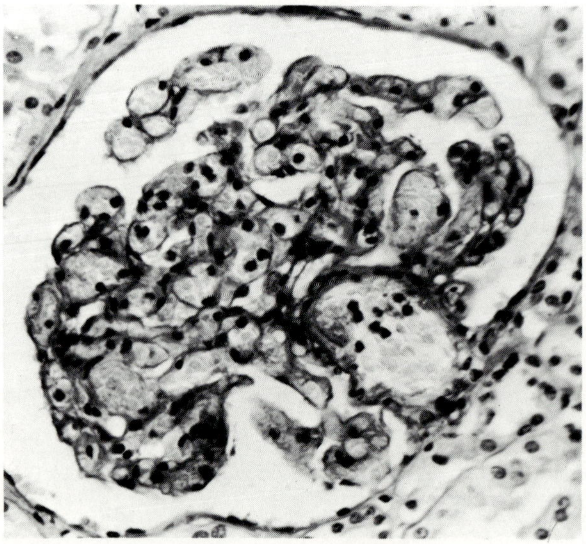

Abb. 5.17: Perakute Abstoßung. Die hiläre Arteriole und die glomerulären Kapillaren sind stark erweitert und gefüllt mit Erythrozyten, Thrombozyten und einigen neutrophilen Granulozyten. Stellenweise fehlt das Gefäßendothel. (Erlaubnis Dr. G. J. Busch.)

Gewebeschaden einhergeht, einen wichtigen Mechanismus der Transplantatzerstörung dar.[29]

Antikörper-vermittelte Reaktionen Da eine Transplantationsimmunität durch (zellfreies) Serum nicht übertragen werden kann, hat man lange geglaubt, Antikörper spielten bei der Transplantatabstoßung keine Rolle. Heute nimmt man jedoch an, daß humorale Immunreaktionen für mindestens zwei Formen der Abstoßung von Nierentransplantaten mitverantwortlich sind:

1. Transplantatempfänger, die *vor der Transplantation* mit den fremden Antigenen schon Kontakt hatten, weisen in ihrem Blut *bereits vorhandene Antikörper* auf. Eine derartige Vorimmunisierung mit Fremdantigenen beruht auf Bluttransfusionen, durchgemachten Schwangerschaften oder Kontakt mit bakteriellen oder viralen Epitopen, die mit HLA-Antigenen kreuzreagieren. In diesen Fällen kommt es zur sofortigen Abstoßung, die durch die Bindung zirkulierender Antikörper in den Blutgefäßen des Transplantates in Gang gesetzt wird. Epitope der Endothelzellen dienen als erste Kontaktstellen für die immunologische Erkennung und die Auslösung der Effektormechanismen. Die Reaktion wird als «hyperakute Abstoßung» bezeichnet. Die verantwortlichen Antikörper können gegen HLA- oder Blutgruppenantigene des Spenders gerichtet sein.
2. Auch in nicht vorimmunisierten Empfängern kann der Kontakt mit HLA-Klasse-I- und -II-Antigenen des Spenders eine humorale Immunreaktion auslösen (Abb. 5.16). Vom Transplantatempfänger gebildete Antikörper wirken über verschiedene Mechanismen Transplantat schädigend, allem voraus über eine Komplement-vermittelte Zytotoxizität, über eine Antikörper-abhängige Zytrolyse sowie schließlich über die Ablagerung von Immunkomplexen. *Zielstruktur* dieser Antikörper scheint in jedem Falle das *Gefäßsystem des Transplantates* zu sein. Eine Antikörper-vermittelte Abstoßungsreaktion der Niere zeigt sich in Form einer Vaskulitis, die manchmal als «Abstoßungsvaskulitis» bezeichnet wird. Die Antigen-Antikörper-Reaktion bewirkt zusätzlich eine Komplement-abhängige Gewebeschädigung und aktiviert Entzündungsmediatoren, die ihrerseits verantwortlich sind für eine Thrombozytenaggregation und -freisetzungsreaktion, die Freisetzung lysosomaler Enzyme durch neutrophile Granulozyten, wie auch für eine lokale Gerinnungsreaktion, Fibrinolyse und Aktivierung der Kinin-Kaskade.

Morphologie der Abstoßungsreaktion. Aufgrund des zeitlichen Ablaufs, der Morphologie und der beteiligten Mechanismen werden hyperakute, akute und chronische Abstoßungsreaktionen unterschieden. **Die morphologischen Veränderungen dieser Abstoßungsformen werden am Beispiel der Nierentransplantate beschrieben.** Ähnlichen Veränderungen begegnet man jedoch auch in jedem andern vaskularisierten Organtransplantat.

- **Die hyperakute Abstoßung.** Diese Form der Abstoßung beruht auf vorhandenen humoralen Antikörpern, die gegen Antigene des Transplantats gerichtet sind und über die der Transplantatempfänger **bereits vor der Transplantation** verfügte. Die Reaktion tritt in der Regel innerhalb weniger Minuten nach der Operation auf und wird vom Chirurgen kurz nach der Gefäßanastomosierung erkannt. Eine nicht sofort abgestoßene Niere nimmt rasch die normale rötliche Farbe und eine normale Gewebefestigkeit an, und die Urinsekretion setzt sofort ein. Im Gegensatz dazu wird eine hyperakut abgestoßene Niere rasch zyanotisch, fleckig und schlaff, und die Urinsekretion beschränkt sich auf einige wenige blutige Tropfen. Seltener beobachtet man einen verzögerten Ablauf, und der Prozeß entwickelt sich in Stunden oder einem bis zwei Tagen. Diese Unterschiede im zeitlichen Ablauf stehen in direktem Zusammenhang mit dem Serumtiter der humoralen Komplement-aktivierenden Antikörper des Empfängers. Das histologische Bild entspricht demjenigen der klassischen Arthus-Reaktion. Während der ersten Stunde nimmt die Zahl neutrophiler Granulozyten auf dem Endothel der Arteriolen sowie in den glomerulären und peritubulären Kapillaren rasch zu. Immunglobuline und Komplementkomponenten werden auf und in Gefäßwänden abgelagert. Im Elektronenmikroskop sind frühe Endothelschäden in Zusammenhang mit Plättchen-Fibrinthromben (Gerinnungsthromben) sichtbar. **Diese Frühveränderungen deuten auf eine Antigen-Antikörper-Reaktion im Bereiche der Gefäßendothelien hin.** In der Folge breiten sich die Veränderungen aus und gewinnen an Intensität, es kommt zum thrombotischen Verschluß der glomerulären Kapillaren sowie zur fibrinoiden Nekrose der Arterienwände (Abb. 5.17). Schließlich führt die gestörte Blutversorgung zur Infarzierung (Nekrose) der Nierenrinde, und die Niere stellt ihre Funktion ein. Glücklicherweise kann diese dramatische Komplikation durch Kreuzproben zwischen Spenderlymphozyten und Empfängerserum weitgehend vermieden werden.

- **Die akute Abstoßung.** Diese Reaktionsform kann sich innerhalb von Tagen nach der Transplantation einstellen oder tritt erst Monate oder Jahre später auf, nach Abschluß oder Unterbrechung einer erfolgreichen immunsuppressiven Behandlung. Die akute Abstoßung stellt einen Prozeß dar, an dem sowohl zellvermittelte als auch humorale Gewebeschädigungen teilhaben. Je nach Patient überwiegt der eine oder der andere Mechanismus. Histologisch ist die humorale Abstoßung durch eine Vaskulitis, die zellvermittelte durch ein interstitielles Infiltrat von Lymphozyten und Makrophagen gekennzeichnet.

Die zellvermittelte Form wird am häufigsten in den ersten Monaten nach der Transplantation beobachtet und kündigt sich klinisch durch plötzliche Anzeichen eines Nierenversagens an. Als histologisches Merkmal gilt ein ausgedehntes lymphozytäres und monozytäres, interstitielles Infiltrat mit Ödembildung und wenig ausgeprägten, interstitiellen Blutungen (Abb. 5.18). Beim Menschen besteht das Infiltrat zur Hauptsache aus kleinen und mittelgroßen Lymphozyten sowie vereinzelten größeren Lymphoblasten, die sich durch reichlich basophiles Zytoplasma und einen bläschenförmigen Nukleolus auszeichnen. Nicht unerwartet können sowohl CD4- als auch CD8-positive T-Zell-Eigenschaften nachgewiesen werden. Aktivierte Lymphozyten tragen IL-2-Rezeptoren.[33] Nach längerer Zeit treten auch vereinzelte Plasmazellen in Erscheinung. Die glomerulären und peritubulären Kapillaren sind mit Lymphozyten angefüllt, und im Bereiche der Tubuli kann es durch Lymphozyteninvasion zu fokalen Nekrosen kommen. Die Diagnose einer zellvermittelten Abstoßung ohne Zeichen einer Vaskulitis ist deshalb wichtig, weil die betroffenen Patienten prompt auf eine immunsuppressive Therapie ansprechen.

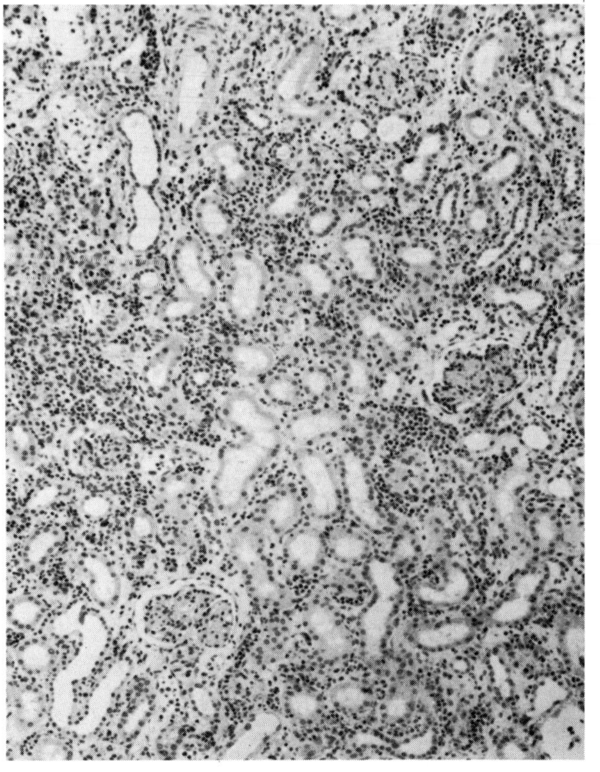

Abb. 5.18: Akute Abstoßung eines Allotransplantats der Niere. Diffuse Infiltration durch lymphomonozytoide Zellen und interstitielles Ödem mit weit auseinanderliegenden Tubuli.

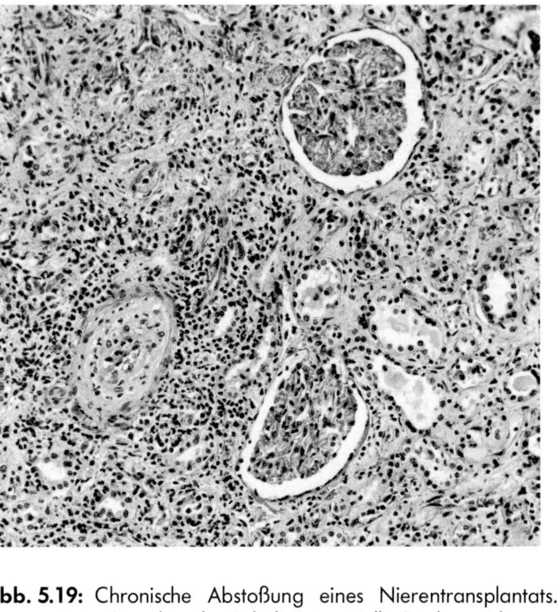

Abb. 5.19: Chronische Abstoßung eines Nierentransplantats. Ausgeprägte Atrophie der Tubuli, interstitielle Bindegewebevermehrung und Infiltration durch lymphomonozytoide Zellen. Die Wand des Blutgefäßes links der Mitte ist stark verdickt und das Lumen ist obliteriert. Die Glomeruli weisen Ischämie-bedingte axiale Verdickungen auf.

Eine **akute Abstoßungsvaskulitis** (humorale Abstoßung) tritt in denselben Zeitintervallen auf wie die zellvermittelte Form. Die Patienten weisen eine plötzlich einsetzende und anhaltende Störung der Nierenfunktion auf, die sich durch hochdosierte Immunsuppressiva nicht beheben läßt. Die histologischen Veränderungen bestehen aus einer nekrotisierenden Vaskulitis mit Endotheluntergang, einer Infiltration durch neutrophile Granulozyyten, der Ablagerung von Immunglobulinen mit Komplementkomponenten und Fibrin sowie aus thrombotischen Gefäßverschlüssen. Der Prozeß kann sich unter Bildung ausgedehnter, glomerulärer Nekrosen und thrombotischem Verschluß der Rindenarterien ausbreiten und zur Nierenrindennekrose führen. Fast alle betroffenen Patienten weisen gleichzeitig Symptome einer akuten zellvermittelten Abstoßung auf. Häufiger als diese akute Form ist die **«subakute Vaskulitis»**, die ebenfalls während der ersten Monate nach Transplantation auftritt. Den klinischen Verlauf kennzeichnen immer wiederkehrende Episoden mit Abstoßungszeichen und gestörter Nierenfunktion. Die arteriellen Veränderungen sind recht charakteristisch. Am **stärksten betroffen ist die Intima**, die wegen polsterartiger Einlagerungen mit proliferierenden Fibroblasten, Myozyten und Schaumzellen («foamy macrophages») deutlich verdickt erscheint, was zu Lumeneinengungen oder Gefäßverschlüssen führt. Die verdickte Intima wird auch oft an einzelnen Stellen durch neutrophile Granulozyten oder durch Lymphozyten und Makrophagen infiltriert, und in den Wänden der am meisten betroffenen Arterien sind Ablagerungen von Immunglobulinen und Komplementkomponenten nachweisbar.

- **Die chronische Abstoßung.** Da die meisten Episoden akuter Abstoßung durch die immunsuppressive Therapie mehr oder weniger beherrscht werden können, sind Zeichen einer chronischen Abstoßung von Nierentransplantaten recht häufig (Abb. 5.19). Patienten mit einer chronischen Abstoßungsreaktion weisen über eine Zeitspanne von 4–6 Monaten einen progressiven Anstieg der Serumkreatininwerte auf. Erhöhte Serumkreatininspiegel dienen als Index für eine renale Fehlfunktion. Die **vaskulären Veränderungen** bestehen aus herdförmig dichter Intimafibrose, hauptsächlich in Rindenarterien, und stellen wahrscheinlich das Endstadium einer Vaskulitis dar, die für die akute und subakute Abstoßung typisch ist. Als Folge dieser Gefäßveränderungen entwickelt sich eine allgemeine Ischämie, die sich in der Rarefizierung glomerulärer Strukturen, interstitieller Fibrose und Schrumpfung des Nierenparenchyms äußert. Der Abfall der funktionellen Leistung der betroffenen Niere ist proportional dem Ausmaß der interstitiellen Fibrose und der daraus resultierenden Tubulusatrophie. Manchmal werden die Veränderungen der chronischen Abstoßung durch eine akute Arteriitis überlagert, und der Nachweis von Immunglobulinen und Komplementkomponenten läßt an eine humorale Abstoßungskrise denken. Außer den Gefäßveränderungen finden sich meistens auch interstitielle Infiltrate, die neben Lymphozyten und Monozyten eine große Zahl von Plasmazellen und viele eosinophile Granulozyten enthalten. Dieser Befund wird häufig als Hinweis darauf gedeutet, daß es sich bei der chronischen Abstoßung um eine zellvermittelte Reaktion handeln müsse. Tatsächlich ist jedoch eine Beschreibung der pathogenetischen Mechanismen der chronischen Abstoßung um vieles schwieriger als diejenige der akuten Formen. Als zusätzliche Schwierigkeit muß der Beitrag der Ischämie zum progressiven Zerfall der Nierenfunktion mitberücksichtigt werden.

Die glomerulären Veränderungen bei chronischer Abstoßung zeigen kein einheitliches Muster. Die Glomerula können einen völlig normalen Aspekt oder aber ischämische Veränderungen aufweisen, die nicht von denen bei chronischer Glomerulonephritis unterschieden werden können.[34–36]

Methoden zur Verbesserung des Überlebens von Transplantaten

1. Da HLA-Antigene bei Abstoßungsreaktionen eine wichtige Rolle spielen, könnte man sich gut vorstellen, daß eine weitgehende *Reduktion der HLA-Unterschiede* zwischen Spender und Empfänger ein Überleben des Transplantats positiv beeinflußt. Tatsächlich wurde in Fällen von Nierentransplantaten innerhalb von Familien («related donor»-Situation) ein positiver Effekt einer möglichst großen Übereinstimmung («match») von HLA-Klasse-I-Antigenen beobachtet. Die Überlebensrate eines Transplantats zwischen eineiigen Zwillingen beträgt nach drei Jahren beispielsweise ungefähr 90%, während um die 75% der Transplantate überleben, wenn Spender und Empfänger nur einen Haplotyp gemeinsam haben. Werden Nieren von akzidentell Verstorbenen («Kadaver-Nieren») transplantiert, hat die Übereinstimmung von HLA-Klasse-I-Antigenen im besten Falle einen bescheidenen Einfluß auf die Tolerierung des Transplantats. Eine zusätzlich vorgenommene Auslese aufgrund der HLA-Klasse-II-Antigene führt zu deutlich verbesserten Transplantat-Überlebensraten. Mit größter Wahrscheinlichkeit besteht der Vorzug der Testung auf Klasse-II-Antigene

darin, daß mit zunehmender Übereinstimmung zwischen Spender und Empfänger immer weniger Klasse-II-reaktive, CD4-positive T-Helferzellen aktiviert werden, die ja bei der Auslösung zellulärer und humoraler Immunreaktionen eine wichtige Rolle spielen. Eine gut geplante, immunsuppressive Therapie, besonders unter Verwendung von Cyclosporin, vermag die positiven Auswirkungen eines guten HLA-«matching» noch zu verstärken.

2. Mit Ausnahme des Sonderfalles eineiiger identischer Zwillinge erweist sich die *immunsuppressive Therapie* als eine Notwendigkeit, um ein Überleben des Transplantats in allen übrigen Spender-Empfänger-Kombinationen sicherzustellen. Sogar HLA-identische Geschwister können in bezug auf verschiedene, weniger wichtige Histokompatibilitäts-Loci Unterschiede aufweisen, die eine langsame Abstoßung hervorrufen können. Gegenwärtig werden Medikamente (z.B. Azothioprin, Steroide, Cyclosporin) und/oder Antilymphozyten-Antikörper (z.B. monoklonales Anti-CD3) zur Immunsuppression eingesetzt.[37, 38] Die Verfügbarkeit von Cyclosporin als immunsuppressives Medikament hatte einen nachhaltigen Einfluß auf die klinische Organtransplantation. Seine Hauptwirkung scheint darin zu bestehen, die Aktivierung CD4-positiver T-Helferzellen zu verhindern, was übrigens einmal mehr auf die zentrale Rolle dieser Zellen in der Abstoßung von Allotransplantaten hinweist. Obwohl sich die Immunsuppression als äußerst nützlich in bezug auf die Verlängerung der Überlebenszeit von Transplantaten erwies, sollte nicht vergessen werden, daß es sich mit der immunsuppressiven Therapie wie mit dem sprichwörtlichen zweischneidigen Schwert verhält. Der Preis, der dafür bezahlt werden muß, besteht in einer erhöhten Anfälligkeit für opportunistische Infektionen durch Pilze, Viren und andere Erreger und ist recht hoch. Auch die Nephrotoxizität des Cyclosporins bleibt ein Problem.

3. So paradox es tönen mag, haben sich *Bluttransfusionen vor der Transplantation* als Maßnahme erwiesen, welche die Überlebenschancen von Nierentransplantaten bedeutend verbessert, vor allem wenn es sich um «Kadaver-Nieren» handelt. Obwohl Bluttransfusionen das Risiko einer Sensibilisierung des Empfängers in sich tragen, hat sich diese Gefahr entgegen früheren Vermutungen als gering erwiesen. Die Mechanismen, die dieser eigenartigen Beobachtung zugrunde liegen, sind unbekannt.

Lebertransplantation

Der weltweite Erfolg der Nierentransplantation wirkte als Ansporn, die Transplantation anderer Organe (Leber, Herz, Lunge, Pankreas) zu vervollkommnen. Während der letzten 8 Jahre wurden in den USA weit über 1000 Lebertransplantationen durchgeführt, und die Transplantation hat sich als eine realistische Therapiemöglichkeit bei bestimmten Indikationen durchgesetzt.[39] *Die Hauptindikationen für eine Lebertransplantation bei Kindern sind extrahepatische, biliäre Atresien, Stoffwechselstörungen (z.B. ein α1-Antitrypsinmangel) und die Wilson Krankheit. Bei Erwachsenen bilden Alkohol-unabhängige Zirrhose, primäre biliäre Zirrhose, sklerosierende Cholangiitis sowie gewisse neoplastische Veränderungen die Hauptindikationen.* Im Gegensatz zur Nierentransplantation ist eine Übereinstimmung der HLA-Antigene keine Voraussetzung für ein erfolgreiches Lebertransplantat. Verschiedene Gründe werden zur Erklärung für diesen unterschiedlichen Einfluß der Spenderauswahl angeführt: 1. Im Gegensatz zur Niere scheint die Leber in dem Sinne ein «privilegiertes» Organ zu sein, als sie weniger empfindlich auf Abstoßungsreaktionen zu reagieren pflegt, ein Umstand, der mit der sehr geringen Expression von HLA-Produkten auf Hepatozyten zusammenhängen könnte; 2. weil die translantierte Leber möglichst genau an den Platz des entfernten Organs eingepaßt werden muß, spielt die Größe der Spenderleber eine äußerst wichtige Rolle, besonders bei Kindern – die Größe des Transplantats scheint wichtiger zu sein als der Gehalt an HLA-Antigenen; und 3. zeigt die mit Nierentransplantaten gewonnene Erfahrung im Umgang mit Cyclosporin und andern immunsuppressiven Medikamenten, daß eine gut geplante Immunsuppression einen HLA-«mismatch» beinahe bedeutungslos erscheinen läßt.

Trotz dieser verhältnismäßig günstigen Umstände kommt es auch in der Leber zu Abstoßungsreaktionen, und zwar in zwei Formen. Die **akute Abstoßung** (innerhalb der ersten zwei Monate) ist durch folgende histologische Merkmale gekennzeichnet: 1. ein gemischtzelliges, aus Lymphozyten, neutrophilen und eosinophilen Granulozyten bestehendes entzündliches Infiltrat in den Portalfeldern; 2. eine lymphoidzellige oder granulozytäre Cholangiitis; und 3. eine Entzündung der portalen und zentralen Venen, charakterisiert durch Schwellung der Endothelzellen und Ansammlung von Leukozyten im subendothelialen Bereich.[40] Die **chronische Abstoßung** tritt auf mit Zeichen einer anhaltenden Entzündungsreaktion in den Portalfeldern, einer portalen Fibrose und einem progressiven Verlust an portalen Gallengängen. Dazu kommt eine ausgeprägte Verdikkung und Hyalinisierung der Arteriolen. Mit modernen chirurgischen Methoden und entsprechender immunsuppressiver Therapie beläuft sich die Überlebensrate von Lebertransplantaten nach einem Jahr auf ungefähr 70%, nach zwei Jahren allerdings nur noch auf 60%.

Transplantation hämopoietischer Zellen

Die Eigenheiten der Knochenmarksübertragung verdienen es, gesondert besprochen zu werden. Die Verwendung der Knochenmarkstransplantation zur Behandlung von hämatologischen Neoplasien, aplastischen Anämien und gewissen Immundefektsyndromen gewinnt dauernd an Bedeutung. In den meisten Fällen wird der Knochenmarkempfänger mit letalen Bestrahlungsdosen vorbestrahlt, damit entweder maligne (z.B. leukämische) Zellen zerstört werden oder ein geeignetes Transplantatbett geschaffen werden kann (z.B. bei aplastischer Anämie). Die beiden Hauptprobleme der Knochenmarkstransplantation sind die «Transplantat-Anti-Wirt-Krankheit» («graft-versus-host-Krankheit», GVH) und die Abstoßungsreaktion.

Eine GVH-Krankheit entsteht immer dann, wenn immunologisch kompetente Zellen oder deren Vorläufer in einen immunologisch wehrlosen Empfänger gebracht werden. Empfänger eines Knochenmarkstransplantats sind immer immunologisch inkompetent, entweder ihres Grundleidens oder einer vorgängigen Bestrahlung oder Behandlung mit immunsuppressiven Medikamenten wegen. Werden normale Knochenmarkzellen allogener Spender auf immunologisch inkompetente Empfänger übertragen, erkennen die immunokompetenten Spenderzellen das Gewebe des Empfängers als fremd und lassen sich aktivieren. Die beteiligten Antigene sind natürlich diejenigen des HLA-Komplexes, und es kommt zur Bildung von CTL mit einer gegen Antigene des Empfängers gerichteten Spezifität sowie von Lymphokin-produzierenden T-Zellen. Obschon im Grunde alle Organsysteme betroffen sein sollten, spielen sich die klinisch manifesten GVH-Reaktionen vor allem in Haut, Leber und Darmschleimhaut ab. Die GVH-Krankheit und ihre Komplikationen (v.a. Infektionen) nehmen meist einen tödlichen Verlauf. Ein möglichst guter HLA-«match» zwischen Spender und Empfänger verringert das Risiko einer GVH-Reaktion. Eine weitere Möglichkeit, die sich in der Praxis bereits bewährte, besteht in einer Befreiung des zur Transplantation vorgesehenen Knochenmarks von reifen T-Lymphozyten («purging»). Dies wird erzielt durch die Behandlung der suspendierten Knochenmarkzellen mit einem Anti-T-Zell-Antikörper und Komplementzusatz.

Auch wenn eine GVH-Reaktion weitgehend verhütet werden kann, bleibt das Problem der *Abstoßung* der übertragenen Zellen bestehen. Tatsächlich zeigen neuere Untersuchungen, daß eine Entfernung von T-Zellen aus dem Transplantat eine signifikante Verminderung des erfolgreichen Auswachsens von Vorläufer- und Stammzellen verursacht. Zwei Erklärungen für den Mißerfolg der Übertragung stehen zur Verfügung:[41] 1. Bestimmte T-Zellen und deren lösliche Produkte (z.B. hämopoietischer Wachstumsfaktor) könnten sich als essentiell für ein optimales Gedeihen der übertragenen Stammzellen erweisen; und 2. ein T-Zell-freies Knochenmark ist in erhöhtem Maße gefährdet, einer Abstoßungsreaktion anheimzufallen (Wirt-Anti-Transplantat-Reaktion). Man kann sich fragen, über welche Effektorzellen ein letal bestrahlter Organismus überhaupt eine Abstoßung bewerkstelligt. Die meisten Befunde deuten darauf hin, daß «natural killer»-(NK)-Zellen für Erkennung und Abstoßung allogener Stammzellen verantwortlich sein könnten, doch läßt sich eine Beteiligung strahlenresistenter T-Zellen nicht ausschließen.[42]

Autoimmunkrankheiten

Heute bestehen keine Zweifel mehr daran, daß Immunreaktionen gegen körpereigene Antigene – Autoimmunreaktionen – die Ursache verschiedener menschlicher Krankheitszustände darstellen.[43] In den vergangenen Jahren hat sich die Liste der Krankheiten, denen eine Autoimmungenese zugeschrieben wird, laufend verlängert, doch muß eingestanden werden, daß für manche davon ein eigentlicher Beweis für diese Annahme auf schwachen Füßen steht. Autoantikörper lassen sich nämlich im Serum oder Gewebe einer erstaunlich großen Zahl klinisch gesunder Individuen nachweisen, vor allem bei Angehörigen höherer Altersgruppen. Offensichtlich kommt es auch nach einem Gewebeschaden zur vorübergehenden Bildung von Autoantikörpern, die für die Elimination von Gewebeabbauprodukten eine physiologische Rolle spielen. Dazu kommen die neueren Kenntnisse über die Zellinteraktionen im Rahmen einer normalen Immunantwort, die ein Erkennen von körpereigenen Histokompatibilitätsantigenen geradezu voraussetzt. Die Summe der vorliegenden Befunde deutet darauf hin, daß gewisse Formen von Autoimmunreaktionen normalen physiologischen Vorgängen entsprechen. Worin besteht nun aber die Definition einer «pathologischen», d.h. krankmachenden Autoimmunität?

Im Idealfall müssen mindestens drei Voraussetzungen erfüllt sein, um einer Krankheit eine echte Autoimmungenese zuzusprechen: 1. das Vorhandensein einer Autoimmunreaktion; 2. klinische oder experimentelle Hinweise darauf, daß dieser Reaktion eine primäre pathogenetische Bedeutung zukommt, d.h., daß sie *nicht ausschließlich Folge* einer Gewebeschädigung darstellt; und 3. das Fehlen einer anderen klar definierten Krankheitsursache. Unglücklicherweise werden diese Voraussetzungen nur von wenigen Krankheiten erfüllt, wie beispielsweise dem systemischen Lupus erythematodes (SLE) und den Autoimmunkrankheiten der Blutzellen.

An einem Ende des Spektrums der Autoimmunkrankheiten finden sich Zustände, bei denen die Autoantikörper gegen Bestandteile eines einzelnen Organs oder Gewebesystems gerichtet sind, was sich in einer loka-

Tab. 5.7: Autoimmunkrankheiten

Organspezifische Krankheit	Systemkrankheit
Wahrscheinlich Thyreoiditis Hashimoto Autoimmune hämolytische Anämie Atrophische Gastritis bei perniziöser Anämie Autoimmune Enzephalomyelitis Autoimmune Orchitis Goodpasture-Syndrom* Autoimmune Thrombozytopenie Insulin-abhängiger Diabetes mellitus Myasthenia gravis Morbus Basedow (Thyreotoxikose)	**Wahrscheinlich** Systemischer Lupus erythematodes Rheumatoide Arthritis Sjögren-Syndrom Reiter-Syndrom **Möglich** Polymyositis/Dermatomyositis Systemsklerose (Sklerodermie) Polyarteriitis nodosa
Möglich Primäre biliäre Zirrhose Chronische aktive Hepatitis Colitis ulcerosa Membranöse Glomerulonephritis	

* Zielstruktur sind glomeruläre und alveoläre Basalmembranen

len Gewebeschädigung äußert. Ein klassisches Beispiel dafür ist die Thyreoiditis lymphomatosa Hashimoto, bei der die nachweisbaren Antikörper eine absolute Spezifität für Komponenten der Schilddrüse aufweisen. Am andern Ende des Spektrums ist der SLE anzusiedeln, bei dem Antikörper mit einer Vielfalt von Spezifitäten zu ebenso vielfältigen, nicht auf ein Organsystem beschränkten Läsionen führen. Die Autoantikörper von Patienten mit einem SLE reagieren mit Zellkernbestandteilen praktisch jeder Körperzelle. In der Mitte des Spektrums findet sich das Goodpasture-Syndrom, bei dem Antikörper gegen Basalmembranen der Lunge und der Nieren für Läsionen und Symptome dieser Organe verantwortlich sind. Offensichtlich setzt das Entstehen einer Autoimmunität einen Verlust der immunologischen Toleranz gegenüber körpereigenen Antigenen voraus, und es stellt sich die Frage, wie es zu diesem Verlust kommen kann. Bevor wir versuchen, diese Frage zu beantworten, sollen die Mechanismen der immunologischen Toleranz, insbesondere der Autotoleranz, zusammengefaßt werden.

Immunologische Toleranz

Die immunologische Toleranz stellt einen Zustand dar, der dem Organismus die Entwicklung einer Immunantwort gegen ein spezifisches Antigen verunmöglicht. Autotoleranz bezeichnet demnach das Ausbleiben einer Immunreaktivität gegen körpereigene Antigene und ist offensichtlich notwendig, um die Existenz im Einklang mit unseren eigenen Zellen und Geweben zu gewährleisten. Verschiedene Mechanismen, die nicht alle restlos geklärt sind, stehen für die Erklärung der immunologischen Toleranz zur Diskussion. Zwei davon sind einer näheren Betrachtung wert: die «klonale Deletion» und die Suppression autoreaktiver Lymphozyten.

Klonale Deletion Nach diesem Konzept, das ursprünglich von Burnet vorgeschlagen wurde, kommt es während der Ontogenese zur Elimination (Deletion) unreifer Klone von Lymphozyten, die Rezeptoren für Autoantigene besitzen. Dies schien seinerzeit eine einleuchtende Erklärung für die Experimente von Medawar – er wurde dafür mit dem Nobelpreis ausgezeichnet –, in denen gezeigt werden konnte, daß sich Mäuse die *in utero* fremden Histokompatibilitätsantigenen ausgesetzt wurden, im Erwachsenenalter gegen diese Antigene als spezifisch tolerant erwiesen. Nach der Hypothese der klonalen Deletion gehen Autoimmunkrankheiten auf das Auftauchen «verbotener Klone» von autoreaktiven Lymphozyten zurück, die das Resultat somatischer Mutationen sein dürften. Obwohl diese Hypothesen einleuchtend erscheinen und teilweise durch experimentelle Befunde gestützt werden können, bieten sie *keine Erklärung für die wohldokumentierte Tatsache an, daß klinisch gesunde, normale Individuen Lymphozyten mit Rezeptoren für Autoantigene (z.B. DNA, Myelin, Kollagen, Thyreoglobulin) besitzen.* Zur Lösung dieses Dilemmas wurde unter anderem postuliert, *unreife B-Zellen würden im Verlaufe ihrer Entwicklung eine Phase durchlaufen, während der ein Antigenkontakt zur funktionellen Paralyse, jedoch nicht zur physischen Elimination führen würde.*[44]
Gemäß dieser Auffassung, die als «klonale Anergie» bezeichnet wurde, sind Lymphozyten mit Rezeptoren für Autoantigene auch im gesunden erwachsenen Organismus zwar vorhanden, es fehlen jedoch die Voraussetzungen für eine Antikörperproduktion gegen körpereigene Substanzen.

Suppression autoreaktiver Lymphozyten Obwohl es durchaus möglich ist, daß der Mechanismus der klonalen Deletion in irgendeiner Form zur Aufrechterhaltung der Autotoleranz beiträgt, gibt es viele Hinweise für die Existenz eines zusätzlichen Sicherheitssystems. Das Vorhandensein autoreaktiver Lymphozyten im gesunden menschlichen Organismus sowie die Leichtigkeit, mit der in Versuchstieren Autoimmunkrankheiten ausgelöst werden können, lassen vermuten, daß die *Autotoleranz durch Mechanismen aufrechterhalten wird, die Immunreaktionen gegen Autoantigene aktiv unterbinden.* Dieses Konzept unterscheidet sich von demjenigen der klonalen Anergie insofern, als ihm die Annahme zugrunde liegt, daß autoreaktive Zellen an sich ohne weiteres reaktionsfähig wären. Ihre Aktivität würde jedoch durch regulatorische oder suppressive Mechanismen in Schach gehalten. Verschiedene derartige Kontrollmechanismen sind bekannt[45] und sollen in einer knappen Zusammenfassung vorgestellt werden.

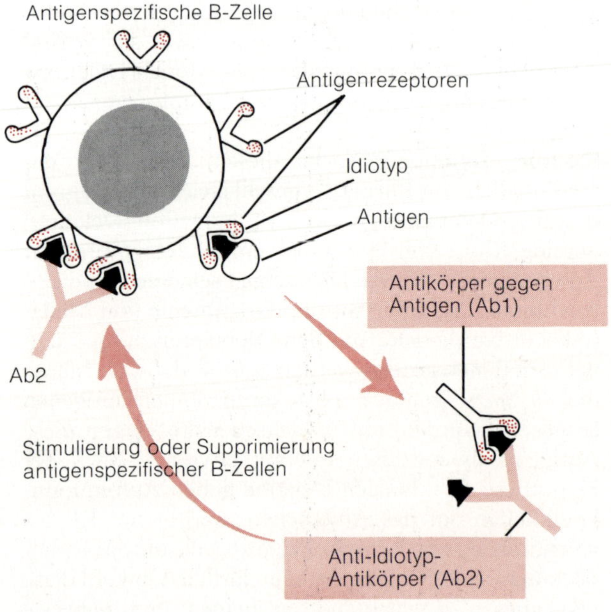

Abb. 5.20: Anti-Idiotyp-Antikörper sind Abbilder des spezifischen Antigens. Als solche wirken sie auf Antigen-spezifische B-Zellen regulierend.

- **Suppressorzellen.** Im Verlaufe einer Immunantwort gegen verschiedene heterologe Antigene werden T-Zellen gebildet, welche die Funktionen der B-Zellen und der T-Helferzellen unterdrücken können. Man nimmt an, daß diese T-Suppressorzellen in den Regelkreis eingeschaltet sind, der Ausmaß und Dauer einer Immunantwort kontrolliert.[46] Es wurde auch vorgeschlagen, eine der physiologischen Funktionen der T-Suppressorzellen sei die Verhinderung von Autoimmunreaktionen.[47] Ein Funktionsausfall oder ein Verlust der Suppressorzellen würde demnach Immunreaktionen gegen Autoantigene ermöglichen oder zumindest erleichtern.

- **Idiotyp-Anti-Idiotyp-Netzwerk.** Zum Verständnis des Idiotyp-Anti-Idiotyp-Netzwerks muß daran erinnert werden, daß die Antigenbindungsstellen der Antikörpermoleküle und die T-Zell-Rezeptoren variable Anteile («V-Regionen») aufweisen, deren dreidimensionale Struktur im Sinne des «Schlüssel-Schloß-Prinzips» den entsprechenden Epitopen komplementär ist. Es hat sich erwiesen, daß diese variablen Regionen der T- und B-Zell-Rezeptoren ebenfalls antigene Eigenschaften aufweisen, und daß sie eine humorale Immunantwort auslösen können.[48, 49] Die Antigendeterminanten (Epitope) der V-Regionen werden als Idiotypen bezeichnet, und die gegen diese Strukturen gerichteten Antikörper heißen Anti-Idiotyp-Antikörper (Abb. 5.20). Eine nachfolgende Immunreaktion gegen einen Anti-Idiotyp-Antikörper führt zur Bildung eines Anti-Anti-Idiotyps, und so fort in netzwerkartiger Verästelung. Ein derartiges Netzwerk, dessen Existenz vom Nobelpreisträger Niels Jerne vorausgesagt wurde, konnte tatsächlich nachgewiesen werden. Allerdings haben sich die Eigenschaften der gegen Idiotypen gerichteten Antikörper und deren funktionelle Bedeutung als derart komplex erwiesen, daß wir auf dieses Gebiet nicht näher eingehen können. In Zusammenhang mit dem Problem der Autotoleranz genügt folgender Hinweis: *Wenn es zutrifft, daß ein Anti-Idiotyp-Antikörper gegen die Antigenbindungsstelle eines Antikörpers oder eines T-Zellrezeptors gerichtet ist* (Abb. 5.20), *dann muß die Konfiguration seiner V-Region mit derjenigen des ursprünglichen Antigens identisch sein.* Ein derartiger Anti-Idiotyp-Antikörper (Ab2) (entsprechend einem Abbild des Antigens) kann in diesem Fall mit Antigen-spezifischen B- oder T-Zellen reagieren und ein stimulatorisches oder suppressives Signal liefern. Mit andern Worten: Anti-Idiotyp-Antikörper könnten in die Regulation der Immunantwort eingreifen, und diese Funktion scheint ihnen auch *in vivo* zuzukommen. Störungen innerhalb dieses Netzwerks können, wie wir sehen werden, zur Entwicklung von Autoimmunkrankheiten führen.

Zum Abschluß dieser kurzen Besprechung muß nochmals betont werden, daß sich die Konzepte der klonalen Deletion und der peripheren Suppression nicht gegenseitig ausschließen. Die Verhinderung einer Autoreaktivität ist für den Organismus derart wichtig, daß zu diesem Zweck wahrscheinlich mehrere Sicherheitsmechanismen eingesetzt werden.

Zelluläre Grundlage der Toleranz Vor der Vorstellung hypothetischer Mechanismen, die der Entstehung von Autoimmunkrankheiten zugrunde liegen, erscheint es nützlich, die zellulären Interaktionen im Verlaufe einer Immunantwort in Erinnerung zu rufen, und zu sehen, wie eine immunologische Toleranz auf zellulärer Ebene zustande kommt. Die humorale Immunantwort gegen viele Antigene setzt eine Kooperation von T-Helferzellen mit potentiell Antikörper-produzierenden B-Zellen voraus. T-Helferzellen erkennen Trägerdeterminanten, die ihnen Antigen-präsentierende Zellen in Verbindung mit Klasse-II-Histokompatibilitätsantigenen darbieten. Die dadurch aktivierten T-Helferzellen übermitteln «Hilfesignale» an die B-Zellen, die ihrerseits Haptendeterminanten erkennen (Abb. 5.21). Daraus ergibt sich daß – ungeachtet des Mechanismus (d.h. klonale Anergie oder Suppressoreinflüsse) – eine Toleranz dann entsteht, wenn entweder die T-Helferzellen, die B-Zellen oder beide Partner inaktiv sind. Im Tierexperiment kann tatsächlich sowohl eine T- als auch eine B-Zell-Toleranz induziert werden, wobei allerdings unterschiedliche Antigendosen zur Toleranzinduktion benötigt werden. Im allgemeinen genügen kleine Antigenmengen, um eine Toleranz der T-Helferzelle herbeizuführen («low zone tolerance»), und der Zustand der Toleranz bleibt über längere Zeit nachweisbar. Umgekehrt braucht es zur Induktion einer B-Zell-Toleranz größere Antigenmengen («high zone tolerance»), und die Toleranz erweist sich als verhältnismäßig kurzlebig. Im Falle der Autotoleranz wird angenommen, daß diese im wesentlichen einer T-Zell-Toleranz (tolerante T-Helferzellen und kompetente B-Zellen) entspricht. *Daraus folgt, daß eine Aktivierung nicht-toleranter B-Zellen die Auslösung von Autoimmunreaktionen zur Folge haben kann.* Diese und andere Mechanismen sind Gegenstand der nachfolgenden Besprechung.

Pathogenetische Mechanismen der Autoimmunität

Zwar wäre es angenehm, wenn allen Autoimmunkrankheiten ein identischer Entstehungsmechanismus zugeordnet werden könnte, doch besteht kein Zweifel daran, daß die Autotoleranz auf vielfältige Weise umgangen oder durchbrochen wird. Wahrscheinlich ist sogar mehr als ein Umgehungsmechanismus für die Entstehung einer bestimmten Krankheit verantwortlich, wobei die beteiligten Mechanismen von Krankheit zu Krankheit verschieden sein können. Dazu kommt, daß in der Pathogenese der Autoimmunität nicht nur immunologische, sondern auch genetische und virale Faktoren eine komplexe Rolle spielen, deren gegenseitige Beeinflussung in vielerlei Hinsicht noch unklar ist. In der Folge wird denn auch kaum die Oberfläche des entsprechenden, sich rasch ausweitenden Forschungsgebietes angekratzt.
Die auslösenden Mechanismen der Autoimmunität lassen sich am besten auf der Grundlage der erwähnten Gegebenheiten der immunologischen Toleranz erklären. Im besonderen stehen die folgenden vier Mechanismen im Zusammenhang mit einem Verlust der Autotoleranz zur Diskussion.

Umgehen der Toleranz der T-Helferzellen Eine immunologische Toleranz wird bei Verlust oder durch Umgehen der T-Zell-Toleranz in bezug auf die Hapten-Trägersubstanz erfolgreich durchbrochen (Abb. 5.22). Im Tierexperiment stehen verschiedene Möglichkeiten zur Verfügung, von denen einige auch für die Autoimmunität beim Menschen relevant sein dürften.

- **Antigenmodifikation.** Wird eine potentiell autoantigene Determinante (Hapten, Epitop) an einen neuen Träger gekoppelt verabreicht, können nicht-tolerante T-Zellen den Trägeranteil des neuen Komplexes als fremd erkennen. Einer Kooperation mit Hapten-spezifischen B-Zellen stünde dann nichts mehr im Wege, und die Bildung von Autoantikörpern könnte ausgelöst

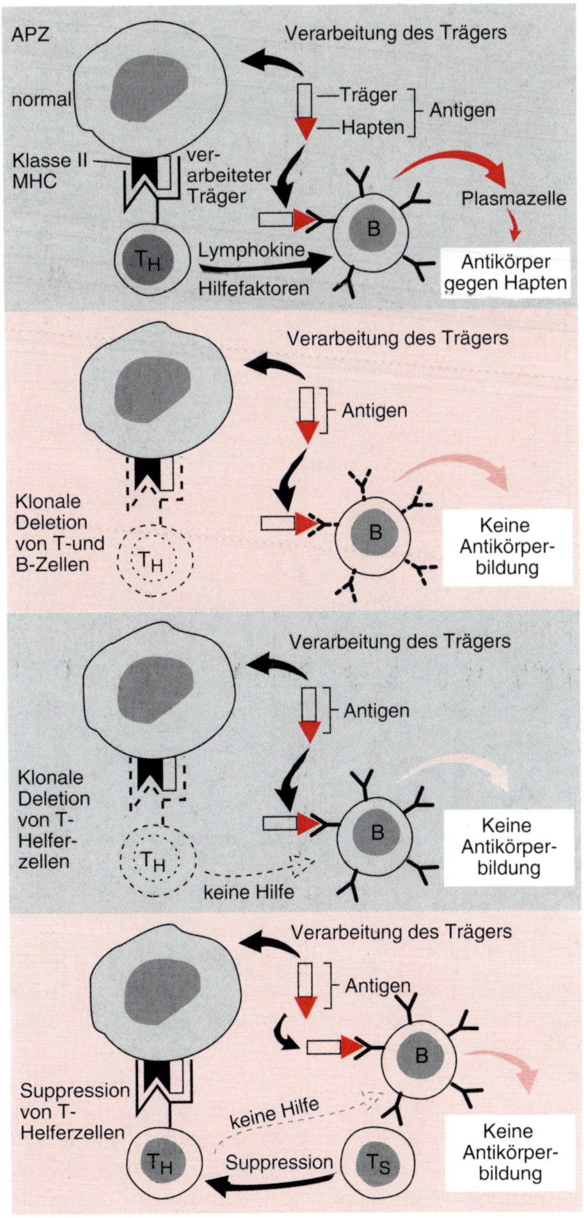

Abb. 5.21: Zellinteraktionen bei der normalen humoralen Immunantwort und vorgeschlagene Mechanismen der Autotoleranz: klonale Deletion von T- und B-Zellen, und klonale Deletion oder Unterdrückung von T-Helfer-Zellen. APZ = Antigenpräsentierende Zelle; TH = T-Helfer-Zelle; TS = T-Suppressor-Zelle.

werden. Eine derartige Antigenmodifikation kann auf verschiedene Weise entstehen:

- *Komplexbildung von Autoantigenen mit Medikamenten oder Mikroorganismen.* Eine autoimmune hämolytische Anämie in Zusammenhang mit einem therapeutischen Wirkstoff (z.B. das zur Behandlung einer Hypertonie verwendete alpha-Methyldopa) könnte auf eine Veränderung der Erythrozytenoberfläche zurückgeführt

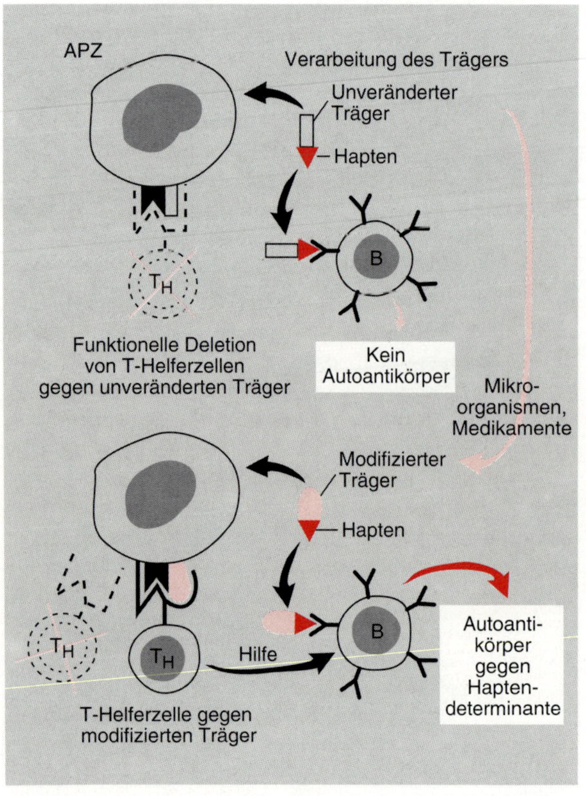

Abb. 5.22: Toleranz gegen Autoantigen (unveränderter Träger-Hapten-Komplex) infolge Fehlens von T-Zell-Hilfe; Verlust der Autotoleranz bei Umgehung der T-Helfer-Zellen.

werden, die darin besteht, daß Rhesus-Substanzen auf einem neuen Träger erscheinen und eine B-Zell-Stimulation auslösen.

● *Partieller Abbau eines Autoantigens.* Auf diese Weise können neue Epitope aufgedeckt werden. Unvollständig abgebautes Kollagen oder enzymatisch verändertes Thyroglobulin oder Gammaglobulin erweisen sich als immunogener als die Ausgangssubstanzen. Autoantikörper gegen Gammaglobulin (Rheumafaktor), die während gewissen bakteriellen, viralen oder parasitären Infekten auftreten, könnten sehr wohl Folge von Molekülveränderungen sein, die durch Mikroorganismen oder die Einwirkung lysosomaler Enzyme hervorgerufen wurden.

● **Kreuzreaktionen.** Verschiedene infektiöse Agenzien besitzen Epitope, die auch auf menschlichem Gewebe vorkommen. Die Infektionserreger können eine Antikörperreaktion auslösen, wenn das Epitop auf einem Träger vorliegt, gegen den keine Toleranz besteht. Die gegen diese Konstellation neugebildeten Antikörper wären dann imstande, in den Geweben einen Schaden zu verursachen, die kreuzreagierende Epitope aufweisen. Es bestehen Hinweise darauf, daß die rheumatische Herzkrankheit, die manchmal im Anschluß an Streptokokkeninfekte auftritt, auf einen Antikörper zurückzuführen ist, der gegen das M-Protein der Streptokokken gerichtet mit dem M-Protein des Myokard-Sarkolemms kreuzreagiert.

● **Polyklonale B-Zell-Aktivierung.** Eine weitere Möglichkeit, die T-Zell-Toleranz zu umgehen, besteht in der direkten Aktivierung autoreaktiver B-Zellen. Verschiedene Mikroorganismen und deren Produkte sind imstande, eine polyklonale (d.h. Antigen-unspezifische) Aktivierung von B-Zellen auszulösen.[50] In dieser Hinsicht am besten untersucht ist Endotoxin, ein bakterielles Lipopolysaccharid, mit dem B-Zellen der Maus *in vitro* zur Produktion von Antikörpern gegen DNA, Thymozyten oder Erythrozyten gebracht werden können. Eine Infektion von menschlichen B-Zellen durch das Epstein-Barr-Virus (EBV) hat eine ähnliche Wirkung, da diese Zellen EBV-Rezeptoren aufweisen. Man darf jedoch nicht vergessen, daß *die beim Menschen und im Tiermodell beobachtete Aktivierung autoreaktiver B-Zellen auch auf einem genetisch fixierten, intrinsischen B-Zell-Defekt* oder auf einem Verlust des Einflusses von T-Suppressorzellen beruhen könnte.

Umgehung des Idiotyp-Netzwerks Anti-Idiotypen-Reaktionen können auf mindestens zwei Wegen eine Autoimmunität auslösen.

● **Epitopenmimikry durch Anti-Idiotypen-Antikörper.** Dieser Mechanismus spielt am ehesten bei den Störungen eine Rolle, die durch Antikörper gegen Rezeptoren vermittelt werden (Abb. 5.23). Ein Anti-Idiotypen-Antikörper (Ab2), der gegen den Idiotyp eines Anti-Hormon-Antikörpers gerichtet ist, trägt eine Antigenbindungsstelle, die in ihrer Konfiguration einem Abbild des Hormons entspricht. Solche Antikörper werden demnach mit dem Hormonrezeptor reagieren und eine Hormonwirkung imitieren. Dies ist beispielsweise bei der Thyreotoxikose (Morbus Basedow) der Fall, wo Antikörper die Wirkung von TSH nachahmen und die Follikelepithelzellen der Thyreoidea aktivieren.

● **Störung durch Infektionserreger.** *Das Anti-Idiotypen-Netzwerk kann durch mikrobielle Infekte aus dem Gleichgewicht gebracht werden.* Die Produktion von Autoantikörpern wird dann ausgelöst, wenn mikrobielle Antigene (Abb. 5.23 B) oder Idiotyp-Determinanten der gegen sie gerichteten Antikörper (Abb. 5.23 C) mit Immunglobulin-Idiotypen autoreaktiver B-Lymphozyten kreuzreagieren. In beiden Fällen werden nämlich zu Beginn auch T-Helferzellen mit Rezeptoren für Anti-Idiotypen aktiviert, die den autoreaktiven B-Zellen Helfersignale vermitteln.

Ungleichgewicht zwischen T-Helfer- und -Suppressorfunktionen Offensichtlich trägt ein Verlust an T-Suppressoraktivität zur Entwicklung einer Autoimmunität bei. Andererseits führt eine unkontrollierte T-

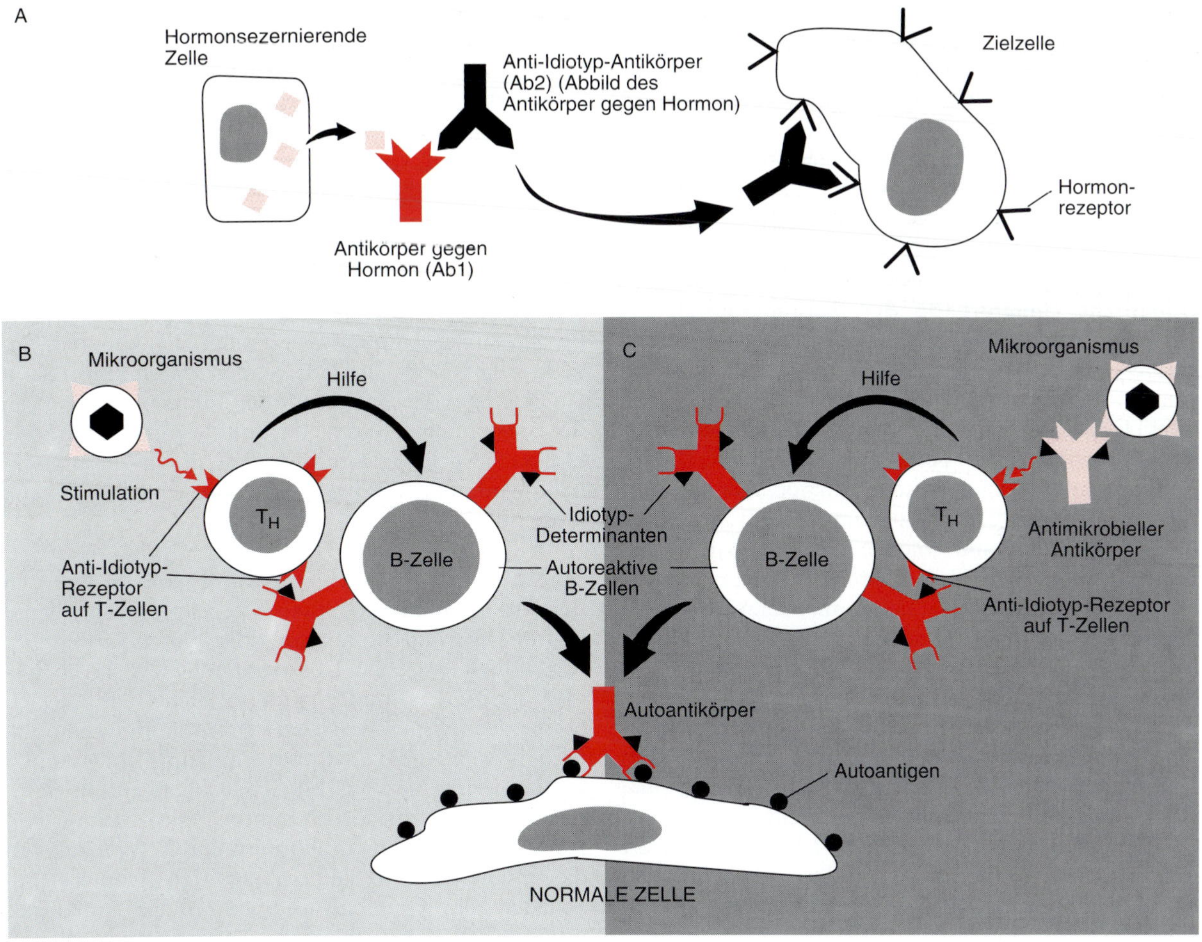

Abb. 5.23: Idiotyp-«bypass»-Mechanismen.
A: Liganden-Mimikry durch Anti-Idiotyp-Antikörper (Ab2), der gegen Antigen-(Hormon-)Bindungsstelle des Hormon-Antikörpers (Ab1) gerichtet ist; täuscht durch Bindung an Hormonrezeptoren auf Zielzellen Hormonwirkung vor; Ab2 ist ein Abbild des Hormons (Antigens).
B und C: Autoreaktive B-Zellen werden durch T-Zellen aktiviert, die Rezeptoren für den Idiotyp des Autoantikörpers tragen. T-Helfer-Zellen werden stimuliert, da ein mikrobielles Antigen (B) oder der Idiotyp eines Antikörpers gegen das mikrobielle Antigen (C) mit dem Idiotyp autoreaktiver Antikörper kreuzreagiert.

Hilfe die B-Zellen zur ungehemmten Produktion extrem großer Mengen von Autoantikörpern. Bei (NZB × NZW)F_1-Mäusen, die mit zunehmendem Alter ein SLE-ähnliches Krankheitsbild entwickeln, wurde ein altersabhängiger Verlust an T-Suppressorzellen festgestellt. Auch bei der menschlichen Form des SLE wurden Assoziationen mit Defekten der Funktion oder der Zahl (oder beider Parameter) von T-Suppressorzellen beschrieben, ein Befund, der allerdings nicht unwiderlegt blieb.[51] Eine gesteigerte Aktivität der T-Helferzellen, die sich in einer chronischen Hypersekretion von T-Helfersubstanzen äußert, zeigt sich bei MRL-lpr/lpr-Mäusen, die zur Entwicklung eines SLE neigen, und eine ähnliche Übersteigerung der T-Zell-Helferfunktion wurde auch in Patienten mit SLE beobachtet.

Auftauchen normalerweise sequestrierter Antigene
Ungeachtet des Mechanismus, der die Autotoleranz aufrechterhält (klonale Deletion oder Suppressoreinflüsse), läßt sich der Zustand der Toleranz nur induzieren, wenn das Antigen mit den Zellen des Immunsystems Kontakt aufnimmt. Daraus folgt, daß ein Autoantigen in völliger Abschirmung sehr leicht als fremd erkannt wird, wenn ein derartiger Kontakt plötzlich zustande kommt, und daß als Folge dieses Kontakts obligatorisch eine Immunantwort erfolgt.
Spermatozoen, basisches Myelinprotein sowie das Kristallin der Augenlinse gehören zur Gruppe der normalerweise sequestrierten Antigene. Tatsächlich kommt es nach einer Traumatisierung der Testes, die zum Austritt von Sperma in das Gewebe führt, zur Bildung von

Antikörpern gegen Spermatozoen.[52] So attraktiv diese Theorie erscheint, handelt es sich um einen Mechanismus der Autoimmunpathogenese, der lediglich für die erwähnten Spezialsituationen, kaum jedoch generell gültig ist.
Weitere immunologische Abnormitäten, z.B. Thymus- oder Makrophagendefekte, wurden ebenfalls mit dem Verlust der Autotoleranz in Zusammenhang gebracht.[45]

Genetische Hintergründe der Autoimmunität Bei Versuchstieren wie auch beim Menschen bestimmen zweifellos auch genetische Faktoren Häufigkeit und Natur von Autoimmunkrankheiten.[53] Dafür sprechen zwei Hauptüberlegungen: 1. das familiär gehäufte Auftreten verschiedener Autoimmunkrankheiten (z.B. SLE, autoimmun-hämolytische Anämie, Autoimmun-Thyreoiditis); und 2. die Koppelung mit HLA-Antigenen, insbesondere mit solchen der Klasse II. Es sei daran erinnert, daß HLA-Klasse-II-Antigene mit der Regulation der Zellinteraktionen und damit mit dem Ausmaß der Immunantwort eng verknüpft sind. Deshalb ist es durchaus denkbar, daß das Vorhandensein gewisser Klasse-II-Allele eine Immunreaktion gegen Autoantigene fördern. Mit derartigen Genen ausgestattete Individuen würden demnach ein größeres Risiko laufen, nach geeigneter Stimulation mit Autoantigenen eine Autoimmunkrankheit zu entwickeln. Die molekularbiologische Analyse von Klasse-II-Produkten liefert gute Hinweise für die Richtigkeit dieser Annahme. So korrelieren beispielsweise Vorhandensein oder Fehlen einer einzigen Aminosäure (Asparaginsäure) in Position 57 der β-Kette des DQ-Moleküls eng mit einer Resistenz oder einer Empfänglichkeit zur Entwicklung eines insulinabhängigen Diabetes mellitus.[54]
Gewisse Genotypen stellen vermutlich auch einen fruchtbaren Boden für die Auslösung abnormer Immunreaktionen gegen exogene Antigene dar. Unter derartigen Antigenen figurieren an erster Stelle Mikroorganismen, vor allem Viren, die bei jeder Krankheit unklarer Genese als notorische Sündenböcke herhalten müssen.

Mikrobielle Einflüsse Eine Reihe von Mikroorganismen, eingeschlossen Bakterien, Mykoplasmen und Viren, wurde im Verlaufe der Zeit mit der Auslösung einer Autoimmunität in Zusammenhang gebracht. Wegen ihrer Beteiligung an der Pathogenese der Autoimmunkrankheiten der NZB und der (NZB $\times$ NZW)F_1-Mäuse standen vor allem Viren im Rampenlicht.
Theoretisch lösen Viren Autoimmunreaktionen auf verschiedene Weise aus. Zunächst besteht die Möglichkeit, daß sich virale und Autoantigene zu immunogenen Einheiten zusammenlagern und damit eine T-Zell-Toleranz umgangen wird. Zweitens haben sich einige Viren (z.B. EBV) als unspezifische, polyklonale B-Zell-Mitogene erwiesen und könnten auf diesem Wege die Bildung von Autoantikörpern induzieren. Drittens kann eine Virusinfektion einen Verlust an T-Suppressorfunktionen zur Folge haben, wobei allerdings die Mechanismen noch unklar sind. Viren und andere Mikroorganismen, vor allem gewisse Bakterien (Streptokokken, Klebsiellen) weisen Antigengemeinsamkeiten mit gewissen Epitopen von Autoantigenen oder Autoidiotypen auf. Offensichtlich herrscht kein Mangel an möglichen und einigen zumindest plausiblen Mechanismen, mit deren Hilfe infektiöse Agenzien in die Pathogenese der Autoimmunität eingreifen könnten. Gegenwärtig gibt es allerdings keinen klaren Hinweis für die Beteiligung eines bestimmten Infektionserregers an der Entstehung menschlicher Autoimmunkrankheiten. Die Suche geht jedoch weiter, denn ein Zusammenhang wird nur gefunden, wenn man sich entsprechend umsieht.

Mechanismen der Gewebeschädigung im Rahmen der Autoimmunkrankheiten Die Gewebeschädigung könnte aufgrund humoraler oder T-Zell-vermittelter Reaktionen entstehen. Überempfindlichkeitsmechanismen der Typen II und III sind mit Sicherheit beteiligt. So werden beispielsweise bei der autoimmun-hämolytischen Anämie die Erythrozyten hauptsächlich durch Opsonisierung und anschließende Phagozytose eliminiert. Andererseits löst vermutlich die Bindung von Anti-Basalmembran-Antikörpern und Komplement an die glomeruläre Basalmembran den glomerulären Schaden beim Goodpasture-Syndrom aus. Antikörper gegen β-Zellen der Pankreasinseln sind offenbar für die Entstehung des Typ-I- (Insulin-abhängigen) -Diabetes mellitus verantwortlich. Die erwähnten Beispiele entsprechen alle einer Typ-II-Überempfindlichkeit. Eine Typ-III-Reaktion, ausgelöst durch die Ablagerung von Immunkomplexen, stellt den wichtigsten Mechanismus der Gewebeschädigung bei SLE dar. Antikörper verfügen neben ihrer zytotoxischen Wirkung zusätzlich über weitere potentiell krankmachende Eigenschaften.
Bei einer Gruppe von autoimmunen Störungen führt die Bildung von Antikörpern gegen Rezeptoren zu einer Reihe von Krankheitsäußerungen: 1. bei der Myasthenia gravis stören Antikörper gegen Azetylcholin-Rezeptoren die neuromuskuläre Reizübermittlung, indem diese Rezeptoren nicht nur blockiert, sondern auch beschleunigt abgebaut werden; 2. bei Morbus Basedow («Graves' disease») imitieren Antikörper gegen TSH-Rezeptoren die Wirkung von TSH, was zur Schilddrüsenüberfunktion (Thyreotoxikose) führt; und 3. kennt man Formen von Diabetes mellitus, wo Antikörper gegen Insulinrezeptoren eine zelluläre Insulinresistenz verursachen. Andererseits führt bei perniziöser Anämie der Autoantikörper, der gegen den «intrinsic factor» gerichtet ist, zur gestörten Aufnahme von Vitamin B_{12}.

Obwohl Autoimmunkrankheiten des Menschen ein breites Spektrum von organspezifischen bis zu systemischen Störungen umfassen, betrachten wir an dieser Stelle hauptsächlich diejenigen Krankheitsbilder, die bereits zu Anbeginn den Gesamtorganismus betreffen.

Systemischer Lupus erythematodes (SLE)

Der systemische Lupus erythematodes ist der Prototyp einer Multisystemkrankheit mit Autoimmungenese, die serologisch durch eine verwirrende Fülle von Autoantikörpern gekennzeichnet ist; gegen Kernbestandteile gerichtete Antikörper herrschen vor. *Nach akutem oder unbemerktem Beginn entwickelt sich eine chronische, remittierende und rekurrierende Krankheit, die hauptsächlich durch Veränderungen der Haut, der Gelenke, der Nieren und der serösen Häute charakterisiert wird.* Praktisch jedes Organ kann jedoch gleichermaßen befallen werden. Das klinische Bild des SLE ist tatsächlich derart bunt, daß die «American Rheumatism Association» spezielle Kriterien für die Diagnose dieser Krankheit entwickelt hat (Tab. 5.8). Man glaubte früher, es handle sich um ein seltenes Leiden. Verbesserungen der diagnostischen Verfahren und eine größere Aufmerksamkeit gegenüber dem Erfassen milder und subjektiv kaum bemerkter Verläufe zeigten jedoch, daß in gewissen Populationen eine hohe Prävalenz von 1:2500 erreicht wird.[55] Wie bei den meisten Autoimmunkrankheiten wird das weibliche Geschlecht bevorzugt befallen (gegenüber Männern im Verhältnis 9:1), mit einer Frequenz von 1:700 bei Frauen zwischen dem 20. und dem 64. Altersjahr (die Frequenz erhöht sich bei der schwarzen Bevölkerung der USA sogar auf 1:245). Obwohl der SLE meistens im 2. und 3. Dezennium manifest wird, kann das Leiden in jedem Lebensalter ausbrechen, sogar bei Kleinkindern.

Ätiologie und Pathogenese Die Ursache des SLE bleibt unbekannt, doch weist das Vorhandensein der Autoantikörper mit ihrer vielfältigen Spezifität darauf hin, daß der *grundlegende Defekt in einer Störung der regulatorischen Mechanismen liegt, die für das Aufrechterhalten der Autotoleranz verantwortlich sind.* Die nachweisbaren Antikörper richten sich gegen nukleäre und zytoplasmatische Zellkomponenten, ohne Zeichen einer Organ- oder Speziesspezifität. Neben ihrer Wichtigkeit für die Diagnosestellung und für die Kontrolle des Krankheitsverlaufs kommt diesen Antikörpern große pathogenetische Bedeutung zu, beispielsweise für die Entstehung der Immunkomplex-vermittelten Glomerulopathie, die so typisch für diese Krankheit ist.

Antinukleäre Antikörper (ANA) sind gegen verschiedene Kernantigene gerichtet und werden aufgrund ihrer Spezifität in vier Gruppen eingeteilt[56]: 1. *Antikörper gegen DNA*; 2. *Antikörper gegen Histone;* 3. *Antikörper gegen RNA-assoziierte Nicht-Histon-Antigene;* und 4. *Antikörper gegen nukleoläre Antigene.* Verschiedene ANAs, die mit SLE und anderen Autoimmunkrankheiten in Beziehung stehen, sind in Tab. 5.9 zusammengestellt. Zum Nachweis der ANAs werden verschiedene Methoden verwendet. Am verbreitesten ist die indirekte Immunfluoreszenztechnik, mit deren Hilfe eine Reihe von Antikörpern gegen nukleäre Antigene (DNA,

Tab. 5.8: Kriterien für die klinische Diagnose des systemischen Lupus erythematodes (Revision 1982)*

Kennzeichen	Definition
1. Gesichtserythem	Flaches oder erhabenes Erythem über beiden Jochbogen, Nasolabialfalten und Nasenrücken meist ausgespart
2. Diskoides Erythem	Erythematöse, erhabene Flecken mit festhaftender Schuppung; atrophische Narbenbildung bei älteren Läsionen
3. Photosensitivität	Rasch auftretender Hautausschlag nach Sonnenbestrahlung (auch anamnestische Angabe)
4. Schleimhautulzera	Orale oder nasopharyngeale Ulzerationen (durch den Arzt festgestellt)
5. Arthritis	Nicht-erosive Arthritis bei mehr als zwei peripheren Gelenken mit Druckschmerz, Schwellung oder Erguß
6. Serositis	Pleuritis oder Perikarditis (überzeugende Anamnese oder durch die ärztliche Untersuchung dokumentiert)
7. Nierenbefunde	Anhaltende Proteinurie ($>$ 0,5 g/Tag) oder Zylindrurie (erythrozytär, hyalin oder gemischt)
8. Neurologische Befunde	Krampfanfälle oder Psychose ohne metabolische oder medikamentöse Ursachen
9. Hämatologische Befunde	Immunhämolytische Anämie mit Retikulose **oder** Leukopenie ($< 4 \times 10^9$/l) **oder** Lymphopenie ($< 1{,}5 \times 10^9$/l) **oder** Thrombozytopenie ($< 100 \times 10^9$/l)
10. Immunologische Befunde	Nachweis von positivem LE-Zelltest **oder** Anti-DNA-Antikörpern **oder** Anti-Sm-Antikörpern **oder** falsch positiver Luesreaktion
11. Antinukleäre Antikörper	Abnorm hoher ANA-Titer (keine Einnahme von Medikamenten, die mit medikamentös induziertem Lupus-Syndrom assoziiert sind)

* Bei gleichzeitigem oder in Folgeuntersuchungen festgestelltem Vorliegen von vier oder mehr dieser 11 Kennzeichen während eines beliebig langen Beobachtungszeitraumes gilt ein Patient als an SLE erkrankt. (Nach Tan, E.M. et al.: The revised criteria for the classification of systemic lupus erythematosus. Arthritis Rheum. *25*:1271, 1982.)

Tab. 5.9: Antinukleäre Antikörper bei verschiedenen Autoimmunkrankheiten

		Krankheit (% positiv)					
Antigen	**Antikörper gegen**	**SLE**	**Medikamentöser LE**	**Systemsklerose**	**CREST**	**Sjögren-Syndrom**	**Polymyositis**
Viele nukleäre Antigene (DNA, RNA, Proteine)	ANA (meist Immunfluoreszenz)	>95	>95	70–90	70–90	50–80	40–60
Native DNA	Doppelstrang-DNA	**40–60**	<5	<5	<5	<5	<5
Histone	Histone	70	**>95**	<5	<5	<5	<5
Ribonukleoprotein (Smith Antigen)	Sm	**20–30**	<5	<5	<5	<5	<5
Ribonukleoprotein	Nukleäres RNP	40	<5	15	10	<5	<5
Ribonukleoprotein	SS-A (Ro)	30–40	<5	05»5	05»5	**70–95**	10
Ribonukleoprotein	SS-B (La)	15	<5	<5	<5	**60–90**	<5
DNA-Topoisomerase I	Scl-70	<5	<5	**40–70**	10	<5	<5
Zentromerenproteine	Zentromer	<5	<5	<10	**90**	<5	<5
Histidyl-tRNA-	Jo-1	<5	<5	<5	<5	<5	**25**

Fettgedruckte Zahlen weisen auf hohe Korrelation hin. ANA = antinukleäre Antikörper; RNP = Ribonukleoprotein

(zusammengestellt aus verschiedenen Quellen)

RNA und Proteine) erfaßt werden. Das Muster der Kernfluoreszenz gibt einen ungefähren Anhaltspunkt für die Spezifität des nachgewiesenen Antikörpers:

- Eine *homogene oder diffuse Kernfärbung* entsteht meist bei Vorliegen von Antikörpern gegen Desoxyribonukleoproteine, Histone oder, manchmal, Doppelstrang-DNA.
- Ein *ringförmiges oder peripheres Muster* deutet im allgemeinen auf eine gegen native DNA gerichtete Spezifität.
- Ein *Tüpfelmuster* wird am häufigsten beobachtet und ist deshalb am wenigsten aussagekräftig. Meist liegen ihm Antikörper gegen Kernbestandteile zugrunde, die keine DNA enthalten, wie Histone oder Ribonukleoproteine. Diese Kernkomponenten sind durch gepufferte Salzlösungen leicht extrahierbar, und die entsprechenden Antigene werden auch unter dem Begriff der «extrahierbaren nukleären Antigene» (ENA) zusammengefaßt. Beispiele für ENAs sind das Sm-Antigen sowie die SS-A- und SS-B-Antigene (Tab. 5.9).
- Eine *nukleoläre Positivität* zeigt sich durch einige wenige Fluoreszenztupfen im Bereich des Nukleolus und signalisiert das Vorhandensein von Antikörpern gegen nukleoläre RNA. Dieses Muster findet sich am häufigsten bei Patienten mit einer Systemsklerose.

Man muß allerdings betonen, daß diese Muster keineswegs spezifisch für bestimmte Antikörpertypen sind. Der Immunfluoreszenznachweis für ANAs fällt bei praktisch jedem SLE-Patienten positiv aus, der Nachweis ist jedoch nicht krankheitsspezifisch, da auch Seren von Patienten mit anderen Autoimmunkrankheiten in diesem «screening»-Test positiv reagieren (Tab. 5.9). *Dazu kommt, daß bis über 10% der klinisch gesunden Bevölkerung – vor allem in höheren Altersgruppen – niedrige ANA-Titer aufweisen.*

Der Nachweis von Antikörpern gegen spezifische Kernantigene erfordert den Einsatz von Spezialmethoden. Man kennt heute ungefähr 30 solcher nukleärer Antigene[57], von denen nur die klinisch relevanten in Tab. 5.9 aufgeführt sind. *Der positive Nachweis von Antikörpern gegen native (Doppelstrang-)DNA und das sogenannte Sm-Antigen* (Sm = Abkürzung für Smith) *weist sehr nachhaltig auf das Vorliegen eines SLE hin.*

Obwohl Antikörper gegen doppelsträngige DNA hochspezifisch für einen SLE sprechen, haben einige Studien die allgemeine Annahme erschüttert, beim Immunogen handle es sich um native DNA.[58] Zweifel kamen auf, als gezeigt werden konnte, daß monoklonale Anti-DNA-Antikörper von SLE-Patienten nicht nur mit DNA, sondern auch mit RNA, gewissen Polynukleotiden und sogar mit Phospholipiden reagieren. Diese unerwartete «Polyspezifität» der monoklonalen Anti-DNA-Antikörper[59, 60] läßt sich leicht dadurch erklären, daß die Reaktion gegen eine Antigendeterminante gerichtet ist, die in verschiedenen Molekülen vorkommt. Ein derartiges Epitop scheint Bestandteil des Zucker-Phosphat-Rückgrates zu sein, das verschiedenen Polynukleotiden sowie gewissen Phospholipiden eigen ist. Tatsächlich wurden monoklonale Antikörper mit einer DNA-Bindungsfähigkeit produziert, wenn Mäuse mit gewissen Phospholipiden immunisiert wurden. Andererseits erwies es sich als äußerst schwierig, die Bildung von Anti-DNA-Antikörpern zu induzieren, wenn native DNA als Immunogen verwendet wurde.[53] In Zusammenhang mit der Pathogenese des SLE bedeuten diese Beobachtungen folgendes: 1. Die bei SLE-Patienten nachgewiesenen Antikörper gegen DNA dürfen nicht als Produkt einer Immunisierung mit DNA (die ein miserables Immunogen darstellt) angesehen werden, sondern sind die Folge einer Autoimmunisierung gegen andere Immunogene (Phospholipide?), die Antigengemeinschaften mit DNA aufweisen. 2. Das Spektrum der bei SLE-Patienten nachgewiesenen Antikörper ist vielleicht weniger breit, als es die verschiedenen biologischen Aktivitäten vermuten lassen. So kann z.B. derselbe Autoantikörper als ANA und als Gerinnungshemmer (aufgrund seiner Reaktivität mit gerinnungsaktiven Phospholipiden) bestimmt werden und kann sogar noch verantwortlich sein für den falsch positiven Ausfall des VDRL-Tests für Lues.

Eine Fülle von Autoantikörpern ist zwar nachweisbar, doch wissen wir trotzdem sehr wenig über die Auslösung der Immunisierung. Heute stehen diesbezüglich die Erkenntnisse dreier immer mehr konvergierender Forschungsrichtungen zur Diskussion: genetische Prädisposition, grundlegende Fehlleistung oder Abnormität des Immunsystems und nicht-genetische Umweltfaktoren.

Genetische Faktoren Hinweise auf Einflüsse einer genetisch bedingten Prädisposition liegen in vielerlei Hinsicht vor.

- Die Konkordanzrate für eineiige Zwillinge liegt mit 50–60% sehr hoch.[53]
- Familienangehörige eines SLE-Patienten laufen ein erhöhtes Risiko, ebenfalls zu erkranken.
- Bis zu 20% klinisch gesunder naher Verwandter von SLE-Patienten besitzen Autoantikörper oder weisen andere Störungen der Immunregulation auf.
- Ungefähr 6% der Patienten mit einem SLE leiden zudem an einem genetisch fixierten Mangel an Komplementkomponenten, insbesondere von C2. Es scheint sehr unwahrscheinlich, daß ein Komplementmangel allein für eine erhöhte Krankheitsanfälligkeit verantwortlich ist. Da sich jedoch die Komplement-Gene innerhalb der HLA-Loci befinden, läßt die Assoziation von Komplementdefekten mit SLE vermuten, daß genetische Einflüsse, vielleicht HLA-assoziierte «Immunantwort-Gene» («immune response genes»), bei der Krankheitsentstehung eine Rolle spielen.
- In der weißen Bevölkerung Nordamerikas besteht eine positive Korrelation zwischen SLE und dem Vorhandensein der DR-2- und DR-3-Gene des HLA-Komplexes.

Die Rolle von Klasse-II-HLA-Genprodukten in der Pathogenese des SLE steht wahrscheinlich in direkter Beziehung mit ihrer immunregulatorischen Funktion. Man muß allerdings bedenken, daß außer SLE noch weitere immunologische Störungen mit HLA-DR-3 assoziiert und daß viele Träger dieses Gens völlig gesund sind. Daraus läßt sich ableiten, daß *die Gene der D-Region lediglich eine allgemeine Bereitschaft zur Autoimmunität vermitteln* und daß *neben denjenigen des HLA-Komplexes noch weitere Gene beteiligt sein müssen.* Noch wichtiger ist vielleicht die Möglichkeit, daß nicht-genetische Zusatzfaktoren im Verein mit einer genetisch determinierten Bereitschaft die Krankheit erst entstehen lassen.

Nicht-genetische Faktoren Vieles deutet darauf hin, daß neben genetischen Faktoren verschiedene nicht-genetische *Umwelteinflüsse* an der Pathogenese des SLE mitbeteiligt sein müssen. Die Beobachtung, daß therapeutische Wirkstoffe wie Hydralazin, Prokainamid und D-Penizillamin einen SLE-ähnlichen Zustand auslösen können, zeigt diesen Sachverhalt am klarsten auf.[61] Eine UV-Strahlenexposition verschlimmert bei vielen Patienten das Leiden. Die Wirkungsweise der UV-Strahlen ist nicht geklärt, es bestehen aber Gründe zur Annahme, daß sie auf einer Modulation der Immunantwort gründet. So können beispielsweise Keratinozyten durch UV-Bestrahlung zur Produktion von IL-1, das eine T- und B-Zell-stimulierende Wirkung aufweist, gebracht werden. Der Verdacht eines SLE-induzierenden Effekts fiel auch auf *Viren.* Obwohl Viren ohne weiteres und über verschiedene Mechanismen Autoimmunreaktionen auslösen, gibt es keine guten Hinweise für die Beteiligung von Viren oder anderer Infektionserreger an der Entstehung eines SLE beim Menschen. *Geschlechtshormone* scheinen sowohl das Auftreten als auch die klinische Symptomatik des SLE namhaft zu beeinflussen. Während der Reproduktionsphase erkranken zehnmal mehr Frauen als Männer an SLE, und über eine klinische Verschlimmerung während im Verlaufe des normalen Monatszyklus oder der Schwangerschaft wurde wiederholt berichtet. Neuere Befunde weisen auf eine mögliche Veränderung des Östrogenmetabolismus mit hyperöstrogener Auswirkung bei SLE-Patientinnen hin. Seit langem bekannt ist die immunstimulierende Wirkung von Östrogenen.[62, 63]

Immunologische Faktoren Ohne Zweifel ist eine fundamentale Entgleisung des Immunsystems an der Pathogenese des SLE beteiligt – die vielen Befunde gestörter immunologischer Paramenter deuten schon darauf hin. Obwohl eine Reihe immunologischer Abnormitäten sowohl T- als auch B-Zell-Funktionen betreffen[64, 65], steht eine Hyperaktivität der B-Zellen deutlich im Vordergrund.[66] Dabei handelt es sich um eine polyklonale B-Zell-Aktivierung, und man beobachtet eine *gesteigerte Antikörperproduktion gegen körpereigene und fremde Antigene.* Dies zeigt sich nicht nur in einer Hypergammaglobulinämie und der Bildung von Autoantikörpern, *in vivo*, sondern kann auch problemlos unter Bedingungen *in vitro* nachgewiesen werden. B-Zellen aus dem Blut von SLE-Patienten weisen im Ver-

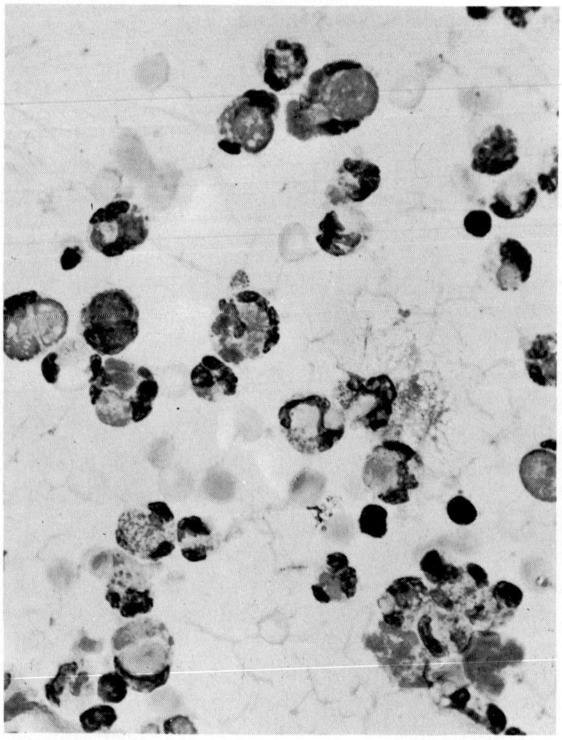

Abb. 5.24: Zahlreiche «LE-Zellen» (in vitro-Reaktion). Die neutrophilen Granulozyten enthalten homogene Einschlüsse und sind dadurch verformt.

gleich zu gesunden Kontrollzellen eine um das 8- bis 10fache gesteigerte proliferative Aktivität auf und sezernieren viel größere Mengen von Immunglobulinen pro Zelle.

Worin besteht diese Hyperaktivität der B-Zellen? Sie könnte auf folgenden Mechanismen beruhen: 1. einem vererbten, inhärenten B-Zell-Defekt, der die Zellen für regulatorische Einflüsse refraktär macht; 2. einer polyklonalen Aktivierung durch Infektionserreger oder Umweltfaktoren; 3. einer übermäßigen Stimulierung an sich normaler B-Zellen durch die Hyperaktivität von T-Helferzellen; oder 4. einem primären Defekt der T-Suppressorfunktionen. Die Frage, welcher dieser Mechanismen nun «wirklich» für die Hyperaktivität der B-Zellen verantwortlich sei, läßt sich leicht beantworten: alle!

Beim SLE scheint es sich demnach um ein Leiden zu handeln, welches als Resultat verschiedener Formen einer immunologischen Störung zustande kommt. Wie bei den bekannten Tiermodellen[67, 68] kann bei bestimmten Patienten ein genetisch determinierter Defekt der T-Helferzellen größte Bedeutung haben, während bei einer anderen Gruppe die Kombination einer intrinsischen B-Zell-Hyperaktivität mit einer verminderten T-Suppressoraktivität die Produktion von Autoantikörpern kritisch beeinflußt.[45, 69] Man muß auch daran denken, daß es äußerst schwierig sein kann, in einem bestimmten Fall von SLE zwischen primären und sekundären Störungen der Immunregulation zu unterscheiden. So ist es z. B. durchaus möglich, daß sich beim SLE-Patienten mit primärer Hyperaktivität der T-Helferzellen sekundär, als Folge der Bildung von Autoantikörpern gegen T-Suppressorzellen, eine Störung der T-Zell-Suppression einstellt.

Unabhängig von der Folge der Mechanismen, die der Antikörperbildung zugrunde liegen, stellen die Autoantikörper die Mediatoren des Gewebeschadens dar. *Die meisten der Organschäden werden durch Immunkomplexe vermittelt* (Typ-III-Überempfindlichkeit). DNA-Anti-DNA-Komplexe werden in den Glomeruli und andern kleinen Blutgefäßen nachgewiesen. Tiefe Serumwerte für Komplement sowie granuläre Ablagerungen von Komplementkomponenten und Immunglobulinen in den Kapillarschlingen der Glomeruli sprechen ebenfalls für eine Immunkomplex-Genese der Krankheit. *Andererseits wirken Autoantikörper gegen Erythrozyten, Leukozyten und Thrombozyten im Sinne einer zytotoxischen* (Typ-II-) *Überempfindlichkeit*. Gute Hinweise dafür, daß ANAs in intakte Zellen eindringen, fehlen. Aus zerstörten Zellen freigesetzte Zellkerne können allerdings mit ANAs reagieren. Die Zellkerne verlieren dabei ihre Chromatinstruktur und werden zu homogenen *LE- oder Hämatoxylin-Körperchen. Die «LE-Zelle», die ein in-votrio-Produkt darstellt, steht mit diesem Phänomen in Beziehung. Im Grunde genommen wird die Bezeichnung «LE-Zelle» auf jeden phagozytierenden Granulozyten oder Makrophagen angewandt, der einen oder mehrere denaturierte Kerne einer geschädigten Zelle aufgenommen hat* (Abb. 5.24).

Der Nachweis von LE-Zellen erfordert eine mikroskopische Untersuchung von Blutleukozyten *in vitro*. Schütteln des geronnenen Blutes führt zur mechanischen Schädigung von Leukozyten und damit zur Exposition von Zellkernen, die mit allfällig vorhandenen ANAs reagieren. Durch die Bindung an die Antikörper wird die Denaturierung der Kerne eingeleitet, und die Fixation von Komplement opsonisiert die Antikörper-Zellkern-Komplexe. Der LE-Zelltest ist in bis zu 70% der Patienten mit SLE positiv. *Mit der Verfügbarkeit moderner Methoden des ANA-Nachweises kommt diesem Test höchstens noch historische Bedeutung zu.*

Zusammenfassend handelt es sich beim SLE um ein heterogenes Leiden mit einer Pathogenese, die das Resultat eines komplexen Zusammenspiels genetischer, hormonaler und Umweltfaktoren darstellt, die eine ausgeprägte B-Zell-Aktivierung und dadurch die Produktion eines ganzen Spektrums polyspezifischer Antikörper auslösen. In diesem netzartigen Zusammenspiel mag jeder einzelne Faktor zwar notwendig sein, ist jedoch – für sich allein genommen – zur Krankheitsauslösung nicht genügend wirksam. Dazu kommt, daß das relative Gewicht der vielen Faktoren eine große individuelle Schwankung aufweist.

Morphologie Die morphologischen Veränderungen bei SLE sind sehr wechselnd und widerspiegeln damit die Variabilität der klinischen Zeichen und des Verlaufs bei einzelnen Patienten. Keine der morphologischen Veränderungen ist pathognomonisch. Für die Diagnose ist das Zusammentreffen klinischer, serologischer und morphologischer Befunde maßgebend (Tab. 5.8). Die relative Häufigkeit, mit der einzelne Organe befallen werden, ist in Tab. 5.10 zusammengestellt. Blutgefäße, Nieren, Bindegewebe und Haut weisen die bezeichnendsten Veränderungen auf.

Die **akute nekrotisierende Vaskulitis** betrifft **kleine Arterien und Arteriolen** aller Gewebe, unter Bevorzugung der Skelettmuskulatur und der Haut. Die Arteriitis ist gekennzeichnet durch Ablagerungen von Fibrinoid in der Gefäßwand. Im chronischen Stadium stellen sich eine fibröse Verdickung der Gefäßwand und eine Lumeneinengung ein. Häufig findet man ein perivaskuläres Lymphozyteninfiltrat, manchmal begleitet von ausgeprägtem Ödem und Vermehrung der bindegewebigen Grundsubstanz. In der Milz sind vor allem die zentralen Pinselarterien betroffen. Die perivaskuläre Fibrose führt zum Aspekt der «Zwiebelschalen-Bildung» (Abb. 5.25). In den Gefäßwänden können Ablagerungen von Zellkernbestandteilen, Immunglobulinen sowie der Komplementkomponente C3 nachgewiesen werden.

● **Niere.** Gestützt auf eine lichtmikroskopische Beurteilung ergeben sich in 60–70% der SLE-Fälle Hinweise auf eine Nierenbeteiligung. **Eine zusätzliche immunfluoreszenzoptische und elektronenmikroskopische Untersuchung des Biopsiematerials zeigt jedoch, daß in fast allen Fällen von SLE irgendeine Form der Nierenschädigung nachweisbar ist.**[70, 71] Gemäß den von der WHO vorgeschlagenen Kriterien der morphologischen Einteilung der Lupusnephritis werden fünf Muster unterschieden: 1. keine lichtmikroskopisch, immunfluoreszenzoptisch oder ultrastrukturelle Veränderungen feststellbar (Klasse I) (selten); 2. mesangiale Lupus-Glomerulonephritis (Klasse II); 3. fokale proliferierende Glomerulonephritis (Klasse III); 4. diffuse proliferierende Glomerulonephritis (Klasse IV); und 5. membranöse Glomerulonephritis. Es muß jedoch betont werden, daß keine dieser Veränderungen für einen SLE spezifisch ist.

Die **mesangiale Lupus-Glomerulonephritis** ist die mildeste Form der Nierenveränderungen und wird bei ungefähr 10% der Patienten gefunden; klinische Zeichen bestehen höchstens in einer geringen Hämaturie oder Proteinurie. Morphologisch findet man eine leichte bis mäßige Zunahme

Tab. 5.10: Klinische Manifestationen des systemischen Lupus erythematodes

Klinik	**Prävalenz bei Patienten (%)**
Hämatologische Befunde	100
Arthritis	90
Hautbefunde	85
Fieber	83
Müdigkeit	81
Gewichtsverlust	63
Nierenbefunde	50
Pleuritis	46
Myalgien	33
Perikarditis	25
Gastrointestinale Befunde	21
Raynaud-Phänomen	20
Zentralnervöse Befunde	20
Augenbefunde	15
Periphere Neuropathien	14
Pneumonie	11
Schwellung der Parotis	8
Leberbefunde	2

(Nach Condemi J.J.: The autoimmune diseases. J.A.M.A. *258*:2920, 1987.)

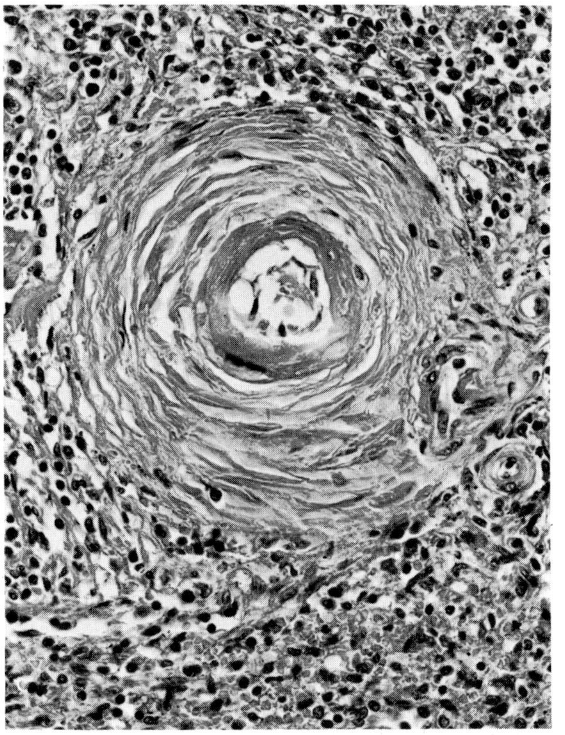

Abb. 5.25: Konzentrische periarterielle Fibrose in der Milz bei Lupus erythematodes.

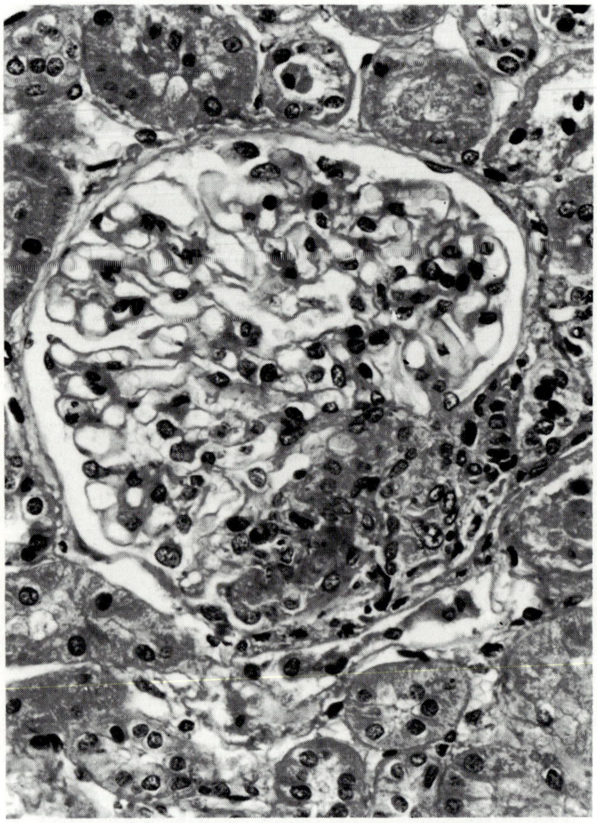

Abb. 5.26: Glomerulum mit segmentaler Proliferation und Nekrose bei herdförmiger proliferierender Lupus-Nephritis. (Erlaubnis Dr. Fred Silva, Department of Pathology, Southwestern Medical School, Dallas, Texas.)

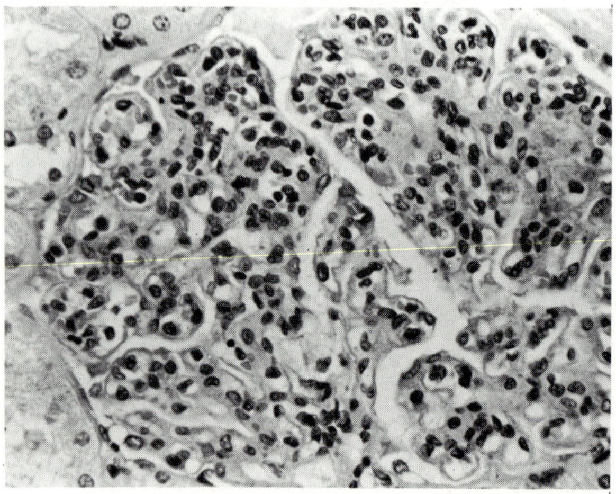

Abb. 5.27: Diffuse proliferative Lupus-Nephritis. Hyperzellularität des gesamten Glomerulum.

der interkapillären mesangialen Matrix und der Zahl der Mesangiumzellen. Trotz der wenig auffälligen Histologie finden sich **in allen Fällen granuläre mesangiale Ablagerungen von Immunglobulinen und Komplement.** Diese mesangialen Ablagerungen stellen deshalb die Frühveränderung dar, weil die in den Kapillarschlingen filtrierten Immunkomplexe sich zunächst im Mesangium anhäufen. Alle nachfolgenden glomerulären Veränderungen überlagern in der Regel diese ersten Manifestationen im Mesangium.

In ungefähr einem Drittel der Erstbiopsien von SLE-Patienten findet man eine **fokale proliferierende Glomerulonephritis.** Wie der Name sagt, handelt es sich um herdförmige Veränderungen, von denen meist weniger als die Hälfte aller Glomerula und nur Teile eines einzelnen Glomerulum betroffen sind (fokaler und segmentaler Befall). Typischerweise zeigen eine oder zwei Kapillarschlingen eines an sich normalen Glomerulus eine Schwellung und Vermehrung der Zahl endothelialer und mesangialer Zellen, eine Infiltration durch neutrophile Granulozyten sowie – nicht immer – fibrinoide Ablagerungen und intrakapillärer Thromben (Abb. 5.26). Manchmal finden sich Hämatoxylin-Körperchen. Die Fragmentierung der Zellkerne nekrotischer Zellen führt zum Bild des «Kernstaubes». Diese herdförmigen Veränderungen werden von verhältnismäßig milden klinischen Symptomen begleitet: rekurrierende Hämaturie und mäßige Proteinurie, selten geringe Zeichen einer Niereninsuffizienz. Einzelne Patienten mit fokalen Nierenveränderungen entwickeln jedoch klinisch bereits aus diesem Stadium ein progressives Nierenversagen.[72]

Die bedrohlichste Form der Nierenveränderung ist die **diffuse proliferative Glomerulonephritis**, die in ungefähr der Hälfte aller Biopsien von Patienten mit einem SLE diagnostiziert wird. Bei der morphologischen Untersuchung fällt vor allem die zahlenmäßge Zunahme der endothelialen, mesangialen und manchmal auch der epithelialen Zellen auf (Abb. 5.27). Die meisten Glomerula beider Nieren sind in der Regel in ihrer Gesamtheit betroffen. Patienten mit dieser Form der Nierenschädigung weisen deutliche klinische Symptome auf, wie Mikro- oder Makrohämaturie, Proteinurie (nephrotisches Syndrom), Hochdruck und oft eine Verminderung der glomerulären Filtrationsrate.

Die **membranöse Glomerulonephritis** wird bei 10% der SLE-Patienten beobachtet und bezeichnet eine glomeruläre Veränderung, die zur Hauptsache aus einer generellen Verdickung der Kapillarwände besteht. Das Schädigungsmuster entspricht demjenigen, das bei der idiopathischen Form der membranösen Glomerulopathie beobachtet wird. Patienten mit dieser Art des Nierenschadens leiden an einer schweren Proteinurie oder einem nephrotischen Syndrom.

Bei allen vier Formen der Nierenschädigung nimmt man denselben pathogenetischen Mechanismus an: Ablagerung von DNA-Anti-DNA-Komplexen in den Kapillarschlingen. In der Tat sind granuläre Ablagerungen von Immunglobulinen und Komplement im Bereiche des Mesangiums und/oder entlang der kapillären Basalmembran, häufig im Gesamtbereich der Glomerula, nachweisbar (Abb. 5.28). Unklar bleibt, weshalb ein gemeinsamer pathogenetischer Mechanismus bei einzelnen Patienten für derart unterschiedliche histologische Veränderungen (und eine unterschiedliche klinische Symptomatik) verantwortlich sein soll. Wahrscheinlich beeinflussen physikalische und chemische Eigenschaften der Immunkomplexe sowie der Zustand der glomerulären Kapillarwände das Muster der Ablagerungen und damit die Art der morphologischen Veränderungen.

Ultrastrukturell lassen sich elektronendichte Ablagerungen innerhalb der Glomerula in drei Lokalisationen nachweisen: 1. mesangiale Ablagerun-

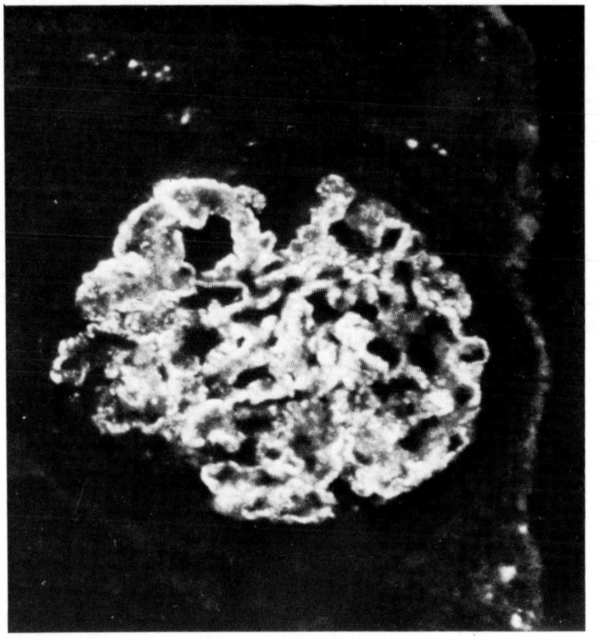

Abb. 5.28: Immunfluoreszenzaufnahme eines Glomerulum mit diffuser proliferativer Lupus-Nephritis zeigt grobschollige Ablagerungen von IgG. (Erlaubnis Dr. Fred Silva, Department of Pathology, Southwestern Medical School, Dallas, Texas.)

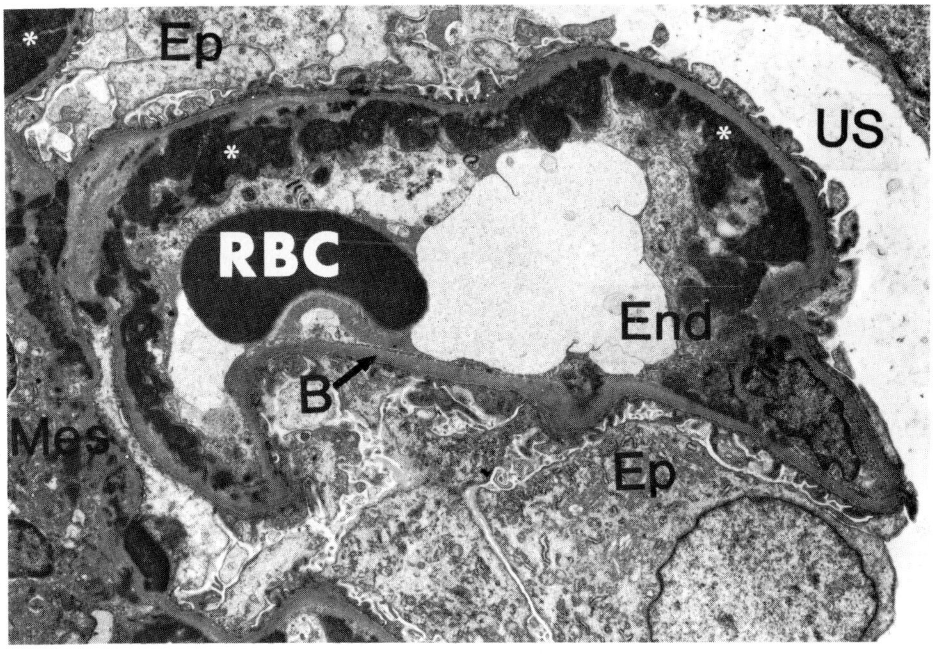

Abb. 5.29: Elektronenmikroskopische Aufnahme der Glomerulärschlinge eines Patienten mit Lupus-Nephritis. Dichte subendotheliale Ablagerungen entsprechen den lichtmikroskopischen «wire loops». End = Endothel; Mes = Mesangium; Ep = Epithelzelle mit Fußfortsätzen; RBC = Erythrozyt im Kapillarlumen; B = Basalmembran; US = Harnlumen; * = elektronendichte subendotheliale Ablagerungen. (Erlaubnis Dr. Edwin Eigenbrodt, Department of Pathology, Southwestern Medical School, Dallas, Texas.)

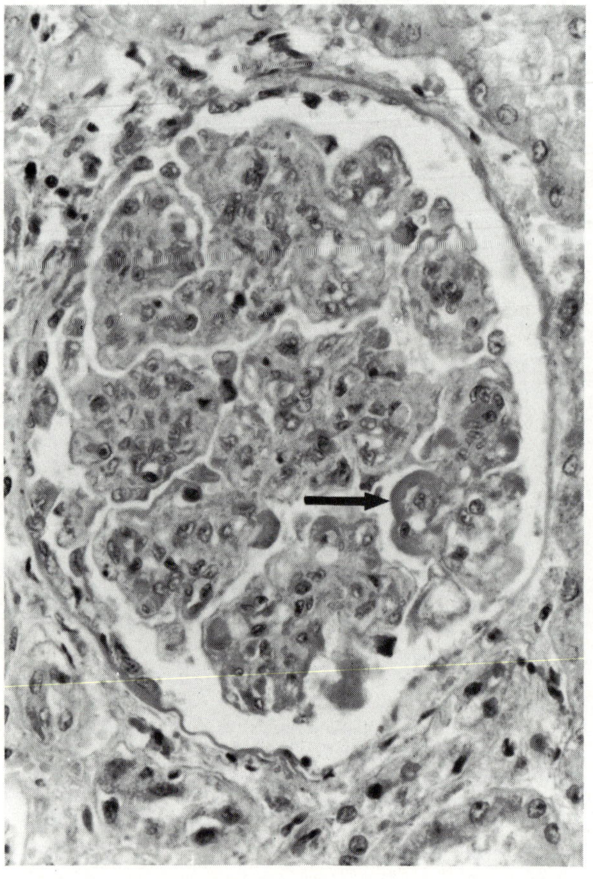

Abb. 5.30: Lupus-Nephritis. *Pfeil*: Drahtschlingen-artige Verdikkung der Kapillarwand («wire loop»). (Erlaubnis Dr. Fred Silva, Department of Pathology, Southwestern Medical School, Dallas, Texas.)

gen beträchtlichen Ausmaßes finden sich bei allen histologischen Typen der SLE-Nephritis; 2. in Fällen von membranöser Glomerulonephritis (Klasse V) sind die Komplexe subepithelial, d.h. zwischen der Basalmembran und den viszeralen Epithelzellen abgelagert, eine Lokalisation, die auch für andere Formen der membranösen Glomerulopathie typisch ist; und 3. subendotheliale Ablagerungen (zwischen Gefäßendothel und Basalmembran) sind besonders kennzeichnend für die SLE-Nephritis, da diese Lokalisation bei den übrigen Formen der Glomerulonephritis nur in Ausnahmefällen angetroffen wird (Abb. 5.29). Sind die subendothelialen Ablagerungen besonders ausgedehnt, werden die verdickten Kapillarwände auch lichtmikroskopisch als «Drahtschlingen» («wire loops») sichtbar (Abb. 5.30). Derartige «wire loops» sind besonders zahlreich bei Fällen des diffusen proliferierenden Typs der Glomerulonephritis (Klasse IV), können jedoch auch bei der fokalen (Klasse III) und der membranösen Form (Klasse V) auftreten. Ihre Anwesenheit ist in der Regel Zeichen eines aktiven Krankheitszustandes und einer schlechten Prognose.

Eine bestimmte Form der Glomerulonephritis kann bei einzelnen Patienten während des gesamten Krankheitsverlaufes unverändert bestehen bleiben. In vielen Fällen aber ist die Progression einer mesangialen oder fokalen zu einer diffusen proliferierenden Glomerulonephritis – mit entsprechender Verschlimmerung des klinischen Bildes – möglich.[72]

Zusätzlich zu den glomerulären Veränderungen können die Arteriolen der Nierenrinde Zeichen einer Vaskulitis aufweisen, die den Gefäßveränderungen in anderen Geweben und Organen vergleichbar sind.

Interstitielle und tubuläre Veränderungen sind ebenfalls häufig, ganz besonders im Zusammenhang mit dem Bestehen einer diffusen proliferativen Glomerulonephritis. In Einzelfällen können tubulointerstitielle Veränderungen das histologische Bild beherrschen.[73] Granuläre Ablagerungen von Immunglobulinen und Komplement werden bei ungefähr 50% der Patienten mit SLE an der Basalmembran der Nierentubuli nachgewiesen. Dieses Ablagerungsmuster ist für die sogenannte tubuläre Immunkomplex-Krankheit typisch.

• **Haut.** Die Haut ist sehr häufig betroffen. Ein charakteristisches Erythem findet sich oft auf dem Nasenrücken und den Wangen («Schmetterlings-Erythem») sowie an Extremitäten und Rumpf. Urtikarielle, bullöse, makropapilläre und ulzerierende Läsionen werden ebenfalls beobachtet. Das Erythem wird durch Sonnenbestrahlung ausgelöst oder verstärkt. Histologisch zeigt sich in den betroffenen Gebieten eine Auflösung der epidermalen Basalmembran, verbunden mit einem Ödem an der Grenze zur Dermis. In der Dermis selbst beobachtet man eine Fibrose wechselnden Ausmaßes, perivaskuläre Infiltrate als Zeichen einer chronischen Entzündung sowie manchmal fibrinoide Nekrosen in den Wänden von Hautgefäßen. **Immunfluoreszenzoptisch lassen sich granuläre Ablagerungen von Immunglobulinen und Komplement entlang der epidermalen Basalmembran nachweisen** («Lupus-Band»). Die Anwesenheit von Immunkomplex-Ablagerungen sowohl in geschädigter als auch in gesunder Haut unterscheidet die Hautveränderungen bei SLE-Patienten von denjenigen, die bei anderen Bindegewebskrankheiten (z.B. Dermatomyositis, Sklerodermie) oder bei Patienten mit diskoidem Lupus erythematodes vorkommen. Im Gegensatz zum SLE sind bei den letztgenannten Leiden Immunglobulin-Ablagerungen nur in eigentlichen Hautläsionen nachweisbar.

● **Gelenke.** Eine Gelenkbeteiligung in Form einer nicht-erosiven Synovitis ist ebenfalls häufig. Das Fehlen von Gelenkdeformitäten unterscheidet die Arthritis bei SLE von derjenigen der rheumatischen Krankheiten. Im Verlaufe akuter Schübe der Lupusarthritis findet man eine exsudative Synovitis mit Ansammlung von neutrophilen Granulozyten und Fibrin sowie perivaskulär lymphoidzellige Infiltrate in der Synovialmembran. Die ausgeprägte Infiltration durch Lymphozyten und Makrophagen und die markante Hyperplasie der Synovialmembran, wie sie für eine rheumatoide Arthritis kennzeichnend sind, fehlen in der Regel.

● **Zentralnervensystem.** Die pathologischen Veränderungen, die der zentralnervösen Symptomatologie des SLE zugrunde liegen, sind nicht restlos geklärt. Meist werden die fokalen Symptome von seiten des ZNS einer akuten Vaskulitis zugeschrieben. Sorgfältige histologische Untersuchungen des ZNS bei Patienten mit neuropsychiatrischen SLE-Manifestationen ergaben jedoch keine Hinweise für das Vorliegen ausgeprägter vaskulitischer Veränderungen. Hingegen wurden häufig nicht-entzündliche Verschlüsse kleiner Hirngefäße durch Intimawucherungen beobachtet. Man führt diese Gefäßverschlüsse auf Endothelschädigungen zurück, die als Folge der Einwirkung von Antikörpern gegen Phospholipide entstanden. Daneben bestehen auch Gründe für die Annahme, daß Antikörper gegen Bestandteile von Neuronen eine funktionelle Störung hervorrufen könnten, ohne eine Zellschädigung zu verursachen.[74]

● **Perikarditis und Befall anderer seröser Körperhöhlen.** Eine Entzündung der serösen Häute verläuft in akuten oder subakuten Schüben sowie chronisch. In akuten Phasen werden die mesothelialen Auskleidungen manchmal von einem fibrinreichen Exsudat bedeckt. Im weiteren Verlauf kommt es zu einer Verdickung der serösen Häute, die ihre Transparenz zunehmend verlieren und durch ein zottiges, fibröses Gewebe ersetzt werden, das die seröse Höhle teilweise oder ganz ausfüllt. Auch wenn das Perikard makroskopisch unverändert erscheint, findet man in Bereichen akuter Entzündung bei lichtmikroskopischer Untersuchung Zeichen von Ödembildung, fokale vaskulitische Veränderungen mit perivaskulärer Ansammlung lymphoider Zellen sowie fibrinoide

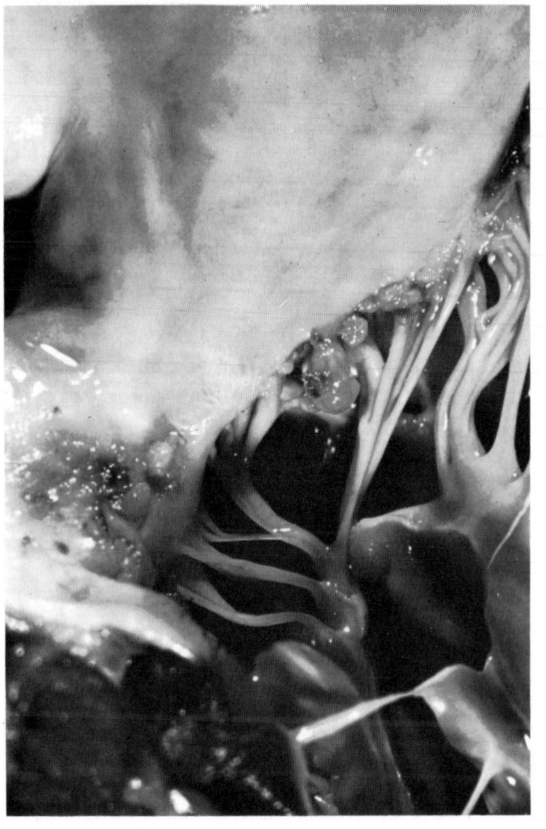

Abb. 5.31: Libmann-Sacks Endokarditis der Mitralklappe bei Lupus erythematodes. Die kleinen Vegetationen am Klappenrand sind gut sichtbar.

Nekroseherde, manchmal mit Hämatoxilin-Körperchen. Diese entzündlichen Veränderungen werden allmählich durch eine Zunahme von Fibroblasten sowie durch fokale oder diffuse Lymphozyten- und Plasmazellinfiltrate überdeckt.

● **Herz.** Abgesehen vom Perikard sind die Herzklappen oder das Myokard in der Hälfte der Fälle von SLE befallen. Die Endokardschädigung – eine **nichtbakterielle, verruköse Endokarditis oder Libman-Sacks-Endokarditis** – ist auf die Mitral- und Trikuspidalklappen beschränkt und stellt einen der auffälligsten Befunde bei SLE dar. Dabei kann es sich um ein Spektrum von Läsionen mit einem Durchmesser von weniger als 1 mm bis zu 3–4 mm handeln, das von kleinen, warzenförmigen Wucherungen bis zur Anwesenheit brüchiger, beerenähnlicher Massen eines amorphen Materials reicht (Abb. 5.31). Diese Auswüchse erscheinen einzeln, häufiger jedoch in Form multipler, auf dem gesamten Klappenblatt verstreuter Herde, in der Regel auf der dem Blutstrom zugewandten Seite, manchmal auch auf der Hinterseite der Herzklappe. Selten dehnen sie sich bis auf Höhe des muralen Endokards der Herzkammern oder auf die Chordae tendineae aus.

Die bei Patienten mit SLE beobachteten Endokardveränderungen unterscheiden sich grundsätzlich von denjenigen, die bei bakteriellen oder akuten rheumatischen Endokarditiden auftreten. Bei infektiöser Endokarditis sind die einzelnen Wucherungen meist bedeutend ausgedehnter (Durchmesser von 0,5 bis 2 cm) und finden sich kaum je über die ganze Klappenoberfläche verteilt. Sie treten meist einzeln oder in zwei bis drei Herden auf, wobei eine Lokalisation auf der Klappenhinterseite äußerst selten ist. Bei rheumatischer Endokarditis sind die Vegetationen klein, auf die Schlußränder der Klappen beschränkt und praktisch nie auf der Hinterseite der Klappen zu finden.

Die Libman-Sacks-Endokarditis zeichnet sich auch durch ein charakteristisches histologisches Erscheinungsbild aus. In den entzündlichen Läsionen findet man eine Vermehrung der Grundsubstanz, fibrinoide Nekroseherde und – in fortgeschrittenen Stadien – Gefäßneubildungen, eine Fibroblastenproliferation sowie eingewanderte neutrophile Granulozyten und lymphoide Zellen. Die Wucherungen selbst bestehen zum Teil aus Fibrin, hauptsächlich jedoch aus Zelltrümmern, fibrinoidem Material und eingeschlossenen Fibroblasten und Leukozyten. Auch Hämatoxylinkörperchen lassen sich manchmal im Fibrinoid nachweisen. Im Laufe der Zeit kann sich die Wucherung allmählich in ein bindegewebiges Knötchen umwandeln. Herde akuter bis chronischer fibrinoider Entzündungsreaktionen werden zudem perivaskulär sowie im Bindegewebe des Endokards und des Myokards beobachtet. Arteriolen und kleine Arterien des Myokards können einem akuten Nekrotisierungsprozeß mit fibrinoiden Wandablagerungen anheimfallen. Eine ischämische Schädigung der Muskelfasern des Myokards tritt dagegen nur in floriden, akuten Stadien in Erscheinung, dann nämlich, wenn eine massive Gefäßläsion zur Thrombose führt.

- **Milz.** Die Milz kann mäßig vergrößert sein. Eine Kapselverdickung sowie eine follikuläre Hyperplasie der weißen Pulpa treten regelmäßig auf. IgG- und IgM-haltige Plasmazellen sind zahlenmäßig vermehrt. Wie bereits erwähnt, kommt es zur Verdickung der Wände der Pinselarterien, die – zusammen mit der perivaskulären Fibrose – für das Bild der «Zwiebelschalen»-Veränderung verantwortlich ist.

- **Lungen.** Neben der Pleuritis und der pleuralen Exsudatbildung können bei SLE auch eine interstitielle Pneumonie und eine diffuse fibrosierende Alveolitis auftreten. Wie der Name sagt, handelt es sich hierbei um eine Veränderung, bei der die Alveolen mit fibrösem Material und Leukozyten angefüllt sind. Es gibt Hinweise darauf, daß DNA-Anti-DNA-Komplexe zur Pathogene der Alveolitis beitragen.

- **Andere Organe und Gewebe.** Eine akute Vaskulitis, begleitet von Lymphozyteninfiltraten, wird auch in den Portalfeldern der Leber beobachtet und führt zum Bild einer unspezifischen portalen Entzündung. Der Nachweis von LE-Zellen im Knochenmark gestattet bereits die Verdachtsdiagnose eines SLE. Die Lymphknoten sind häufig vergrößert und enthalten, im Sinne einer generellen B-Zell-Aktivierung, deutliche Follikel mit frischen Keimzentren sowie zahlreiche Plasmazellen.

Klinischer Verlauf Die Tab. 5.8 und 5.10 zeigen schon sehr deutlich, daß es sich beim SLE um eine Multisystemkrankheit handelt, die als solche in ihren klinischen Erscheinungsformen ausgesprochen variabel ist. Typischerweise ist der Patient eine junge Frau mit einem Schmetterlingsexanthem im Gesicht, erhöhter Körpertemperatur, Schmerzen (jedoch keinen Deformitäten) in einem oder mehreren peripheren Gelenken (Füße, Knöchel, Knie, Hüften, Finger, Handgelenke, Ellenbeuge, Schultern), pleuritischen Beschwerden und einer Lichtüberempfindlichkeit. In vielen Fällen ist die Symptomatik nur angedeutet und höchst verwirrend, beispielsweise in Form eines Fieberzustandes unbekannter Ursache, eines unklaren Nierenbefundes oder leichter Gelenkbeschwerden, die eine rheumatische Arthritis oder ein rheumatisches Fieber vortäuschen. Antikörper gegen Zellkernbestandteile (ANA) können in praktisch allen Fällen nachgewiesen werden. Allerdings finden sich ANAs auch bei anderen Autoimmunkrankheiten (Tab. 5.9). *Wie erwähnt, gibt der Nachweis von Antikörpern gegen native DNA und gegen das Sm-Antigen einen ernstzunehmenden Hinweis auf das Vorliegen eines SLE.* Eine Reihe klinischer Befunde kann auf eine Nierenbeteiligung hinweisen, wie Hämaturie, Erythrozytenzylinder, Proteinurie oder ein nephrotisches Syndrom. Pathologische Hämatologie-Befunde lassen sich in praktisch jedem Fall erheben. In Einzelfällen treten sie sogar als erste Zeichen der Erkrankung oder als dominierendes klinisches Problem in Erscheinung. In wieder anderen Fällen stehen zentralnervöse Störungen, bis hin zu Psychosen oder Krampfzuständen, im Vordergrund.

Der Krankheitsverlauf ist wechselnd und kaum voraussehbar. In seltenen akuten Fällen tritt der Tod innerhalb von Wochen oder Monaten nach der Diagnosestellung ein. Häufiger und vor allem unter adäquater Behandlung erstreckt sich die Krankheit mit abwechselnden Perioden der Aktivierung und der Remission über Jahre und Jahrzehnte. Während akuter Episoden führt die gesteigerte Bildung von Immunkomplexen und die damit verbundene Komplementaktivierung häufig zur meßbaren Hypokomplementämie. Zur Behandlung der akuten Krankheitsschübe wird in der Regel eine Therapie mit Kortikosteroiden und immunsuppressiven Medikamenten (Zyklophosphamid, Azothioprin oder neuerdings Ciclosporin) eingeleitet.[75] Aber auch ohne Behandlung kann die Krankheit bei gewissen Patienten einen benignen Verlauf nehmen, und die Symptome beschränken sich während Jahren auf Hautveränderungen und eine leichte Hämaturie. Die Prognose hat sich in letzter Zeit signifikant verbessert. In einer großen multizentrischen Studie ergaben sich Überlebensraten von 90% nach einem Jahr, 86% nach fünf und 76% nach zehn Jahren.[76] Die häufigsten Todesursachen sind Nierenversagen und interkurrente Infekte, gefolgt von Herzinsuffizienz, Lungen- und ZNS-Komplikationen.

Die bei SLE häufig auftretende Kombination eines Hautbefalls mit einer Multisystemkrankheit findet sich auch bei zwei verwandten Syndromen, bei denen die Hautbeteiligung im Vordergrund steht oder das einzige Krankheitszeichen darstellt.

- **Chronischer diskoider Lupus erythematodes.** Diese Form des diskoiden Lupus ist eine Krankheit, in deren Verlauf die Hautveränderungen das Vorliegen eines SLE vortäuschen können. Der diskoide Lupus manifestiert sich jedoch nur selten systematisch. Die umschriebenen Hautläsionen sind gekennzeichnet durch die Kombination von lokalem Ödem, Erythem, Schuppenbildung und Hautatrophie wechselnder Ausprägung, begrenzt durch einen leicht erhöhten erythematösen Wall. Am häufigsten sind Gesicht und behaarter Kopf betroffen, die Veränderungen können aber gelegentlich auch disseminiert auftreten. Obwohl sich die Krankheit meist auf die Haut beschränkt, stellt sich bei 5–10% der Patienten im Verlaufe von Jahren ein systemischer Befall ein.[77] ANA werden in ungefähr 35% der Fälle nachgewiesen, doch handelt es sich praktisch nie um Antikörper gegen native DNA. Die immunfluoreszenzoptische Untersuchung von Hautbiopsien zeigt, wie bei Fällen von SLE, granuläre Ablagerungen von Immunglobulinen und Komplement an der dermoepidermalen Grenze. *Im Gegensatz zum SLE findet sich diese Veränderung jedoch nie in gesunder, nicht befallener Haut.*

- **Subakuter kutaner Lupus erythematodes.** Auch bei diesem Leiden stehen die Hautveränderungen im Vordergrund, doch können diese aufgrund verschiedener Kriterien von denjenigen bei diskoidem Lupus abgegrenzt werden. Die Läsionen betreffen oberflächliche und große Hautbezirke, hinterlassen keine Narben und entstehen meist im Verlaufe einer leichten Systemkrankheit. Auffällig ist die Assoziation mit dem Auftreten von Antikörpern gegen das SS-A-Antigen und mit dem HLA-DR3-Genotyp. Der Begriff des subakuten kutanen Lupus bezeichnet offensichtlich eine Krankheitsgruppe, die zwischen dem SLE und dem diskoiden Lupus eine Zwischenstellung einnimmt.[78]

- **Medikamentös induzierter Lupus erythematodes.** Ein SLE-ähnliches Krankheitsbild kann sich bei Patienten entwickeln, die mit bestimmten Medikamenten behandelt werden, wie Hydralazin, Prokainamid, Isoniazid oder D-Penicillamin, was einer Auswahl aus ungefähr 50 Präparaten mit diesem Effekt entspricht.[61] Die Anwendung vieler dieser Medikamente induziert die Bildung von ANAs, aber die wenigsten Patienten entwickeln klinische Symptome eines SLE. Eine Prokainamid-Therapie beispielsweise führt in 80% der Fälle zur Entwicklung von nachweisbaren ANAs, doch nur ein Drittel dieser Patienten weist klinische Symptome auf, wie Arthralgien, Fieber oder entzündliche Veränderungen seröser Häute. *Obwohl verschiedene Organe betroffen sein können, stellt eine Nieren- oder ZNS-Beteiligung eine klare Ausnahme dar.* Verglichen mit dem idiopathischen SLE zeigen sich auch serologische und genetische Unterschiede. Antikörper gegen antive DNA sind sehr selten, Antikörper gegen Histone jedoch außerordentlich häufig. Das relative Risiko, im Verlaufe einer Behandlung mit Hydralazin an einem Lupus erythematodes zu erkranken, ist vor allem bei Trägern des HLA-DR4-Gens besonders hoch. Diese Patienten scheinen an einer genetisch fixierten Unfähigkeit zu leiden, die Amin- oder Hydralazingruppen dieses Medikamentes über das N-Azetyltransferase-System der Leber zu azetylieren.[79] Man nimmt an, daß es durch die stark verlangsamte Azetylierung dieses Wirkstoffes zur Ansammlung nicht azetylierter Abbauprodukte kommt, die sich kovalent an Nukleoproteine oder andere Makromoleküle binden. Diese Komplexe lösen die Bildung von Antikörpern gegen Histone und mit der Zeit auch die Krankheit aus.[80] Der medikamentös induzierte Lupus erythematodes stellt ein interessantes Beispiel dafür dar, wie durch einen genetisch bestimmten Stoffwechseldefekt eine Autoimmunreaktion ausgelöst wird. Glücklicherweise verschwindet die Krankheit mit dem Absetzen des auslösenden Medikamentes.

Sjögren-Syndrom

Das Sjögren-Syndrom, eine klinisch-pathologische Einheit, ist gekennzeichnet durch Trockenheit der Augen (Keratoconjunctivitis sicca) und des Mundes (Xerostomie), was auf eine immunologisch vermittelte Zerstörung der Tränen- und Speicheldrüsen zurückgeführt werden kann. Dieses Syndrom tritt entweder als isoliertes Leiden (primäre Form) – auch als *Sicca-Syndrom* bezeichnet – oder häufiger in Begleitung einer anderen Autoimmunkrankheit (sekundäre Form) auf. Obwohl die Kombination mit der rheumatoiden Arthritis am häufigsten ist, wird das Sjögren-Syndrom jedoch auch in Zusammenhang mit einem SLE, einer Polymyositis, einer Systemsklerose, einer Vaskulitis, einer «Mischkollagenose» («mixed connective tissue disease») oder einer Thyreoiditis beobachtet.

Ätiologie und Pathogenese Die Abnahme der Tränen- und Speichelbildung ist die Folge einer *lymphozytären Infiltration* und einer bindegewebigen Umwandlung (Fibrose) der Tränen- und Speicheldrüsen. Das Infiltrat besteht hauptsächlich aus T-Lymphozyten sowie einigen B-Zellen und Plasmazellen, die für eine lokale Antikörperproduktion verantwortlich sind.[81] Die meisten T-Zellen sind vom Typ CD4+ und dürften eine Helferfunktion für die B-Lymphozyten ausüben. Noch nicht geklärt ist die Frage, ob der Gewebeschaden durch die verhältnismäßig wenig zahlreichen zytotoxischen T-Zellen des Infiltrates oder durch Autoantikörper vermittelt wird. Um die 75% der Patienten weisen im Serum Rheumafaktor (= Antikörper gegen IgG) auf, gleichgültig, ob zusätzlich eine rheumatoide Arthritis besteht oder nicht, und ANAs finden sich bei 50–80% der Patienten. Eine ganze Reihe weiterer Autoantikörper, z.B. gegen Epithelien der Ausführungsgänge der Speicheldrüsen, Mitochondrien der glatten Muskulatur, Parietalzellen des Magens oder Thyreoidea-Antigene gerichtet, sind ebenfalls nachweisbar. Diagnostisch am wichtigsten erwiesen sich jedoch Antikörper gegen Ribonukleoprotein-Antigene, die als SS-A (Ro) und SS-B (La) bezeichnet werden (Tab. 5.9). Die Häufigkeit, mit der diese Antikörper nachgewiesen werden, variiert beträchtlich, man ist sich jedoch darüber einig, daß bei Verwendung genügend empfindlicher Methoden SS-A- und SS-B-Antikörper in bis zu 90% der Fälle gefunden werden. Von den beiden Antikörpern besitzt Anti-SS-B die höhere Spezifität für das Sjögren-Syndrom, da Antikörper gegen SS-A auch in einer beträchtlichen Anzahl von Fällen anderer Krankheiten, v.a. SLE, vorkommen. Patienten mit einem hohen Titer an SS-A-Antikörpern scheinen zudem häufiger an extraglandulären Manifestationen wie Vaskulitiden der Hautgefäße oder zentralnervösen Störungen zu leiden.[82] In Fällen der Kombination des Sjögren-Syndroms mit rheumatoider Arthritis findet man häufig Antikörper gegen einen weiteren Zellkernbestandteil, der «rheumatoid-associated nuclear antigen» (RANA) genannt wird. Serologische und genetische Untersuchungen lassen vermuten, daß sich die Patienten mit der sekundären Form des Sjögren-Syndroms in bezug auf die HLA-Assoziation von denjenigen mit einer primären Form unterscheiden: die primäre Form zeichnet sich durch eine Korrelation mit HLA-DR3 aus, während Sjögren-Patienten mit rheumatoider Arthritis eine positive Korrelation mit HLA-DR4 aufweisen. *Zusammenfassend läßt sich sagen, daß das Sjögren-Syndrom mit der Bildung von Autoantikörpern verschiedener Spezifität einhergeht, obwohl das Antikörperspektrum enger ist als dasjenige bei SLE. Anti-SS-A und Anti-SS-B sind die häufigsten Antikörper, und ihr Vorhandensein wird daher als wichtiger serologischer Hinweis auf das Vorliegen dieses Leidens gewertet.*

Wie das Vorhandensein verschiedener Autoantikörper vermuten ließ, wurden auch bei Patienten mit Sjögren-Syndrom eine Reihe funktioneller Defekte der T- und B-Zellen sowie der Makrophagen aufgedeckt. Die meisten Defekte kommen denjenigen bei Patienten mit einem SLE gleich und werden nicht nochmals erwähnt.[83] Die Annahme, ein Autoimmunprozeß sei an der Pathogenese des Sjögren-Syndroms beteiligt, liegt eigentlich auf der Hand. Die auslösenden Mechanismen sind jedoch vorläufig unbekannt. Wie beim SLE wird die Mitbeteiligung einer genetisch fixierten Krankheitsbereitschaft, von viralen Infekten und von Störungen der Immunregluation diskutiert, wobei allerdings die genaue Rolle oder die gegenseitige Beeinflussung dieser Faktoren noch einer Klärung bedürfen.[84]

Morphologie Die Hauptzielorgane dieser Krankheit sind die Tränen- und die Speicheldrüsen, obwohl andere exokrine Drüsen des Respirations- und Verdauungstraktes sowie die Vagina ebenfalls betroffen sein können.

Als erstes histologisches Zeichen findet man ein lymphozytäres Infiltrat um die Ausführungsgänge der Speicheldrüsen. Das Infiltrat besteht zur Hauptsache aus kleinen Lymphozyten, aber größere Lymphozyten und Plasmazellen sowie Lymphfollikel sind ebenfalls vorhanden (Abb. 5.32). Eine Hyperplasie der Epithelzellen der Ausführungsgänge führt manchmal zur Lumenverengung. In späteren Stadien beobachtet man eine Atrophie der Drüsen-Azini, verbunden mit einer Fibrose und Hyalinose. Schließlich kommt es zur allgemeinen Atrophie und Verfettung des Drüsenparenchyms. In einigen Fällen täuscht das Ausmaß des lymphozytären Infiltrats das Vorliegen eines Lymphoms vor. Die Lymphozytenmorphologie, insbesondere deren Heterogenität, und die Erhaltung der lobulären Drüsenarchitektur erlauben es, diese Veränderung von einem Lymphom abzugrenzen.

Das Fehlen der Tränenflüssigkeit führt zum Austrocknen des Kornealepithels, und es stellen sich entzündliche, erosive und ulzeröse Veränderungen ein. Im Mund kann es zur Schleimhautatrophie kommen, begleitet von entzündlicher Rhagaden- und Ulkusbildung. Trockenheit und Verkrustung der Nasenschleimhaut führen mitunter zur Bildung von Ulzera, sogar zur Perforation des Nasenseptums. Mit dem Einbezug des Respirationstraktes entwickeln sich manchmal sekundär eine Laryngitis, Bronchitis oder Pneumonie. In ungefähr einem Viertel der Fälle sind auch extraglanduläre Gewebe wie Nieren, Lungen, Haut, ZNS oder Muskulatur mitbetroffen. **Im Gegensatz zum SLE werden bei Fällen von Sjögren-Syndrom kaum je glomeruläre Veränderungen beobachtet.** Dagegen treten tubuläre Nierenfunktionsstörungen wie tubuläre Azidose, Urikosurie und Phosphaturie häufig auf und sind histologisch mit einer **tubulo-interstitiellen Nephritis** assoziiert. Bei dieser Form der Nephritis findet man eine Infiltration des Niereninterstitiums durch Monozyten/Makrophagen und Plasmazellen sowie häufig eine ausgeprägte Fibrose. Die Tubuli sind atrophisch und häufig durch Lymphozyten und Plasmazellen infiltriert.

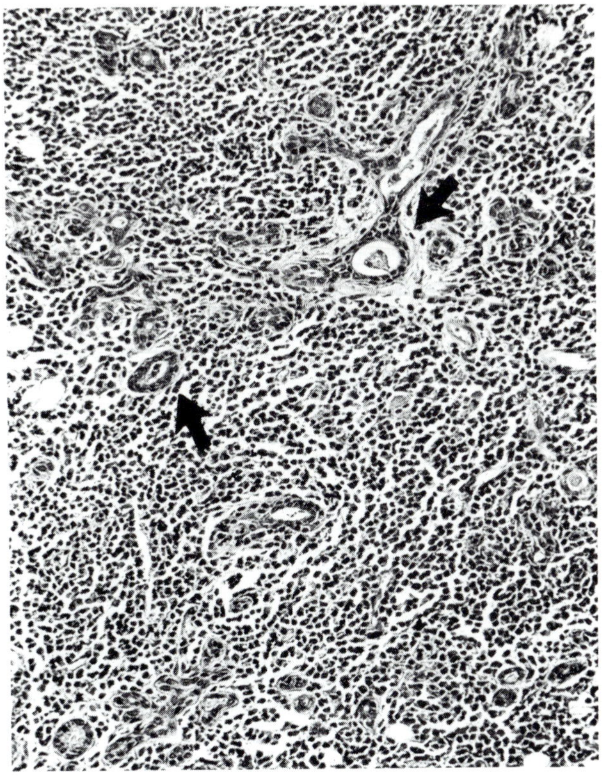

Abb. 5.32: Glandula submandibularis bei Sjögren-Syndrom. Die dichte Infiltration durch Lymphozyten und Plasmazellen überdeckt die normale Gewebearchitektur. Vereinzelte Ausführungsgänge *(Pfeile)* sind noch sichtbar.

Klinik Bei nahezu 90% der Patienten mit einem Sjögren-Syndrom handelt es sich um Frauen im Alter zwischen 40 und 60 Jahren. Die Krankheitssymptome sind Folge der entzündlichen Zerstörung exokriner Drüsen. Die Keratokonjunktivis führt zu Sehstörungen, Brennen und Juckreiz sowie zur Ansammlung eines zähen Sekretes im Konjunktivalbereich. Die Xerostomie (= Mundtrockenheit) verursacht Schwierigkeiten beim Schlucken fester Speisen, eine Verminderung des Geschmackssinnes, die Entwicklung von Rissen und Rhagaden im Mund und eine Austrocknung der Wangenschleimhaut. Eine Vergrößerung der Parotis wird in der Hälfte der Fälle beobachtet. Trockenheit der Nasenschleimhaut, Nasenbluten, wiederholte Bronchitisschübe oder entzündliche Lungenveränderungen sind weitere Symptome. Bei den rund zwei Dritteln der Patienten, die gleichzeitig an einer anderen Autoimmunkrankheit leiden (z.B. rheumatoide Arthritis), finden sich natürlich auch die Symptome und Zeichen dieser Begleitkrankheit.

Die Kombination entzündlicher Veränderungen der Tränen- und Speicheldrüsen wurde früher als *Mikulicz Krankheit* bezeichnet. Diese Bezeichnung wurde in *Mikulicz-Syndrom* geändert, eine Erweiterung des Begriffs, die es erlaubt, Tränen- und Speicheldrüsenvergrößerungen irgendeiner Ätiologie mit einzuschließen. Ein Mikulicz-Syndrom kann sich daher bei Sarkoidose, Leukämien, Lymphomen oder anderen Neoplasien entwickeln. *Daher ist es zur Diagnosestellung eines Sjögren-Syndroms zwingend, zur histologischen Untersuchung eine Biopsie aus dem Lippenbereich (wo kleinere Speicheldrüsen vorhanden sind) zu verwenden.*

Die Lymphknoten der Patienten mit einem Sjögren-Syndrom sind nicht nur vergrößert, sondern weisen auch einen hohen Grad an Pleomorphie der Zellen und viele Mitosefiguren auf. Das Erscheinungsbild wurde als «Pseudolymphom» bezeichnet, da nicht alle Kriterien für die Diagnose eines malignen Lymphoms erfüllt sind. In einigen Fällen konnte jedoch die Entwicklung eines eindeutigen Lymphoms, meist vom B-Zell-Typ, in den Speicheldrüsen und Lymphknoten nachgewiesen werden. Man nimmt auch an, daß Patienten mit einem Sjögren-Syndrom ein rund 40mal erhöhtes Risiko laufen, an lymphozytären Neoplasien zu erkranken. Dieser Sachverhalt führte zum Ausspruch, daß dieses Leiden «irgendwo zwischen Hyperplasie und Neoplasie» anzusiedeln sei.

Progressive Systemsklerose (Sklerodermie)

Obwohl sich der Begriff «Sklerodermie» in der Literatur über die Jahre eingebürgert hat, wird dieses Leiden besser als progressive Systemsklerose (PSS) bezeichnet, da die dafür charakteristische übermäßige Fibrose nicht nur die Haut, sondern den Gesamtorganismus betrifft. Am häufigsten ist allerdings die Haut befallen, aber Verdauungstrakt, Nieren, Herz, Skelettmuskulatur und Lungen sind oft mitbeteiligt. Bei einigen Patienten scheint sich die Krankheit während vieler Jahre auf die Haut zu beschränken, doch in den meisten Fällen breitet sie sich progressiv aus und führt zum Tode durch Nieren- oder Herzversagen, Lungeninsuffizienz oder Malabsorptionssyndrom. In den vergangenen Jahren wurde der klinischen Heterogenität der Systemsklerose durch eine Unterteilung der Krankheit in zwei Gruppen Rechnung getragen[85]: 1. die *diffuse Sklerodermie*, gekennzeichnet durch eine bereits bei Beginn ausgedehnte Hautbeteiligung mit raschem Einsetzen von Organmanifestationen, wird abgegrenzt vom 2. *CREST-Syndrom* (Akronym für «calcinosis», Raynaud-Phänomen, «esophageal dismobility» (Motilitätsstörung des Ösophagus), Sklerodaktylie und Teleangiektasien), bei dem die Hautbeteiligung vergleichsweise bescheiden ist und oft auf die Finger und das Gesicht beschränkt bleibt. Die Mitbeteiligung innerer Organe erfolgt spät, so daß der klinische Verlauf verhältnismäßig günstig ist.

Verschiedene weitere Varianten und verwandte Zustände, wie z. B. die eosinophile Fasziitis, sind so selten, daß auf eine Beschreibung verzichtet wird.[85]

Ätiologie und Pathogenese Die Ursachen der progressiven Systemsklerose sind unbekannt. Drei verschiedene Untersuchungsrichtungen wurden verfolgt, um eine Erklärung für die übermäßige Bildung und Ablagerung von Kollagen zu finden. Die eine befaßt sich mit Faktoren, die zu gestörter Kollagensynthese führen, die zweite mit möglichen Störungen der Immunfunktionen und eine weitere mit Abnormitäten der Mikrozirkulation.[86]

Ungeachtet der auslösenden primären Vorgänge scheint es klar zu sein, daß der Aktivierung der Fibroblastentätigkeit der Hauptanteil der letzten, allen Hypothesen gemeinsamen Schritte in der Pathogenese zukommt. Tatsächlich produzieren Fibroblasten von Patienten mit einer PSS *in vitro* doppelt so viel Kollagen als normale Fibroblasten, wobei sich die Produkte nicht unterscheiden. Damit ist eigentlich der Beweis für eine gesteigerte Biosynthese normalen Kollagens erbracht. Unklar bleibt vorderhand, wie die Fibroblasten dazu gebracht werden, die Gewebe in Kollagen ersticken zu lassen.

Frühe Hautveränderungen im Rahmen einer PSS weisen eine Infiltration der Dermis mit T-Lymphozyten auf, bevor Zeichen einer Fibrose vorhanden sind. Bei einigen Patienten konnte eine Sensibilisierung von T-Zellen gegen Kollagen nachgewiesen werden.[87] Man könnte deshalb annehmen, daß der Zustand einer Typ-IV-Überempfindlichkeit gegen Kollagen oder einen anderen Bestandteil des Bindegewebes zur Freisetzung von Zytokinen führt, wie TNF-α und IL-1, die den Zustrom von Fibroblasten und die Kollagensynthese verstärken. Frisch gebildetes und im Gewebe deponiertes Kollagen könnte den Teufelskreis der Zytokinfreisetzung und der Produktion von noch mehr Kollagen in Gang halten. Der Nachweis unspezifischer serologischer Veränderungen wie Hypergammaglobulinämie (50% der Fälle) sowie das Vorhandensein von ANAs (70–90% der Fälle) oder Rheumafaktor (25% der Fälle) deutet zudem auf eine Störung der humoralen Immunität hin. Zwei der ANAs scheinen fast ausschließlich bei Fällen von Systemsklerose gefunden zu werden. Der eine Antikörper, Scl-70 genannt (Tab. 5.9), findet sich in bis zu 70% der Fälle der diffusen Variante von PSS[57, 88], während der andere, ein Antikörper gegen Zentromeren, bei 80–90% der Patienten mit CREST-Syndrom vorkommt. Interessant ist die Tatsache, daß die Inzidenz des Anti-Zentromeren-Antikörpers in Fällen von diffuser Sklerodermie sehr niedrig ist (Tab. 5.9). Zusätzlich zu den Antikörpern gegen Zellkernantigene wurden im Serum einiger Patienten mit PSS auch Antikörper gegen Kollagen der Typen I und IV sowie gegen Laminin nachgewiesen. Ob diese Antikörper das Resultat einer primären Immunantwort gegen Bestandteile des Bindegewebes oder die Folge eines Gewebeschadens darstellen, ist immer noch unklar.

Schließlich wurde auch vorgeschlagen, bei der PSS handle es sich um eine Krankheit der Mikrozirkulation[89], die sich als Folge wiederholt auftretender Schädigungen des Gefäßendothels einstelle. Tatsächlich wurde in einigen, aber nicht in allen Fällen ein Serumfaktor gefunden, der auf Endothelzellen zytotoxisch wirkt. Ein durch Autoantikörper oder Immunkomplexe ausgelöster Gefäßschaden ist ebenfalls vorstellbar. Deutliche Hinweise auf eine Endothelschädigung (erhöhte Spiegel von Gerinnungsfaktor VIII-von Willebrand Faktor) und eine Plättchenaktivierung (z. B. Nachweis zirkulierender Plättchenaggregate) wurden ebenfalls beobachtet. Gemäß dieser Hypothese führen wiederholte Schübe einer mit Thrombozytenaggregation verbundenen Endothelschädigung zur Freisetzung von Plättchenfaktoren, die eine Erhöhung der Gefäßpermeabilität und eine Fibroblastenaktivierung bewirken. Deshalb komme es zunächst zur Bildung eines perivaskulären Ödems, gefolgt von einer Fibrose im Bereich der Adventitia und schließlich zur ischämischen Gewebeschädigung, verursacht durch die umfassende Einschränkung der Mikrozirkulation.

Zusammenfassend scheint die PSS mit einer Vielzahl immunologischer Abnormitäten, Veränderungen der Mikrozirkulation und einer übermäßigen Fibrosierungstendenz assoziiert zu sein. Obwohl die Antigene, welche die (Auto-) Immunantwort auslösen, bisher nicht identifiziert werden konnten, scheint die Annahme vernünftig, immunologische Mechanismen seien für die Einleitung des Fibrosierungsprozesses, entweder über Zytokine mit Fibroblasten-aktivierender Wirkung, über eine Schädigung der Gefäße der Mikrozirkulation (Abb. 5.33) oder über die Kombination dieser beiden Möglichkeiten, verantwortlich.

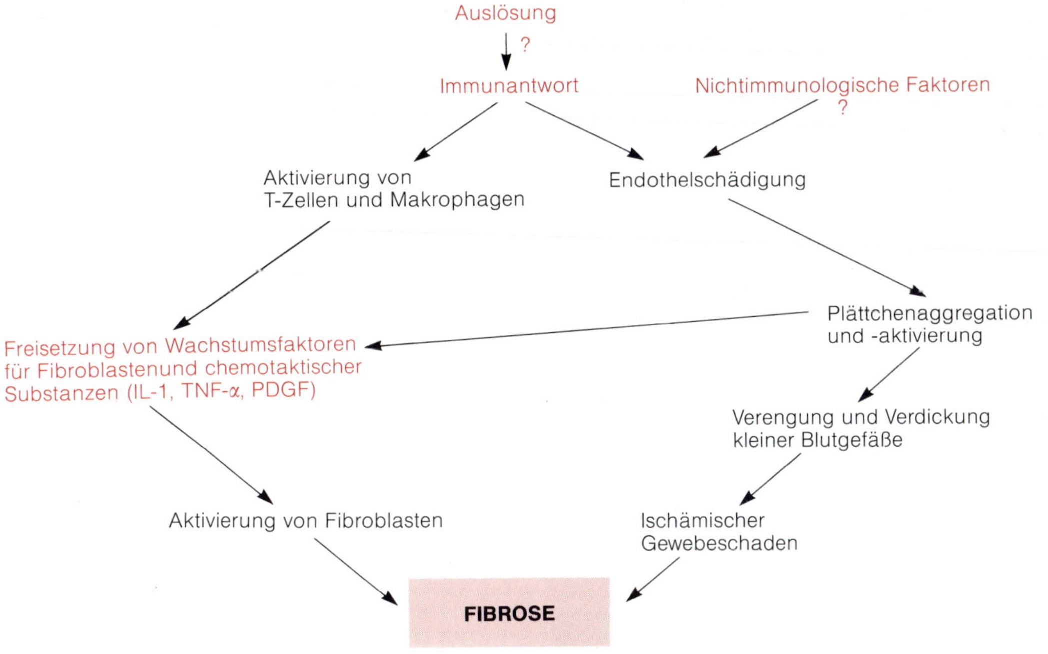

Abb. 5.33: Schematische Darstellung der möglichen Mechanismen, die zur progressiven Systemsklerose führen.

Morphologie Praktisch alle Organe sind bei PSS beteiligt. Die klinisch eindrücklichsten Veränderungen betreffen die Haut, den Verdauungstrakt, die Skelettmuskulatur und die Nieren, treten jedoch oft auch an Blutgefäßen, am Herzen, an den Lungen und an peripheren Nerven in Erscheinung.

● **Haut.** Die meisten Patienten weisen eine diffuse Sklerose und Atrophie der Haut auf, die in der Regel im Bereiche der Finger und des distalen Teils der oberen Extremität beginnt und sich allmählich nach proximal ausbreitet, so daß schließlich die Oberarme, die Schultern, der Nacken und das Gesicht miterfaßt werden. In der Frühphase sind die betroffenen Hautbezirke leicht ödematös und weisen eine teigige Konsistenz auf. Histologisch finden sich ein Ödem und perivaskuläre Lymphozyteninfiltrate, verbunden mit einer Verdickung und Degeneration der Kollagenfasern, die verstärkt eosinophil werden. Kapillaren und kleinere Arterien (Durchmesser von 150 bis 500 μm) weisen verdickte Basalmembranen, Endothelschäden und Teilverschlüsse auf. Mit Fortschreiten der Krankheit wird das Ödem durch eine zunehmende Fibrose der Dermis ersetzt, wobei dieser Prozeß zur festen Verankerung der Dermis mit subkutanen Strukturen führt. Die kompakte Kolla-

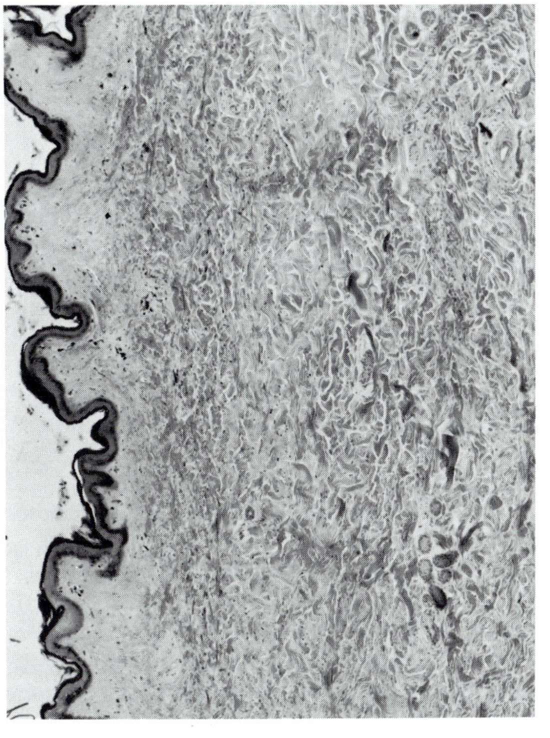

Abb. 5.34: Systemsklerose. Hautatrophie mit dichter Sklerose der Dermis und Atrophie der Hautanhangsgebilde.

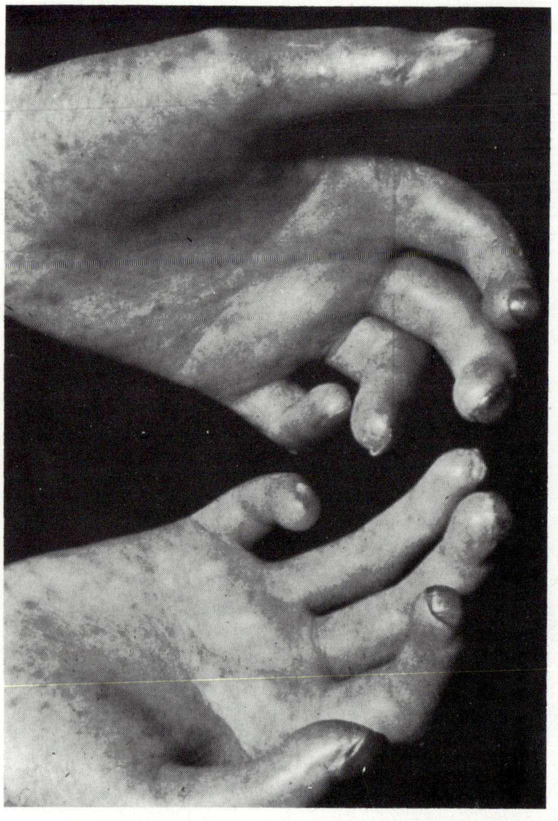

Abb. 5.35: Fortgeschrittene Systemsklerose. Die ausgedehnte subkutane Fibrose führt zur Immobilisierung der Finger, mit klauenartiger Beugedeformität.

genisierung der Dermis nimmt zu, die Epidermis wird dünner, die Reteleisten verschwinden, die Hautanhangsgebilde fallen einer Atrophie anheim, und es stellt sich eine hyaline Wandverdikkung der Arteriolen und Kapillaren der Haut ein (Abb. 5.34). Manchmal beobachtet man fokale oder diffuse Verkalkungen in der Subkutis, besonders bei Patienten mit CREST-Syndrom. In fortgeschrittenen Stadien erscheinen die Finger zugespitzt und nehmen eine klauenähnliche Gestalt an, was mit einer Einschränkung der Gelenkbeweglichkeit einhergeht (Abb. 5.35), und das Gesicht gleicht einer straffen Maske. Lokale Zirkulationsstörungen führen zur Bildung von Hautulzera und zu atrophischen Veränderungen der Endphalangen. In Einzelfällen stellt sich eine trokkene Gangrän der Fingerspitzen ein («Autoamputation»).

● **Verdauungstrakt.** Eine Beteiligung des Verdauungstraktes findet sich in über der Hälfte der Fälle. Eine progressive Atrophie und der Ersatz von Muskulatur durch Kollagenfasern kann in jedem Darmabschnitt beobachtet werden, am schwersten sind jedoch die Veränderungen des Ösophagus. Die distalen zwei Drittel der Speiseröhre sind häufig so rigide wie ein Gartenschlauch. Die Schleimhaut ist dünn und weist zahlreiche Ulzera auf, und die Lamina propria und die Submukosa weisen einen übermäßigen Kollagengehalt auf. Die Veränderungen des Dünn- und Dickdarms sind weniger eindrücklich. Das Verschwinden der Villi und Mikrovilli liefert die anatomische Erklärung für das Malabsorptionssyndrom, das manchmal beobachtet wird. Die Gefäße weisen perivaskuläre, lymphoidzellige Infiltrate sowie hyaline Wandverdickungen auf.

● **Skelettmuskulatur.** Häufig findet sich eine entzündliche Synovitis. Die Veränderungen umfassen lymphozytäre und plasmazelluläre Infiltrate, manchmal in Form fokaler Aggregate, verbunden mit Hypertrophie und Hyperplasie des synovialen Bindegewebes. Eine Fibrose tritt erst später in Erscheinung. Eine Ähnlichkeit mit den Veränderungen bei rheumatoider Arthritis ist offensichtlich, eine eigentliche Gelenkzerstörung tritt jedoch bei PSS kaum auf. Wie bei der Polymyositis kann auch die Muskulatur betroffen sein, wobei der Prozeß in der Regel in den proximalen Muskelgruppen seinen Ausgang nimmt. Ein Ödem zwischen den Muskelfasern sowie perivaskuläre Infiltrate, bestehend aus Lymphozyten und Plasmazellen, sind Frühveränderungen, die von einer progressiven, interstitiellen Fibrose und manchmal von regressiven Veränderungen an den Muskelfasern gefolgt werden. Im Falle der Systemsklerose finden sich die primären Läsionen im Interstitium, während bei der Polymyositis eine Schädigung der Muskelfasern zu den hervorstechenden Frühveränderungen zählt. Die interstitielle Fibrose wird von einer Verdickung der Basalmembran kleiner Blutgefäße und einer mikrovaskulären Sklerose begleitet.

● **Nieren.** Eine Nierenbeteiligung findet sich bei zwei Dritteln der Patienten mit einer PSS.90 Am auffälligsten sind die Veränderungen der Gefäßwände. Interlobuläre Arterien (Durchmesser von 150 bis 500 μm) weisen Intimaverdickungen auf, als Folge einer Ablagerung von Schleim- und Kollagen-ähnlichem Material, das färberische Eigenschaften von Glykoproteinen und sauren Mukopolysacchariden aufweist (Abb. 5.36). Eine Proliferation von Intimazellen, die zur konzentrischen Lumeneinengung führt, wird ebenfalls beobachtet. Diese Veränderungen können denjenigen ähnlich sehen, die bei malignem Hochdruck auftreten, bleiben jedoch im Falle der Systemsklerose auf Gefäße des erwähnten Kalibers beschränkt und treten auch ohne Zeichen eines Hochdrucks auf. Ein erhöhter Blutdruck stellt sich allerdings bei einem Drittel der Patienten mit einem PSS ein, und bei 7 bis 10% ist der Verlauf maligne (maligner Hochdruck). Mit Auftreten eines Hochdrucks werden die Gefäßveränderungen ausgeprägter und sind oft verbunden mit fibrinoiden Nekrosen der Arteriolen sowie mit Thrombus- und Infarktbildung. In diesen Fällen wird es äußerst schwierig, die Veränderungen bei PSS von denen anderer Formen des malignen Hochdrucks zu unterscheiden. Die betroffenen Patienten sterben oft an einem Nierenversagen, das für rund die Hälfte der Todesfälle bei PSS verantwortlich ist. Die glomerulären Veränderungen sind unspezifisch und bestehen hauptsächlich in einer leicht erhöhten Zellularität des Mesangiums sowie einer lokalen, unregelmäßigen Verdickung der Basalmembran. Einige dieser Veränderungen sind ebenfalls auf den erhöhten Blutdruck zurückzuführen.

● **Lungen.** In der Lunge stellt man eine diffuse interstitielle und eine alveoläre Fibrose fest, die mit einer fibrösen Verdickung unterschiedlicher Ausprägung der kleinen Lungengefäße einhergeht.[91] In einigen Fällen sind die Alveolarwände verdickt, in anderen wiederum erscheinen die Alveolarräume erweitert und verbinden sich infolge von Septumeinrissen, was zur Bildung von Zystenähnlichen Hohlräumen führt. In späteren Stadien können sich Veränderungen im Sinne der Wabenlunge oder einer schweren interstitiellen Fibrose einstellen. Somit weisen Patienten mit einer PSS ein Lungenbild auf, das demjenigen bei idiopathischer Lungenfibrose sehr ähnlich sieht. In der Tat muß eine PSS in der Differentialdiagnose der diffusen interstitiellen Lungenkrankheiten berücksichtigt werden.

● **Weitere Organe.** Die arteriellen Veränderungen, die in der Niere auftreten, finden sich auch in anderen Organen (Haut, Skelettmuskulatur, Verdauungstrakt, Pankreas, Synovialmembranen, Vasa vasorum, ZNS). Im Myokard kann sich eine interstitielle Fibrose mit perivaskulärer Infiltratbildung entwickeln. Sofern der Fibrosierungsprozeß das Reizleitungssystem miterfaßt, stellen sich atrioventrikuläre Reizleitungsstörungen und Arrhythmien ein, oder es kommt zu progressivem Herzversagen. Manchmal tritt eine periphere Neuropathie auf, die auf einer gestörten Blutversorgung der Achsenzylinder als Folge der perineuralen und vaskulären Sklerose beruht.

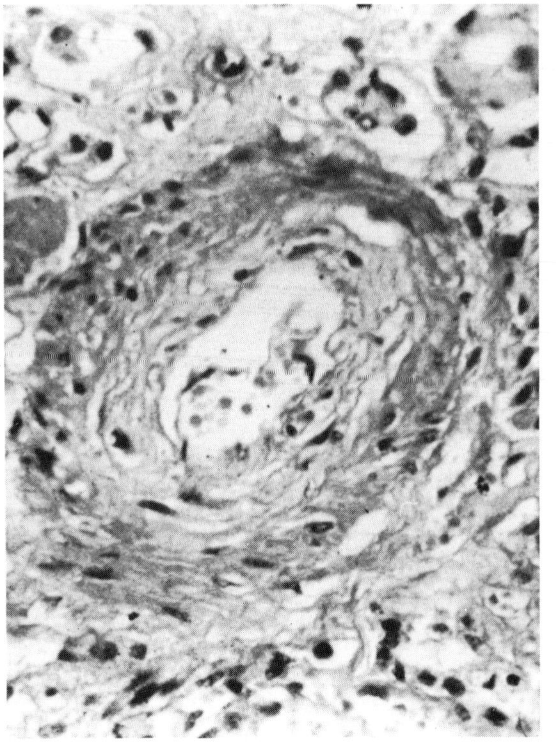

Abb. 5.36: Systemsklerose. Kleine Nierenarterie mit Intimaverdickung.

Klinischer Verlauf Die progressive Systemsklerose ist hauptsächlich eine Krankheit des weiblichen Geschlechts (Verhältnis Frauen:Männer = 3:1), mit einem mittleren Krankheitsbeginn um das 40. Lebensjahr. In den meisten Fällen bestehen die ersten Krankheitszeichen in symmetrisch auftretenden Ödemen und Verdickungen der Hände und Finger oder in episodisch auftretenden Vasokonstriktionen der Arterien und Arteriolen der Extremitäten *(Raynaud-Phänomen)*. Das Raynaud-Phänomen geht häufig allen anderen Symptomen zeitlich voraus. Gelenkbeschwerden in Form steifer oder schmerzhafter Finger- und Kniegelenke können das Vorliegen einer rheumatoiden Arthritis vortäuschen. Schluckbeschwerden und eine Hypomotilität des Ösophagus aufgrund fibrotischer Veränderungen finden sich in über 50% der Fälle. Mit der Zeit führt die allmähliche Umwandlung der Ösophaguswand, insbesondere im untersten Abschnitt, zu vollständigem Tonusverlust und Ausweitungen. Ein Befall des Dünndarms äußert sich in unbestimmten Bauchbeschwerden, einem Darmverschluß oder einem Malabsorptionssyndrom, verbunden mit Gewichtsverlust und Anämie. Atembeschwerden als Folge der Lungenfibrose führen zur Überlastung des rechten Herzens. Die Myokardfibrose verursacht entweder Rhythmusstörungen oder ein Herzversagen. Eine leichte Proteinurie

wird in bis zu 70% der Fälle beobachtet, ist jedoch nie so ausgeprägt, daß sich ein nephrotisches Syndrom einstellen würde. Die bedrohlichste Krankheitsmanifestation stellt mit Sicherheit der maligne Hochdruck dar, der mit der unausweichlichen Entwicklung einer terminalen Niereninsuffizienz einhergeht; bleibt eine Erhöhung des Blutdrucks aus, nimmt die Krankheit in der Regel einen sehr langsamen Verlauf.
Wie bereits erwähnt, ist das CREST-Syndrom durch das gleichzeitige Vorliegen eines erhöhten Blutkalziumspiegels («calcinosis», C), eines Raynaud-Phänomens (R), einer Funktionsstörung des Ösophagus («esophageal dysfunction», E), eine Sklerodaktylie (S) sowie von Teleangiektasien (T) gekennzeichnet. Serologisch können Antikörper gegen Zentromeren nachgewiesen werden. Patienten mit einem CREST-Syndrom weisen eine begrenzte Hautbeteiligung auf, die sich meist auf Gesicht und Finger beschränkt, sowie Verkalkungen in subkutanen Geweben. Ein Raynaud-Phänomen und Hautveränderungen sind häufig die einzigen klinischen Symptome und können auch isoliert über viele Jahre hinweg bestehen bleiben. Eine funktionelle Beeinträchtigung des Ösophagus, der Lungen und der Leber stellt sich spät im Krankheitsverlauf ein. Im allgemeinen überleben Patienten mit CREST-Syndrom länger als diejenigen mit einer PSS, bei der bereits bei Krankheitsbeginn diffuse viszerale Veränderungen vorliegen.
Die *lokalisierte Sklerodermie*, die von der PSS abgegrenzt werden muß, wird durch das isolierte Vorkommen von Hautveränderungen charakterisiert. Mit dem Begriff *Morphea* (eine dieser lokalisierten Formen) wird das Auftreten violett- oder lilafarbener, manchmal juckender Hautflecken bezeichnet, die irgendwo am Körper in Erscheinung treten. Die Morphea kann sich zu einem chronischen Zustand entwickeln, in dessen Verlauf große Teile des Integumentes betroffen sind, insbesondere die Finger, wo die Gefahr zur Entstehung von Kontrakturen besteht. Da in keiner dieser lokalisierten Formen innere Organe befallen sind, ist eine mehr als äußerliche Verwandtschaft mit der PSS eher unwahrscheinlich.

Polymyositis/Dermatomyositis

Mit dem Begriff Polymyositis wird eine chronische entzündliche Myopathie unklarer Ursache bezeichnet.[92] Klinisch ist das Leiden gekennzeichnet durch symmetrische Muskelschwäche, häufig begleitet von einem Hautausschlag (Dermatomyositis). Obwohl die Polymyositis zu den seltenen Krankheiten gehört, ist sie unter den Myopathien häufig. Das Leiden tritt meistens in der Altersgruppe zwischen 40. und 60. Lebensjahr auf, jedoch kennt man auch eine Variante, die Kinder im Alter zwischen 5 und 15 Jahren befällt. Das weibliche Geschlecht ist etwa doppelt so häufig betroffen wie das männliche. Die klinischen Erscheinungsbilder der Polymyositis sind ausgesprochen variabel, weshalb folgende Untergruppen unterschieden werden:

- Gruppe I: Polymyositis des Erwachsenen (ohne Hautbeteiligung)
- Gruppe II: Dermatomyositis des Erwachsenen
- Gruppe III: Polymyositis/Dermatomyositis in Verbindung mit Neoplasmen
- Gruppe IV: Dermatomyositis im Kindesalter
- Gruppe V: Polymyositis/Dermatomyositis in Verbindung mit einer anderen Autoimmunkrankheit (SLE, PSS oder Sjögren-Syndrom).

Ätiologie und Pathogenese Obwohl die Krankheitsursache unbekannt ist, weist die enge Verwandtschaft der Polymyositis mit andern Krankheiten mit angenommener Autoimmungenese ebenfalls auf eine immunologische Ätiologie hin. Bei einem Teil der Patienten sind ANAs nachweisbar, deren Spezifitäten allerdings noch schlecht definiert sind. Die Resultate verschiedener Studien lassen vermuten, das *Patienten mit einer Polymyositis bvorzugt Antikörper gegen Transfer-RNA (tRNA)-Synthetasen*[57] *produzieren.* Der in dieser Hinsicht am besten untersuchte Antikörper ist gegen die Histidyl-tRNA-Synthetase, das «Jo-1-Antigen», gerichtet. Dieser Antikörper wird bei ungefähr einem Viertel der erwachsenen Patienten mit Myositis (Gruppe I) gefunden und scheint für dieses Leiden hochspezifisch zu sein. Von Interesse ist die Tatsache, daß praktisch alle Patienten, bei denen Jo-1-Antikörper nachgewiesen werden, eine interstitielle Lungenfibrose entwickeln, und daß eine signifikante Assoziation mit HLA-DR3 vorliegt. Dies bedeutet, daß *durch den Nachweis des Jo-1-Antikörpers eine Untergruppe von Patienten mit bestimmten serologischen, genetischen und klinischen Eigenheiten definiert wird.*
Ob Jo-1- oder andere Antikörper in der Pathogenese der Krankheit eine Rolle spielen, bleibt unklar. Eine Ausnahme bildet wahrscheinlich die bei Kindern vorkommende Form der Dermatomyositis (Gruppe IV): In diesen Fällen entwickelt sich eine Vaskulitis, die weite Teile der Haut und des Gastrointestinaltraktes betrifft. Die nachweisbaren Ablagerungen von IgG, IgM und von Komplementkomponenten in den Wänden der betroffenen Gefäße lassen an eine Immunkomplex-Krankheit denken, wobei allerdings – wie in den meisten dieser Fälle – das auslösende Antigen nicht bekannt ist.
Die Vermutung scheint sich zu verhärten, daß die Muskelschädigung durch sensibilisierte T-Zellen vermittelt wird. In der entzündlich veränderten Skelettmuskulatur können nämlich aktivierte CD4+- und CD8+-Lymphozyten identifiziert werden. Ein Teil dieser Zellen scheint spezifisch mit Muskelantigenen zu reagieren, da sie *in vitro* durch Zugabe von Skelettmuskel-Homogenat zur Proliferation und zur Freisetzung zytotoxischer Lymphokine gebracht werden können. Über

die Auslösung der Autoimmunisierung weiß man ebenso wenig wie bei anderen Autoimmunkrankheiten. Wie in solchen Fällen üblich, richtet sich der Hauptverdacht gegen mikrobielle Agenzien, im speziellen auf Viren der Coxsackie-B-Gruppe. Diese Viren konnten in Einzelfällen von Polymyositis isoliert werden, und serologische Befunde lassen einen Zusammenhang zwischen dem Auftreten einer Polymyositis im Kindesalter (Gruppe IV) und einer durchgemachten Coxsackie-Virusinfektion vermuten.[94] Die Annahme einer ursächlichen Assoziation mit Virusinfekten wird zudem gestützt durch Ähnlichkeiten der Aminosäurensequenz einiger viraler Proteine und der Histidyl-tRNA-Synthetase, dem Antigen des Jo-1-Antikörpers. Dies könnte ein Beispiel einer molekularen Mimikry darstellen.[95]

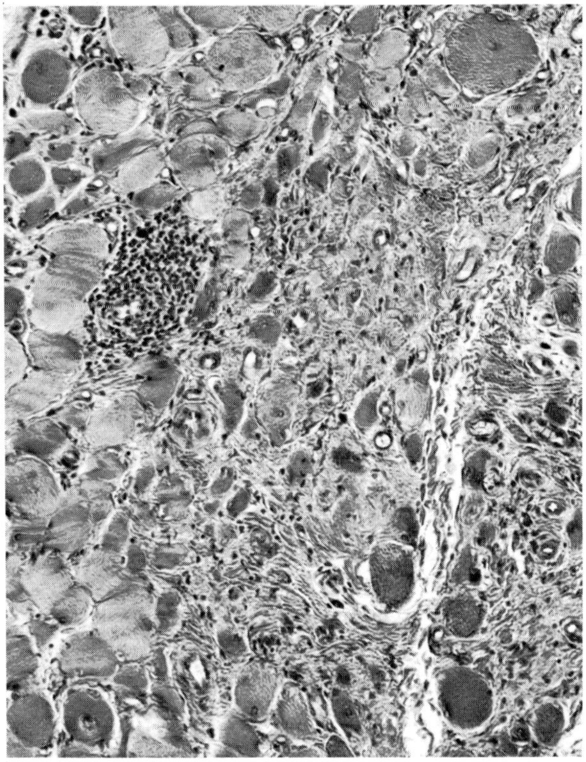

Abb. 5.37: Quergestreifte Muskulatur mit interstitieller Fibrose, leukozytärem Infiltrat und Atrophie der Muskelzellen; Dicke der Muskelfasern variabel infolge regeneratorischer Aktivität.

Morphologie

● **Quergestreifte Muskulatur.** Ein symmetrischer Befall der quergestreiften Skelettmuskulatur findet sich in allen Fällen von Polymyositis und Dermatomyositis. Fast immer wird die Muskulatur des Schulter- und Beckengürtels zuerst befallen, gefolgt von der Muskulatur des Nackens und des hinteren Pharynx, der Interkostalmuskulatur und dem Zwerchfell. Obwohl in schweren Fällen noch weitere Muskelgruppen beteiligt sein können, wird die Augenmuskulatur – im Gegensatz zur Myasthenia gravis – fast immer ausgespart. Ein Befall distaler Muskeln findet sich nur in 20–25% der Fälle.

Zu Beginn zeigt die Skelettmuskulatur keine wesentlichen, makroskopisch sichtbaren Veränderungen, abgesehen von einem geringfügigen Ödem. Mit fortschreitender Krankheitsdauer stellen sich eine Atrophie und eine gelb-graue Verfärbung ein, was den zunehmenden Ersatz der Muskelfasern durch Binde- und Fettgewebe widerspiegelt. Histologisch beobachtet man als Zeichen eines herdförmigen oder generalisierten Untergangs der Muskelfasern eine Vakuolisierung und Fragmentierung des Sarkoplasmas. Eine Invasion der zugrunde gegangenen Muskelfasern durch phagozytierende Zellen, die Zelltrümmer aufnehmen, ist in der Regel ebenfalls erkennbar.

Auffällig ist auch die deutliche Infiltration des Interstitiums durch lymphoide Zellen. Immunhistochemische Untersuchungen zeigen, daß es sich bei den meisten der infiltrierenden Lymphozyten um T-Zellen handelt, die Klasse-II-Antigene und IL-2-Rezeptoren exprimieren, was auf ihren Aktivierungsgrad hindeutet.

In späteren Studien können sich Zeichen einer Regeneration geschädigter, aber überlebender Muskelzellen einstellen: Dabei handelt es sich um große, bläschenförmige Kerne des Sarkolemms und Basophilie des Sarkoplasmas (Abb. 5.37).

● **Haut.** Der Hautausschlag, der bei ungefähr der Hälfte der Fälle auftritt, erweist sich als sehr variabel und hat auch praktische, diagnostische Bedeutung: **Der typische Hautbefall tritt in Form einer violettbläulichen Verfärbung der oberen Augenlider in Erscheinung**, verbunden mit einem periorbitalen Ödem, einer schuppenden Erythrodermie oder dem Auftreten roter Flecken an Fingergelenken, Ellenbeuge, Knie, mittleren Fußgelenken, Stirn, Gesicht, Nacken, obere Thoraxhälfte und Rücken. Zu Beginn finden sich histologische Zeichen eines Hautödems, verbunden mit entzündlichen Infiltraten in der Nachbarschaft von Hautgefäßen. Diese Veränderungen werden in späteren Phasen durch eine zunehmende Fibrose und manchmal durch Verkalkungen abgelöst.

• **Andere Organsysteme.** Bei Kindern und gelegentlich in akuten Fällen bei Erwachsenen stellt sich eine nekrotisierende Vaskulitis mit Befall von Lunge, Nieren, Herz und weiterer Organe ein. Die Gefäßveränderungen erinnern an diejenigen bei Polyarteriitis und können zur Fibrose und Thrombose führen. Eine vorübergehende Arthritis kann im Verlaufe der akuten Krankheitsphasen auftreten, doch ist eine chronische Synovitis eher selten. Eine diffuse interstitielle Lungenfibrose wird häufig in Zusammenhang mit der Bildung von Jo-1-Antikörpern beobachtet.

Klinischer Verlauf Obwohl es sich bei der Polymyositis/Dermatomyositis um eine Multisystem-Krankheit handelt, stellen Muskelschwäche und motorische Ausfälle die wichtigsten klinischen Zeichen dar. Die bevorzugte Beteiligung proximaler Muskeln hilft bei der Abgrenzung dieses Leidens von einigen Formen der Muskeldystrophie. In chronischen Fällen sind die Patienten auf einen Rollstuhl angewiesen oder bettlägerig. Die Hautbeteiligung in Form eines Exanthems ist nicht in jedem Fall offenkundig. Die Hautveränderungen führen – sofern die dermale Fibrose genügend ausgeprägt ist und sich eine Hautatrophie eingestellt hat – zur Versteifung der Fingergelenke. Ein Raynaud-Phänomen wird bei einem Drittel der Patienten beobachtet. Eine eigentliche Gelenkbeteiligung ist meist unbedeutend und führt selten zur Gelenkzerstörung. Eine Dysphagie, die sich als Folge des Befalls der Pharynxmuskulatur einstellt, behindert den Patienten stark und stellt daher ein ernst zu nehmendes klinisches Problem dar. Eine diffuse interstitelle Lungenfibrose führt zur deutlichen Beeinträchtigung der Lungenfunktion.

Auf die Assoziation von neoplastischen Krankheiten und der Polymyositis/Dermatomyositis bei Erwachsenen wurde bereits hingewiesen. Die Häufigkeit von Neoplasmen und die pathogenetischen Hintergründe des erhöhten Risikos der Tumorentstehung bleiben vorläufig unklar.[96] Hier seien lediglich folgende Gesichtspunkte erwähnt: 1. Einigkeit herrscht über die im Vergleich zu Kontrollgruppen gesteigerte Frequenz, mit der bei Patienten mit einer Polymyositis/Dermatomyositis viszerale Neoplasmen auftreten; 2. Geschlechtsunterschiede sind nicht vorhanden, doch scheinen erwachsene Patienten mit einer Dermatomyositis ein höheres Risiko zu laufen als solche ohne Hautbeteiligung; 3. Karzinome, vor allem der Mammae, von Ovarien, Lungen und Magen, finden sich in 15 bis 20% der Fälle; und 4. die übrigen Krankheitsmanifestationen von Patienten mit einem Neoplasma unterscheiden sich nicht von denjenigen, die bei Patienten ohne Neoplasma auftreten.

Die Diagnose der Polymyositis/Dermatomyositis wird durch Ausschluß besser definierter Muskelkrankheiten (z.B. Myasthenia gravis) und unter Berücksichtigung folgender Kriterien gestellt: 1. Schwäche in proximalen Muskelgruppen; 2. erhöhte Serumwerte von Muskelenzymen (Kreatinkinase, Aldolase, Transaminasen, Laktatdehydrogenase); 3. charakteristische Befunde einer elektromyographischen Untersuchung; 4. bioptische Befunde, die mit einer Myositis vereinbar sind; und 5. Hautveränderungen, die zur Dermatomyositis passen.

Bei derart heterogenen Leiden, wie es die Polymyositis/Dermatomyositis darstellt, eine Prognose anzugeben, ist äußerst schwierig. Unter immunsuppressiver Therapie beträgt die 5-Jahres-Überlebensrate ungefähr 75%. Fest steht, daß Kinder eine gegenüber Erwachsenen bessere Prognose aufweisen.

Mischkollagenose («mixed connective tissue disease», MCTD)

Dieser Begriff wurde im Jahre 1972 eingeführt, um eine Krankheitsform zu beschreiben, die bei einer Gruppe von Patienten beobachtet wurde und klinisch durch das Nebeneinander von Zeichen eines SLE, einer Polymyositis und einer Sklerodermie sowie serologisch durch das Auftreten hoher Titer von Antikörpern gegen nukleäres Ribonukleoprotein (nRNP) charakterisiert werden konnte. Zwei weitere Faktoren wurden damals als wichtig erachtet, die Mischkollagenose als eigenständige, klinische Entität zu betrachten: Die geringe Häufigkeit der Nierenbeteiligung und das ausgezeichnete Ansprechen auf eine Kortikosteroid-Therapie wurden als Zeichen einer guten Langzeitprognose gewertet.

Die klinische Symptomatik der MCTD kann Arthritiden, Handschwellungen, Raynaud-Phänomen, eine Motilitätsstörung des Ösophagus, Myositis, Leukopenie und Anämie, Fieber, Lymphknotenvergrößerungen sowie Hypogammaglobulinämie umfassen. Diese Symptome lassen denn auch einen SLE, eine Polymyositis und/oder eine Sklerodermie vermuten. Bei ungefähr 80% der Patienten handelt es sich um Frauen im Alter zwischen 30 und 60 Jahren. Serologische Überschneidungen zum klassischen SLE sind zwar vorhanden, typisch für das Vorliegen einer Mischkollagenose sind jedoch das gesprenkelte Kernmuster beim immunfluoreszenzoptischen Nachweis nukleärer Antikörper sowie das Vorhandensein von Antikörpern gegen nRNP in extrem hohen Titern. Während der vergangenen 18 Jahre konnte eine größere Zahl von Patienten mit klinischen und serologischen Eigenheiten einer MCTD identifiziert und beobachtet werden. Aufgrund dieser Beobachtungen entwickelte sich eine Kontroverse darüber, ob es sich bei der Mischkollagenose tatsächlich um eine eigenständige Krankheit

handle, oder ob unter dieser Bezeichnung ein uneinheitliches Gemisch von Untergruppen des SLE, der Sklerodermie und der Polymyositis zusammengefaßt werde.[97] Überlappungen klinischer Besonderheiten sind unter den Autoimmunkrankheiten nicht selten anzutreffen, und viele Patienten, bei denen ursprünglich eine MCTD diagnostiziert wurde, entwickeln später eine Symptomatik, die sich von derjenigen einer Systemsklerose kaum unterscheidet.
Demgegenüber argumentieren die Anhänger der Ansicht, bei der Mischkollagenose handle es sich um eine klinische Entität, der bloße Nachweis von Anti-nRNP-Antikörpern sei nicht diagnostisch, wohl aber das Fehlen von Antikörpern gegen native DNA und gegen das Sm-Antigen. Zudem sei die Häufigkeit schwerer Nierenveränderungen, einer Arthritis oder einer beträchtlichen ZNS-Beteiligung erheblich kleiner als beim klassischen SLE. Die Beilegung dieses semantischen Streites bleibt den Experten vorbehalten. Wir halten lediglich fest, daß zwar im allgemeinen das klinische und serologische Erscheinungsbild der «Kollagenosen» oder der Krankheiten des «rheumatischen Formenkreises» eine nosologische Einteilung gestattet, bei verschiedenen Patienten jedoch Überlappungen in der Symptomatik auftreten, die keine eindeutige Zuordnung erlauben.

Polyarteriitis nodosa (PN) und andere Vaskulitiden

Die Polyarteriitis (früher: Periarteriitis) nodosa zählt zu einer Gruppe von Krankheiten, die sich durch eine nekrotisierende Entzündung der Blutgefäßwände und starke Hinweise auf eine Immunpathogenese auszeichnen. Mit dem allgemeinen Begriff der «nichtinfektiösen nekrotisierenden Vaskulitis» werden diese Krankheiten von denjenigen abgegrenzt, die sich aus einer infektiösen Schädigung der Gefäßwand herleiten (z.B. in der Wand eines Abszesses), und man unterstreicht gleichzeitig die Tatsache, daß jede Gefäßart – Arterien, Arteriolen, Venen oder Kapillaren – betroffen sein kann.
Die nichtinfektiöse nekrotisierende Vaskulitis findet man in Zusammenhang mit den verschiedensten klinischen Bildern. Man kennt vielerlei Einteilungsmöglichkeiten, die alle das Kaliber der beteiligten Gefäße, die anatomische Lokalisation, die histologischen Merkmale der Läsion sowie die klinischen Bilder berücksichtigen.[98]

Krankheiten mit wahrscheinlicher Immunpathogenese

Neben den bisher erwähnten kennt man eine Reihe weiterer Krankheiten, bei denen vermutet werden kann, daß immunologische Mechanismen in der Pathogenese eine Rolle spielen. Da es sich bei den meisten dieser Krankheiten um Organ- oder Organsystemaffektionen handelt, kommen sie in der speziellen Pathologie zur Sprache. An dieser Stelle soll nur eines dieser Leiden erwähnt werden – die Amyloidose. Neuere Beobachtungen deuten darauf hin, daß die Grundlage der Amyloidose bei den meisten Patienten in einer Störung des Immunsystems zu suchen ist. Zudem handelt es sich um eine systemische Krankheit, so daß keine Zuordnung zu einem Organ oder einem Organsystem möglich ist.

Amyloidose

Amyloid ist eine pathologische, proteinhaltige Substanz, die bei unterschiedlichen klinischen Erscheinungsformen zwischen den Zellen verschiedener Gewebe und Organe abgelagert wird. Die Amyloidablagerung geht außerordentlich schleichend und häufig unbemerkt vor sich. Die Bestätigung des klinischen Verdachts beruht einzig auf der morphologischen Identifikation dieser charakteristischen Substanz in geeigneten Biopsien. Makroskopisch werden ausgedehnte Amyloidablagerungen durch Bemalen der Schnittfläche betroffener Organe mit einer Jodlösung rötlich-gelb gefärbt, ein Farbton, der durch das Aufbringen verdünnter Schwefelsäure nach blau-violett umschlägt. Diese grobe Nachweistechnik wurde vor mehr als einem Jahrhundert bereits von Virchow verwendet. Er bezeichnete das Färbeverhalten der Substanz als «stärkeähnlich», d.h. «amyloid». *Im Lichtmikroskop erscheint Amyloid in einem mit Standardmethoden gefärbten Gewebeschnitt als amorphe, eosinophile, hyaline, extrazelluläre Substanz, die mit fortschreitender Anlagerung die benachbarten Zellen verdrängt und zur Druckatrophie führt.* Zur Abgrenzung des Amyloids von anderen hyalinen Ablagerungen (z.B. Fibrin, Kollagen) stehen verschiedene histochemische Methoden zur Verfügung. Wahrscheinlich am verbreitetsten ist die Kongorot-Färbung, mit der Amyloid im gewöhnlichen Licht einen rosaroten bis tiefroten Farbton, im polarisierten Licht jedoch eine sehr spezifische grüne Doppeltbrechung aufweist (Abb. 5.38).
Die klinischen Umstände, die zur Amyloidablagerung führen, und auch das Verteilungsmuster der Ablagerungen im Organismus sind außerordentlich vielfältig. Früher wurde der Begriff der *primären Amyloidose* für Fälle verwendet, bei denen keine entsprechende

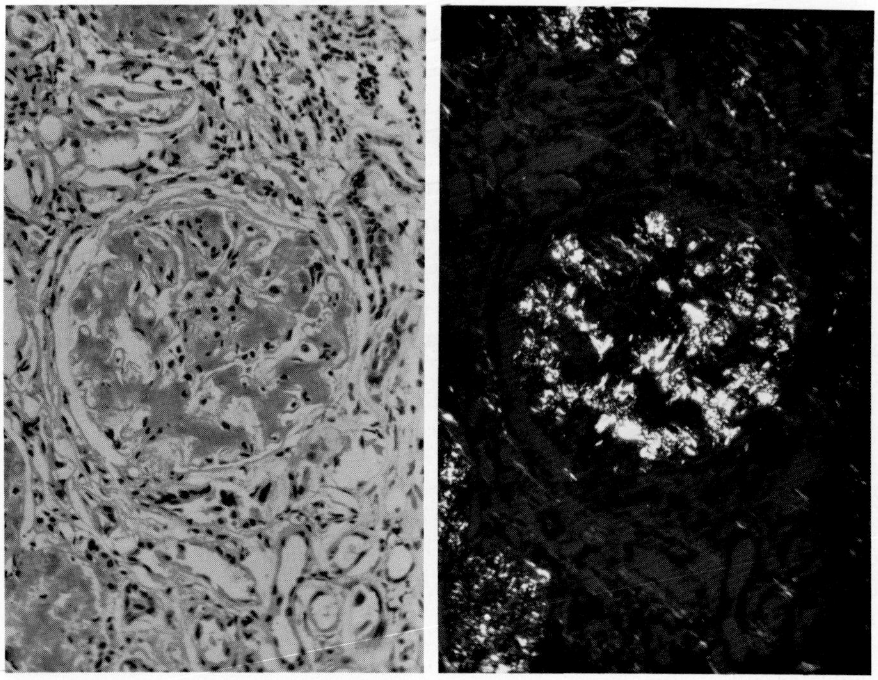

A B

Abb. 5.38: A: Glomeruläre Amyloidose.
B: Doppeltbrechung der Ablagerungen nach Kongorot-Färbung. (Nach Cohen, A.S.: The constitution and genesis of amyloid. Int. Rev. Exp. Pathol. **4**: 172, 1965).

Grundkrankheit nachgewiesen werden konnte, während der Begriff der *sekundären Amyloidose* für Fälle reserviert blieb, bei denen irgendeine chronische Entzündung vorhanden war. Heute versucht man, die chemische Zusammensetzung und die Herkunft des Amyloids als Grundlage zur Klassifizierung beizuziehen. Obwohl die Ablagerungen mikroskopisch durchweg denselben Aspekt und uniforme färberische Eigenschaften aufweisen, *steht fest, daß es sich beim Amyloid keineswegs um eine chemisch einheitliche Substanz handelt.* Man kennt neben zwei biochemischen Hauptformen verschiedene Untergruppen. Diese Amyloidvarianten werden zudem über unterschiedliche pathogenetische Mechanismen im Gewebe abgelagert. Aus diesen Gründen *darf die Amyloidose nicht als einheitliche Krankheit betrachtet werden, vielmehr handelt es sich um eine Krankheitsgruppe, die lediglich die Ablagerung eines Proteins ähnlicher Eigenschaften gemeinsam hat.*[99] Die morphologische Gleichförmigkeit beruht auf der bemerkenswert gleichförmigen physikalischen Anordnung der Amyloidsubstanz, auf die vor der Besprechung der chemischen Zusammensetzung kurz eingegangen werden soll.

Physikalische Natur des Amyloids Obwohl Amyloid im Lichtmikroskop nicht besonders interessant erscheint, zeigt es bei stärkerer Vergrößerung einen ausgesprochen komplexen Aufbau. *Die amorphen Ablagerungen bestehen nämlich aus unverzweigten Fasern unterschiedlicher Länge und mit einem Durchmesser zwischen 7,5 und 10 nm* (Abb. 5.39). Dieser ultrastrukturelle Aspekt ist für alle Amyloidarten identisch. Die Fasern können einzeln, gebündelt oder als Fasernetz auftreten. Neben den schlanken, unverzweigten Fasern findet sich im Amyloid immer ein zusätzlicher, weniger auffälliger Bestandteil, der als «P-Komponente» bezeichnet wird. Die P-Komponente erscheint im Elektronenmikroskop als pentagonales Gebilde mit zentralem Loch. Der Außendurchmesser beträgt 9 nm, der Innendurchmesser 4 nm. Jede P-Komponente besteht aus fünf globulären Untereinheiten.
Heute scheint gesichert, *daß die optischen Eigenschaften des Amyloids, die typischerweise seine Identifizierung in histologischen Präparaten ermöglichen, auf der physikochemischen Anordnung der Fasern in der β-Faltblatt-Struktur beruhen, die röntgen-kristallografisch nachweisbar ist.*[100] (Abb. 5.40). In anderen Worten: Jede Ablagerung faseriger Proteine in Form des β-Faltblatts weist färberisch Amyloideigenschaften auf. Diese Struktur ist auch für das optische Verhalten von Amyloid im polarisierten Licht verantwortlich. Die durch Kongorot-Färbung verstärkte Intensität der Doppeltbrechung ist auf den hohen Grad der Regelmäßigkeit parallel an Faseraggregate gebundener Farbmoleküle zurückzuführen.

Chemische Zusammensetzung von Amyloid Unser Verständnis der Amyloidose geht zum guten Teil auf die weitgehende Klärung der chemischen Zusammensetzung der Amyloidsubstanz zurück. Ungefähr 90% des Amyloids besteht aus Faserprotein, die restlichen

10% macht die als Glykoprotein charakterisierte P-Komponente aus.[100] *Bisher wurden zwei chemisch unterscheidbare Hauptklassen des fibrillären Amyloids gefunden: eines davon, als AL («amyloid light chain») bezeichnet, stammt aus Plasmazellen und enthält Ig-Leichtketten; das andere, AA («amyloid associated») genannt, ist ein spezielles Protein, das nichts mit Immunglobulinen gemein hat und in der Leber synthetisiert wird.*

Diese beiden Amyloidproteine werden unter bestimmten klinisch-pathologischen Bedingungen im Gewebe abgelagert. Das AL-Protein enthält vollständige und/oder N-terminale Fragmente von Ig-L-Ketten. Die meisten der bisher analysierten AL-Proteine bestehen aus λ-Ketten (speziell vom λ-IV-Typ) oder ihren Fragmenten, doch wurden in Einzelfällen auch κ-Ketten gefunden. Nicht unerwartet stammen Amyloidfasern vom Typ AL aus Ig-produzierenden Zellen, und die Amyloidablagerung steht mit irgendeiner Form einer B-Zell-Dyskrasie in Beziehung. Typisch ist die Assoziation mit einem Plasmozytom (multiples Myelom), eine Plasmazellneoplasie, bei der eine der Komplikationen in der Ablagerung von Amyloid vom AL-Typ besteht. In diesen Fällen leiten sich die Amyloidproteine von zirkulierenden, freien Ig-L-Ketten (Bence-Jones-Protein) her. Tatsächlich gelang es Glenner, durch proteolytische Andauung von λ-Bence-Jones-Protein *in vitro* ein fibrilläres Präzipitat mit der typischen Ultrastruktur von Amyloid herzustellen.[100]

Die zweite Hauptklasse des Amyloidproteins (AA) weist keine strukturelle Homologie mit Immunglobulinen oder einem anderen bekannten Protein auf. Das Molekulargewicht beträgt 8500 kD. Das Basismolekül besteht aus 76 Aminosäuren. Das AA-Protein findet sich in jenen Fällen, die als «sekundäre Amyloidose» bezeichnet werden. Ein Vorläufer des AA-Proteins – SAA-Protein («serum amyloid-associated») genannt – wird in der Leber gebildet und zirkuliert im Blut in Assoziation mit der HDL3-Subklasse der Lipoproteine.

Verschiedene weitere, biochemisch unterscheidbare Proteine wurden unter diversen klinischen Bedingungen ebenfalls in Amyloidablagerungen nachgewiesen:

- *Transthyretin,* ein normales Serumprotein, bindet und transportiert Thyroxin und Retinol (deshalb die Bezeichnung «Trans-Thy-Retin»). Früher wurde es als Präalbumin bezeichnet, da es im elektrischen Feld schneller wandert als Albumin. Da jedoch eine Beziehung zum Albumin fehlt, ist der Begriff Präalbumin irreführend. *Eine von der Norm abweichende Form des Transthyretins (und seiner Fragmente) wird bei einer*

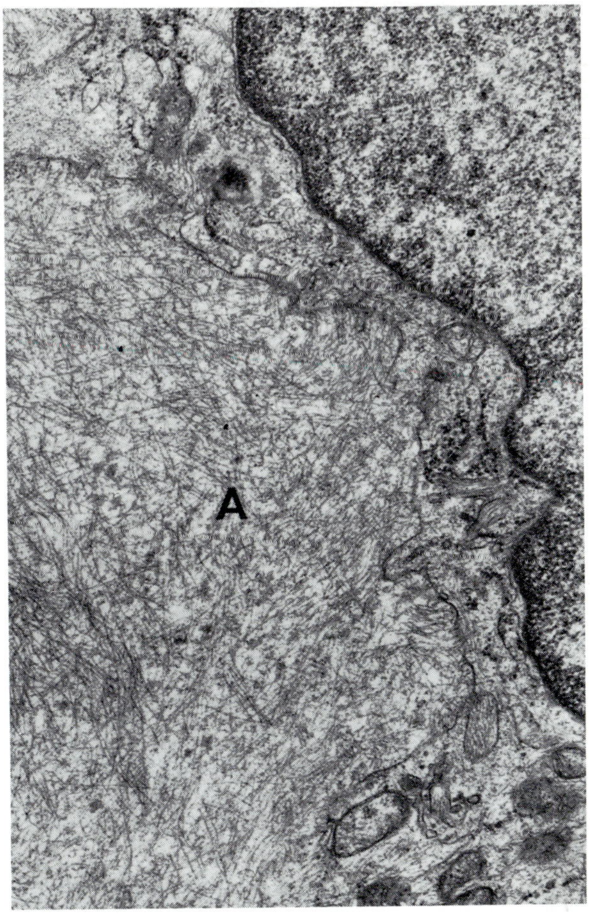

Abb. 5.39: Milzamyloidose im Elektronenmikroskop. Die Amyloidablagerung (A) neben einer Retikulumzelle besteht aus einem Filz zarter Fibrillen (×22 500). (Aus Cohen, A.S.: The constitution and genesis of amyloid. Int. Rev. Expt. Pathol. 4: 178, 1965.)

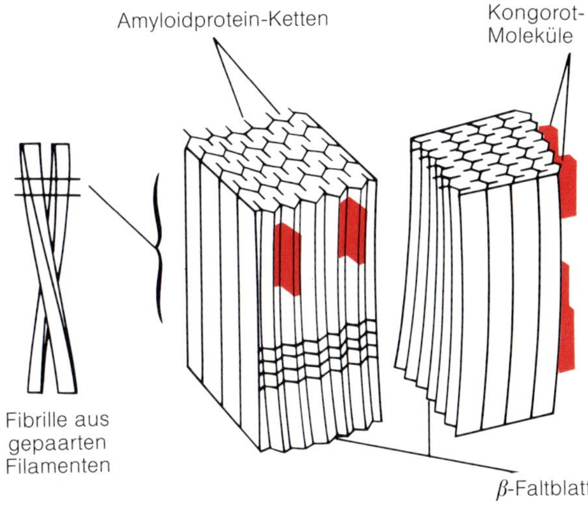

Abb. 5.40: Aufbau einer Amyloidfibrille, mit β-Faltblattstruktur und Bindungsstellen für Kongorot, das für die Diagnose benutzt wird. (Nach Glenner, G.G.: Amyloid deposit and amyloidosis. The β-fibrilloses. N. Engl. J. Med. 52: 148, 1980; Erlaubnis New England Journal of Medicine.)

Tab. 5.11: Einteilung der Amyloidosen

Klinisch-pathologische Einteilung	Begleit-Krankheit	Faserprotein	Vorläuferprotein
Systemische (generalisierte) Amyloidose			
B-Zelldyskrasie mit Amyloidose (primäre Amyloidose)	Multiples Myelom oder andere monoklonale B-Zell-Proliferation	AL	Immunglobulin L-Kette, v.a. vom λ-Typ
Reaktive Systemamyloidose (sekundäre Amyloidose)	Chronische entzündliche Zustände	AA	SAA
Amyloidose bei Hämodialyse	Chronische Niereninsuffizienz	β_2-Mikroglobulin	β_2-Mikroglobulin
Hereditäre Amyloidose			
1. Familiäres Mittelmeerfieber	–	AA	SAA
2. Familiäre Neuropathien mit Amyloid (verschiedene Formen)	–	Transthyretin*	Transthyretin
Lokalisierte Amyloidose			
Altersamyloid des Myokards	–	Transthyretin	Transthyretin
Altersamyloid des Gehirns	Alzheimer Krankheit	A4 (β-Protein)	?
Endokrines Amyloid (z.B. medulläres Schilddrüsenkarzinom)	–	Prokalzitonin	Kalzitonin

* Transthyretin ist auch als Präalbumin bekannt. Beim als Amyloid abgelagerten Transthyretin handelt es sich um eine Mutante der normalen Substanz.

AL = Amyloid-Ig-Leichtkette; AA = Amyloid-assoziiertes Protein; SA = Serum-Amyloid-assoziiertes Protein

Gruppe von genetisch bedingten Krankheiten abgelagert, die als familiäre Amyloid-Polyneuropathien bezeichnet werden. In diesen Fällen unterscheidet sich das abgelagerte Transthyretin von seiner Normalform durch eine einzige Aminosäure, wobei am häufigsten an Position 30 eine Substitution von Methionin durch Valin beobachtet wird.[102] Eine weitere Transthyretin-Variante findet sich im *Altersamyloid.*[101]

- *β 2-Mikroglobulin,* eine Komponente der MHC-Klasse-I-Moleküle und gleichzeitig ein normales Serumprotein, wurde kürzlich als Untereinheit der Amyloidfibrillen identifiziert, die im Rahmen einer *Amyloidose bei Patienten mit Langzeit-Hämodialyse abgelagert werden.*
- *β 2-Amyloidprotein,* ein Peptid von 4000 Dalton (auch A_4 genannt), findet sich im Zentrum der zerebralen Läsionen bei Alzheimer Krankheit sowie in Amyloidablagerungen in den Wänden der Hirnarterien von Alzheimer-Patienten. Dieses A_4-Protein scheint von einem 79 kD Dalton-Vorläufer abzustammen, der Eigenschaften eines Transmembran-Glykoproteins aufweist.[103]
- Zusätzlich zu den genannten Substanzen wurden auch Hormonvorläufer (Prokalzitonin, Proinsulin) und Keratin als Bestandteile von Amyloidablagerungen beschrieben.

Die P-Komponente unterscheidet sich zwar grundsätzlich von den Amyloidfasern, findet sich jedoch in allen Fällen einer Amyloidose in enger Assoziation mit dem Faserprotein. Wie erwähnt, beträgt der Anteil der P-Komponente am Gesamtamyloid ungefähr 10%, und es scheint sich bei diesem Bestandteil um ein normales α1-Serumglykoprotein zu handeln. Das Molekulargewicht liegt zwischen 180000 und 220000. Die P-Komponente weist eine auffällige Homologie zum C-reaktiven Protein, einem Akutphasen-Protein, auf. Einige Untersucher berichteten über das Vorkommen – neben Amyloidprotein und P-Komponente – von sulfatierten Glykosaminoglykanen bei verschiedenen Formen von Amyloidose.[104]

Klassifizierung der Amyloidosen Von den verschiedenen Einteilungsprinzipien befriedigt keines restlos. Diese Feststellung ist nicht erstaunlich, handelt es sich doch bei dieser Krankheit nur um ein einheitliches Leiden, wenn morphologische Kriterien angewandt werden, während die chemische Analyse eine beträchtliche Heterogenität offenlegt. Die klinische Einteilung beruht auf der Gewebeverteilung der Amyloidablagerungen und auf dem Vorliegen oder Fehlen einer offensichtlichen Grundkrankheit. Unter diesem Gesichtspunkt kann eine *systemische* (generalisierte) *Form,* bei der verschiedene Organsysteme betroffen sind, von einer *lokalisierten Form,* mit Ablagerungen in einem einzigen Organ (z.B. Herz), unterschieden werden.

- **Systemische Amyloidose.** Die systemische oder generalisierte Form wird weiter unterteilt in eine *primäre Amyloidose,* sofern mit einer funktionellen Störung Ig-produzierender Zellen verbunden, sowie eine *sekundäre Amyloidose,* sofern sie als Komplikation eines chronisch-entzündlichen oder eines gewebezerstörenden Prozesses auftritt. Die hereditäre oder *familiäre Form der Amyloidose* gehört einer zusätzlichen Gruppe an, deren Heterogenität sich in verschiedenen charakteristischen Verteilungsmustern der Ablagerungen abzeichnet. Im Gegensatz zur klinischen Einteilung gründet die chemische Klassifizierung ausschließlich auf der chemischen Natur der Amyloidfasern und ihrer Vorläuferproteine. Im vorliegenden Einteilungsschema

(Tab. 5.11) wird versucht, klinische Gegebenheiten, anatomische Verteilung sowie chemische Zusammensetzung des Amyloids gleichermaßen zu berücksichtigen.

● **Funktionelle Störungen Ig-produzierender Zellen und Amyloidose.** Diese Form der systemischen Amyloidose ist vom AL-Typ und in den westlichen Ländern am weitesten verbreitet.[105] In vielen Fällen besteht irgendein funktioneller Defekt der Plasmazellen, wobei die Assoziation mit einem Plasmozytom (5–15% der Patienten) besonders gut untersucht wurde. Die neoplastischen Plasmazellen produzieren abnorme Mengen eines homogenen Immunglobulins (monoklonale Gammopathie), was sich bei der elektrophoretischen Serumeiweißuntersuchung als «M-Protein» oder «M-Gradient» äußert. Zusätzlich zur Bildung intakter Ig-Moleküle werden auch isolierte L-Ketten (Bence-Jones-Proteine) vom $\varkappa$- oder λ-Typ synthetisiert und – wegen ihrer geringen Molekülgröße – häufig im Urin sezerniert. Praktisch alle Patienten, die an einem Plasmazytom mit Amyloidose leiden, weisen im Serum und/oder im Urin Bence-Jones-Proteine auf; man darf aber nicht vergessen, daß die Mehrzahl der Plasmozytom-Patienten, die freie Ig-L-Ketten produzieren, keine Amyloidose entwickeln. Dies weist eindeutig darauf hin, daß *das Vorhandensein freier Ig-L-Ketten für das Zustandekommen der Amyloidose zwar eine Voraussetzung ist, für sich allein genommen jedoch nicht genügt.* Weitere Faktoren, wie der Typ der L-Kette («amyloidogenes Potential») oder das Schicksal (Abbau?) abgelagerter Bence-Jones-Proteine, werden uns noch beschäftigen. Das Auftreten einer Amyloidose wird auch in Zusammenhang mit anderen, weniger häufigen B-Zell-Neoplasien beobachtet. Immer handelt es sich um Beispiele monoklonaler Gammopathien, wie z. B. der Makroglobulinämie Waldenström (monoklonales IgM), der Schwer-Ketten-Krankheit («heavy chain disease») oder der Non-Hodgkin-Lymphome vom B-Zell-Typ.[100]
Die meisten Patienten mit einer Amyloidose vom AL-Typ leiden jedoch weder an einem typischen Plasmozytom noch an einer anderen klinisch manifesten B-Zell-Neoplasie. Diese Fälle wurden traditionsgemäß als «primäre Amyloidose» bezeichnet, da ihre klinische Symptomatik einzig auf die Amyloidablagerungen zurückgeführt wird. Im Serum oder Urin von Patienten mit einer «primären» Amyloidose sind jedoch praktisch immer monoklonale Immunglobuline oder freie L-Ketten nachweisbar.[105] Daneben wird eine deutliche, wenn auch bescheidene Zunahme der Zahl von Plasmazellen im Knochenmark, die wahrscheinlich für die Produktion der Vorläufer des AL-Proteins verantwortlich sind, beobachtet. Offensichtlich liegt dieser Form der Amyloidose ebenfalls eine B-Zell-Dyskrasie (als «covert myeloma», d. h. «okkultes Myelom» bezeichnet) zugrunde, die sich eher in der Produktion eines abnormen Proteins als in der Bildung vieler neoplastischer Zellen äußert. Man kann nun darüber spekulieren, ob sich dieser Zustand in Richtung eines manifesten Plasmozytoms entwickeln würde, wenn die Patienten genügend lang überlebten.

● **Reaktive (generalisierte) Amyloidose.** In diesen Fällen finden sich Ablagerungen von Amyloid des AA-Typs in einem systemischen Verteilungsmuster. Dieser Zustand wird allgemein als «sekundäre Amyloidose» bezeichnet, da er als Folge einer chronisch entzündlichen Reaktion auftritt. Das gemeinsame Kennzeichen aller Formen einer reaktiven Amyloidose besteht in einem längerdauernden Zelluntergang, der auf verschiedene entzündliche und nichtentzündliche Prozesse zurückgeführt werden kann. Vor der Verfügbarkeit wirksamer antimikrobieller Medikamente standen Tuberkulose, Bronchiektasien und Osteomyelitis als Grundkrankheiten im Vordergrund. Heute tritt eine generalisierte Amyloidose eher als Komplikation einer rheumatoiden Arthritis (oder einer andern Kollagenose, wie Dermatomyositis oder Sklerodermie) oder aber einer chronischen entzündlichen Darmaffektion (vor allem regionale Enteritis [Morbus Crohn] oder Colitis ulcerosa) auf. Die am häufigsten mit reaktiver Amyloidose assoziierte Krankheit ist ohne Zweifel die rheumatoide Arthritis: eine Amyloidose wird bei 14 bis 26% der Patienten beobachtet. Diese Zahlen stammen aus autoptischen Untersuchungen, was zur möglichen Überschätzung der effektiven Häufigkeit der Amyloidose in einer nicht ausgewählten Gruppe von Patienten mit rheumatoider Arthritis führt. Kürzlich publizierte Untersuchungsergebnisse weisen auf eine Erwerbsreate einer Amyloidose vom AA-Typ bei Heroinabhängigen hin, die sich die Droge subkutan verabreichen.[106] Die chronische Infektion der Haut, die mit dem «skin-popping» von Drogen einhergeht, scheint für die Entstehung einer Amyloidose bei dieser Patientengruppe verantwortlich zu sein.
Reaktive Amyloidosen entstehen auch auf dem Hintergrund nicht-lymphozytärer Neoplasien – beispielsweise bei Nierenzell-Karzinom oder Morbus Hodgkin, um nur die häufigsten zu nennen.

● **Hämodialyse-assoziierte Amyloidose.** Patienten, die sich zur Behandlung eines Nierenversagens einer Langzeithämolyse unterziehen müssen, entwickeln mitunter als Folge der Ablagerung von $\beta 2$-Mikroglobulin eine Amyloidose. Das Serum von Nierenkranken enthält eine hohe Konzentration von $\beta 2$-Mikroglobulin, das in Zirkulation bleibt, da es nicht über die üblichen Dialysemembranen filtriert werden kann. In Studien wurden in bis zu 70% der Patienten unter Langzeitdialyse Amyloidablagerungen in Synovialmembranen, Gelenken und Sehnenscheiden beobachtet.[107]

● **Heredofamiliäre Amyloidose.** Man kennt eine ganze Reihe verschiedener familiärer Amyloidoseformen. Die meisten sind selten und auf geographisch eng umschriebene Gebiete beschränkt. Die am besten untersuchte Form ist ein als *Mittelmeerfieber* bezeichnetes, autosomal rezessives Leiden. Die Krankheit ist gekennzeichnet durch Fieber unbekannter Ursache, das in Schüben auftritt und jeweils von einer Entzündung seröser Oberflächen (Peritoneum, Pleura, Synovialhäute) begleitet wird. Das Leiden wird fast ausschießlich bei Patienten armenischer, sephardisch-jüdischer oder arabischer Abstammung beobachtet. Als Komplikation findet man Amyloidablagerungen, die in ihrer Gewebeverteilung nicht von denjenigen bei reaktiver Amyloidose unterschieden werden können. Die Proteine der Amyloidfibrillen erweisen sich als identisch mit AA-Proteinen, was vermuten läßt, daß die Amyloidose mit den Entzündungsschüben zusammenhängt, welche diese Krankheit auszeichnen.

Im Gegensatz zum Mittelmeerfieber beobachtet man bei einer Gruppe autosomal dominant vererbter Leiden eine bevorzugte Ablagerung von Amyloid im Bereich peripherer und autonomer Nerven.[102] Derartige familiäre, *von Amyloidose begleitete Polyneuropathien* wurden in verschiedenen über die ganze Welt verstreuten Gegenden beschrieben, so in Portugal, Japan, Schweden und in den USA. Wie bereits erwähnt, bestehen die bei all diesen genetisch fixierten Leiden abgelagerten Amyloidfibrillen aus Varianten von abnormem Transthyretin.

● **Lokalisierte Amyloidose.** Manchmal sind die Amyloidablagerungen auf ein einziges Organ oder Gewebe beschränkt, und ein Befall weiterer Körperteile bleibt aus. Die Ablagerungen können als noduläre Massen beträchtlichen Ausmaßes vorliegen oder aber auch nur anläßlich einer mikroskopischen Untersuchung entdeckt werden. Tumorartige Amyloidmassen finden sich bevorzugt in Lunge, Larynx, Haut, Harnblasenwand, Zunge oder im periorbitalen Gewebe.[108] Häufig sind die Amyloidablagerungen von einem Infiltrat aus Lymphozyten und Plasmazellen umgeben. Dieser Befund wirft die Frage auf, ob das lymphoidzellige Infiltrat eine Reaktion auf die Amyloidmassen darstellt oder aber für die Entstehung des Amyloids verantwortlich ist. In einigen der Fälle setzte sich das Amyloid aus AL-Protein zusammen[100], was für die Annahme spricht, daß es sich um die lokalisierte Form eines Immunamyloids handeln könnte.

● **Endokrines Amyloid.** Nur mikroskopisch faßbare Amyloidablagerungen findet man in Zusammenhang mit gewissen Tumoren endokriner Organe (beispielsweise bei medullärem Schilddrüsenkarzinom, Tumoren der Pankreasinseln, Phäochromozytom und gewissen undifferenzierten Magenkarzinomen) und in den Langerhans Inseln von Patienten mit Diabetes mellitus. Bei all diesen Fällen scheint sich das «amyloidogene» Protein von enzymatisch veränderten Polypeptidhormonen oder deren Vorläufern herzuleiten.

● **Altersamyloid.** Mit zunehmendem Alter entwikkeln sich zwei verschiedene, gut dokumentierte Formen der Amyloidablagerung.

Der Begriff der *sensilen Myokardamyloidose* bezieht sich auf Amyloidablagerungen im Herzen von Patienten in der achten und neunten Lebensdekade. Diese Ablagerungen verursachen in der Regel keine Symptome, können aber je nach Lokalisation Ursache von schwerwiegenden Herzfunktionsstörungen sein. In einigen, jedoch keineswegs allen Fällen scheint es sich beim Amyloidprotein um eine mutante Form von Transthyretin zu handeln. Dies läßt vermuten, daß die senile Myokardamyloidose – wie auch andere mit der Ablagerung dieses Proteins einhergehende Krankheiten – genetisch bedingt sein könnte.[101, 109] Zusätzlich zum Myokardbefall beobachtet man manchmal auch Amyloidablagerungen in Lunge, im Pankreas oder Milz, was dafür spricht, daß es sich bei der senilen Myokardamyloidose eigentlich um ein systemisches Leiden handelt.

Bei der *senilen Amyloidose des ZNS* finden sich Ablagerungen von A_4-Protein (oder β-Amyloid) in den Blutgefäßen des Hirns und in den Plaques der Patienten mit Alzheimer Krankheit.

Pathogenese der Amyloidbildung Auch wenn unsere Kenntnisse der Amyloidogenese noch lückenhaft sind, scheinen gewisse Grundprinzipien gesichert (Abb. 5.41).

● Alle Amyloidarten leiten sich von löslichen Vorläufern ab, die im zirkulierenden Blut nachgewiesen werden können.

● Bei einigen Formen findet sich eine erhöhte Konzentration von Serumvorläufern (z.B. L-Ketten von Immunglobulinen, SAA, β2-Mikroglobulin), die eine normale Struktur aufzuweisen scheinen; bei anderen führt ein genetischer Defekt zur Bildung eines strukturell abnormen Vorläuferproteins (z.B. Transthyretin).

● Die Umwandlung der löslichen Vorläufer in die unlösliche Form (d.h. Amyloid) erfordert einen bestimmten Umbau- oder proteolytischen Abbauprozeß.

Verschiedene kritische Punkte sind jedoch noch ungeklärt. Im Falle der *reaktiven Systemamyloidose* (AA) wissen wir, daß es sich bei SAA um ein Akutphasenprotein handelt, dessen Serumspiegel beim Gesunden bei akuten Entzündungsreaktionen innerhalb von 24 Stunden um einen Faktor von mehreren Hundert ansteigt. Dieser Anstieg wird durch die Freisetzung von IL-1 aus Makrophagen ausgelöst, das die Produktion von SAA in den Leberzellen stimuliert. Als Folge von chronischem Zelluntergang und des Entzündungsgeschehens im Gewebe bleibt der Serumspiegel von SAA – wahrscheinlich als Folge einer fortgesetzten Makrophagenstimulation – auf hohen Werten. *Offensichtlich kann jedoch eine gesteigerte Produktionsrate von SAA allein nicht für die Amyloidablagerung verantwortlich sein, da die Amyloidose eine eher seltene Komplikation der chronischen Entzündung darstellt.* Man nimmt daher an, daß SAA normalerweise von Monozyten/Makrophagen-assoziierten Serinesterasen zu löslichen Endprodukten ab-

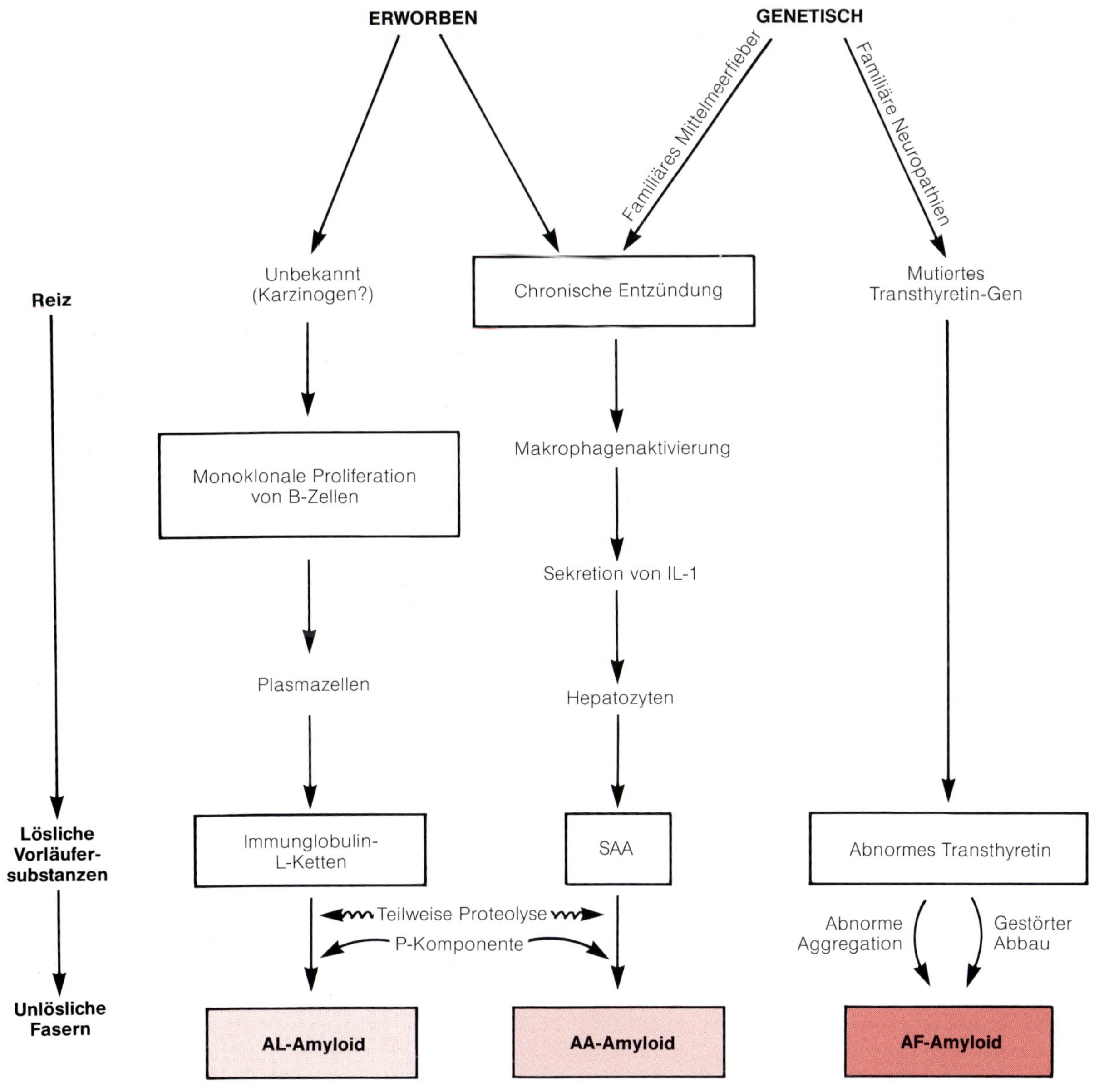

Abb. 5.41: Pathogenese der Amyloidose.

gebaut wird. Nur in Individuen, die letztlich eine Amyloidose entwickeln, führt die Unfähigkeit zum normalen SAA-Abbau zur Bildung unlöslicher AA-Moleküle. Das Wesen dieses Abbaudefektes ist nicht bekannt, und man weiß auch nicht, ob am physiologischen SAA-Abbau mehrere Enzyme beteiligt sind.

Die *Immunamyloidose* (AL) scheint etwas weniger komplex. Gewisse Stimuli, wie sie sicherlich von neoplastischen Zellen ausgehen können, lösen eine unkontrollierte B-Zell-Proliferation und damit eine überschießende Bildung löslicher Vorläufermoleküle (Immunglobulin L-Ketten) aus. Wie erwähnt, entstehen die Amyloid-artigen Fibrillen als Folge des unvollständigen Abbaus dieser L-Ketten. Unbekannt bleibt indessen, warum nur eine kleine Gruppe von Individuen, die in ihrem zirkulierenden Blut freie L-Ketten aufweisen, schließlich eine Amyloidose entwickeln. Gibt es amyloidogene und weniger amyloidogene Formen von L-Ketten? Die Beobachtung, daß sich AL-Amyloid meistens von λVI L-Ketten herleitet, scheint diese Frage zu bejahen. Zusätzlich zu ihrem mehr oder weniger ausgeprägten amyloidogenen Potential scheint die Art des Abbaus der L-Ketten durch Zellen des Monozyten/Makrophagen-Systems von Bedeutung zu sein.

Im Gegensatz zu den beiden erwähnten Amyloidformen beruht die Ablagerung von Transthyretinen bei *familiärer Amyloidose* nicht auf einer Transthyretin-Überproduktion. Die Amyloidablagerungen enthalten sowohl intakte Transthyretine als auch Abbaufragmente. Daher wurde postuliert, eine genetisch bedingte Veränderung der Transthyretine sei für deren abnorme Aggregationsneigung und den gestörten Abbau verantwortlich.

Zusammenfassend sei festgehalten, daß verschiedene Faktoren zusammenwirken müssen, damit eine Amyloidose entsteht. Zu diesen Faktoren gehören qualitative oder quantitative Veränderungen von Vorläuferproteinen, gekoppelt mit einem fehler- oder mangelhaften Proteinabbau, und weitere bisher noch unbekannte Einflüsse.[99] Da die Amyloidfibrillen unter physiologischen Bedingungen unlöslich sind, muß der Prozeß der Fibrillenbildung am Ort der Ablagerung stattfinden. Die Zellen, die an der Umwandlung der Vorläufersubstanzen in Fibrillen beteiligt sind, kennt man nicht mit Sicherheit, jedoch scheinen Makrophagen hierfür die hoffnungsvollsten Kandidaten zu sein. Ob die Umwandlung der löslichen Vorläufersubstanzen in unlösliche Amyloidfibrillen innerhalb von Phagozyten oder extrazellulär, nahe der Plasmamembran in der Grundsubstanz, stattfindet, ist noch ungeklärt.

Morphologie Keine der genannten Amyloidoseformen weist ein einheitliches oder beständiges Verteilungsmuster der Amyloidablagerungen auf. Allerdings sind einige Verallgemeinerungen möglich. Bei einer als Folge chronischer entzündlicher Störungen auftretenden Amyloidose besteht die ausgeprägteste Neigung zum generalisierten Auftreten der Läsionen. In klassischen Fällen sind Nieren, Leber, Milz, Lymphknoten, Nebennieren und Schilddrüse sowie weitere Gewebe und Organe befallen. Obwohl sich die mit der Ablagerung von Immunamyloid assoziierte Form in bezug auf die Organverteilung kaum von der sekundären Amyloidose unterscheidet, findet sich AL-Amyloid weit häufiger in Myokard, Magen-Darmtrakt, peripheren Nerven, Haut und in der Zunge. Ablagerungen in auffälligen Lokalisationen, wie eine Amyloidose des Auges oder des Respirationstraktes, erweisen sich meist als Immunamyloid. Die bei reaktiver (sekundärer) Amyloidose häufig betroffenen Organe, wie Nieren, Milz und Leber, können jedoch ebenfalls Ablagerungen von Immunamyloid aufweisen.

Wie erwähnt, beruht die histologische Diagnose einer Amyloidose fast ausschließlich auf färberischen Eigenschaften des Amyloids. Die am häufigsten angewandte Färbetechnik verwendet als Farbstoff Kongorot, das Amyloid bei Betrachtung im normalen Licht rosarot bis rot färbt. Unter polarisiertem Licht weist mit Kongorot gefärbtes Amyloid eine grüne Doppeltbrechung auf (Abb. 5.38). Diese Reaktion ist allen Formen des Amyloids eigen und beruht auf der β-Faltblattstruktur der Amyloidfibrillen. Andere Methoden, zur Unterscheidung des Amyloids von anderen hyalinen Ablagerungen, schließen einige weniger spezifische histochemische Reaktionen ein. Amyloid zeigt beispielsweise in der Färbung mit Methyl- oder Kristallviolett eine Metachromasie (von Violett zu Rosa), und es fluoresziert im UV-Licht, wenn es mit Thioflavin T oder S angefärbt wurde. In der täglichen Diagnostik hat sich die Doppelbrechung nach Kongorot-Färbung als am zuverlässigsten bewährt. Im Zweifelsfalle kann zur Bestätigung eine elektronenoptische Untersuchung angeschlossen werden. Eine Unterscheidung von AA-, AL- oder Transthyretin-Amyloid gelingt am histologischen Schnitt: AA-Amyloid verliert seine Affinität zu Kongorot nach einer Behandlung mit Kaliumpermanganat, nicht jedoch die beiden anderen Amyloidformen. Eine immunhistochemische Untersuchung mit spezifischen Antikörpern gegen die verschiedenen Formen von Amyloid kann für die positive Identifikation der Amyloidfibrillen-Proteine ebenfalls nützlich sein.[110]

Da das Muster des Organbefalls mit den verschiedenen klinischen Formen der Amyloidose variiert, werden die wichtigsten Organveränderungen einzeln beschrieben.

- **Niere.** Eine Nierenamyloidose ist die häufigste und gleichzeitig die folgenschwerste Form des Organbefalls. In den meisten Studien über Amyloidose wird ein Nierenbefall als hauptsächliche Todesursache angegeben. Makroskopisch kann die Niere ein in bezug auf Größe und Farbe normales Aussehen aufweisen oder aber vergrößert sein, meist verbunden mit gräulicher Verfärbung und erhöhter Konsistenz. Im fortgeschrittenen Stadium der Krankheit ist die Niere meist geschrumpft als eine Folge der vaskulären Veränderungen, die durch Amyloidablagerungen in den Wänden der Arterien und Arteriolen ausgelöst wurden.

Im histologischen Schnitt fallen zunächst die Glomerula als hauptsächliche Lokalisation der Amyloidablagerungen auf, das interstitielle, peritubuläre Gewebe sowie Arterien und Arteriolen sind jedoch praktisch immer mitbetroffen. Die glomerulären Ablagerungen erscheinen in Frühstadien in Form unbedeutender Verdickungen der mesangialen Matrix, meist begleitet von kaum wahrnehmbaren, unregelmäßigen Verbreiterungen der

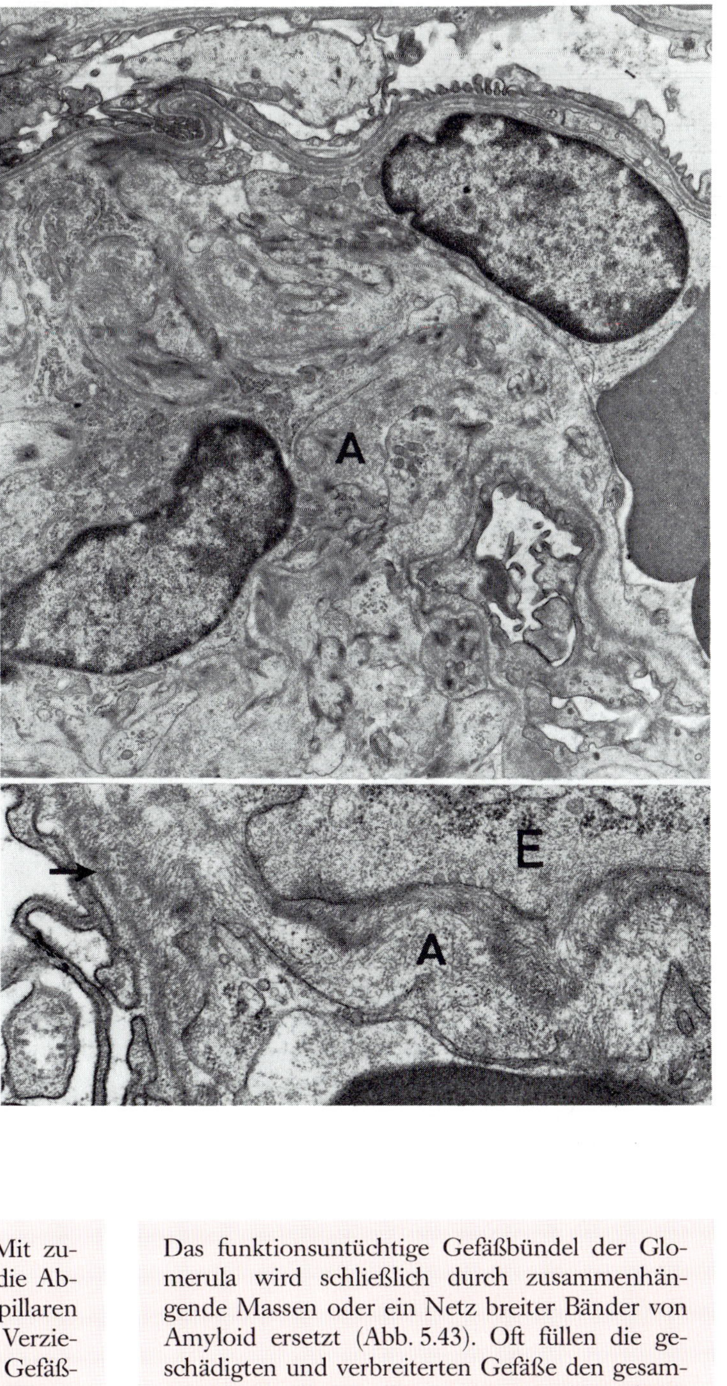

Abb. 5.42: Nieren-Amyloidose im Elektronenmikroskop. Subendotheliale Amyloidablagerungen (A). Im unteren Bild (× 23 000) ist die Lokalisation zwischen Basalmembran *(Pfeil)* und Endothelzelle (E) deutlich sichtbar. (Nach Cohen, A.S.: The constitution and genesis of amyloid. Int. Rev. Exp. Pathol. 4: *176, 1965.)*

Basalmembranen der Kapillarschlingen. Mit zunehmender Dauer der Krankheit führen die Ablagerungen im Mesangium und in den Kapillaren zur Verengung des Gefäßlumens und zur Verziehung und Vergröberung des glomerulären Gefäßbündels. Im elektronenmikroskopischen Bild wird deutlich, daß die faserigen Ablagerungen ihren Ausgang von der Endothelseite der Basalmembranen nehmen, von wo aus sie die Basalmembran zu überfluten scheinen und bis zu den gegenüberliegenden Podozyten vordringen (Abb. 5.42). In vielen Fällen verlieren die Epithelzellen ihre Fußfortsätze. Mit Fortschreiten der glomerulären Amyloidose kommt es zur Umschnürung der Epithelzellen und Obliteration der Kapillarlumina. Das funktionsuntüchtige Gefäßbündel der Glomerula wird schließlich durch zusammenhängende Massen oder ein Netz breiter Bänder von Amyloid ersetzt (Abb. 5.43). Oft füllen die geschädigten und verbreiterten Gefäße den gesamten Glomerularraum bis zur Bowman Kapsel aus, und schließlich ist die normale Architektur der Glomerula nicht mehr erkennbar.

Das Amyloid im peritubulären Interstitium wird anfänglich ebenfalls unmittelbar an die tubuläre Basalmembran angelagert, wonach die Ablagerungen sich allmählich in das intertubuläre Gewebe sowie gegen das Tubuluslumen vorschieben. Die der Läsion benachbarten tubulären Epithelzellen bleiben meist intakt, können jedoch auch

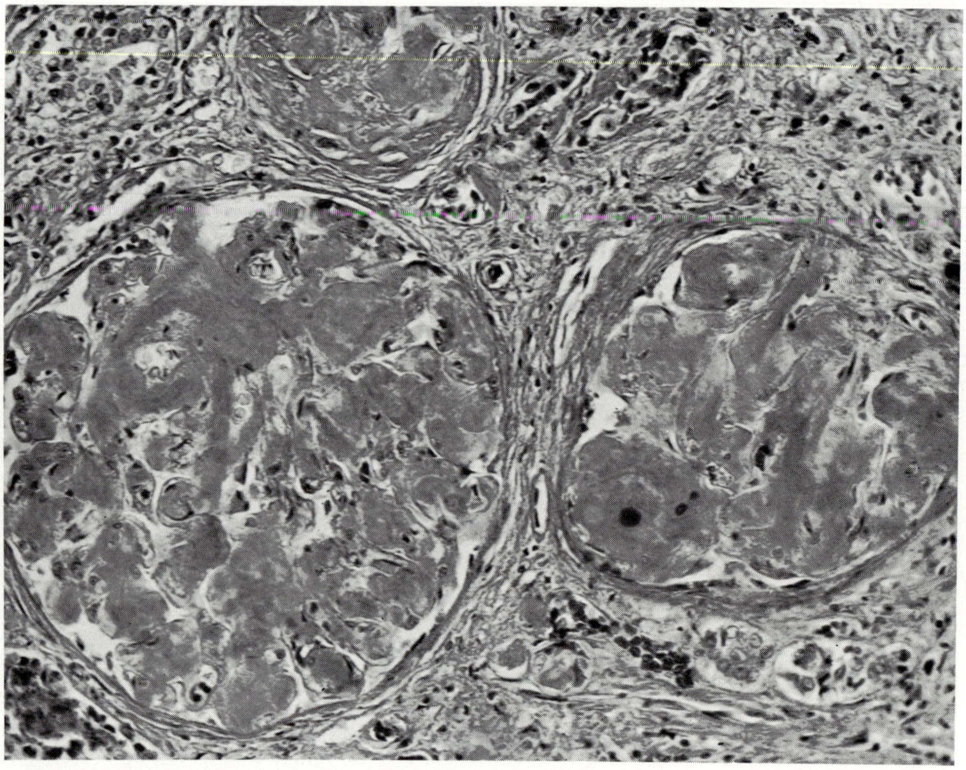

Abb. 5.43: Amyloidose der Niere. Die glomeruläre Architektur wird durch die massiven Amyloidablagerungen völlig verdeckt.

Zeichen einer Zellschädigung aufweisen. Die Lumina der betroffenen Tubuli werden meist von hyalinen Zylindern ausgefüllt. Bei Fällen von Plasmozytom-assoziierter Amyloidose weisen diese Zylinder nach Kongorot-Färbung manchmal eine grüne Doppeltbrechung auf, was auf die Anwesenheit von Amyloidproteinen hinweist. Die Gefäßbeteiligung äußert sich in Form rötlich gefärbter hyaliner Verdickungen der Wände von Arterien und Arteriolen, oft verbunden mit einer Lumeneinengung. Die Lumenreduktion führt zur verminderten Durchblutung, was ihrerseits eine ausgedehnte Atrophie von Tubulusepithelien und eine Fibrosierung des Interstitiums bewirkt. Diese unmittelbare Folge der vaskulären Veränderungen überlagern und verstärken die durch die Amyloidablagerungen ausgelöste Grundschädigung der Niere.

• **Milz.** Eine Amyloidose der Milz kann entweder keine makroskopisch auffallenden Veränderungen hervorbringen oder aber eine mäßige bis ausgeprägte Splenomegalie verursachen (Organgewicht bis zu 800 g). Man nimmt an, daß die ersten Ablagerungen der Amyloidfibrillen im perifollikulären Raum zu finden wären, im Moment des Nachweises anläßlich Post-mortem-Untersuchungen ist der Amyloidbefall jedoch fast immer viel ausgedehnter. Aus vollständig unklaren Gründen folgen die Amyloidablagerungen in der Milz immer einem von zwei Mustern. Bei einer dieser Verteilungsformen sind die Ablagerungen weitgehend auf die Lymphfollikel beschränkt, was auf der Schnittfläche des Organs als weißliche Tüpfelung imponiert und zur Bezeichnung **«Sago-Milz»** führte. Im histologischen Schnitt zeigt sich, daß in fortgeschrittenen Stadien die gesamten Follikel durch Amyloidmassen ersetzt sein können. Beim zweiten Verteilungsmuster bleiben die Follikel ausgespart, und die Ablagerungen finden sich entlang der Milzsinus sowie im bindegewebigen Stroma der roten Pulpa (Abb. 5.44). Mit zunehmender Dauer der Krankheit verschmelzen die zu Beginn diskreten Amyloidherde und zeichnen auf der Schnittfläche der Milz ein landkartenartiges Bild weißlicher Massen – das Bild der sogenannten **«Schinken-Milz»** (Abb. 5.45). Elektronenoptische Untersuchungen zeigen, daß sich die ersten Ablagerungen immer zwischen Makrophagen oder zwischen diesen und der Basalmembran der Milzsinus sowie in den Wänden kleiner Blutgefäße befinden.

● **Leber.** Auch in der Leber können sich Amyloidablagerungen makroskopisch unauffällig verhalten oder eine mäßige bis ausgeprägte Hepatomegalie verursachen. Die vergrößerte Leber ist blaß, von wachsig-grauer Farbe und weist eine erhöhte Konsistenz auf. Die ersten Ablagerungen finden sich im Dissé Raum, von wo allmählich angrenzende Parenchymzellen und Sinusoide miteinbezogen werden. Mit der Zeit kommt es zu einer Verlagerung, einer Druckatrophie und einem Verschwinden der Hepatozyten, bis schließlich große Bezirke des Leberparenchyms durch Amyloidmassen ersetzt sind (Abb. 5.46). Vaskuläre Veränderungen und Aufnahme von Amyloidsubstanz durch Kupfer-Zellen sind ebenfalls häufig. Ungeachtet der Schwere des Organbefalls bleiben die Leberfunktionen meist erhalten.

● **Herz.** Amyloidablagerungen im Herz werden bei jeder Form der systemischen Amyloidose beobachtet, allerdings bevorzugt bei Fällen von Immun-Amyloidose. Bei einigen Patienten, die fast ausschließlich der Altersgruppe über 70 Jahren angehören, handelt es sich gar um einen isolierten Organbefall (**Altersamyloid**). Das Herz kann vergrößert sein, wobei das Myokard jedoch auf der Schnittfläche meist keine sichtbaren Ver-

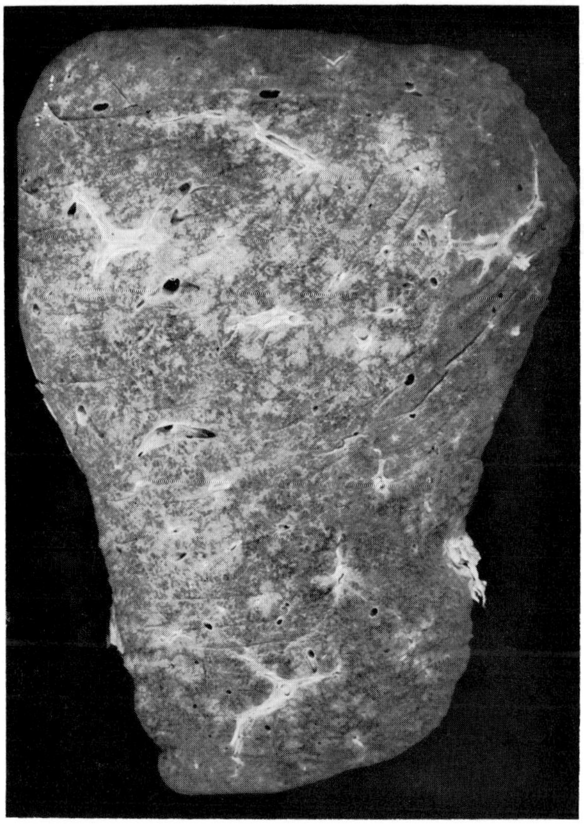

Abb. 5.45: Amyloidose der Milz. Die herdförmigen Amyloidablagerungen heben sich hell vom Hintergrund ab und sind teilweise konfluierend («Schinkenmilz»).

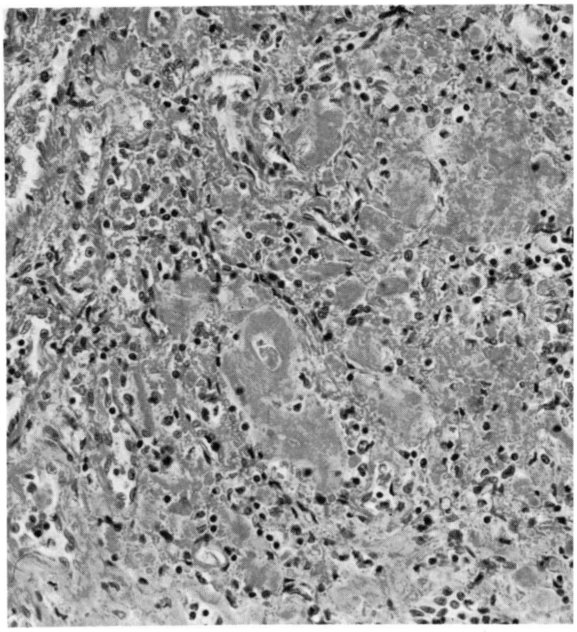

Abb. 5.44: Amyloidose der Milz. Die Milzzellen sind von konfluierenden Amyloidmassen umgeben.

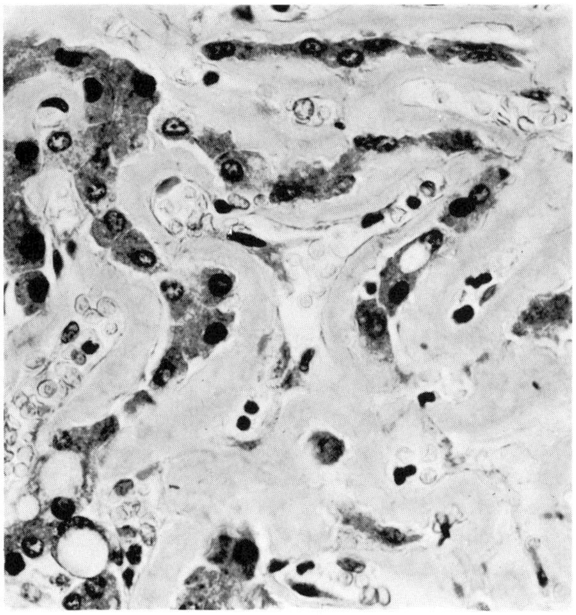

Abb. 5.46: Amyloidose der Leber. Druckatrophie der Leberbalken. Einige Hepatozyten werden durch Amyloidablagerungen komprimiert und deformiert, andere durch Amyloid ersetzt.

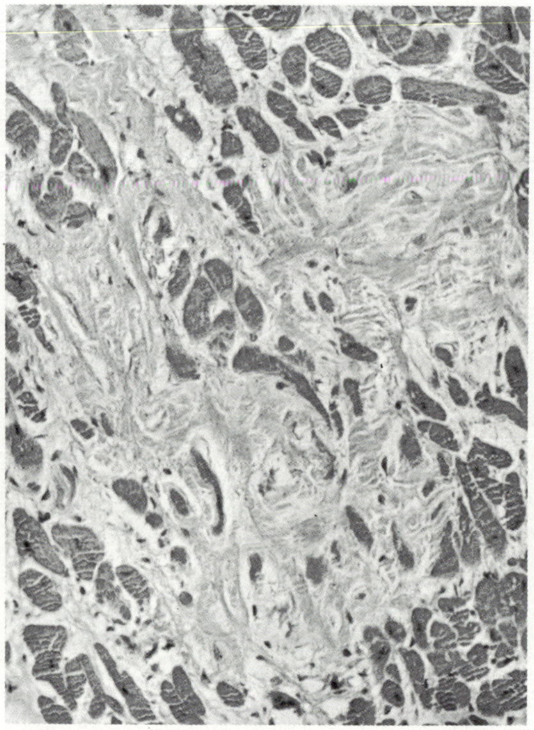

Abb. 5.47: Altersamyloidose des Myokards. Isolierte atrophische Myokardfaserbündel sind von Amyloid umgeben.

änderungen zeigt. Als einigermaßen typisch erweisen sich, sofern vorhanden, kleine, knötchenförmige Erhebungen des Endokards, die eine rosarote bis graue Farbe aufweisen und entfernt an Tautropfen erinnern. Die Amyloidablagerungen nehmen ihren Ausgang von kleinen, diskreten Herden unter dem Endokard und zwischen den Muskelfasern des Myokards. Die zunehmende Ausdehnung dieser myokardialen Amyloidablagerungen führt zu einer Druckatrophie benachbarter Muskelzellen (Abb. 5.47). Ablagerungen in Gefäßwänden und unter dem Epikard sind ebenfalls häufig. In den meisten Fällen kommt es nicht zu einer Konfluenz der weitverstreuten Herde. Bei ausgedehntem Befall des subendokardialen Gewebes besteht die Gefahr einer Beeinträchtigung des Reizleitungssystems, was die EKG-Abnormitäten erklärt, die bei gewissen Patienten gefunden werden.

• **Weitere Organe.** Bei der systemischen Form der Krankheit findet man Amyloidablagerungen auch in anderen Organen. Häufig betroffen sind die Nebennieren, die Schilddrüse und die Hypophyse. In der Nebenniere finden sich die ersten Ablagerungen zwischen den Zellen der Rinde und der Basalmembranen, meist mit Beginn in der Zona glomerulosa. Allmählich verdrängt das abgelagerte Amyloid die Rindenzellen und gelangt auch in tiefere Schichten der Nebennierenrinde. Ausgedehnte Amyloidmassen können schließlich einen bedeutenden Anteil des Rindenparenchyms ersetzen. Der Befall der Thyreoidea und der Hypophyse folgt einem ähnlichen Muster. Der Gastrointestinaltrakt kann auf beliebiger Höhe ebenfalls betroffen sein, und zwar von der Mundhöhle (Gingiva, Zunge) bis zum Anus. Die frühen Veränderungen werden meist an den Gefäßen beobachtet, mit zunehmender Dauer der Krankheit kommt es jedoch zum Einbezug der benachbarten Submukosa, der Muskelschicht und der Subserosa. Durch Konfluieren der kleinen Primärherde können sich Platten oder Bänder aus festem grauen Material bilden. Herdförmige Ablagerungen in der Zunge können Ursache einer Makroglossie sein, ein Bild, das die Bezeichnung «**tumorförmiges Amyloid**» trägt. Auch der Respirationstrakt kann auf seiner ganzen Länge herdförmige oder diffuse Amyloidablagerungen aufweisen. Wie bereits erwähnt, wurde im Gehirn von Patienten mit Alzheimer Krankheit eine chemische Sonderform des Amyloids nachgewiesen, das in Form von Plaques oder in Assoziation zu Blutgefäßen abgelagert wird. Eine Amyloidose peripherer und autonomer Nerven ist ein Kennzeichen verschiedener Formen einer familiären Amyloid-Neuropathie. Merkwürdigerweise lagert sich Amyloid bei Patienten unter Langzeit-Dialyse bevorzugt in den Karpalligamenten des Handgelenks ab, was zu einer Kompression des N. medialis führt (Karpaltunnel-Syndrom). Bei diesen Patienten findet man zudem nicht selten ausgedehnte Amyloidablagerungen in den Gelenken.

Klinik Eine Amyloidose kann – ohne jegliche klinische Zeichen – durch Zufall entdeckt werden oder aber zum Tode führen. Nicht unerwartet hängen die Symptome von der Ausdehnung der Ablagerungen und von deren Lokalisation ab. Häufig sind die klinischen Zeichen zu Beginn völlig unspezifisch, wie Schwächegefühl, Gewichtsverlust, Schwindelgefühl oder Bewußtseinsstörungen (Synkopen). Etwas spezifischere Befunde werden erst später erhoben und sprechen meist für eine Beteiligung von Nieren, Herz oder Magen-Darm-Trakt, obwohl auch eine Hepato- oder Splenomegalie sowie Veränderungen der Serumproteine im Vordergrund stehen können.

Die Nierenbeteiligung ist das hervorstechendste und lebensbedrohlichste Merkmal der meisten Fälle von reaktiver (sekundärer) Amyloidose und der Patienten mit familiärem Mittelmeerfieber. Weniger regelmäßig findet sich eine Nierenschädigung bei Patienten, die an einem Immunamyloid leiden. Im Urin von Patienten mit einer Nierenamyloidose bestehen die Hauptbefunde aus einer Proteinurie und der Anwesenheit von Proteinzylindern. Der Proteinverlust bei Nierenamyloidose ist eine der wichtigen Ursachen des nephrotischen Syndroms, da er in schweren Fällen zu einer Hypalbuminämie führen kann. Die zunehmende Obliteration der Glomerularschlingen in fortgeschrittenen Fällen resultiert schließlich in Nierenversagen und Urämie. Die Tatsache ist von Bedeutung, daß die Amyloidose – im Gegensatz zu den meisten sonstigen Ursachen eines Nierenversagens – kaum mit einer Hypertonie einhergeht.

Eine kardiale Amyloidose tritt bei Patienten mit Immunamyloid ausgesprochen häufig auf, während sie bei Fällen mit reaktiver Amyloidose deutlich seltener ist. Die Herzamyloidose findet sich bei Patienten hohen Alters auch als isolierter Organbefall. Schwere und Art der klinischen Befunde hängen vom Ausmaß der Amyloidablagerungen ab. Falls Symptome überhaupt vorhanden sind, handelt es sich typischerweise um Zeichen einer schleichend einsetzenden Insuffizienz. Reizleitungsstörungen und Arrhythmien sind unmittelbar lebensbedrohende Folgen der kardialen Amyloidose. In seltenen Fällen führen myokardiale Amyloidablagerungen zur Kardiomyopathie mit den klinischen Zeichen wie bei chronischer, konstriktiver Perikarditis.

Eine Amyloidose des Gastrointestinaltrakts kann einen völlig asymptomatischen Verlauf nehmen oder sich auf ganz verschiedene Weise äußern. Eine noduläre (tumorbildende) Amyloidose der Zunge kann bei genügender Ausdehnung eine Vergrößerung und einen Elastizitätsverlust bewirken, die Sprechen und Schlucken nachhaltig beeinträchtigen. Ablagerungen in Magen und Darm können Malabsorption, nicht zu beherrschende Diarrhöe oder andere Verdauungsstörungen verursachen.

Ein klinisch begründeter Verdacht auf das Vorliegen einer Amyloidose kann nur durch den Amyloidnachweis in einer Gewebebiopsie bewiesen werden. Die häufigsten Entnahmeorte dieser Biopsien sind bei Vorliegen einer Nierenbeteiligung die Nieren oder bei Hinweisen auf eine systemische Amyloidose die Rektal- oder Mundschleimhaut. Die Kongorot-Untersuchung von Fettgewebe, das durch Aspirationspunktion aus der Subkutis des Abdomens gewonnen wurde, hat sich als eine sehr spezifische und empfindliche Technik zur Diagnose einer systemischen Amyloidose erwiesen. Da diese Methode äußerst einfach und sicher ist, könnte sie künftig eine ausgedehnte Verbreitung finden.[111, 112]

Bei Verdacht auf Vorliegen einer Immunozyten-assoziierten Amyloidose werden Serum- und Urin-Proteine analysiert. In Knochenmarksproben dieser Patienten findet sich häufig eine Plasmazytose, auch wenn keine Anhaltspunkte für ein Plasmozytom vorhanden sind.

Patienten, die an einer generalisierten Amyloidose leiden, weisen eine schlechte Prognose auf. Im Falle einer Immunamyloidose (ohne multiples Myelom) wurde eine mittlere Überlebenszeit von 14 Monaten nach Diagnosestellung ermittelt; die Prognose für Patienten mit einer Plasmazytom-assoziierten Amyloidose ist noch schlechter. Die Perspektiven für Patienten mit einer reaktiven Amyloidose sind etwas besser und hängen weitgehend davon ab, wie gut die Ursachen unter Kontrolle gebracht werden können. Obwohl über ein allmähliches Verschwinden der Amyloidablagerungen nach erfolgreicher Behandlung der Grundkrankheit berichtet wurde, dürfte es sich um ein äußerst seltenes Ereignis handeln.

Immundefekt-Syndrome

Immundefekt-Syndrome (Defektimmunopathien) sind Experimente der Natur, die auf eindrückliche Weise das äußerst vielfältige Zusammenspiel verschiedener Mechanismen des menschlichen Immunsystems veranschaulichen. Nirgends zeigt sich die Bedeutung einzelner Immunfunktionen deutlicher, als in den Fällen, wo Defekte einzelner Komponenten ganz bestimmte, eigenständige Krankheiten verursachen. Tatsächlich konnten viele wichtige Konzepte der Immunologie durch das Studium von Patienten mit spezifischen Immundefekten belegt und bestätigt werden, wobei wahrscheinlich eine noch größere Zahl von theoretischen Vorstellungen durch die Klinik widerlegt wurde. Traditionsgemäß werden Immundefektkrankheiten entsprechend der betroffenen Hauptkomponente oder -komponenten, also beispielsweise B-, T-Zellen, undifferenzierte Stammzellen oder nach Komplementsystemen, eingeteilt.[113] Allerdings ist diese Klassierungsform angesichts der zahlreichen Wechselwirkungen zwischen T- und B-Lymphozyten sowie Makrophagen nicht immer sehr eindeutig und klar.

Eine andere, flexiblere Einteilung unterscheidet primäre Immundefektkrankheiten, die fast immer auf genetischer Grundlage entstehen, von sekundären Immunmangelsyndromen, die Komplikationen von Infektionskrankheiten, Mangelernährung oder Alterungsvorgängen darstellen oder als Nebenerscheinung einer medikamentösen Immunsuppression, einer Bestrahlung oder einer chemotherapeutischen Behandlung einer Neoplasie oder einer Autoimmunkrankheit auftreten. Sowohl primäre als auch sekundäre Immundefekte werden immer häufiger diagnostiziert, da die Labormethoden zur Aufdeckung von Störungen zellulärer oder humoraler Immunreaktionen ständig verfeinert werden. Hier sollen einige der wichtigeren Beispiele primärer Immundefektsyndrome besprochen werden, gefolgt von einer etwas ausführlicheren Beschreibung des «acquired immunodeficiency syndrome» (AIDS, erworbene Immunmangelkrankheit) als einem erschreckenden Vertreter sekundärer Immundefekte.

Primäre Immundefekte

Die primären Formen der Immundefektkrankheiten sind genetisch bedingt und können spezifische immunologische (humorale und/oder zelluläre) oder unspezifische Abwehrmechanismen betreffen, beispielsweise solche, die durch Komplementproteine oder phagozytierende Zellen sowie NK-Zellen vermittelt werden. Die meisten der primären Immundefekte treten im Kleinkindesalter in Erscheinung (Altersgruppe zwischen sechs Monaten und zwei Jahren), und sie machen sich durch eine Anfälligkeit der kleinen Patienten für rekurrierende Infekte bemerkbar. Eine ausführliche Klassifizierung der primären Immundefekte aufgrund des wahrscheinlichen Zelldefektes findet sich in Publikationen der WHO und anderen spezialisierten Quellen.[113, 114] Einige wenige Beispiele werden in der Folge vorgestellt.

Geschlechtsgebundene Agammaglobulinämie (Bruton)

Dies ist eine der häufigsten Formen der – an und für sich seltenen – primären Immundefekte und äußert sich durch vollständiges Fehlen von Immunglobulinen im Blut; gelegentlich können geringe Mengen von IgG nachgewiesen werden. Die an das X-Chromosom gekoppelte Krankheit ist auf das männliche Geschlecht beschränkt. Schwere, rekurrierende Infekte treten meist im achten bis neunten Lebensmonat auf, zu einem Zeitpunkt also, an dem mütterliche Immunglobuline aus dem kindlichen Kreislauf verschwunden sind.[115] Bei den Infektionserregern handelt es sich in der Regel um pyogene Keime (Staphylokokken, *Haemophilus influenzae*), und die Patienten leiden meist an immer wiederkehrenden Konjunktivitiden, Pharyngitiden, Mittelohrentzündungen, Bronchitiden, Pneumonien oder Hautinfekten. Infektionen durch Viren oder Pilze treten kaum in Erscheinung, da die zellvermittelte Immunität als hauptsächlicher Abwehrmechanismus gegen diese Gruppen pathogener Keime nicht beeinträchtigt ist. Allerdings kennt man einige merkwürdige und wichtige Ausnahmen von dieser Verallgemeinerung: Patienten mit einer Bruton Agammaglobulinämie sind besonders anfällig für die Entwicklung einer Kinderlähmung (Poliomyelitis) nach Impfung mit einer Lebendvakzine sowie einer Echovirus-Enzephalitis mit tödlichem Verlauf; auch die Anfälligkeit für Infekte durch Hepatitis- oder Enteroviren ist erhöht.

Die typischen Merkmale, die erstmals von Bruton beschrieben wurden, sind diejenigen, die man bei einem primären B-Zell-Defekt erwartet. Im Blut findet man – außer in ganz seltenen Fällen – praktisch keine B Zellen, obwohl das Knochenmark Prä-B-Zellen (große lymphoide Zellen mit zytoplasmatischem IgM, jedoch ohne Membran-Ig) in normaler Zahl enthält. In den lymphatischen Geweben fehlen Keimzentren und Plasmazellen. Besonders die Tonsillen sind auffällig klein und scheinen nur rudimentär angelegt. Demgegenüber ist die Zahl der T-Zellen im Blut und in den Geweben normal, und die T-Zell-Funktionen sind – gemessen an der Fähigkeit zur Entwicklung einer Spättyp-Überempfindlichkeitsreaktion oder zur Abstoßung eines Allotransplantates – intakt. Aus völlig unverständlichen Gründen treten bei diesen Patienten überdurchschnittlich viele Fälle von Kollagenosen auf. Etwa 20% entwickeln eine klinisch wenig auffällige rheumatoide Arthritis, die auf eine Gammaglobulinbehandlung anspricht. Recht häufig werden auch Fälle von Dermatomyositis, Lupus erythematodes oder diffusen Vaskulitiden beobachtet.

«Variable Immundefekt» («common variable immunodeficiency»)

Diese verhältnismäßig verbreitete, jedoch schlecht definierte Krankheitsgruppe enthält heterogene Gruppen, die kongenital oder erworben, sporadisch oder familiär gehäuft (mit einem inkonstanten Vererbungsmodus) auftreten. *Allen betroffenen Patienten gemeinsam ist eine Hypogammaglobulinämie, die im allgemeinen alle Immunglobulinklassen, seltener nur IgG, betrifft.* Gemäß der WHO-Klassifizierung unterscheidet man drei Formen: 1. solche mit Überwiegen eines intrinsischen B-Zell-Defekts; 2. solche mit Überwiegen von immunregulatorischen T-Zell-Defekten, gekennzeichnet durch a) einen Mangel an T-Helferzellen oder b) der Anwesenheit aktivierter T-Suppressorzellen; und 3. solche, bei denen Autoantikörper gegen T- und B-Zellen nachgewiesen werden können. Die meisten Patienten gehören der erstgenannten Gruppe an. Sie verfügen über eine *normale Zahl zirkulierender B-Zellen*, die Antigene erkennen und proliferieren, sich jedoch nicht zu Plasmazellen differenzieren können. Die B-Zellareale der lymphatischen Organe (insbesondere die Lymphfollikel der Lymphknoten, der Milz und des MALT) sind im histologischen Schnitt hyperplastisch. Das histologische Bild stützt demnach die Absicht, daß die B-Zellen als Folge eines Antigenkontakts zwar proliferieren, eine weitere Differenzierung jedoch ausbleibt. Die Symptome entsprechen denen eines Antikörpermangels – das heißt: Anfälligkeit gegenüber bakteriellen Infekten. Eine Infektion mit *Giardia lamblia*, einem Darmparasiten, wird häufig beobachtet und kann zu Sprue-ähnlicher Symptomatik führen. In verschiedenen Organen treten nicht verkäsende Granulome auf, deren Pathogenese bisher nicht bekannt ist.

Die Patienten mit variablem Immundefekt leiden häufig an Autoimmunkrankheiten, wie rheumatoide Arthritis und perniziöse sowie hämolytische Anämie. Lymphozytäre Neoplasien treten manchmal Jahre nach der Diagnose des Immundefekts auf.

Isolierter IgA-Mangel

Der isolierte IgA-Mangel ist mit einer Inzidenz von 1:600 ein häufig vorkommender Defekt, gekennzeichnet durch das *Fehlen von Serum- und sekretorischem IgA*. Das Leiden tritt entweder familiär oder – als erworbene Form – nach Toxoplasmose, Masern oder einer anderen Viruskrankheit auf. Im allgemeinen verursacht die Krankheit kaum Symptome, Spezialisten finden jedoch in fast allen Fällen irgendein Krankheitszeichen.[116]
Da IgA das wichtigste Immunglobulin in Sekreten darstellt, ist die Abwehr der Schleimhäute geschwächt, und Infektionen des Respirations-, Gastrointestinal- oder Urogenitaltrakts sind häufig. Die üblichen Symptome bestehen daher in rekurrierenden Infekten der oberen und unteren Luftwege sowie in rezidivierenden Durchfällen. Genaueren Untersuchungen zufolge weist eine Gruppe der Patienten mit der Diagnose eines isolierten IgA-Mangels zusätzlich erniedrigte Serumspiegel der IgG_2- und IgG_4-Subklassen und damit eine besonders ausgeprägte Infektanfälligkeit auf.[117] Bei allen Patienten mit IgA-Mangel treten zudem häufig respiratorische Allergien und eine Reihe von Autoimmunkrankheiten auf, besonders Lupus erythematodes und rheumatoide Arthritis. Gründe für die erhöhte Frequenz allergischer und autoimmuner Krankheiten sind nicht bekannt. Da sekretorisches IgA normalerweise eine wichtige Komponente der Schleimhautbarriere gegen das Eindringen fremder Antigene darstellt, kann man spekulieren, daß eine schlecht kontrollierte Aufnahme exogener Antigene im Organismus eine abnorme Immunantwort auslösen könnte.
Der Defekt beruht auf einer fehlerhaften oder ausbleibenden Differenzierung IgA-produzierender B-Zellen. Normalerweise erscheinen die ersten IgA-B-Lymphozyten im 12 Wochen alten Fetus, wobei diese unreifen Zellen zusätzlich IgM und IgD in ihrer Zellmembran exprimieren. Der Übergang zu reifen B-Zellen mit membranständigem IgA erfolgt im Zeitpunkt der Geburt, und Membran-IgM oder -IgD bleiben lediglich bei 10% der IgA-B-Zellen nachweisbar. Die meisten Patienten mit einem isolierten IgA-Mangel verfügen zwar über eine der Norm entsprechende Zahl von IgA-B-Zellen, von denen jedoch die Mehrheit den fetalen Phänotyp aufweisen, und die auch *in vitro* kaum zur Transformation zu IgA-produzierenden Plasmazellen gebracht werden können. Bei ungefähr 40% der Patienten sind im Blut Antikörper gegen IgA nachweisbar. Ob dieser Befund für die Entstehung des Leidens relevant ist, steht nicht fest, hingegen kommt ihm eine wichtige klinische Bedeutung zu: Eine Transfusion mit IgA-haltigem Blut oder Plasma kann schwere, manchmal tödlich verlaufende Formen eines anaphylaktischen Schocks auslösen.

Di George-Syndrom (Thymushypoplasie)

Dieses Beispiel eines selektiven T-Zell-Defekts beruht auf einer Entwicklungsstörung der dritten und vierten Schlundtaschen. Aus diesen Anlagen entwickeln sich im Normalfall der epitheliale Anteil des Thymus, die Parathyreoidea, ein Teil der «hellen Zellen» (C-Zellen) der Schilddrüse sowie der Ultimobranchialkörper. Die Patienten bringen keine zellulären Immunreaktionen zustande (wegen der Fehlentwicklung oder Anlagestörung des Thymus), leiden an einer Tetanie (wegen des Fehlens der Epithelkörperchen) und weisen kongenitale Herzfehler sowie Anlagestörungen der großen Gefäße auf. Entwicklungsstörungen zeigen sich auch in der Ausprägung von Mund, Ohren und Gesicht. Der Ausfall der zellgebundenen Immunität äußert sich in einer verminderten Zahl zirkulierender Lymphozyten und in einer deutlich geschwächten Abwehr gegen Virus- und Pilzinfekte. In den Fällen, bei denen eine normale Zahl von Blutlymphozyten nachgewiesen werden kann, zeigt sich, daß es sich fast ausschließlich um B-Zellen handelt. Dementsprechend weisen die T-abhängigen Zonen der Lymphknoten (diffuse Rindenzone) und der Milz (periarterioläre Lymphscheide) einen deutlich reduzierten Zellgehalt auf, während die Zahl der Plasmazellen in den lymphatischen Geweben sowie der Serumspiegel der Immunglobuline nicht vermindert sind.
Die Annahme, der Immundefekt dieses Syndroms sei eine direkte Folge einer Entwicklungsstörung des Thymus, wird durch einen teilweisen Behandlungserfolg durch Transplantation von fetalem Thymusgewebe oder von Thymusepithel zusätzlich gestützt. Das Leiden hat keine genetische Grundlage, es scheint vielmehr auf eine intrauterine Keimschädigung vor der achten Schwangerschaftswoche zurückzuführen zu sein. Berichte über Patienten mit einem «partiellen» Di George-Syndrom liegen ebenfalls vor: In diesen Fällen ist der Thymus sehr klein, weist aber keine histologisch feststellbaren Abnormitäten auf. Bei diesen Kindern verbessern sich die T-Zell-Funktionen allmählich, so daß im Alter von fünf Jahren mehrheitlich kein T-Zell-Defekt mehr nachweisbar ist.
Man kennt auch Fälle, bei denen schwere Mangelzustände der zellulären Immunfunktionen ohne begleitende Mißbildungen oder Symptome eines Epithelkörper-Defekts auftreten. Immunglobulinspiegel sind normal oder erhöht, manchmal findet sich ein selektiver Mangel einiger Isotypen. Dieses nicht sehr klar definierte Krankheitsbild wird manchmal als *Nézelof-Syndrom* bezeichnet.

Schwere kombinierte Immunmangelkrankheit («severe combined immunodeficiency syndrome», SCID)

Diese besonders schwere Form eines vererbten Immunmangelsyndroms ist gekennzeichnet durch Defekte der T-Zell-vermittelten *und* der humoralen Immunität. Das Leiden ist uneinheitlich sowohl hinsichtlich des Vererbungsmodus als auch in bezug auf die Ursachen der T- und B-Zell-Defekte. Man kennt einen autosomal rezessiven und einen geschlechtsgebundenen rezessiven Erbgang. Viele Patienten, die an der autosomal rezessiven Form von SCID leiden, weisen in ihren Zellen keine Adenosindesaminase (ADA) auf. Auf den Einfluß dieses Enzymdefekts in der Pathogenese immunologischer Fehlleistungen wird noch zurückzukommen sein.

Obwohl alle an SCID Erkrankten eine Beeinträchtigung der T- und B-Zell-Funktionen aufweisen, ist in der Regel die T-Zell-Immunität stärker vermindert. Bei den meisten Patienten stellt man eine ausgeprägte Lymphopenie mit dem Fehlen reifer T-Zellen fest. SCID-Knochenmarkszellen, die zusammen mit normalen Thymusepithelzellen oder einem Thymusextrakt inkubiert werden, zeigen keine Zeichen einer Differenzierung, was auf einen Vorläuferdefekt hinweist. Der Nachweis verbesserter T-Zell-Funktionen nach Thymustransplantation zeigt, daß der Defekt - zumindest bei einer Gruppe von SCID-Patienten – in der Unfähigkeit des eigenen Thymus liegen könnte, durch geeignete Signale die Differenzierung eingewanderter Vorläuferzellen auszulösen.[118] Offenbar liegen der verminderten T-Zell-Immunität zwei Mechanismen zugrunde: ein Stammzelldefekt und ein Thymusdefekt, der für die fehlende Differenzierung normaler Vorläuferzellen verantwortlich ist.

Die Hintergründe der Störung der humoralen Immunität sind ebenfalls heterogen. Patienten mit einem Stammzelldefekt weisen im Blut kaum reife B-Zellen auf, während bei anderen normale oder erhöhte Zahlen funktionsuntüchtiger B-Zellen gefunden werden. Die funktionelle Minderwertigkeit dieser B-Zellen wird wahlweise einem Mangel an T-Helferzellen, einem Übermaß an T-Suppressoraktivität oder einer Kombination der fehlerhaften T-Zell-Verteilung zugeschrieben.[119] Mit der Beobachtung, daß bei einer weiteren Gruppe von Patienten praktisch alle zirkulierenden Lymphozyten phänotypische und funktionelle Merkmale von NK-Zellen aufweisen[116], wird der Eindruck der Uneinheitlichkeit noch verstärkt.

Zusammenfassend kann festgehalten werden, daß SCID meist auf Defekten lymphoider Stammzellen beruht, wobei sowohl T- als auch B-Vorläuferzellen betroffen sind. Nicht unerwartet enthalten Lymphknoten, Milz, Tonsillen und Appendix praktisch keine Lymphozyten. Als pathognomonische Befunde gelten jedoch Anzeichen für einen ausgebliebenen oder unvollständigen Descensus des hypoplastischen, lymphozytenarmen und keine Hassall Körperchen enthaltenden Thymus aus der Halsregion in das vordere Mediastinum. Die Blutgefäße des Thymusrudimentes sind auffallend klein, was ebenfalls eher für eine Anlagestörung und gegen eine sekundäre Thymusinvolution spricht. Tatsächlich scheint der Thymus in seiner Entwicklung auf dem Stadium der sechsten bis achten Fetalwoche stehengeblieben zu sein. Die an SCID leidenden Säuglinge sind zu absolut keiner Immunreaktion befähigt – sie können keine Antikörper bilden, sie weisen in ihrem Blut nur geringe Mengen an IgG, jedoch weder IgM noch IgA auf. Sie sind außerstande, Transplantate abzustoßen oder eine Spättyp-Überempfindlichkeitsreaktion zu entwickeln. In der Regel sterben sie im ersten Lebensjahr an Infekten durch opportunistische Keime, wie *Pseudomonas, Candida* oder *Pneumocystis carinii*, oder durch Zytomegalo-, Varizellen- oder *Herpes simplex*-Viren. Bei einigen der Betroffenen kommt es zur Entwicklung einer GVH-Krankheit, die durch transplazentär in den kindlichen Organismus gelangte mütterliche T-Lymphozyten ausgelöst wurde. Da der SCID meist ein Stammzelldefekt zugrunde liegt, besteht die Behandlungsmethode der Wahl in einem Transplantat normaler Knochenmarkzellen. Ein vollständiger Aufbau der immunologischen Kompetenz wurde bei einigen Patienten nach einer Übertragung von Knochenmark eines Geschwisters beobachtet. Das Spenderknochenmark muß vollständig von reifen T-Zellen befreit werden, damit eine tödlich verlaufende GVH-Reaktion verhindert wird. Allerdings kann auch die Kontamination mit NK-Zellen, die ebenfalls allogene Knochenmarkszellen erkennen können, eine erfolgreiche Transplantation in Frage stellen.

Wie erwähnt, enthalten bei ungefähr der Hälfte der Patienten mit der autosomal rezessiven Form von SCID Erythrozyten und Leukozyten keine ADA. Dieses Enzym ist am Abbau von Adenosin zu Inosin und von Desoxyadenosin zu 2′-Deoxyinosin beteiligt. Ein ADA-Mangel führt zur intrazellulären Anhäufung von Desoxyadenosin und seiner Derivate, wie Desoxy-ATP, die für Lymphozyten toxisch sind.[120] Zusätzlich zur Knochenmark-Transplantation wurde deshalb in solchen Fällen eine therapeutische Transfusion von normalen, ADA-haltigen Erythrozyten versucht. Der Immunmangel konnte mit dieser Behandlung in einigen Fällen gemindert werden. Vielversprechender in dieser Hinsicht ist jedoch die Möglichkeit einer eigentlichen Gentherapie: das menschliche ADA-Gen wurde nämlich kloniert und erfolgreich in Kulturen von Primatenzellen eingeführt, wo es auch exprimiert wird. Offensichtlich könnte mit dem Einbringen des ADA-Gens in die Stammzellen des patienteneigenen Knochenmarks, gefolgt von der Reinfusion der transfizierten Zellen, der Schaden ohne die Gefahr einer GVH-Reaktion behoben werden. An der Realisierung dieser Möglichkeit wird gegenwärtig intensiv gearbeitet.

Immundefekt mit Thrombozytopenie und Ekzem (Wiskott-Aldrich-Syndrom)

Dieses Syndrom wurde als «merkwürdig», «rätselhaft» oder «verwirrend» bezeichnet, da für die damit verbundenen Immundefekte bisher keine einleuchtende Erklärung gefunden werden konnte. *Beim Wiskott-Aldrich-Syndrom handelt es sich um ein geschlechtsgebundenes rezessiv vererbtes Leiden, das durch Thrombozytopenie, Hautekzeme und ausgeprägter Anfälligkeit für rekurrierende Infekte gekennzeichnet ist und zum Tod im Kindesalter führt.* Der Thymus zeigt – zumindest zu Beginn der Krankheit – eine normale Morphologie. Im Blut und auch in peripheren lymphatischen Organen beobachtet man jedoch einen zunehmenden Verlust an Lymphozyten, insbesondere von T-Zellen, was sich funktionell durch einen teilweisen Defekt der zellulären Immunität äußert. Die Patienten weisen eine normale Impfreaktion gegenüber Tetanus- oder Diphtherietoxoiden auf, reagieren jedoch klassischerweise kaum auf eine Stimulation mit Polysaccharid-Antigenen. Serum-IgM-Spiegel sind niedrig, bei gewöhnlich normalen IgG-Werten und paradoxerweise erhöhten IgA- und IgE-Konzentrationen. Die Bereitschaft zur Entwicklung maligner Lymphome ist deutlich erhöht. Ob die Unfähigkeit zur Reaktion mit Polysaccharid-Antigenen auf Erkennungs- oder Verarbeitungsdefekten oder aber auf einem qualitativen Defekt der B-Zell-Funktion beruht, ist immer noch unklar. Gegenwärtig vermag keine Hypothese das Zusammentreffen aller Symptome zu erklären. Ein Stammzellersatz durch ein von T-Zellen befreites, dem Haplotyp entsprechendes Knochenmark-Transplantat führte bei einigen Patienten zur vollständigen Korrektur des immunologischen Defekts und des Plättchendefizits.

Immunmangel in Zusammenhang mit Defekten von Zellmembranbestandteilen

Viele Membran-assoziierte Proteine sind absolut essentiell für die Funktion von Leukozyten und Lymphozyten, die Zellkontakte voraussetzen (z.B. Phagozytose, Interaktionen zwischen T- und B-Zellen, T-Zell-Aktivierung). Viele dieser Funktionen sind an das Vorhandensein von HLA-Molekülen sowie einer Familie von Glykoproteinen gebunden, die als *Leukozyten-Adhäsionsmoleküle* bezeichnet werden.[121] Man kennt drei derartige Adhäsionsproteine: 1. *LFA-1 (lymphocyte function-associated antigen)* in der Membran von Lymphozyten, Monozyten und neutrophilen Granulozyten; 2. *Mac-1* (identisch mit dem Komplementrezeptor 3, der fixierte iC3b-Fragmente bindet) in der Membran von neutrophilen und eosinophilen Granulozyten sowie von Monozyten und NK-Zellen; und 3. *p150,95* auf allen Leukozyten. Jedes dieser Glykoproteine ist ein Dimer mit einer individuellen α-Untereinheit von 150 und einer bei allen identischen β-Untereinheit von 95 kDalton. Zwei Immunmangelsyndrome, die als Folge eines Defekts oder des Fehlens dieser Oberflächenproteine auftreten, sind erwähnenswert:

Das *Syndrom der nackten Lymphozyten* («bare lymphocyte syndrome») zeichnet sich dadurch aus, daß die Patienten an den Zelloberflächen keine HLA-Klasse-I-Antigene oder weder HLA-Klasse-I- noch Klasse-II-Antigene exprimieren. Wegen der Schlüsselrolle, die diese Antigene im Rahmen der Lymphozytenfunktionen spielen, führt ihr Fehlen zu Immundefekten verschiedener Ausprägung. Kennzeichnend ist eine Verminderung humoraler und zellulärer Immunfunktionen, zusammen mit einer zu erwartenden Anfälligkeit für bakterielle, virale oder Pilz-Infekte. Die lymphatischen Organe sind hypoplastisch, die Lymphozytenzahl im Blut ist jedoch kaum erniedrigt.

Ein *Mangel an Lymphozyten-Adhäsionsprotein* ist Folge einer vererbten Biosynthesestörung der β-Untereinheit der Leukozyten-Adhäsionsmoleküle.[122] Da die β-Unterheinheiten von LFA-1, Mac-1 und p150,95 identisch sind, wird keines dieser Glykoproteine in Membranen von Lymphozyten, Granulozyten oder Monozyten exprimiert. Die betroffenen Patienten leiden an rekurrierenden bakteriellen Infekten und verzögerter Wundheilung. Die durch T- und NK-Zellen vermittelte Zytotoxizität ist vermindert, und die Interaktionen zwischen T- und B-Lymphozyten im Rahmen der humoralen Immunität sind gestört. Obschon diese Krankheit äußerst selten vorkommt, zeigt sie doch die Bedeutung auf, die der Familie der Leukozyten-Adhäsionsmoleküle auch *in vivo* zukommt.

Genetische Störungen des Komplementsystems

Genetisch fixierte Mangelzustände von Komplementproteinen gehören zu den primären Immundefekten, obschon – im Gegensatz zu den übrigen Formen dieser Gruppe – keine primären Defekte des lymphatischen Systems vorliegen. Die verschiedenen Komponenten des Komplementsystems spielen jedoch bei entzündlichen oder immunologischen Prozessen eine entscheidende Rolle. Ein selektives Fehlen einer Komplementkomponente kann – ähnlich wie der selektive Mangel einer Einzelkomponente des Immunsystems – die Anfälligkeit für bestimmte Krankheiten erhöhen. In der Regel wirken sich Komplement-Mangelzustände, insbesonderen ein C3-Mangel, in einer erhöhten Inzidenz bakterieller Infekte aus, und bei C2-Mangel beobachtet man ein erhöhtes Risiko für die Entstehung von Kollagenosen. Ein Mangel an Komponenten, die in der klassischen Aktivierungskette spät aktiviert werden (C5 bis C8), bewirkt eine auffällige Abwehrschwäche gegen Neisserien (Gonokokken, Meningokokken). Bisher wurden genetische Defekte praktisch aller Komponenten sowie von zwei Inhibitoren des Komplementsystems beschrieben.[123, 124] Einige dieser Mangelzustände sind erstaunlich häufig: ein C2-Mangel wird beispielsweise mit einer Frequenz von ungefähr 1% der Gesamtbevölkerung beobachtet.

Erworbenes Immunmangelsyndrom (AIDS)

Im Juni des Jahres 1981 berichtete das Center for Disease Control (CDC) der USA über die Erkrankung von fünf jungen homosexuellen Männern aus der Gegend von Los Angeles an einer Infektion mit *Pneumocystis carinii.* Bei zwei dieser Patienten verlief die Erkrankung tödlich. Dieser Bericht markiert die ersten Fälle einer epidemisch auftretenden Krankheit, deren auffälligste Zeichen eine ausgeprägte Abwehrschwäche gegenüber opportunistischen Keimen, das Auftreten bestimmter Neoplasmen (speziell Kaposi Sarkom) und eine häufige Mitbeteiligung des ZNS waren – eine Krankheit, die mittlerweile als «acquired immunodeficiency syndrome» (AIDS) weltweite Aufmerksamkeit und Sorge weckte. Mitte 1988 waren in den USA mehr als 55000 AIDS-Patienten gemeldet. Aufgrund serologischer Befunde schätzt man, daß ungefähr 1,5 Millionen Menschen mit dem Erreger von AIDS infiziert sind.[125] Angesichts eines Problems dieser Größe erstaunt es nicht, daß die Zahl von Publikationen und Berichten über AIDS exponentiell zunimmt. An dieser Stelle fassen wir lediglich die wichtigsten epidemiologischen, ätiologischen, immunologischen und klinischen Eigenheiten dieser modernen Seuche zusammen. Man muß sich allerdings bewußt sein, daß viele Feststellungen spätestens im Moment der Drucklegung bereits überholt sein werden.[126, 127, 128]

Epidemiologie. Ursprünglich definierte das CDC AIDS als «eine Krankheit, die häufig mit einem Defekt der zellulären Immunität einhergeht, und die bei Individuen auftritt, bei denen eine Ursache für die Resistenzverminderung unbekannt ist». Diese Definition hat zwar für epidemiologische Studien und die Krankheitsüberwachung eine gewisse Gültigkeit bewahrt. Sie berücksichtigt aber die mittlerweile erwiesene Rolle der «human immunodeficiency»-Viren (HIV) in der Pathogenese von AIDS ebensowenig wie die Tatsache, daß sich eine HIV-Infektion mit einer Symptomatik manifestieren kann, die in der ursprünglichen Beschreibung nicht enthalten ist. Unter Würdigung neuerer Entwicklungen und mit dem Ziel, allgemeingültige Normen für die Diagnose von AIDS und anderen HIV-assoziierten Syndromen aufzustellen, schlug das CDC eine revidierte Klassifizierung vor (gültig ab 1. 1. 1988), in der drei Kategorien von HIV-Infektionen unterschieden werden[129]:

Gruppe I: HIV-Infektionen mit Auftreten gesicherter Sekundärinfektionen oder maligner Neoplasmen. Die entsprechenden Folgeinfektionen, an denen die betroffenen Patienten dieser Gruppe erkranken, sind in Tab. 5.12 zusammengestellt. In diese Gruppe gehören auch die Patienten mit dem Vollbild von AIDS.

Gruppe II: HIV-Infektionen mit Auftreten bestimmter Krankheiten, jedoch unter Ausschluß der Sekundärinfekte und der Neoplasmen der Gruppe I. Dieser Gruppe gehören Patienten an, die früher als an «Prä-AIDS» oder an «AIDS-related complex» (ARC) leidend bezeichnet wurden.

Gruppe III: HIV-Infektionen, die weder der Gruppe I noch der Gruppe II zugeordnet werden können. Eingeschlossen sind demnach bestimmte Äußerungen einer HIV-Infektion wie beispielsweise eine akute Lymphadenitis, eine aseptische Enzephalomeningitis oder ein Mononukleose-ähnliches Syndrom.

Das Gesamtspektrum der HIV-Infektionen ist noch nicht bekannt. Deshalb erscheint es mehr als wahrscheinlich, daß mit zunehmenden klinischen und experimentellen Erkenntnissen dieses Klassifizierungsschema laufend modifiziert werden wird.

Der Ausbruch der AIDS-Epidemie wurde in den USA beschrieben. Dieses Land weist immer noch rund 70% aller gemeldeten Fälle auf. Das Auftreten der Krankheit wurde bisher in mehr als 100 Ländern registriert.[130] Epidemiologische Untersuchungen haben bisher fünf Gruppen identifiziert, bei denen AIDS vor allem auftritt. In der Schweiz verteilten sich 1991 die gemeldeten Fälle in folgender Weise auf diese Gruppen:

1. *Homo- Bisexualität bei Männern* 36%
2. *Abhängigkeit von intravenösen Drogen* 43%
3. *Empfänger von Gerinnungsfaktoren zur Behandlung einer Hämophilie* 0,5%

Tab. 5.12: Ausgewählte Sekundärinfektionen und neoplastische Krankheiten bei AIDS-Patienten

Infektionen mit Protozoen und Helminthen
Kryptosporidiose oder Isosporidiose (Enteritis)
Pneumozystose (Pneumonie oder Systeminfektion)
Toxoplasmose (Pneumonie oder ZNS-Befall)
Strongyloidose (Pneumonie, ZNS-Befall oder systemische Infektion
Pilzinfektionen
Candidiasis (Mundhöhle, Lunge, Haut und Nägel oder disseminiert)
Kryptokokkose (ZNS-Befall)
Kokzidioidomykose (dissemniert)
Histoplasmose (disseminiert)
Weitere opportunistische Mykosen
Bakterielle Infektionen
Mykobakteriosen («atypische», z.B. *M. avium-intracellulare; M. tuberculosis*-Infektion)
Nokardiose (Pneumonie, Meningitis, disseminiert)
Salmonelleninfektionen
Virale Infektionen
Zytomegalovirus (Lungen-, Darm- oder ZNS-Infektion)
Herpes simplex-Virus (lokal oder disseminiert)
Varizella zoster-Virus (lokal oder disseminiert)
Progressive multifokale Leukoenzephalopathie
Maligne Neoplasien
Burkitt-Lymphom
Kaposi-Sarkom
Immunoblastisches Lymphom (Non-Hodgkin B-Zell-Lymphom)
ZNS-Lymphome

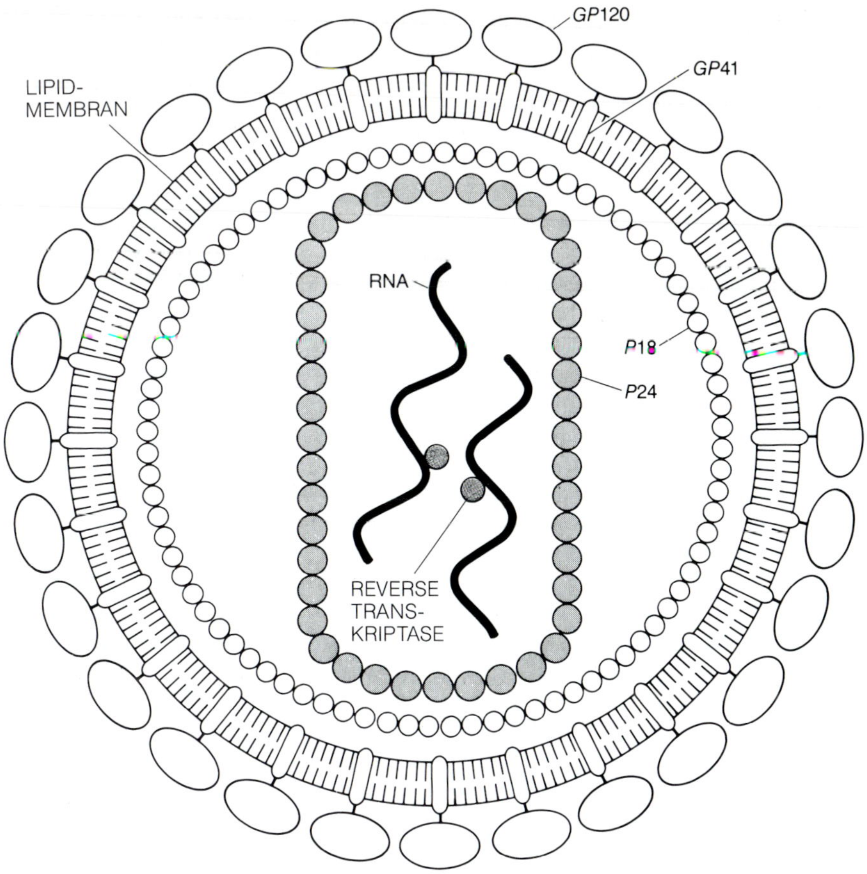

Abb. 5.48: Das HIV Virion ist eine Kugel mit einem Durchmesser von etwa 1000 Angström (10^{-4} mm). Die äußere Membran besteht aus einer Lipiddoppelschicht, die von der Membran der Wirtzelle stammt. Glykoproteine sind knopfartig in die Membran eingelagert. Jedes Glykoprotein besteht aus zwei Komponenten: *gp*41 sitzt in der Membran, *gp*120 ragt vor. Die aus Membran und Proteinen bestehende Hülle umgibt den Kern, der aus den Proteinen *p*24 und *p*18 besteht. Im Kern befindet sich die virale RNA sowie mehrere Kopien des Enzyms reverse Transkriptase. (Nach Gallo, R.C.: The AIDS virus. Sci. Am. *256*: 46, 1987.)

4. *Übrige Empfänger von Blut oder Blutprodukten* 1,3%
5. *Heterosexuelle Kontakte* 17%

Ungefähr 3% aller AIDS-Patienten gehören keiner der genannten Gruppen an, und der Übertragungsmodus konnte nicht ermittelt werden. Die Epidemiologie von AIDS in Afrika unterscheidet sich grundsätzlich von den für die USA und andere Länder beschriebenen Mustern. Dies könnte mit der in Afrika vorherrschenden heterosexuellen Übertragungsart zusammenhängen.[130]

HIV. Heute gilt als gesichert, daß AIDS durch ein Virus verursacht wird, das zunächst unter der Bezeichnung HTLV-III, LAV oder ARV bekannt wurde, nun aber «human immunodeficiency virus» (HIV) genannt wird. Kenntnisse über die Struktur des Virus tragen wesentlich zum Verständnis seiner Pathogenität bei.[127, 131, 132]

HIV wird der Familie der humanen Retroviren zugeordnet, der auch das humane T-Zell-Leukämie-Virus-I (HTLV-I) angehört. Beide Viren besitzen einen Tropismus für das CD4-Molekül, weshalb CD4+-T-Lymphozyten wichtige Zielzellen der Infektion darstellen. Trotz dieser Ähnlichkeit bestehen wichtige molekularbiologische Unterschiede zwischen den humanen Retroviren, die aus diesen Gründen je einer von zwei Untergruppen zugeteilt werden: 1. Zu den *transformierenden Retroviren* gehören HTLV-I und II. Der Prototyp dieser Untergruppe, HTLV-I, ist nicht zytolytisch, sondern löst eine neoplastische Transformation der Zielzelle aus, was zu einer T-Zell-Leukämie führt. Die Leukämieviren der Mäuse, Ratten, Katzen und Rinder besitzen ähnliche Eigenschaften. 2. HIV-1 sowie HIV-2 werden den *zytopathogenen Retroviren* zugeordnet. Im Gegensatz zu den transformierenden Typen bewirken diese Retroviren eine Zytolyse der T-Zellen. Anstelle einer Neoplasie lösen sie einen schweren Immundefekt aus. Aufgrund der Morphologie, der Genstruktur und ihres biologischen Verhaltens sind die HIV der Lentivirus-Familie der tierischen Retroviren näher verwandt als den transformierenden humanen Retroviren. Beispiele dieser tierischen Lentiviren sind das Visna-Virus des Schafes, das Virus der infektiösen Anämie des Pferdes, das Virus des Katzen-AIDS und das «simian T-cell leukemia virus-III» (STLV-III oder SIV). Alle Viren dieser Gruppe sind gekennzeichnet durch ihre zytopathogene Wirkung *in vitro* und durch die Auslösung einer langsam progredienten, zum Tode führenden Krankheit in ihren Wirtspezies.[133]

Wie die meisten C-Typ-Retroviren besitzt das HIV-1-Virion Kugelform und enthält ein elektronendichtes «core» («Innenkern»), das eine aus der Zellmembran der Wirtszelle bestehende Lipidhülle umgibt. Das «core» enthält verschiedene Proteine, zwei Stränge genomischer RNA und das Enzym «reverse Transkriptase», das für alle Retroviren charakteristisch ist (Abb. 5.48). In der Virushülle verankert finden sich die beiden viralen Glykoproteine gp 120 und gp 41. Wie wir sehen werden, ist das oberflächliche gp 120 für den Kontakt mit der Zielzelle von wesentlicher Bedeutung. Die Struktur des proviralen Genoms von HIV-1 wurde intensiv untersucht.[131, 132, 134] Auf einer Länge von ungefähr 10 Kilobasen befinden sich die Gene, die für die «core»-Proteine *(gag)*, die reverse Transkriptase *(pol)* sowie für die Hüllenproteine *(env)* kodieren (Abb. 5.49). *Zusätzlich zu diesen drei Standard-Genen eines Retrovirus besitzt HIV mindestens fünf weitere Gene*, von denen einige im Sinne einer Regelfunktion die Pathogenität beeinflussen dürften. In Abb. 5.49 sind die relative Position und die möglichen Funktionen vier dieser Gene aufgezeichnet *(vif, tat III, rev* und *nef)*. Vom fünften Gen *(vpr)* kennt man zwar die Position, seine Funktion ist jedoch noch unbekannt.[135, 136] Eine ausführliche Beschreibung der funktionellen Bedeutung dieser für HIV spezifischen Gene würde zu weit führen. Dennoch darf darauf hingewiesen werden, daß es sich bei *tat III und rev* um wirkungsvolle Regulatoren handelt, die für eine optimale Transkription und Translation viraler Strukturgene sorgen.[137] Man dürfte daher annehmen, daß die Produkte dieser Gene ausgezeichnete Zielstrukturen für mögliche Medikamente gegen HIV darstellen.

Ätiologie und Pathogenese *Mit HIV-1 scheint das ätiologische Agens von AIDS isoliert worden zu sein.*[131, 138] Das Virus wurde wiederholt in Lymphozyten, Samenflüssigkeit, Vaginalsekret, Speichel, Milch, Tränen, Urin, Serum und Liquor von AIDS-Patienten oder von Angehörigen einer der Gruppen mit Risikoverhalten nachgewiesen. Mehr als 90% der AIDS-Patienten weisen Antikörper gegen HIV-Hüllen- oder «core»-Proteine auf. Weder Virus noch Antikörper konnten je in gesunden Kontrollpopulationen gefunden werden. Anti-HIV-Antikörper werden in der Regel mit einer ELISA-Technik nachgewiesen, wobei der positive Nachweis einer Bestätigung im spezifischeren Western-Blot bedarf. Kreuzreaktionen sind nur mit SIV («simian immunodeficiency virus») bekannt, das ein ähnlich organisiertes Genom wie HIV-1 aufweist und eine AIDS-ähnliche Krankheit unter Makaken auslöst.

In den folgenden fünf Abschnitten wird zusammenfassend über die Übertragungsmöglichkeiten, die Infektion von Lymphozyten und Monozyten, den ZNS-Befall, die Beeinträchtigung der Immunfunktionen sowie den Verlauf der HIV-Krankheit berichtet.[126, 127, 133] Die meisten Unterlagen stammen aus Studien über HIV-1, dem weltweiten Verursacher von AIDS. HIV-2 ist verantwortlich für eine ähnliche Krankheit, die bisher hauptsächlich in Westafrika auftrat.[130, 139] Von Interesse dürfte sein, daß HIV-2 mit SIV eine größere Sequenzhomologie aufweist (70%) als mit HIV-1 (40%), was auf eine gemeinsame Abstammung von HIV-2 und SIV hinweisen könnte.

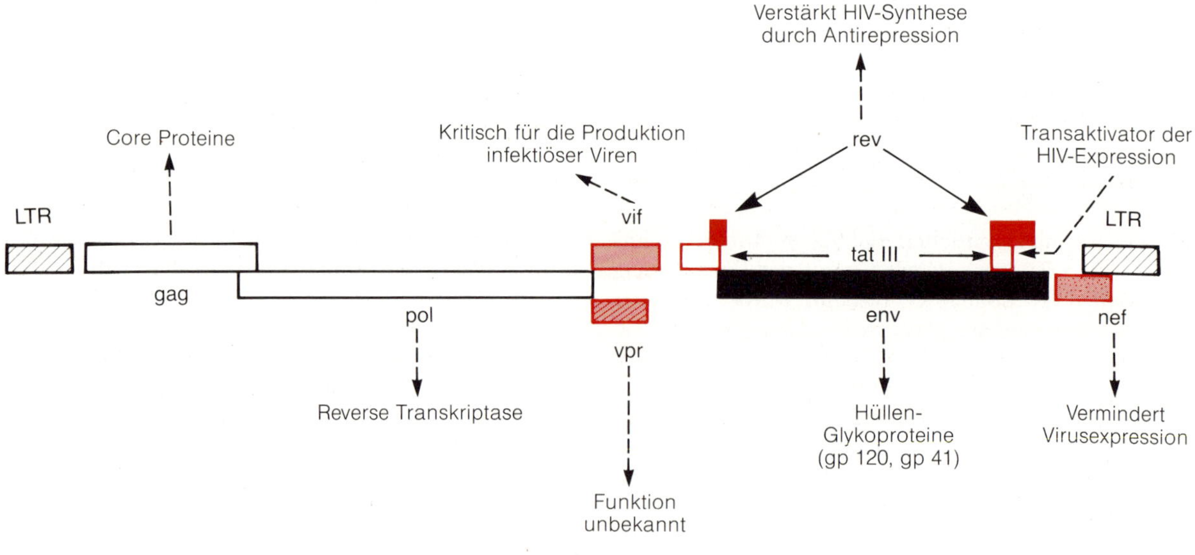

Abb. 5.49: Provirales Genom von HIV. Aufgezeichnet sind acht identifizierte HIV-Gene und ihre Funktionen. Die rot markierten Gene wurden nur bei HIV nachgewiesen, die restlichen finden sich bei allen Retroviren. (Modifiziert nach Fauci, A.S.: The human immunodeficiency virus: infectivity and mechanism of pathogenesis. Science *239*: 617, 1988.)

● **Übertragung von HIV-1.** Die Übertragung von HIV-1 geschieht über einen oder mehrere von drei Wegen: *Geschlechtsverkehr, Inokulation in die Blutzirkulation oder Übertritt von der infizierten Mutter auf das Kind.*

Die *sexuelle Übertragung* ist der weitaus häufigste Infektionsmodus. Da ursprünglich die meisten Patienten in den USA homo- oder bisexuelle Männer waren, wurde das Virus vor allem beim homosexuellen Geschlechtsverkehr unter Männern weiter verbreitet. Das Risiko einer Ansteckung steigt mit der Zahl der Geschlechtspartner und mit der Häufigkeit des analen Verkehrs. Die Übertragung erfolgt durch HIV-haltige Lymphozyten in der Seminalflüssigkeit, und das Virus gelangt über die Rektumschleimhaut in den Organismus des Partners.[140] Die heterosexuelle Übertragung spielte (und spielt) außerhalb der USA und außerhalb der homosexuellen Szene eine bedeutende Rolle, und in der jüngsten Vergangenheit nahm auch in den USA die Zahl der Fälle mit nachgewiesener heterosexueller Ansteckung schneller zu als diejenige aller übrigen Übertragungsmöglichkeiten. Eine heterosexuelle Übertragung ist beispielsweise gut dokumentiert für die weiblichen Sexualpartner von i.v.-Drogenabhängigen, von Hämophilen und von bisexuellen Männern, die bereits an AIDS erkrankt sind oder ein hohes Erkrankungsrisiko aufweisen. Offensichtlich dringt das HIV auch über die Vaginalschleimhaut ein. Die heterosexuelle Übertragungskette bricht vor allem im Drogenmilieu nicht ab, und die Inzidenz einer HIV-Infektion ist gewöhnlich an den Orten am höchsten, wo die Prävalenz der Drogenabhängigkeit hoch ist.

Im Gegensatz zu den Erfahrungen in den USA und in Europa scheint in Afrika die homosexuelle Übertragung eine untergeordnete Rolle zu spielen. Folgende epidemiologische Daten stützen diese Ansicht:

- Das Geschlechtsverhältnis der AIDS-Fälle liegt in Afrika praktisch bei 1:1, während es in den USA 12:1 zugunsten der Männer beträgt.
- Das Risiko einer HIV-Infektion in Zentral- oder Ostafrika hängt direkt von der Anzahl heterosexueller Partner, vom Kontakt mit Prostituierten sowie von der eigenen Anamnese bezüglich Geschlechtskrankheiten ab. Unter den Prostituierten in diesen Gegenden liegt die Prävalenz einer HIV-1-Infektion zwischen 25 und 88%!
- Die höchste Rate der HIV-1-Infektionen findet sich bei Angehörigen der sexuell aktiven Altersgruppen.
- Am allerwichtigsten scheint der Umstand zu sein, daß bei 90% der afrikanischen AIDS-Patienten kein Risikoverhalten (Homosexualität, intravenöser Drogenmißbrauch) festgestellt werden konnte.

Obschon weltweit an der Möglichkeit einer Übertragung vom Mann zur Frau nicht mehr gezweifelt werden kann, sind weder Risiko noch Häufigkeit einer Übertragung von der Frau zum Mann bekannt. HIV-1 wurde in Vaginal- und Zervikalsekreten sowie in Monozyten und Endothelzellen der zervikalen Submukosa nachgewiesen.[142] Eine Übertragung von der Frau zum Mann scheint demnach durchaus möglich zu sein. Aus unbekannten Gründen ist dieser Übertragungsmodus in den USA eher selten[143, 144], während er in Afrika der weitaus häufigste zu sein scheint.[145]

Eine *parenterale Übertragung* von HIV spielt in den drei Gruppen der i.v.-Drogenabhängigen, der mit Faktor VIII behandelten Hämophilen sowie der zufälligen Empfänger einer infizierten Blutkonserve eine Rolle. Die Drogenkonsumenten stellen den größten Anteil, und in dieser Gruppe ist eine Kontrolle der Infektion fast nicht möglich. Die Übertragung erfolgt über ausgeliehene Nadeln, Spritzen oder weitere Hilfsmittel, die durch HIV-haltiges Blut kontaminiert sind. Die Gruppe der Drogenabhängigen ist auch epidemiologisch von zentraler Bedeutung, da sie mit ihrer heterosexuellen Aktivität für die Verbreitung von HIV-1 in der erwachsenen Bevölkerung sorgt.

AIDS kann bereits durch einen einzigen Beutel HIV-kontaminierten Blutes ausgelöst werden. Eine Ansteckung erfolgt jedoch häufiger durch die Transfusion von Blutbestandteilen, die aus einem größeren Spenderpool isoliert wurden, wie der Fall von Hämophilen zeigt, die durch Faktor-VIII-Konzentrate infiziert wurden. Eine Bluttransfusion stellt natürlich einen äußerst wirkungsvollen Übertragungsmechanismus dar, und man schätzt, daß um die 90% der Empfänger kontaminierten Blutes an einer HIV-Infektion erkranken.[126] Seit 1985 haben das rigorose Testen der Blutspenden auf HIV-Antikörper, die Hitzeinaktivierung des Virus bei der Herstellung von Gerinnungspräparaten sowie der Ausschluß von Spendern mit Risikoverhalten die Gefahr einer Ansteckung durch Blut und Blutprodukte drastisch gemindert. Ein sehr kleines Risiko bleibt allerdings bestehen, und zwar aus folgenden zwei Gründen: 1) Die Nachweisteste für HIV-Antikörper sind nicht unfehlbar; ein falsch negatives Resultat ist zwar sehr selten (4 bis 5 pro Million getesteter Blutspender), kann aber vorkommen. 2) Nach einer HIV-1-Infektion dauert es zwischen drei und 17 Wochen, bis nachweisbare Antikörper im Blut erscheinen; während dieser Zeitperiode («Gefahrenfenster») kann also auch seronegatives Blut infektiös sein.[146]

Schließlich ist auch eine *perinatale Übertragung* am Ende der Schwangerschaft bei oder unmittelbar nach der Geburt denkbar. Die Infektion *in utero*, mit transplazentarem Übertritt des Virus auf das Kind, ist gut dokumentiert.[147] Andere Übertragungswege sind auch möglich, wie beispielsweise Kontakt mit mütterlichem Blukt oder anderen virushaltigen Flüssigkeiten während der Geburt sowie die Ansteckung über die Muttermilch. Genaue Schätzungen der Rate einer perinatalen Übertragung fehlen, da das Serum der Kinder von HIV-Infizierten mütterliche Antikörper enthalten und eine Diagnose nicht allein aufgrund der Serologie erfolgen kann. Auch in Unkenntnis genauer Zahlen oder

des exakten Übertragungsweges besteht kein Zweifel daran, daß in den USA von ungefähr 80% der an AIDS erkrankten Kinder mindestens ein Elternteil an einer HIV-Infektion leidet.
Wegen der katastrophalen Prognose von AIDS besteht in der Öffentlichkeit und beim ärztlichen sowie beim Pflege- und Laborpersonal größte Besorgnis über die Möglichkeit einer Ansteckung durch HIV auch ohne Risikoverhalten. Eine ganze Reihe von Studien (zusammengefaßt in [126] und [127]) zeigt, daß das Virus ausschließlich durch sexuelle Kontakte oder parenteral übertragen wird, und das auch innerhalb einer Familiengemeinschaft (wo die Haushaltsmitglieder Betten, Toiletten, Küchen und Eßgeräte gemeinsam benützen). Das Risiko einer Ansteckung während der Behandlung und Pflege eines HIV-1-infizierten Patienten oder im Umgang mit infektiösen Körperflüssigkeiten ist gering. Das CDC verfügte Mitte 1988 über die Daten von insgesamt 15 Personen, die sich während der Ausübung ihres Berufes im Gesundheitswesen und ohne nachweisbares Risikoverhalten eine HIV-1-Infektion zuzogen. In praktisch jedem Fall handelte es sich um eine parenteral erworbene Infektion durch Nadelstiche oder Kontakt kontaminierten Materials mit geschädigter Haut. Gegenwärtig wird das Risiko einer Serokonversion nach einem unfallmäßigen Nadelstich mit 0,5% geschätzt, und Risikoschätzungen für andere Expositionsarten sind noch niedriger.[125] Obwohl das Wissen um das geringe Risiko einer berufsbedingten HIV-Infektion beruhigend ist, muß mit allem Nachdruck auf das Einhalten der Sicherheitsvorschriften für Angestellte im Gesundheitsbereich hingewiesen werden.[148]

● **HIV-Infektion von Lymphozyten und Monozyten.** Der zunehmende Verlust an CD4+-T-Helferzellen bestimmt die Pathogenese von AIDS. Die Besprechung der Infektion und Zerstörung von CD4+-T-Zellen wird daher der Erörterung der Monozyten-Infektion vorangestellt (Abb. 5.50).
Beim CD4-Molekül handelt es sich ohne Zweifel um einen hochaffinen Rezeptor für HIV-1, HIV-2 sowie das verwandte SIV (STLV-III). Die Infektion wird durch die Bindung des Hüllen-Glykoproteins gp120 mit dem CD4-Molekül eingeleitet, und es folgt die Virusaufnahme in die Zelle. Dies erklärt den selektiven Tropismus von HIV für CD4+-T-Lymphozyten und für weitere, mit CD4 ausgestattete Zellen, allen voran Monozyten/Makrophagen. Die molekularen Mechanismen, die diesem initialen Schritt im Lebenszyklus von HIV zugrunde liegen, sind Gegenstand intensiver Forschungsarbeit. Insbesondere gilt das Interesse einer genauen Analyse der HIV-Bindungsdomänen auf dem CD4-Protein[149] und der Lokalisation der CD4-Bindungsstellen des HIV-gp120.[150] Diese Kenntnisse würden die Entwicklung von therapeutischen Strategien erlauben, die über eine Verhinderung der Interaktionen zwischen CD4 und gp120 die HIV-Infektion begrenzen oder gar verhindern könnten.
Im Innern der Zelle wird das aufgenommene Virusgenom durch die reverse Transkriptase in provirale DNA umgeschrieben und in das Wirtsgenom eingebaut. Die Transkription dieser Provirus-DNA führt zur Bildung genomischer RNA und «messenger»-RNA; die HIV-Proteine entstehen schließlich als Folge der Translation der viralen RNA. Einige dieser viralen Bestandteile, wie *tatIII*, *rev* und *vif*, besitzen die bereits erwähnte regulatorische Funktion. Andere, wie die Produkte der *env*-, *pol*- und *gag*-Gene, werden mit der genomischen RNA zusammengebaut, und das komplettierte Virion ist bereit, sich durch Sprossung von der Zellmembran abzulösen. *Sehr wichtig ist die Tatsache, daß die Schritte nach der Integration der proviralen DNA in das Wirtsgenom erst im Moment einer Aktivierung der infizierten Zelle (z.B. die Antigen-Stimulation einer T-Helferzelle) eingeleitet werden.* In einer inaktiven Zelle bleibt der virale Lebenszyklus im Stadium der Genom-Integration und die Infektion in der *Latenzphase*. Dieses Latenzphänomen hat einen entscheidenden Einfluß auf den klinischen Verlauf der HIV-Infektion.
Das Schlüsselereignis in der Entstehung von AIDS besteht in einem zunehmenden Defizit an CD4+-T-Zellen. Allerdings ist noch völlig unklar, auf welche Weise die T-Zellen zugrunde gehen. Verschiedene Möglichkeiten, die mindestens durch einige experimentelle Daten gestützt werden, stehen zur Diskussion[151]:

● Eine Eigenart von HIV, die bei den übrigen Retroviren kaum gefunden wird, besteht in der Akkumulation großer Mengen von nicht-integrierter Provirus-DNA in der Wirtszelle. Erfahrungen mit andern Virussystemen deuten darauf hin, daß diese Anhäufungen zum Zelltod führen können, wobei uns jedoch die verantwortlichen Mechanismen schleierhaft sind.

● Die Auslösung des Zelltodes scheint in engem Zusammenhang mit den Interaktionen zwischen CD4 und viralen Glykoproteinen zu stehen. Dies wird durch die Beobachtung gestützt, daß CD4+-Monozyten/Makrophagen zwar ebenfalls durch HIV infiziert werden, sich jedoch gegenüber zytopathischen Effekten des Virus weitgehend refraktär verhalten. Da die Dichte der CD4-Moleküle auf Monozyten bedeutend geringer ist als auf T-Zellen, scheint es möglich, daß die auf der Oberfläche der Zielzelle zur Verfügung stehende Menge an CD4 den zytopathischen Effekt von HIV bestimmt.

● Die Fusion infizierter Zellen zu Synzytien (Riesenzellen) könnte ebenfalls einen Mechanismus des Zelluntergangs darstellen. In Gewebekulturen bindet sich gp120 auf der Zellmembran infizierter Zellen mit dem CD4 nichtinfizierter T-Zellen. Diese Bindung löst eine Zellfusion aus, nach der die fusionierten Zellen anschwellen und meist innerhalb von 24 Stunden sterben.

● Von der Membran infizierter Zellen exprimiertes oder an die Oberfläche von CD4+-Zellen angelagertes *env*-Glykoprotein (gp120) kann Autoimmunreaktionen auslösen.

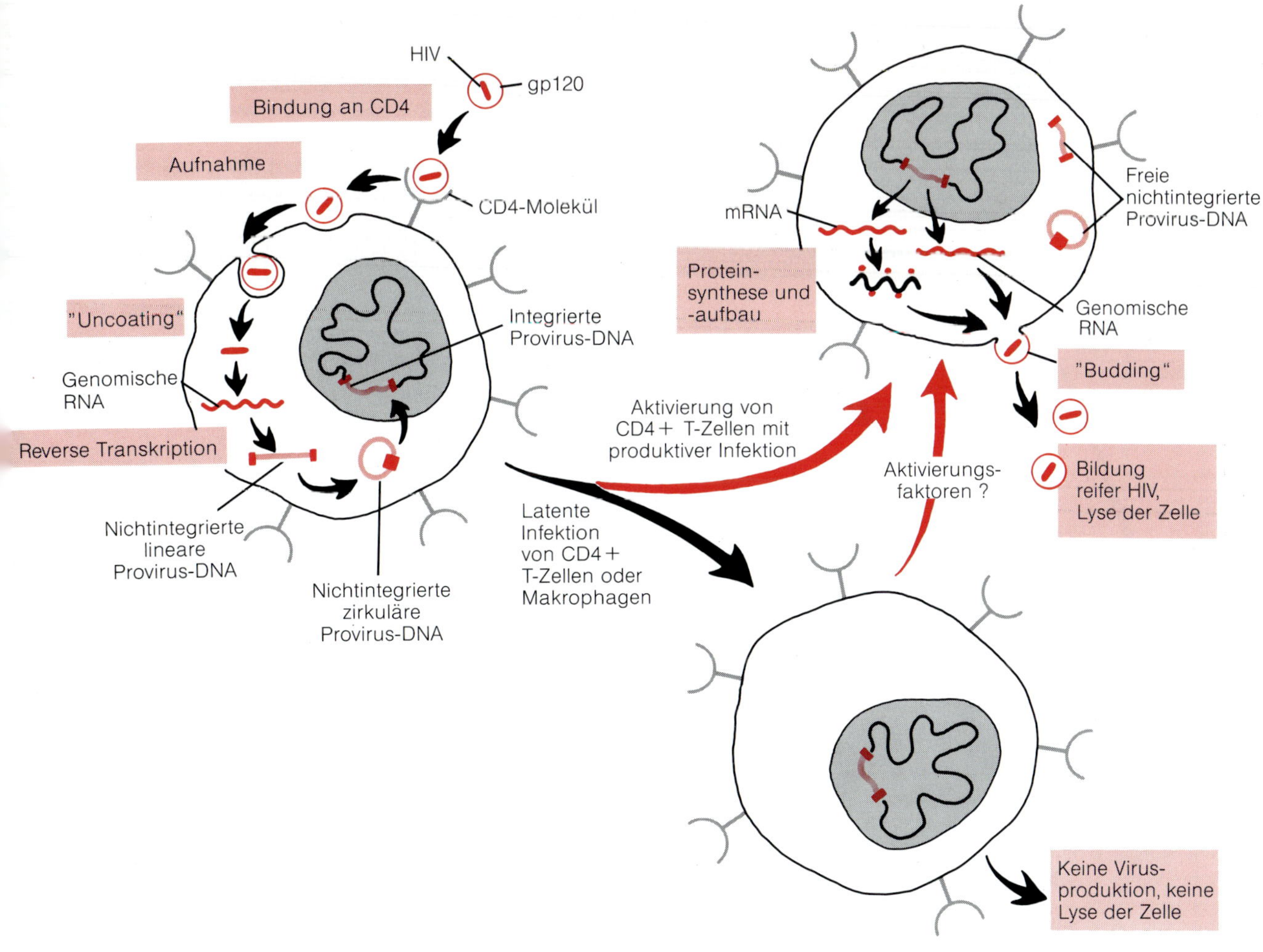

Abb. 5.50: Lebenszyklus von HIV. CD4+ Zielzellen (T-Lymphozyten, Makrophagen) werden infiziert. Die produktive Infektion (oben rechts) hat zytopathische Auswirkungen; latent infizierte Zellen (unten rechts) überleben längere Zeit mit dem im Genom inkorporierten Virus. (Modifiziert nach Fauci, A.S.: The human immunodeficiency virus: infectivity and mechanism of pathogenesis. Science *239*: 617, 1988.)

Lediglich ein winziger Bruchteil der im Blut von AIDS-Patienten zirkulierenden Zellen exprimieren virale mRNA oder Hüllenproteine (in der Größenordnung von $1:10^5$). Deshalb wurden außer einer direkten Zytolyse weitere Mechanismen zur Erklärung des markanten T-Zell-Mangels erwogen. Beispielsweise wäre es möglich, daß CD4+-T-Zell-Vorläufer, deren Zahl sehr klein sein soll, bereits durch HIV infiziert werden, was die Produktion reifer CD4+-T-Zellen beeinträchtigt. Spekulationen überwiegen bei weitem konkrete Daten. Auch diese Tatsache ist eine der vielen Besonderheiten der HIV-Infektion, die einer Erklärung bedürfen.
Neben einem quantitativen Verlust an CD4+-T-Zellen treten auch qualitative Defekte auf. Am besten bekannt ist die Unfähigkeit infizierter CD4+-Lymphozyten, mit Antigen zu reagieren, das von gesunden, HLA-kompatiblen, Antigen-präsentierenden Zellen angeboten wird. Dieser Defekt ist schon in sehr frühen Phasen einer HIV-Infektion nachweisbar, nämlich bereits vor dem Manifestwerden eines Defizits an CD4+-T-Zellen. Auch für dieses Phänomen existieren verschiedene Erklärungsvorschläge. Zu Beginn der Infektion kommt es zur Aufnahme des CD4-HIV-Komplexes in die Zelle. Der infizierte T-Lymphozyt besitzt in dieser Phase an seiner Zellmembran keine CD4-Moleküle. Auch wenn die Infektion latent bleibt (dh., wenn der T-Lymphozyt überlebt), ist eine derart veränderte Zelle zu keiner Reaktion mit Antigen fähig, da die CD4-Moliküle während der Antigenerkennung mit den MHC-Klasse-II-Produkten interagieren müssen.
Obwohl der Verlust an CD4+-Zellen zunächst die dramatischste Folge einer HIV-Infektion darstellt, weiß

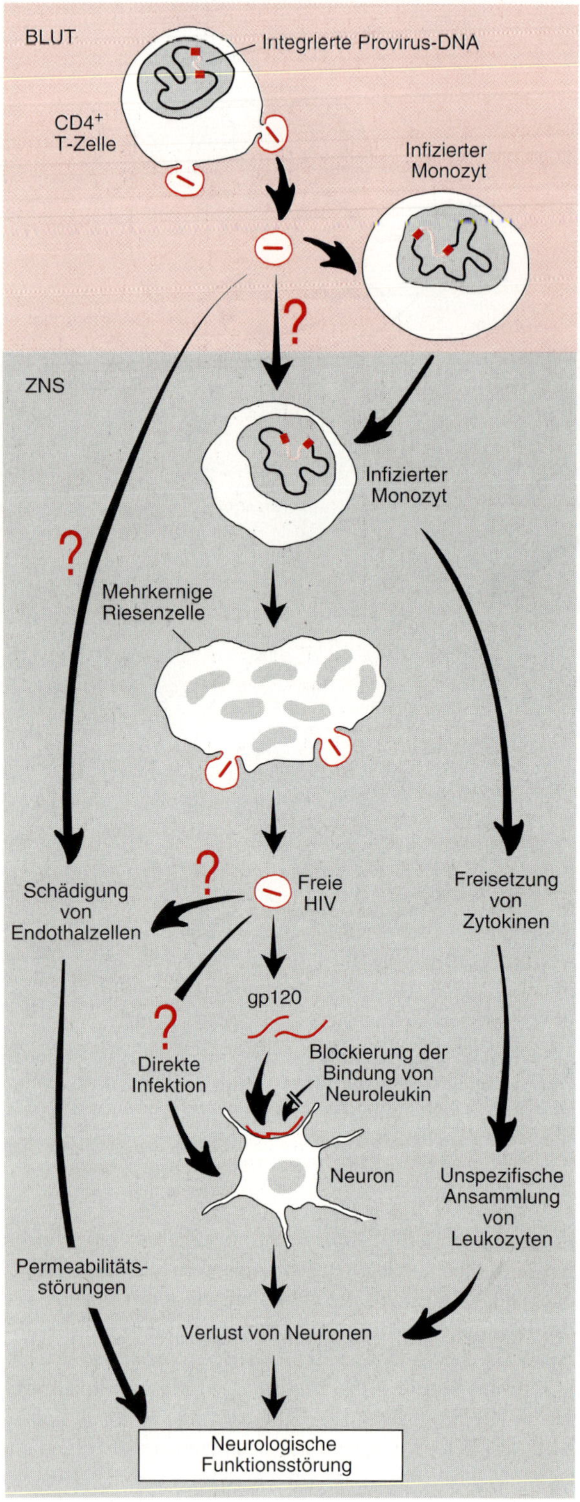

Abb. 5.51: Mögliche Mechanismen der HIV-induzierten Schädigung und Funktionsstörung des ZNS. (Modifiziert nach Ho, D.D. et al.: Pathogenesis of infection with human immunodeficiency virus. New Engl. J. Med. *317*: 278, 1987.)

man, daß *auch Monozyten/Makrophagen CD4 exprimieren können und deshalb einer Infektion durch HIV ebenfalls ausgesetzt sind. Im Gegensatz zu CD4+-T-Zellen erweisen sich jedoch Monozyten/Makrophagen als verhältnismäßig refraktär gegenüber der zytopathischen Wirkung von HIV.* Diese Feststellung ist aus zwei Gründen äußerst wichtig: Bei infizierten Monozyten/Makrophagen könnte es sich um das bedeutendste Virusreservoir im Organismus handeln, und zweitens wird HIV innerhalb und im Schutz dieser Zellen der Zugang zu verschiedensten Körperregionen, speziell zum ZNS, ermöglicht. Eine weitere, weniger augenfällige Folgeerscheinung, die aber von vergleichbarer Bedeutung sein könnte, liegt in der Möglichkeit einer direkten HIV-Übertragung von infizierten Monozyten auf CD4+-T-Zellen während der Antigenpräsentation, wenn diese Zellen in engem Kontakt untereinander sind.

Eine bei geringer Viruszahl *chronische oder latente Infektion* von T-Zellen und Monozyten auslösen zu können ist eine wichtige Eigenschaft von HIV. Ein in das Genom integriertes Provirus (ohne Virusproduktion oder -expression) kann sich in einer Zelle während Monaten bis Jahren inaktiv verhalten, was die lange und sehr variable Inkubationszeit erklären würde. Der virale Lebenszyklus wird in latent infizierten Zellen erst nach einer Zellaktivierung wiederaufgenommen, was bei CD4+-T-Zellen mit der Zytolyse endet. Unter Bedingungen *in vitro* kann eine Antigenstimulation eine Virusaktivierung auslösen, insbesondere dann, wenn es sich bei den Antigenen um weitere Viren handelt, wie CMV, EBV, HBV oder HSV. Die Lebensgewohnheiten der meisten AIDS-Patienten bringen das Risiko mit sich, ständig mit weiteren Geschlechtskrankheiten angesteckt zu werden; in Afrika liegt es wahrscheinlich an den sozioökonomischen Bedingungen, daß die Bevölkerung durch chronische Infektionskrankheiten belastet wird. Vielleicht existieren weitere, bisher nicht identifizierte Kofaktoren, die – neben Infektionserregern – die Dauer der Latenz und der Inkubationsperiode der HIV-Infektion bestimmen. Wir müssen die Bedingungen noch besser kennenlernen, die HIV aus seinem Schlummer in der DNA der Wirtszelle wecken, da der «submikroskopische Gigant» – einmal geweckt – nicht mehr aufzuhalten ist.

- **Befall des Zentralnervensystems durch HIV.** Die Pathogenese der neurologischen Erscheinungen muß besonders erwähnt werden, da das ZNS neben dem lymphatischen System das Hauptziel der HIV-Infektion ist. Drei Mechanismen, die für einen neurologischen Schaden verantwortlich sein könnten, stehen im Zentrum der Diskussion.
- *Durch Monozyten/Makrophagen vermittelte Effekte.* Hiernach könnte HIV mittels infizierter Monozyten in das Gehirn gelangen (im Sinne des «Trojanischen Pferdes»). Im Gehirngewebe sollen die Monozyten auf irgendeine Weise aktiviert und zur Freisetzung von Zytokinen und Enzymen gebracht werden. Diese freige-

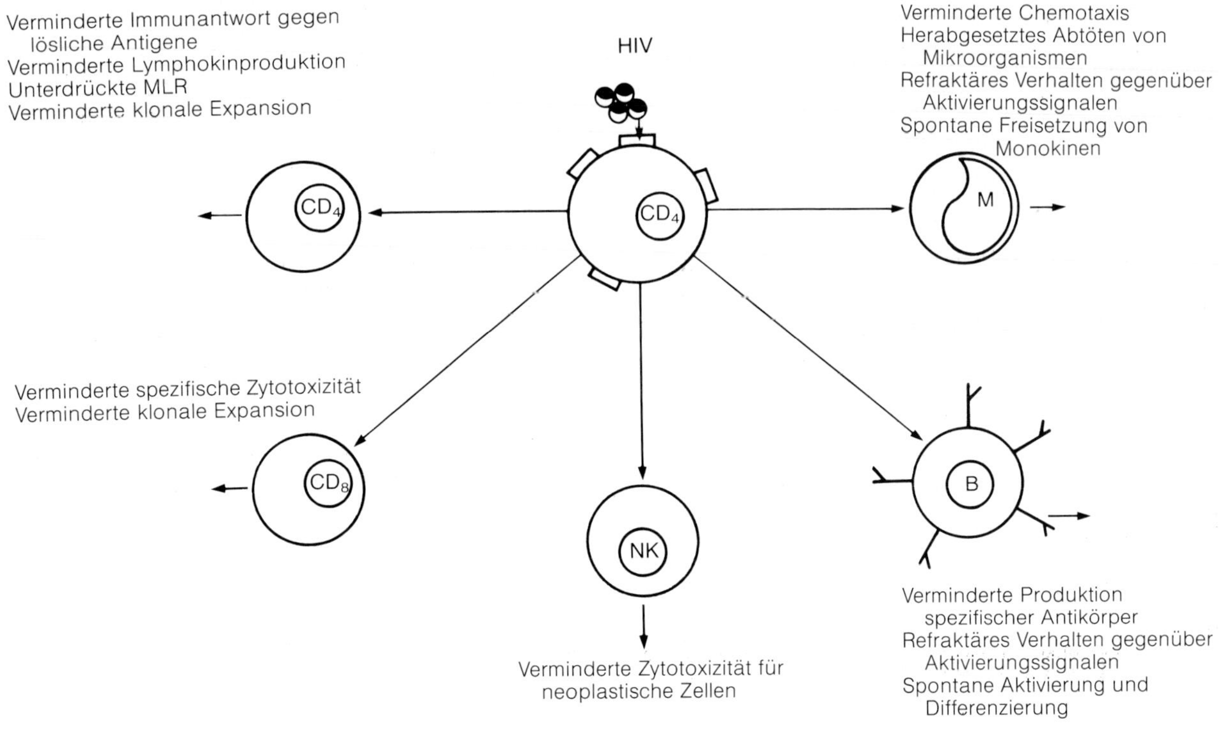

Abb. 5.52: Modulation des menschlichen Immunsystems durch HIV-Infektion von *CD4+* T-Lymphozyten. Wegen der zentralen Rolle des «Helfer/Induktoren»-Subsets der T-Zellen verursacht die Infektion verschiedene funktionelle Ausfälle. Die Defekte bestehen aus dem Verlust der Auslöserfunktion für andere T-Zellen, zytotoxische Zellen (*NK-* und *CD8+* T-Zellen) und Monzyten *(M)* sowie dem Wegfall der Helferfunktion für *B*-Zellen. *MLR* = «mixed lymphocyte reaction». (Modifiziert nach Bowen, D.L. et al.: Immunopathogenesis of the acquired immunodeficiency syndrome. Ann. Intern. Med. *103*: 704, 1985.)

setzten Substanzen wären für einen direkten zytotoxischen Effekt auf die Neuronen und für die Rekrutierung weiterer an der Entzündung beteiligter Zellen mit gewebeschädigender Wirkung verantwortlich. Die Schlüsselrolle der Monozyten in der Pathogenese der neurologischen Schädigung wird gestützt durch den Nachweis von HIV-Spuren (mRNA, Hüllenglykoproteine) in Monozyten und mehrkernigen Riesenzellen in Hirnläsionen.

● *Eine direkte Infektion von Nervengewebe oder von Endothelzellen* könnte ebenfalls eine Rolle spielen, da verschiedentlich über HIV-Virionen in Neuronen, Oligodendro- und Astrozyten (Übersichten in [127, 152]) und über Hinweise auf die Expression von CD 4 an der Oberfläche einiger der genannten Zelltypen berichtet wurde. Ein HIV-Befall von Endothelzellen wurde ebenfalls beschrieben[153], was zur Vorstellung führte, daß eine daraus resultierende Permeabilitätsstörung kleiner Gefäße einen Zusammenbruch der Blut-Hirn-Schranke sowie neurologische Störungen verursachen könnte.

● *Die Rolle von Neuroleukin.* Neuroleukin, ein Wachstumsfaktor für Neuronen, weist eine partielle (30% Sequenzhomologie zu HIV-gp 120 auf.[154] Die Erstbeschreiber dieser Homologie konnten beobachten, daß gp 120 die Neuroleukin-Wirkung auf die Neuronen hemmt, was auf eine Kompetition zwischen Neuroleukin und gp 120 für die Neuronenbindung zurückgeführt werden könnte (Abb. 5.51).

● **HIV-assoziierte Veränderungen der Immunfunktionen.** Wie man von den Überlegungen zur Pathogenese leicht ableiten kann, bewirkt die HIV-Infektion eine ausgeprägte Schwächung der zellgebundenen Immunität. Der selektive Verlust von CD 4+-Zellen führt zur Umkehr des numerischen CD 4:CD 8-Verhältnisses im Blut (Tab. 5.13). Es sei daran erinnert, daß dieses Verhältnis unter normalen Bedingungen bei 2 liegt; im Verlaufe einer HIV-Infektion werden nicht selten Werte von 0,5 gemessen. Obwohl sich die Inversion des CD 4:CD 8-Quotienten bei AIDS-Patienten mit besonderer Konstanz nachweisen läßt, kommt ihm keine diagnostische Bedeutung zu.

Das Defizit an CD 4+-Zellen beeinflußt indirekt auch die Funktion weiterer Zellen des Immunsystems (Abb. 5.52), da CD 4+-T-Zellen viele Lymphokine pro-

Tab. 5.13: Wichtigste Störungen der Immunfunktionen bei AIDS

Lymphopenie
Vorwiegend selektiver Verlust der CD4+ T-Helfer/«inducer»-Subpopulation; Umkehr des CD4:CD8-Quotienten

Herabsetzung der T-Zell-Funktionen in vivo
Anfälligkeit für opportunistische Infektionen
Anfälligkeit für neoplastische Krankheiten
Verminderte Überempfindlichkeit vom Spättyp

Störung der T-Zell-Funktionen in vitro
Herabsetzung der Proliferation nach Stimulation mit Mitogenen, Alloantigenen und löslichen Antigenen
Herabsetzung der spezifischen T-Zell-Zytotoxizität
Herabsetzung der T-Zell-Hilfe für «pokeweed»-induzierte Immunglobulinproduktion von B-Zellen
Herabsetzung der Produktion von IL-2 und IFN-γ

Polyklonale B-Zell-Aktivierung
Hypergammaglobulinämie und zirkulierende Immunkomplexe
Unfähigkeit zur Antikörperproduktion nach Stimulation mit neuem Antigen
Unfähigkeit zur Beantwortung normaler Signale für B-Zell-Aktivierung in vitro

Störung der Monozyten- und Makrophagenfunktionen
Verminderung der Chemotaxis
Verminderte Expression von HLA Klasse II-Antigenen

duzieren, wie IL-2, IFN-γ, MCF, hämopoietische Wachstumsfaktoren sowie Wachstums- und Differenzierungsfaktoren für B-Zellen (IL-4, IL-5). Paradoxerweise ist der Immunglobulinspiegel im Blut von AIDS-Patienten hoch, und es lassen sich zirkulierende Immunkomplexe nachweisen, die als Folge polyklonaler B-Zell-Aktivierungen auftreten. Diese polyklonale B-Zell-Aktivierung kann vielerlei Ursachen haben. Eine Infektion durch CMV oder EBV, beides bekannte B-Zell-Aktivatoren, tritt sehr häufig auf. Eine B-Zell-aktivierende Wirkung könnte auch den HIV-Glykoproteinen zukommen. Jedenfalls besitzt gp 120 die erwähnten Sequenzhomologien mit Neuroleukin, das seinerseits B-Zellen aktiviert. *Auch angesichts aller Zeichen für das Vorkommen spontan aktivierter B-Zellen, können HIV-Infizierte trotzdem nicht die Stimulation mit neuen Antigenen mit einer humoralen Immunreaktion beantworten.* Der Grund für diese Unfähigkeit mag einerseits das Fehlen geeigneter T-Helferzellen sein, zudem scheinen aber die B-Zellen ihrerseits funktionell geschädigt zu sein. Der humorale Immundefekt macht AIDS-Patienten zu Opfern bestimmter pyogener Infektionen und verhindert die serologische Diagnose gewisser Infektionskrankheiten, wie z.B. einer Lues.[155]

● **Natürlicher Verlauf der HIV-Infektion.** Unsere klinischen, serologischen und virologischen Kenntnisse genügen immer noch nicht, um den gesamten Ablauf der Ereignisse vom Moment der HIV-Infektion bis zum Ausbruch von AIDS verfolgen zu können. Die erste nachweisbare Reaktion auf den Virusinfekt scheint in der Bildung von Antikörpern zu bestehen, die im Blut erstmals zwischen drei und 17 Wochen nach der Ansteckung meßbar werden. Was nach dieser «Serokonversion» geschieht, ist ungewiß, und dürfte von (z.T. genetischen) Wirtsfaktoren, dem beteiligten Virusstamm sowie dem Vorhandensein oder dem Fehlen schlecht definierter Kofaktoren abhängen (z.B. Infektionen mit andern Mikroorganismen, die T-Helferzellen aktivieren). Einer der möglichen Verläufe, die mit dem Vollbild von AIDS enden, ist in Abb. 5.53 schematisch dargestellt und soll kurz geschildert werden.[127, 156]

● Eine *akute, fieberhafte Erkrankung*, klinisch ähnlich einer Grippe oder einer Mononukleose, entwickelt sich bei 30–50% der frisch HIV-Infizierten. Zu den Symptomen gehören Pharyngitis, Myalgien, Fieber, Hautausschlag und manchmal meningitische Erscheinungen. Das Blutbild kann an eine Mononukleose denken lassen.[157]

● Eine *persistierende, generalisierte Lymphadenopathie* stellt sich bei einigen Patienten im Anschluß an die akute Krankheitsepisode ein, während sie bei anderen ohne vorhergehende Symptome auftritt. Mit dieser Lymphadenopathie können Zeichen einer Allgemeinerkrankung auftreten. Die Beschwerden sind jedoch meist gering und verschwinden – wenigstens in einigen Fällen – rasch. Immunologische Ausfallserscheinungen (Abnahme der Zahl der CD4+-T-Zellen) sind in dieser Phase bescheiden.

● Das als *«AIDS-related complex»* (ARC) bezeichnete Krankheitsbild ist gekennzeichnet durch lang andauerndes (drei Monate oder länger), intermittierend auftretendes oder kontinuierliches Fieber, durch Gewichtsverlust und durch Diarrhöe. Immunologische Untersuchungen von ARC-Patienten ergeben eindeutig abnorme Werte: die Zahl der CD4+-Zellen im Blut liegt meist mit mindestens zwei Standardabweichungen unter dem Normwert, und das CD4:CD8-Verhältnis hat sich bereits drastisch verschoben. Häufig treten zusätzlich Anämie, Thrombozytopenie und/oder Hypergammaglobulinämie auf.

Der eben geschilderte Verlauf bedarf einer Reihe qualifizierender Bemerkungen. 1. Die Latenzzeit zwischen Serokonversion und klinisch manifestem Ausbruch von AIDS ist lang und sehr variabel. Nach heutigen Schätzungen variiert sie zwischen zwei und acht Jahren.[126] Die Inkubationszeit hängt – mindestens zum Teil – vom Übertragungsmodus ab (z.B. kürzer bei parenteraler Infektion, länger bei sexueller Virusübertragung) sowie von den bereits erwähnten Faktoren, die eine latente in eine produktive zytopathische Infektion umschlagen lassen. 2. Wir besitzen vorläufig keinen Beweis dafür, daß alle aufgrund einer Serokonversion als infiziert Identifizierten auch wirklich an AIDS erkranken werden. Schätzungen lassen vermuten, daß zwischen 25 und 30% der HIV-Infizierten innerhalb von fünf bis sieben Jahren das Vollbild von AIDS entwikkeln. Wegen der langen und variablen Inkubationszeit bedarf es einer langdauernden Beobachtung an defi-

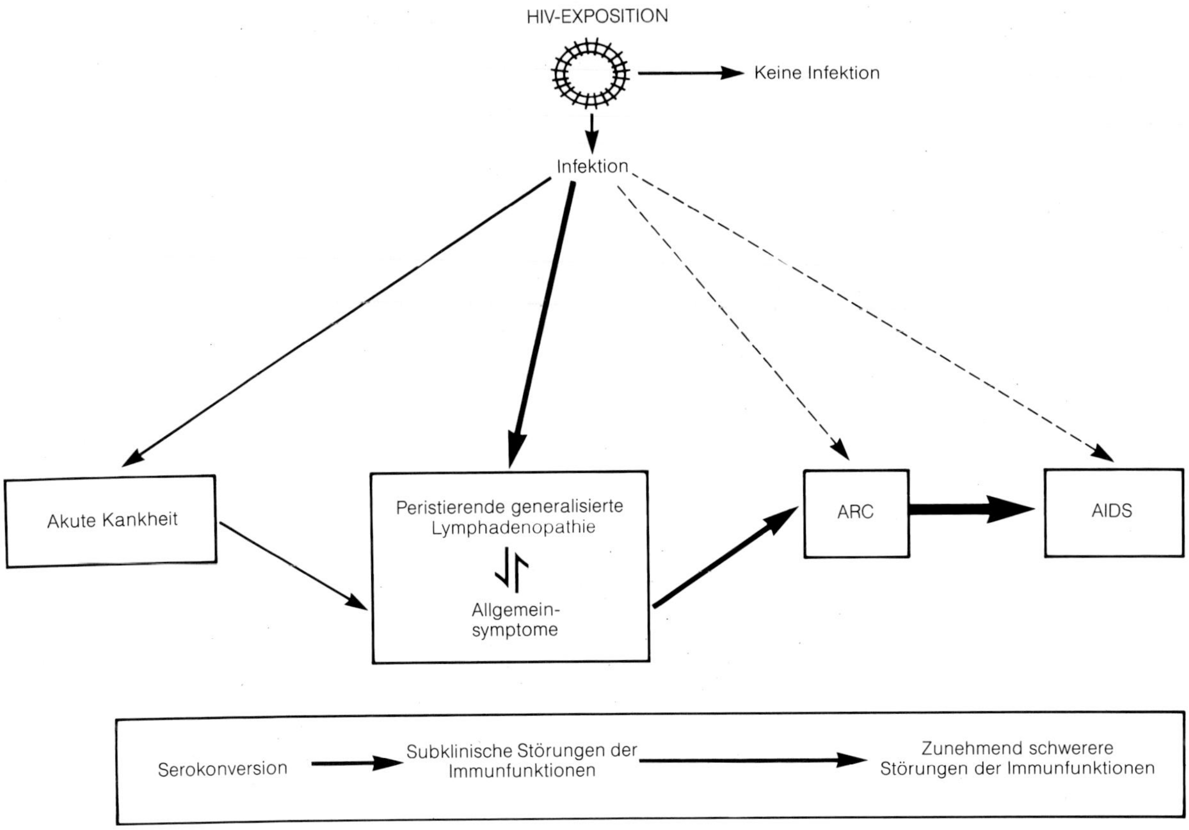

Abb. 5.53: Ablauf der HIV-Infektion und Entstehung von AIDS. Die Dicke der Pfeile entspricht der Wahrscheinlichkeit der Entwicklungsrichtung. Unklar ist, ob die Stadien der HIV-Infektion (z.B. persistierende generalisierte Lymphadenopathie) Zwischenstufen in der Entwicklung von AIDS darstellen, oder ob es sich in bestimmten Fällen auch um stabile Endstadien handelt.

nierten Kohorten, um ein genaueres Bild über den Anteil seropositiver Individuen zu erhalten, die an AIDS erkranken. 3. Alle Zwischenstadien einer HIV-1-Infektion (seropositive, jedoch asymptomatische Virusträger; Patienten mit generalisierter Lymphadenopathie ohne Allgemeinsymptome) können in das Bild von AIDS überleiten[156]. Bei einigen der Betroffenen stellen sie jedoch einen mehr oder weniger stabilen Endzustand dar, dessen Dauer und klinische Bedeutung ungewiß sind.[158] Im allgemeinen scheinen absolute Zahlen CD4+-Zellen prognostisch bedeutungsvoll zu sein: Patienten mit besonders tiefen Werten und rascher zahlenmäßiger Verminderung der CD4+-T-Zellen im Blut werden am ehesten klinisch manifest an AIDS erkranken. Deshalb können wir annehmen, daß Patienten mit einem ARC das größte Risiko tragen, das Vollbild von AIDS zu entwickeln.

Klinik Die meisten der klinischen Auswirkungen lassen sich leicht aus den bisherigen Bemerkungen ableiten, weshalb die folgende Zusammenfassung sehr kurz sein wird. Der typische AIDS-Patient ist ein junger homosexueller Mann oder ein Konsument intravenös injizierter Drogen mit Fieber, Gewichtsverlust und persistierender generalisierter Lymphknotenvergrößerung. Eine Pneumonie, verursacht durch *Pneumocystis carinii* (ein opportunistischer Vertreter der Protozoen ohne pathogenen Effekt bei Gesunden), findet man in ungefähr der Hälfte der Fälle. Eine ganze Reihe weiterer, oft multipler opportunistischer Infektionen durch Candida, Toxoplasmen, CMV, Herpesviren sowie durch typische und atypische Mykobakterien sind ebenfalls häufig (Tab. 5.12). Infekte durch pyogene Erreger deuten auf einen Defekt der humoralen Immunität hin.[159] Bei etwa einem Viertel der Patienten entwikkelt sich ein Kaposi-Sarkom. Diese Neubildung ist durch Blutgefäß-artige Strukturen gekennzeichnet und äußert sich bei AIDS-Patienten mit rötlichen bis bläulichen Hautflecken, besonders an den Beinen. Im Gegensatz zu den sporadisch auftretenden Fällen von Kaposi-Sarkom erweist sich das Neoplasma bei AIDS als recht aggressiv. Unerklärterweise tritt es in der Gruppe homosexueller Männer viel häufiger auf als in Gruppen mit anderem Risikoverhalten. Neben dem Kaposi-Sarkom beobachtet man bei AIDS-Patienten verschiedene andere Tumoren, vor allem lymphatischer Organe, wie maligne Hodgkin- und Non-Hodgkin- sowie Burkitt-Lymphome. Das Hodgkin-Lymphom zeichnet sich bei AIDS-Patienten durch ein besonders aggressives Verhalten aus.[160]

Eine Beteiligung des Zentralnervensystems führt zu besonders schwierigen klinischen Problemen. In 75 bis 90% der Fälle kann autoptisch irgendeine Form des Befalls neuraler Strukturen nachgewiesen werden, die bei vielen Patienten auch zu klinisch manifesten Symptomen führt. Manchmal treten neurologische Erscheinungen als erste vom Patienten bemerkte Zeichen einer AIDS-Erkrankung auf.[161] Man kennt mindestens vier verschiedene neurologische Syndrome – eine akute aseptische Meningoenzephalitis, eine subakute Enzephalitis, eine vaskuläre Myelopathie sowie eine periphere Neuropathie.

Morphologie Die morphologisch faßbaren Gewebeveränderungen sind, mit Ausnahme der Läsionen des ZNS, nicht spezifisch und deshalb diagnostisch nicht verwertbar.[162, 163] Im allgemeinen entsprechen die pathologischen Besonderheiten von AIDS einer Kombination von Veränderungen, die man bei generalisierten Infektionen mit opportunistischen Erregern, zusammen mit einem Kaposi-Sarkom und Neoplasien des lymphatischen Systems antrifft. Da sich die einzelnen Veränderungen in gleicher oder ähnlicher Form auch bei Patienten finden, die nicht an AIDS erkrankt sind, wird auf ihre Beschreibung – eingeschlossen die Hirnläsionen bei AIDS und die AIDS-assoziierte Nephropathie – im Rahmen der Organpathologie verwiesen. Hier soll kurz auf die etwas besondere Situation der lymphatischen Organe eingegangen werden.

Bioptische Untersuchungen der vergrößerten Lymphknoten von Patienten im Frühstadium von AIDS oder ARC zeigen eine unspezifische follikuläre Hyperplasie mit einer wenig ausgeprägten Zellverminderung der tiefen Rindenzone (Parakortex). Die vergrößerten Follikel besitzen häufig keinen deutlichen Lymphozytenmantel, sind aber gut voneinander abgrenzbar, und das Bild läßt sich ohne weiteres von dem eines follikulären Non-Hodgkin Lymphoms unterscheiden. In der Medulla findet sich eine ausgeprägte Vermehrung der Plasmazellen. Die geschilderten histologischen Veränderungen betreffen vor allem die B-Zell-Areale des Lymphknotens und stellen das morphologische Korrelat der polyklonalen B-Zell-Aktivierung und der Hypergammaglobulinämie dar, die für AIDS-Patienten typisch sind. Neben den Follikelveränderungen beobachtet man einen erhöhten Gehalt der Sinus an Makrophagen («Sinushistiozytose») sowie B-Lymphozyten (Immunoblasten) und Plasmazellen.

Mit dem Eintritt in das Stadium des klinischen Vollbilds von AIDS hat die überstürzte Neubildung von B-Zellen bereits nachgelassen, und es finden eine zunehmende Involution der Follikel und ein genereller Zellverlust der Lymphknoten sowie der Milz und des Thymus statt. Die «ausgebrannten» Lymphknoten, die für das Endstadium der Krankheit typisch sind, können verschiedene Spezies opportunistischer Keime beherbergen. Wegen der ausgeprägten Immunsuppression sind die Zeichen einer **entzündlichen Reaktion in und außerhalb der Lymphknoten kaum vorhanden oder entsprechen nicht dem gewohnten Bild.** Mykobakterien lösen beispielsweise, des Fehlens von CD4+-T-Zellen wegen, keine Granulombildung aus. Infektiöse Mikroorganismen in den leer erscheinenden Lymphknoten und in anderen Organen lassen sich oft ohne Anwendung von Spezialfärbungen nicht feststellen.

Wie Tabelle 5.12 zeigt, werden AIDS-Patienten häufig von malignen Neoplasien befallen. Non-Hodgkin-Lymphome sind fast so oft anzutreffen wie das Kaposi-Sarkom. Meistens handelt es sich um hochgradig maligne, diffuse B-Zell-Neoplasien. Vielleicht sind diese neoplastischen Veränderungen eine Folge der langzeitigen polyklonalen B-Zell-Aktivierung bei abnehmenden T-Zell-Funktionen – ein Mechanismus, der beispielsweise für die Entstehung des Burkitt-Lymphoms angenommen wird. Tatsächlich hat man bei bestimmten AIDS-Lymphomen zytogenetische Veränderungen gefunden, die denen bei Burkitt-Lymphomen ähneln.

AIDS – Ausblick Seit der ersten Beschreibung von AIDS im Jahre 1981 und der Entdeckung des verantwortlichen Erregers zwischen 1983 und 1984 haben sich unsere Kenntnisse über dieses Leiden in fast unglaublicher Weise vermehrt. Daß die AIDS-Pandemie in einem verhältnismäßig frühen Stadium entdeckt und ihre Ätiologie derart rasch aufgeklärt werden konnte, ist das Verdienst gemeinsamer Anstrengungen von Epidemiologen, Immunologen und Molekularbiologen/Virologen. Trotz der raschen, sprunghaften Fortschritte in der AIDS-Forschung bleibt die Prognose für AIDS-Patienten erbärmlich schlecht: Neuere Schätzungen sprechen von einer Fünfjahres-Überlebenszeit von lediglich 15%.[165] Die echte Mortalität, jenseits willkürlich gesetzter Zeitgrenzen, kommt mit Sicherheit sehr nahe an 100% heran. Das für die Krankheit verantwortliche Virus wurde zwar identifiziert, hat sich jedoch als derart komplex erwiesen, daß noch verschiedene Hürden genommen werden müssen, bis ein wirksamer Impfstoff zur Verfügung stehen wird. Zu diesen Hürden gehören unter anderem folgende Probleme:

- Molekularbiologische Untersuchungen haben einen erschreckend hohen Grad von Variabilität (Polymorphismus) des Hüllenproteins (gp 120) unter verschiedenen Isolaten[167] bei einzelnen, manchmal sogar desselben, Patienten aufgedeckt. Die Unterschiede betreffen immer bestimmte Abschnitte des *env*-Gens; es war möglich, konstante und variable Regionen zu identifizieren. Zwischen Isolaten beträgt die Homologie der Gensequenzen konstanter Abschnitte über 80%, in den Abschnitten mit der größten Variabilität jedoch lediglich zwischen 20 und 30%. Diese Variabilität hat bedeutende Konsequenzen für die Herstellung eines Impfstoffs. Wenn sich die variablen Regionen als wichtige Zielstellen für eine Immunantwort erweisen, wird die Herstellung einer Vakzine fast verunmöglicht. Andererseits stimmt das Vorhandensein konstanter Anteile von gp 120 hoffnungsvoll. Möglicherweise kodieren diese konstanten Abschnitte für diejenigen Aminosäurensequenzen, die für die allen verschiedenen HIV-Stämmen gemeinsamen Eigenschaften verantwortlich sind. Zu diesen Eigenschaften gehören die Fähigkeiten zur Bindung an CD 4 sowie zur Aufnahme durch die Zielzelle und die Infektiosität. Hinweise darauf, daß die konservierten Sequenzen die Produktion neutralisierender Antikörper auslösen, sind vorhanden.[168]
- Wir wissen immer noch wenig über die Art der Immunität, die vor AIDS schützen könnte. AIDS-Patienten verfügen zwar über Antikörper gegen HIV, diese Antikörper vermögen jedoch nicht vor der Krankheit zu schützen. Liegt ein möglicher Schutz bei der zellulären Immunität? Wenn dies so sein sollte, müßten die entsprechenden Epitope erst isoliert werden. Da ein einzelner Patient durch Vertreter verschiedener HIV-Stämme infiziert werden kann, könnte *in vivo* eine sukzessive Selektion für immer weniger immunogene Virusvarianten stattfinden, was die Induktion einer protektiven Immunität praktisch verunmöglicht.
- Sogar wenn die Produktion protektiver Antikörper oder Zellen ausgelöst werden könnte, würden lediglich Zellen eliminiert, die entsprechende virale Produkte exprimieren. In latenter Form vorhandenes HIV würde einer Immunelimination entgehen. Wir wissen noch zu wenig über Latenz und Mechanismen, die von latenter zu aktiver Infektion überleiten.

Trotz all dieser Ungewißheiten und Schwierigkeiten wird HIV nicht während unbeschränkter Zeit sein Unwesen treiben können: eine ganze Armee von Forschern ist dem Virus hart auf den Fersen.

Das einzige Medikament, das heute einigermaßen wirkungsvoll bei der Behandlung von AIDS-Patienten eingesetzt werden kann, ist 3′-azido-3′-deoxy-Thymidin (AZT). Da es sich um einen Hemmer der reversen Transkriptase handelt, ist sein Einsatz sinnvoll.[168] Die laufende Forschung über die Funktion der für die HIV-Familie besonderen Gene (z.B. *tatIII, rev*) könnte die Grundlage für weitere therapeutische Angriffsmöglichkeiten liefern (beispielsweise über die Reduktion der Virusreplikation oder -aktivierung durch Hemmung einzelner Genfunktionen).

Die Diskussion über AIDS kann nicht ohne eine bittere Note geschlossen werden: Ungeachtet der rasanten Fortschritte in der AIDS-Forschung scheint es unwahrscheinlich, daß in absehbarer Zeit ein für eine Massenprophylaxe geeigneter Impfstoff oder ein magisches Behandlungsinstrument zur Verfügung stehen werden. Die Anstrengungen zur Eindämmung und Bewältigung der AIDS-Epidemie werden sich noch für längere Zeit auf präventive Maßnahmen beschränken.

Literaturhinweise

1 Royer, H.D., and Reinherz, E.L.: T lymphocytes: Ontogeny, function and relevance to clinical disorders. N. Engl. J. Med. *317*: 1136, 1987

2 Davis, M.M.: Molecular genetics of T-cell antigen receptors. Hosp. Pract. *23*: 157, 1988

3 Clevers, H., et al.: The T cell receptor/CD 3 complex: A dynamic protein ensemble. Ann. Rev. Immunol. *6*: 629, 1988

4 Zola, H.: The surface antigens of human B lymphocytes. Immunol. Today *8*: 308, 1987

5 Johnston, R.G., Jr.: Monocytes and macrophages. N. Engl. J. Med. *318*: 747, 1988

6 Nathan, C.F.: Secretory products of macrophages. J. Clin. Invest. *79*: 319, 1987

7 Ortaldo, J.R., and Longo, D.L.: Human natural lymphocyte effector cells: Definition, analysis of activity, and clinical effectiveness. J. Natl. Cancer Inst. *80*: 999, 1988

8 Rosenberg, S.A. (moderator): New approachs to the immunotherapy of cancer using interleukin-2. Ann. Intern. Med. *108*: 853, 1988

9 Smith, K.A.: Interleukin-2: Inception, impact, and implication. Science *240*:1169, 1988
10 Dinarello, C.A. and Mier, J.W.: Lymphokines. N. Engl. J. Med. *317*: 940, 1987
11 Cerami A., and Beutler, B.: The role of cachetin/TNF in endotoxic shock and cachexia. Immunol. Today *8*: 280, 1988
12 Miyajima, A., et al.: Co-ordinate regulation of immune and inflammatory responses by T-cell derived lymphokines. FASEB J. *2*: 2462, 1988
13 Billian, A.: Gamma-interferon: The match that lights the fire. Immunol. Today *9*: 37, 1988
14 Male, D., et al.: Advanced Immunology. Philadelphia, J.B. Lippincott Co., 1987, p. 51.
15 Bach, F., and Sachs, D.H.: Transplantation immunology. N. Engl. J. Med. *317*: 489, 1987
16 Spies, T., et al.: Genes for the tumor necrosis factor α and β are linked to the human major histocompatibility complex. Proc. Natl. Acad. Sci. U.S.A. *83*: 8699, 1986.
17 Zabriskie, J.B., and Gibofsky, A.: Genetic control of susceptibility to infection with pathogenic bacteria. Curr. Top. Microbio. Immunol. *124*: 1, 1986
18 Shoenfeld, Y., and Isenberg, D.A.: Mycobacteria and autoimmunity. Immunol. Today *9*: 178, 1988
19 Serafin, W.E., and Austen, K.F.: Mediators of immediate hypersensitivity reactions. N. Engl. J. Med. *317*: 30, 1987
20 Ishizaka, T., et al.: IgE-mediated triggering signals for mediator release from human mast cells and basophils. Fed. Proc. *43*: 2840, 1984
21 Friedman, M.M., and Kaliner, M.A.: Human mast cells and asthma. Am. Rev. Resp. Dis. *135*: 1157, 1987.
22 Kaliner, M.A.: The late phase reaction and its clinical implications. Hos. Pract. *22*: 73, 1987
23 Ishizaka, T., et al.: Activation of mast cells and basophils for mediator release. Int. Arch. Allergy Immunol. *82*: 327, 1987
24 Lichtenstein, L.M.: The nasal late-phase response – an in vivo model. Hosp. Pract. *23*: 119, 1988
25 Pipkorn, U., et al.: Inhibition of mediator release in allergic rhinitis by pretreatment with topical glucocorticoids. N. Engl. J. Med. *317*: 1506, 1987
26 Capon, A., et al.: From parasites to allergy: A second receptor for IgE. Immunol. Today *7*: 15, 1986
27 Lawley, J.J., et al.: A prospective clinical and immunologic analysis of patients with serum sickness. N. Engl. J. Med. *311*: 1407, 1984
28 Mannik, M.: Mechanisms of tissue deposition of immune complexes. J. Rheumatol. *13* (Suppl. 14): 35, 1987
29 Dvorak, H.F., et al.: Cellular and vascular manifestations of cell-mediated immunity. Hum. Pathol. *17*: 122, 1986
30 Young, J.D., and Liu, C.: Multiple mechanisms of lymphocyte-mediated killing. Immunol. Today *9*: 140, 1988.
31 Kirkpatrick, C.H.: Transplantation immunology. JAMA *258*: 2993, 1987
32 Mason, D.W., and Morris, P.J.: Effector mechanisms in allograft rejection. Ann. Rev. Immunol. *4*: 119, 1986
33 Helderman, J.H., et al.: The interleukin 2 receptor detected by fine-needle aspiration specimens. Transplant. Proc. *20*: 675, 1988
34 Busch, G., et al.: Human renal allografts: Analysis of lesions in long-term survivals. Hum. Pathol. *2*: 253, 1971
35 Porter, K.A.: Renal transplantation. *In* Heptinstall, R.H.: Pathology of the Kidney. Boston, Little, Brown & Co., 1983, p. 1455
36 McPhaul, J.J., et al.: Renal transplantation: Some contemporary problems. *In* Wilson, C.B., et al. (eds.): Immunologic Mechanisms of Renal Disease. New York, Churchill Livingstone, 1979, p. 323
37 Mandel, T.E.: Transplantation: 1988. Immunolog. Today *10*: 1, 1989
38 The Canadian Multicenter Transplant Study Group: A randomized clinical trial of cyclosporine in cadaveric renal transplantation. N. Engl. J. Med. *314*: 1219, 1986
39 Sabesin, S.M., and Williams, J.W.: Current status of liver transplantation. Hosp. Pract. *22*: 75, 1987
40 Snover, D.C. et al.: Liver allograft rejection. An analysis of the use of biopsy in determining outcome of rejection. Am. J. Surg. Pathol. *11*: 1, 1987
41 Storb,. R.: Critical issues in bone marrow transplantation. Transpl. Proc. *19*: 2774, 1987
42 Murphy, W.J., et al.: Acute rejection of murine bone marrow allografts by NK cells and T cells: Differences in kinetics and target cells recognized. J. Exp. Med. *166*: 1499, 1987
43 Rose, N.R., and Mackey, I.R. (eds.): The Autoimmune Diseases. Orlando, Fl, Academic Press, Inc., 1985
44 Nossal, G.J.V.: Cellular mechanism of immunologic tolerance. Am. Rev. Immunol. *1*: 33, 1983
45 Theofilopoulos, A.N.: Autoimmunity. *In* Stites, D.P., et al. (eds.): Basic and Clinical Immunology, 6th edition, Los Altos, CA, Appleton and Lange, 1987, p. 29
46 Asherson, G.L., et al.: An overview of T-suppressor cell circuits. Ann. Rev. Immunol. *4*: 37, 1986
47 Gibson, J., et al.: A role of suppressor T cells in induction of self-tolerance. Proc. Natl. Acad. Sci. U.S.A. *82*: 5150, 1985
48 Burdette, S., and Schwartz, R.S.: Idiotypes and idiotypic networks. N. Engl. J. Med. *317*: 219, 1987
49 Kantor, F.S.: Autoimmunities: Diseases of dysregulation. Hosp. Pract. *23*: 75, 1988
50 Goodman, M.G., and Weigle, W.O.: Role of polyclonal B cell activation in self/non-self discrimination. Immunol. Today *2*: 54, 1981
51 Horowitz, D.A.: Functional properties of CD8 positive lymphocyte subjects in systemic lupus erythematosus. J. Rheumatol. *14* (Suppl. 13): 49, 1987
52 Rose, N.R., et al.: Genetic control of autoimmune disease. *In* Rose, N.R., et al. (eds.): Developments of Immunology, Vol. 1. New York, Elsevier/North Holland, 1978
53 Shoenfeld, Y., and Schwartz, R.S.: Immunologic and genetic factors in autoimmune disease. N. Engl. J. Med. *311*: 1019, 1984
54 Todd, J.A. et al.: A molecular basis for MHC Class II-associated autoimmunity. Science *240*: 1003, 1988
55 Michet, C.J., Jr., et al.: Epidemiology of systemic lupus erythematosus and other connective tissue diseases in Rochester, Minnesota, 1950 through 1979. Mayo Clin. Proc. *60*: 105, 1985
56 Christian, C.L., and Elkon, K.B.: Auto-antibodies to intra-cellular antigens. Am. J. Med. *80*: 53, 1986.
57 Tan, E.M., et al.: Antinuclear antibodies (ANAs): Diagnostically specific immune markers and clues towards understanding systemic autoimmunity. Clin. Immunol. Immunopathol. *47*: 121, 1988
58 Schwartz, R.S.: Monoclonal lupus autoantibodies. Immunol. Today *4*: 68, 1983
59 Jacob, L., et al.: Human systemic lupus erythematosus sera contain antibodies against cell-surface proteins that share epitopes with DNA. Proc. Natl. Acad. Sci. U.S.A. *83*: 6970, 1986
60 Rauch, J., et al.: Polyfunctional properties of hybridoma lupus anticoagulant antibodies. J. rheumatol. *14* (Supp. 13): 132, 1987
61 Hess, E.: Drug-related lupus. N. Engl. J. Med. *318*: 1460, 1988
62 Sthoeger, Z.M., et al.: Regulation of the immune response by sex-hormone. I. In vitro effects of estradiol and testosterone on pokeweed mitogen-induced human B cell differentiation. J. Immunol. *141*: 91, 1988

63 Lahita, R.G.: The influence of sex hormones on the disease systemic lupus erythematosus. Springer Seminar Immunopathol. 9: 305, 1986

64 Graninger, W., et al.: Etiologic and pathogenetic aspects of systemic lupus erythematosus: A critical approach. *In* Smolen, J.S. and Zielinski, C.C. (eds.): Systemic Lupus Erythematosus: Clinical and Experimental Aspects. New York, Springer-Verlag, 1987, p. 6

65 Horowitz, D.A.: Lymphocytes and immunoregulation in SLE. *In* Wallace, D.J., and Dubois, E.L. (eds.): Dubois' Lupus Erythematosus. 3rd ed. Philadelphia, Lea & Febiger, 1987, p. 194

66 Pisetsky, D.S.: Systemic lupus erythematosus. Med. Clin. North Am. *70*: 337, 1986

67 Laskin, C.A., and Smith, H.R.: Relevance of murine models of systemic lupus erythematosus to human disease. *In* Smolen, J.S., and Zielinski, C.C. (eds.): Systemic Lupus Erythematosus: Clinical and Experimental Aspects, New York, Springer-Verlag, 1987, p. 73

68 Mihara, M., et al.: Immunologic abnormality in NZB/NZW F1 mice. Thymus-independent occurrence of B cell abnormality and requirement for T cells in the development of autoimmune disease as evidenced by analysis of the athymic nude individuals. J. Immunol. *141*: 85, 1988

69 Morimoto, C., et al.: A defect of immunoregulatory T cell subsets in systemic lupus erythematosus patients demonstrated by anti 2H4 antibody. J. Clin. Invest. *79*: 762, 1987

70 Silva, F.G.: The nephropathies of systemic lupus erythematosus. *In* Rosen, S. (ed.): Contemporary Issues in Surgical Pathology, Vol. I. Pathology of Glomerular Diseases. New York, Churchill Livingstone, 1983, p. 79

71 Ulrich, W., and Syré, G.: Pathology. *In* Smolen, J.S., and Zielinski, C.C. (eds.): Systemic Lupus Erythematosus: Clinical and Experimental Aspects. New York, Springer-Verlag, 1987, p. 204

72 Balow, J.E. (moderator): Lupus nephritis (NIH Conference). Ann. Intern.Med. *106*: 79, 1987

73 Gur, H., et al.: Chronic predominant interstitial nephritis in a patient with systemic lupus erythematosus: A follow up of three years and review of literature. Ann. Rheum. Dis. *46*: 617, 1987

74 Blaustein, H.G.: Neuropsychiatric manifestations of systemic lupus erythematosus. N. Engl. J. Med. *317*: 309, 1987

75 McCune, W.J., et al.: Clinical and immunologic effects of monthly administration of intravenous cyclophosphamide in severe systemic lupus erythematosus. N. Engl. J. Med. *318*: 1423, 1988

76 Ginzler, E., and Berg, A.: Mortality in systemic lupus erythematosus. J. Rheumatol. *14* (Suppl. 13): 218, 1987

77 Luger, T.A., and Bensch, D.: Cutaneous manifestations. *In* Smolen, J.S., and Zielinski, C.C. (eds.): Systemic Lupus Erythematosus: Clinical and Experimental Aspects. New York, Springer-Verlag, 1987, p. 227

78 Sontheimer, R.: Subacute cutaneous lupus erythematosus. Clin. Dermatol. 3: 58, 1985

79 Woosley, R.L., et al.: Effect of acetylator phenotype on the rate at which procainamide induces antinuclear antibodies. N. Engl. J. Med. *298*: 1157, 1987

80 Totoritis, M.C., and Rubin, R.L.: Drug-induced lupus: Genetic, clinical and laboratory features. Postgrad. Med. *78*: 149, 1985

81 Fox, R.I., et al.: Primary Sjögren's syndrome: Clinical and immunopathologic features. Semin. Arthritis Rheum. *14*: 77, 1984

82 Provost, T., et al.: Sjögren's syndrome. Cutaneous, immunologic, and nervous system manifestations. Neurol. Clin. *5*: 405, 1987

83 Moutsopoulos, H.M.: Immunologic similarities and differencies between systemic lupus erythematosus and Sjögren's syndrome. *In* Smolen, J.S., and Zielinsky, C.C. (eds.): Systemic Lupus Erythematosus: Clinical and Experimenmtal Aspects. New York, Springer-Verlag, 1987, p. 196

84 Fox, R.I., et al.: Potential role of Epstein-Barr virus in Sjögren's syndrome. Rheum. Dis. Clin. North Am. *13*: 275, 1987

85 Rocco, V.K., and Hurd, E.R.: Scleroderma and scleroderma-like disorders. Semin. Arthritis Rheum. *16*: 22, 1986

86 Haustein, U.F., et al.: Pathogenisis of progressive systemic sclerosis. Int. J. Dermatol. *25*: 286, 1986

87 Padula, S.J., et al.: Cell-mediated immunity in rheumatic disease. Hum. Pathol. *17*: 254, 1986

88 Jorzabek-Chorzelska, M., et al.: Scl-70 antibody – a specific marker of systemic sclerosis. Br. J. Dermatol. *115*: 393, 1986

89 Leroy, E.C.: The vascular defect in scleroderma (systemic sclerosis). Acta Med. Scand. Supp. *715*: 165, 1987

90 Oliver, J.A., and Cannon, P.J.: The kidney in scleroderma. Nephron *18*: 141, 1977

91 Owens, G.R., and Follansbee, W.P.: Cardiopulmonary manifestations of systemic sclerosis. Chest *91*: 118, 1987

92 Callen, J.P.: Dermatomyositis. DM 33: 237, 1987

93 Hochberg, M.C., et al.: Adult onset polymyositis-dermatomyositis: An analysis of clinical and laboratory features and survival in 76 patients with a review of literature. Semin. Arthritis Rheum. *15*: 168, 1986

94 Christensen, M.L., et al.: Prevalence of Coxsackie B virus antibodies in patients with juvenile dermatomyositis. Arthritis Rheum. *11*: 1365, 1986

95 Walker, E.J., and Jeffrey, P.D.: Polymyositis and molecular mimicry, a mechanism of autoimmunity. Lancet *1*: 605, 1986

96 Callen, J.P.: Dermatomyositis. Neurol. Clin. *5*: 379, 1987

97 Leroy, E.C.: Systemic Sclerosis (Scleroderma). *In* Wyngaarden, J.B., and Smith, L.H. (eds.): Cecil Textbook of Medicine. 18th edition. Philadelphia, W.B. Saunders Co., 1988, p. 2021

98 Cupps, T.R., and Fauci, A.S.: The Vasculitides, Philadelphia, W.B. Saunders Co., 1981

99 Cohen, A.S., and Connors, L.E.: The pathogenesis and biochemistry of amyloidosis. J. Pathol. *151*: 1, 1987

100 Glenner, G.G.: Amyloid deposits and amyloidosis. The β-fibrilloses. N. Engl. J.Med. *302*: 1333, 1980

101 Caston, E.M., and Frangione, B.: Human amyloidosis, Alzheimer disease and related disorders. Lab. Invest. *58*: 122, 1988

102 Benson,M.D.: Hereditary amyloidosis – disease entity and clinical model. Hosp. Pract. *23*: 125, 1988

103 Anderton, B.H.: Alzheimer's disease. Progress in molecular pathology. Nature *325*: 658, 1987

104 Snow, A.D., et al.: Sulfated glycosaminoglycans: A common constituent of all amyloids? Lab. Invest. *56*: 120, 1987

105 Kyle, R.A., and Greipp, P.R.: Amyloidosis (AL): Clinical and laboratory features of 229 cases. Mayo Clin. Proc. *58*: 665, 1983

106 Neugarten, J., et al.: Amyloidosis in subcutaneous heroin abusers. Am. J. Med. *81*: 635, 1986

107 Bardin, T., et al.: Synovial amyloidosis in patients undergoing long-term hemodialysis. Arthritis Rheum. *28*: 1052, 1985

108 Kyle, R.A.: Amyloidosis. Clin. Haematol. *11*: 151, 1982

109 Cornwell, G.G., et al.: Evidence that the amyloid fibril protein in senile systemic amyloidosis in derived from normal prealbumin. Biochem. Biophys. Res. Commun. *29*: 648, 1988

110 Chastonay, P., and Hurlimann, H.: Characterization of different amyloids with immunologic techniques. Pathol. Res. Pract. *181*: 657, 1986

111 Duston, M.A., et al.: Diagnosis of amyloidosis by abdominal fat aspiration. Analysis of four years' experience. Am. J. Med. *82*: 412, 1987

112 Gertz, M.A., et al.: Utility of subcutaneous fat aspiration for

the diagnosis of systemic amyloidosis (immunoglobulin light chain). Arch. Intern. Med. *148*: 929, 1988
113 Primary immunodeficiency disease. Report of a World Health Organization study group. Clin. Immunol. Immunopathol. *40*: 166, 1986
114 Rosen, F.S., et al.: The primary immunodeficiencies. N. Engl. J. Med. *311*: 235, 300, 1984
115 Buckley, R.H.: Humoral immunodeficiency. Clin. Immunol. Immunopathol. *40*: 13, 1986
116 Buckley, R.H.: Immunodeficiency diseases. J.A.M.A. *258*: 2841, 1987
117 Ugazio, A.G., et al.: Recurrent infections in children with selective IgA deficiency. Birth Defects *19*: 169, 1983
118 Hong, R.M., et al.: Reconstitution of B- and T-lymphocyte function in severe combined immunodeficiency disease after transplantation with thymic epithelium. Lancet *2*: 1270, 1976
119 Pahwa, Sg., et al.: Heterogeneity of B-lymphocyte differentiation in severe combined immunodeficiency disease. J. Clin. Invest. *66*: 543, 1980
120 Hirschhorn, R.: Adenosine deaminase deficiency. Hosp. Pract. *22*: 149, 1987
121 Bierer, B.E., and Burakoff, S.J.: T-cell adhesion molecules. FASEB J. *2*: 2584, 1988
122 Anderson, D.C., and Springer, T.A.: Leukocyte adhesion deficiency. An inherited defect in the Mac-1, LAF-1 and P150,95 glycoproteins. Ann. Rev. Med. *38*: 175, 1987
123 Fries, L.S., et al.: Inherited deficiencies of complement and complement-related proteins. Clin. Immunol. Immunopathol. *40*: 37, 1986
124 Stoppa-Lyonet, D., et al.: Altered C1 inhibitor genes in type I hereditary angioedema. N. Engl. J. Med. *317*: 1, 1987
125 Update: Acquired immunodeficiency syndrome and human immunodeficiency virus infection among health care workers. MMWR *37*: 229, 1988
126 Curran, J.W., et al.: Epidemiology of HIV infection and AIDS in the United States. Science *239*: 610, 1988
127 Fauci, A.S.: The human immunodeficiency virus: Infectivity and mechanisms of pathogenesis. Science *239*: 617, 1988
128 Harawi, S.J., and O'Hara, C.J. (eds.): Pathology and Pathophysiology of AIDS and HIV-Related Diseases. London, Chapman and Hall Medical, 1989
129 Human immunodeficiency virus (HIV) infection classification. MMWR 36 (Suppl. 7): 1, 1987
130 Piot, P., et al.: AIDS: An international perspective. Science *239*: 573, 1988
131 Gallo, R.C., and Montagnier, L.: AIDS in 1988. Sci. Am. *259*: 41, 1988
132 Haseltine, W.A., and Wong-Staal, F.: The molecular biology of the AIDS virus. Sci. Am. *259*: 52, 1988
133 Ho, D.D., et al.: Pathogenesis of infection with human immunodeficiency virus. N. Engl. J. Med. *317*: 278, 1987
134 Gallo, R.C., and Streicher, H.Z.: Human T-lymphotropic retroviruses (HTLV-I, II, and III): The biologic basis of adult T-cell leukemia-lymphoma and AIDS. *In* Broder, S. (ed.): AIDS Modern Concepts and Therapeutic Challenges. New York, Marcel Dekker, 1987, p. 1
135 Rosen, C.A., et al.: Intragenic cis-acting art gene-responsive sequences of human immunodeficiency virus. Proc. Natl. Acad. Sci. U.S.A. *85*: 2071, 1988
136 Hoxie, J.: Editorial: Current concepts in the virology of infection with human immunodeficiency virus. Ann. Intern. Med. *107*: 406, 1987
137 Sadie, M.R., et al.: Site-directed mutagenesis of two transregulatory genes (tat-III, trs) of HIV-1. Science *239*: 910, 1988
138 Gallo, R.C., et al.: The etiology of AIDS. *In* Da Vita, V.T., Jr., et al. (eds.): AIDS: Etiology, Diagnosis, Treatment and Prevention. Philadelphia. J.B. Lippincott Co., 1985, p. 31
139 Clavel, F., et al.: Human immunodeficiency virus type 2 infection associated with AIDS in West Africa. N. Engl. J. Med. *317*: 1110, 1987
140 Friedland, G., and Klein, R.S.: Transmission of the human immunodeficiency virus. N. Engl. J. Med. *317*: 1125, 1987
141 Johnson, A.M.: Heterosexual transmission of human immunodeficiency virus. Br. Med. J. *296*: 1017, 1988
142 Pomerantz, R.J., et al.: Human immunodeficiency virus infection of the uterine cervix. Ann. Intern. Med. *108*: 321, 1988
143 Des Jarlais, D.C., et al.: Intravenous druguse and the heterosexual transmission of the human immunodeficiency virus. N.Y. Stat. Med. J. *87*: 283, 1987
144 May, R.M.: HIV infection in heterosexuals. Nature *331*: 655, 1988
145 Quinn, T.C., et al.: AIDS in Africa: An epidemiologic paradigm. Science *234*: 955, 1986
146 War, J.A., et al.: Transmission of human immunodeficiency virus (HIV) by blood transfusions screened as negative for HIV-antibody. N. Engl. J. Med. *318*: 473, 1988
147 Lapointe, N., et al.: Transplacental transmission of HTLV-III. N. Engl. J. Med. *312*: 1325, 1985
148 Agent summary statement of human immunodeficiency viruses (HIVs) including HTLV-III, HIV-1, and HIV-2. MMWR *37* (Suppl. 4): 1988
149 Jameson, B.A., et al.: Location and chemical synthesis of a binding site for HIV-1 on the CD4 protein. Science*240*: 1335, 1988
150 Kowalaski, M., et al.: Functional regions of the envelope glycoprotein of the human immunodeficiency virus type I. Science *237*: 1351, 1987
151 Edelman, A.S., and Zolla-Pazner, S.: AIDS: a syndrome of immune dysregulation, dysfunction, and deficiency. FASEB J. 3: 22, 1989
152 Price, R.W., et al.: The brain in AIDS: Central nervous system HIV-1 infection and AIDS-dementia complex. Science *239*: 586, 1988
153 Wiley, C.A., et al.: Cellular virus infection within brains of acquired immunodeficiency syndrome patients. Proc. Natl. Acad. Sci. U.S.A. *83*: 7089,1986
154 Lee, M.R., et al.: Functional interaction and partial homology between human immunodeficiency virus and neuroleukin. Science *237*: 1047, 1987
155 Tramont, E.C.: Syphilis in the AIDS era. N. Engl. J. Med. *316*: 1600, 1987
156 Seligmann, M., et al.: Immunology of human immunodeficiency virus infection and the acquired immunodeficiency syndrome. An update. Ann. Intern. Med. *107*: 234, 1987
157 Tindall, B., et al.: Characterization of the acute clinical illness associated with human immunodeficiency virus infection. Arch. Intern. Med. *148*: 945, 1988
158 Daul, C.B., et al.: Human immunodeficiency virus infection in hemophiliac patients. A three year prospective evaluation. Am. J. Med. *84*: 801, 1988
159 Witt, D.J., et al.: Bacterial infections in adult patients with the acquired immune deficiency syndrome (AIDS) and AIDS-related complex. Am. J. Med. *82*: 900, 1987
160 Knowles, D.M., et al.: Lymphoid neoplasia associated with the acquired immunodeficiency syndrome (AIDS). Ann. Intern. Med. *108*: 744, 1988
161 Naivo, B.A., and Price, R.W.: The acquired immunodeficiency syndrome dementia complex as the presenting or sole manifestation of the human immunodeficiency virus infection. Arch. Neurol. *44*: 65, 1987
162 Waisman, J., et al.: AIDS: An overview of the pathology. Pathol. Res. Pract. *182*: 729, 1987
163 Jaffe, E., et al.: Pathology of AIDS. *In* Broder, S. (ed.): AIDS,

Modern Concepts and Therapeutic Challenges. New York, Marcel Dekker, 1987, p. 143

164 Rao, T.K.S., et al.: The types of renal disease in the acquired immunodeficiency syndrome. N. Engl. J. Med. *316*: 1062, 1987

165 Rothenberg, R., et al.: Survival with the acquired immunodeficiency syndrome: Experience with 5833 cases in New York City. N. Engl. J. Med. *317*: 1279, 1987

166 Barnes, D.M.: Obstacles to an AIDS vaccine. Science *240*: 719, 1988

167 Nizon, M., and Montagnier, L.: Genetic variability in human immunodeficiency virus. Ann. N.Y. Acad. Sci. *511*: 376, 1987

168 Ho, D.D., et al.: Second conserved domain of gp120 is important for HIV infectivity and antibody neutralization. Science *239*: 1021, 1988

169 Fischl, M.A., et al.: The efficacy of azidothymidine (AZT) in the treatment of patients with AIDS and AIDS-related complex. N. Engl. J. Med. *317*: 185, 1987

6 Neoplasie

In den USA vernehmen jedes Jahr über eine Million Menschen zum ersten Mal, daß sie an einer Form von Krebs leiden. Die allermeisten Neoplasmen können zwar zum Verschwinden gebracht werden, dennoch figuriert die Neoplasie als Todesursache in den Statistiken der meisten Länder an prominenter, meistens hinter kardivaskulären Ursachen an zweiter, Stelle. Im folgenden werden gutartige und bösartige Neoplasmen besprochen – verständlicherweise wird den Malignomen mehr Platz eingeräumt werden. Hauptziel ist es, Grundlagen der morphologischen Eigenschaften und des Verhaltens sowie der Entstehungsmöglichkeiten zu vermitteln. Von Interesse sind auch die Wechselwirkungen zwischen Neoplasma und Wirt, im besonderen die Reaktion des Tumorträgers gegen die neoplastischen Zellen. Eine Besprechung therapeutischer Maßnahmen würde den gesteckten Rahmen sprengen. Man darf jedoch festhalten, daß die 5-Jahresüberlebenszeit verschiedener maligner Neoplasmen (besonders Leukämien und Lymphome) dramatisch erhöht werden konnte. Immer mehr Formen von Krebs werden erfolgreich geheilt oder in ihrem Wachstum gehemmt.

Definitionen

Neoplasie heißt wörtlich «Neubildung»; die Neubildung selbst wird als «Neoplasma» bezeichnet. Mit dem Begriff «Tumor» wird allgemein eine Schwellung, z.B. bei einer entzündlichen Reaktion, benannt. Ein Neoplasma imponiert in vielen Fällen ebenfalls als Schwellung, und im heutigen Sprachgebrauch ist Tumor oft gleichbedeutend mit Neoplasma – die «nicht-neoplastische» Bedeutung des Wortes ist leider zurückgedrängt worden. Der Begriff «Neoplasie» wird auch auf neoplastische Prozesse angewendet, bei denen die Zellvermehrung nicht tumorartig an einer Stelle, sondern diffus im ganzen Körper stattfindet (z.B. bei Leukämien). Die Onkologie (griechisch «onkos» = Tumor) widmet sich dem Studium von Tumoren und Neoplasien. *Mit der Bezeichnung «Krebs» werden* – allerdings ungenau – *alle Formen maligner Neoplasmen bezeichnet.* Der Ursprung dieser beschreibenden Benennung ist nicht klar, sie dürfte sich aber vom lateinischen «cancer» (= Krebs) herleiten, wahrscheinlich deshalb, weil die Krankheit «sich überall, wo sie auftritt, hartnäckig wie ein Krebs festhält». Die Hauptaufgabe des diagnostisch tätigen Pathologen liegt im Erkennen gutartiger und bösartiger Tumoren, wobei mit der Bezeichnung der Art des Neoplasmas bereits wichtige Aussagen über sein mögliches, klinisches Verhalten gemacht werden. Wir werden sehen, daß sich nicht alle benignen Tumoren völlig harmlos verhalten, und daß andererseits maligne Neoplasmen nicht unbedingt zum Tode führen müssen. Einige Neoplasmen fallen in eine Grauzone, da sie weder klinisch noch morphologisch eindeutig identifizierbare, gut- oder bösartige Eigenschaften aufweisen.

Obwohl jeder Arzt mit dem Begriff «Neoplasma» etwas anzufangen weiß, zeigte sich das Formulieren einer guten, allgemeingültigen Definition als überraschend schwierig. Der berühmte, britische Onkologe Sir R. Willis kam dem Ideal wahrscheinlich am nächsten mit folgender Beschreibung: «Ein Neoplasma ist eine abnorme, umschriebene Gewebemasse, deren Wachstum überschießend verläuft, mit dem normalen Gewebe nicht koordiniert ist und auch dann unvermindert anhält, wenn der auslösende Reiz nicht mehr wirksam ist.»[2] Man könnte dieser Definition noch anfügen, daß diese abnorme Gewebemasse funktionell nutzlos ist, den Wirt parasitiert und sich weitgehend autonom verhält. Das Neoplasma benimmt sich insofern als Parasit, als das neoplastische Gewebe für sein Wachstum mit normalen Zellen und Geweben um

Energievorräte und Ernährungssubstrate in Konkurrenz tritt. Die Autonomie zeigt sich dann, wenn das Neoplasma in einem Patienten stetig zunimmt, während der Tumorwirt an Gewicht verliert und langsam zugrunde geht. Allerdings muß bereits an dieser Stelle einschränkend erwähnt werden, daß dem autonomen Verhalten Grenzen gesetzt sind. Alle Neoplasmen sind letztlich in bezug auf Ernährung und Blutversorgung vom Wirt abhängig, und verschiedene Tumorformen unterliegen zudem endokrinen Einflüssen.

Nomenklatur

Alle Neoplasmen, gleichgültig ob benigne oder maligne, bestehen aus zwei Komponenten: 1. einem *Parenchym*, das aus teilungsfähigen, neoplastischen Zellen besteht; und 2. einem *stützenden Stroma* aus Bindegewebe und Blutgefäßen. Obschon die proliferierenden Parenchymzellen das eigentlich, aggressive Wesen eines Neoplasmas ausmachen, werden Wachstum und Entwicklung der Tumoren in kritischer Weise vom Stroma bestimmt. Die genügende Blutversorgung über das Stroma ist eine Hauptbedingung, und das Bindegewebe verleiht dem Parenchym den notwendigen Halt.

Während einige Neoplasmen nur ein bescheiden entwickeltes Stroma besitzen und deshalb weich und fleischig wirken, können die Parenchymzellen anderer Neoplasmen die Synthese großer Mengen von Bindegewebe veranlassen, was dem Gebilde den Charakter eines harten Knoten verleiht. Die Nomenklatur der Tumoren bezieht sich immer auf den parenchymatösen Anteil. *Das Suffix «-om» wird generell zur Bezeichnung eines Neoplasmas verwendet.* Gutartige, mesenchymale Tumoren (entstehend aus Muskulatur, Knochen, Sehnen, Knorpel, Fettzellen, Blutgefäßen sowie lymphatischem und fibrösem Gewebe) werden histogenetisch, entsprechend dem Typ der normalen Vorläufer ihrer Parenchymzellen klassiert, also beispielsweise als Lipom, Fibrom, Angiom. Die Einteilung gutartiger, epithelialer Neoplasmen ist nicht einheitlich: die Zuordnung basiert bei einigen auf der histogenetischen Herkunft der Parenchymzellen, bei anderen auf der histologischen Architektur, bei wieder anderen auf dem makroskopischen Erscheinungsbild.

Der Begriff *Adenom* wird einerseits für gutartige, epitheliale Neoplasmen mit drüsenartigem Aufbau verwendet, andererseits wird damit auch ein Tumor bezeichnet, der sich – ungeachtet seines Aufbaus – aus Drüsengewebe herleitet. Ein benignes, epitheliales Neoplasma der Tubulusepithelien der Niere, das in Form zahlreicher, dicht gepackter Drüsenschläuche wächst, würde demnach ebenso die Bezeichnung «Adenom» tragen, wie die heterogene Masse von Zellen des

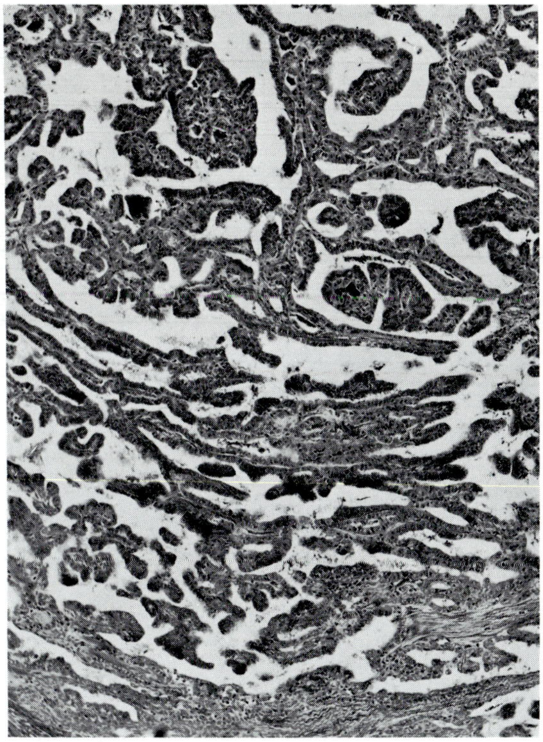

Abb. 6.1: Papilläres Kystadenom. Das papillär gebaute Neoplasma füllt eine kleine Zyste aus.

Nebennierenadenoms, das kein erkennbares Muster aufweist. Gutartige, epitheliale Tumoren, die als mikroskopisch oder makroskopisch sichtbare, Finger- oder Warzen-ähnliche Fortsätze auf epithelialen Oberflächen wachsen, werden *Papillome* genannt. Treten sie, wie beispielsweise im Ovar, als ausgedehnte, zystische Massen auf, wird die Bezeichnung *Zystadenom* gewählt. Einige Tumoren bilden papilläre Zotten, die in das Lumen zystischer Hohlräume vorragen, und werden dementsprechend als *papilläre Zystadenome* bezeichnet (Abb. 6.1). Falls sich ein benignes oder malignes Neoplasma oder ein sonstiger Tumor makroskopisch sichtbar über eine *Schleimhautoberfläche* erhebt und beispielsweise in das Magen- oder Dickdarmlumen hineinragt, wird die Bezeichnung *Polyp* verwendet. Der Begriff «Polyp» hat demnach rein deskriptive Bedeutung; erst die mikroskopische Untersuchung führt zur Spezifizierung.

Die Nomenklatur maligner Neoplasmen folgt im Prinzip dem für benigne Tumoren gültigen Schema, allerdings mit einigen Modifikationen. *Maligne Neoplasmen der mesenchymalen Gewebe werden als Sarkome bezeichnet* (vom griechischen «sar» = fleischig), da sie meist wenig bindegewebiges Stroma und deshalb einen fleischigen Aspekt aufweisen. Beispiele sind Fibrosarkom, Liposarkom, Leiomyosarkom (Tumor der glatten Muskulatur)

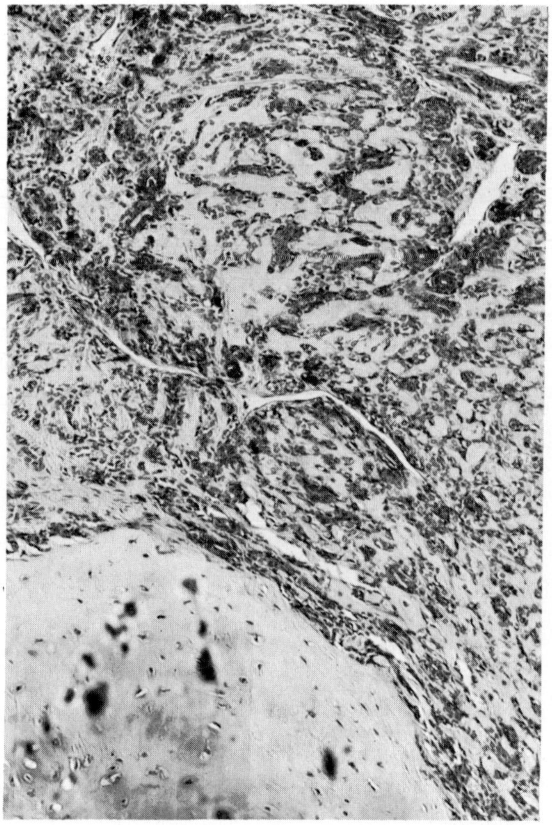

Abb. 6.2: Mischtumor der Speicheldrüse (pleomorphes Adenom). Große Pseudoknorpelplatte am unteren linken Bildrand. Der Rest des Neoplasmas besteht aus dünnen Zügen und Nestern von Epithelzellen, die durch lockeres Bindegewebe (hellere Zonen) voneinander getrennt sind.

und Rhabdomyosarkom (Tumor der quergestreiften Muskulatur).

Maligne Neoplasmen epithelialen Ursprungs, von jedem der drei Keimblätter abstammend, tragen die Bezeichnung Karzinom. Als Karzinome werden demnach sowohl Tumoren bezeichnet, die ektodermalen (z. B. Epidermis), mesodermalen (z. B. Nierentubuli) oder endodermalen (z. B. Schleimhautzellen des Gastrointestinaltrakts) Ursprungs sind. Karzinome können auch noch zusätzliche, qualifizierende Bezeichnungen tragen. Ein Karzinom mit einem mikroskopisch als drüsenähnlich erkennbaren Wachstumsmuster heißt *Adenokarzinom*, eines, das erkennbare Epithelzellen bildet und aus Plattenepithel stammt heißt *Plattenepithelkarzinom.* Man gibt üblicherweise und wenn immer möglich das Herkunftsorgan an, z. B. spricht man von einem Adenokarzinom der Niere oder einem bronchialen Plattenepithelkarzinom. Nicht selten ist jedoch ein Neoplasma aus sehr unreifen, nicht oder wenig differenzierten Zellen aufgebaut und muß – mangels entsprechender Kennzeichen – als wenig oder undifferenziertes, malignes Neoplasma bezeichnet werden, oder – sofern Hinweise darauf vorhanden sind – als undifferenziertes Karzinom oder Sarkom.

Die Parenchymzellen der meisten benignen und malignen Neoplasmen gleichen sich in ihrem morphologischen Aspekt in einer Weise, daß man ihren Ursprung von einer einzigen Zelle vermuten muß, eine Vermutung die man für verschiedene Arten von Tumoren bestätigen konnte. Seltener kommt es aufgrund einer von der Norm abweichenden Differenzierung einer einzelnen, parenchymalen Zell-Linie zur Bildung eines sogenannten *Mischtumors.* Am besten bekannt ist der *Mischtumor der Speicheldrüsen.* Diese Tumoren weisen inmitten eines myxoiden Stromas verstreute, epitheliale Anteile auf, manchmal sogar Inseln aus Knorpelzellen oder Knochen (Abb. 6.2). Man nimmt an, daß sich alle diese Komponenten von epithelialen und myoepithelialen Zellen der Speicheldrüse herleiten. Diese Neoplasmen sollten deshalb konsequenterweise als *pleomorphe Adenome* bezeichnet werden. Die verwirrende Morphologie dieser Neoplasmen widerspiegelt wahrscheinlich die wechselweise Verwirklichung verschiedener Differenzierungsmöglichkeiten, die im Genom jeder Zelle eines multizellulären Organismus verborgen und normalerweise in reprimiertem Zustand vorhanden sind. Die Mehrheit der Neoplasmen, unter Einschluß der Mischtumoren, setzt sich aus Abkömmlingen eines einzigen Keimblattes zusammen.

Im Gegensatz dazu besteht das *Teratom* aus verschiedenen Zellarten, die eine Auswahl von Abkömmlingen mehr als eines Keimblattes, meist aller drei, darstellt. Bei den Parenchymzellen des Teratoms handelt es sich um Nachkommen totipotentieller Zellen, und aus diesem Grund entsteht dieser Tumor meist in den Gonaden, seltener in isolierten Zellnestern entlang der Keimbahn. Die pluri- oder totipotentiellen Zellen differenzieren sich entsprechend ihrer Möglichkeiten in verschiedenen Richtungen, so daß beispielsweise erkennbare Anteile von Haut mit Anhangsgebilden, Muskulatur, Fettgewebe, Darmepithel, vollständige Zähne – kurz jedes der Gewebe des Körpers – entstehen kann (Abb. 6.3). Ein besonders häufig auftretendes Muster kann in der sogenannten *Dermoidzyste* des Ovars beobachtet werden, wo eine Differenzierung ektodermaler Strukturen vorherrscht und zur Bildung eines zystischen Tumors führt, dessen Hohlräume von Haut – komplett mit Haaren, Talgdrüsen und machmal Zahnrudimenten – ausgekleidet sind.

Die Nomenklatur der häufigeren Formen von Neoplasmen ist in Tab. 6.1 zusammengestellt. Diese Zusammenstellung enthält Inkonsequenzen, die sich aus dem Sprachgebrauch jedoch kaum mehr ausmerzen lassen. Von Hepatozyten abstammende Karzinome werden schon seit Generationen als «Hepatome» bezeichnet, obwohl sie korrekterweise die Bezeichnung «hepatozelluläre Karzionome» oder «Leberzellkarzinome» tragen sollten. In analoger Weise werden Karzi-

Tab. 6.1: Tumornomenklatur

Ursprungsgewebe	Benigne	Maligne
I. Bestehend aus einem einzigen Parenchymzell-Typ		
A. Mesenchymale Tumoren		**Sarkome**
1. Bindegewebe	Fibrom	Fibrosarkom
	Myxom	Myxosarkom
	Lipom	Liposarkom
	Chondrom	Chondrosarkom
	Osteom	Osteogenes Sarkom
2. Endothelzellen und verwandte Gewebe		
Blutgefäße	Hämangiome (kapillär/kavernös)	Angiosarkom
Lymphgefäße	Lymphangiom	Lymphangiosarkom
Synovia		Synoviales Sarkom
Mesothel		Mesotheliom
Meningen	Meningiom	Invasives Meningiom
Glomus	Glomustumor	
3. Blutzellen und verwandte Zellen		
Hämopoietische Zellen		Myeloische Leukämie
		Monozyten-Leukämie
Lymphatisches Gewebe		Malignes NH-Lymphom
		Lymphatische Leukämie
		Plasmazytom
Langerhans-Zellen		Histiozytose X
Monozyten/Makrophagen		?Histiozytäres Lymphom
		?Hodgkin-Lymphom
4. Muskulatur		
Glatte Muskulatur	Leiomyom	Leiomyosarkom
Skelettmuskulatur	Rhabdomyom	Rhabdomyosarkom
B. Epitheliale Tumoren		**Karzinome**
1. Plattenepithel	Papillom	Plattenepithelkarzinom
2. Basalzellen		Basaliom
3. Hautdrüsen		
Schweißdrüsen	Schweißdrüsen-Adenom	Schweißdrüsen-Karzinom
Talgdrüsen	Talgdrüsen-Adenom	Talgdrüsen-Karzinom
4. Drüsen- oder Gangepithelien		
gut differenziert	Adenom	Adenokarzinom
	Papillom	Papilläres Karzinom
	Papilläres Adenom	Papilläres Adenokarzinom
	Kystadenom	Kystadenokarzinom
wenig differenziert		Medulläres Karzinom
		Undifferenziertes Karzinom
5. Respirationstrakt		Bronchuskarzinom
		Bronchusadenom
6. Neuroektoderm	Naevus	Melanom (Melanokarzinom)
7. Nierenepithel	Adenom	Nierenzellkarzinom (Hypernephrom)
8. Hepatozyten	Leberzelladenom	Hepatom (Leberzellkarzinom)
9. Gallengangepithel	Gallengangadenom	Gallengangkarzinom (Cholangiokarzinom)
10. Übergangsepithel	Papillom	Papilläres Karzinom
		Übergangsepithelkarzinom
		Plattenepithelkarzinom
11. Plazentaepithel	Blasenmole	Chorionkarzinom
12. Hodenepithel (Keimzellen)		Seminom
		Embryonales Karzinom
II. Mischtumoren, meist aus einem Keimblatt stammend		
1. Speicheldrüse	Pleomorphes Adenom (Speicheldrüsen-Mischtumor)	Maligner Speicheldrüsen-Mischtumor
2. Nierenanlage		Wilms-Tumor
III. Mischtumoren, aus mehr als einem Keimblatt stammend		
Totipotentielle Zellen der Gonaden oder in Keimresten	Adultes Teratom, Dermoidzyste	Embryonales Teratom

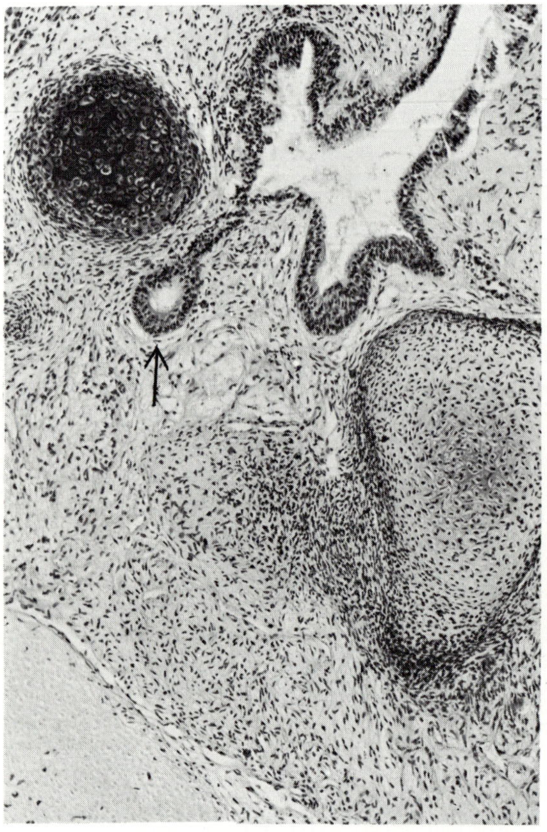

Abb. 6.3: Teratom. Es sind drei Arten von Gewebe erkennbar: eine runde Zone mit dunkel gefärbtem Knorpel (mesodermal) oben links, ein großer Verband von Plattenepithelzellen (ektodermal) rechts und im Zentrum eine von Zylinderepithel ausgekleidete Spalte (endodermal) *(Pfeil)*.

nome, die von Melanozyten ausgehen, hartnäckig «Melanome» genannt, wie auch gewisse Hodenkarzinome unter der Bezeichnung «Seminome» bekannt sind. Wir werden noch weitere Beispiele dafür antreffen, daß sich unter einem unschuldig tönenden Namen bösartige Verhaltensweisen verstecken. Der Sprachgebrauch ist zwar irrational, aber es ist wohl ebenso irrational, vom Menschen rationales Verhalten zu fordern.

Man kennt übrigens auch Umstände, wo Schrecken verbreitende Bezeichnungen für gewöhnlich triviale Veränderungen gebraucht werden. Ein ektopisches Zellnest normalen Gewebes, beispielsweise in Herd von Nebennierenzellen unter der Nierenkapsel, wird gelegentlich *Choristom* genannt. Manchmal findet sich ein knotiger Rest von Pankreaszellen in der Schleimhaut des Dünndarms, was mindestens teilweise die Bezeichnung «Tumor» rechtfertigt.

Eine Differenzierungsstörung kann zur Bildung einer Masse ungeordneter, im einzelnen jedoch hochdifferenzierter Zellen oder Gewebe führen, die auch normalerweise in dieser Lokalisation angetroffen werden, und *Hamartom* genannt wird. Ein Hamartom der Lunge könnte demnach Nester, bestehend aus Knorpel, Blutgefäßen, Bronchialepithel und lymphatischem Gewebe, enthalten. Tatsächlich ist das Lungenhamartom sehr häufig rein knorplig oder rein angiomatös und könnte in dieser Form ohne weiteres als benignes Neoplasma bezeichnet werden. Da das hamartomatöse Gewebe in diesen Fällen strukturell von normalem Knorpel oder normalen Blutgefäßen nicht unterschieden werden kann, und da gelegentlich das Vorkommen zusätzlicher Strukturen weitere Hinweise liefert, ist die Zuordnung dieser Tumoren zu den Hamartomen gerechtfertigt. Ein Hamartom verhält sich in jedem Fall gutartig.

Die Nomenklatur der Tumoren ist nicht unwichtig, da spezifische Bezeichnungen ebenso spezifische, klinische Auswirkungen haben. Der aus historischen Gründen unantastbare Begriff «Seminom» bezeichnet eine Karzinomform, die zur lymphogenen Metastasierung entlang der *A. iliaca* und der Aorta neigt. Solange diese Karzinome auf ihren Ursprungsort, den Hoden, beschränkt bleiben, sind sie fast in jedem Fall resezierbar. Allfällig vorhandene, metastatische Herde in den Lymphgefäßen können durch geeignete Radiotherapie eliminiert werden – kurz, nur wenige Seminomträger sterben an ihren Neoplasmen. Im Gegensatz dazu verhält sich das embryonale Hodenkarzinom strahlenresistent, wächst lokal invasiv über die Organgrenzen in das Nachbargewebe und setzt praktisch im gesamten Körper Metastasen. Dies sind nur zwei Beispiele testikulärer Neoplasmen, die zeigen, daß die bloße Bezeichnung «Hodenkarzinom» keine Hinweise auf die klinische Bedeutung vermittelt.

Eigenschaften benigner und maligner Neoplasmen

In den meisten Fällen ist es ohne weiteres möglich, aufgrund morphologischer Kriterien und mit großer Treffsicherheit ein benignes von einem malignen Neoplasma zu unterscheiden. In einigen Fällen gelingt diese Unterscheidung allerdings nicht, was zum resignierten Bonmot führte: «Nicht jeder Tumor muß sich notwendigerweise gut- oder bösartig verhalten.» Bestimmte morphologische Eigenschaften deuten auf Wohlverhalten hin, während andere ein malignes Potential vermuten lassen.

Letztlich ist jede morphologische Beurteilung subjektiv und stellt den Versuch dar, den zukünftigen Verlauf einer neoplastischen Krankheit vorauszusagen. Manchmal wird diese Prophezeiung wegen der Diskrepanz zwischen dem morphologischen Aspekt eines Tumors

Tab. 6.2: Unterschiede zwischen benignen und malignen Neoplasmen

Eigenschaften	Benignes Neoplasma	Malignes Neoplasma
Differenzierungsgrad, Anaplasie	gut differenziert; Gewebestruktur entspricht weitgehend derjenigen des Ursprunggewebes	mäßige oder fehlende Differenzierung; oft atypischer Aufbau
Wachstumsrate	meist langsam progressiv; Wachstumsstop oder Regression möglich; Mitosefiguren selten und in ihrem Aussehen normal	unbestimmt, von langsam bis extrem hoch; Mitosefiguren können zahlreich sein und abnorme Formen aufweisen
Lokale Invasion	meist zusammenhängende, gut abgegrenzte, expansiv wachsende Gewebemasse ohne Zeichen einer Invasion oder Infiltration des Nachbargewebes	lokal invasiv wachsend mit Infiltration des gesunden Nachbargewebes; manchmal scheinbar zusammenhängend und abgegrenzt
Metastasierung	keine	oft vorhanden; je größer und je weniger differenziert der Primärtumor ist, desto wahrscheinlicher ist eine Metastasierung

und seines biologischen Verhaltens Lügen gestraft; hinter einem unschuldigen Gesicht kann sich ein bedenkliches Verhalten verbergen. Täuschungen dieser Art und Zweideutigkeiten sind jedoch Ausnahmen. In der Regel sind die Kriterien zur Unterscheidung gutartiger und bösartiger Neoplasmen zutreffend, und die Tumoren verhalten sich entsprechend.

Diese Unterscheidungsmerkmale werden in den folgenden Abschnitten besprochen: 1. Differenzierungsgrad und Anaplasie; 2. Wachstumsrate; 3. lokal invasives Verhalten; und 4. Metastasierung. Die Merkmale sind in Tab. 6.2 zusammengefaßt.

Differenzierungsgrad und Anaplasie

Die Begriffe *Differenzierung* (besser: *Differenzierungsgrad*) und *Anaplasie* beziehen sich auf die Parenchymzellen eines Neoplasmas. *Mit dem Differenzierungsgrad wird angegeben, inwieweit die neoplastischen Parenchymzellen morphologisch und funktionell vergleichbaren, normalen Zellen entsprechen.* Gut differenzierte Neoplasmen bestehen daher aus Zellen, die den reifen, normalen Zellen des Muttergewebes ähnlich sind. Die Zellen wenig differenzierter oder undifferenzierter Tumoren weisen dagegen einen primitiven Aspekt auf, der auf eine geringe oder fehlende Spezialisierung hindeutet (Abb. 6.4 und 6.5).

Im allgemeinen weisen benigne Neoplasmen einen hohen Differenzierungsgrad auf. Die neoplastischen Zellen eines benignen Neoplasmas der glatten Muskulatur – eines Leiomyoms – sehen einer normalen, glatten Muskelzelle derart ähnlich, daß eine morphologische Unterscheidung auch bei hoher Auflösung unmöglich ist. Lediglich die knotenartige Anordnung der Zellen verrät die neoplastische Natur der Läsion. Man kann tatsächlich vor lauter Bäumen den Wald nicht mehr erkennen. In derartigen Neoplasmen sind Mitosefiguren äußerst selten zu sehen, und die wenigen vorhandenen erscheinen normal.

Im Gegensatz dazu zeigen maligne Neoplasmen ein Spektrum des Differenzierungsgrades, das von gut differenziert bis zu undifferenziert reicht. Maligne Neoplasmen, die vollständig aus undifferenzierten Zellen bestehen, werden als anaplastisch bezeichnet. Eine fehlende Differenzierung oder *Anaplasie* gilt als eines der hervorstechendsten Kennzeichen der malignen Transformation. Wörtlich übersetzt bedeutet Anaplasie «Rückwärtsbildung», was eigentlich eine Umkehr der Differenzierungsrichtung von einer höheren auf eine niedrigere Stufe bedeutet. Allerdings bestehen genügend Hinweise darauf, daß sich Neoplasmen aus Stamm- oder Vorläuferzellen herleiten, die in allen spezialisierten Geweben vorhanden sind. Gut differenzierte Neoplasmen sind das Resultat einer während der Vermehrung dieser undifferenzierten Zellen erfolgten Reifung oder Spezialisierung, während undifferenzierte Neoplasmen aus transformierten Vorläuferzellen entstehen, die sich ohne Reifungsschritte vermehren. Fehlende Differenzierung ist deshalb niemals die Folge einer – biologisch schwer erklärlichen – «Dedifferenzierung».

Fehlende Differenzierung oder Anaplasie sind durch eine Reihe morphologischer und funktioneller Besonderheiten gekennzeichnet. Zellen und Zellkerne sind meist pleomorph – sie variieren in Größe und Form. Zellen, die um ein Mehrfaches größer sind als ihre Nachbarn, finden sich ebenso, wie Zellen, die als besonders klein und primitiv auffallen. Ebenfalls charakteristisch ist ein erhöhter DNA-Gehalt der Zellkerne, was sich in einer besonders dunklen Anfärbung zeigt und als «hyperchromatisch» bezeichnet wird. Die Kerne können zudem eine für die Zelle disproportionale Größe aufweisen, und das Kern-Zytoplasma-Verhältnis kann sich vom normalen 1:4 bis 1:6 gegen 1:1 verschieben. Die Kernform ist in der Regel sehr variabel, und das Chromatin ist häufig in Form grober

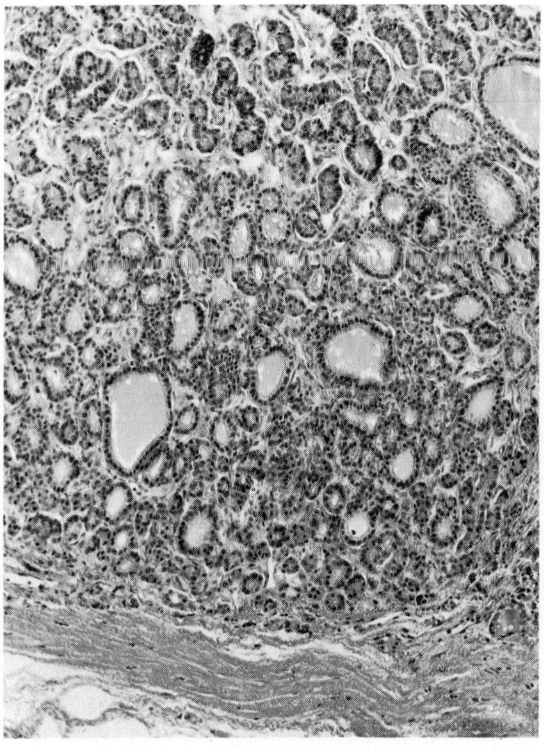

Abb. 6.4: Differenziertes gutartiges Schilddrüsenadenom. Die bindegewebige Kapsel ist am unteren Bildrand sichtbar. Die neoplastischen Zellen bilden Follikel, die mit Kolloid gefüllt sind.

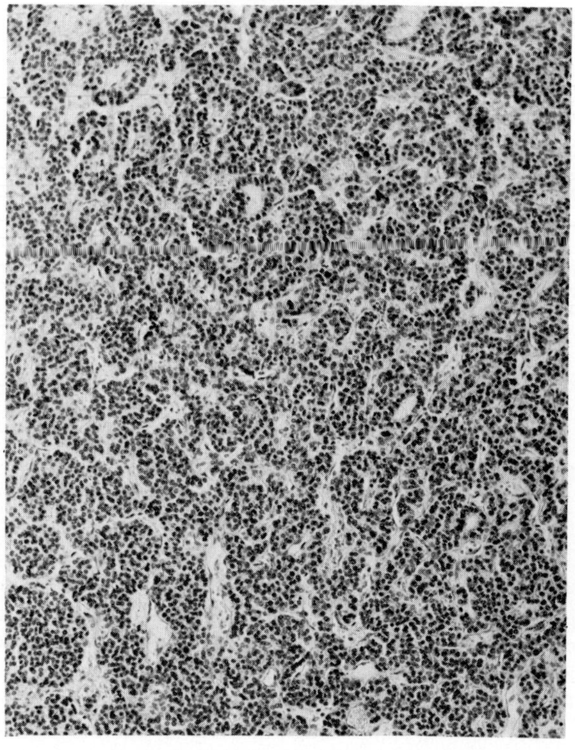

Abb. 6.5: Mäßig differenziertes Schilddrüsenkarzinom. Die neoplastischen Zellen bilden ungeordnete Stränge. Spärlich vorhandene follikelartige Spalträume weisen auf das Ursprungsgewebe hin.

Klumpen entlang der Kernmembran angeordnet. Die Nukleoli dieser Zellkerne sind oft sehr prominent und groß, entsprechend der synthetischen Aktivität der betreffenden Zellen.

Im Vergleich zu benignen und einigen Vertretern gut differenzierter, maligner Neoplasmen findet man in undifferenzierten Neoplasmen meist eine große Zahl von Mitosefiguren, was die hohe proliferative Aktivität der Parenchymzellen widerspiegelt. Das Vorhandensein von mitotischen Zellen in einem Gewebe darf allerdings nicht zur Annahme verleiten, es handle sich zum Vorneherein um ein malignes Neoplasma oder überhaupt um eine Neoplasie. Verschiedene normale Gewebe zeichnen sich durch eine hohe Umsatzrate ihrer Zellen aus, wie beispielsweise das Knochenmark. Auch bei nicht-neoplastischen, proliferativen Veränderungen, z. B. Hyperplasie, befinden sich viele Zellen dauernd in der Mitosephase. Ein viel wichtigeres, morphologisches Zeichen einer malignen Neoplasie ist das Vorhandensein atypischer und bizarrer Mitosefiguren mit drei-, vier- oder mehrpoligen Spindelapparaten (Abb. 6.6). Oft lassen sich enorm große und winzige Spindeln nebeneinander beobachten.

Ein weiteres Zeichen der Anaplasie ist das Auftreten von *Tumor-Riesenzellen*, von denen einige einen einzigen, überdimensionierten, polymorphen Kern, andere zwei oder mehr kleinere Kerne aufweisen können. Diese Riesenzellen dürfen nicht mit Langhans- oder Fremdkörper-Riesenzellen verwechselt werden. Die Kerne der genannten, reaktiven Formen der Riesenzelle sind klein und sehen normal aus. Im Falle der Tumor-Riesenzelle sind die Kerne hyperchromatisch und meist im Verhältnis zur Zelle viel zu groß (Abb. 6.7).

Zusätzlich zu diesen zytologischen Besonderheiten ist auch die Organisation der undifferenzierten, neoplastischen Zellen zu einem Gewebeverband massiv gestört. Die Tumorzellen bilden Stränge oder Massen, die ohne erkennbare Struktur angelegt werden. Obwohl die zunehmende Zellzahl des Neoplasmas einer entsprechenden Blutversorgung bedarf, ist das bindegewebige Stroma häufig nur spärlich ausgebildet. Als Folge davon weisen anaplastische Tumoren oft zentrale, ischämische Nekroseherde auf. Wie bereits erwähnt, sind maligne Neoplasmen hinsichtlich ihres Ausmaßes der morphologischen Abweichung von der Norm sehr variabel. Am einen Ende des Spektrums befinden sich sehr wenig differenzierte, anaplastische Tumoren, am andern Neoplasmen, die ihrem Muttergewebe täuschend ähnlich sehen. Bestimmte, gut differenzier-

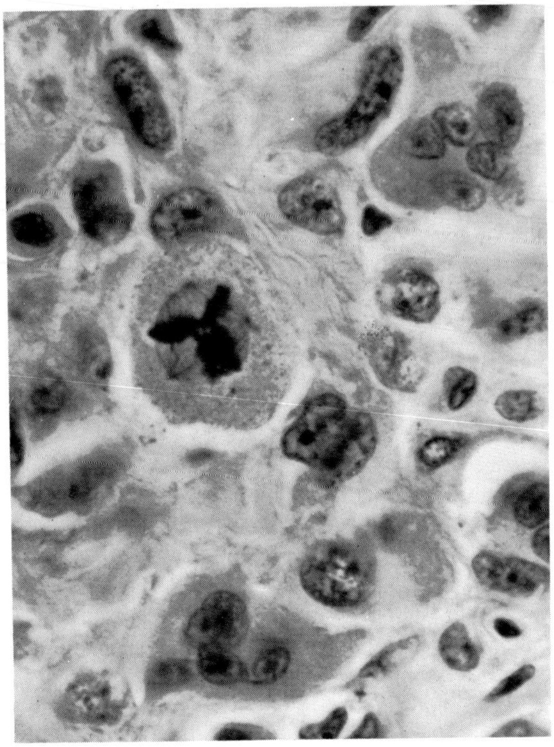

Abb. 6.6: Anaplastische Zellen eines Neoplasmas bei starker Vergrößerung. Zelluläre und nukleäre Größen- und Formvariationen sind gut erkennbar. Die Zelle in der Bildmitte besitzt eine abnorme tripolare Spindel.

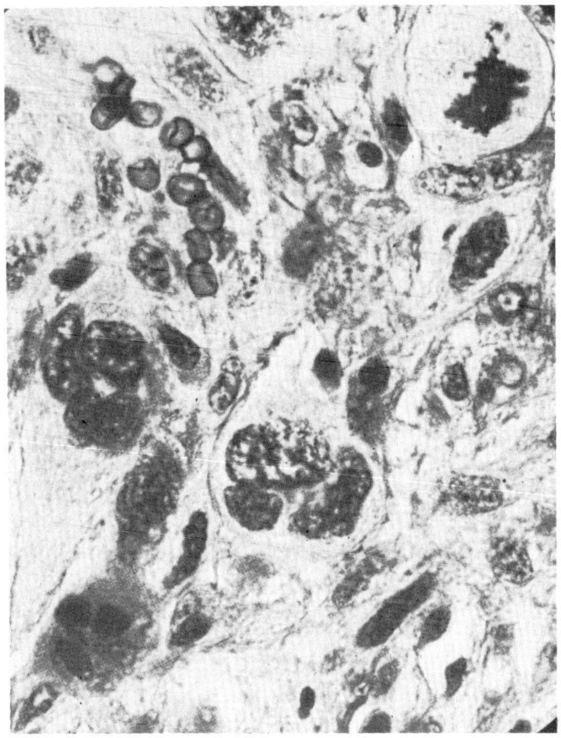

Abb. 6.7: Anaplastisches Neoplasma mit auffälligen, mehrkernigen neoplastischen Riesenzellen; abnorme Mitosefigur oben rechts.

te Adenokarzinome der Schilddrüse können Follikel mit normalem Aspekt bilden, und einige Plattenepithelkarzinome enthalten Zellen, die zytologisch nicht von normalen Epidermiszellen unterschieden werden können. Die morphologische Diagose der Malignität gut differenzierter Tumoren kann deshalb in manchen Fällen Schwierigkeiten bereiten. Zwischen diesen beiden Extremen befinden sich die sehr häufigen Neoplasmen, die verhältnismäßig unverbindlich als «mittelgradig differenziert» eingestuft werden.

Die elektronenmikroskopische Unterschung neoplastischer Zellen führte zu keinerlei Überraschungen. Gut differenzierte Zellen benigner oder maligner Neoplasmen unterscheiden sich wenig von ihren normalen Vorläufern. Mit abnehmendem Differenzierungsgrad neoplastischer Zellen beobachtet man in zunehmendem Maße eine Verschiebung des Chromatins an die Kernmembran, häufig in Klumpen, eine Rarefizierung des glatten, endoplasmatischen Retikulums, eine Zunahme der Zahl freier Ribosomen sowie eine immer deutlicher werdende Pleomorphie der Mitochondrien. Verschiedene Zellorganellen sind in Größe und/oder Zahl reduziert oder zeigen eine abnorme Verteilung innerhalb der Zelle.

Was die funktionelle Differenzierung neoplastischer Zellen anbelangt, ist die Feststellung nicht unerwartet, daß sich die funktionellen Fähigkeiten der neoplastischen und der ihnen entsprechenden, normalen Zellen mit zunehmendem Differenzierungsgrad immer ähnlicher sehen. So produzieren Zellen benigner oder gut differenzierter, maligner Neoplasmen endokriner Organe häufig dieselben Hormone wie ihre normalen Vorläuferzellen. Die neoplastischen Zellen gut differenzierter Plattenepithelkarzinome bilden Keratine, ebenso wie hepatozelluläre Karzinome Galle produzieren. Auch in ihrem Enzymmuster unterscheiden sich gut differenzierte, neoplastische Zellen kaum von den entsprechenden normalen Zellen. Mit abnehmendem Differenzierungsgrad verschwinden einzelne Enzyme und spezielle, metabolische Wege, und die funktionellen Möglichkeiten der Zelle werden zunehmend eingeschränkt. Sehr undifferenzierte, anaplastische Zellen erlangen untereinander, ungeachtet ihrer Herkunft, eine funktionelle Ähnlichkeit, die größer ist als diejenige mit den individuellen Ursprungszellen. Dieses Phänomen wird als *«biochemische Konvergenz»* bezeichnet. Allerdings treten in einzelnen Fällen unerwartete, funktionelle Fähigkeiten neu zutage. Gewisse Tumorzellen bilden fetale Proteine (Antigene), die von normalen Zellen des erwachsenen Organismus nicht (mehr) produziert werden. In ähnlicher Weise können Tumoren, die sich nicht von endokrinen Zellen herleiten, die Synthese von sogenannten «ektopischen» Hormonen aufnehmen. Beispielsweise bilden die Zellen des kleinzelligen Bronchuskarzinoms häufig Nebennierenrindenhormone, ein Parathormon-ähnliches Produkt, Insulin, Glukagon oder andere Hormone. Wir werden auf diese Verhaltensweise im Rahmen der Besprechung paraneoplastischer Syndrome zurückkommen (siehe S. 351). Im vorliegenden Zusammenhang genügt die Feststellung, daß es im Rahmen der neoplastischen Transformation entweder zu einer Derepression reprimierter Gene oder zur Bildung neuer DNA-Sequenzen kommt. *Von Ausnahmen abgesehen gilt, daß mit Zunahme der Wachstumsgeschwindigkeit und mit Abnahme des Differenzierungsgrades eines Tumors seine spezialisierten, funktionellen Möglichkeiten schwinden.*

Zusammenfassend stellt man fest, *daß die neoplastischen Zellen gutartiger Neoplasmen fast immer einen hohen Differenzierungsgrad aufweisen und morphologisch sowie funktionell kaum Unterschiede zu ihren normalen Ursprungszellen aufweisen, und daß der Differenzierungsgrad der Zellen maligner Tumoren hoch oder niedrig sein kann, jedoch nie denjenigen der Ursprungszellen erreicht.*

Wachstumsrate

Allgemein gilt, daß *die meisten benignen Neoplasmen während einer Zeitspanne von Jahren an Größe zunehmen, während sich die meisten bösartigen Neoplasmen durch ein rasches, manchmal explosives Wachstum auszeichnen,* sich mit der Zeit im Organismus ausbreiten und – unbehandelt – den Wirt letzten Endes umbringen.

Diese übermäßige Vereinfachung bedarf einer ausführlichen Erläuterung. Einige benigne Neoplasmen weisen eine höhere Wachstumsrate auf als maligne Neoplasmen. Dazu kommt, daß bei gutartigen Tumoren die Wachstumsrate als Funktion der Zeit nicht unbedingt konstant sein muß. Das Tumorwachstum kann durch die Abhängigkeit von Faktoren, wie hormonelle Stimulation, Ausmaß der Blutversorgung und einer sicherlich großen Zahl weiterer Einflüsse, gesteuert werden. Leiomyome (benigne Neoplasmen der glatten Muskulatur) des Uterus sind häufig. Nicht selten wird während Jahren klinischer Beobachtung kein nennenswertes Tumorwachstum festgestellt. Nach Eintritt in die Menopause kommt es häufig zur Atrophisierung des Neoplasmas und dessen Ersatz durch Bindegewebe, manchmal mit Verkalkungen. Andererseits nehmen Leiomyome des Uterus während einer Schwangerschaft rapide an Größe zu. Diese Neoplasmen stehen offenbar teilweise unter dem Einfluß zirkulierender Steroidhormone, besonders von Östrogen.

Im allgemeinen *besteht eine negative Korrelation der Wachstumsrate eines Neoplasmas zur Höhe des Differenzierungsgrades, so daß die meisten malignen Neoplasmen schneller wachsen als benigne.* Wiederum stellt man jedoch ein breites Spektrum von Verhaltensweisen fest. Auf der einen Seite kennt man äußerst aggressive Karzinome und Sarkome, die plötzlich in Erscheinung treten, sich praktisch während der Untersuchungszeit vergrößern, explosionsartig metastasieren und innerhalb von wenigen Monaten zum Tode führen. Auf der anderen Seite kennt man maligne Neoplasmen, deren Wachstumsrate geringer ist als diejenige benigner Neoplasmen, und die ihr Wachstum durch jahrelange Ruhephasen unterbrechen können. Man beobachtet gelegentlich auch eine Größenabnahme oder gar das Verschwinden eines bösartigen Tumors, wobei allerdings derartige «Wunder» verhältnismäßig selten auftreten, und manchmal auf einer Fehldiagnose beruhen. Auf dieses unterschiedliche Wachstumsverhalten soll in Zusammenhang mit der Besprechung des Verlaufs einer Tumorerkrankung, insbesondere der Zellkinetik des Tumorwachstums und der Einflüsse, dem das Wachstum maligner Tumoren unterliegt, näher eingegangen werden.

Lokal invasives Verhalten

Beinahe alle benignen Tumoren wachsen expansiv in Form zusammenhängender Gewebemassen, die auf den Ort ihres Entstehens beschränkt bleiben, und denen die Fähigkeit einer lokalen Invasion des Nachbargewebes oder einer Metastasierung an entfernte Stellen fehlt. Da sie langsam wachsen und an Volumen zunehmen, sind sie oft von einem Saum komprimierten Bindegewebes, manchmal als bindegewebige *Kapsel* bezeichnet, umgeben, das sie vom gesunden Wirtgewebe abgrenzt. Diese Kapsel stammt größtenteils aus dem Stroma des Ursprungsgewebes, das seine Parenchymzellen unter dem Druck des expandierenden Tumors allmählich verliert. Als Folge dieser bindegewebigen Begrenzung handelt es sich bei benignen Neoplasmen häufig um diskrete, bei oberflächlicher Lage palpable und verschiebliche Knoten, die chirurgisch aus ihrer Kapsel geschält werden können (Abb. 6.8 und 6.9). Diese Trennschicht ist wohl bei den meisten benignen Tumoren vorhanden, sie kann aber auch fehlen. Hämangiome aus einem Knäuel von Blutgefäßen (benigne Neoplasmen) weisen häufig keine eigentliche «Kapsel» auf und sind meist kaum vom Ursprungsgewebe (oft die Dermis) abzugrenzen.

Das Wachstum maligner Neoplasmen ist gekennzeichnet durch Infiltration, Invasion und Zerstörung des umgebenden Gewebes. Im allgemeinen sind diese Neoplasmen schlecht vom Nachbargewebe abgegrenzt und weisen insbesondere keine bindegewebige Kapsel auf (Abb. 6.10). Allerdings kann sich auch um langsam wachsende, maligne Neoplasmen eine Art Trenn-

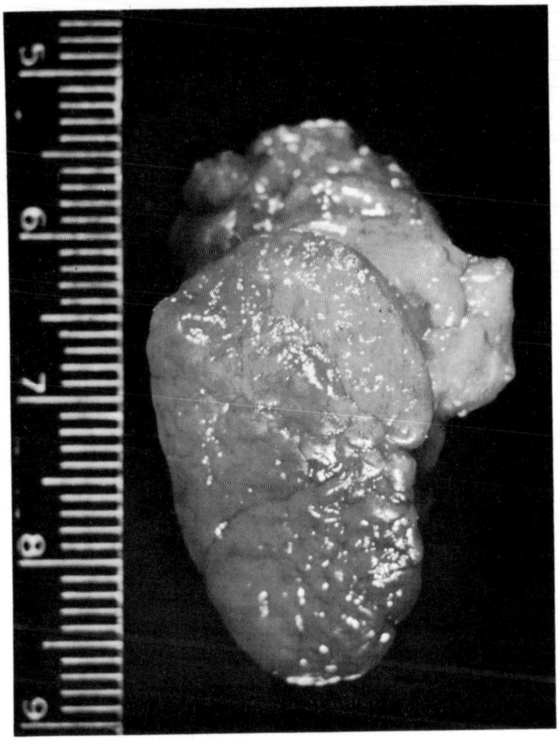

Abb. 6.8: Fibroadenom der Mamma. Das kleine Neoplasma ragt über das umgebende Gewebe vor, da die dichte Kapsel verletzt wurde.

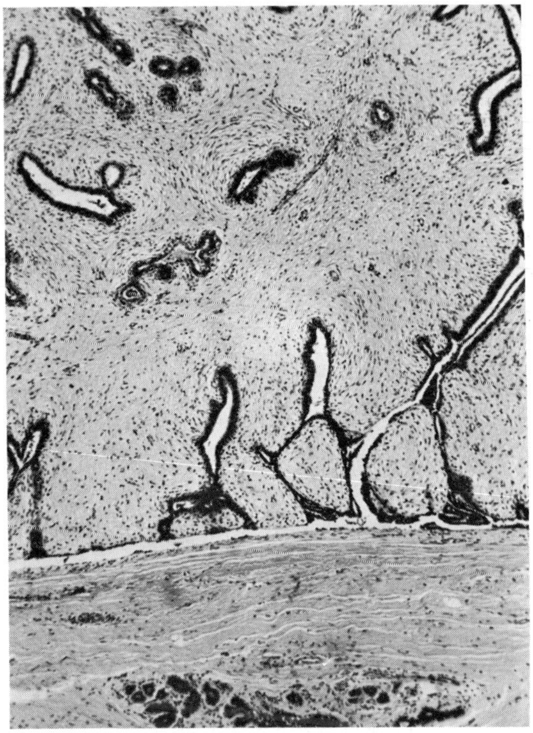

Abb. 6.9: Mikroskopisches Präparat des Fibroadenoms von Abb. 6.8. Eine bindegewebige Kapsel (unten im Bild) trennt das Neoplasma vom umgebenden Gewebe der Mamma.

schicht bilden, mit der sich der Tumor auf breiter Front ins gesunde Gewebe vorschiebt (Abb. 6.11). Die histologische Untersuchung dieser kapselähnlichen Strukturen läßt fast immer kleine, fußförmige Tumorzellverbände erkennen, die den Rand durchbrechen und das benachbarte Gewebe infiltrieren.

Die meisten malignen Neoplasmen verhalten sich offensichtlich invasiv und können ohne weiteres die Wand von Darm oder Uterus oder Haut durchwachsen. Normale anatomische Grenzen werden nicht respektiert, und Einbrüche maligner Tumorzellen in Lymph- und Blutgefäße sowie in den Perineuralspalt werden häufig beobachtet. Dieses invasive Verhalten macht die chirurgische Exzision zu einem problematischen Unterfangen. Auch bei vermeintlich gut abgegrenzten Tumoren muß ein ansehnlicher Rand normalen Gewebes mitentfernt werden. Diese Exzision «im Gesunden» wird auch als «radikale Chirurgie» bezeichnet.

Neben dem Auftreten von Metastasen sind Zeichen des invasiven Verhaltens das zuverlässigste Merkmal, das einen

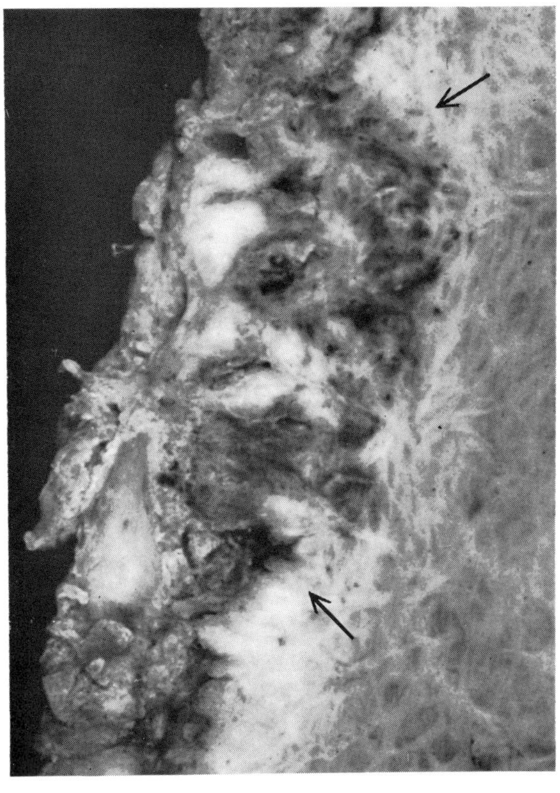

Abb. 6.10: Adenokarzinom des Endometriums. Das Neoplasma *(Pfeile)* reicht bis in die Muskulatur der Uteruswand. Eine scharfe Abgrenzung zum normalen Gewebe fehlt.

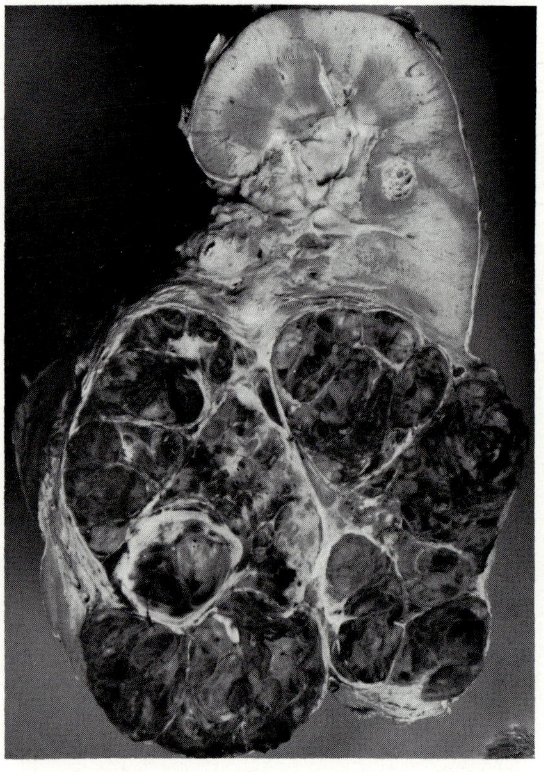

Abb. 6.11: Nierenzellkarzinom. Das Neoplasma täuscht eine Abkapselung vor.

malignen von einem benignen Neoplasma unterscheidet. An dieser Stelle muß erwähnt werden, daß sich einige Karzinomformen über ein präinvasives Stadium, das «carcinoma in situ» (*in situ*-Karzinom), zu entwickeln scheinen. Das Karzinom der Zervix des Uterus ist dafür das beste Beispiel. Das *in situ*-Karzinom weist zytologische Merkmale der Malignität auf, ohne jedoch die Basalmembran zu infiltrieren (Abb. 6.12). Man könnte diese Läsionen als «einen einzigen Schritt vom Karzinom entfernt» bezeichnen. Tatsächlich kommt es im Verlaufe der Zeit in praktisch allen unbehandelten Fällen zu einem Durchwachsen der Basalmembran und zur Invasion des subepithelialen Gewebes.

Obschon alle Gewebe des Körpers von Zellen eines malignen Tumors befallen werden können, ist ihre Anfälligkeit für eine Tumorinvasion sehr verschieden. Das bindegewebige Stroma von Organen ist der bevorzugte Invasionsweg der meisten malignen Neoplasmen. Innerhalb des Bindegewebes sind Elastinfasern gegen die destruktive Tumorwirkung sehr viel resistenter als Kollagenfasern. Dieser Unterschied könnte auf einen höheren Gehalt der Tumorzellen an Kollagenase im Vergleich zu Elastase zurückzuführen sein. Dicht gepacktes Kollagen, wie man es in Membranen, Sehnen, Gelenkkapseln findet, widersteht jedoch meist einer Tumorinvasion. Knorpel stellt wahrscheinlich das gegenüber einer Invasion resistenteste Gewebe dar, aber auch diese Resistenz ist nicht absolut. Verschiedene Faktoren wurden zur Erklärung dieser Besonderheit des Knorpels in Betracht gezogen: 1. die besonderen physikochemischen Eigenschaften der Matrix; 2. die biologische Stabilität und der langsame Umsatz des Knorpelgewebes; und 3. die lokale Bildung von Hemmfaktoren, wie beispielsweise eines Anti-Angiogenese-Faktors, oder von Substanzen, welche die für Wachstum oder Invasivität der Tumorzellen notwendigen Enzyme hemmen. Die Wände von Arterien verhalten sich gegenüber einer Tumorinvasion sehr viel resistenter als diejenigen von Venen oder Lymphgefäßen. Man hat diese besondere Resistenz der Arterien traditionsgemäß der größeren Wanddicke zugeschrieben, sie könnte aber auch auf dem relativ hohen Elastingehalt oder der örtlichen Bildung von Proteasehemmern beruhen.

Metastasierung

Metastasen sind Ableger oder Implantate eines Tumors, die räumlich entfernt vom Ausgangsgewebe auftreten und mit diesem nicht mehr in geweblicher Beziehung stehen. *Die Metastasierung ist ein untrügliches Zeichen der Malignität eines Neoplasmas, da benigne Tumoren keine Metastasen bilden.* Das invasive Wachstum eines malignen Neoplasmas ermöglicht das Einwachsen und den Einbruch in Blutgefäße, Lymphspalten und Körperhöhlen, was die Voraussetzung für eine generalisierte Ausbreitung neoplastischer Zellen schafft. *Von wenigen Ausnahmen abgesehen, besitzen alle malignen Neoplasmen die Fähigkeit zur Bildung von Metastasen.* Die wichtigsten Ausnahmen umfassen sehr bösartige Neoplasmen der Gliazellen des ZNS, Gliome genannt, und das Basaliom der Haut. Beide Neoplasmen zeichnen sich durch ein hochgradig entwickeltes, lokal invasives Wachstum aus – das Basaliom wurde früher wegen seiner destruierenden Invasivität als «ulcus rodens» (nagendes Geschwür) bezeichnet – metastasieren aber nur äußerst selten.

Im allgemeinen gilt, daß je aggressiver, je schneller wachsend und je größer ein Primärtumor, desto größer ist die Wahrscheinlichkeit einer bevorstehenden oder bereits erfolgten Metastasierung. Wie immer existieren unzählige Ausnahmen von dieser Regel. Kleine, gut differenzierte und langsam wachsende Neoplasmen metastasieren manchmal sehr ausgedehnt, während einige schnell wachsende Tumoren während Jahren lediglich ein lokal destruktives Verhalten zeigen. Die Wahrscheinlichkeit einer Metastasierung kann deshalb aufgrund der histologischen Untersuchung eines Primärtumors nicht zuverlässig abgeleitet werden. Zu viele Faktoren von seiten des Tumors und des Tumorträgers sind für das Verhalten mitbestimmend.

Metastasierungswege

Die Metastasenbildung erfolgt druch die Verbreitung neoplastischer Zellen auf einem von drei möglichen Wegen: 1. durch direkten Durchbruch in Körperhöhlen oder auf deren Oberflächen; 2. auf dem Lymphweg (lymphogen); oder 3. über die Blutzirkulation (hämatogen). Obwohl eine direkte Verpflanzung von Tumorzellen, beispielsweise während einer chirurgischen Intervention, theoretisch möglich ist, stellt diese Art der «Metastasierung» (sogenannte «Impfmetastasen») ein Ausnahmeereignis dar, auf das nicht näher eingegangen wird.

Metastasierung in Körperhöhlen und auf deren Oberflächen Zu dieser Ausbreitungsform kommt es regelmäßig, wenn ein malignes Neoplasma die Wand einer natürlichen Körperhöhle durchwächst. Meist handelt es sich um den Peritonealraum, jedoch können auch die Pleura- oder Perikardhöhle sowie Gelenkspalten oder der Subarachnoidalraum betroffen sein. Dieser Metastasierungsweg ist besonders kennzeichnend für das Ovarialkarzinom, das auf dem Peritonealmesothel «Abtropfmetastasen» bildet, wobei es nicht ungewöhnlich ist, daß die gesamte Oberfläche der Bauchhöhle von einer dichten Schicht aus Karzinomzellen bedeckt wird. Bemerkenswert ist, daß sich die neoplastischen Zellen auf und in der thelialen Zellschicht ausbreiten, ohne in die Tiefe vorzudringen. Diese Beschränkung auf die Oberfläche belastet allerdings den Patienten im selben Maße wie eine Invasion tieferer Gewebeschichten. In manchen Fällen bilden schleimproduzierende Ovarial- und Appendixkarzinome gelatinöse Massen, die den gesamten Peritonealraum ausfüllen, ein Zustand, der als *Pseudomyxoma peritonei* bezeichnet wird.

Lymphogene Metastasierung Die Aussaat von Tumorzellen über Lymphspalten und -gefäße stellt die häufigste Art der Dissemination von Karzinomen dar (Abb. 6.13). Allerdings können sich gelegentlich auch Sarkome auf diese Weise ausbreiten. Im Grunde ist die Aussage, daß Karzinome bevorzugt lymphogen metastasieren, während Sarkome eher hämatogen streuen, irreführend, da zwischen Blut- und Lymphgefäß-Systemen viele Verbindungen bestehen. *Der natürliche Verlauf der Lymphdrainage bestimmt das Muster des Befalls der Lymphknoten.*

Da Mammakarzinome in der Regel im oberen, äußeren Quadranten des Organs entstehen, kommt es in den meisten Fällen zu einer primären Metastasierung in axilläre Lymphknoten. Der Metastasierungsweg von Tumoren der inneren Quadranten folgt den Lymphgefäßen, die entlang der *Aa. mammaria internae* verlaufen, und in Brustlymphknoten münden. In einer späteren Phase können die infra- und supraklavikIären Lymphknoten miteinbezogen werden.

Bronchuskarzinome, die von einem der Hauptäste des

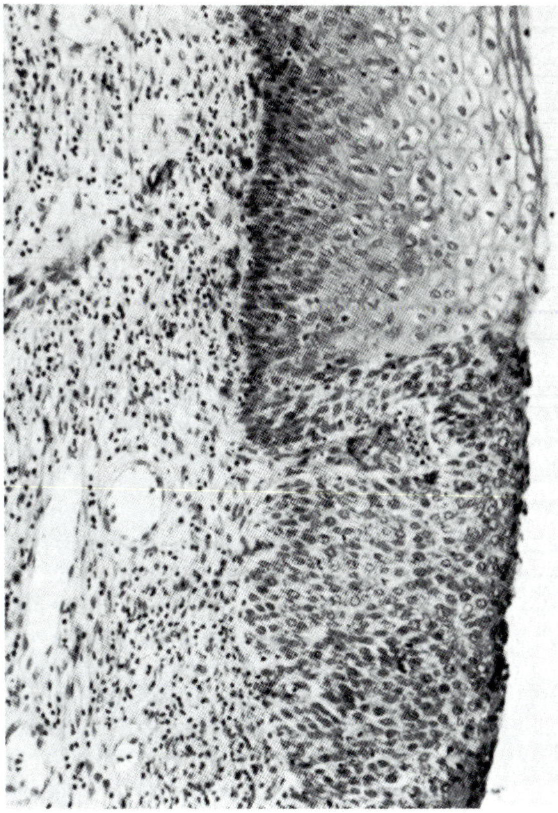

Abb. 6.12: In situ-Karzinom der Zervix. Die normale Zervixschleimhaut (oben im Bild) ist durch hyperchromatische, neoplastische Zellen ersetzt (unten), bei denen keine geordnete Differenzierung von der Basalschicht bis zur Oberfläche erkennbar ist. Die neoplastische Veränderung ist auf das Epithel beschränkt.

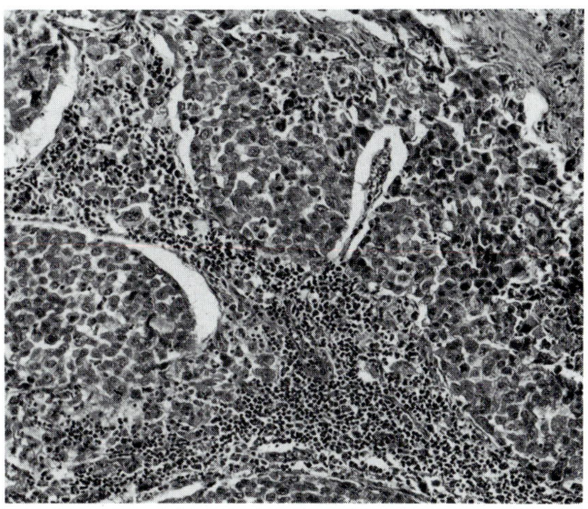

Abb. 6.13: Teil eines Lymphknotens, dessen Sinus durch metastasierende neoplastische Zellen angefüllt sind.

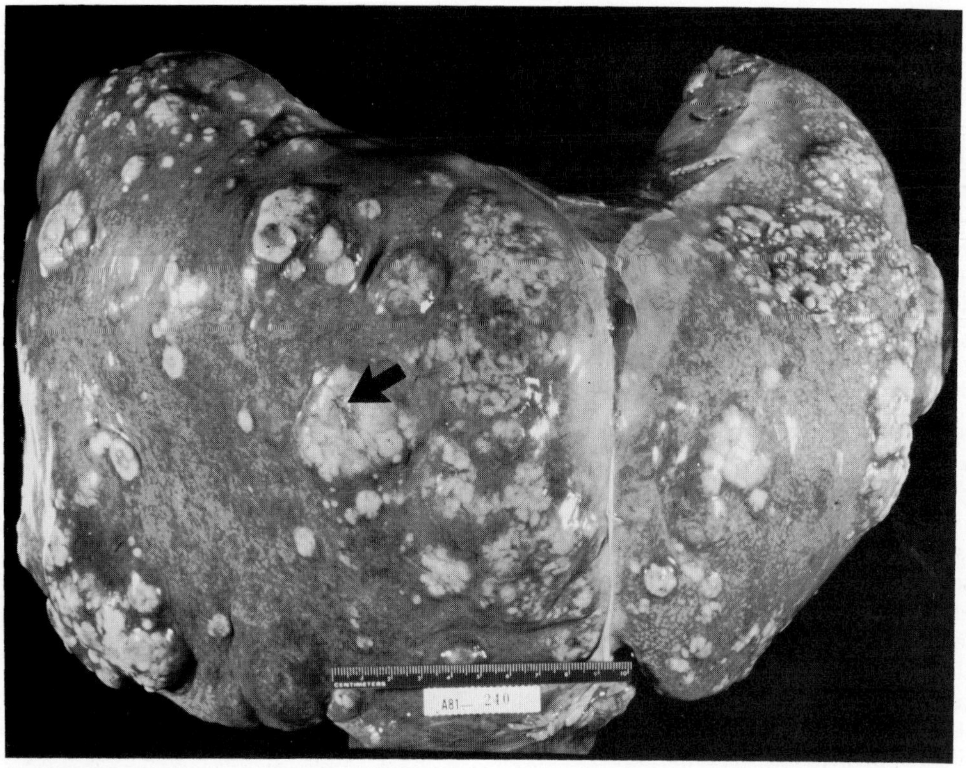

Abb. 6.14: Karzinommetastasen in der Leber. Die Nabelbildung bei einem größeren Herd *(Pfeile)* wird durch die zentrale Nekrose des Neoplasmas verursacht. (Erlaubnis Dr. Lawrence Weiss, Brigham and Women's Hospital.)

Bronchialsystems ausgehen, setzen ihre ersten Metastasen in den Hilus-nahen, tracheobronchialen und mediastinalen Lymphknoten. Lokale Lymphknoten können jedoch auch «übersprungen» werden («Übersprung-» oder «skip»-Metastasen), entweder wegen venös-lymphatischen Anastomosen oder wegen einer Verlegung der Lymphwege, z. B. als Folge einer lokalen Entzündung oder Bestrahlung.

In vielen Fällen stellt der lokale, drainierende Lymphknoten die Endstation für eine weitere Verbreitung der Tumorzellen dar, zumindest während einer gewissen Zeitspanne. Die in den Lymphknoten gelangten neoplastischen Zellen werden lokal zerstört, wahrscheinlich zum Teil unter Mithilfe einer tumorspezifischen Immunantwort. Der Abbau und Wegtransport von Tumorzelltrümmern und/oder von Tumorantigenen ist zudem von reaktiven Veränderungen des Lymphknotens, insbesondere einer Volumenzunahme, begleitet. Eine Lymphknnotenvergrößerung kann auftreten als Folge von 1. einer Besiedelung mit, und der örtlichen Profileration von, Tumorzellen; 2. einer Zellvermehrung in den Lymphfollikeln (B-Zellareale); oder 3. einer Proliferation von T-Zellen in der parakortikalen Zone. Meistens tritt auch eine «Sinushistiozytose» in Erscheinung, eine Proliferation von Sinusendothelien mit einer Vermehrung von Makrophagen in den Lymphsinus, die durch freigesetzte Zytokine ausgelöst wird. Man muß deshalb im Augen behalten, daß *ein vergrößerter Lymphknoten in der Nachbarschaft eines malignen Neoplasmas nicht unbedingt Zeichen einer erfolgten Metastasierung sein muß.*

Hämatogene Metastasierung Dieser Ausbreitungsweg ist typisch für Sarkome, wird jedoch, wie erwähnt, auch von Karzinomen benutzt. Durchbrüche von Tumorzellen erfolgen sehr viel häufiger in Venen als in Arterien. Eine arterielle Dissemination ist jedoch möglich, wenn neoplastische Zellen das Kapillarbett oder arterio-venöse Verbindungen in der Lunge passieren, oder wenn Lungenmetastasen zur Bildung von Tumorzell-Emboli führen. Viele Faktoren bestimmen das Verteilungsmuster der Metastasen, die aufgrund dieses speziellen, arteriellen Ausbreitungswegs zustandekommen (siehe S. 308). Nach einem Veneneinbruch folgen die Tumorzellen dem Blutstrom, was erklärt, weshalb Leber und Lunge häufigster Sitz hämatogener Metastasen sind (Abb. 6.14). Das gesamte Blut aus dem Drainagegebiet der Pfortader gelangt in die Leber und das Blut der *Vena cava* in die Lungen. Maligne Neoplasmen, die nahe der Wirbelsäule entstehen, brechen oft in den paravertebralen Plexus ein. Dies könnte ein

Grund für die häufig beobachtete, vertebrale Metastasierung von Schilddrüsen- und Prostatakarzinomen sein.
Gewisse Tumoren zeigen eine besondere Neigung zum Durchwachsen der Venenwand. Das Nierenzellkarzinom bricht häufig in Äste der Nierenvene ein, wächst intraluminal zum Hauptgefäss und folgt als schlangenförmiger Auswuchs der *Vena cava,* manchmal bis in den rechten Vorhof des Herzens. Leberzellkarzinome wachsen in ähnlicher Weise im Lumen der Äste von Portal- oder Lebervenen und stoßen bis in die Hauptvenen vor. Bemerkenswert ist, daß ein derartiges, intravenöses Tumorwachstum nicht notwendigermaßen von einer weiteren Generalisierung begleitet sein muß. Der mikroskopische Nachweis eines neoplastischen Durchwachsens kleiner Gefäße ist offensichtlich ein prognostisch schlechtes Zeichen. Jedoch sollten auch diese Veränderungen vorsichtig interpretiert werden, da sie keinen sicheren Hinweis auf die Entwicklung von Metastasen liefern.
In Tab. 6.2 sind die spezifischen Hauptpunkte der Differenzierung benigner und maligner Neoplasmen kurz zusammengefaßt.

Gradierung und Stadieneinteilung von Neoplasmen

Eine Gegenüberstellung von Resultaten verschiedener Therapieformen für bestimmte Neoplasmen, insbesondere auch im Vergleich einzelner Behandlungszentren, setzt voraus, daß es sich bei den betreffenden Neoplasmen um eine einheitliche Gruppe handelt. Zu diesem Zweck wurden eigentliche Klassierungssysteme entwickelt, mit denen – zumindest auf semiquantiativer Ebene – das *Differenzierungsstadium («grade»)* und das *Ausmaß einer Metastasierung («stage»)* als einheitliche Parameter des klinischen Schweregrades der Krankheit angegeben werden können.
Die Gradierung («grading») basiert auf der Angabe des Differenzierungsgrades des neoplastischen Gewebes und der Mitosehäufigkeit als mutmaßliche Parameter für sein biologisches Verhalten. Auf dieser Grundlage werden maligne Neoplasmen in die Grade I bis IV eingeteilt, wobei der Differenzierungsgrad bei I am höchsten und bei IV am niedrigsten ist. Die Kriterien für die individuelle Einordnung in diese Skala ist für jede Tumorform verschieden und soll hier nicht im einzelnen erörtert werden. Allen Einteilungsprinzipien gemeinsam ist der Versuch, zu entscheiden, in welchem Maß die neoplastischen Zellen Ähnlichkeiten mit entsprechenden, normalen Zellen aufweisen oder vermissen lassen. Leider enthalten diese schematischen Gradierungsversuche viele Unzulänglichkeiten. Große Neoplasmen weisen mit Sicherheit an verschiedenen Stellen Zellen unterschiedlicher Differenzierungsgrade auf, was zu Probenfehlern führt. Darüber hinaus braucht das Stadium der Differenzierung im Verlaufe der Tumorentwicklung nicht konstant zu bleiben. Der Differenzierungsgrad maligner Neoplasmen nimmt in den meisten Fällen progressiv ab, da aggressivere, weniger differenzierte Zellklone die differenzierteren allmählich überwachsen. Zudem ist die Korrelation zwischen histologischem Bild und biologischem Verhalten keineswegs eindeutig. Um diese Probleme und auch den Anschein der Pseudogenauigkeit zu vermeiden, hat sich allgemein eingebürgert, ein bestimmtes Neoplasma mit einer zusätzlichen Umschreibung zu versehen, z.B. gut differenziertes, schleimproduzierendes Adenokarzinom des Magens oder undifferenziertes, malignes Neoplasma aus dem Retroperitonealraum – wahrscheinlich Sarkom. Im allgemeinen hat sich das «grading», von wenigen Ausnahmen (z.B. Weichteilsarkome) abgesehen, als klinisch weniger wertvoll erwiesen als das «staging».
Die Stadieneinteilung («staging») basiert auf der Angabe der Größe des Primärtumors, des Ausmaßes eines Befalls regionärer Lymphknoten und des Vorhandenseins (oder Fehlens) von Fernmetastasen. Gegenwärtig sind zwei größere «staging»-Systeme im Gebrauch: eines wurde von der «Union Internationale Contre le Cancer» (UICC), das andere vom «American Joint Committee (AJC) of Cancer Staging» entwickelt. Die UICC verwendet das sogenannte *TNM-System,* worin *T* für den Primärtumor steht, *N* für den Befall regionärer Lymphknoten und *M* für Metastasen. Die TNM-Einteilung ist für jede Tumorform etwas verschieden, allgemeingültige Regeln sind jedoch vorhanden. Der Primärtumor wird mit zunehmender Größe als T1 bis T4 klassiert, und manchmal wird das Stadium T0 für einen *in situ*-Tumor verwendet. N0 bedeutet das Fehlen von regionären Lymphknotenmetastasen, während N1 bis N3 eine zunehmende Zahl von Lymphknotenmetastasen, auch entfernterer Stationen, angibt. Das Fehlen von Metastasen wird mit M0 angegeben, während M1 oder manchmal M2 den Nachweis hämatogener Metastasen und ihre Häufigkeit bezeichnet.
Das AJC verwendet eine andere Nomenklatur und teilt alle Tumorformen in Stadien von 0 bis IV ein, wobei für jedes Stadium die Größe des Primärtumors, das Ausmaß des Lymphknotenbefalls und das Vorhandensein von Fernmetastasen mitangegeben wird.
Die Anwendung der Stadieneinteilung maligner Tumoren hat bei der Auswahl der geeignetsten Therapieform große Bedeutung gewonnen.

Biologie des Wachstums von Neoplasmen

Die natürliche Entwicklung eines malignen Neoplasmas läuft in vier Phasen ab: 1. neoplastische Veränderung der Ursprungszelle, als *Transformation* bezeichnet; 2. *Poliferation und Wachstum* der transformierten Zellen; 3. lokale *Invasion*; und 4. *Fernmetastasierung*.

Auf das Risiko hin, systematisch denkende Leser zu verunsichern, werden zunächst die veränderten Wachstumseigenschaften maligner Zellen unter Bedingungen *in vitro* und *in vivo* betrachtet, gefolgt von den Mechanismen, die der lokalen und systematischen Ausbreitung zugrundeliegen. Karzinogene Agentien sowie Mechanismen der neoplastischen Transformation werden in einem separaten Abschnitt besprochen.

Wachstum neoplastischer Zellen

Eine überschießende und mit dem Wachstum normaler Gewebe nicht koordinierte Zellvermehrung ist eine der fundamentalen Eigenschaften von Neoplasmen. Vor einer Betrachtung des Tumorwachstums muß uns die Frage beschäftigen, ob sich Neoplasmen aus monoklonalen (Entstehung aus einer einzelnen, transformierten Zelle) oder polyklonalen (Entstehung aus verschiedenen, unabhängig voneinander transformierten Zellen) Elementen zusammensetzen.

Klonalität der Neoplasmen

Diese Frage wurde auf verschiedenen Wegen angegangen, am häufigsten durch das Studium von Neoplasmen bei Frauen, die heterozygot sind in bezug auf geschlechtsgebunden vererbte (X-chromosomale) «Marker»-Enzyme.[4]

Es sei daran erinnert, daß die Glukose-6-Phosphat-Dehydrogenase (G6PD) mit ihren vielen Isoenzymen durch ein Gen auf dem X-Chromosom kodiert wird. Wie erwähnt, kommt es im Stadium der Blastozyste in allen Zellen des weiblichen Embryos zu einer zufälligen Inaktivierung eines der X-Chromosomen. Daraus ergibt sich, daß alle Organe des weiblichen Organismus aus zwei Zellpopulationen bestehen, wovon eine ein aktives X-Chromosom von der Mutter, die andere vom Vater besitzt. Bei einigen Frauen, meistens der schwarzen Rasse angehörend, kodieren die beiden X-Chromosomen für ein unterschiedliches G6PD-Isoenzym. *Die meisten Neoplasmen dieser, für G6PD-Isoenzyme heterozygoten Frauen exprimieren lediglich ein einziges Isoenzym, was ein gewichtiges Argument für deren monoklonalen Ursprung darstellt.* Wenn die Tumoren polyklonal wären, würde der Zufall dafür sorgen, daß beide Enzymvarianten exprimiert werden (Abb. 6.15). Mit der Bestimmung des Polymorphismus der Restriktions-

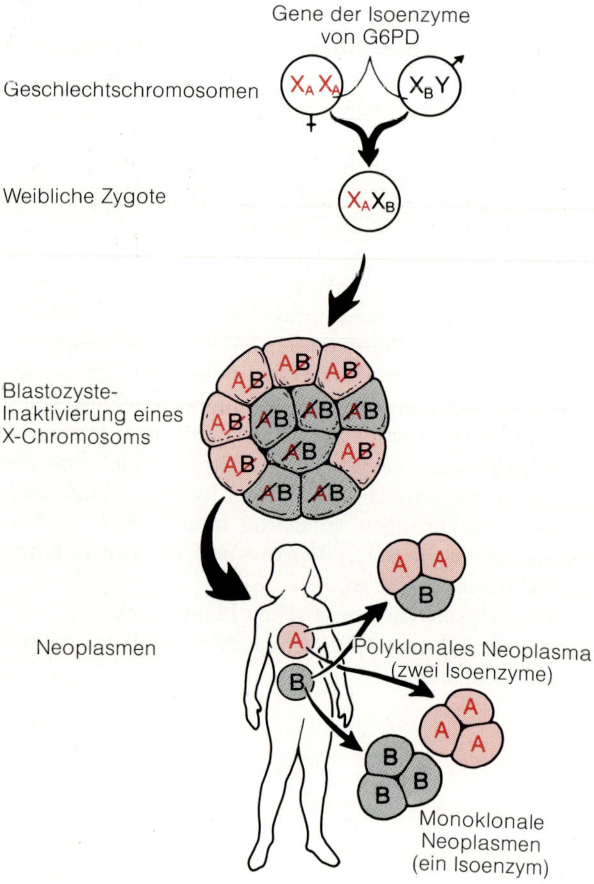

Abb. 6.15: Isoenzym als Zellmarker zum Nachweis der Monoklonalität eines Neoplasmas.

fragmentlänge («restriction fragment length polymorphism») läßt sich zwischen mütterlichen und väterlichen Chromosomen unterscheiden und gestattet eine direkte Untersuchung des Musters der X-chromosomalen Inaktivierung auf Stufe des Genoms. In einer neueren Studie wurden mit dieser Technik bei 50 Kolonneoplasmen (20 Karzinome, 30 Adenome) und bei der Mehrzahl von Parathyreoidea-Adenomen ein monoklonales Muster der X-chromosomalen Inaktivierung nachgewiesen[5, 6]; normale Zellen in unmittelbarer Nachbarschaft zum Tumor wiesen erwartungsgemäß ein polyklonales Muster auf. Die folgenden Beobachtungen liefern zusätzliche Hinweise für eine Monoklonalität der Tumoren:

- Die neoplastischen Zellen von Patienten mit einer chronischen, myeloischen Leukämie (eine maligne Neoplasie, die von myeloischen Stamm- oder Vorläuferzellen ausgeht) weisen eine charakteristische (nicht zufällige) Translokation (meist zwischen den langen Armen der Chromosomen 22 und 9) auf, die als Philadelphia (Ph^1)-Chromosom bekannt ist.
- Bei Neoplasien von T- und B-Lymphozyten zeigt

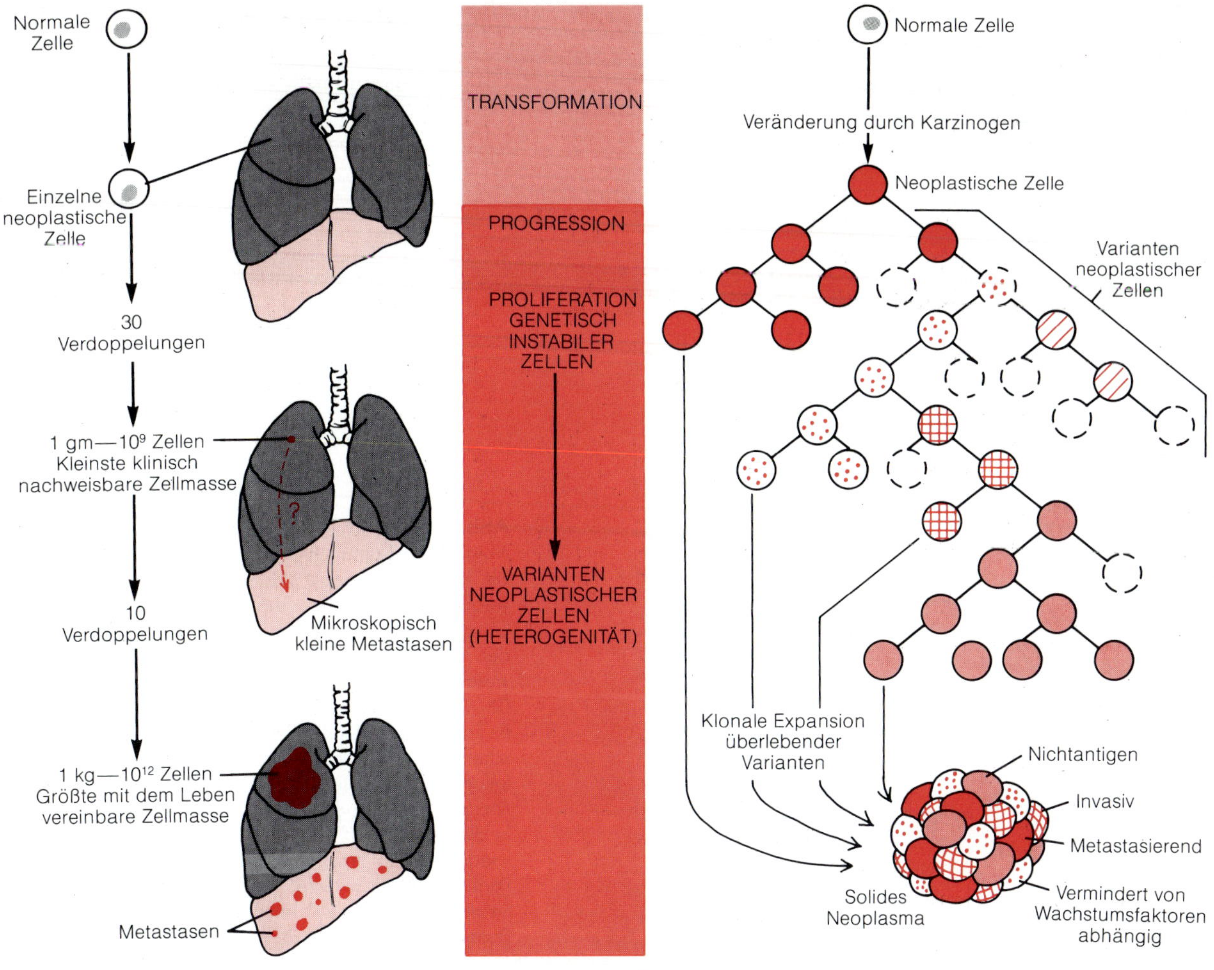

Abb. 6.16: Biologie des Wachstums neoplastischer Zellen. Auf der linken Seite sind die minimalen Schätzwerte für Zellverdoppelungen angegeben, die dem Erscheinen des klinisch nachweisbaren Neoplasmas vorangehen. Im Zeitpunkt der Entdeckung des soliden Neoplasmas ist dessen Lebenszyklus bereits weit fortgeschritten. Die rechte Seite illustriert die klonale Entstehung von Neoplasmen und der Heterogenität neoplastischer Zellen. Unter den Abkömmlingen der ursprünglichen transformierten Zelle bilden sich Subklone; mit zunehmendem Wachstum reichern sich im Neoplasma diejenigen Varianten an, die den Abwehrmechanismen des Wirtes am besten entgehen und sich aggressiv verhalten. (Modifiziert nach Tannock, I.F.: Biology of tumor growth. Hosp. Pract. *18*: 81, 1983.)

sich die Monoklonalität der neoplastischen Zellen durch identische und individuelle Rearrangements der Gene der T- und B-Zellen, die mit Hilfe einer «Southern blot»-Analyse nachgewiesen werden können.

Trotz alledem sind wenige Fälle bekannt, bei denen man annehmen muß, daß das Neoplasma polyklonal und manchmal gar multifokal ist, wie beispielsweise bei der Polyadenomatose des Kolons. Zudem wurde davor gewarnt, den Nachweis eines Klonalitäts-«Markers» (z.B. die Inaktivierung des X-Chromosoms) in einem klinisch nachweisbaren Neoplasma als Beweis für dessen monoklonalen Ursprung zu betrachten: die Möglichkeit besteht, daß das Neoplasma nicht notwendigerweise aus einer einzelnen, transformierten Zelle hervorging, sondern daß lediglich ein Zellklon mehrere andere, ursprünglich vorhandene im Laufe der Tumorentwicklung überwachsen hat.[7]

Kinetik des neoplastischen Wachstums

Unter der Annahme, ein Tumor sei monoklonal, und die transformierte Ausgangszelle habe einen Durchmesser von 10 μm, kann man die Frage stellen: «Nach welcher Zeitspanne ist die Neubildung klinisch faßbar?» Eine einfache Rechnung ergibt, daß die Ursprungszelle mindestens 30 Verdoppelungszyklen durchlaufen haben muß, bis eine Zahl von 10^9 Zellen (mit einem Gewicht von ungefähr 1 g) erreicht ist, was

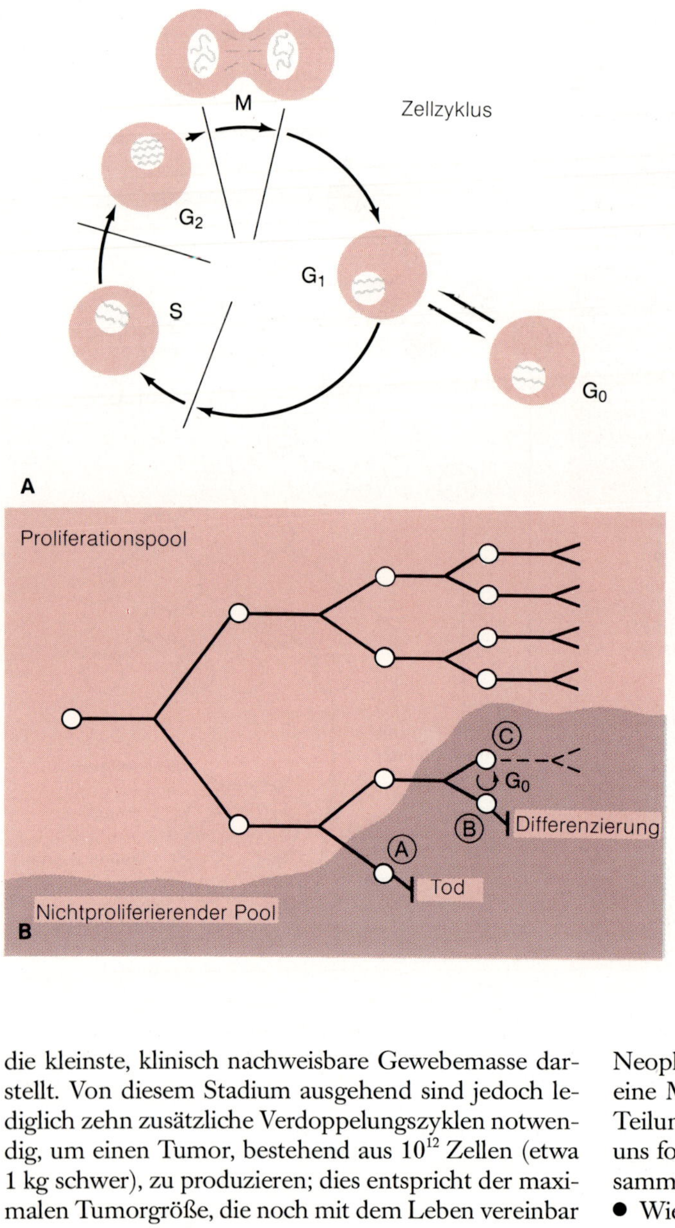

Abb. 6.17: *A*: Schematische Darstellung des Zellzyklus. *M* ist die Mitosedauer (etwa eine Stunde von Prophase bis Teilung). *G1* bezieht sich auf den normalen Zellstoffwechsel; diese Phase nimmt mehr als die Hälfte der Generationszeit ein. Zellen, die sich nicht teilen, sind in der G0-Phase; sie bleiben beliebig lang in G0 oder werden wieder in den Zellzyklus aufgenommen. Die DNA-Synthesephase *(S)* dauert meistens 6–24 Stunden. *B*: Schematische Darstellung des Wachstums neoplastischer Zellen. Mit zunehmender Expansion der Zellpopulation verlassen immer mehr Zellen den Proliferationspool durch Tod (A), Differenzierung (B) oder Eintritt in die G0-Phase (C). Zellen werden aus der G0-Phase wieder in den Proliferationspool rekrutiert, wenn die Population kleiner wird. (Aus Wyngaarden, J.B. und Smith, L.H. (eds.): Cecil Textbook of Medicine. 18th ed. Philadelphia, W.B. Saunders Co., 1988.)

die kleinste, klinisch nachweisbare Gewebemasse darstellt. Von diesem Stadium ausgehend sind jedoch lediglich zehn zusätzliche Verdoppelungszyklen notwendig, um einen Tumor, bestehend aus 10^{12} Zellen (etwa 1 kg schwer), zu produzieren; dies entspricht der maximalen Tumorgröße, die noch mit dem Leben vereinbar ist (Abb. 6.16). Diese Schätzungen setzen natürlich voraus, daß alle Abkömmlinge der transformierten Zelle ihre proliferativen Fähigkeiten beibehalten, und daß alle Zellen des proliferativen Pools am Leben bleiben. Der aus diesen Berechnungen abgeleitete Eindruck, beim Neoplasma handle es sich um einen ungebremsten «pathologischen Dynamo», erweist sich als nicht ganz korrekt, wie wir gleich sehen werden.[8] Die angestellten Schätzungen weisen jedoch auf einen äußerst wichtigen Punkt des Tumorwachstums hin, *daß nämlich ein solides Neoplasma zum Zeitpunkt seines klinischen Nachweises bereits den größten Teil seines Lebens hinter sich hat.* Dieser Sachverhalt stellt eines der größten Hindernisse dar, mit denen sich die Tumorbehandlung konfrontiert sieht. Untersuchen wir zunächst einmal, ob die Annahme stimmt, daß sich ein malignes Neoplasma wie ein pathologischer Dynamo verhält – eine Masse Zellen, die in rascher und unaufhaltsamer Teilung begriffen sind. Zu diesem Zweck müssen wir uns folgenden, mit der Kinetik der Tumorzellen in Zusammenhang stehenden Fragen zuwenden:

- Wie groß ist die Verdoppelungszeit der Tumorzellen?
- Wie groß ist der Anteil neugebildeter Zellen, die im Proliferationspool verbleiben (proliferativer Anteil)?
- Wie groß ist die Zellverlustrate im wachsenden Tumor?

Der Zellzyklus neoplastischer Zellen kann, wie derjenige aller übrigen Zellen, in verschiedene Phasen unterteilt werden (Abb. 6.17). Obwohl man leicht zur Annahme neigt, neoplastische Zellen würden sich schneller teilen als normale, weisen entsprechende Messungen auf das Gegenteil hin. Die Untersuchung verschiedener akuter Leukämien und solider Neoplasmen ergab Mittelwerte, die für die DNA-Synthesephase rund 20 Stunden und für den gesamten Zellzyklus rund 60 Stunden betrugen. Diese Werte liegen oberhalb der entsprechenden Zahlen für normale, hämopoietische Vorläufer oder für proliferierende Epithelzellen der Darmkrypten. *Man darf daraus schließen, daß das Tumorwachstum in der Regel nicht mit einer zeitlichen Verkürzung des Zellzyklus einhergeht.*[8]

Der Anteil der neoplastischen Zellen im proliferativen Pool wird als *proliferativer Anteil* oder *Wachstumsfraktion («growth fraction»)* bezeichnet. Die Ermittlung des sogenannten *Markierungsindex* ermöglicht eine grobe Schätzung der Zahl proliferierender Zellen in einer Zellpopulation. Dazu wird eine Probe des Gewebes mit ^{3}H-Thymidin inkubiert, wodurch alle Zellen, die sich zu diesem Zeitpunkt in der S-Phase befinden, den DNA-Vorläufer in ihren Kern inkorporieren. Das Verhältnis der Zahl markierter Zellen zur Gesamtzellzahl kann autoradiografisch bestimmt werden. Interessanterweise liegen die Markierungsindices für viele solide Neoplasmen zwischen 2 und 8%.[8] Dieser proliferative Anteil ist geringer als beispielsweise derjenige des normalen Darmepithels, das einen Markierungsindex um 16% aufweist. Markierungsindices um 30% können nur bei sehr aggressiven, rasch wachsenden Neoplasmen (z. B. hochgradig maligne Lymphome) und möglicherweise während der präklinischen Phase weiterer Tumore ermittelt werden.

Verschiedene Modifikationen der Markierungstechnik und der zusätzliche Einsatz der Durchflußzytometrie erlauben eine recht genaue Schätzung der «growth fraction» eines Neoplasmas. Derartige Studien haben gezeigt, daß *die Mehrheit der Zellen eines klinisch faßbaren Neoplasma nicht dem proliferativen Pool angehört.* Sogar der proliferative Anteil schnell wachsender Neoplasmen liegt nur bei 20%. In einem wachsenden Neoplasma können die Tochterzellen den Proliferationspool auf drei möglichen Wegen verlassen: 1. Die Kohäsion der Tumorzellen im Zellverband ist geringer als diejenige von Zellen normaler Gewebe, was dazu führt, daß sich Tumorzellen dauernd ablösen und verlorengehen; 2. ein Anteil der Zellen differenziert sich – ein Vorgang, der meistens mit dem Verlust der Teilungsfähigkeit einhergeht, und 3. die Zellen treten in die G_0-Phase ein (eine Phase der Proliferationsruhe unbestimmter Länge, aus der die Zellen erneut rekrutiert werden können). Man schätzt, daß zwischen 75 und 90% der neoplastischen Zellen aufgrund eines oder mehrerer dieser Mechanismen aus dem Proliferationspool verschwinden.

Angesichts dieser Beobachtungen muß man sich fragen, wie es ein Neoplasma fertigbringt, überhaupt an Größe zuzunehmen. *Neoplasmen wachsen progressiv aufgrund eines Ungleichgewichtes zwischen Zellproduktion und Zellverlust. Neoplasmen verfügen nicht über die ausbalancierte Homeostase zwischen Zellvermehrung und -verlust, welche das proliferative Verhalten normaler Zellverbände auszeichnet.*

Aus dem Studium der Tumorzellkinetik lassen sich verschiedene Lehren ziehen, die sowohl in begrifflicher als auch in praktischer Hinsicht wichtig sind.

- Die Wachstumsrate eines Neoplasmas ist abhängig von der Größe seiner «growth fraction» und dem Ausmaß des Ungleichgewichtes zwischen Zellneubildung und Zellverlust. Bei einigen Leukämien und malignen Lymphomen sowie bestimmten Lungenkarzinomen (kleinzelliges Lungenkarzinom) ist der proliferative Anteil verhältnismäßig hoch und der klinische Verlauf entsprechend kurz. Im Gegensatz dazu ist die «growth fraction» bei den häufigeren Tumoren (Kolon- und Mammakarzinom) eher klein, und die Produktion von Tumorzellen liegt nur um etwa 10% über dem Zellverlust, was dazu führt, daß die Wachstumsgeschwindigkeit dieser Neoplasmen sehr viel kleiner ist.
- Der proliferierende Anteil der neoplastischen Zellen beeinflußt in hohem Maße die Ansprechbarkeit des Tumors auf eine Chemotherapie. Da die meisten der in der Krebstherapie verwendeten Medikamente auf Zellen wirken, die sich in aktiver DNA-Synthesephase befinden, erstaunt es nicht, daß ein Neoplasma mit einem proliferativen Anteil von lediglich 5%, zwar langsam wächst, sich jedoch gegenüber einer Behandlung mit einem Zytostatikum refraktär verhält. Paradoxerweise können an sich aggressive Neoplasien (z. B. gewisse lymphoidzellige Tumoren) mit einem substantiellen Pool sich teilender Zellen unter einer Chemotherapie buchstäblich wegschmelzen, und gelegentlich gelingt es sogar, die Patienten zu heilen.
- Die Zahl der Mitosefiguren in einem Neoplasma widerspiegelt dessen Wachstumsrate im besten Falle grob annähernd. Eine Verlängerung der Zellzyklusdauer, wie sie bei einigen Tumoren beobachtet wird, führt zu einem Anstieg der Zahl der zu einem bestimmten Zeitpunkt sichtbaren Mitosen. Ob jedoch das Neoplasma schnell wächst oder nicht, hängt von anderen Faktoren ab, wie der Größe der «growth fraction» oder der Zellverlustrate.

Kehren wir zur eingangs gestellten Frage zurück: «Welche Zeit vergeht, bis aus einer einzelnen, transformierten Zelle ein klinisch erkennbarer Tumor, bestehend aus 10^9 Zellen, entsteht?» Wenn jede einzelne der Tochterzellen im Zellzyklus verbliebe und keine Tumorzelle verlorenginge, kämen wir als Antwort auf 90 Tage (30 Verdoppelungen bei einer Zellzyklusdauer von drei Tagen; siehe Abb. 6.16). *Tatsächlich ist es jedoch unmöglich, die Dauer der Latenzzeit zu schätzen, während der das Neoplasma klinisch noch nicht faßbar ist. Bei dieser Latenzzeit kann es sich um Jahre handeln. Das unterstreicht einmal mehr die Feststellung, daß menschliche, maligne Tumoren erst diagnostiziert werden, wenn ihr Leben weit fortgeschritten ist.* Nach ihrer klinischen Manifestation beträgt die mittlere Volumen-Verdoppelungszeit der häufigsten der malignen Neoplasmen (Lungen- und Kolankarzinom) zwischen zwei und drei Monaten. Wie man leicht aus der Diskussion über das Tumorwachstum beeinflussende Faktoren ableiten kann, weisen die Werte dieser Verdoppelungszeiten eine breite Streuung auf, und zwar von weniger als einem Monat im Falle bestimmter, maligner Neoplasmen, die im Kindesalter auftreten, bis zu über einem Jahr im Falle gewisser Speicheldrüsenneoplasmen. Krebs ist tatsächlich eine unvorhersehbare Krankheit.

Wirtfaktoren, die das neoplastische Wachstum beeinflussen

Unter den Faktoren, die – neben der Zellkinetik – die Wachstumsrate eines Neoplasmas beeinflussen, kommt der Blutzufuhr die größte Bedeutung zu. Unter reinen Kulturbedingungen und ohne Vaskularisierung vermögen Tumorzellen nur Knötchen mit einem Durchmesser von ein bis zwei Millimetern zu bilden.[9] Diese Knötchen beginnen sich erst nach einer Transplantation in ein Gewebe und nach der Etablierung der Blutzufuhr, ausgehend vom gesunden Nachbargewebe, zu vergrößern. Die absolute Abhängigkeit des neoplastischen Wachstums von der Blutversorgung läßt sich auch mit Beobachtungen menschlicher Tumoren *in vivo* belegen. Solide Tumoren weisen häufig Zonen von Gewebeuntergang auf. Eine genaue Untersuchung zeigt, daß diese Nekroseherde häufig parallel zu einem Blutgefäß auftreten und von diesem durch einen ein bis zwei Millimeter dicken Saum intakter Tumorzellen getrennt sind. Wahrscheinlich entspricht die ein bis zwei Millimeter messende Zone um ein Blutgefäß der Maximaldistanz, über die eine Diffusion von Sauerstoff und anderen Nährstoffe aus dem Blut möglich ist.

Wie kommt es zur Vaskularisierung eines wachsenden Neoplasmas? Untersuchungen von Folkman und Mitarbeitern lassen vermuten, daß die Tumorzellen selbst einen Faktor freisetzen, der die Neubildung von Blutgefäßen induziert (Angiogenesefaktor). Der Tumor-Angiogenese-Faktor scheint imstande zu sein, die ganze Kette von Vorgängen in Gang zu setzen, die zur Bildung von Kapillaren notwendig sind[10]. Zunächst wurde angenommen, dieser Angiogenesefaktor werde ausschließlich von Tumorzellen gebildet. Heute weiß man jedoch, daß dieser Faktor zu einer ganzen Familie von Heparin-bindenden Wachstumsfaktoren gehört, die ubiquitär in den Geweben vorkommen. Alle dieser Familie angehörigen Faktoren, einschließlich des Tumor-Angiogenesefaktors, weisen eine strukturelle Verwandtschaft auf und werden, ihrer Fähigkeit wegen, auch Fibroblasten zur Proliferation zu bringen, Fibroblasten-Wachstumsfaktoren genannt.[11] Die Gesamtheit dieser Beobachtungen weist auf zwei interessante Aspekte hin: 1. Sollte es nicht möglich sein, Antagonisten zu den Angiogenesefaktoren herzustellen, mit dem Ziel, die Neuvaskularisierung von Tumoren zu blockieren und damit das neoplastische Wachstum zu kontrollieren? 2. Auf welche Weise wird die Freisetzung dieser ubiquitären, angiogenen Faktoren unter normalen Bedingungen kontrolliert, und wie wird ihre Produktion durch neoplastische Zellen ausgelöst?

Neben der Blutversorgung wird die Wachstumsrate auch von Hormonen beeinflußt, insbesondere diejenige von Tumoren, die aus hormonell ansprechbaren Geweben hervorgehen (z.B. Mamma, Uterus, Endometrium, Ovarien, Prostata). Normale und auch ein Teil der neoplastisch transformierten Zellen dieser Organe verfügen über Hormonrezeptoren. Dies zeigt sich am Beispiel der explosionsartigen Vergrößerung eines Mammakarzinoms während einer Schwangerschaft. Andererseits vermag der Einsatz antiöstrogener Medikamente oder die chirurgische Entfernung der Ovarien, manchmal auch der Nebennieren und der Hypophyse, das Wachstum von Mammakarzinomen deutlich zu verlangsamen. Unglücklicherweise sind derartige Hormontherapien in den seltensten Fällen mehr als palliative Übungen. Begnügen wir uns mit der Feststellung, *daß Wirtfaktoren die Wachstumsrate von Tumoren beeinflussen.*

Tumorprogression und -heterogenität

Ausgehend von der Tatsache, daß die meisten menschlichen Tumoren monoklonalen Ursprungs sind, d.h. sich von einer einzelnen, transformierten Zelle herleiten, kann man sich die Frage stellen, ob jede Parenchymzelle des Neoplasmas phänotypisch und genotypisch mit der Ursprungszelle identisch ist oder nicht. Die Hinweise darauf mehren sich, daß die Zellen eines Tumors im Zeitpunkt seiner klinischen Manifestation (sogar bei nachweisbarer Monoklonalität) eine außerordentliche Heterogenität aufweisen. *Unter den Abkömmlingen einer einzelnen, transformierten Zelle können leicht Untergruppen identifiziert werden, die in bezug auf den Karyotyp, ihr invasives Verhalten, der Wachstumsrate, ihr Ansprechen auf Hormone, die metastatischen Fähigkeiten und ihrer Empfindlichkeit gegenüber antineoplastischen Medikamenten deutliche Unterschiede zeigen.*

Foulds, der als erster den Zusammenhang zwischen Tumorwachstum und -heterogenität erkannte, prägte dafür die Bezeichnung *«Tumorprogression»*, die «den Erwerb permanenter, irreversibler, qualitativer Veränderungen eines Kennzeichens oder mehrerer Eigenschaften eines Tumors» umschreibt.[12]

Obwohl die der Tumorprogression zugrundeliegenden Mechanismen noch nicht vollständig klar sind, neigen die meisten Fachleute zur Ansicht, daß sich, in Zusammenhang mit der neoplastischen Transformation, eine genetische Instabilität einstellt. Diese Instabilität bewirkt, daß die Zellen während ihrer klonalen Expansion eine hohe Mutationsrate aufweisen (Abb. 6.16). Das Schicksal der innerhalb des Tumors gebildeten Subklone steht unter einem hohen Selektionsdruck von seiten des Wirtes (immunologische und nicht-immunologische Einflüsse). So würden hoch immunogene Tumorzellen durch das Immunsystem des Tumorträgers eliminiert, während andere, deren Sauerstoff- oder Ernährungsbedürfnisse gering sind, einen Wachstumsvorteil hätten. Während seiner Entwicklung wird sich demnach ein Neoplasma mit Subklonen anreichern, die bessere Voraussetzungen besitzen

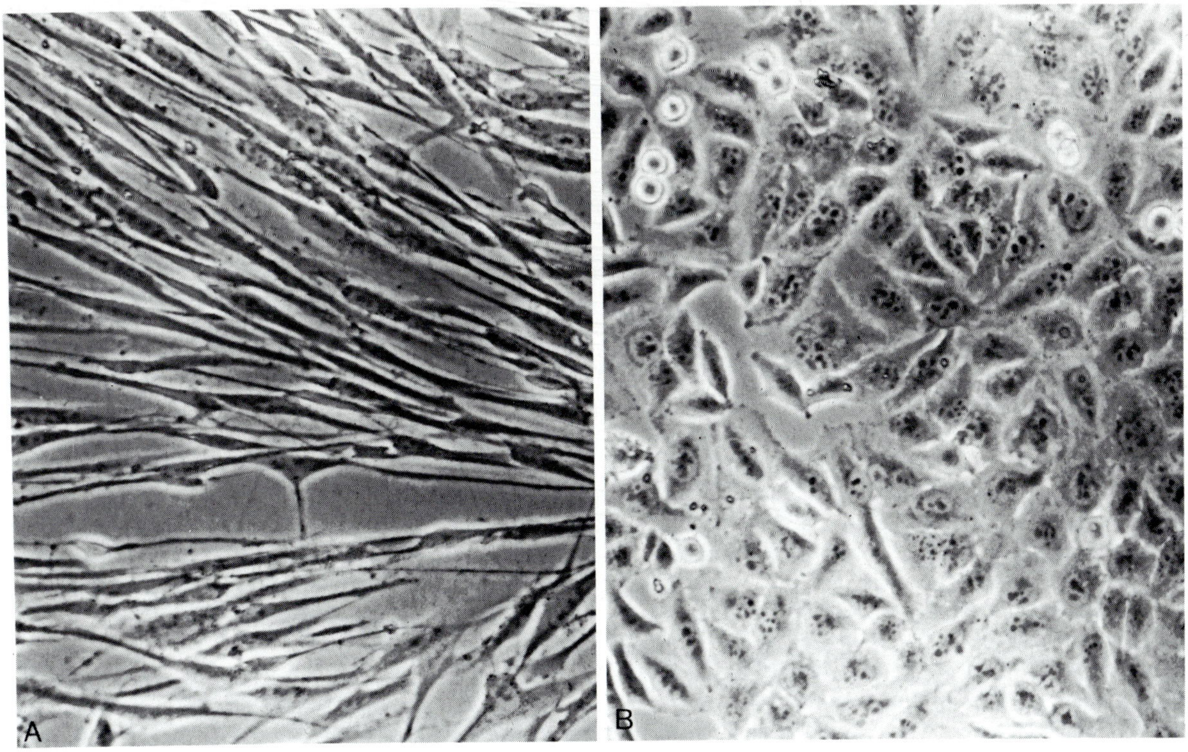

Abb. 6.18: *A*: Geordnetes, orientiertes Wachstum normaler Fibroblasten in Kultur. Im Vergleich: Ungeordnetes, zufälliges Wachstum transformierter Fibroblasten in *B*. (Erlaubnis Dr. Tom Wright, Brigham and Women's Hospital and Harvard Medical School, Boston, Massachusetts.)

hinsichtlich Überleben, Wachstum, Invasion und Metastasierung.[13, 14]
Die Tumorprogression und die daraus entstehende Heterogenität neoplastischer Zellen führen zu wichtigen, biologischen und klinischen Konsequenzen.[14, 15]

- Wie schon erwähnt, befinden sich Neoplasmen zum Zeitpunkt ihrer klinischen Manifestation bereits in einem vorgerückten Stadium ihrer Entwicklung; die Tumorzellen haben mindestens 30 – möglicherweise aber weit mehr – Teilungsschritte hinter sich. Wenn die Tumorheterogenität tatsächlich auf spontaner Mutation beruht, leuchtet ein, daß die Zahl der von den Tumorzellen durchlaufenen Teilungen mit zunehmendem Zeitintervall zwischen der Transformation und dem klinischen Manifestwerden größer wird. Dadurch nimmt die Wahrscheinlichkeit ebenfalls zu, daß im Tumor mutierte Subklone auftreten, die eine höhere Wachstumsrate sowie ein erhöhtes, metastatisches Potential und Resistenzverhalten gegenüber einer medikamentösen Beeinflussung besitzen. Bei kleinen Neoplasmen ist demgegenüber die Wahrscheinlichkeit geringer, daß hochinvasive Subklone vorhanden sind – die Voraussetzung für eine ausgezeichnete Prognose. Tatsächlich konnten Bedeutung und Erfolg einer chemotherapeutischen Behandlung kleiner Neoplasmen durch klinische Daten belegt werden.[15]
- Bei vielen malignen Neoplasmen ist die vorgängig der klinischen Entdeckung stattfindende Progression verbunden mit der Bildung von Subklonen mit einem hohen metastatischen Potential und der Etablierung von Fernmetastasen. *In Anbetracht dieser Möglichkeit wurden Behandlungsprotokolle entworfen, die eine Elimination von Metastasen zum Ziele habe, auch wenn die Tumorableger mit den zur Verfügung stehenden Mitteln noch gar nicht nachgewiesen werden können.* Dieses Verhalten zeitigte bereits erfolgversprechende Resultate in der Behandlung von Mamma-, Knochen- und Hodentumoren.

Neoplastisches Wachstum in Kultur

In vitro-Untersuchungen über das Wachstumsverhalten und die phänotypischen Eigenschaften von malignen Zellen haben entscheidend zu unseren Kenntnissen der Tumorbiologie beigetragen. Unter Kulturbedingungen verhalten sich Tumorzellen in verschiedener Hinsicht anders als normale Zellen. Diese Unterschiede wurden bei Zellen vieler verschiedener Neoplasmen festgestellt und sind hier kurz zusammengefaßt:

- *Offensichtliches Nichtansprechen auf regulatorische Kontrollmechanismen – «escape» genannt.* Normale Zellen, die sich in serumhaltigem Kulturmedium befinden, stellen ihre Teilungstätigkeit ein, wenn eine zusammenhängende Zellschicht entstanden ist. Dieser Proliferationsstop beruht auf «Kontaktinhibition» oder einer «von der Zelldichte abhängigen Inhibition». Neoplastisch transformierte Zellen werden in ihrer Proliferation durch Kontakt nicht, und durch die Zelldichte kaum gehemmt, was wahrscheinlich auf eine verminderte Abhängigkeit von Wachstumsfaktoren im Serum zurückgeführt werden kann. Unter Kulturbedingungen wachsen demnach transformierte Zellen in Form von vielschichtigen, ungeordneten Massen (Abb. 6.18).

- *Reduzierte Abhängigkeit von Serumfaktoren.* Neoplastisch transformierte Zellen sind für ihr Wachstum in einer Zellkultur auf einen geringeren Serumzusatz im Medium angewiesen. Dies beruht auf einer verminderten Abhängigkeit von Wachstumsfaktoren, die im Serum enthalten sind. Viele neoplastische Zellen bilden und sezernieren Polypeptide, die als Wachstumsfaktoren ihre eigene Proliferation stimulieren.
- *Unabhängigkeit vom Haften an einer Unterlage.* Die meisten normalen Zellen können sich unter Kulturbedingungen nur dann vermehren, wenn sie auf einer festen Unterlage haften. Tumorzellen sind dagegen nicht auf das Haften angewiesen und bilden auch Kolonien in sogenannten «Suspensionskulturen» (z.B. in weichem Agar).
- *Reifungsstörung.* Dadurch, daß in transformierten Zellen die Differenzierungsschritte zur Endzelle, und damit zu einer limitierten Lebensdauer, ausbleiben, überleben neoplastische Zellen in der Regel besser als normale und behalten die Fähigkeit zur Teilung und Akkumulation länger bei.
- *Die «Unsterblichkeit» neoplastischer Zellen.* Normale Zellen, die in sequentiellen Subkulturen gehalten werden, gehen nach Durchlaufen einer endlichen Zahl von Teilungszyklen zugrunde. Neoplastische Zellen können, nahezu beliebig lange subkultiviert werden – verschiedene Zellklone bestehen schon seit Jahrzehnten.
- *Transplantierbarkeit.* Im Gegensatz zu differenzierten, normalen Zellen gelingt es neoplastisch transformierten, in Kultur gehaltenen Zellen, in syngenen Tieren zu Tumoren auszuwachsen.
- *Verminderter Zellzusammenhang.* Neoplastische Zellen weisen einen herabgesetzten Zusammenhang auf, was auf eine veränderte Glykosylierung der Membranproteine sowie auf quantitative Unterschiede bestimmter Membranglykoproteine (z.B. Fibronektin) zurückgeht. Dieser Kohäsivitätsverlust könnte das invasive Verhalten begünstigen.

Mechanismen der Invasivität und der Metastasierung

Invasivität und Metastasierung sind die biologischen Kennzeichen maligner Tumoren. Diese beiden Eigenschaften sind die Hauptursachen der tumorassoziierten Morbidität und Mortalität und deshalb Gegenstand intensiver Forschungsarbeit. Damit sich eine neoplastische Zelle aus dem Gewebeverband des Primärtumors loslösen, in das Blut- oder Lymphgefäßsystem eindringen und an einer entfernten Stelle einen Sekundärtumor bilden kann, muß sie verschiedene Schritte durchlaufen, die in Abb. 6.19 schematisch dargestellt sind. Jeder einzelne dieser Folgeschritte unterliegt einer ganzen Reihe von Einflüssen, so daß die Ausreißerzelle an jedem Punkt dieses sequentiellen Geschehens Gefahr läuft, vernichtet zu werden. Tierexperimentelle Untersuchungen zeigen, daß nur wenige Metastasen gebildet werden, auch wenn täglich Millionen von Tumorzellen aus einem 1 cm^3 großen Primärtumor in die Blutzirkulation gelangen.

Was sind die Gründe für die scheinbare Ineffizienz dieses Prozesses? Entstehen Metastasen aus ein paar zufällig überlebenden neoplastischen Zellen mit ähnlichem, metastatischem Potential, oder existiert innerhalb eines Primärtumors eine Subpopulation von Zellen, die besondere, metastatische Fähigkeiten aufweist? Eine Serie von Tierexperimenten, durchgeführt von Fiedler und Mitarbeitern, liefert starke Argumente für die zweitgenannte Möglichkeit.[16] Einer dieser Versuche ist in Abb. 6.20 dargestellt. Diese und weitere experimentelle Metastasierungs-Modelle zeigen, daß jedes Neoplasma verschiedene Subklone von Zellen mit unterschiedlichem, metastatischem Potential enthält. Eine erfolgreiche Metastasenbildung ist einer ausgewählten Population von neoplastischen Zellen vorbehalten, welche die Fähigkeit besitzt, sich vom Primärtumor abzulösen, in die Zirkulation zu gelangen und dort zu überleben, aus Blutgefäßen ins Gewebe überzutreten und am neuen Ort ihr Wachstum fortzusetzen.

Voll entwickelte, maligne Neoplasmen weisen offensichtlich eine Heterogenität auf, die – neben anderen Eigenschaften – auch das metastatische Verhalten betrifft. Wie bereits erwähnt, kann diese Heterogenität als Resultat von Mutationen der genetisch unstabilen, proliferierenden Zellen des entstehenden Neoplasmas betrachtet werden. Als Alternativerklärung wurde vorgeschlagen, die Heterogenität beruhe auf einer unterschiedlichen Genexpression in verschiedenen Subpopulationen der neoplastischen Zellen.[17] Wie dem auch sei, soll hier daran erinnert werden, daß ein Neoplasma erst dann klinisch manifest wird, wenn er seine Entwicklung praktisch abgeschlossen hat und er deshalb sehr wohl Subklone mit metastatischen Fähigkeiten aufweisen kann (siehe Abb. 6.16). Aus weitgehend unbekannten Gründen variiert die Bildungsrate metastati-

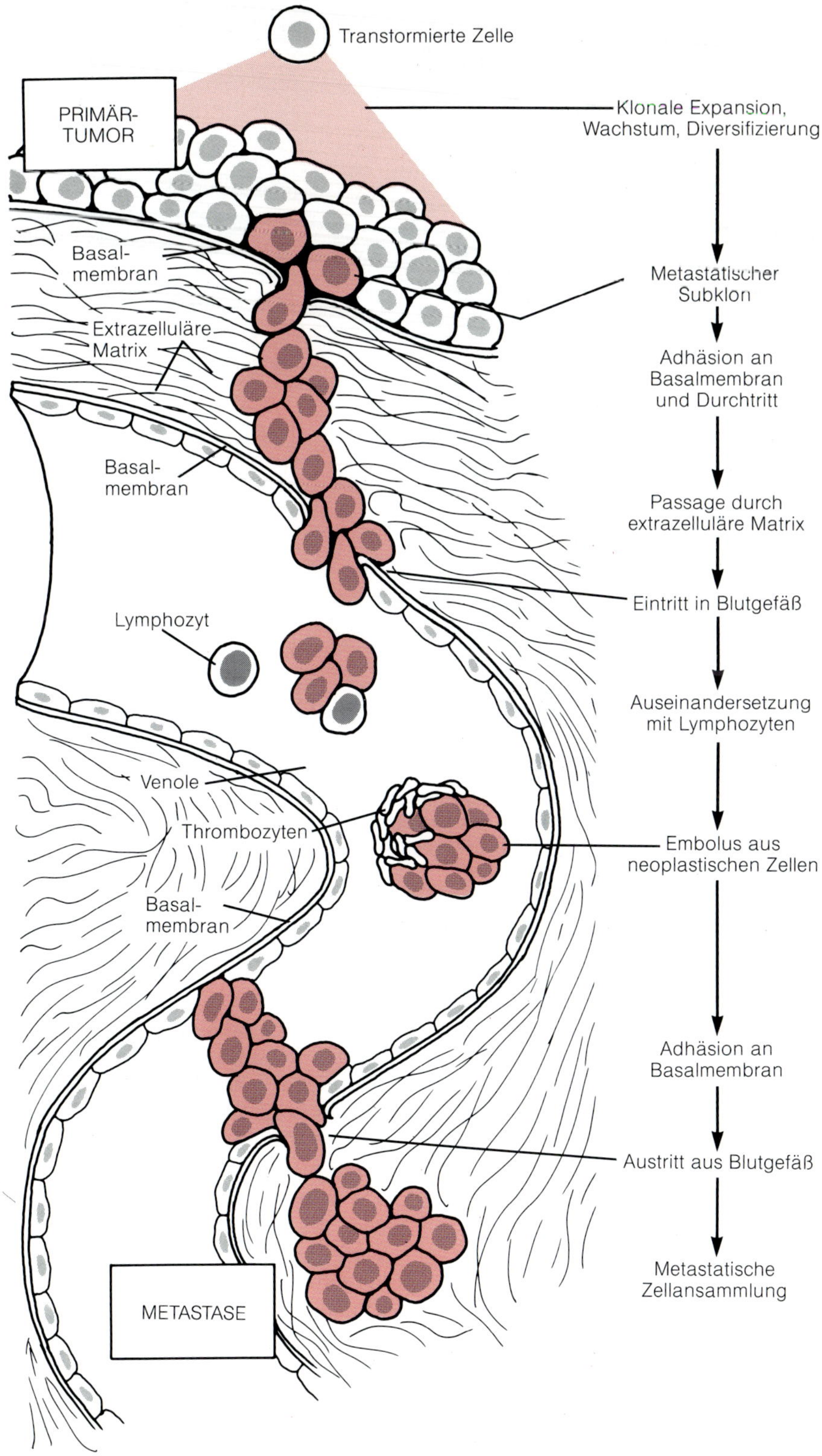

Abb. 6.19: Die Metastasierungskette. Folgeschritte bei hämatogener Metastasierung eines Neoplasmas.

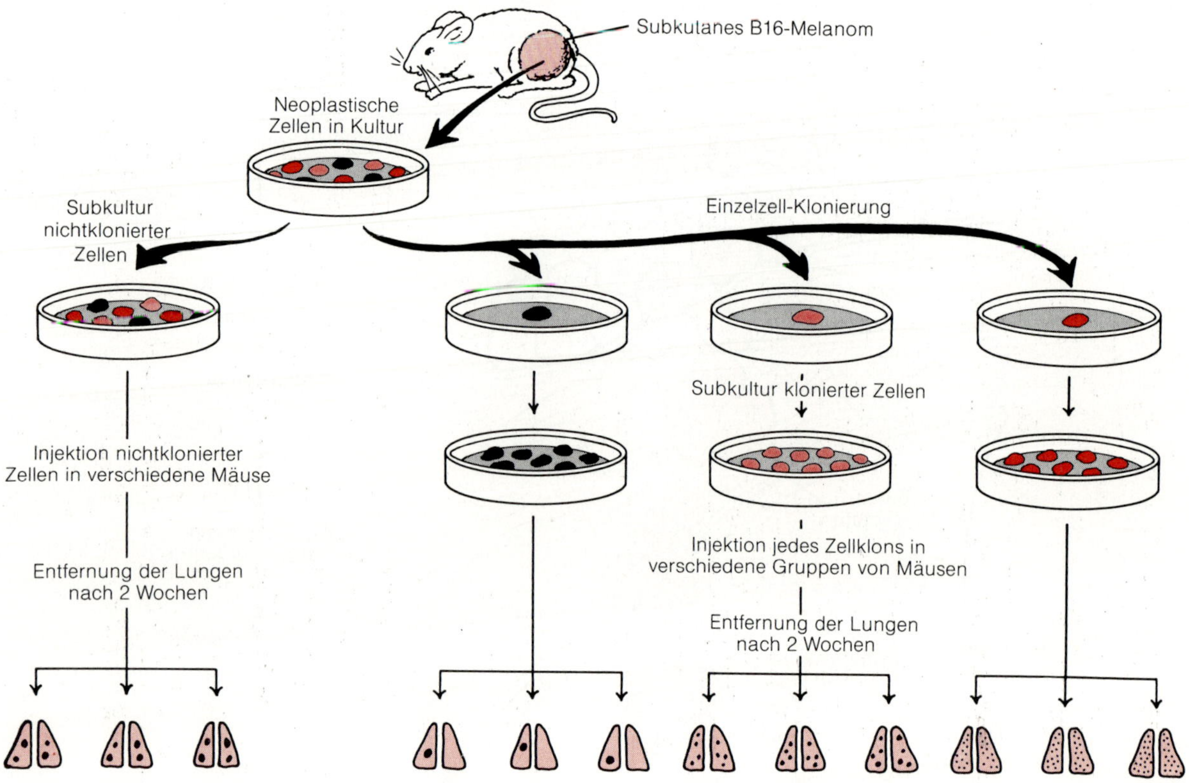

Abb. 6.20: Schematische Darstellung der Heterogenität neoplastischer Zellen bezüglich metastatischer Fähigkeiten. Das primäre Neoplasma enthält Subklone mit unterschiedlichen Metastasierungsfähigkeiten. Mit der i.v.-Injektion dieser heterogenen Zellpopulation in Mäuse werden Zellen mit variablem metastatischem Potential übertragen und in der Lunge aller Tiere entstehen etwa gleich viele Metastasen. Durch Klonierung des Primärtumors werden Zellpopulationen mit unterschiedlichem metastatischem Verhalten aufgetrennt. Experimentelle Anordnung nach Fiedler et al.[16]

scher Zellvarianten innerhalb eines Primärtumors beträchtlich. In einigen Fällen, beispielsweise beim osteogenen Sarkom, sind Mikrometastasen im Moment der Diagnosestellung praktisch immer vorhanden, während bei anderen, wie typischerweise bei Speicheldrüsenkarzinomen, eine Metastasierung spät oder selten beobachtet wird.

Wechselwirkungen zwischen neoplastischen Zellen und extrazellulärer Matrix

Aus Abb. 6.19 geht deutlich hervor, daß neoplastische Zellen in verschiedenen Stadien des Ablaufs der Metastasierung extrazelluläre Matrix (EZM) durchdringen müssen. Die Basalmembran, eine hochspezialisierte Schicht extrazellulärer Matrix, ist hierbei das erste Hindernis, das die Tumorzellen überwinden müssen. Anschließend müssen die Zellen das Interstitium sowie die vaskuläre Basalmembran durchqueren, um in die Blutzirkulation gelangen zu können. Schließlich müssen diese Schritte in umgekehrter Reihenfolge wiederholt werden, wenn die neoplastischen Zellen das Gefäßsystem verlassen und sich in der EZM des Metastasezieles festsetzen. *Eine wichtige Eigenschaft metastatischer Zellen ist daher ihre Fähigkeit, an Bestandteilen der EZM zu haften sowie die EZM abzubauen und zu durchdringen.*

Da neoplastische Zellen während verschiedener Stadien des metastatischen Prozesses mit der EZM interagieren, soll einer Betrachtung der biochemischen Hintergründe dieser Wechselwirkungen eine kurze Besprechung der Zusammensetzung und Organisation der EZM vorangestellt werden. *Die EZM kann in zwei Hauptgruppen unterteilt werden: Basalmembranen und interstitielles Bindegewebe.*[18] Bei den Basalmembranen handelt es sich um dichtgepackte, geschichtete Strukturen, die Epi- und Endothelien vom interstitiellen Bindegewebe abgrenzen. Sie bestehen aus hoch vernetzten Typ IV-Kollagenfasern, speziellen Glykoproteinen, wie Laminin und Heparansulfat-Proteoglykan. Der Anteil von Typ IV-Kollagen an den gesamten Matrixproteinen beträgt bis zu 60%, und Laminin ist – neben Kolla-

gen – die hauptsächlichste Komponente der Basalmembran. Das Lamininmolekül ist deshalb von großem Interesse, weil es offenbar den Klebestoff darstellt, der die Basalmembran zusammenhält. Laminin besitzt eine hohe Affinität für Typ IV-Kollagen und Proteoglykane und bindet sich auch über hochaffine Rezeptoren der Epithelzellmembran an das Epithel. Die multifunktionellen Eigenschaften von Laminin beruhen auf speziellen Domänen dieses großen, kreuzförmigen Moleküls (Abb. 6.21A). Die kugeligen Enden der drei kurzen Arme binden sich an Typ IV-Kollagen, während der lange Arm die Heparin-Bindungsstelle trägt. Der Lamininrezeptor in der Zellmembran der Epithelzellen reagiert mit der zentralen, kreuzförmigen Region. Wie wir sehen werden, spielt beim Haften neoplastischer Zellen an der Basalmembran jede dieser verschiedenen Bindungsstellen eine ganz bestimmte Rolle.
Wie die Basalmembranen besteht auch das interstitielle Bindegewebe zur Hauptsache aus Kollagen. Allerdings handelt es sich um einen andern Kollagentyp: vorherrschend in allen interstitiellen Bindegeweben ist Typ I-Kollagen (meist zusammen mit Typ III), wobei Knorpelgewebe mit seinem spezifischen Gehalt an Typ II-Kollagen eine Ausnahme bildet. Proteoglykane und Glykoproteine, wie Fibronektin, sind in das Kollagennetz eingelagert. Proteoglykane halten Flüssigkeit in den Geweben zurück, und ihre Hauptaufgabe besteht darin, Form und Volumen des Bindegewebes aufrechtzuerhalten. Andererseits ist Fibronektin für den inneren Zusammenhalt der interstitiellen Gewebe verantwortlich. Obwohl keine biochemische Verwandtschaft zwischen Laminin und Fibronektin besteht, weisen diese beiden Stoffe ähnliche Eigenschaften auf. Wie bei Laminin handelt es sich bei Fibronektin um ein multifunktionelles, mehrere Bindungsdomänen aufweisendes Molekül, das – unter anderen – mit Kollagen, Fibrin, Proteoglykanen und Hyaluronsäure eine Bindung eingehen kann. Ein Zellkontakt zu Fibronektin wird über einen Rezeptor in der Zellmembran hergestellt, der mit einer kurzen Tripeptidsequenz, bestehend aus Arg-Gly-Asp (RGD), reagiert.[19] Das Aufdecken dieser Sequenz ermöglichte detaillierte Untersuchungen über die Rolle der Adhäsion neoplastischer Zellen an Fibronektin bei Invasion und Metastasierung.
Betrachten wir nun die Mechanismen, mit deren Hilfe neoplastische Zellen in normales Gewebe eindringen und sich im Wirtsorganismus ausbreiten. Die Invasion kann in drei separate Schritte unterteilt werden:[20]

- Haften der neoplastischen Zellen an Bestandteilen der Matrix, wie Laminin und Fibronektin.
- Sekretion von proteolytischen Enzymen zum lokalen Abbau von Matrixkomponenten.
- Einwanderung der Tumorzellen in die Abbauzonen der EZM.

Die zyklische Wiederholung dieser drei Schritte führt, wie nachfolgend besprochen, zu fortschreitender Invasion der EZM durch Tumorzellen.

Adhäsion neoplastischer Zellen an der extrazellulären Matrix

Die Bedeutung, die der Rezeptor-vermittelten Adhäsion neoplastischer Zellen an Laminin und Fibronektin bei Invasion und Metastasierung zukommt, wird durch experimentelle Daten maßgeblich unterstützt.[21, 22] So wurde eine positive Korrelation zwischen der Dichte der Laminin-Rezeptoren auf der Membran von Mammakarzinom-Zellen und Invasivität sowie Zahl der Lymphknoten-Metastasen beobachtet. Zwei Mechanismen sind möglicherweise beteiligt:

- Neoplastische Zellen binden sich über unbesetzte Laminin-Rezeptoren direkt an Laminin der Basalmembran.
- Zellen verschiedener Neoplasmen sezernieren reichlich Laminin, das entsprechende Rezeptoren auf der Zellmembran besetzt. Derartige, mit Oberflächen-Laminin ausgestattete Zellen verfügen über ein erhöhtes – nicht etwa ein vermindertes – metastatisches Potential. Dieses vermeintliche Paradox fand seine Erklärung durch Experimente, in denen der Einfluß verschiedener Fragmente zellgebundenen Laminins auf das metastatische Verhalten neoplastischer Zellen untersucht wurde. Scheinbar binden die Laminin-Rezeptoren der Tumorzellen an der kreuzförmigen Verbindungsstelle der Lamininarme. Dadurch bleiben die kugeligen Kollagenbindungsstellen an den Enden der kurzen Arme frei für die Bindung an Typ IV-Kollagen der Basalmembran.[20] Laminin dient deshalb der *Brückenbildung zwischen Laminin-Rezeptoren der neoplastischen Zellen und Typ IV-Kollagen der Basalmembran* (Abb. 6.21B).

Man ist der Ansicht, daß auch die Fähigkeit zur Bindung an Fibronektin für Invasion und Metastasenbildung eine Rolle spielt. Zum Verständnis der experimentellen Grundlage dieser Annahme sei wiederholt, daß die Adhäsion von Zellen an Fibronektin über einen Rezeptor vermittelt wird, der die spezielle RGD-Aminosäuresequenz (Abb. 2.45) erkennt. Kurze, synthetische Peptide, welche die RGD-Sequenz enthalten, können die Fibronektin-Rezeptoren von Zellen besetzen und damit die Zelladhäsion an Fibronektin blockieren. Eine Blockade der Fibronektin-Rezeptoren neoplastischer Zellen durch RGD-haltige Peptide führt zu einer drastischen Reduktion der Metastasierung in die Lunge, wahrscheinlich über eine Behinderung der Tumorzellen an Fibronektin der extrazellulären Matrix.[21]

Abbau der extrazellulären Matrix

Nach ihrem Haften an Bestandteilen von Basalmembran und interstitieller, extrazellulärer Matrix, müssen sich die neoplastischen Zellen einen Durchgangsweg für das weitere Vordringen schaffen. Das Eindringen in die Matrix ist nicht nur auf einen passiven Wachstumsdruck zurückzuführen, sondern setzt einen aktiven Abbau von Komponenten der EZM voraus.[23] In einigen Tierexperimenten konnte gezeigt werden, daß neoplastische Zellen aus den Venolen, die den Tumor drainieren, für einen EZM-Abbau besser gerüstet waren als die Hauptmasse der Zellen im Tumor selbst. Die neoplastischen Zellen, die in die Zirkulation gelangen, scheinen daher einer ausgewählten Subpopulation anzugehören; diese Zellen besitzen eine besonders gut entwickelte Fähigkeit, Enzyme zum Abbau der Basalmembranen von Blutgefäßen zu sezernieren. Da in der Zusammensetzung der Basalmembranen und des interstitiellen Bindegewebes Unterschiede bestehen, wird der Abbau des EZM gesondert besprochen.

Verschiedene Komponenten der Basalmembran werden durch unterschiedliche Mechanismen abgebaut. Typ IV-Kollagen wird durch eine spezifische Metalloprotease gespalten, die als Typ IV-Kollagenase bezeichnet wird. Dieses Enzym kann aus Sarkomen und Melanomen der Maus sowie aus menschlichen Zellinien eines Fibrosarkoms isoliert werden. Liotta und Mitarbeiter[20, 24] haben über eindrückliche Hinweise auf die Rolle der Typ IV-Kollagenase für die Invasivität neoplastischer Zellen berichtet. Ihre Resultate können wie folgt zusammengefaßt werden:

- Zwischen dem metastatischen Potential verschiedener Sublinien eines Mäusemelanoms und dem Ausmaß der Enzymproduktion unter Bedingungen *in vitro* besteht eine positive Korrelation.
- Nach einer *in vitro*-Transformation von Fibroblasten durch bestimmte Onkogene sezernierten transformierten Zellen mit hohem, metastatischem Potential große Mengen von Typ IV-Kollagenase, während nicht-metastatische Transformanten geringere Mengen des Enzyms produzierten.
- Tumorzellen, die unter Kulturbedingungen imstande waren, eine Typ IV-Kollagen-haltige Matrix abzubauen und zu durchwachsen, erwiesen sich *in vivo* als metastasierend. Zellen, die nicht imstande waren, diese Barriere zu überwinden, fehlte die Fähigkeit zur Metastasierung.

Weiteren von Tumorzellen sezernierten Enzymen, einschließlich Glykosidasen und unspezifische Proteasen (Elastase, Kathepsin und Plasmin), wurde auch eine Rolle beim Abbau der Basalmembranen zugeschrieben.[18, 23] Unter diesen ist Plasmin von besonderem Interesse. Plasmin spaltet verschiedene, nichtkollagene Moleküle der Matrix, wie beispielsweise Laminin und den Proteinanteil von Proteoglykanen. Zudem aktiviert es die Typ IV-Kollagenase, die von den neoplastischen Zellen in einer inaktiven Form sezerniert wird. Bekanntlich entsteht Plasmin aus dem enzymatisch inaktiven Plasminogen unter dem Einfluß von Plasminaktivator (PA). Oft weisen neoplastische Zellen einen hohen Gehalt an PA auf. Wegen seiner Fähigkeit, die Aktivierung von Plasmin (und damit der Plasmin-abhängigen Typ IV-Kollagenase) zu regulieren, könnte PA für das invasive Verhalten der Tumorzellen eine wichtige Rolle spielen.

Der Abbau von interstitiellem Kollagen (Typen I und III) wird wahrscheinlich durch interstitielle Kollagenasen bewirkt. Man weiß, daß viele Tumorzellen Kollagenasen sezernieren, und es liegen Berichte über eine positive Korrelation zwischen Tumorinvasivität und Gehalt an interstitiellen Kollagenasen vor. Zusätzlich zur Eigensekretion proteolytischer Enzyme bestehen zwischen neoplastischen Zellen und Fibroblasten sowie anderen mesenchymalen Zellen des Tumorträgers Wechselwirkungen, als deren Folge die Wirtzellen Kollagenasen freisetzen.

Die offensichtlichste Folge des Matrixabbaus liegt darin, daß den Tumorzellen dadurch ein Weg für die weitere Invasion offensteht. Zusätzlich jedoch *weisen die Abbauprodukte der Matrix, die sich von Kollagen und Proteoglykanen herleiten, wachstumssteigernde, angiogene und chemotaktische Aktivitäten auf.* Auch diese Faktoren können die Einwanderung von Tumorzellen in die aufgebrochene Matrix begünstigen.

Wanderungseigenschaften neoplastischer Zellen

Neoplastische Zellen haben untereinander einen geringeren Zusammenhalt als normale Zellen. In histologischen Präparaten eines invasiven Tumors findet man oft in Randgebieten kleine Gruppen von Tumorzellen, die sich vom Haupttumor abgetrennt haben. Diese Beobachtungen lassen zwar vermuten, daß neoplastische Zellen über eine Eigenbeweglichkeit verfügen, man weiß jedoch wenig über die lokomotorischen Fähigkeiten von Tumorzellen.[25] Die Fortbewegung neoplastischer Zellen könnte zum Teil durch die oben genannten, chemotaktisch wirkenden EZM-Fragmente beeinflußt werden. Zusätzlich scheinen einige Tumoren über einen autokrinen Mechanismus der Sekretion von Motilitäts-beeinflussenden Faktoren zu verfügen.

Hämatogene Ausbreitung und Fernimplantation neoplastischer Zellen

Mit dem Eintritt in die Blutzirkulation setzen sich die neoplastischen Zellen in besonderem Maße den Mechanismen der natürlichen und adaptiven Abwehr von Seiten des Tumorträgers aus. Auf Einzelheiten der Tumorimmunologie wird später eingegangen. An dieser Stelle genügt der Hinweis darauf, daß «natural killer» (NK-)Zellen bei der Kontrolle der hämatogenen Streuung von Tumorzellen eine wichtige Rolle zu spielen scheinen.

Innerhalb des Gefäßsystems neigen die Tumorzellen zur Bildung kleiner Aggregate. Diese Tendenz wird durch die homotypische Adhäsion von Tumorzellen untereinander sowie die heterotopische Klumpenbildung zwischen Tumor- und Blutzellen, insbesondere Plättchen, gefördert (siehe Abb. 6.19). Die Bildung von gemischten Plättchen-Tumor-Aggregaten scheint das Überleben der Tumorzellen und deren Fähigkeit zur

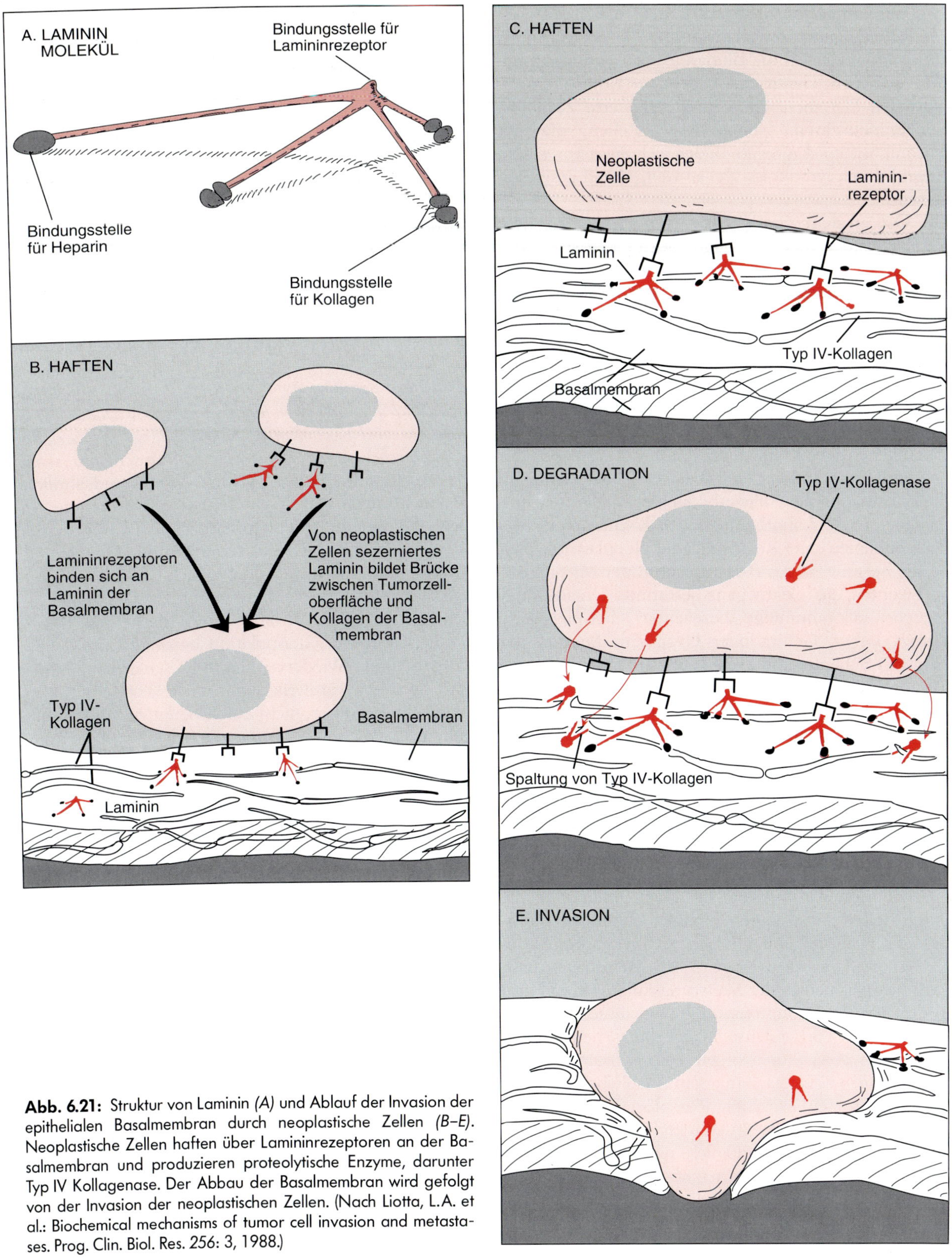

Abb. 6.21: Struktur von Laminin *(A)* und Ablauf der Invasion der epithelialen Basalmembran durch neoplastische Zellen *(B–E)*. Neoplastische Zellen haften über Lamininrezeptoren an der Basalmembran und produzieren proteolytische Enzyme, darunter Typ IV Kollagenase. Der Abbau der Basalmembran wird gefolgt von der Invasion der neoplastischen Zellen. (Nach Liotta, L.A. et al.: Biochemical mechanisms of tumor cell invasion and metastases. Prog. Clin. Biol. Res. *256*: 3, 1988.)

Implantation zu begünstigen. Unter experimentellen Modellbedingungen beobachtet man nach Einbringen von Tumorzellen in die Blutzirkulation von thrombozytopenischen Tieren eine gegenüber Kontrollen mit normalen Plättchenzahlen stark reduzierte Zahl von Lungenmetastasen. Neoplastische Zellen, die mit Thrombozyten Aggregate bilden, scheinen vor einem Angriff durch lymphoide Zellen weitgehend geschützt zu sein.[26]

Der Ort, an dem zirkulierende Tumorzellen aus dem Kapillarsystem austreten und Sekundärableger des Neoplasmas bilden, wird zum Teil durch die anatomische Lokalisation des Primärtumors vorbestimmt. Verschiedene Beobachtungen weisen jedoch darauf hin, daß der Ort der Metastasenbildung nicht allein vom natürlichen Drainageweg abhängt. So metastasiert beispielsweise ein Prostatakarzinom vorzugsweise in das Skelett, ein Bronchuskarzinom in die Nebennieren und ein Neuroblastom in die Leber sowie in das Skelett. Oberflächeneigenschaften, am ehesten Rezeptoren der neoplastischen und der endothelialen Zellen, scheinen die Lokalisation der Ablegerbildung ebenfalls zu beeinflussen.[27] Unter Laborbedingungen konnten verschiedene Sublinien einer Reihe maligner Neoplasmen – am besten bekannt ist das B-16 Melanom der Maus – isoliert werden, die selektiv ganz bestimmte Organe «aufsuchen» (als «homing» bezeichnet), beispielsweise Lunge, Leber, Gehirn oder Ovar. Am Beispiel der «Lungen-Sublinie» konnte gezeigt werden, daß sich die Tumorzellen, völlig unabhängig vom Ort ihres Einbringens in die Blutzirkulation, unweigerlich in der Lunge festsetzen. Sogar normales, in den Oberschenkel des Versuchstieres implantiertes Lungengewebe wird – neben der eigenen Lunge – durch die neoplastischen Zellen infiltriert. Diese Fähigkeit des organspezifischen «homing» steht mit Oberflächeneigenschaften der Tumorzellen in Zusammenhang. Diese Tatsache ist gut dokumentiert: es ist möglich, die «Lungenpräferenz» durch Fusion von Vesikeln der Plasmamembran, die durch Zellen der «Lungen-Sublinie» abgestoßen wurde, auf Zellen einer anderen Linie zu übertragen. Andererseits weiß man seit langem, daß Metastasen maligner Neoplasmen in der Skelettmuskulatur kaum und in der Milz selten auftreten. Obwohl diese Beobachtung mit dem Vorhandensein von Proteasehemmern in diesen Geweben («unfavorable soil») zusammenhängen könnte, mag sie auch mit dem Ausbleiben geeigneter Interaktionen zwischen Rezeptoren der Tumor- und Endothelzellen erklärt werden. Trotz allen diesen Überlegungen ist es unmöglich, die Lokalisation der Metastasen irgendeiner Form eines malignen Neoplasmas mit Sicherheit vorauszusehen. Offensichtlich kennen viele Tumoren das experimentelle Schrifttum schlecht oder überhaupt nicht.

Veränderungen des Karyotyps neoplastischer Zellen

Es wird immer offensichtlicher, daß die neoplastischen Zellen der meisten Typen menschlicher Tumoren chromosomale Abnormitäten aufweisen, die in verschiedenen Fällen immer wieder beobachtet werden. Mit Hilfe der hochauflösenden Banding-Technik gelang es, Veränderungen des Karyotyps vieler neoplastisch transformierter Zellen aufzudecken, und es scheint eine Frage der Zeit zu sein, bis derartige Veränderungen in allen malignen Zellen nachgewiesen werden können.[28, 29]

Anomalien des Karyotyps treten bei bestimmten Gruppen menschlicher Neoplasien häufig und nicht zufallsbedingt auf. Dies wird als eindeutiger Hinweis darauf gedeutet, daß es sich hierbei um ein primäres Ereignis in der Entwicklung des malignen Neoplasmas handelt. Solche und ähnliche Beobachtungen stützen die heute weitverbreitete Ansicht, die Einleitung der neoplastischen Transformation sei mit speziellen Genen – sogenannten «Onkogenen» – verknüpft. Man muß jedoch gleich darauf hinweisen, daß zytogenetische Veränderungen auch aufgrund von Schwachstellen in Chromosomen, die bei einer rasch proliferierenden Zellpopulation besonders anfällig für Brüche und Wiedervereinigung («rearrangement») sind, auftreten könnten. Sogar wenn atypische Karyotypen als «primäre», nicht zufallsbedingte Veränderungen in Erscheinung treten, darf die Tatsache nicht außer acht gelassen werden, daß eine Tumorprogression häufig mit immer deutlicheren Anomalien des Karyotyps einhergeht. Dies mag der Grund dafür sein, daß die Karyotypen der vielen Klone, aus denen ein voll entwickeltes Neoplasma besteht, in geringem Maße variieren. Desungeachtet ist es in der Regel möglich, ein tumorspezifisches, modales und immer wiederkehrendes Muster von Veränderungen zu identifizieren und von Sekundärdefekten abzugrenzen.

Die meisten Arten der Leukämien und malignen Lymphomen sowie eine zunehmende Zahl nicht hämopoietischer Neoplasmen weisen spezifische Veränderungen des Karyotyps auf. *Zu den häufigsten Formen derartiger, nicht zufallsbedingter, struktureller Genveränderungen neoplastischer Zellen gehören 1. reziproke Translokationen, 2. Deletionen und 3. zytogenetische Hinweise auf Genamplifikationen.*[31] Zusätzlich kennt man das gelegentliche Auftreten neuer oder des Verlustes gesamter Chromosomen, wobei sich derartige numerische Veränderungen als wenig spezifisch erwiesen. Einige dieser Karyotyp-Veränderungen, die bei menschlichen Tumoren mehr oder weniger regelmäßig auftreten, sind in Tab. 6.3 zusammengestellt. In der folgenden Besprechung beschränken wir uns auf einige exemplarische Bemerkungen.

Tab. 6.3: Neoplasmen mit spezifisch assoziierten Chromosomenanomalien

Krankheit	Chromosomen-Defekt
Leukämien	
Chronische myeloische Leukämie	t (9;22)
Akute nichtlymphozytäre Leukämie	
M1	t (9;22)
M2	t (8;21)
M3	t (15;17)
M4	inv (16)
M4, M5	t (11;*)
M1, M2, M4, M5, M6	del 5q
	del 7q
	+ 8
Chronische lymphozytäre Leukämie	+ 12
Akute lymphozytäre Leukämie	
L1–L2	t (9;22), t (1;19), t (4;11)
L3	t (8;14)
Non-Hodgkin-Lymphome	
Burkitt, «small noncleaved, diffuse large cell»	t (8;14)
«Follicular small cleaved, follicular mixed»	t (14;18)
«Small cell lymphocytic»	+ 12
«Small cell lymphocytic, follicular small cleaved, diffuse large cell»	t (11;14)
«Diffuse large cell, follicular small cleaved, immunoblastic»	del 6q
Karzinome und Sarkome	
Disseminiertes Neuroblastom	del 1p
Kleinzelliges Lungenkarzinom	del 3p
Papilläres Kystadenokarzinom des Ovars	t (6;14)
Retinoblastom	del 13q
Wilms-Tumor	del 11p
Kolorektales Adenokarzinom	del 17p, t (17;*)
Nierenzellkarzinom	del 3p, t (3*)
Hodenneoplasmen	i (12p)
Ewing-Sarkom	t (11;22)
Myxoides Liposarkom	t (12;16)
Solide benigne Neoplasmen	
Parotismischtumor	t (3;8)
Meningiom	−22
Lipom	t (3;12)
Leiomyom	t (12;14)

* = Verschiedene Chromosomen

Nach Yunis, J.J.: The chromosomal basis of human neoplasia. Science 221:227, 1983.

Reziproke Translokationen *Am besten bekannt und zuerst entdeckt ist das bei chronischen, myeloischen Leukämien (CML) auftretende Philadelphia (Ph1) Chromosom, das auf der reziproken Translokation zwischen Chromosom 22 und – in der Regel – Chromsom 9 beruht (in einem kleinen Prozentsatz der Fälle sind anstelle von Chromosom 9 andere Chromosomen beteiligt).* Als Folge dieser Translokation erscheint Chromosom 22 leicht verkürzt. Diese Veränderung wird in über 90% der Fälle von CML gefunden und stellt deshalb tatsächlich einen zuverlässigen «marker» der Krankheit dar. Das Ph1-Chromosom kann in Zellen der myeloischen, erythro- und megakaryozytären Reihe nachgewiesen werden. Die wenigen Fälle von CML, bei denen das Ph1-Chromosom fehlt, neigen zur Therapieresistenz und haben eine schlechtere Prognose. Wie wir sehen werden, befindet sich möglicherweise ein Onkogen an, oder nahe, der Stelle des Bruchs in Chromosom 9, was darauf hindeutet, daß eine Dislokation des Onkogens für die Entwicklung der CML von fundamentaler Bedeutung sein könnte. Als weiteres Beispiel kann angeführt werden, daß *in über 90% der Fälle von Burkitt-Lymphom die neoplastischen Zellen eine Translokation aufweisen, gewöhnlich zwischen Chromosomen 8 und 14,* weniger häufig zwischen Chromosomen 8 und 2 oder 22. Wiederum konnte an der Bruchstelle des Chromosoms 8 ein Onkogen identifiziert werden (siehe Abb. 6.32). Analoge Veränderungen des Karyotyps treten bei vielen anderen Formen von Leukämie oder malignen Lymphomen auf.

Deletionen Chromosomale Deletionen kommen unter den strukturellen Chromosomen-Anomalien in Tumorzellen am zweithäufigsten vor. Obwohl Deletionen auch bei verschiedenen Leukämieformen nachgewiesen wurden, treten sie häufiger bei soliden Tumoren nicht-hämopoietischen Ursprungs in Erscheinung. Untersuchungen von Deletionen am Beispiel zweier embryonaler Tumoren des Kindesalters, Retinoblastom und Wilms-Tumor, lieferten wichtige Hinweise auf die Tumorentstehung. Eine Deletion des Chromosom 13, Band q14, tritt bei Retinoblastom auf, eine Deletion des Chromosom 11, Band p13, ist kennzeichnend für den Wilms-Tumor. Bei einigen Individuen treten diese Deletionen als hereditäre Chromosomenanomalien auf, die alle Zellen betreffen, was das Risiko, an den entsprechenden Neoplasmen zu erkranken, deutlich erhöht. Eingehende, molekularbiologische Untersuchungen der Tumor-DNA, isoliert bei sporadischen und familiären Fällen von Retinoblastom und Wilms-Tumor, deckten in fast allen Fällen leichte Veränderungen des Genoms an der Bruchstelle der Chromosomen 13 oder 11 auf. Aus diesen zytogenetischen und molekularbiologischen Studien leitete sich das Konzept ab, daß die Entwicklung dieser Neoplasmen mit dem Verlust normaler «Tumor-Suppressor-Gene» auf Chromosomen 13 und 11 in Zusammenhang steht. Dieses für das Verständnis der Tumorentstehung wichtige Konzept wird zu einem späteren Zeitpunkt nochmals aufgegriffen.

Zytogenetische Veränderungen in Zusammenhang mit Gen-Amplifikation Man kennt zwei Auswirkungen der Gen-Amplifikation auf den Karyotyp: homogen anfärbbare Regionen («homogeneously staining regions», HSR) auf einzelnen Chromosomen und sogenannte «double minutes» (DM) (siehe Abb. 6.33). Bei den DM's handelt es sich um sehr kleine, paarige Chromatinfragmente, die keine Beziehung zu einem Chromosom aufweisen. Diese Veränderungen wurden zunächst in Tumorzellen beobachtet, bei denen eine Therapieresistenz auftrat aufgrund der Amplifikation der Gene, die für die vom Medikament betroffenen Enzyme kodieren. Seither wurde jedoch auch das spontane Auftreten von DM's und HSR's bei einigen unbehandelten Neoplasmen registriert. Das Neuroblastom ist das am besten untersuchte Beispiel dafür, daß eine Gen-Amplifikation mit dem Erscheinen von HSR's einhergehen kann. In diesem Fall handelt es sich beim amplifizierten Gen um ein Onkogen mit der Bezeichnung N-*myc*. Wir werden noch sehen, daß die Amplifikation von Onkogenen deren Rolle bei der Tumorentstehung beeinflußt.

Überraschend sind Beobachtungen, daß nicht zufallsbedingte Veränderungen des Karytyps auch bei gutartigen Neoplasmen, wie Lipomen, Meningiomen oder Kolonadenomen, auftreten. Der Nachweis klonaler Chromosomenanomalien wird traditionsgemäß mit einer malignen Transformation in Verbindung gebracht.[32] Die Herausforderung besteht nun darin, die Bedeutung derartiger Veränderungen bei benignen Neoplasmen zu klären. Weist ihr Vorkommen darauf hin, daß bereits einer der verschiedenen Schritte auf dem Weg zur neoplastischen Transformation abgeschlossen wurde, oder stellen sie nicht mehr dar als sekundäre Anomalien in genetisch instabilen Zellen?

Prädisposition für die Entstehung von Neoplasmen

Da es sich beim malignen Neoplasma im wesentlichen um eine Störung des Wachstums und des Verhaltens von Zellen handelt, muß die eigentliche Ursache der Tumorentstehtung auf zellulärer oder subzellulärer Ebene gesucht werden. Das Studium des Musters der relativen Häufigkeit einzelner Tumoren in verschiedenen Populationen kann jedoch beträchtlich zu unserem Verständnis der Tumorigenese beitragen. Beispielsweise geht die Erkenntnis der chemischen Tumorinduktion auf die scharfsinnigen Beobachtungen von Sir Percival Pott zurück, der die hohe Inzidenz des Skrotalkarzinoms bei Kaminfegern mit der chronischen Rußexposition in Zusammenhang brachte. Unser Verständnis der Tumorätiologie kann demnach auch durch epidemiologische Untersuchungen erweitert werden, indem bestimmte Einflüsse von Umfeld, Rasse (Hinweis auf genetische Faktoren?) oder Kultur mit dem Auftreten maligner Neoplasmen in Verbindung gebracht werden. Zudem können Krankheiten, die ein gesteigertes Risiko einer Tumorentwicklung mit sich bringen, ebenfalls Einblicke in die Pathogenese der Malignität gewähren. Im folgenden wird eine Reihe von Faktoren zusammengefaßt, die sowohl den Tumorträger als auch dessen Umfeld betreffen und eine Prädisposition für die Entstehung von Neoplasmen beeinflussen.

Mit geographischer Lage und Rasse zusammenhängende Faktoren

In gewissem Maße läßt sich die Wahrscheinlichkeit, an einem malignen Neoplasma zu erkranken, aus der Inzidenz und der Mortalitätsrate einer bestimmten Wohnbevölkerung ablesen. So wirkt beispielsweise die Feststellung ernüchternd, daß die Bewohner der Vereinigten Staaten mit einer Wahrscheinlichkeit von 1:5 an einem bösartigen Neoplasma sterben. Im Jahre 1989 wurden ungefähr 500 000 Krebstodesfälle registriert, was 22% aller Todesfälle entspricht. In der gleichen Zeit wurden etwas über 1 Million neue Fälle von lebensbedrohlichen, neoplastischen Krankheiten diagnostiziert.[1] In diesen Zahlen sind weitere 500 000 Fälle meist heilbarer Hauttumoren (exklusive Melanome) und bis 50 000 Fälle von *Carcinoma in situ*, hauptsäch-

Tab. 6.4: Schätzungen der Karzinominzidenz für 1989 nach Lokalisation und Geschlecht

Männer (505000)			**Frauen** (505000)		
Rang	**Lokalisation**	**Anzahl** (%()	**Rang**	**Lokalisation**	**Anzahl** (%)
1.	Prostata	103000 (20,3)	1.	Mamma	142000 (28,1)
2.	Lunge	101100 (20,0)	2.	Kolon/Rektum	78000 (15,4)
3.	Kolon/Rektum	73000 (14,4)	3.	Lunge	54000 (10,6)
4.	Harnblase	34500 (6,8)	4.	Endometrium	34000 (6,7)
5.	Hodgkin-Krankheit und Lymphome	21000 (4,1)	5.	Hodgkin-Krankheit und Lymphome	19200 (3,8)
6.	Leukämie	15200 (3,0)	6.	Pankreas	14000 (2,7)
7.	Pankreas	13000 (2,5)	7.	Zervix	13000 (2,5)
8.	Magen	11900 (2,3)	8.	Leukämie	12100 (2,3)

Nach «Cancer Statistics» 1989. CA 39:12, 1989.

Tab. 6.5: Vergleich der alterskorrigierten Karzinomsterblichkeit 1950–52 und 1980–82 pro 100000 Bevölkerung

Lokalisation		1950–52	1980–82	%	Kommentar
Alle	M*	169,8	216,0	+ 27	Stetige Zunahme, v.a. Lungenkarzinom
	F*	146,7	135,4	− 8	Leichte Abnahme
Harnblase	M	7,2	6,5	**	Leichte Fluktuation; keine Veränderung
	F	3,1	1,9	− 39	Bemerkenswerte Abnahme
Gehirn	M	3,5	4,7	+ 34	Stetige leichte Zunahme bei beiden Geschlechtern;
	F	2,3	3,2	+ 39	Ursache unbekannt
Mamma	M	0,3	0,2	**	Konstant
	F	25,9	26,6	+ 3	Keine wesentliche Veränderung
Kolon/Rektum	M	25,8	25,3	**	Keine wesentliche Veränderung
	F	24,9	18,0	− 28	Bemerkenswerte Abnahme
Ösophagus	M	4,7	5,5	+ 17	Leichte Zunahme
	F	1,2	1,5	**	Keine wesentliche Veränderung
Niere	M	3,3	4,8	+ 45	Stetige leichte Zunahme
	F	2,0	2,2	**	Keine wesentliche Veränderung
Leukämien	M	7,7	8,7	+ 13	Zunahme, gefolgt von leichter Abnahme
	F	5,3	5,1	**	Leichte Zunahme, dann keine Änderungen
Leber	M	6,7	4,7	− 30	Stetige Abnahme bei beiden Geschlechtern
	F	7,7	3,5	− 55	
Lunge	M	23,7	72,1	+ 204	Stetige Zunahme bei beiden Geschlechtern wegen
	F	4,9	29,9	+ 510	Zigarettenkonsum
Mundhöhle	M	6,1	5,5	**	Keine wesentlichen Änderungen bei beiden
	F	1,5	2,3	**	Geschlechtern
Ovar	F	8,1	7,9	− 2	Leichte Zunahme, dann Abfall
Pankreas	M	8,4	10,5	+ 25	Stetige Zunahme bei beiden Geschlechtern
	F	5,5	7,0	+ 27	Ursachen unbekannt
Prostata	M	20,7	22,8	+ 10	Leichte Zunahme
Haut	M	3,2	2,7	**	Keine wesentliche Änderung bei beiden Geschlechtern
	F	2,0	1,4	**	
Magen	M	23,6	8,1	− 66	Stetige Abnahme bei beiden Geschlechtern
Geschlechtern;	F	12,8	3,8	− 70	Ursachen unbekannt
Uterus	F	20,7	7,6	− 63	Stetige Abnahme

* M = Männer; F = Frauen
** Keine Angabe prozentualer Änderung, da unbedeutend

Nach: «American Cancer Society: Cancer Facts and Figures», 1986, p. 23.

lich der Cervix uteri, nicht eingeschlossen. Die am häufigsten betroffenen Organe sowie die entsprechenden Frequenzen sind in Tab. 6.4 aufgeführt. Die Rangreihenfolge dieser Neoplasmen hat sich in den letzten Jahren kaum verändert, außer einer progressiven Abnahme der Todesrate bei Magenkarzinom, und zwar für beide Geschlechter. Beim männlichen Geschlecht führen Lungen- und Prostatakarzinom diese schreckliche Liste seit den 50er-Jahren an, genau wie das Mammakarzinom bei der Frau. Die Todesraten für verschiedene Arten von Neoplasmen haben sich jedoch über die Jahre eindeutig geändert (Tab. 6.5).[33] Viele dieser Vergleiche innerhalb des Zeitrahmens von 30 Jahren sind bemerkenswert. Während sich bei Männern die Zahl der Karzinom-bedingten Todesfälle signifikant erhöhte, stellt man bei Frauen einen leichten Rückgang fest. Der Anstieg beim männlichen Geschlecht geht hauptsächlich auf das Konto des Lungenkarzinoms. Die Verbesserung der Situation bei der Frau läßt sich auf eine deutliche Abnahme der Todesfälle bei Karzinomen von Uterus, Magen und Leber zurückführen, am deutlichsten beim Zervixkarzinom, einem der häufigsten Vertreter der malignen Neoplasmen beim weiblichen Geschlecht. Alarmierend ist der Anstieg der Zahl des Todesfälle, die bei beiden Geschlechtern auf das Bronchuskarzinom zurückgehen. Die größere, relative Zunahme bei Frauen im Vergleich zu den Männern ist eine Täuschung und hängt mit dem vor Jahren vergleichsweise seltenen Vorkommen dieses Neoplasmas zusammen. Der Kurvenanstieg ist für beide Geschlechter identisch, und weder Anti-Raucher-Kampagnen noch «Teer-arme» Zigaretten haben bis heute die eindrückliche Mortalitätsrate beeinflußt. Beim weiblichen Geschlecht sind Mammakarzinome etwa dreimal häufiger als Bronchuskarzinome. Des deutlichen Unterschieds im Behandlungserfolg dieser beiden Karzinomformen wegen hat sich jedoch bis zum Jahre 1989 das Bronchialkarzinom auch bei Frauen an die Spitze der Krebstodesursachen vorgeschoben. Die Abnahme der durch Uteruskarzinome verursachten Todesfälle steht mit der Frühdiagnose und dem durch regelmäßige Abstrichuntersuchungen verbesserten Behandlungserfolg

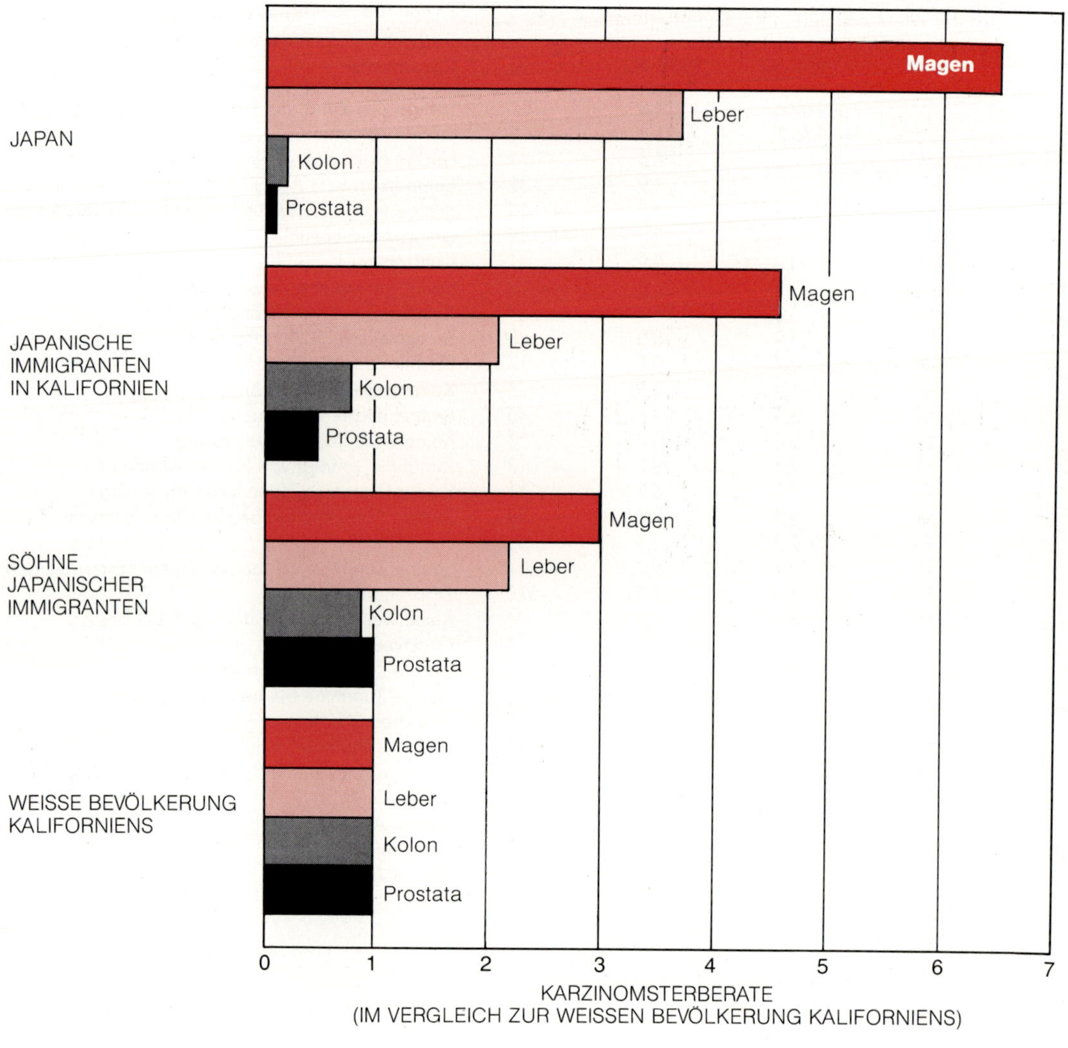

Abb. 6.22: Veränderungen der Inzidenz verschiedener Karzinome bei ausgewanderten Japanern in Kalifornien weisen darauf hin, daß die Neoplasmen durch Umweltfaktoren verursacht werden, die in den beiden Ländern verschieden sind. Die Inzidenz der Neoplasmen wird ausgedrückt durch den Vergleich der Mortalitätsraten der untersuchten Bevölkerungsgruppe mit derjenigen gleichaltriger Kalifornier; die Mortalitätsrate der weißen Bevölkerung von Kalifornien wird als «1» angenommen. Die Mortalitätsraten der Immigranten und ihrer Söhne gleichen sich allmählich an die kalifornische Norm an. (Aus Cairns, J.: The cancer problem. *In*: Readings from Scientific American – Cancer Biology. New York, W.H. Freeman and Co., 1986, p. 13.)

in Zusammenhang. Hingegen läßt sich die Reduktion der Todesfälle an Magen- und Leberkarzinom weniger gut erklären. Könnte dafür eine verminderte Aufnahme von Karzinogenen mit der Nahrung verantwortlich sein?

Ein weltweiter Vergleich der Häufigkeit und der Todesraten spezifischer Tumorformen deckt gewaltige Unterschiede auf. Die Wahrscheinlichkeit an einem Magenkarzinom zu sterben ist beispielsweise in Japan siebenmal größer als in den USA. Demgegenüber sind Todesfälle an Lungenkarzinom in den USA etwa zweimal häufiger als in Japan, während sie in Schottland wiederum beinahe doppelt so häufig sind wie in den USA. In Neuseeland sterben sechsmal soviele Patienten an Hautkrebs – vor allem an Melanomen – als in Island, was wahrscheinlich auf die unterschiedliche Sonnenexposition zurückzuführen ist. Obwohl rassenbedingte Prädispositionen nicht ausgeschlossen werden können, nimmt man allgemein an, daß die Ursache der meisten dieser geographischen Unterschiede auf Umwelteinflüsse zurückgehen. Diese Ansicht wird am besten illustriert, wenn die Mortalitätsraten von japanischen Immigranten in die USA und deren in den USA geborenen Nachkommen mit denen langjähriger Bewohner beider Länder verglichen werden. Aus Abb. 6.22 wird ersichtlich, daß die Krebsmortalitätsraten der ersten Immigrantengeneration zwischen denen der nativen Bewohner von Japan und Kalifornien liegen, und daß sich die beiden Vergleichsraten mit jeder zusätzlichen Generation angleichen. Dies spricht für einen starken Einfluß der Umwelt und des kulturellen Verhaltens auf die Prädisposition. Dennoch bleibt vieles unklar – in Dänemark sterben doppelt so viele Frauen an Mammakarzinom als in Schweden, ohne daß offensichtliche Umweltunterschiede zwischen diesen beiden Ländern bestehen. Verschiedene Hypothesen werden diskutiert. So könnten beispielsweise Unterschiede in der Zahl durchgemachter Schwangerschaften, das Alter der Mutter bei der ersten Geburt und Stillpraktiken die Entwicklung des Mammakarzinoms beeinflussen. Offenbar spielen auch kulturelle Faktoren bei der geographischen Verteilung bestimmter Neoplasmen eine Rolle, wobei in einigen Fällen auch eine rassenbedingte, genetische Prädisposition nicht ausgeschlossen werden kann. In diesem Zusammenhang sei darauf hingewiesen, daß die alterskorrigierte Sterbensrate für Prostatakarzinome in den USA bei Angehörigen der schwarzen Bevölkerung mehr als doppelt so hoch ist als bei der weißen.

Einflüsse von Lebensweise und Kultur

Das Risiko, an einem malignen Tumor zu erkranken, lauert buchstäblich hinter jeder Türe. Die Umwelt birgt ihre Risiken, und gewisse Berufe sind mit einem besonders hohen Krebsrisiko verbunden. Die karzinogene Wirkung der UV-Bestrahlung und verschiedener Medikamente kommen später zur Sprache. Auf die Gefährdung durch Asbestfasern, Vinylchlorid und 2-Naphthylamin wird in *Kapitel 9* eingegangen, auf Ernährungseinflüsse in *Kapitel 8*. Gesamthaft betrachtet zeigen die Todesstatistiken, daß ein Übergewicht von mehr als 25% des Idealwertes die krebsbedingte Sterberate über diejenige «schlanker» Versuchspersonen ansteigen läßt. Übermäßiger Alkoholgenuß allein erhöht das Risiko für eine Erkrankung an einem Karzinom des Oropharynx (unter Ausschluß der Lippen), Larynx und Ösophagus, und zusammen mit der alkoholischen Leberzirrhose dasjenige für ein Leberkarzinom. Rauchen, speziell das Zigarettenrauchen, steht in ursächlichem Zusammenhang mit der Entstehung von Karzinomen in Mundbereich, Pharynx, Larynx, Oesophagus, Pankreas und Harnblase, am deutlichsten ist jedoch die Beziehung zu ungefähr 77% der Bronchialkarzinome bei Männern und zu 43% bei Frauen. Das Zigarettenrauchen gilt zu Recht als wichtigster Faktor, der in den USA zum vorzeitigen Tod beiträgt. Die Kombination von Alkohol- und Tabakmißbrauch potenziert die Gefahr der Entstehung eines malignen Neoplasmas im oberen Respirations- und Verdauungstrakt. Das Risiko, an einem Zervixkarzinom zu erkranken, steht in Beziehung zum Alter beim ersten Geschlechtsverkehr und zur Anzahl der Sexualpartner. Diese Zusammenhänge deuten auf die Möglichkeit hin, dass virale Infekte der Zervix, die beim Geschlechtsverkehr übertragen werden, eine kausale Rolle spielen. Man gewinnt den Eindruck, daß alles was man unternimmt, um sich den Lebensunterhalt zu verdienen oder sich ein Vergnügen zu verschaffen, dick macht, als unmoralisch gilt, illegal ist, oder sich im schlimmsten Fall gar als krebserzeugend erweist.

Einflüsse des Lebensalters

Das Alter spielt für das Risiko an einem malignen Neoplasma zu erkranken, eine wichtige Rolle. Wie jedermann weiß, treten die meisten malignen Neoplasmen in der Altersgruppe von 55 Jahren und darüber auf. Wie aus Tab. 6.6 ersichtlich wird, kennt man in jeder Altersgruppe eine Bevorzugung bestimmter Tumorformen. In diesem Zusammenhang muß auf die eindrückliche Zunahme der krebsbedingten Todesfälle in der Altersgruppe von 55 bis 74 Jahren hingewiesen werden. Die Abnahme bei über 74jährigen ist auf die ebenfalls reduzierte Zahl derjenigen zurückzuführen, die dieses respektable Alter erreichen. Man stellt auch fest, daß Kinder unter 15 Jahren keineswegs verschont bleiben. Maligne Tumoren sind in den USA für etwas mehr als 10% aller Todesfälle im Kindesalter verantwortlich, ein Anteil, der nur von demjenigen tödlicher Unfälle übertroffen wird. Bei zwischen 60 und 75% der für einen frühen Tod verantwortlichen, malignen Neoplasmen handelt es sich um akute Leukämien und Tumoren des Zentralnervensystems. Als häufigste Neoplasmen werden im Kindesalter das Neuroblastom, der Wilms-Tumor, das Retinoblastom, akute Leukämien und Rhabdomyosarkome beobachtet.

Vererbung

Häufig wird die Frage gestellt: «Meine Mutter und mein Vater starben an Krebs. Heißt dies, daß ich auch daran sterben werde?» Eine Antwort muß auf der Grundlage unseres heutigen Wissensstandes sehr sorgfältig abgewogen werden.[34, 35] Vieles weist darauf hin, daß die Entwicklung einer Großzahl der häufigen und selteneren Tumorformen nicht nur durch die Umwelt, sondern auch durch Erbfaktoren beeinflußt wird. So besteht in den meisten Fällen zwar ein klarer Zusammenhang zwischen dem Auftreten eines Lungenkarzinoms und dem Zigarettenrauchen, jedoch tritt ein Lungenkarzinom als Todesursache auch unter nichtrauchenden Angehörigen eines Patienten (Eltern, Geschwister) viermal häufiger auf als unter nichtrauchenden Angehörigen einer Kontrollgruppe. In ähnlicher Richtung – nämlich eine Verdoppelung der Todesfälle – zeigen Daten, die bei rauchenden Verwandten erhoben wurden. Genetische Einflüsse scheinen zur Ent-

Tab. 6.6: Mortalität für die fünf wichtigsten Neoplasmen bei Männern verschiedener Altersgruppen (USA, 1985)

Alle Alter **246914**	**unter 15** **1042**	**15–34** **4029**	**35–54** **25733**	**55–74** **136869**	**über 75** **79220**
Lunge 83854	Leukämie 418	Leukämie 679	Lunge 6926	Lunge 53756	Lunge 20996
Kolon/Rektum 27612	Hirn/ZNS 230	Haut 469	Kolon/Rektum 2247	Kolon/Rektum 14749	Prostata 15132
Prostata 25943	NH-Lymphome* 66	Hirn/ZNS 444	Hirn/ZNS 1272	Prostata 10488	Kolon/Rektum 10422
Pankreas 11542	Bindegewebe 50	NH-Lymphome 438	NH-Lymphome 1214	Pankreas 6652	Pankreas 3672
Leukämie 9442	Knochen 33	Hodgkin 301	Haut 1208	Magen 4485	Harnblase 3380

Mortalität für die fünf wichtigsten Neoplasmen bei Frauen verschiedener Altersgruppen (USA, 1985)

Alle Alter **214649**	**unter 15** **798**	**15–34** **3608**	**35–54** **27001**	**55–74** **106299**	**über 75** **76921**
Mamma** 40383	Leukämie 296	Mamma 649	Mamma 8297	Lunge 24322	Kolon/Rektum 14542
Lunge** 38839	Hirn/ZNS 192	Leukämie 347	Lunge 4960	Mamma 20301	Mamma 11131
Kolon/Rektum 28839	Knochen 41	Uterus 347	Kolon/Rektum 1911	Kolon/Rektum 12200	Lunge 9279
Pankreas 11560	Harnblase 36	Hirn/ZNS 321	Uterus 1778	Ovar 6380	Pankreas 5211
Ovar 11531	NH-Lymphome 36	NH-Lymphome 202	Ovar 1666	Pankreas 5542	Ovar 3346

* Non-Hodgkin-Lymphome
** 1989 starben mehr Frauen an Lungenkarzinom als an Mammakarzinom (siehe Text)

Quelle: «Vital Statistics of the United States, 1985. Aus: *CA – A Cancer Journal for Clinicians 39*:7, 1989.

wicklung eines Neoplasmas beizutragen, sogar bei offensichtlichem Vorhandensein von begünstigenden Umweltfaktoren. Eine genetische Prädisposition zur Erkrankung an einem Mammakarzinom ist ebenfalls bekannt. Allerdings kann ein Einfluß der hereditären Komponente bei einzelnen Mammakarzinomen nicht quantifiziert werden. Auch Frauen ohne eine entsprechende Familienanamnese können ein Mammakarzinom entwickeln, eine positive Vorgeschichte signalisiert jedoch ein erhöhtes Risiko.

Ganz allgemein ist die Wahrscheinlichkeit, am selben Tumor zu erkranken, für nahe Verwandte des Krebspatienten etwa dreimal größer als für Angehörige nichtverwandter Kontrollpopulationen. Bestimmte Tumorformen bergen ein noch größeres Risiko für Familienmitglieder, was ganz besonders für einige Neoplasmen des Kindesalters sowie für Mamma- und Kolonkarzinome gilt. Das Retinoblastom des Kindes weist besonders deutlich auf den Einfluß der Heredität hin. Ungefähr 40% der Retinoblastome treten familiär gehäuft auf, und die Prädisposition für diesen Tumor wird autosomal dominant vererbt.[36] Träger dieses Gens erkranken 10000mal häufiger an einem, meist bilateralen, Retinoblastom als Individuen, die das Gen nicht besitzen. Zudem laufen die Genträger ein deutlich erhöhtes Risiko, einen Zweittumor zu entwickeln, hauptsächlich ein osteogenes Sarkom. Wir werden später sehen, daß auf Chromosom 13 ein «Tumor-Suppressor-Gen» lokalisiert werden konnte. Ein Verlust der beiden normalen Allele an diesem Locus («erworbene Homozygotie») ist eng assoziiert mit der Entwicklung von Retinoblastom und osteogenem Sarkom. Bei den familiären Fällen wird eines der mutierten Retinoblastom-Gene über die Keimzellen vererbt, und der Patient besitzt demnach ein mutiertes und ein normales Gen – er ist heterozygot. Der homozygote Zustand am Retinoblastom-Locus wird durch eine (zweite) somatische Mutation erworben, die ausschließlich Retinazellen betrifft.

Die Polyadenomatose des Kolons stellt ein weiteres Beispiel einer genetischen Störung dar, die sich durch ein besonders hohes Krebsrisiko auszeichnet. Individuen, denen die autosomal dominante Mutante von einem Elternteil vererbt wurde, weisen bereits bei oder

Tab. 6.7: Erbliche Neoplasmen und präneoplastische Zustände

Krankheit	Erbgang	Eigenschaften
Erbliche Neoplasmen		
Retinoblastom	AD	Oft bilateral; Neigung zu Zweitneoplasma, meist Osteosarkom; Retinoblastom-Locus auf 13q14
Familiäre Polyadenomatose des Kolons	AD	Multiple Polypen und Adenokarzinome des Kolons; bei einigen Familien mit Osteom, Lipom und Fibrom (Gardner-Syndrom)
Multiple endokrine Neoplasie I	AD	Adenome von Hypophyse, Parathyreoidea und Pankreasinsel-Zellen
Multiple endokrine Neoplasie II	AD	Medulläres Thyreoideakarzinom, Phäochromozytom und Neoplasmen der Parathyreoidea
Erbliche präneoplastische Zustände		
Phakomatosen		
Neurofibromatose (von Recklinghausen-Krankheit)	AD	Gliom von Hirn und N. opticus, Akustikusneurinom, Meningiome und Phäochromozytom
Tuberöse Sklerose	AD	Glia-Neoplasmen; Hamartome in verschiedenen Organen
von Hippel-Lindau-Syndrom	AD	Hämangioblastom von Kleinhirn und Retina; Nierenzellkarzinom und Phäochromozytom; Genlocus 3p25
Chromosomale DNA-Instabilität		
Xeroderma pigmentosum	AR	Basaliom und Plattenepithelkarzinom der Haut; malignes Melanom bei US-Exposition
Bloom-Syndrom	AR	Akute Leukämien, verschiedene Karzinome
Fanconi-Anämie	AR	Akute Leukämien, Plattenepithelkarzinom und Hepatom
Ataxia telangiectasia	AR	Akute Leukämien, maligne Lymphome; Mammakarzinom
Immunmangel-Syndrome		
Bruton-Agammaglobulinämie	XR	Maligne Lymphome und Leukämien
Wiskott-Aldrich-Syndrom	XR	Akute Leukämien und maligne Lymphome
Lymphoproliferatives Syndrom	XR	Abnorme Reaktion auf EB-Virus; EBV-induzierte immunoblastische B-Zell-Lymphome
Familiäres Karzinom-Syndrom	AD	Karzinome von Kolon, Endometrium, Mamma und Lunge

AD = autosomal dominant; AR = autosomal rezessiv; XR = X-chromosomal rezessiv

kurz nach der Geburt eine Unzahl polypöser Adenome des Kolons auf, und in praktisch 100% dieser Fälle sind im ungefähren Alter von 50 Jahren Kolonkarzinome nachweisbar.

Neben diesen dominant vererbten, kanzerösen oder präkanzerösen Leiden kennt man eine kleine Gruppe autosomal rezessiver Krankheitszustände, die kollektiv als «chromosomale oder DNA-Instabilitätssyndrome» bezeichnet werden. Diese Syndrome zeichnen sich durch einen Defekt der DNA-Reparationsmechanismen aus, was die Krebsanfälligkeit erhöht.[37] Homozygote, die beispielsweise an einem Xeroderma pigmentosum leiden, zeigen das gesamte Spektrum dieses Krankheitszustandes, d.h. eine ausgesprochene Anfälligkeit für Sonnenlicht-induzierte Melanome sowie Basaliome und Plattenepithelkarzinome der Haut, neben anderen, nichtneoplastischen Anomalien der Haut und der Augen. Die sehr viel häufiger vorkommenden Heterozygoten zeigen nicht das vollständige, klinische Bild, weisen jedoch eine Prädisposition (allerdings in abgeschwächter Form) für Sonnenlicht-induzierte, maligne Hauttumoren auf. Tab. 6.7 enthält eine Liste der häufigeren, kanzerösen und präkanzerösen Krankheitszustände, an deren Zustandekommen die Vererbung eine maßgebliche Rolle spielt.

Der Anteil der Vererbung an der Gesamtmenge humaner Neoplasmen kann nicht einmal geschätzt werden. In besten Annäherungen («estimated guesses» oder «guestimates») rechnet man damit, daß ungefähr 5% aller Neoplasien rein genetisch bedingt sind.[38] Dies würde bedeuten, daß der große Rest auf Umweltfaktoren zurückgeht oder das Resultat «spontaner» Ereignisse darstellt, was natürlich den Beitrag einer genetisch bedingten Prädisposition an gewisse «Umweltbedingte» oder «spontan entstandene» Tumoren keineswegs ausschließt. Bei Patienten mit Xeroderma pigmentosum entwickeln sich maligne Hauttumoren nur, wenn die Haut der Mutations-induzierenden Wirkung von Strahlenenergie ausgesetzt wird. Das Gegenteil trifft offenbar auch zu: Umweltfaktoren sind zur Auslösung verschiedener, an sich vererbter Neoplasmen ebenfalls notwendig. *Man stellt sich demnach am besten Heredität und Umwelt je an den Enden eines Spektrums vor, das alle krebsfördernden Faktoren umfaßt.* An den beiden Extremen sind jene Neoplasmen angesiedelt, deren Entstehung besonders eng mit Umwelt- oder

Erbfaktoren verknüpft sind, während sich die Mehrheit der Tumoren – je nach dem relativen Anteil von Umwelt und Vererbung – um die Mitte dieses Spektrums verteilen.

Erworbene, präneoplastische Zustände

Der einzig sichere Weg, der Gefahr einer Krebserkrankung zu entgehen, besteht im Verzicht auf die eigene Geburt, da Leben gleichbedeutend mit Risiko ist. Dieses Risiko wird allerdings durch viele Umstände beeinflußt, wie dies bereits bei der Besprechung der prädisponierenden Einflüsse angetönt wurde. Bestimmte, klinische Zustände sind in diesem Zusammenhang ebenfalls von Bedeutung. Da der Zellteilungstätigkeit im Rahmen der neoplastischen Transformation eine zentrale Rolle zukommt, stellen regenerative, hyperplastische und dysplastische proliferative Zustände einen fruchtbaren Boden dar für das Entstehen maligner Neoplasmen. Eine recht deutliche Assoziation besteht beispielsweise zwischen bestimmten Formen einer Hyperplasie des Endometriums und dem Uteruskarzinom sowie zwischen einer Zervixdysplasie und dem Zervixkarzinom. Die metaplastischen und dysplastischen Veränderungen der Bronchialschleimhaut beim habituellen Raucher sind ominöse Vorboten eines Bronchuskarzinoms. Ungefähr 80% aller hepatozellulären Karzinome entstehen auf der Basis einer zirrhotisch veränderten Leber, die ja durch eine aktive Parenchymregeneration charakterisiert wird. Bei einer Reihe weiterer Beispiele, die sich ebenfalls durch Krebs-prädisponierende Veränderungen auszeichnen, kommt es selten zur tatsächlichen Entstehung einer Neoplasie.

Bestimmte, nichtneoplastische Krankheitszustände – *die atrophische Gastritis bei perniziöser Anämie, die Sonnenkeratose der Haut, die mit Chromosomenbrüchen einhergehenden Syndrome, die chronische, ulzeröse Kolitis sowie die Leukoplakien der Mundhöhle, der Vulva und des Penis* – sind besonders deutlich mit der Krebsentstehung assoziiert, was zu deren Bezeichnung als «Präkanzerosen» führte. Dieser Begriff ist deshalb schlecht gewählt, weil die Weiterentwicklung zu einem malignen Neoplasma in den meisen Fällen ausbleibt. Die Bezeichnung wird jedoch nicht ausgerottet werden können, da sie auf ein – sicher vorhandenes – erhöhtes Risiko hinweist. In ähnlicher Weise werden bestimmte benigne Tumoren manchmal unter dem Begriff der «präkanzerösen Zustände» zusammengefaßt. Das villöse Kolonadenom weist mit zunehmender Größe in bis zu 50% der Fälle karzinomatöse Veränderungen auf. Die unzähligen, adenomatösen Kolonpolypen bei Patienten mit familiärer Polyadenomatose entwickeln sich praktisch immer zu Kolonkarzinomen. Aus den multiplen Neurofibromen bei hereditärer Neurofibromatose entstehen oft neurogene Sarkome. Man könnte sich fragen, ob die Gefahr der malignen Entartung nicht bei allen benignen Tumoren besteht. Obwohl eine gewisse Wahrscheinlichkeit nicht abzusprechen ist, zeigt eine große und lange Erfahrung, daß *sich die meisten benignen Neoplasmen nicht in Richtung Malignität entwickeln.* Dennoch könnten zahlreiche Beispiele für eine – allerdings seltene – Entstehung eines malignen Herdes im Innern eines benignen Tumors angeführt werden: beispielsweise ein Leiomyosarkom in einem Leiomyom oder ein Karzinom in einem älteren, pleomorphen Adenom. Eine Verallgemeinerung ist deshalb nicht möglich, weil jedem benignen Tumor ein gewisser Risikograd anhaftet, dessen Spektrum von «praktisch nie» bis zu «häufig» reicht. Nur kontrollierte Nachfolgestudien großer Serien verschiedener Tumorformen könnten die Höhe der Risikoschwelle bestimmen. Die zentrale Frage, ob ein bestimmter Tumor von Anfang an durch und durch gutartig war und bleibt, oder ob ein gutartiger Tumor bereits einen Herd maligner Zellen birgt, wird trotzdem offen bleiben müssen.

Karzinogene und ihre Wechselwirkungen mit Zellen

Eine große Zahl von Agentien ist imstande, Zellen unter Kulturbedingungen zur Transformation zu bringen und im Versuchstier die Entstehung eines malignen Neoplasmen auszulösen. Diese Agentien fallen in eine der folgenden Gruppen: 1. chemische Karzinogene, 2. Strahlenenergie, und 3. onkogene Viren. Die karzinogene Wirkung der Strahlenenergie und bestimmter chemischer Stoffe ist auch für die Entwicklung menschlicher Tumoren gut belegt, und Hinweise auf eine kausale Verbindung zwischen Viren und bestimmten Formen neoplastischer Veränderungen mehren sich. Die Ergebnisse epidemiologischer Untersuchungen deuten darauf hin, daß zwischen 80 und 90% der malignen Neoplasien beim Menschen mit Lebensform und anderen Umwelteinflüssen in Beziehung stehen.[39] In der folgenden Besprechung konzentrieren wir uns auf Beobachtungen, die besonders für die menschliche Situation bedeutungsvoll sind und durch experimentelle Befunde untermauert werden. Die drei Gruppen karzinogener Agentien werden zwar separat betrachtet, jedoch bereits hier muß auf synergistische Wirkungen zwischen einzelnen Vertretern innerhalb der Gruppen oder über Gruppengrenzen hinaus aufmerksam gemacht werden. *Experimentelle und klinische Beobachtungen weisen deutlich darauf hin, daß die neoplastische Transformation ein progressiver Vorgang ist, der in mehreren Schritten abläuft und verschiedener Anstöße durch Karzinogene («multiple hits») bedarf.*[40] Außerdem dringt die Auffassung immer mehr durch, daß letztlich die Wirkung aller ätiologischer Faktoren auf der Beeinflussung zweier Arten von Genbestandteilen beruht, nämlich 1. auf *Proto-Onkogenen*, als mögliche Vorläufer von «Krebs-Genen» so bezeichnet, und *Onkogenen* sowie 2. auf Tumor-Suppressor-Genen oder *Anti-Onkogenen*. Proto-Onkogene und Tumor-Suppressor-Gene sind normale Bestandteile des menschlichen Genoms, und ihre Produkte sind mit der physiologischen Regulation des Zellwachstums verknüpft.

Chemische Karzinogenese

Obwohl John Hill bereits sehr früh auf einen Zusammenhang zwischen dem «übermäßigen Gebrauch von Schnupftabak» und der Entstehung von «polypusses» («polyps», Nasenpolypen) hinwies, ist es doch weitgehend Sir Percival Pott zu verdanken, daß auf die potentiell karzinogene Wirkung gewisser chemischer Stoffe aufmerksam gemacht wurde. Potts Scharfsinn brachte die erhöhte Inzidenz des skrotalen Hautkarzinoms bei Kaminfegern in Beziehung zur chronischen Rußexposition. Bereits einige Jahre später wies die Gilde der Dänischen Kaminfeger aufgrund dieser Beobachtung ihre Mitglieder an, täglich ein Bad zu nehmen. Keine einzige Maßnahme des öffentlichen Gesundheitswesens hat seither auf derart durchschlagende Weise eine bestimmte Krebsart eliminiert! Während der folgenden zwei Jahrhunderten konnte die karzinogene Wirkung von hunderten chemischer Verbindungen unter Zellkulturbedingungen und im Tierversuch nachgewiesen werden. Einige der potentesten Vertreter (z.B. die polyzyklischen, aromatischen Kohlenwasserstoffe) werden aus fossilen Brennstoffen extrahiert oder sind das Resultat einer unvollständigen Verbrennung. Einige sind synthetische Produkte der Industrie oder wurden eigens zum Studium der chemischen Kanzerogenese hergestellt. Einige weitere sind natürlich vorkommende Bestandteile von Pflanzen und Mikroorganismen. Am wichtigsten ist, daß für eine eindrückliche Zahl dieser chemischen Stoffe (einschließlich einiger Medikamente – welche Ironie!) eine ursächliche Beteiligung an der Entstehung maligner Neoplasmen beim Menschen nachgewiesen werden konnte.[41]

Schrittweiser Ablauf der chemischen Karzinogenese

Die Auslösung der neoplastischen Transformation von Zellen in Zellkulturen oder der Entwicklung eines malignen Tumors *in vivo* durch chemische Karzinogene ist ein dynamischer Vorgang. In diesem Prozeß durchlaufen Folgegenerationen von Zellen verschiedene Schritte (Abb. 6.23), die in zwei große Stadien unterteilt werden können: *Initiation* und *Promotion*.[42] Die klassischen Experimente, mit deren Hilfe Initiation und Promotion voneinander abgegrenzt werden konnten,

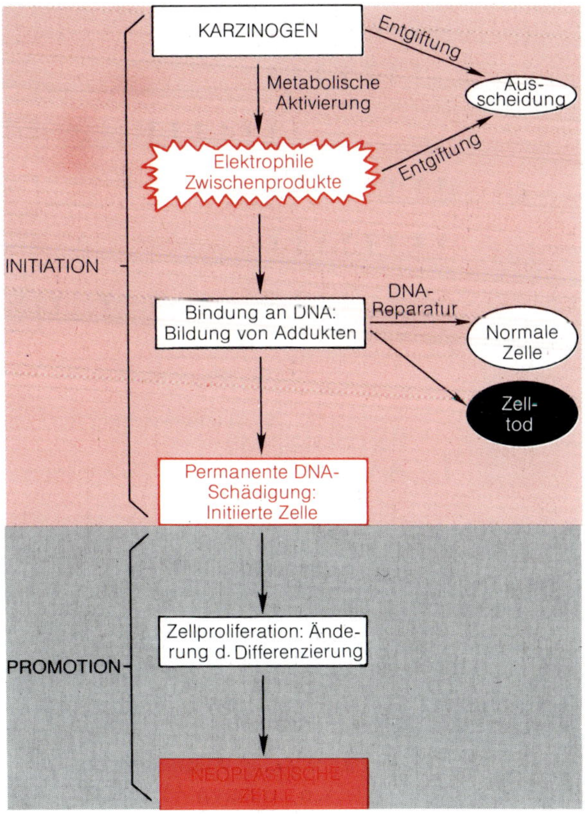

Abb. 6.23: Allgemeiner Ablauf der chemischen Karzinogenese. (Nach Tannock, I.F. and Hill, R.P. (eds.): The Basic Science of Oncology. New York, Pergamon Press, 1987, p. 92.)

wurden am Modell eines Hauttumors an der Maus durchgeführt und sind in Abb. 6.24 schematisch dargestellt. Aus diesen Experimenten wurden folgende Konzepte in Zusammenhang mit der Sequenz «Initiation-Promotion» abgeleitet:

- Die Initiation ist Folge des Kontakts von Zellen mit einer genügend hohen Dosis eines kanzerogenen Stoffes («Initiator»). Eine initiierte Zelle ist in einer Weise verändert, die ihre Entwicklung zu einer neoplastischen Zelle wahrscheinlich macht (Gruppen 2 und 3). Die Initiation allein löst jedoch keine Tumorentstehung aus.
- Das Stadium der Initiation wird sehr rasch erreicht und ist irreversibel – die initiierte Zelle ist «gedächtnishaft geprägt». Dies wird durch die Gruppe 3 illustriert, in der Tumoren entstanden, obwohl zwischen dem Aufbringen des Initiators und des Promotors ein Zeitintervall von mehreren Monaten verstrich. *Wegen der Irreversibilität des Initiationsprozesses nimmt man an, daß initiierende Karzinogene in der Zielzelle einen bleibenden DNA-Schaden setzen.*
- *Promotoren können initiierte Zellen zur Tumorentwicklung bringen, lösen jedoch allein keine Tumorentstehung aus*

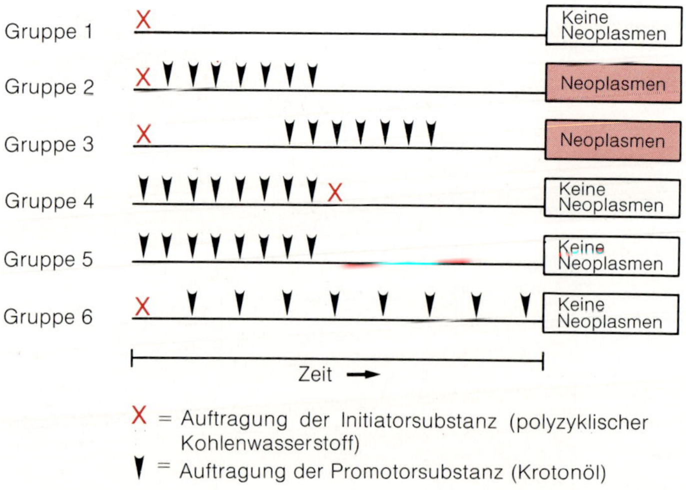

Abb. 6.24: Experimentelle Anordnung zur Veranschaulichung der Initiations- und Promotionsphase der Karzinogenese bei Mäusen. Gruppe 2: Auftragen der Promotorsubstanz zweimal wöchentlich während mehreren Monaten; Gruppe 3: Auftragen der Promotorsubstanz erst nach Intervall von mehreren Monaten zweimal wöchentlich; Gruppe 6: Promotorsubstanz in monatlichen Intervallen aufgetragen.

(Gruppe 5). Keine Tumoren entstehen, wenn die Zielzelle mit der Promotorsubstanz *vor* der Einwirkung des Initiators in Kontakt gebracht wird (Gruppe 4). Die weist darauf hin, daß *die Zellveränderungen, die der Promotor verursacht – im Gegensatz zu denjenigen des Initiators – reversibel sind.* Ein direkter Einfluß der Promotoren auf die DNA ist daher wenig wahrscheinlich.

- Gruppe 6 erlaubt einen weiteren Hinweis auf die Reversibilität der Promotorwirkung: wenn die Zeitintervalle zwischen wiederholten Kontakten mit der Promotorsubstanz genügend lang gewählt wurden, blieb in initiierten Zellen eine Tumorentstehung aus.
- Da die Initiatorwirkung irreversibel ist, wird durch eine fraktionierte Verabreichung einer bestimmten Dosis dasselbe Resultat erzielt wie durch eine Einzelgabe. Dagegen existiert für die Promotorsubstanz ein Schwellenwert: Kontakte mit unterschwelligen oder zeitlich weit gestaffelten Dosen sind wirkungslos.

Obschon sich die beide Konzepte der Initiation und Promotion weitgehend auf Resultate von Experimenten stützen, in denen die Auslösung von Hauttumoren in der Maus untersucht wurden, zeigen neuere Studien, daß diese beiden Stadien auch bei der Entstehung von malignen Neoplasmen von Leber, Harnblase, Mamma, Kolon und Respirationstrakt unterschieden werden können.[43, 44]

Schließlich bleibt noch anzufügen, daß einige chemische Substanzen gleichzeitig als Initiatoren und Promotoren wirken können, was sich in ihrer Fähigkeit zur Tumorinduktion ohne Beteiligung zusätzlicher Faktoren zeigt. Diese Stoffe werden als «komplette Karzinogene» bezeichnet, um sie von den «inkompletten Karzinogenen» abzugrenzen, denen definitionsgemäß nur eine Initiatorwirkung zukommt. Diese kurze Übersicht über die beiden Hauptphasen der Karzinogenese soll in der Folge durch eine detailliertere Betrachtung von Initiation und Promotion ergänzt werden, wobei dem schematischen Aufbau der Abb. 6.23 gefolgt wird.[45, 46]

Prozeß der Initiation

Die Gruppe der chemischen Substanzen, welche bei der Karzinogenese als Initiatoren wirken können, ist strukturell äußerst heterogen und umfaßt sowohl natürlich vorkommende als auch synthetische Stoffe (Tab. 6.8). Man unterteilt die Gruppe in zwei Hauptkategorien: 1. Verbindungen mit einer *direkten Wirkung*, die für ihren karzinogenen Effekt keiner chemischen Umwandlung bedürfen; und 2. Verbindungen mit einer *indirekten Wirkung* – auch *Prokarzinogene* genannt –, die erst durch einen metabolischen Prozeß *in vivo* zu *ultimalen Karzinogenen* werden und dadurch die Fähigkeit zur Transformation von Zellen erlangen. Alle direkt wirkenden Karzinogene und die aus Prokarzinogenen hervorgegangenen, ultimalen Karzinogene haben eine gemeinsame Eigenschaft: bei allen handelt es sich um *hoch reaktive, elektrophile* (d.h. Atome mit fehlenden Elektronen aufweisende) *Substanzen, die mit nukleophilen* (= elektronenreichen) *Zellstrukturen reagieren können.* Diese Reaktionen laufen ohne Beteiligung von Enzymen ab und enden mit der Bildung von kovalenten Addukten (Additionsprodukte). Die elektrophilen Substanzen können ihren Angriff gegen verschiedene, elektronenreiche Bestandteile der Zielzelle richten, unter anderem gegen DNA, RNA oder Proteine, wodurch in vielen Fällen ein letaler Schaden resultiert. Beim Initiationsprozeß ist der Zellschaden offensichtlich nicht letal, und primäres Ziel der Attacke ist die DNA.

Metabolische Aktivierung von Karzinogenen Mit Ausnahme weniger, direkt wirkender, alkylierender und azylierender Substanzen, die bereits elektrophile Eigenschaften besitzen, erlangen die meisten chemischen Karzinogene erst durch metabolische Aktivierung ihre ultimale Karzinogenität.[47] Diese metabolische Umwandlung eines Prokarzinogens in eine elektrophile Substanz läuft als Einzeitreaktion oder in mehreren

Tab. 6.8: Wichtigste chemische Karzinogene

Direkt wirkende Karzinogene
Alkylierende Substanzen
β-Propiolakton
Dimethylsulfat
Diepoxibutan
Antineoplastische Medikamente (Cyclophosphamid, Chlorambucil, und andere)
Azylierende Substanzen
1-Azetyl-Imidazol
Dimethylcarbamylchlorid
Metabolische Aktivierung erfordernde Präkarzinogene
Poly- und heterozyklische aromatische Kohlenwasserstoffe
1,2-Benzanthrazen
1,2-Benzpyren
Dibenzpyren
3-Methylcholanthren
7,12-Dimethylbenzanthrazen
Aromatische Amine, Amide, Azofarbstoffe
2-Naphthylamin (β-Naphthylamin)
Benzidin
2-Azetylaminofluoren
Dimethylaminoazobenzol («Buttergelb»)
Natürlich vorkommende pflanzliche und mikrobielle Produkte
Aflatoxin B_1
Griseofulvin
Zykasin
Safrol
Betelnuß
Verschiedene
Nitrosamine und -amide
Vinylchlorid, Nickel, Chrom
Insektizide, Fungizide
Polychlorierte Biphenyle (PCB)

Folgeschritten ab, in deren Verlauf eine Zwischensubstanz oder mehrere, weniger reaktive Intermediärprodukte (sogenannte «proximale Karzinogene») gebildet werden. Weitere metabolische Wege können auch zur Inaktivierung (Entgiftung) des Prokarzinogens oder seiner Derivate führen. Der karzinogene Wirkungsgrad einer chemischen Substanz wird demnach nicht allein durch die inhärente Reaktionsfähigkeit ihrer elektrophilen Derivate bestimmt, sondern hängt ebenso sehr von der Bilanz der metabolischen Aktivierung und Inaktivierung ab. Zum besseren Verständnis dafür, in welcher Weise die metabolische Aktivierung moduliert werden kann, folgt eine Zusammenfassung der Mechanismen, die in die Bildung eines ultimalen Karzinogens eingreifen.

Die meisten bekannten Karzinogene werden durch Zytochrom P-540-abhängige Monooxygenasen metabolisiert. Dieses Enzymsystem findet sich hauptsächlich in der mikrosomalen Fraktion des endoplasmatischen Retikulums, daneben aber auch im Zellkern. Man kennt verschiedene umweltbedingte und genetische Faktoren, welche die Aktivität dieser oxydativen Enzyme, und damit die Wirkung eines Prokarzinogens, beeinflussen können. In Versuchen an der Maus gelang es beispielsweise, die karzinogene Potenz von polyzyklischen Kohlenwasserstoffen mit dem genetisch determinierten Spiegel des Enzyms (Aryl-4-Hydroxylase) zu korrelieren, das an der Bildung der reaktiven Metabolite beteiligt ist. Beim Menschen wurde in einigen Studien eine ähnliche Korrelation zwischen der genetisch festgelegten Höhe des Aryl-4-Hydroxylase-Spiegels und dem Auftreten von Lungenkarzinomen bei Rauchern festgestellt. Die experimentell gut dokumentierte, geringe Resistenz gegen die chemische Karzinogenese bei jungen Tieren mag, zumindest zum Teil, auf eine Unreife der Enzymsysteme zurückzuführen sein, die an der Detoxifikation der Chemikalien beteiligt sind. Medikamente, die mikrosomale Enzyme induzieren (z.B. Phenobarbital), können über eine Erhöhung des Aktivitätsgrades des Zytochrom P-450 Oxygenase-Systems eine Tumorbildung in Versuchstieren begünstigen. Viele weitere Faktoren, wie Alter, Geschlecht, Spezies sowie der individuelle Hormon- und Ernährungszustand, modifizieren die karzinogene Wirkung einer chemischen Substanz, indem sie ihren Abbau beeinflussen.

Zusätzlich zur metabolischen Aktivierung durch das Zytochrom P-450-System wurden verschiedene weitere Stoffwechselwege (z.B. peroxidative Oxidation, Reduktionsreaktionen, Glutathion-Konjugation) ebenfalls mit der Bildung reaktiver, karzinogener Metabolite in Verbindung gebracht. Einzelheiten finden sich in der entsprechenden Literatur.[45, 48]

Molekulare Zielstrukturen der chemischen Karzinogenese Sowohl direkt wirkende Karzinogene als auch die elektrophilen Derivate der Prokarzinogene können sich unter der Bildung von Addukten mit verschiedenen, zellulären Zielstrukturen verbinden. Gute Hinweise sprechen allerdings dafür, daß der Initiationsprozeß hauptsächlich auf der Interaktion mit DNA beruht. Die Irreversibilität der Initiation und der Fortbestand initiierter Zellen deuten auf eine auch an Tochterzellen weitergegebene DNA-Veränderung. *In der Tat gilt auf dem Gebiet der chemischen Karzinogenese der beinahe unumstößliche Grundsatz, daß Initiator-Substanzen als Mutagene wirken.* Das mutagene Potential einer chemischen Substanz wurde (und wird) meist mit dem sogenannten *Ames-Test* untersucht. Mit diesem Test wird die Fähigkeit einer Substanz geprüft, in *Salmonella typhimurium* Mutationen auszulösen. Die Testorganismen werden aufgrund ihrer *Unfähigkeit* zur Histidinsynthese selektioniert und zusammen mit dem potentiellen Karzinogen sowie einem Leberhomogenat (als Quelle der zur metabolischen Aktivierung benötigten Enzyme) inkubiert. *Bei Vorhandensein mutagener Abbauprodukte* *kommt es bei einigen Mikroorganismen zur Mutation und zum Erwerb eines funktionellen Histidin-Gens*, das den Mutanten ein Wachstum auf Histidin-freiem Kulturmedium erlaubt. Die Anzahl der Mutantenkolonien ergeben ein grobes Maß der mutagenen Wirkung der Testsubstanz. Durch chemische Karzinogene ausgelöste Mutationen wurden auch in Säugerzellkulturen nachgewiesen. Die Mehrheit der bekannten, chemischen Karzinogene (70 bis 90%) zeigen im Ames-Test eine positive Reaktion. Umgekehrt wirken die meisten chemischen Substanzen, die *in vitro* eine mutagene Wirkung zeigen, unter Bedingungen *in vivo* als Karzinogene. Die hohe Korrelation zwischen mutagener und karzinogener Wirkung ist der Grund, weshalb der Ames-Test häufig eingesetzt wird, um chemische Substanzen auf ihre karzinogene Wirkung zu testen.

Als recht gut erwiesen gilt, daß DNA die primäre Zielstruktur der chemischen Karzinogene ist, obwohl keine einzelne oder einzigartige DNA-Veränderung resultiert, die mit der Initiation der chemischen Karzinogenese in Zusammenhang gebracht werden könnte. Je nach dem beteiligten Karzinogen können die Basen, die Phosphatgruppen oder die dreidimensionale Struktur der DNA betroffen sein.[49] Dazu kommt, daß die durch chemische Karzinogene induzierten DNA-Veränderungen nicht immer einer Initiation gleichkommen, da verschiedene DNA-Schäden durch zelleigene Enzyme repariert werden. Man darf sogar mit guten Gründen annehmen, daß unbemerkt ablaufende, Umwelt-bedingte DNA-Veränderungen sehr viel häufiger sind als diejenigen, die eine Tumorentstehung einleiten. Als bestes Beispiel dafür dient ein seltenes Erbleiden, Xeroderma pigmentosum, bei dem ein Defekt der DNA-Reparationsmechanismen vorliegt. Die betroffenen Patienten sind extrem anfällig für das Entstehen von Hautkarzinomen, die durch UV-Licht und bestimmte Chemikalien ausgelöst werden.

Onkogene als genetische Zielstrukturen chemischer Karzinogene Auch wenn die Annahme recht gut gesichert scheint, daß Veränderungen an der DNA bei Initiationsprozessen der chemischen Karzinogenese eine Schlüsselrolle spielen, müssen die genetischen Zielstrukturen erst noch identifiziert werden. In letzter Zeit hat sich die Aufmerksamkeit vor allem auf eine Möglichkeit konzentriert, nämlich auf die Aktivierung von Proto-Onkogenen durch chemische Karzinogene.[50] Da auf Einzelheiten der Rolle der Proto-Onkogene bei der Tumorentstehung später eingegangen wird, genügt hier eine kurze Bemerkung. Bei den Proto-Onkogenen handelt es sich um einen Satz von Genen, die für die normale Proliferation und Differenzierung einer Zelle zentrale Bedeutung besitzen (siehe S. 338). Man hat vorgeschlagen, initiierende Karzinogene könnten in bestimmten Fällen eine Mutation von Proto-Onkogenen auslösen, was zur Bildung von Onkogenen führen würde, die ihrerseits für Wachstums- und Differenzierungsstörungen verantwortlich wären. Diese Annahme wird durch die Beobachtung gestützt, daß verschiedene, chemisch-induzierte Tumoren bei Nagern und gewisse Neoplasmen beim Menschen mit einer Punktmutation der *ras*-Onkogene einhergehen.[51] Rezessive Tumor-Gene und weitere, regulatorische Gensequenzen kommen ebenfalls als Zielstrukturen chemischer Karzinogene in Frage.

Die initiierte Zelle Wie eben dargelegt, sind irreparable Veränderungen an der DNA für die Auslösung des Initiationsprozesses unabdingbar. DNA-Schäden allein genügen jedoch nicht zur Bildung einer initiierten Zelle. *Damit die Veränderung an die Tochterzellen weitergegeben werden kann, d.h. genetisch fixiert wird, muß der geschädigte DNA-Abschnitt repliziert werden. Eine Initiation erfolgt erst nach mindestens einem Teilungszyklus, den die Karzinogen-alterierte Zelle durchlaufen muß. Dadurch wird die DNA-Veränderung «fixiert» oder permanent.* Die Abhängigkeit der Initiation von der Zellteilung wurde am eindeutigsten am Modell der experimentell induzierten Lebertumore nachgewiesen[43], doch handelt es sich wahrscheinlich um ein allgemeingültiges Kennzeichen der chemischen Karzinogenese. In der Leber werden verschiedene chemische Stoffe zu reaktiven Elektrophilen aktiviert. In den meisten Fällen kommt es nicht zur Tumorbildung, es sei denn, eine Leberzellproliferation setze innerhalb von 72 und 96 Stunden nach der Bildung von DNA-Addukten ein. In Geweben, dessen Parenchymzellen sich unter physiologischen Bedingungen in Proliferationsruhe befinden, könnte ein mitogener Reiz von einer direkten Karzinogenwirkung ausgehen: viele Zellen gehen an direkt toxischen Effekten der karzinogenen Substanzen zugrunde, was die regenerative Tätigkeit der überlebenden Zellen stimuliert. Andererseits kann eine Zellproliferation auch durch das gleichzeitige Einwirken von biologischen Agentien (z.B. Viren oder Parasiten), Ernährungsfaktoren oder hormonellen Einflüssen ausgelöst werden.

An dieser Stelle muß daran erinnert werden, *daß es sich bei initiierten Zellen nicht um neoplastische Zellen handelt: sie besitzen weder eine Wachstumsautonomie, noch weisen sie leicht nachweisbare und unverwechselbare, genotypische oder phänotypische Eigenschaften («markers») auf.* Im Unterschied zu normalen Zellen sind sie jedoch anfällig für die Wirkung von Promotoren, und im Falle einer entsprechenden Stimulation durch Promotorsubstanzen kann aus ihnen ein Tumor hervorgehen.

Promotionsphase der Karzinogenese

Die hervorstechenden Eigenschaften der Promotion, wie beispielsweise Reversibilität und Dosisschwellenwert, wurden bereits besprochen; wir wollen uns hier deshalb mit den grundlegenden Mechanismen dieser Phase der Karzinogenese beschäftigen. Verschiedene Substanzen besitzen Promotor-Eigenschaften, wie Phorbolester, Phenole, Hormone und Medikamente (z.B. Phenobarbital). Ein einheitliches Prinzip, das die Aktivität dieser heterogenen Gruppe chemischer Substanzen erklären könnte, existiert nicht. Im Unterschied zu den Initiatoren *besitzen Promotoren weder elektrophile noch DNA-schädigende Eigenschaften. Ihre Wirkung ist epigenetisch, d.h. sie führt zu einer veränderten Expression der genetischen Information einer Zelle.*

12-O-tetradekanoyl-phorbol-14-azetat (TPA) ist der Tumorpromotor mit der größten experimentellen Verbreitung, und seine Auswirkungen auf Zellen wurden sehr gründlich untersucht. Die Substanz bindet sich an die Zellmembran und löst eine Reihe phänotypischer Veränderungen in verschiedenen, biologischen Systemen aus. Die zellulären Effekte von TPA können wie folgt gruppiert werden:

- Unter Zellkulturbedingungen partielles Mimikri des transformierten Phänotyps der normalen Zelle.
- Auslösung oder Hemmung der Differenzierung.
- Stimulation der sekretorischen Aktivität verschiedener Zellarten, wie Thrombozyten, neutrophile Granulozyten und T-Lymphozyten.
- Modulationen vieler Zellmembranaktivitäten.

Die pleotrope, d.h. viele Zellsysteme betreffende, Natur der TPA-Effekte deutet darauf hin, daß die Auswirkungen dieser Substanz durch einen zentralen Regulationsmechanismus innerhalb der Zelle gesteuert werden. Tatsächlich zeigte sich in neueren Untersuchungen, daß TPA mit der Proteinkinase C (PKC) eine spezifische Bindung eingeht und dieses Enzym dadurch aktiviert. PKC ist ein ubiquitär vorkommendes Enzym, das die Phosphorylierung von Seryl- und Threoningruppen verschiedener Proteine katalysiert. Wie später erläutert werden soll (Abb. 6.29), ist die PKC ein integraler Bestandteil des für die Signalübermittlung verantwortlichen Mechanismus der Zellen.[52]

Die Fähigkeit des Tumorpromotors TPA zur Aktivierung der PKC beruht auf dessen struktureller Ähnlichkeit mit Diacylglyzerin, dem physiologischen Aktivator (siehe Abb. 6.29). Heute gilt als erwiesen, daß der Proteinkinase C die Rolle des zellulären Rezeptors für TPA zukommt. Bei Kontakt einer Zelle mit TPA wird demnach ein physiologisches Signal zur Aktivierung der PKC vorgetäuscht.

Eine Liste der Proteine, die unter dem Einfluß der PKC phosphoryliert werden, wäre zu umfangreich.[53] In Zusammenhang mit der neoplastischen Transformation sind natürlich Rezeptoren für Wachstumsfaktoren (z.B. «epidermal growth factor», Interleukin-2 und Insulin) sowie Membranproteine, die Ionenkanäle regulieren, von besonderem Interesse. So führt beispielsweise aktivierte PKC aufgrund der Phosphorylierung der N^+/H^+-Austauscher zu einem Anstieg des intrazellulären pH-Wertes. Eine Alkalisierung des Zytoplasma scheint kausal mit Zellaktivierung und -proliferation verknüpft zu sein, die durch verschiedene, physiologische Wachstumsfaktoren ausgelöst werden. Verschiedene weitere Beispiele von TPA-induzierten Veränderungen von Zellfunktionen könnten angeführt werden. Zusammenfassend genügt die Feststellung, daß TPA eine Kaskade von Proteinphosphorylierungen auslöst, welche die Funktion vom Membran-assoziierten Rezeptoren, von Ionenkanälen und von zytoplasmatischen Proteinen verändert. Diese Veränderungen lösen eine Zellproliferation aus, modulieren die Differenzierung und sind auch für die bereits genannten weiteren TPA-Effekte verantwortlich.

Die Fähigkeit zur Auslösung der Zellteilungstätigkeit, die zur klonalen Expansion der initiierten Zellen führt, scheint eine wichtige Eigenschaft von TPA und anderer Promotorsubstanzen zu sein. Allerdings besitzen nicht alle Substanzen, die eine Zellproliferation auslösen können, eine Promotorwirkung.[54] Schließlich sind die biochemischen Mechanismen der Tumorpromotion erst lückenhaft bekannt.

Karzinogene Substanzen

Vor dem Abschluß der Besprechung der chemischen Karzinogenese sollen einige Initiatoren (Tab. 6.8) und Promotoren kurz erwähnt werden, und zwar insbesondere Substanzen, die mit der Tumorenstehung beim Menschen in Beziehung gebracht werden.

Direkt wirkende, alkylierende Substanzen Diese Substanzen benötigen keine Aktivierung, und ihre karzinogene Wirkung ist im allgemeinen schwach. Sie sind jedoch deshalb wichtig, weil viele in der Onkologie verwendete Medikamente (z.B. Cyclophosphamid, Chlorambucil, Busulfan, Melphalan und andere) in diese Gruppe fallen. Diese Substanzen werden zwar als «Krebsmittel» eingesetzt, bedauerlicherweise hat sich aber erwiesen, daß sie maligne Lymphome, Leukämien und andere Formen maligner Neoplasmen auslösen.[55] Einige dieser alkylierenden Verbindungen, wie Cyclophosphamid, wirken stark immunsuppressiv und werden deshalb zur Behandlung von immunologischen Krankheiten (z.B. rheumatoide Arthritis, Wegenersche Granulomatose) eingesetzt. Obwohl die karzinogene Wirkung dieser Mittel gering ist, muß ihr therapeutischer Einsatz gut überlegt erfolgen. Der therapeutische Effekt der alkylierenden Substanzen beruht auf einer Interaktion mit DNA, die dadurch verändert wird – das ist genau der Mechanismus, der sie auch zu Kanzerogenen werden läßt.

Polyzyklische aromatische Kohlenwasserstoffe In dieser Gruppe finden sich die wirksamsten der bis heute bekannten Kanzerogene. Diese Substanzen bedürfen einer metabolischen Aktivierung und sind zur Tumorinduktion in vielen Geweben und Spezies befähigt. Das Auftragen auf die Haut führt zu Hautkarzinomen; eine subkutane Injektion löst Sarkome aus; das Einbringen in ein spezifisches Organ induziert ein lokales Neoplasma. Die Bildung des finalen, reaktiven Produkts – dem «ultimalen Karzinogen» – wurde für viele aromatische Kohlenwasserstoffe in allen Einzelheiten dokumentiert.[56] Beteiligt daran sind die bereits erwähnten Mono-Oxygenasen, die mit dem mikrosomalen endoplasmatischen Retikulum assoziiert sind. Die «ultimalen Karzinogene» vieler polyzyklischer Kohlenwasserstoffen erweisen sich als Dihydrodiol-Epoxide. Diese Epoxide zeichnen sich durch eine äußerst elektrophile Reaktivität aus und verbinden sich mit nukleophilen Strukturen in der Zielzelle, unter anderen mit DNA, RNA und Proteinen. Die karzinogene Wirkung polyzyklischer Kohlenwasserstoffe ist deshalb von besonderem Interesse, weil sie bei der Verbrennung von Tabak, besonders beim Rauchen von Zigaretten, entstehen und deshalb zur Entstehung von Lungenkarzinomen beitragen könnten. Beim Grillieren von Fleisch bilden sich polyzyklische Kohlenwasserstoffe aus tierischem Fett; derartige Substanzen finden sich auch in geräuchertem Fleisch und Fisch.

Aromatische Amine und Azofarbstoffe Am Beispiel von Vertretern dieser Substanzengruppe wurde das Erfordernis einer metabolischen Aktivierung der meisten Karzinogene zum ersten Mal nachgewiesen. Die kanzerogene Wirkung der meisten aromatischen Amine und Azofarbstoffe äußert sich vor allem in der Leber, wo das «ulitmale Karzinogen» unter Beteiligung des Systems der Zytochrom P-450 Oxygenase gebildet wird. Die orale Verabreichung von Azetylaminofluoren oder Azofarbstoffen führt bei Ratten zur Entstehung von hepatozellulären Karzinomen, nicht jedoch zu Neoplasmen des Magen-Darmtrakts. Eine Ausnahme bildet β-Naphthylamin, eine Substanz, deren karzinogene Wirkung auch beim Menschen feststeht; sie war für eine 50fache Erhöhung der Inzidenz des Blasenkarzinoms bei stark exponierten Arbeitern der Anilinfarbstoff- und Gummi-Industrie verantwortlich.[57] Nach der Resorption von β-Naphthylamin kommt es durch Hydroxylierung zur Bildung eines N-OH-Derivates, das durch Konjugation mit Glukuronsäure detoxifiziert wird. Die ebenfalls gebildeten Nebenprodukte sind viel weniger elektrophil. Nach der Ausscheidung im Urin wird das nichttoxische Konjugat durch im Urin vorhandene Glukuronidase gespalten, wodurch die elektrophile Verbindung freigesetzt wird und die Bildung von Harnblasenkarzinomen induziert. Eine Ironie des Schicksals will es, daß der Mensch zu den wenigen Spezies gehört, die über eine Urin-Glukuronidase verfügt. Einige der Azofarbstoffe wurden zur Entwicklung von Lebensmittelfarben eingesetzt, z. B. das Buttergelb, um Margarine das farbliche Aussehen von Butter zu geben, oder das Scharlachrot, um – unter anderem – Maraschinokirschen eine verführerische Farbe zu verleihen. Die Verwendung von Lebensmittelfarbstoffen steht heute weltweit unter mehr oder weniger strenger, staatlicher Kontrolle, aus der berechtigten Befürchtung heraus, derartige Zusätze könnten sich für den Menschen als gefährlich erweisen.

Natürlich vorkommende Karzinogene Unter den rund 30 bekannten, chemischen Karzinogenen, die von Pflanzen und Mikroorganismen gebildet werden, kommt dem Aflatoxin B1 mit seiner potenten Leberkarzinogenität die größte Bedeutung zu. Aflatoxin wird von einigen Stämmen von *Aspergillus flavus* produziert, ein Pilz, der auf falsch gelagertem Getreide und Erdnüssen gedeiht. In einigen Teilen Afrikas und im Fernen Osten wurde eine starke Korrelation zwischen der Menge des mit der Nahrung aufgenommenen Hepatokarzinogens und der Inzidenz des hepatozellulären Karzinoms nachgewiesen. Aflatoxin wird in der Leber durch die Einwirkung mikrosomaler Oxygenasen aktiviert, und es entsteht ein Dihydrodiol-Epoxid als «ultimales Karzinogen». Da eine Infektion mit Hepatitis B-Virus ebenfalls mit der Entstehung von Hepatomen korreliert, besteht die Möglichkeit, daß Aflatoxin und Virus zusammen für die Induktion dieses Neoplasmas verantwortlich gemacht werden könnten.

Nitrosamine und Amide Diese Karzinogene sind deshalb von besonderem Interesse, weil sie im Verdauungstrakt des Menschen gebildet werden und dadurch zur Entstehung gewisser Karzinome, besonders des Magenkarzinoms, beitragen. Wie die meisten der übrigen Karzinogene erfordern Nitroso-Verbindungen eine Aktivierung, und zwar wiederum durch das mikrosomale P-450 System. Bei den ultimalen, karzinogenen Substanzen handelt es sich um stark elektrophile Alkyl-Diazonium-Ionen.

Verschiedene Substanzen Einer *langen Liste von weiteren chemischen Verbindungen* wurden ebenfalls karzinogene Eigenschaften zugeschrieben. Einige wenige Vertreter dieser Substanzen, deren industrielle Verwendung sich als gefährlich erwies, sollen kurz erwähnt werden.

Asbestfasern stehen in ursächlichem Zusammenhang mit der erhöhten Inzidenz von Bronchialkarzinomen, Mesotheliomen und Karzinomen des Verdauungstraktes. Gleichzeitiges Zigarettenrauchen vervielfacht das Risiko der Entstehung eines Bronchialkarzinoms.[59] Bedenklich stimmt der Bericht über eine Reihe von Mesotheliom-Fällen bei Personen, deren einzige Asbestexposition darin bestand, mit Asbestarbeitern im selben Haushalt zu leben. *Vinylchlorid* ist das monomere Ausgangsmaterial zur Herstellung von polymerem Polyvinylchlorid. Die karzinogenen Eigenschaften von Vinylchlorid wurden zuerst in Tierversuchen nachgewiesen, jedoch deckten Nachforschungen bald ein gelegentliches Auftreten des ausgesprochen seltenen Hämangiosarkoms der Leber bei Arbeitern auf, die beruflich in Kontakt mit dieser Substanz standen. Das Einatmen von Schwermetalldämpfen, insbesondere von *Chrom* und *Nickel*, am industriellen Arbeitsplatz führt zur Entstehung von Lungenkarzinomen. Auch der Zusammenhang zwischen einer Arsenexposition und Hautkarzinomen ist gut belegt. Schließlich lieferten Tierexperimente gute Hinweise auf die karzinogenen Effekte vieler Insektizide, wie Aldrin, Dieldrin und Chlordan sowie die polychlorierten Biphenyle. Die Liste gefährlicher Beispiele könnte ohne weiteres beliebig verlängert werden.

Promotoren der chemischen Karzinogenese Gewisse Promotorsubstanzen tragen auch zur Tumorentstehung beim Menschen bei.[60] Saccharin und Zyklamate fördern die Entstehung von Blasenkarzinomen in der Ratte, denen vorgängig geringe Mengen eines Karzinogens verfüttert wurden. Ob diese künstlichen Süßstoffe auch beim Menschen als Initiatoren oder Promotoren wirken, wird heftig diskutiert. Hier genügt die Bemerkung, daß epidemiologische Untersuchungen widersprüchliche Resultate und damit keinen eindeutigen Hinweis auf eine karzinogene Wirkung ergaben, sofern diese Zuckerersatz-Stoffe in der üblichen Dosierung konsumiert werden. Hormone, wie beispielsweise Östrogene, wirken im Tiermodell als Promotoren von Lebertumoren. Die langzeitige Einnahme von Diäthylstilboestrol steht mit der Entstehung von Endometriumkarzinomen in der Menopause sowie von Vaginalkarzinomen bei Exposition *in utero* in Verbindung.[61] Die Wirkung vieler Promotorsubstanzen beschränkt sich auf bestimmte Zellen oder Gewebe. Diese Spezifität führte zur Annahme, daß die Zielzellen über Oberflächenrezeptoren verfügen müßten, wie dies für Phorbolester der Fall zu sein scheint.

Chemische Karzinogenese: Zusammenfassung

Das Studium der chemischen Karzinogene erlaubte viele Einblicke in grundsätzliche Probleme der Karzinogenese. Diese Erkenntnisse sind hier kurz zusammengefaßt:

- Die Mehrzahl der chemischen Karzinogene wirken als Mutagene. Die direkte Bindung des unveränderten oder enzymatisch aktivierten Karzinogens an die DNA führt zu Ablesefehlern während der Transkription und der Replikation.
- Bei den betroffenen Genen, deren Struktur und Funktion durch die chemischen Karzinogene verändert werden, handelt es sich entweder um dominante Onkogene oder um rezessive Tumor-Suppressorgene.
- Die karzinogene Wirkung der chemischen Verbindungen ist dosisabhängig, und eine zeitlich fraktionierte Dosierung hat denselben Effekt wie eine vergleichbare Einzeldosis. Bei fraktionierter Dosierung sind sehr lange zeitliche Intervalle möglich, was bedeutet, daß die kritische, karzinogene Wirkung, *Initiation* genannt, praktisch irreversibel ist.
- Damit das durch die Initiation ausgelöste, mutagene Ereignis exprimiert wird, ist die nachfolgende Einwirkung von sogenannten *Promotoren* erforderlich, die – wie beispielsweise Phorbolester – für sich allein genommen weder mutagene noch tumorauslösende Eigenschaften besitzen. Promotorsubstanzen lösen die klonale Expansion initiierter Zellen aus und verändern deren Differenzierungsprogramme durch die Aktivierung von Enzymen, die zur Kette der physiologischen Signalübermittlung gehören.
- Die zweistufige Sequenz der Initiation und Promotion wird von der Tumorprogression gefolgt. Während der Phase der Progression werden viele, phänotypisch unterschiedliche Subklone gebildet, die durch neue Mutationen in bereits veränderten Zellen entstehen. Die Karzinogenese scheint demnach in verschiedenen Stadien abzulaufen, verschiedene Gene zu betreffen und wahrscheinlich verschiedene Mechanismen zu beanspruchen.
- Die neoplastische Transformation kann auch in verschiedener Weise durch Onkogene beeinflußt werden. Strahlenexponierte Zellen sind chemischen Karzinogenen gegenüber empfindlicher als normale Zellen, und chemische Karzinogene wiederum haben zur Transformation durch onkogene Viren einen synergistischen Effekt. Aus diesem Sachverhalt entstand das Konzept der *Kokarzinogenese*. Rückstände von Tabakrauch enthalten neben polyzyklischen aromatischen Kohlenwasserstoffen auch Nitrosamine und andere Stoffe, die eine kokarzinogene Wirkung aufweisen. Das Gemisch wird noch gefährlicher durch den zusätzlichen Gehalt an phenolischen Promotoren. Die mit zunehmendem Alter ansteigende Frequenz maligner Neoplasmen beim Menschen mag – neben anderen Faktoren – sehr wohl mit einer über viele Jahre andauernden Auseinandersetzung mit einer Vielzahl karzinogener Einflüsse zusammenhängen.

Bestrahlungs-Karzinogenese

Strahlungsenergie, sowohl in Form von Ultraviolett-(UV-)Strahlen des Sonnenlichtes oder als ionisierende, elektromagnetische oder Teilchenstrahlung, kann *in vitro* zur Transformation fast jeden Zelltyps führen, *in vivo* beim Menschen oder in Versuchstieren Neoplasmen induzieren.[62, 63] Über die kausale Verknüpfung von UV-Licht mit der Entstehung von Hautkrebs besteht kein Zweifel, und die berufliche, medizinische oder die beklagenswerte militärische Exposition mit ionisierenden Strahlen brachte eine Vielfalt maligner Neoplasien hervor. Obwohl der Beitrag der Bestrahlung an die gesamte Krebsbelastung des Menschen wahrscheinlich klein ist, zwingen die bekannte Latenz der Strahlenenergie und ihre kumulative Wirkung zu extrem langen Beobachtungsperioden und erschweren das Festlegen der Bedeutung der radiogenen Karzinogenese. Erst in jüngerer Zeit, nach einer Latenz von nahezu vier Jahrzehnten, zeigte sich bei der weiblichen Bevölkerung in Japan, die während ihrer Kindheit den Strahlenwirkungen der Atombombe ausgesetzt war, ein Anstieg der Häufigkeit von Mammakarzinomen.[63] Die Möglichkeit einer additiven oder synergistischen Wirkung der Bestrahlung auf andere, potentiell karzinogene Einflüsse fügt noch eine weitere Dimension hinzu. Obschon unsere Kenntnisse des eigentlichen Wirkungmodus der Strahlenenergie auf Zielzellen immer noch lückenhaft sind, gibt es gewichtige Hinweise auf die zentrale Bedeutung von irreparablen DNA-Schädigungen. Die Auswirkungen von UV-Licht auf die DNA weichen etwas von denjenigen ionisierender Strahlung ab, was eine gesonderte Besprechung der beiden Energieformen erfordert.

UV-Strahlen

Epidemiologische Untersuchungen weisen eindeutig darauf hin, daß die *UV-Strahlung* des Sonnenlichtes für das häufigere Auftreten von Plattenepithelkarzinomen, Basaliomen und Melanomen der Haut verantwortlich sind.[64] Der Risikograd ist abhängig von der Intensität der Exposition und von der Qualität des Melanin-«Schutzmantels» der Haut. Die höchste Inzidenz an Melanomen findet sich deshalb bei hellhäutigen Individuen europäischer Herkunft, die sich standhaft weigern, jemals braun zu werden, und die in stark besonnten Gegenden leben (z.B. in Queensland, Australien). Die Wirkung der UV-Strahlen auf die Zellen ist vielfältig und reicht von einer Hemmung der Zellteilung über die Inaktivierung von Enzymen bis zur Auslösung von Mutationen und – in genügender Dosierung – zum Zelltod. Diese biologischen Effekte werden im Rahmen der Umweltpathologie ausführlicher besprochen.
Die karzinogene Wirkung der UV-Strahlen wird ihrer Eigenschaft zugeschrieben, in der DNA die Bildung von Pyrimidin-Dimeren zu veranlassen. Bleibt eine Reparatur aus, führen diese Dimere zu groben Fehlern in der Translation und, unter Umständen, zur neoplastischen Transformation. Tierexperimentelle Untersuchungen an der Maus lassen vermuten, daß die Karzinogenität der UV-Strahlung nicht allein durch die Induktion von Mutationen erklärt werden kann.[65] UV-Licht führt zu einer gleichzeitigen Aktivierung von T-Suppressorzellen und dadurch zu einer Hemmung der zellulären Immunität, was die Entstehung hochantigener Hauttumoren fördert.[66] Auch wenn unklar ist, ob diese Beobachtungen auf die Situation beim Menschen übertragbar sind oder nicht, steht doch fest, daß UV-induzierte Mutationen eine Tumorbildung initiieren, und daß die veränderte Immunitätslage einem Promotoreffekt gleichkommt.
Unterstützende Hinweise auf die mutagenen Wirkungen der UV-Strahlen entstammen einer kleinen Gruppe autosomal rezessiv vererbter Krankheiten, die alle durch eine Anomalie des DNA-Metabolismus, insbesondere der Reparatur-Mechanismen, gekennzeichnet sind. Verschiedene Methoden der DNA-Reparatur konnten identifiziert werden,[67] worunter in Zusammenhang mit UV-Strahlenschäden die *«ecxision-repair»* am wichtigsten ist. Eine Gruppe von Enzymen erkennt bei diesem Reparaturvorgang DNA-Segmente, die als Folge der Strahlenexposition eine falsche Base enthalten; die fehlerhafte Sequenz wird entfernt und durch ein normales Nukleotid ersetzt, wobei der unveränderte Komplementärstrang der DNA als Muster dient. Dieser Prozeß erfordert die Beteiligung von mindestens vier Enzymen: 1. eine Endonuklease zum Durchtrennen der DNA in der Nähe der lädierten Stelle; 2. eine Exonuklease zum Entfernen des veränderten Segmentes; 3. eine DNA-Polymerase zur Synthese des neuen DNA-Segmentes, das die entstandene Lücke füllt; und 4. eine Ligase zum Einfügen des neuen DNA-Teils.
Viele unserer heutigen Kenntnisse über die mögliche Rolle von Mutationen in der Tumorigenese gehen auf Untersuchungen der gesteigerten Krebsanfälligkeit von Patienten mit Xeroderma pigmentosum (XP) zurück.[68] Verschiedene Untergruppen dieses Krankheitszustandes zeichnen sich durch ganz bestimmte Defekte des «excision-repair»-Mechanismus der DNA aus. Bei der größten Gruppe fehlen beispielsweise die zum Ausschneiden der Dimere notwendigen Endonukleasen. Diese Defekte führen zu einer beträchtlichen Erhöhung der Prädisposition der Krankheitsträger für Hautkarzinome, insbesondere nach Sonnenexposition. Hautfibroblasten dieser Patienten zeigen auch *in vitro* eine abnorme Empfindlichkeit gegenüber UV-Bestrahlung und einigen chemischen Karzinogenen. Von Bedeutung ist die Tatsache, daß bei Patienten mit XP *keine* erhöhte Inzidenz der häufigeren, tödlich verlaufenden Tumorerkrankungen, wie z.B. Karzinome von Lunge, Mamma oder Kolon, beobachtet werden.
Drei weitere Syndrome, bei denen eine «chromosomale Instabilität» im Vordergrund steht – Ataxia teleangiectasia, Fanconi-Anämie und Bloom-Syndrom –, zeichnen sich ebenfalls durch eine erhöhte Tumoranfälligkeit aus. Die Häufung von Leukämiefällen bei Patienten mit Ataxia teleangiectasia wird mit einem unvollständigen Satz an Endonukleasen, und als Folge davon mit der Unfähigkeit zur Reparatur γ-Strahleninduzierter DNA-Schäden, erklärt. Andere Faktoren, insbesondere der mit diesem Leiden verbundene Immunmangel, sind wahrscheinlich ebenfalls beteiligt. Der Defekt der DNA-Reparaturmechanismen bei Fanconi-Anämie oder Bloom-Syndrom konnten bisher noch nicht auf molekularer Ebene identifiziert werden, obwohl gewisse Beobachtungen auf Störungen der DNA-Reparatur und der -Replikation hinweisen.[69] Patienten mit dem seltenen Bloom-Syndrom weisen eine deutlich erhöhte Inzidenz aller, einschließlich der häufigsten Formen maligner Neoplasmen auf. *Die Analyse dieser Syndrome unterstreicht in aller Deutlichkeit die zentrale Rolle eines gestörten DNA-Stoffwechsels, speziell der gestörten Reparaturmechanismen, bei der Auslösung der Karzinogenese und sie zeigt auch, daß durch Veränderungen an der DNA zumindest ein Weg der neoplastischen Transformation eröffnet wird.*

Ionisierende Strahlen

Sowohl elektromagnetische (Röntgen-, γ-Strahlen) als auch partikuläre Strahlung (α-, β-Strahlen, Protonen,

Neutronen, u.a.) sind ohne Ausnahme karzinogen.[70] Diese Feststellung wird durch eine derart voluminöse Literatur gestützt, daß hier einige wenige Beispiele genügen. Verschiedene Pioniere der Entwicklung von Röntgenstrahlen erkrankten an Hautkarzinomen. Bei Bergbauarbeitern, die in Zentraleuropa oder in den Rocky Mountains der USA mit dem Gewinnen radioaktiver Stoffe beschäftigt waren, stellte man eine 10fach gesteigerte Inzidenz von Lungenkarzinomen fest. Nachuntersuchungen an den Überlebenden der Atombombenangriffe auf Hiroshima und Nagasaki deckten einen markanten Anstieg von Leukämien auf – hauptsächlich akute und chronische Formen der myeloischen Leukämie –, die nach einer durchschnittlichen Latenzzeit von sieben Jahren auftraten. Mehrere Jahrzehnte später ist das Leukämie-Risiko der besonders stark exponierten Individuen immer noch höher als das der Normalbevölkerung. Ähnliches gilt in bezug auf die durch Thyreoidea-, Mamma-, Kolon- und Lungenkarzinome sowie weitere Neoplasmen bedingten Todesfälle.[62] Auch die therapeutische Bestrahlung kann nachweislich karzinogen wirken. Bei ungefähr 9% der Patienten, die im Säuglings- oder Kleinkindesalter am Kopf- oder Nackenbereich bestrahlt wurden, entwikkelten sich Schilddrüsenkarzinome. Die früher praktizierte, lokale Bestrahlungstherapie der ankylosierenden Spondylitis (Morbus Bechterew) führte Jahre später zu einem 10- bis 12fachen Anstieg der Leukämieinzidenz.

Zum Abschluß dieser schmerzlichen Litanei müssen die Bewohner der Marshall Islands erwähnt werden, die einmal anläßlich eines Wasserstoffbombentests im Pazifik einem unfallmäßigen «fallout» mit radioaktivem Iod ausgesetzt worden waren. Bei bis zu 90% der zum Zeitpunkt des Unfalls weniger als 10 Jahre alten Kindern auf der Rongelap-Insel entstanden innerhalb von 15 Jahren Schilddrüsenknoten, von denen sich ungefähr 5% als Thyreoideakarzinome erwiesen. Ganz offensichtlich birgt die Strahlenenergie – sei sie auf angenehme Art aus dem Sonnenlicht absorbiert, mit besten Absichten durch einen Arzt verabreicht oder als tragische Folge einer Atombombenexplosion oder eines Reaktorunglücks freigesetzt – ein erschreckendes, karzinogenes Potential.

Mechanismen der Strahlungskarzinogenese

Obschon keine Zweifel an der onkogenen Wirkung der Strahlenenergie bestehen, herrscht über das eigentliche, für die neoplastische Transformation verantwortliche Ereignis, keine Klarheit. Strahlenenergie verursacht Chromosomenbrüche, Translokationen und Punktmutationen, verändert Proteine, inaktiviert Enzyme und schädigt Membranen. Wie diese Effekte zustandekommen, wird immer noch diskutiert. Die gegenwärtigen Vorstellungen sind durch zwei Theorien beherrscht: 1. Nach der «direkten Theorie» kommt es durch die Strahlenenergie zu einer direkten Ionisierung kritischer Makromoleküle der Zelle, während 2. die «indirekte Theorie» annimmt, daß über eine erste Interaktion mit Wasser oder molekularem Sauerstoff freie Radikale gebildet werden, die ihrerseits für die Schadenvermittlung verantwortlich wären. Auf beiden Wegen resultiert eine DNA-Schädigung, die in ihrem Wesen einer somatischen Mutation entspricht. Tatsächlich *scheint die karzinogene Wirkung einer ionisierenden Bestrahlung am ehesten mit ihrer Mutagenizität zu korrelieren.* Die mutagene Wirkung ihrerseits hängt von einer Reihe von Faktoren ab, wie 1. Art und Qualität der Strahlen, 2. Strahlendosis, 3. Dosisrate, 4. DNA-Reparaturmechanismen und 5. weitere Wirtfaktoren. Bei vergleichbarer Dosis sind partikuläre Strahlen mit hohen LET- («linear energy transfer») Werten (z.B. Neutronen, α-Partikel) gefährlicher als Strahlen mit einem niedrigen LET (z.B. Röntgen-, γ-Strahlen). Die kritischen, genetischen Zielstrukturen konnten bisher nicht mit Sicherheit identifiziert werden – eine zur chemischen Karzinogenese analoge Situation. Die attraktive Hypothese der Aktivierung von Proto-Onkogenen durch eine Strahlen-induzierte Mutation wird durch einige experimentelle Daten gestützt.[71]

Die Rolle der beteiligten Wirtfaktoren ist ebenfalls schlecht definiert. Fest steht, daß Feten, Säuglinge und Kleinkinder empfindlicher sind als Erwachsene. Das Auftreten eines Thyreoideakarzinoms nach einer Kopf- oder Nackenbestrahlung beim Erwachsenen ist ein seltenes Ereignis im Vergleich zu seiner Häufigkeit nach Bestrahlung im Kindesalter. Die Karzinogenität der Bestrahlung wird durch Immunkompetenz, hormonale Einflüsse und Art der Zielzelle mitbestimmt. Das Fehlen klarer Vorstellungen über die Berücksichtigung dieser modifizierenden Faktoren und die große Variabilität der individuellen Empfindlichkeit verunmöglichen das Aufstellen «sicherer» Toleranzgrenzen der Strahlenbelastung. Diese Unsicherheit ist das Hauptproblem der staatlichen Aufsichtsbehörden und vor allem der Bevölkerung in der Nähe einer Strahlenquelle (z.B. Kernreaktor, Lagerstelle radioaktiver Abfälle), da die Basisbelastung («background») durch Sonnenlicht oder kosmische Strahlen nicht beeinflußt werden kann.

Beim Menschen zeigt sich eine hierarchische Ordnung der Anfälligkeit gegenüber Strahlen-indizierten Neoplasien. An der Spitze stehen Leukämien, allerdings mit Ausnahme der chronischen lymphatischen Leukämie, die aus unbekannten Gründen praktisch nie als Folge einer Strahlenschädigung auftritt. An zweiter Stelle stehen – allerdings nur bei Jugendlichen – Thyreoideakarzinome. Mamma-, Lungen- und Speicheldrüsenkarzinome nehmen eine Mittelstellung ein. Haut, knöchernes Skelett und Verdauungstrakt erweisen sich dagegen als verhältnlismäßig resistent gegenüber karzinogenen Strahlenschäden, obwohl die Schleimhautzellen des Gastrointestinaltrakts als Folge einer Bestrahlung zugrunde gehen und die Zellen der

Haut erste Zielstrukturen jeder externen Bestrahlung sind. Der Arzt muß jedoch immer daran denken: *Jede* Körperzelle kann unter dem Einfluß genügend hoch dosierter Strahlenenergie neoplastisch transformiert werden.

Virale Onkogenese

Viele Viren erwiesen sich in zahlreichen Tierarten, von Amphibien bis zu unsern nächsten Verwandten, den Primaten, als onkogen. Die Hinweise mehren sich, daß auch gewisse menschliche Tumoren viralen Ursprungs sind. Bei den onkogenen Viren handelt es sich entweder um DNA- oder RNA-Viren. Die wichtigsten Vertreter, die beim Tier Tumoren hervorrufen, und von denen man eine onkogene Wirkung beim Menschen vermutet, sind in Tab. 6.9 zusammengestellt. In den folgenden Abschnitten werden einige besonders gut untersuchte Tumorviren vorgestellt, und in einer anschließenden Besprechung wird auf die Mechanismen der Karzinogenese durch DNA- und RNA-Viren eingegangen.

Onkogene DNA-Viren

Verschiedene DNA-Viren lösen bei Tieren Tumoren aus (Tab. 6.9). Einige davon, wie beispielsweise die Adenoviren, sind nur unter Laborbedingungen onkogen, während andere, z.B. die bovinen Papillomaviren, in ihren natürlichen Wirtspezies benigne und maligne Neoplasmen hervorbringen. Die nachgewiesene Onkogenizität verschiedener Viren beim Tier weckten das Interesse, der möglichen Rolle von Viren bei der menschlichen Tumorigenese nachzugehen und die Mechanismen der viralen Onkogenese zu ergründen.

Menschliche («human») Papilloma-Viren (HPV) Papillomaviren waren unter den ersten Viren, die mit menschlichen Tumoren in Zusammenhang gebracht wurden. Bereits 1907 zeigte Ciuffo, daß Hautwarzen (benigne Hautpapillome) durch ein zellfreies Agens übertragen werden können. Shope identifizierte im Jahre 1933 Papillomaviren als Verursacher von Papilomen beim Kaninchen. Seither konnte die Rolle menschlicher Papillomaviren in der Ätiologie der Hautwarze einwandfrei nachgewiesen werden, und Hinweise häufen sich, daß diese Viren beim Menschen auch bestimmte, maligne Neoplasmen verursachen können.[72–74]
Obschon es bisher nicht gelang, HPV in Gewebekulturen zu propagieren, ließen sich durch Klonieren ihres Genoms ungefähr 50 genetisch verschiedene HPV-Typen nachweisen. Jedem der HPV-Typen entspricht ein bestimmtes klinisches und pathologisches Bild (Tab. 6.10). Der ursprüngliche Hinweis auf den möglichen onkogenen Effekt von HPV entstammt Untersuchungen der Epidermodysplasia verruciformis (EV), einer seltenen Krankheit, die durch multipel auftretende Hautwarzen und gestörte, zelluläre Immunität charakterisiert ist. In ungefähr 30% der EV-Patienten kommt es zur malignen Transformation einiger Warzen an Licht-exponierten Hautstellen. Obschon in den gutartigen EV-Tumoren verschiedene HPV-Typen identifiziert werden konnten (Tab. 6.10), wies man in den karzinomatösen Warzen nur DNA von einigen wenigen Typen – meist HPV-5, -8 oder -14 – nach. Diese Befunde lassen vermuten, daß gewisse Papillomaviren, bei gleichzeitigem Vorliegen eines Immundefekts und UV-Exposition, eine neoplastische Transformation auslösen können. Diese Annahme wird durch die Beobachtung gestützt, daß Hautkarzinome, die sich an Sonnen-exponierten Hautstellen gewisser, immunsupprimierter Empfänger von Nieren-Allotransplantaten bilden, ebenfalls DNA von HPV-5 enthalten. Zudem zeichnet sich mit zunehmender Sicherheit ab, daß Papillomaviren auch bei der Entstehung von anogenitalen Karzinomen, speziell von Karzinomen der Cervix uteri, eine Rolle spielen.[73–75] Für die Zusammenhänge zwischen Tumoren des weiblichen Genitaltrakts und Papillomaviren genügen an dieser Stelle folgende Bemerkungen:

- In 90–95% der Fälle werden HPV in Plattenepithelkarzinomen der Zervix nachgewiesen.[76] Am häufigsten findet sich HPV-16 (50%), gefolgt von HPV-18 (20%).
- Mögliche «Vorläufer-Läsionen» eines Plattenepithelkarzinoms (wie Fälle von Carcinoma in situ) enthalten praktisch immer HPV-16 oder -18.
- Gutartige Genitalwarzen (Condylomata accuminata) erscheinen in Assoziation mit bestimmten HPV-Typen, meist HPV-6 und -11. Virus-haltige Veränderungen können sich zu verrukösen Karzinomen entwickeln, die lokal invasiv wachsen, jedoch nicht metastasieren.
- Molekularbiologisch klonierte Fragmente bestimmter HPV-Typen oder verwandter, boviner Papillomaviren sind imstande, Zellinien von Mäusen *in vitro* zu transformieren, was bedeutet, daß diese Viren onkogene DNA-Sequenzen aufweisen.

Zusammenfassend kann festgehalten werden, daß HPV eindeutig als ätiologische Agentien benigner Plattenepithel-Papillome identifiziert wurden. Unter bestimmten Umständen (wie z.B. bei Epidermodysplasia verruciformis) können sich HPV-induzierte Veränderungen zu Plattenepithel-Karzinomen weiterentwickeln. Das onkogene Potential gewisser HPV-Typen wird damit klar aufgezeigt. Aufgrund des mehr oder weniger regelmäßigen Vorkommens viraler DNA in den Karzinomzellen muß man annehmen, daß HPV ebenfalls eine ätiologische Rolle bei der Entstehung anogenitaler Karzinome spielt. Der onkogene Effekt kann direkte Folge der Virusinfektion sei, tritt jedoch eher in Kombination mit anderen Risikofaktoren in Erscheinung.

Epstein-Barr-Virus (EBV) Dieses Virus, das zur Familie der Herpesviren gehört, wurde mit der Pathogenese von zwei Typen menschlicher Tumoren in Verbindung

Tab. 6.9: Onkogene Viren

Familie	Virus	Wirt	Assoziierte Neoplasmen	Weitere Risikofaktoren
			DNA-VIREN	
Hepadenoviren	Hepatitis B (HBV)	Mensch, gewisse Nager, Enten	**Leberkarzinom**	Alkohol, Rauchen, Pflanzentoxine, andere Viren
Papovaviren	Polyoma	Maus	Karzinome und Sarkome	
	SV 40	Affe	Sarkome bei Nagern	
	Humane Papillomaviren (HPV)	Mensch	**Warzen (Papillome) an Genitalien, Larynx, Haut**	
			Hautkarzinom bei Patienten mit Epidermodysplasie	Sonnenexposition, genetischer Immundefekt?
			In situ und invasives Vulva- und Zervixkarzinom	
			Larynxkarzinom	Röntgenbestrahlung, Rauchen
	Bovine Papillomaviren (BPV)	Rinder	Warzen an Genitalien, Darmtrakt und Haut	
			Ösophaguskarzinom	?Karzinogene und Immunsuppressiva in Futter
		Weitere Säuger (Hunde, Kaninchen)	Papillome, mit Progression zu Karzinomen	Experimentelle Karzinogene (Methylcholanthren)
Adenoviren	Typen 2, 5, 12	Mensch	Keine beim Mensch; Sarkome beim Hamster	
Herpesviren	Marek-Krankheit	Geflügel	Neurolymphomatose	Genetische Prädisposition unbekannter Ursache
	H. ateles, samiri	Affe	Lymphome, Leukämie	
	Epstein-Barr-Virus (EBV)	Mensch	**Burkitt-Lymphom**	Malaria (polyklonale B-Zell-Aktivierung)
			Immunoblastisches Lymphom	Immundefekt (Transplantatempfänger, AIDS)
			Nasopharynx-Karzinom	HLA-Genotyp
	H. simplex Typ 2	Mensch	?Zervixkarzinom	
	Zytomegalovirus	Mensch	?Kaposi-Sarkom	Immundefekt, HLA-Genotyp
			RNA-VIREN (RETROVIREN)	
Typ B	Mammatumor-Virus	Maus	Adenokarzinom der Mamma	Schwangerschaft (Hormonspiegel)
Typ C	«Avian leukemia-sarcoma»-Komplex	Hühner	Verschiedene Sarkome, z.T. Karzinome, Lymphome	Genetische Anfälligkeit, die Viruspenetration, -replikation und -ausbreitung beeinflußt
	Maus-Leukämie- und Sarkom-Viren	Maus	Verschiedene Sarkome, Lymphome und Leukämien	Genetische Anfälligkeit, die Viruspenetration, -replikation und -ausbreitung beeinflußt
	Katzen-Leukämie-Virus	Katze	Leukämien und Lymphome	
	Bovines-Leukämie-Virus	Rinder	Leukämien und Lymphome	
	Primaten-Leukämie-Virus	Primaten	Leukämien bei Menschenaffen; Sarkome bei anderen Affen	
Typ D	Humanes T-Zell-Leukämie-Virus-1 (HTL-1)	Mensch	**T-Zell-Leukämie/Lymphom beim Erwachsenen**	

Fettgedruckte Einträge weisen auf Neoplasmen, die beim Menschen stark mit entsprechendem Virus assoziiert sind.
? = Assoziation beim Menschen fraglich

Nach Wyke, J.A.: Viruses and Cancer. *In* Franks, L.M., and Teich, N. (eds.): Introduction to the Cellular and Molecular Biology of Cancer. New York, Oxford University Press, 1986, p. 176.

Tab. 6.10: Einige HPV-Typen mit assoziierten Läsionen

HPV-Typ	Art der Warze	HPV-Typ	Karzinom
1	Tiefe, schmerzhafte Plantarwarze		Keines
2, 4, 7	Gewöhnliche Hautwarze		Keines
5, 8, 9, 12, 14, 15, 17, 19–25, 28, 29	Gutartige Läsionen bei Patienten mit Epidermodysplasia verruciformis (EV)	5, 8, 14	Hautkarzinom bei EV
6, 11	Anogenitale und laryngeale Papillome (Condyloma acuminatum)	6, 11	Verruköses Karzinom (genital) (lokal invasiv, nicht metastasierend)
		16, 18, 33	Zervix- und Mundhöhlenkarzinom
		30, 40	Larynxkarzinom
42	Papillom der Vulva		

Daten kompiliert aus: Ostrow, R.S., and Faras, A.J.: The molecular biology of human papillomaviruses and pathogenesis of genital papillomas and neoplasms. Cancer Metas. Rev. 6:383, 1987; und Lutzner, M.A.: Papillomaviruses and neoplasia in man. *In*: Fenoglio-Preiser, C.M., et al. (eds.): New Concepts in Neoplasia as Applied to Diagnostic Pathology. Baltimore, Williams & Wilkins, 1986, p. 133.

gebracht, mit dem Burkitt-Lymphom und mit undifferenzierten Nasopharynx-Karzinomen.[77, 78] Das Burkitt-Lymphom ist eine B-Zell-Neoplasie, die in Zentralafrika und Neuguinea als häufigste Neoplasie des Kindesalters auftritt. Ein Non-Hodgkin-Lymphom mit identischer Morphologie wird sporadisch auch weltweit beobachtet. Die Assoziation zwischen dem afrikanischen Typ des Burkitt-Lymphoms und EBV ist sehr eng.

- Um 98% der in Zentralafrika auftretenden Tumoren weisen das EBV-Genom sowie ein Virus-spezifisches Antigen (EBNA, «EBV-determinded nuclear antigen») auf.
- Bei sämtlichen Patienten können hohe Antikörpertiter gegen Antigene des Viruskapsids nachgewiesen werden.
- Eine positive Korrelation besteht zwischen dem Nachweis dieser Antikörper und dem Risiko, an einem Burkitt-Lymphom zu erkranken.
- EBV weist einen starken Tropismus für menschliche B-Lymphozyten auf. Das Virus infiziert die B-Zellen über die Bindung an den B-Zell-spezifischen Rezeptor für die Komplementkomponente C3. EBV-infizierte B-Zellen sind «unsterblich» und können unbeschränkt in Gewebekulturen gezüchtet werden.

Obschon diese Befunde die Annahme einer kausalen Rolle von EBV in der Entwicklung des Burkitt-Lymphoms in solider Weise unterstützen, weisen doch weitere Beobachtungen auf die Beteiligung zusätzlicher Faktoren hin. *Erstens* beschränkt sich die Möglichkeit einer EBV-Infektion nicht auf die geographischen Gebiete, in denen das Burkitt-Lymphom endemisch auftritt. Bei EBV handelt es sich im Gegenteil um ein Virus mit weltweiter Verbreitung, das bei praktisch allen Erwachsenen eine asymptomatische Infektion verursacht. *Zweitens* wurde EBV als ätiologisches Agens der infektiösen Mononukleose identifiziert, einer selbstlimitierenden Krankheit, die durch die Infektion von B-Lymphozyten ausgelöst wird. *Drittens* konnte das EBV-Genom bisher lediglich in zwischen 15 bis 20% der sporadischen Fälle von Burkitt-Lymphom außerhalb von Afrika nachgewiesen werden. Jedoch findet sich sowohl bei endemischen wie auch bei sporadischen Fällen eine t(8;14)-Translokation, welche die Aktivierung des *c-myc* Onkogens beeinflußt. *Schließlich* weisen infizierte B-Zellen – trotz ihrer Fähigkeit zur unbeschränkten Propagation in Zellkulturen – keinen transformierten Phänotyp auf, und ihre Injektion in entsprechend behandelte Mäuse führt nie zur Tumorbildung. EBV ist offensichtlich nur einer der Faktoren in einem mehrstufigen Prozeß der Lymphomentwicklung. Bei gesunden Individuen wird die EBV-Infektion durch wirkungsvolle Immunmechanismen unter Kontrolle gebracht, weshalb die meisten der Infizierten keine Symptome oder höchstens eine selbstlimitierende Mononukleose entwickeln. In den Gebieten Afrikas, wo das Burkitt-Lymphom endemisch auftritt, führt die gleichzeitig vorhandene Malaria (die in diesen Gegenden ebenfalls endemisch ist) zu einer Beeinträchtigung der Immunkompetenz, was zu einer unkontrollierten, EBV-vermittelten B-Zellproliferation führt. Mit der gesteigerten Teilungstätigkeit der B-Zellen erhöht sich das Risiko, daß Mutationen auftreten, wie beispielsweise eine t(8;14)-Translokation, die ja offenbar bei Burkitt-Lymphom regelmäßig gefunden wird. Die Tatsache, daß in den sporadisch auftretenden Tumoren außerhalb des Endemiegebietes in 80% der Fälle kein EBV-Genom, die erwähnte, spezifische Translokation jedoch immer nachgewiesen werden kann, weist ebenfalls auf die Möglichkeit hin, daß mehr als ein Mechanismus zur Entstehung des Burkitt-Lymphoms führt.

Der andere, mit einer EBV-Infektion assoziierte Tumor ist das Nasopharynx-Karzinom. Dieses Neoplasma kommt im südlichen China, in einigen Gegenden Afrikas und bei den Eskimos der Arktis endemisch vor. Im

Gegensatz zum Burkitt-Lymphom wurde bisher in allen Tumoren und unabhängig vom Ort ihres Auftretens EBV-DNA nachgewiesen. Die Titer der Antikörper gegen virales Kapsid sind stark erhöht, und bei Patienten in Endemiegebieten erscheinen vor dem Auftreten des Tumors IgA-Antikörper.
Die 100%ige Korrelation zwischen dem Vorkommen von EBV und dem Auftreten des Nasopharynx-Karzinoms spricht für die wichtige Rolle dieses Virus in der Tumorigenese. Die – wie beim Burkitt-Lymphom – enge, geographische Verteilung spricht dafür, daß genetische und/oder Umwelt-Kofaktoren ebenfalls zur Ätiologie dieses Tumors beitragen.

Hepatitis B-Virus (HBV) Epidemiologische Untersuchungen deuten auf eine enge Assoziation einer HBV-Infektion mit dem Auftreten von Leberkarzinomen (hepatozelluläres Karzinom) hin. HBV ist in Ländern des Fernen Ostens und in Afrika endemisch, und demzufolge weisen diese Gegenden die höchste Inzidenz von hepatozellulären Karzinomen auf. Studien in Taiwan zeigen, daß eine HBV-Infektion das Risiko der Entstehung eines Leberkarzinoms gegenüber nichtinfizierten Kontrollen mehr als 200mal erhöht. HBV-DNA konnte in verschiedenen Zellinien humaner Leberzellkarzinome nachgewiesen werden. Wie im Falle von EBV genügen die vorliegenden Befunde nicht, HBV eine direkte, ursächliche Rolle zuzuschreiben. Die karzinogene Wirkung der HBV-Infektion könnte im Verein mit der regenerativen Aktivität bei Leberzirrhose oder mit andern Umweltfaktoren (z.B. Ernährung) zustandekommen, oder die Hepatozyten könnten durch die HBV-Infektion auf andere karzinogenen Einflüsse empfindlicher reagieren.

Wirkungsmechanismen der DNA-Viren

Die Mechanismen der neoplastischen Wirkung von DNA-Viren sind so vielfältig wie die Viren selbst. Einige DNA-Viren, wie HPV, besitzen transformierende Sequenzen (Onkogene) und können deshalb Zellen auch *in vitro* transformieren; andere, wie z.B. HBV, weisen keine transformierenden Gene auf, und ihre Wirkung muß demzufolge indirekt sein. Ungeachtet des genauen Mechanismus existieren gewisse Eigenheiten, die vielen DNA-Viren gemeinsam sind:

- Um überhaupt durch ein Virus transformiert werden zu können, muß eine Zelle die Infektion in gutem Allgemeinzustand überleben. Zellen, in denen eine Virusreplikation abgeschlossen werden kann, werden «permissiv» genannt. Permissive Zellen können nicht transformiert werden, da sie mit der Freisetzung neugebildeter Viren absterben. Im Gegensatz dazu ist eine neoplastische Transformation nichtpermissiver Zellen, in denen die Virusreplikation nur unvollständig abläuft, möglich.
- Bei den meisten DNA-Viren sind nur jene Gensegmente für die Transformation von Bedeutung, die in einem frühen Stadium des viralen Zyklus (d.h. vor der Replikation viraler DNA und vor der Synthese von Kapsidproteinen) transkribiert werden. Mit einer Transfektion klonierter Fragmente viraler DNA, die lediglich früh transkribierte Genregionen enthalten, können geeignete Zielzellen auch *in vitro* zur Transformation gebracht werden.
- In nichtpermissiven Zellen kommt es in der Regel zu einer festen Assoziation der onkogenen DNA-Viren mit dem Genom der Wirtzelle. Meist besteht diese Assoziation in der Integration viraler DNA in die Chro-

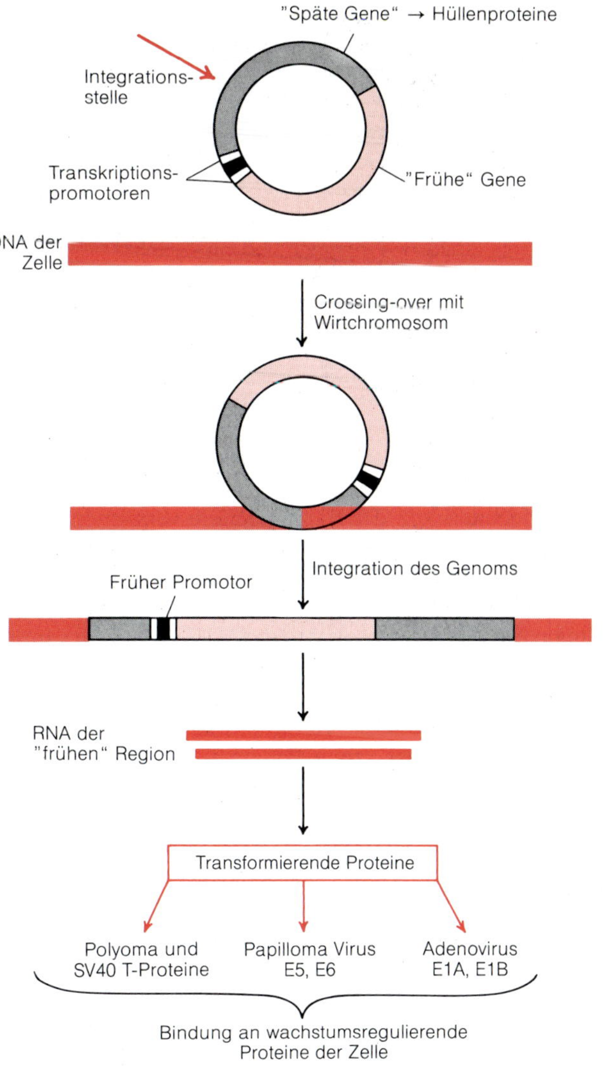

Abb. 6.25: Schematische Darstellung, wie die Integration eines DNA-Virus (wie SV40) in ein Wirtchromosom zur neoplastischen Transformation führt. Integration der späten Region verhindert Virusreplikation, ermöglicht jedoch Transkription der frühen Gene, die für transformierende Proteine kodieren. (Nach Watson, J.D. et al.: Molecular Biology of the Gene. 4th ed. Menlo Park, California, Benjamin/Cummings Publishing Co., 1987, p. 1016.)

mosomen. Eine Integration führt jedoch nur dann zur Bildung einer transformierten Zelle, wenn dadurch die Transkription «später» Segmente des viralen Genoms unterbrochen wird. Ein derartiges Beispiel ist in Abb. 6.25 schematisch dargestellt: die Integration von SV40-DNA erlaubt eine Transkription «früher» Virusgene (wesentlich für die Transformation), eine Virusreplikation wird jedoch durch die Behinderung der Replikation «später» Virusgene verunmöglicht.

Die Produkte verschiedener dieser transformierenden, «frühen» Gene konnten identifiziert werden, und die molekularbiologischen Hintergründe ihrer Wirkungsweise beginnen sich langsam zu entwirren. Meist wurde mit Papovaviren (SV40 und Polyoma-Virus) gearbeitet sowie mit Adenoviren, die in keinem Zusammenhang mit menschlichen Neoplasmen stehen. Da diese Untersuchungen jedoch wichtige Einblicke in die Mechanismen der Karzinogenese vermitteln, folgt eine kurze Beschreibung.[79]

Die frühen Genregionen der Polyoma- und SV40-Viren kodieren für eine Reihe von Proteinen, die als T-Proteine (oder T-Antigene) bezeichnet werden. Man kennt drei Polyoma-T-Proteine (groß, mittelgroß und klein) sowie zwei SV40-T-Proteine (groß und klein). Eine Transfektion primärer Kulturen von Nagerzellen mit cDNA, die für das große Polyoma-T-Protein kodiert, führt zur «Immortalisierung» der Zellen und zur verminderten Abhängigkeit von Wachstumsfaktor im Kulturmedium; die transfizierten Zellen weisen jedoch nicht den Phänotyp der abgeschlossenen Transformation auf und sind nicht imstande, *in vivo* zu Tumoren auszuwachsen. Das Einführen des mittelgroßen Polyoma-T-Proteins induziert in diesen Zellen den malignen Phänotyp (z.B. Verlust der Kontaktinhibition). *Diese Befunde zeigen ganz klar, daß die Tumorigenese, auch wenn sie durch hoch onkogene Viren ausgelöst wird, ein mehrstufiger Prozeß ist.*

Obwohl die Funktion des großen Polyoma-T-Proteins teilweise noch unklar ist, weiß man, daß es im Zellkern lokalisiert ist, wo es regulierend in die DNA-Synthese eingreifen soll. Interessanterweise bindet sich das mittlere der Polyoma-T-Proteine mit einem Membranprotein der normalen Zelle, das als zelluläres *src* (ausgesprochen als «sark») bezeichnet wird. Das *src*-Protein ist eine Tyrosinkinase, deren Aktivität durch Bindung an das genannte T-Protein 50fach gesteigert wird. Auch die durch das Rous-Sarkomvirus (ein Retrovirus) induzierte Transformation steht in Zusammenhang mit der substantiellen Zunahme der enzymatischen Aktivität einer Mutante des *src*-Proteins. Diese Beobachtung unterstreicht einen weiteren, grundlegenden Aspekt der Karzinogenese: *Verschiedene karzinogene Einflüsse wirken über unterschiedliche Mechanismen auf gemeinsame, regulatorische Funktionen ein.*

Diese Feststellung wird mit einem Beispiel aus den Untersuchungen über transformierende Eigenschaften von SV40 und Adenoviren illustriert. Diese Viren gehören verschiedenen Familien an und lösen *in vitro* die Transformation unterschiedlicher Zelltypen aus (Abb. 6.9). Transformierende Proteine beider Virusarten (großes T-Protein des SV40 und Adenovirus-E1B-Protein) binden sich jedoch am gleichen Zellkernprotein (p53). In normalen Zellen sind die p53-Spiegel niedrig, bedingt durch die sehr kurze Halbwertszeit dieses Proteins, während die Werte in SV40- oder Adenovirus-transformierten Zellen sehr viel höher liegen, wahrscheinlich wegen der Bindung an die viralen Proteine. Bei beiden Virusarten scheint die transformierende Wirkung darin zu bestehen, daß in den Zielzellen die physiologischen Mechanismen, die den Bestand an Kernproteinen regulieren, durcheinander gebracht werden. Die normalen Funktionen von p53 sind zwar nicht bekannt, doch weisen verschiedene experimentelle Daten auf die Möglichkeit hin, daß dieses Protein die DNA-Synthese im Sinne einer «up-regulation» stimuliert.[80]

Weitere Untersuchungen zeigen, daß onkogene DNA-Viren – zusätzlich zu ihrer funktionellen Stimulation wachstumsfördernder Proteine, wie p53 – auch über eine «Neutralisierung» der Wirkung wachstumshemmender Stoffe, die unter dem Einfluß von Tumor-Suppressor-Genen gebildet werden, auf Zellen einwirken können.[81, 82] Auf die Natur dieser Suppressor-Gene und ihre Interaktionen mit Proteinen von DNA-Viren wird später zurückgekommen.

In einem vorhergehenden Abschnitt wurden DNA-Viren erwähnt, die für transformierende Gene kodieren. In diese Gruppe gehören unter anderen die HPV, welche mit der Entstehung bestimmter Karzinome beim Menschen in Beziehung stehen. Obwohl eingehendere Untersuchungen noch ausstehen, scheint wahrscheinlich, daß «frühe» HPV-Proteine die Zielzellen über ähnliche Mechanismen transformieren, wie sie eben für den karzinogenen Effekt von SV40, Polyoma- und Adenoviren beschrieben wurden. EBV, als weiteres für den Menschen mutmaßlich onkogenes Virus, scheint über Gensequenzen zu verfügen, mit denen B-Zellen «immortalisiert», jedoch nicht ohne zusätzliche Mutationen (z.B. Chromosomen-Translokation) zur vollen Transformation gebracht werden können. Die molekularbiologischen Hintergründe der transformierenden Wirkung von HBV sind noch zu wenig klar.

Onkogene RNA-Viren

Alle onkogenen RNA-Viren sind Retroviren, d.h. sie besitzen eine reverse Transkriptase, ein Enzym, das die (Rück-)Transkription viraler RNA in Virus-spezifische DNA ermöglicht. Obwohl für ein Mitglied dieser Virusfamilie (HTLV-1) die Assoziation mit einer Neoplasie beim Menschen bekannt ist, erlauben besonders die tierexperimentellen Untersuchungen an onkogenen Retroviren spektakuläre Einblicke in die Tumorgenetik. Für ein besseres Verständnis der dramatischen Vorgänge folgt eine Übersicht über den Lebenszyklus, die

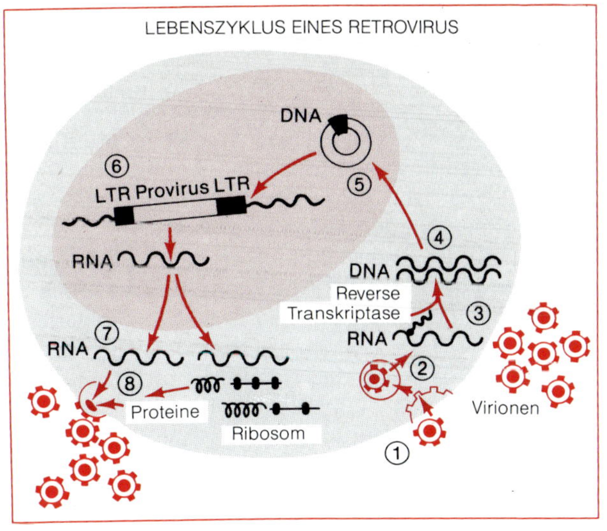

Abb. 6.26: Retroviraler Lebenszyklus: Eintritt des Retrovirus in die Zelle über spezifischen Rezeptor (1). «Uncoating» des Virus in Endosom (2). Transkription der viralen RNA (3) in virale Doppelstrang-DNA (4), Transport zum Zellkern (5) und Integration in Genom der Wirtzelle (6). Virale DNA als genomische RNA und Boten-RNA transkribiert (7). Translation zu neuem Virusprotein, Zusammenbau des Virions an der Zellmembran und Abschluß des Zyklus durch Sprossung (8). (Aus Wyngaarden, J.B. and Smith, L.H. (eds.): Cecil Textbook of Medicine. 18th ed. Philadelphia, W.B. Saunders Co., 1988, p. 1794.)

Struktur und die onkogene Wirkung der tierischen Retroviren.
Die wichtigsten Schritte im Lebenszyklus replikationsfähiger Retroviren sind in Abb. 6.26 dargestellt. Das Genom dieser Viren enthält die drei Gensätze *gag*, *pol* und *env*, die auf beiden Seiten durch die für Translation unbedeutende, repetierende Sequenzen – LTR's genannt, für «long terminal repeats» – begrenzt werden (Abb. 6.27). Die LTR's enthalten Promotor- und «enhancer»-Sequenzen für die Synthese angrenzender, viraler RNA. Die *gag*-Region kodiert für virale «core»-Proteine, die *pol*-Region für die *reverse Transkriptase* und das *env*-Gen für Hüllenproteine.
Onkogene Retroviren werden aufgrund ihrer transformierenden Aktivität und der Struktur ihres Genoms in drei große Gruppen eingeteilt: 1. akut transformierende Viren, 2. langsam transformierende Viren und 3. humanes T-Zell-Leukämie-Virus.

Akut transformierende Viren Diese Gruppe umfaßt eine ganze Reihe von tierischen Typ-C Viren, die bei infizierten Tieren eine rasche Tumorbildung hervorrufen. Viele dieser Viren sind auch imstande, Zellen *in vitro* zu transformieren. Die molekularbiologische Analyse ihres Genoms zeigt, daß alle Vertreter, mit Ausnahme des Rous-Sarkomvirus, einen Verlust an genetischer Information aufweisen, die für Replikationsgene kodieren (d.h. sie weisen einen Replikations-Defekt auf). Der durch die Deletion entstandene Platz wird von neuer, genetischer Information eingenommen (Abb. 6.27). Mit Hilfe verschiedener molekularbiologischer Methoden kann gezeigt werden, daß die neueingefügten Sequenzen für die transformierende Aktivität der Viren verantwortlich ist: da diese tumorauslösenden Gene Teile des Virusgenoms sind, werden sie als *virale Onkogene* oder v-*oncs* bezeichnet.[83] Bisher wurden mehr als 20 verschiedene v-*oncs* identifiziert. Jedes dieser Onkogene trägt einen speziellen, aus drei Buchstaben bestehenden Namen, der mit dem Virus, aus dem es isoliert wurde, in Beziehung steht. So heißt beispielsweise das v-*onc* des *fe*linen *S*arkom-Virus *fes*, während dasjenige des «*si*mian (Affen-)*S*arkomvirus als *sis* bezeichnet wird. Schon früh nach der Entdeckung der v-*oncs* stellten sich zwei wichtige Fragen: 1. Woher stammen die v-*onc*-Sequenzen? 2. Auf welche Weise kommt die durch v-*oncs* ausgelöste Transformation zustande?
Antworten auf die erste Frage stammen aus Untersuchungen von DNA-Hybriden, die zeigten, daß die Sequenzen der v-*oncs* praktisch identisch sind mit denjenigen, die in normaler, zellulärer DNA fast aller biologischer Spezies (von Hefe über Schleimpilze bis zum Menschen) vorhanden sind. Diese normalen Gene werden unter Berücksichtigung ihres transformatorischen Potentials als *Proto-Onkogene* bezeichnet. Hinweise verschiedenster Art weisen deutlich darauf hin, daß es sich bei den v-*oncs* gar nicht um virale Gene handelt, sondern vielmehr um zufällige Kopien von Proto-Onkogenen, die bei der Virusreplikation in einer normalen Zelle in das Virusgenom inkorporiert (transduziert) wurden. In dieser Hinsicht sind v-*oncs* lediglich Mitläufer des viralen Genoms, die dem Virus auf Ko-

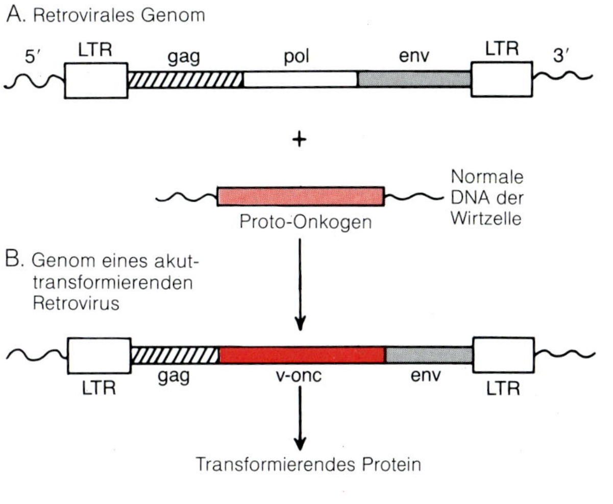

Abb. 6.27: Genomstruktur eines replikationsfähigen Retrovirus *(A)*. Transduktion eines Proto-Onkogens in das retrovirale Genom *(B)* produziert ein akut transformierendes Virus.

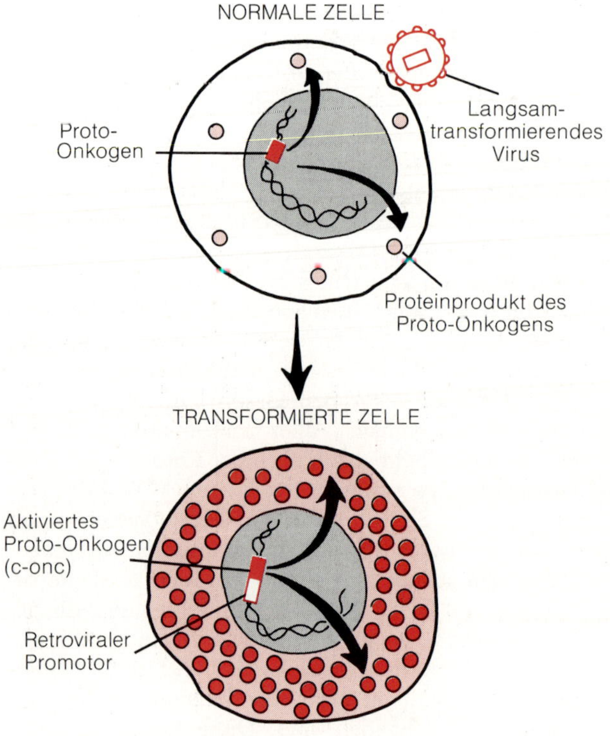

Abb. 6.28: Retrovirus-induzierte neoplastische Transformation durch Insertionsmutagenese. Ein langsam transformierendes Virus infiziert eine normale Zelle und integriert nahe einem Proto-Onkogen. Virale Promotoren verursachen die verstärkte Transkription des Produkts des Proto-Onkogens.

sten seiner Fähigkeit zur Replikation diejenige zur Transformation verleiht. Die akut transformierenden Viren mit einem Replikationsdefekt treten deshalb oft zusammen mit einem teilungsfähigen «Helfervirus» auf, der die genetische Information zur Vollendung des viralen Lebenszyklus liefert. *Die über die Evolution fast aller Spezies feststellbare Konservierung der Proto-Onkogene weist auf die Bedeutung dieser Gensequenzen hin, denen möglicherweise Schlüsselrollen in der Zelldifferenzierung und in der Kontrolle der Zellproliferation zukommen.*
Bevor wir auf diesen Aspekt näher eingehen, muß der Unterschied zwischen den Begriffen «Proto-Onkogen» und *zellulärem Onkogen* (c-*onc*) erläutert werden, da die beiden Bezeichnungen oft gleichbedeutend benutzt werden. Man sollte jedoch wissen, daß die Bezeichnung Proto-Onkogen für Gensequenzen reserviert ist, die unter physiologischen Bedingungen nicht onkogen sind, die aber zu Onkogenen werden oder sich wie Onkogene benehmen können. Dies trifft dann zu, wenn Proto-Onkogene in akut transformierende Retroviren transduziert und so zu v-*oncs* werden, oder wenn die normale Struktur oder Expression von Proto-Onkogenen *in situ* so verändert werden, daß sie transformierende Eigenschaften erwerben und zu zellulären Onkogenen (c-*oncs*) umgewandelt werden.
Die nächste Frage ist, auf welche Weise die v-*oncs*, die sich offenbar von recht harmlosen, normalen DNA-Sequenzen (Proto-Onkogenen) herleiten, überhaupt eine neoplastische Transformation verursachen. Zwei Möglichkeiten, die beide durch experimentelle Befunde gestützt werden, kommen in Betracht:

- Während der Transduktion (d.h. der Umwandlung von Proto-Onkogen zum v-*onc*) kommt es zu Mutationen, als deren Folge die Struktur der v-*oncs* von derjenigen ihrer Vorstufen abweichen. Obschon zwischen verschiedenen v-*oncs* und den entsprechenden Proto-Onkogenen zahlreiche Homologien bestehen, sind die Gene meist nicht identisch. Derartige Änderungen am Genom können zu Genprodukten führen, die eine unkontrollierte Proliferation einleiten.
- Weil die Proto-Onkogene durch die Transduktion in die Nachbarschaft potenter, retroviraler Promotoren gelangen, werden sie viel stärker exprimiert als in der Normalzelle. Eine anhaltende und verstärkte Expression eines an sich normalen Gens kann ebenfalls eine unkontrollierte Proliferation auslösen.

Sowohl qualitative als auch quantitative Veränderungen scheinen die Erklärung dafür zu liefern, weshalb transduzierte Onkogene der Retroviren eine neoplastische Transformation auslösen, obschon sie sich aus dem normalen Zellgenom herleiten.
Langsam transformierende Retroviren Die Viren dieser Gruppe besitzen keine Onkogene, sind replikationsfähig und weisen die für Retroviren typische Organisation des Genoms auf (Abb. 6.27). Da viele ihrer Vertreter bei Nagern Leukämien induzieren, wurden sie auch als chronische Leukämie-Viren bezeichnet. Der Mechanismus, mit dem eine neoplastische Transformation ausgelöst wird, wird *Insertionsmutagenese* genannt, da immer eine Insertion (Integration) proviraler DNA in unmittelbarer Nähe eines Proto-Onkogens stattfindet (Abb. 6.28). Die Anwesenheit eines starken, retroviralen Promotors in der Nachbarschaft (meist «upstream», d.h. oberhalb) des Proto-Onkogens führt zu dessen verstärkter Transkription und der Umwandlung in ein c-*onc*. Eine weitere Folge des Einbaus proviraler DNA neben einem Proto-Onkogen könnte zudem eine strukturelle Veränderung des Zellgens verursachen. Die neoplastische Transformation, die von dieser Gruppe von Viren induziert wird, scheint demnach über die Kombination einer Genschädigung mit verstärkter Expression eines Proto-Onkogens zustande zu kommen. Verschiedene Proto-Onkogene (z.B. c-*mos*, c-*myc*, c-*myb*, c-*H-ras*), die als v-*oncs* akut transformierender Viren auftreten, sind auch an der Tumorbildung durch Insertionsmutagenese beteiligt. Allerdings konnten einige Proto-Onkogene bisher nie in Viren nachgewiesen werden, und sie wurden erst bei der Analyse der Insertionsstelle von Tumorviren entdeckt. Das Mammatumor-Virus der Maus («mouse mammary tumor

virus», MMTV), beispielsweise, ist ein replikationsfähiges Retrovirus, dessen Lebenszyklus und Genom denen der langsam transformierenden Leukämie-Viren entsprechen. Die Untersuchung von MMTV-induzierten Tumoren zeigte, daß immer eine Insertion proviraler DNA in einer von zwei Regionen (als «*int*-1 oder *int*-2) bezeichnet vorliegt. Man nimmt an, daß diese beiden Genregionen zwei bisher nicht identifizierte Proto-Onkogene enthalten.

Menschliches T-Zell-Leukämie-Virus (HTLV-1) Das einzige Virus dieser Gruppe der onkogenen Retroviren ist auch das einzige, dessen Beteiligung an der Tumorauslösung beim Menschen feststeht.[84] Es ist mit einer Form von malignem T-Zell-Lymphom oder T-Zell-Leukämie assoziiert, die in bestimmten Gebieten Japans und in Westindien in endemischer Form auftreten, jedoch sporadisch auch anderswo beobachtet werden. Wie HIV, weist auch HTLV-1 einen ausgeprägten Tropismus für CD4-Zellen auf, und dieser Subset von T-Zellen scheint daher auch ausschließlich von der neoplastischen Transformation betroffen zu sein. Die Hinweise darauf, daß HTLV-1 ursächlich an der Entstehung einer T-Zell-Neoplasie («adult T-cell leukemia/lymphoma», ATL) beteiligt ist, können wie folgt zusammengefaßt werden:

- HTLV-1 konnte wiederholt aus neoplastischen Zellen von Patienten mit ATL isoliert werden.
- Provirale HTLV-1-Sequenzen können in der DNA leukämischer T-Zellen nachgewiesen werden, finden sich jedoch nicht in der DNA anderer Lymphozyten desselben Patienten. Dies weist darauf hin, daß diese Sequenzen im Laufe der Virusinfektion erworben und nicht über die Keimbahn übertragen wurden.
- Alle neoplastischen Zellen weisen eine bis zwei Kopien des HTLV-1-Provirus an derselben Stelle des Chromosoms auf (d.h. die Integration folgt einem klonalen Muster). Dies bedeutet, daß die Tumorzellen im Rahmen der klonalen Expansion einer einzelnen, vor der Transformation infizierten Zelle entstanden sein müssen. Damit ist auch die Möglichkeit ausgeschlossen, daß es sich um eine passagere HTLV-1-Infektion handelt.
- Unter Kulturbedingungen setzen neoplastische T-Zellen HTLV-1 frei, mit denen *in vitro* normale T-Zellen transformiert werden können.
- Über 90% der Patienten mit ATL weisen Serumantikörper gegen HTLV-1 auf.

Trotz dieser eindrücklichen Argumente für eine kausale Verknüpfung von HTLV-1 und der Entstehung der ATL sind die molekularbiologischen Mechanismen der Transformation ungeklärt. Im Gegensatz zu den akut transformierenden Viren besitzt HTLV-1 keine v-*oncs*. Da die Untersuchung leukämischer T-Zellen verschiedener Patienten zeigte, daß die Integration des Provirus nicht immer in derselben Region des Genoms stattfindet, kann auch eine durch Insertion und Mutation erfolgte Aktivierung eines c-*onc* ausgeschlossen werden. Die Genomstruktur von HTLV-1 besitzt die auch für andere Retroviren typischen Regionen *gag, pol, env* und *LTR*, weist jedoch eine zusätzliche, als *tat* bezeichnete Region auf (zwischen dem *env*-Gen und der 3' LTR) – ähnlich wie HIV-1. Man nimmt an, daß sich das Geheimnis der transformierenden Aktivität dieses Virus hinter der *tat*-Region versteckt. Dieser Schluß scheint durch experimentelle Befunde, die an transgenen Mäusen erhoben wurden, bestätigt zu werden. Bei diesen Tieren wurde ein kloniertes *tat*-Gen durch Mikroinjektion befruchteter Eier in die Keimbahn eingebracht. Die Skelettmuskulatur dieser transgenen Mäuse zeigte eine starke Expression des *tat*-Gens, und alle Tiere entwickelten bis zum Alter von 17 Wochen multiple Tumoren.[86] Die *tat*-Region kodiert für mindestens drei Proteine, von denen eines über die Einwirkung auf die 5' LTR die Transkription von HTLV-1 verstärkt. Im Hinblick auf die Transformation von noch größerer Bedeutung ist die Beobachtung, daß ein *tat*-Genprodukt in infizierten T-Zellen die Aktivierung der Gene für IL-2 und der IL-2R induziert. HTLV-1 scheint daher in infizierten T-Zellen die Bildung eines T-Zell-Wachstumsfaktors (IL-2) und seines Rezeptors (IL-2R) in Gang zu setzen, womit ein autokrines Proliferationssystem geschaffen wird. Da immer verschiedene T-Zellen infiziert werden, kommt es zu einer polyklonalen T-Zellvermehrung, die demzufolge ganz zu Beginn der Transformation stattfinden muß. Zusätzliche, bisher nicht identifizierte Veränderungen am Genom sind erforderlich, da die ausgereiften, leukämischen Zellen wohl IL-2R exprimieren, aber für ihre Proliferation von IL-2 unabhängig sind. Man kann an dieser Stelle lediglich die schon oft zitierte Bemerkung wiederholen, daß die Entstehung eines Neoplasmas mehrstufig erfolgt.

Onkogene und maligne Neoplasmen

Wie die vorangegangene Diskussion zeigte, gestatteten die Untersuchungen von transformierenden Retroviren den Krebsforschern erste Einblicke in das Wesen der Proto-Onkogene. Gleichzeitig wurde jedoch auch ersichtlich, daß die meisten menschlichen Neoplasmen nicht durch die Infektion mit Retroviren verursacht werden. Diese Beobachtungen warfen eine Reihe wichtiger Fragen in Zusammenhang mit Proto-Onkogenen auf. Ziehen Proto-Onkogene ihre Maske der Malignität nur über, wenn sie in Retroviren inkorporiert werden, oder ist ihre Metamorphose in Tumorgene auch ohne Verlassen der Zelle möglich? Wäre es denkbar, daß eine Veränderung dieser Gene durch chemische Mutagene zu einer Aktivierung des onkogenen Potentials führt? Diese Fragen können zu einem einzigen Problem verdichtet werden: Besitzen nicht durch Viren induzierten Tumoren Gensequenzen mit dem Potential, eine Tu-

Tab. 6.11: Ausgewählte retrovirale und nicht-retrovirale Onkogene

	ASSOZIATION			
Onkogen	**Retrovirus**	**Menschliches Neoplasma (Methode der Identifikation)**	**Lokalisation des Onkogen-Proteins**	**Eigenschaft oder Funktion des Proteins**
Klasse I: Proteinkinasen				
src	Rous-Sarkom	–	Plasmamembran	Tyrosin-spezifische Kinase
yes	Geflügel-Sarkom	–	Plasmamembran	Tyrosin-spezifische Kinase
abl	Abelson murine leukemia	Chronische myeloische Leukämie (Translokation)	Plasmamembran	Tyrosin-spezifische Kinase
fes	Katzen-Sarkom	Akute myeloische Leukämie (Translokation)	Plasmamembran	Tyrosin-spezifische Kinase
erb-B	Geflügel-Erythroblastose	Zellinien von Plattenepithelkarzinom (Amplifikation)	Transmembran	EGF-Rezeptor/Tyrosinkinase
neu(erb-B2)		Mammakarzinom (Amplifikation)	Transmembran	TK gleicht EGF-Rezeptor
fms	Katzen-Sarkom	–	Transmembran	CSF-1-Rezeptor/Tyrosinkinase
ros	Geflügel-Sarkom	–	Transmembran	TK, verknüpft mit GF-Rezeptor
mos	Moloney Maus-Sarkom	–	Zytoplasma	Serin-/Threoninkinase
Klasse II: GTP-bindende Proteine				
H-*ras* K-*ras* N-*ras*	Harvey Maus-Sarkom Kirsten Maus-Sarkom	Viele Karzinome (z.B. Harnblase, Lunge, Kolon); Leukämien, Neuroblastom (Transfektion)	Plasmamembran	GTP-bindendes Protein mit GTPase-Aktivität
Klasse III: Wachstumsfaktoren				
sis	Affen-Sarkom	–	Sezerniert	Verwandt mit «platelet-derived» GF
int-2	Maus-Mammatumor*	–	Sezerniert	Verwandt mit Fibroblasten-GF
Klasse IV: Kernproteine				
myc	Hühner-Myelozytomatose	Burkitt-Lymphom (Translokation)	Zellkern	Bindungsprotein
		Kleinzelliges Lungenkarzinom (Amplifikation)	Zellkern	?
L-*myc*		Kleinzelliges Lungenkarzinom (Amplifikation)	Zellkern	?
N-*myc*		Neuroblastom (Amplifikation)	Zellkern	?
myb	Hühner-Myeloblastose	Kolonkarzinom-Linien (Amplifikation)	Zellkern	?
fos	Maus-Osteosarkom	–	Zellkern	?
Klasse V: Nichtklassifiziert				
bcl-2	–	Follikuläre Lymphome (Translokation)	?	?
met	–	Osteosarkom	?	?

* *Int-2* ist kein v-*onc* des Maus-Mammatumor-Virus. Es wurde durch virusinduzierte Insertionsmutagenese entdeckt.
GTP = Guanintriphosphat; TK = Tyrosinkinase; GF = Wachstumsfaktor

morbildung auszulösen? Hilfe kam in den frühen 80er Jahren, als es durch Fortschritte in der rekombinanten DNA-Technologie und im DNA-vermittelten Gen-Transfer (DNA-Transfektion) möglich wurde, diese Frage direkt anzugehen.[87]

Bei ihrer Suche nach Onkogenen extrahierten Robert Weinberg und seine Mitarbeiter DNA der Zellinie eines menschlichen Harnblasenkarzinoms und transfizierten damit NIH/3T3-Zellen. Bei dieser 3T3-Zellinie handelt es sich um Mäusefibroblasten, die sich in Zellkultur kontinuierlich teilen, jedoch – wie normale Zellen – einer Kontaktinhibition unterliegen und nach Injektion in immunsupprimierte Mäuse nicht zu Tumoren auswachsen. Mit Tumor-DNA transfizierte 3T3-Zellen wuchsen jedoch in Form kleiner Kolonien transformierter Zellen, die ohne Kontaktinhibition auch in weichem Agar proliferierten und in athymischen, nackten Mäusen Tumoren bildeten. Eine Transfektion der 3T3-Zellen mit DNA aus normalen, menschlichen Zellen bewirkte keine Transformation. Aus diesen Experimenten ergab sich der unausweichliche Schluß, daß die DNA der Zellen des Harnblasenkarzinoms Sequenzen

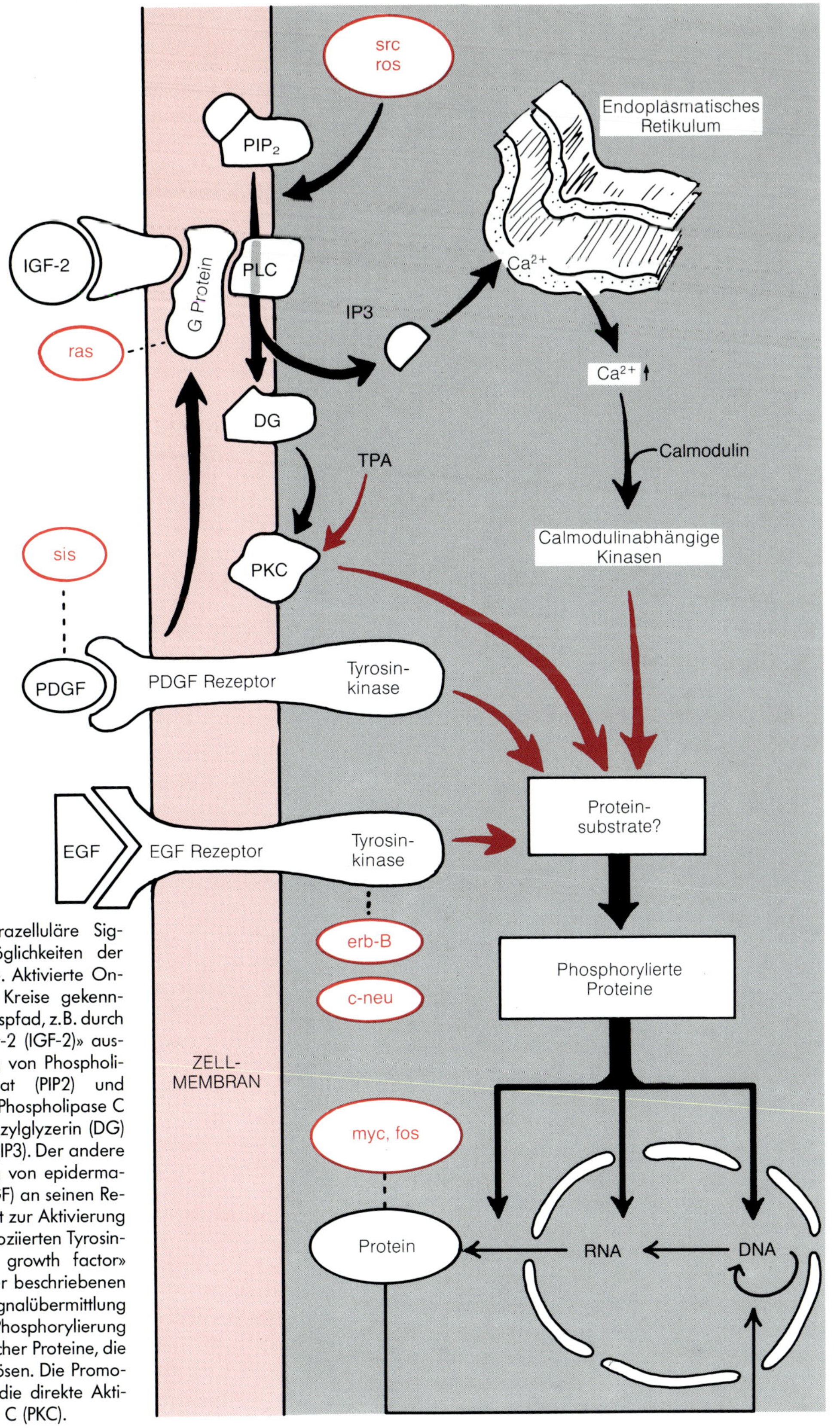

Abb. 6.29: Normale intrazelluläre Signalübermittlung und Möglichkeiten der Störung durch Onkogene. Aktivierte Onkogene sind durch rote Kreise gekennzeichnet. Ein Übermittlungspfad, z.B. durch «insulin-like growth factor-2 (IGF-2)» ausgelöst, führt zur Spaltung von Phospholipid-Phosphatidylbiphosphat (PIP2) und über die Aktivierung der Phospholipase C (PLC) zur Bildung von Diazylglyzerin (DG) sowie Inositoltriphosphat (IP3). Der andere Weg wird durch Bindung von epidermalem Wachstumsfaktor (EGF) an seinen Rezeptor ausgelöst und führt zur Aktivierung der mit dem Rezeptor assoziierten Tyrosinkinase. «Platelet-derived growth factor» (PDGF) aktiviert beide der beschriebenen Wege. Alle Wege der Signalübermittlung führen schließlich zur Phosphorylierung bestimmter zytoplasmatischer Proteine, die ihrerseits die Mitose auslösen. Die Promotorsubstanz TPA bewirkt die direkte Aktivierung der Proteinkinase C (PKC).

(Onkogene) enthielt, die zu einer *in vitro*-Transformation der 3T3-Fibroblasten führten. Während der auf diese Pionieruntersuchungen folgenden Jahre wurden viele menschliche und tierische Tumoren mit Hilfe der Transfektionsmethode auf das Vorhandensein onkogener DNA untersucht, was bei 20–25% der Fälle erfolgreich war. Viele dieser transformierenden DNA-Sequenzen stellten sich als Homologe der *ras*-Proto-Onkogene heraus, den Vorstufen der v-*oncs* der Harvey (H) und Kirsten (K) Sarkom-Viren. Bei anderen, wie beispielsweise bei c-*neu*, handelt es sich um neuartige c-*oncs*, die bisher in keinem Retrovirus nachgewiesen werden konnten (Tab. 6.11).
Zusammenfassend läßt sich sagen, daß Gene normaler Zellen (Proto-Onkogene) onkogene Eigenschaften erwerben durch retrovirale Transduktion (v-oncs) oder Einflüsse, die ihr Verhalten im normalen Wirt so verändern, daß sie sich in zelluläre Onkogene (c-oncs) umwandeln. Wiederum stellen sich zwei Fragen: 1. Was sind die physiologischen Funktionen der Proto-Onkogene?, und 2. Was führt dazu, daß die normalerweise «zivilisierten» Proto-Onkogene die bösartige Rolle zellulärer Onkogene übernehmen? Diese beiden Fragenkomplexe werden in den folgenden Abschnitten gesondert angegangen; es wird jedoch bald ersichtlich, daß sie nicht immer streng voneinander getrennt werden können.

Produkte der Proto-Onkogene und ihre Funktionen

Wie bereits erwähnt, spielen Proto-Onkogene mit großer Wahrscheinlichkeit eine zentrale Rolle bei der Differenzierung und Proliferation normaler Zellen. Um auf die Mechanismen, mit denen Proto-Onkogene die Zellproliferation beeinflussen, besser eingehen zu können, soll die Reihenfolge der Vorgänge während des Zellwachstums kurz zusammengefaßt werden. Man kann diese Abfolge in drei Schritte auftrennen:

- Interaktion eines externen Faktors («erster ‹messenger›») mit der Zellmembran, welche die Signalübermittlung ins Zellinnere auslöst.
- Übertragung des übermittelten Signals von der Innenschicht der Zellmembran bis zum Zellkern über «zweite ‹messengers›».
- Auslösung der DNA-Transkription und -Replikation, was schließlich zur Zellteilung führt.

Ein vereinfachtes Schema der beiden Formen der Signalübertragung, die für die folgende Besprechung von Bedeutung sind, findet sich in Abb. 6.29. Eine dieser beiden prototypischen Wege beginnt mit der Bindung eines Wachstumsfaktors an seinen Rezeptor auf der Zellmembran und der Übermittlung von Aktivierungssignalen über ein Guanin-bindendes (G) Protein an die Phospholipase C (PLC). Aktivierte PLC spaltet das Membranphospholipid Phosphatidyl-4,5-biphosphat (PIP_2) unter Bildung von zwei «second messengers», Inositoltriphosphat (IP_3) und Diazylglyzerin (DG). IP_3 diffundiert ins Zytoplasma, wo es die Freisetzung von intrazellulär im endoplasmatischen Retikulum gespeicherten Ca^{2+} auslöst. Freigesetztes Ca^{2+} seinerseits stimuliert Calmodulin-abhängige Proteinkinasen. Das in der Zellmembran verbleibende DG aktiviert die Proteinkinase C. Diese Folge von Vorgängen wird oft als «PIP_2-Weg» bezeichnet.
Der zweite Weg der Signalübermittlung, der am Beispiel der Zellreaktion nach Einwirken von epidermalem Wachstumsfaktor («epidermal growth factor», EGF) erläutert wird, nimmt seinen Ausgang beim EGF-Rezeptor. Dieser transmembranale Rezeptor verfügt über eine äußere Domäne zur Bindung von EGF und über eine Tyrosin-spezifische Proteinkinase im Zellinnern. Die Bindung des EGF-Moleküls an den Rezeptor bewirkt eine Konformationsänderung, welche die Aktivierung der Tyrosinkinase der inneren Domäne auslöst. Die Rezeptoren einiger Wachstumsfaktoren, wie beispielsweise der PDGF-Rezeptor, können beide Mechanismen der Signalübermittlung auslösen, da sie nicht nur über eine intrinsische Tyrosinkinase verfügen, sondern die Phosphoinositol-Umwandlung auch über G-Proteine in Gang setzen. Aus Abb. 6.29 geht hervor, daß in jedem Fall Proteinkinasen, d.h. Enzyme, die Proteine phosphorylieren, aktiviert werden. Durch die Phosphorylierung wird der Funktionszustand der Proteine verändert, und man nimmt allgemein an, daß derartige Veränderungen in der Regulation der Zellproliferation eine wichtige Rolle spielen. Möglicherweise werden die mitogenen Signale an den Zellkern durch bestimmte, in unmittelbarer Nähe der Kernmembran phosphorylierte Proteine im Zytoplasma übermittelt. *Die Auslösung der Zellproliferation hängt oft von extrazellulären Signalen ab, die durch Wachstumsfaktoren vermittelt werden. Diese Signale werden von Rezeptoren auf der Zellmembran empfangen. Die Botschaft wird durch die Membran hindurch ins Zytoplasma und von dort schließlich zum Zellkern weitergeleitet. Wie Abb. 6.29 zeigt, sind Proto-Onkogene imstande, auf allen Stufen einzugreifen.*
In der folgenden Besprechung werden die Produkte der Proto-Onkogene nach ihrer ultrastrukturellen Lokalisation und ihrer Rolle bei der Signalübermittlung zusammengefaßt.

Wachstumsfaktoren Verschiedene Polypeptide, die als Wachstumsfaktoren («growth factors», GF) die proliferative Tätigkeit normaler Zellen stimulieren[88], wurden in *Kapitel 2* vorgestellt. Drei dieser Wachstumsfaktoren, PDGF, EGF und «colony stimulating factor-1» (CSF-1) scheinen in besonders enger Beziehung zur Onkogenese zu stehen, obschon weitere, wie IL-2 sowie «transforming growth factors α und β» (TGF-α, TGF-β) die Tumorigenese ebenfalls beeinflussen.
PDGF wird von Thrombozyten, Markophagen, Endothelien, glatten Muskelzellen und verschiedenen Tumorzellen (siehe unten) produziert. Aufgrund seiner funktionellen Wirkung ist PDGF ein *«Kompetenzfaktor»*,

d.h. er hat keinen direkt stimulierenden Einfluß auf die DNA-Synthese, sondern verleiht den Zellen in G_0 oder G_1 die Kompetenz, nach Kontakt mit sogenannten Progressionsfaktoren (z.B. EGF) eine DNA-Synthese einzuleiten. Verschiedene Beobachtungen weisen auf eine Beteiligung von PDGF an der neoplastischen Transformation hin:

- Das v-*sis* Onkogen eines Affen Sarkomvirus («simian sarcoma virus», SSV) kodiert für ein transformierendes Protein, das bezüglich seiner Peptidsequenzen weitgehende Homologien mit der β-Kette von PDGF aufweist.
- Wie andere transformierende Gene der Retroviren stammt v-*sis* von einem normalen Gen (Proto-Onkogen; c-*sis*), das für PDGF kodiert.
- SSV-transformierte Zellen setzen ein PDGF-ähnliches Molekül frei, das auf Fibroblasten als Mitogen wirkt.
- Verschiedene, von menschlichen Osteosarkomen, Fibrosarkomen oder Gliomen stammende Zellinien transkribieren c-*sis* und sezernieren eine Reihe von Polypeptiden, die eine strukturelle und immunologische Verwandtschaft mit PDGF aufweisen. Da diese Tumorzellen auch mit Rezeptoren für PDGF ausgestattet sind, werden sie durch die freigesetzten, PDGF-ähnlichen Moleküle dauernd aktiviert.

Die Aktivierung von c-*sis* kann demnach zu einer konstitutionellen Produktion von PDGF führen, wobei PDGF seinerseits die Proliferation von Tumorzellen über einen autokrinen Mechanismus stimuliert. Man muß allerdings einschränkend anfügen, daß es mit Antiseren gegen PDGF nur teilweise oder überhaupt nicht gelingt, die Teilungstätigkeit PDGF-synthetisierender Tumorzellen *in vitro* zu hemmen. Am Aufrechterhalten des autokrinen Wachstums der neoplastischen Zellen dürften daher noch andere Faktoren beteiligt sein. In diesem Zusammenhang ist die Tatsache von Interesse, daß PDGF allein normale Zellen nicht zur neoplastischen Transformation bringt. Erst die synergistische Einwirkung von PDGF, TGF's und «insulin-like growth factor» (IGF) kann eine durch den Verlust der Kontaktinhibition gekennzeichnete Proliferation von Fibroblasten induzieren.

Proteinkinasen Ungefähr 20 der bekannten Proto-Onkogene kodieren für Proteinkinasen, d.h. Enzyme, welche die Übertragung einer Phosphatgruppe auf verschiedene «Ziel»-Proteine katalysieren. Phosphatgruppen können durch spezifische Kinasen an Threonin-, Serin- oder Tyrosinreste eines Proteins gefügt werden. Die meisten Proto-Onkogene (z.B. c-*src*, c-*erb* B) phosphorylieren ausschließlich Tyrosinreste (Tab. 6.11), einige wenige (z.B. c-*mos*) wirken als Serin/Threoninkinasen. Die Familie der Onkogen-Proteinkinasen kann aufgrund ihrer Lokalisation im Zellinnern und ihren funktionellen Möglichkeiten in zwei Gruppen unterteilt werden: 1. Proteinkinasen, als Teile eines oberflächlichen Membranrezeptors, und 2. zytoplasmatische Kinasen.

- **Membranrezeptoren mit Proteinkinase-Aktivität.** In diese Gruppe fallen die Rezeptoren für EGF, PDGF, IGF-1 und CSF-1. Bei allen handelt es sich um transmembranale Proteine, deren zytoplasmatische Domäne Tyrosinkinase-Aktivität aufweist (Abb. 6.29). Man kennt drei Onkogene, die für Mitglieder dieser Rezeptorfamilie kodieren: 1. das Proto-Onkogen c-*erb B* sowie sein virales Gegenstück v-*erb B*, das transformierende Gen des Hühnererythroblastose Virus, kodieren für den EGF-Rezeptor; 2. das c-*neu*-Gen, das bisher nie als v-*onc* nachgewiesen wurde, kodiert für ein Protein, das mit dem EGF-Rezeptor große Ähnlichkeit aufweist, jedoch mit ihm nicht identisch ist; und 3. das Proto-Onkogen c-*fms* und das entsprechende v-*fms* (das transformierende Gen des Katzensarkom-Virus) kodieren für den Rezeptor von CSF-1, den Wachstumsfaktor myeloischer Zellen. Die Proteinprodukte der genannten Proto-Onkogene sind auch in normalen Zellen vorhanden, ohne jedoch eine neoplastische Transformation einzuleiten. Die Erklärung könnte in einigen wichtigen Strukturunterschieden liegen, die zwischen der onkogenen Form und der natürlichen Vorstufe dieser Genprodukte bestehen. Dies konnte mindestens für v-*erb B* gezeigt werden. Das Produkt dieses v-*onc* entspricht einer verstümmelten Form des EGF-Rezeptors, dem der größte Teil der äußeren EGF-Bindungsstelle fehlt. Normalerweise folgen auf die Bindung von EGF an seinen Rezeptor zwei Ereignisse: 1. Der EGF-Rezeptorkomplex wird in das Zellinnere aufgenommen, und 2. die Tyrosinkinase der zytoplasmatischen Domäne des Rezeptors wird aktiviert. Die Internalisierung des Rezeptors dient wahrscheinlich dem Schutz vor einer kontinuierlichen Stimulation durch EGF. Da das Produkt von v-*erb B* EGF nicht korrekt binden kann, verbleibt es in der Zellmembran. Dazu kommt, daß die Tyrosinkinase-Aktivität des v-*erb B*-Proteins dauernd exprimiert wird. Die einfachste Erklärung für die transformierenden Eigenschaften dieses viralen Onkogens wäre demnach, daß es einen kontinuierlich besetzten EGF-Rezeptor vortäuscht und dadurch eine ungehemmte Zellproliferation auslöst. Im Gegensatz zu v-*erb B* kodiert v-*fms* für den kompletten CSF-1-Rezeptor (inklusive dessen extrazellulären Teil); die intrazelluläre Domäne scheint jedoch so verändert zu sein, daß der Rezeptor ständig aktiviert bleibt. Das Produkt des c-*neu*-Gens weist keine strukturellen Defekte auf, wird jedoch in humanen Mammakarzinom-Zellen als Folge einer Genamplifikation verstärkt exprimiert.

- **Zytoplasmatische Proteine mit Tyrosinkinase-Aktivität.** Tyrosinkinase-Aktivität ist in anderer Form auch an zytoplasmatische Onkogenprodukte gebunden, die mit der Innenseite der Zellmembran assoziiert sind. Die am besten untersuchten Beispiele sind v-*src*

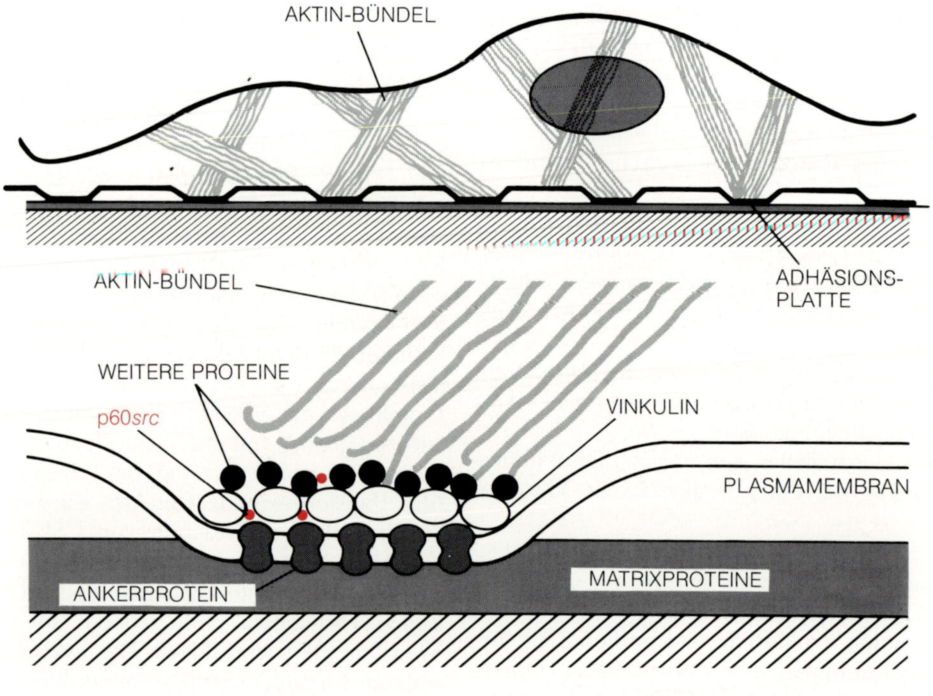

Abb. 6.30: Adhäsionsplatten verankern die Zellen auf Oberflächen und dienen als interne Ansatzstellen für Bündel von Aktinfilamenten *(oben)*. Das Protein Vinkulin auf den Adhäsionsplatten verbindet Aktinbündel mit Ankerproteinen *(unten)*. In mit Rous Sarkomvirus transformierten Zellen ist p60*src* *(rot)* auch in der Adhäsionsplatte nachweisbar und Vinkulin wird phosphoryliert. Die Phosphorylierung von Vinkulin durch p60*src* unterbricht die Brückenbildung mit Aktin *(unten links)* und trägt zur Disorganisation der Aktinbündel in transformierten Zellen bei. (Aus Hunter, T.: The proteins of oncogenes. Sci. Am. *251*: 75, 1984. Mit Erlaubnis verwendet.)

und sein zelluläres Homolog c-*src*. Diese beiden Gene kodieren für ein Phosphoprotein mit einem Molekulargewicht von 60 kd, das manchmal als $pp60^{src}$ bezeichnet wird. In Zellen, die durch v-*src* transformiert wurden, wurden zahlreiche Proteine mit phosphorylierten Tyrosinresten identifiziert. Dazu gehören Enzyme, wie Laktatdehydrogenase und Phosphoglyzeratmutase, sowie Vinkulin, ein zytoskeletales Protein. Obschon noch nicht klar ist, welches der verschiedenen, unter dem Einfluß von v-*src* phosphorylierten Substrate für die Transformation kritisch sein könnte, hat sich das Hauptinteresse auf *Vinkulin* konzentriert. Dieser Bestandteil des zytoskeletalen Netzwerks der Mesenchymzellen findet sich in den fokalen, zwischenzelligen Kontaktzonen, die als *Zonulae adhaerentes* bezeichnet werden (Abb. 6.30). Man vermutet, daß die Veränderung des Phosphorylierungsmusters von Vinkulin für einige der phänotypischen Eigenschaften transformierter Zellen (Verlust der Adhäsionsfähigkeit, Abrundung) verantwortlich sein könnte. Der Zusammenhang mit einer unkontrollierten Proliferationstätigkeit bleibt jedoch unklar. Die Möglichkeit besteht, daß das *src*-Protein als Phospholipidkinase auch Lipide phosphorylieren kann und dadurch über den Phosphatidylinositol-Weg der Signalübermittlung eine Mitose auslösen könnte. Alle diese Vorstellungen sind jedoch rein spekulativ, und wir wissen tatsächlich (noch) nicht, auf welche Weise v-*src* Zellen zur Transformation bringt. Andererseits ist bekannt, daß sich v-*src* und c-*src* trotz der gemeinsamen Tyrosinkinaseaktivität und trotz ausgedehnter Sequenzhomologien durch die Folge von Punktmutationen und Gensubstitutionen unterscheiden.

GTP-bindende Proteine (*ras*-**Proteine**) Die Familie der *ras*-Onkogene wurde besonders sorgfältig untersucht, da diese Onkogene die transformierenden Gene darstellen, die am häufigsten in menschlichen Tumorzellen nachweisbar sind.[89, 90] Sie haben folgende Haupteigenschaften:

- Die drei Angehörigen der *ras*-Genfamilie sind H-*ras*, K-*ras* und N-*ras*. Die ersten beiden wurden ursprünglich als v-*oncs* der *H*arvey und *K*irsten «*ra*t *s*arcoma»-Viren beschrieben, woraus sich auch die Namengebung herleitet. N-*ras*, das kein virales Homolog besitzt, wurde nach einer Transfektion mit DNA eines humanen Neuroblastoms entdeckt.
- Alle *ras*-Gene kodieren für untereinander eng verwandte 21 kd-Proteine (p21), die in fast allen lebenden Organismen vorkommen.

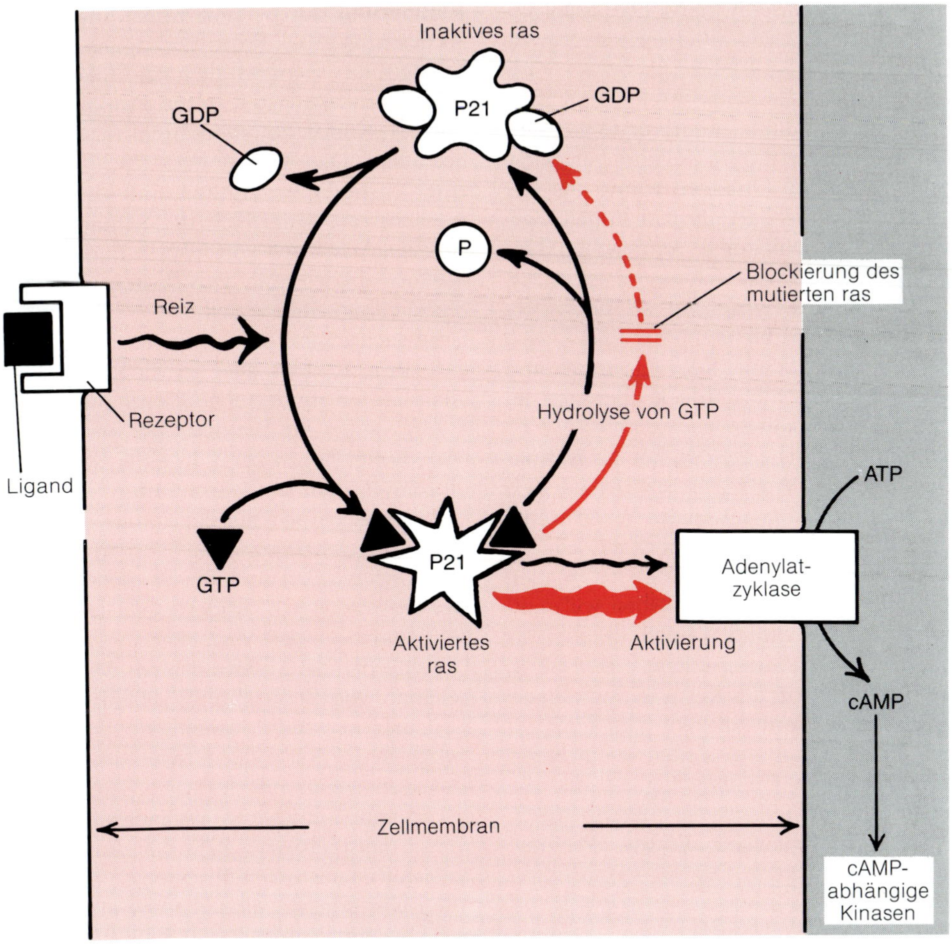

Abb. 6.31: Modell zur Wirkung der *ras*-Gene. Stimulation einer normalen Zelle über einen Rezeptor führt zur Aktivierung des inaktiven *ras*-Gens. Das Produkt des aktivierten Gens moduliert die Zelltätigkeit durch Modulation der cAMP-Spiegel. Das mutierte *ras*»-Protein bleibt dauernd aktiviert infolge seiner Unfähigkeit, GTP zu hydrolisieren. Dies führt zur ständigen Stimulation der Zelle ohne äußeren Reiz.

• Die an der Innenseite der Plasmamembran lokalisierten *ras*-Proteine gehen mit Guaninnukleotiden (GTP und GPD) eine hochaffine Bindung ein und verfügen über eine intrinsische GTPase-Aktivität.
Sowohl Lokalisation als auch funktionelle Aktivität der *ras*-Proteine sind denjenigen der G-Proteine sehr ähnlich. Man weiß, daß die Rolle der G-Proteine darin besteht, externe (Zelloberflächen-)Signale, die durch Wachstumsfaktoren, Hormone oder Neurotransmitter ausgelöst werden, an zelluäre Effektorsubstanzen, wie Adenylatzyklase oder Phospholipase C (dem Schlüsselenzym des PIP_2-Weges), zu übermitteln (siehe Abb. 6.29). Wegen ihrer Ähnlichkeit mit G-Proteinen wurde vorgeschlagen, die *ras*-Proteine seien ebenfalls an der Signalübermittlung beteiligt, wie in Abb. 6.31 schematisch dargestellt. In ihrer inaktiven Form binden *ras*-Proteine (p21) GDP. Eine Stimulation der Zelle durch Interaktionen gewisser Liganden mit entsprechenden Membranrezeptoren führt durch den Austausch von GDP mit GTP zu einer Aktivierung von p21. Das aktivierte p21 aktiviert (oder inaktiviert) seinerseits die Adenylatzyklase. Dadurch wird der intrazelluläre cAMP-Spiegel verändert, und es kommt zu pleiotropen Effekten an einer Reihe von Kinasen, die – unter anderem – die Zellteilungstätigkeit regulieren. Der Aktivierungszustand von p21 ist allerdings nur von kurzer Dauer, da die intrinsische GTPase GTP zu GDP hydrolysiert und damit das Protein wieder in seinen inaktiven Zustand überführt.
Die Umwandlung des *ras*-Proto-Onkogens in ein Onkogen ist in der Regel von einer Punktmutation begleitet, als deren Folge die Fähigkeit der *ras*-Proteinmutante, GTP zu hydrolysieren, vermindert ist. Daraus ergibt sich eine permanente Aktivierung des *ras*-Pro-

teins und des Adenylatzyklase-Systems. Die Zelle verhält sich so, als wenn sie dauernd durch externe Signale stimuliert würde.

Zellkernproteine Die Produkte mehrerer Onkogene, wie *myc, fos* und *myb*, werden nur im Zellkern gefunden. Das *myc-(My*elo*c*ytomatose) Onkogen wurde aus vier verschiedenen Retroviren isoliert, die bei Vögeln Sarkome, Karzinome und Leukämien verursachen Das zelluläre Homolog, c-*myc*, erwies sich wegen seiner Assoziation mit dem Burkitt-Lymphom als besonders interessant. Zwei verwandte Gene, N-*myc* und L-*myc*, wurden in Zellen menschlicher Neuroblastome und kleinzelliger Lungenkarzinome entdeckt, besitzen jedoch kein retrovirales Homolog.

Viele der nukleären Onkogene werden bei der normalen Zellteilung exprimiert. Werden beispielsweise Zellen *in vitro* durch Stimulation mit einem Wachstumsfaktor zur Proliferation gebracht, kommt es im Zellkern innerhalb von Minuten zu einem dramatischen Anstieg der c-*fos*-Transkripte, und die Werte bleiben während der folgenden zwei bis vier Stunden hoch. In einer bis zwei Stunden nach Stimulation erscheint c-*myc*-RNA, die allerdings vor dem Eintritt des Kerns in die S-Phase wieder auf unmeßbare Werte absinkt. Dementsprechend löst eine Transfektion von Zellen in Proliferationsruhe mit c-*myc* keine Teilungstätigkeit aus, die Zellen erwerben dadurch jedoch die «Kompetenz», Proliferationssignale zu empfangen, die von «Progressionsfaktoren» vermittelt werden. Das *myc*-Genprodukt scheint daher das Signal zu simulieren, das von Kompetenzfaktoren, wie PDGF, abgegeben wird. Das geordnete Erscheinen und Verschwinden der c-*fos*- und c-*myc*-Transkripte unter Zellkulturbedingungen wurde auch *in vivo* im Rahmen der Leberzellregeneration beobachtet.[91] Da die Produkte dieser Onkogene nur im Zellkern gefunden werden, und da sich einige, wie beispielsweise das c-*myc*-Protein, an DNA binden, vermutet man, daß eine Interaktion mit anderen Genen, welche die Zellteilung regulieren, stattfindet. Vieles ist noch unklar in bezug auf ihre normalen Funktionen und auf die Mechanismen, mit denen sie den geordneten Vorgang der Zellteilung in Neoplasmen zum Entgleisen bringen.

Aktivierung der Proto-Onkogene

Im vorhergehenden Abschnitt wurden einige der physiologischen Funktionen der Produkte von Proto-Onkogenen besprochen und Möglichkeiten erörtert, wie Aktivitätsveränderungen dieser Gene oder deren Produkte zur Tumorentstehung beitragen könnten. Nun kommen wir zu den Mechanismen, unter deren Einfluß Proto-Onkogene zu Onkogenen werden.

Aktivierung durch Punktmutationen Diese Form der Aktivierung eines Proto-Onkogens wird am eindrücklichsten am Beispiel des *ras*-Onkogens veranschaulicht.[89] Am häufigsten treten Punktmutationen des 12. oder 61. Kodon auf, manchmal ist auch das 13. Kodon betroffen. Die Mutationen führen zur Substitution einer einzigen Aminosäure im *ras*-Protein (p21). Bemerkenswert ist im Falle der Mutation des 12. Kodon, daß der Austausch von Glyzin durch irgendeine Aminosäure außer Prolin dem Protein *in vitro* transformierende Fähigkeiten verleiht.

Untersuchungen menschlicher Neoplasmen zeigten, daß etwa 10–15% aller in dieser Hinsicht geprüften Neoplasmen mutierte *ras*-Gene aufweisen (H-*ras* und K-*ras*), wobei die Inzidenz bei bestimmten Tumoren noch höher liegen kann. In einer Studie an Lungentumoren wurden *ras*-Genmutanten bei 50% der Adenokarzinome, jedoch nie bei andern histologischen Tumorformen, nachgewiesen.[92] Mutationen des 12. Kodon von K-*ras* wurden auch bei 30–40% von Kolonkarzinomen beschrieben.[93] Andererseits treten *ras*-Mutanten bei Mamma- oder Magenkarzinomen selten auf. Die Ursache der *ras*-Mutation beim Menschen sind nicht bekannt. Die Beobachtung scheint jedoch von Interesse, daß bei verschiedenen, chemisch induzierten Tumoren in der Ratte die aktivierende Mutation des *ras*-Onkogens genau mit der vom chemischen Karzinogen erwarteten, mutagenen Veränderung korrelierte.[94] So wiesen beispielsweise 87% der durch Nitrosomethylharnstoff («nitrosomethylurea», NMU) induzierten Mammakarzinome eine H-*ras*-Mutation im 12. Kodon auf. Die Mutation bestand in einer Auswechslung von Guanin durch Adenosin; diese Transition infolge falscher Kodierung durch O^6-Methylguanosin (eines der wesentlichsten, durch NMU produzierten DNA-Addukte) entsprach genau den Erwartungen. Diese provozierenden Befunde zeigen, daß die Wirkung mindestens einiger der chemischen Karzinogene auf Mutationen in Proto-Onkogenen zurückgeführt werden kann.

Aktivierung durch Translokationen Bei bestimmten Neoplasmen werden chromosomale Translokationen sehr häufig beobachtet, was bedeuten könnte, daß derartige Chromosomenveränderungen bei der Tumorentstehung eine Rolle spielen. Diese Ansicht gewinnt an Gewicht, wenn man weiß, daß verschiedene Translokationen mit einer Verlagerung bekannter Proto-Onkogene einhergehen (Tab. 6.12). *An ihrem neuen Platz kann es zur Aktivierung der Proto-Onkogene kommen, weil sie entweder in unmittelbare Nähe starker Promotoren-/Verstärker-Sequenzen zu liegen kommen, oder weil sie durch die Verlagerung dem Einfluß normaler, regulatorischer Sequenzen entzogen werden. Eine Translokation kann zudem über eine Fusion der Proto-Onkogene mit Genmaterial am neuen Standort deren biochemische Funktionen beeinflussen.*

Die durch Translokation veränderte Expression eines Proto-Onkogens wird am Beispiel des Burkitt-Lym-

Tab. 6.12: Balancierte Translokationen und assoziierte Onkogene bei Leukämien und Lymphomen

Krankheit	Translokationen	Häufigkeit (%)	Onkogen
Leukämien			
CML	t (9;22) (q34;q11)	> 90	c-*abl* 9q34
AML (M2)	t (8;21) (q22;q22)	13	c-*mos* 8q22
AML (M3)	t (15;17) (q22;q11)	> 90	c-*fes* 15q24
AML (M5)	t (9;11) (p22;q23)	22	unbekannt
ALL	t (9;22) (q34;q11)	18	c-*abl* 9q34
ALL (B-Zellen)	t (8;14) (q24;q23)	> 90	c-*myc* 8q24
Lymphome			
Burkitt-Lymphom	t (8;14) (q24;q32)	> 90	c-*myc* 8q24
Follikuläres NH-Lymphom	t (14;18) (q32;q21)	> 85	*bcl-2* 18q21

phoms gut veranschaulicht. Alle neoplastischen Lymphozyten sind durch eine von drei Translokationen gekennzeichnet, an denen immer Chromosom 8q24 beteiligt ist, dem Träger des c-*myc*-Gens. An seinem normalen Genlocus steht das c-*myc*-Onkogen unter strikter Kontrolle und wird nur während gewisser Phasen des Zellzyklus exprimiert. Die häufigste Form der bei Burkitt-Lymphomen beobachteten Translokationen findet zwischen Chromosomen 8 und 14 statt, wobei eine Verlagerung des c-*myc* enthaltenden Segmentes von Chromosom 8 auf Chromosom 14q32 erfolgt (Abb. 6.32). Durch diese Verschiebung gelangt c-*myc* in unmittelbare Nähe desjenigen Gens, das für schwere Immunglobulinketten (IgH) kodiert – eine Region hektischer Transkriptionsaktivität. Obwohl die genauen, molekularen Mechanismen, durch welche diese Nachbarschaft die Transkription des c-*myc*-Gens mitbeeinflußt, nicht klar sind, scheint in den meisten Fällen das translozierte *myc*-Gen stärker exprimiert zu werden. Weitere Translationen (bei ungefähr 10% der Fälle) betreffen dieselbe Region von Chromosom 8 und die Loci der Gene für leichte Immunglobulinketten – $\varkappa$ auf Chromosom 2 oder λ auf Chromosom 22. Bei diesen Formen der Translokation bleibt das c-*myc*-Gen an seinem Locus auf Chromosom 8, aber die Transkriptions-intensiven Genloci der Immunglobulin-L-Ketten werden in seiner Nachbarschaft inseriert. In beiden Fällen wird das c-*myc*-Onkogen aktiviert. Sein Produkt, ein DNA-bindendes Protein, könnte der DNA ein anhaltendes Aktivierungssignal übermitteln und auf diese Weise zur neoplastischen Transformation beitragen.

Das Philadelphia-Chromosom, das für die chronische myeloische Leukämie charakteristisch ist, veranschaulicht die zweite Möglichkeit einer durch Translokation verursachten Genschädigung. Ein reziproker Austausch zwischen Chromosomen 9 und 22 ordnet einen verkürzten Abschnitt des Proto-Onkogens c-*abl* (von Chromosom 9) einem neuen Locus auf Chromosom 22 zu, der als *bcr* (für «breakpoint cluster region») bezeichnet wurde. Obschon das normale c-*abl*-Proto-Onkogen eine Sequenzhomologie mit der Tyrosinkinase-Familie der Onkogene aufweist, besitzt sein Produkt keine enzymatische Aktivität. Das hybride c-*abl*-*bcr*-Gen kodiert jedoch für eine Protein-Chimäre, mit Tyrosinkinase-Aktivität. Demnach führt die im Falle der chronischen myeloischen Leukämie stattfindende Translokation zum Erscheinen enzymatischer Aktivität, die auch mit mehreren, anderen Proto-Onkogenen in Verbindung gebracht wird.

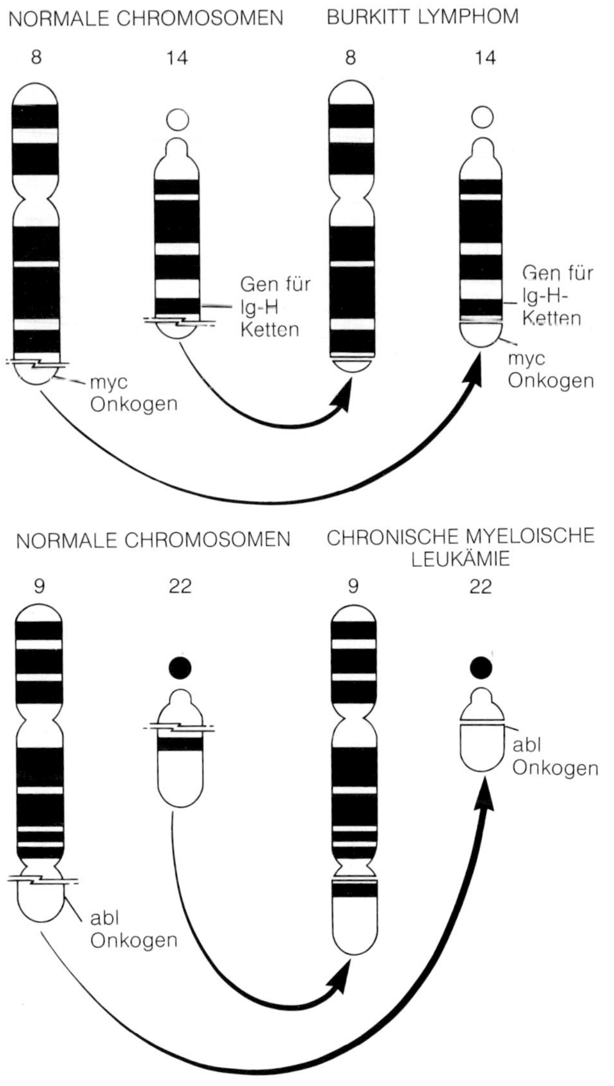

Abb. 6.32: Chromosomale Translokationen und beteiligte Onkogene bei chronischer myeloischer Leukämie und Burkitt Lymphom.

Aktivierung durch Genamplifikation Die gesteigerte Expression von Proto-Onkogenen kann als Folge einer Translokation, wie am Beispiel des c-*myc*-Gens beim Burkitt-Lymphom erläutert, oder einer Genamplifi-

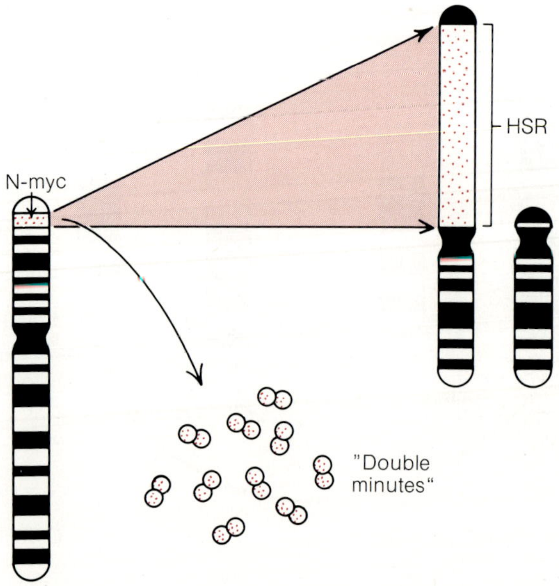

Abb. 6.33: Amplifikation des N-*myc*-Gens bei Neuroblastom. Das amplifizierte N-*myc*-Gen (normalerweise auf Chromosom 2p) erscheint in Form extrachromosomaler «double minutes» oder als homogen färbbare Chromosomenregion. Die Integration betrifft auch weitere Autosomen, wie 4, 9 oder 13. (Nach Brodeur, G.M.: Molecular correlates of cytogenetic abnormalities in human cancer cells: Implications for oncogene activation. *In:* Brown, E.B. (ed.): Progress in Hematology, Vol. XIV. Orlando, Florida, Grune & Stratton, 1986, pp. 229–256.)

kation zustande kommen. Eine Genamplifikation (-verdoppelung) wird durch eine molekularbiologische Analyse nachgewiesen oder zytogenetisch am Auftreten sogenannter «double minutes» und homogen färbbarer Chromosomenregionen erkannt. Die interessantesten Fälle von Amplifikationen betreffen N-*myc* bei Neuroblastomen (Abb. 6.33) und c-*neu* bei Mammakarzinomen. In 38% aller Fälle von Neuroblastom sind multiple Kopien (von 3 bis 300) des N-*myc*-Gens nachweisbar. *Zudem scheinen die N-myc-Amplifikation, fortgeschrittenes Krankheitsstadium und schlechte Prognose stark zu korrelieren.*[95] Eine Amplifikation des c-*neu*-Gens, dessen Produkt dem EGF-Rezeptor gleicht, wurde bei 30% von Mammakarzinomen gefunden.[96] Auch bei diesen Fällen ließen sich aufgrund der Genamplifikation Überlebenszeit und krankheitsfreie Intervalle zuverlässig voraussagen. In diesem Zusammenhang mag interessieren, daß die Expression des EGF-Rezeptors auf Mammakarzinomzellen (auch ohne Genamplifikation) ebenfalls mit einer schlechten Prognose einhergeht. Offenbar binden sowohl das Produkt des *neu*-Gens als auch der EGF-Rezeptor denselben Liganden, der die Proliferation der Tumorzellen stimuliert. Viele Mammakarzinome bilden zudem TGF-α, der signifikante Homologien mit EGF aufweist und mit dem EGF-Rezeptor ebenfalls eine Bindung eingeht. Tumorzellen, die den EGF-Rezeptor tragen und das EGF-ähnliche Produkt des *neu*-Gens aufweisen, könnten sich daher einer autokrinen Stimulation durch TGF-α ausgesetzt sehen.[97]

Eine Amplifikation vieler weiterer Proto-Onkogene, einschließlich der *myc*- und *ras*-Genfamilien, wurde auch bei andern Neoplasmen beobachtet, so bei Lungen-, Harnblasen-, Pankreas- und Kolonkarzinomen. Die Bedeutung der Genamplifikationen für Entstehung und Progression dieser Neoplasmen ist jedoch noch unklar.

Tumor-Suppressor-Gene (Anti-Onkogene)

Bisher haben wir uns mit der Beteiligung der Proto-Onkogene an der Tumorentstehung beschäftigt. Eine Aktivierung (durch Mutation oder verstärkte Expression) verwandelt Proto-Onkogene in Onkogene, die eine überschießende oder inadäquate Zellproliferation bewirken. Bisher konnten jedoch bei lediglich 15 bis 20% menschlicher Neoplasmen aktivierte Onkogene nachgewiesen werden; dabei besteht durchaus die Möglichkeit, daß einige Tumoren noch nicht identifizierte Onkogene mit wachstumsfördernden Eigenschaften beherbergen. *Andererseits ist nicht ausgeschlossen, daß bestimmte Neoplasmen nicht als Folge der Aktivierung wachstumsfördernder Gene entstehen, sondern vielmehr wegen der Inaktivierung von Genen, die normalerweise die Zellproliferation hemmen.* Der Einfluß derartiger Gene würde sich nur im Falle ihres Fehlens bemerkbar machen, was bedeutet, daß von Methoden, wie der Transfektion von Tumor-DNA, keine Aufschlüsse über ihre Existenz erwartet werden können. Tatsächlich häufen sich jedoch Hinweise darauf, daß der Verlust gewisser «Tumor-Suppressor-Gene» einen wichtigen Mechanismus der neoplastischen Transformation darstellt.[98, 99]

Wie viele Entdeckungen in der Medizin, kann auch die Kenntnis der Tumor-Suppressor-Gene als Frucht einer vertieften Beschäftigung mit einer seltenen Kranhkeit angesehen werden. In diesem Fall handelt es sich bei der Krankheit um das Retinoblastom, das nur bei einem von 20 000 Säuglingen und Kindern auftritt, und zwar in 60% der Fälle sporadisch und in den restlichen 40% familiär. Bei familiären Fällen wird die Prädisposition zur Tumorentwicklung autosomal dominant vererbt. Um das sporadische und familiär gehäufte Auftreten eines offenbar identischen Tumors zu erklären, prägte Knudson seine berühmte «two hit» – («Doppeltreffer») Hypothese der Onkogenese. Er schlug vor, daß bei den familiären Fällen eine der genetischen Ver-

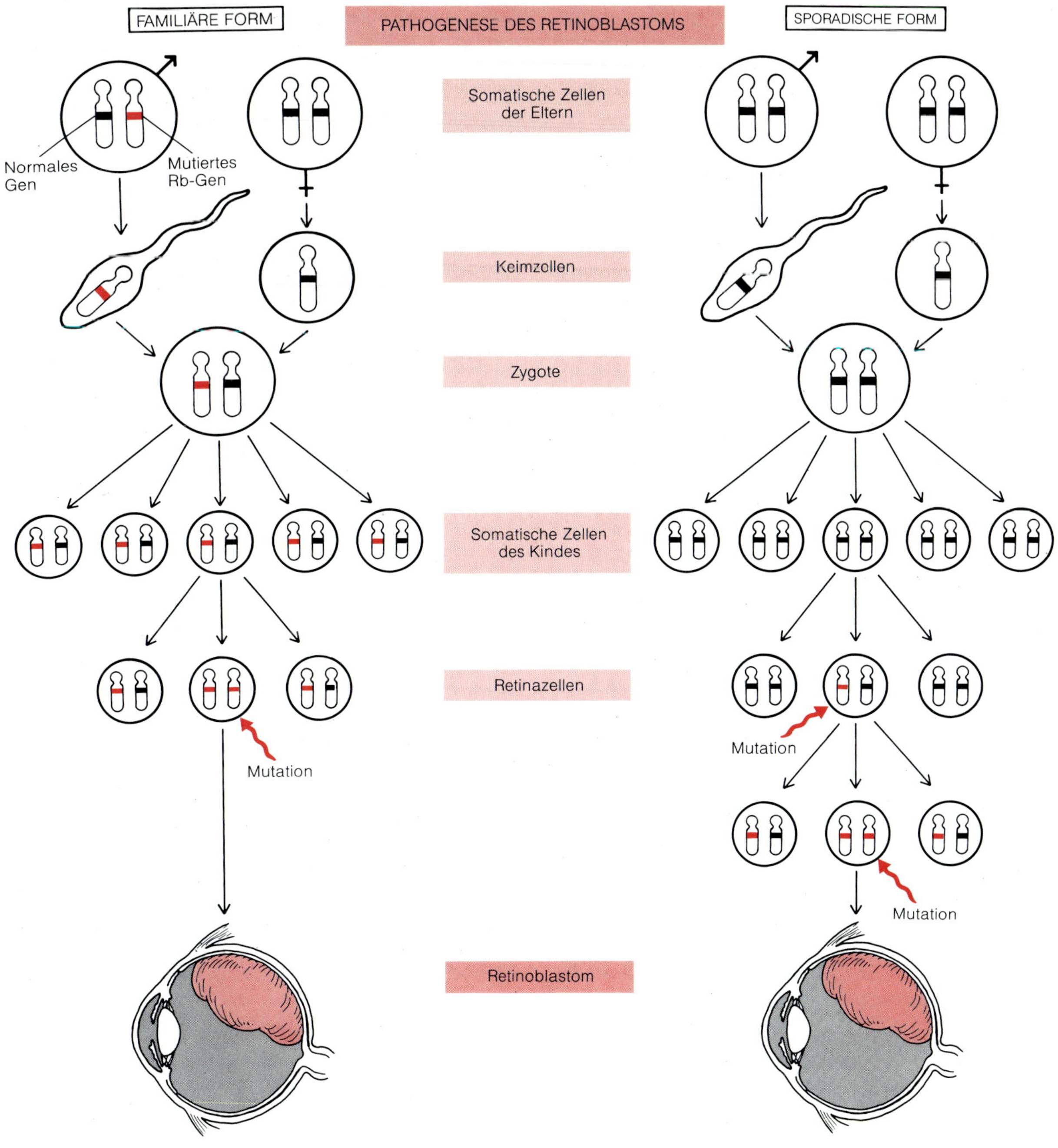

Abb. 6.34: Pathogenese des Retinoblastoms. Zwei Mutationen des Rb-Locus auf Chromosom 13q14 führen zur neoplastischen Proliferation von Retinazellen. Bei der familiären Form enthalten alle somatischen Zellen ein mutiertes Rb-Gen, das von einem Träger-Elternteil vererbt wurde. Die zweite Mutation des Rb-Locus einer Retinazelle erfolgt nach der Geburt. Bei der sporadischen Form erfolgen beide Mutationen am Rb-Locus nach der Geburt.

änderungen («erster Treffer») vom ebenfalls betroffenen Elternteil stamme und daher in allen somatischen Zellen des Körpers vorhanden sei, während eine zweite Mutation («zweiter Treffer») nur eine der vielen Retinazellen (die ebenfalls Träger der ersten Mutation ist) beträfe. Bei den sporadischen Fällen hingegen würde eine einzige Retinazelle durch zwei somatische Mutationen («Treffer») zur Ausgangszelle des Neoplasmas. Die Knudsonsche Hypothese wurde inzwischen durch zytogenetische und molekularbiologische Befunde ausreichend untermauert und kann nun präziser formuliert werden:

- Die Mutationen, welche die Voraussetzung zur Entstehung eines Retinoblastoms bilden, betreffen das *Rb*-Gen auf Chromosom 13q14. In einigen Fällen ist die Genschädigung so ausgedehnt, daß sie in Form einer Deletion von 13q14 sichtbar wird.
- Beide normalen Allele des *Rb*-Locus müssen inaktiviert werden («two hits»), damit ein Retinoblastom entsteht (Abb. 6.34). Bei familiären Fällen werden die Kinder mit einer intakten und einer defekten Kopie des *Rb*-Gens geboren. Die normale Kopie geht in den Retinoblasten verloren, wahrscheinlich als Folge einer somatischen Mutation (Punktmutation, interstitielle Deletion von 13q14 oder sogar Verlust des normalen Chromosoms 13). Bei sporadischen Fällen kommt es durch somatische Mutation zum Verlust der beiden intakten *Rb*-Gene in einem der Retinoblasten. Der Endeffekt ist identisch: eine Retinazelle, der beide normalen Kopien des *Rb*-Gens fehlen, wächst zu einem Neoplasma aus.
- Neuere Untersuchungen zeigen, daß Patienten mit der familiären Form des Retinoblastoms ein stark erhöhtes Risiko aufweisen, an Osteosarkomen oder anderen Weichteilsarkomen zu erkranken. Dazu kommt, daß eine Inaktivierung des *Rb*-Locus auch in Zellinien beobachtet wurde, die sich von Mamma- oder Lungenkarzinomen herleiten.[100] Offenbar ist ein Verlust der *Rb*-Gene schwerwiegender als ursprünglich angenommen.

An dieser Stelle sind einige klärende Bemerkungen zur Terminologie am Platz. Ein Kind, das in allen seinen somatischen Zellen vererbte Mutanten des *Rb*-Allels trägt, ist phänotypisch völlig normal – natürlich mit Ausnahme der erhöhten Krebsrisikos. Da dieses Kind in bezug auf den *Rb*-Locus heterozygot ist, bedeutet dies, daß der heterogene Zustand des *Rb*-Gens keine Veränderungen der Zellfunktionen zur Folge hat. *Ein Neoplasma entsteht, wenn die Zellen für das mutierte Allel homozygot werden, oder umgekehrt, wenn die Zellen ihren heterozygoten Zustand für das normale Rb-Gen verlieren. Da es nur dann zur Tumorentstehung kommt, wenn beide normalen Genkopien verlorengehen, wird das Rb-Gen auch als «rezessives Tumor-Gen» bezeichnet.* Die am Beispiel des Retinoblastoms gemachten Beobachtungen haben weitreichende Bedeutung. Sie stützen die Ansicht, daß bestimmte Gene – das *Rb*-Gen ist ein Beispiel dafür – als hemmende Regulatoren («down regulation») der Zellproliferation dienen. Da Inaktivierung oder Verlust dieser Gene mit der Tumorentstehung verknüpft ist, werden sie auch als *«Anti-Onkogene»* bezeichnet.

Das *Rb*-Gen ist ein Musterbeispiel für viele weitere Gene mit ähnlicher Wirkung. So spielt beispielsweise ein Gen-Locus auf dem kurzen Arm von Chromosom 11 eine Rolle in der Entstehung des Wilms-Tumors, von Hepatoblastomen und Rhabdomyosarkomen. Unter den häufigeren Tumoren wurden ebenfalls Beziehungen zum Verlust des heterozygoten Zustandes bestimmter Gen-Loci gefunden; dies betrifft Chromosom 13 beim Mamma-, Chromosom 3 beim Lungen- sowie die Chromosomen 5,17 und 18 beim Kolonkarzinom.[40] Die Gene dieser neuen Tumor-Suppressor-Loci müssen zwar noch identifiziert werden, doch dürfen entsprechende Resultate kaum lange auf sich warten lassen.

Während das Konzept der Beeinflussung der Tumoranfälligkeit durch rezessive Tumor-Gene gut etabliert zu sein scheint, ist die Wirkungsweise dieser Gene noch immer unbekannt. Untersuchungen am Beispiel des *Rb*-Gens lieferten erste Hinweise. Das *Rb*-Gen wurde kloniert; das Protein-Produkt des Gens ist im Zellkern nachweisbar, wo es sich an DNA bindet und wahrscheinlich die DNA-Synthese hemmt. Die eindrücklichsten Befunde, welche die Rolle des *Rb*-Proteins als natürliches Anti-Onkogen unterstreichen, stammen aus Untersuchungen über die Zelltransformation durch DNA-Viren. Schon längere Zeit war bekannt, daß sich die transformierenden Proteine eines Adenovirus und von SV40 an ein Zellkernprotein der Wirtzelle binden, und daß die Inaktivierung dieses Kernproteins einen wichtigen Schritt in der neoplastischen Transformation darstellt. Inzwischen stellte sich heraus, daß es sich bei diesem Zielprotein der onkogenen Viren um kein anderes als um das *Rb*-Protein handelt.[81, 82] Diese Beobachtungen lassen vermuten, daß die transformierende Aktivität gewisser Viren zu ihrer Fähigkeit in Beziehung steht, proliferationshemmende Moleküle, wie das *Rb*-Protein, zu absorbieren oder zu neutralisieren. Diese wachstumshemmenden Proteine besitzen wahrscheinlich eine gewisse Gewebespezifität, und man kann getrost voraussagen, daß in naher Zukunft weitere Proteine mit regulatorischer Funktion für bestimmte Zielzellen entdeckt werden.

Pathogenese neoplastischer Krankheiten

Ein vereinfachtes Schema der Tumorpathogenese ist in Abb. 6.35 dargestellt. Die meisten Elemente dieses Flußdiagramms wurden bereits im einzelnen erwähnt, weshalb lediglich einige besonders wichtige und zusammenfassende Punkte aufgegriffen werden sollen.

1. Hinweise verschiedenster Art deuten an, daß es sich bei neoplastischen Transformationen im Grunde um genetische Krankheiten handelt, die als Folge der Akkumulation multipler Mutationen in der DNA einer Zelle entstehen:

- Der neoplastische Phänotyp wird stabil weitervererbt.
- Die Mehrzahl der *in vitro* oder *in vivo* karzinogenen Agentien – chemische Stoffe, ionisierende Strahlen, Viren – besitzt mutagene Eigenschaften.
- Spezifische, chromosomale Veränderungen stehen entweder in Zusammenhang mit erhöhtem Tumorrisiko oder sind in neoplastischen Zellen nachweisbar.

Trotz dieser vielen Hinweise auf genetische Mechanismen der Tumorentstehung muß auch die Rolle der abnormen Genexpression beachtet werden, die durch *epigenetische Mechanismen* entstanden sein könnte. Die Möglichkeit ist durchaus gegeben, daß auch Störungen der Zelldifferenzierung und -reifung, die durch gestörte epigenetische Mechanismen zustande kommen (z.B. zytoplasmatische Produkte, die regulatorisch in die Transkription oder Translation eingreifen), zur Entstehung eines Neoplasmas führen können. Verstreute Anhaltspunkte, wie die äußerst seltene Differenzierung eines hochmalignen Neuroblastoms in ein benignes Ganglioneurom, sprechen für die vorrangige Bedeutung epigenetischer Veränderungen. Allerdings stellen solche Fälle eher die Ausnahme als die Regel dar. In den allermeisten Fällen ist die Annahme viel wahrscheinlicher, daß epigenetische Veränderungen lediglich auslösende, mutagene Ereignisse überlagern.

2. Tumorzellen können sich ihre Wachstumsautonomie über die Aktivierung eines proliferationsfördernden Onkogens oder über die Inaktivierung eines proliferationshemmenden Tumor-Suppressor-Gens aneignen. Sehr wahrscheinlich werden *in vivo* und in derselben Zelle beide Wege beschritten. Man weiß zwar sehr wenig über die Funktionsweise der Tumor-Suppressor-Gene, besitzt aber einige Kenntnisse über die Mechanismen, deren sich Onkogene bei der Verleihung der Wachstumsautonomie bedienen. Die zahlreichen Mechanismen, mit welchen Onkogene die Zellproliferation stimulieren, sind in Abb. 6.36 dargestellt und können wie folgt zusammengefaßt werden:

- Onkogene (z.B. c-*sis*) können für proliferationsfördernde Faktoren kodieren (PDGF) oder Gene deregulieren, deren Produkte Wachstumsfaktoren (wie TGF-α) sind. Als Folge davon produzieren die neoplastischen Zellen große Mengen von Wachstumsfaktoren, die auch ihre eigene Proliferationstätigkeit beeinflussen.

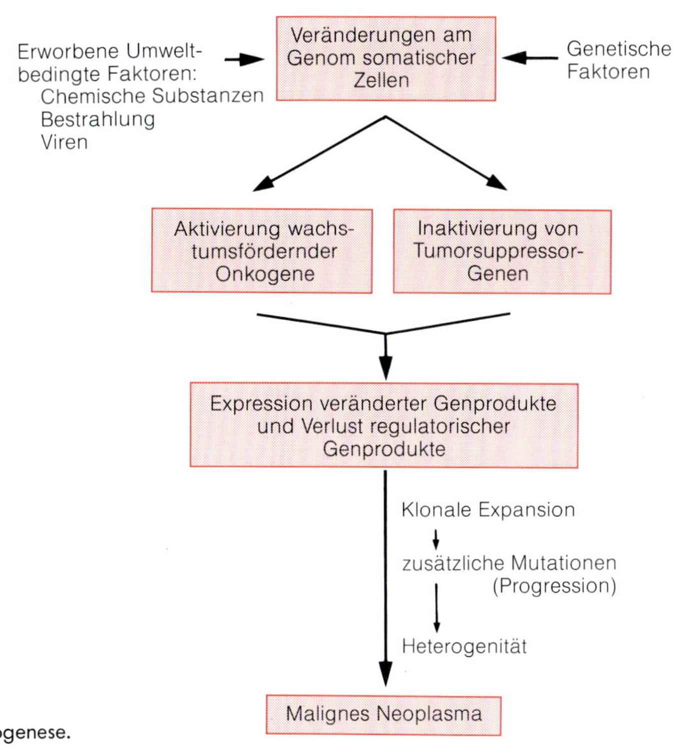

Abb. 6.35: Vereinfachtes Flußdiagramm der Tumorpathogenese.

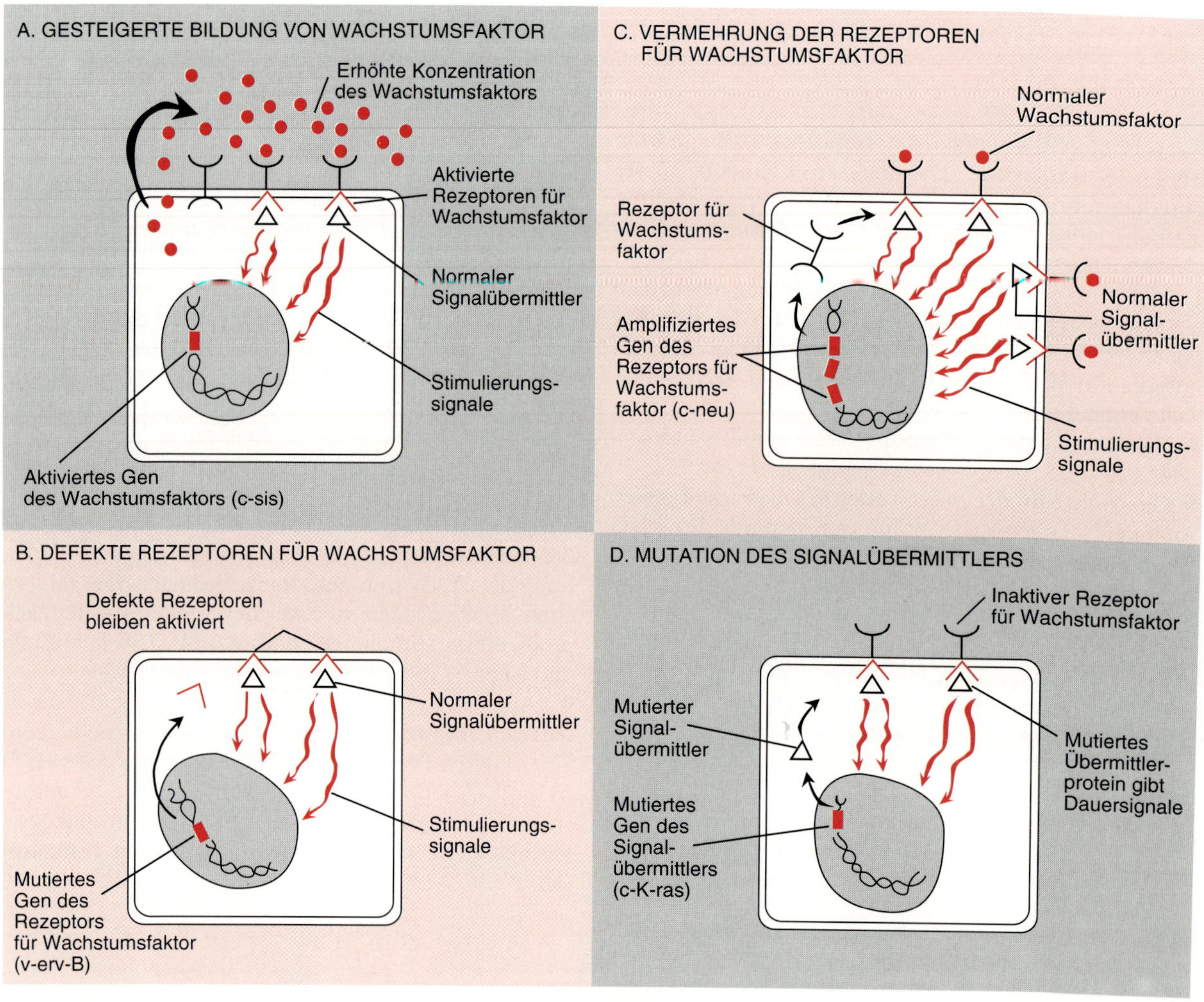

Abb. 6.36: Mechanismen der durch Onkogene verursachten Zellproliferation. *A*: Das Onkogen kodiert für einen Wachstumsfaktor und stimuliert die neoplastische Zelle über autokrine Mechanismen. *B*: Das Onkogen bewirkt die Bildung eines defekten Rezeptors für Wachstumsfaktor, der die Zelle ohne Ligandenbindung permanent aktiviert. *C*: Das Onkogen kodiert für einen intakten Rezeptor für Wachstumsfaktor, die Zahl der Rezeptoren pro Zelle ist jedoch infolge Amplifikation des Onkogens erhöht. *D*: Das Onkogen kodiert für defekte Übermittlersubstanzen, die Proliferationssignale ohne externe Auslöser übermitteln.

- Ein zweiter Mechanismus betrifft die Rezeptoren für Wachstumsfaktoren. Ein Onkogen kann für einen defekten Rezeptor kodieren (z.B. v-*erb B*), der auch bei Fehlen von Wachstumsfaktoren im Extrazellulärraum die Zelle mit stimulierenden Signalen versieht. Andererseits kann die Amplifikation oder Überexpression von Rezeptor-Genen (z.B. c-*neu*) die Ansprechbarkeit der Tumorzellen so erhöhen, daß Wachstumsfaktoren in Konzentrationen wirksam werden, die unter dem Schwellenwert der Stimulation normaler Zellen liegt.
- Ein Onkogen kann für ein Protein kodieren, das als Übermittler proliferationsfördernder Signale eines externen Rezeptors dient. Die mutierte Version des Onkogens kann ein Protein produzieren (z.B. c-*ras*), das auch ohne externen Auslöser der Zelle andauernd stimulatorische Signale übermittelt.

3. *Die Karzinogenese ist ein stufenweiser Prozeß.* Diese Erkenntnis, die sich ursprünglich aus Untersuchungen der chemischen Karzinogenese herleitet (Initiierung und Promotion), ist anwendbar auf alle Arten von Neoplasmen. Die meisten malignen Neoplasmen entstehen, wenn in der DNA zwei oder möglicherweise mehrere Mutationen in zeitlicher Staffelung stattfinden. Diese Ansicht wird durch Ergebnisse der Untersuchungen über die Wirkung von Onkogenen und Anti-Onkogenen voll unterstützt.

- Experimente mit DNA-Transfektion zeigen, daß ein einzelnes Onkogen in primärkultivierten, normalen

Zellen keine Transformation hervorruft. Wird ein *ras*- oder ein *myc*-Gen in normale Fibroblasten eingeführt, entstehen keine Tumorzellen. Werden jedoch beide Gene gleichzeitig eingeführt, nehmen die Fibroblasten *in vitro* den Phänotyp transformierter Zellen an und führen *in vivo* zur Tumorbildung.

- Diese Beobachtungen werden durch Resultate von *in vivo*-Untersuchungen an menschlichen Tumoren nachhaltig gestützt. Burkitt-Lymphomzellen besitzen ein aktiviertes *myc*- und ein aktiviertes N-*ras*-Gen. Umgekehrt weisen die Zellen einiger benigner Kolontumoren ein aktiviertes *ras*-Gen auf, was besagt, daß eine Zelle mit einem *ras*-Onkogen noch zusätzlicher Einflüsse bedarf, um zur neoplastischen Zelle zu werden. Solche zusätzlichen Ereignisse auf Stufe der genetischen Information können in der Aktivierung weiterer Onkogene oder Inaktivierung von Tumor-Suppressor-Genen bestehen.[101]

Angesichts der Tatsache, daß neoplastische Zellen viele Eigenschaften neu erwerben müssen, wie Wachstumsautonomie, Invasivität und die Fähigkeit zur Metastasierung, erstaunt es nicht, daß verschiedene Onkogene und Tumor-Suppressor-Gene sich verschwören und zusammenarbeiten müssen. Jedes Gen ist für eines der verschiedenen Attribute der Zellen eines erfolgreich wachsenden Neoplasmas verantwortlich. Obwohl bisher nicht erwähnt, scheinen Onkogene auch an der Befähigung zur Metastasierung beteiligt zu sein.[102]

4. Schließlich muß betont werden, daß *auch Faktoren von seiten des Tumorträgers bei der Tumorentstehung sehr wohl mitbeteiligt sein können.* Das bloße Vorhandensein von transformierenden Mutationen bedeutet noch nicht, daß die mutierten Gene auch exprimiert werden. Zusätzlich zu bereits erwähnten Kontrollmechanismen könnten auch systemische Kontrollen (z.B. durch das Immunsystem vermittelt) eingreifen. Viele klinische Beobachtungen (einige wurden im Rahmen der Besprechung von AIDS bereits erwähnt) zeigen, daß ein Immunmangel auch mit erhöhtem Krebsrisiko einhergeht. Die Wechselwirkungen zwischen dem Immunsystem und neoplastischen Zellen werden im nachfolgenden Abschnitt im weiteren Rahmen der Tumor-Wirt-Beziehungen betrachtet werden.

Wechselwirkungen zwischen Neoplasma und Tumorträger

Neoplasmen verhalten sich ihrem Wesen nach als Parasiten. Während einige von ihnen höchstens unbedeutende Beschwerden verursachen, bedeuten andere für den Tumorträger eine lebensbedrohende Katastrophe. Tumor-Wirt-Beziehungen wirken sich jedoch auf beide Partner aus, und der Wirt beeinflußt auch das Verhalten des Neoplasmas. Zunächst sollen die Auswirkungen des Tumors auf den Wirt, anschließend diejenigen des Tumorträgers auf den Tumor besprochen werden.

Auswirkungen des Neoplasmas auf den Wirt

Offensichtlich sind maligne Neoplasmen für den Tumorträger bedrohlicher als benigne. Trotzdem können beide Tumortypen Probleme verursachen, und zwar durch: 1. ihre anatomische Lage und die Möglichkeit einer Beeinträchtigung benachbarter Strukturen; 2. ihre funktionelle Aktivität, wie Produktion von Hormonen; 3. Blutungen und Sekundärinfektionen als Folge der Ulzerierung benachbarter, natürlicher Oberflächen; und 4. Auslösung akuter Symptome durch Ruptur oder Infarzierung. Jede Tumormetastase trägt das Potential für die gleichen Auswirkungen wie die des Primärtumors. Maligne Neoplasmen sind dazu verantwortlich für das Entstehen der Tumorkachexie und paraneoplatischer Syndrome.

Lokale und hormonale Effekte

Das Hypophysenadenom ist ein Beispiel dafür, wie sich die Lokalisation des Neoplasmas kritisch auf die Krankheitsentwicklung auswirkt. Obschon sich dieser Tumor gutartig und in den meisten Fällen hormonell inaktiv verhält, zerstört er durch sein expansives Wachstum die Hypophyse, was eine ernste Endokrinopathie zur Folge hat. In analoger Weise verursacht ein malignes, primäres oder metastatisches Neoplasma in einem endokrinen Organ durch lokale Gewebezerstörung eine hormonelle Insuffizienz. Sowohl gutartige als auch bösartige Neoplasmen des Darms können durch Volumenzunahme zu Lumenobstruktionen führen. In seltenen Fällen kann sich der Tumor mit dem dazugehörigen Darmsegment durch die Peristaltik ins Lumen einstülpen, wodurch eine obstruierende Intussuszeption entsteht.

Neoplasmen endokriner Organe können aufgrund ihrer hormonellen Akvitität klinische Symptome verursachen. Funktionelle Aktivitäten dieser Art findet man eher bei benignen Tumoren, da maligne Neoplasmen aufgrund ihres niedrigen Differenzierungsgrades dazu häufig nicht imstande sind. Ein gutartiges Adenom der β-Zellen der Pankreasinseln von weniger als 1 cm Durchmesser vermag genügend Insulin zu produzieren, um eine lebensgefährliche Hypoglykämie hervorzurufen. Zudem sind gewisse Tumoren aus nichtendokrinen Organen ebenfalls zur Produktion von Hormonen oder Hormon-ähnlichen Substanzen befähigt. Das erosiv-destruktive Wachstum maligner Neoplasmen oder der durch das expansive Wachstum bedingte Druck eines benignen Neoplasmas auf natürliche Oberflächen (z.B. Haut, Darmschleimhaut) können zur Ulkusbildung, sekundären Infektion oder Blutung

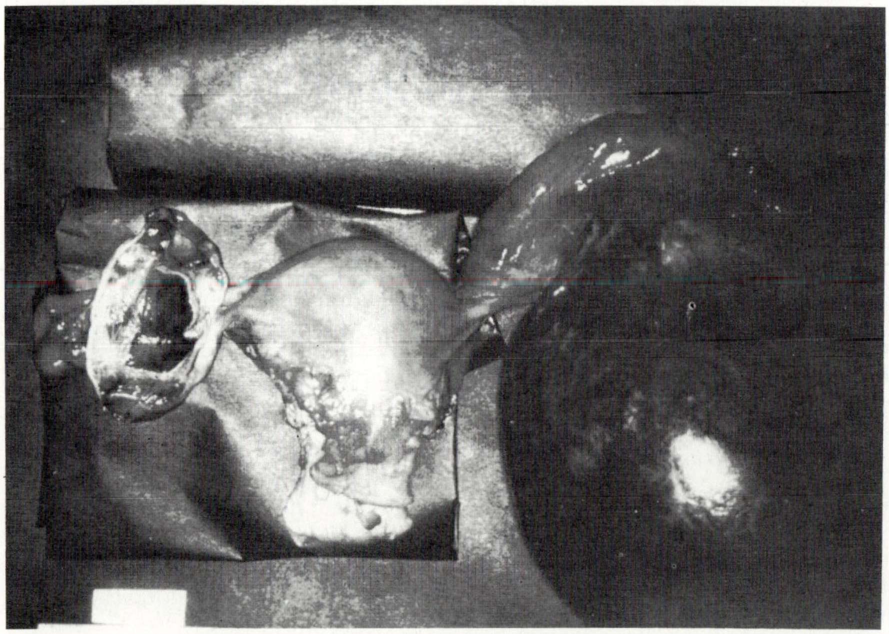

Abb. 6.37: Torsion eines großen benignen Neoplasmas des Ovars *(rechts)*, das dadurch hämorrhagisch infarziert wurde. Größenvergleich zwischen Neoplasma und normal großem Uterus und Ovar. (Erlaubnis Dr. Robert L. Ehrmann, Brigham and Women's Hospital.)

nach außen führen. Melaena (Blut im Stuhl) und Hämaturie (Blut im Urin) sind denn auch charakteristische Zeichen für Neoplasmen des Darmtraktes oder der Harnwege. Tumoren sind auch für ungewöhnliche Krankheitsbilder verantwortlich. So kann sich ein mobiles Organ, das Träger eines großen Tumors ist, aus häufig unbekannten Gründen so verdrehen, daß der venöse Blutabfluß – manchmal auch der arterielle Blutzufluß – abgeschnitten wird (Abb. 6.37). Diese Komplikation tritt besonders oft bei gutartigen Ovarialtumoren auf, bei denen sich die, manchmal von einer Blutung in den Peritonealraum begleitete Infarzierung klinisch durch heftige Schmerzen im Unterbauch äußert. Gutartige und bösartige Neoplasmen verursachen auf verschiedenste Weise Probleme, aber alle sind weniger häufig als die Tumorkachexie.

Tumorkachexie

In den Terminalstadien einer fortgeschrittenen neoplastischen Krankheit zeigen die Patienten meistens eine zunehmende Gewichtsabnahme (Verlust an Körperfett und übriger Gewebe («lean body mass»)), die von ausgeprägtem Schwächezustand, Appetitlosigkeit und Anämie begleitet wird. Diese Zeichen und Symptome werden unter dem Begriff der Kachexie zusammengefaßt (englisch auch als «wasting» bezeichnet). Meist führen interkurrierende Infekte zum ersehnten Ende dieses langsamen Zerfalls.

In den meisten Fällen besteht eine direkte Beziehung zwischen der Größe des Neoplasmas sowie seiner Ausbreitung im Körper und dem Schweregrad der Kachexie. Kleine, lokal wachsende, maligne Neoplasmen verhalten sich daher in dieser Hinsicht meist ruhig, und es kommt nur in seltenen Ausnahmefällen zur Kachexie.

Die Entstehungsmechanismen der Tumorkachexie sind unklar. Patienten, die als Folge von chronischen Krankheiten kachektisch werden, weisen wegen allgemeiner Abwehrschwäche eine erhöhte Infektionsanfälligkeit auf, was den Kräftezerfall und den durch Fieber ausgelösten Hypermetabolismus teilweise erklärt. Chronische Blutungen aus ulzerösen Läsionen könnten für die Anämie und die Schwäche verantwortlich sein. Die depressive Stimmung mag ein verständlicher Grund für die Appetitlosigkeit sein. Neben den erwähnten könnten noch viele weitere Beispiele angeführt werden. Diese simplen Erklärungen vermögen jedoch in vielen Fällen nicht zu befriedigen, und es wurde nach Zeichen von weniger offensichtlichen Stoffwechselstörungen gesucht.

Patienten mit Tumorkachexie scheinen eine höhere Umsatzrate des Gesamtproteins aufzuweisen als Vergleichspatienten ohne Tumor oder Normalpersonen im Hungerzustand.[103] Dieser erhöhte Proteinumsatz geht mit einer unverhältnismäßig hohen Stoffwechselrate aller Nährstoffe einher, oft begleitet von einer reduzierten Nahrungsaufnahme, die ihrerseits mit Störungen der Geschmacksempfindung und des zentralen Hungerzentrums zusammenhängen könnte.[104] Vielleicht besteht eine Verbindung zu Kachektin (TNF-α), da dieses Produkt hämopoietischer Zellen die Mobilisierung von Lipiden aus Fettgewebe bewirkt und auf diese Weise zur Kachexie beitragen kann.[105] Die Bedeutung dieser metabolischen Veränderungen ist keineswegs bewiesen, eine Tatsache ist jedoch klar: die

Kachexie ist nicht die Folge übermäßiger Ernährungsansprüche von seiten des Neoplasmas.

Paraneoplastische Syndrome

Symptomenkomplexe bei Tumorpatienten, die weder aufgrund des lokalen oder metastatischen Tumorwachstums noch einer für das Muttergewebe des Tumors typischen Hormonproduktion eine zwanglose Erklärung finden, werden unter dem Begriff der *paraneoplastischen Syndrome* zusammengefaßt.[106] Derartige Syndrome werden bei etwa 10% der Fälle fortgeschrittener, maligner Neoplasie beobachtet. Trotz ihrer relativen Seltenheit ist es wichtig, paraneoplastische Syndrome zu erkennen:

- Erstens kann ihr Auftreten erstes Zeichen eines okkulten Tumors sein;
- zweitens können sie bedeutende, klinische Probleme oder gar lebensgefährliche Situationen verursachen;
- drittens können sie das Vorliegen eines metastasierenden Tumors vortäuschen und dadurch zu einem falschen Therapieplan führen.

Eine Zusammenstellung der paraneoplastischen Syndrome und ihrer möglichen Ursachen findet sich in Tab. 6.13. Einige der häufigeren und interessanteren Syndrome werden in der Folge kurz kommentiert.

Endokrinopathien sind häufig beobachtete, paraneoplastische Syndrome. Da die Mutterzelle des Neoplasmas nicht aus einem endokrinen Organ stammt, wird die hormonelle Aktivität des Tumors als *ektopische Hormonproduktion* bezeichnet. Die Produktion eines Hormons oder einer Substanz mit Hormon-ähnlicher Wirkung durch neoplastische Zellen wird mit der Derepression ihres genetischen Programms erklärt, wie beispielsweise die Bildung von Insulin durch (meist retroperitoneale) Fibrosarkome oder von Erythropoietin durch Nierenzellkarzinome («hypernephroide Karzinome»). Unter den Endokrinopathien ist das Cushing-Syndrom das häufigste. Etwa 50% aller Patienten mit dieser Endokrinopathie leiden an einem Lungenkarzinom, meistens vom kleinzelligen Typ. Das Cushing-Syndrom wird auf eine überschießende Produktion von ACTH oder ACTH-ähnlichen Peptiden zurückgeführt. Der Vorläufer des ACTH ist ein großes Molekül, als Proopiomelanocortin (POMC) bezeichnet, das in vielen Karzinomen und normalen Geweben vorkommt. Nur wenige Neoplasmen besitzen jedoch die Fähigkeit, durch Spaltung von POMC ACTH zu produzieren. Die wichtige Frage stellt sich deshalb, wie die Verarbeitung von POMC in Tumoren, die mit einem Cushing-Syndrom assoziiert sind, reguliert oder dysreguliert wird. POMC dient auch als Vorläufersubstanz des Endorphins, des Met-Enkephalins und des β-Melanozyten-stimulierenden Hormons. Es wäre möglich, daß die Bildung dieser Peptide mit Morphin-ähnlichen Aktivitäten einige der weniger gut verstandenen, neurologischen Symptome von Patienten mit neoplastischen Krankheiten erklären könnte.

Eine *Hyperkalzämie* ist wahrscheinlich das häufigste paraneoplastische Syndrom; umgekehrt hängt eine symptomatische Hyperkalzämie meistens mit einem Krebsleiden zusammen, viel eher jedenfalls, als mit einem Hyperparathyreoidismus. Zwei generelle Prozesse sind an der Tumor-assoziierten Hyperkalzämie beteiligt: 1. eine entweder von einem primären Knochentumor (z.B. multiples Myelom) oder von Knochenmetastasen eines andern Primärtumors verursachte Osteolyse; und 2. die Bildung humoraler Substanzen mit Kalzium-freisetzender Wirkung durch extraossäre Tumoren. Die Natur dieser Kalzium-mobilisierenden Tumorprodukte ist noch unklar. Ein Kandidat ist ein Parathormon-ähnliches Peptid, das mit dem nativen Hormon nur in seinem Aminoende gewisse Gemeinschaften aufweist. Auch wenn das Tumorprodukt funktionell mit dem Parathormon verwandt ist, handelt es sich um ein eigenständiges Molekül, dessen Gen auf Chromosom 12 lokalisiert werden konnte (das Parathormon-Gen findet sich auf Chromosom 11).[107] Der andere am Hyperkalzämie-Syndrom beteiligte Faktor ist TGF-α. Man mag sich erinnern, daß TGF-α Sequenzhomologien mit EGF aufweist und für das autokrine Tumorwachstum mitverantwortlich ist. *In vitro* stimuliert TGF-α die Osteoklastentätigkeit und könnte daher eine Mobilisierung von Kalzium aus dem Skelett bewirken.[108] Das häufigste mit einer Hyperkalzämie assoziierte Neoplasma ist das Bronchuskarzinom (das kleinzellige Lungenkarzinom geht häufiger mit Endokrinopathien einher). Auch die T-Zell-Leukämie des Erwachsenen wird oft von einer Hyperkalzämie begleitet.

Die *neuromyopathischen paraneoplastischen Syndrome* treten in verschiedener Form in Erscheinung, wie beispielsweise als periphere Neuropathien, kortikale Degenerationen im Kleinhirn, Polymyositis-ähnliche Polymyopathien oder *Myasthenia gravis*-ähnliches myasthenisches Syndrom. Die Ätiologie dieser Erscheinungsbilder ist schlecht bekannt. Es bestehen etwas verschwommene Vorstellungen über die Beteiligung von Immunreaktionen gegen Tumorzellen, die mit normalen Gewebebestandteilen kreuzreagieren, oder von toxischen Produkten des Tumors.

Die *Acanthosis nigricans* ist gekennzeichnet durch eine grauschwarze, in Flecken auftretende, warzenförmige Hyperkeratose der Haut. Dieses Leiden tritt äußerst selten bei Jugendlichen und jungen Erwachsenen als Erbkrankheit auf. Veränderungen dieser Art, insbesondere in der Altersgruppe der über 35jährigen, sind jedoch in etwa der Hälfte der Fälle mit einer von verschiedenen Formen des Karzinoms assoziiert. Manchmal treten die Hautveränderungen vor der Entdeckung des Neoplasmas auf. Man muß jedoch bedenken, daß bei der anderen Hälfte der nicht genetisch bedingten Fälle kein Neoplasma, sondern eine Endokrinopathie (oder auch überhaupt keine Zusatzkrankheit) zugrunde liegen könnte.

Tab. 6.13: Paraneoplastische Syndrome

Klinische Syndrome	Neoplasmen	Wirkungsmechanismen
Endokrinopathien		
Cushing-Syndrom	Kleinzelliges Bronchuskarzinom Pankreaskarzinom Neurale Neoplasmen	ACTH oder ACTH-ähnliche Substanz
Hyponatriämie	Bronchuskarzinom Intrakraniale Neoplasmen	ADH oder ADH-ähnliche Substanz
Hyperkalzämie	Bronchuskarzinom Mammakarzinom Nierenkarzinom Adulte T-Zell-Leukämie/Lymphom	?Parathormon-ähnliche Substanz TGF-α
Hyperthyreiodismus	Hämatologische Neoplasien Bronchuskarzinom Prostatakarzinom	TSH oder TSH-ähnliche Substanz
Hypoglykämie	Fibrosarkom Andere Weichteilsarkome Leberzellkarzinom	Insulin oder Insulin-ähnliche Substanz
Karzinoidsyndrom	Bronchusadenom (Karzinoid) Pankreaskarzinom Magenkarzinom	Serotonin, Bradykinin, ?Histamin
Polyzythämie	Nierenkarzinom Zerebelläres Hämangiom Leberzellkarzinom	Erythropoietin
Neurologische und muskuläre Syndrome		
Myasthenie	Bronchuskarzinom	?Immunologisch, ?toxisch
Störungen des ZNS und des peripheren Nervensystems	Mammakarzinom	
Dermatologische Störungen		
Acanthosis nigricans	Magenkarzinom Lungenkarzinom Uteruskarzinom	?Immunologisch, ?toxisch
Dermatomyositis	Bronchuskarzinom Mammakarzinom	?Immunologisch, ?toxisch
Veränderungen an Knochen, Gelenken und Bindegewebe		
Hypertrophisierende Osteoarthropathie und Trommelschlegelfinger	Bronchuskarzinom	Unbekannt
Vaskuläre und hämatologische Veränderungen		
Venenthrombose (Trousseau-Phänomen)	Pankreaskarzinom Bronchuskarzinom Weitere Karzinome	?Hyperkoagulobilität
Nicht-bakterielle thrombotische Endokarditis	Fortgeschrittene Karzinome	Hyperkoagulobilität
Anämie	Neoplasmen des Thymus	Unbekannt
Leukämoide Reaktion	Neoplasmen des Thymus	Unbekannt
Weitere		
Neophrotisches Syndrom	Verschiedene Karzinome	Immunkomplexe (Tumorantigene)

Trommelschlegelfinger und *hypertrophische Osteoarthropathien* treten bei 1–10% der Patienten mit Bronchuskarzinom auf, seltener in Verbindung mit anderen malignen Neoplasmen. Obschon die Osteoarthropathie bei Patienten ohne Neoplasma selten beobachtet wird, treten Trommelschlegelfinger auch bei Leberkrankheiten, diffusen, chronischen Lungenaffektionen, kongentialen Herzfehlern, Colitis ulcerosa sowie weiteren Krankheiten auf.

Verschiedene *vaskuläre* und *hämatologische Manifestationen* können bei vielen neoplastischen Krankheiten in Erscheinung treten. Der *Thrombophlebitis migrans* (Trousseau-Syndrom) begegnet man bei Karzinomen innerer Organe, wie Pankreas oder Lunge. Eine disseminierte, intravaskuläre Gerinnung («disseminated intravascular coagulation», DIC) führt bei vielen, auch neoplastischen Krankheiten zu Komplikationen. Man nimmt an, daß bei Neoplasie eine Hyperkoagulabilität des Blutes vorliegt, bedingt durch die Bildung oder Freisetzung von Plättchen-aggregierenden Substanzen aus dem Tumor oder dessen Abbauprodukten. Manchmal bilden sich bei Patienten mit fortgeschrittenem

Tumorleiden an den, meist linken, Herzklappen unscheinbare, nicht-bakteriell besiedelte, fibröse Vegetationen. Diese Veränderungen werden mit dem Begriff der *nichtbakteriellen, thrombotischen Endokarditis (NBTE)* oder der *marantischen Endokarditis* bezeichnet. Das Attribut «marantisch» (von Marasmus = Auszehrung) weist schon darauf hin, daß derartige Herzklappenläsionen meist in terminalen Phasen einer Tumorkachexie auftreten. Die NBTE wird jedoch manchmal auch bei jüngeren, weder an einer Neoplasie, noch an einer Kachexie leidenden Patienten beobachtet. In jedem Fall müssen diese Veränderungen als mögliche Quelle von Emboli betrachtet werden, eine Gefahr, die besonders beim jugendlichen Patienten größte Beachtung verdient.

Tumor-Abwehrmechanismen

Man erinnere sich, daß Abwehrmechanismen in grober Einteilung zwei Kategorien zuzuordnen sind – adaptiven und angeborenen. Jedes dieser beiden Effektor-Systeme kann im Prinzip in der Tumorabwehr eine Rolle spielen. Der adaptive «Arm» des Immunsystems besteht aus antigen spezifischen T- und B-Lymphozyten, welche die Fähigkeit besitzen, zwischen «selbst» und «fremd» zu unterscheiden. Eine Reaktion von T- und B-Zellen gegen Neoplasmen sind daher nur dann zu erwarten, wenn ganz spezifische Fremdantigene exprimiert werden. Weil die Frage, ob neoplastische Zellen immunogene Eigenschaften aufweisen, für das Verständnis der erworbenen Tumorabwehr zentral ist, wollen wir uns zunächst den sogenannten Tumorantigenen zuwenden.

Tumor-Antigene Die Frage, ob menschliche Tumorzellen überhaupt Antigene tragen, die sie von nicht-neoplastischen, normalen Zellen unterscheiden und vom Immunsystem des Patienten als «fremd» erkannt werden, ist immer noch höchst kontrovers. Meinungsverschiedenheiten entstehen immer wieder deshalb, weil in Tierexperimenten gewonnene Resultate nicht ohne weiteres auf die Situation beim Menschen übertragen werden können. Einige allgemeingültige Aussagen sind jedoch möglich:

- Neoplasmen, die im Versuchstier durch Infektion mit onkogenen Viren oder mit chemischen Karzinogenen induziert werden, besitzen Antigene, die eine spezifische Immunantwort auslösen.
- Spontane Tumoren von Versuchstieren zeichnen sich durch schwache (oder fehlende) Immunogenität aus. Diese Aussage muß möglicherweise im Lichte von Resultaten, die mit empfindlicheren Nachweismethoden (z.B. mit Hilfe monoklonaler Antikörper) erzielt werden, modifiziert werden.
- Anhaltspunkte dafür, daß auch einige menschliche Neoplasmen Abwehrreaktionen auslösen, sind vorhanden, allerdings ohne Klarheit darüber, ob es sich dabei tatsächlich um spezifische Immunreaktionen handelt.
- Diese beim Menschen nachweisbaren Abwehrreaktionen werden wahrscheinlich ausgelöst durch sogenannte «Tumor-assoziierte Antigene» (TAA), die von histogenetisch vergleichbaren Neoplasmen exprimiert werden.
- Bis heute fehlen eindeutige Hinweise darauf, daß menschliche Tumorzellen sich durch spezifische Antigene auszeichnen.

In experimentellen Modellsystemen wird die Antigenizität eines Tumors meistens durch folgende Untersuchungen geprüft: 1. die Fähigkeit eines Versuchstieres, nach vorherigem Kontakt mit lebenden oder abgetöteten Zellen eines Tumors, das Anwachsen entsprechender neoplastischer Zellen zu verhindern; 2. die Übertragung der Fähigkeit, dem Anwachsen eines Tumorimplantats zu widerstehen, auf nichtsensibilisierte Tiere durch Infusion immunokompetenter Zellen eines syngenen Tumorträgers («adoptive transfer»); und 3. der *in vitro* geführte Nachweis der Wachstumshemmung oder Zerstörung von Tumorzellen durch Abwehrzellen oder humorale Produkte eines Trägers des entsprechenden Neoplasmas. Die Anwendung dieser Methoden ermöglichte den Nachweis, daß viral oder chemisch induzierte Tumoren in Versuchstieren oft ganz bestimmte Tumor-spezifische Antigene (TSA) aufweisen, die lediglich durch Tumorzellen exprimiert werden und auf Normalzellen fehlen. Weil diese Tumorantigene eine Resistenz gegen das Anwachsen von Tumorimplantaten vermitteln, werden sie manchmal auch als tumorspezifische Transplantations-Antigene (TSTA) bezeichnet.

Der Nachweis tumorspezifischer Antigene auf oder in menschlichen Tumoren bleibt im besten Falle nicht unwidersprochen. Der positive Hinweis gründet im wesentlichen auf der Beobachtung, daß gewisse Neoplasmen eindrückliche, lymphozytäre Stromainfiltrate aufweisen. Man nimmt an, daß diese Infiltrate im wesentlichen aus immunokompetenten Zellen bestehen, da die Prognose derartiger Tumoren im allgemeinen etwas besser ist als für Neoplasmen ohne lymphozytäre Infiltrate. Bis vor kurzem war es äußerst schwierig, den Nachweis zu erbringen, daß lymphozytäre Tumorinfiltrate spezifisch sensibilisierte T-Zellen enthalten. In vorläufigen Untersuchungen konnte jedoch bei einigen Fällen von Melanom gezeigt werden, daß die Infiltrate T-Zellen mit spezifischer Zytotoxizität gegen autologe Tumorzellen aufweisen.[109] Neoplasmen, bei denen die deutlichsten Hinweise auf die Existenz von Tumor-Antigenen bestehen, umfassen Melanome, Neuroblastome, Burkitt-Lymphom, Leukämien, osteogene Sarkome und Kolonkarzinome. In den meisten Fällen können jedoch diese Tumor-assoziierten Antigene auch auf entsprechenden Tumoren anderer Patienten gefunden, d.h. sie sind der Ausdruck von Eigenschaften der histogenetisch definierten Tumorart und nicht von denen eines individuellen Neoplasmas. Darüber hinaus scheinen diese Tumoreigenschaften eigentlichen Differenzierungsantigenen zu entsprechen, die das Entwicklungsstadium der Tumorzellen im Moment der neoplastischen Transformation widerspiegeln. Normale, embryonale Zellen weisen in der Regel ähnliche Antigene auf. Offensichtlich werden im Verlauf der Tumorentstehung genetische Informationen dereprimiert, die in differenzierten Zellen unter normalen Bedingungen nicht zugänglich sind. In diesem Zusammenhang ist zu erwähnen, daß bestimmte Neoplasmen auch embryonale Antigene exprimieren: so produzieren Keimzell- und hepatozelluläre Karzinome häufig α-Fetoprotein, und Kolonkarzinome des Dickdarms sowie verschiedene andere Tumoren weisen oft karzinoembryonales Antigen (CEA) auf. Diese onkofetalen Antigene sind bezüglich der Auslösung einer Tumor-Abstoßungsreaktion von geringem funktionellem Interesse, besitzen jedoch diagnostische Bedeutung als sog. Tumor-Marker. Zusammenfassend kann festgehalten werden, daß es sich bei den «tumorspezifischen» Antigenen von spontan entstehenden Neoplasmen beim Menschen – mit ganz wenigen Ausnahmen[110] – um Eigenschaften handelt, die auch andern, ähnlichen Tumoren sowie sich differenzierenden, normalen Zellen gemeinsam sind. Da jedoch gewisse Hinweise darauf bestehen, daß diese Antigene eine Immunantwort auslösen können, sollen folgende Fragen angegangen werden: 1. Worin bestehen die Abwehrmechanismen, die beim Tumorträger – Versuchstier oder Mensch – eine Rolle spielen könnten?; 2. besitzt der Mensch ein spezifisches Überwachungssystem, mit dessen Hilfe Tumorzellen eliminiert werden («Immunüberwachung», «immunosurveillance»)?; und 3. was für Möglichkeiten gibt es, diese gegen Tumorzellen gerichtete Abwehr im Sinne einer Immuntherapie zu nutzen?

Das Wesen der Abwehrmechanismen gegen Tumoren Sowohl humorale als auch zelluläre Mechanismen können an der Tumorabwehr beteiligt sein. Die Zellen des Immunsystems wurden bereits besprochen, und es folgt hier nur eine zusammenfassende Charakterisierung. Im wesentlichen geht es um die mögliche Beteiligung von drei Zellarten:

1. *Spezifisch sensibilisierte, zytotoxische T-Zellen*, die imstande sind, Membran-assoziierte Tumorantigene zusammen mit Histokompatibilitätsantigenen der Klasse I zu erkennen;

2. *«Natural killer» (NK)-Zellen*, die ohne vorangegangene, spezifische Sensibilisierung neoplastische Zellen zerstören können. Wie erwähnt, beruht die zytolytische Aktivität der NK-Zellen auf einer direkten oder einer Antikörper-abhängigen, zellulären Zytotoxizität («antibody-dependent cellular cytotoxicity», ADCC). Die ADCC beruht auf in der Erkennung und Lyse von Antikörper-beladenen Tumorzellen, die durch Fc-Rezeptoren auf NK-Zellen vermittelt wird (siehe auch Abb. 5.11).

3. *Makrophagen*, sowohl unspezifisch (z.B. durch Endotoxin) als auch spezifisch aktiviert durch γ-Interferon aus aktivierten T-Zellen, sind zum Abtöten von Tumorzellen befähigt mit Hilfe der Antikörper-abhängigen, zellulären Zytotoxizität (ADCC) und der Bildung und Freisetzung zytotoxischer Substanzen.

Nach wie vor besteht Unsicherheit darüber, welche dieser Zellarten – wenn überhaupt – zur Tumorimmunität beim Menschen beiträgt.

Humorale Mechanismen können ebenfalls, zumindest im Versuchstier, an einer Zerstörung von Tumorzellen beteiligt sein. In experimentellen Modellsystemen kann durch Stimulation mit Tumorzellen eine spezifische Antikörperproduktion ausgelöst werden. Die antitumorale Wirkung der gebildeten Immunglobuline zeigt sich über zwei Mechanismen: Ihre Bindung an die Membran der Zielzellen kann entweder 1. die Aktivierung des Komplementsystems und dadurch die Bildung des lytischen C'8-9-Komplexes auslösen, oder 2. die Tumorzellen einer ADCC durch NK-Zellen oder Makrophagen zugänglich machen. In Abb. 6.38 wurde versucht, die zellulären Mechanismen der Tumorimmunität bildlich darzustellen.

Paradoxerweise können sowohl zelluläre als auch humorale Mechanismen die immunologisch spezifische Abwehrreaktion gegen einen Tumor auch hemmend beeinflussen. Suppressor-T-Zellen spielen eine zentrale Rolle in der Regulation der zellulären und humoralen Immunantwort gegen alle Antigene, und Tumorantigene sind in diesem Zusammenhang keine Ausnahme. Suppressor-T-Zellen wirken in gewissen experimentellen Systemen hemmend auf die Ausbildung einer Tumorimmunität und könnten beim Menschen eine ähnliche Rolle spielen.[111] Humorale, «blockierende Faktoren» sind imstande, eine zellvermittelte, zytotoxische Reaktion zunichte zu machen. Die Natur dieser Faktoren ist ungewiß, aber die meisten Anhaltspunkte deuten daraufhin, daß es sich um Antigen-Antikörper-Komplexe handelt; in die Blutzirkulation gelangende, abgestoßene Tumorantigene («shedding») könnten dabei eine Rolle spielen. Man nimmt an, daß diese Faktoren ihre hemmende Wirkung über die Bindung an, und Blockierung von, Epitopen auf Tumorzellen oder Rezeptoren immunokompetener Zellen entfalten. Zusammenfassend können sich Abwehrreaktionen gegen Tumoren für den Tumorträger einerseits als nützlich, andererseits durch Hemmung spezifischer Immunantworten als schädlich erweisen.

Immunologische Überwachung («immunosurveillance») Um es vorwegzunehmen: *Es gibt keinen eindeutigen Hinweis darauf, daß der menschliche Organismus über einen Mechanismus verfügt, der im Sinne einer spezifischen Überwachung das Entstehen von Neoplasmen verhindert.* Das stärkste Argument für die Existenz eines derartigen Mechanismus ist die erhöhte Inizidenz von neoplastischen Erkrankungen bei Patienten mit Im-

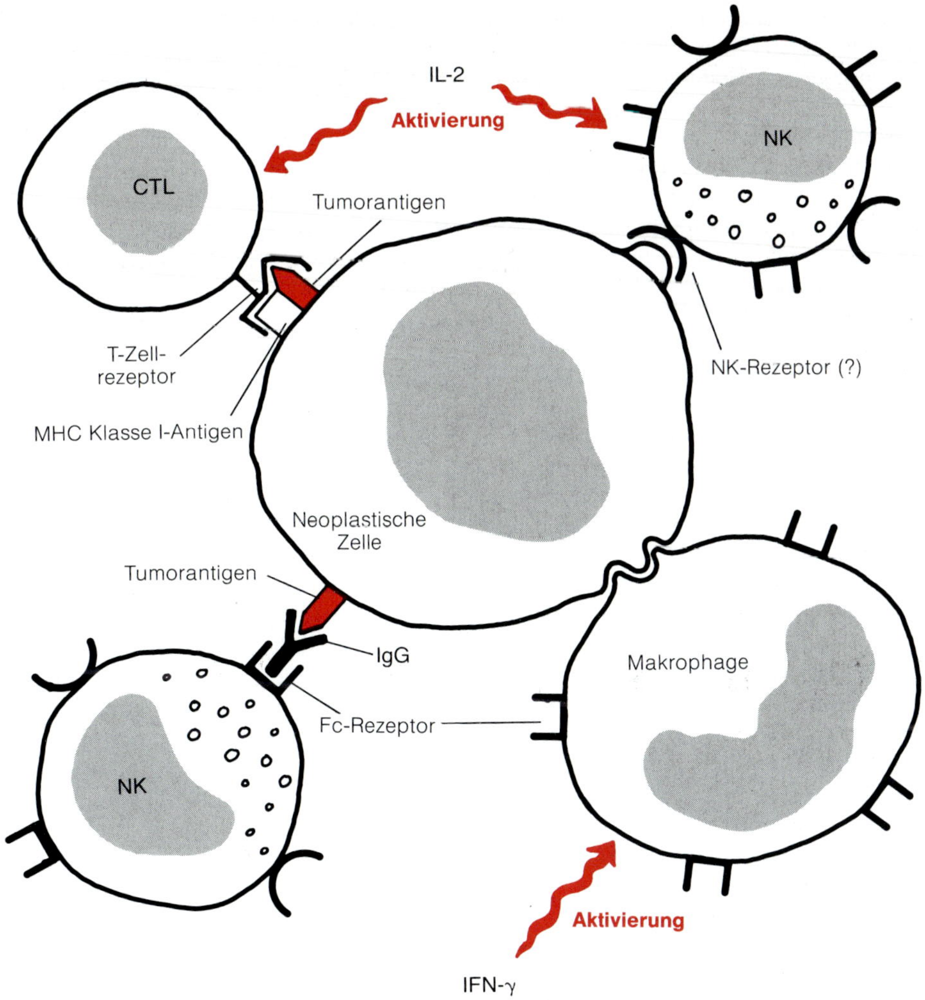

Abb. 6.38: Effektorzellen der antineoplastischen Immunität und einige Zytokine mit modulierendem Effekt auf antineoplastische Aktivität.

mundefekten. Ungefähr 5% aller Patienten mit angeborenem Immunmangel erkranken an Neoplasmen, was rund 200mal häufiger ist, als der Erwartung entspricht. In analoger Weise wird das Entstehen maligner Neoplasien bei immunsupprimierten Transplantatempfängern ebenfalls häufiger als erwartet beobachtet. Bemerkenswert ist, daß es sich in beiden Fällen bei den meisten dieser Neoplasien um maligne Lymphome, meist vom immunoblastären Typ, handelt. (Daneben besteht zusätzlich eine gesteigerte Inzidenz für Plattenepithel-Karzinome der Haut und der Lippen.) Besonders instruktiv ist das geschlechtsgebunden, rezessiv vererbte Immundefektsyndrom, das als XLP («X-linked lymphoproliferative syndrome») bezeichnet wird.[112] Werden betroffene Knaben mit Epstein-Barr-Virus infiziert nimmt die Infektion nicht den üblichen, selbstlimitierenden Verlauf der infektiösen Mononukleose, sondern es entwickelt sich eine chronische und manchmal letale Form der Mononukleose oder, im noch schlimmeren Fall, ein malignes Lymphom.

Man hat schon argumentiert, daß Neoplasmen auch bei immunokompetenten Individuen wegen der Existenz von Mechanismen entstehen könnten, mit deren Hilfe die Tumoren einer Überwachung entgehen («tumor escape»):

- *Selektion Antigen-negativer Varianten.* Während der Progression eines Neoplasmas werden stark immunogene Subklone dauernd eliminiert, was allmählich zur Anreicherung mit Zellen führt, die Antigene nur schwach oder überhaupt nicht exprimieren.
- *Verlust oder verminderte Expression von Histokompatibilitätsantigenen.* Tumorzellen könnten die Fähigkeit verlieren, HLA Klasse I-Antigene in quantitativ normalem Ausmaß zu exprimieren, wodurch sie dem Angriff durch zytotoxische T-Zellen entgehen.
- *Abstoßen oder Veränderung («Modulation») von Tumor-*

Antigenen. Ein genügend ausgeprägter Verlust oder qualitative Veränderungen von Membranantigen hemmt die immunologische Erkennung von Tumorzellen.

- *Immunsuppression.* Viele Neoplasmen führen zur unspezifischen Verminderung der Immunkompetenz, oft durch die Freisetzung schlecht definierter, löslicher Produkte. Wie erwähnt, ist auch eine spezifische Hemmung der Tumorimmunität durch Suppressor-T-Zellen denkbar.

Jeder der erwähnten Möglichkeiten konnte in Modellen experimentell induzierter Tumoren eine nachweisbare Rolle zuerkannt werden. Dazu kommt, daß bei Patienten mit neoplastischen Krankheiten eine funktionelle Hemmung bestimmter Zellen des Immunapparates beobachtet werden kann.

Eine ebenso eindrückliche Liste von Beobachtungen stellt jedoch das Konzept der immunologischen Überwachung auch in Frage. Bei den häufigsten Neoplasieformen, die bei immunsupprimierten oder immundefizienten Patienten entstehen, handelt es sich um maligne, insbesondere immunoblatische, Lymphome. Diese Neoplasien könnten ohne weiteres die Folge abnormer immunoproliferativer Reaktionen gegen mikrobielle Erreger oder verschiedene verabreichte Medikamente darstellen. Man würde auch erwarten, daß bei defektem Immunsystem ein verstärktes Auftreten der häufigsten, malignen Tumoren – Lungen-, Mamma- oder Karzinome des Verdauungstraktes – beobachtet werden müßte, was jedoch keineswegs der Fall ist. Dazu kommt, daß sich «nackte» Mäuse, die keinen funktionellen Thymus aufweisen und – außer einer deutlich vorhandenen NK-Zellaktivität – keine zellgebundenen Immunreaktionen zustande bringen, weder durch eine erhöhte Inzidenz von Spontantumoren noch durch eine gesteigerte Empfindlichkeit gegenüber der Induktion von Tumoren durch chemische Karzinogene auszeichnen. Die Ungewißheit über Existenz und Rolle der immunologischen Tumorüberwachung bleibt also auch weiterhin bestehen.

Tumorimmunität und Immunotherapie beim Menschen Das Problem der Bedeutung der Tumorimmunität beim Menschen steht in Analogie zur Ansichtssache, ob ein halbgefülltes Glas «halbvoll» oder «halbleer» ist. Angesichts der Unsicherheit darüber, ob menschliche Tumoren überhaupt tumorspezifische Antigene exprimieren oder nicht, und daraus abgeleitet, welche Bedeutung der «spezifischen» Immunität im Rahmen der Immunüberwachung zukommt, hat sich die Aufmerksamkeit auf die mögliche Rolle der NK-Zellen konzentriert.[113] Die Vorstellung, daß NK-Zellen bei der Tumorabwehr eine bedeutende Rolle zukommt, wird durch verschiedene Beobachtungen gestützt.

- NK-Zellen sind imstande, ohne vorhergehende Sensibilisierung Tumorzellen wirkungsvoll zu lysieren. Sie könnten demnach ohne weiteres die Rolle der «ersten Abwehrlinie» übernehmen, wenigstens solange die Tumorzellzahl gering ist.
- Nach Aktivierung durch IL-2 vermögen NK-Zellen Tumorzellen verschiedener, spontan entstandener menschlicher Neoplasmen abzutöten. Diese Neoplasmen sind sich meistens nicht immunogen für T- und B-Zellsysteme.
- In Tiermodellen konnte überzeugend nachgewiesen werden, daß NK-Zellen auch unter Bedingungen *in vivo* Anti-Tumor-Aktivität besitzen, insbesondere was die Kontrolle der hämatogenen Metastasierung betrifft.

Aufgrund dieser Beobachtungen werden gegenwärtig verschiedene Möglichkeiten geprüft, die Kombination von IL-2 und NK-Zellen bei klinischen, immuntherapeutischen Versuchen einzusetzen. Gemäß einem dieser Protokolle werden periphere Blutlymphozyten von Tumorpatienten *in vitro* mit IL-2 aktiviert und zur Vermehrung gebracht (IL-2 wirkt sowohl auf NK- als auch auf T-Zellen als Mitogen). Große Mengen «Lymphokin-aktivierter Killer»-(LAK-)Zellen werden dem Patienten reinfundiert, zusammen mit zusätzlichem IL-2, um die Aktivität der übertragenen Zellen hoch zu halten. Nach andern Protokollen wird Tumorpatienten IL-2 direkt infundiert – entweder intermittierend oder kontinuierlich –, mit der Idee, auf diese Weise Zellen *in vivo* zu aktivieren. Bei einem dritten, technisch sehr viel aufwendigeren Vorgehen werden Infiltratzellen aus exzidierten Neoplasmen isoliert, *in vitro* mit IL-2 behandelt und dem Patienten reinfundiert. Der therapeutische Stellenwert dieser verschiedenen Techniken, die alle die Gefahr der toxischen Wirkung zu hoher Dosen von IL-2 (z.B. Lungenödem) mit sich bringen, wird gegenwärtig geprüft. Jedenfalls zeigen die Resultate von Vorversuchen, daß bei einigen Patienten mit Nierenzell-Karzinomen oder malignen Melanomen Metastasen partiell oder gänzlich zum Verschwinden gebracht werden konnten.[114]

Neben der Anti-Tumor-Aktivität von IL-2 wird diejenige verschiedener anderer, durch Gentechnologie in reiner Form erhältlicher Zytokine geprüft. Darunter sind die Interferone (IFN) -α und -γ sowie «tumor necrosis factor» (TNF)-α. IFN-α hat sich bereits bei der Kontrolle hämatologischer Neoplasien, insbesondere der Haar-Zell-Leukämie, als einigermaßen nützlich erwiesen. IFN-γ und TNF-α lassen deshalb auf einen wirkungsvollen Einsatz hoffen, als die beiden Substanzen die antitumoralen Eigenschaften von Makrophagen zu aktivieren vermögen und zudem synergistisch zu wirken scheinen.

Obwohl bisher alle Anstrengungen, die spezifischen Immunfunktionen zu verstärken, wegen der allgemein schwachen Immunogenität menschlicher Tumoren scheiterten, weckt die Verwendbarkeit monoklonaler Antikörper in der Therapie maligner Lymphome neue Hoffnungen. Neoplastische Lymphozyten tragen, genau wie die ihnen entsprechenden normalen Zellen, an ihrer Oberfläche individuelle, antigenspezifische Rezeptoren, die ihrerseits idiotypische Merkmale aufweisen. Gegen die Idiotypen des neoplastischen Zellklons gerichtete Antikörper werden deshalb äußerst zielgerichtet nur mit Tumorzellen reagieren. Derartige antiidiotypische Antikörper können mit potenten Toxinen (meist Rizin) gekoppelt und dazu verwendet werden, entsprechenden Idiotyp-positiven Tumorzellen den Todesstoß zu versetzen. Die Wirksamkeit solcher «magic bullets» in der Behandlung von Leukämien und malignen Lymphomen ist Gegenstand intensiver Untersuchungen.[115]

Laboratoriumsdiagnose der Neoplasie

Die Tumordiagnostik im Laboratorium wird zunehmend komplexer, aufwendiger und spezialisierter. Praktisch jedes der erwähnten Neoplasmen wurde durch Experten in weitere Untergruppen unterteilt – eine böse Überraschung für den Anfänger! Nach dem Grundsatz «Eile mit Weile» werden in den folgenden Abschnitten die gegenwärtig gebräuchlichen, diagnostischen Werkzeuge vorgestellt, ohne auf methodische Einzelheiten einzugehen.

Histo- und zytopathologische Methoden An sich ist die morphologische Diagnose eines Neoplasmas meistens nicht allzu schwierig. An den beiden Enden des Spektrums, das von gutartig bis bösartig reicht, ergeben sich in der Regel keine Probleme. Dazwischen liegt dagegen ein «Niemandsland», in dem man auf zahlreiche Orientierungshilfen angewiesen ist. Dieser Aspekt wurde bisher genügend betont, weshalb wir uns hier auf die Rolle des Klinikers – meist des Chirurgen – und des Pathologen für das Erarbeiten der korrekten Diagnose konzentrieren wollen.

In der Regel unterschätzen klinisch tätige Ärzte die Wichtigkeit ihres Beitrags zur Diagnosestellung. Klinische Angaben sind für die optimale, diagnostische Leistung des Pathologen von unschätzbarem Wert. Veränderungen von Haut oder Schleimhaut, hervorgerufen durch eine vorangegangene Bestrahlung, weisen einen tumorähnlichen Aspekt auf. Histologische Schnitte aus dem Bereich einer in Heilung begriffenen Knochenfraktur täuschen ein Osteosarkom vor. Dazu kommt, daß die Beurteilung von Veränderungen nicht besser sein kann als das zur Verfügung gestellte Untersuchungsmaterial. Das eingesandte Gewebestück muß genügend groß, für die zu untersuchende Läsion repräsentativ und gut erhalten sein. Als Entnahmemöglichkeiten stehen zur Verfügung: 1. Operation oder Biopsie; 2. Feinnadelpunktionen; oder 3. zytologische Ausstriche. Die Exzision kleiner Läsionen ist meist problemlos, während bei der Wahl der Entnahmestelle aus größeren Neoplasmen bedacht werden muß, daß die Ränder der Tumormasse unter Umständen nicht repräsentativ sind und das Zentrum weitgehend nekrotisch sein kann. Bei malignen Lymphomen mit ausgedehntem Befall der Lymphknoten muß daran gedacht werden, daß die leicht exzidierbaren, inguinalen Lymphknoten physiologischerweise reaktive Veränderungen aufweisen, die eine Beteiligung am neoplastischen Geschehen maskieren können. Die Forderung, daß das Gewebestück in geeigneter Weise fixiert werden muß, ist an sich selbstverständlich. Dies bedeutet jedoch, daß es sofort nach der Entnahme in eine gebräuchliche Fixationslösung verbracht wird (z.B. gepuffertes Formalin), wobei vielleicht ein Teil des Biopsiestücks für die elektronenmikroskopische Untersuchung einer speziellen Fixierung bedarf (z.B. Glutaraldehyd) oder für die optimale Hormon- oder Rezeptoranalyse sofort tiefgefroren werden sollte. Bei Mammakarzinomen bilden die Bestimmungen von Östrogen- und Progesteronrezeptoren die Grundlage für den Entscheid, ob eine hormonelle Therapie eingeleitet werden kann. «Schnellschnitt-Untersuchungen» von Gefrierschnitten während der Operation sind dann notwendig, wenn beispielsweise die Art der Veränderung in einem Mammaknoten bestimmt oder durch Beurteilung der Ränder eines Exzisats die vollständige Entfernung eines Neoplasmas sichergestellt werden muß. Derartige Gefrierschnittuntersuchung gestatten eine histologische Beurteilung innerhalb von Minuten. In erfahrenen, kompetenten Händen liefert diese Art der Schnelldiagnose höchst verläßliche Resultate, in vielen Fällen ist der Pathologe jedoch auf die größeren, histologischen Details bei üblicher Gewebeverarbeitung angewiesen – beispielsweise dann, wenn der Entscheid zur radikalen Operation, wie der Amputation einer Extremität, von der histologischen Diagnose abhängt. Meist ist es vorteilhafter, unter Inkaufnahme aller Nachteile, einige Tage zuzuwarten, als unnötige oder falsche, chirurgische Eingriffe vorzunehmen. Glücklicherweise weist nichts darauf hin – mit Ausnahme der seltenen Fälle von sehr rasch wachsenden Sarkomen (meist bei Kindern) –, daß ein Intervall von wenigen Tagen zwischen Biopsie und definitiver, chirurgischer Intervention mit der Gefahr einer weiteren Verbreitung des Tumors verbunden sein könnte.

Die *Feinnadel(aspirations)biopsie* ist eine Untersuchungsmöglichkeit, die sich wachsender Beliebtheit erfreut. Das Vorgehen besteht darin, daß Zellen und Flüssigkeit mit Hilfe einer feinen Nadel aus dem Neoplasma aspiriert und anschließend im gefärbten Ausstrich durch den Zytopathologen untersucht werden. Diese Untersuchung wird am häufigsten zur präoperativen Abklärung leicht tastbarer Läsionen von Mamma, Schilddrüse, Lymphknoten sowie – mit einer Spezialnadel – für die Prostata angewendet. Moderne, bildgebende Techniken erlauben den Einsatz von Feinnadelpunktionen auch bei tieferliegenden Veränderungen, z.B. für die Untersuchung von im Becken gelege-

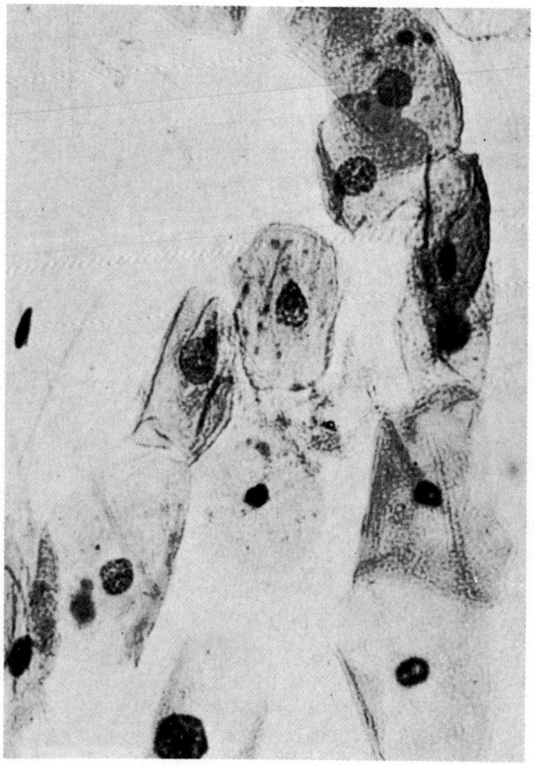

Abb. 6.39: Zytopathologischer Ausstrich normaler Zellen des Genitaltrakts. Bei den Zellen handelt es sich vor allem um oberflächliche Plattenepithelzellen.

nen Lymphknoten.[116, 117] Die Aspirationsmethode ist weniger invasiv und aufwendig als die konventionelle Nadelbiopsie. Erfahrung vorausgesetzt, sind die erzielten Resultate äußerst verläßlich und rasch erhältlich.
Die *zytologische Untersuchung von Papanicolaou-gefärbten Ausstrichen* stellt eine weitere Möglichkeit der Krebsdiagnostik dar. Sie wird vor allem für die Frühentdekkung des Zervixkarzinoms, oft schon im *in situ*-Stadium, eingesetzt. Sie hat sich aber auch bei vielen anderen Fällen bewährt: 1. wenn ein malignes Neoplasma vermutet wird, wie Karzinome von Endometrium, Bronchus, Harnblase, Prostata oder Magen; 2. für die Identifizierung von Tumorzellen in Peritoneal-, Pleura- oder Gelenkflüssigkeit sowie im Liquor; und 3. anderen Formen der Neoplasie.
Wie bereits erläutert, zeigen maligne Tumorzellen einen verminderten Zusammenhalt sowie morphologische Veränderungen, die unter dem Begriff der Anaplasie zusammengefaßt werden. Im Ausstrich kann daher aufgrund von anaplastischen Zeichen beurteilt werden, ob die abgestoßenen Zellen aus einem Neoplasma stammen oder nicht (Abb. 6.39 und 6.40). Im Gegensatz zum Histopathologen muß sich der Zytopathologe für seine Beurteilung auf Veränderungen von Einzelzellen oder kleiner Zellaggregate verlassen, ohne zusätzliche Hinweise auf veränderte Gewebearchitektur, ungeordnete Zellverbände oder (vielleicht am wichtigsten) Zeichen invasiven Wachstums. Die zytologische Diagnostik vermag zwischen normalen, dysplastischen oder neoplastischen Zellen zu unterscheiden und gestattet zudem das Erkennen von Zellveränderungen, die für *Carcinoma in situ* charakteristisch sind.
Die zytopathologische Beurteilung verlangt großes Wissen und Erfahrung, trifft jedoch bei Zervikalabstrichen in nahezu allen Fällen die richtige Diagnose, d.h. falsch-positive Resultate sind die große Ausnahme. Der nicht unbedeutende Anteil falsch-negativer Befunde erklärt sich größtenteils aus Probefehlern. Obwohl Ausstriche von Zellen anderer Neoplasmen (z.B. Lunge, Magen, Prostata) schwieriger zu interpretieren sind, liefern positive Resultate immer gewichtige Hinweise. Allerdings muß hervorgehoben werden, daß *jeder positive, zytopathologische Befund durch bioptische Gewebeentnahmen und nachfolgende histopathologische Untersuchungen bestätigt werden sollte, bevor eine Therapie eingeleitet wird.* Ein negativer Befund schließt ein malignes Neoplasma nicht aus. Die Tatsache, daß die Inzidenz der Fälle von Zervixkarzinomen derart erfolgreich unter Kontrolle gebracht werden konnte, stellt dem Stellenwert der zytologischen Diagnostik das beste Zeugnis aus.
Obschon Histopathologie und exfoliative Zytologie die in der Krebsdiagnostik am häufigsten eingesetzten Methoden sind, wird die Zahl der Werkzeuge, die dem diagnostisch tätigen Pathologen zur Verfügung stehen, durch Aufnahme neuer Techniken ständig vermehrt. Einige, wie die Immunhistochemie, haben sich bereits gut etabliert und werden breit eingesetzt, während andere, wie die DNA-Analyse, auf bestem Wege sind, in die «Routine»-Kategorie aufgenommen zu werden. In der Folge werden einige Leckerbissen dieser diagnostischen Möglichkeiten vorgestellt.

Immunhistochemie (Immunzytochemie) Die Verfügbarkeit spezifischer, monoklonaler Antikörper hat die Identifikation der Produkte und Oberflächeneigenschaften von Zellen stark erleichtert. Antikörper gegen Intermediärfilamente haben sich beispielsweise bei der Klassifizierung wenig differenzierter Neoplasmen als wertvoll erwiesen.[118] Die fünf Haupttypen der Interme-

Tab. 6.14: Intermediärfilamente und ihre Verteilung in neoplastischen Zellen

Keratine	Karzinome Mesotheliome
Desmin	Neoplasmen der glatten und quergestreiften Muskulatur
Vimentin	Mesenchymale Neoplasmen, einige Karzinome
Glia-Filamente	Gliomatöse Neoplasmen
Neurofilamente	Neuronale Neoplasmen

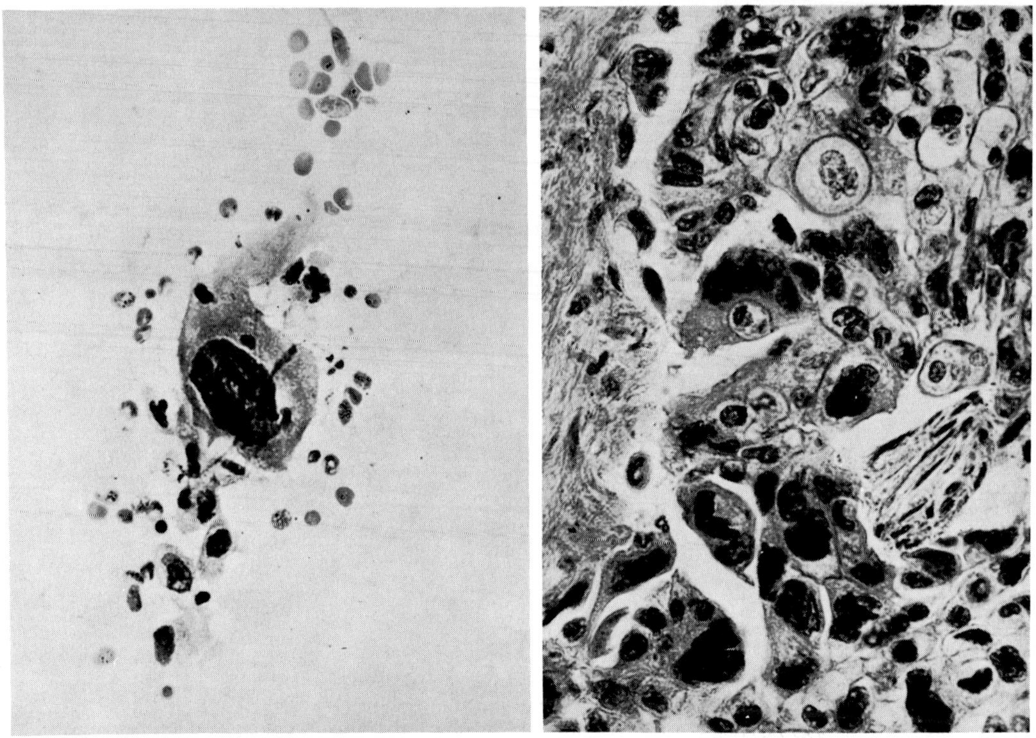

Abb. 6.40: *Links*: Zytopathologischer Ausstrich des Vaginalsekretes einer Patientin mit Zervixkarzinom. Vergleiche die große, maligne unnd anaplastische Zelle mit den normalen Zellen in Abb. 6–39 (gleiche Vergrößerung). *Rechts*: Gewebeschnitt des resezierten Neoplasmas mit anaplastischen Zellen *in situ*.

diärfilamente mit den entsprechenden Tumoren sind in Tab. 6.14 aufgeführt. Das Vorhandensein von Zytokeratin, nachgewiesen durch Immunperoxidase-Färbung, erlaubt zum Beispiel die Unterscheidung wenig differenzierter Karzinome von großzelligen, malignen Lymphomen. Diese beiden Neoplasien können mit herkömmlichen Methoden gefärbten Gewebeschnitten sehr ähnlich aussehen, jedoch nur Karzinomzellen enthalten Zytokeratine (Abb. 6.41). Der Nachweis von Vimentin, das vorherrschende Intermediärfilament mesenchymaler Zellen, ist weniger spezifisch, da gewisse Neoplasmen epithelialer Herkunft (z.B. hypernephroide Karzinome) Keratin und Vimentin koexprimieren können. Andererseits ist Desmin spezifisch für Neoplasmen mit muskulärer Differenzierungsrichtung.

Immunhistochemische, zusammen mit immunofluoreszenzoptischen Methoden haben sich auch als nützlich erwiesen bei der Zuordnung und Klassifizierung von Neoplasien, die von T- oder B-Lymphozyten und von Monozyten/Makrophagen ausgehen. Eine Liste monoklonaler Antikörper gegen verschiedene lymphohämopoietische Zellen findet sich in Tab. 5.1 auf S. 196.

DNA-Analyse Die Molekularbiologie hat sich aus den Forschungslaboratorien gelöst und ist bis zum Krankenbett vorgedrungen. T- und B-Zell-Lymphome können heute aufgrund des klonalen Rearrangements ihrer Rezeptor-Gene mit Hilfe der Southern-Blot-Analyse identifiziert und klassiert werden. Der Nachweis der Amplifikation des N-*myc*-Onkogens (Neuroblastom) oder des c-*neu*-Gens (Mammakarzinom) hat sich als prognostisch wertvoll erwiesen. Die Onkogene werden mit Southern-Blot-Analyse extrahierter Tumorzell-DNA oder *in situ*-Hybridisierung nachgewiesen. Verschiedene weitere diagnostische Anwendungen der rekombinanten DNA-Technologie stehen ebenfalls für die Tumordiagnose oder -klassifizierung zur Verfügung.

Durchfluß-Zytometrie Mit Hilfe der Durchflußzytometrie können verschiedene, individuelle Zellmerkmale, eingeschlossen DNA-Gehalt neoplastischer Zellen, rasch und quantitativ bestimmt werden. Die Methode ist anwendbar auf Untersuchungsmaterial verschiedenster Herkunft, wie chirurgisch entnommene, gefrorene Gewebeproben (aus denen Zellkerne extrahiert werden können), pleurale oder peritoneale, auf Neoplasie verdächtige Exsudate, Knochenmarkaspirate oder Waschflüssigkeiten aus Bronchialbaum oder Harnblase. Für verschiedene, maligne Neoplasmen konnte inzwischen eine Beziehung zwischen abnormem DNA-Gehalt und klinischer Prognose hergestellt werden.[119, 120] Als allgemeine Regel scheint sich abzuzeichnen, daß nachweisbare Aneuploidien in Frühstadien von Mamma-, Harnblasen-, Lungen- oder Kolorektalkarzinom eine schlechte Prognose bedeuten. Obschon die DNA-Messung bis heute in den meisten Laboratorien nicht zu den Routinemethoden zählt, dürfte sie in Zukunft für Planung und Erfolgsbeurteilung der Behandlung bei bestimmten Neoplasmen zur Standarduntersuchung werden.

Tumor-Marker «Tumor-Marker» sind biochemisch meßbare Indikatoren für das mögliche Vorliegen eines Neoplasmas. Derartige Tumormerkmale umfassen Antigene der Zelloberfläche, zytoplasmatische Proteine, Enzyme und Hormone. Im klinischen Sprachgebrauch wird der Begriff meist ausschließlich auf Moleküle angewandt, die in Blut oder anderen Körperflüssigkeiten nachgewiesen werden. *Der Nachweis von Tumor-Markern ist keineswegs dazu geeignet, als Haupthilfsmittel zur primären Diagnose verwendet zu werden.* Die klinische Nützlichkeit dieser Marker beschränkt sich bei positivem Nachweis auf die Bestätigung der Diagnose . Einige Tumor-Marker haben sich zudem in der Verlaufskontrolle nach eingeleiteter Therapie oder zur Anzeige eines Tumorrezidivs als nützlich erwiesen.

Viele Tumor-Marker wurden bereits beschrieben, und weitere werden laufend neu entdeckt.[121, 122] Verhältnismäßig wenige unter ihnen haben sich bewährt und ihren klinischen Nutzen bewiesen. Eine Auswahl von Tumor-Markern ist in Tab. 6.15 aufgeführt, und Bemerkungen zu einigen wenigen Beispielen auf dieser Liste folgen.

Beim *karzinomembryonalen Antigen* («carcinoembryonic antigen», *CEA*), das unter physiologischen Bedingungen in embryonalem Gewebe von Darm, Pankreas und Leber gebildet wird, handelt es sich um ein komplexes Glykoprotein, das auch von neoplastischen Zellen verschiedener Tumoren synthetisiert wird. In Abhängigkeit eines (mehr oder weniger willkürlich) festgelegten Schwellenwerts im Serum, beobachtete man erhöhte CEA-Spiegel bei 60–90% von Kolorektal-, bei 50–80% der Pankreas- und bei 25–50% der Magen- und Mammakarzinomen. Hohe CEA-Werte werden, allerdings weniger regelmäßig, auch bei anderen Formen maligner Neoplasmen beobachtet. Daneben tritt ein Anstieg des CEA-Spiegels aber auch bei verschiedenen, nicht neoplastischen Leiden auf, wie beispielsweise bei alkoholischer Leberzirrhose, Hepatitis, Colitis ulcerosa oder Morbus Crohn. Sogar beim gesunden Raucher wurden gelegentlich hohe CEA-Werte nachgewiesen. Dem CEA-Nachweis fehlt demnach sowohl Spezifität als auch Empfindlichkeit, d.h. beide Eigenschaften, welche die Voraussetzung für die Verwendungbarkeit der Methode zur Erkennung eines Neoplasmas im Frühstadium sind. Präoperative CEA-Spiegel besitzen

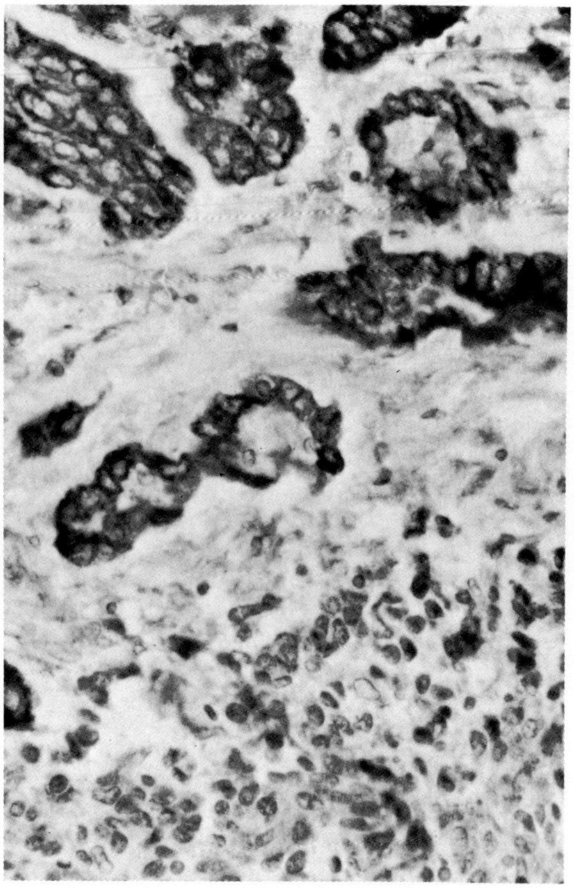

Abb. 6.41: Immunperoxidase-Färbung für Keratine bei Lungenkarzinom. Atypische, drüsenähnliche Strukturen im oberen Bildbereich sind dunkel gefärbt, entsprechend einer positiven Reaktion mit Antikeratin-Antikörpern.

eine gewisse, prognostische Bedeutung, da ihre Höhe mit der Gesamtmasse des Neoplasmas in Beziehung steht. Im Falle von Kolonkarzinomen korrelieren diese Werte mit dem weitverbreiteten Gradierungssystem von Duke. Bei Patienten mit CEA-positivem Kolonkarzinom deuten erhöhte CEA-Werte sechs Wochen nach der Resektion an, daß der Tumor nicht vollständig entfernt wurde. Ein Anstieg des CEA-Spiegels ist ein Indiz für ein Tumorrezidiv, das oft der klinischen Manifestation zeitlich vorangeht.

α-Fetoprotein (AFP) ist ein weiterer, gut eingeführter Tumor-Marker. Dieses Glykoprotein wird normalerweise während der Fetalzeit in Dottersack und fetaler Leber gebildet. Abnorm hohen Blutwerten bei Erwachsenen begegnet man vor allem bei Leberzellkarzinom oder bei Keimzellenkarzinom des Hodens. Weniger regelmäßig werden erhöhte AFP-Spiegel im Blut auch bei Patienten mit Magen- oder Mammakarzinom gefunden. Ähnlich wie beim CEA kommt es auch bei nichtneoplastischen Veränderungen, wie z.B.

Tab. 6.15: Ausgewählte «Tumor-Marker»

Hormone	
Humanes Choriongonadotropin	Trophoblastenneoplasmen, Hodenneoplasmen (nicht Seminom!)
Kalzitonin	Medulläres Schilddrüsenkarzinom
Katecholamine und Metaboliten	Phäochromozytom und verwandte Neoplasmen
Ektopische Hormone	siehe *Paraneoplastische Syndrome*
Onkofetale Antigene	
α-Fetoprotein	Leberzellkarzinom, Keimzellneoplasmen des Hodens
Karzinoembryonales Antigen	Karzinome von Kolon, Pankreas, Lunge, Magen und Mamma
Isoenzyme	
Saure Prostataphosphatase	Prostatakarzinom
Neuronen-spezifische Enolase	Kleinzelliges Lungenkarzinom, Neuroblastom
Spezifische Proteine	
Immunglobuline	Plasmozytom und andere Gammopathien
Prostata-spezifisches Antigen	Prostatakarzinom
Muzine und andere Glykoproteine	
CA-125	Ovarialkarzinom
CA-19-9	Karzinome von Kolon und Pankreas
CA-15-3	Mammakarzinom

bei Leberzirrhose, toxischer Leberschädigung, Hepatitis oder Schwangerschaft (insbesondere bei Schädigung oder Tod des Fetus), zu minimalen bis mäßigen Anstiegen der AFP-Werte. Auch wenn Probleme mit der Spezifität bestehen, hat sich doch ein stark erhöhter AFP-Spiegel als nützlicher Indikator für hepatozelluläre Karzinome oder Keimzellenkarzinome des Hodens erwiesen. Nach chirurgischer Resektion des Leber- oder Hodentumors sinken die AFP-Werte rasch. Serielle Messungen des AFP Spiegels (und der Konzentration von Choriongonadotropin) haben sich bei Patienten mit Keimzellentumoren des Hodens als empfindliche Anzeiger des Therapieerfolges oder des Auftretens von Rezidiven erwiesen.

Saure Prostataphosphatase ist ebenfalls ein weitverbreiteter Tumor-Marker. Ein Prostatakarzinom kann vermutet werden, wenn im Blut erhöhte Spiegel der sauren Phosphatase nachgewiesen werden. Leider steigen die Werte erst an, wenn das Neoplasma bereits eine gewisse Größe erreicht hat, und die Rate falsch-negativer Untersuchungsresultate ist deshalb hoch. Das sogenannte *Prostata-spezifische Antigen* ist ein verhältnismäßig neuer Tumor-Marker, der sich ebenfalls in der Überwachung von Therapie und Prognose des Prostatakarzinoms bewähren könnte.[123]

Dieser knappe Überblick genügt, die vielen Möglichkeiten aufzuzeigen, über die ein Laboratorium zur Erkennung und Diagnose von Neoplasmen verfügt.

Literaturhinweise

1 Cancer statistics, 1989. CA *39*:13, 1989.
2 Willis, R.A.: The Spread of Tumors in the Human Body. London, Butterworth & Co., 1952.
3 Everson T.C., and Cole, M.W.H.: Sponteaneous Regression of Cancer. Philadelphia, W.B. Saunders Co., 1966.
4 Woodruff, M.F.A.: Tumor clonality and its biologic significance. Adv. Cancer Res. *50*:197, 1988.
5 Arnold, A.A., et al.: Monoclonality and abnormal parathyroid genes in parathyroid adenomas. N. Engl. J. Med. *318*:658, 1988.
6 Fearon, R.R., et al.: Clonal analysis of human colorectal tumors. Science *238*:193, 1987.
7 Ponder, B.A.J., et al.: Direct examination of the colonality of carcinogen-induced epithelial dysplasia in chimeric mice. J. Natl. Cancer Inst. *77*:967, 1986.
8 Tannock, I.F.: Tumor growth and cell kinetics. *In* Tannock, I.F., and Hill, R.P. (eds.): The Basic Science of Oncology New York, Pergamon Press, 187, p. 140.
9 Folkman, J.: Tumor angiogenesis. Adv. Cancer Res. *43*:175, 1985.
10 Folkman, J.: How is blood vessel growth regulated in normal and neoplastic tissue? Cancer Res. *46*:467, 1986.
11 Folkman, J., et al.: A heparin-binding angiogenic protein-basic fibroblast growth factor is stored within asement membrane. Am. J. Pathol. *130*:393, 1988.
12 Foulds, L.: Neoplastic Development. New York, Academic Press, 1975.
13 Nicholson, G.L.: Tumor cell instability, diversification, and progression to the metastatic phenotype: from oncogene to oncofetal expression. Cancer Res. *47*:1473, 1987.
14 Fidler, I.J.: Review: biologic heterogeneity of cancer metastases. Breast Cancer Res. Treat. *9*:17, 1987.
15 Schnipper, L.E.: Cliniclal implication of tumor-cell heterogeneity. N. Engl. J. Med. *314*:1423, 1987.
16 Fidler, I.J.: The evolution of biologic heterogeneity in metastatic neoplasms. *In* Nicholson, G.L., and Milas, L. (eds.): Cancer Invasion and Metastases: Biologic and Therapeutic Aspects. New York, Raven Press, 1984, p. 5.
17 Liotta, L.A.: Editorial. H-*ras* p21 and the metastatic phenotype. J. Natl. Cancer Inst. *80*:468, 1988.

18 Tryggvason, K., et al.: Proteolytic degradation of extracellular matrix in tumor invasion. Biochim. Biophys. Acta *907*:191, 1987.
19 Juliano, R.L.: Membrane receptors for extracellular matrix macromolecules: relationship to cell adhesion and tumor metatases. Biochim. Biophys. Acta *907*:261, 1987.
20 Liotta, L.A., et al.: Biochemical mechanisms of tumor invasion and metastases. Prog. Clin. Biol. Res. *256*:3, 1988.
21 Humphries, J.J., et al.: Invetigation of the antimetastatic effects of agents that inhibit cell adhesion or protein glycosylation. J. Natl. Med. Assoc. *69*:411, 1987.
22 Liotta, L.A. et al.: Biochemical interactions of tumor cells with the basement membrane. Annu. Rev. Biochem. *55*:1037, 1986.
23 Pauli, B.V., and Knudson, W.: Tumor invasion: a consequence of destructive and compositional matrix alteration. Hum. Pathol. *19*:628, 1988.
24 Kalebic, T., et al.: A novel method for selection of invasive tumor cells: derivation and characterization of highly metastatic K 1735 melanoma cell lines based on in vitro and in vivo invasive capacity. Clin. Exp. Med. *6*:301, 1988.
25 Zimmermann, A., and Keller, H.U.: Locomotion of tumor cells as an element of invasion and metastasis. Biomed. Pharmacother. *41*:337, 1987.
26 Kaminski, M., and Auerbach, R.: Tumor cells are protected from NK cell-mediated lysis by adhesion to endothelial cells. Int. J. Cancer. *41*:847, 1988.
27 Pauli, B.V., and Lee, C.: Organ preference of metastases: the role of organ-specifically modulated endothelial cells. Lab. Invest. *58*:379, 1988.
28 Bitter, M.A., et al.: Associations between morphology, karyotype, and clinical features in myeloid leukemias. Hum. Pathol. *18*:211, 1987.
29 Sandberg, A.A., et al.: Chromosomes in solid tumors and beyond. Cancer Res. *48*:1949, 1988.
30 Le Beau, M.M.: Chromosomal fragile sites and cancer-specific rearrangements. Blood *67*:849, 1986.
31 Brodeur, G.M.: Molecular correlates of cytogenetic abnormalities in human cancer cells: implication for oncogene activation. Prog. Hematol. *16*:229, 1986.
32 Sandberg, A.A.: Editorial: The cytogenetic route of begnign tumors. Cancer Genet. Cytogenet. *32*:11, 1988.
33 Cancer Facts and Figures. New York, American Cancer society, 1987, p. 23.
34 Schneider, N.R., et al.: Genetic epidemiology of familial aggregation of cancer. Adv. Cancer Res. *47*:1, 1986.
35 Hansen, M.F., and Cavenee, W.K.: Genetics and cancer predisposition. Cancer Res. *47*:5518, 1987.
36 Rootman, J., et al.: Retinoblastomas. Perspect. Pediatr. Pathol. *10*:208, 1987.
37 Lambert, W.C: genetic diseases associated with DNA and chromosome instability. Dermatol. Clin. *5*:85, 1987.
38 Knudson, A.G.: Genetics and cancer. *In* Burchenal, J.H., and Oettgen, H.F. (eds.): Cancer Achievements, Challenges and Propects for the 1980s. Vol 1. New York, Grune & Stratton, 1981, p. 381.
39 Doll, R., and Pet. R.: The causes of cancer: quantitative estimates of avoidable risks of cancer in the United States today. J. Natl. Cancer Inst. *66*:1191, 1981.
40 Vogelstein, B., et al.: Genetic alterations during colorectal tumor development. N. Engl. J. Med. *319*:525, 1988.
41 IARC Monographs. Evaluation of the carcinogenic risk of chemicals to humans. Supplement 4, Report of ad hoc working group, Lyons, February 8–12, 1982.
42 Pitot, H.C.: Fundamentals of Oncology. 3rd ed. New York, Marcel Dekker, 1986, p. 139.
43 Farber, E., and Sarma, D.S.R.: Hepatocarcinogenesis: A dynamic cellular perspetive. Lab. Invest. *56*:4, 1987.
44 Slaga, T.J. (ed.): Mechanisms of Tumor-Promotion: Tumor Promotion in Internal Organs. Boca Raton, CRC Press, 1983.
45 Farber, E.: Possible etiologic mechanisms in chemical carcinogenesis. Environ. Health Perspect. *75*:65, 1987.
46 Weinstein, I.B.: The origins of human cancer: molecular mechanisms of carcinogenesis and their implications for cancer prevention and treatment – Twenty-seventh GHA Clowes Memorial Award Lecture. Cancer Res. *48*:4135, 1988.
47 Miller, E.C., and Miller, J.A.: Searches for ultimate chemical carcinogens and their reaction with cellular macromolecules. Cancer *47*:2327, 1981.
48 Pitot, H.C.: Fundamentals of Oncology. 3rd ed. New York, Marcel Dekker, 1986, p. 42.
49 Grunberger, D., et. al.: Stabilization of Z-DNA conformation by chemical carcinogens. *In* Huberman, E., and Barr, S.H. (eds.): Carcinogenesis. Vol. 10. N.Y., Raven Press, 1985, p. 465.
50 Bell, J.C.: Oncogenes. cancer Lett. *40*:1, 1988.
51 Stowers, S.J., et al.: The role of oncogenes in chemical carcinogenesis. Environ. Health Perspect. *75*:81, 1987.
52 Bumberg, P.C.: Protein kinase C as the receptor for the phorbol ester tumor promoters. Cancer Res. *48*:1, 1988.
53 Nishizuka, Y.: Studies and perspectives of protein kinase C. Science *233*:305, 1986.
54 Yuspa, S.H., and Poirier, M.C.: Chemical carcinogenesis: from animal models to molecular models in one decade. Adv. Cancer Res. *50*:25, 1988.
55 Calabresi, P.: Leukemia after cytotoxic chemotherapy – a pyrrhic victory? N. Engl. J. Med. *309*:1118, 1983.
56 Levin, W., et al.: Oxidative metabolism of polycyclic hydrocarbons to ultimate carcinogens. Drug Metab. Rev. *13*:555, 1982.
57 Kleinfeld, M., et al.: Bladder tumors in a coal tar dye plant. Ind. Med. Surg. *35*:570, 1966.
58 Pitot, H.C.: Fundamentals of Oncology. 3rd ed. New York, Marcel Dekker, 1986, p. 228.
59 Craighead, J.E., and Mossman, B.J.T.: The pathogenesis of asbestos-associated diseases. N. Engl. J. Med. *306*:1446, 1982.
60 Pitot, H.C.: Chemicals and cancer: Initiation and promotion. Hosp. Pract. *18*:100, 1983.
61 Henderson, B.E., et al.: Estrogens as a cause of human cancer. Cancer Res. *48*:246, 1988.
62 Kohn, H.I., and Fry, R.J.M.: Radiation carcinogenesis. N. Engl. J. Med. *310*:504, 1984.
63 Hall, E.J., and Hei, T.K.: Oncogenic transformation with radiation and chemicals. Int. J. Radiat. Biol. *48*:1, 1985.
64 Fry, R.J.M., and Ley, R.D.: Ultraviolet carcinogenesis. *In* Slaga, T.J. (ed.): Mechanism of Tumor Promotion. Vol III. Tumor Promotion and Skin Carcinogenesis, Boca Raton, CRC Press, 1983, p. 73.
65 Kripke, M.L.: Immunological mechanisms in UV radiation carcinogenesis. Adv. Cancer Res. *34*:69, 1981.
66 Fisher, M.S., and Kripke, M.L.: Suppressor T lymphocytes control the development of primary skin cancers in ultraviolet irradiated mice. Science *216*:1133, 1982.
67 Ekind, M.M.: Repair processes in radiation biology. Radiat. Res. *100*:425. 1984.
68 Kramer, K.H., et al.: DNA repair protects against cutaneous and interna neoplasia: evidence from xerodema pigmentosum, Carcinogenesis *5*:511, 1984.
69 Arlett, F.: Human DNA repair defects. J. Inherited Metab. Dis. *9*(Supp 1):69, 1986.
70 Fajardo, L.F.: Ionizing radiation and neoplasia. *In* Fenoglio-Preiser, C.M., et al.: (eds): New Conceps in Neoplasia as Applied to Diagnostic Pathology. Baltimore, Williams & Wilkins, 1986, p. 97.

71 Guerrero, I., et al.: Activation of a c-K-*ras* oncogene by somatic mutation in a mouse lymphoma induced by gamma radiation. Science *225*:1159, 1984.

72 Ostrow, R.S., and Faras, A.J.: The molecular biology of human papilloma viruses and the pathogenesis of genital papillomas and neoplasms. Cancer Metas. Rev. 6:383, 1987.

73 Bonfiglio, T.A., and Stoler, M.H.: Human papillomavirus and cancer of uterine cervix. Hum. Pathol. *19*:621, 1988.

74 Pfister, H.: Human papillomvaviruses and genital cancer. Adv. Cancer Res. *48*:113, 1987.

75 Howley, P.H.: On human papillomaviruses. N. Engl. J. Med. *315*:1089, 1986.

76 Richart, R.M.: Causes and management of cervical intraepithelial neoplasia. Cancer *60*:1951, 1987.

77 Richtsmeier, W.J., et al.: Epstein-Barr virus-associated malignancies. CRC Crit. Rev. Clin. Lab. Sci. *25*:105, 1987.

78 Dillner, J., and Kallin, B.: The Epstein-Barr virus proteins. Adv. Cancer Res. *50*:95, 1988.

79 Levine, A.J.: Oncogenes of DNA tumor viruses. Cancer Res. *48*:493, 1988.

80 Cuzin, F., and Meneguzzi, G.: Stepwise transformation and cooperative interactions involving oncogenes of DNA tumor viruses. Adv. Viral Oncol. *6*:21, 1987.

81 De Caprio, J.A., et al.: SV40 large tumor antigen forms a specific complex with the product of the retinoblastoma susceptibility gene Cell *54*:275, 1988.

82 Whyte, P., et al.: Association between an oncogene and an anti-oncogene: the adenovirus E1A proteins bind to the retinoblastomagene product. Nature *334*:124, 1988.

83 Bishop, J.M.: The molecular genetics of cancer. Science *235*:305, 1987.

84 Kim, J.H., and Durack, D.T.: Manifestations of human T-lymphotropic virus type 1 infection. Am. J. Med. *84*:919, 1988.

85 Ehrlich, G.D., and Poiesz, B.J.: Clinical and molecular parameters of HTLV-1 infection. Clin. Lab. Med. *8*:65, 1988.

86 Nerenberg, M., et al.: The *tat* gene of human T-lymphotropic virus type 1 induces mesenchymal tumors in transgenic mice. Science *237*:1324, 1987.

87 Weinberg, R.A.: The genetic origins of human cancer. Cancer *61*:1963, 1988.

88 Deuel, T.F.: Polypeptide growth factors: roles in normal and abnormal cell growth. Annu. Rev. Cell Biol. 3:443, 1987.

89 Bos, J.L.: The *ras* gene family and human carcinogenesis. Mutat. Res. *195*:255, 1988.

90 Guerrero, T., and Pellicer, A.: Mutational activation of oncogenes in animal model system of carcinogenesis. Mutat. Res. *185*:293, 1987.

91 Thompson, N.L., et al.: Sequential proto-oncogene expression during rat liver regeneration. Cancer Res. *46*:3111, 1986.

92 Rodenhuis, S., et al.: Mutational activation of the K-*ras* oncogene. N. Engl. J. Med. *317*:929, 1987.

93 Bos, J.L., et al.: Pevalence of *ras* gene mutatios in human colorectal cancers. Nature *327*:293, 1987.

94 Barbacid, M.: *ras* genes. Annu. Rev. Biochem. *56*:779, 1987.

95 Brodeur, G.M., et al.: Clinical implication of oncogene activation in human neuroblastomas. Cancer *58*:541. 1986.

96 Slamon, D.J., et al.: Human breast cancer: Correlation of relapse and survival with amplification of the HER-2/neu oncogene. Science *235*:177, 1987.

97 Sainsbury, J.R.C., et al.: Epidermal growth factor receptor status as predictor of early recurrence of and death from breast cancer. Lancet *1*:1398, 1987.

98 Friend, S.H., et al.: Oncogenes and tumor-suppressing genes. N. Engl. J. Med. *318*:618, 1988.

99 Klein, G.: The approaching era of the tumor suppressor genes. Science *238*:1539, 1987.

100 Marx, J.L.: Eye cancer gene linked to new malignancies. (Research News.) Science *241*:293, 1988.

101 Nowell, P.C.: Molecular events in tumor development. N. Engl. J. Med. *319*:575, 1988.

102 Muschel, R., and Liotta, L.: Role of oncogenes in metastases Carcinogenesis *9*:705, 1988.

103 Jeevanandem, M., et al.: Cancer cachexia and protein metabolism. Lancet *1*:1423, 1984.

104 Editorial: Cancer cachexia. Lancet *1*:833, 1984.

105 Beutler, B.: The presence of cachectin/tumor necrosis factor in human disease states. Am. J. Med. *85*:287, 1988.

106 Ihde, D.C.: Paraneoplastic syndromes. Hosp. Pract. *22*:105, 1987.

107 Broadus, A.E., et al.: Humoral hypercalcemia of cancer. N. Engl. J. Med. *319*:556, 1988.

108 Abeloff, M.D.: Paraneoplastic syndromes. N. Engl. J. Med. *317*:1598, 1987.

109 Muul, L.M., et al.: Identification of specific cytolytic immune response against autologous tumor in humans bearing malignant melanoma. J. Immunol. *138*:989, 1987.

110 Real. F.X., et al.: Class I (unique) tumor antigens of human melanoma: identification of unique and common epitopes on a 90K Da glycoprotein. Proc. Natl. Acad. Sci. U.S.A. *85*:3965, 1988.

111 Schateen, S., et al.: Suppressor T cells and the immune response to tumors. CRC Crit. Rev. *4*:335, 1984.

112 Purtilo, D.T.: Biology of disease. Defective immune surveillance in viral carcinogenesis. Lab. Invest. *51*:373, 1984.

113 Ortaldo, J.R., and Longo, D.L.: Human natural effector cells: definition, analysis of activity, and clinical effectiveness. J. Natl. Cancer Inst. *80*:999, 1988.

114 Rosenberg, S.A. et al.: New approaches to the immunotherapy of cancer using interleukin-2. Ann. Intern. Med. *108*:583, 1988.

115 Vitteta, E.S., and Uhr, J.W.: Immunotoxins. Annu. Rev. Immunol.3:197, 1985.

116. Naylor, B.: Fine needle aspiration cytology of the breast: an overview. Am. J. Surg. Pathol. *12*(Suppl. 1):54, 1988.

117 Lever, J.V., et al.: Fine needle aspiration cytology. J. Clin. Pathol. *38*:1, 1985.

118 Battifora, H.: Clinical applications of the immunohistochemistry of filamentous proteins. Am. J. Surg. Pathol. *12* (Suppl. 1):24, 1988.

119 Molenaar, W.M., et al.: DNA aneuploidy in rhabdomyosarcomas as compared with other sarcomas of childhood and adolescence. Hum. Pathol. *19*:573, 1988.

120 Merkel, D.E., et al.: Flow cytometry, cellular DNA content, and prognosis in human malignancy. J. Clin. Oncol. *5*:1690, 1987.

121 Virji, M.A., et al.: Tumor markers in cancer diagnosis and prognosis. CA *38*:104, 1988.

122 Carney, W.: Human tumor antigens and specific tumor therapy. Immunol. Today 9:363, 1988.

123 Stamey, T.A., et al.: Prostate specific antigen as a serum marker for adenocarcinoma of the prostate. N. Engl. J. Med. *317*:909, 1987.

7 Infektionskrankheiten

Durch Viren, Chlamydien, Rickettsien und Bakterien verursachte Krankheiten

Einleitung

Seit Pandora ihre mythische Büchse öffnete, wird die Menschheit von Infektionskrankheiten heimgesucht, immer in Anpassung an veränderte Lebensbedingungen sowie an die Bevölkerungsverschiebung und -explosion. Völker, die im Gleichgewicht mit den bei ihnen endemischen Infektionskrankheiten lebten, wurden durch den Kontakt mit Krankheitserregern der Vertreter «zivilisierter» Landstriche dezimiert: Es starben mehr nordamerikanische Indianer an Masern als an den Geschossen des weißen Mannes.[1] Das rasche Wachstum der Städte mit der unhygienischen Verdichtung der Bevölkerung schuf geradezu einladende Bedingungen für die großen mittelalterlichen Pest- und Cholera-Seuchen. Aber auch heute noch werden die Bewohner dichtbesiedelter Gebiete der Entwicklungsländer Opfer von Cholera, Tuberkulose, Lepra, Malaria, Filariose oder Schistosomiasis. Einzig Pocken stekken wieder in Pandoras Büchse, und zwar dank der bisher einzigen nicht nur halbherzig unternommenen internationalen Präventionskampagne. Neben Pocken konnten weitere Infektionskrankheiten, wie Diphtherie, Keuchhusten, Poliomyelitis und Masern, durch konsequente Impfung einigermaßen unter Kontrolle gebracht werden.

Das Spektrum der Infektionskrankheiten hat sich auch dank der heutigen medizinischen Behandlungsmöglichkeiten verändert. Die Entdeckung des Penizillins durch Fleming und die Generationen neuer Antibiotika und Chemotherapeutika haben nicht nur die Prävalenz der meisten ansteckenden Krankheiten, sondern auch ihren Verlauf so drastisch geändert, daß kaum noch eine in ihrer klassischen Form auftritt. Für einige unter ihnen, vor allem für viele Virusinfekte, fehlen uns aber auch heute noch die Mittel für eine erfolgreiche Prävention und Behandlung. Sogar an sich verhütbare infektiöse Leiden schwelen in städtischen Elendsquartieren oder in ländlichen Armutsgebieten weiter und treten während kriegerischer Auseinandersetzungen oder in Hungergebieten wieder in den Vordergrund. Weder Wohlstand noch Verbesserungen der medizinischen Versorgung konnten die Verbreitung von Geschlechtskrankheiten verhindern. Im Grunde genommen ist die bessere ärztliche Betreuung sogar verantwortlich für eine neue Kategorie infektiöser Krankheiten, die als «opportunistische Infektionen» bezeichnet werden. Krebspatienten, die mit zytostatischen, oder Transplantatempfänger, die mit immunsuppressiven Medikamenten behandelt werden, erkranken an Infekten, deren Erreger beim Gesunden keine Symptome verursachen. Invasive Behandlungen im Spital, wie Intubationen, das Einführen von Kathetern oder die Implantation von Prothesen, haben die Eintrittspforten für entsprechende Erreger vermehrt.[2]

Die Geschwindigkeit, mit der sich die Milieubedingungen ändern, ist jedoch äußerst gering im Vergleich zu derjenigen der vielen Mutationen und Genomverschiebungen zwischen Viren, Phagen, Plasmiden und Bakterien – Vorgänge, die inzwischen zu kunstvollen Werkzeugen des Molekularbiologen wurden. Die genetische Diversifikation hilft mit, das Überleben der unter Selektionsdruck stehenden Mikroorganismen sicherzustellen und ermöglicht dadurch auch die Entstehung von Bakterienstämmen, die gegen Antibiotika resistent sind.[3,4] Wiederholt konnten Ausbrüche von Nahrungsmittelvergiftungen auf Salmonellen-Stämme zurückgeführt werden, die aus Antibiotika-behandelten Rindern stammten. Von Zeit zu Zeit erscheinen plötzlich und unter dramatischen Umständen «neue» Krankheiten:

die Lues als Geschlechtskrankheit war vor der Belagerung von Neapel im Jahre 1419 unbekannt; die Legionärskrankheit debütierte 1976 in Philadelphia; und AIDS hält seit seiner Entdeckung 1981 die Welt in Atem. Noch während Forscher die Ursprünge von HIV-1 bis ins zentrale Afrika verfolgen, tauchen neue HIV-Varianten und -Mutanten auf. Neben anderen Lektionen, die uns AIDS erteilt, werden wir daran erinnert, daß den Wirtsfaktoren dieselbe sorgfältige Aufmerksamkeit zukommen muß, wie sie der Identifizierung des Krankheitserregers zuteil wird. AIDS lehrt uns zudem, daß der Kampf gegen einzelne Erreger nicht immer siegreich endet, und daß die Bekämpfung der Infektionskrankheiten die Menschheit bis an ihr Ende beschäftigen wird.

In der modernen Zeit mit ihrer intensiven internationalen Reisetätigkeit und gewaltigen Bevölkerungsverschiebungen hat die Bezeichnung einer Krankheit als «exotisch» oder «tropisch» fast jegliche Berechtigung verloren, und Infektionskrankheiten müssen unter einem globalen Gesichtspunkt betrachtet werden. In der folgenden Besprechung werden *Krankheiten, die in geographisch begrenzten Gebieten auftreten*, mit einem «*» (Stern) bezeichnet. Einige darunter werden in dem Maß mit zunehmender Häufigkeit auch außerhalb ihres bekannten Perimeters auftreten, wie die Distanzen weltweit weiter schrumpfen. Andere wiederum veranschaulichen wichtige pathogenetische Mechanismen und werden deshalb kurz erwähnt.

Da Infektionskrankheiten Folge von Interaktionen zwischen Wirt und Krankheitserregern darstellen, sollen die Hintergründe dieser Wechselwirkungen kurz zusammengefaßt werden, zusammen mit Beiträgen mikrobiologischen und immunologischen Erkenntnissen.

Faktoren des Erregers

Die Beziehungen zwischen Mikroorganismen und höher entwickelten Lebewesen bestehen in der Regel in einer Kooperation – die Erkrankung des Wirtes stellt die Ausnahme dar.[5] Kein tierischer Organismus ist frei von Parasiten, außer er wurde künstlich als keimfreies Labor-Kunstprodukt aufgezogen. Der Mensch würde ohne seine Darmflora die Gefahr eines Vitamin-K-Mangels laufen, und wir bemerken glücklicherweise nicht, daß unsere Haarfollikel von Dermatonyssus-Milben bewohnt werden. Beziehungen, aus denen sowohl dem Wirt als auch dem Mitbewohner Vorteile erwachsen, werden als *symbiotisch* bezeichnet. *Kommensale* teilen sich mit dem Wirt in die aufgenommenen Nährstoffe. *Echte Parasiten schädigen den Wirt in seiner Integrität und seinen Funktionen, und der Grad dieser Interferenz ist ein Maß einerseits der Virulenz oder Pathogenität des Parasiten, andererseits der Adaptation des Wirtes.* Mikroorganismen, die den Menschen schon seit längerer Zeit parasitieren, rufen meist mildere Krankheiten hervor als neueingeführte, wahrscheinlich weil die Kooexistenz mit einem einzelnen Wirt dem Überleben des Parasiten entgegenkommt – der Ausdruck «selfish genes» (egoistisches Genom) wurde für dieses Verhalten geprägt.

Die menschlichen Parasiten gehören verschiedenen Pflanzen- und Tierstämmen an, und ihre Größe reicht vom Poliovirus mit einem Durchmesser von 20 nm bis zum Bandwurm, *Taenia saginata*, von 10 Meter Länge. Die meisten gehören zu den «Mikroben» (d.h. sie sind nur mit dem Mikroskop zu sehen). Die kleinsten Viren kodieren nur für drei Polypeptide, während die molekulare Komplexität der Helminthen beinahe mit derjenigen des Menschen vergleichbar ist. Die Geschwindigkeit der genetischen Variabilität hängt nicht von der Größe, sondern von der Reproduktionsrate ab, so daß sich schnell vermehrende Erreger gegenüber den Abwehrmanövern des Wirtes in der Regel im Vorteil befinden. Gewisse Infektionserreger sind für den Menschen *obligat pathogen*, und ihr Nachweis in einer Kultur ist für das Vorliegen einer Krankheit beweisend. Andere verhalten sich *fakultativ pathogen* und sind zur *Besiedlung* und/oder *Invasion* des Wirtes befähigt; ein positiver Nachweis derartiger Keime muß vorsichtig interpretiert werden, insbesondere dann, wenn die Gewebeveränderungen des Wirtes nicht mit dem nachgewiesenen Erreger übereinstimmen. Ein gutes Beispiel dafür ist ein Pilz, *Candida albicans*. Dieser Organismus findet sich häufig in der Mundhöhle, im Verdauungstrakt und in der Vagina gesunder Individuen. Eine klinisch relevante, invasive Infektion entwickelt sich nur in einem abwehrgeschwächten Wirt. Wieder andere Mikroorganismen sind reine *Opportunisten*, die nur «darauf warten», in einem besonders verletzlichen Wirt eine Krankheit hervorzurufen. Die modernen lebensverlängernden Maßnahmen führen dazu, daß sich die Liste und die Vielfalt der für den Menschen fakultativ pathogenen und opportunistischen Keime ständig ausdehnen, und es scheint, daß nur noch sehr wenige der den menschlichen Organismus kolonisierenden Mikroorganismen als völlig apathogen und harmlos bezeichnet werden können.

Die Krankheitserreger wechseln je nach den für ihr Überleben und ihre Vermehrung günstigsten Verhältnisse im Gewebe und zellulären Mikromilieu. Für einige bietet die Haut günstige Voraussetzungen, andere bevorzugen die Schleimhautoberflächen und wieder andere innere Organe und Strukturen. Einige der Mikroorganismen sind *extrazelluläre Parasiten* und vermehren sich ausschließlich außerhalb von Zellen, sind aber in dieser Umgebung der Phagozytose ausgesetzt. Andere, sogenannte *obligat intrazelluläre* Parasiten sind auf ein intrazelluläres Milieu angewiesen oder vermehren sich ausschließlich im Kern der Wirtszelle, wie das bei Viren der Fall ist. Einige Keime können sich nur in ganz bestimmten und ausgewählten Zellen oder Zellorganellen des Wirtes vermehren. Schließlich kennt

Tab. 7.1: Klassen der Krankheitserreger beim Menschen

Taxonomische Klasse	Größe	Vermehrung	Beispiel	
Viren	20–30 nm	Obligat intrazellulär	Poliovirus	Poliomyelitis
Chlamydien	200–1000 nm	Obligat itrazellulär	*C. trachomatis*	Trachom
Rickettsien	300–1200 nm	Obligat intrazellulär	*R. prowazekii*	Flecktyphus
Mykoplasmen	125–350 nm	Extrazellulär*	*M. pneumoniae*	Atypische Pneumonie
Bakterien, Spirochäten, Mykobakterien	0,8–15 μm	Haut Schleimhaut Extrazellulär Fak. intrazellulär	*Staph. epidermidis** *Vibrio cholerae* *Strep. pneumoniae* *M. tuberculosis*	Wundinfektionen Cholera Lobäre Pneumonie Tuberkulose
Pilze (Fungi imperfecti)	2–200 μm	Haut Schleimhaut Extrazellulär Fak. intrazellulär	*Trichophyton sp.* *Candida albicans* *Sporothrix schenkii* *Histoplasma caps.*	Tinea pedis Soor Sporotrichose Histoplasmose
Protozoen	1–50 mm	Schleimhaut Extrazellulär Fak. intrazellulär Obligat intrazellulär	*Giardia lamblia* *Trypanos. gambiense* *Trypanos. cruzi** *Leishmania donovani*	Giardiase Schlafkrankheit Chagas-Krankheit Kala-Azar
Würmer	3 mm–10 m	Schleimhaut Extrazellulär Intrazellulär	*Enterobius verm.* *Wuchereria bancr.* *Trichinella spiralis*	Oxyuriasis Filariose Trichinose

* = auch alternative Form von Lebenszyklus, Lokalisation und Krankheit (siehe Text)

man auch *fakultativ intrazelluläre Parasiten*, die sowohl innerhalb als auch außerhalb einer Zelle überleben und sich vermehren können (Tab. 7.1).

Der Eintritt in die Wirtszelle kann entweder *passiv* (z.B. über Phagozytose, Pinozytose oder Membranfusion, wie bei hüllentragenden («coated») Viren) oder *aktiv* und energiefordernd erfolgen (z.B. Rickettsien, Protozoen). Die Fähigkeit des Mikroorganismus, von einer Form in eine andere oder von einem Lebensraum zu einem anderen zu wechseln, muß immer berücksichtigt werden. Vertreter der höheren Parasitenstämme weisen tatsächlich sehr *komplexe Lebenszyklen* auf, die den Wechsel verschiedener Lebensformen und Wirte sowie ökologischer Nischen voraussetzen, um im Menschen eine Infektion hervorrufen zu können.

Die Bevorzugung spezifischer Gewebe oder Zellen im Wirt durch bestimmte Mikroorganismen wird als *Tropismus* bezeichnet. So besitzen beispielsweise die Pili der Gonokokken (Abb. 7.1) Moleküle, die als Liganden die Adhäsion an Rezeptoren der Schleimhaut vermitteln[6], und ähnlich spezifische Interaktionen sind bei einigen Viren und intrazellulären Erregern bekannt. Eine bevorzugte Besiedlung ist jedoch nicht allein bestimmend für den Ort, wo sich die Krankheit schließlich abspielt. Von gleicher Bedeutung in dieser Hinsicht sind 1) die Vermehrungsmöglichkeit des Erregers in einem bestimmten Gewebe, und 2) die Empfindlichkeit des besiedelten Gewebes gegenüber den Einflüssen des Parasiten (d.h. die lokale Vulnerabilität). Neurotrope Viren, die verschiedene Gewebe besiedeln, jedoch hauptsächlich Nervenzellen schädigen, sind dafür ein gutes Beispiel.

Die Übertragung des infektiösen Krankheitserregers

Die Organismen, welche eine Infektionskrankheit auslösen, können auf verschiedenen Wegen auf einen empfänglichen Wirt übertragen werden:

1. Eine *direkte Ausbreitung* über Kontakt mit oder Aerosolen von einem Patienten auf einen gesunden Wirt ist kennzeichnend für eine *ansteckende* (oder kontagiöse) Krankheit wie Masern oder Varizellen im Kindesalter. Diese Ausbreitung kann epidemische Ausmaße annehmen. Unter Umständen dienen kurz- oder langzeitige, asymptomatische Träger oder Ausscheider dem Erreger als menschliches Reservoir.
2. Eine Ausbreitung aus menschlichen oder Umweltreservoirs ist auch möglich über eine *Kontamination von Wasser, Nahrungsmitteln* oder *des Bodens*. Die sprichwörtliche «Typhoid Mary», die *Salmonella typhi* in der Galle und im Stuhl ausschied, war ein derartiges menschliches Reservoir. Eine Ausbreitung von *Legionella* kann von Wassertanks, Klimaanlagen oder von Duschköpfen ausgehen – Orte, an denen die Vermehrungsbedingungen für diesen Mikroorganismus günstig sind. *Naegleria fowleri*, ein Amöboflagellat, der in überwachsenen Teichen gedeiht, ist ein Beispiel eines freilebenden Organismus, der bei jungen, gesunden Was-

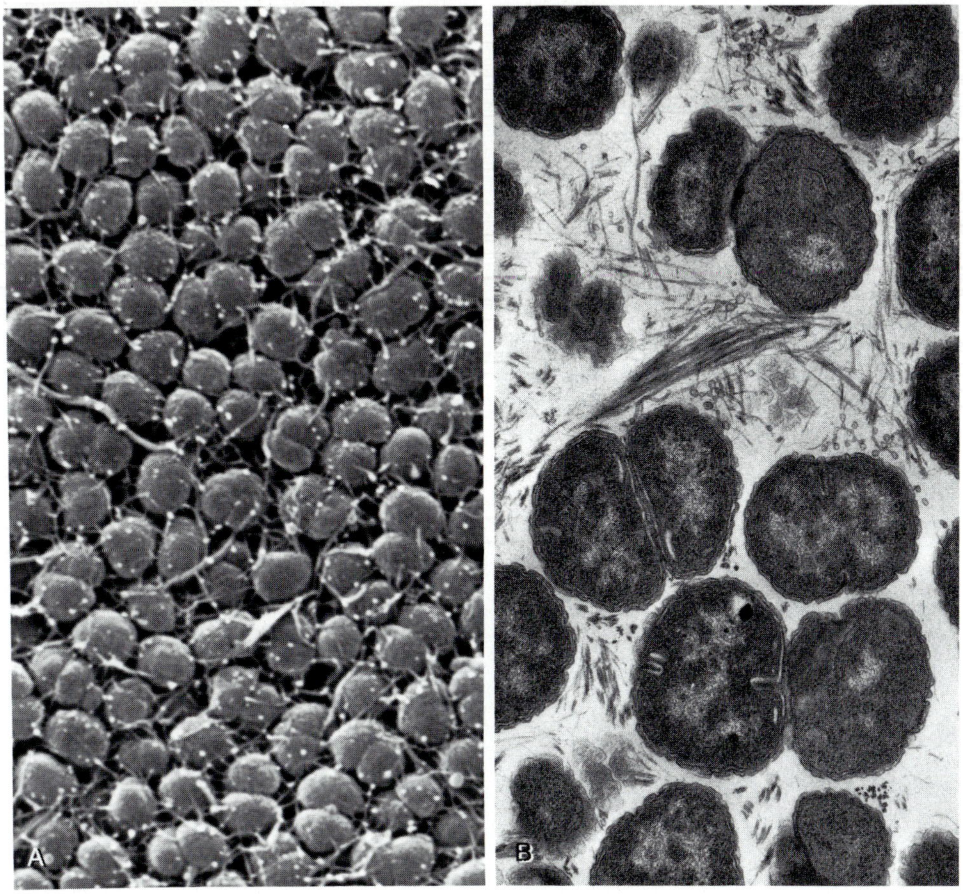

Abb. 7.1: Gonokokken-Kultur mit sichtbaren Pili im «scanning»-Elektronenmikroskop *(A)* und im Transmissions-EM (Faserbündel) *(B)*. (Erlaubnis Dr. John Swanson, Rocky Mountain Laboratories, Hamilton, Montana.)

sersportlern eine tödlich verlaufende Meningoenzephalitis hervorrufen kann, indem er über den kribriformen Anteil des Nasendachs eindringt.[7]

3. Infektionen können *pränatal* (Übertritt der Erreger von der Mutter via Plazenta) oder *perinatal* (Erregerübertritt während oder kurz nach der Geburt) erworben werden. Beide Übertragungsarten werden als *vertikal* bezeichnet.

4. Infektionskrankheiten, die vom Tier – als Wirt oder als Erregerreservoir – auf den Menschen übertragen werden, heißen *Zoonosen.* Dieser Infektionsweg wird von Vertretern aller Parasitenarten benutzt, von Viren (z.B. Pferdeenzephalitis)bis zu Helminthen (z.B. Nematoden, Trichinellen). Zoonotische Infektionen können im Menschen eine schwere oder leichtere Krankheit auslösen als im primären Wirt (Tier). Einige Fledermausarten beherbergen das für den Menschen letale Rabiesvirus, ohne zu erkranken, während das Kuhpockenvirus, das im natürlichen Wirt eine Krankheit hervorruft, für den Menschen so ungefährlich ist, daß es als Vakzine gegen Pocken verwendet wird.

Zusammenfassend sind an der Übertragung einer Infektionskrankheit verschiedene Faktoren beteiligt, einschließlich biologischer Eigenschaften des Krankheitserregers, die Tauglichkeit eines allfälligen Vektors, das menschliche Versagen sowie Umgebungseinflüsse. Die Zusammenhänge dieser vielen Komponenten werden vom wissenschaftlich tätigen Epidemiologen untersucht, in der Hoffnung, Methoden zur Verhütung der Krankheitsübertragung zu finden. Prävention ist immer noch bei weitem das beste Mittel zur Bekämpfung einer Infektionskrankheit.

Faktoren von seiten des Wirts

Zum Glück verfügt der Wirt über zahlreiche *Schranken gegen eine Infektion,* die den Zugang eines Erregers zu dem von ihm bevorzugten Milieu verhindern oder – sollte dies mißlingen – den Eindringling überwinden oder seine Ausbreitung im Organismus verunmöglichen können. Diese Abwehrschranken sind vielgestaltig und bestehen aus 1) einem intakten äußeren Integument und ebenso intakten Schleimhäuten sowie Sekreten; 2) phagozytierenden Zellen, die an den Ort des Erregereintritts wandern können; 3) einem mehr ortständigen Monozyten/Makrophagen-System, das eingedrungene Erreger abzufangen imstande ist, und 4) dem besonders wichtigen Immunsystem. Phagozytose und Immunfaktoren wurden bereits besprochen. Die Barrieren, mit denen sich der Mensch gegen eine Infektion schützen kann, sind im ganzen gesehen recht wirkungsvoll, wenn man die unzähligen Möglichkeiten in Betracht zieht, welche den Mikroorganismen für den Befall des menschlichen Organismus offenstehen. Eine Gonorrhoe entwickelt sich lediglich in 40% der Fälle eines Kontaktes mit Gonokokken, und es braucht 10^8 Vibrionen, um in einem über normalen Magensaft verfügenden Individuum eine Cholera hervorzurufen.[8] Die bestehenden Schranken werden jedoch gelegentlich durchbrochen, was sich in der Häufigkeit der Infektionskrankheiten widerspiegelt.

Als Eintrittspforten und -wege für pathogene Keime dienen 1) der Respirationstrakt, 2) die oro-fäkale Route, 3) Schleimhäute oder 4) der transkutane Weg, der in der Regel durch ein Trauma oder Vektoren wie Arthropoden, Injektionsnadeln oder andere kontaminierte Geräte eröffnet wird. Die meisten der für den Menschen pathogenen Keime folgen einem bevorzugten Weg, wobei ungewohnte Eintrittspforten jedoch nie ausgeschlossen werden können. So werden beispielsweise die meisten Fälle von Tuberkulose durch eine Tröpfcheninfektion ausgelöst, einige jedoch durch das Trinken infektiöser Milch oder durch den Stich mit einem kontaminierten Instrument. Die Eintrittspforte oder deren Nachbarschaft entspricht nicht unbedingt dem Ort der krankhaften Veränderungen. Polioviren vermehren sich in einem empfänglichen Wirt zunächst unbemerkt in Zellen entlang des Verdauungstraktes, entfalten ihre destruktive Wirkung aber erst in den Zielneuronen im Vorderhorn des Rückenmarks. Tetanuserreger verbleiben in der Regel in einer harmlos aussehenden Wunde, das von ihnen gebildete Toxin unterbricht jedoch die axonale Reizübertragung im Rückenmark. Meistens entsprechen jedoch Ort und Ausbreitung der Krankheitserreger denjenigen der resultierenden krankhaften Veränderungen.

Beziehungen zwischen Wirt und Krankheitserreger

Ob ein infektiöser Mikroorganismus im Wirt überhaupt eine Krankheit verursacht oder nicht, wird bestimmt durch die *Virulenz (oder Pathogenität) des Erregers* und durch die *Resistenz des Wirts.* Obschon die Begriffe *Infektion* und *Infektionskrankheit* häufig gleichbedeutend verwendet werden, ist dies nicht korrekt. Die Infektion bezieht sich auf die Fähigkeit des Mikroorganismus, einen Wirt zu besiedeln, während die Fähigkeit eines Keimes, eine Infektionskrankheit hervorzurufen, auf seiner *Virulenz* beruht. Die Begriffe *Virulenz* und *Resistenz* stellen grobe Verallgemeinerungen der komplexen «Gast-Wirt-Beziehungen» dar, die sich auf molekularer Ebene abspielen. *Eine hohe Virulenz eines Keims bedeutet, daß dieser imstande ist, in Angehörigen einer Population normal resistenter Individuen eine Krankheit zu erzeugen (d.h. der Keim ist für die Mehrheit der exponierten Bevölkerung pathogen). Eine niedrige Virulenz ist das Kennzeichen eines Mikroorganismus, der nur in einem Wirt mit verminderter Resistenz als Pathogen wirkt (z.B. ein opportunistischer Keim, der in einem Wirt mit verminderten Abwehr-, speziell gestörten Immunmechanismen, eine Krankheit auslöst).*

Die vielfältigen Eigenschaften und Produkte der pathogenen Keime, die in ihrer Gesamtheit den Grad der Virulenz bestimmen, sind nur zum Teil bekannt. Wegen ihrer Vielgestalt und Komplexität werden sie in den entsprechenden Abschnitten einzelner Erregerklassen einleitend besprochen. Andererseits ist auch die Resistenz des Wirtes multifaktoriell bedingt und hängt von der genetischen Konstitution, von anatomischen und physiologischen Gegebenheiten sowie von der Funktionstüchtigkeit des Immunsystems ab. *Beeinträchtigung des Zirkulations- oder Respirationssystems, konsumierende Krankheiten oder lokale Organschäden können den Ausbruch einer Infektionskrankheit ebenso begünstigen wie die besser bekannten Beispiele eines Phagozytose- oder Immundefekts. Bei Fällen von Unter- oder Mangelernährung, Alkoholismus, Diabetes mellitus, chronischer Hepatitis oder Nierenversagen sind in der Regel mehrere Resistenzmechanismen gleichzeitig vermindert.*

Das Konzept der *Pathogenität* eines Krankheitserregers umfaßt folgende Punkte:

1. *Die Fähigkeit, in einen Wirt einzudringen, zu überleben und sich zu vermehren (d.h. eine Infektion hervorzurufen),* entweder durch das Überwinden normaler Abwehrschranken oder durch das Ausnutzen geschädigter Abwehrfunktionen.
2. *Die Bildung und/oder Freisetzung von Substanzen* wie z.B. Endotoxinen, Exotoxinen, lytisch wirkenden Enzymen und anderen Stoffen, die eine *direkte Schädigung des Wirtsgewebes verursachen,* und zwar in einem Ausmaß, das die Kapazität der vorhandenen Reparationsmechanismen übersteigt.
3. Das *Auslösen einer zellulären Reaktion des Wirtes,* die – gegen den Krankheitserreger gerichtet – eine zusätzliche Gewebeschädigung auslöst. So hat die durch ein Hepatitisvirus ausgelöste Immunantwort eine Zerstörung aller Hepatozyten zur Folge, die virale oder virusinduzierte Antigene an ihrer Oberfläche präsentieren. Eng verwandt mit diesem Geschehen ist das Phänomen der Kreuzreaktion zwischen Mikroorganismen als Fremdantigenen und körpereigenen «Selbst»-Antigenen, das einen der möglichen Mechanismen der Auslösung einer Autoimmunkrankheit darstellt (s. S. 230).

Aus der Sicht des Mikrobiologen ist die Pathogenität mit spezifischen Virulenzfaktoren verknüpft, wie beispielsweise bei Phagen-induziertem Exotoxin von *Corynebacterium diphtheriae*, ohne das der Keim sich wie ein Kommensale verhält. Für den Zellbiologen und den Immunologen steht die Resistenz des Wirtes im Vordergrund. So erkranken im Verlaufe einer epidemischen Meningokokkeninfektion einige der Infizierten an einer Meningitis, während bei anderen keine Krankheit ausbricht, obwohl der Erreger während Wochen in Nasensekreten nachweisbar ist. Infektionen mit *Herpes simplex*-Virus I sind weitverbreitet und werden in den meisten Fällen höchstens am Vorhandensein von Antikörpern erkannt. Diese Infektionen können sich jedoch auch durch episodisch auftretende «Fieberbläschen» bemerkbar machen oder eine letal verlaufende Pneumonie oder Enzephalitis verursachen.

Wenn die Krankheitserreger einmal in den Wirt eingedrungen sind, werden sie sich entweder auf den Eintrittsort beschränken oder sich im Wirt ausbreiten, sofern sie beweglich sind oder sich so vermehren, daß die Abwehrmechanismen des Wirtes für ihre Kontrolle nicht mehr ausreichen. Diese Ausbreitung folgt zunächst dem Weg des geringsten Gewebewiderstandes sowie den regionalen Lymph- und Blutgefäßen. So werden virulente, anspruchslose Staphylokokken zunächst einen lokal sich vergrößernden Hautabszeß (Furunkel) verursachen. In Abhängigkeit von Virulenz und Resistenz des Wirtes kann diese anfänglich lokale Infektion zur Entstehung einer *Lymphangiitis* und einer *Lymphadenitis* führen, gefolgt von einer *Bakteriämie* (d.h. Anwesenheit von Erregern im Blut) und der Besiedelung entfernter Organe und Gewebe. Bei anderen, selektiveren Keimen bestimmen *Tropismen* den Ort des primären Gewebeschadens. Wenn ein Krankheitserreger in den Wirt eingedrungen ist, besteht immer die potentielle Gefahr einer Ausbreitung der Infektion. *Eine vorübergehende Virämie, Bakteriämie oder Parasitämie treten gewöhnlich auch während der Frühphase einer an sich lokalen Infektion auf, werden jedoch durch das Eingreifen der Effektorzellen der unspezifischen und spezifischen Abwehr in Schach gehalten. Die Erreger können sich im Wirt nur ausbreiten, wenn ein Abwehrdefekt vorliegt oder wenn sie über eine hohe Virulenz verfügen. Eine massive, über längere Zeit anhaltende Ausbreitung von Krankheitserregern über die Blutzirkulation ist eine allgemein gefürchtete Komplikation jeder Infektion und führt in vielen Fällen zum Tod.*

Gewebereaktionen des Wirtes auf eine Infektion

Im Gegensatz zur fast unbeschränkten molekularen Vielfalt der Krankheitserreger sind beim Menschen sowohl die Zellarten und ihre Reaktionsmuster als auch die Mediatormechanismen, welche die Reaktionen vermitteln, beschränkt. Viele pathogene Keime verursachen deshalb histologisch ähnliche Veränderungen, und nur wenige der entstandenen Reaktionen sind einem bestimmten Mikroorganismus zuzuordnen oder pathognomonisch.

Allgemein sind fünf verschiedene histologische Reaktionsmuster unterscheidbar:

1. Exsudative Entzündung. Dies ist die bekannte Reaktion des Gewebes auf eine akute Schädigung (siehe *Kapitel 2*), die mit einer erhöhten Gefäßpermeabilität einhergeht, und an der vor allem Granulozyten beteiligt sind. Eine massive Ansammlung zugrundegehender neutrophiler Granulozyten führt zur Eiterbildung. Die sich rasch vermehrenden Mikroorganismen, die eine derartige Reaktion auslösen, gehören im allgemeinen zu extrazellulären Bakterien und werden als «pyogen» (eiterbildend) bezeichnet. Die chronische oder Abheilungsphase dieses Reaktionsmusters wird oft «unspezifische chronische Entzündung» genannt.

2. Nekrotisierende Entzündung. Wenn schon von Anbeginn ein schwerer Gewebeschaden vorliegt, wie bei hochvirulenten oder toxischen Mikroorganismen, wird der Zelluntergang zum hervorstechenden Merkmal, und die Komponenten einer reaktiven, exsudativen Reaktion treten in den Hintergrund. Derartige Läsionen können einer ischämischen Nekrose täuschend ähnlich sehen. Dieser Reaktionsform begegnet man auch oft beim abwehrgeschwächten Wirt bei akuten Infektionen mit opportunistischen Erregern.

3. Granulomatöse Entzündung. Dieses Reaktionsmuster, gekennzeichnet durch herdweise Infiltrate von Monozyten/Makrophagen, wird in der Regel ausgelöst durch Krankheitserreger mit einer vergleichsweise geringen Vermehrungstätigkeit oder durch Mikroorganismen, die ihrer Größe wegen nicht von neutrophilen Granulozyten allein beherrscht werden können. Eine mit Granulombildung einhergehende Reaktion findet sich gewöhnlich auch bei Infektionen mit fakultativ intrazellulären Keimen. Die Granulome sind derart charakteristische histologische Veränderungen, daß sie auch gewisse Rückschlüsse auf die Art des auslösenden Agens erlauben (z.B. Mykobakterien, Pilze, Parasiten).

4. Interstitielle Entzündung. Eine diffuse Infiltration des Gewebes durch vorwiegend lymphozytäre und monozytäre Zellen ist das übliche Zeichen einer chronischen Entzündung. Hingegen entspricht ein derartiges Bild, wenn es akut und in reiner Form auftritt, häufig der Antwort auf einen viralen Infekt. Allerdings kann dieses Reaktionsmuster auch bei einer Infektion mit anderen Keimen, die eine deutliche, lymphozytäre Reaktion hervorrufen, beobachtet werden, so beispielsweise während der Frühphase einer Treponematose. Die histologischen Zeichen einer interstitiellen Entzündung erlauben daher kaum, Rückschlüsse auf die Ätiologie der Veränderung zu ziehen.

5. Zytopathische-proliferative Entzündung. Wenn eine besondere Form einer Zellschädigung dem Zelluntergang vorausgeht, kann in den betroffenen Zellen ein meist abortiver Teilungszyklus ausgelöst werden, der mit der Bildung von Einschlußkörperchen oder von Polykaryonen («Kernvermehrung ohne Zellteilung») einhergeht. Eine derartige Reaktion spricht dafür, daß es sich beim auslösenden Agens um einen obligat intrazellulären Erreger, gewöhnlich ein Virus, handelt, auch wenn die Entzündungszeichen im Stroma wenig ausgeprägt sind.

Die angeführten Reaktionsmuster des Gewebes sind nützliche Werkzeuge für eine histologische Beurteilung eines infektiösen Geschehens. Sie treten jedoch nur selten in reiner Form auf, sondern zeigen häufig Überlappungen. Noch viel wichtiger ist aber die Tatsache, daß derartige Gewebeveränderungen nicht nur im Rahmen infektiöser Prozesse beobachtet werden, sondern auch als Antwort auf eine physikochemische Gewebeschädigung oder bei entzündlichen Leiden unbekannter Ursache auftreten können. Die wichtige Rolle einer histologischen Beurteilung besteht in der Ergänzung der klinischen und mikrobiologischen Befunde, die bei einem Patienten erhoben werden können. Wenn alle drei Komponenten – Klinik, Mikrobiologie, Histologie – übereinstimmen, ist die Diagnose gesichert, bei Unstimmigkeiten sollten die erhobenen Befunde überprüft werden. Die histopathologische Beurteilung der Gewebeveränderungen spielt demnach bei der Entschlüsselung der Natur einer Infektionskrankheit eine wichtige Rolle.

Viruskrankheiten

Viren sind zwar die häufigsten Krankheitserreger des Menschen, die meisten Infekte – verursacht durch über 400 Virusspezies – verlaufen jedoch asymptomatisch, also vom Patienten unbemerkt. Aus diesem Grund ist es besonders wichtig, einen Virusinfekt (Besiedlung eines Wirtes und Virusreplikation) von einer Viruskrankheit (Gewebeschädigung als Folge eines Virusinfekts) deutlich zu unterscheiden. Darüber hinaus gilt es zu berücksichtigen, daß verschiedene Viren identische klinische und pathologische Zeichen und Symptome hervorrufen können (z.B. Infektionen der oberen Luftwege), andererseits aber auch ein und dasselbe Virus (z.B. Zytomegalovirus, CMV) in Abhängigkeit von Resistenzverhalten und Alter des Wirtes verschiedene Krankheitsbilder auslöst. Obschon die klinischen Befunde typisch sein können, kommt dem Virusnachweis größte Bedeutung zu.[9, 10]

Viren sind in bezug auf ihre Replikation von metabolischen und strukturellen Bestandteilen der Wirtszelle abhängig – mit anderen Worten: *Viren sind obligate intrazelluläre Parasiten.* Jedes Virion besteht aus einem Nukleinsäuren-*Genom* (Einzel- oder Doppelstrang; DNA oder RNA; linear, zirkulär oder segmentiert), das von einem *Kapsid* (Proteinhülle) umgeben wird. Eine Einzelstrang-RNA kann in der «positiven» Form («positive sense») als mRNA dienen oder in der «negativen» Form («negative sense») als Komplementärstrang zur positiven Form vorliegen (Tab. 7.2). Das Kapsid besteht aus einem oder mehreren durch das Virus kodierten Proteinen, die als repetitierende Untereinheiten in Strukturen mit ikosaedrischer (20flächiger) oder helikaler Symmetrie angeordnet sind. Alle helikalen animalischen Viren und einige der ikosaedrischen Arten werden von einer *Hülle* («envelope») umschlossen, die virusspezifische Proteine enthält sowie Lipide und Kohlenhydrate der Zellmembran der Wirtszelle, die beim Aussprossen beigefügt werden.

Der virale Replikationszyklus beginnt mit dem *Anhaften* an die Wirtszelle über eine spezifische Bindung viralen Proteins (z.B. Hämagglutinin der Influenzaviren, Faserprotein der Adenoviren) an Oberflächenrezeptoren. Zu den bekannteren Rezeptoren gehören das CD4-Molekül der T-Helfer-Lymphozyten für HIV, der C3d-Komplementrezeptor für das Epstein-Barr-Virus (EBV) und der Azetylcholin-Rezeptor für das Rabiesvirus. Nach der Haftphase kommt es zur *Penetration* der Plasmamembran durch das gesamte Virion oder genom- und polymerasenhaltige Teile davon. Der Vorgang der Penetration kommt über eine Rezeptor-vermittelte Endozytose, eine Fusion der Virushülle mit der Plasmamembran oder durch das direkte Durchdringen der Zellmembran zustande.

Nach oder schon während der Penetrationsphase findet das *«uncoating»* des Virus statt, ein Prozeß, der darin besteht, daß sich das Virusgenom von strukturellen Bestandteilen trennt. Das Virus verliert damit seine Infektiosität und tritt in die Synthesephase der *Replikation* ein, die eine für jede Virusgattung unterschiedliche Form annimmt. In dieser Phase spielen virale Enzyme eine entscheidende Rolle (z.B. benötigen RNA-Viren, die aus einem Negativstrang bestehen, die RNA-Polymerase zur Herstellung einer mRNA, und Retroviren sind für die Transkription viraler DNA von der RNA-Matrize und die Integration dieser DNA in das Wirtsgenom auf die reverse Transkriptase angewiesen). Die Synthese viraler DNA geschieht im Kern der Wirtszelle, während die RNA- und Proteinsynthese meist im Zytoplasma stattfindet. Synthese und Assemblierung des viralen Genoms und der Kapsidproteine enden mit der Bildung neuer Virionen, die entweder direkt oder über die Sprossung durch die Zellmembran freigesetzt werden.

Damit ein Virus im Wirt eine systemische Krankheit auslösen kann, müssen verschiedene unspezifische und spezifische Abwehrschranken erfolgreich durchbrochen werden: Das Virus muß 1) in den Wirtsorganismus eindringen und sich an benachbarte Zellen anheften können, 2) sich in diesen Zellen vermehren, und 3) vom Eintrittsort aus entfernte Zellen besiedeln.[11, 12, 13]

Der *Viruseintritt* kann über den Respirations-, den Ver-

Tab. 7.2: Viruskrankheiten und deren Erreger beim Menschen

Virus	Familie	Genom	Krankheit
Respirationstrakt			
Adenovirus	Adeno	DS DNA	Infektionen der oberen und unteren Atemwege; Konjunktivitis; Diarrhoe
Echovirus	Picorna	SS RNA[1]	Infektionen der oberen Atemwege, Pharyngitis, Exanthem
Rhinovirus	Picorna	SS RNA[1]	Infektionen der oberen Atemwege
Coxsackie-Virus	Picorna	SS RNA[1]	Pleurodynie, Herpangina, Hand-Fuß-Mund-Exanthem
Coronavirus	Corona	SS RNA[1]	Infektionen der oberen Atemwege
Influenza A, B	Orthomyxo	SS RNA[2,3]	Influenza (Grippe)
Parainfluenzavirus 1-4	Paramyxo	SS RNA[2]	Infektionen der oberen und unteren Luftwege, Krupp
RS-Virus	Paramyxo	SS RNA[2]	Bronchiolitis, Pneumonie
Verdauungstrakt			
Mumpsvirus	Paramyxo	SS RNA[2]	Mumps, Pankreatitis, Orchitis
Rotavirus	Reo	DS RNA[3]	Säuglingsdiarrhoe
Norwalk-Agens	Calici?	SS RNA	Gastroenteritis
Hepatitis A-Virus	Picorna	SS RNA[1]	Akute Virushepatitis
Hepatitis B-Virus	Hepadna	DS DNA	Akute oder chronische Hepatitis
(Delta-Agens)	?	RNA	Akute oder chronische Hepatitis (nur mit HBV)
Non-A, Non-B-HV	?	?	Akute oder chronische Hepatitis
Systemische Infektion mit Hautexanthem			
Masernvirus	Paramyxo	SS RNA[2]	Masern (Rubeolen)
Rötelnvirus	Toga	SS RNA[1]	Röteln (Rubella)
Parvovirus	Parvo	SS DNA	Erythema infectiosum, aplastische Anämie
Vacciniavirus	Pox	DS DNA	Pockenvakzine
Varizella-Zoster	Herpes	DS DNA	Varizellen, Herpes zoster
Herpes simplex I	Herpes	DS DNA	Fieberblase
Herpes simplex II	Herpes	DS DNA	Herpes genitalis
Systemische Infektion mit hämatologischen Störungen			
Zytomegalovirus (ZMV)	Herpes	DS DNA	Zytomegalie
Epstein-Barr-Virus (EBV)	Herpes	DS DNA	Infektiöse Mononukleose
HTLV I	Retro	SS RNA[4]	T-Zell-Leukämie; tropische spastische Paraparese
HTLV II	Retro	SS RNA[4]	?
HTLV V	Retro	SS RNA[4]	Mycosis fungoides
HIV I und II	Retro	SS RNA[4]	AIDS, ARC
Arbovirosen (hämorrhagische Fieber)			
Denguevirus 1-4	Toga	SS RNA[1]	Dengue, hämorrhagisches Fieber
Gelbfieber	Toga	SS RNA[1]	Gelbfieber
Colorado-Zecken	Reo (Orbi)	SS RNA[3]	Colorado-Zeckenfieber
Regionale	Arena	SS RNA[2,3]	Bolivisches, argentinisches Fieber, Lassa-Fieber
hämorrhagische	Bunya	SS RNA[2,3]	Krim-Kongo-, Hantaan-Fieber, Sandfloh-Fieber
Fieber	Filo?	SS RNA	Ebola-, Marburg-Fieber
Hautwarzen			
Papilloma (HPV)	Papova	DS DNA	Kondylome; Zervixkarzinom (HPV-16)
Molluscumvirus	Pox	DS DNA	Molluscum contagiosum
ZNS			
Poliovirus	Picorna	SS RNA[1]	Poliomyelitis
Rabiesvirus	Rhabdo	SS RNA[2]	Tollwut
JC-Virus	Papova	DS DNA	Progressive multifokale Leukoenzephalopathie
Enzephalitis	Toga	SS RNA[1]	Verschiedene Gruppen von Enzephalitiden
(Arboviren)	Bunya	SS RNA[2,3]	(«Eastern», «Western», Venezuela, usw.)

HV = Hepatitisvirus; HTLV = humanes T-Zell-Leukämie-Virus; HIV = «human immunodefidiency virus»; JC = Jakob-Creutzfeldt-Virus

[1] Genom «positive-sense» (direkte Translation der Nukleotidsequenzen)

[2] Genom «negative-sense» (komplementär zum «positive-sense»-Strang)

[3] Genom segmentiert

[4] DNA-Kopie erforderlich für retrovirale Replikation

dauungs- oder den Urogenitaltrakt erfolgen. Eine Überwindung der gewichtigen Haut- und Schleimhautbarrieren ist auch möglich durch Insektenbisse (Arboviren), Bißverletzungen (Rabiesvirus), größere oder kleinere Defekte (HIV) sowie Injektionsnadeln (Hepatitis B, HIV). Zu den Abwehrmechanismen des Respirationstrakts gehören sekretorisches IgA, Alveolarmakrophagen und NK-Zellen sowie der Mukoziliär apparat, der einen Schleimfilm, der u.a. virushemmende Glykoproteine enthält, kontinuierlich nach oral verschiebt. Spezifische Rezeptoren ermöglichen bestimmten Viren, in empfängliche Epithelzellen einzudringen und damit dem Abtransport zu entgehen. So heften sich Influenzaviren mit ihren Hämagglutinin-Liganden an die Neuraminsäure-haltigen Rezeptoren der Schleimhautzellen. Myxo- und Paramyxoviren sind imstande, mit viraler Neuraminidase die Viskosität des Schleimfilms herabzusetzen, und werden so im verflüssigten Schleim nicht mehr eingeschlossen. Die viralen Hüllen- und Kapsidproteine sind für die Infektionsrouten bestimmend. So verhindern beispielsweise Magensäure, proteolytische Pankreasenzyme und detergierende Gallesalze eine Infektion des Gastrointestinaltraktes durch die meisten der behüllten Viren. Die Kapsidproteine von Hepatitis A- und anderer Enteroviren sind dagegen säurefest. Viren können sich ausschließlich am Ort ihrer primären Replikation aufhalten oder sich im Gesamtorganismus ausbreiten, ohne einen lokalen Schaden zu hinterlassen. Rotaviren und andere Gastroenteritis-Erreger infizieren und schädigen die Schleimhautepithelzellen des Darmes gleichzeitig, während Reoviren über sogenannte «M-Zellen» der Schleimhaut in den Blutstrom gelangen, ohne am Eintrittsort einen sichtbaren Schaden gesetzt zu haben. Herpesviren, Hepatits B-Virus, HIV und verschiedene Papillomaviren gelangen via Genitalschleimhaut in den Wirtorganismus, wobei einige dieser Erreger eine lokale Schleimhautschädigung verursachen, andere wiederum nicht.

Die *Virus-Ausbreitung* erfolgt über das Blutgefäß-System, Lymphgefäße oder entlang von Nerven. Hepatitis B-Partikel (Dane-Partikel) sowie Picorna- und Togaviren werden frei im Blutplasma transportiert, Herpesviren und HIV innerhalb von weißen Blutzellen, und die Erreger des Colorado-Zeckenfiebers und des Rift-Valley-Fiebers schließlich werden durch Anhaften an Erythrozyten im Organismus verteilt. Einige Viren können sich innerhalb von Makrophagen vermehren, die sich entlang den Lymphbahnen fortbewegen, andere sind auf dem Transport in dieser Hinsicht inaktiv. Die neurale Route ist obligatorisch für das Rabiesvirus und fakultativ für das Varizellen-Zoster-Virus, das sich nach seiner virämischen Phase in den Ganglien des Hinterstrangs verbirgt, von wo aus es sich unter Verursachung einer schmerzhaften Gürtelrose wieder entlang den Nerven ausbreiten kann.

Eine *Infektion von Zielzellen in einiger Entfernung von der Eintrittspforte* kann, sofern nicht durch virusspezifische Rezeptoren vermittelt, durch die Einwirkung gewebespezifischer Proteasen erleichtert werden. Paramyxoviren werden erst nach dem proteolytischen Abbau ihrer Hüllenglykoproteine infektiös. Bei einigen Viren (Papilloma-, Retroviren) wird der Zelltropismus durch Signale innerhalb des viralen Genoms bestimmt, welche die Gentranskription und -translation innerhalb der Wirtszelle stimulieren (Verstärker, Promotoren, Transaktivatoren).[14]

Als Folge der *Interaktion zwischen Virus und Wirtszelle* kann sich eine *abortive Infektion* (mit unvollständigem Replikationszyklus des Virus), eine *latente Infektion* (das Virus geht in eine kryptische Form über oder ist nur während intermittierenden Krankheitsphasen nachweisbar) oder eine *persistierende Infektion* (mit oder ohne funktionelle Beeinträchtigung der Wirtszelle werden dauernd neue Virionen produziert) einstellen. Bei einer *Infektion mit «slow»-Viren* handelt es sich um eine persistierende Infektion, die nach einer langdauernden Latenzzeit in eine schwere progressive Krankheit ausmündet. Eine *Transformation* oder häufiger der *Zelluntergang* sind weitere Folgen einer akuten Virusinfektion. Der Einbau viraler Proteine in die Zellmembran der Wirtszelle zerstört die Membranintegrität oder begünstigt eine Zellfusion (Paramyxoviren, Herpesviren, HIV). Viren können auch die DNA- oder RNA-Produktion der Wirtszelle beeinträchtigen. Polioviren inaktivieren beispielsweise das «cap-binding»-Protein, das für die Translation der «cap»-Site der zellulären mRNA zentrale Bedeutung besitzt, während die Translation der viralen mRNA, die keine «cap»-Struktur besitzt, unbehelligt bleibt. Bei einer *lytischen Infektion* (Herpes-, Masernvirus) kommt es zur Bildung nukleärer oder zytoplasmatischer *Einschlußkörperchen* (z.B. Aggregate von Virionen oder viraler Makromoleküle). Derartige Einschlüsse sind im lichtmikroskopischen Präparat erkennbar und deshalb diagnostisch wichtig. Allerdings muß man sich vergegenwärtigen, daß nicht alle Viren Einschlußkörper produzieren, und daß ähnliche Einschlüsse auch ohne Virusinfekt entstehen können. Deshalb müssen zur virologischen Diagnose die Gewebekultur sowie immunzyto- und histologische, serologische und molekularbiologische (z.B. Sonden für spezifische virale Nukleinsäuresequenzen) Methoden beigezogen werden.

Für das Zustandekommen latenter und persistierender Infektionen sind auch Mutationen sowohl der Viren als auch der Wirtszelle verantwortlich. Auch eine Herabsetzung der viralen Genexpression sowie das Vermeiden der Auslösung einer Immunantwort des Wirts spielen eine Rolle.[11, 15] Einige der persistierenden Viren behindern eine Immunerkennung, indem virale Polypeptide an der Oberfläche der Wirtszelle nur in reduziertem Maße exprimiert werden. Viren können auch spezifische Funktionen differenzierter Zellen hemmen oder verändern, ohne mit den lebenserhaltenden

Grundfunktionen der Wirtszelle zu interferieren. Ein solcher Mechanismus führt beispielsweise zu immunologischen, neuralen oder endokrinen Ausfällen. Masern-, Influenza- und Zytomegaloviren infizieren zirkulierende Lymphozyten, und es werden sowohl die Immunglobulinsynthese als auch die Bildung zytotoxischer T-Zellen gehemmt.

Wegen ihrer Fähigkeit, sich innerhalb von Wirtszellen zu vermehren, fordern Viren das Immunsystem auf verschiedene und einzigartige Weise.[11] Infizierte Zellen exprimieren spezifische Kapsidproteine auf ihrer Oberfläche und werden so zu Zielzellen der Immunabwehr. Viren können auch – wie eben erwähnt – immunokompetente Zellen direkt infizieren und dadurch ihre Funktionen verändern. *Das durch Virusinfekte induzierte entzündliche Infiltrat besteht typischerweise aus Lymphozyten und Makrophagen; neutrophile Granulozyten treten nur bei sehr schwerer Krankheit und ausgedehnter Gewebeschädigung auf.*

Eine Virusinfektion löst die Bildung neutralisierender Antikörper aus, die mit spezifischen Epitopen des Kapsids oder der Virushülle reagieren, wodurch das Anhaften, die Penetration oder das «uncoating» des Virus (oder mehrere dieser Prozesse) verhindert werden können. Diese Art der Immunantwort liegt der antiviralen Immunisierung zugrunde, schützt hingegen nicht gegen eine Infektion mit Viren, die in verschiedenen Antigenvarianten vorkommen (z.B. Rhinoviren). Ebenfalls gebildete agglutinierende Antikörper fördern die Elimination der Viren durch phagozytierende Zellen. Die durch die Antikörperbindung ausgelöste Komplementaktivierung kann zur direkten Lyse behüllter Viren oder virusinfizierter Zellen führen. Infizierte Zellen werden daneben auch durch den Mechanismus der ADCC («antibody- and complement-dependent cell-mediated cytotoxicity») abgetötet.

Die *Mechanismen der zellulären Immunität* sind für die Virusabwehr von besonderer Bedeutung, und qualitative und quantitative Defekte der beteiligten Zellen erhöhen den Schweregrad einer Virusinfektion (z.B. Kinder mit einem Wiskott-Aldrich-Syndrom sterben häufig an einer Masernpneumonie). Die bei der antiviralen Abwehr zuerst in Aktion tretenden Komponenten sind die NK-Zellen (deren Zahl zwei bis drei Tage nach der Infektion einen Gipfel erreicht, lange vor dem Erscheinen von Antikörpern) und die Interferone, welche entweder die intrazelluläre Vermehrung der Viren direkt hemmen oder die zellvermittelten Immunreaktionen stimulieren. In der nächsten Phase sind aktivierte Makrophagen imstande, Viren zu phagozytieren und zu eliminieren, während zytotoxische T-Zellen («cytotoxic T lymphocytes», CTL) virale Antigene in Verbindung mit Histokompatibilitätsantigenen der Klasse I erkennen und die Wirtszellen, die diese viralen Neoantigene auf ihrer Membran exprimieren, zerstören können. Da virale Antigene bereits vor einer Virusreplikation auf der Zelloberfläche infizierter Zellen erscheinen, vermögen CTLs die Ausbreitung der Viren in Grenzen zu halten und einen weiteren Schaden zu verhüten. Virusspezifische T-Zellen, die eine Überempfindlichkeit vom Spättyp vermitteln, und T-Helfer-Zellen sind ebenfalls wichtige Komponenten der Reaktion des Wirtes auf einen Virusinfekt. Die virale Aktivierung der T-Helfer-Zellen kann eine polyklonale B-Zell-Antwort auslösen.

Die gegen Viren gerichteten Immunreaktionen können dem Wirt sowohl nützen als auch schaden.[11, 15] Die Antikörper können eine Immunkomplex-Krankheit auslösen oder mit normalen Zellbestandteilen kreuzreagieren, was eine direkte Zellschädigung zur Folge haben kann. Anti-Idiotypen-Antikörper, die ebenfalls gebildet werden, können durch die Stimulation kritischer Rezeptoren eine abnorme Zelltätigkeit auslösen. Virusspezifische T-Zellen schädigen das Wirtsgewebe. Schließlich führt die direkte Virusinfektion immunkompetenter Zellen (HIV, EBV) zu einer schweren Schädigung der immunologischen Abwehrmechanismen. Trotz großer Fortschritte sind noch viele Fragen offen, welche die Rolle der Viren in der Auslösung und Beeinflussung des Krankheitsverlaufs beim Menschen betreffen.

Viruskrankheiten des Respirationstraktes

Viruskrankheiten des Respirationstraktes werden durch verschiedene Spezies und Serotypen verursacht (Tab. 7.2). Sie sind gleichzeitig die häufigsten und am wenigsten verhütbaren Infektionskrankheiten des Menschen, und ihre Schweregrade reichen vom unangenehmen, aber zeitlich limitierten Schnupfen bis zur lebensbedrohenden Pneumonie, die meist bei geschwächten, hospitalisierten oder bei immunsupprimierten Individuen auftritt. Dazu kommt, daß Virusinfekte der Lunge das Auftreten einer bakteriellen Superinfektion begünstigen; den seltenen Fällen einer letal verlaufenden bakteriellen Pneumonie bei nichthospitalisierten Patienten geht meistens ein virales respiratorisches Prodromalstadium voraus. Die Hintergründe dieser virusbedingten Prädisposition für einen bakteriellen Infekt sind nicht klar. Man nimmt an, daß ein Zusammenbruch lokaler Abwehrschranken, eine Verlegung der Luftwege sowie eine Schwächung der Phagozytosefunktionen mitbeteiligt sind.

Unter den respiratorischen Viruskrankheiten unterscheidet man *Infektionen der oberen Luftwege* («upper respiratory tract infection», *URI*) wie Rhinitis, Sinusitis, Otitis media, Pharyngitis oder Tonsillitis von *Infektionen des unteren Respirationstrakts* («lower respiratory tract infection», *LRI*), welche – in absteigender Folge – Laryngotracheobronchitis, Bronchiolitis, interstitielle Pneumonie und Pleuritis umfassen. Jede Virusspezies kann eine oder mehrere dieser Krankheitsmuster verursachen:

1. Rhinoviren zeigen eine strikte Beschränkung auf die oberen Luftwege.
2. Eine Infektion durch Influenzaviren betrifft den oberen und unteren Respirationstrakt, ganz selten andere Organe.
3. Masern-, Röteln- und Varizellenviren «passieren» den Respirationstrakt, verursachen jedoch keine respiratorischen Symptome vor dem Zeitpunkt einer zweiten virämischen Phase.

Coxsackie-Viren sind besonders anpassungsfähig: Neben unspezifischen Infekten der oberen Luftwege verursachen bestimmte A-Stämme eine *Herpangina*, eine mit Bläschenbildung einhergehende Entzündung des Pharynx (Differentialdiagnose: Herpes simplex, Masern), sowie das mysteriöse *Hand-Fuß-Mund-Exanthem* («hand-foot-and-mouth disease»). Coxsackie B-Viren lösen eine *Pleuritis* (Pleurodynie), *Myokarditis* oder ein *Guillain-Barré-Syndrom* aus und werden auch der Mitbeteiligung bei der Entstehung des insulinabhängigen Diabetes mellitus verdächtigt.[15] Echoviren produzieren typischerweise eine von einem makulösen oder petechialen Hautausschlag begleitete Pharyngitis, manchmal auch eine Myokarditis. Influenzaviren der Typen A und B sind die Hauptauslöser eines Infektes der unteren Luftwege, gekennzeichnet durch Fieber, Myalgien und Kopfschmerzen (das Grippe-Syndrom); extrapulmonale Komplikationen sind verhältnismäßig selten, können aber letal verlaufen, wie beispielsweise eine interstitielle Myokarditis oder das Reye-Syndrom, das hauptsächlich bei Kindern in Zusammenhang mit einer Aspirintherapie auftreten kann.[16, 17] Rhinoviren verursachen die allseits geschätzte *«Erkältung mit Schnupfen»* («common cold»); sie weisen ein optimales Wachstum bei 34° C auf, was der Temperatur der Nasenschleimhaut entspricht! «Respiratory syncytial» und Parainfluenza-Viren interessieren vor allem den Pädiater und können eine potentiell letale *Bronchiolitis* (Croup) oder eine *Pneumonie* auslösen. Adenoviren, mit mehr als 30 bekannten Serotypen, können sporadisch schwere Pneumonien verursachen, sind jedoch viel häufiger verantwortlich für Ausbrüche milder Formen von Infekten der oberen Luftwege. Einige der Adenovirus-Serotypen sind Verursacher des *Pharyngokonjunktivalfiebers* (eine fieberhafte Pharyngitis mit einer unilateralen Konjunktivitis), und Serotyp B löst alarmierende Epidemien einer bilateralen hämorrhagischen *Keratokonjunktivitis* aus, die ohne respiratorische Symptome verläuft. Wieder andere Adenoviren wurden bei Fällen eines Keuchhusten-ähnlichen Syndroms isoliert.

Alle diese Erreger respiratorischer Infekte sind ansteckend, und der Übertragungsmodus entspricht meist einer Tröpfcheninfektion von einem Infizierten während der Inkubationszeit, während der Krankheit oder während der Rekonvaleszenz. Unter Kindern finden sich asymptomatische Träger und Ausscheider von Adenoviren. Alle erwähnten Viren haben eine kurze Inkubationszeit, die manchmal weniger als 24 Stunden betragen kann.

● **Morphologie** Die morphologischen Veränderungen sind für jeden der betroffenen Abschnitte des Respirationstraktes verschieden. **Infektionen der oberen Luftwege** («upper respiratory tract infections», URI) sind gekennzeichnet durch eine Hyperämie und ein Ödem der Schleimhäute sowie eine unspezifische, vorwiegend lymphomonozytäre und plasmazytäre Infiltration der Submukosa, begleitet von einer Schleimüberproduktion. Die Schwellung der Schleimhäute und das zählflüssige Exsudat können zur Lumeneinengung oder -verlegung der Nase, der Nebenhöhlen oder der Tuba Eustachii führen, was eine sekundäre bakterielle Infektion mit eitriger Entzündung begünstigt. Eine virusinduzierte Tonsillitis mit einer Volumenzunahme der lymphatischen Gewebe des Waldeyer Rachenrings beobachtet man eher beim jugendlichen Patienten. Das histologische Bild zeigt meistens eine lymphozytäre Hyperplasie ohne eitriges Exsudat oder Abszeßbildung, wie dies beim Streptokokken- oder Staphylokokken-Infekt gefunden wird.

● **Laryngotracheobronchitis und Bronchiolitis** begleiten oft eine «tiefersitzende Erkältung» («chest cold») und sind charakterisiert durch ein Larynxoedem, reichliche Schleimproduktion und Schleimhautveränderungen, die denen bei URIs entsprechen. Die funktionelle Beeinträchtigung des Bronchoziliärapparates prädisponiert für eine bakterielle Superinfektion mit Eiterbildung. Die Verlegung der kleineren Luftwege kann Anlaß zur fokalen Atelektasebildung geben. Weiterreichende Veränderungen der Bronchiolen sowie eine ausgedehntere Verlegung sekundärer und terminaler Luftwege durch Zelltrümmer, Fibrin und entzündliches Exsudat können – sofern sie während längerer Zeit bestehen – zu einer reparativen Organisation mit Fibrosierung und schließlich zur sogenannten **viralen obliterierenden Bronchiolitis** führen, die einen bleibenden Lungenschaden verursacht.

● **Virale Pneumonien** zeigen, wie auch die bakteriell bedingten, ein wechselndes histologisches Bild. Sie treten in herdförmiger oder diffuser, in interstitieller oder konsolidierender Form auf, und eine Wiederherstellung der normalen Lungenstruktur ist entweder möglich, oder es resultiert eine permanente Lungenschädigung. In frühen Phasen und bei milderen Formen einer Viruspneumonie ist das Lungengewebe herdförmig betroffen, und die Veränderungen beschränken sich auf eine interstitielle Entzündung mit

Ödembildung sowie eine Infiltration der Alveolarsepten durch lymphomonozytäre Zellen. Die Lufträume bleiben, abgesehen von wenigen Alveolarmakrophagen, frei. Dies ist das typische Bild einer **interstitiellen Pneumonie**. Die radiologischen und klinischen Befunde sind uncharakteristisch und können auch bei einer *Mykoplasmenpneumonie* erhoben werden. Mit fortschreitender Krankheit oder bei primär stärkerem Lungenbefall sind die Verdickung der Alveolarsepten und das leukozytäre Infiltrat ausgeprägter, und Alveolarwandzellen werden abgestoßen. Der Austritt von Fibrin führt zusammen mit Zelldetritus zur Bildung von hyalinen Membranen, welche die Alveolen auskleiden (Abb. 7.2). Diese Veränderungen gleichen denjenigen, die beim **ARDS** («adult respiratory distress syndrome» mit diffusem Alveolarschaden) gefunden werden. Bei einer schweren, fulminant verlaufenden Influenzavirus-Pneumonie werden die beschriebenen Veränderungen durch ausgedehnte fibrinös-hämorrhagische Verklebungen der Alveolen überlagert. Viren mit der Fähigkeit, Gewebenekrosen zu verursachen (z.B. Adeno- und Herpesviren), induzieren akute entzündliche Reaktionen mit Beteiligung von neutrophilen Granulozyten. In vielen Fällen beruhen derartige Reaktionen jedoch auf sekundären bakteriellen Infekten. Sofern kein erheblicher Parenchymuntergang vorliegt, sind die Veränderungen gewöhnlich reversibel, und es kommt zur Wiederherstellung der normalen Lungenarchitektur. Bei protrahiertem Verlauf oder bei erheblichen Gewebenekrosen geht der entzündliche Prozeß über in eine interstitielle Fibrosierung und in die Organisation des Alveolarinhalts, der mit den Septen fusioniert. Diese Veränderungen sind für das in diesen Fällen manchmal beobachtete fein-retikuläre oder «ground-glass»-Muster des radiologischen Lungenbildes verantwortlich.

Klinischer Verlauf Bei den meisten Infekten des oberen Respirationstrakts handelt es sich um vorübergehende und selbstlimitierende Prozesse, deren klinische Symptome so gut bekannt sind, daß sie nicht geschildert zu werden brauchen. Der sprichwörtliche Ratschlag «nehmen Sie zwei Aspirin-Tabletten und rufen Sie morgen wieder an!» ist statistisch gesehen wohl begründet. Trotzdem erfordern diese Infekte, sofern sie bei Säuglingen, alten Leuten sowie Patienten mit einem Diabetes oder einer bereits bestehenden chronischen Krankheit der Atemwege auftreten, die sofortige Aufmerksamkeit des Arztes, da sie die Lungenbelüftung und die Resistenz gegen eine bakterielle Superinfektion beeinträchtigen.

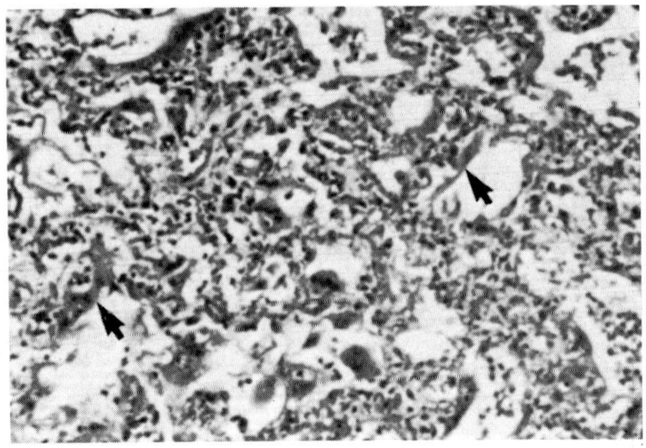

Abb. 7.2: Interstitielle Viruspneumonie: verdickte, infiltrierte Septen; hyaline Membranen *(Pfeile)*; Desquamation von Pneumozyten; Bildung von Synzytien.

Infekte der tieferen Atemwege (LRIs), wie Bronchiolitis, atypische Pneumonie oder ein Grippe-Syndrom, sind weit ernster zu nehmen. Sie können von einer ausgeprägten Hypoxie begleitet sein, sogar dann, wenn die klinischen Zeichen einer alveolären Insuffizienz kaum ausgeprägt sind. Die Bezeichnung *«atypische Pneumonie»* leitet sich von der Beobachtung ab, daß das Lungenbild auch bei Fehlen physikalischer Zeichen oft dramatische Veränderungen aufzeigt. Die Normalisierung des röntgenologischen Befundes kann zeitlich hinter der Besserung des klinischen Bildes nachhinken. Verwirrende klinische Bilder können sich als Folge bakterieller oder durch multiple Opportunisten verursachte Superinfekte ergeben. Obschon eine komplikationslose Genesung von einer Influenzainfektion die Regel darstellt, starben im Winter 1918 (das Jahr das «Schweine-Grippe»-Pandemie) täglich Tausende, häufig an einer bakteriellen Pneumonie oder einer Sepsis. Bei isoliert, d.h. nicht im Rahmen einer Epidemie auftretenden Fällen ist es schwierig, eine ätiologische Diagnose zu stellen, deren Bestätigung ja meistens erst während der Rekonvaleszenz aufgrund eines angestiegenen Antikörpertiters erfolgen kann. In Ausnahmefällen wird man eine Lungenbiopsie vornehmen, wobei allerdings zu bedenken ist, daß lediglich die Klasse der Herpesviren, die Masern- und – selten – Adenoviren lichtmikroskopisch erkennbare Einschlußkörper produzieren. Andere Viren können mit immunhistochemischen oder molekularbiologischen Methoden identifiziert werden. Impfungen oder antivirale Medikamente haben sich bei viralen Infekten des Respirationstrakts, insbesondere bei bereits etablierter Krankheit, nur teilweise bewährt.

Viruskrankheiten des Verdauungstraktes

Mumps (Parotitis epidemica)

Mumps ist eine akute, ansteckende Kinderkrankheit, die gekennzeichnet ist durch eine vorübergehende entzündliche Schwellung der Parotis und, weniger häufig, weiterer Speicheldrüsen. Pankreas, Hoden, Ovarien und (selten) das ZNS oder andere Organe können ebenfalls betroffen sein. Obschon der Krankheitsverlauf in der Regel leicht ist, kann Mumps eine akut einsetzende, schmerzhafte Krankheit auslösen, besonders beim erwachsenen Patienten, oder permanente Gewebeschäden hinterlassen.

Mumps wird durch ein Paramyxovirus verursacht, und die Übertragung erfolgt meist durch eine Tröpfeninfektion. Seine Inzidenz zeigt in der Altersgruppe der 5- bis 15jährigen einen deutlichen Gipfel. Asymptomatische oder milde Verläufe der Krankheit sind häufig, und die meisten, allerdings nicht alle Erwachsenen erweisen sich als immun. Die akute Phase der Krankheit dauert in der Regel ein bis zwei Wochen, mit einer allmählichen klinischen Besserung. Atypische Verläufe ohne Parotisschwellung sind ebenfalls bekannt und können mit Abdominalbeschwerden, schmerzhafter Hodenschwellung oder einer generalisierten Lymphadenopathie und Splenomegalie einhergehen.

In ungefähr 70% der Fälle ist die Parotis beidseitig, in 20% einseitig befallen, und in den restlichen 10% findet sich lediglich ein Befall der *Glandula sublingualis.* Die betroffenen Speicheldrüsen sind vergrößert, von teigiger Konsistenz, und die Schnittfläche ist feucht, glänzend und von rötlichbrauner Farbe. Die Vergrößerung des Testes kann sehr eindrücklich und von einer Parenchymblutung begleitet sein. **Mikroskopisch** findet man auf dem klinischen Höhepunkt einer Mumps-Parotitis im Drüseninterstitium ein entzündliches Ödem und ein diffuses zelluläres Infiltrat, bestehend aus Monozyten/Makrophagen, Lymphozyten und Plasmazellen, was eine Kompression der Azini und der Gangsysteme bewirkt. Gelegentlich beobachtet man kleine Nekroseherde sowie ein Übergreifen der Entzündung auf epitheliale Strukturen. Im reichlich mit Enzymen versehenen Pankreas wirken sich Mumps-Läsionen destruktiver aus und führen zu Parenchym- und Fettnekrosen, die mit Zeichen einer akuten Entzündung, d.h. Infiltration durch neutrophile Granulozyten, einhergehen. In ähnlicher Weise führte die Volumenzunahme des Hodens, der von der straffen Tunica albuginea umschlossen wird, unter Umständen zu nekrotischen Veränderungen der Samenkanälchen, mit einer Granulozyteninfiltration sowie fokalen Blutungen und Mikroinfarkten; dies erklärt, daß eine Mumps-Orchitis manchmal unter Bildung von fibrösem Narbengewebe abheilt.[18] Eine Mumps-Enzephalomeningitis zeigt – sofern sie überhaupt auftritt – in der Regel einen milden Verlauf und weist keine charakteristischen Veränderungen auf. Das Mumps-Virus führt unter *In-vivo*-Bedingungen nicht zur Bildung von Einschlußkörperchen.

Ein Befall anderer Organe kann einer Parotitis zeitlich vorangehen, sie begleiten oder ihr folgen. Eine Orchitis tritt am häufigsten auf (20%), ist meist einseitig und deshalb selten Ursache einer Sterilität. Eine Pankreatitis ist erkennbar an einer Erhöhung des Lipasespiegels im Serum sowie an den Symptomen einer akuten Pankreatitis (Pankreasnekrose). Der Verlauf ist verhältnismäßig mild, und Rückfälle sind nicht zu befürchten. Die Diagnose einer Mumps-Erkrankung wird gewöhnlich aufgrund der klinischen Symptome gestellt, kann durch einen Anstieg des Antikörpertiters im Rekonvaleszentenserum bestätigt werden und bietet, vor allem bei einer Gruppenerkrankung, keine Schwierigkeiten. Gelegentlich werden sporadische Todesfälle als Folge einer als Komplikation auftretenden Myokarditis berichtet. Die kombinierte Mumps- und Masernimpfung in der Kindheit wird diese beiden Krankheiten allmählich zum Verschwinden bringen.

Virale Enteritis und Diarrhoe

Viren sind die Hauptursache akuter Durchfallkrankheit, die früher das Attribut «unbekannte Ätiologie» erhielten. Zwei Haupttypen enteropathogener Viren – Rotaviren und das Norwalk-Agens – wurden inzwischen mit immunelektronenoptischen Methoden charakterisiert, und weitere werden sporadisch nachgewiesen (z.B. Astro- und Caliciviren). Adenoviren finden sich in ungefähr 10% der Fälle von Diarrhoe bei Kindern.

Rotaviren lassen sich am besten in negativ «gefärbten» elektronenmikroskopischen Aufnahmen von Stuhl-Ultrafiltraten sichtbar machen. Bisher sind sie nicht kultivierbar, doch stehen für ihren Nachweis spezifische ELISA-Verfahren zur Verfügung.[19] Die Übertragung erfolgt fäkal-oral, und Säuglinge sowie Kleinkinder sind am anfälligsten für einen Infekt. Im Normalfall kommt es zu einer raschen Antikörperproduktion, und bei den meisten Erwachsenen besteht eine Immunität. Die Krankheit zeigt einen Häufigkeitsgipfel, der in Gegenden mit gemäßigtem Klima auf die Wintermonate, in den Tropen auf die Trockenperiode fällt. In den USA sind weit über die Hälfte der Fälle von Diarrhoe bei

Kindern auf eine Rotavirus-Infektion zurückzuführen; in Entwicklungsländern, wo zahlreiche weitere enteropathogene Erreger im Spiel sind, liegt der Anteil der Rotaviren etwas tiefer (zwischen 12 und 38%). Eine Rotavirus-Diarrhoe zeigt gewöhnlich einen milden Verlauf. Nach einer Inkubationszeit von zwei Tagen dauert die akute Phase mit Durchfällen selten länger als einige Tage (maximal eine Woche), jedoch ist die Krankheit häufig von Fieber, Erbrechen und Appetitverlust begleitet, was eine potentiell letale Dehydratation mit einer Entgleisung des Elektrolytgleichgewichts auslösen kann. *Untersuchungen an Versuchstieren und an Dünndarmbiopsien zeigten eine entzündliche Veränderung der Lamina propria, eine Verkürzung der Darmzotten und eine Zellvermehrung in den Schleimhautkrypten.*[20]

Das (noch nicht vollständig klassifizierte) *Norwalk-Agens* kann ebenfalls mit einer elektronenmikroskopischen Stuhluntersuchung nachgewiesen werden. Die Infektanfälligkeit betrifft bei diesem Virus die Erwachsenen sowie ältere Kinder. Kleine, lokale Ausbrüche ereignen sich während des ganzen Jahres. Die Inkubationszeit ist mit 18 Stunden sehr kurz. Der Stuhl ist wässerig, Tenesmen treten keine auf, und die Diarrhoe verschwindet in den meisten Fällen innerhalb von ein bis zwei Tagen, obschon eine längere Krankheitsdauer und schwerere Symptome ebenfalls beobachtet werden. Die histologischen Veränderungen, die in menschlichen Dünndarmbiopsien gefunden wurden, entsprechen denen bei einer Rotavirus-Infektion[21] und bleiben über das Abklingen der klinischen Symptome hinaus bestehen. Unter den vielen möglichen Ursachen des Diarrhoe-Syndroms beim Erwachsenen reihen sich die Norwalk-Agens-Infekte als verhältnismäßig harmlos ein, und die Behandlung beschränkt sich auf Bettruhe und den oralen Flüssigkeitsersatz.

Virale warzenförmige Epithelveränderungen

Diese Affektionen sind in Tab. 7.2 aufgeführt, für eine ausführliche Besprechung wird jedoch auf Lehrbücher der Organpathologie und der Dermatologie verwiesen. Gemeinsame Kennzeichen viral bedingter Warzen sind: 1) eine überschießende, jedoch selbstlimitierte Proliferation der Epithelzellen, 2) zytopathische Veränderungen der sich differenzierenden Epithelzellen, wie Einschlußkörper oder Koilozytose (ausgeprägter perinukleärer Hof), und 3) ein vorwiegend lympho-monozytäres, entzündliches Infiltrat unter der Epidermis.

Virale Exanthemkrankheiten

Masern (Rubeolen)

Während Jahrhunderten machten weltweit praktisch alle Kinder im Alter zwischen 3 und 7 Jahren Masern durch. Bei dieser Krankheit handelt es sich um eine akute fieberhafte, systematische Virusinfektion, die meist mit einem Schnupfen und einer Konjunktivitis beginnt, gefolgt von charakteristischen fleckförmigen Läsionen der Mundschleimhaut, einer Hyperplasie der lymphatischen Organe und einem fleckförmigen, generalisierten, erythematösen Hautausschlag (morbilliformes oder Masernexanthem). Dank eines Lebendimpfstoffs mit einer Effizienz von 95% treten Masern heute in Europa und in den USA nur noch selten auf, und der Zeitpunkt einer weltweiten Ausrottung dieser Krankheit schien nahe.[22] Im Jahr 1986 wurden allerdings über 6000 neue Fälle registriert, was auf das Potential der Masern hindeutet, immer wieder aufzuflammen.

Das Masernvirus, ein RNA-Polymyxovirus, ist bei Tröpfchenaspiration höchst kontagiös und passiert die Plazenta. Die Inkubationsdauer liegt im Mittel bei 10 Tagen. Fieber und Ausschlag erreichen innerhalb weniger Tage einen Höhepunkt und verschwinden in den folgenden ein bis zwei Wochen, sofern keine Komplikationen auftreten. Lichtscheu und Augenbrennen sind die ersten Symptome. Die Diagnose wird meist anhand des fleckigen Exanthems der Wangenschleimhaut (Koplik Flecken) gestellt, das vor dem Ausbruch des Exanthems auftritt. Bei den Koplik Flecken handelt es sich um Blasen und weißliche Ulzera, die meist in der Nähe der Mündung der Parotisgänge am ausgeprägtesten sind. Eine Lymphknoten- oder Milzvergrößerung gehören ebenfalls zu den Frühsymptomen, und häufig stehen respiratorische Zeichen, oft ein trockener Husten, im Vordergrund. In ungefähr 20% der Fälle finden sich im Thoraxröntgenbild flaue Verschattungen der Lunge. Die Effloreszenzen des Exanthems sind fleckförmig, rötlich-braun und kaum erhaben. Der Ausschlag beginnt hinter den Ohren und breitet sich allmählich über Nacken und Rumpf zu den Extremitäten aus. Die einzelnen Effloreszenzen konfluieren kaum und verlieren unter Druck ihre Farbe – ausgenommen im Falle der sehr ernsten hämorrhagischen «schwarzen Masern». Das Fieber und die Symptome gehen gewöhnlich mit dem Verschwinden des leicht schuppenden Exanthems zurück, und die Heilung ist von einer dauernden Immunität gefolgt. Obwohl Masern in der Regel und bei gesunden Kindern ohne große Probleme abheilen, handelt es sich bei ganz jungen, ganz alten oder immunsupprimierten Patienten um eine schwere, ernsthafte Krankheit, in deren Verlauf es zu neurologischen oder viszeralen Schäden kommt, die direkt auf das Virus, häufiger jedoch auf bakterielle Superinfektionen zurückzuführen sind. Bei Bewohnern tropischer Regionen kann die Krankheit für Kinder oder Erwachsene tödlich enden. Eine Masernenzephalitis oder eine interstitielle, manchmal mit Riesenzellbildung einhergehende Masernpneumonie sind lebensbedrohende akute Komplikationen. Darüber hinaus wird das Masernvirus auch aufgrund von mehr oder weniger stichhaltigen Hinweise mit der subakuten sklerosierenden Panenzephalitis, dem «minimal disease»-Typ des nephrotischen Syndroms und einer thrombozytopenischen Purpura in Zusammenhang gebracht. Im Gegensatz zu Röteln (Rubella) führt ein Maserninfekt während der Schwangerschaft nicht zur Keimschädigung.

Im histologischen Bild zeigt sich, daß das Exanthem auf eine Erweiterung der Blutgefäße in der Haut, ein Ödem und ein mäßig ausgeprägtes perivaskuläres Infiltrat von lymphomonozytären Elementen zurückgeht. Die Schleimhautulzera in der Mundschleimhaut werden gekennzeichnet durch einen Zelluntergang, ein Infiltrat, das aus neutrophilen Granulozyten besteht, und neugebildete Kapillarsprossen. In den lymphatischen Organen findet man typischerweise eine ausgeprägte follikuläre Hyperplasie und entsprechend große Keimzentren sowie hie und da mehrkernige Riesenzellen («Warthin-Finkeldey-Zellen»). Diese Riesenzellen sind für Masern pathognomonisch, und ihre Anwesenheit in einem Tonsillektomie- oder Appendektomiepräparat erlauben gelegentlich die Diagnose vor dem Auftreten klinischer Symptome.
Bei den milderen Formen der Masernpneumonie findet man dieselben peribronchialen und interstitiellen lymphomonozytären Infiltrate wie bei anderen Viruspneumonien. Bei schwereren oder vernachlässigten Fällen kann eine bakterielle Superinfektion einen tödlichen Verlauf einleiten. Manchmal finden sich diagnostisch wertvolle Riesenzellen im Sputum. Bei geschwächten Kindern, besonders bei denen, die an Mukoviszidose, Wiskott-Aldrich-Syndrom oder malignem Lymphom leiden, kann die Masernpneumonie einen protrahierten Verlauf nehmen und zur Ateminsuffizienz sowie zur Lungenfibrose führen. Dieser Zustand wird oft als «Riesenzellpneumonie» bezeichnet. In solchen Fällen kann das Virus oft noch während Monaten in Bronchialsekreten nachgewiesen werden, weit über den Zeitpunkt des Verschwindens des Hautausschlages. In seltenen Fällen entwickelt sich eine Post-Masernenzephalitis, die – wie man annimmt – auf eine Autoimmunreaktion zurückgeführt werden kann.

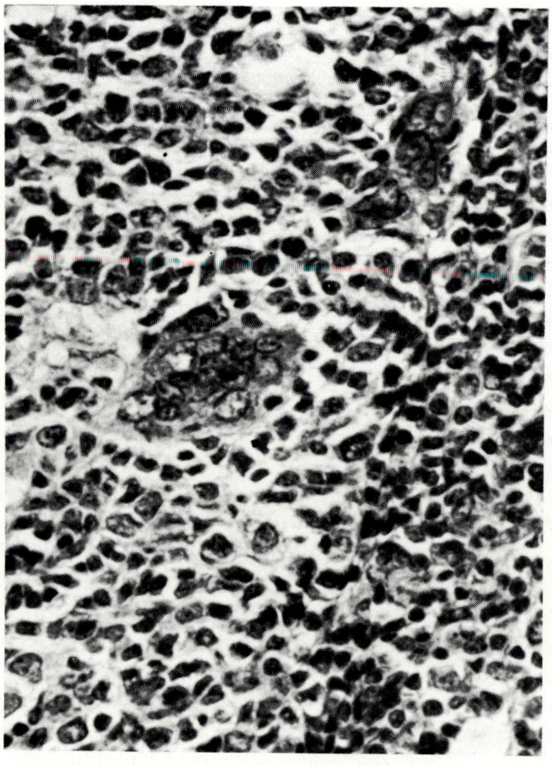

Abb. 7.3: Riesenzelle in Appendix bei Masern.

Röteln (Rubella)

Röteln, manchmal auch «Dreitage-Masern» genannt, ist eine sehr ansteckende, mild verlaufende, systemische, fieberhafte Viruskrankheit des Kindesalters. Sie ist gekennzeichnet durch das Auftreten eines morbilliformen Exanthems und eine Vergrößerung der hinteren zervikalen Lymphknoten. Die Krankheit wird durch ein *Toga*virus ausgelöst, das mit dem Masernvirus nicht verwandt ist, weist eine Inkubationszeit auf, die länger als bei Masern ist, und verläuft rasch und gutartig. Bei Erwachsenen kann der Verlauf unangenehm sein, besonders wenn er von Gelenkschwellungen und -schmerzen begleitet ist, die an ein rheumatisches Fieber erinnern. Röteln sind deshalb für das öffentliche Gesundheitswesen von größter Bedeutung, weil eine Infektion mit dem Rötelnvirus während der Schwangerschaft zu schweren kongenitalen, vor allem kardialen Mißbildungen führt.

Pocken (Variola)

Der Verursacher der Pocken, ein 160 nm großes Viruspartikel, das eine doppelsträngige DNA und eine terminale Transkriptase enthält, konnte endlich in wenigen Referenzzentren «auf Eis gelegt» werden. Der letzte, dokumentierte Fall einer menschlichen Pockenerkrankung trat 1978 als Folge einer akzidentellen In-

fektion in einem Laboratorium auf. Alle seither gemeldeten Verdachtsfälle erwiesen sich als täuschend «Pocken-ähnlich», einige verursacht durch das entfernt verwandte Affenpockenvirus, bei anderen handelte es sich um eine hämorrhagische Form von Varizellen.[23] Damit endet die lange und stürmische Geschichte der Kuhpocken-Impfung, die mit der aufmerksamen Beobachtung von Jenner begann, daß die Gesichter von Milchmädchen, im Gegensatz zu denjenigen anderer Zeitgenossen, kaum je durch Pockennarben entstellt waren.
Bei Auftreten eines Verdachtsfalles von Pocken sollte der Patient unbedingt isoliert und nur durch geimpftes Personal versorgt werden. Eine fachtechnisch korrekte Untersuchung des Pustelinhalts ist für die Diagnostik kritisch. Kennzeichen für eine aktive Hautläsion ist die Anwesenheit von veränderten Epithelzellen, die eosinophile, zytoplasmatische Einschlüsse *(Guarneri-Körperchen)* aufweisen. Immunfluoreszenz- und elektronenoptische Untersuchungen sollten in einem Referenzlaboratorium durchgeführt werden.

Andere Hautexantheme

Das *Erythema infectiosum* und die *Roseola infantum* stellen zwei zusätzliche, milde Hautausschläge im Kindesalter dar. Ersteres wird durch ein Parvovirus hervorgerufen, die Ursache der Roseola ist unbekannt. Beide Krankheiten verlaufen praktisch immer gutartig.

Herpesvirus-Krankheiten

Die Herpesviren, aufgeführt in Tab. 7.2, sind für ein großes Krankheitsspektrum verantwortlich, das von der trivialen Fieberblase bis zur tödlich verlaufenden Systemkrankheit reicht. Herpesinfektionen sind weltweit verbreitet, und ihre Häufigkeit nimmt während des Lebens eines Individuums ständig zu. Die meisten Erwachsenen sind Träger des einen oder andern Herpesvirus, manchmal mehrerer, wobei es sich meist um latente Infektionen handelt. Der Ausbruch einer Krankheit entspricht deshalb immer nur der Spitze des Eisbergs. Sowohl eine neuerworbene als auch eine aktivierte latente Infektion können zu einer klinisch relevanten Krankheit führen. Ungeachtet dessen, ob sich diese Krankheit mit einer kutanen oder einer hämolymphopoietischen Symptomatik äußert, muß jede Herpesinfektion als systemisch betrachtet werden, ganz besonders im Falle von immundefizienten oder sonst prädisponierten Patienten. Eine ausgesprochene Empfänglichkeit besteht bei Patienten, die wegen eines Hodgkin-Lymphoms unter Therapie stehen, oder bei Empfängern eines Knochenmarktransplantates. Der vielgesichtige und klinisch schwere generalisierte Aspekt dieser Infektionen zeigt sich vor allem unter Spitalbedingungen. Die viel häufigeren weitgehend gutartigen Verlaufsformen der Herpeserkrankungen, wie Varizellen oder die infektiöse Mononukleose, werden nur noch vom praktizierenden Arzt gesehen.
Alle Virionen der Herpesfamilie zeigen im Elektronenmikroskop einen ähnlichen Bau, wie auch ihre lichtmikroskopisch sichtbaren Einschlüsse nicht unterschieden werden können, mit Ausnahme der durch Zytomegalovirus verursachten. Jede Spezies der Herpesviren weist jedoch genetische und antigenische Eigenheiten auf und ist für ein ganz bestimmtes Krankheitsmuster verantwortlich. Herpesviren besitzen eine ausgeprägte und enge Spezifität für bestimmte Wirtsspezies, obschon gelegentlich bei Primatenpflegern oder -haltern zoonotische Infektionen mit Affen-Herpesviren schwere Krankheiten hervorrufen können.

Herpes simplex- (HSV I-) und Herpes genitalis- (HSV II-)Infektionen

HSV I wird durch direkten, physischen Kontakt (z.B. Küssen) übertragen und breitet sich deshalb innerhalb von Familien- oder Freundeskreisen aus. Ungefähr 50% aller Neugeborenen in den USA weisen spezifische IgG-Antikörper auf, die von der Mutter stammen. Nach Verschwinden der dadurch vermittelten passiven Immunität treten Neuinfektionen auf, und im Alter von 45 Jahren sind praktisch 70% der Bevölkerung «serologisch positiv», d.h. Kontakt mit HSV I führte zu einer aktiven Immunisierung. In den meisten Fällen verläuft diese Serokonversion völlig unbemerkt, in anderen Fällen manifestiert sie sich mit dem episodischen Auftreten von Fieberblasen (Herpes febrilis). Schwere Erkrankungen sind äußerst selten.
Im Gegensatz dazu wird HSV II durch sexuelle Kontakte oder während der Geburt übertragen. Die Prävalenz ist geringer als diejenige von HSV I, nimmt aber mit zunehmendem Alter ebenfalls zu. Die Inzidenz steigt proportional zur Anzahl der Sexualpartner und hat deshalb, gesamthaft betrachtet, in der modernen permissiven Gesellschaft gewaltig zugenommen. Der genitale Herpes hat in der Bevölkerung deshalb ernste Besorgnis erweckt, weil gewisse Hinweise darauf bestehen, daß HSV II zum Entstehen des Zervixkarzinoms beitragen könnte, und wegen der Gefahr einer vertikalen Virusübertragung während der Geburt, die eine ernste Erkrankung des Neugeborenen nach sich ziehen kann. Infektionen mit beiden Viren sind schwierig zu verhindern, und eine Impfmöglichkeit besteht noch nicht.
Das Spektrum der Herpesviren-Infektionen umfaßt die folgenden krankhaften Zustände:

1. *Latente Infektion* – das Virus vermehrt sich langsam im Ganglion des Trigeminus oder in anderen Ganglien; dieser Zustand kann nur aufgrund einer Bestimmung des Antikörpertiters erfaßt werden.
2. *Bläschenbildung auf Haut und Schleimhäuten* (Herpes febrilis, Fieberblasen, Gingivostomatitis, Herpes genitalis).

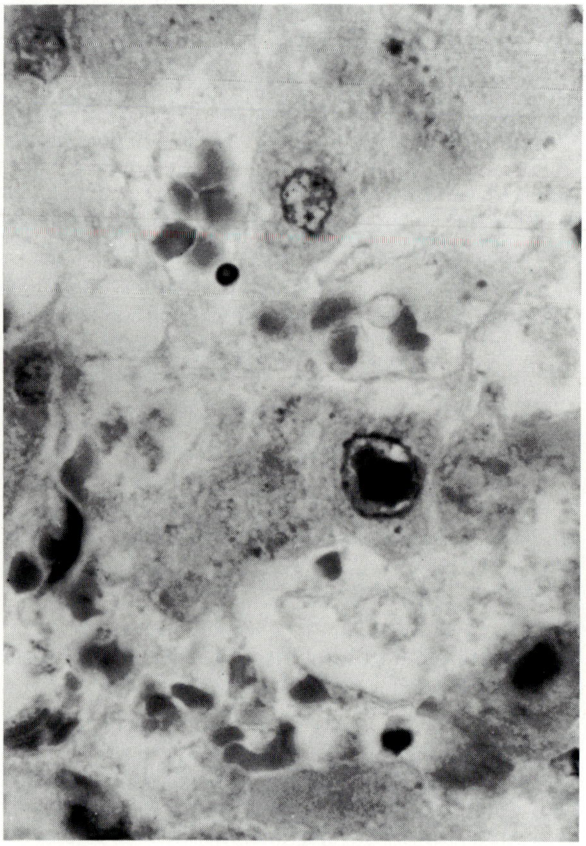

Abb. 7.4: Herpes simplex-Einschlußkörperchen in Hepatozyt.

3. *Vesikulöse Veränderungen des Auges oder der Haut* (Herpes-Keratokonjunktivitis, Ekzema herpeticatum Kaposi («Kaposi's varicelliform eruption»)).
4. *Schwere Läsionen des Zentralnervensystems* (Herpes simplex-Enzephalitis, Querschnittsmyelitis).
5. *Opportunistische, lokalisierte Läsionen innerer Organe* (Herpes-Ösophagitis, Herpes-simplex-Pneumonie).
6. *Opportunistische, disseminierte Infektion* mit Nekroseherden in vielen Organen bei Neugeborenen und abwehrgeschwächten Erwachsenen.

Durch Herpesviren verursachte Läsionen jeder Lokalisation sind gekennzeichnet durch charakteristische Zellveränderungen, meist in Form der Bildung von Kerneinschlüssen (Cowdry-Körper, Typ A). Mit fortschreitender Virusreplikation im Zellkern nimmt das Chromatin in der üblichen HE-Färbung allmählich einen hellvioletten Ton an und verliert seine Struktur. Dunkelgefärbte Chromatinklumpen werden zunehmend gegen die Kernmembran und sogar hernienartig ins Zytoplasma gedrängt, was dem Kern einen stacheligen Aspekt verleiht. **Das Zentrum des Kerns, der eine zunehmende Masse lebender und toter Virionen enthält, wird zu einem großen azidophilen Einschluß umgewandelt, der sich vom Kernrand durch einen blassen ringförmigen Hof abhebt** (Abb. 7.4). Zell- und Kerngröße nehmen nur unwesentlich zu, im Gegensatz zur eindrücklichen Volumenzunahme, die durch CMV ausgelöst wird. Durch Zellfusionen können jedoch auch **mehrkernige Riesenzellen**(Polykaryozyten) entstehen, die, wenn beispielsweise in Ausstrichen von Bläscheninhalt gefunden werden (**Tsanck-Zellen**), die Diagnose einer Herpesinfektion bestätigen. Zur eindeutigen Identifizierung der Herpesviren bedient man sich der Immunfluoreszenz oder entsprechender DNA-Sonden.

Fieberblasen entstehen vorzugsweise an der Haut-Schleimhautgrenze im Gesicht (Lippen, Nasenöffnung), können jedoch auch an anderen Stellen auftreten. Die Verteilung hält sich nicht an die Grenzen der Hautdermatome, und bilaterale Läsionen sind häufig. Die intraepithelialen Vesikeln beruhen auf einem intrazellulären Ödem und einer ballonartigen Veränderung der Epidermiszellen. Die Bläschen platzen leicht, kollabieren und heilen unter Krustenbildung ab; einige können sich jedoch auch zu oberflächlichen Ulzera weiterentwickeln. Prädisponierende Faktoren sind: Alter, Sonnenbestrahlung, Infekte der Atemwege, Menstruation und gelegentlich eine schwere Allgemeinerkrankung oder eine unerkannte Neoplasie.

Der **Herpes genitalis** ist gekennzeichnet durch das Auftreten von Bläschen auf den Schleimhäuten des Genitaltraktes und auf der Haut der äußeren Genitalien. Die Vesikeln auf den feuchten Schleimhäuten wandeln sich in kurzer Zeit zu flachen, von leukozytärem Infiltrat umgebenen Ulzera um. Die zellulären Veränderungen sind mit den bereits beschriebenen identisch. Große solitäre, herpetische Ulzera an den Genitalien oder an den Lymphknoten können einem luischen Primäraffekt zum Verwechseln ähnlich sehen.

Bei der **Gingivostomatitis**, die gewöhnlich bei Kindern auftritt und durch HSV I verursacht wird, erstreckt sich die Bläschenbildung von der Zunge bis zum Retropharynx. Diese Affektion muß von anderen vesikulären Kinderkrankheiten abgegrenzt werden, insbesondere von einer Coxsackie-Infektion, die einen leichteren Verlauf aufweist, und bei der lediglich Pharynx und Tonsillen betroffen sind. Die herpetische Gingivostomatitis kann von einer zervikalen Lymphadenitis und Fieber begleitet sein, ist jedoch selbstlimitierend.

Die ein- oder beidseitige **Herpes-Keratokonjunktivitis** verursacht ein ähnliches Bild wie der Herpes der Haut, wobei allerdings die eindeutige Gefahr einer Ulkusbildung der empfindlichen und aufeinander gleitenden Epitheloberflächen besteht. Die Infektion ist häufig rekurrierend, und bakterielle Superinfektionen sind häufig. Eine Hornhauttrübung, entzündliche Veränderungen tieferer Schichten und Erblindung sind die möglichen Komplikationen. Antivirale Medikamente, wie beispielsweise Azyklovir, können mildernd auf den Krankheitsverlauf wirken.[24]

Mit dem Begriff **Ekzema herpeticatum**, dessen mildere Form den Eigennamen **Kaposi** trägt, wird ein Zustand bezeichnet, der durch das generalisierte Auftreten von Hautveränderungen charakterisiert wird, deren Spektrum von Vesikeln bis zu konfluierenden, pustulösen oder hämorrhagischen Blasen reicht. Betroffen sind hauptsächlich abwehrgeschwächte Individuen oder Patienten, die an einer Dermatitis leiden. Sowohl das Auftreten von bakteriellen Superinfektionen als auch die Ausbreitung der Virusinfektion auf innere Organe werden häufig beobachtet. Todesfälle sind nicht selten.

Bei der **Herpes-simplex-Enzephalitis** handelt es sich um eine Komplikation der Herpes-Infektion (meist HSV I), die eine hohe Mortalität aufweist und ohne Hautbeteiligung verläuft. Die beste heute zur Verfügung stehende Behandlung hat die Überlebensrate in bescheidenem Ausmaß verbessert.

Einer **viszeralen Beteiligung einer disseminierten Herpes-Infektion** begegnet man in der Regel nur unter ganz bestimmten, klinischen Voraussetzungen. Bei der Herpes-Ösophagitis handelt es sich fast ausschließlich um eine Aktivierung einer latenten Infektion bei hospitalisierten Patienten, die an einer Neoplasie leiden oder unter immunsuppressiver Therapie stehen. Die bläschenartigen und ulzerösen Veränderungen der Schleimhäute sind von den bereits beschriebenen nicht verschieden, werden jedoch sehr leicht durch Bakterien oder Pilze superinfiziert. In ähnlicher Weise wird die oft nekrotisierende Herpes-Bronchopneumonie vor allem bei entsprechend prädisponierten Patienten beobachtet (z.B. nach einer Intubation bei oralem Herpes).[25] Eine disseminierte Infektion tritt vor allem bei Neugeborenen häufig auf, speziell bei Frühgeborenen oder bei konnatalen Immundefekten. Gewöhnlich wird HSV II während der Passage durch den Geburtskanal von der infizierten Mutter auf das Neugeborene übertragen, was – sofern die Gefahr bekannt ist – mit einer Entbindung durch Kaiserschnitt verhindert werden kann. Die Erkrankung des Kindes kann sich gutartig verhalten, der Verlauf ist aber meistens fulminant und geht mit einer generalisierten Lymphadenopathie, einer Splenomegalie und der Bildung von Nekroseherden in Lunge, Leber, Nebennieren und ZNS einher. Die wenigen überlebenden Patienten können einen bleibenden Hirnschaden aufweisen. Die Disseminierung einer Herpes-Infektion wird auch bei Erwachsenen beobachtet und zwar meist während einer antineoplastischen Chemotherapie oder einer Immunsuppression bei Empfängern von Knochenmark- oder Organtransplantaten. Disseminierte Nekrosherde können überall im Körper auftreten, wobei der Befall der Leber zu einer Leberinsuffizienz, derjenige der Lunge zum Tod durch Ateminsuffizienz oder andere Komplikationen führen kann. Die typischen Kerneinschlüsse, die allerdings nicht in allen viszeralen Läsionen vorhanden sein müssen, erleichtern die Diagnose.

Varizellen (Windpocken) und Herpes zoster

Diese beiden vermeintlich verschiedenen Krankheiten werden durch das Varizellen-Zoster-Virus (VZV) verursacht und sind deshalb eng verwandt.

Bei *Windpocken* handelt es sich um eine akute, sehr ansteckende, systemische Viruskrankheit mit leichtem Verlauf, bei der ein generalisierter vesikulärer Hautausschlag ausbricht. In den USA ist «chicken pox» die häufigste der ansteckenden, mit einem Exanthem einhergehenden Kinderkrankheiten (ungefähr 200 000 Fälle pro Jahr). Obschon höchstens unangenehm für normale Kinder, kann VZV bei Bestehen eines Immundefektes eine Pneumonie, eine Enzephalitis, disseminierte Veränderungen innerer Organe sowie manchmal purpuraähnliche Hautläsionen auslösen. Neugeborene können schwer erkranken, wenn die Mutter kurz vor der Geburt eine Erstinfektion erleidet, jedoch *führt eine Infektion während der Schwangerschaft – im Gegensatz zu einer Rubellainfektion – kaum zu Mißbildungen des Kindes.* In ihrer häufigsten Form werden Windpocken durch Tröpfcheninfektion übertragen, und nach einer klinisch stummen Inkubationszeit von zwei bis drei Wochen folgt eine Virämie. Ein generalisierter Ausschlag tritt auf, der von einem makulösen rasch in ein vesikulöses Stadium ohne Pustelbildung übergeht. Das Bild der Einzeleffloreszenz wird mit einem *«Tautropfen auf einem Rosenblatt»* verglichen. In der Regel erscheinen die Läsionen schubweise und in Gruppen, und sie breiten sich vom Rumpf ausgehend zentripetal in Richtung Gesicht und Extremitäten aus. Die Mundschleimhaut kann von der Blasenbildung ebenfalls erfaßt werden. *Das asynchrone Auftreten der Effloreszenzen grenzt die Varizellen am besten von echten*

Pocken ab. Allerdings sieht die seltene, schwere Form der Windpocken den hämorrhagischen Pocken täuschend ähnlich. In jeder Lokalisation rupturieren die Bläschen rasch und heilen unter Krusten- und Schuppenbildung innerhalb einer Woche ab. Die Lymphknotenschwellungen und allfällige, radiologisch festgestellte Lungenveränderungen bleiben jedoch noch einige Zeit über die Abheilung der Hautläsionen hinaus bestehen. Die Krankheit verläuft beim erwachsenen Patienten schwerer als beim Kind, und die Gefahr des Auftretens einer Komplikation, wie einer Pneumonie oder Enzephalitis, ist größer. Eine VZV-Infektion des Erwachsenen bleibt häufig in latenter Form bestehen oder macht sich als Herpes zoster bemerkbar.

Herpes zoster, auch als Gürtelrose bezeichnet, entspricht einer Reaktivierung einer latenten VZV-Infektion, was sich auch an der steigenden Frequenz dieser Krankheit mit zunehmendem Alter zeigt. *Ein Erwachsener mit einer Gürtelrose kann einem Kind eine Varizelleninfektion übertragen, das Umgekehrte ist jedoch nicht möglich.* Die Entstehung der Krankheit setzt eine früher durchgemachte Windpocken-Episode voraus, nach deren Überwindung das VZV während Jahren in den sensorischen Ganglien der Dorsalwurzel als latente Infektion zurückbleibt. Während einer Herpes-zoster-Attacke wandert das reaktivierte Virus aus den Ganglien zentrifugal zur Haut des entsprechenden Dermatoms, was sich im lokalisierten Ausbruch eines vesikulären, varizellenähnlichen Exanthems äußert. Im Unterschied zu Windpocken ist dieser Ausschlag jedoch wegen der begleitenden Radikuloneuritis oft von intensivem Juckreiz, Brennen und stechenden Schmerzen im betroffenen Hautbezirk begleitet. Die häufig fast unerträglichen Schmerzen stehen in keinem Verhältnis zum Ausmaß der Hautveränderungen, besonders dann nicht, wenn die Trigeminusäste beteiligt sind. Eine Mitbeteiligung des *Ganglion geniculatum* kann zu einer Faszialisparese führen («Ramsey-Hunt-Syndrom»). In über der Hälfte der Fälle ist nur ein einziges Dermatom im Brustbereich, meist unilateral, selten bilateral, betroffen, und die Krankheit bricht in Schüben, manchmal mit sehr langen Intervallen, aus. Eine Gürtelrose tritt vor allem bei Patienten in fortgeschrittenen Stadien einer neoplastischen Krankheit auf. Fast ein Drittel der Hodgkin-Patienten unter aggressiver Chemotherapie erkranken an einem Herpes zoster, gewöhnlich innerhalb der ersten zwei Jahre nach Therapiebeginn. Unter diesen Umständen kann es zur generalisierten Ausbreitung von VZV kommen, und es entstehen hämorrhagisch-nekrotische Schleimhaut- und Organläsionen mit einer höchstens geringfügigen entzündlichen Reaktion. In Abwesenheit derartiger prädisponierender Faktoren nimmt die Gürtelrose meist einen zwar protrahierten, aber gutartigen Verlauf.

Die Hauteffloreszenzen bei Herpes zoster sind morphologisch identisch mit denjenigen bei einer HSV I-Infektion, und die betroffenen Zellen enthalten massenhaft Einschlüsse. Die Varizellen-Bläschen beschränken sich in der Regel auf eine rein intraepitheliale Lokalisation, was bedeutet, daß die Läsionen mit einer Epithelregeneration abheilen und keine Narben hinterlassen. Eine traumatische Ruptur der Vesikeln und eine bakterielle Superinfektion führen zur Zerstörung der epidermalen Basalschicht, was eine ausgedehntere entzündliche Reaktion und eine entsprechend größere Gefahr der Narbenbildung mit sich bringt. Dies ist der gute Grund für die Ermahnung: «Nicht kratzen!» Bei schwereren Formen von Windpocken kann es zu fokalen Blutungen in und um die Hautbläschen kommen.

Ein morphologisches Kennzeichen von Herpes zoster ist ein dichtes, vorwiegend lymphomonozytäres Infiltrat in den sensiblen Ganglien. Neuronen und ihre Begleitzellen weisen die für Herpes-Viren typischen Kerneinschlüsse auf, und einzelne Neuronen können zugrunde gehen. Weitere mögliche Komplikationen eines Herpes zoster sind eine interstitielle Pneumonie, die sich nicht von anderen Viruspneumonien unterscheidet, eine Enzephalitis oder eine Querschnittsmyelitis. Bei immunsupprimierten Patienten können sich zudem – ähnlich wie bei einem disseminierten Herpes – schwere nekrotisierende Organläsionen, oft in Begleitung anderer opportunistischer Infektionen, entwickeln.

Zytomegalie («cytomegalic inclusion disease», CID)

Bei der Zytomegalie («zytomegale Einschlußkörper-Krankheit») handelt es sich um eine vielgestaltige Viruskrankheit, die durch Zytomegaloviren (ZMV), Mitglieder der Herpesfamilie, ausgelöst wird. Aus menschlichem Untersuchungsmaterial konnten verschiedene Serotypen mit unterschiedlichen Antigeneigenschaften isoliert werden. Eine *in utero* erworbene kongenitale Infektion hat mit der postnatalen Kinderkrankheit wenig gemeinsam, und diese wiederum unterscheidet sich von der Zytomegalie des Erwachsenen.

Die Übertragung des Erregers erfolgt 1) intrauterin als Folge einer frischen oder einer reaktivierten latenten Infektion der Mutter; 2) perinatal während der Passage durch den Geburtskanal bei zervikovaginaler Infektion; 3) durch eine Tröpfcheninfektion unter Kindern und möglicherweise auch unter Erwachsenen; 4) durch eine Bluttransfusion (in den USA weisen 5% aller Spenderleukozyten eine latente ZMV-Infektion auf); 5) durch die Transplantation eines virusinfizierten Organs; 6) beim Geschlechtsverkehr (Viren können so-

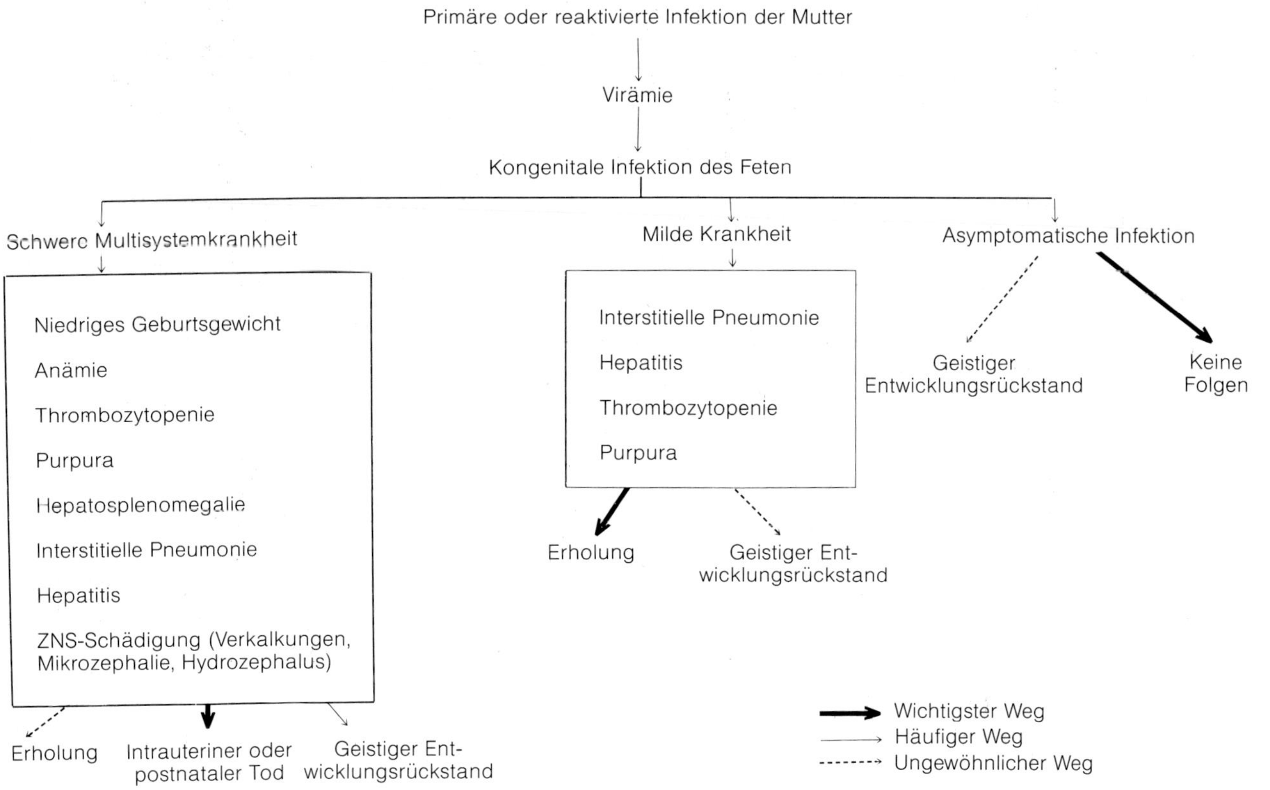

Abb. 7.5: Mögliche Entwicklung der kongenitalen Zytomegalie.

wohl im Ejakulat als auch in der Vaginalflüssigkeit nachgewiesen werden); 7) durch Muttermilch.[26]
Aufgrund des Virusnachweises in Sekreten der Mundhöhle oder im Urin sowie dem Anstieg des Serumantikörpertiters konnte gezeigt werden, daß eine Übertragung drei bestimmte Lebensabschnitte bevorzugt. Der erste Häufigkeitsgipfel zeigt sich schon vor der Geburt. Eine Infektion *in utero* kann latent bleiben und den Feten in seiner Entwicklung nicht beeinflussen, oder sie führt zur ausgedehnten Hirnschädigung, die schon während der Schwangerschaft oder in den ersten Lebenswochen zum Tod des Kindes führt. Der zweite Häufigkeitsgipfel fällt mit dem Verlust mütterlicher Antikörper zusammen: Etwa 10% der Säuglinge weisen am Ende des ersten Lebensjahres Komplementbindende Antikörper gegen ZMV auf. Einige dieser Infekte wurden während der Geburt oder beim Stillen erworben. Unabhängig von der Schwere der Infektion scheiden diese Kinder das Virus noch während Monaten oder Jahren aus. Bis zum Alter von ungefähr 15 Jahren steigt die Häufigkeit der positiven Antikörpertiter (von 10 auf 20%) weniger rasch an. Der dritte, markante Anstieg der Infektionsfrequenz zeigt sich nach dem 15. Altersjahr, und schließlich weisen zwischen 50 und 80% aller Erwachsenen Komplementfixierende Antikörper auf, als Hinweis auf eine stattgehabte Auseinandersetzung mit ZMV. Eine Erstinfektion im Erwachsenenalter wird von einer auf einige Tage bis Wochen beschränkten Periode der Virusausscheidung in den Sekreten der oberen Luftwege und im Urin gefolgt. Betrifft diese Erstinfektion jedoch schwangere Frauen, werden Viren im Respirationstrakt, im Urin und in den Zervixsekreten während der ganzen Schwangerschaft, und in der Milch noch Monate nach der Geburt, ausgeschieden. *Trotz der hohen Frequenz der ZMV-Infektion beim Erwachsenen ist der Verlauf fast immer latent und asymptomatisch, mit Ausnahme von Patienten mit einem Immundefekt* (z.B. AIDS) oder *einer konsumierenden Krankheit.*[27] Auch gesunde Erwachsene, denen große Blutvolumina von multiplen Spendern transfundiert wurden, können erkranken. Im Einzelfall kann manchmal kaum festgestellt werden, ob es sich bei einer symptomatischen Infektion eines Erwachsenen, oder sogar eines Kindes, um die Reaktivierung endogener latenter Viren oder um eine Erstinfektion handelt.
Das Vollbild der klassischen konnatalen Zytomegalie des Neugeborenen sieht einer fetalen Erythroblastose täuschend ähnlich. Bei den betroffenen Kindern handelt es sich meistens um Früh- oder Mangelgeburten. Bereits bei

der Geburt oder kurz danach zeigt sich eine schweres Krankheitsbild mit hämolytischer Anämie, Gelbsucht, Thrombozytopenie, Purpura, Hepatosplenomegalie (extramedulläre Hämopoiese), Pneumonie, Taubheit, Chorioretinitis und – am wichtigsten – neurologischen Symptomen als Folge einer ausgedehnten Hirnschädigung. In der Regel sterben mehr als die Hälfte der erkrankten Säuglinge, einige überleben mit einem bleibenden Hirnschaden, und einige wenige erholen sich vollständig. Heute scheint jedoch gesichert, daß *bei den meisten, vielleicht bis zu 90%, der konnatalen Infektionen im Zeitpunkt der Geburt keine klinischen Symptome auftreten.* Trotz dieses vermeintlich gutartigen Verlaufs der Infektion kann sich in seltenen Fällen und im Verlaufe der ersten Lebensjahre eine Hirnschädigung einstellen. Zwischen den beiden Extremen der klassischen Zytomegalie und der asymptomatischen Infektion finden sich jene Kinder, die an einer verhältnismäßig leichten Krankheit leiden, beispielsweise in Form hämatologischer Störungen (oft mit einer Purpura verbunden), geringfügiger Erkrankungen der Atemwege, vorübergehender Hepatitiden oder einer Entwicklungsstörung. Eine Hepatosplenomegalie wird bei diesen Fällen häufig beobachtet, und manchmal finden sich auch Zeichen einer neurologischen Komponente.

Bei der konnatalen Zytomegalie handelt es sich daher immer um eine unberechenbare Krankheit, und auch bei Kindern mit leichten oder asymptomatischen Infektionen können sich Jahre später schwere Komplikationen einstellen (Abb. 7.5).

Das hervorstechendste morphologische Merkmal der klassischen Zytomegalie ist das Auftreten stark vergrößerter Zellen mit großen pleomorphen, einschlußhaltigen Kernen. Diese Einschlüsse können einen Durchmesser aufweisen, welcher der Hälfte desjenigen des Kerns entspricht, und werden – ähnlich wie bei HSV-Einschlüssen – von einem hellen Saum von der Kernmembran abgegrenzt. Kleinere basophile Einschlußkörperchen entstehen auch im Zytoplasma, und sie entsprechen wahrscheinlich viralen Hüllenproteinen oder kompletten Virionen (Abb. 7.6). Derartig veränderte Zellen lösen erst eine Entzündung aus, wenn sie zugrunde gehen. Einschlußhaltige Zellen und fokale Nekroseherde finden sich in praktisch allen Organen, am häufigsten jedoch (mit abnehmender Häufigkeit) in Speicheldrüsen, Nieren, Leber, Lunge, Darm, Pankreas, Thyreoidea, Nebennieren und Gehirn. Besonders viele ZMV-Einschlüsse weisen gewöhnlich die Tubulusepithelien der Niere und manchmal auch die glomerulären Epithelien auf. Das Auftreten desquamierter Tubuluszellen im Urinsediment erlaubt gelegentlich die zytologische Diagnose. Hepatozyten und Gallengangepithelien weisen oft ähnliche Veränderungen auf. Die extramedulläre Hämopoiese kann zu einer eindrücklichen Hepatosplenomegalie führen. Bei Säuglingen beobachtet man gelegentlich herdförmige Lebernekrosen. Lungenveränderungen treten als interstitielle Pneumonie und Alveolitis auf, begleitet von charakteristischen Einschlüssen in Alveolarepithelien, Endothelzellen der Alveolarkapillaren und Alveolarmakrophagen. Je nach Schweregrad der Infektion kann es auch zu intraalveolärem Ödem, zähflüssigem, proteinreichem Exsudat und herdförmigen hyalinen Membranen kommen. Zu den Veränderungen in Dünn- und Dickdarm gehören die beschriebenen zytomegalen Veränderungen, herdförmige Nekrosen sowie scharf begrenzte Ulzera («Stanzmarken»).

Die Hirnschädigung ist die lebensbedrohlichste Komponente der klassischen Zytomegalie. Man kennt **zwei Formen von Hirnveränderungen**: Herdförmige, akut entzündliche Veränderungen, mit Riesenzellen und Kerneinschlüssen, die sich hauptsächlich in einem schmalen Saum des subependymalen und subpialen Gewebes abspielen, sowie unregelmäßig im ganzen Gehirn verstreute Nekroseherde. Besonders kennzeichnend für Zytomegalie ist die Tendenz dieser Veränderungen, sich auf die unmittelbare Umgebung der Seitenventrikel, des Aquäduktes und des vierten Ventrikels zu beschränken. Häufig kommt es im Zentrum dieser Entzündungsherde zu Verkalkungen, und die Lokalisation dieser Kalkablagerungen um die Ventrikel liefert einen wichtigen Schlüssel für die radiologische Diagnose der Krankheit. Die Neuronen in nächster Nachbarschaft zu und in diesen herdförmigen Läsionen zeigen Veränderungen, die von einer Karyolyse bis zur Zellnekrose reichen. Manchmal entsteht eine Mikrozephalie oder ein Hydrozephalus.

Bei weniger schweren Formen der konnatalen Zytomegalie sind weniger Zellen betroffen, und die Zellveränderungen sind weniger stark verbreitet. Manchmal treten in der Leber mehrkernige Riesenzellen auf, besonders bei Kindern mit der klinischen Symptomatik einer Hepatitis.

Postnatal erworbene Infektionen verlaufen meist asymptomatisch, können jedoch auch mit einer leichten, vorübergehenden Krankheit einhergehen. Allfällig vorhandene Symptome sind äußerst variabel und umfassen eine Hepatosplenomegalie mit oder ohne Zeichen von Hepatitis, interstitielle Pneumonie oder Enterokolitis mit Ulzera. Eine offensichtliche Mitbeteiligung des ZNS wird sehr selten beobachtet.

Der Verlauf der Zytomegalie ist beim Erwachsenen noch unvorhersehbarer als beim Kind. Die Abhängigkeit von der immunologischen Kompetenz des erwachsenen Patienten fällt besonders ins Gewicht. Bei einem immunkompromittierten Wirt, z.B. einem AIDS-Patienten, kann ZMV eine opportunistische Infektion auslösen, deren Verlauf und Organmanifestationen sich von der klassischen konnatalen Form der Krankheit nur dadurch unterscheiden, daß das ZNS selten mitbeteiligt ist. In solchen Fällen findet man fast regelmäßig einen zusätzlichen Befall mit weiteren opportunistischen Keimen, wie Pilzen und *Pneumocystis carinii.* Häufiger als bei Kindern bleibt die Infektion auf die Lungen und den Darmtrakt beschränkt. Die Lungenveränderungen entsprechen denjenigen der konnatalen Zytomegalie.[28] Im Dünn- und Dickdarm entwickelt sich eine Entzündung mit Ulzera, oft begleitet von Zellvergrößerungen und Kerneinschlüssen in Endothelien und den betroffenen Schleimhautbezirken. Selten kommt es zur Darmperforation. Eine Chorioretinitis, isoliert auftretend oder in Kombination mit anderen Organmanifestationen, wird zu Blindheit führen, sofern sie nicht behandelt werden kann.

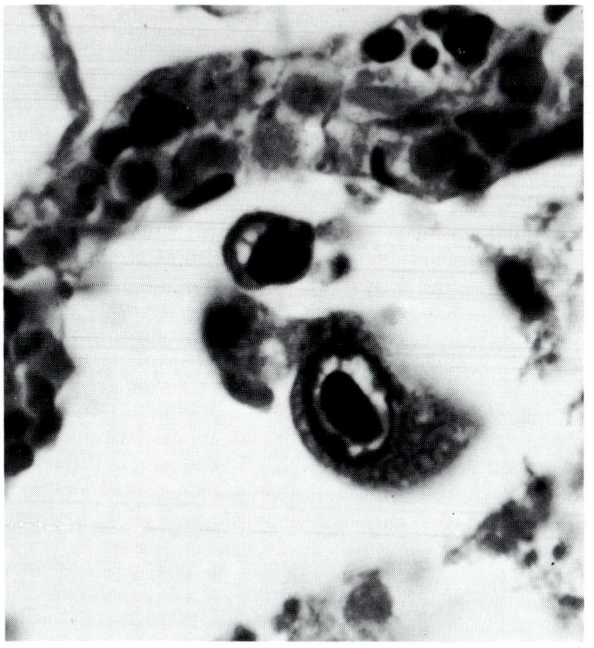

Abb. 7.6: Kern und Zytoplasmaeinschlüsse in der Lunge bei Zytomegalie.

An sich gesunde Kinder oder Erwachsene können an einem Mononukleose-ähnlichen Syndrom erkranken, besonders nach der Transfusion großer Blutvolumina, die von einem latent an Zytomegalie erkrankten Spender stammen.[29] Die fieberhafte Affektion wird von einer Lymphozytose und dem Auftreten atypischer Lymphozyten im Blut begleitet, die denjenigen bei Mononukleose täuschend ähnlich sehen. Eine Abgrenzung zur Mononukleose ist nur möglich, wenn in wiederholten Untersuchungen kein EBV-Nachweis gelingt. Das Syndrom ist in fast allen Fällen selbstlimitierend, und eine vollständige Heilung ist die Regel.

Infektiöse Mononukleose (Pfeiffer Drüsenfieber)

Die infektiöse Mononukleose (Mononucleosis infectiosa) ist eine gutartige, selbstlimitierende lymphoproliferative Krankheit, die durch Epstein-Barr-Virus (EBV), eines der Herpes-Viren, ausgelöst wird.[30] *Die Krankheit ist gekennzeichnet durch Fieber, generalisierte Lymphadenopathie, Pharyngitis und durch das Erscheinen «atypischer» aktivierter T-Lymphozyten (Mononukleose-Zellen) im Blut.* Neben Lymphknoten sind auch Milz, Leber, weniger häufig Herz, Lunge, Nieren, Knochenmark und ZNS mitbetroffen. Die Mononukleose kann daher das Vorliegen eines anderen Leidens vortäuschen, speziell das einer Virushepatitis. Andererseits verursachen auch andere Viren, insbesondere ZMV, klinische Syndrome, die nur serologisch von einer EBV-Krankheit abgegrenzt werden können. EBV steht zudem in starkem Verdacht, am Entstehen der afrikanischen (endemischen) Form des Burkitt-Lymphoms und des nasopharyngealen Karzinoms beizutragen, obschon das Virus bei außerhalb von Afrika auftretenden Burkitt-Lymphomen nicht regelmäßig nachgewiesen werden kann. Die Rolle einer EBV-Infektion wird gegenwärtig auch in Zusammenhang mit Auslösung und Beeinflussung des Krankheitsverlaufs von AIDS diskutiert.

Eine Mononukleose tritt hauptsächlich in der späteren Adoleszenz und im jungen Erwachsenenalter auf, kann aber gelegentlich auch Kinder und Erwachsene treffen. Die Krankheit ist in den sozio-ökonomisch besser gestellten Schichten der Industrieländer weiter verbreitet als in Entwicklungsländern. Die Gründe für diese Verteilung sind folgende: In den meisten Gegenden der Welt fällt die Primärinfektion mit EBV ins Kindesalter und verläuft asymptomatisch. Diese Infektionen hinterlassen eine Immunität und führen zur Eradikation des Virus.

In den industrialisierten Ländern beherbergen vielleicht 20% der Bevölkerung EBV-infizierte Lymphozyten und scheiden das infektiöse Virus über den Oropharynx aus.[31] In unserer hygienisch geschützten Gesellschaft kann sich der Kontakt mit Virusausscheidern bis ins späte Jugendalter verzögern, und eine derart spät erfolgende Erstinfektion führt zur Entstehung der symptomatischen Mononukleose.

Die Übertragung von EBV erfolgt direkt durch virushaltigen Speichel, oft durch Küssen («kissing disease»). In einem empfänglichen, seronegativen (d.h. keine spezifischen Antikörper aufweisenden) Wirt besiedeln die Virionen zunächst die Epithelzellen der Speicheldrüsen, wo es auch zum ersten Replikationszyklus kommt. Anschließend werden in den lymphatischen Organen B-Zellen befallen, die entsprechende Virusrezeptoren aufweisen. Nach einer weiteren Replikationswelle verbreitet sich das Virus im Organismus entweder direkt über die Blutzirkulation oder in infizierten B-Lymphozyten.

In beiden Fällen lösen das Zugrundegehen infizierten B-Zellen und die Virämie einen akuten Fieberschub und eine spezifische Immunreaktion aus. Mit dem Anstieg des Antikörpertiters verschwinden die Viren aus dem Blut. Die serologisch nachweisbaren Antikörper – zunächst IgM, später IgG – sind gegen virale Hüllenproteine gerichtet. Daneben werden auch neutralisierende und gegen virusspezifische Membranantigene der B-Lymphozyten gerichtete Antikörper gebildet. Ein Gipfel wird ungefähr zwei Wochen nach erfolgter Infektion erreicht, und die Antikörper persistieren während des ganzen Lebens. Weitere gegen Virusantigene gerichtete Antikörper treten nur vorübergehend in Erscheinung, insbesondere «heterophile» (d.h. Schaferythrozyten agglutinierende; Paul-Bunnell-Reaktion), deren Beziehung zu EBV immer noch unklar ist.

Obschon im Anschluß an die humorale Immunantwort infektiöse B-Zellen und freie Virionen aus dem zirkulierenden Blut verschwinden, *verbleiben EBV-transformierte B-Lymphozyten mit in ihre DNA inkorporiertem Virusgenom im Organismus.* Derartig transformierte B-Zellen vermehren sich in Kultur beliebig lang («*in vitro*-Immortalität»), während normale B-Zellen ihre Teilungstätigkeit unter *in vitro*-Bedingungen innert kurzer Zeit einstellen. In der latenten Form durchläuft das Virus keinen vollen, zum Zelltod führenden Replikationszyklus. Dennoch werden durch diese B-Zellen einige virusspezifische Antigene fortlaufend weiter exprimiert, im speziellen ein durch eine Lymphozytenreaktion erkennbares Membranprotein. Dieses Membranprotein wird durch T-Killerzellen erkannt und stimuliert deren Proliferation. *Diese T-Killerzellen entsprechen den im Blut von Mononukleose-Patienten erscheinenden «atypischen» Lymphozyten,* und die generell einsetzende T-Zell-Stimulation ist verantwortlich für die allgemeine Lymphadenopathie und Hepatosplenomegalie. Die für das Frühstadium der Krankheit typische Pharyngitis geht wahrscheinlich auf den Untergang von B-Lymphozyten und Epithelzellen zurück, der sich während des ersten Replikationszyklus im Oropharynx abspielt. Der progressive Anstieg virusspezifischer Antikörper und der T-Killerzellen bringt die Infektion allmählich unter Kontrolle und führt zur Elimination latent infizierter B-Lymphozyten.

Zusammenfassend kommt es bei der Mononukleose zu einer EBV-Infektion von B-Lymphozyten, die als Folge der Infektion in ihrer Zellmembran viruskodierte Antigene exprimieren. Diese Membranantigene lösen eine T-Killerzell-Reaktion aus, welche letztlich für die generalisierten Veränderungen des lymphatischen Systems und der inneren Organe verantwortlich ist.

Morphologie Histologische Untersuchungen beschränken sich weitgehend auf Biopsiematerial aus Lymphknoten oder Leber sowie auf Autopsien der wenigen Patienten, bei denen eine Milzruptur oder andere Komplikationen zum Tode führten.[32]

Im **peripheren Blut** fällt meist eine ausgeprägte Lymphozytose auf, mit Leukozytenzahlen zwischen 12 000 und 18 000/μl sowie einem Lymphozytenanteil von 95%. Bei der Mehrzahl der Blutlymphozyten handelt es sich um «atypische» T-Zellen mit einem Durchmesser zwischen 12 und 16 μm und reichlich feingranulärem, basophilem Zytoplasma. Die Kerne sind in ihrer Form variabel und weisen keine viralen Einschlüsse auf. Das Kernchromatin ist meist fein strukturiert, kann aber auch verklumpt sein. Nukleolen sind nicht augenfällig. Wichtigstes Merkmal sind kleine Lükken und feine Vakuolen im Zytoplasma. Diese ungewöhnlichen Zellen sind in den meisten Fällen derart charakteristisch, daß die Beurteilung eines Blutausstrichs zur Diagnose führt.

Die **Lymphknoten** jeder Lokalisation sind mäßig vergrößert, besonders diejenigen der hinteren Hals-, der axillären und der inguinalen Stationen. Zunächst fällt die Zellvermehrung in den T-Zell-Arealen (Parakortex) auf, wo sich eine wahre Überschwemmung mit Lymphozyten unterschiedlicher Größe abzeichnet. Daneben finden sich aber auch Zeichen einer B-Zell-Reaktion in der follikulären Rindenzone. Die vergrößerten Lymphfollikel weisen große prominente Keimzentren mit vielen Mitosefiguren auf und können unter Umständen kaum mehr von den perifollikulären und parakortikalen Zone abgegrenzt werden. Diese intensive lymphoproliferative Reaktion verzerrt die normale Lymphknotenarchitektur, ohne sie indessen aufzulösen.[33] **Gelegentlich treten große zweikernige Zellen auf, die Ähnlichkeit mit Reed-Sternberg-Zellen aufweisen,** und die Abgrenzung der Veränderungen zum Hodgkin-Lymphom erschweren können. Das Bestehenbleiben einer erkennbaren, normalen Lymphknotenstruktur hilft mit, ein Lymphom oder eine Leukämie auszuschließen.

Die **Milz** ist gewöhnlich auf das doppelte oder dreifache Volumen vergrößert, sie ist weich und zeigt eine hyperämische Schnittfläche. Die trabekulären und follikulären Strukturen sind verwischt. Im histologischen Bild fallen die prominenten Lymphfollikel auf, und die normale Architektur ist unter Umständen wegen der Lymphozytenvermehrung kaum mehr erkennbar. Trabekel und Kapsel werden häufig durch Lymphozyten infiltriert, was zum Zustandekommen einer Milzruptur, als gefürchtete Komplikation, beitragen mag. Häufig beobachtet man auch eine zahlenmäßige Zunahme der Plasmazellen.

Die Mitbeteiligung der **Leber** ist in den meisten Fällen so ausgeprägt, daß die Serumwerte der Glutamat-Pyruvat-Transaminase (SGPT) und anderer Leberenzyme erhöht sind. Das Organ ist gewöhnlich kaum vergrößert und makroskopisch unauffällig. Histologisch zeigen sich drei Hauptbefunde: eine leukozytäre Infiltration der portalen Felder, hauptsächlich durch atypische Lymphozyten, eine Anschoppung der Sinusoiden durch die gleichen Zellen, und Zonen lockerer Nekroseherde mit lymphomonozytären Infiltraten im Leberparenchym. Diese Veränderungen sind in der Regel schwer von denjenigen abzugrenzen, die als Folge einer Infektion mit Hepatitisviren entstehen.

Der Befall des **Zentralnervensystems** zeigt sich an einer auf einem Ödem und einer perivaskulären, lymphomonozytären Infiltration beruhenden Volumenzunahme der Leptomeninx. Herdförmige, perivaskuläre Infiltrate können sich auch im Hirngewebe bilden. Zeichen eines Myelinzerfalls und der Zerstörung von Achsenzylindern peripherer Nerven finden sich jedoch kaum.

Das Auftreten einer interstitiellen Pneumonie vom «Virus-Typ» wurde ebenfalls beschrieben, und Ansammlungen atypischer Lymphozyten können auch im Myokard oder im Knochenmark beobachtet werden.

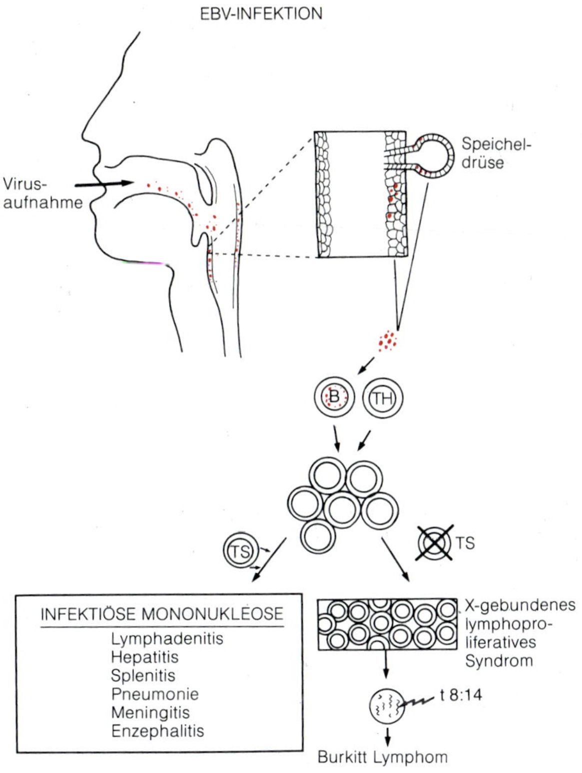

Abb. 7.7: Übertragungswege von Epstein-Barr-Virus. Im Normalfall führt die Infektion zur infektiösen Mononukleose. Bei Defekt der zellulären Immunität entsteht ein geschlechtsgebundenes lymphoproliferatives Syndrom oder, in Kombination mit einer 8:14-Translokation, ein Burkitt-Lymphom. TH = T-Helferzelle; TS = T-Suppressor/zytotoxische Zelle.

Klinischer Verlauf Die Diagnose einer Mononukleose wird durch die große Variabilität des Erscheinungsbildes erschwert und muß sich auf die Summe der klinischen, hämatologischen und serologischen Befunde abstützen. Die Krankheit beginnt oft mit Fröstelgefühl, Fieber, allgemeinem Unwohlsein, Halsentzündung und schmerzhafter Vergrößerung der zervikalen Lymphknoten. Pharyngitis und Tonsillitis zeichnen sich häufig durch die lokale Bildung eines weißlichen Belages aus. Auf der Höhe der Krankheit erscheinen im Gaumen bei etwa der Hälfte der Fälle nadelstichartige Petechien. In der Differentialdiagnose muß in dieser Phase eine Streptokokken-Pharyngitis ausgeschlossen werden. In 20 bis 15% der Fälle beobachtet man das Aufflammen eines makulären, Masern-ähnlichen Hautexanthems. Die Milzvergrößerung kann zu Schmerzen oder Beschwerden im linken Oberbauch führen, und die Leberbeteiligung äußert sich in einer lokalen Druckempfindlichkeit und in Appetitlosigkeit. In diesen Fällen wird in der Differentialdiagnose eine infektiöse (virale) Hepatitis in Betracht gezogen. Die eindrückliche Lymphozytose, verbunden mit generalisierter Lymphadenopathie, beschwört andererseits das Gespenst von Leukämie oder Lymphom herauf. Im Verlauf zeigt sich in der Regel nach einer zwei bis vier Wochen dauernden fieberhaften Erkrankung eine allmähliche Besserung. Eine ausgedehnte Leberbeteiligung oder das Auftreten einer Myokarditis, die an einer Veränderung der T-Welle im EKG erkennbar wird, können allerdings die Krankheit erheblich verlängern. Der seltene Übergang einer Mononukleose in ein chronisches Stadium wurde ebenfalls beobachtet.[35] Bei Patienten mit einer intakten Immunabwehr treten Todesfälle selten auf und sind meistens auf eine Milzruptur oder auf eine interkurrierende Pneumonie oder Meningitis zurückzuführen.

Die hämatologischen Befunde – die erhöhte Leukozytenzahl mit einer Lymphozytose und das Auftreten atypischer Lymphozyten – sind für die Diagnose von zentraler Bedeutung. Schaferythrozyten-Agglutinine («heterophile Antikörper») sind meist vorübergehend in hohen Titern nachweisbar. Viel spezifischer sind die Nachweismethoden für Antikörper gegen EBV.

Verschiedene Formen des geschlechtsgebunden rezessiv vererbten lymphoproliferativen Syndroms, das sich durch einen Immundefekt auszeichnet, wurden speziell in Zusammenhang mit EBV-Infektionen untersucht. Abnorme Reaktionen auf den Virusbefall umfassen in diesen Fällen eine akut tödlich verlaufende Mononukleose, das Entstehen einer Autoimmunkrankheit sowie das zeitlich verzögerte Auftreten von malignen Lymphomen und Leukämien (Abb. 7.7).[36] Diese Beobachtungen sowie diejenigen in Beziehung zu AIDS und der afrikanischen Form des Burkitt-Lymphoms weisen auf die enge Verbindung zwischen einer Fehlfunktion der T-Zellen, der viralen Onkogenese und der chromosomalen Translokation im Rahmen der Kanzerogenese hin.

Arbovirus-Krankheiten (Arbovirosen)*

Die Übertragung der Arboviren («**ar**thropod-**bo**rn» = von Arthropoden übertragen) ist eng an die geografische Verbreitung der spezifischen Vektoren und der entsprechenden Tier-Reservoire geknüpft. Weltweit betrachtet kann es bei dieser Übertragungsart nur zu lokalen Krankheitsausbrüchen kommen. Eine Übertragung ist jedoch dann möglich, wenn es sich bei den Vektoren um Mücken handelt, wie dies Ausbrüche von begrenzten Gelbfieberepidemien zeigten.[37] Katastrophen dieser Art sind auch in Zukunft denkbar. In den letzten Jahren wurden Kuba und Puerto Rico durch Todesfälle an Denguefieber heimgesucht, und eine Mückenart, die sich als Vektor für das Denguevirus eignen würde, wurde auch in den südlichen USA entdeckt. Die durch Arboviren verursachten Krankheiten weisen klinische Manifestationen auf, die von einem leichten Grippesyndrom bis zu schwerer akuter Enzephalitis oder einem tödlich verlaufenden hämorrhagischen Fieber reichen. In den USA haben fünf von Mükken übertragene Enzephalitis-Viren Krankheitsausbrüche verursacht (Tab. 7.2). Das Colorado-Zeckenfieber, durch ein Arbovirus ausgelöst, ist im gleichnamigen US-Staat endemisch. In seiner geografischen Verbreitung, seinem Vektor und seinem klinischen Bild verhält sich das Colorado-Zeckenfieber ähnlich wie das Rocky-Mountain-Fleckfieber, eine Rickettsiose (siehe S. 393).

Obschon das Gelbfieber endlich in sein Affenreservoir im Dschungel zurückgedrängt werden konnte, bleibt das Denguefieber in tropischen Ländern weit verbreitet. In seiner üblichen klinischen Erscheinungsform gleicht Dengue einer Influenza-Infektion, wird jedoch typischerweise von starken Knochenschmerzen begleitet («break-bone fever»). Bei der schweren hämorrhagischen Form, die vor allem während Kleinepidemien in Südostasien und in der Karibik beobachtet wurde, wird das klinische Bild von einem Syndrom einer disseminierten intravasalen Gerinnung (DIG, «disseminated intravascular coagulation») überlagert, und die auftretenden Lungen- und Hirnblutungen führen oft rasch zum Tod, vor allem bei Kindern.[38]

Weitere hämorrhagische Fieberkrankheiten mit fulminantem Verlauf (Tab. 7.2) töten wahllos Ärzte, Pflege- und Laborpersonal, wie sich das bei den weltweit publik gewordenen Katastrophen mit Lassa-, Marburg- und Ebola-Viren zeigte. Eine spezifische Therapie kennt man heute noch nicht, weshalb mit diesen Viren äußerst vorsichtig umgegangen werden muß.

Weitere Viruskrankheiten

In Tab. 7.2 ist eine Reihe von organspezifischen Viruskrankheiten aufgeführt, deren Besprechung in den Bereich der speziellen (Organ-)Pathologie fällt. An dieser Stelle genügen einige allgemeine Bemerkungen.

Viruskrankheiten des Zentralnervensystems

Eine Beteiligung des ZNS kann im Verlaufe vieler systematischer Viruskrankheiten, die nicht primär neuropathogen sind, auftreten. *Eine Schädigung des ZNS kann direkt oder indirekt, sofort oder verzögert erfolgen.*

Virale Myokarditiden

Unter den in Tab. 7.2 aufgeführten Viren lösen am ehesten Coxsackie A- und B-, Echo-, Polio- und Influenza-Viren eine Myokardschädigung aus.

Virushepatitis

Ursache einer Störung der Leberfunktion sind – neben den menschlichen Hepatitis-Viren – verschiedene Viren, die eine systemische Infektion hervorrufen können, allen voran die Vertreter der Familie der Herpes-Viren. Die Erreger des Gelbfiebers und der hämorrhagischen Fieber können auch bei sonst völlig Gesunden ein akutes Leberversagen verursachen.

Retrovirus-Krankheiten – T-Zell-Leukämie, AIDS, Kawasaki-Syndrom

Die Entdeckung der retroviralen Ätiologie der T-Zell-Leukämie (HTLV-1) und von AIDS hat unsere Vorstellungen über Viruskrankheiten stark erweitert – nein, sie hat sie völlig verändert. Die T-Zell-Leukämie ist das beste Beispiel für die Beziehung eines Virus zu einer menschlichen Neoplasie. AIDS wurde bereits zu einer Pandemie. Der kürzlich erfolgte Nachweis einer reversen Transkriptase in Gefäßläsionen bei Patienten mit Kawasaki-Syndrom deutet auf eine virale Ätiologie auch dieser Krankheit hin.

Durch Chlamydien verursachte Krankheiten

Chlamydien sind obligat intrazelluläre Mikroorganismen, die größer als Viren sind, eine eigene DNA **und** RNA besitzen, und die – ähnlich wie Bakterien – ihre eigene Zellwand synthetisieren. Sie verhalten sich einer Reihe von Breitspektrum-Antibiotika gegenüber empfindlich, mit Ausnahme der Penizilline. Chlamydien werden durch Phagozytose passiv in die Wirtszelle aufgenommen, wo sie sich in zytoplasmatischen Vakuolen vermehren und dabei zwischen großen (1000 nm; *Initialkörperchen*) und kleinen (200–300 nm; *Elementarkörperchen*) Formen alternieren. Die Chlamydien-Einschlüsse in den zytoplasmatischen Vakuolen, die für die morphologische Diagnostik große Bedeutung besitzen, entsprechen Aggregaten dieser Körperchen. Die Einschlüsse sind in der Immunfluoreszenz oder in Giemsagefärbten Präparaten am besten erkennbar. Chlamydien verhindern aufgrund unbekannter Mechanismen die Fusion von Phagosomen mit primären Lysosomen und sind deshalb vor einem Angriff durch Proteasen oder freie Sauerstoffradikale geschützt.
Chlamydien produzieren zwar ihre eigenen Nukleinsäuren, sind jedoch metabolisch von der Wirtszelle abhängig, da sie kein ATP bilden können. Sie sind auch – im Gegensatz zu Viren – nicht imstande, der Wirtszelle die Produktion Parasiten-spezifischer Stoffe aufzuzwingen. Sie gelten daher als einzigartige Modelle zum Studium der reinen Stoffwechselabhängigkeit eines Parasiten von seinem Wirt.[39] Einige der Krankheiten, die durch Chlamydien ausgelöst werden, nehmen einen akuten Verlauf (z.B. Einschlußkörper-Konjunktivitis, Ornithose), andere wiederum verlaufen chronisch und gehen mit einer granulomatösen Entzündung einher (z.B. Trachom, durch Geschlechtskontakt übertragene Krankheiten). Obschon die Infektion eine humorale und zelluläre Immunantwort auslöst, scheinen weder Antikörper noch T-Zellen eine etablierte chronische Infektion wesentlich beeinflussen zu können. Die Klassierung der Chlamydien ist immer noch im Fluß. In Tab. 7.3 sind die bekannten Serotypen und die ihnen entsprechenden Krankheiten aufgeführt.

Ornithose (Psittakose)

Die Ornithose wird durch *Chlamydia psittaci* verursacht, und die Ansteckung erfolgt durch das Einatmen von Staub, der durch Exkrete infizierter Vögel kontaminiert wurde. Der Erreger findet sich nicht nur bei Papageien, sondern kann von kranken oder anscheinend gesunden Vertretern vieler Vogelspezies, vom Kanarienvogel bis zur Seemöve, übertragen werden.[40] Sehr selten findet eine Übertragung durch den Schnabelhieb eines Vogels oder durch direkten Kontakt mit einem Patienten statt. In der Literatur finden sich Berichte über Haushalt- oder größere Epidemien. *Beim Menschen führt die Inhalation des Erregers zur asymptomatischen Infektion, zur vorübergehenden grippeähnlichen Erkrankung oder zur schweren, manchmal tödlich verlaufenden Pneumonie.*
Die Inkubationszeit variiert zwischen einer bis drei Wochen und wird gefolgt von einem recht plötzlich einsetzenden krankhaften Zustand mit Fieber, Schüttelfrost, allgemeinem Unwohlsein, Kopfschmerzen, Halsbeschwerden und einem unproduktiven Husten wechselnder Intensität. Wie bei einer Viruspneumonie können die Atembeschwerden (Dyspnoe und Hyperpnoe) zu einem Zeitpunkt im Vordergrund stehen, wenn der Husten sowie eindeutige Sputum- und Auskultationsbefunde kaum ausgeprägt sind oder fehlen. Auch ein Röntgenbild vermag oft das Ausmaß des initialen Lungenbefalls nicht richtig wiederzugeben. In klinisch schweren Fällen sind jedoch die Hinweise auf das Vorliegen eines Lungenödems, einer Alveolarschädigung und herdförmiger Verdichtungszonen recht ausgeprägt; eine bakterielle Superinfektion kann das Bild zusätzlich komplizieren.

Die Lunge weist fokale, dunkelgefärbte Herde erhöhter Konsistenz, eine Hyperämie sowie eine Gewichtszunahme auf. Die Bronchien und Bronchiolen sind in der Regel wenig verändert, können jedoch in einigen Fällen ausgesprochen hyperämisch, ödematös und von einem mukopurulenten Exsudat bedeckt sein. Im histologischen Bild stehen interstitielles Ödem sowie ein lymphomonozytäres Infiltrat der Alveolarsepten im Vordergrund. Die Alveolen können von einem proteinreichen Exsudat mit mononukleären Leukozyten ausgefüllt sein. Die Alveolarwandzellen sind häufig vergrößert und zeigen eine kuboide Form. Manchmal können **im Zytoplasma dieser Zellen Einschlußkörperchen mit Giemsafärbung oder Immunfluoreszenz identifiziert werden.** Diese Einschlüsse sind rundlich, weisen einen Durchmesser von 0,25 bis 4 μm auf und nehmen in der Giemsafärbung eine dunkelblaue Farbe an. Eine Nekrose der Alveolarsepten kann zur Bildung von Abszessen mit neutrophilen Granulozyten und Blutung führen. Der Schweregrad der Lungenveränderungen ist in jeder fokalen Läsion verschieden. Die hilären Lymphknoten sind ödematös vergrößert mit Zeichen akuter Entzündung und ausgeprägter Makrophagenreaktion. Die **tödlich verlaufende, generalisierte Form der Krankheit,** der man vor allem während epidemischer Ausbrüche begegnet, wird gekennzeichnet durch herdförmige Nekrosen in Leber und Milz sowie durch eine diffuse lymphomonozytäre Infiltration von Nieren, Myokard und (manchmal) des Gehirns.

Tab. 7.3: Chlamydien-Arten und die dadurch beim Menschen verursachten Krankheiten

Spezies und Serotyp	Krankheit	Übertragung
Chlamydia psittaci	Ornithose (Psittakose)	Aspiration von Kotstaub von Vögeln
Chlamydia trachomatis		
A, B, Ba, C	Trachom	Wiederholter Kontakt, Insekten
D, E, F, G, H, I, J, K	Einschlußkörper-Konjunktivitis	Geburtsweginfektion (Neugeborene) Sexualkontakt; Schwimmen (Erwachsene)
	Nicht-gonorrhoische Urethritis	Sexualkontakt
	Post-gonorrhoische Urethritis	Sexualkontakt
	Proktitis, Pharyngitis, Zervizitis, Arthritis	Sexualkontakt
L_1, L_2, L_3	Lymphogranuloma venereum	Sexualkontakt

Gewöhnlich kommt es nach einer Krankheitsdauer von zwei bis drei Wochen zur spontanen oder durch Therapie unterstützten Besserung, und die meisten Patienten erholen sich vollständig. Ein vierfacher Anstieg des Serumtiters spezifischer Antikörper gegen *C. psittaci* gilt als diagnostisch. Die Diagnose kann durch den Erregernachweis in einer Dottersack- oder Gewebekultur bestätigt werden. Die Prognose hängt von der Virulenz des Erregers ab. Die publizierten Mortalitätsraten schwanken zwischen 5 und 40%. Die Infektion hinterläßt nur eine unvollständige Immunität, und die Patienten können den Erreger auch Jahre nach der akuten Krankheit beherbergen (Trägerzustand).

Chlamydien-Urethritis und Zervizitis

Diese Geschlechtskrankheiten sind die häufigsten Formen der durch Chlamydien verursachten Krankheiten in den USA. Über eine halbe Million von Neuerkrankungen an nicht-gonorrhoischer Urethritis, in den meisten Fällen bei Männern, werden jährlich gemeldet. Diese Infektionen fallen meistens durch ihre Persistenz nach der Behandlung einer Gonorrhoe auf («Post-Gonokokken-Urethritis»). Gegen die Hälfte der Fälle wird durch einen von acht Serotypen der *C. trachomatis* (Tab. 7.3) verursacht. Chlamydien sind auch bei 30 bis 50% der asymptomatischen weiblichen Partner der infizierten Männer sowie bei Frauen, die an einer chronischen Entzündung der Zervix leiden, kulturell nachweisbar. Neugeborene infizierter Mütter können auch an einer Einschlußkörper-Konjunktivitis oder einer neonatalen Pneumonie erkranken.

Im mikroskopischen Präparat sucht man bei Verdacht auf eine Chlamydien-Infektion Einschlußkörperchen in Epithelzellen. Dabei verläßt man sich nicht auf Spezialfärbungen, sondern benutzt Fluoreszein- oder Peroxidase-markierte Antikörper, mit denen nicht nur Einschlüsse, sondern auch Elementarkörperchen sichtbar gemacht werden können, und die der Untersuchung eine gesteigerte Spezifität verleihen. In Speziallaboratorien stehen auch die Möglichkeiten einer Kultur auf McCoy-Zellen oder eines Mikro-Komplementfixationstests zum Nachweis typenspezifischer Antikörper zur Verfügung.

Einschluß-Körperchen-Konjunktivitis

Bei der Einschlußkörperchen-Konjunktivitis handelt es sich um eine gutartige, selbstlimitierende eitrige Konjunktivitis, die bei Neugeborenen auftritt, deren Mütter an einer *C. trachomatis*-Infektion des Geburtskanals leiden. Erwachsene erwerben die Krankheit durch Kontamination der Augen mit Genitalsekreten oder beim Schwimmen in verschmutzten Schwimmbädern («Schwimmbad-Konjunktivitis»). *Die Chlamydien-Einschlüsse in Exsudatzellen sind mit denen bei Trachom identisch,* jedoch wird diese gutartige Form einer Konjunktivitis durch eine vom Trachom-Erreger unterschiedlichen Gruppe von *C. trachomatis*-Serotypen hervorgerufen (Tab. 7.3).
Die bei der Erkrankung von Neugeborenen ermittelte Inkubationszeit beträgt zwischen fünf bis zwölf Tagen; die unbehandelte Krankheit kann viele Monate dauern. Sie wird charakterisiert durch eine Hyperämie und ein Ödem der Konjunktiven sowie ein makrophagenreiches eitriges Exsudat, das nach den ersten beiden Krankheitswochen langsam abnimmt. Bei erwachsenen Patienten steht ein lymphozytäres Infiltrat im Vordergrund, wobei es – im Unterschied zum Trachom – jedoch kaum zu Lymphfollikeln und einem Pannus («entzündliche Membran») oder zur Vernarbung der Kornea kommt. Eine sichere Abgrenzung vom Trachom ist nur möglich durch Verwendung typenspezifischer Antikörper sowie von immunhistochemischen Methoden.

Trachom*

Mit Trachom wird eine chronische, eitrige Augenkrankheit bezeichnet, die mit einer follikulären Keratokonjunktivitis einhergeht und durch bestimmte Subtypen von *C. trachomatis* verursacht wird (Tab. 7.3). Trachom ist die weltweit führende Ursache der Erblindung. Obschon der Erreger in vielen Ländern weit verbreitet ist, *findet sich die progressiv-chronische Form der Krankheit fast ausschließlich bei der armen Bevölkerungs-*

schicht und bei Nomaden, die sich in trockenen, sandigen Gebieten aufhalten. In diesen Endemiegebieten wird die Krankheit durch kontinuierliche Exposition über Monate und Jahre schon während der Kindheit erworben. Den verantwortlichen Chlamydien gelingt es unter Kulturbedingungen nur mit größter Mühe, von Zellen aufgenommen zu werden.[41]

Die Krankheit wird durch direkten menschlichen Kontakt, über kontaminierte Partikel (Fomiten) sowie – mit großer Wahrscheinlichkeit – auch von Fliegen übertragen. Die Infektion kann selbstlimitierend oder progressiv verlaufen. Die progressive Form geht von einem suppurativen Stadium, das Ähnlichkeit mit einer Einschlußkörperchen-Konjunktivitis aufweist, in ein Stadium des Befalls tieferer Gewebeschichten über mit der Bildung eines lymphoplasmazellulären Infiltrates und von Lymphfollikeln. Meist sind die oberen Ränder des Perikornealrings und des oberen Augenlids am stärksten durch Epithelhyperplasie und follikuläre Hypertrophie betroffen.[42] In der Folge kommt es sehr rasch zu ulzerösen Veränderungen der Konjunktiven, und der Durchbruch zur Kornea führt zur Bildung einer gefäßreichen Bindegewebeschicht («Pannus trachomatosus»), die vernarbt und schließlich zur Erblindung führt. Die Narbenbildung behindert überdies den Lidschluß, was sekundäre bakterielle Infektionen begünstigt. Die Einstülpung des Oberlids (Entropium) ist eine für Trachom charakteristische Deformität, die auf starke Vernarbung zurückgeht. *Obschon die Infektion mit Sulfonamiden und Antibiotika gut beherrscht werden kann, verlieren tragischerweise in den Entwicklungsländern immer noch viele junge Menschen wegen mangelnden Zugangs zu ärztlicher Hilfe ihr Augenlicht wegen Erkrankung an Trachom.*

Lymphogranuloma venereum (LGV)

Das Lymphogranuloma venereum ist eine Geschlechtskrankheit, die durch die Serotypen L-1, L-2 oder L-3 von *C. trachomatis* verursacht wird. Diese Krankheit darf nicht mit dem *Granuloma inguinale*, einer bakteriellen, durch Geschlechtsverkehr übertragenen Affektion, verwechselt werden. In den USA werden jährlich Hunderte von Fällen registriert, wovon die meisten aus endemischen Tropengebieten importiert oder durch Ansteckung, zusammen mit andern Geschlechtskrankheiten, bei häufigem Wechsel des Sexualpartners übertragen werden. Nach dem Erscheinen einer Primärläsion – an Genitalien, Lippen, Anus, in der Mundhöhle oder sogar an den Fingern – kommt es rasch zur Schwellung der regionären Lymphknoten («Bubonen»), die druckempfindlich, derb und – bei Abszeßbildung – fluktuierend werden. Bei heterosexuellen Männern sind in der Regel die inguinalen Lymphknoten, bei Frauen die tiefen Becken- und die perirektalen Lymphknoten betroffen. Mit seltenen Ausnahmen bleiben die Veränderungen auf diese Primärstationen beschränkt. Bei Ausbleiben einer Behandlung bricht der Wechsel zwischen Phasen akuter Entzündung und Vernarbung nicht mehr ab. Spätschäden bei vernachlässigter Krankheit umfassen beispielsweise eine Rektumstenose bei Frauen als Folge der Vernarbungsprozesse im Becken oder ein chronisches Lymphödem der Genitalien (Elefantiasis beim Mann, Esthiomène bei der Frau).[43]

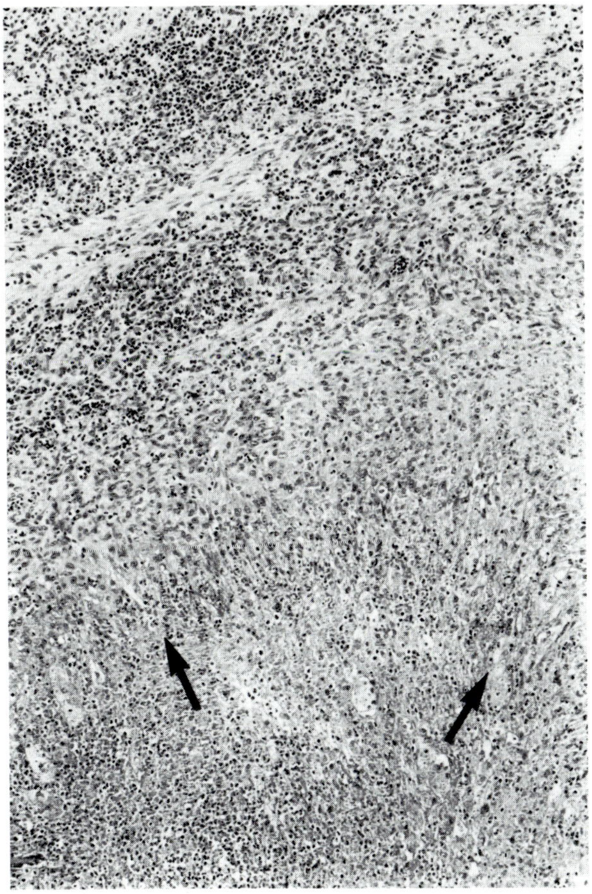

Abb. 7.8: Lymphogranuloma venereum. Rand eines sternförmigen Abszesses in einem Lymphknoten. Die Nekrosezone (unten im Bild) wird von einer granulomatösen Reaktion begrenzt *(Pfeile)*.

Während **Stadium I** bilden sich eine epidermale Blase, die unter Hinterlassung eines Ulkus rasch platzt, aus dem reichlich Exsudat mit neutrophilen Granulozyten quillt. Später können sich am Ulkusgrund Granulome bilden, häufiger finden sich jedoch lediglich Zeichen einer chronischen Entzündung. In diesen frühen Läsionen lassen sich mit geeigneten Methoden Chlamydien-Einschlüsse nachweisen.

Während **Stadium II** entstehen eine abszedierende granulomatöse Lymphadenitis und Perilymphadenitis, die zum Verkleben von benachbarten Lymphknoten führen. Manchmal verwandeln sich die Lymphknotenpakete buchstäblich in Eitersäcke, die ihren Inhalt durch Fisteln nach außen entleeren. Zunächst weisen die Lymphknoten einen fleischigen Aspekt auf, und es kommt zur Bildung von verstreuten, nicht-nekrotisierenden Granulomen. Die zentralen Anteile dieser Granulome werden unter Eiterbildung nekrotisch, und die einzelnen Läsionen konfluieren, wobei sich unregelmäßig geformte, **sternförmige Abszesse** bilden (Abb. 7.8). Das Erscheinungsbild dieser Abszesse, die von einem Saum von Epitheloidzellen umgeben sind, ist beinahe diagnostisch; allerdings treten ähnliche Veränderungen bei der Katzenkratzkrankheit sowie bei einigen mykobakteriellen und von Pilzen verursachten Infekten auf. Wiederum kann die Diagnose durch die spezifische Identifikation von Elementarkörperchen gesichert werden.

In Läsionen des späten **Stadiums III** ist die Zahl der Chlamydien für einen mikroskopischen Nachweis zu gering, und auch Granulome können durch chronische entzündliche Veränderungen und ausgedehnte Fibroseherde ersetzt worden sein. Meist finden sich dichte Plasmazellinfiltrate, manchmal begleitet von einer Hypergammaglobulinämie im Plasma. Das histologische Bild ist nicht mehr für LGV charakteristisch. Die Merkmale genügen jedoch zur Abgrenzung rektaler, durch die Chlamydien-Infektion verursachter Strikturen von neoplastischen Obstruktionen.

Die Verdachtsdiagnose eines LGV wird häufig durch den klinischen Befund vergrößerter, fluktuierender Lymphknoten gestellt. In ähnlicher Weise wirkt die Kombination einer Rektumverengung mit einer perinealen Mißbildung verdächtig. *Der histologische Nachweis der charakteristischen Läsionen mit Einschlußkörperchen bestätigt die Diagnose.* In Speziallaboratorien steht ein Serotypen-spezifischer Mikroimmunfluoreszenztest für die Identifizierung von Chlamydien des L-Typs zur Verfügung. Die ätiologische Diagnose kann auch durch den kulturellen Nachweis des Erregers in Eiteraspiraten gesichert werden. *Man darf nicht vergessen, daß Patienten mit einer LGV häufig noch an weiteren Geschlechtskrankheiten leiden, eingeschlossen eine latente Lues.*

Rickettsiosen

Rickettsien sind kleine gramnegative, obligat intrazelluläre Bakterien, deren natürliche Wirte Zecken, Milben, Flöhe und Läuse sind. Diese Arthropoden werden von den Erregern nur selten geschädigt, und der Fortbestand der Rickettsien ist durch eine transovarielle Infektion jeder Folgegeneration des Wirtes gesichert. Verschiedene Tiere sind Träger von infizierten Ektoparasiten und dienen auf diese Weise als «zeitlich limitierte Verstärker-Wirte» für die eine oder andere Rikkettsien-Spezies. Die Lebenszyklen der Rickettsien sind auf lange Zeitintervalle zwischen den Mahlzeiten der Arthropoden abgestimmt und sind in keiner Weise auf einen menschlichen Kontakt angewiesen. Dies bedeutet natürlich, daß es praktisch unmöglich ist, diese Lebenszyklen durch interventionelle Maßnahmen zu beeinflussen. Nach einer Übertragung auf den Menschen vermehren sich Rickettsien vor allem in Endothelien kleiner Blutgefäße. Die verursachten Krankheiten weisen daher zahlreiche pathologische und klinische Gemeinsamkeiten auf. Die von Zecken übertragenen, obligat intrazellulären Bakterien der Gattungen *Coxiella* und *Ehrlichia* werden zwar traditionsgemäß mit den Rickettsien gemeinsam behandelt, unterscheiden sich von diesen jedoch in biologischer Hinsicht und in ihrem Genom. Eine Liste der Erregerarten und der entsprechenden Krankheiten dieser Gruppe erscheint in Tab. 7.4.

Der Mensch wird gewöhnlich von Rickettsien durch den akzidentellen Kontakt mit Zecken, Milben oder Flöhen in ihrem natürlichen Habitat infiziert. Eine Übertragung in dörflicher oder städtischer Umgebung ist jedoch auch möglich und kann in Wohngebieten, die von Ratten und Läusen infestiert sind, sogar epidemische Ausmaße annehmen. Die Infektion erfolgt entweder durch einen Arthropoden-Biß oder durch den Kontakt einer lädierten Hautstelle mit Arthropoden-Exkrementen. Je nach beteiligter Rickettsien-Spezies kann sich an der Inokulationsstelle eine dunkle, geschwollene, mit Schorf bedeckte und verkrustete Hautläsion entwickeln, wobei ihr Fehlen eine Rickettsieninfektion keineswegs ausschließt (siehe «Flecktyphus-Gruppe», Tab. 7.4). Die Coxiellen unterscheiden sich von den übrigen Mitgliedern dieser Erregergruppe dadurch, daß sie in trockener Umgebung lange Zeit überleben können; obschon diese Erreger unter Tieren durch Zecken übertragen werden, tritt bei der menschlichen Infektion die Übertragung durch Tröpfchenaspiration in den Vordergrund.

Auf welche Weise lösen Rickettsien eine Krankheit aus? Zunächst werden sie für Säuger erst nach einer Blutmahlzeit ihres Arthropoden-Wirtes infektiös. Der Erwerb der Infektiosität hängt mit einer rasch eintretenden, temperaturabhängigen Veränderung ihrer Oberflächenmoleküle zusammen. Nach dem Einbrin-

Tab. 7.4: Rickettsiosen und ihre Erreger

Krankheit	Vorkommen	Erreger	Übertragung	Besonderheiten
Flecktyphus-Gruppe (keine Schorfbildung)				
Flecktyphus	Weltweit (Krieg)	*R. prowazekii*	Läusekot	Infektion der Endothelien; zentrifugale Ausbreitung des Exanthems
Brill-Zinsser Krh.	Wie Flecktyphus	*R. prowazekii*	Reaktivierung	Wie Flecktyphus, aber meist milderer Verlauf
Flughörnchen-Flecktyphus	Südosten USA	*R. prowazekii*	Flöhe und Läuse von Flughörnchen	Ähnlich wie Flecktyphus; geringere Mortalität
Muriner Flecktyphus	Weltweit (Rattenplage)	*R. typhi (mooseri)*	Kot von Rattenfloh	Ähnlich wie Flecktyphus; geringere Mortalität
Fleckfieber-Gruppe				
Rocky-Mountain-Fleckfieber	Nord- und Süd-Amerika	*R. rickettsi*	Zeckenbiß	Infektion von Endothelien und glatter Gefäßmuskulatur; zentrifugale Ausbreitung des Exanthems; selten Schorfbildung
Fièvre boutonneuse	Mittelmeer, Indien	*R. conorii*	Zeckenbiß	Deutliche Schorfbildung («tache noire»)
Zecken-Fleckfieber	Rußland, China, Australien	*R. sibirica* *R. australia*	Zeckenbiß	Typische Fleckfieber mit Schorfbildung
Rickettsien-Pocken	USA, Rußland, Korea, Afrika	*R. akari*	Milbenbiß	Prominente Schorfbildung; papulovesikuläres Exanthem (milder als Rocky-Mountain-Fleckfieber)
Tsutsugamushi	Ostasien, Pazifik	*R. tsutsugamushi*	Milbenlarvenbiß	Häufig Schorfbildung; Lymphadenopathie
Q-Fieber	Weltweit	*Coxiella burneti*	Tröpfcheninfektion	Keine Schorfbildung, kein Hautexanthem; Pneumonie
Ehrlichiose	Unbekannt	*Ehrlichia canis*, *E. sennetsu*	Zeckenbiß	Keine Schorfbildung, kein Hautexanthem; Fieber, Lymphadenopathie

gen in den neuen Wirt haften die Erreger an cholesterinhaltigen Bezirken der Zielzellmembran; ein spezifisches Rezeptormolekül wurde bisher nicht identifiziert. Rickettsien dringen durch eine «induzierte Endozytose» in die Wirtszelle ein, befinden sich zunächst in einem Phagosom, dem sie jedoch rasch entweichen und sich im Zytosol durch einfache Teilung vermehren. Einige Vertreter der Rickettsien setzen ihre intrazytoplasmatische Teilungstätigkeit solange fort, bis die Wirtszelle, mit Mikroorganismen angefüllt, buchstäblich platzt und zugrunde geht; andere wiederum werden von der Wirtszelle über lange Zytoplasmaausläufer aktiv ausgestoßen, so daß sich die Beladung der Zelle mit Erregern in Grenzen hält. Alle diese stufenweisen Wechselwirkungen zwischen Rickettsien und der Zellmembran – Aufnahme, Entweichen aus dem Phagosom und Exozytose – wurden mit einer intrazellulären Aktivierung der Phospholipase A_2 in Verbindung gebracht, wobei allerdings unklar bleibt, ob es sich beim Enzym um das zelleigene oder um ein Rickettsienprodukt handelt, und auf welche Weise es seine zellulären Substrate verändert. Rickettsien produzieren keine Exotoxine, und ihre Endotoxine weisen eine im Vergleich zu Enterobakterien geringe Wirkung auf. Viele Fragen in Zusammenhang mit der schädigenden Wirkung der Rickettsien auf die Wirtszelle und mit ihren letztlich zum Tode führenden Auswirkungen sind noch ungelöst.[44]

In der Pathogenese der Rickettsiosen spielen zelluläre, durch T-Zellen vermittelte Immunreaktionen eine wichtige Rolle. Ähnlich wie bei Virusinfekten sind antigenspezifische, zytotoxische T-Lymphozyten imstande, Rickettsien-infizierte Zellen zu erkennen und zu zerstören. Zusätzlich scheint IF-γ bei der Abwehr gegen Rickettsien eine Schlüsselrolle zuzukommen, und Antikörper verleihen einen passiven Schutz. Eine langdauernde Immunität kann sowohl mit einer überstandenen Infektion als auch durch eine Impfung erworben werden. Allerdings kann eine Rickettsiose nach langen symptomfreien Intervallen wieder aufflammen, und es ist bis zu einem Jahr nach der klinischen Überwindung der Krankheit möglich, Erreger aus Lymphknoten zu züchten. Dies bedeutet, daß latente Infektionen wohl keine Sonderfälle darstellen.

Man weiß heute, daß *alle humanpathogenen Rickettsien eine ausgesprochene Affinität für Endothelien kleiner Blutgefäße haben. Einige Mitglieder der Fleckfieber-Gruppe schädigen zusätzlich die glatte Gefäßmuskulatur. Im Zentrum der durch Rickettsien hervorgerufenen pathologischen Veränderungen stehen daher herdförmige entzündliche Ge-*

fäßläsionen, teilweise begleitet von einem Hautexanthem, der Bildung von Mikrothromben, herdweise auftretenden ischämischen Schädigungen oder Blutungen. Die entzündliche Reaktion ist charakteristischerweise örtlich eng begrenzt (nodulär) und wenig ausgeprägt, und das Infiltrat besteht hauptsächlich aus Lymphozyten und Monozyten/Makrophagen. Die intravasale Gerinnung und die Gefäßverengung beschränken sich – im Gegensatz zur systemischen Manifestation bei DIG – auf den Ort der Infektion. Oft weisen die Organe kaum makroskopisch erkennbare Veränderungen auf, die auf den Schweregrad der Infektion hinweisen. Coxiella-Infektionen weichen jedoch von diesem Muster ab. Bei Q-Fieber ist die Lunge das primäre Zielorgan, und es werden weniger Endothelzellen als vielmehr Makrophagen befallen. In der Zelle befinden sich die Erreger nicht frei im Zytosol, sondern eingeschlossen in intrazytoplasmatischen Membranen des Wirtes. Coxiellen besitzen zudem Plasmide, die als Virulenzfaktoren dienen könnten, und es gibt indirekte Hinweise darauf, daß sie unter widrigen Umweltbedingungen Sporen bilden. Diese Mikroorganismen gleichen in mancher Hinsicht konventionellen gramnegativen Bakterien, insbesondere den Legionellen, mit denen sie möglicherweise in der Vergangenheit verwechselt wurden.
In der Veterinär- und Humanmedizin sind Ehrlichia-Infektionen erst seit kurzer Zeit bekannt (Tab. 7.4).[45] Die Zielzellen sind einmal mehr weiße Blutzellen, und die Vermehrung des Erregers spielt sich in Phagosomen ab. Die akute Ehrlichiose, begleitet von Lymphknotenschwellungen, Leukopenie und Erhöhung der Leberenzyme, weist große Ähnlichkeit mit einer Virusinfektion auf, insbesondere mit einer Mononukleose.
Die Diagnose der Rickettsiosen macht nur während einer Epidemie keine Schwierigkeiten. Isolierte Fälle stellen den Kliniker vor eine lange Liste von Differentialdiagnosen akuter Fieberkrankheiten oder Hautausschläge. Dazu kommt, daß der für eine definitive Diagnose ausschlaggebende Titeranstieg der spezifischen Antikörper erst während der zweiten Krankheitswoche einsetzt. Die direkte Kultur von Rickettsien setzt besondere Kenntnisse und das Einhalten äußerst strenger Sicherheitsmaßnahmen voraus – Voraussetzungen, die nur in wenigen Laboratorien erfüllt werden können. Angesichts dieser Probleme wurde in den letzten Jahren für die Frühdiagnose in zunehmendem Maße der immunhistochemische Nachweis von Rickettsien in Hautbiopsien versucht. Rickettsien sprechen – wie andere intrazelluläre Bakterien – gut auf Breitspektrum-Antibiotika an, sofern die Behandlung früh einsetzt. Eine prompte Diagnose und die Einleitung einer adäquaten Therapie können lebensrettend sein.

Flecktyphus

Die Pathologie des *epidemischen Flecktyphus* ist typisch für die gesamte Flecktyphus-Gruppe, zu der auch die *Brill-Zinsser-Krankheit*, der *murine Flecktyphus* und das

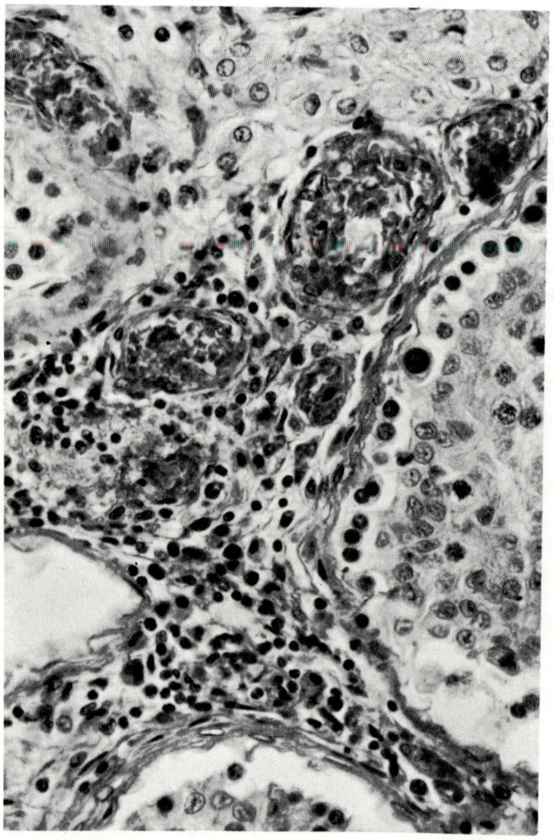

Abb. 7.9: Hoden bei Flecktyphus. Herdförmiges leukozytäres Infiltrat im Interstitium; akute entzündliche Gefäßveränderungen.

Flughörnchen-Flecktyphus gehören (Tab. 7.4); die drei letztgenannten Krankheiten werden daher nur kurz erwähnt.
Flecktyphus-Epidemien treten immer dann auf, wenn der Lausbefall der Bevölkerung während Hunger- oder Kriegszeiten oder sonstiger Katastrophen überhandnimmt.[46] Während des Ersten Weltkrieges starben in Europa Millionen von Menschen an Flecktyphus. Die Epidemien unserer Tage finden in den kriegs- und krisengeschüttelten Ländern der Dritten Welt statt, ein Atomkrieg würde jedoch mit Sicherheit eine neuen Pandemie auslösen.
Im Verlaufe einer Epidemie wird der Erreger des Flecktyphus, *R. prowazekii*, durch Vertreter der Menschenlaus *(Pediculus humanus)* von Mensch zu Mensch übertragen, wobei die Infektion vor allem durch Kratzen und Verreiben von Läusekot auf lädierten Hautbezirken ermöglicht wird. Die Rickettsien können auch mit von Läusen befreiten, aber mit Läusekot kontaminierten Kleidungsstücken übertragen werden. Beim Erreger handelt es sich um kleine, ungefähr 300 nm messende intrazelluläre Organismen, die innerhalb infizierter Endothelzellen nur mit Immunfluoreszenz oder

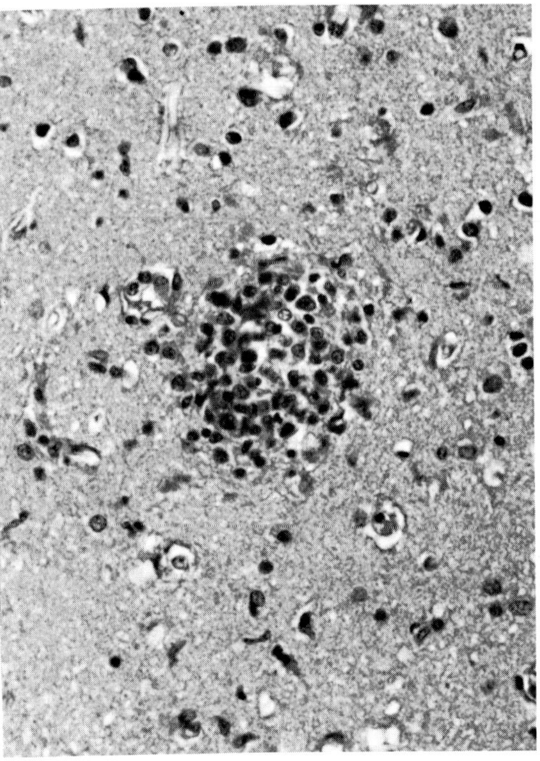

Abb. 7.10: Flecktyphusknötchen im Gehirn.

Spezialfärbungen nachgewiesen werden können. Die Western-Blot-Technik erlaubte die Auftrennung verschiedener Antigenfraktionen, die gegenwärtig auf ihre serologisch diagnostische Verwendbarkeit geprüft werden.

Nach einer 8 bis 15 Tage dauernden Inkubationszeit beginnt die Krankheit mit Kopfschmerzen, Müdigkeitsgefühl, Schüttelfrösten und Fieber, und nach wenigen Tagen bricht ein generalisiertes Hautexanthem aus. Während dieser Zeit kommt es zur hämatogenen Ausbreitung des Erregers. Der Hautausschlag besteht zunächst aus makulopapillären, rosa- bis dunkelroten Effloreszenzen, die unter Druck abblassen, aber im Verlaufe der zweiten Woche werden die Läsionen dunkler und fixiert. Das Exanthem beginnt charakteristischerweise am Rumpf und breitet sich zentrifugal aus. In sehr schweren Fällen konfluieren die einzelnen Flecken und Papeln zu einem großfleckigen, unregelmäßig begrenzten, landkartenähnlichen Muster. Während der zweiten Woche weist eine Apathie, die sich zu Stupor oder Koma steigern kann und manchmal von Episoden erregter Delirien unterbrochen wird, auf einen ZNS-Befall hin. Mit der Überwindung der Krankheit beginnt das Exanthem abzublassen, und die Körpertemperatur normalisiert sich gegen das Ende der dritten Woche. Die meisten Todesfälle treten während der zweiten und dritten Krankheitswoche auf.

Bei klinisch leichteren Fällen beschränken sich die makroskopisch sichtbaren Veränderungen auf das Hautexanthem und kleinere Blutungen in unmittelbarer Nachbarschaft der Gefäßläsionen. Bei schwereren Fällen treten Hautnekrosen auf, die mit gangränösen Veränderungen an Fingerspitzen, Nase, Ohrläppchen, Penis und Vulva einhergehen. Unter diesen Umständen finden sich auch unregelmäßige, flächenhafte Blutungen (Ekchymosen) in inneren Organen, hauptsächlich in Gehirn, Myokard, Lunge und Nieren.

In allen Fällen sind die mikroskopischen Befunde meist sehr viel ausgedehnter, als das makroskopische Bild vermuten läßt. Am auffälligsten sind die Läsionen der kleinen Blutgefäße, die dem Exanthem zugrunde liegen, sowie die Blutungs- und Entzündungsherde in den verschiedenen betroffenen Organen und Geweben. Proliferation und Volumenzunahme der Endothelzellen der Kapillaren, Arteriolen und Venolen führen zur Lumenverengung. Zudem werden die Gefäße im Bereich der Läsion durch ein gemischt leukozytäres Infiltrat umschlossen (Abb. 7.9). Die Gefäßlumina sind manchmal thrombotisch verschlossen. Gefäßwandnekrosen sind – im Gegensatz zum Rocky Mountain-Fleckfieber – beim epidemischen Flecktyphus ungewöhnlich. Die Thrombosierung der Gefäße führt zur Gangrän von Haut und anderer Strukturen.

Im Gehirn unbehandelter Fälle beobachtet man die Gefäßläsionen vor allem in der grauen Substanz, und die Veränderungen werden oft von einer herdförmigen Vermehrung der Mikroglia sowie einem gemischtzelligen entzündlichen Infiltrat begleitet, was zum Bild der charakteristischen «Flecktyphus-Knötchen» führt (Abb. 7.10). **Die Mikrogliazellen nehmen im gesamten Hirn diffus zu.** Zeichen einer lymphomonozytären Meningitis, ringförmige Blutungen um kleine Blutgefäße sowie gelegentlich degenerative Veränderungen an Neuronen können ebenfalls vorkommen. Dazu kann eine interstitielle Pneumonie auftreten, manchmal mit einer Alveolitis, die auf sekundäre, bakterielle Eindringlinge zurückzuführen ist. Typisch ist eine unspezifische Lymphadenitis sowie eine Milzvergrößerung. Herdförmige Veränderungen, ähnlich den Flecktyphus-Knötchen im Gehirn, können auch in Myokard, Nieren, Hoden und Leber auftreten.

Die Differentialdiagnose des Flecktyphus umfaßt, neben den übrigen Rickettsiosen, cinc lange Liste akuter, viraler und bakterieller Infektionskrankheiten, die mit einem Hautexanthem einhergehen. Das Spektrum reicht vom enteroviralen Exanthem über eine Meningokokkensepsis bis zur sekundären Lues. Nichtinfektiöse Zustände, wie eine thrombotische, thrombozytopenische Purpura oder eine leukoklasische Vaskulitis, müssen ebenfalls in Betracht gezogen werden. Anamnestisch muß nach einem allfälligen Nager- und Insektenbefall der Wohnung des Patienten gesucht werden. Der nichtimmune Arzt muß sich bei der Untersuchung eines Flecktyphus-Patienten vor Ansteckung schützen. Die Bestätigung der Diagnose durch einen erhöhten Titer komplementfixierender oder agglutinierender Antikörper gegen *R. prowazekii* wird erst während der zweiten Krankheitswoche möglich, was jedoch das sofortige Einleiten einer möglicherweise lebensrettenden Antibiotika-Therapie nicht verzögern darf. Die sogenannte Weil-Felix-Reaktion, die auf einer Kreuzreaktion der Rickettsien-Antikörper mit Proteus-Antigenen beruht, wird nur noch unter Feldbedingungen eingesetzt, wo spezifische, Rickettsien-Antigene üblicherweise nicht verfügbar sind.

Bei der *Brill-Zinsser-Krankheit* handelt es sich um das Wiederaufflammen einer Flecktyphus-Infektion, die sich auf mysteriöse Weise Jahre nach einer Primärinfektion (an die sich der Patient oft nicht mehr erinnert) erneut manifestiert. In den USA beobachtet man dieses Leiden vor allem bei Immigranten aus Osteuropa. Der klinische Verlauf ist in der Regel leichter als bei der akuten epidemischen Form, und das Auftreten herdförmiger Nekrosen oder gangränöser Veränderungen ist die Ausnahme.

Der *«flying squirrel typhus»*, eine Form des Flecktyphus, bei dem Flughörnchen das Erregerreservoir darstellen, tritt in den Südstaaten der USA sporadisch auf. Der Erreger kann von *R. prowazekii* nicht unterschieden werden.

Im Gegensatz dazu ist der *murine Flecktyphus* in Armutsgebieten der ganzen Welt immer noch endemisch. Die Übertragung des Erregers vom Reservoir in Kleinnagern auf den Menschen besorgen Rattenflöhe. Das verantwortliche Agens, *R. typhi (mooseri)*, unterscheidet sich biologisch und serologisch von demjenigen des epidemischen Flecktyphus. Ausbrüche des murinen Flecktyphus ereignen sich meist örtlich beschränkt und unerwartet. In den USA werden jährlich um die 60 Fälle diagnostiziert. Die Mortalität des «flying squirrel-» und murinen Flecktyphus ist deutlich niedriger als diejenige der epidemischen Form. Die Mortalitätsschätzungen für behandelte Fälle des epidemischen Flecktyphus bewegen sich um 10%, eine Ziffer, die bedeutend geringer ist als die eindrücklich hohen Zahlen, die für historische Epidemien überliefert werden.

Fleckfieber*

Die Übertragung der Fleckfieber-Rickettsiosen (Tab. 7.4) auf den Menschen geht in den meisten Fällen auf einen akzidentellen Zeckenbefall zurück. Ein Tierreservoir – wenn es überhaupt eines gibt – muß noch gefunden werden. Eine Ausnahme bilden die Rickettsien-Pocken, deren Erreger in Milben lauern, die ihrerseits städtische Nager parasitieren, und die für gelegentliche Ausbrüche in New York oder Moskau sorgen.

Eine verschorfende Hautläsion, gefolgt von einem hämorrhagischen Exanthem, ist das Markenzeichen der Fleckfieber-Gruppe; leider können beide Kennzeichen unbemerkt bleiben oder fehlen, insbesondere bei leichten Infekten. Serologische Untersuchungen haben gezeigt, daß die Rickettsiosen dieser Gruppe eine lange Reihe anderer, häufiger auftretender Fieberkrankheiten nachahmen. In solchen Fällen erweisen sich Kenntnisse der geografischen Verhältnisse, der Übertragungsarten und der Inkubationszeiten der Rickettsiosen, zusammen mit einem hohen Verdachtsmoment, als hilfreich. Die Behandlungsmöglichkeiten der Fleckfieber haben sich in den letzten Jahren laufend verbessert, aber präventive Maßnahmen erweisen sich als problematisch. Eine Ausrottung der Zecken in ihrem natürlichen Habitat würde eine ökologische Katastrophe auslösen. Die Bevölkerung muß daher mit Möglichkeiten vertraut gemacht werden, sich vor einem Zeckenbefall zu schützen.

Das *Rocky Mountain-Fleckfieber* («RM spotted fever», RMSF) ist eine Krankheit des amerikanischen Kontinents und soll hier als Prototyp dieser Gruppe von Rickettsiosen (Tab. 7.4) beschrieben werden; die Beschreibung weiterer Fleckfieber findet sich in der Spezialliteratur.[44] RMSF wird von *R. rickettsi* verursacht und von verschiedenen Arten von Schildzecken übertragen, vor allem während der warmen Jahreszeit. Die Zahl der in den USA gemeldeten Fälle schwankt zwischen 200 und 1000 pro Jahr, wobei die höchsten Erkrankungsraten in Oklahoma, Tennessee, Arkansas und Georgia registriert werden. Keine Altersgruppe wird verschont, unter den Infizierten finden sich jedoch sehr viele Jugendliche und Kinder.

Patienten mit RMSF erinnern sich nicht immer an den krankheitsauslösenden Zeckenbiß, und die Eintrittspforte zeigt häufig keine makroskopische Veränderung. Nach einer 12tägigen Inkubationszeit (Mittel: sechs Tage) folgt ein exanthemfreies Intervall von zwei bis fünf Tagen mit Fieber, Kopf- und Muskelschmerzen. Eine Behandlung während dieser Phase würde die Infektion beenden, diese Gelegenheit wird jedoch meist verpaßt. Der einsetzende Hautausschlag ist zunächst schwach ausgeprägt, rosarot, makulopapillär und tritt vorwiegend in peripherer Verteilung auf; bei etwa 10% der Fälle bleibt er aus. In späteren Phasen dehnt sich das Exanthem in Richtung Rumpf aus, befällt auch die Handflächen und Fußsohlen und nimmt einen dunkleren Farbton an. Während dieser Zeit treten hohes Fieber und Schüttelfröste auf, der Patient wird zunehmend apathisch und verfällt manchmal in einen tiefen Stupor. In den meisten der schweren Fälle kommt es unter der Bildung von grobtupfigen oder landkartenartigen, flächenhaften Blutungen zu einer Konfluenz der Hauteffloreszenzen.

Da die Erreger tief in die Gefäßwand eindringen, führen die für das Hautexanthem verantwortlichen Gefäßläsionen oft zu akuter herdförmiger Gefäßwandnekrose, perivaskulärer Fibrinbildung und zum thrombotischen Verschluß der betroffenen kleinen Blutgefäße (einschließlich der Arteriolen; Abb. 7.11). Bei schweren Fällen eines RMSF stellen sich daher auch fokale Hautnekrosen ein, besonders an Fingern, Zehen, Ellenbogen, Ohren oder am Skrotum. Die Zeichen eines nekrotisierenden Gefäßwandprozesses sowie einer Thrombose treten bei RMSF sehr viel häufiger auf als beim epidemischen Flecktyphus, und die vaskulären Veränderungen können eine nekrotisierende Vaskulitis bei Kollagenose vortäuschen. Trotz zahlreicher lokaler Thromboseherde tritt eine disseminierte intravasale Gerinnung, auch bei schweren Fällen, kaum je auf. Die perivaskuläre entzündliche Reaktion entspricht in ihrer Morphologie derjenigen bei epidemischem Flecktyphus und betrifft vor allem Gehirn, Skelettmuskulatur, Lunge, Nieren, Hoden und Myokard. Im Gehirn können auch größere Gefäße in den nekrotisierenden Prozeß einbezogen werden, was zu einer herdförmigen, ischämisch bedingten Demyelinisierung oder zu Mikroinfarkten führen kann. Eine durch die Rickettsien-Infektion ausgelöste, interstitielle Pneumonie findet man bei vielen Patienten; sie birgt die Gefahr einer sekundären bakteriellen Infektion in sich.

Mit einer durch allgemeine Maßnahmen unterstützten Antibiotika-Therapie konnte die Mortalität auf 3–10% gesenkt werden. Todesfälle gehen auf einen Schock, ein Nierenversagen oder eine Hirnschädigung zurück. Die Krankheit verläuft bei einem G6PD-Mangel (v.a. Angehörige der schwarzen Bevölkerung) besonders schwer. Die morphologischen Veränderungen gleichen mehrheitlich denjenigen bei Flecktyphus, einer Meningokokkensepsis oder bei anderen, bakteriellen oder viralen, mit einem Hautexanthem einhergehenden Krankheiten. Der Ausschluß dieser «anderen» Krankheitszustände durch geeignete Untersuchungen sowie die gesicherte Diagnose des RMSF drängen zeitlich, da die Prognose direkt von der Krankheitsdauer vor dem

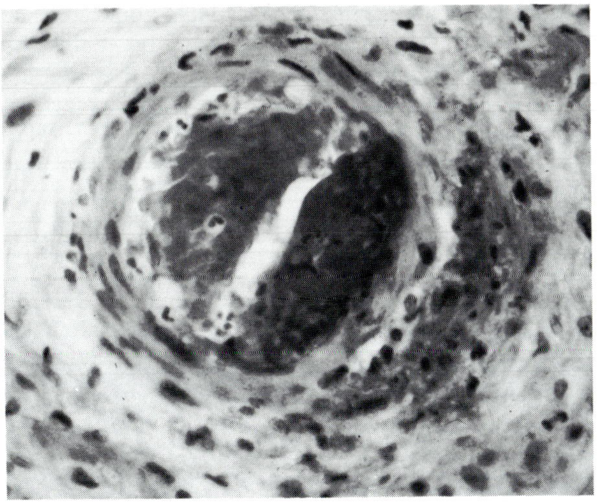

Abb. 7.11: Arteriitis bei Rocky Mountain-Fleckfieber. Muraler Thrombus und Austritt von Erythrozyten.

Einleiten der Therapie abhängt. Der immunhistochemische Nachweis von Rickettsien in Hautbiopsien kann von Nutzen sein.

Tsutsugamushi-Fieber (japanisches Fleckfieber, «scrub typhus»)

Diese Rickettsiose, durch *R. tsutsugamushi* verursacht, ist in Ländern des Fernen Ostens und der Pazifikrandgebiete, wie China, Indonesien, Australien, Ost-Rußland und Indien, endemisch. Das Verteilungsgebiet erstreckt sich damit über den Teil der Erde mit der höchsten Bevölkerungsdichte; daher erstaunt es um so mehr, daß verläßliche Schätzungswerte der Frequenz des Tsutsugamushi-Fiebers, seiner Bedeutung für die Volksgesundheit sowie weitere biomedizinische Angaben äußerst dürftig sind.
In ungefähr der Hälfte der Fälle entsteht an der Stelle des Milbenbisses eine schorfige Hautveränderung – in der englischen Formulierung «right at the site of the bite of the mite». Tatsächlich handelt es sich beim Überträger um die Larve einer Milbe *(Leptothrombidium)*, die in ihrem adulten Stadium in der Erde lebt, sich auch dort vermehrt und die Rickettsien transovariell ihren Larven weitergibt. Das Hautexanthem des «scrub typhus» ist makulopapillär, in der Regel kaum ausgeprägt oder fehlt vollständig. Häufiger als beim epidemischen Flecktyphus oder bei einem der übrigen Fleckfieber entwickelt sich eine Lymphadenopathie oder eine seröse Perikarditis, Pleuritis oder Peritonitis. Hingegen kommt es kaum zu Gefäßnekrosen, Thrombusbildung oder Blutungen. Im übrigen entsprechen die makroskopischen und mikroskopischen Befunde weitgehend denjenigen, die bei der Flecktyphus-Gruppe der Rickettsiosen auftreten.[44]

In den klinischen Berichten über Fälle von Tsutsugamushi-Fieber, einschließlich solchen mit tödlichem Ausgang bei Angehörigen der US-Armee, wird der klinische Verlauf als schwer beschrieben. Mit der Verfügbarkeit einer verläßlichen Stodiagnostik und Antibiotika-Therapie herrschen milde Verlaufsformen vor, und die Mortalität beträgt gegenwärtig weniger als 2%.

Q-Fieber

Q-Fieber, durch *Coxiella burnetii* verursacht, wird gewöhnlich von infizierten Tieren, besonders Schafen und Rindern, durch Staubinhalation auf den Menschen übertragen. *Q-Fieber löst keine Hautveränderungen aus*, und die Affektion kann daher eine andere Krankheit vortäuschen, die mit Kopfschmerzen, Husten, Myalgien, vergrößerten Lymphknoten oder einer Hepatosplenomegalie einhergeht.[47]

In der Natur wird diese Zoonose durch Zecken unter Wildtieren sowie Schafen und Rindern verbreitet. Die Ansteckung des Menschen erfolgt meistens über die Luftwege. Die größte Ansteckungsgefahr besteht bei Kontakt mit schwangeren oder laktierenden Kühen oder Schafen, durch Trinken roher, nicht-pasteurisierter Milch oder die Arbeit in einem Schlachthof. Eine aerogene Ansteckung über eine Distanz von mehreren Kilometern von einem bekannten Infektionsherd wurde beschrieben. *Eine negative Beschäftigungsanamnese schließt daher eine Q-Fieber-Infektion nicht aus, obschon eine positive Anamnese den bestehenden Verdacht nachdrücklich bestärkt.*

In der Regel beträgt die Inkubationszeit drei Wochen. Die Krankheit beginnt mit einem plötzlichen Fieberschub, und eine langsame Besserung setzt nach ungefähr zehn Tagen ein. Die häufigeren Befunde umfassen eine Bradykardie, eine Hepatosplenomegalie und Myalgien. Auch ohne Behandlung liegt die Mortalitätsrate unter 1%. Die Lungenbeteiligung kann von einem trockenen Husten bis zur schweren interstitiellen Pneumonie reichen, die Ähnlichkeiten mit einer Virus-Pneumonie, einer Ornithose oder einer «primären atypischen Pneumonie» aufweist. Die sekundäre bakterielle Infektion der Lunge, eine selten auftretende Infektion der Herzklappen oder ein ebenso seltenes Leberversagen (das eine virale Hepatitis vortäuschen kann) sind für die wenigen bekannten Todesfälle verantwortlich.

Bei tödlich verlaufenden Fällen findet man **eine interstitielle Pneumonie, die sich kaum von einer Virus-Pneumonie oder einer primären atypischen Pneumonie unterscheidet**. Eine nahezu konfluierende Beteiligung der beiden Lungen-Unterlappen ist charakteristisch. Die verdickten Alveolarwände sind ödematös und enthalten ein vorwiegend lymphomonozytäres Infiltrat, begleitet von einem fokalen, fibrinreichen Exsudat mit Makrophagen, die manchmal ein schaumiges Zytoplasma aufweisen. Eine Nekrose der Alveolarepithelien oder eine ausgedehnte Fibrosierung können sich einstellen, möglicherweise als Folge einer sekundären bakteriellen Infektion. Bei Fällen mit schwerem, protrahiertem Verlauf können sich in Milz, Leber oder im Knochenmark kleine Granulome bilden, von denen einige Epitheloidzellen enthalten, die radial um eine lipidhaltige, von fibrinoidem Material umgebene Vakuole angeordnet sind («Ring-Granulome»).[48] Diese Veränderungen weisen auf Q-Fieber hin, sind aber nicht diagnostisch. Herdförmige perivaskuläre Infiltrate werden in verschiedenen Organen gefunden, und sehr selten (bei Patienten mit Immundefekten) entwikkelt sich eine Coxiellen-Endokarditis.

Auf den Schaffarmen Australiens und in kalifornischen Viehzuchtgebieten ist das Q-Fieber gut bekannt, doch in Gegenden mit geringerer endemischer Verbreitung wird die Krankheit oft erst nach Ausschluß häufigerer fieberhafter Affektionen diagnostiziert; manchmal wird die Diagnose überhaupt erst retrospektiv gestellt. Ein Komplement-Fixationstest mit einem *C. burnetii*-Antigen («Phase 2-Antigen» aus einer Kultur in Hühnerembryonen) steht zur Verfügung. Ein vierfacher Titeranstieg oder initial hohe Titer nach der zweiten Krankheitswoche bestätigen die Diagnose. Obschon *C. burnetii* auch mit immunhistochemischen Methoden in Biopsien nachgewiesen werden kann, wird von dieser Möglichkeit nur in prolongiert oder atypisch verlaufenden Fällen Gebrauch gemacht.

Durch Mykoplasmen verursachte Krankheiten

Mykoplasmen sind auch unter der Bezeichnung «pleuropneumonia-like organisms» (PPLO) oder Eaton-Agens bekannt. Ihr Vorkommen in der Natur als Saprophyten oder Parasiten ist nahezu ubiquitär, und doch sind unsere Kenntnisse über ihre Biologie und Pathogenität wahrscheinlich lückenhafter als bei allen übrigen infektiösen Keimen.[49] Diese winzigen Organismen (125–350 nm) unregelmäßiger Gestalt, die Ähnlichkeiten mit der sogenannten L-Form der Bakterien aufweisen, bilden langsam wachsende, kleine Kolonien, manchmal in Form eines Spiegeleis, auf speziellen zellfreien Nährböden. Sie können auch in Dottersack- oder Zellkulturen gezüchtet werden. Mykoplasmen

Tab. 7.5: Mykoplasmen-Krankheiten beim Menschen

Krankheit	Spezies*	Identifizierung**
Tracheobronchitis, «atypische Pneumonie»	*M. pneumoniae*	Kultur, Serotypisierung, Kälteagglutination
Nicht-gonorrhoische Urethritis	*Ureaplasma urealyticum*, *M. hominis*	Kultur, Metabolismus Serotypisierung

* Zehn weitere Mykoplasmenspezies sind bekannt, aber ihre Pathogenität für den Menschen ist ungewiß.
** *Spezielle Kulturmedien erforderlich:* aerob für *M. pneumoniae*, anaerob für *U. urealyticum*.

sind nicht nur die kleinsten autonom lebenden Organismen, sondern auch die Ursache vieler bedeutender Geflügel- und Rinderkrankheiten. Mykoplasmen konnten von vielen Tieren und Pflanzen isoliert werden. Die bekannten humanpathogenen Mykoplasmen sind in Tab. 7.5 zusammengestellt.

Mycoplasma pneumoniae ist eine häufige Ursache der sogenannten primären atypischen Pneumonie, verhält sich beim Menschen wie ein extrazellulärer Parasit und löst Epithelschäden der Atemwege aus.[50] *Ureaplasma urealytica* und *M. hominis* verursachen eine akute, eitrige, nicht-gonorrhoische (oder «post-Gonokokken»-) Urethritis sowie bei der Frau eine chronische Beckenentzündung («pelvic inflammatory disease», PID).[51] Von Zeit zu Zeit werden Mykoplasmen auch aus unbekannten Gründen in Läsionen bei Krankheiten ebenso unbekannter Ursache nachgewiesen.

Mykoplasmen-Pneumonie

Man schätzt, daß zwischen 10 bis 30% der Fälle von primär interstitieller Pneumonie, vor allem bei älteren Kindern und jungen Erwachsenen, durch *M. pneumoniae* verursacht werden. Kleinere Epidemien treten manchmal in geschlossenen Anstalten oder in Militärlagern auf. Die Lungenbeteiligung gleicht derjenigen bei Virus-Pneumonie. In den wenigen gut untersuchten Fällen wurden die durch Mykoplasmen ausgelösten Lungenveränderungen manchmal durch sekundäre bakterielle Infektionen kompliziert.[50] Die Infektion mit *M. pneumoniae* löst die Bildung komplementfixierender IgM- und IgG-Antikörpern aus. *Bei ungefähr 40% der Fälle kommt es zusätzlich zur Bildung von Antikörpern, die bie 4° C Erythrozyten der Gruppe O agglutinieren. Der Nachweis dieser Kälteagglutinine dient häufig zur Bestätigung der Diagnose. Kälteagglutinine sind jedoch ebenfalls eine häufige Ursache des falsch-positiven Ausfalls serologischer Tests für Lues oder eines Streptokokken-Infektes.* Eine Mykoplasmen-Pneumonie kann auch nach dem Fieberabfall noch Wochen dauern, und milde, nur mit dem Kälteagglutinin-Test nachweisbare Infektionen sind sehr häufig. Todesfälle treten selten auf, und die Infektion kann durch eine Behandlung mit Breitspektrum-Antibiotika gut beherrscht werden.

Durch Bakterien, Spirochäten und Mykobakterien verursachte Krankheiten

Die extrazellulären bakteriellen Erreger menschlicher Krankheiten müssen imstande sein, einer allzu raschen Aufnahme durch neutrophile Granulozyten zu entgehen, um überhaupt im Wirtsgewebe Fuß fassen zu können. Viele bakterielle Keime verfügen über erstaunlich wirkungsvolle Mechanismen, die ihr Überleben begünstigen. Einige von ihnen produzieren Toxine, mit deren Hilfe Leukozyten und andere Wirtszellen abgetötet werden können (z.B. die gasbildenden Anaerobier und Anthrax-Bazillen). Andere, wie beispielsweise Pneumokokken, verdanken ihr Überleben dem Besitz einer glatten hydrophilen Kapsel, die ein Anhaften an Phagozyten verunmöglicht. Die Kapsel-Polysaccharide der Pneumokokken bewirken eine schwache Aktivierung des Komplementsystems auf dem alternativen Weg, eine hochaffine Bindung an Makrophagen über Fc-Rezeptoren bleibt jedoch so lange aus, bis eine für die Antigenpräsentation genügend hohe Keimzahl phagozytiert wurde, und bis zur Bildung opsonisierender Antikörper durch spezifische B-Zell-Klone. Dazu kommt, daß mehr als 80 Permutationen der Kapselpolysaccharide der Pneumokokken bekannt sind, so daß das Immunsystem des Wirts bei erneuter Infektion den neuen Serotyp kaum erkennen wird. *Borrelia recurrentis*, ein Spirochät, ist so programmiert, daß zu wiederholten Malen vor jeder Elimination eines Erreger-Klons ein neuer Satz von Antigendeterminanten an der Bakterienoberfläche exprimiert wird. Dies führt zum klinischen Bild wiederholter Fieberschübe, die dem Rückfallfieber den Namen gaben. Die im Genom fixierte oder Plasmid-induzierte Fähigkeit zur Antigenvariation ist unter den Bakterien weitverbreitet, und die volle Bedeutung dieses Phänomens für die Infektion beim Menschen ist noch ungeklärt.

Fakultativ intrazelluläre Bakterien, wie beispielsweise Mykobakterien, Bruzellen und andere Erreger chronischer Infektionskrankheiten, besitzen weder Kapseln noch verfügen sie über Toxine. *Sie widerstehen der Elimination durch Phagozyten, indem sie entweder die Fusion der Phagosomen mit Lysosomen verhindern oder sich auf irgendeine Weise gegen die freien Sauerstoffradikale und Enzyme im Innern der Phagolysosomen schützen.* Im Gegensatz zu Viren und Rickettsien können diese Erreger nicht aus den Vakuolen entweichen. Trotzdem verfügen sie über die Fähigkeit, sich in latenten, über längere Zeiträume reaktivierbaren Infektionsherden zu etablieren, was sich häufig in *granulomatösen Veränderungen* äußert. Für das Überleben der Bakterien trotz erfolgreicher Fusion von Phago- und Lysosomen sind die Eigenschaften spezifischer Oberflächenbestandteile verantwortlich, unter denen die langen Lipidketten und

Wachse der Zellwand von Mykobakterien am besten bekannt sind (z. B. der *«cording factor»*). Bei verschiedenen der wichtigen menschlichen Infektionskrankheiten treten Schaumzellen auf, bei denen es sich um Makrophagen handelt, deren Zytoplasma von großen Phagosomen mit vielen Keimen ausgefüllt wird (z. B. Lepra, Leishmaniose, Rhinosklerom, Malakoplakie sowie die «xanthogranulomatösen Infektionen»). Die Anwesenheit von Schaumzellen signalisiert gewöhnlich eine verminderte Wirtsabwehr gegen die sich vermehrenden Erreger.

Nach erfolgreichem Eindringen und gesichertem Überleben stehen den Bakterien verschiedene Möglichkeiten einer direkten Schädigung der Wirtsgewebe offen:

1. Spezies von Mikroorganismen mit hoher Teilungsrate und kurzer Generationszeit erreichen rasch eine Keimdichte, die so hoch ist, daß die Ernährung der Erreger mit derjenigen des Wirtsgewebes konkurriert. Bakterielle Ausscheidungsprodukte und Bestandteile können zudem zur Änderung des lokalen pH-Wertes oder der Sauerstoffspannung führen, oder sie können auf andere Weise mit den normalen Zellstoffwechsel interferieren.

2. Bakterien produzieren zahlreiche potentiell schädigende Substanzen, *jedoch gelang es nur für wenige dieser Bakterienprodukte, eine schädigende Wirkung in vivo nachzuweisen.* Alle die Leukozidine, Hämolysine, Hyaluronidasen, Koagulasen, Fibrinolysine und weitere aus Bakterienkulturen isolierte Enzyme weisen zwar *in vitro* die ihnen entsprechende Substratwirkung auf, aber ihre Rolle bei menschlichen Krankheitsprozessen bleibt fraglich. Im Gegensatz dazu zeichnen einige wenige *bakterielle Exotoxine für gewisse Krankheitsmanifestationen über bekannte molekulare Mechanismen direkt verantwortlich.* Ein vorzügliches Beispiel ist das Diphtherietoxin. Das Struktur-Gen, das für die Toxinproduktion kodiert, wird von einem lysogenen Bakteriophagen geliefert, der *Corynebacterium diphtheriae* infiziert. Beim Toxin handelt es sich um ein Protein-Proenzym, dessen C-terminales Ende für den Zellkontakt und das Eindringen in die Zelle verantwortlich ist, während die enzymatische Aktivität im N-terminalen Ende lokalisiert ist. Das Enzym katalysiert den Transfer einer ADP-Ribose aus NAD in eine kovalente Bindung mit dem Elongationsfaktor 2, wodurch der Zusammenbau von Polypeptiden auf den Ribosomen der Wirtszelle unterbrochen wird.[52] Das toxische Proenzym gewisser Stämme von *Pseudomonas aeruginosa*, Exotoxin A genannt, zeigt eine identische Wirkung. Die hitzelabilen Exotoxine von *Vibrio cholerae* und *Escherichia coli* sind ebenfalls ADP-Ribosyl-Transferasen, wobei diese Enzyme jedoch den Transfer von NAD zum Guanylnukleotid-abhängigen Regulator der Adenylatzyklase katalysieren, wodurch es zur überschießenden Produktion von cAMP kommt. Die beiden genannten Toxinklassen unterscheiden sich in ihren Auswirkungen. Die Freisetzung von Choleratoxin im Darmlumen führt zur Aktivierung der Sekretionstätigkeit der Mukosa, was sich in einer voluminösen Diarrhoe und dadurch in einem Wasser- und Elektrolytverlust äußert, während sich der Effekt von Diphtherietoxin zunächst in Funktionsstörungen der peripheren Nerven und des Myokards äußert.

Die grampositiven anaeroben Klostridien sind die Virtuosen unter den enzymproduzierenden Bakterien. *Clostridium perfringens*, der Erreger des Gasbrands, ist imstande, das Wirtsgewebe, einschließlich des verhältnismäßig resistenten Kollagens, buchstäblich zu verdauen. Das Alphatoxin ist eine Lezithinase, die Zellmembranen aufbricht, auch diejenigen von Blutzellen. Die Toxine von *C. tetani*, eine häufige Kontaminante offener Wunden, und von *C. botulinum*, das sich in schlecht konservierten Nahrungsmitteln aber nicht in menschlichem Gewebe vermehrt, sind in ihrer Wirkung selektiver und subtiler. Dem Tetanospasmin gelingt es, zu den präsynaptischen Enden der spinalen Interneurone vorzudringen, wo es mit der Freisetzung der inhibitorischen Transmitter-Substanz interferiert, was zu den für Tetanus charakteristischen heftigen Muskelkontraktionen führt. Die Botulinustoxine blokkieren die Freisetzung cholinerger Neurotransmitter durch intrazelluläres Kalzium, vor allem an den neuromuskulären Synapsen, was zur progressiven Paralysierung der Extremitäten, der Atemmuskulatur und der motorischen Hirnnerven führt. *Tetanus- und Botulinustoxine wirken derart selektiv, daß die Veränderungen, auf denen ihre letale Wirkung beruht, kaum sichtbar gemacht werden können.* Ihre Wirksamkeit ist zudem so groß, daß theoretisch mit einer Prise dieser Toxine eine ganze Megalopolis entvölkert werden könnte.

Die Fähigkeit zur Toxinproduktion der Bakterien kann chromosomal, als stabiles Speziesmerkmal kodiert, vorliegen, sie kann jedoch auch durch Phagen vermittelt (wie bei Diphtherie) oder über Sexualpili zwischen Bakterienstämmen und -spezies übertragen werden. Die enterotoxische ADP-Ribosyltransferase von *E. coli* ist beispielsweise durch Plasmide übertragbar. Die DNA-Hybridisierungsmethoden, mit denen Plasmide, die für Toxinproduktion kodieren, in Isolaten von Enterobakterien nachgewiesen werden können, sind in ihrer klinischen Anwendung vielversprechend. *Die zytogenetischen Grundlagen der bakteriellen Toxinproduktion sind denen der Antibiotikaresistenz analog.* Auch die Antibiotikaresistenz beruht zuweilen auf der Anwesenheit eines inaktivierenden Enzyms, wie z. B. der Beta-Laktamase (Penizillinase), die von Plasmiden kodiert zwischen Bakterienstämmen und -spezies übertragen werden können.[4]

3. *Bakterienzellwände, insbesondere diejenigen der gramnegativen Organismen, enthalten Lipopolysaccharid-Protein-Komplexe – sogenannte Endotoxine –*, die vor allem beim Zerfall der Keime freigesetzt werden. Der Proteinanteil dieser Moleküle ist für jede Bakterienspezies verschieden und dient der serologischen Typisierung. Der «geschäftsführende» Lipopolysaccharidanteil jedoch ist speziesunabhängig und verantwortlich für die eindrücklichen systemischen Effekte – hohes Fieber, erhöhte Gefäßpermeabilität, Schock und disseminierte intravasale Gerinnung –, die im Verlaufe vieler schwerer Infektionskrankheiten auftreten. Einige der Endotoxinwirkungen beruhen auf dem Zerfall neutrophiler Granulozyten, der mit der Freisetzung von Enzymen und pyrogenen Substanzen einhergeht, doch scheint auch die Produktion von TNF-α und von IL-1 eine Rolle zu spielen. Herdförmige Nekrosen innerer Organe, wie bilaterale Nierenrindennekrosen, wie sie im Rahmen einer Endotoxinämie beobachtet werden, können im Versuchstier durch wiederholte Injektionen von Endotoxin oder durch eine Blockade des Makrophagensystems vor einer einzigen Endotoxinverabreichung reproduziert werden.

4. Bakterien verfügen über viele partikuläre und lösliche Antigene, die im Wirt eine kräftige, oft langdauernde humorale und zelluläre Immunantwort auslösen. *Die Abwehr bakterieller Infekte hängt ab von der funktionellen Kompetenz des Phagozytensystems und der Integrität des Komplement- und Immunsystems* (*Kapitel 2* und *5*). Das Zusammenspiel dieser Abwehrkomponenten bewirkt, daß viele der beschriebenen Täuschungsmanöver der Krankheitserreger zunichte gemacht werden können. In manchen Fällen tragen die Phagozyten die Hauptlast, in anderen das Immunsystem. Viele extrazelluläre Bakterien sind zirkulierenden Antikörpern ausgesetzt und werden rasch opsonisiert, während intrazelluläre Keime erst dann eliminiert werden können, wenn es im Verlaufe einer zellulären Immunreaktion zur Makrophagenaktivierung kommt. Einige Infekte können durch Impfung erfolgreich verhindert werden; so schützt beispielsweise die Immunisierung mit modifizierten bakteriellen Toxinen (sogenannten Toxoiden) vor Erkrankung an Diphtherie oder Tetanus. Demgegenüber verleiht ein früherer Kontakt mit Staphylokokken nur einen geringen Schutz vor einer Reinfektion, und in diesen Fällen hängt die Wirtsabwehr hauptsächlich von der Kompetenz der Phagozyten ab. Das Auftreten von Antikörpern, die mit einer am Infekt unbeteiligten Erregerspezies kreuzreagieren ist nicht ungewöhnlich. Im Verlaufe einiger chronischer Infektionen (z.B. Lues) kommt es zur Bildung von Antikörpern gegen vielen Zellen gemeinsame Antigene (manchmal «Reagine» genannt), die sogar in der serologischen Diagnostik Verwendung finden.

Beim in seiner Abwehr geschwächten oder geschädigten Wirt liegt immer ein Defekt eines oder mehrerer Glieder der Abwehrkette vor, und eine Analyse dieser Defekte erlaubt, die für verschiedene pathogene Keime kritischen Effektormechanismen zu identifizieren. So leiden beispielsweise Patienten mit funktionell defekten Leukozytengranula (z.B. Chediak-Higashi-Syndrom) an rekurrierenden, akuten bakteriellen Infekten, vor allem an solchen, die von Staphylokokken ausgelöst werden. Ein Defekt von C5 oder einer der darauf folgenden Komponenten des Komplementsystems erhöht die Anfälligkeit für eine Neisserien-Bakteriämie.[53] Eine immunsuppressive Therapie, die insbesondere die Unterdrückung von T-Zell-Funktionen bewirkt, führt häufig zur Reaktivierung einer klinisch stummen Infektion mit Tuberkuloseerregern, Herpes-Viren oder weiteren intrazellulären Keimen.

Ein Teil der Veränderungen, die im Verlaufe einer akuten Infektion auftreten, wird durch den Wirt selbst verursacht. Während akuter Infekte bewirken freigesetztes IL-1 und TNF-α einen Fieberschub, und Proteasen aus neutrophilen Granulozyten sind für Gewebezerstörung und Abszeßbildung verantwortlich. Bei Infekten, die mit einer chronischen granulomatösen Entzündung einhergehen, wie sie durch fakultativ intrazelluläre Erreger (z.B. *M. tuberculosis*) verursacht werden, war es lange Zeit schwierig, die für die Gewebebeschädigung verantwortlichen Mechanismen von denen abzugrenzen, die der Wirtsabwehr dienen. Die Abwehrreaktionen erweisen sich daher als zweischneidiges Schwert. Einerseits spielen sie bei der Überwindung der Infektion eine kritische Rolle, andererseits tragen sie zum Schaden bei. Dies ist vielleicht einer der Gründe dafür, daß immunmodulierende Mechanismen[54] und Anti-Idiotypen-Antikörper im Rahmen chronischer Infektionskrankheiten eine wichtige Rolle spielen: die entzündlichen Reaktionen des Wirtes werden dadurch gedämpft und in erträglichem Rahmen gehalten. Praktisch bedeutet dies, daß eine medikamentöse Hemmung der zellvermittelten Immunität sich bei Patienten mit chronischen Infekten meist als hilfreich erweist, obschon der Einsatz von Kortikosteroiden die Gewebereaktion bei gleichzeitiger Verabreichung spezifischer Antibiotika nur bedingt zu unterdrücken vermag (z.B. bei der Behandlung der tuberkulösen Meningitis).

Wenn der Wirt eine chronische Infektion nicht mehr beherrscht, wird die antigenspezifische Immunmodulation gelegentlich vom Zustand eines ausgeprägten allgemeinen Reaktionsverlusts (Anergie) abgelöst. Diese Anergie äußert sich in fehlendem Ansprechen der T-Zellen auf weitverbreitete Antigene (z.B. Pilze, Streptokokken), im Ausbleiben einer früher positiven Tuberkulinreaktion und in einer verminderten Lymphozytenreaktion nach Stimulation mit Mitogenen. Manchmal wird die Areaktivität von einer deutlichen B-Zell-Stimulation und einer polyklonalen Hypergammaglobulinämie begleitet – ein Bild, das sich am deutlichsten im Spätstadium der lepromatösen Lepra äußert.[55] Berichten zufolge soll die durch Anergie verursachte Verschlechterung des klinischen Verlaufs durch die Vakzination mit Mykobakterien-Antigenen aufgehalten werden können. Tab. 7.6 enthält eine zweckdienliche Klassierung bakterieller Infektionskrankheiten, unter Berücksichtigung gemeinsamer klinischer und pathologischer Eigenschaften, die für eine Differentialdiagnose in Frage kommen.

Tab. 7.6: Durch Bakterien, Spirochäten und Mykobakterien verursachte Krankheiten

Klinik/Erregergruppe	Spezies	Häufige Krankheitsformen
Infektionen durch pyogene Kokken	*Staphylococcus aureus, epidermidis*	Abszeß, Phlegmone, Pneumonie, Septikämie
	Streptococcus pyogenus, β-hämolytisch	Infektion der oberen Atemwege, Erysipel, Scharlach, Septikämie
	Streptococcus pneumoniae	Lobäre Pneumonie, Meningitis
	Neisseria meningitidis	Meningitis
	Neisseria gonorrhoeae	Gonorrhoe
Häufige Infektionen mit Gram-negativen Keimen	**Escherichia coli*	
	Klebsiella pneumoniae	Harnwegsinfektionen, Wundinfekte, Abszeß, Pneumonie Septikämie, Endotoxiniämie, Endokarditis, usw. Anaerobeninfektionen (gilt für: Klebsiella pneumoniae bis Bacteroides spp.)
	**Enterobacter (Aerobacter) aerogenes*	
	**Proteus spp. (mirabilis, morgagni, usw.)*	
	Serratia marcescens	
	**Pseudomonas spp. (aeruginosa, usw.)*	
	Bacteroides spp. (fragilis, usw.)	
	Legionella spp. (pneumophilia, usw.)	Legionellose (Legionärskrankheit)
Selterne Infektionen mit Gram-negativen Keimen	*Klebsiella rhinoscleromatis, ozenae*	Rhinosklerom, Ozaena
	Haemophilus ducreyi	Ulcus molle (Chankroid)
	Calymmatobacterium donovani	Granuloma inguinale
	Bartonella bacilliformis	Carrion-Krankheit (Oroya-Fieber
Ansteckende bakterielle Kinderkrankheiten	*Haemophilus influenzae*	Meningitis, Infektionen der oberen und unteren Atemwege
	Haemophilus pertussis	Keuchhusten
	Corynebacterium diphtheriae	Diphtherie
Darmkrankheiten	Enteropathogene *E. coli*	Invasive und nichtinvasive Gastroenterokolitis einige mit Septikämie (gilt für: Enteropathogene E. coli bis Salmonella spp.)
	Shigella spp.	
	Vibrio cholerae, usw.	
	Campylobacter jejuni, fetus	
	Yersinia enterocolitica	
	Salmonella spp. (1000 Stämme)	
	Salmonella typhi	Typhus
Clostridien-Infektionen	*Clostridium tetani*	Tetanus (Starrkrampf)
	Clostridium botulinum	Botulismus (paralytische Nahrungsmittelvergiftung)
	Clostridium perfringens, septicum, usw.	Gasbrand, nekrotisierende Phlegmone
	**Clostridium difficile*	Pseudomembranöse Kolitis
Bakterielle Zoonosen	*Bacillus anthracis*	Anthrax (Pustula maligna, Milzbrand)
	**Listeria monocytogenes*	Listeriose, Meningitis
	Yersinia pestis	Beulenpest
	Francisella tularensis	Tularämie
	Brucella melitensis, suis, abortus	Bruzellose
	Pseudomonas mallei, pseudomallei	Rotz, Melioidose
	Leptospira spp. (viele Gruppen)	Leptospirose, Weil-Krankheit
	Borrelia recurrentis	Rückfallfieber
	Borrelia burgdorferi	Lyme-Krankheit, Borreliose
	Rothia sp.	Katzenkratzkrankheit
	Spirillum minus, Streptobacillus moniliformis	Rattenbißfieber
Treponematosen	*Treponema pallidum*	Syphilis (Lues)
	Treponema pertenue	Frambösie
	Treponema carateum (herrejoni)	Pinta («carate», «mal del pinto»)
Mykobakterien-Infektionen	**Mycobacterium tuberculosis hominis, bovis*	Tuberkulose
	M. leprae	Lepra
	**M. kansasii, avium, intracellulare*, usw.	Atypische Mykobakterieninfektionen
	M. ulcerans	Buruli-Ulkus
Aktinomyzeten	**Nocardia asteroides*	Nokardiose
	Actinomyces israelii	Aktinomykose

Die mit * bezeichneten Mikroorganismen sind wichtige Erreger opportunistischer Infektionen

Pyogene Kokken

Die Mikroorganismen dieser Gruppe sind für die meisten eitrig-entzündlichen Läsionen verantwortlich, mit denen der praktizierende Arzt konfrontiert wird. Dazu gehören beispielsweise abgekapselte Eiterherde *(Abszesse)* oder schlecht abgrenzbare, flächenhafte Eiterbildungen *(Phlegmone)*. Diese und weitere Formen der exsudativen Entzündung verschiedener Lokalisation werden noch genauer erläutert. Eiterbildungen ähnlicher Art können auch im Rahmen einer Infektion mit anderen Bakterienspezies oder einer Mischinfektion auftreten, ganz besonders in Zusammenhang mit gramnegativen Stäbchen, welche in unseren modernen Spitälern zu Problemkeimen geworden sind. Die Bakterienkultur ist deshalb zum unersetzlichen Werkzeug für korrekte Diagnose und Therapie aller pyogener Infekte geworden.

Staphylokokken-Infektionen

Koagulase-positive Staphylokken *(S. pyogenes* var. *aureus)* sind imstande, irgendwo im Körper eine eitrige Entzündungsreaktion auszulösen, und sie können durch ihren Übertritt in Lymph- und Blutgefäße mit Leichtigkeit eine schwere Septikämie oder entzündliche Metastasen (z.B. Endokarditis) verursachen. Einige Stämme produzieren zudem Toxine, die zu einer lokal oder entfernt manifesten Gewebeschädigung führen. Koagulase-negative Staphylokokken *(S. epidermidis)* sind weniger virulent und infizieren in der Regel lediglich vorgeschädigte Gewebe oder abwehrgeschwächte Wirte; allerdings nehmen Meldungen über Infekte mit diesen Mikroorganismen zu.[56]
Staphylococcus aureus ist der häufigste Verursacher von Hautabszessen *(Furunkel, Karbunkel)*. In der Lunge löst dieser Keim schwere eitrige Bronchopneumonien aus, und er führt häufig zu Wundinfektionen nach chirurgischen Eingriffen oder sonstigen Verletzungen. Stämme, die nur zur Infektion der Hornschicht der Epidermis imstande sind, lösen eine oberflächliche Dermatitis *(Impetigo)* aus, die mit der Bildung gelblicher Hautkrusten einhergeht. Die Invasion der Darmmukosa und Auslösung einer schweren Enteritis durch *S. aureus* sind selten. Viel häufiger und klinisch weniger schwerwiegend ist eine von Staphylokokken-Enterotoxinen induzierte Lebensmittelvergiftung. Staphylokokken-Toxine sind ebenfalls ursächlich am Entstehen des toxischen Schocksyndroms junger Frauen und des «Syndroms der verbrühten Haut» («scalded skin syndrome») bei Kindern verantwortlich. *S. epidermidis* dagegen infiziert vor allem Verletzungen sowie prothetische Implantate, die dann als Folge des Infektes entfernt werden müssen. Eine lebensbedrohliche Infektion entwickelt sich vor allem bei abwehrgeschwächten oder an konsumierenden Krankheiten leidenden Patienten. Die ätiologische Bedeutung dieses Keimes für die Spitalpatienten hat daher zugenommen.[56] *S. saprophyticus*, ebenfalls ein Koagulase-negativer Vertreter der Staphylokokken, wird ebenfalls immer häufiger als Auslöser einer Infektion des unteren Harntrakts bei Frauen identifiziert.
Staphylokokken, von denen nur die wenigsten virulenten Stämmen angehören, besiedeln Nasopharynx und Haut der meisten Gesunden und finden sich auch in unseren Wohnungen sowie Spitälern. Einige der Keimträger werden periodisch ein mildes Hautleiden oder eine Infektion der oberen Luftwege durchmachen und dabei ihre Erreger durch Kontakt oder Tröpfcheninfektion weitergeben. Keimträger und ihre infizierte Umgebung sollten durch Bakterienkulturen mit anschließender Phagentypisierung überwacht werden. Auf diese Weise ist es möglich, Spitalstämme (häufig mit Antibiotika-Resistenz) von importierten Stämmen zu unterscheiden und die infizierten Individuen zu identifizieren. Beta-Laktamase-produzierende Staphylokokken wurden als die ersten Penizillin-resistenten Bakterienstämme bekannt. Das kürzlich gemeldete Auftauchen Methizillin-resistenter Staphylokokken, die gegen verschiedene Antibiotika resistent sind, gibt erneut Anlaß zu großer Besorgnis.
Staphylokokken erweisen sich lediglich bei Vorliegen großer Keimzahlen als infektiös. *Eine einmal etablierte Infektion verhält sich allerdings meist invasiv und progressiv.* Sogar kleine Hautverletzungen an strategisch wichtigen Stellen (wie an Oberlippe oder Auge mit direkter, venöser Verbindung zu den Dura-Sinus) dürfen nicht unterschätzt werden. Ein scharf begrenzter Abszeß nahe der Körperoberfläche kann ohne weiteres nach Spontanruptur oder chirurgischer Drainage abheilen. Ein Durchbruch in eine Körperhöhle hingegen verursacht ein schweres Empyem, eine eitrige Peritonitis oder Perikarditis. Hochvirulente Stämme führen kaum zur Abszeßbildung, sondern lösen eher schlecht begrenzte, phlegmonöse Entzündungen oder interstitielle Pneumonien aus, oder sie dringen unter Umgehung der Lymphgefäße direkt in den Blutstrom ein. *Wegen der drohenden Gefahr der Endokarditis oder metastatischer Abszesse zwingt daher ein plötzlicher Fieberanstieg bei jedem Patienten mit einem Staphylokokken-Infekt zum sofortigen ärztlichen Handeln.*
Die regionäre Lymphadenitis als Folge einer Infektion mit *S. aureus* steht meist gegenüber dem eitrigen Primärherd im Hintergrund. Die Beteiligung lokaler Venen kann jedoch zur Bildung infizierter Thromben führen, von denen Bakterienhaufen oder septische Emboli mit Leichtigkeit die Herzklappen oder entfernte Organe (Lunge, Gehirn, Meningen, Nieren) erreichen. *Eine durch S. aureus verursachte Endokarditis kann sowohl in der rechten als auch in der linken Herzhälfte auftreten und stellt auch heute noch die destruktivste und lebensbedrohlichste Form der bakteriellen Endokarditis dar. Staphylococcus aureus* kann auch die Wand großer Arterien besiedeln, was zur Entstehung eines «mykotischen Aneurysmas» führt. In abnehmender Häufigkeit hat die Staphylokokken-Sepsis ihren Ursprung in Läsionen

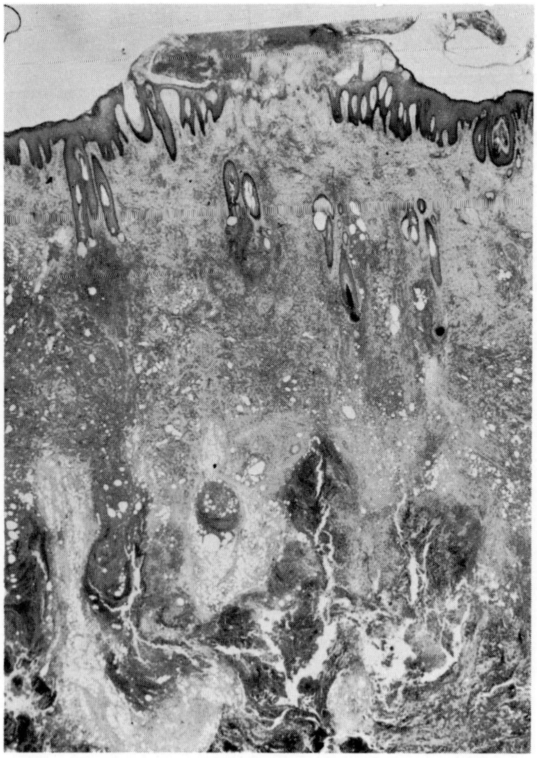

Abb. 7.12: Staphylokokken-Karbunkel mit ausgedehnter Eiterbildung.

von Haut, Lunge, Nieren, des Verdauungstrakts und des Skeletts. In ihrer fulminanten Form («grampositives Schocksyndrom»») führt die Septikämie zum Tode, bevor es zur Bildung metastatischer Herde kommt, während im Rahmen milderer Formen multiple Abszesse gebildet werden. *Bei einer S. aureus-Sepsis handelt es sich immer um eine medizinische Notfallsituation, die auch unter Antibiotika-Therapie mit hohen Mortalitätsraten einhergeht. Eine S. epidermidis-Sepsis verläuft eher chronisch und weniger dramatisch. Bei Staphylokokken-Infekten fallen Blutkulturen selten negativ aus, und das Ansetzen einer Kultur ist der obligate erste Schritt bei jedem Verdacht.* Bei positivem Ausfall muß als Grundlage für die Therapie eine Antibiotika-Resistenzprüfung vorgenommen werden.

Koagulase- und Hämolysinbildung sind – obschon ihre pathogenetische Rolle unklar bleibt – wichtige Virulenzmerkmale. Ein weiteres Produkt von *S. aureus*, Protein A, besitzt die Eigenschaft, Immunglobuline über die Bindung an das Fc-Fragment zu inaktivieren. *Der durch humorale oder zelluläre Immunreaktionen vermittelte Schutz gegen Staphylokokken-Infekte ist so oder so klinisch irrelevant.* Staphylokokken produzieren eine Katalase und sind deshalb vor allem bei Patienten gefährlich, die an quantitativen oder qualitativen Phagozytendefekten leiden. Auch bei Kindern mit chronischer Granulomatose kommt es häufig zu disseminierten Staphylokokken-Infekten. Stämme, die spezifische Toxine produzieren, wie Schock-Syndrom Toxin 1, Enterotoxin B, epidermolytisches Toxin oder weitere «Exfoliatine», verursachen bestimmte gastrointestinale und kutane Läsionen, auf die noch eingegangen wird.

Furunkel und Karbunkel *Der Begriff «Furunkel» bezeichnet eine lokale eitrige Entzündung der Haut und der Unterhaut,* die solitär oder in Form mehrerer Herde und an der gleichen Stelle wiederholt auftreten kann. Der Furunkel nimmt seinen Ursprung in einem Haarfollikel (Follikulitis), wobei sich der ursprüngliche Mikroabszeß rasch in die Tiefe vergrößert und schließlich durch die Haut nach außen durchbricht («reif geworden ist»). *Bei einem Karbunkel breitet sich der eiterbildende Prozeß in der Tiefe, vor allem auch unter den subkutanen Bindegewebsschichten, seitlich aus, und in der unterminierten Haut kommt es zu multiplen Durchbrüchen nach außen* (Abb. 7.12). Furunkel können sich an beliebigen Hautstellen bilden, bevorzugte Lokalisationen sind jedoch Gesicht, Nacken, Achselhöhlen, Leisten, Beine und die Falten unter den Mammae. Karbunkel treten typischerweise an oberem Rücken und Nacken auf, wo subkutane Faszien ihre Ausdehnung begünstigen. Eine chronische Abszeßbildung in apokrinen Schweißdrüsen, meist axillär, wird *Hidradenitis purulenta* genannt. Eine Eiterbildung im Nagelbett *(Paronychie)*, die auch auf die Palmarseite der Fingerkuppen übergreifen kann *(Panaritium)*, ist besonders schmerzhaft. Infekte mit dieser Lokalisation entwickeln sich nach Traumen oder um einen kontaminierten Splitter und können zur Zerstörung des Knochens der terminalen Fingerphalanx oder zur Ablösung des Fingernagels führen. Die anatomischen Eigenschaften des Abszesses wurden im Rahmen der lokalisierten Entzündung *(Kapitel 2)* bereits vorgestellt. Obschon schmerzhaft und mehr oder weniger verunstaltend, heilen die meisten dieser oberflächlichen Abszesse spontan oder nach chirurgischer Inzision, im schlimmsten Fall unter Hinterlassen einer kleinen Narbe. Eine hämatogene Ausbreitung mit septischen Komplikationen ist jedoch möglich, vor allem bei diabetischen oder sonst prädisponierten Patienten. Schließlich muß darauf hingewiesen werden, daß nicht alle lokalisierten eitrigen Entzündungen der Hautdurch Staphylokokken verursacht werden; viele weitere pyogene Mikroorganismen können ähnliche Veränderungen hervorrufen.

Infektionen nach chirurgischen Eingriffen Postoperative Wundinfektionen werden oft, jedoch nicht immer von Staphylokokken (einschließlich resistenter «Spitalstämme») verursacht, die manchmal von Keimträgern im Chirurgen-Team stammen. Chirurgische Nähte oder Fremdkörper begünstigen die Persistenz derartiger Infekte. Bei Inhalationsnarkose besteht die Gefahr einer Infektion der Lunge. *Die meisten Infektionen chirurgischer Wunden sind zu Beginn oberflächlich, aber nur die*

Drainage aller Eiterherde kann ihre Ausbreitung verhindern. Solange derartige Herde bestehen, bleibt auch eine Therapie mit Antibiotika wirkungslos.

Infektionen der oberen Luftwege *Staphylokokken neigen eher zur symptomlosen Besiedelung der Schleimhäute als zur eigentlichen Infektion der oberen Luftwege.* Diese Tatsache muß bei der Beurteilung der Bakterienkulturen von Halsabstrichen berücksichtigt werden. Bei Patienten mit Agranulozytose oder fortgeschrittenem Schwächezustand besteht jedoch die Gefahr der Entstehung einer schweren, manchmal sogar nekrotisierenden Pharyngitis, Tonsillitis, Sinusitis, Otitis oder einer retropharyngealen Phlegmone. Derartige lebensbedrohliche Komplikationen können bei diesen Patienten durch ein lokales Trauma oder einen Fremdkörper ausgelöst werden. Eine *eitrige Speicheldrüsenentzündung (Sialoadenitis)* entwickelt sich bei dehydrierten Patienten oder wenn ein Stein (Sialolith) den Ausführungsgang verlegt. Keine der genannten Affektionen wird ausschließlich durch Staphylokokken verursacht.

Staphylokokken-Bronchopneumonie *Diese Form der Bronchopneumonie ist ganz besonders destruktiv*[57], obschon sich die morphologischen Veränderungen zu Beginn in keiner Weise von denen bei Pneumonien anderer Ätiologie unterscheiden. Die Schleimhaut sekundärer und tertiärer Bronchien ulzeriert innert kurzer Zeit im Rahmen einer eitrigen Entzündung der Bronchialwand, die sich zudem unter Bildung zahlreicher alveolärer Abszesse ausbreitet. Bei Kindern kommt es oft zum Luftaustritt in das Lungeninterstitium, und die gebildeten Lufttaschen verstärken die Ventilationsprobleme durch Kompression des benachbarten Lungenparenchyms. *Fulminante Formen der Staphylokokken-Infektion lösen eine interstitielle Entzündung aus, entweder über den Durchbruch von Lungensepten oder durch die Keimaussaat über die Luftwege.* Bei älteren Patienten kommt es häufig zu Durchbrüchen von Abszessen in den Pleuraspalt, d.h. es bildet sich ein Empyem oder bronchopleurale Fisteln. Bleibt in diesen Fällen eine Behandlung aus, so entsteht leicht eine Septikämie mit all ihren Folgen. Patienten mit pulmonalen Virusinfektionen sind ganz besonders gefährdet. Zu den weiteren Krankheitszuständen, die einen Staphylokokken-Infekt der Lunge begünstigen, gehören chronische Lungenstauung mit Ödem, Bronchiektasen, obstruktive Lungenerkrankung, Bronchialasthma oder zystische Fibrose.

Impetigo Im Gegensatz zu den Staphylokokken-Stämmen, die in die Tiefe vordringende Infektionen auslösen, bleiben diejenigen, die eine Impetigo verursachen, strikt auf die Hornschicht der Epidermis beschränkt. Durch Staphylo- und Streptokokken ausgelöste Formen der Impetigo werden in Handbüchern der Dermatologie beschrieben.

Nahrungsmittelvergiftung Der akute Krankheitszustand, der durch die Aufnahme von Staphylokokken-Enterotoxin mit kontaminierter Nahrung ausgelöst wird, darf nicht mit der durch eine Keiminvasion verursachten akuten Enterokolitis oder mit einem Botulismus verwechselt werden. *Innerhalb von wenigen (2–6) Stunden nach dem Genuß des toxinhaltigen Nahrungsmittels* (am häufigsten rahmhaltige Süßspeisen, Milch- und Fleischprodukte) *tritt ein ganz akutes, selbstlimitierendes gastrointestinales Syndrom auf, das mit Brechreiz, Erbrechen, Bauchkrämpfen, Diarrhoe und allgemeinem Schwächegefühl einhergeht.* Die Erholung erfolgt ebenso prompt, und Todesfälle sind äußerst selten. Wie bei anderen Enteritiden, die nicht von einer Erregerinvasion begleitet sind, finden sich keine morphologischen Veränderungen an den Magen-Darmschleimhäuten. Die toxinproduzierenden Staphylokokken müssen im kontaminierten Nahrungsmittel und nicht in Stuhlproben der Erkrankten gesucht werden. In den meisten Fällen wird die korrekte Diagnose aufgrund der bemerkenswert kurzen Inkubationszeit und Krankheitsdauer gestellt, und der Zustand kann damit von anderen Nahrungsmittelvergiftungen abgegrenzt werden.

Toxisches Schocksyndrom *Diese sporadisch auftretende, unerwartete und manchmal tödlich verlaufende Fieberkrankheit ist gekennzeichnet durch einen volumenresistenten Schockzustand, einen diffusen makulösen Hautausschlag, eine Konjunktivitis, eine Pharyngitis sowie eine ausgeprägte gastrointestinale Symptomatik.* Der Zustand kann sich innert kurzer Zeit zu einem Nieren- und Lungenversagen weiterentwickeln und zum Tod führen.[58, 59] Das Syndrom tritt häufig in Zusammenhang mit Vaginaltampons auf, von denen Staphylokokken mit der Fähigkeit zur Bildung spezieller Toxine gezüchtet werden konnten; das Risiko scheint mit dem längeren Belassen stark absorbierender Tampons zuzunehmen. Seltener beobachtet man dieses toxische Syndrom als Komplikation der Infektion einer Operationswunde oder einer Superinfektion einer Influenzapneumonie; hiervon sind natürlich auch Kinder und Männer betroffen. *Das toxische Schock-Syndrom wird leicht mit einem Endotoxin-Schock oder mit dem Ausbruch einer akuten Infektionskrankheit* (Leptospirose, Rocky Mountain-Fleckfieber) *verwechselt.* Die Diagnose wird durch den kulturellen Nachweis von Staphylokokken in Zervikalabstrichen oder auf der Haut gesichert, und die Bakterienkulturen dienen der Wahl eines geeigneten Antibiotikums. Während der Erholungsphase kommt es an den Extremitäten häufig zur deutlichen Hautschuppung.

Das «Syndrom der verbrühten Haut» («scalded skin syndrome») Dieses Leiden besteht in der akuten subepidermalen Blasenbildung und folgender Ablösung der Haut, und zwar ohne nennenswerte Zeichen einer Entzündung. Es tritt vor allem bei Kindern im Vorschulalter sowie gelegentlich bei besonders empfänglichen Erwachsenen auf und wird in der Regel durch *S. aureus*-Stämme verursacht, die ein «exfoliatives» Toxin bilden. Die Hautveränderungen, die auch als «toxische Epidermolyse» bekannt sind, werden leicht mit

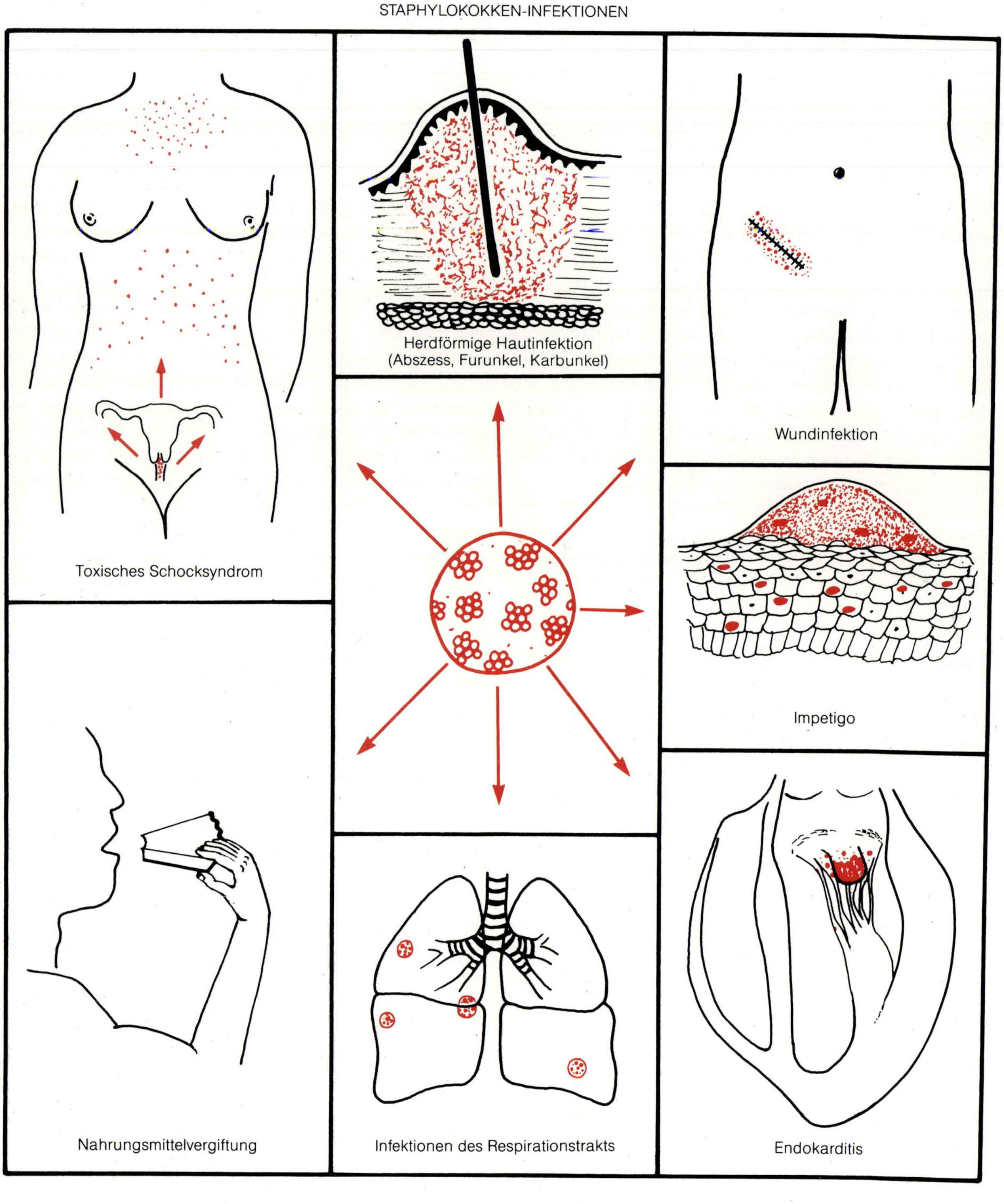

Abb. 7.13: Komplikationen des Staphylokokken-Infekts.

einer Hautverbrennung zweiten Grades verwechselt. Die rasche Heilung wird durch die Behandlung mit entsprechenden Antibiotika eingeleitet. Das Auftreten dieses Syndroms bei Erwachsenen ist meistens sekundär und daher von bedrohlicher Bedeutung.
Die Vielfalt der durch *S. aureus* ausgelösten Infekte ist in Abb. 7.13 zusammengestellt.

Streptokokken-Infektionen

Obschon die mit diesen Infekten verbundene Morbidität mit der Verfügbarkeit von Penizillin drastisch gesenkt werden konnte, gehören die Streptokokken, auch bei guter medizinischer Grundversorgung, jedoch noch viel ausgeprägter in Entwicklungsländern, immer noch zu den wichtigsten menschenpathogenen Keimen. *Die durch Streptokokken verursachten Krankheiten können zwei großen Hauptgruppen zugeordnet werden: 1) eitrige Läsionen mit ausgeprägter Ausbreitungstendenz; und 2) «Poststreptokokken-Krankheiten», die auf Überempfindlichkeitsreaktionen beruhen.* Eitrige Entzündungsherde können praktisch in jeder Lokalisation auftreten. Sie sind gekennzeichnet durch die Bildung eines dünnflüssigen Exsudats und durch ihre Tendenz zur Ausbreitung. Zu den wichtigsten Poststreptokokken-Syndromen zählen das *rheumatische Fieber*, die *Immunkomplex-Glomerulopathie* und das *Erythema nodosum*. Die Schwere der nach Streptokokken-Infektion möglichen Komplikationen, die manchmal als Folge eines harmlos scheinenden Racheninfekts auftreten, weist auf die Bedeutung der Prophylaxe und prompten Behandlung hin.
Auf der Basis von Kultureigenschaften sowie biochemischen und immunologischen Kriterien werden die Streptokokken zahlreichen Gruppen und Subtypen zugeordnet. Die für den Menschen wichtigsten Krankheitserreger sind die β-hämolytischen Streptokokken der (Lancefield-)Gruppe A, insbesondere *S. pyogenes*, von dem 70 Serotypen bekannt sind. Streptokokken der Gruppe B können bei Fällen von Puerperalsepsis oder Infekten bei Neugeborenen isoliert werden. Streptokokken der Gruppen C und G sowie weitere verursachen selten Infekte der Luftwege. Nicht typisierbare α-hämolytische (vergrünende) Streptokokken, die sich in der normalen Mundflora finden (z.B. *S. viridans*), können eine Endokarditis auslösen, meist bei einer vorbestehenden Schädigung der Herzklappen. Eine bakterielle Endokarditis entsteht heute jedoch viel häufiger bei Infektionen mit anaeroben *S. faecalis* der Gruppe D (besser bekannt unter der Bezeichnung *«Enterokokken»*), die auch als Auslöser weiterer Infekte - insbesondere des Urogenitaltrakts – von großer Bedeutung sind. Die durch einen anderen, ebenfalls anaeroben Vertreter der Gruppe D, *S. bovis*, verursachte Septikämie und Endokarditis stehen meistens in unerklärlichem Zusammenhang mit Kolonkarzinomen; diese Assoziation führte verschiedentlich zur Aufdeckung eines okkulten Karzinoms. Die Streptokokken-Stämme, die Racheninfekte verursachen, können von denjenigen, die für Hautinfektionen verantwortlich sind, unterschieden werden.
Die Antigene und Virulenzfaktoren der Streptokokken gehören zu den am besten untersuchten.[60] Dazu gehören die *Kapselpolysaccharide*, die *M-Proteine* sowie die Enzyme *Streptokinase, Streptodornase* und *Streptolysin A*. Stämme, die das *erythrogene Toxin* produzieren, sind für das Scharlachexanthem verantwortlich, und sämtliche Streptokokken-Stämme besitzen *Peptidoglykane* mit schwacher Endotoxinwirkung.
Die Wirtsfaktoren betreffend ist zu bemerken, daß viele Gesunde Streptokokken im oberen Respirationstrakt beherbergen, die lediglich ihren Mitmenschen potentiell gefährlich werden können. Eine klinisch manifeste Infektion wird in der Regel als Folge eines engen Kontakts mit einem Keimträger oder einem klinisch Kranken erworben, wobei zur erfolgreichen Ansteckung Millionen von Keimen übertragen werden müssen. Ausbrüche einer *Streptokokken-Pharyngitis* ereignen sich daher – mit einem deutlichen Gipfel während der Wintermonate – vor allem in Schulen oder unter Familienangehörigen. Von den vielen Angesteckten erkranken nur verhältnismäßig wenige. *Sowohl die inapparent als auch die klinisch manifest an einer Streptokokken-Infektion Leidenden können jedoch Antistreptolysin O (ASLO)-Antikörper produzieren und laufen Gefahr, eines der Poststreptokokken-Syndrome zu entwickeln.* Hautinfektionen, wie *Pyoderma, Impetigo* und *Erysipel*, entstehen vor allem beim Zusammenleben auf engem Raum («crowding»), bei schlechten, hygienischen Verhältnissen und in warm-feuchter Umgebung. Diese Affektionen können auch nach kleineren Verletzungen oder Insektenstichen und -bissen auftreten.
Natürliche oder erworbene Stamm-spezifische Resistenzverhältnisse vermögen die Epidemiologie der Streptokokken-Erkrankungen teilweise zu erklären. Infektionen der Atemwege weisen in der Altersgruppe der 5- und 20jährigen einen Häufigkeitsgipfel auf. Infekte bei jüngeren Kindern zeichnen sich typischerweise durch einen milden Verlauf aus, und generalisierte Streptokokken-Infekte und -Krankheiten treten bei älteren Leuten seltener auf.

Streptokokken-Infekte der oberen Luftwege Das Ausmaß der Veränderungen im Nasopharyngealtrakt weist große individuelle Schwankungen auf. Mildere Läsionen, besonders bei Kleinkindern, können denen bei «common cold» entsprechen. Sogar ältere Kinder oder jugendliche Erwachsene weisen häufig nur gerötete Schleimhäute und leichte Schluckbeschwerden auf, eine Symptomatik, die sich von derjenigen einer Adenovirusinfektion nicht unterscheidet.

Die schweren, typischen Fälle zeichnen sich durch Schleimhautödem, lokale Schmerzen, den Einbezug der Epiglottis und punktförmige Kryptenabszesse der Tonsillen aus, manchmal begleitet von einer zervikalen Lymphadenopathie, jedoch meist ohne Rhinitis. Da die Gefahr lokaler und systemischer Komplikationen bei Streptokokken-Infekten weit größer ist als bei viralen Halsaffektionen, ist in jedem Fall die bakterielle Untersuchung eines Halsabstrichs erforderlich. Eine weitere Ausbreitung der Racheninfektion kann zur Einengung der Atemwege führen, insbesondere bei peritonsillären oder retropharyngealen Abszessen. In diesem Falle bestehen die Veränderungen in Vasodilatation, ausgedehntem Ödem und der Produktion eines dichten, aus neutrophilen Granulozyten bestehenden Exsudats, das auch reichlich Makrophagen enthält. Das Bild entspricht demjenigen einer Phlegmone, bei der drainierbare Eiteransammlungen meistens fehlen.

Die systemischen Symptome umfassen Fieber, Schüttelfrost und Abgeschlagenheit – ein Bild, das eine Bakteriämie mit Organbeteiligung vermuten läßt. Weitere, seit der Einführung der Penizilline selten gewordene Komplikationen sind Otitis media, Mastoiditis sowie ein Befall der Meningen, der duralen Sinus oder des Gehirns. Im Hintergrund lauern zudem in jedem Fall die Poststreptokokken-Komplikationen.

Scharlach Bei dieser fieberhaften, exanthematösen Krankheit handelt es sich um *eine akute, durch Streptokokken verursachte Pharyngitis oder Tonsillitis, die von einem Hautausschlag begleitet wird, der auf der Produktion eines erythrogenen Toxins beruht.* Scharlach tritt bei unter 3- und über 15jährigen kaum auf. Die obere Altersgrenze widerspiegelt den häufigen Kontakt mit dem erythrogenen Toxin, von dem drei Varianten bekannt sind, und eine daraus resultierende Immunität.

Die Krankheit beginnt, wie oben dargelegt, als Pharyngitis oder Tonsillitis. Die Zunge weist oft eine hochrote Farbe und ödematös geschwollene Papillen auf, was ihr die Bezeichnung «Himbeerzunge» eingetragen hat. Ein bis drei Tage später bricht ein punktförmiges Hautexanthem aus, dessen Einzeleffloreszenzen diffus hellviolett erscheinen und sich vor allem an Rumpf und Innenseiten der Extremitäten ausdehnen. Auch das Gesicht ist miteinbezogen, wobei meistens die unmittelbare Umgebung des Mundes ausgespart bleibt («zirkumorale Blässe»). Gegen das Ende der ersten Krankheitswoche beginnen Pharyngitis und Exanthem zu verschwinden, und an der Haut beobachtet man eine Schuppenbildung mit anschließender Desquamation.
Im mikroskopischen Bild steht eine akute ödematöse Entzündungsreaktion in den betroffenen Geweben (Oropharynx, Haut, Lymphknoten) im Vordergrund. Die entzündlichen Veränderungen der Epidermis führen zur Hyperkeratose, die der Schuppenbildung bei Abklingen der Krankheit zugrunde liegt.

Scharlach weist eine Inkubationszeit von zwei bis fünf Tagen auf. Kopfschmerzen, Übelkeit, Kältegefühl und Fieber gehen meist der Halsentzündung und dem diagnostisch bedeutsamen Exanthem voraus. Die Behandlung mit Antibiotika hat die traditionelle Krankheitsdauer von einer Woche drastisch verkürzt sowie zur Verhütung lokaler Komplikationen im Halsbereich beigetragen. *Die Gefahr der Poststreptokokken-Komplikationen ist jedoch bei Scharlach besonders groß, und eine frühzeitige Behandlung ist dringend erforderlich.* Der sogenannte Dick-Test zur Beurteilung der Infektionsempfänglichkeit wird heutzutage selten verwendet: Lokale Rötung der Haut am Injektionsort von erythrogenem Toxin deutet auf das Fehlen einer Immunität hin.

Hautinfektionen Eine *Impetigo* kann sowohl durch Streptokokken als auch durch Staphylokokken verursacht werden; tatsächlich häufen sich Meldungen über Poststreptokokken-Komplikationen bei Kindern, die diese vermeintlich harmlosen Hautinfekte durchgemacht hatten. Durch Streptokokken ausgelöste *Follikulitis, Pyoderma, Wundinfekte, Lymphangiitis* und *Septikämie* sind von analogen, durch Staphylokokken verursachten Veränderungen nicht unterscheidbar. *Streptokokken-Infekte werden jedoch häufiger von lymphangiitischen «roten Streifen» entlang der Lymphgefäße und weit seltener von herdförmiger Gewebezerstörung und Abszeßbildung begleitet.* Ausnahmen bilden Wundinfekte durch mikroaerophile Streptokokken (meist der Gruppe D), die häufig durch Mitbeteiligung von gramnegativen Keimen kompliziert werden. Derartige Läsionen sind eitrig oder gangränös sowie unterminierend, und sie können daher in der Tiefe subkutane Gewebe und die Muskulatur in flächenhafter Ausdehnung einbeziehen, unter Bildung vieler kleiner Eiterherde – ein Bild, das als *Phlegmone* bezeichnet wird.
Das Auftreten von *Erysipelen* wird häufig in warmen Zonen beobachtet und kann meistens auf eine Infektion mit β-hämolytischen Streptokokken der Gruppe A oder gelegentlich mit Streptokokken der Gruppe C zurückgeführt werden. *Das Erysipel verläuft unter dem Bild einer sich rasch ausbreitenden, erythematösen Haut-*

schwellung, die im Gesicht, weniger häufig am Rumpf oder an einer Extremität beginnt. Die Krankheit tritt kaum vor dem 20. Altersjahr auf und hat ihren Häufigkeitsgipfel bei Angehörigen des mittleren Erwachsenenalters. Bestimmte Personen scheinen besonders empfänglich zu sein und können wiederholt erkranken.

Makroskopisch ist die Krankheit gekennzeichnet durch ein unregelmäßig begrenztes sich ausdehnendes Exanthem in landkartenartiger Form und mit scharfen, serpiginösen Rändern. Im Gesicht wird oft ein «Schmetterlings»-Muster beobachtet (Abb. 7.14). Die Haut des betroffenen Bezirkes ist verdickt und hat eine **teigige Konsistenz**. Eiteransammlungen sind ungewöhnlich. Eine durch die streifenartige Hautrötung erkennbare Lymphangiitis erstreckt sich in der Regel vom Exanthemrand bis zum drainierenden Lymphknoten, der als Folge einer akuten Lymphadenitis vergrößert ist. Histologisch findet sich eine diffuse akute, ödematöse interstitielle Entzündung der Dermis und Epidermis, die sich bis in die subkutanen Gewebe ausdehnt. Die Infiltration durch neutrophile Granulozyten ist in Gefäßnähe und im Bereiche der Hautanhangsgebilde besonders dicht. Auch wenn es zu Mikroabszessen kommt, ist die Gewebezerstörung gering.

Da die Entzündung kaum von einer wesentlichen Gewebezerstörung begleitet wird, kommt es nach der Überwindung der Infektion in den meisten Fällen zur vollständigen Wiederherstellung der normalen Architektur der betroffenen Gebiete. Wenn eine prompte Behandlung ausbleibt, können sich die lokalen Symptome zu einer regionalen Lymphadenitis mit Allgemeinsymptomen, einem Hautausschlag, einer Bakteriämie und der Bildung metastatischer Infektionsherde ausweiten.

Weitere Streptokokken-Infektionen Ein Befall der *Lunge* und der *Herzklappen* oder der *Meningen* durch β-hämolytische Streptokokken ist ein *seltenes Ereignis*, kann sich aber rasch zum lebensbedrohlichen Zustand entwickeln. Bei splenektomierten oder an einer Milzdysfunktion leidenden Patienten besteht die Gefahr einer durch diese Keime verursachte fulminant verlaufenden Septikämie. Eine durch Gruppe A-Streptokokken verursachte *Puerperalsepsis* oder *perinatale Streptokokken-Infekte* wurden früher in Gebärsälen häufig beobachtet. Vor langer Zeit schon entdeckte Semmelweiß, daß diese Infektionen durch die kontaminierten Hände der Ärzte und Hebammen übertragen werden. Heute sind sowohl die Kindbettkomplikationen als

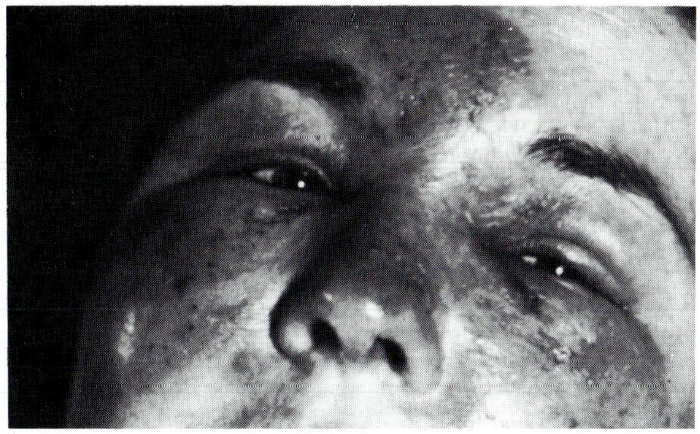

Abb. 7.14: Streptokokken-Erysipel.

auch die damit verbundene tiefe Becken-Lymphangiitis sowie die klassische *«Phlegmasia alba dolens»* und die mit einer bläulichen Verfärbung der Haut einhergehende «Phlegmasia coerulea» – beide auf sekundärer Venenthrombose beruhend – sehr selten geworden. Dennoch zählen Streptokokken der Gruppe B auch heute noch zu den wichtigsten Verursachern einer perinatalen Sepsis.

Infektionen durch Streptokokken der Gruppe D, sowie der *Enterokokken*, unterscheiden sich grundlegend von den bisher besprochenen, durch andere Streptokokken-Stämme ausgelösten Infekten. Wie die gramnegativen Stäbchen verursachen Vertreter der Gruppe D manchmal eine Cholezystitis, Infekte des Harn- oder Magen-Darmtrakts, Wundinfekte nach chirurgischen Eingriffen, eine Endokarditis oder eine Septikämie.

Pneumokokken-Infektionen *(Streptococcus pneumoniae)*

Die Pneumokokken, die seit geraumer Zeit den Streptokokken zugeordnet werden, sind für die meisten Fälle der *lobären Pneumonie* verantwortlich. Diese Mikroorganismen können jedoch auch eine Bronchopneumonie, ein Empyem, Infekte der oberen Luftwege («upper respiratory tract infections», URIs; insbesondere des Mittelohrs, der Nasennebenhöhlen und des Mastoids) sowie eine schwere Form der Meningitis oder einen Hirnabszeß verursachen. Seltener lösen sie eine eitrige Arthritis, Endokarditiden oder Pertonitiden aus. Besonders schwere Infektionen können mit Pneumokokken-Bakteriämie oder -Sepsis einhergehen.

Während der Wintermonate können Pneumokokken in den Nasensekreten von bis zu 60% gesunder Erwachsener nachgewiesen werden. Trotz ihrer fast unverminderten Empfindlichkeit gegenüber Penizillinen ist die endemische Verbreitung dieser Keime der Grund dafür, daß sie immer noch für die meisten der tödlich verlaufenden Pneumonien verantwortlich sind. Allerdings betreffen heute diese *Todesfälle fast aus-*

schließlich alte, geschwächte oder immunsupprimierte Patienten.[61]

Die Kapselpolysaccharide der Pneumokokken, deren Rolle als Virulenzfaktor bereits erwähnt wurde, lösen die Bildung Stamm-spezifischer Antikörper aus. Man kennt über 80 verschiedene serotypische Antigene. Eine Kombination der 14 verbreitetsten Serotypen erwies sich als prophylaktischer Impfstoff als zufriedenstellend, jedoch für einen generellen Schutz als wenig wirksam.[62] Die Peptidoglykane der Pneumokokken-Zellwand weisen eine schwache Endotoxin-Wirkung auf. Die Keime verursachen auf Blutagar in der Regel eine beta-Hämolyse und bilden das Enzym L-Alanin-Muramyl-Amidase. Für ihre Fähigkeit zur Bildung eines eigentlichen diffundierbaren Toxins fehlen sichere Hinweise. Dadurch steht für das «Toxämie»- und DIG-Syndrom, die sich bei bakteriämischen Patienten gelegentlich einstellen, weiterhin keine vernünftige Erklärung zur Verfügung. Im Gegensatz zum dünnflüssigen Exsudat, das im Rahmen von Infekten mit anderen Streptokokken gebildet wird, ist der Eiter bei einem Pneumokokken-Infekt eher dickflüssig und zäh, da die Lyse von Fibrin und nukleärer DNA ausbleibt. Die Drainage von Pneumokokken-Empyemen ist notorisch mit großen Schwierigkeiten verbunden.

Eine lobäre Pneumonie beruht meist auf einer Infektion mit *S. pneumoniae*, kann jedoch auch durch *Klebsiella pneumoniae, Haemophilus influenzae, Legionella pneumophila* und *S. pyogenes* verursacht werden. Röntgenologische und klinische Befunde erlauben keine ätiologische Diagnose. *Der Nachweis einer großen Zahl grampositiver Diplokokken in Sputumabstrichen oder Bronchialwaschflüssigkeit und die serologische Typisierung der entsprechenden Bakterienkulturen sind unerläßlich, um die Pneumokokken-Ätiologie sicherzustellen.*

Eine *Pneumokokken-Bakteriämie* weist in verschiedener Hinsicht Ähnlichkeiten mit einer Meningokokken-Sepsis auf, und die Prognose ist in beiden Fällen gleich schlecht. Der Verlauf der Sepsis ist bei splenektomierten Patienten besonders fulminant. *Pneumokokken stellen eine Hauptursache der bakteriellen Meningitis beim Erwachsenen dar,* immer noch die lebensbedrohlichste Form einer Meningitis, *sofern Diagnose und Einleitung der Behandlung nicht in der Frühphase erfolgen.* Eine *Pneumokokken-Peritonitis* ist sehr ungewöhnlich, außer bei Patienten mit chronischem Aszites. Diese seltene Komplikation wurde auch wiederholt in Zusammenhang mit nephrotischem Syndrom beobachtet.

Meningokokken-Infektionen *(Neisseria meningitidis)*

Neisseria meningitidis ist ein gramnegativer Diplokokk, der die Schleimhaut der oberen Luftwege besiedelt, sich jedoch in empfänglichen Individuen invasiv verhält und eine eitrige Meningitis oder eine Bakteriämie verursacht. Das Waterhouse-Friderichsen-Syndrom ist die fulminant verlaufende Form der Meningokokken-Sepsis, man kennt daneben aber auch eine chronische, rekurrierende Form der hämatogenen Streuung. Ein Befall von Lungenparenchym, Gelenken, Endokard, Perikard und sogar der Konjunktiven und der Genitalschleimhaut kommt gelegentlich vor. *Bei mindestens zwei Dritteln der invasiven Meningokokken-Infektionen entsteht jedoch eine Meningitis.*

Man kennt neun Serotypen von *N. meingitidis*, die auf Antigeneigenschaften ihrer Polysaccharidkapsel beruhen. Die Mikroorganismen besitzen Proteasen, mit deren Hilfe die schweren Polypeptidketten von IgA gespalten werden können, was ihnen möglicherweise die Kolonisation der Schleimhäute des oberen Respirationstrakts erleichtert. Substrate mit einem geringen Eisengehalt scheinen die Virulenz gewisser Meningokokken-Stämme unter Kulturbedingungen zu steigern[63] – ein möglicher Faktor bei der Entstehung der fulminant verlaufenden Sepsis. Als weiterer Virulenzfaktor wirkt das Lipopolysaccharid der Zellwand der Keime, das Endotoxin-Eigenschaften aufweist und sowohl einen Schock als auch eine DIG auszulösen vermag. Der Anteil an Meningokokken-Trägern und -Krankheiten liegt bei Kindern zwischen dem Alter von einem Monat und 15 Jahren deutlich höher als derjenige für Pneumokokken, während sich bei älteren Personen das Verhältnis umgekehrt hat. Träger- und Erkrankten-Raten schnellen während Meningitisepidemien in die Höhe, dann nämlich, wenn ein bestimmter Meningokokken-Stamm dominant wird. Typischerweise kommt es zu kleinen epidemischen Ausbrüchen in Familien und geschlossenen Anstalten, wenn ein Mitglied an einer Meningitis erkrankt. Sowohl eine durchgemachte Krankheit als auch der asymptomatische Trägerzustand hinterlassen eine protektive humorale Immunität, die jedoch streng Stamm-spezifisch ist.

Die entzündliche Reaktion der Schleimhäute im Nasopharynx, dem gewöhnlichen Eintrittsort, ist meist unbedeutend und wird gerne mit derjenigen eines «common cold» verwechselt. Eine invasive Phase, möglicherweise verbunden mit einer Septikämie, kann sich an die Besiedlung der Schleimhaut anschließen und zu folgenden Manifestationen führen: 1) eitrige Meningitis; 2) Meningokokken-Sepsis mit moderatem, fulminantem oder chronischem Verlauf; 3) Kombination von Meningitis und Sepsis; oder 4) eine der eingangs erwähnten seltenen Komplikationen.

Gonokokken-Infektionen *(Neisseria gonorrhoeae)*

Bei Gonokokken handelt es sich um pyogene, gramnegative Diplokokken, die als Erreger der gonorrhoischen Urethritis – auch «Tripper» (englisch: «clap») genannt – weit herum bekannt sind. In Abhängigkeit von den Sexualpraktiken kann die Infektion auch einmal als Gonokokken-Pharyngitis oder -Proktitis beginnen. Klinisch stumme Infektionen sind weitverbreitet und begünstigen die Übertragung der Keime. Eine Konjunktivitis entsteht bei Neugeborenen infizierter Mütter, tritt aber gelegentlich auch als Folge einer Autoinokulation auf. Junge Mädchen, die mit infizierten Erwachsenen in einer Hausgemeinschaft wohnen, können durch Kontakt oder über gemeinsam benutzte Bettwäsche oder Frottiertücher eine Gonokokken-Vaginitis erwerben. Die Erreger breiten sich von der Urethralöffnung retrograd in Richtung der inneren weiblichen oder männlichen Genitalien aus, wo sie eine lokale chronische eitrige Entzündung oder eine generalisierte Beckenentzündung auslösen. Bei Frauen kann sich daraus eine sehr schmerzhafte Perihepatitis entwickeln. Bei beiden Geschlechtern kann die weitere Keimausbreitung über eine Bakteriämie/Septikämie zu einem Hautausschlag, einer Arthritis, einer Endokarditis oder einer Meningitis führen. Äußerst selten ist eine Hautwunde Eintrittspforte für die Gonokokken.

In Ausstrichen des Exsudates finden sich die Neisserien häufig innerhalb von Phagozyten. Der Keim weist keine echte Polysaccharid-Kapsel auf, besitzt jedoch Pili, die das Anhaften an den Zylinder- oder Übergangsepithelzellen vermitteln (Abb. 7.1); Gonokokken haften nicht an Plattenepithelien. Sogenannte «smooth»-Stämme mit nur wenigen Pili sind weniger virulent und lösen eher asymptomatische Entzündungen der Urethra oder der Zervix aus. Die Zellwand der Gonokokken enthält Lipopolysaccharide mit Endotoxinwirkung. Eine von den Mikroorganismen gebildete IgA-Protease könnte das Einnisten der Erreger in die Schleimhaut unterstützen. Die Kolonisation der Mukosa und die Invasion der Erreger wird durch Vaginalschleim und Menstrualblut begünstigt; dagegen erweist sich normales Serum, das IgM und Komplement enthält, als bakteriostatisch für einige Gonokokken-Stämme. Die nach Überstehen einer Infektion vorhandenen spezifischen opsonisierenden Antikörper bieten nur einen unvollständigen Schutz vor einer Reinfektion mit dem ursprünglichen oder einem andern Gonokokken-Stamm. Reinfektionen treten derart häufig auf, daß routinemäßig und unabhängig vom klinischen Verlauf alle sechs Wochen bakterielle Kulturen angelegt werden. Gonokokken können als vorzügliches Beispiel für eine konstante vorprogrammierte Genvariation dienen, und es erscheint mehr als fraglich, daß je ein wirkungsvoller Impfstoff entwickelt werden kann. Eine hochgradige Penizillin-Resistenz der Gonokokken beruht auf dem Vorhandensein eines von zwei bekannten Beta-Laktam-Plasmiden, und daneben existieren auch Stämme mit einer *relativen* Resistenz. Bisher erwiesen sich in den USA jedoch 90% aller Gonokokken-Infektionen als Penizillin-empfindlich. Unter Berücksichtigung der großen Zahl symptomarmer oder asymptomatischer Infektionen (50% aller Fälle bei Frauen)[64], ist die Bakterienkultur auf Spezialnährböden (z.B. Thayer Agar) anderen diagnostischen Methoden (Untersuchung von Abstrichen) überlegen. Die gesicherte Diagnose einer Gonorrhoe sollte stets an das gleichzeitige

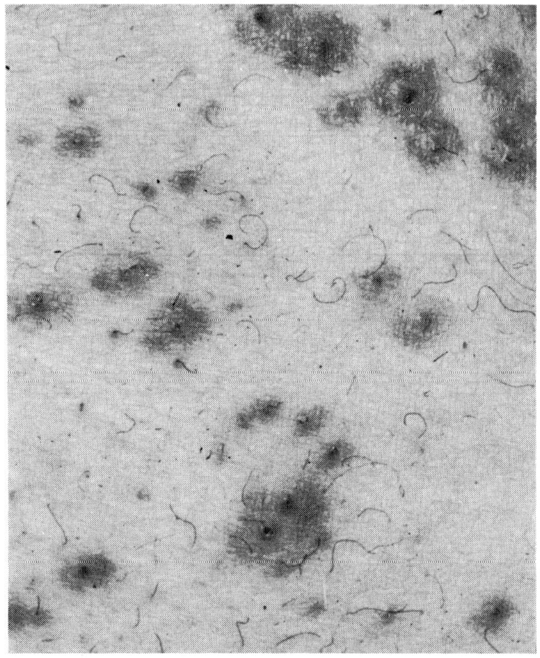

Abb. 7.15: Charakteristisches petechiales Hautexanthem bei Meningokokken-Sepsis.

Vorhandensein einer Lues oder einer andern Geschlechtskrankheit denken lassen.

Gonorrhoe Gonorrhoe ist zwar nicht die häufigste Infektionskrankheit – diese Auszeichnung kommt dem gewöhnlichen Schnupfen («common cold») zu –, sie ist aber in den USA immer noch die häufigste der meldepflichtigen ansteckenden Krankheiten. Im Jahre 1979 wurden über eine Million neuer Fälle gemeldet, eine Zahl, die seither um 900000 pro Jahr schwankt. Eine weitaus größere Zahl von Fällen wird jedoch weder diagnostiziert noch registriert, was alle Anstrengungen zunichte macht, Kontakte mit Infizierten aufzuspüren. Inapparent mit Gonokokken Infizierte, die ihre Sexualpartner häufig wechseln, spielen bei der unkontrollierbaren Verbreitung und Übertragung der Krankheit eine Schlüsselrolle.

Gonokokken gedeihen am besten in warmen, schleimproduzierenden Epithelien, wie sie im unteren Abschnitt der Urethra und ihren Anhangsdrüsen, in den Bartholin- und Skene-Drüsen sowie in der Cervix uteri vorkommen. Die kindliche Vagina wird ebenfalls besiedelt, nicht jedoch das vaginale Plattenepithel der Erwachsenen. Alle durch Gonokokken verursachten Läsionen sind zu Beginn gekennzeichnet durch eine exsudative, eitrige Entzündungsreaktion. Diese Frühphase wird mit zunehmender Chronizität des Prozesses durch die Bildung von Granulationsgewebe und einer Vernarbung abgelöst. Das entzündliche Infiltrat enthält reichlich Plasmazellen, doch die Erreger selbst sind auch Spezialfärbungen selten nachweisbar.

Beim Mann macht sich die initiale Infektion ungefähr zwei bis sieben Tage nach der Ansteckung durch mukopurulente Absonderungen aus der Urethralöffnung bemerkbar. Die Infektion bleibt zunächst auf die Schleimhaut und die akzessorischen Drüsen (Tyson- und Cowper-Drüsen) beschränkt. Der Meatus zeigt Zeichen von Hyperämie, Ödem und ist ganz offensichtlich entzündlich verändert. Diese erste Phase der Gonorrhoe heilt bei sofortigem Einsetzen der entsprechenden Therapie ohne Konsequenzen ab. **Sofern eine Behandlung ausbleibt, breitet sich die Krankheit über die oberen Abschnitte der Urethra hinaus auf Samenblasen, Prostata und Nebenhoden aus.** Eine Gonokokken-Epididymitis kennzeichnet den vernachlässigten Infekt. Die Hoden erweisen sich als bemerkenswert resistent, und eine Orchitis spielt sich nur oberflächlich in den Bezirken ab, die den Nebenhoden benachbart sind. Die sekundäre Infektion von Prostata und Samenblasen löst eine chronische persistierende eitrige Entzündung aus, die mit Abszessen und Zerstörung lokaler Strukturen einhergeht. Vor der Penizillin-Ära hinterließ die Krankheit fast regelmäßig Strikturen der Urethra und eine bleibende Sterilität. **Der asymptomatische männliche Keimträger bildet die größte Gefahr für seinen weiblichen Partner und hat ein hohes Risiko, selbst eine Bakteriämie und eine Arthritis zu entwickeln.**

Bei Frauen sind die Rötung und das Ödem der Urethralöffnung häufig viel weniger auffällig, jedoch ist eine mit einer Schwellung einhergehende Abszeßbildung in den Bartholin- und Skene-Drüsen die Regel. **Eine allerdings weitgehend symptomlose Zervizitis entsteht in jedem Fall. Als Folge einer Salpingitis können die Tubenlumina verkleben, und es entwickelt sich eine Pyosalpinx, d.h. die stark erweiterten Eileiter sind mit Eiter gefüllt.** Der bilaterale Tubenbefall führt naturgemäß zur verminderten Fertilität. Die weitere Ausbreitung der Erreger kann einen tuboovariellen Abszess und eine Beckenperitonitis zur Folge haben. Die entzündungsbedingten multiplen Adhäsionen und lokalen Obstruktionen der Eileiter sind für eine Sterilität verantwortlich. **Gonokokken stellen bei jungen Frauen die häufigsten Erreger dar, die eine Beckenperitonitis («pelvic inflammatory disease», PID) verursachen, während es bei älteren vor allem andere gramnegative Bakterien sind.**

Bei Frauen kann der Befall des Peritoneums zur Perihepatitis führen, die sich durch stechende Schmerzen im rechten oberen Quadranten des Abdomens manifestiert («Fitz-Hugh-Curtis-Syndrom»). *Wichtiger ist jedoch, daß bei bis zu 3% der Infizierten durch Blutkulturen eine Bakteriämie nachgewiesen werden kann,* die in vielen Fällen keine Symptome hervorruft, und die auch bei Patienten auftreten kann, die lediglich an einer Pharyngitis oder einer Proktitis leiden. Das Bild einer symptomatischen Gonokokken-Bakteriämie gleicht in vieler Hinsicht demjenigen der Meningokokken-Sepsis, ist jedoch selten so fulminant, und die Hautläsionen stehen weniger im Vordergrund. Wenn infolge einer Vaskulitis der Haut ein Exanthem überhaupt auftritt, findet es sich vor allem an den Extremitäten. Man kennt zwei Formen einer Gonokokken-Arthritis:

1) eine akute Form einer Polyarthritis, bei der keine Erreger nachgewiesen werden können und die klinische Ähnlichkeit mit einem akuten Schub einer rheumatoiden Arthritis oder mit dem Reiter-Syndrom aufweist; und

2) eine chronische Form, die als Mono- oder Oligoarthritis auftritt und von der Bildung eitrigen, Erreger-haltigen Exsudats begleitet wird.

Die Häufigkeit von Bakteriämie und Gelenkbefall scheint bei Frauen zuzunehmen, während Gonokokken- Endokarditis und -Meningitis langsam verschwinden.

Das klinische Bild der Gonokokken-Infektion umfaßt ein Spektrum, das vom Offensichtlichen (akute Urethritis nach Sexualkontakt) bis zum Geheimnisvollen (Gonokokken-Bakteriämie oder Arthritis, manchmal ohne anamnestische Angaben über eine Geschlechtskrankheit) reicht.

Gramnegative Stäbchen-Bakterien

Hier haben wir uns mit einer gemischten Gruppe von Mikroorganismen zu befassen (siehe Tab. 7.6), die früher hauptsächlich als Ursache von Harnwegs- und Abdominalinfekten sowie von seltenen Pneumonien bekannt waren. Alle Mitglieder dieser Gruppe besitzen eine lipidreiche Zellwand, bilden keine Sporen und sind – mit Ausnahme der Enterobacter-Spezies – nur fakultativ anaerob. Unter diesen Keimen ist Medikamentenresistenz weitverbreitet und schlecht vorhersehbar, da über eine Konjugation oder Transduktion erworbene Plasmide und Resistenz-Faktoren (R-Faktoren) frei ausgetauscht werden.

Seit dem Beginn der Antibiotika-Ära in den 50er und 60er Jahren haben diese Mikroorganismen die empfindlichen pyogenen Kokken allmählich als Hauptverursacher verschiedener eitriger und septischer Störungen verdrängt. Zusammen mit den Streptokokken der Gruppe D sind sie heutzutage für die meisten der im Spital erworbenen und opportunistischen bakteriellen Infektionen sowie für viele terminale Komplikationen bei fortgeschrittenen chronischen Krankheiten verantwortlich. Gleichzeitig werden in der Bevölkerung dauernd gesunde Individuen durch gramnegative Stäbchen infiziert, wobei diese Infekte allerdings meist leichter zu beherrschen sind als die im Spital erworbenen. Wie im Falle der pyogenen Kokken überlappen die klinischen und pathologischen Merkmale der durch verschiedene Vertreter dieser Bakteriengruppe hervorgerufenen Krankheiten, und die bakteriologische Identifizierung des Erregers bildet den Eckstein von Diagnose und Therapie.

Escherichia coli-Infektionen

Dieses Multitalent unter den gramnegativen Darmbakterien ist am besten bekannt als nichtinvasiver Kommensale, der im Darmlumen des Menschen und von Tieren in einer Massenkultur gedeiht und durch seine Anwesenheit vielleicht andere, schädlichere Bakterien in ihrem Wachstum hemmt. *E. coli* ist auch genetisch der wandlungsfähigste Vertreter der Bakterien und dient sowohl als Lieferant als auch als Empfänger verschiedener Plasmid- und Phagen-vermittelter Gensequenzen. Nur wenige Stämme der mehreren hundert *E. coli*-Serotypen, die aus diesem genetischen Kunterbunt entstanden, sind für den Menschen pathogen und verfügen über Invasivität oder weitere Mechanismen der Enteropathogenität (Enterotoxinproduktion, Haftfähigkeit an der Darmschleimhaut). Jede dieser Eigenschaften steht im Zusammenhang mit verschiedenen *E. coli*-Plasmiden oder -Serotypen, und jede kann daher auch von einem an sich harmlosen *E. coli*-Stamm erworben werden. In der Folge beschränken wir uns auf die Rolle der Coli-Bakterien als Erreger von Harnwegsinfektionen oder einer Sepsis.

Infektionen des Harntrakts durch *E. coli* beginnen in der Harnblase (Zystitis), mit oder ohne Ausdehnung auf die Niere (Pyelonephritis). *Tatsächlich zeichnet E. coli verantwortlich für die überwiegende Zahl primärer, unkomplizierter Harnwegsinfekte* (d.h. bei Fehlen eines Abflußhindernisses, das zur Harnstauung führt, wie Steinbildung in der Urethra oder eine vergrößerte Prostata). Bei Fällen einer komplizierten obstruktiven Pyelonephritis stehen andere gramnegative Stäbchen-Bakterien (Proteus, Enterobacter, Pseudomonas, u.a.) im Vordergrund. In den meisten Fällen gelangen die Mikroorganismen über die Urethra in den Blasenharn, manchmal unterstützt durch das Einlegen eines Katheters oder eine instrumentelle Untersuchung (Uretherdilatation, Zystoskopie). In der Blase lösen sie eine akute entzündliche Schleimhautreaktion aus. Die retrograde Ausbreitung über die Ureter stellt den normalen Weg für die Entstehung einer akuten Pyelonephritis dar, die durch fokale Eiterbildung im Nierenparenchym gekennzeichnet wird.

E. coli ist daneben auch (zusammen mit Enterobacter und Proteus) für das Entstehen eitriger Infektionen der Bauchhöhle verantwortlich. Darmbakterien können daher bei der akuten Appendizitis, der akuten Cholezystitis, der Cholangitis, der Divertikulitis sowie bei einer perforierten Gallenblase oder einem peptischen Ulkus nachgewiesen werden. *E. coli* findet sich auch unter den Mitgliedern der Erregergruppe, die gemischte Wundinfektionen und Eiterbildung im Analbereich (ischiorektaler Abszeß, infizierte Dermoidzyste (Pilonidalsinus)) erzeugen. In der Spitalumgebung findet man Coli-Bakterien auch unter den gramnegativen Keimen, die den Respirationstrakt geschwächter Patienten besiedeln und schwere hämorrhagische Bronchopneumonien auslösen können. Die gefürchtetste Komplikation einer Infektion mit *E. coli* ist jedoch die Entwicklung einer *Sepsis* (auch *«gramnegative Sepsis»* oder *«gramnegative Bakteriämie»* genannt). Die Inzidenz dieses früher seltenen, klinischen Problems verzeichnete während der vergangenen zwei Jahrzehnte einen 20fachen Anstieg. In den USA sterben nahezu 50% aller Patienten mit gramnegativer Sepsis, die über 100000 Todesfälle pro Jahr verursacht. Als Todesursache kommen unkontrollierbare endotoxämische Fieberreaktionen, eine disseminierte Erregerausbreitung mit Metastasenbildung sowie die durch Endotoxin ausgelöste Entstehung eines DIG oder eines Schocksyndroms in Frage.

Viele Faktoren tragen zum Anwachsen dieses klinischen Problems bei. Die Infektionen können wegen der Antibiotika-Resistenz der Erreger kaum ausgemerzt werden. Im Bemühen um die medikamentöse Kontrolle der lokalen Veränderungen werden Antibiotika-empfindliche Mikroorganismen in ihrem Wachstum gehemmt oder abgetötet, was den resistenten gramnegativen Keimen die Proliferation und den Übertritt ins Blut ermöglicht. Dieser unglückliche Ablauf stellt sich am ehesten bei prädisponierten, hospitalisierten Patienten ein, wie bei ganz jungen oder sehr alten, bei solchen, die an Diabetes mellitus, an hämatologischen oder neoplastischen Krankheiten leiden, oder schließlich bei denen mit geschwächter Immunabwehr. *Nicht alle Patienten mit gramnegativer Sepsis weisen eine lokale, klar ersichtliche, eitrige Entzündung auf.* Der vorübergehende Übertritt von Darmbakterien ins Blut ist offensichtlich ein alltägliches Ereignis. Beim Gesunden hat dies keine Folgen, während bei Individuen mit einer verminderten Abwehr immer die Gefahr einer Weiterentwicklung zur gramnegativen Sepsis besteht.

Die Gewebeläsionen, die durch invasive *E. coli*-Stämme hervorgerufen werden, sind in der Regel eitrig und lassen besondere Kennzeichen vermissen; eine Ausnahme bildet gelegentlich eine lokale Gasbildung, die einen Klostridien-Infekt vortäuschen kann, sich aber im Geruch unterscheidet. Infektionen mit *Escherichia coli* oder Coli-haltige Mischinfektionen können auch gangränös werden, insbesondere solche der Bauchorgane.

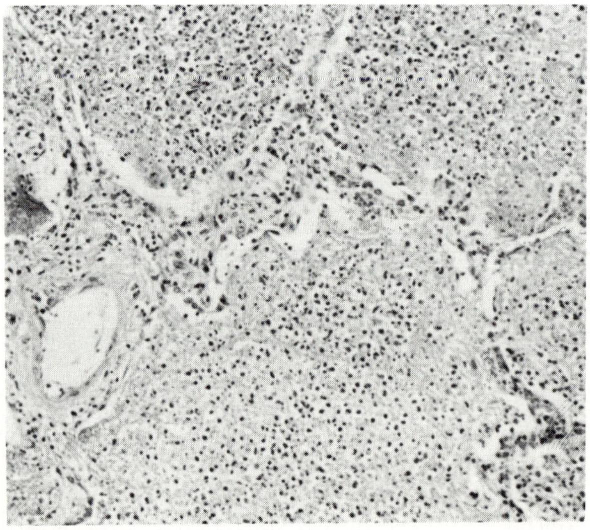

Abb. 7.16: Klebsiellen-Pneumonie. Alveolen mit Exsudat gefüllt; Zerstörung der Alveolarsepten.

Muskelstarre und hohe Fieberzacken fehlen zu Beginn einer Coli-Sepsis selten und treten bei einer durch gramnegative Bakterien verursachten Cholangitis oder bei Leberabszessen besonders häufig auf.

Klebsiella- und Enterobacter-Infektionen

Klebsiella pneumoniae (früher unter der Bezeichnung «Friedländer-Bazillus» bekannt) und *Enterobacter aerogenes* sind weitverbreitete Enterobakterien, die so eng verwandt sind, daß sie sich für praktische Bedürfnisse überhaupt nicht unterscheiden. Das Spektrum der durch diese Bakterien hervorgerufenen Krankheiten umfaßt schwere, lobuläre oder lobäre Pneumonien, Infektionen des Harntrakts und verschiedene septische, jedoch keine enterotoxischen Läsionen. Bei *Klebsiella pneumoniae* handelt es sich um einen aeroben, Laktose-spaltenden Keim mit einer dicken, mukoiden Kapsel. Er findet sich selten als Kommensale im Mund- und Rachenbereich von Gesunden, läßt sich aber hier bei 20% der Spitalpatienten nachweisen. Zur Infektion der Lunge kommt es wahrscheinlich durch Inhalation oder Aspiration, besonders bei Patienten mit Schluckbeschwerden, mit einer Tracheostomie oder einem Atemtubus oder mit eingeschränkter Zilientätigkeit wegen Alkoholismus oder einer chronischen obstruierenden Lungenaffektion. Klebsiellen verursachen auch Harnwegsinfekte, besonders bei Abflußhindernissen, und sind oft an Mischinfektionen der Gallenwege beteiligt. Seltener sind sie Ursache einer eitrigen Entzündung der Nasennebenhöhlen, des Mittelohrs, des Mastoids oder der Meningen. In jedem dieser Fälle ist es sehr wichtig, diesen pathogenen Keim zu identifizieren, da er eine höhere Antibiotika-Resistenz aufweist als *E. coli*.

Klebsiella pneumoniae verursacht in der Regel Bronchopneumonien, die Ähnlichkeiten mit der durch andere gramnegative Erreger hervorgerufenen aufweisen, sich von ihnen aber durch eine ausgesprochene Tendenz zur Abszeßbildung und zur Mitbeteiligung der Pleura unterscheidet, besonders, wenn es sich um eine Aspirationspneumonie handelt, oder wenn sich der Klebsiellen-Infekt auf dem Boden einer vorbestehenden, chronischen Lungenkrankheit entwickelt. Bei einigen Patienten, meist bei Alkoholikern, die sich außerhalb eines Spitals infizieren, können Klebsiellen auch eine primäre, lobäre Pneumonie verursachen, die innert kurzer Zeit einen oder mehrere Lungenlappen betrifft und sich klinisch nicht von einer Pneumokokkenpneumonie unterscheidet (Abb. 7.16). Gelegentlich geht eine akute Pneumonie in eine persistierende chronische Lungeninfektion über, und Klebsiellen-Stämme konnten wiederholt aus Läsionen bei chronischer Bronchitis, Bronchiektasen und Lungenabszessen gezüchtet werden.
Eine durch *Klebsiella pneumonia* verursachte Septikämie, die sich durch Kältegefühl, Fieber, Unwohlsein und Abgeschlagenheit äußert, kann sich im Verlaufe einer Pneumonie oder von Infekten anderer Lokalisation einstellen. Manchmal kann der fokale Infektionsherd nicht identifiziert werden. Eine Klebsiellen-Sepsis verläuft meist äußerst fulminant, und der Tod tritt in der Regel ein, bevor es zur Bildung metastatischer Herde kommen kann.

Proteus- und Serratia-Infektionen

Das durch *Proteus mirabilis*, ein bewegliches, gramnegatives Stäbchen-Bakterium, hervorgerufene Krankheitsspektrum ist mit demjenigen von *E. coli* und *K. pneumoniae* vergleichbar. Proteus ruft am häufigsten chronische Infekte der Harnwege hervor und wird manchmal mit einer xanthogranulomatösen Form der Pyelonephritis in Zusammenhang gebracht. Eine Proteus-Pneumonie ist ungewöhnlich und tritt höchstens im terminalen Zustand bei Spitalpatienten auf. Der lobuläre Lungenbefall betrifft am häufigsten das posteriore Segment eines Oberlappens, meist auf der rechten Seite, wie bei einer Aspirationspneumonie. Häufig bilden sich auch Abszesse.
Die Infektion mit *Serratia marcescens* tritt häufig in Form einer Pneumonie in Erscheinung, kann sich aber auch in vielen andern Organsystemen manifestieren, wie auch im oberen Respirationstrakt, der bei Gesunden kaum je mit diesem Mikroorganismus besiedelt ist. Klinisch manifeste Infektionen sind weitgehend auf hospitalisierte, geschwächte oder immunsupprimierte Patienten beschränkt. Ihre Inzidenz wurde durch die simple Angewohnheit aller Spitalangestellten, sich häufig die Hände zu waschen, drastisch gesenkt. Dieser nosokomiale Erreger hat durch seinen Einsatz als «harmloser Mikroorganismus» eine gewisse Berühmtheit erlangt. Serratia wurde gewöhnlich dazu verwendet, den Medizinstudenten die Geheimnisse der Bakte-

rienkultur beizubringen. Einmal wurden in einer Studie über die Logistik der Verwendung bakterieller Kampfstoffe Serratia-haltige Aerosole im U-Bahnnetz von New York verteilt. Glücklicherweise kam es unter der exponierten gesunden Bevölkerung nicht zu einer Epidemie. Das Ganze weist eindrücklich, wenn auch unfreiwillig, auf die Wichtigkeit von Wirtsfaktoren bei der Pathogenese von Infektionen durch gramnegative Keime hin.[65]

Pseudomonas-Infektionen

Pseudomonas aeruginosa ist für Gesunde von geringer Virulenz, da der Keim die natürlichen Abwehrschranken des gesunden Wirtes kaum überwindet, insbesondere nicht die Phagozytose durch neutrophile Granulozyten. In prädisponierten Individuen verursacht Pseudomonas jedoch akute, nosokomiale und opportunistische Infektionen. Der Keim, früher bekannt unter der Bezeichnung *Bacillus pyocyaneus*, wurde zu einem der verbreitetsten und gefährlichsten Verursacher von Sekundärinfekten. Pseudomonas ist im Spitalbereich weit verbreitet und konnte schon in Waschbecken, Seifenschalen, Nasenschläuchen, Kinderbetten und sogar in Flaschen, die Antiseptika enthielten, nachgewiesen werden. Der Keim überlebt auch auf feuchter Haut oder im Darmlumen einiger gesunder Individuen, und er besiedelt den Pharynx von Patienten, die unter Antibiotika-Therapie stehen. Von diesen vielen Infektionsquellen entwickeln sich Miniepidemien in Kleinkindersälen, Intensivpflegestationen und *vor allem in Einheiten, die für die Behandlung von Verbrennungen spezialisiert sind, wo Pseudomonas unter den Erregern von Hautinfektionen und einer Sepsis die erste Stelle einnimmt.* Die moderne Praxis des frühzeitigen Abdeckens von Verbrennungen mit antibakteriellen Medikamenten oder durch Hauttransplantate wurden weitgehend mit dem Ziel entwickelt, die oberflächliche Kontamination der Wunden durch Pseudomonas oder weiterer ambienter Mikroorganismen zu verhindern.[66] Die Gefahr einer Pseudomonas-Infektion ist auch für Frühgeborene, für Patienten mit einer Neutropenie oder jeder Form einer ausgedehnten Verletzung sowie für immunsupprimierte Individuen besonders groß. Wenn es dem Keim gelingt, sich im Wirt zu etablieren, erweist sich seine Pathogenizität als sehr hoch. Eine Reihe von Toxinen wurden aus verschiedenen Bakterienstämmen isoliert, darunter eine ADP-Ribosyl-Transferase (als «Exotoxin A» bezeichnet), ein tödlich wirkendes Toxin, das in Mikrogramm-Dosen ein Kaninchen tötet, sowie ein Leukozidin. Einige Pseudomonas-Stämme führen zu chronischen Infektionen der Harnwege, des äußeren Ohrs und des Bronchialbaums, besonders bei Patienten mit Mukoviszidose und rekurrenten Bronchopneumonien. *Pseudomonas maltophila* und *P. cepacia* kommen seltener vor, weisen jedoch eine ähnliche Pathogenität auf.

Pseudomonas ist nicht nur für Infektionen der äußeren Körperoberfläche verantwortlich, sondern kann auch primär den Harntrakt oder die Lunge befallen, wobei in beiden Fällen die Gefahr einer gramnegativen Sepsis besteht. Unabhängig von der Infektionsquelle ist die Lunge häufig mitbeteiligt, und die sich daraus entwickelnde Pneumonie wird zum wesentlichen Element des septischen Prozesses. Eine frühe Lungenbeteiligung durch Inhalation oder als Folge einer hämatogenen Streuung ist daher immer ein ominöses Zeichen. Die Pseudomonas-Infektionen der Harnwege verlaufen meist weniger heftig und neigen eher zur Chronizität. Die erfolgreiche Überwindung dieser Infektionen beruht sowohl auf der Wirtsabwehr (besonders auf einer normalen Funktion der neutrophilen Granulozyten) wie auch auf der Wahl des geeigneten Antibiotikums. Dieses gramnegative Stäbchenbakterium besitzt die bösartige Eigenschaft, die Stelle von medikamentös supprimierten oder eliminierten Erregern einzunehmen. Persistierende Infektionen entpuppen sich daher oft als Superinfektionen durch Pseudomonas, gegen welche die ursprünglich eingeleitete Behandlung wirkungslos geworden ist. Daraus leitet sich die Wichtigkeit regelmäßiger bakteriologischer Folgeuntersuchungen bei hospitalisierten Patienten ab.

Im mikroskopischen Bild erweist sich die *P. aeruginosa*-Infektion als Prototyp einer nekrotisierenden Entzündung. Das Gewebe ist von blaugefärbten Massen der sich vermehrenden Mikroorganismen übersät, insbesondere in der Wand von Blutgefäßen, wo die Zellen im Sinne einer Koagulationsnekrose zugrunde gehen und die Zellkerne verschwinden (Abb. 7.17). Das Bild einer durch gramnegative Bakterien verursachten Vaskulitis, begleitet von Thrombosierung und lokalen Blutungen, ist zwar nicht pathognomisch, jedoch sehr typisch für eine Pseudomonas-Infektion. Die überraschend geringe Zahl der beteiligten neutrophilen Granulozyten ist zum Teil auf eine vorbestehende Neutropenie, zum Teil aber auf den heftig verlaufenden Nekroseprozeß zurückzuführen. Makroskopisch bietet die Pseudomonas-Pneumonie in ihrer Ausbreitung in den terminalen Luftwegen das Bild eines «Lilienmusters», das durch das eindrückliche Nebeneinander von weißlichen Nekrosebezirken und dunkelroten Blutungsherden hervorgerufen wird. Bei infizierten Hautverbrennungen kommt es zur ungehemmten Proliferation der Erreger, die sich bis in die Tiefe ausbreiten und über einen Venenbefall eine massive Bakteriämie auslösen. Die scharf begrenzten, nekrotischen und hämorrhagischen Hautläsionen von ovaler Form wie sie häufig bei einer Bakteri-

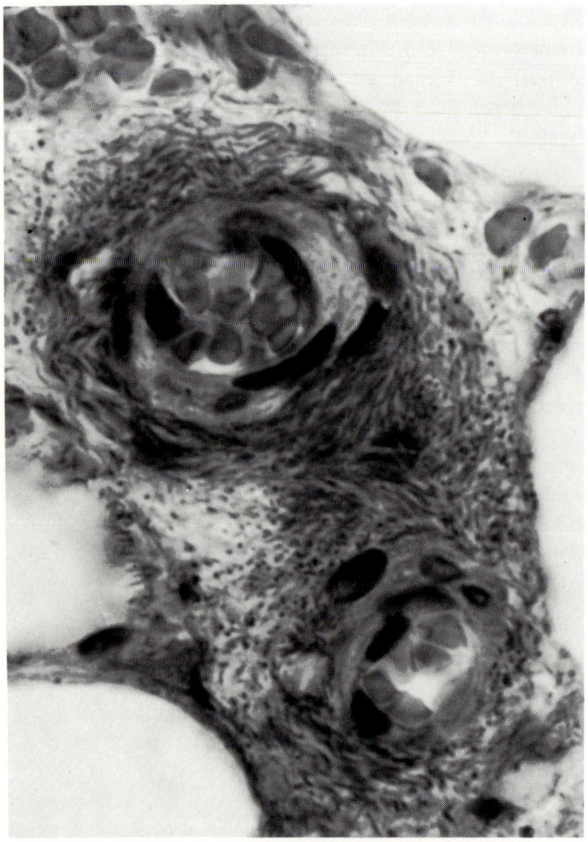

Abb. 7.17: *Pseudomonas*-Vaskulitis. Die vielen Mikroorganismen bilden einen perivaskulären Schleier.

ämie beobachtet werden, tragen die Bezeichnung eines «Ecthyma gangraenosum». Am Grund dieser Läsionen finden sich dieselben Zeichen einer Pseudomonas-Vaskultitis wie in der Lunge. Die Bakteriämie führt oft zu einer DIG. Auch die Herzklappen können infiziert werden[67], und bei Beteiligung des Gehirns kommt es zu kortikalen Nekroseherden, begleitet von einer Entzündung in den Leptomeningen.

Pseudomonas-Infektionen bei Patienten mit einer funktionell intakten Abwehr manifestieren sich in der Regel als lokalisierte, eitrige Läsionen, wie Abszeßbildung und streifenförmige Infiltrate in der Niere bei Pyelonephritis. Gelegentlich verleihen pigmentbildende *P. aeruginosa*-Stämme dem Eiter einen bläulichen Farbton (daher das früher gebrauchte Attribut «pyocyaneus»). Als Folge einer vernachlässigten Otitis kann sich eine eitrige Meningitis einstellen, besonders dann, wenn eine inadäquate Antibiotika-Behandlung zur Elimination anderer ursprünglich beteiligter Keime führte.

Die Mortalität der Pseudomonas-Infektionen konnte mit immer wirkungsvolleren Antibiotika gesenkt werden, ist aber immer noch recht hoch. Die Wahl des geeigneten Antibiotikums ist wegen der Möglichkeit des Austausches von Resistenzplasmiden mit andern Bakterien besonders bei Spitalstämmen sehr kritisch.

Legionella-Infektionen

Als am Jahreskongreß 1976 der American Legion in Philadelphia eine Gruppe von Teilnehmern an einer Pneumonie mit tödlichem Ausgang erkrankten, wurde eine Mikrobenjagd ausgelöst, die zur unerwarteten Entdeckung eines bisher unbekannten gramnegativen Pathogens führte, der *Legionella pneumophila*. Das Bakterium konnte zunächst durch eine Silberfärbung in infiziertem Gewebe sichtbar gemacht werden, und anschließend gelang seine Züchtung auf Spezialnährböden. Weitere Untersuchungen deckten auf, daß Legionellen bereits im Jahre 1947 als «Rickettsien-ähnliche Organismen» beschrieben worden waren[68] und schon seit mehreren Jahren sporadische Ausbrüche von Pneumonien unbekannter Ätiologie verursacht hatten.[69] Die neue Legionella-Spezies wurde in die Familie der menschenpathogenen gramnegativen Bakterien aufgenommen und umfaßt *L. micdadei* (das «Pittsburgh-Pneumonie-Agens»), *L. bozemanii, L. dumoffii* und *L. gormanii*, die alle nur als weitverstreute Isolate bekannt waren. Schließlich wurde der Respirationstrakt als Übertragungsweg für Legionellen identifiziert, und es stellte sich heraus, daß Wasserreservoirs und wassergekühlte Klimageräte die wichtigsten Infektionsquellen darstellen. In diesen Wasserbehältern, die auch blau-grüne Algen und freilebende Amöben beherbergen, können Legionellen offenbar jahrelang überleben.

Bei den Legionellen handelt es sich um kleine gramnegative, Flagellen-tragende Stäbchen von polymorpher Gestalt. Sie sind am besten sichtbar in der Immunfluoreszenz, eine Methode, mit der sie gleichzeitig typisiert werden können. Die Bakterien sind mit der Dieterle-Silberfärbung oder einer modifizierten Gramfärbung auch im Gewebe nachweisbar (in Ausstrich- oder Abklatschpräparaten leichter als im histologischen Schnitt). *L. micdadei* erweist sich im Gewebe, nicht jedoch in der Kultur als schwach säurefest. Legionellen setzen eine Katalase und weitere Enzyme frei, und ihre kapsellosen Zellwände besitzen Endotoxin-Eigenschaften. Bisher wurden sechs Serotypen von *L. pneumophila* identifiziert, von denen einige häufiger als Pathogene nachgewiesen werden als andere, sich jedoch im Schweregrad der hervorgerufenen Krankheit nicht unterscheiden. Die Hintergründe der Pathogenität der Legionellen sind immer noch ungeklärt. Die Keime werden rasch durch neutrophile Granulozyten und Monozyten phagozytiert und in aktivierten Monozyten abgetötet; nicht allen Makrophagen gelingt es offensichtlich, die Erreger zu eliminieren[70], und es scheint in der Frühphase der Krankheit sogar zur Keimvermehrung innerhalb von Phagolysosomen zu kommen.[71] Auch bei dieser Infektion spielt die Wirtsabwehr eine wichtige Rolle, denn die schwersten Krankheitsfälle treten bei immunsupprimierten oder geschwächten Spitalpatienten auf.[68] Auf bestimmte Wohngebiete beschränkte Ausbrüche, die auf eine gemeinsame Wasserversorgung zurückgeführt werden können, sind gekennzeichnet durch zwei grundverschiedene Krankheitsmuster: 1) das Pontiac-Fieber, eine klinisch milde, selbstlimitierende, fieberhafte Erkrankung, die keine Todesfälle verursacht; und 2) die Legionärskrankheit, eine schwere Pneumonie mit einer Letalität von 10–20% der Patienten, die keine entsprechende antibiotische Behandlung erhalten. In den USA werden jährlich um die 1000 neue Fälle gemeldet.

Die Legionärskrankheit beginnt nach einer Inkubationszeit von fünf Tagen mit einem Fieberanstieg, einem trockenen Husten, Abgeschlagenheit, Brust- und Bauchschmerzen, Verwirrtheit und gelegentlich mit einer Diarrhoe. Ähnlich wie bei Typhus besteht eine Diskrepanz zwischen dem kaum beschleunigten Puls und der hohen Körpertemperatur, und eine deutliche Leukozytose mit Linksverschiebung kann fehlen. Schwere Fälle zeichnen sich aus durch die Produktion von spärlichem blutigen Sputum, eine zunehmende Atemfrequenz, hohes Fieber und zahlreiche Allgemeinsymptome. Todesursache kann ein Atemversagen oder, bei einigen Fällen, ein schockartiges Syndrom mit DIG und einem Nierenversagen sein. Wenn rechtzeitig eingesetzt, können Erythromyzin oder ein anderes Breitspektrum-Antibiotikum die Krankheit verkürzen. Infektionen mit *L. bozemanii* sind kaum zu beherrschen, und bis heute hat noch kein Opfer überlebt.

Alle Legionellen-Spezies verursachen eine lobuläre, fibrinös-eitrige Pneumonie, deren Neigung zur Konfluenz so weit geht, daß manchmal ein Lappenbefall vermutet werden kann. Schon in Frühphasen der Krankheit übersteigt die Zahl der Monozyten/Makrophagen im Infiltrat diejenige der neutrophilen Granulozyten, wo es zum Untergang von Granulozyten und Makrophagen mit Bildung von Kerntrümmern (Leukozytoklasis) kommt. In der Peripherie des Nekroseherdes beobachtet man eine Vermehrung der Pneumozyten, die Auskleidung der Alveolarwände durch hyaline Membranen und ein Ödem. Bei immunsupprimierten oder künstlich beatmeten Patienten können diese Veränderungen einer diffusen Alveolarschädigung zum Verwechseln ähnlich sehen und der Entwicklung einer DIG vorangehen. Im Eiterherd finden sich massenhaft Erreger, die auch innerhalb großer, schaumförmig aufgetriebener Makrophagen oder einzelner neutrophiler Granulozyten nachgewiesen werden können. Die Wände kleiner Lungenarterien und -venen können im Rahmen einer kräftigen sekundären Entzündungsreaktion geschädigt und thrombotisch verschlossen werden. Die zahlreich auftretenden Abszesse sind in der Regel klein und konfluieren kaum. Diese destruktiven Veränderungen erklären, weshalb der Prozeß der Organisation und Vernarbung viel Zeit in Anspruch nimmt und dem Patienten eine lange Rekonvaleszenz beschert. Manchmal entsteht eine mäßige fibrinöse Begleitpleuritis, wobei häufiger ein seröses als ein eitriges Pleuraexsudat gebildet wird. Die größeren Luftwege sind kaum verändert, im Gegensatz zu den Bronchiolen, die weitgehend durch Exsudat verstopft sind, was vielleicht die spärliche Sputumproduktion erklärt. Sogar wenn ein ganzer Lungenlappen betroffen ist, befinden sich die Einzelläsionen nicht, wie bei der lobären Pneumokokken-Pneumonie, im selben Entwicklungsstadium. Zusammengefaßt bietet sich das Bild einer konfluierenden bakteriellen Bronchopneumonie, das sich grundlegend vom, interstitiellen Muster einer Virus- oder Rickettsien-Pneumonie unterscheidet.

Eine Bakteriämie konnte bei Patienten mit einer Lungenbeteiligung wiederholt nachgewiesen werden. Legionellen und gelegentlich kleine Nekroseherde finden sich auch in den hilären Lymphknoten und in verschiedenen parenchymatösen Organen. Das Auftreten einer Mikrohämaturie oder eines unerklärlichen Nierenversagens ist bei Patienten mit Legionärskrankheit nicht ungewöhnlich.

Die Legionellen-Pneumonie weist mit ihrem sporadischen Auftreten bei empfänglichen Patienten, dem konfluierenden lobulären Verteilungsmuster der Läsionen sowie den toxischen Begleitsymptomen sehr viele Ähnlichkeiten mit Pneumonien auf, die durch andere gramnegative Bakterien verursacht werden. Das spärliche Sputum enthält jedoch kaum Leukozyten, und auf Routine-Nährböden gelingt es meist nicht, ein überzeugendes Bakterienwachstum hervorzubringen. Auch auf Spezialnährböden wachsen Legionellen nur langsam, so daß eine Frühdiagnose mit Erregernachweis oft auf invasive Methoden, wie Lungenaspiration oder -biopsie, angewiesen ist. Der radiologische Befund widerspiegelt die Verteilung sowie die Vielfalt der Lungenveränderungen und normalisiert sich nur langsam.

Infektionen durch anaerobe, gramnegative Bakterien

Nur wenige der ungefähr 400 Arten gramnegativer Anaerobier, die als Kommensalen im menschlichen Darm, in der Vagina und in der Mundhöhle vorkommen, können sich invasiv verhalten. Die Häufigkeit, mit der es dennoch zu einer Invasion kommt, wird wahrscheinlich unterschätzt. In Lungenabszessen nach einer Aspiration oder in Infektionsherden, die durch eine Verletzung oder den Austritt von Darminhalt entstanden, finden sich derartige Mikroorganismen fast immer neben anderen Bakterien. Ihre Anwesenheit kann jedoch nur unter Anwendung strikter Anaeroben-Techniken nachgewiesen werden. Bei einem Abdominalabszeß, bei einer Beckenperitonitis und bei einem Lungenabszeß sowie bei einer daraus entstandenen Septikämie muß daher stets an die Möglichkeit einer Mitbeteiligung von Anaerobiern gedacht werden.

Neben Clostridien werden Bacteroides, Fusobacterium, Peptococcus und Peptostreptococcus am häufigsten in Isolaten gefunden, die auf Anaerobier untersucht wurden. Die beiden dominanten Gruppen sind *Bacteroides fragilis*, ein Darmbewohner, und *Bacteroides melaninogenicus*, ein Kommensale der Mundhöhle, der auch mit der Pathogenese der Parodontitis in Zusammenhang gebracht wird. Beide Gruppen umfassen mehrere Spezies und Subspezies, und man kennt Hunderte von Stämmen, die sich jedoch alle ähnlich verhalten. Diese Anaerobier können über Lücken der Abwehrschranken ins Gewebe gelangen, meist zusammen mit einem virulenteren bakteriellen Eindringling, und sich in abgestorbenen Gewebebezirken etablieren und vermehren. Die Virulenzfaktoren von Bacteroides sind auch heute erst teilweise bekannt. Das Endotoxin, ebenfalls ein Lipopolysaccharid der Zellwand, unterscheidet sich chemisch von demjenigen anderer gramnegativer Bakterien, und eine *B. fragilis*-Bakteriämie führt selten zur DIG oder zu Blutungen. Andererseits besitzen pathogene *B. fragilis*-Stämme eine Polysaccharidkapsel, welche die Adhäsion an das Mesothel des Peritoneums zu erleichtern scheint.[72] Zudem produzieren diese Bakterien eine Kollagenase und eine Superoxid-Dismutase.

Bacteroides melaninogenicus kann, zusammen mit aeroben Mikroorganismen, aus Abszessen und Phlegmonen, die sich oberhalb des Zwerchfells befinden (d. h. in Mundboden, Retropharynx, Lunge oder gar im Gehirn), isoliert werden. *Bacteroides fragilis* beteiligt sich typischerweise – als Verursacher oder bloßer Mitspieler – an intraabdominalen oder retroperitonealen Abszessen sowie an der Beckenperitonitis bei Frauen, die älter als 20 Jahre sind. Gelegentlich kommt es auch zur Infektion einer abdominal-chirurgischen Wunde, und *B. fragilis* wird zudem in Lungenabszessen gefunden. Der bei allen diesen Infektionen gebildete Eiter ist häufig dunkel und übelriechend, vor allem bei Lungenabszessen, und die Eiterherde sind schlecht abgrenzbar. In jeder weiteren Hinsicht entsprechen die Veränderungen jedoch denjenigen, die im Rahmen anderer pyogener Infektionen angetroffen werden.

Der Verlauf einer Bacteroides-Infektion hängt von der Abwehrfähigkeit des Patienten ab. Junge Frauen überwinden eine Beckenperitonitis verhältnismäßig leicht. Abwehrgeschwächte Patienten entwickeln sehr oft eine Septikämie, die mit einer hohen Mortalitätsrate einhergeht. *B. fragilis* ist ein wahrer Sammler von R-Faktoren und weist notorisch eine multiple und wechselhafte Resistenz gegenüber den üblichen Antibiotika auf. Eine chirurgische Drainage der Eiteransammlungen ist für die erfolgreiche Behandlung ebenso bedeutungsvoll wie der kombinierte Einsatz von Antibiotika. Unter Anwendung dieser Kriterien gelang es, die Mortalitätsraten drastisch auf ungefähr 10% zu senken.[73] Wahrscheinlich wurden aber weitere Fälle, bei denen eine Mitbeteiligung von Anaerobiern nicht erkannt wurde, unter verschiedenen Diagnosen als Therapieversager registriert.

Infektionen im Kindesalter

Drei Bakterienspezies, *Haemophilus influenzae, Bordetella pertussis* und *Corynebacterium diphtheriae*, verursachen bevorzugt Infektionen bei Kindern, die durch mütterliche Antikörper nicht mehr geschützt sind, und bei denen noch kein Kontakt mit diesen oder anderen Bakterien zum Aufbau einer aktiven Immunisierung stattfand. Erwachsene erkranken kaum je an einer Infektion mit den genannten Erregern; Ausnahmen bilden Individuen, die infolge einer Viruskrankheit, Alkoholismus oder eines chronischen Leidens in ihren Abwehrfunktionen geschwächt sind. Zur Zeit der Jahrhundertwende erkrankten regelmäßig um die 80% aller Kinder an Keuchhusten, und auch die Diphtherie galt als häufige und gefürchtete Krankheit, die mit einer Mortalitätsrate von 35% einherging. Routineimpfungen im Säuglingsalter brachten diese Pandemien zum Verschwinden, jedoch wurde keine der beiden Krankheiten vollständig ausgerottet. Das größte Problem in unseren Tagen sind immer noch Infektionen mit *Haemophilus influenzae*, ganz besonders bei Kindern im ersten Lebensjahr, die erst einen unvollständigen Impfschutz aufweisen. *H. influenzae* verhält sich zudem invasiv, während *B. pertussis* und *C. diphtheriae* lediglich oberflächliche Gewebeschichten infizieren und ihre krankmachende Wirkung der Produktion von Toxinen verdanken.

Haemophilus influenzae-Infektionen

Haemophilus influenzae ist ein kapseltragender, gramnegativer Mikroorganismus von kugeliger oder pleomorpher Form, der in erster Linie eine Meningitis oder Infekte der oberen Atemwege verursacht, aber manchmal auch eine Pneumonie, eine Endokarditis oder verschiedenartige eitrige Infektionen auslöst. Viele der durch *H. influenzae* verursachten Infektionen weisen einen mittleren Schweregrad auf und können durch eine Antibiotika-Therapie unter Kontrolle gebracht werden. Bei Kindern kann sich eine Meningitis, Bronchiolitis oder eine obstruierende Epiglottitis rasch zu einem lebensbedrohlichen Zustand mit einer Mortalitätsrate von 8% entwickeln.

Bei über 90% der menschlichen *H. influenzae*-Infektionen handelt es sich beim ätiologischen Agens um einen kapseltragenden Vertreter des B-Stammes. Gelegentlich erweisen sich zudem andere, auch kapsellose Stämme sowie zwei verwandte Spezies, *H. parainfluenzae* und *H. aphrophilus*, als pathogen. Die mukoide Kapsel verleiht dem Erreger, ähnlich wie den Pneumokokken, einen gewissen Schutz vor der Phagozytose. Unter dem Einfluß spezifischer Antikörper kommt es zur *Kapselquellung*, eine Reaktion, die in der serologischen Diagnostik Verwendung fand. Mit empfindlichen Methoden (Limulus-Assay) kann bei einzelnen Fällen von Haemophilus-Meningitis im Liquor Endotoxin nachgewiesen werden. Auf dem B-Antigen basiert die moderne serologische Diagnostik, und dieses Antigen wird auch in Impfstoffen verwendet. Ausgerechnet die jüngsten Patienten, die besonders dringend einen Impfschutz benötigen, bringen jedoch nur eine schwache Anti-B-Antikörperproduktion zustande. Man kennt Antigengemeinschaften zwischen Antigenen von Haemophilus und gewissen *E. coli*-Stämmen, was die altersabhängigen Immunitätsverhältnisse erklären könnte.

Höchstens 6% aller Kinder weisen in ihrer Mundhöhle *H. influenzae* vom Typ B auf, doch scheint das Trägertum für andere Stämme weit verbreitet zu sein. Der Eintritt des Erregers erfolgt über den Respirationstrakt, und die Krankheitsfälle treten in kleinen Gruppen oder sporadisch in Kindertagesheimen oder in Familien auf, d.h. nicht, wie bei Meningokokken-Infektionen, in Kleinepidemien. Die meisten Fälle von Haemophilus-Meningitis ereignen sich in der Altersgruppe der Kinder zwischen zwei Monaten und sieben Jahren. Die Krankheit tritt plötzlich auf oder folgt einem unspezifischen Prodromalstadium mit Ohrenschmerzen oder Durchfall. Nackensteifigkeit und andere neurologische Hinweise auf eine Meningitis sind möglich. Als Folge der Endotoxin-Freisetzung sind die systemischen Krankheitserscheinungen markant, und der klinische Zustand kann sich, besonders bei Säuglingen, mit überraschender Geschwindigkeit verschlechtern. Viel zu oft führt eine zu spät einsetzende Behandlung zum Tode oder zu einem bleibenden neurologischen Schaden. Die grippeähnliche Haemophilus-Epiglottitis sowie weitere respiratorische oder systemische Infektionen treten eher in höheren Altersgruppen auf.

Der Nachweis gramnegativer Kokken im eitrigen Exsudat oder im Liquor läßt stark vermuten, daß eine *H. influenzae*-Infektion vorliegen könnte. Die Kultivierung des Erregers auf speziellen Anreicherungsnährböden gelingt problemlos, und hochspezifische Schnellteste zum Nachweis des B-Antigens sind kommerziell erhältlich (Gegenstrom-Immunelektrophorese, Latexagglutination und ELISA). Zur Zeit erweisen sich die meisten *H. influenzae*-Stämme als Antibiotika-empfindlich, doch nimmt die Zahl Beta-Laktamase-haltiger Erreger ständig zu.

Bei den von *Haemophilus influenzae* verursachten Läsionen handelt es sich – wie bei den von Pneumokokken hervorgebrachten – um exsudative Entzündungsreaktionen, deren Exsudat reich an neutrophilen Granulozyten und Fibrin ist. Die durch den hohen Fibringehalt bedingte Zähflüssigkeit ist dafür verantwortlich, daß die Entzündung nur langsam überwunden wird und manchmal mit erheblicher Narbenbildung einhergeht. Infektionen der Atemwege reichen von einer minimalen Pharyngitis, einer Otitis media, einer Sinusitis oder einer Tonsillitis (die Ähnlichkeiten mit einer Virusinfektion aufweist) bis zur schweren, fieberhaften Bakteriämie, die sich zudem meist als gegen die üblichen Antibiotika resistent erweist. Eine **akute Epiglottitis** und vergleichbare Infekte werden viel häufiger durch *H. influenzae* verursacht als durch irgendeinen anderen pathogenen Keim. Dabei kommt es innert kürzester Zeit zu Rötung und Schwellung der Uvula, der Epiglottisfalten und der Stimmbänder, so daß der Patient oft innerhalb der ersten 24 Stunden erstickt, sofern nicht die Luftzufuhr mit einer Tracheotomie wiederhergestellt wird. Auch eine **deszendierende Laryngotracheobronchitis** kann zur Obstruktion der Atemwege führen, dann nämlich, wenn die kleineren Bronchien durch das zähflüssige, fibrinreiche Exsudat verstopft werden. Bei diesen mit Atemhindernissen verbundenen Zuständen handelt es sich um akut lebensbedrohliche pädiatrische Notfallsituationen. Eine *Haemophilus influenzae*-**Pneumonie** kann sowohl bei Kindern als auch bei Erwachsenen auftreten. Die Pneumonie entwickelt sich entweder aus einer Infektion des Respirationstrakts oder als Folge einer daraus entstandenen Bakteriämie, oder aber es handelt sich um eine von einem anderen Infektionsherd ausgehende Komplikation. Die Pneumonie verläuft besonders schwer, wenn sie sich auf eine virale oder bakterielle Lungeninfektion aufpfropft. Meist kommt es zu einer lobulären, herdförmigen Konsolidierung des Lungenparenchyms. Wenn allerdings die Lungenherde konfluieren und ganze Lungenlappen miteinbezogen werden, unterscheidet sich das Bild kaum mehr von demjenigen einer Pneumokokken-Pneumo-

nie, und einzig die Resultate der bakteriologischen Untersuchung bringen eine Klärung.
Haemophilus influenzae ist der häufige Einzelerreger, der bei Kindern bis zum Alter von fünf Jahren eine **eitrige Meningitis** verursacht. Die pathologischen Veränderungen sind mit denjenigen bei anderen pyogenen Infektionen identisch. Das Exsudat ist wegen des hohen Fibringehalts besonders zähflüssig.
Haemophilus verursacht noch weitere Infektionen. Eine akute eitrige Konjunktivitis bei Kindern («pink eye»), deren Ätiologie während langer Zeit *H. aegypticus* (Koch-Weeks-Bazillus) zugeschrieben wurde, wird eindeutig durch *H. influenzae* ausgelöst. Wie andere Vertreter der gramnegativen Bakterienstämme auch, kann Haemophilus bei meist allgemein geschwächten, älteren Patienten zudem Septikämie, Endokarditis, Pyelonephritis, Cholezystitis oder eitrige Arthritis verursachen. Alle diese Läsionen weisen die morphologischen Kennzeichen auf, die allen, durch Eitererreger hervorgerufenen Infekten gemeinsam sind.

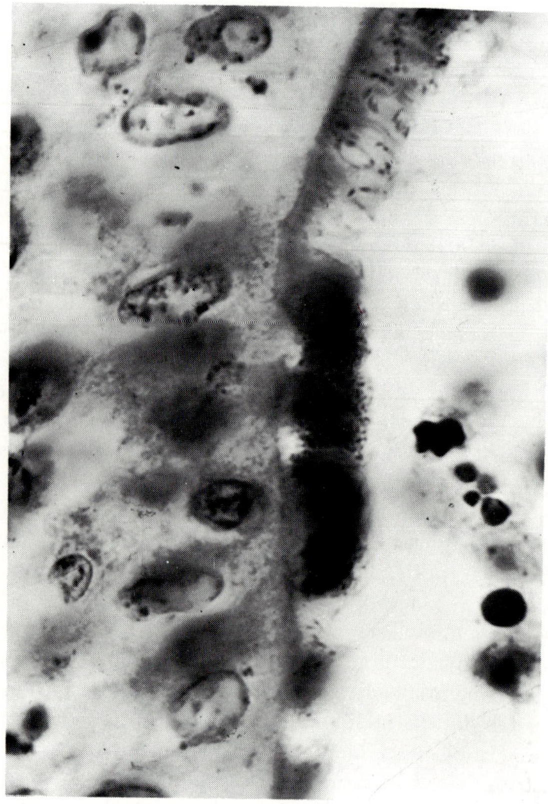

Abb. 7.18: Keuchhusten. Starke Vergrößerung des bronchialen Zylinderepithels mit an Zilien haftenden Mikroorganismen.

Keuchhusten *(Bordetella pertussis)*

Keuchhusten (oder Pertussis) ist eine akute, sehr ansteckende, meist selbstlimitierende Kinderkrankheit, gekennzeichnet durch heftige Hustenparoxysmen mit anschließendem lautem, inspiratorischem Stridor (Keuchen). Die Krankheit wird durch *B. pertussis* verursacht, einem kleinen, pleomorphen, gramnegativen Bakterium. Mildere Formen des Keuchhustens weisen Ähnlichkeiten mit einer gewöhnlichen Attacke einer akuten Bronchitis auf. Andererseits können sich allerdings Keuchhusten-ähnliche Anfälle auch bei Adenovirus- oder anderen Infektionen der oberen Luftwege (URI) ereignen. Die weitverbreitete und konsequente Impfung mit einem kombinierten Impfstoff gegen Diphtherie, Pertussis und Tetanus (DPT) hat die Keuchhustenprävalenz in den USA auf weniger als 12 000 Fälle pro Jahr gesenkt; niemand denkt jedoch daran, die Krankheit könnte vollständig zum Verschwinden gebracht werden.
Der für Keuchhusten verantwortliche Mikroorganismus, *B. pertussis*, weist einen deutlichen Tropismus für den Bürstensaum der Bronchialschleimhaut auf, wo sich Bakterienkolonien bilden, ohne daß es zum Eindringen der Erreger ins Gewebe kommt (Abb. 7.18). Man nimmt an, daß das von den Bakterien an dieser Stelle gebildete Exotoxin für die meisten Krankheitsmanifestationen verantwortlich ist (gesteigerter Hustenreflex, periphere Lymphozytose, Abgeschlagenheit und – trotz geringen Fiebers – häufiger Gewichtsverlust).[74] Diese Symptome und Zeichen können so lange weiterbestehen, bis das auch nach Elimination der Keime intrazellulär noch vorhandene Toxin abgebaut worden ist. Der Schlüssel für Erholung und immunologischen Schutz sind sekretorische Antikörper der Klasse IgA, die den für die Keimproliferation erforderlichen Schritt der Adhäsion verhindern.

Die morphologischen Veränderungen des Respirationstrakts, die beim Vollbild einer Pertussis beobachtet werden, gleichen denjenigen bei andern Formen einer Laryngotracheobronchitis. Bei schweren Fällen finden sich Erosionen der Bronchialschleimhaut, verbunden mit lokaler Hyperämie und mukopurulentem Exsudat. Dabei bleiben jedoch die Alveolen immer frei und intakt. Parallel zur eindrücklichen Lymphozytose im peripheren Blut (bis zu 90%) kommt es zur Hyperzellularität und Vergrößerung der Lymphfollikel in der Schleimhaut sowie der peribronchialen Lymphknoten.

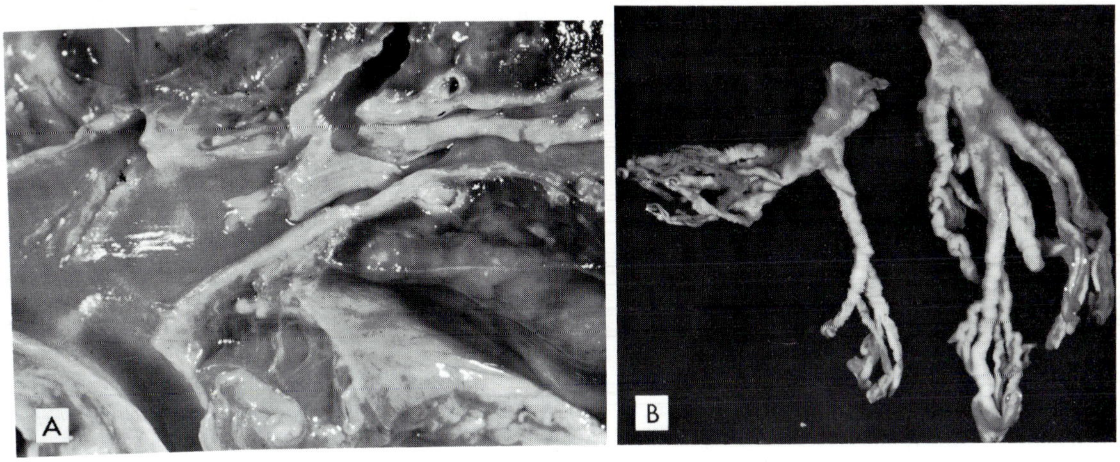

Abb. 7.19: Diphtherische Pseudomembran in einem Bronchus *(A)*, der als Ausguß (aus der Lunge entfernt) den peripheren Bronchialbaum füllt *(B)*.

Nach einer Inkubationszeit von sieben bis zehn Tagen beginnt die Krankheit mit dem Einsetzen von katarrhalischem Husten und Niesen. Nach dieser unspezifischen Initialphase setzen die typischen Hustenanfälle ein. Das äußerst heftige Husten kann zu einem Luftaustritt aus den überdehnten Luftwegen führen, und es entsteht im Extremfall ein subkutanes Emphysem. Häufig jedoch werden durch Hypoxie und die ständige, zur Erschöpfung führende Hustenanstrengung Krämpfe ausgelöst. Diese krampfartigen Hustenanfälle können über den Fieberabfall hinaus anhalten, aber in den meisten Fällen kommt es im Verlaufe mehrerer Tage zu einer allmählichen Normalisierung, und zwar mit oder ohne Behandlung. Die Rolle von Pertussis bei der Entstehung einer chronischen, obstruierenden Lungenerkrankung bei Erwachsenen steht schon seit langer Zeit zur Debatte, wobei Hinweise auf eine Mitbeteiligung von *B. pertussis* recht spärlich sind. Keuchhusten hinterläßt meist keine Spuren und heilt komplikationslos.

Diphtherie *(Corynebacterium diphtheriae)*

Diphtherie ist eine akute, ansteckende Krankheit, die bei Kindern im Alter von 2–15 Jahren auftritt. Der Erreger, *C. diphtheriae*, besiedelt den Respirationstrakt, verursacht eine Ulzeration der Schleimhaut und löst die Bildung einer entzündlichen Membran aus, während ein durch Phagenvermittlung produziertes Toxin zur Fernschädigung vor allem des Myokards und des Nervensystems, aber auch anderer Organe führt. Das Ausmaß des Befalls der Atemwege reicht von einer Diphtherie der Nasenschleimhaut bis zu einer peripheren, obstruierenden Bronchitis («Croup»). Erwachsene werden selten betroffen, und die Infektion spielt sich in diesen Fällen meist im Respirationstrakt oder in der Haut ab. Die *C. diphtheriae*-Stämme werden aufgrund des von ihnen gebildeten Toxins in eine *var. mitis* (schwach) und *var. gravis* (schwer) unterteilt, aber eine unbehandelte Diphtherie geht in jedem Fall mit einer hohen Mortalität einher und kann ernsthafte Schäden hinterlassen. Während die Diphtherie früher zu den häufigsten Infektionskrankheiten im Kindesalter zählte, tritt sie heute nur noch auf bei Kindern, die nicht unter schulärztlicher Kontrolle stehen, oder bei Erwachsenen, deren Impfschutz ungenügend geworden ist. In den USA haben die Kinder illegaler Einwanderer oder Bewohner von «slums» das größte Krankheitsrisiko. Jedes Jahr werden einige hundert neue Fälle gemeldet.

Während der ein- bis siebentägige Inkubationszeit vermehrt sich *C. diphtheriae* an der Implantationsstelle, gewöhnlich in der Schleimhaut des Nasopharynx, des Oropharynx, des Larynx oder der Trachea. Eine Reimplantation mit Bildung von Satellitenläsionen in anderer Lokalisation (Ösophagus, periphere Atemwege) ist ein häufiges Ereignis. Zunächst stellen sich Rötung und Ödem der befallenen Epitheloberfläche ein. Als Folge der lokalen Toxinbildung kommt es während der nächsten Tage zum Epitheluntergang, begleitet von der Produktion eines zähen, fibrinopurulenten Exsudates. **Die Verdichtung dieses Exsudates über der ulzerierten und nekrotischen Schleimhautoberfläche führt zur Bildung einer derben, schmutzig grau-schwarzen, oberflächlichen Membran** (Abb. 7.19), als «Pseudomembran» bezeichnet. Diese Pseudomembran enthält neben abgestoßenen Epithelzellen massenhaft Diphtherieerreger. Die Infiltration der tieferliegenden Gewebeschichten durch neutrophile Granulozyten wird zunehmend ausgeprägter und ist von lokaler Blutstauung, interstitiellem Ödem und fibrinösem Exsudat begleitet. Wenn die festhaftende Membran von ihrem reich vaskularisierten Bett abgezogen wird, kommt es zur Oberflächenblutung. Gelegentlich führt die entzündliche Veränderung und der Zelluntergang im angrenzenden Gewebe zur spontanen Ablösung der Membran, die darauf aspiriert werden und einen Erstickungstod verursachen kann. Wenn die Infektion unter Kontrolle gebracht worden ist, wird die Pseudomembran ausgehustet oder durch enzymatische Verdauung aufgelöst, die Entzündungsreaktion geht zurück, und der lokale Schleimhautdefekt heilt unter Einfluß reparativer Prozesse ab. Die regionalen drainierenden Lymphknoten reagieren auf die Infektion mit einer akuten Lymphadenitis, was sich dramatisch beim klinisch besonders schwer verlaufenden sogenannten «bull's neck»-(Stiernakken-)Typ der Diphtherie zeigt, dessen Bezeichnung von den grotesken Lymphknotenvergrößerungen im Nackenbereich stammt.

Auch wenn die Invasion der Erreger streng lokalisiert bleibt, löst der Übertritt des Exotoxins ins Blut eine Hyperplasie der weißen Pulpa der Milz sowie der Lymphknoten aus. **Das Exotoxin verursacht eine Verfettung der Herzmuskelzellen mit Nekrose einzelner Myokardfibrillen, eine Polyneuritis mit einer Degeneration der Myelinscheiden und der Achsenzylinder sowie – weniger häufig – eine Verfettung oder sogar fokale Nekrosen der Parenchymzellen von Leber, Niere oder Nebennieren.** Bei sehr schweren Fällen wird gelegentlich eine Verfettung oder Nekrose ganzer Herzmuskelbündel beobachtet.[75] Diese Organveränderungen erweisen sich als weitgehend reversibel und führen selten zu bleibender Narbenbildung. Motorische und sensible Nervenfasern lassen jedoch häufig eine adäquate Regeneration vermissen, und auch eine minimale interstitielle Myokardfibrose kann zurückbleiben. Einige über längere Zeit nachweisbare Erregungsleitungsstörungen des Herzens könnten auf eine während der Kindheit durchgemachte Diphtherie zurückgeführt werden.[76]

Eine Rachendiphtherie beginnt mit einer Symptomatik (Halsschmerzen, Fieber, Fröstelgefühl, allgemeines Unwohlsein), die Ähnlichkeiten mit derjenigen einer viralen oder Streptokokken-Pharyngitis aufweist, bis zur Bildung der charakteristischen diphtherischen Membran, und bis die Alarmzeichen einer Dyspnoe mit keuchender Atmung oder einer Zyanose erscheinen. Epidemische Ausbrüche mit dem «gravis»-Stamm von *C. diphtheriae* gehen häufig mit einem sogenannten Krupp (inspiratorischer Stridor und bellender Husten), Erstickungsanfällen, Myokarditis und Neuritis einher. Die Myokarditis beginnt meist einige Tage nach Ausbildung der respiratorischen Symptome. Eine niedrige Herzfrequenz bei einem febrilen Diphtherie-Patienten verpflichtet zu einer EKG-Untersuchung; das Bestehen eines Erregungsleitungsblocks ist ein prognostisch ominöses Zeichen, sogar unter Intensivpflegebedingungen. Neurologische Symptome können sich zu jeder Zeit während der aktiven Krankheit oder der Rekonvaleszenz einstellen. In weniger als einem Viertel der Fälle kommt es zu einer teilweisen oder vollständigen Lähmung des weichen Gaumens, der Augenmuskeln oder sogar der Extremitätenmuskulatur, die sich nur langsam zurückbildet oder manchmal bestehen bleibt. Alle Komplikationen können durch Hyperimmun-Gammaglobulin verhindert werden, jedoch nur, wenn die Behandlung frühzeitig, d.h. *vor* der Toxinwirkung, einsetzt. Dieselbe Dringlichkeit besteht für die Prävention der Komplikationen einer kutanen Diphtherie, ein Umstand, der bei der Differentialdiagnose eines Hautulkus ohne offensichtliche Ätiologie berücksichtigt werden sollte.

Der kulturelle Nachweis von *C. diphtheriae* ist für die Diagnose von zentraler Bedeutung, da durch Pilze oder Fusospirochäten verursachte Infektionen manchmal ähnliche Bilder einer membranösen Atemwegs- oder einer Hautaffektion verursachen können. Für die Kultur von *C. diphtheriae* werden mit Fibrin angereicherte Spezialmedien verwendet, da sonst der Erreger durch die natürliche Rachenflora überwachsen würde. Positive Bakterienkulturen müssen zusätzlich mit einer einfachen Geldiffusion auf Toxinbildung geprüft werden, damit keine Verwechslung mit kommensalen Diphtheroiden der Mundhöhle stattfindet. Die zeitgerechte Diagnose einer Diphtherie kommt nicht nur dem Patienten, sondern auch seiner gefährdeten Umgebung zugute, indem sie die Einleitung präventiver Maßnahmen, eingeschlossen eine allfällige Impfaktion, signalisiert.

Enteropathogene Bakterien

Neben den in Tab. 7.6 als enteropathogene Erreger aufgeführten Bakterienspezies können auch andere Mikroorganismen den Darm befallen, insbesondere *Clostridium difficile* und die enterotoxischen oder invasiven Staphylokokken. Andererseits sind einige der Enteropathogene imstande, neben dem Darm auch andere Organe zu infizieren. Das Syndrom der Diarrhoe, der gemeinsame Nenner aller Darminfektionen, weist natürlich auch viele nichtinfektiöse Ursachen auf und manifestiert sich in klinisch stark wechselndem Ausmaß. Zur Zeit *sind drei Mechanismen bekannt, mit deren Hilfe*

Bakterien eine Diarrhoe auslösen: 1) die direkte Besiedlung der Darmwand; 2) die Freisetzung von Enterotoxinen; und 3) die Auslösung eines hypersekretorischen Zustandes durch Bakterienadhäsion an die Schleimhautzellen.[77] *Nur invasive enteropathogene Bakterien verursachen eine durch Leukozyteninfiltration und Exsudation ins Darmlumen gekennzeichnete Entzündung; adhäsive oder toxinbildende Serotypen lösen einen starken Diarrhoe-bedingten Flüssigkeitsverlust aus, bei Fehlen eines Exsudates oder morphologisch nachweisbarer Schleimhautläsionen.* Diese Unterscheidung ist für die Diagnose und Behandlung der bakteriellen Enteritis von entscheidender Bedeutung, und die einfache Stuhluntersuchung auf die Anwesenheit von Leukozyten wird zu einem wichtigen diagnostischen Hilfsmittel. Von ebenso großer Bedeutung ist die Verfügbarkeit von Kulturmedien, die auch das Anzüchten anspruchsvoller Darmbakterien, wie beispielsweise Campylobacter, erlauben. Bei einigen Bakterienspezies ist die Enteropathogenität in der DNA stabil verankert, bei den meisten wird sie jedoch über Plasmide erworben. Deshalb ist es oft empfehlenswert, sich nicht mit der Identifizierung der Bakterienspezies zu begnügen. Eine Serotypisierung oder die neueren Methoden des DNA-«blotting» sowie der DNA-RNA-Hybridisierung erlauben eine viel spezifischere Charakterisierung des verantwortlichen Keimes.

Besondere Beachtung sollte die Darminfektion des in seiner Abwehr geschwächten Patienten finden. Durch die Verwendung von Kortikosteroiden oder Immunsuppressiva, die manchmal zur Behandlung der Colitis ulcerosa eingesetzt werden, wird die Pathogenität vieler enteropathogener Bakterien verstärkt. Die Verlangsamung des Darmtransits durch Verabreichung von Spasmolytika begünstigt die intraluminale Keimvermehrung und kann daher eine Darminfektion verschlimmern oder verlängern. Die Differentialdiagnose zwischen bakteriellem Infekt und idiopathischer Form der Colitis ulcerosa ist besonders wichtig. Ebenfalls beachtet werden sollte, daß Konsumenten von Antazida wegen des Wegfalls der Schrankenfunktion der Magensäure besonders anfällig sind für Infektionen durch pH-empfindliche Darmbakterien.

Durch *E. coli* verursachte Darminfektionen

Obschon es sich bei *E. coli* um einen normalen Kommensalen des menschlichen Magendarmtrakts handelt, weiß man schon lange, daß dieser Keim bei Säuglingen, Kindern und Erwachsenen eine Diarrhoe oder ein Dysenterie-ähnliches Syndrom (schmerzhafte Stuhlentleerungen) verursachen kann. Bestimmte Coli-Serotypen erwarben die Fähigkeiten der Invasivität, des Anhaftens am Darmepithel oder der Enterotoxizität über Plasmide. *Invasivität* wird vor allem mit der O-Gruppe von *E. coli* in Zusammenhang gebracht, ist jedoch keineswegs eine exklusive Eigenschaft dieser Stämme. In den USA ereignen sich die meisten enteroinvasiven Epidemien in den Südweststaaten unter den umherziehenden bäuerlichen Hilfskräften sowie unter Kindern in Indianerreservaten. Auch in Entwicklungsländern sind invasive Coli-Stämme häufige Ursache von schmerzhaften Durchfallkrankheiten. Die Keime rufen eine Entzündung und teilweise Zerstörung der Kolonschleimhaut hervor, ähnlich, doch weniger ausgeprägt, wie die Veränderungen bei einer Shigellose. Enteroinvasive Coli-Stämme verursachen nach einer ein- bis zweitägigen Inkubationszeit eine plötzlich einsetzende Diarrhoe, begleitet von krampfartigen Schmerzen, Tenesmen, Fieber und allgemeinem Unwohlsein, die nach einer Woche wieder abflauen. Die Stühle sind wässerig und enthalten oft Schleim und neutrophile Granulozyten.

Toxinbildende E. Coli-Stämme, die ebenfalls hauptsächlich der O-Gruppe angehören, setzen ein plasmidinduziertes Enterotoxin frei, dessen Wirkung demjenigen von *Vibrio cholerae* weitgehend entspricht. Bei dieser häufigeren Durchfallkrankheit bleibt die Darmschleimhaut trotz ihrer schwer gestörten Funktion morphologisch intakt. Die Stühle weisen dieselbe Reiswasser-Qualität auf wie bei Cholera. Bei Erwachsenen manifestiert sich die Krankheit («Touristen-Diarrhoe») meist in milder Form und dauert zwischen drei und sieben Tage; bei Kindern hingegen ist die Diarrhoe meist ausgeprägter und dauert länger, so daß der Flüssigkeitsverlust ohne sorgfältige Substitution zum Tode führen kann. Das Enterotoxin, das bei Kindern nachgewiesen werden kann, ist hitzestabil, während dasjenige bei Erwachsenen hitzelabil zu sein scheint. Enterotoxische *E. coli* sind in Ländern der Dritten Welt weit verbreitet, und die meisten der eingeborenen Bewohner sind gegenüber der nativen Flora immun. Nichtimmune Touristen sind dagegen für diese Keime empfänglich, und man darf annehmen, daß ungefähr ein Drittel aller Fälle von Reisedurchfallerkrankungen auf enterotoxische Coli-Stämme zurückgeführt werden können; die restlichen zwei Drittel werden durch Calciviren oder Protozoen verursacht, bei denen eine Antibiotikum-Prophylaxe wirkungslos ist.

Die sogenannte *enteroadhäsive Enteritis*, die durch *E. coli* verursacht wird, wurde zunächst bei Ferkeln beschrieben (K88-Stamm), wird aber auch beim Menschen beobachtet. Die durch ein Plasmid aktivierten Bakterien-Pili, die normalerweise der Konjugation oder einem DNA-Austausch dienen, verbinden sich mit einem Rezeptor auf der Zellmembran der Darmepithelien. Im elektronenoptischen Bild scheinen die Bakterien solide mit der luminalen Oberfläche der Epithelzellen verankert zu sein, und die Epithelien weisen Bläschen im Zytoplasma auf. Die Mechanismen, mit deren Hilfe diese Keime eine Diarrhoe auslösen, sind immer noch weitgehend unbekannt, scheinen jedoch von denjenigen der enterotoxischen Stämme verschieden zu sein.[77]

Salmonellen-Infektionen

Diese gramnegativen, coliformen Mikroorganismen sind weltweit für die meisten der durch Nahrungsmittel oder Trinkwasser verursachten Darminfektionen verantwortlich. In den USA werden jedes Jahr an die 50 000 neue Fälle gemeldet. In einer auf biochemischen Eigenschaften gründenden Klassifizierung werden drei menschenpathogene Spezies unterschieden: 1) *Salmonella typhi*, der Erreger des klassischen Typhus; 2) *S. cholerae-suis*; und 3) *S. enteritidis*, der Erreger einer akuten Enteritis oder einer Sepsis. Man kennt jedoch über 1000 Serotypen der *S. enteritidis*-Gruppe, von denen *S. typhimurium*, *S. paratyphi*, *S. newport* und *S. heidelberg* am häufigsten vorkommen.

Salmonellen zeichnen sich nicht nur in ihrer Antigenzusammensetzung sondern auch in den von ihnen hervorgerufenen Krankheitszustände über eine große Variabilität aus. Salmonellen-Infektionen können sich klinisch manifestieren als 1) klassischer Typhus (englisch: «typhoid fever»); 2) sogenannte «enterische Fieber» (ähnlich wie Typhus, aber mit milderer Symptomatik); 3) Lebensmittelvergiftung (eine Form der akuten Gastroenteritis); 4) «gramnegative Sepsis»; 5) Abszesse oder Entzündungsherde in praktisch allen Organen, einschließlich der Knochen und der Arterien; oder 6) chronisches Trägertum. Die Ansteckung erfolgt über kontaminierte Nahrungsmittel oder Trinkwasser. Bei Personen mit normaler Säureproduktion im Magen verursacht die Aufnahme einer geringen Zahl von Erregern keine Krankheit. *Salmonella typhi* wird von Infizierten, wie auch Rekonvaleszenten, sowie von klinisch asymptomatischen Trägern, bei denen die Erreger in der Gallenblase überleben, in Stuhl, Urin, Erbrochenem und in Sekreten der Mundhöhle ausgeschieden. Quelle der übrigen Salmonellen sind Tiere oder kontaminierte Tierprodukte. Geflügel und Eier sind in dieser Hinsicht am gefährlichsten. Da zahlreiche Schildkröten Salmonellen beherbergen, sind sie in den USA als Haustiere verboten.

Salmonellen besitzen Flagellen- (H-), somatische (O-) sowie Hüllen- (Vi-)Antigene. Sie produzieren keine Enterotoxine, sind aber imstande, in die Epitzelzellen der Darmschleimhaut einzudringen und im Bürstensaum sowie im apikalen Zytoplasma Veränderungen hervorzurufen.[78] In einer isolierten Ileumschlinge kann gezeigt werden, daß diese Keime auch eine luminale Flüssigkeitsvermehrung induzieren können, bevor es zur Schleimhautulzeration kommt.[79] Auf welche Weise gewisse Salmonellen imstande sind, das Darmepithel zu durchwandern, ist noch nicht restlos geklärt. Nach dem Eindringen werden die Keime von neutrophilen Granulozyten und Makrophagen in der Lamina propria aufgenommen und können sich in den Phagozyten während einiger Zeit vermehren. Die Keimelimination durch die phagozytierenden Zellen fällt zeitlich mit dem Einsetzen der klinischen Rekonvaleszenz zusammen.

Typhus (abdominalis) Die frühesten Ereignisse bei der Entwicklung eines Typhus umfassen die Vermehrung von *S. typhi* im Darmlumen, der Durchtritt durch die Darmschleimhaut, die Keimaufnahme durch Makrophagen und die Ausbreitung der Erreger in den lymphatischen Strukturen des Darmes und des Mesenteriums. Diese Vorgänge werden innerhalb der Inkubationszeit von ein bis zwei Wochen abgeschlossen. Während der ersten Krankheitswoche entsteht eine Bakteriämie.

Die Krankheitskeime bewirken eine Volumenzunahme aller lymphatischen Organe. Einwanderung und ortständige Proliferation der Makrophagen führen zum Anschwellen der Schleimhaut-assoziierten lymphatischen Strukturen des gesamten Darmes, besonders jedoch der Peyer Plaques im terminalen Ileum. Die Peyer Plaques sind scharf begrenzte, leichte Erhebungen der Dünn-

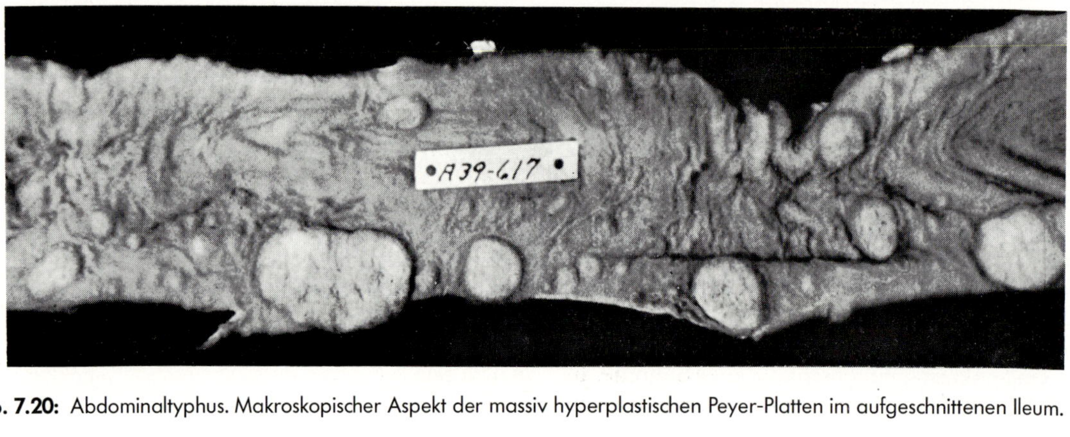

Abb. 7.20: Abdominaltyphus. Makroskopischer Aspekt der massiv hyperplastischen Peyer-Platten im aufgeschnittenen Ileum.

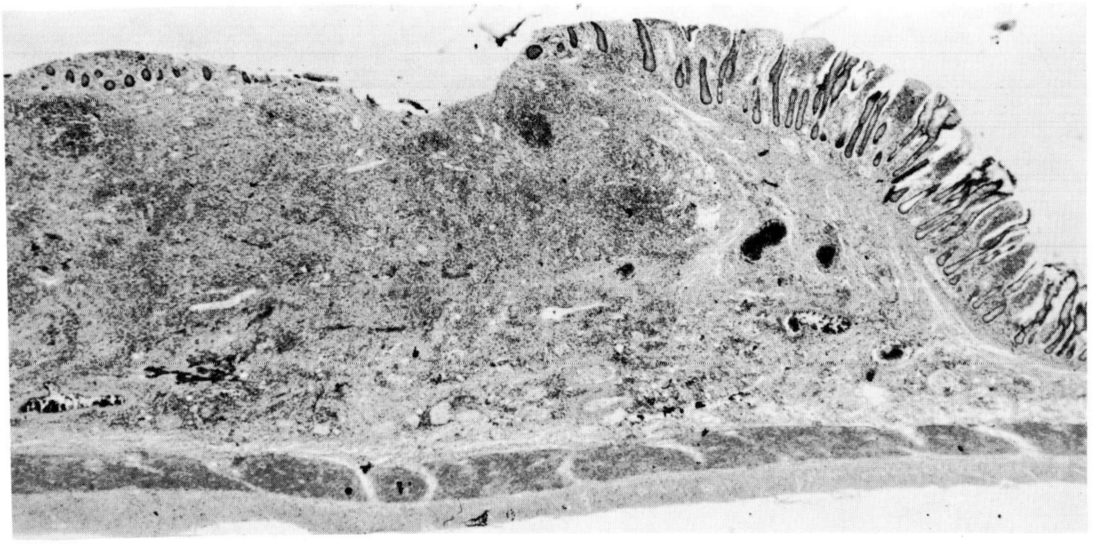

Abb. 7.21: Abdominaltyphus. Übersichtsaufnahme eines Querschnitts durch stark vergrößerte Peyer-Platte im Ileum, mit Schleimhautnekrose.

darmmukosa mit einer Länge bis zu 20 cm (Abb. 7.20). Gleichzeitig kommt es zu einer Größenzunahme von mesenterischen Lymphknoten, Milz und Leber. Ohne Behandlung wird während der zweiten Krankheitswoche das Epithel über den geschwollenen Peyer Platten abgestoßen, und es entstehen ovale Ulzera in Längsrichtung des Darms (Abb. 7.21). Dieses Muster beobachtet man ausschließlich bei Typhus oder bei Yersinia-Infektionen; im Gegensatz dazu sind tuberkulöse Darmulzera rund oder transversal. Typhoide Ulzera bluten in der Regel kaum, manchmal kann eine Blutung aber auch ein unkontrollierbares Ausmaß annehmen. Auch Perforationen sind selten, haben aber auch schon zu Todesfällen geführt. Mit dem Überwinden der Krankheit heilen die Ulzera langsam ab, und die lymphatische Hyperplasie bildet sich ohne Narbenbildung zurück.

Histologisch beobachtet man Zeichen einer lokalen und systemischen Mobilisierung sowie einer Ansammlung von Monozyten/Makrophagen. Die Makrophagen bilden kleine noduläre Aggregate, und die Zellen enthalten auf dem Höhepunkt der Krankheit Erythrozyten und Kerntrümmer (Abb. 7.22). Bakterien sind manchmal nur in geringer Zahl vorhanden und können mit polychromem Methylenblau besser sichtbar gemacht werden als mit einer Gramfärbung. Zwischen den Makrophagen finden sich zahlreiche Lymphozyten und Plasmazellen. Neutrophile Granulozyten fehlen weitgehend und sind höchstens in den Ulzera der Peyer Platten angereichert. Im Blutbild stellt man charakteristischerweise eine **deutliche Neutropenie** fest.

Die **Milz** ist vergrößert und weich, mit blasser roter Pulpa und verwischten Follikelgrenzen. Mikroskopisch zeigen sich eine deutliche Sinushistiozytose sowie vermehrt Makrophagen, ähnlich den Veränderungen in den lymphatischen Organen des Darmtrakts. Eine Milzruptur kann vorkommen, ist aber ungewöhnlich. In der Leber findet man kleine, weit verstreute Nekroseherde der Parenchymzellen, in denen die Hepatozyten durch kleine Ansammlungen von Makrophagen ersetzt wurden – eine Läsion, die als Typhusknötchen bezeichnet wird. Diese kleinen Granulome beobachtet man auch in Lymphknoten und im Knochenmark. Diese klassischen Veränderungen können natürlich durch die Therapie modifiziert oder in ihrer Entwicklung gehemmt werden. Bei Patienten, die längere Zeit parenteral ernährt werden, kann eine Leberverfettung eintreten. Insbesondere führt eine Behandlung mit Tetrazyklin gelegentlich zur feintropfigen Verfettung der Hepatozyten und einem mit Gelbsucht einhergehenden Leberversagen (ähnlich dem akuten ikterischen Syndrom während der Schwangerschaft). Eine häufigere Komplikation ist eine Pneumonie, die im allgemeinen auf eine sekundäre bakterielle

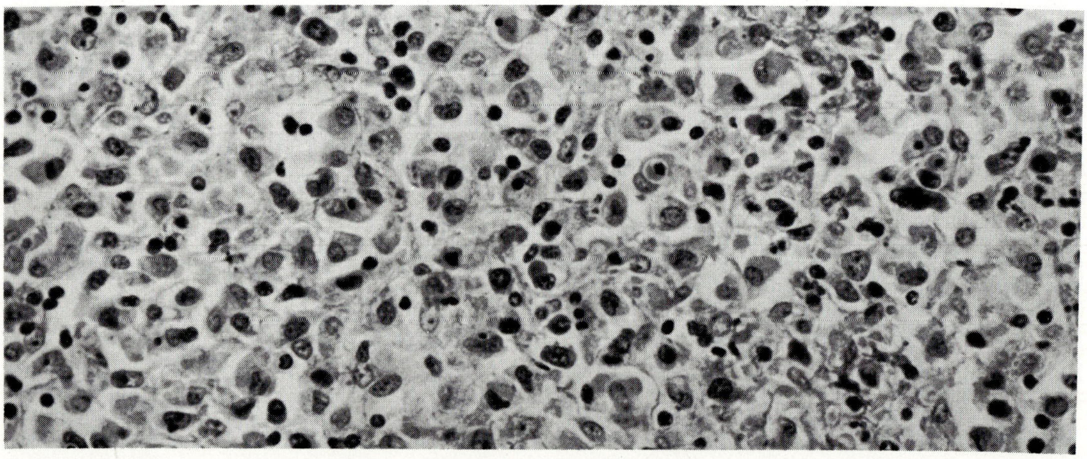

Abb. 7.22: Abdominaltyphus. Starke Vergrößerung einer Ansammlung von Makrophagen im Zentrum einer Peyer-Platte. Einzelne Makrophagen enthalten phagozytierte Erythrozyten und Granulozyten.

Infektion zurückzuführen ist. Wie andere invasive Salmonellen kann sich auch *S. typhi* in verschiedenen Organen ansiedeln, so auch in Konjunktiven, Meningen, Gelenken, Nieren und Gallenblase. Trotz der bei Abdominaltyphus früh einsetzenden Bakteriämie erreichen jedoch nur die Infekte der Gallenblase eine Häufigkeit von 3%, die derjenigen des chronischen Trägerstatus entspricht. Die Invasion der Gallenblase kann, muß jedoch nicht, in Zusammenhang mit Gallensteinen stehen. Oft ist eine Cholezystektomie erforderlich, um die Dauerausscheidung von Krankheitserregern zu beenden.

Der klassische Abdominaltyphus beginnt mit Unwohlsein, Kopfschmerzen und Fieber, das von Tag zu Tag höhere Nachmittagswerte erreicht. Die erhöhte Körpertemperatur stabilisiert sich während der zweiten Krankheitswoche (sogenanntes «Fastigium», d.h. Gipfel) und normalisiert sich während der folgenden zwei Wochen allmählich. Eine Reihe abdominaler Symptome – Meteorismus, kolikartige Schmerzen oder alternierende Verstopfung und Diarrhoe – weisen auf die Beteiligung des Darmes hin.
Während der zweiten Krankheitswoche kann ein charakteristischer Hautausschlag auftreten, der aus sogenannten «Roseola» besteht – kleine, 1–5 mm messende, rötliche Flecken, die unter Druck abblassen –, meist an der unteren Brustvorderwand und oberhalb des Nabels. Diese Effloreszenzen sind sehr unauffällig und verschwinden rasch. Ebenfalls typisch für dieses Krankheitsstadium sind Splenomegalie, Bradardie sowie Leukopenie.

Die Diagnose wird durch *die Isolation der Erreger aus dem Blut* während der ersten Woche in 90% der Fälle gesichert; die Möglichkeit des Erregernachweises im Blut beträgt in der dritten Krankheitswoche nur noch 50%. *Andererseits erscheinen die Keime zwar früh im Stuhl, sind jedoch erst während der dritten bis fünften Woche regelmäßig nachweisbar.* Bei einem Viertel der Patienten werden auch Urinkulturen während der dritten und vierten Krankheitswoche positiv. Antikörper, die mit der Widal Reaktion erfaßt werden, erscheinen im Verlaufe der zweiten Krankheitswoche, und ihr Titer steigt während der folgenden zwei Wochen kontinuierlich an.
Mit dem Rückgang der Häufigkeit von Typhuserkrankungen (USA: 400–600 Fälle pro Jahr) erfolgt die korrekte Diagnose oft verspätet. Eine adäquate antibiotische Behandlung ist jedoch auch bei fortgeschrittener Krankheit erfolgreich. Das Auftauchen von Resistenz-(R-)Faktoren verlangt nach einer obligatorischen Reistenzprüfung der isolierten Keime und der sorgfältigen Auswahl der Antibiotika. Das Infektionsrisiko ist für Säuglinge, Kinder und Alte am höchsten. Wo die medizinische Versorgung mangelhaft ist, ereignen sich gelegentliche Todesfälle als Folge einer Perforation oder Blutung des Darms oder einer interkurrenten Pneumonie.

Weitere Salmonellen-Infektionen Eine *Nahrungsmittelvergiftung*, die mit Erbrechen und Durchfall einhergeht, stellt die mildeste Form des Spektrums der Salmonellosen dar. Inkubationszeit und Krankheitsdauer sind kurz, die systemischen Auswirkungen verhältnismäßig gering, Komplikationen äußerst selten und Todesfälle unbekannt. In den meisten Fällen entstehen lokale Kleinausbrüche, die auf eine einzige Nahrungsmittelquelle zurückgeführt werden können. Die damit verbundenen pathologischen Veränderungen sind praktisch unbekannt; man weiß höchstens, daß die oberflächlichen Läsionen auf das Kolon beschränkt bleiben und rasch abheilen. Gelegentliche bioptische Untersuchungen zeigen eine gemischtzellige leukozytäre Infiltration und oberflächliche Erosionen der Schleimhaut. In Ausnahmefällen fanden sich auch Läsionen, die mit denjenigen bei Colitis ulcerosa durchaus vergleichbar sind.[80]

Sogenannte *enterische Fieber*, die durch *S. typhimurium, S. paratyphi, S. cholerae-suis* und weitere Salmonellen verursacht werden, lassen sich in bezug auf klinische Symptome und Schweregrad zwischen der Salmonellen-Nahrungsmittelvergiftung und dem Abdominaltyphus einordnen. Gelegentlich nehmen auch Infektionen mit *S. typhimurium* einen tödlichen Verlauf. Eine *Salmonellen-Bakteriämie* kann sich auch ohne intestinale Veränderungen oder Symptome als fieberhafte, septische Krankheit, mit oder ohne Zeichen einer Organbeteiligung, einstellen. Manchmal handelt es sich bei der Bakteriämie um das Wiederaufflammen einer Infektion bei einem erwachsenen Keimträger, der sich höchstens schwach an eine während der Kindheit durchgemachte Salmonellose erinnert. Lokalisierte Infektionen im Sinne einer Organmanifestation – Pyelonephritis, Cholezystitis, Meningitis, Perikarditis, mykotische Aneurysmen, Endokarditis, Salpingitis – können sich im Verlaufe einer Infektion mit verschiedenen Salmonellen-Spezies entwickeln. Patienten mit einer Hämoglobinopathie, insbesondere solche mit Sichelzellanämie (Hb-S-Krankheit), leiden häufig an langdauernden Salmonellen-Bakteriämien und damit verbundenen Osteomyelitiden. Eine Schistosomiasis, vor allem in Ägypten und Brasilien, wird oft von einer sekundär erworbenen chronischen Salmonellose begleitet, die aufgrund von Veränderungen im Harntrakt[81] oder des Darmes[82] entsteht. In diesen Fällen ist es unbedingt notwendig, die helminthische *und* die bakterielle Infektion zu behandeln, da die Salmonellen auf der Hülle der Parasiten haften und sich dort symbiotisch vermehren.[83]

Bazilläre Ruhr (Dysenterie)

Mit «Dysenterie» wird jede Art von Durchfallkrankheit infektiöser oder nicht infektiöser Natur bezeichnet, die mit Bauchkrämpfen und Tenesmen einhergeht. Der Begriff der *«bazillären Dysenterie»* (oder Ruhr) ist jedoch reserviert für Infektionen, die von den vier Shigellen-Spezies *(Shigella dysenteriae, S. flexneri, S. boydii, S. sonnei)* hervorgerufen werden. Diese gramnegativen, coliformen Bakterien verhalten sich fakultativ anaerob. Im Gegensatz zu den Salmonellen infizieren Shigellen nur den Menschen und sind schon in geringer Zahl krankheitsauslösend. Die Übertragung geschieht über die fäkal-orale Route; Tierreservoirs oder menschliche Keimträger spielen epidemiologisch eine unbedeutende Rolle. Krankheitsausbrüche finden überall dort statt, wo die Nahrungsmittelhygiene zu wünschen übrig läßt (z.B. in Ländern der Dritten Welt und in schlecht geführten geschlossenen Anstalten). In den USA werden jährlich im Durchschnitt um die 18000 Fälle gemeldet.

Shigellen dringen durch das Schleimhautepithel des Kolons in die Lamina propria ein, wo sie sich vermehren und auf dem Lymphweg die regionären Lymphknoten erreichen. Im Gegensatz zur Salmonelleninfektion kommt es jedoch weder zur Bakteriämie noch zur Besiedlung entfernter Organe.[77] Das Anlegen von Stuhlkulturen auf Spezialnährböden ist für die Diagnosestellung ausschlaggebend. Die Schädigung von Wirtsgewebe beschränkt sich auf das Kolon und – manchmal – auf das terminale Ileum. Die Gewebeveränderungen gehen zum größten Teil auf eine lokale Endotoxinwirkung zurück und bestehen in lokalisierten Schleimhautnekrosen. Der Stamm *S. dysenteriae I*, der die großen historischen Epidemien verursachte, bildet zusätzlich ein sogenanntes Shiga-Neurotoxin, das bei Versuchstieren zur motorischen Lähmung der hintern Extremitäten führt. Alle Epidemien der modernen Zeit wurden von *S. flexneri* oder *S. sonnei* ausgelöst und zeichneten sich durch einen verhältnismäßig gutartigen Verlauf sowie eine beschränkte Ausbreitung aus. Wegen ihrer Gefahr für das öffentliche Gesundheitswesen sind die auftretenden Fälle von bazillärer Dysenterie meldepflichtig und müssen behandelt werden. Eine Resistenzprüfung drängt sich auf, da Stämme mit Antibiotika-Resistenz zunehmend zum Problem werden.

Bei schweren Fällen einer bazillären Ruhr ist die Kolonschleimhaut hyperämisch und ödematös. Die Vergrößerung der Lymphfollikel äußert sich im Bild kleiner, in das Lumen vorragender Knötchen. **Innerhalb von 24 Stunden nach der Infektion bildet sich ein fibrinös-purulentes Exsudat, das die Schleimhaut des Kolons als schmutziggrau-gelbliche Pseudomembran bedeckt.** Die entzündliche Reaktion der Darmschleimhaut nimmt an Intensität zu, die Mukosa wird weich und verletzlich, und es bilden sich unregelmäßig begrenzte, oberflächliche Ulzera. Bei starkem Bakterienbefall wird die Darmwand großflächig von der Mukosa entblößt, unter Hinterlassung kleiner Schleimhautinseln (Abb. 7.23). In der Regel beschränken sich die Defekte auf die Schleimhaut und unterscheiden sich makroskopisch kaum von denjenigen bei einer aktiven Colitis ulcerosa. Eine Darmperforation ist eine ungewöhnliche Komplikation.

Histologisch zeigt sich eine lymphohistiozytäre Infiltration der Lamina propria mucosae. Die Oberflächen der ulzerierten Bezirke sind jedoch von einem akut entzündlichen, eitrigen Exsudat

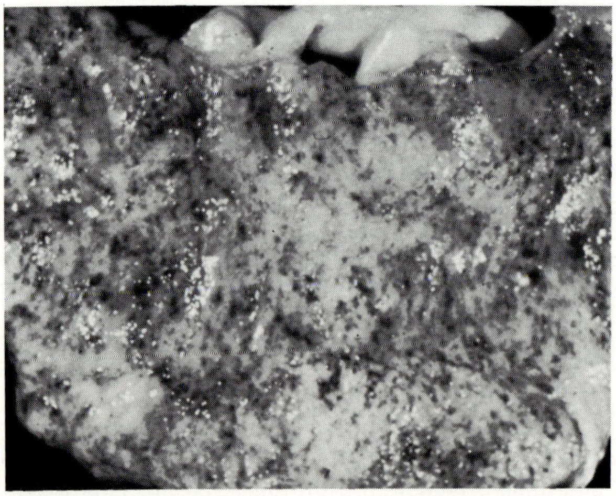

Abb. 7.23: *Shigella*-Kolitis mit Ödem, Ulzeration und Pseudomembranbildung.

bedeckt mit massenhaft neutrophilen Granulozyten. Die Entzündung wird begleitet von Hyperämie, ausgeprägtem Ödem, Fibrinablagerungen und Thrombosierung kleiner Gefäße. Im Verlauf der Krankheit kommt es an den Ulkusrändern zur Bildung von Granulationsgewebe, von dem ausgehend die Regeneration/Reparation der Schleimhautdefekte einsetzt.

Die Inkubationszeit beträgt weniger als 48 Stunden. Klinisch schwere Fälle zeichnen sich aus durch plötzlichen Krankheitsbeginn mit wässerigen Durchfällen, Nausea und Erbrechen, oft begleitet von Bauchkrämpfen, die durch die häufigen Stuhlentleerungen (bis zu 50 pro Tag) nur teilweise gemildert werden. Der Stuhl ist von bescheidenem Volumen und enthält Schleim, Blut und Eiter. Die systemischen Auswirkungen bestehen aus Fieber, Kopfschmerzen sowie – bei besonders schweren Fällen – Zeichen einer Dehydrierung, Abgeschlagenheit und verminderter Wahrnehmungsfähigkeit, manchmal sogar Nackensteifigkeit. Die bazilläre Ruhr tritt in verschiedenen klinischen Schweregraden auf. Mildere Fälle ähneln einer Nahrungsmittelvergiftung und können durch einen Elektrolyt- und Flüssigkeitsersatz gut behandelt werden. Schwere Fälle stellen für den Patienten und für den Arzt eine rechte Plage dar und führen zu schweren Schwächezuständen oder gar zum Tode, vor allem während größerer Epidemien, die durch neu importierte Erreger ausgelöst werden. Das primäre Ziel der antibiotischen Behandlung besteht im Unterbrechen der Weiterverbreitung der Krankheit; ob die Therapie den Verlauf der Krankheit abzukürzen vermag, bleibt unsicher.

Cholera (*Vibrio cholerae*)*

Bei den Vibrionen handelt es sich um kommaförmige, gramnegative Mikroorganismen, die auf selektiven Medien problemlos gezüchtet und manchmal in Stuhlproben mikroskopisch oder immunfluoreszenzoptisch direkt nachgewiesen werden können. *Vibrio cholerae* verursachte sieben große Pandemien, von denen sich die letzte während der Jahre 1961 bis 1974 ereignete; eine neue Cholera-Epidemie sucht gegenwärtig Südamerika heim. Zusätzlich zu den drei klassischen Serotypen findet der etwas weniger pathogene *V. cholerae el tor* zunehmende Verbreitung. Die sogenannten *Nicht-Cholera-Vibrionen*, wie beispielsweise *V. parahaemolyticus*, der mit rohen oder schlecht gekochten Meeresfrüchten aufgenommen werden kann, verursachen gewöhnlich mildere Formen einer Durchfallerkrankung. *V. alginolyticus* und der kürzlich isolierte *V. vulnificus* sind an Meerwasser adaptiert und verursachen, im Gegensatz zu den enteropathogenen Spezies, Hautinfektionen oder eine Sepsis.[84] Campylobacter ist mit den Vibrionen eng verwandt.

Cholera ist seit Menschengedenken bei Kindern und Erwachsenen, die im Einzugsgebiet des Ganges leben, endemisch, und die Pandemien haben sich stets von dort nach Westen, in Richtung Europa und Afrika, ausgebreitet. In ländlichen Gegenden von Bangladesh, Indien und Indonesien ist die ungenügend behandelte Cholera immer noch für eine gigantische Zahl von Todesfällen, vor allem unter Kindern, verantwortlich. Diese Todesfälle sind um so bedauerlicher, als die Infektion sehr viel leichter zu beherrschen ist als durch Shigellen oder andere enteroinvasive Keime verursachte Krankheiten. Im Jahre 1978 wurde über einen kleineren Ausbruch im Südwesten der USA berichtet, der nicht auf eine importierte Infektionsquelle zurückgeführt werden konnte.[85]

Vibrio cholerae wird fäkal-oral übertragen, und die langanhaltende Erregerausscheidung durch Rekonvaleszente oder asymptomatische Keimträger trägt erheblich zu seiner Verbreitung bei. *Die Pathogenität der Cholera-Vibronen beruht einzig und allein auf einem Enterotoxin* (Abb. 7.24), *das die Adenylatzyklase in der Zellmembran der Kryptenepithelien des Dünndarms aktiviert.* Dies bewirkt eine enorm gesteigerte Sekretion von isotonischer Flüssigkeit in das Darmlumen, deren Ausmaß die Resorptionsfähigkeit des Kolons weit übersteigt. Als Folge kommt es zur Produktion des für Cholera typischen «Reiswasser»- oder «strohfarbigen» Stuhls, der neben Flüssigkeit höchstens einige Schleimfetzen, jedoch kaum Leukozyten enthält.[86] Die allgemeinen resorptiven Funktionen des Darmes bleiben glücklicherweise erhalten, so daß die massiven Verluste an Na, K, HCO_2 und Flüssigkeit auf oralem Wege substituiert werden können. Der unbehandelte, erwachsene Patient bietet mit seinem trockenen Mund, den eingesunkenen Augen, dem schwachen Puls, der Lethargie und der Anurie ein mitleiderregendes Bild; gelegentliches Erbrechen ist nicht selten. Die Körpertemperatur ist normal oder gar erniedrigt. In der Regel führen der Elektrolyt- und Flüssigkeitsersatz sowie eine entsprechende Pflege zur vollständigen Erholung. Die Mortalität beträgt heute weniger als 1%, liegt jedoch ohne adäquate Behandlung bei 50%. Todesfälle ereignen sich vor allem als Folge der Dehydrierung, eines hypovolämischen Schocks und einer metabolischen Azidose.

Bei einer Infektion mit *Vibrio cholerae* kommt es weder zur Keiminvasion noch zur Schädigung der Darmschleimhaut. Die Vibrionen dringen nicht über den Bürstensaum des Epithels vor. Die Lamina propria mucosae weist eine Hyperämie und eine mäßige Infiltration von lymphomonozytären Zellen auf. In Cholera-Endemiegebieten sind die beobachteten Veränderungen im Krypten:Villus-Längen-Verhältnis (normal: 1:3) in der Schleimhaut des Jejunums weniger auf die Vibrionen als vielmehr auf Diätfaktoren und auf chronische Infekte mit anderen enteropathogenen Keimen zurückzuführen. Erstaunlicherweise findet man oft eine Vergrößerung der Peyer Platten und manchmal auch von Mesenteriallymphknoten und Milz.[87] Zusammenfassend kann festgehalten werden, daß die spärlichen histologisch faßbaren Veränderungen, die im Biopsiematerial von Cholera-Patienten gefunden werden, in keiner Weise die dramatischen, funktionellen Wirkungen des Choleratoxins widerspiegeln. Bei tödlich verlaufenden Fällen zeigen sich die morphologischen Folgen des hypovolämischen Schocks und der Elektrolytstörung (wie Lungenödem mit hyalinen Membranen und verdickten Alveolarsepten; fokale Myokardnekrose). Eine Bronchopneumonie kann als terminale Komplikation auftreten.

Die Immunität scheint nicht von langer Dauer zu sein, da Reinfektionen häufig sind, und da die verfügbaren Impfstoffe (abgetötete Vibrionen) höchstens einen partiellen Schutz während drei bis sechs Monaten verleihen. Dieser Umstand stimuliert die Suche nach wirkungsvolleren Immunogenen.

Campylobacter-Enteritis

Bis vor kurzer Zeit wurden diese kommaförmigen, beweglichen, gramnegativen Mikroorganismen den Vibrionen zugeordnet. Erst seit spezielle Kulturbedingungen ihre Isolierung erlaubte, wurde ersichtlich, daß es sich bei Campylobacter um den wichtigen humanpathogenen Erreger einer Enterokolitis und einer Sepsis

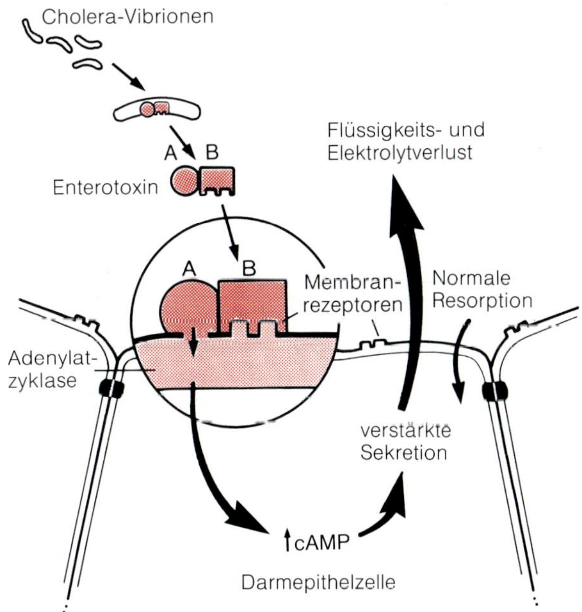

Abb. 7.24: Schematische Darstellung des Wirkungsmechanismus von Choleratoxin bei der Steigerung der sekretorischen Aktivität der Darmschleimhaut.

handelt, der in der Routineuntersuchung auf Coliforme und Enterobakterien oft übersehen worden war. Hier soll lediglich auf die von *Campylobacter jejuni* verursachte Enteritis eingegangen werden. *C. jejuni* ist für 5–10% aller Durchfallerkrankungen in den Spitälern der USA verantwortlich, womit dieser Keim bezüglich seiner Bedeutung als Darmpathogen mit den Salmonellen gleichzieht oder diese gar übertrifft.[88] Die Ansteckung mit Campylobacter erfolgt meist mit kontaminierter flüssiger oder fester Nahrung, wie Milch, Geflügel oder Wasser. Bei den Krankheitsausbrüchen handelt es sich meistens um lokale Kleinepidemien, die Kinder und Erwachsene erfaßt. Sporadische Infekte gehen auf menschliche oder tierische Quellen zurück; Hunde sind häufige Keimträger.

Ähnlich wie Salmonellen verursacht *C. jejuni* Störungen, die von subklinischen Infektionen bis zu schweren Durchfallerkrankungen reichen. Bauchschmerzen können dem Ausbruch der Diarrhoe vorausgehen. Nausea, Kopfschmerzen, Myalgien und Fieber sind die üblichen Symptome. Der Stuhl ist übelriechend und enthält manchmal Eiter und wenig Blut. Die Schmerzen können auch nach Überwinden der Diarrhoe anhalten, und die Krankheitsdauer beträgt ungefähr fünf Tage.

Campylobacter verfügt über drei Möglichkeiten der Krankheitsauslösung, die sich im übrigen von denen anderer Darmpathogene nicht unterscheiden. Bei einer davon handelt es sich um eine Toxin-vermittelte Krankheit, die mit einem Cholera-ähnlichen, wäßrigen Durchfall einhergeht. Bei einem weiteren Typ kommt es zur Invasion des Darmepithels und zur ortsständigen Keimvermehrung, was mit Zelluntergang verbunden ist. Dies äußert sich klinisch mit blutigem Durchfall und der Beimengung von Leukozyten im Stuhl. Der dritte Mechanismus wird als «Translokation» bezeichnet: die Erreger dringen in das Darmepithel ein und proliferieren in der Lamina propria sowie in den mesenterialen Lymphknoten. Es entwickelt sich ein «enterisches Fieber», das nicht von Durchfall begleitet wird. Das variable Bild der Campylobacter-Enteritis könnte daher verschiedene pathogenetische Mechanismen widerspiegeln. Vorläufig ist noch unklar, inwiefern inhärente Unterschiede verschiedener Stämme von *C. jejuni* oder unterschiedliche Wirtsreaktionen diese klinische Variabilität beeinflussen.[89]

Die entzündliche Reaktion kann sich auf den ganzen Darm, vom Jejunum bis zum Anus, ausdehnen. Bei einer invasiven Infektion erscheint die Kolonschleimhaut im Proktoskop verletzlich oder oberflächlich erodiert. Im lichtmikroskopischen Bild stehen eine Hyperämie, ein Schleimhautödem sowie ein leukozytäres Infiltrat aus neutrophilen Granulozyten, Lymphozyten und Plasmazellen, im Vordergrund. **Die gelegentlich vorhandenen Kryptenabszesse und Ulzera im Kolon weisen Ähnlichkeiten mit den Veränderungen bei Colitis ulcerosa auf.** Im Dünndarm beobachtet man eine Abnahme des Krypten:Villus-Längen-Verhältnisses.[90] Eine Bakteriämie ist ungewöhnlich, und die Krankheit ist kaum je lebensbedrohlich. Die korrekte Identifizierung des Erregers sowie die entsprechende antibiotische Behandlung sind jedoch insofern von offensichtlicher Bedeutung, als dadurch die Krankheitsdauer verkürzt und eine weitere Verbreitung des Erregers verhindert werden kann.

Ein Campylobacter-ähnlicher Mikroorganismus, heute *Helicobacter pylori* genannt, wurde aus Magenbiopsien isoliert. Dieser Keim erscheint in signifikanter Assoziation mit den histologischen Zeichen einer Gastritis, vor allem des Antrums.[91] Die Rolle dieses Organismus in der Pathogenese der Gastritis und des peptischen Ulkus in Magen und Duodenum wird gegenwärtig untersucht und von den meisten Autoren als bedeutsam angesehen.

Yersinien-Enteritis

Ein Verwandter des Pest-Erregers, *Yersinia enterocolitica*, wurde dem bunten Strauß der enteropathogenen Erreger beigefügt und ist heute als ein wichtiger Verursacher einer Enteritis im Kindesalter anerkannt, der auch bei Erwachsenen eine Infektion auslösen kann. Auch dieser Erreger kann nur auf Spezialmedien gezüchtet und identifiziert werden. Die Übertragung erfolgt sowohl aus tierischen Quellen als auch von Mensch zu Mensch.

Der Keim befällt sowohl obere als auch untere Darmabschnitte, und er kann sogar eine Pharyngitis oder Tonsillitis mit einer Vergrößerung der zervikalen Lymphknoten hervorrufen. Am häufigsten sind terminales Ileum und Kolon betroffen. Die ulzerösen Darmläsionen weisen entfernte Ähnlichkeit mit denjenigen bei Abdominaltyphus auf. Die Infektion kann auch die Form einer diffusen Enteritis annehmen, die mit Verkürzung der Zotten, Kryptenhyperplasie und kleinen Abszessen in der Schleimhaut einhergeht.[92] Die Yersinien durchwandern die Darmmukosa und dringen in tiefere Darmschichten vor, und es kommt in den Mesenteriallymphknoten zu charakteristischen Mikroabszessen, die von einem Wall aktivierter Makrophagen umgeben sind. Diese granulomatösen Veränderungen gleichen den sternförmigen Abszessen bei Lymphogranuloma venereum oder bei Katzenkratzkrankheit. Die nekrotischen und eitrigen Veränderungen des Darmes sind für die bei Yersinien-Infektionen besonders eindrückliche, mesenteriale Lymphadenitis verantwortlich.

Wegen seines tief invasiven Verhaltens gehört *Y. enterocolitica* zu den ernsteren und potentiell lebensgefährdenden Erregern einer Dysenterie. Das Durchfallsyndrom reicht von einer akuten Gastroenteritis oder Appendizitis bis zu einer chronisch rezidivierenden Ileokolitis, die zur Laparatomie veranlaßt.[93] Die destruktive Wirkung des Keimes erklärt die verhältnismäßig lange Krankheitsdauer der Enteritis und auch die Dringlichkeit, mit der eine entsprechende antibiotische Therapie eingeleitet werden muß.[94] Extraintestinale Komplikationen (Arthritis, Erythema nodosum, Glomerulonephritis) können den Verlauf komplizieren. Für die Diagnose steht ein Hämagglutinationstest zur Verfügung.

Clostridien

Clostridien gehören zur großen Familie grampositiver, sporenbildender Anaerobier. Ihr Vorkommen ist ubiquitär, da sie als Saprophyten das Darmlumen vieler Tiere besiedeln und ihre Sporen auf Weiden und im Boden weitverbreitet sind. Nur wenige Clostridien-Spezies besitzen humanpathogene Bedeutung (Tab. 7.6). Diese Mikroorganismen sind für das alternierende Überleben in Darm und Boden besser gerüstet als für den Aufenthalt in menschlichem Gewebe. Zur Gewebeinvasion kommt es daher nur, wenn die Bedingungen für das Clostridien-Wachstum gut sind, d.h. die Sauerstoffspannung gering ist, das Gewebe vorgeschädigt oder die Phagozytosefähigkeit des Wirtes mangelhaft ist. Jede der menschenpathogenen Spezies produziert äußerst potente Toxine, die lebensbedrohliche Auswirkungen haben können, manchmal sogar ohne eigentlichen Gewebebefall. Die Toxinfreisetzung durch Clostridien ist nur möglich, wenn die Sporen auskeimen können und die Keimvermehrung nicht von anderen Mikroorganismen kompetitiv gehemmt wird. Diese Besonderheiten erklären, weshalb Clostridien-Infektionen verhältnismäßig selten sind, aber, einmal etabliert, fast immer einen ernsten Verlauf nehmen. Clostridien-Sporen gelangen auch zufällig auf die Haut, in saubere Verletzungen oder, zusammen mit anderen pathogenen Keimen, ins Gewebe. Der positive Clostridien-Nachweis in einer Anaerobenkultur ist daher nicht in jedem Fall von diagnostischer Bedeutung.

Tetanus *(Clostridium tetani)*

Tetanus (Starrkrampf) ist eine ernste, akute Krankheit, die gekennzeichnet ist durch krampfartige Kontraktionen der willkürlichen Muskulatur, welche durch das von *C. tetani* produzierte Neurotoxin *(Tetanospasmin)* ausgelöst werden. Die aus tierischen Exkrementen stammenden Tetanus-Sporen sind weitverbreitet und werden häufig mit Nahrungsmitteln zusammen aufgenommen, sind jedoch im Darmmilieu weder zur Auskeimung noch zur Toxinproduktion fähig. Ein Tetanus entsteht daher meistens als Folge der Kontamination einer verschmutzten Verletzung durch Sporen. Die Mischinfektion sorgt für eine lokale Senkung der Sauerstoffspannung, und das teilweise devitalisierte Gewebe stellt ein für die Sporenkeimung ideales Milieu dar. Aus diesem Grund kommt dem Débridement von Gewebeverletzungen und dem chirurgischen Öffnen tiefer, möglicherweise sporenhaltiger Wunden große Bedeutung zu. «Saubere» Verletzungen, wie Stichverletzungen durch Nadeln oder Nägel, schaffen für das Auskeimen der Sporen weniger günstige Bedingungen, schließen aber die Entstehung eines Tetanus keineswegs aus. Drogenabhängige mit bizarren Injektionspraktiken («skin popping», «mainlining») sind gelegentliche Opfer. Neugeborene Kinder können durch eine fäkale Verunreinigung des Nabelstumpfes infiziert werden, insbesondere, wenn in Kauerstellung oder in einem Gebärstuhl geboren wird und Vorkehrungen zur Verhinderung einer Kontamination unterlassen wurden. Die Häufigkeit des Neugeborenen-Tetanus konnte durch eine Impfung von Schwangeren erheblich reduziert werden, da die antitoxischen Antikörper der Mutter in die kindliche Zirkulation gelangen.[95] Durch eine periodische Auffrischimpfung mit Tetanustoxoid konnte in den USA die Inzidenz der Krankheitsfälle auf ungefähr 70 pro Jahr gesenkt werden.

Nach seiner Freisetzung und dem Übertritt ins Blut haftet Tetanospasmin an den peripheren Nervenendigungen vor allem der motorischen Neuronen, und gelangt entlang den Nerven bis zu den Ganglien im ZNS, ohne Beeinflussung der Nervenfunktion. *Die Symptome des Tetanus entstehen nur dann, wenn das Toxin mit dem Aufbau des inhibitorischen präsynaptischen Potentials durch die Interneuronen des Rückenmarks interferiert.* Es kommt zunächst zum Anstieg des Muskeltonus und schließlich zu den für die Krankheit charakteristischen spastischen Kontraktionen. Der Wegfall der Sympathikushemmung löst eine Steigerung der Herzfrequenz, einen Bluthochdruck oder andere Symptome einer kardiovaskulären Instabilisierung aus. Eine Neutralisation des Toxins durch antitoxische Antikörper ist nur möglich *vor* der Bindung an die Rezeptoren der Nervenfasern; nach erfolgter Bindung ist die Toxinwirkung progressiv und unbeeinflußbar. Da Tetanustoxin die Blut-Hirn-Schranke nicht passieren kann, bleibt der Patient tragischerweise während der ganzen Krankheit bei vollem Bewußtsein.

Die Inkubationszeit beträgt 1–2 Wochen, kann jedoch viel kürzer sein oder sich über Monate ausdehnen. Der Krankheitsbeginn zeigt sich an einer Versteifung der willkürlichen Muskulatur, meist zunächst der Kiefermuskeln, gefolgt von Rigidität und Krämpfen der Gesichts- und später der Rumpfmuskulatur. Der Patient kann den Kiefer nur noch mit Mühe öffnen (Trismus; Kiefersperre). Der Befall der Gesichtmuskulatur äußert sich manchmal als maskenhaftes, grimmiges Grinsen («Risus sardonicus»), und die Kontraktion der Rückenmuskulatur führt zur bogenförmigen Rückwärtskrümmung des Rumpfes (Opisthotonus). Minimale Reize, wie ein Geräusch oder das vorsichtige Umlagern des Patienten, können in den betroffenen Muskelpartien heftige, schmerzhafte Kontraktionen auslösen. Mit dem Fortschreiten der Krankheit stellen sich Dysphagie und Atemschwierigkeiten ein, und nur eine Intubation verhindert das Ersticken.[96]

Die morphologischen Veränderungen sind in der Regel wenig auffällig. An der Eintrittspforte finden sich höchstens eine unspezifische Entzündungsreaktion und eine Gewebenekrose, die meist von einer bakteriellen Mischflora verursacht wurde, zu der auch grampositive Erreger (u.a. *C. tetani*) gehören können. Die Veränderungen der Nerven sind ebenso unspezifisch und unbeständig. Sie bestehen in einer Schwellung der motorischen Neuronen des Rückenmarks, manchmal begleitet von Zeichen einer Kernschwellung und einer Chromatolyse.

Die Diagnose stützt sich im wesentlichen auf die klinischen Befunde. Eine Impfung mit Tetanustoxoid schützt vor der Krankheit, wobei die Schutzwirkung allerdings im Verlaufe von fünf bis zehn Jahren abnimmt. Die sofortige Verabreichung eines Antitoxinhaltigen Immunglobulin-Präparates vermag die Entstehung einer klinisch manifesten Krankheit zu verhindern. In gut ausgerüsteten Intensivpflege-Einheiten konnte die Mortalität von früher 60% auf ungefähr 20% gesenkt werden. Die überwundene Krankheit hinterläßt keine bleibenden Spuren.

Botulismus

Die häufigste Form dieser ernsten paralysierenden Krankheit entsteht durch eine *Nahrungsmittelvergiftung mit der Aufnahme von* Clostridium botulinum-*Neurotoxin.* Selten wird Botulismus durch eine *Wundinfektion* verursacht, und noch seltener durch ein Überwachsen des verhältnismäßig keimfreien Darmes von Neugeborenen durch *C. botulinum.* Die übliche Quelle der Botulinus-Sporen bei Kleinkindern besteht in kontaminiertem Honig.[97] Man kennt sechs spezifische Subtypen des Botulinus-Exotoxins, von denen Typ A die letalste Wirkung aufweist. Die Sporen dieses Mikroorganismus sind außerordentlich resistent gegen Austrocknung und widerstehen auch stundenlangem Kochen. Die für die Auskeimung der Sporen und die Toxinbildung geeigneten Bedingungen finden sich in konservierten, luftdicht verpackten Nahrungsmitteln (Dosen), die ungekühlt aufbewahrt werden, ganz besonders, wenn die Konserven selbst hergestellt und ungenügend sterilisiert wurden. Die Kontamination ist mit bloßem Auge nicht unbedingt erkennbar. Das Botulinus-Toxin ist hitzelabil, wird durch Erhitzen in zehn Minuten zerstört, ist jedoch gegen die Verdauung im Magen resistent und gelangt sogleich ins Blut.

Das Toxin verbindet sich mit den synaptischen Vesikeln cholinergischer Nervenfasern, wo es die Freisetzung von Azetylcholin verhindert. Diese Blockade wird noch verstärkt durch die Nervenaktivität an der neuromuskulären Übertragungsstelle. Es entsteht eine absteigende Form einer Lähmung, die bei den Gehirnnerven beginnt und bis zu den Extremitäten fortschreitet.[98] Obschon ernstere Vergiftungserscheinungen schon innerhalb weniger Stunden sichtbar werden, kann sich der Beginn in heimtückischer Weise bis zu acht Tagen verzögern. Lähmungen der Hirnnerven, Ptose der Augenlider, Diplopie, Dysphagie und Stimmveränderungen stellen sich ein, zusammen mit ausgesprochener Mundtrockenheit und häufig mit paralytischem Ileus. Eine Lähmung der Atemmuskulatur kann derjenigen der Extremitäten vorangehen. Die Patienten bleiben ansprechbar, sind afebril, und der Liquor ist normal. Eine Inaktivierung des Toxins ist – wie bei Tetanospasmin – nur bis zum Moment des Eintritts in die Synapsen möglich, und dem Patienten kann nur durch eine intensive, unterstützende Pflege geholfen werden, die ihn in fast zwei Dritteln der Fälle zu retten vermag. Die motorischen Funktionen werden nur langsam wiedergewonnen, die Wiederherstellung ist jedoch vollständig. Die meisten Todesfälle werden durch respiratorische Infektionen verursacht; bereits 0,1 ng des Toxins wirken letal. Bei Säuglingen bis zum Alter von neun Monaten äußert sich ein Botulismus als plötzlicher Todesfall («sudden infant death», SIDS) oder als Verstopfung, allgemeine Schwäche, Atemschwierigkeiten und Verlust der Spontanbewegungen. Bei angemessener Behandlung ist die Mortalitätsrate bei Säuglingen geringer als bei Erwachsenen.

Obschon die Abnahme der Azetylcholinkonzentration in den Nervenendigungen biochemisch nachweisbar ist, sind die allgemeinen Befunde bei Botulismus schlecht faßbar, unspezifisch und größtenteils wie bei ZNS- und allgemeiner Hypoxie.

Die Diagnose wird mit elektromyografischen Untersuchungen gestützt und mit dem Toxinnachweis in Nahrungsmitteln, im Blut oder im Stuhl gesichert (Inokulation des Untersuchungsmaterials in Mäuse oder Ratten). In den USA ereignen sich jährlich etwa zehn Ausbrüche, an denen jeweils bis zu sieben Personen beteiligt sind. Dieser Zahl stehen gegen 100 Fälle von Botulismus bei Kleinkindern gegenüber. Aufmerksamkeit ist gegenwärtig die einzige verfügbare Präventivmaßnahme. *Clostridium perfringens (welchii)* kann ebenfalls eine Nahrungsmittelvergiftung verursachen, die durch ein Enterotoxin-bedingtes, plötzlich einsetzendes Erbrechen mit Durchfall gekennzeichnet ist. Diese Störung entwickelt sich in wenigen Stunden nach Aufnahme des kontaminierten Nahrungsmittels und verschwindet nach längstens zwei Tagen. Neurologische Symptome fehlen.

Septische Clostridien-Infektionen

Clostridium perfringens (welchii), C. septicum, C. novyi, C. sordellii, C. bifermentans sowie weitere seltene oder nicht typisierbare Clostridien sind häufig krankheitsauslösend durch Invasion unfallbedingter oder chirurgischer Verletzungen, wie beispielsweise die Amputa-

tionsstümpfe von Patienten mit einer Gangrän der unteren Extremität. Die Auslösung von Aborten mit unhygienischen Eingriffen ist immer mit der Gefahr einer Clostridien-Sepsis verbunden. Seltener entwickelt sich eine peritoneale Infektion oder eine Sepsis ausgehend von einem ischämischen Darmabschnitt oder einer Darmperforation.
C. perfringens kann zudem eine schwere nekrotisierende (d.h. invasive) Form einer Enteritis verursachen, die jedoch nur bei extremer Unterernährung (z.B. verwahrloste Kinder während des Zweiten Weltkrieges) und bei vegetarisch lebenden Eingeborenen von Neu Guinea nach zeremoniellem Genuß von Schweinefleisch beobachtet wurden. Ob diese Krankheit auch unter anderen Umständen auftritt, wird mit den vorhandenen Berichten schlecht belegt.
Der Gewebebefall durch *C. perfringens* äußert sich entweder in einer *nekrotisierenden Phlegmone* («cellulitis»), ohne Gasbildung und ausgedehnte Muskelnekrose, oder im klassischen *Gasbrand* (Gasgangrän, *Clostridien-Myonekrose*), der ernstesten Form einer Anaerobier-Infektion.[99]

Die **Clostridien-Phlegmone**, die von einer kontaminierten Verletzung ausgeht, unterscheidet sich von den Infektionen, welche von pyogenen Kokken verursacht werden, mit fauligem Geruch, dünnem und schmutzig verfärbtem Exsudat sowie mit rasch einsetzender und großflächiger Gewebezerstörung, die ein unterminierendes Ödem mit Hautablösung zur Folge hat. Histologisch fällt das Mißverhältnis zwischen dem ausgedehnten Gewebeuntergang und den wenigen intakten neutrophilen Granulozyten auf. Die Granulozytenzahl nimmt erst zu, wenn es zur Demarkation der Läsion und zur randständigen Entstehung von Granulationsgewebe kommt. Ähnliche Veränderungen können auch von anderen Erregern hervorgerufen werden, wie Enterobacter, anaeroben Streptokokken oder Enterobakterien und *E. coli*. Direktausstriche und Bakterienkulturen helfen in der Differentialdiagnose und in der Wahl der geeigneten Behandlung.

Ein *Gasbrand* entsteht meist auf der Grundlage großer unfallbedingter Verletzungen. Die Verunreinigung mit Kalzium- oder Silika-haltigen Fremdkörpern kann zur Erniedrigung der Sauerstoffspannung beitragen, die für das Auskeimen der Sporen günstig ist. Diese Bedingungen werden am ehesten bei Trümmerfrakturen oder in Gewebenekrosen sowie bei Schmutz im Wundgebiet erfüllt. Die von den Clostridien gebildete Kollagenase begünstigt die Keimausbreitung mit dem Abbau der

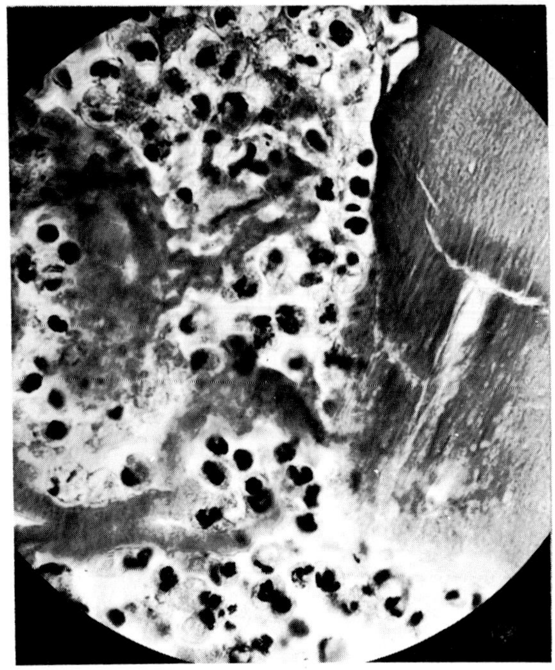

Abb. 7.25: Gasgangrän. Enzymatische Verdauung von Muskelzellen mit leukozytärem Exsudat.

bindegewebigen Stützstrukturen, und die ebenfalls produzierte Lezithinase greift die Zellmembranen an. Im zerstörten Gewebe sind die anaeroben Bedingungen für das bakterielle Wachstum nahezu ideal, was die Ausbreitung der Infektion im Sinne eines Teufelskreises zusätzlich fördert.

Ein **Gasbrand** (-gangrän) wird meist innerhalb von einem bis drei Tagen nach dem Trauma klinisch manifest und äußert sich als ausgedehntes Ödem und mit einer enzymatisch bedingten Nekrose der betroffenen Muskelzellen (Abb. 7.25). Das reichlich vorhandene und dünnflüssige Exsudat verursacht ein Anschwellen der betroffenen Körperregion. Die darüberliegende Haut wird vom Druckanstieg dünn und blaß. Die Bildung großer, gasgefüllter Hohlräume kann zur Nekrose oder Ruptur der Haut führen. In der Wunde findet man große Mengen eines blutig-serösen Exsudats, jedoch erstaunlich wenig Eiter.
Die durch fermentative Prozesse gebildeten Gasblasen treten im gangränös veränderten Gewebe schon zu einem frühen Zeitpunkt auf. Die Gasbildung wird begleitet von der Freisetzung von Hämpigment in das Exsudat und in die betroffenen Gewebe. Dieses Hämolyseprodukt wird auch in den Endothelien der lokalen Blutgefäße

abgelagert. Der Einbezug der Blutgefäße in den Entzündungsprozessen führt zur lokalen Thrombusbildung. Im Exsudat finden sich massenhaft vegetative Formen des Erregers. Mit Fortschreiten der Infektion wird die betroffene Muskulatur zunehmend aufgeweicht und brüchig, wird blauschwarz und verändert sich manchmal unter dem Einfluß der massiven proteolytischen Wirkung der Bakterienenzyme zu einer gallertigen Masse. Die Absorption der freigesetzten Enzyme sowie der Bakterienübertritt ins Blut löst terminal eine hämolytische Verfärbung der Endothelien des gesamten Kreislaufsystems aus sowie die Bildung von Gasblasen im ganzen Körper, insbesondere in der Leber mit dem Aspekt von löchrigem Schweizer Käse. Die Gasblasen sind unter Umständen in größeren Venen oder in der Leber auch radiologisch sichtbar. Systemische Veränderungen stellen sich besonders häufig und rasch ein im Rahmen einer Clostridien-Sepsis nach (kriminellem) Abort.

Zu den frühen klinischen Symptomen gehören Schmerzen und Spannungsgefühl im betroffenen Gewebe. Aus dem Wundgebiet tritt blutig-seröse, übelriechende Flüssigkeit aus, und bald darauf kann im infizierten Gebiet durch die mittlerweile gebildeten Gasblasen ein krepitierendes Geräusch *(Crepitus)* ausgelöst werden. Die absorbierten Toxine lösen eine Beschleunigung der Pulsrate aus, die oft in keinem Verhältnis zur Körpertemperatur steht. Die einsetzende Hämolyse führt zum *raschen Abfall der Erythrozytenzahl und des Hämatokrits* und zur Gelbsucht. Es kommt vor, daß beim Todeseintritt im Blut kein einziger intakter Erythrozyt mehr nachgewiesen werden kann. Dem Tod geht meist eine Periode tiefster Benommenheit und Schock voraus. Die Behandlung mit einem polyvalenten Antitoxin und hyperbarem Sauerstoff verhindert das Entstehen dieser terminalen Komplikationen und senkte die Mortalitätsrate auf 5–15%. In jedem Fall bedeuten das fachgerechte Débridement und die chirurgische Revision ausgedehnter Weichteilverletzungen das sprichwörtliche «ounce of prevention worth a pound of cure».

Pseudomembranöse Kolitis *(Clostridium difficile)*

Das Enterotoxin von *C. difficile* verursacht eine schwere Kolitis, mit Bildung einer entzündlichen Pseudomembran und begleitet von Diarrhoe und klinischen Zeichen einer Toxämie, sofern sich der Mikroorganismus im Darmlumen vermehren kann.[100] Normalerweise handelt es sich bei diesem Clostridium um einen harmlosen kommensalen Keim. Eine Infektion entsteht meist bei schwerkranken Patienten, besonders bei Empfängern einer Langzeittherapie mit Breitspektrum-Antibiotika (speziell Clindamyzin, Lincomyzin sowie Zephalosporine). Der Erreger kann durch Vancomyzin, ein weiteres potentiell lebensrettendes Antibiotikum beherrscht werden. In einigen Fällen entwikkelte sich eine pseudomembranöse Kolitis als Komplikation eines Morbus Crohn, einer Colitis ulcerosa oder einer ischämischen Darmschädigung. Wenn bei Patienten mit einem dieser Leiden, trotz adäquater Behandlung, eine Verschlechterung des klinischen Zustandes eintritt, kann eine *C. difficile*-Infektion vermutet werden.[101] Eine pseudomembranöse Kolitis tritt seltener auch bei an sich gesunden, manchmal auch jungen Individuen auf.

Makroskopisch beobachtet man auf der diffus hyperämischen Kolonschleimhaut graubraune bis schwärzliche Fetzen eines auf der Unterlage haftenden Materials, das aus Schleim, Fibrin und einem zellhaltigen leukozytären Exsudat sowie Zelltrümmern besteht. Diese Pseudomembranen, die an einer Stelle nur punktförmig sein oder großflächig konfluieren können, weisen eine weiche Konsistenz auf und können leicht weggewischt werden, wobei Erosionen der darunterliegenden Mukosa aufgedeckt werden. Mikroskopisch findet man in der Frühphase einen herdförmigen Untergang von Kryptenepithelien, begleitet von einer dichten Infiltration neutrophiler Granulozyten und dem Verschluß von Kapillaren in der Lamina propria durch Fibrin sowie einer Schleimüberproduktion in den benachbarten Krypten. Diese Veränderungen werden als «Kryptenabszesse» bezeichnet. Mit dem Einbezug benachbarter Krypten in den entzündlichen Prozeß vergrößern sich die Abszesse, von denen aus sich ein Schleim- und Leukozyten-reiches Exsudat, wie beim Ausbruch eines Minivulkans, über die Schleimhaut ergießt und sich auf erodierten Mukosastellen festsetzt. Mit Fortschreiten der Krankheit kommt es zur Nekrose und Denudation der Schleimhaut und zu deren Überzug mit einer dicken Schicht aus Fibrin, Schleim und Eiter[102] (Abb. 7.26). Eine Thrombosierung der Venolen in der Submukosa ist ein typisches Begleitmerkmal. Der entzündliche Prozeß bleibt vorwiegend auf die Oberfläche beschränkt und breitet sich eher lateral als in die Tiefe aus. Wenn die ungeschützte Submukosa allerdings während längerer Zeit dem Darminhalt ausgesetzt wird, kann sich eine globale Funktionsstörung der Kolonmuskulatur einstellen. Der Erreger ist nicht invasiv und bleibt im Darmlumen.

Klinisch muß die *C. difficile*-Kolitis abgegrenzt werden von einer durch invasive Shigellen, Staphylokokken oder *C. perfringens* hervorgerufenen Entritis, die ebenfalls mit der Bildung einer Pseudomembran einhergehen kann. Das frühzeitige Erkennen der pseudomembranösen Kolitis erlaubt die von raschem Erfolg gekrönte Einleitung einer antibiotischen Therapie. Für die Diagnose stehen verschiedene Möglichkeiten zur Verfügung. Bei Verdachtsfällen können Stuhlproben mit Antikörpern, die mit einem ähnlichen Toxin von *C. sordellii* kreuzreagieren, auf das Vorhandensein von *C. difficile*-Toxin untersucht werden. Eine Titrierung der zytopathogenen Effekte von Stuhlfiltraten auf HeLa-Zellen liefert quantitative Befunde. Eine ebenfalls quantitive Untersuchung stellt der kulturelle Nachweis des Erregers dar, wobei diese Resultate naturgemäß erst spät zugänglich sind. Ein feines, reliefartiges Schleimhautmuster im Kontraströntgenbild oder die endoskopisch-bioptische Beobachtung der frühen, «explosiven» Schleimhautveränderungen können wertvolle diagnostische Hinweise liefern. Die klinische Diagnose der pseudomembranösen Kolitis bleibt trotz allem verhältnismäßig unsicher, besonders während des Krankheitsbeginns, wenn eine Behandlung am erfolgreichsten wäre.

Zoonosen – durch Tierparasiten hervorgerufene Krankheiten

Menschenpathogene, sogenannte «zoonotische» Bakterien, deren einzige gemeinsame Eigenschaft darin besteht, eine oder mehrere Tierspezies als ihre natürlichen Reservoirs aufzuweisen[103], bilden eine bunte Gruppe (Tab. 7.6). Die Übertragung von ihrem Wirt auf den Menschen erfolgt über direkten Kontakt, über die kontaminierte Umgebung, über Insekten als Vektoren oder über die Aufnahme eines kontaminierten Tierprodukts. Die verschiedenen dadurch ausgelösten Krankheiten weisen zwar keine Ähnlichkeiten auf, verdienen jedoch trotzdem gemeinsam besprochen zu werden, da in jedem Fall die Infektionsquelle eruierbar ist, und da ihre Übertragung mit Maßnahmen im Bereich des öffentlichen Gesundheitswesens eingeschränkt oder verhindert werden kann. Erreger weiterer Krankheiten, die nicht im Zusammenhang mit den Zoonosen besprochen werden, können auch aus tierischen Quellen stammen (z.B. Salmonellen, Clostridien), sind jedoch wegen ihrer weiten Verbreitung in Wasser, Boden oder Nahrungsmitteln sehr viel schwieriger unter Kontrolle zu bringen. Vertrautheit mit den selteneren Zoonosen kann unter Umständen lebensrettend sein.

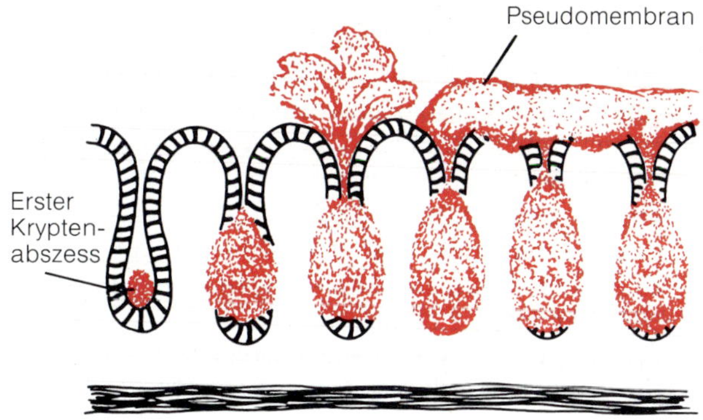

Abb. 7.26: Durch *Clostridium difficile* verursachte, pseudomembranöse Kolitis. Der Kryptenabszeß vergrößert sich; das eitrige Exsudat gelangt durch eine Eruption an die Schleimhautoberfläche; die Pseudomembran bildet sich durch Vereinigung der Krypteninhalte.

Anthrax (Milzbrand) *(Bacillus anthracis)*

Bacillus anthracis ist ein hochpathogener, kapseltragender, grampositiver, großer aerober Sporenbildner, der bei vielen Tierspezies gefunden werden kann. Die Sporen überleben im Boden und in anderer Umgebung während Jahren, widerstehen einem 10minütigen Kochen ohne weiteres und erweisen sich als gegen viele der gebräuchlichen Desinfektionsmittel resistent. Wenn es unter Bedingungen *in vivo* zur Auskeimung der Sporen und zur Bakterienvermehrung kommt, produzieren diese Bazillen 1) ein protektives Antigen mit einer anti-phagozytären Wirkung, 2) einen Ödem-induzierenden Faktor, und 3) einen zytotoxischen «Letalfaktor».[104] In 95% der Fälle entsteht ein *Hautmilzbrand*, indem die Infektion durch Hautkontakt mit kontaminierter Erde oder mit kontaminierten Tierhäuten, Tierkarkassen sowie Tierprodukten (z.B. Düngemittel aus Knochenmehl) erworben wird. Textilarbeiter, Landwirte, Veterinäre, Dockarbeiter und in der Lederindustrie Beschäftigte sind am meisten gefährdet. Die Sporen können auch durch kontaminierte Instrumente übertragen werden (z.B. Rasiermesser). Eine *Übertragung von Mensch zu Mensch* ist jedoch eine ausgesprochene Seltenheit. Die lokale Hautveränderung wird zutreffend als *Pustula maligna* bezeichnet. Die Erreger und ihre Sporen werden seltener auch aerogen übertragen, und ihre Inhalation löst einen *primären Lungenmilzbrand* («Hadernkrankheit», «woolsorter's disease») aus. Schließlich ist auch die sehr seltene Form des *Darmmilzbrands* bekannt, der, wie ein Ausbruch in Rußland kürzlich zeigte, mit einer sehr hohen Mortalität verbunden ist.[105] Bei allen, insbesondere bei den beiden seltenen Formen kann sich eine Bakteriämie einstellen, nämlich dann, wenn die Körperabwehr durch die Infektion überwältigt wird.

Beim **kutanen Anthrax** (Hautmilzbrand) entsteht nach einer Inkubationszeit von mehreren Tagen eine kleine rote, makulöse Hauteffloreszenz, die einem Flohbiß ähnlich sieht. Die initiale Läsion vergrößert sich zunehmend und wird ödematös, und es entsteht eine Papel, die sich schließlich pustulös verändert. Der Pustelinhalt besteht aus einem dünnflüssigen, blutig-eitrigen Exsudat, welches der Haut eine schwarzrote Farbe verleiht. Die Läsion wird von einem ödematösen und hyperämischen Hof umgeben. **Diese kleine hämorrhagische Pustel, die mit einem ausgeprägten Ödem der Umgebung einhergeht, wird als** Pustula maligna **bezeichnet**. Im Verlaufe der ersten Krankheitswoche bricht die Pustel auf, und es entsteht eine schwärzliche Kruste auf geschwürigem Grund inmitten eines sich ausweitenden Ödems. Häufig bilden sich um die Initialläsion mehrere Satellitenbläschen, und die regionären Lymphknoten weisen eine mäßige, auf einer unspezifischen Lymphadenitis beruhende Vergrößerung auf. Im Gegensatz zur wenig schmerzhaften Hautläsion sind die Lymphknoten sehr druckdolent. Oft weisen rote Hautstreifen auf eine Lymphangiitis hin. Bei leichten Fällen entwickelt sich oft nur ein schwärzliches Hautulkus ohne nennenswertes Ödem, und ohne mikroskopische Untersuchung oder Bakteriennachweis wird die Diagnose verpaßt. Histologisch besteht eine lokale entzündliche Reaktion mit ausgeprägtem Ödem, Hyperämie mit kleinen Blutungen und einer Gewebsnekrose, die einem Infarkt ähnlich sieht. Im Vergleich zum Ausmaß des Gewebeuntergangs ist die zelluläre Reaktion bescheiden und besteht aus einem gemischten, granulozytären und lymphomonozytären Infiltrat. Gewöhnlich nimmt der Entzündungsprozeß langsam ab, und die Infektion bleibt auf den Eintrittsort und die regionären Lymphknoten beschränkt. Es kann jedoch auch eine Bakteriämie entstehen, als deren Folge sich die Erreger in Meningen, Lunge, Darm oder in anderen Organen festsetzen.

Beim **Lungenmilzbrand** entsteht eine diffuse Pneumonie, ein ausgedehntes serofibrinöses Exsudat führt zur Konsolidierung ganzer Lungenlappen. Histologisch zeichnet sich diese Form einer Pneumonie aus durch die geringe Beteiligung von Granulozyten, die hämorrhagische Nekrose der Alveolarsepten sowie die überwältigende Zahl grampositiver Mikroorganismen im entzündlichen Exsudat. Bei schweren Fällen eines Lungenmilzbrands kommt es zur Thrombosierung kleiner Venen und Arterien mit Zeichen ausgedehnter Endothelschädigung.[104] Häufig führt eine Septikämie innert kurzer Zeit zum Tode.

Bei der kutanen Form des Milzbrandes sind systemische Auswirkungen wenig ausgeprägt und verlaufen in der Regel mild, die Milzbrandsepsis und -pneumonie dagegen gehen mit hohem Fieber sowie Zeichen einer respiratorischen Insuffizienz und schwerer allgemeiner Erschöpfung einher. Im Blutbild findet sich häufig nur eine mäßige Leukozytose, manchmal sogar eine Leukopenie. Elektrolytstörungen, ein Anstieg des Hämatokrits und eine DIG kommen als unmittelbare Todesursache bei septischem Milzbrand in Frage. Die Diagnose steht und fällt mit der Identifizierung des Erregers in der Läsion oder im Blut. Mit der Verfügbarkeit von Penizillinen konnte die Todesrate des Hautanthrax auf 2–3% gesenkt werden, während die Mortalität bei der pulmonalen Form, auch unter geeigneter Therapie, recht hoch bleibt.

Die Entdeckung und Züchtung von *B. anthracis* und seiner Sporen, die unabhängig von Koch[106] und Pasteur[107] erfolgte, können als Meilenstein der Biologie bezeichnet werden. Diese Untersuchungen versetzten der Theorie der «generatio spontanea» (Urzeugung) von Mikroorganismen den Todesstoß und führten die Koch Postulate als Grundlage der modernen Mikrobiologie ein.

Listeriose *(Listeria monocytogenes)*

Bei *Listeria monocytogenes* handelt es sich um ein grampositives, mikroaerophiles, bewegliches Stäbchenbakterium, das auf gewöhnlichem Nährboden sowie im Gewebe ohne weiteres gedeiht, und das häufig Kolonien bildet, die in ihrer Form an chinesische Schriftzeichen erinnern. Listerien verursachen gelegentlich lokal begrenzte Ausbrüche von akuter Enteritis, die auf kontaminierte Milch oder Milchprodukte (z.B. Käse, Speiseeis) zurückgeführt werden können. Die Infektion stellt jedoch nur für den Feten *in utero* oder den immunsupprimierten Erwachsenen eine Gefahr dar.

Beim Menschen oder beim Tier führt eine Listerien-Infektion des Amnions (Amnionitis) zum Abort, zur Totgeburt oder neonatalen Sepsis. Charakteristischerweise verläuft die Infektion der Mutter asymptomatisch oder klinisch unauffällig, während sie beim Feten einen äußerst ernsten Verlauf nimmt («Granulomatosis infantiseptica»). Bei einer opportunistischen Infektion oder bei der neonatalen Listeriose steht oft eine akute exsudative Leptomeningitis im Vordergrund. In Spitälern mit einer Transplantationseinheit werden die meisten der auftretenden Meningitiden durch Listerien verursacht. Das bevorzugte Auftreten der Listeriose bei immunsupprimierten Patienten oder bei Feten *in utero* legt den Verdacht nahe, daß unentdeckte, latente Listerien-Infektionen weiter verbreitet sind, als allgemein angenommen wird.

Die akute Infektion löst beim Menschen eine exsudative, eitrige Entzündungsreaktion mit einer markanten Beteiligung neutrophiler Granulozyten aus. Die Listerien-**Meningitis** ist weder makro- noch mikroskopisch von derjenigen unterscheidbar, die von anderen pyogenen Erregern verursacht wird. Der Nachweis gramnegativer, hauptsächlich intrazellulärer Stäbchen im Liquor hat beinahe diagnostische Bedeutung. Die weiteren Läsionen bei Neugeborenen oder empfänglichen Erwachsenen weisen eine größere Variabilität auf. Herdförmige Abszesse wechseln ab mit graugelben Knötchen, die aus basophilen Zell- und Gewebetrümmern bestehen. Derartige Veränderungen können in praktisch jedem Organ, wie auch der Lunge, der Leber, der Milz oder der Lymphknoten, auftreten. Bei längerer Dauer des infektiösen Prozesses erscheinen am Rand der Läsionen zahlreiche Makrophagen, welche die Gewebetrümmer abbauen; epitheloidzellige Granulome sind eher selten.[108] Neugeborene mit einer Listerien-Sepsis haben häufig an den Extremitäten einen roten, papulösen Hautausschlag, und Listerien-Abszesse sind auch in der Plazenta vorhanden. Die grampositiven Erreger können in Mekonium-Ausstrichen nachgewiesen werden.

Listerien-Infektionen nehmen trotz der Antibiotika-Empfindlichkeit der Keime häufig einen tödlichen Ausgang, und die Mortalität scheint zum Teil vom raschen Einsetzen der Therapie beeinflußt zu werden.

Pest *(Yersinia pestis)**

Beim Erreger der Pest, *Yersinia pestis*, handelt es sich um einen gramnegativen Keim, der im Methylenblau-gefärbten Ausstrich an seiner an eine Sicherheitsnadel erinnernden Form erkennbar ist. Der Mikroorganismus besitzt ein kapsuläres Glykoprotein mit antiphagozytären Eigenschaften und weist ein sehr wirksames Endotoxin auf. Seine ausgesprochen letale Wirkung verdankt er jedoch eher seiner sehr raschen Vermehrung im empfänglichen Wirt.

Verschiedene wildlebende Tiere, vor allem Nager, beherbergen diese Yersinien, und die Krankheit wird unter diesen Keimträgern durch direkten Kontakt oder von Arthropoden übertragen. Der Mensch ist zufälliges Opfer eines Zyklus, der sich vorwiegend in der Wildnis abspielt. Die Pest ist eine sehr seltene Infektionskrankheit, die in den USA pro Jahr weniger als 20 Opfer fordert. Die Krankheitsfälle ereignen sich vorzugsweise im Westen des Landes, und zwar von Kolorado bis Kalifornien. Eichhörnchen scheinen das Hauptreservoir zu bilden. Ähnliche Verteilungsmuster sind weltweit aus weiteren Endemiegebieten bekannt; eine Ausnahme bildet das pestfreie Australien.

Man kennt vier Formen der menschlichen Pest: 1) eine klinisch leichte Form mit geringer Lymphknotenbeteiligung und wenig ausgeprägten Allgemeinerscheinungen; 2) die Beulenpest, als häufigste Form mit markanter Lymphknotenschwellung; 3) die Lungenpest, entweder primär (95% der Fälle, als Folge einer Tröpfcheninfektion) oder sekundär (5% der Fälle, als Komplikation der Beulenpest); und 4) eine septische, ohne lokale Symptome einhergehende Form, die am raschesten zum Tode führt. Weltweite Gesetze bestimmen, daß alle Pestfälle mit Quarantäne belegt werden müssen, und Fälle von Lungenpest bedingen zudem einschneidende Maßnahmen zur Verhinderung einer aerogenen Keimverbreitung. Dank dieser Vorschriften gelang es, die in den vergangenen Jahren aufkeimenden Epidemien in Asien und Afrika erfolgreich an einer Ausbreitung zu hindern.

Die histologischen Kennzeichen der Pest bestehen in der chronologischen Abfolge 1) einer dramatischen Keimvermehrung im Wirtsgewebe, 2) einem frühzeitigen Auftreten eines Protein- und Polysaccharid-reichen Exsudats mit wenigen Entzündungszellen, jedoch begleitet von ausgeprägtem Ödem, 3) einem massiven Untergang von Gewebe und Blutgefäßen, begleitet von Blutungen und Thrombosen (Abb. 7.27), und schließlich, 4) der Einwanderung und der Zunahme der Zahl neutrophiler Granulozyten, die zu Beginn des Heilungsprozesses die Nekrosezonen demarkieren.[109]

Bei Fällen von **Beulenpest** (bubonischer Pest) findet sich die Eintrittspforte des Erregers meist an den Beinen und mag als kleines Eiterbläschen oder Ulkus erkennbar sein. Die regionären Lymphknoten schwellen innert weniger Tage gewaltig an und vereinigen sich zur charakteristischen «Bubo» (Eiterbeule). Die Bubonen sind weich, von fleischiger Konsistenz, rötlich (hämorrhagisch) und können entweder infarzieren oder sich durch die Haut entleeren. Das Bild der **Lungenpest** entspricht demjenigen einer schweren, konfluierenden, hämorrhagisch-nekrotisierenden Bronchopneumonie, oft begleitet von einer fibrinösen Pleuritis. Bei der **septischen Form** der Pest entstehen in allen Lymphknoten sowie in Leber und Milz herdförmige Nekrosen, oft mit Splenomegalie. Die fulminante Bakteriämie löst eine DIG mit ausgedehnten Blutungen und Thrombusbildung aus. Bei allen Formen der Pest sind in jeder Läsion massenhaft Yersinien nachweisbar, und im Blutbild zeigt sich eine ausgeprägte Leukozytose mit Neutrophilie.

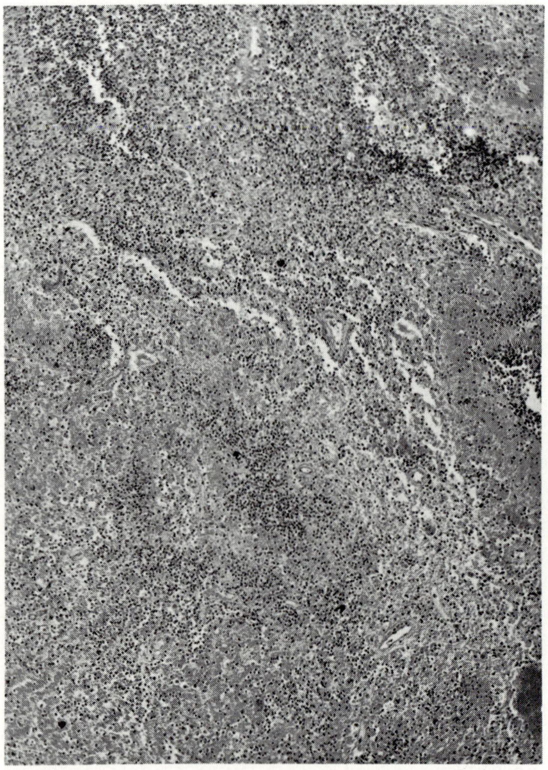

Abb. 7.27: Beulenpest. Totale hämorrhagische Nekrose eines Lymphknotens in der Übersicht.

Vor der Antibiotika-Ära lag die Mortalität der Beulenpest zwischen 50 und 90%, und die pneumonischen und septischen Formen verliefen praktisch immer tödlich. Heute bewegt sich die Zahl der Todesfälle um 5–20%. Obwohl bisher bei *Y. pestis* keine Resistenzen gefunden wurden, hängt die Wirksamkeit der Antibiotika weitgehend von ihrem zeitlichen Einsatz ab. Die Behandlung der Lungenpest oder der Yersinien-Sepsis erweist sich als wirkungslos, wenn sie später als 24 Stunden nach Krankheitsausbruch einsetzt. Ein Impfstoff, der während sechs Monaten Schutz verleiht, steht bei beruflich mit *Y. pestis* in Berührung Kommenden zur Verfügung.

Tularämie *(Francisella tularensis)*

Die Tularämie hat viele Gemeinsamkeiten mit der endemischen Pest: Wildlebende Tiere als Erregerreservoir, Übertragungsmöglichkeit durch Arthropoden, ausgeprägte Lymphknotenschwellung und Auftreten einer Pneumonie. Der Erreger der Tulrämie ist ein kleines pleomorphes, gramnegatives, kokkenähnliches Bakterium, das ebenso infektiös ist wie *Y. pestis*, jedoch einem anderen Genus angehört, sich weniger virulent verhält, eine vergleichsweise schwache Endotoxinwirkung aufweist und fakultativ intrazellulär wächst. *F. tularensis* verursacht während einer langdauernden und verzehrenden Krankheit, die selten mit dem Tod endet, granulomatöse Veränderungen.

In den USA werden pro Jahr 140 bis 310 Infektionen registriert, welche meistens Personen betreffen, die sich mit Kaninchen oder Kaninchenfellen beschäftigen. Weltweit treten jährlich nahezu eine halbe Million Fälle von Tularämie auf. Eintrittspforten von *F. tularensis* sind Haut, Konjunktiven sowie Schleimhäute des Verdauungs- und Respirationstrakts. Die Übertragung erfolgt durch direkten Kontakt, Tröpfchenaspiration[110] oder Insektenbisse; eine direkte Übertragung von Mensch zu Mensch scheint keine Rolle zu spielen. Die Inkubationszeit variiert von einem bis 21 Tage, was die Bestimmung der Infektionsquelle manchmal sehr erschwert.

Bei der häufigsten klinischen Form, der *ulzeroglandulären Tularämie*, entsteht zuerst eine Hautläsion an der Hand, am Arm oder im Gesicht. Eine rasch wachsende Papel wird zu einer ulzerierenden Eiterblase. Die regionären Lymphknoten schwellen an, und es entsteht Eiter, der sich oft durch die Haut entleert. Eine Woche nach Krankheitsbeginn beginnt die bakteriämische Phase mit Fieberanstieg, begleitet von Fröstelgefühl, Kopfschmerzen, intestinalen Symptomen sowie Muskel- und Gelenkschmerzen. Es entwickeln sich eine generalisierte Lymphadenopathie und Splenomegalie ohne raschen Anstieg der Blutleukozytenzahl. Manchmal entsteht ein makulopapilläres Exanthem als Zeichen einer Überempfindlichkeitsreaktion. Die Bakteriämie dauert selten länger als zwei bis drei Wochen, wobei der infektiöse Prozeß während Monaten herdförmig weitermottet. Im Lungenröntgenbild zeigen sich fokale oder konfluierende Verschattungen und eine Vergrößerung der Hiluslymphknoten. Gelegentlich sind Meningen, Perikard, Herzklappen und Skelett mitbeteiligt. Patienten mit schwerer Pneumonie oder endotoxämischem Schock haben eine ernste Prognose. Die Rekonvaleszenz verläuft in jedem Fall sehr langsam.[111]

Varianten dieses Grundmusters der Tularämie sind die *okuloglanduläre* und die *glanduläre Form*, bei denen der Erreger über die Konjunktiven oder auf unbekanntem Weg eindringt. Bei der *typhoiden Form* stehen – wie bei einer Salmonellen-Sepsis – Fieber, Hepatosplenomegalie und Toxämie im Vordergrund. Das histopathologische Bild ist bei allen Formen der Tularämie ähnlich.

Die initiale Hautläsion besteht aus einem Ulkus mit granulozytenreichem Exsudat. Die disseminierten Läsionen zeichnen sich mit einer zentralen Nekrose aus, die von epitheloidzelligen Makrophagen und einigen Riesenzellen vom gesunden Gewebe abgegrenzt wird. Die regionären Lymphknoten schwellen als Folge einer unspezifischen

Lymphadenitis an, sind zunächst fest und einzeln tastbar, werden aber mit der Abszeßbildung zunehmend weicher, fluktuierend, untereinander verbacken und «Bubo»-ähnlich. Die auffälligen, purulenten Nekroseherde sind auch makroskopisch sichtbar. Ähnliche, jedoch weniger ausgedehnte Veränderungen treten auch in entfernten Lymphknoten und Organen auf, wie Leber, Lunge, seröse Häute, Herz und Skelett. In der Milz finden sich dagegen nur ein leukozytäres Infiltrat und eine Hyperplasie der weißen Pulpa. In der Lunge entwickelt sich eine nekrotisierende Bronchopneumonie mit seröser oder eitriger Pleuritis und hilärer Lymphadenopathie – ein Bild, das eine primäre Lungentuberkulose vortäuschen kann. Die Heilung größerer tularämischer Lungenherde oder durchgebrochener Bubonen führt zu ausgedehnten Narben.

Die Diagnose stützt sich auf verschiedene Methoden. Die pleomorphen Kokken sind auf Methylenblau-gefärbten Ausstrichen von Aspiraten leicht erkennbar. Die Isolation der Keime auf Spezialnährböden gehört in die Hände geimpfter Spezialisten. Agglutinierende Serumantikörper erreichen erst nach ungefähr zwei Wochen diagnostisch signifikante Titer. Ein Hauttest (Foshay-Test) wird selten verwendet. Antibiotika sind in den Frühphasen der Krankheit wirksam, verhindern jedoch während der granulomatösen Phase höchstens Rezidive. Die Krankheit verläuft in der Dritten Welt immer noch schwer; die Todesrate ist unter die früher berichteten 1–6% gefallen. Auch *Pasteurella multocida* kann eine akute, fieberhafte Tularämie-ähnliche Krankheit hervorrufen. Der Erreger wird meist mit Hunde- oder Katzenbissen übertragen.

Bruzellosen (Brucella ssp.)

Die Bruzellose mit der weitesten Verbreitung besteht in einer akuten, fieberhaften Allgemeinerkrankung bei Personen, die in Fleischindustrie, Tierzucht oder Veterinärmedizin beschäftigt sind. Außerhalb dieses Personenkreises verursacht gelegentlich der Genuß kontaminierter Milchprodukte eine Infektion. Man kennt daneben auch subklinische, intermittierende und chronische Formen der Bruzellose sowie auch den Befall einzelner Organe. Im Vergleich zur akuten Krankheit sind alle diese Varianten selten oder werden nicht erkannt. Die verschiedenen Formen führen dazu, daß eine Bruzellose häufiger vermutet als tatsächlich diagnostiziert und gemeldet wird. In den USA werden jährlich weniger als 200 Fälle registriert. Diese Zahl ist gering im Vergleich zu mehreren tausend Patienten in Ländern, in denen dem Konsumenten schlecht kontrollierte Fleischwaren oder nichtpasteurisierte Milchprodukte angeboten werden.

Vier Bruzellen-Spezies sind menschenpathogen: *B. melitensis* (Quelle: Ziege), *B. abortus* (Rind), *B. suis* (Schwein) und *B. canis* (Hund). Weltweit hat *B. melitensis* die größte Verbreitung, die weniger virulente *B. abortus* überwiegt jedoch in Westeuropa und in den USA. Bei allen Spezies handelt es sich um gramnegative, aerobe Kokkenorganismen. Bei allen Vertretern bereiten Kultur, Färbung und Erkennung im Gewebe große Schwierigkeiten. Bruzellen gehören zu den intrazellulären Erregern, und eine Makrophagenaktivierung ist unabdingbare Voraussetzung für die wirksame Kontrolle der Keimvermehrung.

Serologische Daten zeigen, daß *inapparente Bruzella-Infektionen* unter den in der Fleischindustrie Beschäftigten (Schlachthöfe, Fleischverpackung) häufig, und die Infizierten partiell immun sind. Die *akute Bruzellose*, eine Krankheit, die innerhalb eines Monats überwunden wird, gleicht klinisch einem viralen Infekt. Rückfälle sind sehr häufig, und als Komplikationen können sich eine Pneumonie oder lokale Läsionen wie Spondylitis, Orchitis oder Pyelonephritis einstellen. Die seltene *chronische Bruzellose* verursacht vorübergehende Fieberschübe, unklare Abdominal- oder Muskelschmerzen und schlecht definierbare Allgemeinsymptome, wie Persönlichkeitsveränderungen. Faßbare Befunde fehlen meistens, mit Ausnahme einer leichten Milz- oder Lebervergrößerung (bei etwa 10% der Fälle).[112]

Nach einer kurz dauernden, bakteriämischen Phase kommt es zur diffusen Besiedelung lymphatischer Organe mit den Erregern, die mit entsprechender reaktiver Lymphozyten- und Makrophagenvermehrung einhergeht. Bald bilden sich Granulome, von denen einige eine zentrale, Granulozyten-reiche Nekrose aufweisen (v.a. bei *B. suis*-Infekten), während andere, ohne Zeichen eines massiven Zelluntergangs, Ähnlichkeiten mit tuberkulösen Läsionen erkennen lassen[113]. Granulombildung und Infiltration von monozytoiden Zellen führen zur Hepatosplenomegalie. Große lokale Läsionen, die mit erheblicher Gewebezerstörung einhergehen, gleichen Abszessen oder herdförmigen Infarkten. Einzelläsionen sind manchmal mikroskopisch klein, doch meist sind es mit bloßem Auge erkennbare gelbliche Herde, die alle Organe durchsetzen. Kalkeinlagerungen machen diese Veränderungen auch radiologisch faßbar. Bei der seltenen Bruzellen-Pneumonie handelt es sich wie bei Tularämie um einen herdförmig destruierenden, granulomatösen Prozeß mit Vergrößerung der Hiluslymphknoten, dessen Abgrenzung von einer Lungentuberkulose schwierig sein kann.

Zum Erregernachweis eignen sich Blut- und Knochenmarkkulturen am besten, aber auch Experten sind nicht immer erfolgreich. Ein vierfacher Titeranstieg oder ein Einzeltiter von 1:160 der IgM-Antikörper läßt eine frische Bruzellen-Infektion vermuten. Bei chronischen Fällen sind jedoch oft nur die weniger aussagekräftigen IgG-Titer erhöht. Für den Antikörpernachweis stehen RIA oder ELISA zur Verfügung. Allerdings werden Antikörper gegen *B. suis* mit den verfügbaren Standardantigenen nicht erfaßt.

In Leberbiopsien findet man kleine Granulome, die von ähnlichen Läsionen bei Sarkoidose, Miliartuberkulose und anderen chronischen Infekten abgegrenzt werden müssen. Da Bruzellen selten histologisch dargestellt werden können, drängen sich bakteriologische Methoden des Erregernachweises auf. Ein Impfstoff ist nicht vorhanden. Die Infektion kann aber mit einer konsequenten antibakteriellen Behandlung beherrscht werden. Die Mortalität ist sehr gering.

Rotz (Malleus) und Melioidose*

Rotz wird durch *Pseudomonas mallei*, ein kleines, gramnegatives, unbewegliches, keine Sporen bildendes Bakterium, verursacht. Die seltene Krankheit tritt in einer akuten Form und als protrahierte, Tuberkulose-ähnliche Affektion auf.[114] Der Mikroorganismus findet sich bei Pferden, Maultieren und Eseln, und seine Übertragung erfolgt durch Kontakt mit Hautläsionen oder (selten) aerogen. Rotz ist in Südamerika, Afrika und Teilen von Asien endemisch; die wenigen Fälle in Europa und in den USA sind alle importiert.

Bei der *akuten Form des Rotz* entwickelt sich in kurzer Zeit eine überwältigende Pyämie. Nach einer Inkubationszeit von nur 1–5 Tagen bricht die Krankheit plötzlich mit schweren Allgemeinsymptomen auf.

An der Eintrittsstelle entsteht ein lokaler Abszeß, und die Erreger erreichen über die Lymphgefäße die regionären Lymphknoten. Entlang des Drainagewegs finden sich häufig zahlreiche Satelliten-Abszesse. Als Folge der rasch eintretenden Bakteriämie bilden sich Eiterherde in vielen Organen und Geweben, wie Lunge, Leber, Milz und Skelettmuskulatur. Innert weniger Tage können sich zudem eine Meningitis, Osteomyelitis oder Polyarthritis entwickeln. Die Diagnose beruht meist auf dem Nachweis komplementfixierender Antikörper. Das Anlegen einer Erregerkultur ist gefährlich und sollte Speziallaboratorien überlassen werden.

Die *chronische Form des Rotz* ist eine schleichende fieberhafte Krankheit, die mit Hautabszessen, Lymphadenopathie und Hepatosplenomegalie gekennzeichnet ist. Mit zunehmender Krankheitsdauer wandeln sich die Abszesse zu Granulomen um. Die Histologie dieser Läsionen ist nicht pathognomonisch, und die Diagnose wird mit der serologischen oder kulturellen Identifizierung des Erregers gestellt. Bei mehr als der Hälfte der Patienten verläuft die Infektion tödlich.

Die *Melioidose* weist große Ähnlichkeiten mit Rotz auf. Der Erreger, *Pseudomonas pseudomallei*, ist pathogen für Nager, Hunde, Katzen, Pferde und weitere Tiere. Der Boden und das Wasser weiter Gebiete von Südostasien (Kambodscha, Laos, Thailand, Malaysia und Burma) sind kontaminiert. Die Ansteckung des Menschen erfolgt hauptsächlich über Schmutz und Trinkwasser. In den Endemiegebieten kennt man inapparent verlaufende, milde und klinisch schwere Formen der Krankheit. Die Inkubationszeit beträgt nur zwei Tage; es wurden aber Latenzzeiten von mehreren Jahren beobachtet[115], und unter den Armeeangehörigen der USA wurde die Melioidose als «vietnamesische Zeitbombe» bezeichnet. Wie bei Rotz handelt es sich bei den akuten Läsionen um Abszesse, bei den chronischen um Granulome.

Jedes Organ oder Gewebe kann betroffen sein, bei der akuten Form steht jedoch die Lunge im Vordergrund. Es entsteht eine nekrotisierende Bronchopneumonie mit der Neigung zur Kavernenbildung. Die akuten Infektionen weisen, auch unter Behandlung mit Breitspektrum-Antibiotika, eine Mortalitätsrate von 50% auf. Bei den chronischen Formen ist die Kombination einer Antibiotika-Therapie mit chirurgischer Abszeßdrainage teilweise erfolgreich.

Leptospirose und Weil-Krankheit *(Leptospira interrogans)*

In 90% der Fälle verläuft die Leptospirose klinisch unauffällig oder anikterisch als akute, selbstlimitierte fieberhafte Erkrankung mit unspezifischen Symptomen. Die klinisch schwere Form *(Weil-Krankheit)* geht mit Ikterus, Blutungen und Niereninsuffizienz einher. Beide Krankheitsformen treten bevorzugt in einer, von infizierten Hunden und Nagern bewohnten, warmen und feuchten Umgebung auf. Bei den Krankheitserregern handelt es sich um zahlreiche Varianten des Artenkomplexes *Leptospira interrogans (L. icterohaemorrhagiae, L. canicola, L. autumnalis* und andere). Alle sind Spirochäten mit engen Windungen, bis 13 μm lang und haben oft die Form eines Bischofsstabs.

Erregerreservoir sind freilebende Tiere oder Tiere in städtischen Elendsvierteln. Die Spirochäten überleben in warmem, alkalischem Boden oder Wasser, und der Mensch infiziert sich durch direkten Kontakt oder auf aerogenem Weg. In den USA werden vor allem in den Südstaaten weniger als 100 Fälle pro Jahr gemeldet, eine viel größere Zahl dürfte aber unbemerkt verlaufen.

Krankheitsfälle aus Berufsgruppen mit hohem Risiko (Landwirtschaft, Schlachthöfe, Jagd) machen höchstens ein Drittel aus. Weltweit kann das große Problem noch nicht in seiner ganzen Tragweite beurteilt werden.

Die anikterische Leptospirose verläuft typischerweise als biphasische fieberhafte Krankheit.[116] Während der initialen Phase der *Septikämie* können Leptospiren in Blut und Liquor, während der anschließenden Immunphase nur noch im Urin nachgewiesen werden. Die Inkubationszeit liegt zwischen 5–14 Tagen und die Krankheitsdauer zwischen 1–3 Wochen, wobei mit häufigen Rückfällen gerechnet werden muß. Der Fieberanstieg erfolgt oft plötzlich mit Fröstelgefühl und Kopfschmerzen, begleitet von starken Muskelschmerzen oder Übelkeit und Erbrechen. Innerhalb der nächsten drei bis sieben Tagen geht das Fieber zurück, beginnt jedoch nach ein bis drei Tagen wieder etwas anzusteigen, diesmal oft in Begleitung eines Meningismus. Meist wird die Diagnose erst in dieser Phase vermutet. Fälle mit einem weniger typischen Verlauf werden häufig mit einer viralen Meningitis verwechselt. Bei der klinisch schwereren *Weil Krankheit* wird der biphasische Verlauf oft durch das frühe Auftreten von Ikterus, Nierenversagen, Purpura und Blutdruckabfall verschleiert. Diese Symptome treten oft schon zwei bis drei Tage nach Krankheitsbeginn auf und sind während der zweiten Krankheitswoche am ausgeprägtesten. Reizung und Hyperämie der Konjunktiven sind Frühsymptome beider klinischer Formen der Leptospirose; der als «Fort Bragg-Fieber» bekannt gewordene Ausbruch in der US-Armee begann mit einem prätibialen Hautexanthem.

Während der bakteriämischen Phase der **gutartigen Infektionen** verteilen sich die Leptospiren rasch im ganzen Organismus und können mit Silberfärbung oder Immunfluoreszenz in Leber, Milz, Niere, ZNS, Skelettmuskulatur und in anderer Lokalisation sichtbar gemacht werden. Entzündliche Reaktionen fehlen zunächst, und lymphomonozytäre Infiltrate, besonders um Nekroseherde in quergestreifter Muskulatur und Niere, bilden sich erst später. Auch im Liquor lösen die während der Frühphase der Krankheit oft in großer Zahl vorhandenen Leptospiren keine zelluläre Reaktion aus; die im Verlaufe der Immunphase auftretenden Lymphozyten täuschen eine aseptische Virusmeningitis vor.

Die **Weil-Krankheit** wird gekennzeichnet durch Hämolyse, Ikterus, herdförmige Blutungen, Cholestase mit mäßigem fokalen Untergang von Hepatozyten, interstitielle Nephritis mit tubulärer Nekrose, fokale Nekrosen der willkürlichen Skelettmuskulatur und generalisierte Aktivierung und Hyperplasie des lymphatischen Systems.[117, 118]

Das Auftreten von ausgeprägtem Ikterus, Blutungen und Fieber bei nur mäßig gestörter Leberfunktion und in Verbindung mit einer Konjuntivitis weist eher auf eine Weil-Krankheit als auf eine Virushepatitis hin, wobei beide Infektionskrankheiten große Ähnlichkeiten aufweisen.

In der Frühphase der Krankheit wird die Diagnose mit dem Erregernachweis in Blut oder Liquor gesichert, später sind die Keime in Kultur auf Spezialnährböden im Urin nachweisbar. Häufiger erfolgt die Bestätigung mit einem Spezies-spezifischen Mikroagglutinationstest. Leichte Fälle heilen ohne Probleme ab. Die Weil-Krankheit wies vor allem als Folge der Niereninsuffizienz eine Mortalitätsrate von 15–40% auf; die hohe Sterblichkeit konnte jedoch mit Dialyse, verbesserter pflegerischer Unterstützung und frühem Einsatz von Antibiotika deutlich gesenkt werden.

Rückfallfieber *(Borrelia recurrentis)*

Die von Zecken übertragene Form des Rückfallfiebers wird von verschiedenen regionalen Arten von *Borrelia* verursacht, und die Übertragung des Erregers aus dem Reservoir wildlebender Tiere auf den Menschen erfolgt von Zecken der Gattung Ornithodorus. Die von Läusen übertragene akutere und schwerere Krankheitsform geht immer auf eine Infektion mit *B. recurrentis* zurück. Kleiderläuse übertragen diese Krankheit direkt von Mensch zu Mensch. Das Auftreten eines siebentägigen krankheitsfreien Intervalls zwischen Krankheitsausbrüchen ist charakteristisch für beide Formen des Rückfallfiebers.

Borrelien sind Spirochäten mit weiten Windungen von bis zu 30 μm Länge. Im Gegensatz zu den Treponemen wie *T. pallidum* sind sie mit Wright-Giemsa färbbar und während Fieberattacken in Blutausstrichen oder anderen Körperflüssigkeiten leicht erkennbar. Die Diagnose wird häufig mit dem Mikroskop gestellt. Die Züchtung der Borrelien ist schwierig, und serologische Resultate sind kaum interpretierbar, da die Antigenzusammensetzung der Schleimhülle der Erreger bei jedem Rückfall wechselt.

Die Antigenvariabilität der Borrelien wird wie diejenige der afrikanischen Trypanosomen während der Reproduktion durch einen «shift» im Genom vorprogrammiert.[119] Bis der Wirt genügend Antikörper zur Suppression eines Erregerklons produziert hat, exprimieren einige Borrelien bereits neue Oberflächenantigene und lösen einen Rückfall aus. Der abnehmende Schweregrad aufeinanderfolgender Attacken und auch die spontane Heilung vieler unbehandelter Patienten werden einem begrenzten genetischen Repertoire der Borrelien zugeschrieben. Dies ermöglicht dem Wirt, genügende Mengen kreuzreagierender und klonspezifischer Antikörper zu bilden. Der gleichzeitige Untergang vieler Erreger als Folge der Antibiotika-Therapie kann einen gefährlich raschen Temperaturanstieg mit Krämpfen, Blutdruckabfall und Leukopenie auslösen *(Herxheimer Reaktion)*. Die Reaktion dauert nicht länger als zwei Stunden, ist gefolgt von vollständiger Wiederherstellung und wird auf die Freisetzung großer Mengen von Borrelien-Endotoxinen zurückgeführt.[120]

Bei der tödlich verlaufenden, von Läusen übertragenen Krankheit ist die Milz mäßig vergrößert (300–400 g) und weist histologisch fokale Nekrosen und miliare Ansammlungen von Leukozyten auf. In diesen Herden finden sich zahlreiche Erreger. Daneben bestehen Hyperämie und Hyperzellularität der roten Pulpa mit Zeichen von Erythrophagozytose. Die Leber kann ebenfalls vergrößert sein mit Hyperämie, prominenten Kupffer-Zellen und kleinen Eiterherden. Septische Herde werden auch in anderen Organen beobachtet, wie Herz, Nieren und Meningen. Vereinzelte Blutungen als Folge einer DIG finden sich häufig auf Serosa- und Schleimhautoberflächen, in Haut und Darm. Ein Lungenbefall wird häufig durch eine bakterielle Sekundärinfektion kompliziert. Die histologische Untersuchung des Hautexanthems zeigt eine Vasodilatation mit dichtem perivaskulärem Infiltrat aus lymphomonozytären Zellen; die für eine Rikkettsien-Infektion typische Endothelreaktion und nekrotisierende Vaskulitis sind nicht vorhanden. Ausnahmsweise können Borrelien und *R. rickettsii* vom selben Vektor übertragen werden.

Das von Zecken übertragene Rückfallfieber tritt in den selben Gebieten auf wie das Rocky Mountain-Fleckfieber oder andere regionale Formen von Rickettsiosen. Die Differentialdiagnose wird dadurch erschwert, daß sich auch die klinischen Befunde gleichen, wie auch der Hautausschlag. Die Inkubationszeit liegt bei einer Woche, und die erste Fieberphase dauert drei bis sechs Tage. Es folgt ein plötzlicher, kritischer Temperaturabfall, nach einem Intervall von sechs bis neun Tagen gefolgt von einem weiteren Fieberschub. Bei unbehandelten Fällen wurden bis zu sechs und mehr Rückfälle abnehmender Heftigkeit beobachtet. Die Todesrate liegt zwischen 2 und 5%. Die Krankheit spricht rasch auf Breitspektrum-Antibiotika an.
Die stürmischer verlaufende durch Läuse übertragene Form des Rückfallfiebers wird oft von Komplikationen wie ZNS-Symptomen, Leberversagen, Schock oder Koma begleitet. Die Zahl der Fieberrückfälle ist kleiner. Die Mortalität in einer verarmten, von Katastrophen heimgesuchten Bevölkerung liegt zwischen 4 und 50%; Todesursache ist meist eine interkurrente bakterielle Pneumonie.

Lyme-Krankheit *(Borrelia burgdorferi)*

Diese verhältnismäßig neue Krankheit vereinigt viele klinische Befunde, die früher in Europa und in den USA diversen Leiden zugeordnet wurden, und die alle auf eine Infektion mit der Spirochäte *Borrelia burgdorferi* zurückgeführt werden können. Der Erreger wird durch Nymphen und erwachsene Formen der Schildzecken der Gattung Ixodes aus einem Tierreservoir auf den Menschen übertragen. Die Lyme-Krankheit tritt zunehmend in Europa, USA, Kanada und Australien auf, und dauernd werden neue Übertragungsorte gefunden. In den USA allein wird über mehr als 1500 Fälle pro Jahr berichtet. Das spät auftretende Tertiärstadium und die pränatalen Auswirkungen der Lyme-Krankheit sind noch wenig untersucht. Die Krankheit wird klinisch in ein *Primärstadium* mit einer Hautläsion an der Inokulationsstelle, ein *Sekundärstadium* mit Aussaat der Erreger und ein *Tertiärstadium* mit Gelenk-, ZNS- oder Herzbeteiligung unterteilt.
Die Lyme-Krankheit beginnt mit der charakteristischen Hautläsion an der Inokulationsstelle, *Erythema (chronicum) migrans (ECM)* genannt. Intensive Untersuchungen über mehrere Jahre führten zur Identifizierung des Erregers, *B. burgdorferi*.[121, 122] Seither zeigte sich immer mehr, daß die europäische und die amerikanische Form der Krankheit überlappen. In den USA steht die Gelenkbeteiligung im Vordergrund, während in Europa ZNS- und Hautsymptome vorherrschen. Die Krankheit hat sich während langer Zeit hinter verschiedenen Bezeichnungen versteckt, und ihr Vorkommen beschränkt sich nicht auf das Hafenstädtchen in Connecticut, das ihr den Namen verlieh.
Verschiedene Zeckenarten übertragen *B. burgdorferi* vertikal durch transovarielle Passage auf ihre Nachkommen. Unter diesen Zecken findet sich *Ixodes dammini*, ein Parasit auf Rehen und Feldmäusen in den Oststaaten der USA, und auf zufälligen Wirten wie Hunden, Pferde und Menschen.[124] Die Überträgerzecke der westlichen USA ist *I. pacificus*, derjenige in Europa *I. ricinus*. Zahl und Art weiterer Zecken, die als Vektoren dieser Borrelie dienen, sind unbekannt.
Der Biß der kleinen Nymphen wird meist nicht bemerkt. Drei Tage bis drei Wochen später entsteht an der Bißstelle eine Hautrötung. Die Ränder der sich langsam vergrößernden Hautläsion sind gerötet und überwärmt, während das Zentrum abblaßt (*«Erythema chronicum migrans»*, ECM). Nach längerer Zeit und nach mehreren Wachstums- und Stillstandsperioden verschwindet das ECM. Wochen bis Monate später erkranken die Patienten an Fazialisparese, Nackensteifigkeit oder Meningoenzephalitis. Andere Patienten

weisen eine Myokardbeteiligung (z.B. atrioventrikulärer Block, seltener funktionelle Störungen des linken Ventrikels) oder eine Perikarditis auf; Läsionen der Herzklappen wurden bisher nicht beobachtet. Die meisten Opfer leiden jedoch vor allem an Gelenkbeschwerden. In typischer Weise kommt es zur schmerzhaften Schwellung und Überwärmung der Knie oder anderer größerer Gelenke, wobei der Befall, wie im Frühstadium einer rheumatoiden Arthritis, asymmetrisch ist. Nach einer monatelangen Periode abwechselnder Aktivierung und Remission verschwindet die Krankheit langsam. Einige Patienten leiden an bleibenden Gelenkdeformitäten, seltener auch an kardiovaskulären oder neurologischen Folgen. Berichte über destruierende neurologische und vaskuläre Langzeitschäden, die Jahre nach vermeintlicher Heilung der Krankheit auftreten, sowie über Totgeburten bei Infektion der Mutter mehren sich.

Bisher wurden erst einige repräsentative Gewebeproben, meist Haut- und Synovialisbiopsien, untersucht. Diese zeigten leukozytäre Infiltrate mit Lymphozyten und Plasmazellen, lokalem Ödem und Fibrinablagerungen ohne spezifische Veränderungen. In Synovialisbiopsien weist die Frühphase der Lyme Krankheit Ähnlichkeiten mit rheumatoider Arthritis auf. Die als typisch bezeichnete «Zwiebelschalen»-Veränderung synovialer Arterien[121] wurde bisher weder in der Haut noch in Läsionen anderer Lokalisation beobachtet.

Es wird vermutet, daß *B. burgdorferi* während der latenten Infektion, ähnlich wie die Treponemen bei Lues, im Gewebe überlebt. Man ist sich einig, daß eine Behandlung mit Tetrazyklinen oder Penizillinen während der Phase des ECM eine Generalisierung der Infektion, und damit die Organmanifestationen, verhindert. Die Folgen einer unbehandelten Infektion können beträchtlich sein, doch die bisher geringe Mortalität beruht ausschließlich auf Superinfektionen. Die Diagnose wird häufig verpaßt, wenn kein Fieber auftritt, wenn die Hautläsionen abgeblaßt sind, wenn Gelenk- oder andere Organbeschwerden bereits chronisch geworden sind, und wenn sich der Patient an die Frühphase der Krankheit nicht mehr erinnert.

Borellia burgdorferi ist eine 9–32 μm lange, flach gewundene Spirochäte, die in modifiziertem Kelly-Medium gezüchtet werden kann. Der Erreger ist in Zecken in großer Zahl vorhanden, läßt sich jedoch in menschlichen Körperflüssigkeiten oder Gewebeproben nur selten mit Versilberung, Immunfluoreszenz oder kulturellen Methoden nachweisen. Daher beruht die Labordiagnose auf dem Antikörpernachweis im Serum mit ELISA oder Immunfluoreszenz. Hohe IgM-Titer weisen auf einen frischen Infekt hin. Weitere Laboratoriumsbefunde, die während aktiven Krankheitsphasen häufig erhoben werden, sind Hypergammaglobulinämie oder Kryoglobulinämie mit zirkulierenden Immunkomplexen und einer erhöhten Blutsenkungsgeschwindigkeit. Typischerweise sind weder Rheumafaktoren noch antinukleäre Antikörper nachweisbar. Die Seltenheit des Borreliennachweises in den Spätphasen und die während eines Aufflammens der Krankheit beobachtete polyklonale B-Zell-Aktivierung deuten auf eine wichtige pathogenetische Rolle von Immunmechanismen hin, die noch unklar ist.

Rattenbißfieber

Man kennt zwei Infektionen mit ähnlichen Symptomen in Zusammenhang mit Rattenbissen: Sodoku, verursacht durch *Spirillum minus*, und das klassische Rattenbißfieber (auch Haverhill Fieber genannt), verursacht durch *Streptobacillus moniliformis*. Beide Fieberformen sind mit städtischen Elendsquartieren und Versagen der öffentlichen Hygienekontrolle assoziiert. In beiden Fällen tritt eine Schwellung der Bißstelle auf mit einer lokalen Lymphadenopathie, gefolgt von einer akuten fieberhaften Erkrankung und einem Hautausschlag an den Extremitäten. Die Inkubationszeit bei Spirillum-Fieber ist länger (1–2 Wochen) als bei der streptobazillären Form (1–2 Tage). *Sodoku* neigt zu mehreren Zyklen von Exazerbationen und Remissionen während einer bis zu acht Wochen dauernden Perioden. Die Diagnose wird am zuverlässigsten im Tierversuch, durch Dunkelfeldbetrachtung von Blut oder im Giemsa-gefärbten Ausstrich gestellt. Die *Streptobazillus-Infektion* dauert im Durchschnitt ein bis zwei Wochen, ist aber oft begleitet von Gelenkschmerzen oder symmetrischem Anschwellen und Rötung großer Gelenke, welche die Krankheit verlängern. Die Diagnose beruht auf Blutkulturen oder dem Antikörpernachweis. Neben dem Bericht über einen einzigen Todesfall von streptobazillärer Endokarditis sind keine pathologischen Befunde der beiden Krankheitsformen bekannt.

Katzenkratzkrankheit

Diese selbstlimitierende bakterielle Infektion[125, 126], die sich in einer lokalen Lymphadenopathie äußert, tritt eher bei Kindern auf (80% der Fälle) als bei Erwachsenen. Eine bis mehrere Wochen nach Kratzer von einer Katze, aber auch gelegentlich nach Verletzung mit Splitter oder Dornen, stellt sich eine Lymphknotenschwellung, vorzugsweise in der Axilla oder im Nakken, ein. An der Stelle der Hautverletzung kann sich eine entzündliche Papel, ein Bläschen oder ein Ulkus finden. Die Katzenkratzkrankheit ist häufigste Ursache der Parinaud-Konjunktivitis (meist einseitiges okuloglanduläres Syndrom mit Konjunktivitis und entzündlicher Vergrößerung der zervikalen Lymphknoten). Allgemeinsymptome beschränken sich auf Fieber, leichte Neutrophilie oder Eosinophilie und beschleunigte Blutsenkungsreaktion. Neuroretinitis, Pleuritis, Arthritis, Milzabszeß, Vergrößerung der mediastinalen Lymphknoten oder herdförmige Osteomyelitis sind selten beobachtete Komplikationen, weisen jedoch auf eine generalisierte Keimstreuung hin.

Die Hauptveränderungen betreffen die regionalen Lymphknoten, die groß und manchmal fluktuierend werden. Die Frühphase der unspezifischen Lymphadenitis wird bald abgelöst durch das Auftreten diffus verteilter tuberkuloider Granulome im Lymphknoten, im Bereiche der Kapsel und in den Wänden ableitender Venen. Vereinigung dieser Granulome führt zur Bildung der für die Krankheit bezeichnenden **sternförmigen Abszesse**. Diese Abszesse bestehen aus einem Zentrum mit intakten und zerfallenden neutrophilen Granulozyten, das von einem auffälligen Wall palisadenförmig angeordneter Epitheloidzellen begrenzt wird. Diese Veränderungen, die häufig unter Hinterlassung Y-förmiger Narben abheilen, sind für die Krankheit bezeichnend, jedoch keineswegs pathognomonisch und gleichen den Läsionen bei Lymphogranuloma venereum.

Aus Primärläsionen und Lymphknoten wurde ein pleomorphes gramnegatives Bakterium isoliert. Der Keim wächst extrazellulär und ist nur nach Silberfärbung oder im Elektronenmikroskop erkennbar. Der Mikroorganismus wurde kultiviert[127, 128], womit bald bessere Nachweismethoden zur Verfügung stehen sollten. Bis zu diesem Zeitpunkt wird die Diagnose klinisch gestellt und mit morphologischen Befunden unterstützt.

Treponemen

Man kennt drei menschenpathogene Treponemen: *Treponema pallidum, T. pertenue* und *T. carateum. Treponema pallidum* ist der Erreger von Syphilis (Lues) und stellt den wichtigsten und am besten untersuchten Vertreter der Treponemen dar. Eine Variante von *T. pallidum* verursacht eine seltene, endemische Form von Lues (Bejel). *Treponem pertenue*, der Erreger der Frambösie, wurde als Erfolg einer internationalen Kampagne beinahe ausgerottet, tritt jedoch in verschiedenen tropischen Ländern wieder vermehrt auf. *Treponema carateum* floriert in abgelegenen Gegenden Lateinamerikas, wo Pinta, die durch diesen Erreger verursachte Krankheit, schon immer zum täglichen Leben gehörte. Die Treponemen sind ausgezeichnet an den Menschen adaptierte Parasiten. Sie vereinen hohe Infektiosität, einschließlich die intrauterine Übertragung auf den Fetus, mit geringer Virulenz, langen Latenzzeiten und lebenslänglicher Persistenz im unbehandelten Wirt. Sie bilden keine bekannten Toxine oder gewebeabbauende Enzyme. Viele der von ihnen produzierten Läsionen stehen in engem Zusammenhang mit der Immunabwehr des Wirtes, wie lymphomonozytäre Infiltrate, proliferative Gefäßveränderungen und manchmal Granulombildung. Die Gewebeläsionen können sich, trotz ihres langsam progressiven Wachstums, schließlich destruktiv, verstümmelnd oder letal auswirken.

Mit menschenpathogenen Treponemen sind auch eigenartige diagnostische Probleme verknüpft. Die Erreger können nicht auf gewöhnlichen Nährböden gezüchtet werden, und für die Übertragung auf ein Tier eignen sich nur Primaten. Färbung und Nachweis im Gewebe verlangen Spezialmethoden wie Silberfärbung, Immunfluoreszenz oder Dunkelfeldbetrachtung. Die Hauptstütze der Diagnose sind serologische Teste, die vorsichtig interpretiert werden müssen.

Syphilis *(Treponema pallidum)*

Syphilis, auch Lues genannt, ist eine Geschlechtskrankheit mit unvorhersehbarem Verhalten. Weder der *Primäraffekt* noch das *Sekundärstadium* sind von beunruhigenden Symptomen begleitet. Die Krankheit tritt anschließend in eine Jahre oder Jahrzehnte dauernde Latenzperiode, manchmal gefolgt vom *Tertiärstadium* mit stark behindernden oder letalen Veränderungen. Die Spätmanifestationen beschränken sich fast ausschließlich auf Herzkreislauf und ZNS; andere Organe und Gewebe sind selten betroffen.

Die Chronik der letzten Höhen und Tiefen der Übertragung der Lues erteilt uns einige wichtige Lektionen. In den USA konnte dank Einsatz von Penizillin, serologischen Massentesten und Aufspüren von Kontaktpersonen die Inzidenz der Krankheit von ihrem Nachkriegs-Gipfel von 70 auf 3,5 Fälle pro 100 000 Personen und Jahr gesenkt werden. Nachlassen der Kontrolle und Änderungen im Sexualverhalten führten zu einem erneuten Anstieg auf 30 Fälle/10^5 pro Jahr, besonders unter städtischen Teenagern und Homosexuellen. Gleichzeitig brachte die verbreitete Anwendung von Antibiotika die destruktiven Veränderungen der tertiären und der perinatalen Lues praktisch zum Verschwinden. Die AIDS Epidemie scheint sich auf die Übertragung der Lues kaum auszuwirken. Die Syphilis ist in den USA einigermaßen unter Kontrolle, jedoch keineswegs verschwunden. Weltweit bleibt die Krankheit unter kriegführenden Armeen, Zwangsarbeitern und Prostituierten eine große Bedrohung.

Beim *Erreger* handelt es sich um eine 10–13 μm lange, schlanke, korkzieherartig gewundene Spirochäte, die nur mit Silberimprägnation, im Dunkelfeld oder mit Immunfluoreszenz sichtbar wird. Treponemen sind sehr empfindlich auf Seife, Antiseptika, Kälte oder Austrocknen. *Die Übertragung erfolgt während des Sexualakts*, seltener durch direkten Kontakt mit sonstigen erregerhaltigen Sekreten. *Der Erreger passiert die Plazenta ohne Schwierigkeiten*, und eine aktive Krankheit der Schwangeren führt zur kongenitalen Lues des Kindes.

Die äußere der doppelt angelegten Zellwände von *Treponema pallidum* besitzt Liganden für Bestandteile vieler Wirtszellmembranen, mit denen sich der Erreger verbindet, und von denen er sich während der Infektion Wirtsproteine aneignet.[129] Bei der Lues handelt es sich um eine der Infektionen, bei denen ein Serumfaktor die Ansprechbarkeit der Lymphozyten herabsetzt[130], und diese Schwächung der Abwehr in der Frühphase der Infektion mag zur Latenz und Chronizität der Krankheit beitragen. Andererseits werden die Patienten schon während der Entwicklung der aktiven Infektion gegen eine neue Ansteckung mit *T. pallidum* immun. Innerhalb von zwei Wochen nach Auftreten des Primäraffektes bleibt eine erneute Erregerexposition ohne Folgen, und es bildet sich kein frisches Ulkus («Schanker-Immunität»). Diese Frühimmunität wird durch eine sehr kurz nach Krankheitsbeginn einsetzende Behandlung verhindert.

Die Treponemen-Antigene lösen die Produktion zweier Arten von Antikörpern aus: 1) *unspezifische Antikörper, die mit einem Lipidantigen aus Rinderherz* (Kardiolipin) *reagieren*; und 2) *spezifische, gegen Erregerantigene gerichtete Antikörper*. Die unspezifischen Antikörper (auch Reagine genannt) sind durch einfache und billige Komplementfixations- oder Flockungsteste nachweisbar («serologic tests for syphilis»; STS), wie Wassermann, Kahn, Kline, Hinton oder VDRL. *Diese Reaktionen können auch bei vielen nichtluetischen Krankheiten positiv ausfallen, da sie nicht auf dem Nachweis gegen Treponemen gerichteter spezifischer Antikörper beruhen*, sie fallen *biologisch falsch positiv* (BFP) aus. Das Auftreten von BFP Luesreaktionen ist bekannt nach Pockenimpfung, bei infektiöser Mononukleose, Lepra, Autoimmunkrankheiten, Virushepatitis, Heroinabhängigkeit und bei vielen akut fieberhaften Krankheiten.

Spezifischer als STS sind Methoden zum Nachweis von Antikörpern gegen Treponemen-Antigene. Die Spezifität des Fluoreszenz-Treponema-Antikörpertests (FTA) wurde durch Absorption unspezifischer, gegen Spirochäten-Gruppenantigene gerichtete Antikörper im Patientenserum erhöht (FTA-ABS), und der FTA-ABS wurde zur Standardmethode. Bei positivem Ausfall eines STS sollte immer eine spezifische Methode des Antikörpernachweises eingesetzt werden.

Der natürliche Verlauf einer erworbenen Lues weist drei Stadien auf. Das *Primärstadium* folgt einer Inkubationszeit von 10–90 Tagen (Mittel: drei Wochen) und ist gekennzeichnet durch das Auftreten eines Ulkus (*Ulcus durum*, «harter Schanker») an der Eintrittspforte der Treponemen. Die Entstehung des Primäraffektes ist mit der Entstehung einer schmerzlosen regionären Lymphadenopathie abgeschlossen. Schon vor der Ulkusentwicklung führt eine Bakteriämie zur Besiedlung vieler Gewebe im ganzen Körper, wodurch bereits die Basis für die disseminierten Läsionen der sekundären und tertiären Syphilis gelegt wird. Das Ulkus heilt mit oder ohne Therapie innerhalb von 3–12 Wochen ab, und der Patient scheint wieder vollständig gesund.

Das *Sekundärstadium* beginnt zwei Wochen bis sechs Monate später (Mittel: 6–8 Wochen) und ist gekennzeichnet durch einen generalisierten, seltener lokal begrenzten Hautausschlag. Auch die Hautveränderungen verschwinden ohne Behandlung innerhalb von 4–12 Wochen. Die beiden Frühstadien der Krankheit können mit geringen Symptomen oder völlig unbemerkt verlaufen. Ein Primäraffekt der Zervix oder des Oropharynx wird leicht übersehen, und das Hautexanthem kann unbedeutend und flüchtig sein. *Viele Patienten mit einer tertiären Lues erinnern sich nicht an frühere Krankheitsphasen.*

Nach Überwinden des Sekundärstadiums fühlt sich der Patient wieder gesund, und die Krankheit tritt in ein Stadium, die als *latente Lues* bezeichnet wird und Jahre oder Jahrzehnte dauert. Erst dann erscheinen die Veränderungen der *tertiären Lues, im allgemeinen in einer der folgenden Formen:* 1) *lokal destruierende Veränderungen (Gumma) in fast allen Geweben, wie Leber, Skelett, Hoden oder Haut;* 2) *kardiovaskuläre Läsionen*; oder 3) *ZNS-Beteiligung*. Bei vielen Patienten kommt es gar nicht zum Ausbruch dieser Spätveränderungen. Untersuchungen an unbehandelten Lues-Patienten zeigten, daß die Krankheit bei ungefähr einem Drittel ohne Behandlung heilt mit Normalisierung der serologischen Befunde. Ein weiteres Drittel weist zwar positive Serumteste auf, stirbt jedoch an anderer Ursache. Nur beim verbleibenden Drittel entwickeln sich die schweren Gewebeveränderungen der tertiären Syphilis.[131, 132]

Die histologischen Markenzeichen der entzündlichen Reaktion bei Lues sind, ungeachtet des Krankheitsstadiums und der Lokalisation der Läsionen, *obliterierende Endarteriitis und Plasmazellinfiltrate*. In kleinen Arterien und Arteriolen im entzündlich veränderten Gewebe kommt es zu Schwellung und Proliferation der Endothelzellen. Konzentrische, «Zwiebelschalen-artige» Schichten engen das Lumen drastisch ein. Die auf diese Weise veränderten Gefäße sind von einer dichten Scheide aus Plasmazellen umschlossen.

Erworbene primäre Lues

Der für das **Primärstadium charakteristische ulzeröse Schanker entsteht beim Mann an der Glans penis und bei der Frau an Vulva oder Zervix.** Bei ungefähr 10% der Fälle findet sich das Ulkus an extragenitaler Lokalisation, wie Finger, Lippen, Oropharynx, anorektal oder anderswo. Bei der Hälfte der weiblichen und bei einem Drittel der männlichen Patienten fehlt diese Primärläsion oder wird übersehen.

Beim Schanker handelt es sich zu Beginn um eine einzelne, leicht erhabene, derbe, leicht gerötete Papel von wechselndem, bis zu mehreren Zentimetern betragendem Durchmesser. Durch eine Erosion entsteht auf der leicht erhabenen Papel ein flaches, schüsselförmiges Ulkus. Die Verhärtung der Ulkusränder verleiht der Läsion den Charakter einer knopfähnlichen Masse und bildete die Basis für die Bezeichnung **Ulcus durum** oder **harter Schanker**. Die Bildung von eitrigem Exsudat ist Folge einer bakteriellen Sekundärinfektion.

Histologisch ist die Läsion gekennzeichnet durch ein dichtes leukozytäres Infiltrat aus Plasmazellen, spärlichen Lymphozyten und Makrophagen (Abb. 7.28). Im Entzündungsgebiet findet sich auch die oben beschriebene obliterierende Endarteriitis.

Treponemen sind ohne Spezialfärbung nicht sichtbar, lassen sich aber mit Silberimprägnation oder Immunfluoreszenz in den oberflächlichen Schichten des Ulkus und im Exsudat darstellen. Man beobachtet eine akute oder chronische Lymphadenitis, plasmazellreiche Infiltrate oder fokale Epitheloidzellgranulome.

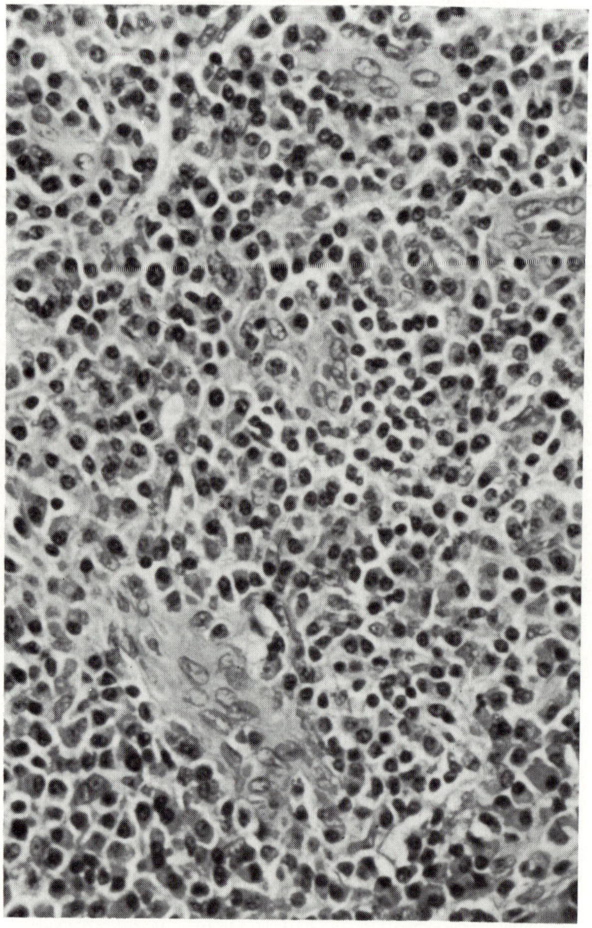

Abb. 7.28: Syphilitische Läsion: diffuse Infiltration durch Plasmazellen und Proliferation von Endothelzellen.

Mit der Identifizierung der Treponemen im Dunkelfeld wird die Diagnose sehr früh gestellt. Die Erreger werden manchmal in den vergrößerten Lymphknoten gefunden, wenn sie im Ulkus bereits verschwunden sind. *Während der ersten Krankheitswochen sind weder spezifische noch unspezifische Antikörper nachweisbar.* Die rigorose Behandlung mit Penizillin während des Primärstadiums verhindert den Übergang der Krankheit in das Sekundärstadium und bewirkt, daß die meisten Patienten seronegativ bleiben oder ihre Seronegativität wiedergewinnen. Auch eine adäquate Behandlung hat bei einigen Patienten keinen Einfluß auf bestehende Antikörpertiter.

Sekundäre Lues

Das Sekundärstadium ist gekennzeichnet durch weitverbreitete, häufig generalisierte Haut- und Schleimhautveränderungen, auch in der Mundhöhle sowie an Handflächen und Fußsohlen. Der Ausschlag ist meist makulös, mit rot-bräunlichen, selten mehr als 5 mm durchmessenden Effloreszenzen. Gelegentlich herrschen follikuläre, pustulöse, ringförmige oder stark schuppende Läsionen vor.[133] Blasen und Ulzera sind ungewöhnlich. Rötliche Schleimhautflecken treten in Mundhöhle und Vagina auf. Erreger sind in allen mukokutanen Veränderungen vorhanden, besonders ansteckend sind jedoch Haut- und Schleimhautläsionen mit feuchten Oberflächen. Die entzündliche Reaktion in diesen Effloreszenzen ist histologisch ganz ähnlich wie diejenige beim primären Ulkus. Das Plasmazellinfiltrat ist weniger dicht und meist nur perivaskulär deutlich ausgebildet. Bei der papulösen Form des Hautausschlags beobachtet man häufig eine Verdickung der Epidermis mit Verlängerung der Reteleisten. Gelegentlich entstehen deutlichere Sekundärveränderungen. So können sich Papeln im Bereiche von Penis oder Vulva, manchmal auch an Lippen oder am Anus, zu größeren, erhabenen und breiten Platten umwandeln. **Diese flachen, rotbraunen, bis zu 2–3 cm messenden Erhebungen werden als** «Condylomata lata» **bezeichnet und sind von den** «Condylomata accuminata» **(Feigwarzen) zu unterscheiden.** Das darüberliegende Epithel ist intakt und hyperplastisch, wenn es nicht sekundär traumatisch oder infektiös verändert wurde. Histologisch findet man das charakteristische Plasmazellinfiltrat sowie die ebenfalls typische obliterierende Endangiitis. Die Kondylome enthalten viele Erreger.

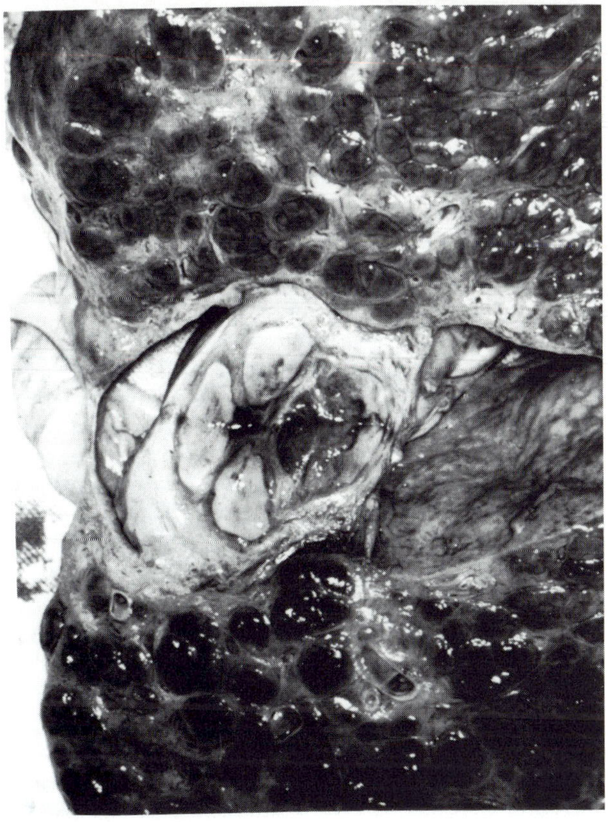

Abb. 7.29: Gumma der Leber, nahe der Gallenblase, mit grober Narbenbildung im Leberparenchym (Hepar lobatum).

Die Läsionen der sekundären Syphilis sind an sich nicht pathogenomonisch, da sie in Form und Ausdruck sehr variabel sind. Allerdings muß an Lues gedacht werden, wenn bei einem Patienten mit generalisierter Adenopathie, Halsbeschwerden und Knochenschmerzen ein Hautausschlag ausbricht. Bakteriämisch bedingte Hautexantheme sind in den meisten Fällen mit Allgemeinsymptomen wie Fieber, Fröstelgefühl, Unwohlsein und Abgeschlagenheit verbunden. Auf die Anamnese eines Primäraffektes ist kein Verlaß, da viele Patienten vom Primärstadium keine Notiz nehmen. In diesem Stadium wird daher die Lues gerne mit einer nichtinfektiösen Hautaffektion verwechselt.

Bei einer Minderheit der Patienten mit sekundärer Lues kommt es zur subakuten Meningitis, Iritis, Hepatitis, Periostitis oder zur Immunkomplex-induzierten Glomrulopathie mit nephrotischem Syndrom. *Im Sekundärstadium sind STS und spezifische Antikörpertests meist positiv.* Das Erkennen der Krankheit in diesem Stadium eröffnet die letzte Gelegenheit, dem Patienten mit geeigneter Behandlung das Stadium der tertiären Syphilis zu ersparen.

Tertiäre Lues

Die Spätmanifestationen der Lues sind sehr selten geworden. Das Herz-Kreislaufsystem ist am häufigsten betroffen (80–85% der Fälle), ZNS-Veränderungen finden sich bei 5–10% der Fälle, und Gummabildung in der Leber oder in anderer Lokalisation wird beim Rest beobachtet. Die genannten Veränderungen können auch nebeneinander vorkommen.

Die **kardiovaskuläre Lues**, die vor allem die Aorta betrifft, kann Jahre oder Jahrzehnte nach der initialen Infektion auftreten. Sie besteht in der vernarbenden Entzündung der Tunica media (Mesaortitis luica) mit Schwächung der Wand und anschließender Überdehnung (luetisches Aneurysma), in Ausweitung und Insuffizienz der Aortenklappen sowie in Verengung der Koronarostien.

Die **Lues des Zentralnervensystems** oder **Neurolues** ist eine weitere Spätmanifestation und nimmt eine von verschiedenen Formen an, wie meningovaskuläre Lues, Tabes dorsalis oder progressive Paralyse. Patienten mit Ataxie und Empfindungsstörungen wegen Tabes dorsalis entwickeln zusätzlich eine rasch fortschreitende, destruierende Arthritis des Kniegelenks (Charcot Arthritis).

Beim **syphilitischen Gumma** handelt es sich um ein Granulom, das durch eine merkwürdige gummiartige zentrale Nekrose gekennzeichnet ist und häufig in Leber, Skelett und Hoden gefunden wird. Gummen treten solitär oder in Gruppen auf. Sie variieren in ihrer Größe von mikroskopisch kleinen Läsionen, die tuberkulösen oder tuberkuloiden Granulomen ähnlich sehen, bis zu großen tumorähnlichen Massen nekrotischen Materials. Aus oberflächlich gelegenen subkutanen oder submukösen Gummen können sich bei Durchbruch scharfrandige Ulzera entwickeln, die sich als ausgesprochen therapieresistent erweisen.

In der Leber kann die Vernarbung von Gummen zu einer Veränderung führen, die als **Hepar lobatum** bezeichnet wird (Abb. 7.29).

Histologisch findet man im Zentrum eines aktiven Gumma koaguliertes nekrotisches Material, in dem die Umrisse toter Zellen und Gefäße schattenhaft zu sehen sind. Die Ränder der Gummen bestehen aus plumpen oder palisadenförmig angeordneten Makrophagen und Fibroblasten, die von zahlreichen Plasmazellen und lymphomonozytären Zellen umgeben werden. Erreger sind fast keine vorhanden und außerordentlich schwer darzustellen.

Kongenitale Lues

Bis zu fünf Jahre nach der eigenen Infektion kann eine Frau die Lues auf ihr Kind übertragen. Je kürzer die Zeit der Ansteckung der Mutter zurückliegt, desto sicherer kommt es zur Ansteckung des Feten, und desto ausgeprägter werden die Symptome der kongenitalen Krankheit sein. Mit dem Einsatz einer adäquaten Therapie früh in der Schwangerschaft kann das Kind jedoch vollständig geschützt werden. Die Invasion der Plazenta und des Feten durch Treponemen findet nicht vor dem fünften Schwangerschaftsmonat statt. Aus diesem Grund verursacht die Lues keine frühen, sondern eher späte Aborte oder Totgeburten. Die kongenitale Lues führt kurz nach der Geburt zum Tod oder persistiert in latenter Form, um während der Kindheit oder im Erwachsenenalter manifest zu werden.

Bei der **perinatalen und infantilen Form** der kongenitalen Syphilis betreffen die auffälligsten Veränderungen das Haut-Schleimhautsystem und das Skelett. Das entstehende diffuse Hautexanthem unterscheidet sich vom Ausschlag des Sekundärstadiums darin, daß es mit der Ablösung ausgedehnter Epidermisanteile einhergeht, besonders an Handflächen, Fußsohlen und um Mund und Anus. In diesen Veränderungen sind massenhaft Spirochäten nachweisbar. Daneben beobachtet man eine generalisierte luetische Osteochondritis und Periostitis, die alle Knochen betreffen, besonders aber diejenigen der Nase und der Unterschenkel. Die Zerstörung des Vomer führt zum Kollaps der Nasenbrücke und später zur typischen Sattelnase. Die Periostitis der Tibiae hat einen übermäßigen Knochenanbau auf der Vorderseite zur Folge, und die Knochen werden unter dem Bild der Säbelscheidentibia verbogen. Die endochondrale Knochenbildung ist ebenfalls weitgehend gestört. Die übermäßige Knorpelbildung bewirkt eine Weiterstellung der Epiphysenfugen, und Knorpelinseln entstehen auch in der Metaphyse.
Die **Leber** ist in den meisten Fällen von kongenitaler Lues besonders stark betroffen. Das Lebergewebe wird durch eine diffuse Fibrose in kleine isolierte Hepatozytennester aufgeteilt, begleitet von entzündlichen Infiltraten und Gefäßveränderungen. Gummen finden sich gelegentlich schon in sehr frühen Phasen.
Die **Lunge** weist eine diffuse interstitielle Fibrose auf, die ihre Konsistenz beträchtlich erhöht. Bei dem luetischen Totgeborenen ist die Lunge blaß und praktisch luftleer (**Pneumonia alba**).
Die Spirochätämie hat eine entzündliche Reaktion in fast allen übrigen Organe zur Folge, wie Pankreas, Nieren, Herz, Milz, Thymus und endokrine Organe. Im ZNS kann eine meningovaskuläre Lues entstehen. Augenveränderungen sind interstitielle Keratitis sowie Choroiditis mit herzförmiger oder diffuser Vernarbung des Choroids. Die fokal gesteigerte Pigmentproduktion im Pigmentepithel führt zur typischen «gefleckten Retina» der kongenitalen Lues.

Die spätmanifeste Form der kongenitalen Lues zeichnet sich aus in der Kombination von *interstitieller Keratitis, Periostitis, Säbelbeine und Sattelnase. Dazu kommen «Hutchinson-Zähne» als Folge der durch die Infektion gestörten Zahnentwicklung. Die Schneidezähne sind etwas kleiner als üblich und gleichen in ihrer Form einem Schraubenzieher oder einem Kürbiskern. Die fehlerhafte Schmelzbildung bewirkt, daß an den Bißrändern der Inzisiven Einkerbungen auftreten. Die Zahnveränderungen können radiologisch schon vor dem Durchbrechen der Zähne festgestellt werden. Durch einen meningovaskulären Befall können sich Taubheit und Atrophie des N. opticus einstellen. Unter den zahlreichen Befunden bei der verzögerten oder späten Form der kongenitalen Lues ist die Trias interstitielle Keratitis, Hutchinson-Zähne und Taubheit weitaus am typischsten.*
Im Gegensatz zu vielen anderen Bakterien hat *T. pallidum* auch nach Jahrzehnten seine Empfindlichkeit gegenüber Penizillinen und weiteren Antibiotika bewahrt, und die früher aufgestellten Therapiepläne sind immer noch gültig.

Frambösie, Bejel und Pinta*

Diese drei Krankheiten werden von Spirochäten verursacht, die morphologisch mit *T. pallidum* identisch sind. Frambösie ist eine Krankheit tropischer Feuchtgebiete, Bejel kommt in Wüstenzonen vor, und Pinta beschränkt sich auf ländliche Herde in Lateinamerika. *Alle diese Krankheiten werden durch direkten Kontakt von Mensch zu Mensch übertragen, sind jedoch keine Geschlechtskrankheiten. Bejel* ist ein chronisches Leiden, dessen Beginn oft in die Kindheit fällt. Initial sind die Oberflächen des Haut-Schleimhautsystems betroffen. Die *Frambösie* beginnt mit einem großen, erhabenen Hautulkus, «mother yaw» (Mutter-Himbeere) genannt. Später im Verlauf werden auch die Knochen von gummatösen Läsionen betroffen. Allerdings fehlen ZNS-Beteiligung und kardiovaskuläre Veränderungen, die Kennzeichen der tertiären Lues, fast immer. Im Gegensatz zu Frambösie und Bejel handelt es sich bei *Pinta* um eine reine Hautaffektion mit häßlichen Pigmentveränderungen, jedoch einem vergleichsweise harmlosen Verlauf. Diese nichtvenerischen Treponematosen gehen mit der Bildung humoraler Antikörper einher, die eine positive Luesserologie ergeben, und die vor Ansteckung mit der echten venerischen Syphilis schützen.

Durch ungewöhnliche Bakterien hervorgerufene Krankheiten

Rhinosklerom*

Bei Rhinosklerom handelt es sich um eine chronische Infektion der Nase und der oberen Luftwege, die von einem kapseltragenden, gramnegativen Mikroorganismus verursacht wird, der mit *Klebsiella pneumoniae* verwandt ist. In Endemiegebieten, wie Teilen von Rußland, Europa, Lateinamerika und dem Nahen Osten, ist Rhinosklerom eine verbreitete Ursache von Gesichtsdeformität und Obstruktion der oberen Luftwege.[134] Der Erreger, *K. rhinoscleromatis*, kann leicht aus den Läsionen isoliert und gezüchtet werden. Die Art der Übertragung ist unklar, und das Ansprechen auf eine Behandlung erfolgt sehr langsam. Die Krankheit entwickelt sich unbemerkt aus einem Anfangsstadium, das einem gewöhnlichen Schnupfen gleicht, über ein atrophisches Zwischenstadium mit trockenen und schorfigen Schleimhäuten zum nodulären Endstadium, das durch tumorähnliche, submuköse Massen gekennzeichnet ist, die sich als Folge der chronischen Entzündung bilden. Der Befall von Pharynx und Larynx führt zu Anosmie, Dysphonie und Verlegung der Luftwege. Die isolierte Larynxbeteiligung ist selten, aber lebensgefährlich.
Die Läsionen sind mikroskopisch gekennzeichnet mit einem auffälligen Infiltrat mit massenhaft schaumartig aufgetriebenen Makrophagen, teilweise sehr groß und mehrkernig (Mikulicz Zellen), sowie Lymphozyten und Plasmazellen. Eine Silberfärbung macht kapseltragende Diplokokken in zytoplasmatischen Vakuolen der Makrophagen sichtbar. Die Schleimhaut über den submukösen Entzündungsherden ist proliferativ verändert, manchmal als Plattenepithelmetaplasie oder sogar als Pseudoepitheliom.

Ozäna

Auch bei dieser Krankheit handelt es sich um eine seltene, schwere chronische Rhinitis. Anstelle einer Schwellung kommt es jedoch zu einer Atrophie der Schleimhaut und der Nasenmuscheln, begleitet von einem übelriechenden grünlichen Exsudat, Verlegung der Nasenwege und Anosmie. *Klebsiella ozaenae* gilt als Erreger, doch wurden auch andere gramnegative Keime in einer Mischkultur aus entsprechenden Läsionen isoliert. Das histologische Bild entspricht einer exsudativ-nekrotisierenden Entzündung.

Granuloma inguinale *(Calymmatobacterium donovani)*

Bei Granuloma inguinale, nicht zu verwechseln mit Lymphogranuloma venereum, handelt es sich um eine chronische venerische Krankheit, die mit ulzerösen und granulierenden Läsionen von Haut und Schleimhaut der Geschlechtsorgane einhergeht. Der Erreger, *C. donovani*, ist ein winziger, kapseltragender, fakultativ intrazellulärer Mikroorganismus, der auch als Donovan Körperchen bezeichnet wird. Die Krankheit ist weltweit verbreitet, weist einen Inzidenzgipfel in Neu Guinea und Indien auf und ist in Europa und in den USA nahezu unbekannt. Die Übertragung erfolgt durch Sexualkontakt, doch aus unbekannten Gründen erkranken Männer bevorzugt. In Gebieten größter endemischer Verbreitung ist auch eine nichtvenerische Übertragung möglich.

Nach einer Inkubationszeit von drei Tagen bis mehreren Monaten entsteht an der Eintrittspforte (meist genital oder perineal, selten extragenital, wie Lippe) eine Papel. Die Papel vergrößert sich, ulzeriert und beginnt sich in Form eines erhabenen Hautdefekts mit festen Rändern langsam auszubreiten. Entlang der drainierenden Lymphwege bilden sich oft Satelliten-Papeln oder -Ulzera. Die Läsionen heilen allmählich mit derben, keloidähnlichen Narben ab. Im Gegensatz zu Lymphogranuloma venereum sind die regionären Lymphknoten nicht beteiligt, und es bilden sich keine rektalen Narbenstrikturen.
Im Ulkusgrund und in den Papillen der benachbarten Haut oder Schleimhaut bilden sich Mikroabszesse, die mit dem darunterliegenden, gefäßreichen Granulationsgewebe verschmelzen. Donovan Körperchen finden sich in vakuolisierten Makrophagen der meisten frischen und oberflächlichen Läsionen. In HE-gefärbten Gewebeschnitten erscheinen sie als bläuliche Punkte entlang der Konturen der Vakuolen. Mit Giemsa- oder Silberfärbung haben wir eine größere Zahl von Erregern dargestellt, meist in Makrophagen, aber auch in neutrophilen Granulozyten (Abb. 7.30). In der Tiefe des Granulationsgewebe finden sich Fibrose und Infiltration durch lymphomonozytäre Zellen. Entlang des oberflächlichen Ulkusrandes beobachtet man Akanthose und pseudoepitheliomatöse Hyperplasie der Epidermis. Die Läsionen bei Granuloma inguinale bleiben meist auf die initiale Lokalisation beschränkt. In seltenen Fällen, bei Schwangeren mit Befall der Cervix uteri, wurden metastatische Veränderungen in Skelett, Gelenken und Haut beschrieben. Die entstellenden Läsionen können mit Chemotherapie verhindert werden.

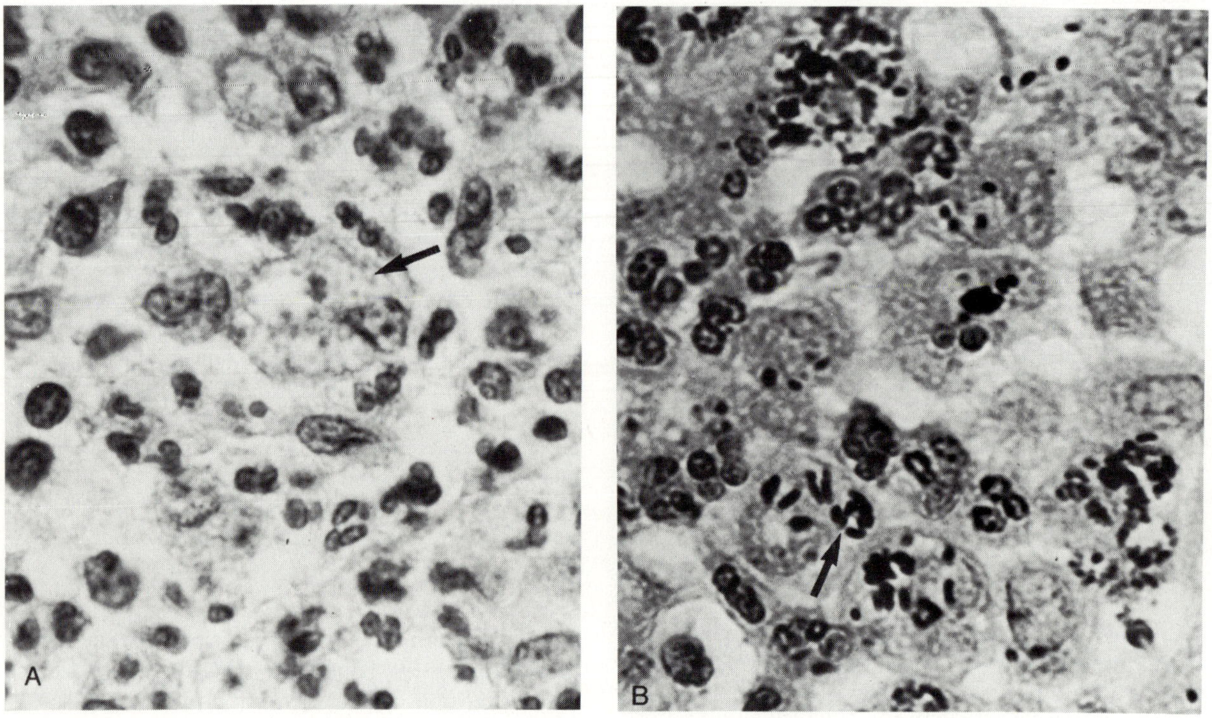

Abb. 7.30: Granuloma inguinale. Donovan-Körper in HE- *(A)* und Silberfärbung *(B)*. (Erlaubnis Dr. Jeffrey Goldstein, University of Florida, Gainesville.)

Weicher Schanker, Kankroid *(Haemophilus ducreyi)*

Bei dieser akuten Geschlechtskrankheit entwickelt sich an den Genitalien, als der Eintrittspforte von *H. ducreyi*, ein Ulkus, das *Ulcus molle* (weicher Schanker). Der Erreger ist sehr infektiös, und durch Autoinokulation können mehrere Ulzera entstehen. Der Keim wird beim Geschlechtsverkehr übertragen und dringt über Verletzungen der Haut oder Schleimhaut in den Organismus ein. *H. ducreyi* wurde im Smegma und in Vaginalsekreten von Personen ohne Krankheitssymptome nachgewiesen. Die Krankheit ist besonders verbreitet im Orient, in Westindien und in Nordafrika, die Inzidenz hat sich aber in den letzten Jahren auch in den USA drastisch erhöht.

Drei bis fünf Tage nach der Infektion entsteht das Ulcus molle am Penis oder an den Labien der Vulva. An der Eintrittspforte des Erregers bildet sich zuerst ein kleiner Hautfleck, der sich zur Papel und schließlich zum intradermalen Abszeß umwandelt. Die darüberliegende Haut wird abgestoßen, und der Abszeß entleert sich nach außen unter Hinterlassen eines flachen, bis zu 2–3 cm messenden Ulkus. Das vollentwickelte Ulkus ist von einer eitrigen Kruste bedeckt und gleicht, mit Ausnahme der weicheren Konsistenz, der luetischen Läsion. Bei ungefähr der Hälfte der Fälle entsteht im Verlaufe von 1–2 Wochen eine schmerzhafte entzündliche Hyperplasie der regionären Lymphknoten. Die eitrige Einschmelzung führt zur Bildung fluktuierender Massen (Bubonen), die sich durch die Haut nach außen entleeren können.

Histologisch besteht das Ulcus molle aus drei Zonen. Der Ulkusgrund ist von Eiter, bestehend aus zerfallenden Leukozyten und Erythrozyten, bedeckt. Darunter findet sich eine Zone mit Granulationsgewebe mit Hyperplasie der Endothelzellen kleiner Gefäße und gemischtzelligem Infiltrat in und um Wände von Blutgefäßen. Die Vaskulitis verursacht oft intravaskuläre Thromben oder Gefäßwandnekrosen. Unterhalb des Granulationsgewebes beobachtet man die dritte Zone, in der eine chronische Entzündung vorherrscht mit Fibroblastenproliferation und lymphomonozytären Infiltraten.

Die Primärläsion des Ulcus molle scheint keine besonderen Beschwerden zu verursachen, während bei Beteiligung der Lymphknoten offenbar heftige Spannungsschmerzen auftreten. Die begleitenden Allgemeinsymptome sind vernachlässigbar.[136]
Die Diagnose des weichen Schankers wird durch den Nachweis des Erregers gestellt. Auch ein Hauttest steht zur Verfügung, der während mehrerer Jahre nach durchgemachter Infektion positiv bleibt.

Carrion Krankheit (Haemobartonellose)

Das Endemiegebiet der durch *Bartonella bacilliformis* hervorgerufenen Infektion beschränkt sich auf die geografische Verbreitung des Sandflohs, *Phlebotomus verrucarum*, der dem Erreger als Vektor dient, und der sich in den nördlichen Anden zwischen 700–2500 m ü.M. wohl fühlt. *B. bacilliformis* ist der Prototyp der hämophilen Bakterien. Zu Beginn der Krankheit kommt es als Folge der Infektion der Erythrozyten zu einer akuten febrilen Krankheit mit hämolytischer Anämie und Hepatosplenomegalie *(Oroya Fieber)*. Dieser folgt eine eruptive Phase, in der sich die Bartonellen in der Haut anreichern und zur Entstehung zahlreicher stark vaskularisierter, knötchenförmiger Ansammlungen von Leukozyten führen. Die Mortalitätsrate ist besonders hoch während der initialen hämolytischen Krankheitsphase. Die Hautläsionen entstehen erst nach Immunitätserwerb und verschwinden unter Therapie mit Chloramphenikol. Die akzidentelle Infektion von Laborpersonal mit tierpathogenen Hämobartonellen wurde als seltenes Ereignis beschrieben.[137]

Mykobakterien

Mykobakterien unterscheiden sich von den übrigen Bakterien durch den Gehalt ihrer Zellwand an bestimmten Phosphoglykolipiden, Phospholipiden und Wachsen. Die Familie der Mykobakterien umfaßt neben Keimen, die für viele Tiere vom Säuger bis zum Mollusken pathogen sind, auch freilebende Mikroorganismen, die manchmal Untersuchungsmaterial kontaminieren und mit menschenpathogenen Vertretern verwechselt werden.
Zusätzlich zu den Erregern von Tuberkulose und Lepra kennt man ungefähr 30 weitere menschenpathogene Spezies, die global als «atypische Mykobakterien» bezeichnet und aufgrund ihrer Wachstumsgeschwindigkeit, der Reaktion auf Licht und der Pigmentbildung auf künstlichen Nährböden klassifiziert werden. Bei den wichtigsten menschenpathogenen Mykobakterien handelt es sich um Keime, die sich nur langsam teilen, sich fakultativ intrazellulär verhalten und oft bei tiefen Körpertemperaturen am besten gedeihen. Ihre verhältnismäßig bescheidene Infektivität steht in schroffem Gegensatz zur ausgeprägten Fähigkeit, im Gewebe entweder in latenter Form oder als chronisch destruierendes Pathogen zu überleben. *Aufgrund des Wachsgehalts ihrer Zellwand verhalten sich viele Mykobakterien säurefest*, was bedeutet, daß sie den roten Farbstoff Karbolfuchsin beim Auswaschen mit sauren Lösungsmitteln nicht verlieren. Der Erreger der Lepra konnte bisher noch nie erfolgreich gezüchtet werden. Andere Vertreter dieser Familie zeichnen sich durch besondere Wachstumsansprüche aus, und die Kolonienbildung kann auch unter optimalen Bedingungen mehrere Wochen erfordern. Dies stellt hohe Anforderungen an das Aufrechterhalten und die periodische Kontrolle der Kulturen.

Tuberkulose

Tuberkulose ist eine chronische, ansteckende Krankheit mit weltweiter Verbreitung, die von *Mycobacterium tuberculosis* («Koch Bazillus») verursacht wird und gewöhnlich die Lunge befällt, aber Veränderungen in allen Organen und Geweben des menschlichen Körpers hervorrufen kann. Der Erreger löst die Bildung entzündlicher Granulome aus, die typischerweise eine zentrale käsige Nekrose aufweisen. *Diese Granulome mit zentraler käsiger Nekrose sind die histologischen Markenzeichen der Tuberkulose. Da jedoch ähnliche Veränderungen auch andere infektiöse oder nichtinfektiöse Ursachen haben können, ist zur Bestätigung der histologischen Diagnose der Tuberkulose immer ein Erregernachweis notwendig.*
Man kennt zwei menschenpathogene Tuberkulosebakterien: *M. tuberculosis hominis* und *M. tuberculosis bovis*. Die Ansteckung erfolgt meist durch Inhalation von ausgehusteten oder ausgeniesten erregerhaltigen Tröpfchen, die von einem Patienten mit «offenen» (d.h. die Veränderung steht in direkter Verbindung mit den Luftwegen) tuberkulösen Läsionen stammen. Die Keime überleben in feuchtem Sputum mehrere Monate, in getrocknetem Zustand mehrere Wochen. *Die meisten Infektionen sind Folge einer langdauernden Exposition und nicht eines einzigen zufälligen Kontaktes.* Selten dienen die Konjunktiven oder Hautverletzungen als Eintrittspforten. Die Erreger des bovinen Typs der Tuberkulose werden mit der Milch erkrankter Kühe übertragen und verursachen zunächst Veränderungen an Tonsille und Darm. Diese Übertragungsart ist in den Industrienationen als Folge rigoroser Kontrollen der Viehherden verschwunden, und eine Tuberkulose gilt – bis zum Beweis des Gegenteils – als durch das humane Mykobakterium verursacht. In anderen Gegenden ist die durch bovine oder bestimmte humane Erregerstämme hervorgerufene extrapulmonale Tuberkulose immer noch verbreitet.[138]

Vorkommen Obschon die Tuberkulose behandelt und zu einem gewissen Grad auch durch Präventivmaßnahmen verhindert werden kann, handelt es sich immer noch um die weltweit bedeutendste bakterielle Infektionskrankheit. Die folgenden Gründe verhindern eine genaue Bestimmung ihrer Inzidenz:

1. Nur ein Teil der durch *M. tuberculosis* infizierten Personen erkrankt zu einem bestimmten Zeitpunkt. *Der Großteil der exponierten Bevölkerung entwickelt eine asymptomatische Infektion und weist danach einen positiven Tuberkulintest auf, ohne sicher zu erkranken.*
2. Jeder infizierte Mensch trägt das lebenslängliche Risiko, irgendwann einmal aktiv an Tuberkulose zu erkranken.
3. Die Krankheit wird auch in industrialisierten Ländern nur unvollständig gemeldet. 1980 schätzte man in den USA (216 Millionen Einwohner) die Zahl der Personen mit einem *positiven Tuberkulintest* auf 15 Millionen, im selben Jahr wurden aber nur 30000 *klinische Tuberkulosefälle* gemeldet. Seit 1986 bewegte sich die Zahl der Krankheitsfälle um 9 pro 10^5 Einwohner. Ein kleiner Teil geht auf die Reaktivierung einer Tuberkulose bei AIDS-Patienten zurück.

Als aktive Krankheit nimmt Tuberkulose hinter den venerischen Infektionskrankheiten den zweiten Platz ein, bezogen auf die Gesamtzahl der infizierten Personen behält sie jedoch ihren traditionellen ersten Platz unter den bakteriellen Infektionen. Weltweit betrachtet stellt man in bezug auf klinisch manifeste Tuberkulose eine große Variabilität von Inzidenz und Mortalität fest. Es gibt Gebiete mit einer Inzidenz von 4450 Fällen auf 100000 Bewohner (Swaziland, Macau), und auch die Mortalitätsraten sind in Drittweltländern sehr hoch. *Die Tuberkulose findet man überall, wo Armut und Mangelernährung vorherrschen und wo die medizinische Versorgung der Bevölkerung ungenügend ist.* In den Industrienationen ist die Abnahme der Tuberkulosefälle weniger auf die Verfügbarkeit wirkungsvoller Chemotherapeutika zurückzuführen, als auf die Verbesserung von Lebensbedingungen und hygienischen Verhältnissen. In den USA und anderswo findet die Tuberkulose immer noch viel zu viele Opfer unter dem Bevölkerungsteil, der am wenigsten von der Zunahme der Lebensqualität profitieren konnte (wie Minderheiten, Bewohner von Armutsgebieten und -quartieren). Neben soziökonomischen Faktoren bestehen auch *ethnische* Unterschiede. Afrikanische und amerikanische Schwarze, Indianer und Eskimos sind am meisten gefährdet, was wahrscheinlich darauf zurückzuführen ist, daß diese Bevölkerungsgruppen verhältnismäßig spät mit den Tuberkuloseerregern in Kontakt kamen. Man kennt keine ethnischen oder sozialen *Gruppen*, die sich als resistent gegen Tuberkulose erwiesen, wohl aber werden *individuelle* Unterschiede in der Empfänglichkeit immer wieder beobachtet. Männer erkranken häufiger als Frauen. Krankhafte Zustände wie Diabetes mellitus, Alkoholismus, Mangelernährung, kongenitale Herzkrankheiten, chronische Lungenaffektionen (besonders Silikose) sowie allgemeine Schwäche oder Immunsuppression (z.B. bei Hodgkin-Krankheit) prädisponieren für den Ausbruch der aktiven Tuberkulose. Die Gefahr an Tuberkulose zu erkranken gilt bei Ärzten und Pflegepersonal als Berufsrisiko.

In den USA und in Europa hat sich die Altersverteilung der Tuberkulose stark verändert. Morbiditäts- und Mortalitätsgipfel haben sich vom jugendlichen Alter zu den 50- bis 60jährigen verschoben; einzig in den städtischen Elendsquartieren ist das Krankheitsrisiko für Jugendliche hoch geblieben. Tuberkulose wurde zur Krankheit älterer Leute, die sich zu einer Zeit ansteckten, als die Übertragungsrate noch hoch war.[139]

Erreger *Mycobacterium tuberculosis hominis* ist ein schlankes Stäbchen mit leicht gerundeten Enden und weist in der säurefesten (Ziehl-Neelsen) oder Fluoreszenzfärbung eine Länge von 4 μm auf. Der Erreger ist mit Gramfärbung oder mit histologischen Routinemethoden nicht darstellbar. Seine Verdoppelungszeit liegt bei 48 Stunden, und es wächst daher in der Kultur nur sehr langsam. Aus diesem Grund bedeutet der direkte mikroskopische Nachweis des Keimes in Sputum, Sedimenten, Exsudaten oder Gewebeproben einen beträchtlichen Zeitgewinn, obschon auf die bakteriologische Kultur zur Ausschaltung von Artefakten und zur korrekten Identifizierung der Erregerspezies nicht verzichtet werden darf. Man muß bedenken, daß die Bakterienzahl zwischen 10^5 und 10^6 pro ml Gewebe betragen muß, damit ein mikroskopischer Nachweis erfolgreich ist. Spuren Mykobakterien-spezifischer Stearinsäure können gaschromatografisch nachgewiesen werden[140], und Hybridisierungstechniken zum Nachweis mykobakterieller DNA stehen in Spezial-laboratorien zur Verfügung.[141]

Tuberkulosebakterien sind strikte Aerobier und gedeihen am besten bei einem pO_2 von 140 mm Hg. Dies mag ihren bevorzugten Befall der subapikalen Lungenbezirke (pO_2 = 130 mm Hg) erklären sowie die Tatsache, daß ihre Zahl in nekrotischem Gewebe mit schlechter Blutversorgung abnimmt. Das Wachstum der Keime ist auch behindert durch pH-Werte unter 6,5 und langkettige Fettsäuren im Kulturmedium. Andererseits überlebt *M. tuberculosis* in alten, vernarbten oder verkalkten Läsionen und kann nach Jahren der Inaktivität das Wachstum wieder aufnehmen.

Pathogenese Drei Gesichtspunkte stehen bei der *Pathogenese* der Tuberkulose im Mittelpunkt: 1) Virulenz von *M. tuberculosis*; 2) Rolle der induzierten Überempfindlichkeit; 3) Rolle von Immunität oder Resistenz; und 4) Entstehungsweise der für Tuberkulose typischen (wenn auch nicht diagnostischen) granulomatösen Reaktion.

Mycobacterium tuberculosis besitzt keine bekannten Exotoxine, Endotoxine oder histolytischen Enzyme. Man hat eine Reihe von Antigenen (um 30) identifiziert, denen aber für die *Virulenz* keine Rolle zuzukommen scheint. In dieser Beziehung wichtiger scheint der Gehalt an extrahierbaren *Mykosiden* (kovalent gebundene, komplexe Lipide und Kohlenhydrate) zu sein. Eine dieser Verbindungen (Trehalose 6-6 Dimykolat), «Cord-Faktor» genannt, ist für das kulturelle Wachstum von *M. tuberculosis* in schlangenförmigen Ketten verantwortlich. Mit der Extraktion des Cord-Faktors werden Tuberkuloseerreger avirulent. Cord-Faktor-produzierende Bakterienstämme bilden zudem ein schwefelhaltiges Glykolipid (Sulfatid), das eine Fusion der Phagosomen mit Lysosomen verhindert und dadurch das intrazelluläre Überleben der Bakterien in Makrophagen fördert.[142] Verschiedene Bestandteile der Zellwand, wie Wachs D (ein Glykolipid) und Muramyldipeptid (eine kleine wasserlösliche Komponente), verstärken als Adjuvantien die schwach immunogene Wirkung von Tuberkuloprotein. *Lipidhaltige Zellwandbestandteile tragen daher sowohl zur Virulenz des Erregers als auch zur Überempfindlichkeitsreaktion bei, die bei Tuberkulose auftritt.*

Die entstehende *Überempfindlichkeit* gegen Antigene des Tuberkuloseerregers spielt die dominierende Rolle für die Gewebezerstörung, die im Verlaufe der Krankheit auftritt. Die Sensibilisierung erfolgt, gemessen am Positivwerden des Tuberkulintests, in den ersten zwei bis vier Wochen nach der Infektion. Das für den Hauttest verwandte Antigen besteht aus einem gereinigten Protein («purified protein derivative», PPD), das aus dem Kulturmedium einer Mykobakterienkultur stammt. Beim weitverbreiteten Mantoux- oder Tine-Test löst eine intradermale Injektion von PPD bei sensibilisierten Individuen innerhalb von 48 Stunden an der Injektionsstelle eine Induration (und nicht nur eine Rötung) von mindestens 5 mm Durchmesser aus. Bei hohem Sensibilisierungsgrad kann es sogar zur Nekrose kommen. *Ein positiver Ausfall des Tests bedeutet, daß das getestete Individuum Kontakt mit mykobakteriellen Antigenen hatte, jedoch nicht unbedingt, daß es an Tuberkulose leidet.* Diese Sensibilisierung beruht auf einer Überempfindlichkeit vom Spättyp (zellvermittelte Immunität; Typ IV-Reaktion).

Beim Infizierten bleibt die zelluläre Immunität als Grundlage für einen positiven Tuberkulintest meist zeitlebens erhalten. Man nimmt an, daß die Persistenz von Tuberkuloseerregern (latent oder sich langsam vermehrend) für diese langdauernde Überempfindlichkeit verantwortlich ist, daß der Tuberkulintest im Verlaufe einer intensiven Chemotherapie negativ werden kann, als Zeichen für die vollständige Elimination lebensfähiger Erreger. Wiederholte Hautteste mit PPD können an sich sensibilisierend wirken, aber eine permanente Überempfindlichkeit wird nur durch intakte, virulente oder attenuierte Keime vermittelt. *Falsch negative* Tuberkulinreaktionen sind, wenn sie nicht auf technischen Fehlern beruhen, auf eine Interferenz mit verschiedenen Faktoren, wie Virusinfekte oder virale Impfstoffe, Medikamente, Steroidhormone, Mangelernährung, bestehende Neoplasmen (besonders Hodgkin-Krankheit), Sarkoidose, Immunsuppression, Abnahme der zellulären Immunreaktivität mit zunehmendem Alter und andere, zurückzuführen. Eine überwältigende Infektion mit *M. tuberculosis* mit generalisierter Ausbreitung des Erregers selbst kann eine *echte Tuberkulinanergie* bewirken, begleitet von einer generellen, nichtselektiven Unterdrückung der Hautreaktionen gegen andere Antigene. *Falsch positive* Tuberkulinteste können als Folge eines früheren Kontakts mit atypischen Mykobakterien auftreten.

Mit dem Auftreten der Überempfindlichkeit gegen Tuberkulin ändert sich die Wirtsreaktion gegenüber dem Krankheitserreger. Im Anschluß an den Erstkontakt verhalten sich die Keime wie inerte Partikel und lösen eine akute Entzündungsreaktion mit einem granulozytenreichen Exsudat aus. Während dieser Phase werden die Bakterien durch Phagozyten aufgenommen (Abb. 7.31), vermehren sich aber ungehemmt und erreichen von der Eintrittspforte entfernte Gewebe und Organe, wo sie zugrundegehen, sich ruhig verhalten oder später Krankheitsherde auslösen. *Mit dem Auftreten der Überempfindlichkeit wird die Entzündungsreaktion granulomatös, und es bilden sich Granulome mit zentraler Nekrose (Tuberkel, tuberkulöse Granulome).* Die käsige Gewebenekrose der tuberkulösen Läsion ist eine Folge der zellulären Immunreaktion, wobei diese schädlichen Auswirkungen durch einen deutlichen Anstieg der Resistenz gegen den Krankheitserreger mehr als aufgewogen werden. Dieser Anstieg des Abwehrpotentials besteht in der *Steigerung der Fähigkeit, die Mykobakterien zu phagozytieren und in ihrer intrazellulären Vermehrung zu hemmen.*

Unter großen Anstrengungen wurde zu ergründen versucht, ob es sich bei der Überempfindlichkeit und der Immunität (Resistenz) um zwei parallel verlaufende Phänomene oder um den Ausdruck eines einzigen Prozesses handelt. Gesunde, mit einer Präparation avirulenter Tuberkulosebakterien – «bacille Calmette-Guérin», BCG – geimpfte Individuen werden Tuberkulinpositiv, man streitet sich jedoch darüber, ob sie damit auch eine Resistenz gegenüber einer Infektion mit virulenten Keimen erworben haben. Schätzungen der protektiven Wirkung einer BCG-Impfung variieren zwischen 0 und 80%.[143] Das Problem wird durch komplexe technische und epidemiologische Gesichtspunkte zusätzlich verschleiert, und man ist sich bisher über die Beziehung zwischen Überempfindlichkeit und erhöhter Infektionsresistenz nicht klar geworden. Allerdings sind die meisten Experten davon überzeugt, daß eine BCG-Impfung in Gegenden mit niedriger Tuberkuloseinzidenz nicht empfehlenswert ist: Die meisten der nicht geimpften jungen Erwachsenen sind Tuberkulinnegativ, und die Impfung würde verhindern, daß eine frische Infektion rasch entdeckt werden kann.

Tuberkulose ist der Prototyp einer menschlichen granulomatösen Krankheit. *Weitere mit Granulombildung einhergehende Zustände umfassen Sarkoidose, Bruzellose, Tularämie, Lues, Lepra, Rotz, Lymphogranuloma venereum, Katzenkratz-Krankheit, Berylliose und einige Mykosen. Selten werden Granulome auch bei Neoplasmen, als Reaktion auf lipidhaltige Substanzen oder bei Krankheiten unklarer Genese, wie Wegener Granulomatose, beobachtet.*

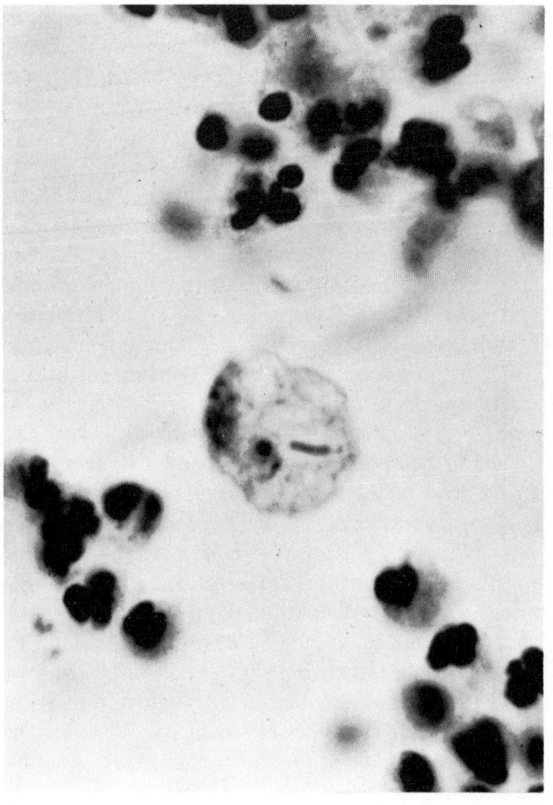

Abb. 7.31: Makrophage mit phagozytiertem Tuberkulosebakterium.

Die Grundlagen der granulomatösen Entzündungsreaktion wurden bereits besprochen (siehe S. 78 ff.). An dieser Stelle soll daran erinnert werden, daß *ein Tuberkel einer mikroskopisch kleinen, organisierten Ansammlung von plumpen, abgerundeten Histiozyten/Makrophagen, die entfernt an Epithelzellen erinnern und daher Epitheloidzellen genannt werden, besteht.* Mehrkernige Riesenzellen (Langerhans-Zellen), die aus der Fusion von Makrophagen oder einer Kern- ohne nachfolgende Zellteilung hervorgehen, können ebenfalls beteiligt sein. Das Granulom wird von einem peripheren Kranz aus plumpen Fibroblasten und Lymphozyten, umgeben. Diese Beschreibung trifft auf das *tuberkuloide Granulom* («harter Tuberkel») zu, bei dem eine zentrale Nekrose und Verflüssigung fehlen. In den meisten Fällen findet sich in der Mitte des Granuloms die charakteristische käsige Nekrose. Dieses *tuberkulöse Granulom* («weicher Tuberkel») ist das Markenzeichen der Tuberkulose (Abb. 7.32). Obschon eine Reihe weiterer entzündlicher Veränderungen, wie Eiterbildung und Fibrose, ebenfalls auftreten, werden Tuberkel bei sorgfältiger Suche in jedem Fall gefunden.

Elektronenoptisch zeigen Epitheloidzellen mit vielen Fortsätzen versehene, unregelmäßig geformte, interdigitierende Zellmembranen und besitzen ein gutentwikkeltes endoplasmatisches Retikulum, viele Mitochondrien und prominente Golgi-Komplexe. Das Zytoplasma enthält viele Vesikeln, doch fehlen dichte, Lysosomen-ähnliche Organellen. Die Ultrastruktur

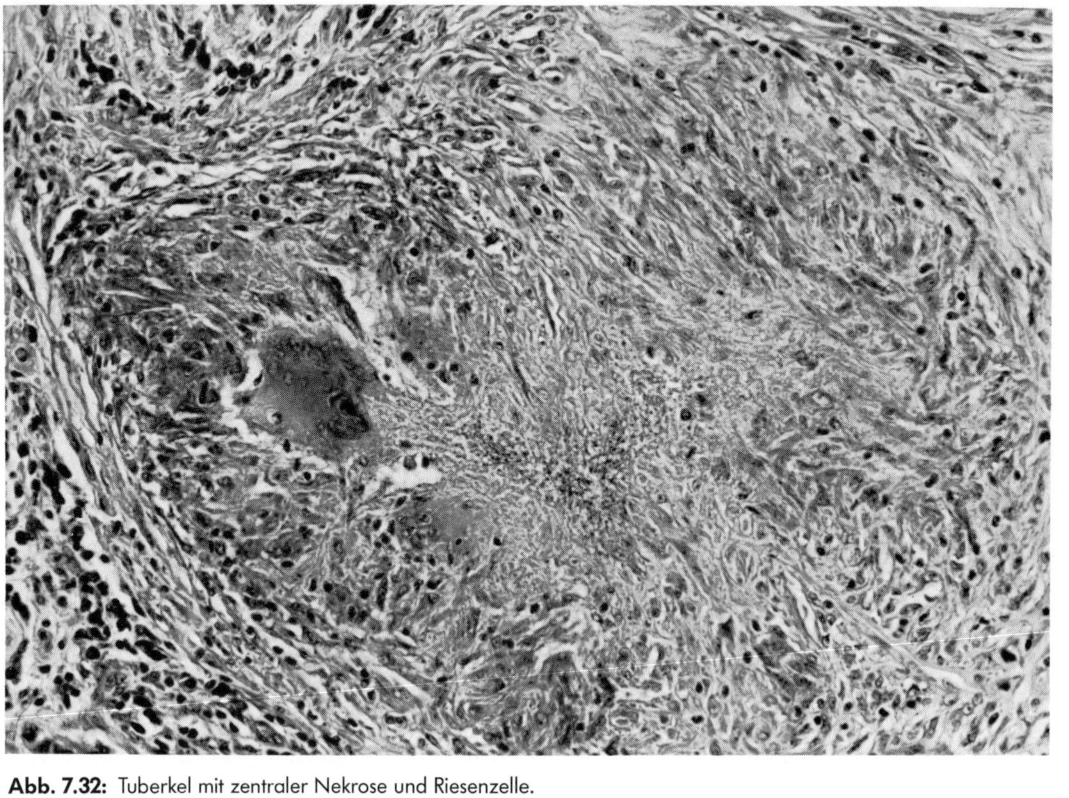

Abb. 7.32: Tuberkel mit zentraler Nekrose und Riesenzelle.

weist demnach eher auf sekretorische als auf phagozytotische Fähigkeiten dieser Zellen hin.[144] Die Mechanismen, die zur käsigen Nekrose, dem anderen Kennzeichen der Tuberkulose, führen, sind nur schlecht bekannt. Ihr Erscheinen fällt zeitlich mit dem Erwerb der verzögerten Überempfindlichkeit zusammen. Niemand zweifelt daran, daß die Bildung epitheloidzelliger Granulome bei Tuberkulose und anderen Infektionskrankheiten immunologisch bedingt ist. Man darf jedoch nicht vergessen, daß eine epitheloidzellige Transformation von Makrophagen auch durch nichtimmunologische Mechanismen erzielt wird.[145]

Zusammenfassend läßt sich, auch angesichts vieler Unklarheiten in der Pathogenese der Tuberkulose, folgendes festhalten: Die grundlegende Gewebeveränderung ist eine granulomatöse Entzündung, häufig mit zentraler käsiger Nekrose, und sowohl Überempfindlichkeit als auch Immunität spielen beim Krankheitsverlauf eine entscheidende Rolle.

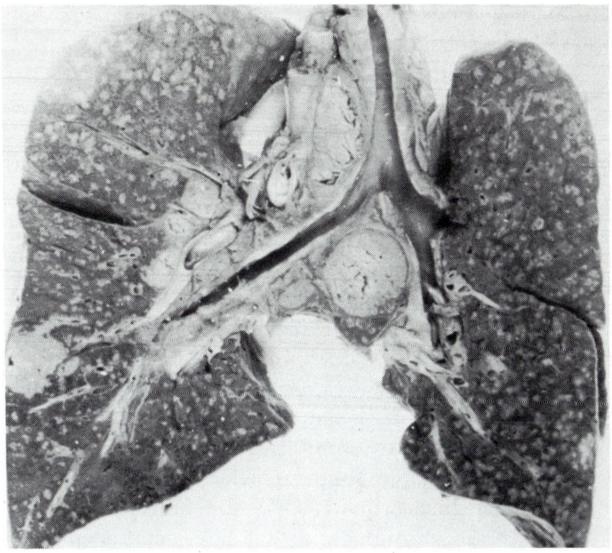

Abb. 7.33: Progressive Primärtuberkulose (Kind): Pneumonischer Herd (*links*, nahe der Pleura), massive nekrotisierende Entzündung der hilären Lymphknoten und miliare Tuberkel in der Lunge. Verdrängung der Trachea.

Primärtuberkulose

Primärtuberkulose ist definiert als Infektion eines menschlichen Wirtes, der nie zuvor mit Tuberkuloseerregern in Kontakt kam. Bei der primären Infektion der Lunge beobachtet man meist eine einzelne, einseitige Läsion (Primär- oder Ghon-Herd genannt) unmittelbar subpleural im unteren Teil des Oberlappens oder im oberen Bereich des Unterlappens. Diese Lungenteile erhalten den größten Volumenanteil an inspiratorischer Luft. Das Auftreten bilateraler oder multipler Herde ist ungewöhnlich. Der aktive **Primärherd** besteht aus einer gut vom Lungenparenchym abgegrenzten, 1,0–1,5 cm messenden grauweißen Entzündungszone. Der verfestigte Herd wird granulomatös verändert, und während der zweiten Krankheitswoche entsteht die zentrale käsige Nekrose. Erreger gelangen, sowohl frei als auch innerhalb von Makrophagen, über peribronchiale Lymphspalten und -gefäße in **tracheobronchiale Lymphknoten**, wo sie die Bildung verkäsender Granulome auslösen. Meistens ist auch die Lymphknotenbeteiligung einseitig und auf die Seite der Lungenveränderung beschränkt. Die Kombination von Primärherd und beteiligten Lymphknoten wird als **Primärkomplex** (auch Ghon-Komplex) bezeichnet (Abb. 7.33).

In den meisten Fällen ist die Primärtuberkulose nicht progredient, und die Läsionen schrumpfen unter Fibrosierung, Verkalkung oder gelegentlicher Knochenbildung sowie Vernarbung und Einziehung, manchmal auch Verkalkung an der Pleuraoberfläche. Gleichzeitig vernarben und verkalken auch die Entzündungsherde in den tracheobronchialen Lymphknoten. Geheilte Primärkomplexe sind oft sehr unauffällig und auch radiologisch nicht immer leicht erkennbar. Die Erreger werden selten vollständig vernichtet und können jahrelang überleben.

Die Primärtuberkulose nimmt nicht immer den beschriebenen selbstlimitierenden Verlauf. Eine *progrediente Primärinfektion* ist verhältnismäßig selten und tritt eher bei Kindern auf, obschon dieser Verlauf in Gebieten, in denen sich der Primärkontakt gegen höhere Altersgruppen hin verschob, auch vermehrt bei Erwachsenen beobachtet wird. Bei Kindern vergrößert sich der Primärherd in der Lunge rasch, und Bronchuserosionen ermöglichen das Entstehen von neuen metastatischen Lungenherden. Die Lungenveränderungen werden begleitet und manchmal überschattet von Vergrößerungen der Hiluslymphknoten infolge käsiger Nekrose, die ein Ausmaß annehmen kann, daß die mediastinalen Massen das Lumen größerer Bronchien einengen und Atembeschwerden verursachen. Gleichzeitig gelangen aus diesen aktiven Herden zahlreiche Erreger ins Blut, und es kommt durch diese Bakteriämie zur lebensbedrohlichen *miliaren Aussaat* oder zur *tuberkulösen Meningitis.* Beim Erwachsenen verläuft die progrediente Primärtuberkulose weniger stürmisch und kann aus diesem Grund nicht immer von einer Sekundärtuberkulose abgegrenzt werden. Eine im Röntgenbild sichtbare Aussparung apikaler Lungenbezirke bei hilärer Lymphknotenvergrößerung deutet auf

primäre Veränderungen hin, da dieses Verteilungsmuster für die sekundäre Form atypisch ist.
Eine Primärinfektion an ungewöhnlicheren Eintrittspforten (Magen-Darm-Trakt, lymphatisches Gewebe des Oropharynx, Haut) führt unter Beteiligung regionärer Lymphknoten zur Bildung von Primärkomplexen, ähnlich wie in der Lunge.

Sekundärtuberkulose

Die sekundäre (oder postprimäre) Form der Tuberkulose entspricht der Krankheit, die sich in einem bereits sensibilisierten Wirt entwickelt, gleichgültig ob die Krankheitserreger aus endogener oder exogener Quelle stammen. Bei den meisten Fällen von Sekundärtuberkulose handelt es sich um die Reaktivierung einer asymptomatischen Primärkrankheit. Sie kann zu jeder Zeit, auch Jahrzehnte nach einer primären Infektion, auftreten, wahrscheinlich in Zusammenhang mit einer generellen Abwehrschwäche. Seltener wird eine Sekundärtuberkulose durch eine exogene Reinfektion ausgelöst. Die Bezeichnung dieser sekundären Krankheitsform als «adulte» oder «Reinfektionstuberkulose» ist daher nicht ganz zutreffend.
Die sekundäre Form der Tuberkulose beginnt in den apikalen oder posterioren Segmenten eines oder beider Lungenoberlappen. Die Läsionen erscheinen also im Röntgenbild im Bereiche der Clavicula. Sie werden Simon Spitzenherde genannt, und man nimmt an, daß sie von Keimen ausgehen, die sich in der Frühphase der Bakteriämie an diesem Ort hoher pO_2-Werte absiedelten. Diese apikale Lungenläsion besteht aus einem 1–3 cm großen indurierten Herd mit Verkäsungen, meistens 1–2 cm von der Pleuraoberfläche entfernt. Eine Reaktivierung primärer Lungenherde in anderer Lokalisation kommt vor, wird aber selten beobachtet. Die aktivierten Makrophagen des sensibilisierten, partiell resistenten Wirts sorgen für promptere Phagozytose und effizienteres intrazelluläres Abtöten der Erreger. Dies hat zur Folge, daß der Befall der regionären Lymphknoten minimal bleibt, und sich die Lungenläsionen höchstens lokal und langsam weiterentwickeln. Gleichzeitig laufen jedoch der Verkäsungsprozeß und die fibröse Randbildung um die Läsionen beschleunigt ab.

Histologisch besteht die Reaktion meist in der Bildung von Tuberkeln mit Epitheloidzellen, Langerhans-Riesenzellen, Verkäsung, Fibrose und Infiltration durch Lymphozyten. Bei immunsupprimierten Patienten kann jegliche zelluläre Reaktion ausbleiben, und die Läsionen präsentieren sich als zellarme Nekroseherde, die massenhaft Mykobakterien enthalten. Andererseits kennt man auch granulozytenreiche Veränderungen, besonders wenn sich große käsige Läsionen zu Kavernen vereinen und in die Luftwege einbrechen.
Der Verlauf der apikalen Lungeninfektion ist sehr wechselnd.
1) Der infektiöse Prozeß heilt unter Narbenbildung und Verkalkung ab, und es entsteht das Bild der apikalen, **vernarbten und verkalkten «inaktiven» Tuberkulose.**
2) Die initiale Infektion breitet sich auf dem einen oder anderen Weg in andere Lungenbezirke aus, und es entsteht eine **progressive Lungentuberkulose**.
3) Der Prozeß erfaßt Pleura und Pleuralraum und es kommt zu Pleurafibrose, pleuralen Adhäsionen, exsudativer Pleuritis oder, sofern Erreger in die Pleurahöhle gelangen, einem **«tuberkulösen Empyem»**.
4) Bei Durchbruch einer Läsion in einen Bronchus wird nekrotisches, erregerhaltiges Material ausgehustet, und es kommt zur **Kavernenbildung** und zur Erregeraussaat in die Schleimhäute der Bronchiolen, Bronchien und der Trachea (**tracheobronchiale Tuberkulose**) sowie des Larynx (Larynxtuberkulose).
5) Verschluckte Mykobakterien gelangen in lymphatische Strukturen des Dünn- und Dickdarms und lösen eine **Darmtuberkulose** aus.
6) Eine **Miliartuberkulose** entsteht als Folge einer Mykobakteriämie. Der Begriff «miliar» beschreibt die millimetergroßen, gelblich-weißen, knapp sichtbaren Läsionen, die an Hirsekörner (Vogelfutter) erinnern. Die miliare Aussaat beschränkt sich auf die Lunge, wenn die Bakterien in eine **Arterie** gelangen. Bei starkem Erregerbefall oder bei Miteinbezug einer **Lungenvene** in den Nekroseherd folgt eine systemische Erregeraussaat, und es kommt zu miliaren Läsionen in praktisch jedem Organ. Gewisse Organe erweisen sich allerdings als bemerkenswert resistent gegen die Besiedlung durch Tuberkulosebakterien. Tuberkulöse Läsionen entstehen selten in Herz, Skelettmuskulatur, Thyreoidea und Pankreas. Bevorzugte Zielorgane miliarer, tuberkulöser Läsionen sind Knochenmark, Augenhintergrund, Lymphknoten, Leber, Milz, Nieren, Nebennieren, Prostata, Samenblasen, Tuben, Endometrium und Meningen. Gelegenheit zur klinischen Diagnose einer Miliartuberkulose bietet besonders der Befall von Augenhintergrund, Knochenmark und Leber. Tuberkel sind bei der Untersuchung des Augenhintergrundes leicht erkennbar und werden auch in Biopsien von Knochenmark oder Leber identifiziert, bevor die Funktion dieser Organe eingeschränkt ist.
7) Die **progrediente Organtuberkulose** kann sich in irgendeinem Organ oder Gewebe entwickeln, das von der miliaren Aussaat betroffen wurde.

Wahrscheinlich kommt es nach lymphogener oder hämatogener Erregerausbreitung zur raschen Zerstörung der disseminierten Keime, außer im Organ oder Gewebe, wo die isolierte Organtuberkulose entsteht. Bevorzugte Lokalisationen sind zervikale Lymphknoten (Scrofula), Meningen (tuberkulöse Meningitis), Nieren (Nierentuberkulose), Nebennieren (früher eine wichtige Ursache der Addison-Krankheit), knöchernes Skelett (tuberkulöse Osteomyelitis) sowie Tuben und Nebenhoden (Genitaltuberkulose). Diese fokalen Veränderungen können als Ausgangspunkt der weiteren Erregerausbreitung dienen. Bei Nierentuberkulose wird infektiöses Material mit dem Urin ausgeschieden, und es entsteht häufig eine tuberkulöse Zystitis. In ähnlicher Weise wird eine tuberkulöse Salpingitis oft von einer tuberkulösen Endometritis und/oder Beckenperitonitis gefolgt. Eine tuberkulöse Epididymitis kann sich auf die Hoden ausdehnen, und die tuberkulöse Veränderung der Samenblasen und der Prostata kann auf weitere Organe des Urogenitaltraktes übergreifen. Als Folge einer Tuberkulose der Wirbelsäule (Pott-Krankheit) kann Exsudat entlang des Psoasmuskels in langen entzündlichen Fisteln bis in die Lendengegend vordringen **(kalter Abszeß)** und sich nach außen entleeren. Über lange Zeit bestehende tuberkulöse Läsionen aller Formen können das Monozyten/Makrophagensystem in einer Weise stimulieren, daß eine sekundäre systemische **Amyloidose** entsteht, eine Komplikation, die durch Chemotherapie verhindert werden kann.

Vor Abschluß dieser Diskussion muß nochmals mit Nachdruck auf die Notwendigkeit einer positiven bakteriologischen Identifizierung der säurefesten Mykobakterien in den anatomischen Läsionen hingewiesen werden. Entzündliche Granulome werden nicht nur bei Tuberkulose gebildet. Von *M. tuberculosis* verschiedene Mykobakterien sowie Nokardien (siehe S. 462) verhalten sich ebenfalls säurefest. Eine Tuberkulose kann nur dann abschließend diagnostiziert werden, wenn typische Mykobakterien in typischen Läsionen vorhanden sind oder Tuberkuloseerreger eindeutig in der Kultur nachgewiesen werden konnten. Die Typisierung von Mykobakterien-Kulturen durch DNA-Sonden hat Geschwindigkeit und Genauigkeit der Laboratoriumsdiagnose entscheidend erhöht.[141]

Säurefeste Stäbchen sind allerdings in krankhaft verändertem Gewebe recht schwierig aufzufinden, außer bei Fällen einer massiven Infektion. Am ehesten findet man die Erreger in frischen Nekroseherden, die immer noch Kerntrümmer enthalten, oder in den Wänden von Kavernen, während Epitheloidzellen kaum je Bakterien enthalten. Auch wenn mikroskopisch keine Keime gefunden werden, können Gewebeproben oder Sekrete (Sputum) genügend Mykobakterien enthalten für eine erfolgreiche Züchtung.

Klinischer Verlauf Die klinischen Zeichen und Symptome der Lungentuberkulose sind so *vielfältig* wie die anatomischen Läsionen. Ein kleiner tuberkulöser Herd verursacht keine Symptome, während bei ausgedehntem Befall eine Allgemeinreaktion nicht ausbleibt. *Die Primärtuberkulose,* mit Ausnahme der progredienten Form, *ist ein klinisch stummer Prozeß.* In den meisten Fällen wird ein alter oder frischer Primärinfekt erst am positiven Ausfall des Tuberkulintests oder anläßlich einer radiologischen Routineuntersuchung entdeckt. Im Röntgenbild findet man Vernarbung oder Verkalkung im Lungenparenchym oder in tracheobronchialen Lymphknoten. Der primär Infizierte kann leichtes Fieber aufweisen und sich über Appetitlosigkeit beklagen.

Auch *eine sekundäre Tuberkulose kann asymptomatisch verlaufen,* sofern die Läsionen in den Lungenspitzen klein sind. *Viel häufiger beklagen sich die Patienten jedoch über plötzlichen Fieberanstieg am Nachmittag, Nachtschweiß, Schwäche, rasche Ermüdung, Appetitverlust und Gewichtabnahme.* Mit zunehmender Zerstörung des Lungengewebes und Befall der Bronchien stellen sich oft Symptome ein wie produktiver Husten, Aushusten von blutigem Sputum oder Hämoptyse. Die Pleurabeteiligung kann in anderen Fällen das klinische Bild beherrschen. In fortgeschrittenen Fällen kommt es zu Dyspnoe und Orthopnoe. Bei extrapulmonalen Manifestationen wandelt sich das klinische Bild entsprechend dem befallenen Organ (z.B. Nierenleiden, Meningitis). Eine miliare Aussaat ohne Herdsymptome oder nachweisbare Läsionen kann unter dem klinischen Symptomenkomplex «unklarer Status febrilis» verlaufen, besonders auch deshalb, weil miliare Tuberkel im Lungenröntgenbild sehr oft nicht erkennbar sind. Die vielen Möglichkeiten der Weiterentwicklung einer Primärtuberkulose sind in Abb. 7.34 dargestellt.

Die Diagnose aller Formen der Tuberkulose beruht auf der Identifizierung oder Isolierung des Erregers. Die Durchführung eines Tuberkulintests kann beim Kind nützlich sein oder zum Nachweis einer Konversion beim Erwachsenen. In allen übrigen Situationen ist der Hauttest von geringem diagnostischem Wert. Auch der fehlende Nachweis von Erregern im Sputum oder in anderen Sekreten spricht nicht gegen das Vorliegen einer Tuberkulose, da die Läsionen nicht immer mit den Drainagewegen in Kontakt stehen («geschlossene Tuberkulose»). In diesen Fällen wird nur eine Biopsie weiterhelfen.

Während der vergangenen Jahre wurde in den USA und in Europa die Diagnose einer Tuberkulose schwieriger, da die Zahl der typischen Fälle abnimmt und immer mehr Patienten an okkulten oder atypischen Krankheitsformen leiden.[146] Am häufigsten unter den

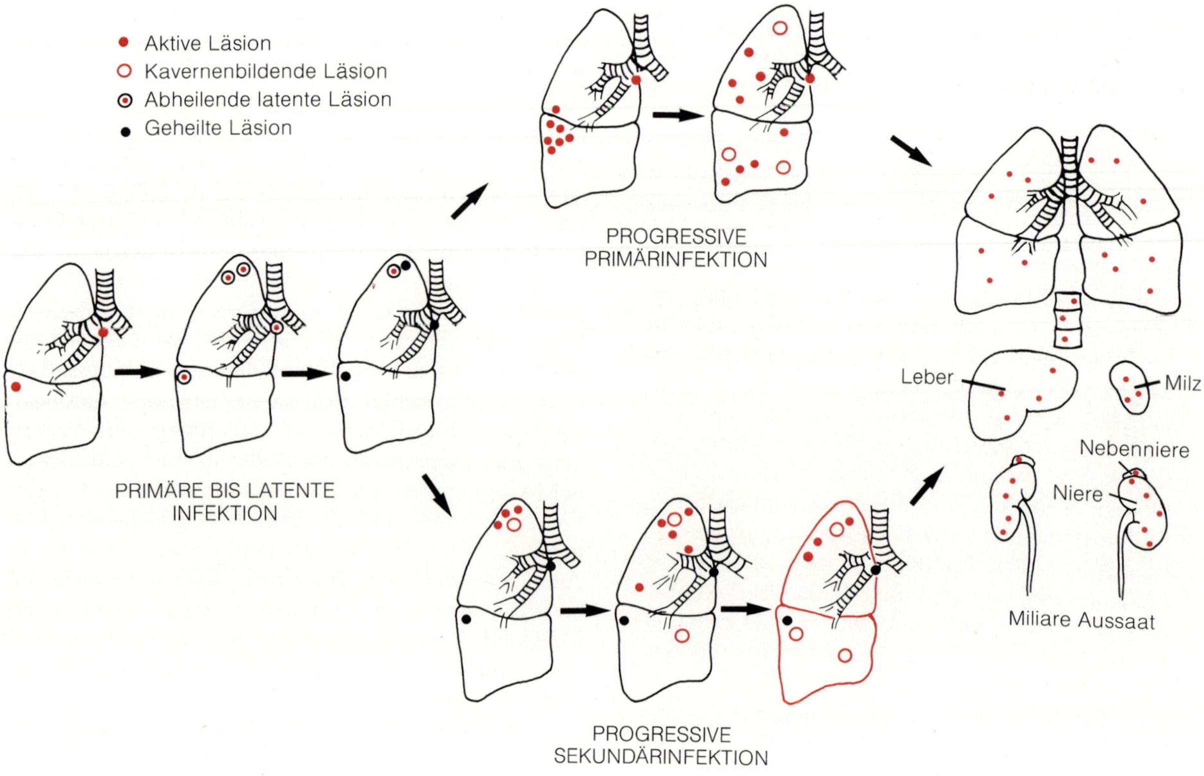

Abb. 7.34: Entwicklungsmöglichkeiten der Lungentuberkulose.

atypischen Verlaufsformen sind spät manifeste Allgemeininfektionen bei älteren Patienten, die zum Teil hämatologische Syndrome, leukämoide Reaktionen oder Anämien bei Myelophthise vortäuschen. Auch die Reaktivierung einer Tuberkulose im Verlaufe einer schweren Allgemeinerkrankung (z. B. Neoplasien, Niereninsuffizienz mit Dialysebehandlung) kann diagnostische Probleme aufwerfen. Dasselbe gilt für AIDS-Patienten, vor allem in Drittweltländern, bei denen die Tuberkulose häufig rasch progredient und atypisch verläuft (siehe *Kapitel 5*). Unter all diesen klinischen Umständen sollte an eine Tuberkulose gedacht werden, besonders wenn sich beim Patienten unerwartet Fieber einstellt. Mit Ausnahme weit fortgeschrittener, vernachlässigter Fälle sind bei allen die heute verfügbaren Behandlungsmethoden mit Rifampizin, Isoniazid, Paraaminosalizylaten (PAS) und Streptomyzin imstande, die Krankheitsentwicklung zu unterbrechen und den Patienten zu heilen.

Infektionen mit atypischen Mykobakterien

Die «atypischen» Mykobakterien sind mit *Mycobacterium tuberculosis* verwandt, unterscheiden sich jedoch in Verbreitung und Pathogenität wesentlich vom Erreger der Tuberkulose. Atypische Mykobakteriosen waren früher selten, werden jedoch wegen der Assoziation mit AIDS immer häufiger beobachtet.

Atypische Mykobakterien haben eine weite Verbreitung in Umwelt, Boden, Wasser, Pflanzen und tierischen Exkreten. Bei vielen handelt es sich um Saprophyten mit sehr geringer Pathogenität. Ergebnisse von Hauttestresultaten im Süden der USA lassen vermuten, daß eine *Exposition* mit atypischen Mykobakterien recht häufig, eine *progressive Krankheit* jedoch eher selten ist. In den meisten Fällen handelt es sich um eine opportunistische Krankheit bei Immunschwäche oder vorbestehenden Lungenleiden. Bei AIDS-Patienten in Industrieländern übernimmt *M. avium-intracellulare* häufig die Rolle von *M. tuberculosis* in der Auslösung einer rasch progredienten Allgemeininfektion. Man kennt auch eine signifikante Beziehung zwischen Haarzellen-Leukämie und der Infektion mit *M. kansasii*. Die Ansteckung erfolgt direkt aus der Umwelt, und für eine Übertragung der Infektion von Mensch zu Mensch, wie bei Tuberkulose, fehlen alle Anhaltspunkte. Die entstehenden Läsionen weisen große Unterschiede auf und variieren zwischen Granulomen, knötchenförmigen Schaumzell-Läsionen und eitrig-nekrotisierenden Entzündungsreaktionen. Bei immunsupprimierten Patienten wird manchmal das gesamte Makrophagensystem durch Erreger überladen, wie bei disseminierter

Histoplasmose oder Kala-Azar. Man beobachtet fünf Krankheitsmuster:

1. Eine *Lungenkrankheit*, verursacht durch *M. kansasii* oder *M. intracellulare*, tritt vor allem bei über 45jährigen Männern der weißen Rasse mit vorbestehender chronischer Bronchitis oder Emphysem auf; dies ist die häufigste Form einer atypischen Mykobakteriose.[147]
2. Eine *Lymphadenitis*, vor allem bei Kindern auftretend, wird durch *M. avium-intracellulare* oder *M. scrofulaceum* ausgelöst.
3. Durch *M. ulcerans*[148] verursachte *ulzeröse Hautläsionen* treten in Australien, Teilen von Afrika und Lateinamerika in endemischer Form auf. Ähnliche Hautveränderungen werden beim Betrieb von Meerwasser-Aquarien als Infektion mit *M. marinum* erworben.
4. Auf der ganzen Welt entstehen sporadisch durch *M. fortuitum* und *M. chelonei* verursachte *Injektionsabszesse*.
5. Bei ausgeprägter Immunschwäche, wie bei Patienten mit AIDS, können aufgrund eines ausgedehnten Befalles der lymphatischen Organe lebensbedrohliche *Bakteriämien* entstehen, meist verursacht durch *M. avium-intracellulare*.

Die Diagnose der Mykobakteriosen basiert auf Züchtung des Erregers in Spezialmedien, biochemischen Reaktionsmustern und DNA-Hybridisierungsmethoden. Da die meisten der in Frage kommenden Mikroorganismen freilebend sind oder sich als Saprophyten verhalten, fällt es schwer, Kontamination oder Kolonisation von echter Infektion zu unterscheiden. Diese Schwierigkeiten sind besonders groß bei Patienten mit Lungenfibrose oder Kavernen, die von einer früher durchgemachten Tuberkulose oder einer chronischen obstruierenden Luftwegserkrankung stammen. Zur Zeit ist keine zufriedenstellende diagnostische Laboratoriumsmethode verfügbar. Die Injektion in Hamster hilft manchmal bei der Abschätzung der Virulenz eines Mykobakterien-Isolates. Häufig bietet die versuchsweise Therapie den einzigen Ausweg, doch sprechen einige Spezies schlecht oder überhaupt nicht auf Tuberkulostatika oder Antibiotika an.

Lepra *(Myocobacterium leprae)*

Lepra (Hansen Krankheit) ist eine langsam progrediente mykobakterielle Infektionskrankheit, die vor allem Epidermis und periphere Nerven (d.h. die kältesten Körperpartien) befällt. Ohne Behandlung entstehen oft entstellende oder behindernde Deformitäten. Trotz geringer Ansteckungsfähigkeit leiden schätzungsweise 10,6 Millionen Menschen, meist aus armen Tropengegenden stammend, immer noch an endemischer Lepra. Man muß annehmen, daß eine mindestens ebenso hohe Zahl von Infektionen asymptomatisch oder klinisch unentdeckt verläuft. In Europa oder in den USA ist die Ansteckungsgefahr gebannt. Während Tausenden von Jahren wurden echte und vermeintliche Leprakranke auf grausame Weise als Aussätzige aus der Gesellschaft ausgestoßen. Verbesserte Kenntnisse und Behandlungsmöglichkeiten haben dieser Ausgrenzung ein Ende gesetzt.

Mycobacterium leprae ist ein säurefester, obligat intrazellulärer Mikroorganismus, der bei einer Temperatur von 36° C am besten wächst. Einzige natürliche Wirte sind Mensch und (neunbändiges) Gürteltier.[149] In Mäusen mit einem T-Zell-Mangel weist *M. leprae* eine träge Verdoppelungszeit von 13 Tagen auf. Bisher gelang seine Kultivierung in künstlichen Medien noch nie. Keines der Glykolipide oder Glykoproteine besitzt toxische Eigenschaften, doch einige lösen Überempfindlichkeit aus. Die Überempfindlichkeit kann durch die intradermale Injektion von Lepromin (ein Bakterienextrakt) mit einem Hauttest nachgewiesen werden, der nach 48 Stunden (Fernandez-Reaktion) und nach 3–4 Wochen (Mitsuda-Reaktion) abgelesen wird. Zwar werden auch spezifische Antikörper gebildet, doch die Resistenz gegen *M. leprae* beruht ohne Zweifel auf einer zellulären Immunität. In der Tat weist keine Infektionskrankheit eine bessere Korrelation zwischen T-Zell-Funktion und klinischem Verlauf auf, wie sich in den polaren Formen (d.h. den Enden des Krankheitsspektrums) der Lepra zeigt.

In Patienten mit der typischen Form der tuberkuloiden Lepra (TT-Form) löst die Infektion durch *M. leprae* eine kräftige T-Zell-Antwort aus. Wie bei der Tuberkulose bewirken die sensibilisierten T-Lymphozyten die lokale Ansammlung und Aktivierung von Makrophagen, und es entstehen typische *tuberkuloide Granulome, die nur wenige überlebende Bakterien enthalten.* Der 48-Stunden Lepromin-Hauttest, ein Indikator der zellulären Immunität, ist bei Patienten mit der TT-Form stark positiv. Beim Gegenpol, der lepromatösen Lepra (LL-Form), fehlt die T-Zell-Antwort und die Resistenz des Wirtes ist demzufolge nur schwach. Ungezählte Mykobakterien finden sich deshalb in Makrophagen, die unfähig scheinen, die Erreger zu vernichten oder in ihrem Wachstum zu hemmen, wahrscheinlich, weil die Aktivierungssignale der T-Zellen ausbleiben (Abb. 7.35). Die Läsion der lepromatösen Form der Lepra besteht aus nodulären oder diffusen Aggregaten schaumig aufgetriebener Makrophagen. Eine Granulombildung bleibt aus, und der Lepromintest ist negativ. Die Krankheit der LL-Form verläuft verständlicherweise schwerer, progressiver und ist schwieriger zu heilen. Bei den intermediären Formen sind Gewebeveränderungen, Beladung des Organismus mit Erregern und Resultat des Lepromintests variabel je nach der Position im Gesamtspektrum der Erscheinungsformen der Lepra. Gründe für den Immundefekt sind unbekannt. Zu Beginn der Krankheit scheint der Funktionsausfall der T-Zellen auf Lepra-Antigene beschränkt zu sein, da mit anderen T-Zell-abhängigen Antigenen normale Reaktionen erzielt werden. In voll entwickelten Fällen wird dagegen häufig eine Anergie gegen verschiedene gebräuchliche Hauttest-Antigene beobachtet.[150]

Patienten mit LL weisen oft eine polyklonale Hypergammaglobulinämie auf. Diese Antikörper scheinen jedoch in der Abwehr der Bakterien eine geringe Rolle zu spielen. Im Gegenteil, die Bildung von Immunkomplexen kann ein Erythema nodosum leprosum (ENL) auslösen, eine potentiell lebensbedrohliche Komplikation. ENL geht mit Vaskulitis (verantwortlich für die erythematösen Hautknötchen), Arthralgien, Fieber und (manchmal) Glomerulonephritis einher. Patienten mit TT dagegen weisen gelegentlich sogenannte «Borderline-Reaktionen» auf, d.h. erythematöses Anschwellen von Hautläsionen, gefolgt von klinischer Besserung des Zustandes und verstärkter Reaktivität im Lepromintest.

Die Übertragung der Lepra geschieht durch direkten Kontakt mit Kranken, meist solchen mit der lepromatösen Form. Die tuberkuloide Form scheint nicht kontagiös zu sein. Eintrittsmechanismen und -pforte sind unbekannt, hängen aber wohl mit Tröpfchenaspiration oder Hautkontakt zusammen. Man vermutet, daß subklinische Infektionen sehr viel häufiger auftreten als gemeinhin angenommen wird.[151] Eine klinisch aktive Infektion tritt erst nach langdauerndem (Jahre) engen Kontakt mit einem Patienten auf, Bedingungen, die eigentlich nur im Familienkreis erfüllt werden. Die einmal erworbene Krankheit verläuft außerordentlich langsam, häufig über Jahrzehnte. Die meisten Patienten sterben mit ihrer Lepra, nicht wegen ihr. Lebenswichtige Organe und ZNS sind nur selten mitbetroffen.

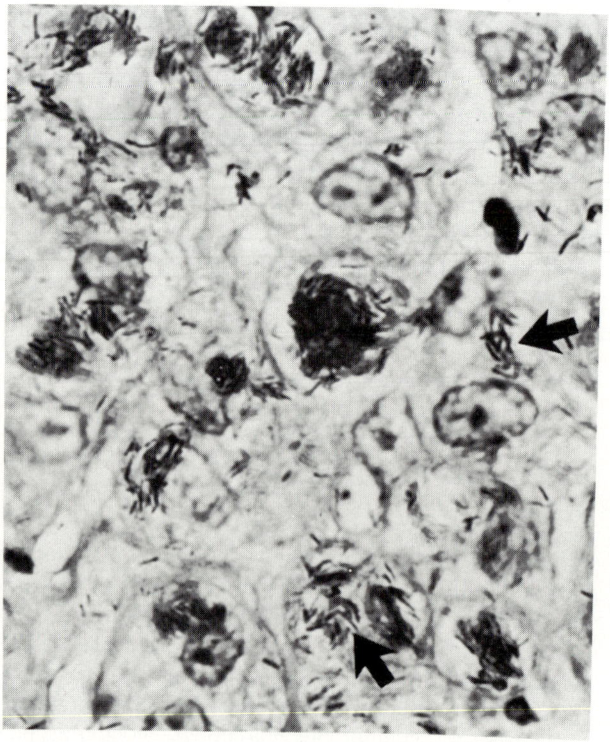

Abb. 7.35: Lepra. Säurefeste Mikroorganismen *(Pfeile)* proliferieren in schaumig ausgetriebenen Makrophagen.

Bei der **lepromatösen Form (LL)** kommt es nach der Invasion der Erreger zur Bakteriämie, die oft während des Verlaufs der aktiven Krankheit bestehen bleibt. Die hämatogenen Erreger besiedeln bevorzugt Haut, periphere Nerven, vordere Augenkammer, obere Luftwege (bis zum Larynx), Hoden, Hände und Füße. Diese Verteilung widerspiegelt die Tatsache, daß die Mikroorganismen für ihre Proliferation auf kühlere Gewebe angewiesen sind. Am Ort ihrer Lokalisation bilden sich Aggregate von Lipid-beladenen Makrophagen **(Lepra-Zellen)**, oft angefüllt mit Massen säurefester Bakterien **(Globi)**. Diese Reaktionen führen in der Haut zur Bildung makulöser, papulöser oder nodulärer Läsionen, vor allem an Gesicht, Ohren, Handgelenken, Ellenbeugen, Knie und Gesäß. Die Verteilung der Hautläsionen ist häufig symmetrisch und zum Teil sogar diffus, weshalb die Veränderungen nicht immer leicht erkannt werden. Mit zunehmender Dauer und Progression der Krankheit kommt es zur Vereinigung der nodulären Läsionen im Gesichtsbereich, was zum typischen **Löwengesicht** («facies leontina») führt. Die meisten Hautläsionen sind hypoästhetisch oder anästhetisch. Die Veränderungen der Nase können eine andauernde Entzündungsreaktion mit Bildung von bakterienreichem Exsudat auslösen. Mit der Zeit werden die Luftwege verlegt, oder es stellen sich ein Kollaps der Nasenbrücke oder eine Septumperforation ein. Der Befall peripherer Nerven ist meist symmetrisch und betrifft vor allem *N. ulnaris* und *N. peronealis*, wo die beiden Nerven nahe unter der Hautoberfläche verlaufen. Die Nervenläsionen verursachen einen Sensibilitätsverlust und trophische Veränderungen in Händen und Füßen. Obschon das Nervengewebe mit Bakterien reich beladen ist, sind bei der lepromatösen Form die neurologischen Ausfälle weniger ausgesprochen als bei der tuberkuloiden Form, da die Entzündungsreaktion deutlich geringer ist. In Lymphknoten beobachtet man Ansammlungen von Schaumzellen in der tiefen Rindenzone (T-Zell-Zone) und prominente Keimzentren. Bei fortgeschrittener Krankheit finden sich ähnliche Makrophagenaggregate auch in der roten Pulpa der Milz und in der Leber. Die Hoden sind meist ausgedehnt befallen, mit Zerstörung der Samenkanälchen und nachfolgender Sterilität. Auch eine Gynäkomastie wird häufig beobachtet.

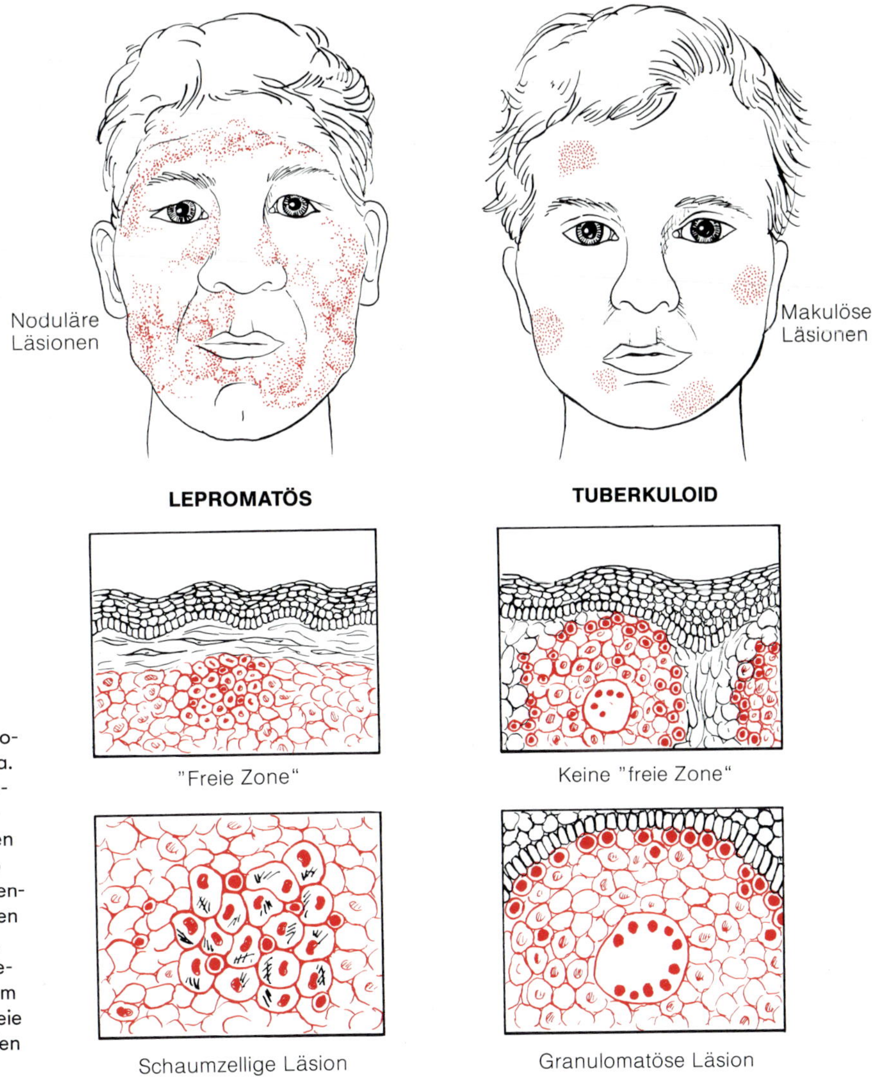

Abb. 7.36: Vergleich der beiden polaren Erscheinungsformen der Lepra. Bei der nodulären lepromatösen Lepra bilden sich Aggregate von «Leprazellen» (mit Lipiden und Bakterien beladene Makrophagen) unterhalb der Epidermis (freie Zone). Im Gegensatz dazu steht bei der tuberkuloiden Lepra die granulomatöse Reaktion, die für die makulösen Hautveränderungen verantwortlich ist, in direktem Kontakt mit der Epidermis (keine freie Zone); bei dieser Form sind Bakterien selten sichtbar.

Die **tuberkuloide Form** (TT) beginnt mit streng lokalisierten makulösen Hautveränderungen. Diese Läsionen, zu Beginn erythematös, vergrößern sich zu unregelmäßig begrenzten Flecken, mit verhärteten, erhabenen und hyperpigmentierten Rändern und leicht eingezogenen, blassen Zentren (zentrale Heilung). Diese Hautveränderungen treten eher in kleiner Zahl und in asymmetrischer Verteilung auf. Diese Form der Krankheit wird vom Befall peripherer Nerven, wie der *N. ulnaris* und *N. peronealis*, dominiert. Das Nervengewebe ist eingebettet in Herde granulomatöser Entzündung, und kleine, periphere Nervenäste werden völlig zerstört. Neurologische Symptome umfassen Hautanästhesien sowie Haut- und Muskelatrophie. Die trophischen Veränderungen sind verantwortlich für häufige Traumatisierung der betroffenen Körperteile, einhergehend mit der Entstehung indolenter Hautulzera. Folgen einer fortgeschrittenen trophischen und neurologischen Symptomatik sind Kontrakturen, Lähmungen und Autoamputationen von Zehen oder Fingern. Befall des *N. facialis* kann zu Lähmung der Augenlider führen, mit Keratitis und Ulzeration der Hornhaut. Mikroskopisch findet man in Läsionen jeder Lokalisation Granulome von der Art der nekrosefreien Tuberkel. In den Läsionen lassen sich Bakterien fast nie nachweisen. Die Unterschiede zwischen LL- und TT-Formen der Lepra sind in Abb. 7.36 schematisch dargestellt,

Die Diagnose einer frühen oder wenig ausgeprägten Form der Lepra kann Schwierigkeiten bereiten, besonders in einem Nichtendemie-Gebiet. Hautbiopsie, Kratzpräparate von Hautläsionen oder Abstriche von Nasensekret müssen auf säurefest färbbare Strukturen untersucht werden. Der Lepromintest ergänzt die histologische Beurteilung und dient zur Bestimmung des Krankheitsstadiums sowie des Therapieplans. Die medikamentöse Behandlung ist meist erfolgreich, besteht jedoch, vor allem bei Fällen von lepromatöser Lepra, in einer Dauertherapie zur Vermeidung von Erregerresistenz oder klinischen Rückfällen. Die klinischen Resultate der Versuche mit einem Impfstoff sind noch nicht bekannt.

Aktinomyzetosen

Aktinomyzeten und die durch diese Mikroorganismen hervorgerufenen Krankheiten werden oft zusammen mit Pilzen besprochen. Die Ähnlichkeit dieser Mikroorganismen mit Pilzen beschränkt sich aber auf die Fähigkeit, Verzweigungen zu bilden und in Form eines myzelartigen Netzwerkes zu wachsen. Die Zellwand der Aktinomyzeten weist Muraminsäure auf, und der Zellkern besitzt keine Membran. Dies ordnet sie eindeutig den Bakterien zu, und tatsächlich sind Aktinomyzeten enge Verwandte der Mykobakterien. Von den vielen Arten dieser Gruppe sind Nocardia und Actinomyces die wichtigsten humanpathogenen Vertreter.

Nokardiose

Nokardien, lange, filamentöse, grampositive, aerobe Mikroorganismen, lagern sich oft zu verzweigten Ketten zusammen. Sie sind schwach säurefest und mit einer modifizierten Färbung darstellbar, jedoch nicht mit der Ziehl-Neelsen Methode. Sie unterscheiden sich von den Mykobakterien auch in ihrer weniger anspruchsvollen Kultivierbarkeit und in ihrem extrazellulären Wachstum im infizierten Wirt. In den USA werden pro Jahr um 1000 Fälle von Nokardiose gemeldet, wobei die Zahl der tatsächlichen Infektionen mit Sicherheit höher liegt. Beim Erreger handelt es sich in 90% der Fälle um *Nocardia asteroides*, bei den restlichen 10% um *N. brasiliensis* und *N. caviae*. Eine Nokardieninfektion tritt bevorzugt bei chronisch kranken oder immunsupprimierten Patienten auf oder als Komplikation bei Transplantatabstoßung, Kortikosteroidtherapie oder Alveolarproteinose.[152] Bei Fällen ohne prädisponierenden Krankheitszustand ist *N. brasiliensis* der dominierende Keim.

Man weiß wenig über die Übertragungsmöglichkeiten der in der Natur ubiquitär vorkommenden Nokardien, und es ist unklar, ob es sich bei der nosokomialen Form der Krankheit um eine neu im Spital erworbene oder um die Reaktivation einer vorbestandenen Infektion handelt. Für eine Übertragung von Mensch zu Mensch gibt es keine Anhaltspunkte. Primärläsionen finden sich gewöhnlich in Lunge oder Haut. In den USA und in Europa ist die lokalisierte Lungenaffektion die häufigste Form der Nokardiose, und an zweiter Stelle folgt die klinisch schwere, disseminierte Nokardiose, meist mit Befall des ZNS. Durch Nokardien verursachte lokalisierte Hautläsionen oder Myzetome treten in Mexiko und in anderen Gegenden Lateinamerikas endemisch auf.

Nokardien verursachen in der Lunge üblicherweise einzelne oder multiple chronische, gut begrenzte Abszesse. Primäre Hautläsionen sind ebenfalls nekrotisierend, eitrig oder beides. Makroskopisch gleichen die Lungenabszesse den durch pyogene Bakterien verursachten: Sie sind unregelmäßig geformt und weisen ein eitriges Zentrum auf, das von einer breiten Randzone pneumonischer Veränderungen umgeben ist. Eine Fibrose wird nur bei langdauernder Krankheit oder während der meist langwierigen Heilungsphase beobachtet. Häufig ist die Pleura mitbetroffen in Form einer fibrinösen Pleuritis oder eines Empyems. Mikroskopisch finden sich ausgedehnte Nekroseherde sowie ein fibrinöses Exsudat mit reichlich neutrophilen Granulozyten. Im Gegensatz zur Tuberkulose kommt es nicht zur Granulombildung. Die Nokardien werden mit der HE-Färbung nicht angefärbt und deshalb bei der Routineuntersuchung häufig übersehen. In Verdachtsfällen muß eine Gramfärbung oder eine modifizierte säurefeste Methode angewandt werden. Die Fragmentierung der filamentösen Nokardien führt manchmal zur Verwechslung mit Tuberkuloseerregern, aber Färbung und Kultur der Keime sollten Klarheit schaffen. Nokardia wächst langsam sowohl auf Spezialmedien für Pilze oder Mykobakterien als auch auf anderen Medien. In Lungenläsionen erscheinen die Erreger als dünne Fäden, jedoch in Myzetomen der Haut bilden sie myzelartige Kolonien, ähnlich denjenigen von Actinomyces.

Das klinische Bild der Lungennokardiose ist oft verwirrend, und die Krankheit wird meist erst erkannt, wenn gewöhnliche Erreger ausgeschlossen wurden, und wenn der Erfolg der Antibiotikatherapie enttäuschend ausfiel. Die Ausbreitung der Erreger kann zu Meningitis oder zu raumfordernden Prozessen im Gehirn infolge Abszeßbildung führen. Bei immunsupprimierten Patienten ist ein aggressives diagnostisches Vorgehen zum Ausschluß einer Nokardiose angezeigt. Wo die

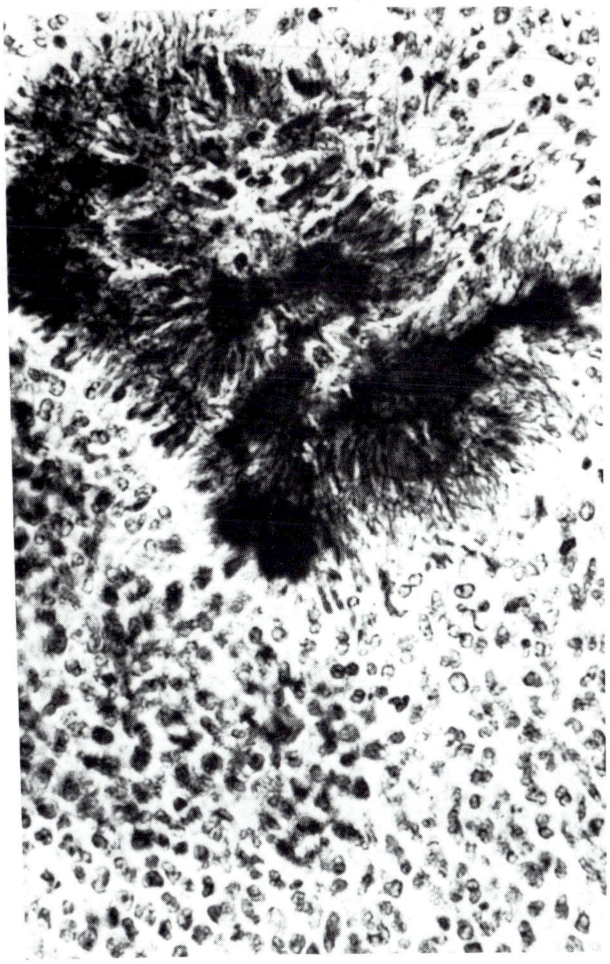

Abb. 7.37: Abszeß bei Aktinomykose mit Schwefelkorn, das als schwarze Masse mit strahlenförmigen Filamenten erscheint.

Untersuchung von Sputum, Pleuraexsudat oder Bronchialwaschflüssigkeit nicht weiterhilft, ist eine offene Lungenbiopsie indiziert. Die meisten Patienten sprechen auf eine geeignete medikamentöse Therapie an.

Aktinomykose

Aktinomykose ist eine chronische eitrige Infektion hauptsächlich im Bereiche von Nacken, Lungen oder Abdomen. Die Läsionen, die sich kontinuierlich vergrößern, sind induriert und enthalten zahlreiche Abszesse, die sich über Fisteln gegen außen entleeren. Im Exsudat finden sich typische makroskopisch erkennbare gelbliche Körner, Schwefelkörner oder Drusen genannt. Die meisten Infektionen beim Menschen werden durch *Actinomyces israelii* verursacht. Weitere Arten, wie *A. viscosus, A. odontolyticus* oder *A. naeslundii* sind selten krankheitsauslösend. Aktinomyzeten sind grampositive, nicht säurefeste, strikte Anaerobier, die in Kultur von anderen Mikroorganismen leicht überwachsen werden und schwierig zu züchten sind. Es handelt sich um Kommensalen von Mundhöhle (Tonsillarkrypten, Zahnbelag), Verdauungstrakt und Vagina. Sie besiedeln nur traumatisch (z.B. chirurgischer Eingriff) oder durch Bakterienbefall devitalisiertes Gewebe. Die Läsionen enthalten häufig noch weitere Bakterien, wie fusiforme und gramnegative Bakterien sowie verschiedene Streptokokken. Aktinomyzeten sind jedoch imstande, auch ohne synergistische bakterielle Flora, beim Menschen und in Versuchstieren typische Läsionen hervorzurufen. Im Gegensatz zu Nokardien verhalten sich Aktinomyzeten auch für den normalen Wirt pathogen. Sofern durch Traumatisierung oder Devitalisierung von Gewebe sowie durch Anaerobiose die lokalen Bedingungen für das Erregerwachstum geschaffen wurden, kommt es auch bei Gesunden zur Infektion. Alle Infektionen entstehen endogen. Eine Ausbreitung von Mensch zu Mensch ist unbekannt. Man unterscheidet drei klassische Formen der Aktinomykose: Die zervikofaziale, abdominale und pulmonale. Die Krankheitszeichen sind oft atypisch, was zu Verwechslungen mit anderen Infektionen oder Neoplasmen führt.[153]

Die **zervikofaziale Aktinomykose** ist die häufigste Form. Die Krankheit beginnt mit einer nicht sehr schmerzhaften Schwellung und Verhärtung der Gingiva und des Nachbargewebes. Mit der Zeit entwickelt sich eine große, bretthafte Geschwulst, typischerweise im Bereich des Kieferwinkels. Die Läsion zeichnet sich durch ihr chronisches, infiltratives und invasives Wachstum aus. Dies führt bei der zervikofazialen Form der Krankheit dazu, daß **der entzündliche Prozeß die Haut miteinbezieht, und daß die Epidermis von zahlreichen Fistelgängen perforiert wird**. Übliche Begleiterscheinungen sind Periostitis und Osteomyelitis mit ausgedehnter Knochenzerstörung (Kiefer, Wirbel). Histologisch bestehen die Läsionen aus einer zentralen eitrigen Einschmelzung, die von Granulations- und dichtem Narbengewebe begrenzt wird. Das Granulationsgewebe enthält viele Schaumzellen und Plasmazellen. Im eitrigen Exsudat des Abszeßzentrums finden sich Bakterienkolonien in Form gewundener, radial angeordneter Fäden (Strahlen), die an ihren Enden kappenförmig aufgelagertes, hyalines Material tragen (Keulen). Das Gebilde wird als Strahlenkörper bezeichnet und entspricht den makroskopisch sichtbaren Schwefelkörnern (Abb. 7.37). Die Gewebereaktion ist völlig unspezifisch, und die Diagnose kann nur durch den Erregernachweis gestellt werden. Einem scharf beobachtenden Kliniker fallen vielleicht die diagnostisch wichtigen

Schwefelkörner im Eiter auf, die Identifizierung des Keimes ist jedoch nur in der Bakterienkultur möglich.
Eine **abdominale Aktinomykose** entsteht durch Invasion der Darmschleimhaut, meistens im Bereiche der Appendix oder des Kolons. Die akute und später chronische Entzündung penetriert die Darmwand und führt zur Bildung eines lokalen Peritonealabszesses, der sich in Richtung benachbarter Darmschlingen, retroperitonealen Gewebes oder der vorderen Bauchwand ausdehnt und sich manchmal durch mehrere Fisteln durch die Bauchhaut nach außen entleert. Der Befall der Leber erfolgt hämatogen oder durch direkte Ausbreitung und äußert sich durch Abszeßbildung. Die weitere Ausdehnung des Prozesses führt zu subphrenischen Abszessen und schließlich über die Penetration des Zwerchfells zur intrathorakalen Infektion. Der zunehmende Einsatz intrauteriner kontrazeptiver Vorrichtungen bewirkte das Auftauchen einer Form der Aktinomykose, die uterine Zervix, Tuben, Ovarien und benachbarte Beckenorgane erfaßt.
Die **Lungenaktinomykose** entsteht entweder primär oder als Folge des Durchbruchs einer subphrenischen Infektion und ist gekennzeichnet durch Lungenabszesse mit gelegentlicher pulmonopleuraler Fistel- und Empyembildung. Bei weiterer Ausdehnung des Prozesses kann es zu Rippenerosionen sowie zum Befall der vorderen Brustwand, der Wirbelsäule oder des Perikards kommen.

Auch bei sehr ausgedehnter lokaler Gewebezerstörung löst die Aktinomykose kaum Allgemeinsymptome aus. Das relative Wohlbefinden eines Patienten mit einem großen, fistelbildenden Abszeß liefert einen wertvollen klinischen Hinweis auf die richtige Diagnose. Aktinomykosen sprechen gut auf eine langdauernde antibiotische Therapie an.

Durch Pilze, Protozoen und Helminthen verursachte Krankheiten; Sarkoidose

Einige der folgenden Krankheiten können als «exotisch» bezeichnet werden. Der moderne Luftverkehr und die weltweiten Migrationswellen bringen es mit sich, daß Krankheiten in Ländern auftreten, die dort nie vermutet würden, und die deshalb häufig nicht diagnostiziert werden. Jeder gut informierte Arzt sollte diese importierten «exotischen» Krankheiten nicht nur dem Namen nach kennen, damit sie rechtzeitig erkannt und behandelt werden können. Die mit * bezeichnete «beschränkte geografische Verbreitung» ist deshalb als allgemeine Angabe und nicht wörtlich gemeint.

Pilzkrankheiten

Nur wenige Pilzarten sind für den Menschen infektiös (Tab. 7.7). Trotzdem sind menschenpathogene Pilze fast so wichtige Krankheitserreger wie Viren und Bakterien, und die hervorgerufenen Krankheiten sind weder exotisch noch selten. In Gewebe vermehren sich Pilze durch einfache Teilung runder, hefeähnlicher Formen oder schlanker, röhrenförmiger Hyphen, die ein Myzel bilden. Fruchtkörper wie Konidien oder Sporangien finden sich selten, und die gesamte Formenvielfalt freilebender und sexueller Vermehrungsstadien fehlt vollständig. Einige Spezies bilden ihre infektiösen Sporen nur in der freien Natur oder in Kultur, und diese unterscheiden sich beträchtlich von ihren Gewebeformen, die nicht ansteckend sind (dimorphe Pilze).

Pilzzellen sind verhältnismäßig groß (Tab. 7.1). Die Zellwände enthalten Ergosterol und Polysaccharide anstelle der Peptidoglykane der Bakterien. Einige Spezies besitzen schleimige antiphagozytäre Kapseln, andere Zellwandkomponenten, die einem Angriff durch Phagolysosomen widerstehen. *Pilze können das gesamte Spektrum der durch Bakterien verursachten Krankheitsbefunde imitieren, und zwar von akuten pyogenen bis zu chronischen granulomatösen Infektionen, und in den meisten Fällen wird die ursächliche Beteiligung der Pilze erst bei deren Identifizierung realisiert.* Die robuste Zellwand macht Pilze auch mikroskopisch erkennbar (Abb. 7.38), sogar mitten in einer Nekrose. Einige verhalten sich jedoch sehr adhärent und sind derart fest mit Gewebestrukturen verbunden, daß sie in Körperflüssigkeiten oder -exsudaten kaum je vorkommen und nur in Gewebeproben nachweisbar sind. Die Pilzmorphologie ist meist so eindeutig, daß mikroskopisch bereits Vermutungen über die Spezieszugehörigkeit angestellt werden können, oft muß jedoch eine Kultur angelegt werden. Pathogene Pilze wachsen auf entsprechenden Medien gut, wenn auch sehr langsam; leider verhalten sich kontaminierende Sporen freilebender oder kommensaler Pilze ebenso. *Die Kombination von kultureller und histologischer Diagnose liefert die nützlichste Information.*

Pathogene Pilze bilden Mykotoxine und Enzyme, deren pathogene Rolle, von ganz wenigen Ausnahmen abgesehen, unklar ist. Pilzantigene sind reich an Polysacchariden, ihr Nachweis ist manchmal diagnostisch verwertbar, und sie können intensive Überempfindlichkeitsreaktionen der Typen III und IV auslösen. Eine intakte Phagozytosefähigkeit ist bei der Abwehr von Pilzinfektionen von großer Bedeutung[154], und leukopenische Patienten sind gleichermaßen empfänglich für Bakterien und Pilze. *Kortikosteroide und immunsuppressive Medikamente fördern Infektionen durch Pilze aller Unterarten und Spezies.* Im abwehrgeschwächten Wirt ist das Pilzwachstum meist sehr aktiv und ausgedehnt bei spärlicher zellulärer Reaktion. Pilze können in Gefäßwände vorwachsen und dadurch Blutungen, Thrombosen und Infarkte auslösen. Bei Vorliegen von Nekroseherden, umgeben von Blutungen und Infarkten, muß immer an eine Pilzinfektion gedacht werden.

Die durch pathogene Pilze verursachten Krankheiten

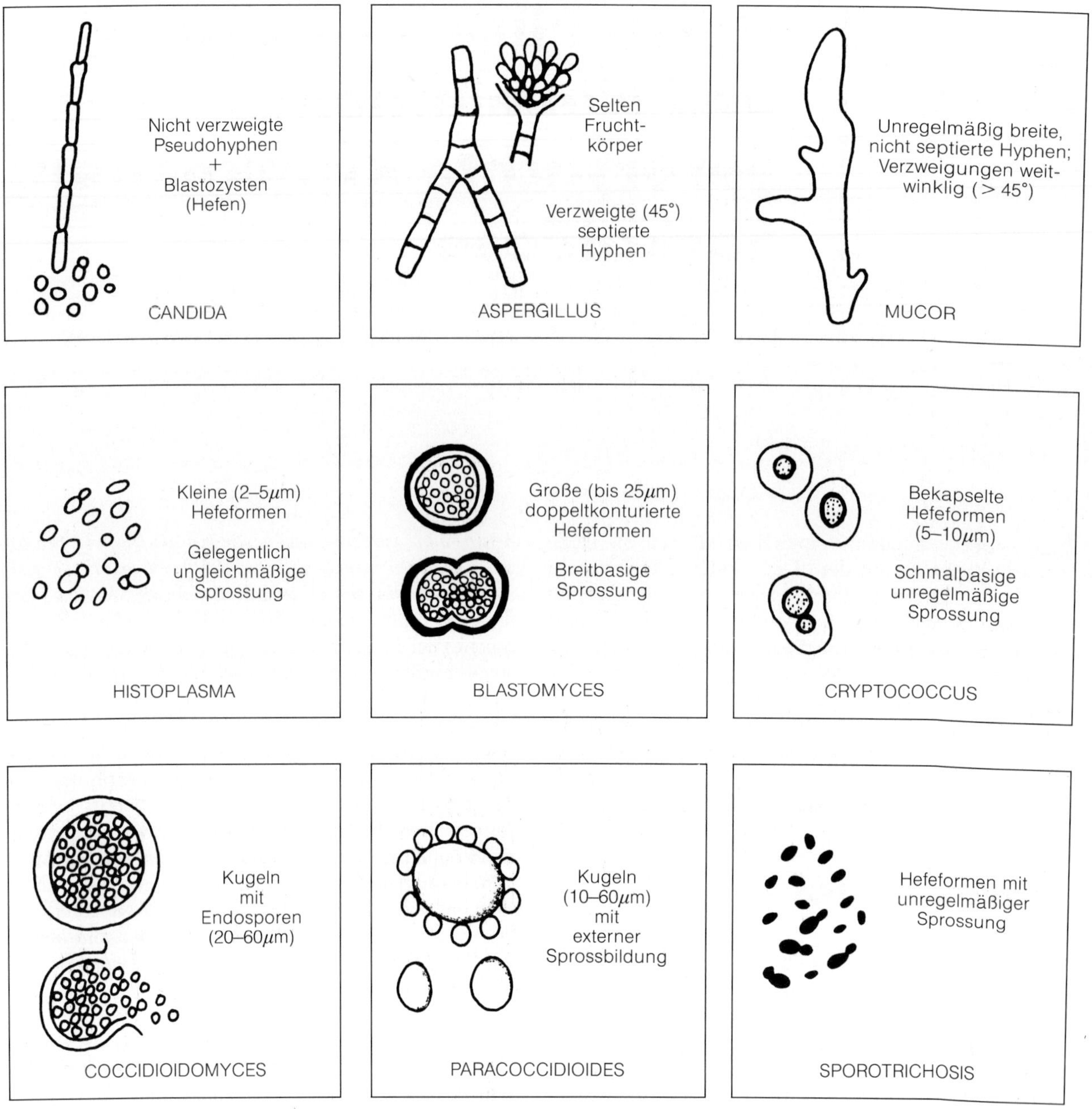

Abb. 7.38: Charakteristische Gewebeformen der invasiven Pilze.

werden eingeteilt in *oberflächliche Mykosen* (d.h. beschränkt auf epidermale Oberflächen) und solche, bei denen die Erreger tief in Organe und Gewebe eindringen *(tiefe Mykosen)*. Einige Pilzspezies gelten als *opportunistisch*, andere als obligat *pathogen* (d.h. imstande, auch Individuen mit intakter Abwehr zu infizieren) (siehe Tab. 7.7). Einige der pathogenen Pilze weisen ein geografisch beschränktes Vorkommen auf, und die von ihnen verursachten Krankheiten werden *endemische Mykosen* genannt (in Tab. 7.7 und im Text mit * bezeichnet). Opportunistische Pilze kommen ubiquitär vor, und der Fortschritt der Medizin, wie lebenserhaltende Maßnahmen bei Todkranken, immunsuppressive Medikation, Chemotherapie und Bestrahlung bei Krebskranken sowie breite Anwendung von Antibiotika, sind dafür verantwortlich, daß opportunistische Infektionen in Spitälern zu einem immer größeren Problem werden. Auch die invasiven Methoden der modernen Spitalbehandlung und der breite Einsatz von Prothesen fördern die krankmachenden Möglichkeiten

Tab. 7.7: Häufige systemische Pilzinfektionen

Spezies	Aussehen Weltweite Verbreitung	Färbemethode*	Eintrittspforte	Verteilung der Läsionen
Candida[1] *(albicans, krusei, glabrata, tropicalis)*	Unverzweigte Pseudohyphen; Hefeform	Gram, PAS, MSS	Verdauungstrakt, Haut, intravenös	Oberflächlich, invasiv oder systemisch
Cryptococcus neoformans[1]	Bekapselte Hefeform, Einzelsprossung	Muzikarmin, PAS	Respirationstrakt	Meningen, Lunge, systemisch
Aspergillus (fumigatus, niger, usw.)	Verzweigte Hyphen; gelegentlich Konidien	PAS, MSS	Respirationstrakt	1. Endobronchial, nicht invasiv 2. Invasiv: Lunge, obere Atemwege, systemisch
Genus *Mucorales* (Mucor, Absidia, Rhizopus)	Verzweigte Hyphen; selten Sporangien	PAS, MSS	Respirationstrakt	Obere Atemwege, Lunge, Gefäße, systemisch
Sporothrix schenkii[1]	Kleine Hefeformen	PAS, MSS	Haut	Haut; Lymphknoten
Verbreitung geographisch beschränkt				
Blastomyces dermatitidis[1]	Hefeform mit breitem Einzelsproß	PAS, HE	Respirationstrakt	Lunge, systemisch mit typischen Hautveränderungen
Paracoccidioides brasiliensis[1]	Hefeform mit multiplen Sprossen	PAS, HE	Respirationstrakt	Lunge, systemisch
Coccidioides immitis[1]	Kleine Kugel mit Endosporulation	PAS, HE	Respirationstrakt	Lunge, systemisch, Meningen
Histoplasma capsulatum[1]	Kleine Hefeform mit Einzelsproß	MSS	Respirationstrakt	Lunge, systemisch (alle Organe können befallen sein

* PAS = «periodic acid Schiff»; MSS = Silbermethenamin; HE = Hämatoxylin-Eosin
[1] Infektion nicht nur bei Prädisposition (unbedingt pathogen)

der opportunistischen Pilze. Pathogene Pilze brauchen keine derartige Unterstützung, die erwähnten Maßnahmen oder das Vorliegen von AIDS können jedoch zur Aktivierung latenter Infektionen oder zur Verstärkung der pathogenen Wirkung führen.
Verschiedene Pilzarten lassen sich allerdings nicht ohne weiteres den definierten Kategorien zuordnen. *Candida albicans*, meist als Opportunist bezeichnet, kann auch bei Gesunden eine leichte Krankheit hervorrufen. Bei Abnahme der Abwehrfunktionen des Wirtes kann eine unbedeutende Kolonisierung der Schleimhautoberfläche durch Candida in eine invasive Infektion übergehen. Bei endemischen Mykosen kann ein Hauttest mit Pilzantigenen Millionen von infizierten Personen identifizieren, von denen höchstens ein Bruchteil an der aktiven Krankheit leidet (z.B. Kokzidioidomykose). Die Trennlinie zwischen den verschiedenen Kategorien menschenpathogener Pilze verläuft nicht immer scharf. Bei Darniederliegen der Abwehrfunktionen führen spezifische chemotherapeutische Maßnahmen manchmal nur zu sukzessiven Folgen opportunistischer Infektionen, von denen jede schwieriger zu beherrschen ist als die vorhergegangene. In solchen Fällen können sich oberflächliche dermatophytische Pilze plötzlich invasiv verhalten *(Trichophyton beigeli)*[155], und sogar die Gewebeinvasion durch primitive Algen (Prototheca sp.) wurde beobachtet.[156]

Tiefe Mykosen

Candidiasis (Moniliasis, Soor)

Die verschiedenen Vertreter der Candidae sind die häufigsten Erreger menschlicher Pilzerkrankungen. *Candida albicans* ist am bekanntesten und führt beim gesunden und beim abwehrgeschwächten Wirt zu Infektionen.
Bei verminderter Resistenz sind meist neben *C. albicans* noch andere Candida-Arten beteiligt. Im Gewebe erscheinen sie als unverzweigte Ketten plumper röhrenförmiger Zellen. Von diesen Ketten, die Pseudohyphen genannt werden, trennen sich kleine, 2–4 μm dicke Hegesprosse ab, Blastosporen genannt. In erkranktem Gewebe können beide Formen einzeln oder in Kombination auftreten. Candida ist leicht durch Gram, PAS oder Versilberung darstellbar (Abb. 7.39).
Candida albicans kommt in der Mundhöhle, im Magen-Darm-Trakt sowie in der Vagina vieler gesunder Individuen vor. Die bakterielle Mikroflora dieser Schleimhautoberflächen hemmt das Wachstum von Candida, und eine Zerstörung der Mikroflora (z.B. durch Antibiotika) oder pH-Änderungen erlaubt dem Pilz, sich zu vermehren. Man kennt drei Krankheitsmuster der Candidiasis:

1. Oberflächliche Keimvermehrung an den Orten, die normalerweise durch Candida kolonisiert werden.
2. Invasion in die Tiefe, ausgehend von oberflächlichen Läsionen bei Beeinträchtigung der Abwehrfunktionen und manchmal gefolgt von ausgedehnter Verbreitung des Pilzes.
3. Direktes Einbringen des Pilzes in den Blutstrom führt bei immunsupprimierten Patienten zur disseminierten Candidiasis; mögliche Quellen sind intravenöse Katheter, Peritonealdialyse, Herzchirurgie oder kontaminierte Nadeln in Zusammenhang mit Drogenabusus.
Das Spektrum der durch Candida verursachten Krankheiten reicht von der Praxis des Dermatologen bis in Intensivpflegestationen.

Die häufigsten Formen der Candidiasis sind der Befall der Schleimhäute von Mundhöhle und Vagina. Die Läsion besteht aus oberflächlichen weißlichen Flecken oder großflächigen lockeren Membranen, die leicht entfernt werden können und auf einer geröteten, entzündlich veränderten Unterlage aufliegen. Oberflächliche Ausbreitung der oralen Candidiasis, unterstützt z.B. durch Anlegen eines Nasenmagenschlauches, führt zu ähnlichen Veränderungen im Ösophagus.
Die Candidiasis der Mundhöhle wird auch als **Soor** bezeichnet. Man beobachtet diesen Zustand oft bei mit der Flasche ernährten Neugeborenen. Da sich die normale Mikroflora der Mundhöhle erst nach der Geburt entwickelt, heilt diese Form des Soor ohne Therapie. Bei Erwachsenen entsteht ein Mundsoor vor allem während einer Behandlung mit Breitspektrum-Antibiotika. Bei immunsupprimierten oder immundefizienten Patienten ist das Erscheinen der Candidiasis der Mundhöhle häufig das erste Zeichen einer bevorstehenden Dissemination des Erregers. Auch eine vaginale Candidiasis kann sich bei Erwachsenen unter den erwähnten Umständen entwickeln, wird aber auch **häufig bei gesunden jungen Frauen beobachtet, die orale Kontrazeptiva einnehmen oder schwanger sind**. Die gewöhnlichen Formen der oralen oder vaginalen Candidiasis sprechen meist gut auf eine topische Therapie an, aber häufig entstehen **kutane ekzematöse** Läsionen an feuchten Hautstellen (d.h. zwischen Fingern, Zehen, Inguinalfalten, inframammären Falten und anogenital). Mikroskopisch entsprechen diese Läsionen unspezifischen, akuten und chronischen Entzündungsherden mit Mikroabszessen, die in ihren chronischen Formen auch Granulome aufweisen können. Manchmal erscheinen an weit vom Infektionsherd entfernten Hautstellen Überempfindlichkeitsreaktionen, die als «Kandididen» oder «Id-Reaktionen» bezeichnet werden.

Die *Hautkandidose* tritt oft in Zusammenhang mit Diabetes mellitus auf oder mit der häufigen Durchnässung der Haut. An den Fingernägeln kann sich eine chronische Onychie entwickeln. Auch Opfer von Verbrennungen sind für Kolonisation und Infektion der Haut durch Candida prädisponiert. In den meisten dieser Fälle läßt sich die Hautkrankheit durch Behandlung der zugrundeliegenden Infektion und der lokalen Veränderungen gut beherrschen. Andererseits verhält sich die *chronische mukokutane Candidiasis*, die ohne Vorwarnung auftreten kann, sehr hartnäckig und therapieresistent. Einige Patienten weisen vererbte oder erworbene Defekte der T-Zell-vermittelten Immunreaktivität auf, nachgewiesen mit Hautanergie, verminderter Produktion von Lymphokinen oder schlecht definierten Serumfaktoren, die eine Aktivierung der Lymphozyten blockieren. Bei anderen Patienten finden sich Funktionsdefekte von neutrophilen Granulozyten oder Makrophagen. In einer weiteren Patientengruppe beobachtet man vererbte polyendokrine Mangelzustände (Hypoparathyreoidismus, Hypoadrenalismus und Hypothyreoidose). Eine persistierende mukokutane Candidiasis erfordert wegen der zahlreichen prädisponierenden Zustände eine besonders sorgfältige Untersuchung.[157]

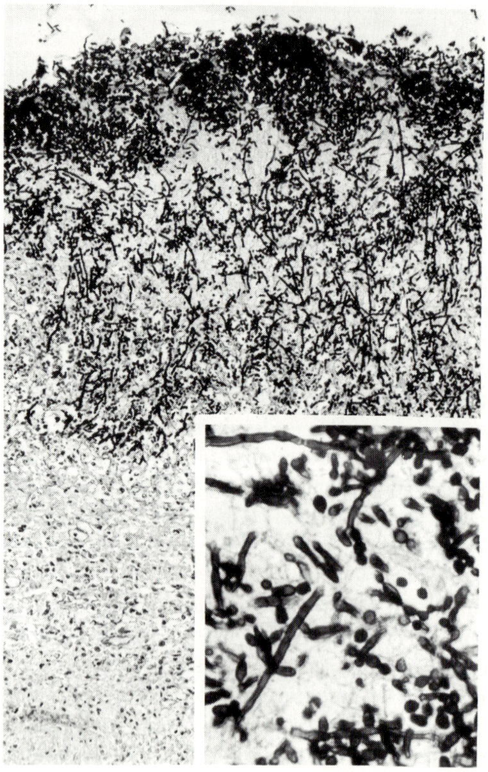

Abb. 7.39: Candida-Ulkus des Ösophagus. Pilz in Form schlanker Hyphen und hefeartiger Kugeln (Silberfärbung).

Eine schwere, *invasive Kandidose* mit multiplem Organbefall ist immer Zeichen einer ernsten Grundstörung, wie Immunsuppression oder Phagozytosedefizienz. Der Zugang zum zirkulierenden Blut erfolgt über destruktive oberflächliche Läsionen, wie Ösophagitis (Abb. 7.39), oder durch direkte Inokulation mit Nadel oder Gefäßkatheter. Eine Candida-Sepsis verläuft weniger stürmisch als eine bakterielle. Die dadurch ausgelösten klinischen Manifestationen sind jedoch identisch, eingeschlossen disseminierte intravaskuläre Gerinnung und Schock. Obschon kein Organ ausgespart wird, sind Niere, Herzklappen, Lunge und Leber von einer Candida-Sepsis am häufigsten betroffen.

Ein **Nierenbefall** wird bei über 90% der Fälle einer invasiven Candidiasis beobachtet und ist gekennzeichnet durch unzählige Mikroabszesse in Nierenrinde und -mark. Mikroskopisch findet man den Pilz in Hefe- oder Pseudomyzelform im Zentrum der Läsion, umgeben von einer Nekrosezone und einem Granulozyteninfiltrat. Einzelne Pilzzellen können auch innerhalb von glomerulären Kapillarschlingen gefunden werden. Bei der **Candida-Endokarditis** bilden sich große, leicht verletzliche Vegetationen, die häufig abbrechen und große Arterienäste, auch solche der Extremitäten, verschließen. Die **Lungenläsionen** sind meist ausgedehnt, von kugeliger oder unregelmäßiger Form, oft hämorrhagisch oder infarktähnlich wegen des häufigen Befalls von Gefäßwänden durch den Pilz. Beispiele weiterer Folgen einer disseminierten Candidiasis sind Meningitis, intrazerebrale Abszesse, Enteritis, Endophthalmitis, multiple Hautabszesse, Arthritis und Osteomyelitis. In allen diesen Zuständen kann die Entzündungsreaktion wenig ausgeprägt sein oder fehlen, oder es kommt zur üblichen eitrigen Reaktion. Manchmal wird in älteren oder behandelten Läsionen eine granulomatöse Reaktion beobachtet.
Candida glabrata (früher *Torulopsis glabrata* genannt) macht, mit Ausnahme von Soor und Dermatitis, die gleichen Läsionen wie *C. albicans. C. glabrata* ist an den kleineren Blastosporen (2–3 μm) erkennbar.

Die Diagnose einer Candida-Infektion verlangt eine vernünftige Beurteilung der Umstände. Diese Pilze werden schon normalerweise im Sputum gefunden und sind oft sekundäre Besiedler bestehender Infektionsherde. Der kulturelle Nachweis von *C. albicans* in oralen oder pulmonalen Läsionen ist daher für sich genommen kein sicherer Hinweis auf eine primäre Infektion. Ein positiver Hauttest mit Candida-Antigenen ist wegen der weiten Verbreitung des Pilzes in der Bevölkerung von geringem diagnostischem Wert. Sogar das Erscheinen von Candida in Blut oder Urin kann ein vorübergehendes Ereignis sein. Positive Erregerkulturen müssen daher unter Berücksichtigung des Zustandes des Patienten und der Art der vorgefundenen Läsionen beurteilt werden. In ähnlicher Weise sind humorale Antikörper gegen Candida-Antigene nur diagnostisch brauchbar, wenn ein Titeranstieg nachgewiesen werden kann. Eine vielversprechende, allerdings erst experimentell verfügbare diagnostische Möglichkeit besteht in der quantitativen Bestimmung von Pilzantigenen im Blut. Der Pilznachweis im Gewebe erlaubt natürlich die endgültige Diagnosestellung.

Mukormykose (Zygomykose, Phykomykose)

Bei der Mukormykose handelt es sich um die opportunistische Infektion mit «Brotschimmelpilzen» der Arten *Mucor, Absidia, Rhizopus* und *Cunninghamella*, die kollektiv als Phykomyzeten bezeichnet werden. Diese Pilze, die ebenfalls ubiquitär vorkommen, sind für immunkompetente Individuen harmlos und infizieren auch den immundefizienten Wirt seltener als *Candida* oder *Aspergillus* ssp. Patienten mit terminalen Krankheiten, die durch die Methoden der modernen Medizin am Leben gehalten werden, sind gelegentliche Opfer dieser Pilze. Derartige Infektionen werden mit zunehmender Häufigkeit beobachtet bei Patienten mit diabetischer Ketoazidose, fortgeschrittener neoplastischer Krankheit (eingeschlossen Leukämien und maligne Lymphome) oder Immunmangel (eingeschlossen Transplantatempfänger) sowie Patienten, die unter Therapie mit Breitspektrum-Antibiotika, Kortikosteroiden oder Zytostatika stehen. Viele dieser Infektionen sind nosokomial (d.h. sie werden im Spital erworben).

Die drei bevorzugten Invasionsstellen der weitverbreiteten Pilzsporen sind Nasennebenhöhlen, Lungen und Magen-Darm-Trakt. Als Folge der Implantation von Sporen in der Nase kann sich der Pilz in Richtung Nebenhöhlen, Orbita und Gehirn ausbreiten, und es entsteht eine **rhinozerebrale Mukormykose**. Diese Krankheitsform wird gewöhnlich, wenn auch nicht ausschließlich, bei Patienten mit diabetischer Ketoazidose beobachtet. Die Phykomyzeten lösen zunächst einen lokalen Gewebeuntergang aus, die sich klinisch als gewöhnliche Sinusitis äußert, dringen jedoch bald in arterielle Gefäßwände ein und erreichen die periorbitalen Gewebe und die Schädelhöhle. Als Folge kann sich eine Meningoenzephalitis entwikkeln, oder es kommt zu zerebralen Infarkten nach thrombotischem Verschluß von Arterien durch Pilze. Manchmal wird das Hirngewebe auch

Manchmal wird das Hirngewebe auch direkt durch den Pilz besiedelt. In jedem Fall erfolgt eine hämatogene Pilzaussaat. **Die nichtseptierten, unregelmäßig weiten (6–50 µm) Pilzhyphen mit häufigen rechtwinkligen Verzweigungen werden in der HE- oder Silberfärbung mit Leichtigkeit in nekrotischem Gewebe nachgewiesen** (Abb. 7.40).
Eine **Lungenbeteiligung** stellt sich sekundär als Folge einer rhinozerebralen Affektion ein oder entsteht primär bei Patienten mit hämatologischen Neoplasien. Bei den Lungenläsionen handelt es sich um das gleichzeitige Vorliegen von Bezirken hämorrhagischer Pneumonie mit Gefäßthromben und multiplen Infarkten. Eine **gastrointestinale Mukormykose** kann als Folge einer schweren Mangelernährung auftreten, besonders bei Kindern. Die Pilze zeigen auch in den Lungen- und Darmläsionen ihre Neigung zur Infiltration von Arterienwänden. Gelegentlich läuft die Gewebeinvasion ohne jede Entzündungsreaktion ab.

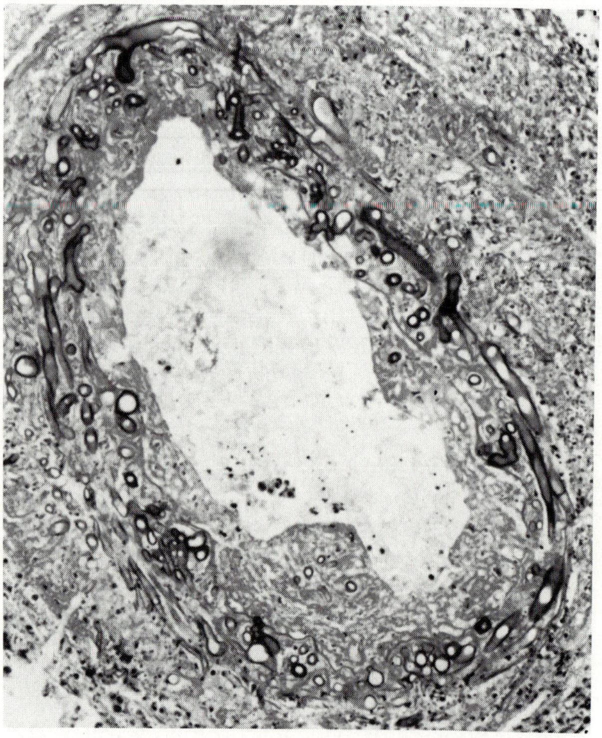

Abb. 7.40: Mukormykose mit invasiv wachsenden Hyphen in Arterienwand. Hyphen unregelmäßig weit, mit rechtwinkligen Verzweigungen. (Erlaubnis Dr. Jack Frenkel, University of Kansas, Kansas City, Mo.)

Die opportunistische Mukormykose ist in jedem Fall eine ernste Komplikation bei schwerkranken Patienten. Lokalisierte Naseninfekte können durch früh einsetzende, hochdosierte medikamentöse Therapie, unterstützt durch chirurgisches Entfernen infizierter Schleimhäute, beherrscht werden. Für die pulmonalen, gastrointestinalen oder generalisierten Formen ist die Prognose nach wie vor infaust.

Aspergillose

Aspergillus fumigatus, A. niger sowie weitere Aspergillus-Arten sind, dicht hinter *Candida* spp., die zweithäufigsten Erreger invasiver Pilzinfektionen in Spitälern. Diese ubiquitär vorkommenden Pilze lösen auch bei Gesunden als Folge von Sporeninhalation oder nichtinvasivem, oberflächlichem Wachstum im Lumen vorgeschädigter Luftwege Überempfindlichkeitsreaktionen aus. Man muß daher drei Arten der Aspergillose beim Menschen unterscheiden, eine allergische, eine solitäre Kolonien bildende und eine invasive Form. Aflatoxin, ein Toxin, das vom nicht menschenpathogenen *A. flavus* produziert wird, kontaminiert manchmal Lebensmittel und wirkt als Leberkarzinogen.
Die *Aspergillusallergie* (allergische Aspergillose) äußert sich klinisch wie die übrigen extrinsischen Formen eines *Bronchialasthmas*. Bei nichtatopischen Individuen kann die Sensibilisierung gegen Aspergillussporen über die Auslösung von Typ-III- und -IV-Überempfindlichkeitsreaktionen zur *allergischen Alveolitis* führen. Beide Formen der Aspergillusallergie werden durch die Inhalation von Pilzsporen eingeleitet, ohne eigentlichen Pilzbefall des respiratorischen Epithels. Ein drittes Muster, *allergische bronchopulmonale Aspergillose* genannt, steht in Zusammenhang mit einer Sensibilisierung als Folge oberflächlichen Pilzwachstums auf der Bronchialschleimhaut. Zu einer solchen Sensibilisierung kommt es besonders häufig bei Patienten mit vorbestehendem Asthma, deren Symptome sich verschlimmern, und deren Zustand chronisch wird. Eine nicht behandelte, persistierende Aspergillusallergie kann zur Entwicklung einer chronischen, obstruktiven Lungenkrankheit führen mit peribronchialer Fibrose und irreversibler Erweiterung der Luftwege (Emphysem).

Bei der **solitäre Kolonien bildenden Aspergillose** kommt es zur Bildung von **Aspergillomen**, d.h. zum Pilzwachstum in Lungenhöhlen bei geringer oder fehlender Invasion des Gewebes. Die Lungenkavernen entstanden meistens im Rahmen von vorbestehender Tuberkulose, Bronchiektasen, alten Infarkten oder Abszessen. Proliferierende Pilzhyphen finden sich als braune Massen («Pilzballen») freiliegend in Gewebehöhlen. Eine Um-

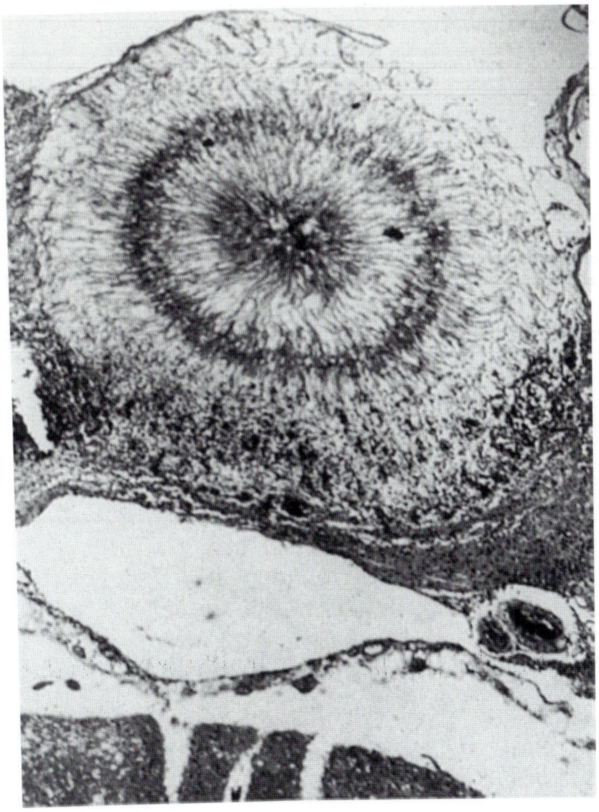

Abb. 7.41: Aspergillus-Kolonie. Invasives Wachstum in basalen Leptomeningen eines immunsupprimierten Patienten.

gebungsreaktion fehlt, oder man beobachtet eine chronische Entzündung mit Fibrose. Patienten mit einem Aspergillom leiden häufig an wiederholt auftretenden Episoden von Hämoptyse.
Bei der **invasiven Form der Aspergillose** handelt es sich um eine opportunistische Infektion, die nur im immunsupprimierten oder stark geschwächten Wirt auftritt (Abb. 7.41). Die Primärläsionen finden sich meist in der Lunge, man findet aber vermehrt auch einen Befall von Herzklappen, Gehirn und Nieren infolge hämatogener Streuung. Die **Lungenveränderungen** bestehen aus einer nekrotisierenden Pneumonie mit scharf begrenztem, rundlichem Herd und hämorrhagischem Rand, auch **Zielscheibenläsion** genannt. Da sich die invasive Aspergillose rasch ausbreitet, kommt es selten zu einer granulomatösen Reaktion. **Man erkennt Aspergillus im Gewebe als septierte Filamente von gleichmäßigerer Dicke** (5–10 μm) und mit geringerem Verzweigungswinkel (um 40°) als Phycomyces. Der Pilz verdankt seinen Namen der Ähnlichkeit der Konidiosporen mit einem Weihwasserwedel (lat. «aspergillus») oder, profaner, einer Gießkanne. Wie die Phykomyzeten weist auch Aspergillus die Tendenz auf, in Gefäßwände einzuwachsen. Deshalb sind die nekrotisierenden entzündlichen Gewebereaktionen häufig von umschriebenen Blutungen und Infarkten überlagert.

Neben dem lebensbedrohlichen Lungenbefall kann Aspergillus auch bei gesunden Individuen lokale Primärläsionen am Auge, in Nasennebenhöhlen oder am äußeren Ohr verursachen. Man kennt bei immunsupprimierten Patienten auch eine rhinozerebrale Form, die der durch Phykomyzeten hervorgerufenen Läsion vergleichbar ist.
Die invasive Aspergillose stellt in modernen Spitälern ein häufiges und ernstes Problem dar. Die Diagnose wird dadurch erschwert, daß die Pilze im Sputum oder Blut häufig nicht nachweisbar sind. Eine Aspergillose muß in Betracht gezogen werden, wenn sich der Zustand eines Schwerkranken plötzlich verschlechtert. Die Krankheit wird durch die Darstellung der Pilze im Gewebe diagnostiziert. Serologische Methoden zum Nachweis von Aspergillus-Antigenen sind nicht sehr zuverlässig. Pilzsporen finden sich überall, besonders im Staub bei Gebäudebau oder -renovation, aber auch in der Spitalluft. Kontaminierte Räume können kaum desinfiziert werden und stellen vor allem für immunsupprimierte Patienten eine ständige Gefahr dar.

Kryptokokkose *(Cryptococcus neoformans)*

Eine Kryptokokkose entwickelt sich bei massiver Exposition auch beim Gesunden, aber viel häufiger handelt es sich um eine opportunistische Infektion bei Patienten mit Leukämie und malignem Hodgkin oder Non-Hodgkin Lymphom. Heutzutage ist diese Pilzkrankheit eine der häufigsten Superinfektionen bei AIDS-Patienten. Der Krankheitserreger ist *Cryptococcus neoformans*, ein dimorpher Pilz von runder bis ovoider Form und einem Durchmesser von 4–10 μm. Im Gewebe findet sich der Pilz ausschließlich in der Hefeform. *Die Vermehrung erfolgt durch Sprossung; Hyphen oder Myzelien werden nie beobachtet.* Virulente Stämme besitzen eine breite, schleimige Kapsel, die sich in der Routinefärbung als optisch leerer Ring darstellt. In der Muzikarminfärbung erscheint die Kapsel rot, was die Differenzierung der Kryptokokken von andern Hefepilzen (und von Lymphozyten) ermöglicht. Ein polysaccharidreiches Kapselantigen kann mit Hilfe spezifischer Antikörper in Liquor und Serum nachgewiesen werden und erleichtert eine Frühdiagnose. Die Verwendung von Tusche zur Negativdarstellung der für diesen Pilz typischen breiten Kapsel ist weniger zuverlässig, da die Pilzzellen mit dieser Methode schlecht von weißen Blutzellen unterschieden werden können. Vögel, vor allem Tauben, scheiden in ihren Exkrementen infektiöse Kryptokokken aus, ohne selbst zu erkranken. Die Infektion wird üblicherweise durch Inhalation infektiöser Pilzformen erworben, und die Pilze gelangen daher primär in die Lunge. Die Lungeninfektion kann jedoch ohne oder mit nur geringen Symptomen verlaufen, auch wenn der Pilz bereits weitere Organe besiedelt, vor allem das ZNS. Klinisch *manifestiert sich eine Kryptokokken-Infektion daher hauptsächlich als Meningitis.* Andere Krankheitsfromen, in der Reihenfolge ihres Schweregrades, sind isolierter, einseitiger oder doppelseitiger Lungenbefall, Hirnbefall oder multipler Organbefall.

Die Gewebereaktion auf eine Infektion mit Kryptokokken ist sehr wechselhaft.[158] Bei immunsupprimierten Patienten bleibt eine entzündliche Reaktion aus, die Pilze vermehren sich als gelatinöse Masse wie im Kulturmedium. Eine Kryptokokken-Meningitis zeigt mitunter das Bild einer Reinkultur von bekapselten Mikroorganismen bei Fehlen eines entzündlichen Exsudates. Beim Patienten mit intakter Abwehr oder mit protrahierter Krankheit löst der Pilz häufig eine granulomatöse Entzündung, unter Beteiligung von Makrophagen, Lymphozyten und Riesenzellen vom Fremdkörper-Typ, aus. Neutrophile Granulozyten und Eiterbildung werden auch beobachtet. In der Hälfte der Fälle greift die Infektion vom perivaskulären Bereich auf das Hirngewebe über, manchmal kommt es in der grauen Hirnsubstanz zur Bildung kleiner, mit Pilzen und muzinösem Material gefüllter Zysten («Seifenblasen-Läsionen»; Abb. 7.42). Seltener kommt es zur granulomatösen Arteriitis des *Circulus arteriosus cerebri Willisii.*

Die Lungenveränderungen sind ebenso variabel. Man beobachtet einen oder mehrere umschriebene Herde oder ein diffuses Infiltrationsmuster. Die Lungenknötchen bestehen entweder aus «nackten» Pilzmassen oder in chronischen Fällen eher aus granulomatösen Entzündungsherden. Ähnliche Veränderungen finden sich in den Hiluslymphknoten. Bei chronischen Infektionen bilden sich, vor allem bei Patienten ohne Immundefekt, solide stationäre Knoten (Kryptokokkome), die radiologisch leicht mit einem Neoplasma verwechselt werden. Von ihrer Primärlokalisation aus erreichen Kryptokokken, besonders bei immunsupprimierten oder geschwächten Patienten, über den Blutstrom andere Organe, wie Haut, Leber, Milz, Nebennieren und Knochen. Isolierte Herde in Haut oder Gelenken finden sich ausnahmsweise ohne Zeichen einer systemischen Invasion.

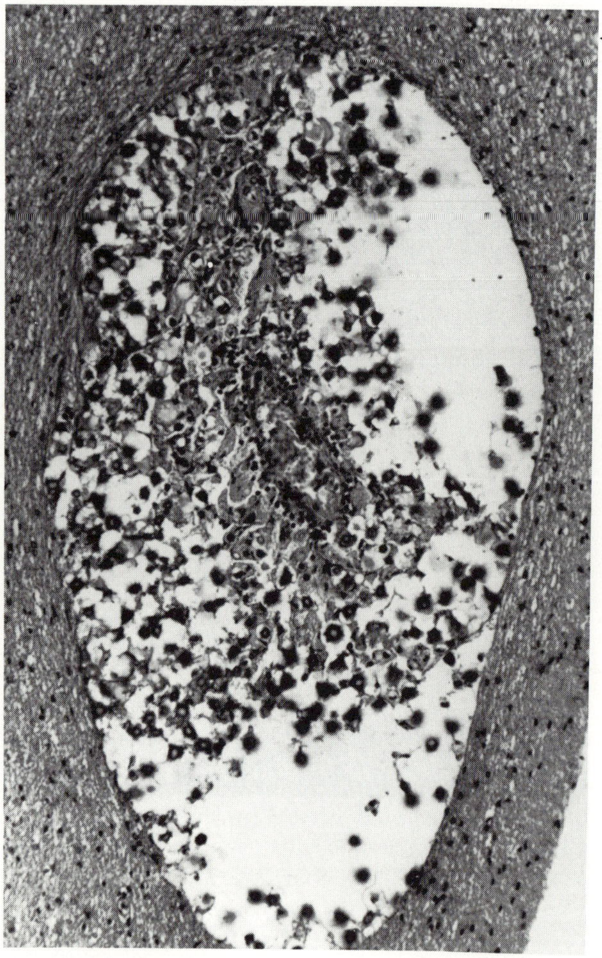

Abb. 7.42: Kryptokokken im perivaskulären Raum (Virchow-Robin) des Gehirns. «Seifenblasen»-Läsion (Muzikarminfärbung).

Eine Lungenkryptokokkose läßt sich von anderen pulmonalen Infekten durch den Pilznachweis im Sputum oder in einer Gewebeprobe abgrenzen. Ein ZNS-Befall äußert sich durch schleichenden Beginn mit Kopfschmerzen, Schwindelgefühl oder Ausfallserscheinungen der Hirnnerven. Fieber sind selten ausgeprägt, und das klinische Bild wird gelegentlich mit einer tuberkulösen Meningitis verwechselt. *Der Nachweis von Kapselantigenen in Körperflüssigkeiten mit dem «Latex Cryptococcus Agglutinin Test» (LCAT) ist ein wertvolles diagnostisches Hilfsmittel.* Der Test fällt im Liquor bei über 90% der Fälle von Kryptokokken-Meningitis positiv aus. Diese Möglichkeit von Frühdiagnose und rasch einsetzender Therapie senkte die hohe Mortalitätsrate dieser Pilzerkrankung. Während immunsupprimierte Patienten auch mit modernsten Antimykotika kaum gerettet werden können, sind die Behandlungsaussichten für Abwehrgesunde recht gut. Die chirurgische Entfernung eines solitären Lungenherdes führt beispielsweise ohne weitere Therapie zur Heilung.

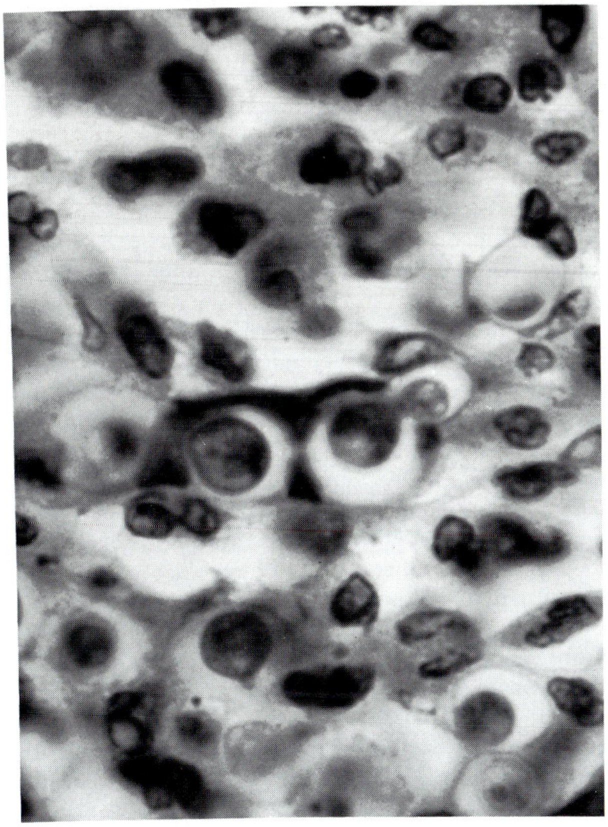

Abb. 7.43: Blastomykose mit Ansammlung von Mikroorganismen, von denen sich einer durch Knospung vermehrt.

Blastomykose *(Blastomyces dermatitidis)**

Die Blastomykose, eine chronische Infektion, ist gekennzeichnet durch herdförmige, eitrige oder granulomatöse Läsionen der Lunge oder der Haut. Die Krankheit tritt regional beschränkt in Nordamerika auf, hauptsächlich in den Flußbecken von Mississippi und Ohio sowie in den mittleren Oststaaten, aber sporadisch auch in Zentral- und Südamerika sowie in Afrika. Männer sind neunmal häufiger betroffen als Frauen. Der dimorphe Erreger tritt im Gewebe in Hefeform auf, ist rundlich bis oval, weist einen Durchmesser von 5–25 μm auf und besitzt eine dicke, doppeltbrechende Wand. *Besonders auffällig sind die Sproßformen, denen Tochterzellen mit breiter Basis* (4–5 μm) aufsitzen (Abb. 7.43). Infektionsquelle und Übertragungsweg auf den Menschen sind immer noch unklar. Berichte über den Nachweis des Pilzes in Bodenproben von Weideland und Wäldern sind spärlich. Unter Jägern kam es zum Ausbruch kleiner Epidemien. Die Krankheit wird durch Inhalation von Sporen erworben, und der Pilz lokalisiert sich daher primär in der Lunge. Vom Primärinfekt kann es zur hämatogenen Streuung in fast alle Organe kommen, am häufigsten jedoch in die Haut und manchmal in das knöcherne Skelett. Haut-, Knochen- oder genitale Läsionen entstehen manchmal ohne Zeichen eines Lungenbefalls, aber in allen Fällen scheint der Erregereintritt über die Lunge zu erfolgen.

Die **Lungenblastomykose** nimmt verschiedene Formen an, am häufigsten jedoch die eines **Solitärherdes** oder flüchtiger bilateraler Herde. Manchmal sind regionäre Lymphknoten mitbefallen, was den Primärkomplex einer Tuberkulose vortäuscht. Die Veränderungen heilen meist unter Hinterlassen einer kleinen Narbe. Die Primärinfektion kann von einem Erythema nodosum der Haut begleitet werden. Kalkeinlagerungen in die geheilten Läsionen sind, im Gegensatz zu Tuberkulose oder Histoplasmose, ungewöhnlich. Seltener stellt sich eine **progressive Lungenkrankheit** ein, mit Bildung miliarer Lungenabszesse oder herdförmiger Kavernen. Histologisch erweisen sich einige dieser Läsionen als granulozytenreiche Abszesse, andere als tuberkuloide Granulome mit eitrigem Zentrum und umgeben von epitheloidzelligen Makrophagen und Riesenzellen. Die Granulome unterscheiden sich von denjenigen bei Tuberkulose und Histoplasmose höchstens durch das Fehlen einer käsigen Nekrose. **Die histologische Diagnose beruht auf dem Nachweis der charakteristischen doppeltkonturierten Pilzzellen mit gelegentlichen Riesenzellen.**
Bei der progressiven Form der Blastomykose kommt es häufig zur **Hautbeteiligung** mit oder ohne Befall weiterer Organe. Hautläsionen bevorzugen Hände, Gesicht, Füße, Hand- und Fußgelenke, können aber auch weniger exponierte Körperstellen betreffen. Es handelt sich zu Beginn um indolente Papeln, die sich im Verlaufe von Wochen oder Monaten zu großen fleischigen, granulierenden Ulzera entwickeln, die erhabene rote, verruköse Ränder aufweisen. Die zentralen Partien heilen unter Narbenbildung und Einziehung, während sich die Krankheit an den mit vielen Mikroabszessen gesprenkelten Randzonen weiterentwickelt. Makroskopisch können diese Hautulzera mit einem Karzinom verwechselt werden. Auch histologisch ist die Abgrenzung gegenüber einem Plattenepithelkarzinom wegen ausgeprägter **pseudoepitheliomatöser Hyperplasie** nicht immer einfach. Die Epidermis ist stark verdickt und weist unregelmäßige Zonen von Zellproliferation auf. Die Reteleisten sind verbreitert, reichen weit in die Dermis, wo sie sich vereinen. Im Unterschied zu einem echten Neoplasma fehlen jedoch Zeichen von Anaplasie oder invasivem Wachstum. Mikroabszesse, Granulome oder kombiniertes Vorkommen dieser beiden Veränderungen fin-

den sich vor allem in der Dermis, können jedoch bis zur Epidermis vordringen. Um die Läsionen herum bildet sich reichlich Granulationsgewebe. Pilze sind besonders zahlreich im von Mikroabszessen durchsetzten Ulkusgrund, werden jedoch mit fortschreitender Heilung seltener.

Die Symptome der Lungenblastomykose sind unspezifisch und denen bei Tuberkulose, anderen Mykosen (besonders Histoplasmose, die in denselben Gegenden endemisch ist) oder Lungentumoren ähnlich. Die Hautveränderungen können mit ulzerierten Neoplasmen verwechselt werden. Zur Diagnose ist der Erregernachweis in Exsudaten oder Gewebeproben unumgänglich. Bei Vorliegen offener Lungenläsionen wird dieser Nachweis am besten durch die Untersuchung von Sputum oder Bronchialflüssigkeit, die mit Kalilauge behandelt wurden, vorgenommen.[159] Hautteste und serologische Methoden sind, obschon verfügbar, wenig verläßlich. Selbstlimitierende Formen der Blastomykose verlangen keine antimykotische Behandlung. Späte Stadien der progressiven Form sprechen auf verfügbare Medikamente schlecht an und weisen eine hohe Mortalitätsrate auf.

Parakokzidioidomykose *(Südamerikanische Blastomykose)**

Diese Pilzinfektion ist herdförmig endemisch in einem Gebiet, das im Norden durch Mexiko und im Süden durch Argentinien begrenzt wird, mit der höchsten Fallrate in Brasilien, Venezuela und Kolumbien. Sie befällt vor allem männliche Landarbeiter. Die Hefeform von *Paracoccidioides brasiliensis*, dem dimorphen Erreger, ist groß (10–60 μm) und zeigt charakteristische, *multiple Sprosse* um eine Mutterzelle herum, was zum Bild einer Pilzrosette oder eines Schaufelrades führt. Die Infektion wird durch Inhalation erworben, doch die Lungenläsionen sind weder besonders aufschlußreich, noch beherrschen sie das klinische Bild. Sehr viel häufiger kommt es durch eine extrapulmonale Streuung zu *mukokutanen Läsionen (häufig in Mund, Nase, Larynx), generalisierter Infektion der Lymphknoten oder (manchmal) systemischer Dissemination.* Die Infektion der Schleimhäute äußert sich in einer entzündlichen papillären Läsion, das dem Frühstadium einer Blastomykose ähnlich sieht. Die Ausbreitung dieser Läsion geht mit ausgeprägter Beteiligung der regionären Lymphknoten einher. Einer Lymphadenopathie begegnet man auch bei Patienten ohne klare Schleimhautveränderung. Bei Dissemination von *P. brasiliensis* werden Haut, Magen-Darm-Trakt, Lunge, Leber und weitere Organe betroffen.[160] In allen diesen Lokalisationen entwickeln sich Mikroabszesse oder granulomatöse Entzündungsherde, ähnlich wie bei Blastomykose. Das wichtigste diagnostische Unterscheidungsmerkmal besteht im Nachweis der großen doppeltkonturierten Pilzzellen mit multiplen Sprossen.

Kokzidioidomykose *(Coccidioides immitis)**

Bei der Kokzidioidomykose, die durch Inhalation der Sporen von *Coccidioides immitis* verursacht wird, handelt es sich um eine akute oder chronische Infektionskrankheit, die viele Ähnlichkeiten mit Tuberkulose aufweist. Die Krankheit verläuft meist unter dem Bild einer akuten, selbstlimitierenden, primären Lungenaffektion mit oder ohne systemische Begleiterscheinungen. In einigen Fällen kommt es zur Dissemination des Erregers. Die primäre Lungenläsion macht gewöhnlich keine oder geringe Symptome, löst jedoch eine zelluläre Überempfindlichkeit gegen Pilzantigene aus. Nur in wenigen Fällen entwickeln sich aus der Primärinfektion direkt oder über Reaktivierung eines älteren Herdes destruktive Lungenveränderungen, oder es entsteht eine Systemkrankheit, die von einer progressiven Tuberkulose kaum unterschieden werden kann.

Die Kokzidioidomykose weist ihre höchste Prävalenz im Südwesten und im Westen der USA auf und ist vor allem im San Joaquin Valley von Kalifornien verbreitet («valley fever»). Die Krankheit tritt auch in Mexiko und Teilen von Südamerika auf. Das Infektionsrisiko ist am

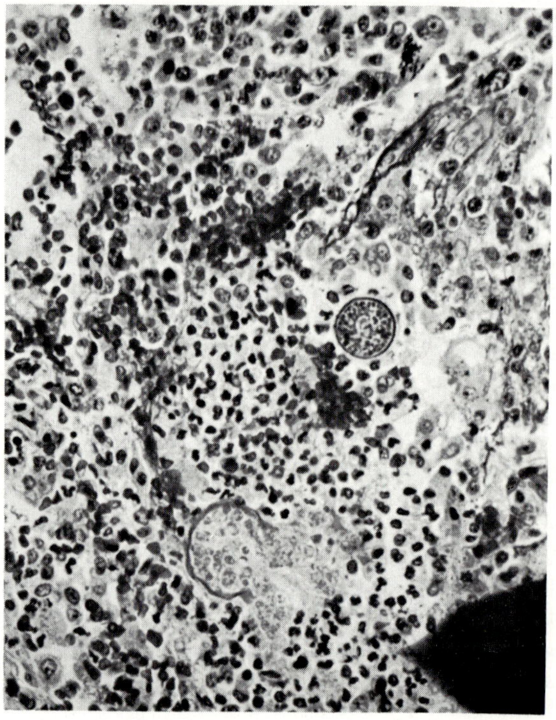

Abb. 7.44: Kokzidioidomykose. Verschiedene Mikroorganismen mit Endosporen gefüllt; einer davon setzt Sporen frei.

größten in der Nähe der Niststellen von Vögeln und Fledermäusen. *In Gewebeschnitten erscheinen die dimorphen Pilze als dickwandige Kügelchen von 20–60 μm* Durchmesser, ohne Sprosse, doch oft gefüllt mit kleinen Endosporen (Abb. 7.44). Der Pilz pflanzt sich fort durch Ruptur der Kugel und Freisetzen der Endosporen, die nichtinfektiös sind. In der Natur oder in Kulturen bilden sich kettenförmige infektiöse Arthrosporen, die ein Luftzug leicht voneinander trennt und verteilt. Dieser Pilz, der für Menschen und Tiere infektiös ist, zwingt unter Laborbedingungen zum Einhalten äußerster Vorsichtsmaßnahmen.

Ungefähr 60% der Patienten mit primärer Kokzidioidomykose sind sich ihrer Infektion nicht bewußt. Eine frische oder bereits früher erworbene Infektion kann nur durch einen positiven Hauttest mit Kokzidioidin oder Spherulin (zwei Pilzantigene) entdeckt werden. Gegen 80% der Bewohner des San Joaquin Valley sind Kokzidioidin-positiv. Die Lungenveränderungen erzeugen nur bei 10% der Patienten Fieber, Husten, Pleuraschmerzen, begleitet von Erythema nodosum oder multiforme (ein Syndrom, das als «valley-fever-Komplex» bezeichnet wird).

Bei der **primären Lungenkokzidioidose** entsteht meistens ein grauweißer Solitärherd von 2–3 cm Durchmesser im Mittel- oder Unterlappen. Seltener entwickeln sich eine diffuse Pneumonie oder multiple, verstreute herdförmige Infiltrate. Zusammen mit dem allerdings seltenen begleitenden Befall der Hiluslymphknoten kann ein tuberkulöser Primärkomplex vorgetäuscht werden.

Histologisch lassen sich zwei Reaktionsmuster unterscheiden. Bei Fällen mit aktivem Pilzwachstum herrschen eitrige Läsionen vor. Im häufigeren Fall einer langsamen Reproduktionsrate des Erregers bilden sich tuberkuloide Granulome. Pilzkügelchen finden sich innerhalb der Granulome in Makrophagen oder Riesenzellen. Ruptur der Pilzwand und Freisetzung der Endosporen (Abb. 7.44) lösen eine eitrige Entzündungsreaktion aus. Ähnliche Granulome entstehen in den drainierenden Lymphknoten. Mit der Zeit vernarben die aktiven Läsionen und verkalken. Bei vielen Patienten weisen daher lediglich die radiologisch sichtbaren Verkalkungen und die positive Hautreaktion auf die überstandene Infektion hin.

Bei den meisten Patienten ist die primäre Lungenkokzidioidose, auch bei symptomatischem Verlauf, selbstlimitierend, ähnlich wie eine primäre Tuberkulose. Bei ungefähr 0,2% der infizierten Weißen und bei der doppelten Zahl schwarzer und asiatischer Männer entwickelt sich eine progressive Kokzidioidomykose, wahrscheinlich weil die primäre Affektion keine adäquate zelluläre Immunantwort auslöst. Bei diesen Patienten bleibt der Hauttest während der Ausbreitung der Krankheit negativ.

Die progressive Krankheit äußert sich in einem ausgedehnteren, herdförmigen Lungenbefall, oft begleitet von einer Ausbreitung auf andere Gewebe, wie Meningen, Knochen, Nebennieren, Lymphknoten, Milz und Leber. Bei einigen Patienten entsteht nur eine Meningitis. Die progressive Lungenkokzidioidomykose geht mit der Produktion großer herdförmiger grauweißer pneumonischer Infiltrate, Kavernenbildung, Vernarbung und Verkalkung einher, ähnlich einer progressiven Tuberkulose. Eine besonders bösartige Komplikation dieser Pilzinfektion besteht in einer miliaren Aussaat im ganzen Organismus. Die Kokzidioidomykose kann auch die Haut befallen, vielleicht primär, aber sehr viel häufiger bei der progressiven Krankheitsform, als eine der Manifestationen hämatogener Dissemination der Erreger. Die Entzündungsreaktion in allen diesen Lokalisationen ist entweder rein granulomatös, eitrig oder gemischt. Eitrige Läsionen herrschen vor bei Patienten mit verminderter Resistenz und ausgeprägter Pilzausbreitung.

Die meisten Patienten mit der progressiven Form der Krankheit klagen über Fröstelgefühl, Fieber, Nachtschweiß, Schwäche und Gewichtsverlust, begleitet von produktivem Husten mit mukopurulentem Sputum. Der Nachweis des pathognomonischen Erregers im Sputum erlaubt eine direkte Diagnose. Im Gegensatz zu den bisher erwähnten Pilzkrankheiten sind *serologische Teste für die Diagnosestellung sehr wertvoll. In praktisch jedem symptomatischen Fall sind Antikörper mit Präzipitation, Latexagglutination oder Immunodiffusion nachweisbar.* Eine Meningitis kann mit dem Nachweis von Komplement-fixierenden Antikörpern im Liquor diagnostiziert werden. Hautteste mit Kokzidioidin oder Spherulin sind nur bei epidemiologischen Untersuchungen wertvoll. Die Prognose der Kokzidioidomykose ist im allgemeinen gut, verschlechtert sich aber bei systemischer Verbreitung der Erreger und Entstehen von Knochen- oder ZNS-Läsionen. Derartige Fälle verlangen eine Langzeitbehandlung mit Antimykotika, die an sich Ursache vieler Komplikationen sein kann.[161]

Histoplasmose *(Histoplasma capsulatum)**

Die Infektion mit dem dimorphen Pilz *Histoplasma capsulatum* ist in den USA endemisch, besonders in den Flußsenken des Ohio und Mississippi, und ihre Frequenz entspricht heute beinahe derjenigen der Tuberkulose. Weniger häufig werden auch Fälle von *H. capsulatum*-Infekten in anderen Ländern (z.B. Argentinien) beobachtet, und ein verwandter Pilz, *H. duboisii*, kommt in Zentralafrika vor. Die Infektion wird durch Inhalation von Bodenstaub erworben, der mit sporenhaltigen Vogel- und Fledermaus-Exkrementen kontaminiert ist. Der Pilz wächst im Boden oder bei Raumtemperatur auf Spezialnährböden in Myzelform und produziert zwei verschieden große Sproßkonidien. Die kleineren Mikrokonidien lösen sich leicht ab, werden vom Wind verfrachtet und sind infektiös. Die größeren Makrokonidiens sind aufgrund ihrer Form für *H. capsulatum* diagnostisch. In Säugergewebe oder bei 37° C in Agar konvertiert der Mikroorganismus zur primitiven Hefeform, mit Einzelzellen von 2–5 μm Durchmesser und einer dünnen Zellwand; trotz der irreführenden Bezeichnung fehlt jedoch eine Kapsel. Diese Hefeformen sind in HE-gefärbten Gewebeschnitten kaum sichtbar und werden am besten mit einer Silbermethenaminfärbung dargestellt. Weder der Pilz in dieser Form noch der Patient sind ansteckend.

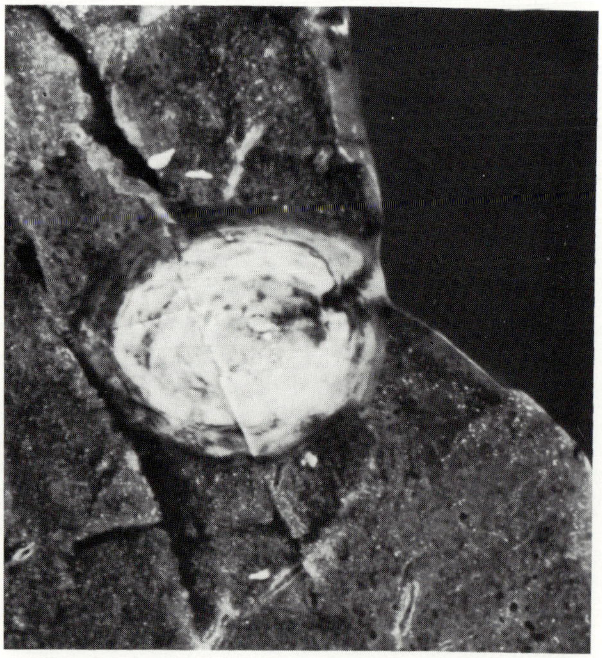

Abb. 7.45: Histoplasmose. Geschichtetes Granulom der Lunge. Stationäre Krankheitsform.

Das klinische Bild und die Morphologie der Läsionen weisen verblüffende Ähnlichkeiten mit Tuberkulose und Kokzidioidomykose auf.[162] In Abhängigkeit von Resistenz und Immunkompetenz des Wirtes kommt es zu 1) einer latenten, asymptomatischen Infektion, 2) einem selbstlimitierten primären Lungenbefall, 3) einer chronischen, progressiven Lungenkrankheit mit gelegentlicher Kavernenbildung, 4) einem rasch einsetzenden Systembefall, oder 5) lokalen Läsionen in einem oder mehreren Organen.

Die *latente oder asymptomatische Histoplasmose* wird nur durch das Auffinden von verkalkten Narben am Ort der ehemaligen Läsion (meist Lunge und Hiluslymphknoten) in Kombination mit einem positiven Histoplasmin-Hauttest (analog dem Tuberkulin-Test) entdeckt. Im Gegensatz zum Primärkomplex der Tuberkulose sind bei Histoplasmose oft multiple Lungenherde vorhanden.

Die *primäre Lungen-Histoplasmose* ist die häufigste klinische Form der Krankheit. Sie beginnt bei gesunden Erwachsenen als leichte, selbstlimitierte, fieberhafte Erkältung. Auf dem Lungenröntgenbild sieht man vergrößerte Hiluslymphknoten mit einem oder mehreren Schattenherden in der Lunge. Bei Frauen häufiger als bei Männern entwickelt sich gelegentlich ein Erythema nodosum oder multiforme. Als seltene Komplikation dieser Krankheitsform tritt eine Perikarditis auf, wenn von betroffenen Lymphknoten aus das benachbarte Perikard befallen wird.

Die *chronische Lungenhistoplasmose* ist das Gegenstück der sekundären Tuberkulose. Sie ist gekennzeichnet durch uni- oder bilaterale, entzündliche Infiltrate im Lungenapex, die sich mit zunehmendem Fortschreiten der Krankheit vergrößern und zur Kavernenbildung führen. Die häufigsten klinischen Befunde sind Husten, Fieber, Nachtschweiß und Gewichtsverlust. Ausbreitung des Lungenbefalls, Erregeraussaat, Cor pulmonale oder bakterielle Superinfektion können zum Tode führen. Bei ungefähr einem Drittel der Patienten kommt es jedoch zur Spontanheilung.

Eine *disseminierte Histoplasmose* kann als Folge einer primären oder sekundären Lungenkrankheit auftreten. Häufiger handelt es sich aber um eine akut einsetzende, unaufhaltsam progressive Infektion sehr alter oder sehr junger Patienten, oder auch von Individuen mit eingeschränkten zellulären Immunfunktionen, wie beispielsweise bei AIDS. Charakteristisch sind bei den Betroffenen Fieber, generalisierte Lymphknotenvergrößerungen, Abdominalsymptome, Hepatosplenomegalie, Gewichtsverlust, Anämie, Leukopenie und Thrombozytopenie sowie Ikterus bei ausgedehntem Leberbefall. In vielen Fällen wird das klinische Bild von einer Meningitis beherrscht. Oft besteht eine Anergie gegen Histoplasmin.

Neben diesen drei klassischen Verlaufsmustern äußert sich eine Histoplasmose manchmal auch auf andere Weise: Ausgehend von Hiluslymphknoten breitet sich die Infektion in Ausnahmefällen im Mediastinum aus, und es kommt bei zunehmender Vernarbung und Kontraktion mediastinaler Strukturen zum Bild der *sklero-*

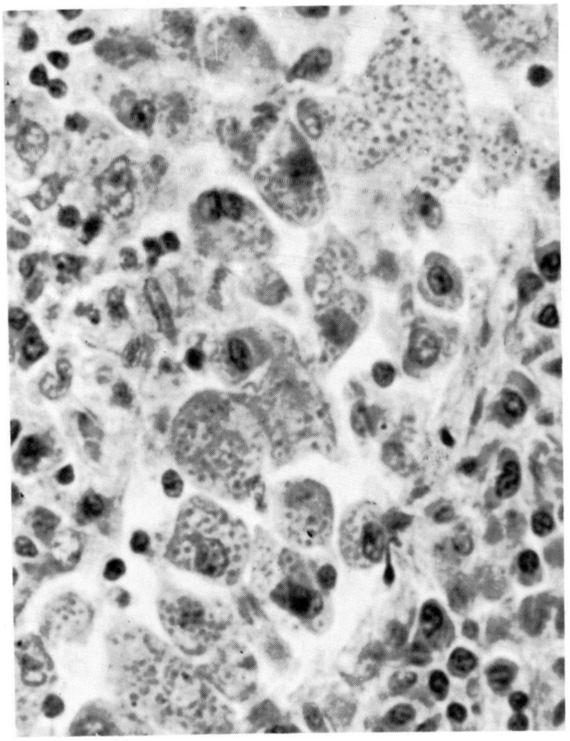

Abb. 7.46: Lymphknoten bei disseminierter Histoplasmose. Makrophagen im Zentrum sind gefüllt mit winzigen, hefeförmigen Pilzen.

sierenden Mediastinitis. Diese kann zu Kompression von Nerven, Lungenvenen und -arterien, oberer Vena cava sowie Ösophagus führen. Etwas häufiger findet man in Heilung begriffene oder geheilte, verkalkte und unverkalkte, manchmal geschichtete Herde in Lunge oder hilären Lymphknoten als Zufallsbefund bei Thoraxröntgenuntersuchungen. Bei solitärem Auftreten werden diese Herde als *Histoplasmome* bezeichnet. Sie müssen von anderen Granulomen oder Tumoren der Lunge abgegrenzt werden (Abb. 7.45). Seltener wiederum ist der Durchbruch eines verkalkten, kaum erregerhaltigen Histoplasmoms in einen Bronchus, mit Aushusten des kalkhaltigen Inhalts (Broncholithiasis). Die Diagnose wird in solchen Fällen durch den Nachweis von Pilzzellen in chirurgisch exzidiertem Biopsiematerial gestellt. Ein weiterer ungewöhnlicher Verlauf besteht im Aufflammen von aktiven Infektionsherden in verschiedenen Organen. Die Zerstörung beider Nebennieren kann während oder nach einem banalen Lungenbefall auftreten und eine Addison-Krankheit verursachen. Ebenfalls beobachtet wurden Endokarditis, chronische Meningitis, granulomatöse Hepatitis und ulzeröse Veränderungen des Verdauungstraktes.

Die Histoplasmose bei abwehrgesunden Erwachsenen ist morphologisch gekennzeichnet durch epitheloidzellige Granulome am Lokalisationsort des Pilzes. Die Granulome weisen im Zentrum meistens eine Koagulationsnekrose auf, neigen zur Vereinigung zu größeren Läsionen, können sich aber auch zentral verflüssigen und Kavernen bilden.[162] Spontan oder unter medikamentöser Therapie kommt es zu Vernarbung und Verkalkung. Die histologische Abgrenzung gegen ähnliche Läsionen bei Tuberkulose, Sarkoidose und Kokzidioidomykose erfordert den Nachweis der Histoplasmen in Hefeform, was auch nach Jahren und sogar in verkalkten Herden möglich ist. Die makroskopischen Veränderungen der aktiven **granulomatösen Histoplasmose** in Lunge und Hiluslymphknoten erweisen sich als grauweiße, herdförmige Infiltrate, die vernarben. Bei **chronischem Verlauf** finden sich diese Läsionen meist apikal, mit Einziehung und Verdickung der apikalen Pleura. Bei Fortschreiten der Krankheit dehnt sich der Prozeß herdförmig auf größere Bezirke des Lungenparenchyms aus, manchmal mit Kavernenbildung (seltener als bei Tuberkulose). In Fällen von fulminanter **disseminierter Histoplasmose** entstehen keine epitheloidzelligen Granulome, vielmehr kommt es in allen Geweben und Organen zu herdförmigen Ansammlungen aktivierter Makrophagen, die mit der Hefeform des Pilzes angefüllt sind (Abb. 7.46). Dadurch wird das gesamte Monozyten/Makrophagensystem mit Erregern überladen, ähnlich wie bei Kala-Azar.

Die klinische Diagnose der Histoplasmose hängt weitgehend von der Vertrautheit mit den unterschiedlichen Gesichtern der Krankheit ab. Ein Histoplasmin-Hauttest kann weiterhelfen, aber bei ausgedehnter Infektion auch falsch-negativ ausfallen. Methoden zum Antikörpernachweis sind verfügbar, liefern jedoch zu viele falsch-negative und falsch-positive Resultate. Die endgültige Diagnosestellung stützt sich auf den kulturellen Erregernachweis (kann allerdings bis zu vier Wochen dauern) oder auf die direkte Darstellung der kleinen, Hefe-ähnlichen Mikroorganismen in Gewebe oder Ausstrichen. Beim morphologischen Nachweis ist eine Differenzierung gegen Hefeformen von Candida und Kryptokokken sowie *Pneumocystis carinii* notwendig. Im Gegensatz zu den beiden letztgenannten Erregern finden sich Histoplasmen häufig *intrazellulär*. In der Vergangenheit wurden zu viele Histoplasmose-Fälle als Tuberkulose fehldiagnostiziert.

Seltene Formen tiefer Mykosen*

Von den vielen seltenen, tropischen Formen tiefer Pilzinfektionen[163] sollen nur zwei kurz erwähnt werden. Beim *Myzetom* handelt es sich um eine lokale, verunstaltende, tumorartige Abszeßbildung mit vielen Fistelgängen, meist des Fußes (Madurafuß). Diese Veränderung wird durch viele Pilzarten sowie einige Aktinomyzeten verursacht, und die ätiologische Diagnose gehört in die Hände des spezialisierten Mykologen. In Zentral- und Nordamerika ist der häufigste Erreger *Nocardia brasiliensis*. *Kennzeichen der Myzetome ist die Aggregation der Pilze in Massen oder Drusen, analog der Schwefeldrusen der Aktinomyzeten.* Zum Zeitpunkt der Diagnose sind meistens die Gewebe einschließlich Knochen und Gelenke so tief betroffen, daß eine chirurgische Behandlung notwendig wird.

Bei der *Chromomykose* treten große warzenförmige, ulzerierende Hautläsionen der Extremitäten auf, mit pseudoepitheliomatöser Hyperplasie der Epidermis. Die Affektion tritt in warmen, ländlichen Gegenden auf, besonders in Mexiko und Puerto Rico. Ursache sind eine Gruppe von Pilzen mit pigmentierten Sporen und Hyphen. Die Läsionen können mit Hauttumoren verwechselt werden.

Oberflächliche Pilzinfektionen (Dermatomykosen)

Bei diesen Infektionen werden Epidermis, Haare oder Nägel durch Pilze befallen, die üblicherweise nicht in tiefere Gewebe eindringen. Die Affektionen sind selten lebensbedrohlich, aber die Betroffenen leiden unter ihren häßlichen Hautveränderungen, Haarausfall und Juckreiz. *In den meisten Fällen kann der auslösende Pilz durch mikroskopische Untersuchung von Hautschuppen oder Haarschäften sichtbar gemacht oder identifiziert werden.*

Durch Protozoen verursachte Krankheiten

Infektionen mit parasitären Protozen (Tab. 7.8) sind die hauptsächlichsten Krankheits- und Todesursachen in Entwicklungsländern. Auch in industrialisierten Gegenden sind sie weit verbreitet, verlaufen aber weniger tödlich. Erst seit kurzer Zeit werden Protozoenerkrankungen mit den Werkzeugen der modernen Immunologie und Molekularbiologie untersucht, und dies hat bereits neue Forschungshorizonte eröffnet.[164] Diese eukaryoten Parasiten sind ungleich komplexer als Viren oder Bakterien, und eine Darstellung ihrer vielfältigen Lebenszyklen und pathogenetischen Mechanismen in einer kurzen Übersicht bietet große Schwierigkeiten.

Die meisten Lebenszyklen parasitischer Protozoen spielen sich zwischen spezifischem Säugerwirt und spezifischem Vektor oder Umweltreservoir ab. In jedem Lebensstadium wird der nächste Schritt durch Metamorphose oder Adaptation von Oberflächenmolekülen vorbereitet. So werden beispielsweise *Leishmania* Promastigoten nach Vollendung ihrer logarithmischen Vermehrung in ihrem Sandfloh-Vektor komplementresistent, d.h. für den Menschen infektiös. Andere Protozoen stellen bei widrigen Bedingungen ihre Teilungstätigkeit ein und nehmen widerstandsfähigere Formen an, wie z.B. der Wechsel der Amöben-Trophozoiten in eine auch außerhalb des Darms überlebensfähige Zystenform. Während gewisser Zyklen wechseln sexuelle und asexuelle Vermehrung ab (z.B. differenzieren sich Toxoplasma-Gameten nur im Darm von Katzen, die einen anderen, asexuelle Parasiten tragenden Wirt gefressen haben). Es ist bewundernswert, wie sich die Protozoen mit einfallsreichen Lebenszyklen ihren Fortbestand gesichert haben. Einzig von zwei menschenpathogenen Protozoen (Pneumozystis und Trichomonas) sind keine Lebensstadien außerhalb ihres Wirtes bekannt.

Nach ihrem Eintritt in den menschlichen Organismus setzen sich die Protozoen in einer Lokalisation fest, die für ihre Vermehrung geeignete Bedingungen aufweist: *in einem Lumen* (z.B. auf einer Epitheloberfläche), *im Blut oder intrazellulär* (Tab. 7.8). Bei einigen Fällen sind Rezeptor-Liganden-Interaktionen bekannt, die der Lokalisation der Erreger zugrunde liegen. Plasmodien der Malaria tertiana besiedeln nur Erythrozyten mit Duffy-Blutgruppen-Determinanten, d.h. Duffy-negative Individuen sind gegenüber einer *P. vivax*-Infektion refraktär.

Die «Reproduktions-Nische» der Parasiten im Wirt bestimmt viele ihrer Krankheitsmanifestationen. Das Verhalten von *luminalen* Parasiten ist ähnlich demjenigen der Bakterien, die sich in Körperlumina aufhalten. Giardia und Entamoeba, die den Darm besiedeln, verursachen je nach dem Verhältnis zwischen Virulenz des Parasitenstammes und der Abwehrmöglichkeiten des Wirtes keine Krankheit oder Diarrhoe. Krankheiten, die durch *Blut*-Parasiten hervorgerufen werden, wie Malaria oder afrikanische Schlafkrankheit, gleichen bakteriämischen Zuständen. Sie gehen mit Fieber, Muskelkrämpfen und allgemeinem Unwohlsein einher; das lymphatische Gewebe, besonders das der Milz, wird aktiviert; und bei ungehemmtem Anstieg der Parasitämie kann eine disseminierte intravasale Gerinnung entstehen. *Intrazelluläre Parasiten*, wie Leishmanien, zeigen Eigenschaften intrazellulärer Bakterien: Neigung zu Chronizität, Resistenz gegen den Abbau in Phagolysosomen und klinische Manifestationen, die von der zellulären Immunitätslage des Wirtes abhängen. Die Unterschiede zwischen Protozoen- und Bakterien-Infekten sind allerdings ebenso zahlreich wie die Analogien.

Tab. 7.8: Menschenpathogene Protozoen

Spezies	Ordnung	Form, Größe*	Krankheit
Luminal			
Entamoeba histolytica	Amoebae	Trophozoiten 15–50 μm	Amöbenruhr, Leberabszeß
Balantidium coli	Ciliates	Trophozoiten 50–100 μm	Kolitis
Naegleria fowleri	Amoeboflagellates	Trophozoiten 10–20 μm	Meningoenzephalitis
Acanthamoeba sp.	Amoeboflagellates	Trophozoiten 15–30 μm	Meningoenzephalitis, Ophthalmitis
Giardia lamblia	Mastigophora	Trophozoiten 11–18 μm	Diarrhoe, Malabsorption
Isospora belli	Coccidia	Oozysten 10–20 μm	Chronische Enterokolitis, Malabsorption oder beides
Cryptosporidium sp.	Coccidia	Oozysten 5–6 μm	
Trichomonas vaginalis	Mastigophora	Trophozoiten 10–30 μm	Urethritis, Vaginitis
Pneumocystis carinii	?	Trophozoiten 6–8 μm, Zysten 4–6 μm	Opportunistische Pneumonie
Im zirkulierenden Blut			
Plasmodium vivax	Haemosporidiae	Trophozoiten, Schizonten; Gameten in Erythrozyten	Gutartige Malaria tertiana
P. ovale	Haemosporidiae		Gutartige Malaria tertiana
P. malariae	Haemosporidiae		Malaria quartana
P. falciparum	Haemosporidiae		Bösartige Malaria tertiana
Babesia microti, bovis	Haemosporidiae	Trophozoiten in Erythrozyten	Babesiase
Trypanosoma brucei, rhodesiense, gambiense	Haemoflagellates	Trypomastigoten 14–33 μm	Afrikanische Schlafkrankheit
Intrazellulär			
Trypanosoma cruzi	Haemoflagellates	Trypomastigote 20 μm	Chagas-Krankheit
Leishmania donovani	Haemoflagellates	Amastigote 2 mm	Kala-Azar
Leishmania tropica, mexicana, brasiliensis	Haemoflagellates	Amastigote 2 mm	Kutane und mukokutane Leishmaniose
Toxoplasma gondii	Coccidia (Eimeriae)	Tachyzoiten 4–6 mm	Zysten gösser Toxoplasmose

* Größe und Form wie in menschlichem Untersuchungsmaterial gefunden

Die Virulenzfaktoren der parasitären Protozoen sind nur unvollständig bekannt. Die Beweglichkeit hilft natürlich den Parasiten in ihrem invasiven und evasiven Verhalten und könnte in diesem Sinne als Virulenzfaktor betrachtet werden. Luminale Parasiten töten Abwehrzellen vor allem durch direkten Kontakt. Virulente Stämme von *Entamoeba histolytica* bilden beispielsweise ein oberflächliches Protein («amebopore protein»), das in der Zellmembran von Wirtszellen schraubenförmige Löcher verursacht. Der plötzliche Einstrom von Flüssigkeit durch diese Poren führt zum Zelltod. Intrazelluläre und Blut-Parasiten töten erst nach aktivem (mit Hilfe spezieller Organellen, wie Toxoplasma) oder – häufiger – passivem (durch «induzierte Endozytose») Eindringen in die Zelle. Eingedrungene Parasiten schädigen die Zelle, meistens nach einer intrazellulären Vermehrungsphase, durch Interferenz mit dem Zellstoffwechsel oder Zerstörung lebenswichtiger Organellen. Mit *Trypanosoma cruzi* beladene Zellen in Kultur schwellen an, platzen und sterben auf ähnliche Weise wie Zellen, die voller Rickettsien sind. Neben diesen direkten Effekten aktiviert eine Parasiteninvasion dieselben Mediatoren der unspezifischen Entzündung, die auch einen bakteriellen Gewebeschaden verstärken.

Immunreaktionen des Wirtes sind in der Pathogenese der Protozoenkrankheiten ebenso wichtig wie bei bakteriellen Infekten. So wird beispielsweise eine Malaria-Nephritis durch Immunkomplexe mit Malaria-Antigenen ausgelöst und nicht durch eine Schädigung der Niere durch Plasmodien. Bei der Chagas-Krankheit nimmt die chronische Myokarditis auch nach Verschwinden von *T. cruzi* aus dem Myokard zu, weil die Immunreaktion gegen erregerfremde Antigene weiter läuft.

Die Immunität spielt natürlich auch eine wichtige protektive Rolle. Dies zeigt sich in der Tatsache, daß unter den Millionen Infizierter nur ein kleiner Teil Symptome aufweist. Meist handelt es sich bei diesen um Individuen mit besonders starkem Parasitenbefall oder mit gestörter Immun- oder Phagozytosefunktion. Ein Toxoplasma-Infekt kann serologisch bei nahezu 70% der Bevölkerung nachgewiesen werden. Eine ernste Krankheit entsteht nur beim Neugeborenen oder Immunsupprimierten. In ähnlicher Weise wird die Infektion der meisten Erwachsenen in Malariagebieten mit der Zeit inapparent, kann jedoch wieder aufflammen. Diese Beispiele zeigen langdauernde, verhältnismäßig stabile Gleichgewichtszustände im Wirt-Parasit-Verhältnis, die das Überleben des Wirtes ebenso begünstigen wie das der Parasiten.

Protozoen erreichen dieses Ziel mit Hilfe verschiedener Mechanismen, die ihnen gestatten, die Immunreaktionen des Wirtes zu umgehen oder zu stören. Dafür gibt es viele Beispiele: Jeder neue Klon des Erregers der

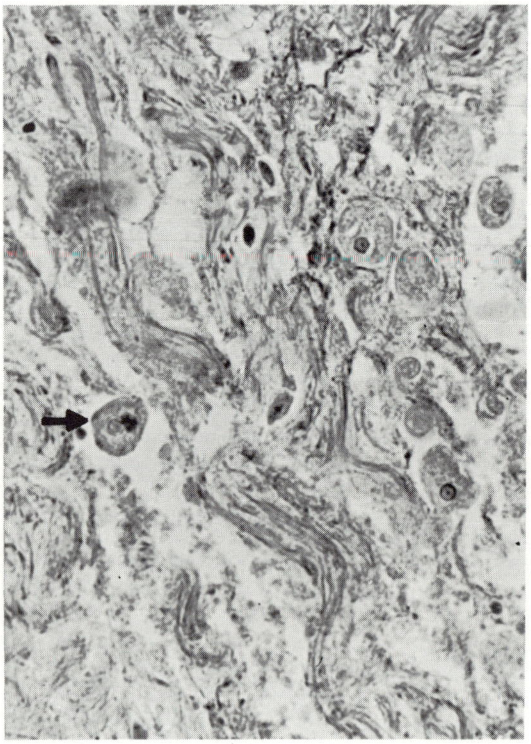

Abb. 7.47: Amöbiasis des Kolons. Zahlreiche vegetative Parasiten. Der *Pfeil* weist auf eine Amöbe mit phagozytiertem Erythrozyten.

afrikanischen Schlafkrankheit durchläuft einen vorprogrammierten Wandel seiner Oberflächenantigene; Plasmodien finden in Hepatozyten Schutz vor Anti-Sporozoiten-Antikörpern und infizieren von dort in neuer Form die Erythrozyten; und verschiedene der intrazellulären Protozoen modulieren die Intensität der entzündlichen Reaktion über immunsuppressive Mechanismen. Forschungsberichte über Versuche, diese komplexen Interaktionen zu entwirren, sind eine spannende Lektüre.[165] Bei der Besprechung einzelner Krankheiten kann darauf nur kurz Bezug genommen werden.

Luminale Protozoen

Amöbiasis (Amöbenruhr) *(Entamoeba histolytica)*

Die Amöbiasis ist in erster Linie eine Infektion des Kolons, kann aber in bestimmten Fällen zum Befall von Leber, Lunge und Gehirn führen. Die Krankheit tritt nur beim Menschen und bei Primaten auf und verursacht Symptome, die von leichter chronischer Diarrhoe bis zu schwerster Dysenterie reichen. Viel häufiger als die symptomatische Amöbenruhr ist das vollständig asymptomatische Trägertum, das Erregerreservoir für die Weiterverbreitung der Krankheit.

Der Erreger, *Entamoeba histolytica*, ist ein Trophozoit (15–40 mm Durchmesser) von täuschend einfachem Bau. Kennzeichen sind ein kleiner Kern mit einem winzigen zentralen Karyosom und RNA-DNA-Aggregaten an der Kernmembran sowie das blasige Zytoplasma mit vielen Glykogenrosetten. Der äußere Zytoplasmasaum («Ektoplasma») ist hell und bildet Pseudopodien. Der Parasit deckt seinen Energiebedarf hauptsächlich durch anaerobe Glykolyse. Mitochondrien, typische Lysosomen, Golgiapparat und rauhes ER fehlen. Entamöben töten Wirtszellen nur durch direkten Kontakt. *E. histolytica* ist ein aktiver Phagozyt und kann Erythrozyten oder Zelltrümmer enthalten. *Entamöben werden leicht mit Makrophagen verwechselt, unterscheiden sich aber von diesen durch die viel größere Beweglichkeit in frischem Zustand. Eigenschaften des Kerns und phagozytierte Erythrozyten grenzen die pathogenen Formen von den nichtpathogenen Darmamöben* (E. coli, E. nana *und andere*) ab (Abb. 7.47). Unter ungünstigen Bedingungen bildet *E. histolytica* eine vierkernige Zyste, die auch ausserhalb des Darms überlebt. Diese Zyste ist infektiös. Nach Verdauung der Zystenwand im Magen wandelt sie sich im Darm zum beweglichen Trophozoiten um und beschließt damit ihren einfachen Lebenszyklus. Asymptomatisch Infizierte werden auch Zystenausscheider genannt.

Die Virulenz verschiedener Entamöben-Stämme ist sehr variabel. Stämme mit kleinen, temperaturunempfindlichen Trophozoiten gelten als nichtpathogen. Der Anteil an Zystenausscheidern, welche die Krankheit übertragen können, ist daher unbekannt. In den USA und in Europa machen Zystenausscheider weniger als 4–5% der Bevölkerung aus. In den USA wurden 1986 etwa 3600 Fälle von intestinaler Amöbiasis gemeldet (die Zuverlässigkeit der Identifikation der Krankheit ist fraglich).[166] Die Inzidenz liegt höher bei Reisenden, Flüchtlingen, Immigranten und Homosexuellen in städtischen Agglomerationen. Die Endemierate bleibt unverändert hoch in tropischen und nichttropischen Entwicklungsländern. Besonders hohe Mortalitätsraten finden sich in Mexiko, Kolumbien und Indien. Die Übertragung erfolgt durch fäkal kontaminierte Nahrungsmittel und Wasser.

Caecum und Colon ascendens sind am häufigsten betroffen, gefolgt von Sigmoid, Rektum und Appendix. In schweren Fällen ist das ganze Kolon befallen. Die Amöben dringen in die Kolonkrypten ein und gelangen bis zur Tunica propria, wo sie durch die Muscularis mucosae am Vordringen aufgehalten werden. Sie breiten sich nach lateral aus und verursachen ein kleines, flaschenförmi-

ges Ulkus (d.h. mit schmalem Hals und breiter Bais). Mit fortschreitender Unterminierung wird die darüberliegende Schleimhaut von der Blutversorgung abgeschnitten und abgestoßen. Auf diese Weise vergrößern sich die Ulzera unter Beibehaltung der unterminierten Ränder.
Die ersten Läsionen sind beim Menschen und im Versuchstier von einer Infiltration durch neutrophile Granulozyten begleitet. **Die später entstehenden Ulzera lösen oft nur eine bescheidene Entzündungsreaktion aus, da die Gewebezerstörung hauptsächlich auf einer Kolliquationsnekrose beruht.** Die kräftigen entzündlichen Reaktionen, die gelegentlich bei älteren Amöbenläsionen beobachtet werden, gehen wahrscheinlich auf sekundäre bakterielle Infektionen zurück.[167] Nur selten kommt es zur Denudation ganzer Darmsegmente durch Vereinigung benachbarter Ulzera. Im Gegensatz zur Colitis ulcerosa ist die Schleimhaut zwischen den Läsionen meistens normal oder zeigt geringe entzündliche Veränderungen. Ein Durchbruch durch die Darmwand kommt höchstens bei Kindern oder immunsupprimierten Patienten vor; in diesen Fällen entsteht eine Amöben-Peritonitis. Eine weitere, seltene Veränderung ist das Amöbom, eine Einschnürung des Darms durch Granulationsgewebe, das manchmal makroskopisch und radiologisch mit einem Neoplasma verwechselt wird.[168]
In etwa 40% gewisser Fälle gelangen Amöben ins Blut und produzieren in der Leber solitäre oder seltener multiple Abszesse, von denen einige Durchmesser von mehr als 10 cm aufweisen können. Diese Abszesse werden nur durch ein spärliches entzündliches Infiltrat und eine zottige Fibrinschicht begrenzt. Bluteintritt in die Abszeßhöhle führt dazu, daß der Inhalt der Läsion zu einer schokoladefarbenen, geruchlosen Paste wird. Eine sekundäre bakterielle Infektion verwandelt diese Lyseherde in typische eitrige Abszesse. Solitäre Läsionen bilden sich am häufigsten im rechten Leberlappen. Neben der Leber kann auch die Lunge befallen werden. Dies geschieht durch Verschleppen der Erreger mit Blut oder durch direktes Eindringen über Leberkapsel, Zwerchfell und Pleuralraum in das Lungenparenchym (meistens rechts). Die Ausbreitung einer linksseitig gelegenen Leberläsion in die Perikardhöhle oder die Bildung von bronchopleuralen Fisteln ist auch möglich. In anderen Fällen streut die Infektion in Niere, Magen und Duodenum oder befällt erneut das Kolon. Das embolische Verschleppen der Amöben führt zu solitären oder multiplen Hirnabszessen. **In jeder Lokalisation besteht die Läsion aus einer herdförmigen Gewebeverflüssigung mit spärlichem entzündlichem Infiltrat, hauptsächlich aus lymphomonozytoiden Zellen.** Sehr selten entstehen amöbische Hautulzera an den Wundrändern bei Patienten, die während einer aktiven Infektion abdominalchirurgisch behandelt wurden. Hautulzera bilden sich auch am Perinaeum bei vernachlässigten ulzerösen Läsionen im Rektum.

Für die Klinik ist folgendes von Bedeutung:

1. Die intestinalen Manifestationen der Amöbiasis reichen von akuter bis chronischer, leichter bis klassischer Dysenterie mit Tenesmen und blutigen Stühlen. Die invasive Amöbiasis des Kolons wird meistens von krampfartigen Schmerzen begleitet.
2. Zwischen der Reise, die zur Infektion führte, bis zum Auftreten akuter Symptome kann ein langes Intervall liegen. Während dieses Intervalls fühlt sich der Patient gesund, oder er beklagt sich über abwechselnde Episoden von Verstopfung und Durchfall.
3. Solitäre Abszesse in Leber, Lunge oder Gehirn können auch in Abwesenheit intestinaler Symptome entstehen.
4. Eines der klinischen Zeichen eines Amöbenabszesses der Leber ist der ausgesprochene Druckschmerz an der Stelle, an der der Abszess der Leberkapsel am nächsten ist.
5. Lungenabszesse neigen zur Entleerung über die Bronchien. Dies führt zum Aushusten großer Mengen braungefärbten Materials, das – im Gegensatz zu Lungenabszessen bei anaerobem Bakterieninfekt – nicht übel riecht.
6. Ein unilateral unbewegliches, hochstehendes Diaphragma mit basalem Pleuraexsudat ist ein wertvoller radiologischer Hinweis auf einen Leberabszeß.
7. Proktologisch sind ausgestanzte Ulzera des unteren Kolons mit normaler Schleimhaut zwischen den Läsionen ein guter Hinweis auf Amöbenkolitis. *Die Diagnose kann jedoch nur mit dem Erregernachweis durch einen erfahrenen Untersucher sichergestellt werden.* Mehrere serologische Methoden, wie Immunfluoreszenz und Komplementfixation, weisen gute Empfindlichkeit und Spezifität auf. Diese Untersuchungen helfen nur bei invasiven oder extraintestinalen Formen der Amöbiasis.

Schwere Komplikationen treten auf infolge chirurgischer Eingriffe wegen vermeintlicher Appendizitis oder Divertikulitis.[169] Durch das Auftrennen infizierten Gewebes kommt es zur Dissemination des Erregers, die nur mit massiver medikamentöser Therapie verhindert wird. Medikamenten-resistente Stämme machen sich bereits bemerkbar. *Darmperforation oder systemische Infektion treten auf, wenn Patienten mit Amöbiasis unter der Fehldiagnose einer Colitis ulcerosa mit Kortikosteroiden behandelt werden.*

Balantidium coli (Tab. 7.7) ist ein großer, Zilien-tragender Darmparasit von Schweinen, Ratten und Primaten. Die Läsionen, die bei der gelegentlichen Infektion des Menschen entstehen, sehen denjenigen einer akuten *E. histolytica*-Infektion sehr ähnlich.[170] Balantidiasis kommt vor allem bei Mangelernährten in tropischen Ländern vor.

Amöben-Meningoenzephalitis

Erst seit 1965 ist bekannt, daß der freilebende Amöboflagellat *Naegleria fowleri* eine akute Meningitis verursachen kann. Der Parasit erreicht den Arachnoidalraum, indem er durch die Lamina cribrosa des Siebbeins eindringt.[7] Acanthamoeba, eine weitere freilebende Spezies und bekannt für zytopathogene Effekte in zufällig kontaminierten Zellkulturen, verursacht auch sporadische Fälle von Meningoenzephalitis, vor allem bei immunsupprimierten Patienten.[171] Die Summe derartiger Fälle pro Jahr ist glücklicherweise klein. Naegleria kann aber einen gesunden Jugendlichen, trotz größter medizinischer Anstrengungen, innerhalb weniger Tage umbringen. Anamnestisch geht der Amöben-Meningoenzephalitis häufig längeres Tauchen in stehenden Gewässern voraus. In den USA sind warme Seen und Tümpel südlich von Virginia die Hauptquelle dieser Infektionen, aber in Europa wurde auch über die Verbindung mit unchlorierten Schwimmbädern berichtet. Es bleibt unklar, welche Faktoren die Virulenz von Naegleria verursachen, der als harmloser Mikroorganismus weit verbreitet ist. Man vermutet in der globalen Überwärmung einen dieser Faktoren; sollte sich dies als zutreffend erweisen, würde die Fallzahl ansteigen.

Die Inkubationszeit beträgt zwischen fünf und sechs Tagen. Rasch stellen sich neurologische Anfälle und Koma ein, begleitet von Fieber, schwerem doppelseitigem Stirnkopfschmerz, Nausea, Erbrechen und Nackenstarre. Im Liquor findet man einen erhöhten Eiweißgehalt, normale oder niedrige Zuckerwerte und eine Pleozytose wie bei bakterieller Meningitis. Der Erythrozytengehalt des Liquor ist groß. *Bei einem Teil der Zellen handelt es sich um proliferierende Amöben, die vom Untersucher und vom Coulter-Zählgerät nicht erkannt werden.*

Mikroskopisch gleichen diese Amöben in Liquorausstrichen oder Gewebeschnitten in noch höherem Maße menschlichen Zellen als die Entamöben. Sie besitzen einen verhältnismäßig großen Kern und einen schmalen Zytoplasmasaum und werden häufig mit lymphomonozytoiden oder neoplastischen Zellen verwechselt. In Frischpräparaten oder in Kultur zeigen sie jedoch ihre typische Beweglichkeit. Läsionen beschränken sich auf Riechnerven und Gehirn. Die Meningen sind trüb und weisen herdförmige Blutungen auf, oft begleitet von ausgedehnter fibrinoider Nekrose und Gefäßthromben. Man beobachtet auch Nekroseherde im Nervengewebe.

Ophthalmologen haben über verschiedene Fälle chronischer Keratitis bei Erwachsenen berichtet. Die entzündlichen Veränderungen wurden auf Acanthamoeba-induzierte Ulzerationen ohne ZNS-Beteiligung zurückgeführt und waren kaum zu behandeln. Grund der Infektion war das allzu lange und unvorsichtige Tragen von weichen Kontaktlinsen.[172]

Lambliasis *(Giardia lamblia)*

Intestinale Flagellaten der Giardia-Gruppe sind für Tiere und Menschen infektiös. Die Krankheit wird wahrscheinlich durch infizierte Katzen und Biber auf den Menschen übertragen. Die menschenpathogene *Giardia lamblia* ist der Parasit mit der weltweit größten Verbreitung, wenn asymptomatische und klinisch manifeste Infektionen zusammengezählt werden. *Die Trophozoiten der Giardia leben im Duodenum. Sie produzieren dort infektiöse Zysten, die nur gelegentlich im Stuhl abgehen.* Schätzungen der Prävalenz, die sich auf den Zystennachweis im Stuhl stützen, fallen daher zu niedrig aus. Unter zufällig ausgewählten Seren von Stadtbewohnern in den USA wiesen 15% spezifische Antikörper gegen *G. lamblia* auf.[173] In Bolivien dagegen enthalten mehr als 50% der Stuhlproben Zysten oder Lamblien; nur ein Bruchteil der Infizierten leidet an Diarrhoe, und nur bei wenigen der symptomatisch Erkrankten stellen sich längerdauernde oder rekurrierende Verdauungsstörungen oder ein Malabsorptionssyndrom ein. *Kontaminiertes Trinkwasser ist die übliche Quelle infektiöser Zysten.* Touristen, die Städte wie St. Petersburg oder Moskau besuchen, kehren mit einer Diarrhoe nach Hause zurück, während Ortsansässige nicht krank sind, ob sie nun Zysten ausscheiden oder nicht. *In der Pathogenese der Lambliase spielt die Wirtsabwehr eine wichtige Rolle.*[174] Schwere Erkrankungen werden manchmal bei Patienten mit erniedrigten Serum-IgA- oder Immunglobulin-Spiegeln beobachtet. Kleinkinder in Tageszentren oder Kinderheimen weisen hohe Infektionsraten auf, jedoch nur 17% der Infizierten sind krank. Säuglinge werden durch Muttermilch vor einer Infektion geschützt, nicht aber durch Kuhmilch. In den Teilen Lateinamerikas mit einer Giardia-Prävalenz von 50% und mehr treten Diarrhoe und Malabsorption vor allem bei älteren Kindern und Erwachsenen auf. Sogar bei gesunden Bewohnern dieser Gegenden sind Abflachung der Darmzotten und Hyperzellularität der Lamina prompria so ausgeprägt, daß sie in den USA als Veränderungen bei Malabsorption interpretiert würden. Unsere Kennt-

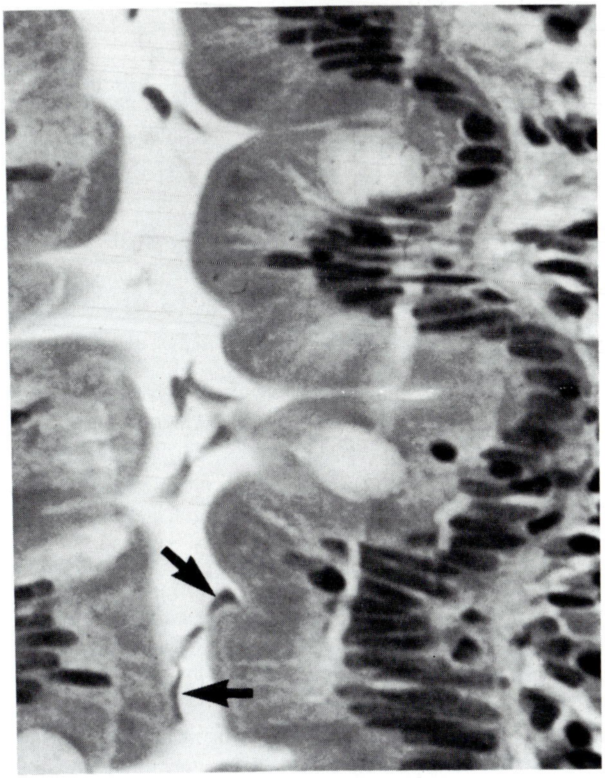

Abb. 7.48: Giardiasis des Jejunums. Einige der sichelförmigen Parasiten *(Pfeile)* sitzen dem epithelialen Bürstensaum auf.

nisse der Lambliase sind sehr beschränkt, und das Kernproblem, nämlich wie der Parasit den Darm schädigt, bleibt ungelöst.

Trophozoiten von *G. lamblia* sind im Ausstrich birnenförmige, zweikernige Gebilde, die wie eine Karikatur eines Geistes aussehen. Die Flagellen werden mit den üblichen Färbungen selten dargestellt. Im histologischen Schnitt erscheinen sie in Sichelform, und elektronenmikroskopisch kann auf ihrer konkaven Seite eine bürstenähnliche Saugplatte nachgewiesen werden. Mit dieser Saugplatte haftet der Parasit am Epithel. Trophozoiten erscheinen nur während Episoden von Diarrhoe im Stuhl. Zwischendurch werden kleinere, vierkernige, ovoide Zysten ausgeschieden, die manchmal für Wurmeier gehalten werden. Zur Diagnosestellung ist eine *Duodenalaspiration sehr viel aussagekräftiger als eine Stuhluntersuchung.* Für den Nachweis von Giardia-Antigenen im Stuhl steht ein «ELISA» zur Verfügung.

In Biopsien aus Duodenum oder Jejunum lassen sich oft haufenweise Lamblien nachweisen, die am Bürstensaum des Darmepithels haften (Abb. 7.48). Die morphologischen Befunde schwanken zwischen geringfügigen bis hochgradigen Veränderungen. Am häufigsten beobachtet man Abflachung der Darmzotten und Abnahme des Zotten:Krypten-Verhältnisses mit gemischtzelligem entzündlichem Infiltrat der Lamina propria. Elektronenmikroskopisch sind Schädigungen des Bürstensaumes feststellbar.[175] Manchmal fehlen die Darmzotten fast vollständig, wie bei glutenabhängiger Enteropathie. In Fällen von Lambliase und Immunglobulinmangel zeigt das Mukosa-assoziierte lymphoide Gewebe des Darms häufig eine follikuläre Hyperplasie.[176] Gelegentlich wurde ein Mangel an Plasmazellen in der Lamina propria beobachtet.

Leichte Darmstörungen oder Diarrhoe können die einzigen Symptome einer Lambliase sein; viel typischer ist eine wäßrige Diarrhoe während Tagen oder Wochen mit Flatulenz und Krämpfen, gefolgt von voluminösen, halbfesten, übelriechenden Stühlen. Eine chronische Lambliase kann Malabsorption, Gewichtsverlust oder Wachstumsstillstand, Laktoseintoleranz und Disaccharidasemangel verursachen. Protein- und Fettverlust sind beträchtlich, und manchmal stellt sich ein Vitamin B_{12}-Mangel ein. Die Krankheit nimmt sehr selten einen letalen Verlauf. Allzu oft wird die Diagnose erst gestellt, wenn sich die Behandlung gegen vermutete andere Erreger als wirkungslos erweist. *G. lamblia* spricht auf viele antiparasitäre Medikamente gut an.

Kryptosporidien- und Kokzidien-Enteritis

Eine Kryptosporidien-Infektion ist eine der vielen Ursachen von vorübergehender Diarrhoe oder Dysenterie gesunder Kinder. Ausbrüche gleichen denen bei Lambliase und ereignen sich vor allem in Tagesheimen und in ländlichen Gegenden. Im Gegensatz dazu verursachen Kryptosporidien bei AIDS-Patienten ein schweres chronisches Malabsorptionssyndrom mit Diarrhoe, das zum Tode führen kann.

Mikrosporidien werden mit gewöhnlichen Stuhluntersuchungen oder histologischen Methoden kaum nachgewiesen. Aus diesem Grunde ist die tatsächliche Häufigkeit dieser Infektion unbekannt. Mit Hilfe einer Modifikation der säurefesten Färbetechnik wurden in Stuhlproben gesunder Tiere und rekonvaleszenter Patienten Kryptosporidien-Zysten während Wochen und Monaten nachgewiesen. Tiere und Rekonvaleszente kommen daher als mögliche Infektionsquellen in Betracht.

Von einer Wirt-Zellmembran umschlossene Mikro- und Makrogameten der Kryptosporidien besetzen den Bürstensaum des Darmepithels (Abb. 7.49). Zysten werden ins Lumen abgegeben. Die Diarrhoe steht im Zusammenhang mit der Proliferation der Protozoen und geht mit einer gemischtzelligen Entzündungsreaktion der Lamina propria einher. Pathophysiologie und Behandlungsmöglichkeiten sind noch unklar.[177]

Kokzidien sind wichtige Tierpathogene; eine Infektion des Menschen ist selten. Gelegentlich werden bei Patienten mit Diarrhoe im Stuhl Zysten von *Isospora belli* gefunden. Bei Patienten mit AIDS werden Isospora-Zysten sogar außerhalb des Darms beobachtet.[178]

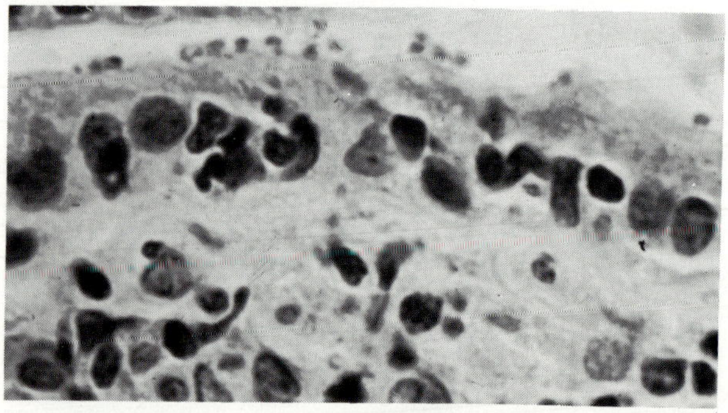

Abb. 7.49: Makro- und Mikrogameten von Kryptosporidium auf dem Bürstensaum des Darmepithels. Leukozytäres Infiltrat.

Trichomoniasis *(Trichomonas vaginalis)*

Die häufigste parasitäre Geschlechtskrankheit wird durch *Trichomonas vaginalis* verursacht. Es handelt sich dabei um einen Flagellaten, 15–18 mm lang, von der Form einer Rübe, mit einem einzigen Kern und drei bis vier vorderen Geißeln. Die einzelne hintere Geißel besitzt ein Axostyl und eine undulierende Membran, die jedoch nur bei starker Vergrößerung sichtbar wird. Dieses kräftige Antriebssystem verleiht dem Mikroorganismus große Beweglichkeit, wie sich bei der mikroskopischen Untersuchung von frischen Abstrichen aus Urethra oder Vagina zeigt. Zystenformen existieren nicht. Die Übertragung erfolgt meist direkt während des Geschlechtsverkehrs. Die indirekte Übertragung durch kontaminierte Gegenstände ist möglich, jedoch wenig wahrscheinlich. Der Parasit überlebt außerhalb des Wirtes nur für kurze Zeit. *Optimale Bedingungen für das Langzeitüberleben finden sich in der Vagina postpubertärer Frauen. Der geschätzte Anteil von Trichomonas-Trägerinnen unter Frauen, die einen Gynäkologen aufsuchen, liegt bei 40%.*[179] *Die spezielle bakterielle Flora der unreifen Vagina verhindert eine Besiedlung durch den Parasiten. Die männliche Urethra ist der zweithäufigste Infektionsort. Die Infektion dauert weniger lang, wird aber gelegentlich durch den Befall von Samenblase und Prostata kompliziert.*

Trichomonas vaginalis verhält sich beinahe wie ein Kommensale und löst nur bei einem Teil der Infizierten Symptome aus. Schwere entzündliche Veränderungen am Genitale müssen an eine Mitbeteiligung bakterieller Pathogene denken lassen, auch wenn viele Trichomonaden vorhanden sind. Die Hauptsymptome bei weiblichen und männlichen Patienten sind Brennen, Juckreiz und Ausfluß, vor allem vor und während dem Harnlassen. Der Ausfluß wird hauptsächlich am Morgen bemerkt und wird typischerweise als spärlich und schaumig beschrieben. Manchmal stellt sich vermehrter Harndrang ein. Beim seltenen Befall von hinterer Urethra, Samenblase oder Prostata ist das Perineum druckempfindlich, und bei rektaler Untersuchung sind die betroffenen Organe weich und vergrößert.

Typischerweise ist die Schleimhaut fleckförmig gerötet und ödematös, manchmal mit kleinen Blasen oder Granula («Erdbeer-Schleimhaut»). Histologisch finden sich Infiltrate, bestehend aus Lymphozyten und Plasmazellen oder – bei stärkerer Schädigung – neutrophilen Granulozyten, in Mukosa und oberflächlicher Submukosa. Das Exsudat ist selten ausgeprägt eitrig wie bei Gonorrhoe oder Chlamydieninfekten. Abgesehen von der Anwesenheit der Parasiten fehlen weitere pathologische Veränderungen. Die Trichomonaden sind am besten in ungefärbten Ausstrichen von Material, das mit warmer Salzlösung verdünnt wurde, sichtbar, aber auch Giemsa-Färbung wird empfohlen. **Nur spärlich vorhandene Parasiten sind selten Ursache der Krankheit.** Sollte der morphologische Erregernachweis mißlingen, stehen Spezialmethoden zur Kultur der Trichomonaden zur Verfügung. **In Papanicolaou-gefärbten Ausstrichen werden die schwach reagierenden Erreger häufig übersehen.**

Pneumozystis-Pneumonie *(Pneumocystis carinii)*

Pneumocystis carinii ist ein ubiquitär vorkommender, opportunistischer Parasit, dessen Klassierung ungewiß ist. Vielleicht ist er den Pilzen näher verwandt als den Protozoen.[179a] Fast alle Kinder weisen am Ende des zweiten Lebensjahres Antikörper gegen *P. carinii* auf.[180] Die Pneumozystis-Pneumonie, die unbehandelt zum Tode führt, tritt nur bei unterernährten Kindern mit Protein- und Kalorienmangel sowie immundefizienten oder immunsupprimierten Erwachsenen auf. Die Pneumozystose ist bei AIDS-Patienten so häufig, daß sie unter den diagnostischen Kriterien dieser Krankheit figuriert. Im Tierexperiment kann eine *P. ca-*

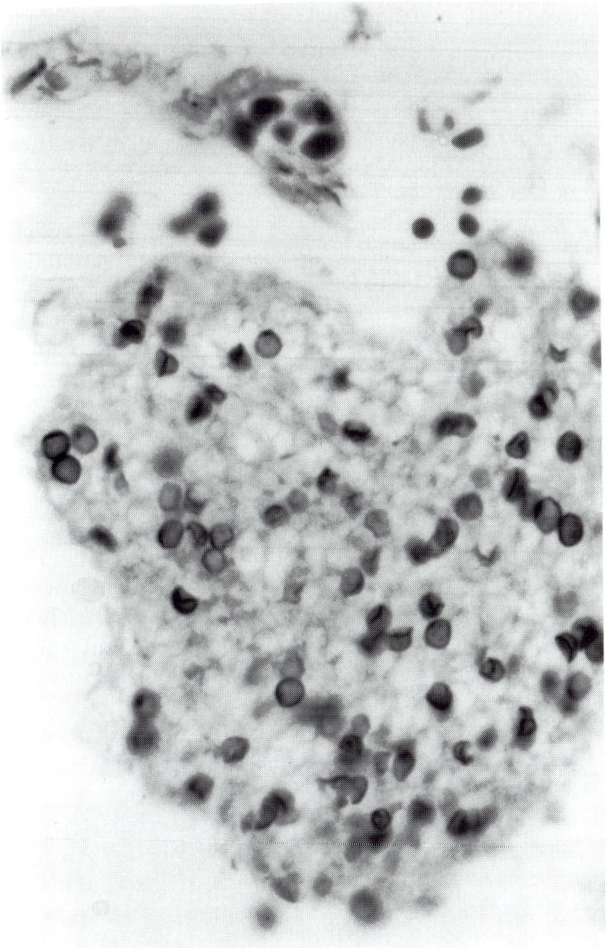

Abb. 7.50: *Pneumocystis carinii.* Schaumiges Alveolärexsudat weist zahlreiche Organismen auf (Silberfärbung). Viele typische «Schlüsselformen».

rinii-Pneumonie in Ratten durch wiederholte Injektionen von Kortison-Präparationen ausgelöst werden. Man nimmt daher an, daß die Pneumonie beim erwachsenen Menschen auch infolge Aktivierung einer latenten Infektion entsteht.

Die Trophozoiten von *P. carinii* haben einen Durchmesser von 6 mm und besitzen lange Filopodien. Sie haften an Alveolarepithelien, ohne in die Zellen einzudringen. Trophozoiten sind nur bei elektronenmikroskopischer Untersuchung sowie in Toluidinblau- oder polychrom gefärbten Ausstrichen oder Schnitten sichtbar, nicht aber in normalen histologischen Präparaten. Bei der Teilung kommt es zur Bildung schüsselförmiger Zysten, deren Wände sich in der Silbermethenaminfärbung in scharfen Umrissen darstellen. In den Zysten bilden sich neue Trophozoiten, und der Lebenszyklus wird fortgesetzt. Die Zysten von *P. carinii* müssen von Pilzen in Hefeform mit ähnlicher Größe (4–6 μm), die sich ebenfalls bei Silberfärbung darstellen lassen, abgegrenzt werden. Da vorläufig keine verläßlichen Methoden für Züchtung oder Antigennachweis zur Verfügung stehen, wird die Diagnose morphologisch gestellt. Die Mikroorganismen werden nur selten im Sputum gefunden. Die Untersuchung von Bronchialspülflüssigkeit erlaubt die Diagnosestellung bei über 80% der AIDS-Patienten. Die Ausbeute ist bei immunsupprimierten Patienten allerdings geringer, weshalb häufig Lungenbiopsien vorgenommen werden müssen.

Klinisch und morphologisch konzentrieren sich die Läsionen auf die Lunge, finden sich aber auch anderswo. Im Lungenröntgenbild erscheinen die Veränderungen oft als perihiläre Verschattungen, die rasch an Größe zunehmen. Lokalisation sowie radiologische und histologische Befunde sind jedoch von Fall zu Fall sehr verschieden. Die Pneumozystis-Pneumonie unterscheidet sich klinisch meist nicht von anderen Lungeninfektionen oder von einem «adult respiratory distress syndrome» (ARDS).

Histologisch sind typischerweise **die Alveolarräume mit schaumigem, amorphem Material, das eiweißreicher Ödemflüssigkeit gleicht, angefüllt. Das Material besteht aus proliferierenden Parasiten und Zelltrümmern** (Abb. 7.50). Diese Veränderungen werden meistens von einer leichten interstitiellen Entzündungsreaktion begleitet, mit Verbreiterung der Septen, Exsudation von Protein und Fibrin, Proliferation von Pneumozyten, Austritt von Erythrozyten und gelegentlicher Bildung hyaliner Membranen. Betroffene Lungenabschnitte erscheinen luftleer, rot und von erhöhter Konsistenz. Die durch *P. carinii* hervorgerufenen Veränderungen werden häufig durch diejenigen einer gleichzeitigen Infektion mit opportunistischen Bakterien oder Viren (vor allem CMV) überlagert. Man beobachtet daher auch exsudative Läsionen oder Granulome. Da die Pneumozystis-Pneumonie häufig als terminale Komplikation anderer Lungeninfekte oder von Systemkrankheiten auftritt, **muß die Diagnose durch den direkten Erregernachweis gestellt werden.** Man bedenke allerdings, daß die Zystenform von *P. carinii* recht resistent ist und auch eine mit klinischer Besserung verbundene Behandlung übersteht.

Typischerweise beginnt die Krankheit plötzlich mit Fieber, Dyspnoe, Hypoxie und Auftreten radiologisch sichtbarer Lungenverschattungen. Der Zustand des zuvor zwar schwerkranken, aber unter Kontrolle stehenden Patienten verschlechtert sich rasch. Husten tritt selten auf. Neben *P. carinii* rufen viele andere opportunistische Keime bei Lungenbefall ein derart unklares Krankheitsbild hervor. Die Pneumozystis-Pneumonie wird daher oft nicht erkannt und geht mit einer hohen Mortalität einher. Eine früh einsetzende Therapie verbessert die Aussichten auf Überstehen der Krankheit beträchtlich. Heute werden deshalb Risikopatienten bereits prophylaktisch (z.B. durch Medikamente in Aerosolform) behandelt, um die Entwicklung einer Pneumonie zu vermeiden und die Gefahr einer Lungenbiopsie zu umgehen.[181] Aus diesen Gründen sind Autopsiebefunde einer ausgedehnten Pneumozystis-Pneumonie seltener geworden.

Blut- und Gewebe-Protozoen

Malaria *(Plasmodium spp.)**

Vier Plasmodienspezies, *Plasmodium vivax, P. ovale, P. malariae* und *P. falciparum*, verursachen Malaria («ague»), eine der Krankheiten mit der größten Verbreitung. Malaria ist endemisch in den Tropen und Subtropen, mit größter Prävalenz in Afrika und Asien, wo Millionen von Menschen infiziert sind. Die höchste Mortalitätsrate betrifft Kinder bis zum vierten Lebensjahr. Die Krankheit wird durch mehr als ein Dutzend verschiedener Anopheles-Mücken übertragen. Alle bisher unternommenen Versuche zur Ausrottung der Malaria sind gescheitert, zum Teil aus sozioökonomischen Gründen, zum Teil auch wegen der unerwarteten Vermehrung Insektizid-resistenter Mücken und Medikamenten-resistenter Plasmodien. Die Malaria ist in Industrienationen selten geworden. In den USA traten in den vergangenen Jahren zwischen 500 bis 2000 Fälle auf. Hingegen wird die weltweite Verbreitung der Malaria durch den internationalen Flugreiseverkehr gefördert. Die intraerthrozytären Erreger werden durch Bluttransfusionen oder durch Spritzentausch unter Drogensüchtigen übertragen. Das Auftreten der Malaria in nichtendemischen Gegenden bedeutet eine Gefahr für den Patienten, weil wegen fehlender Vertrautheit mit der Krankheit und ihren klinischen Symptomen die Diagnose verpaßt wird.

Alle vier Plasmodienarten durchlaufen in ihren Vektorinsekten komplexe sexuelle Lebenszyklen. Diese Zyklen enden mit der Produktion von Sporozoiten, die durch Insektenbisse in den Blutstrom der Säugerwirte inokuliert werden. Nur weibliche Mücken ernähren sich von Säugerblut und sind daher für die Übertragung der Malaria von Bedeutung. *Die Sporozoiten* unterscheiden sich antigenetisch von allen nachfolgenden Entwicklungsformen der Plasmodien. Auf ihrem kurzen Weg von der Injektionsstelle in der Haut bis zum Eindringen in Hepatozyten sind sie dem Angriff spezifischer Antikörper gegen Sporozoiten-Antigene ausgesetzt. Diese Antikörper können im immunen oder immunisierten Wirt die Infektion unterbrechen, indem sie die Plasmamembran der Sporozoiten abdekken. Der *extraerythrozytäre Zyklus* geht mit der Transformation und Teilung der Parasiten in Leberzellen einher. Die neugebildeten Merozoiten sind imstande, Erythrozyten zu besiedeln und sich intrazellulär zu vermehren. Die *Merozoiten* zeichnen sich ihrerseits durch bestimmte Antigeneigenschaften aus und werden auch durch spezifische Antikörper zerstört. *Sie lösen den intraerythrozytären, asexuellen Zyklus aus, der für die meisten morphologischen und klinischen Zeichen der Malaria verantwortlich ist. Merozoiten entwickeln sich zu Trophozoiten, aus denen durch Teilung viele Schizonten entstehen. Die Schizonten werden durch Ruptur der Erythrozytenmembran freigesetzt, dringen in weitere Erythrozyten ein und beginnen einen neuen Zyklus.* Nach wenigen intraerythrozytären Zyklen werden neben den asexuellen Formen auch Gametozyten (d.h. männliche und weibliche Abkömmlinge) gebildet. Die Zahl der *Gametozyten* ist zwar gering, sie sind jedoch verhältnismäßig langlebig und die einzige Parasitenform, die nach der Wiederaufnahme durch Mücken, einen neuen Insektenzyklus auslösen (Abb. 7.51).

Jede Plasmodienart verursacht ein typisches Krankheitsmuster, das zum Teil mit dem zeitlichen Ablauf des asexuellen intraerythrozytären Zyklus zusammenhängt. Infektionen durch *P. vivax* und *P. ovale* verlaufen selten tödlich und äußern sich klinisch durch Fieberanfälle in 48-Stunden-Intervallen *(benigne Malaria tertiana)*. Bei Infektion durch *P. malariae* treten die Fieberschübe in Intervallen von 72 Stunden auf. Diese Infektion *(benigne Malaria quartana)* neigt zu langen Latenzperioden zwischen Krankheitsausbrüchen. *P. falciparum* verursacht die deutlichste Parasitämie und die Krankheitsform mit der höchsten Mortalität. Die Fieberschübe dieser Infektion folgen einander manchmal in unregelmäßigen Abständen, halten sich aber häufig an Intervalle von 48 Stunden *(Malaria tropica* oder *maligne Malaria (tertiana))*. Bei allen Malariaformen führt der Erythrozytenuntergang zu Anämie und Freisetzung von Malariapigment, das beim Hämabbau durch die Erreger entsteht. Geschädigte Erythrozyten und Pigment werden durch Zellen des Monozyten/Makrophagensystems aus dem zirkulierenden Blut entfernt. Dies führt zur Vergrößerung von Milz und Leber sowie zur Pigmentablagerung in diesen Organen und im Knochenmark. Der «maligne» Verlauf der *P. falciparum*-Infektion hängt mit verschiedenen Faktoren zusammen. Im Gegensatz zu den übrigen Plasmodien, die jugendliche oder ältere Erythrozyten befallen, parasitiert *P. falciparum* uneingeschränkt alle Erythrozyten mit Glykophorin-Rezeptoren. Dies führt zu den ausgeprägten und rasch zunehmenden Parasitä-

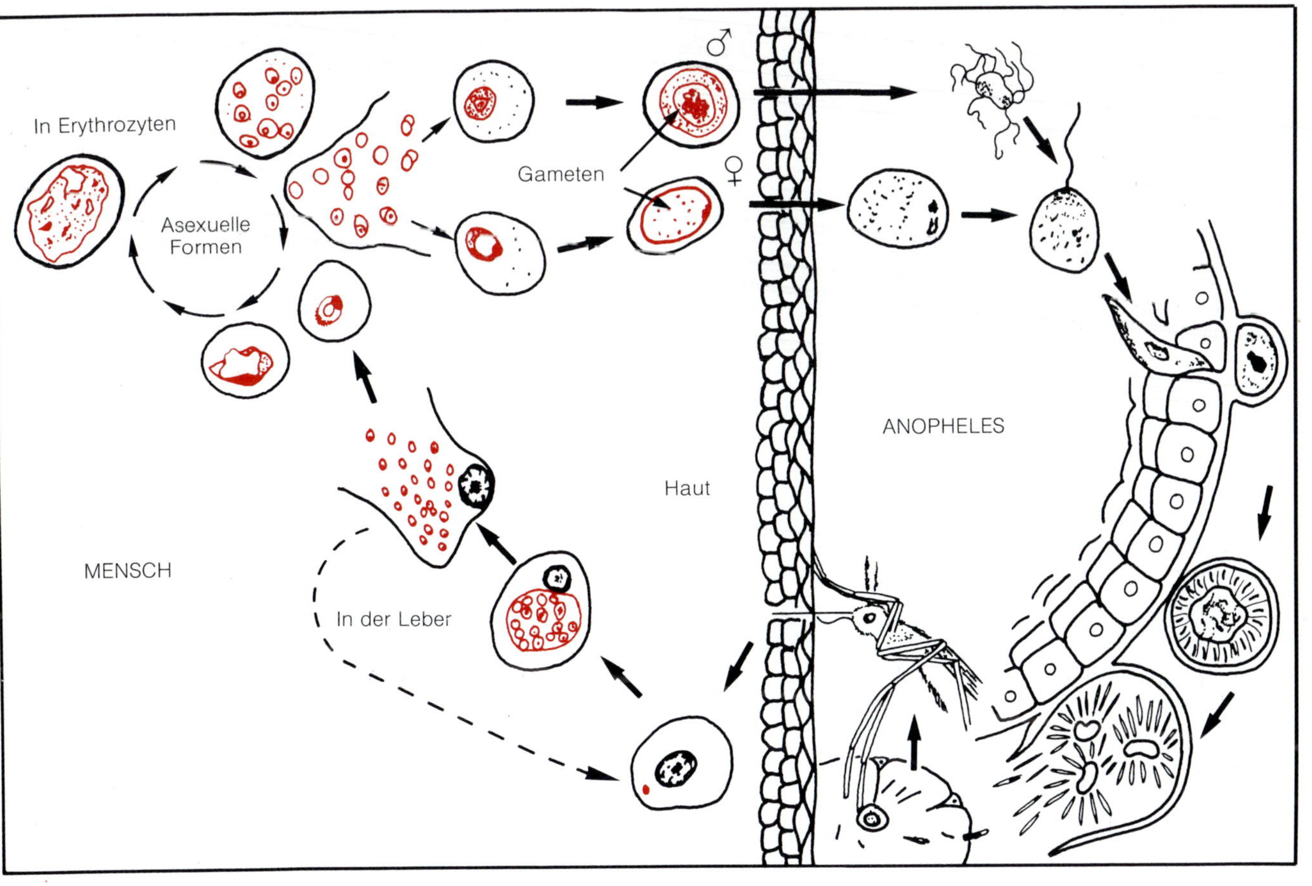

Abb. 7.51: Lebenszyklus der Malaria-Plasmodien.

mien. Zudem entstehen in der Membran infizierter Erythrozyten klebrige Knötchen, die zum Verstopfen kleiner Gefäße, Gewebehypoxie oder ischämischer Nekrose führen. Dieser Prozeß ist besonders gefährlich, wenn er kleine Hirngefäße betrifft.[182]

Auftreten, klinischer Verlauf und sogar geografische Verteilung der Malaria werden auch durch Wirtsfaktoren beeinflußt. Die Proteinmangelernährung der Kinder in Afrika und Asien verstärkt die systemischen Auswirkungen der Krankheit. Ein Hirnbefall wird allerdings bei diesen teilweise immunen Kindern weniger häufig beobachtet als bei nichtimmunen Touristen.[183] Das Schwarzwasserfieber, ein mit Hämoglobinurie einhergehendes Nierenversagen bei *P. falciparum*-Infektion, wird heute seltener als früher gesehen; wahrscheinlich tritt es nur kombiniert mit Medikamenten- oder Alkoholtoxizität auf. Sichelzellhämoglobin (HbS) schränkt die Parasitämie ein, da die Erreger mit Beginn der Sichelzellbildung den Erythrozyten verlassen. Die endemische Malaria nimmt deshalb bei HbS-Heterozygoten einen weniger letalen Verlauf, und die Endemiegebiete entsprechen der geografischen Verteilung der Sichelzell-Gene. Man vermutet, daß auch ein G6PD-Mangel schützende Wirkung zeigt, obschon es in diesen Fällen unter Behandlung mit Malariamitteln auch zur Hämolyse kommt.[184] Der Duffy-Blutgruppenfaktor scheint für das Eindringen von *P. vivax* in Erythrozyten notwendig zu sein. Duffy-negative Individuen erkranken daher nie an einer benignen Malaria tertiana.

Berichte über morphologische Veränderungen bei gutartigen Malariaformen, die durch **P.** *vivax, malariae* oder *ovale* verursacht werden, sind spärlich. Die folgenden Bemerkungen beziehen sich deshalb auf die **P.** *falciparum*-Infektion. Abhängig von der Krankheitsdauer ist **die Milz deutlich vergrößert**, und ihr Gewicht kann 1000 g übersteigen. Während akuter Phasen findet man eine mäßige Splenomegalie mit Zeichen von Stauung oder Blutung. Die Kapsel ist dünn, eine Milzruptur aber

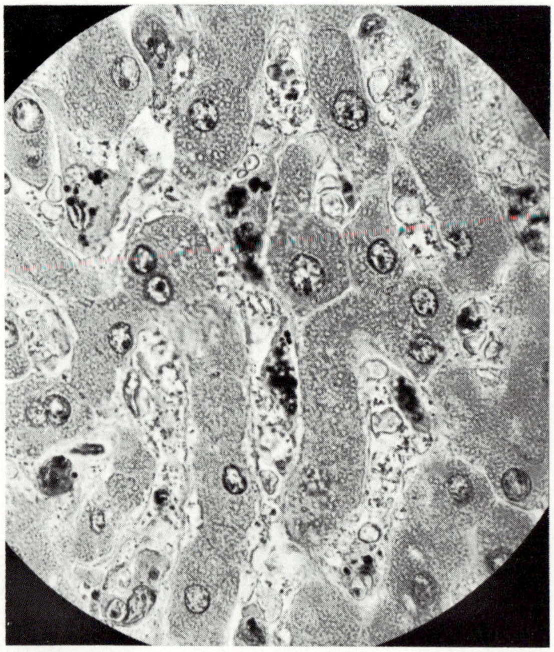

Abb. 7.52: Leber bei Malaria; pigmentbeladene Kupffer-Zellen.

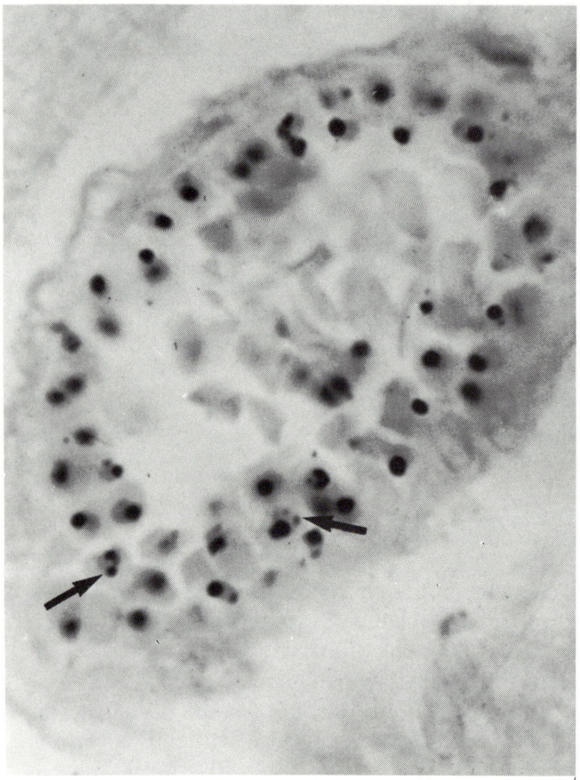

Abb. 7.53: Zerebrale Malaria. Pigmentflecken *(Pfeile)* weisen auf parasitierte Erythrozyten in einer Vene. Margination der mit Merozoiten beladenen Erythrozyten.

selten. Mit zunehmender Chronizität der Krankheit nehmen Zellgehalt und Fibrose zu, und die Milzvergrößerung wird permanent. In diesem Stadium ist die Kapsel verdickt. Das Milzparenchym erscheint grau oder schwarz und brüchig.

Histologisch sieht man während akuter Phasen eine deutliche Milzstauung mit Hypertrophie und erhöhter Phagozytoseaktivität der Makrophagen. Erythrozyten enthalten Parasiten. Im chronischen Stadium rücken die phagozytierenden Zellen, die manchmal zu soliden Massen zusammengelagert sind, immer mehr in den Vordergrund. Sie sind beladen mit dem feingranulären **braunschwarzen Malariapigment**. Das Pigment ist mit Eisenfarbstoffen nicht färbbar und leicht doppeltbrechend. Es gleicht dem Hämatin, einem Produkt der Erythrozyten-Autolyse, das gelegentlich bei Stauung beobachtet wird. Die Pigmentaufnahme ist begleitet von der Phagozytose von Parasiten sowie Leukozyten- und Erythrozyten-Trümmern. In den Spätstadien der Krankheit kommt es mit zunehmender Organvergrößerung zur Verdickung der bindegewebigen Trabekel, Verhärtung und Schwarzfärbung der Milz.[186]

Auch die Leber ist vergrößert. Bei akuter Malaria ist die Hepatomegalie nicht sehr ausgeprägt und wird von deutlicher Hyperämie begleitet. Mit zunehmender Dauer der chronischen Infektion oder bei Refinfektion nimmt auch die Leber an Größe, Festigkeit und Pigmentierungsgrad zu. Die **Kupffer-Zellen** sind vergrößert und vermehrt. Sie sind ebenfalls angefüllt mit Malariapigment, Parasiten und Zelltrümmern (Abb. 7.52). Auch Hepatozyten können Pigment enthalten. Die Veränderungen von Knochenmark und Lymphknoten sind vergleichbar. Pigmenthaltige Makrophagen finden sich im ganzen Organismus verteilt in subkutanen Geweben, Lunge und anderen Lokalisationen, besonders dann, wenn die Aufnahmekapazität der Makrophagen in Milz, Leber und Knochenmark erschöpft ist.

Die Nieren sind oft vergrößert und gestaut. Die Glomeruli weisen Pigmentstaub auf, und Tubuli enthalten Hämoglobinzylinder, besonders bei der Tropica-Form.

Bei maligner Falciparum-Malaria kann es zu einer derart ausgeprägten Stauung der Hirngefäße kommen, daß die Gefäßlichtungen durch Erythrozyten mit Parasiten und je einem Pigmentfleck ausgefüllt sind (Abb. 7.53). Die verstopften Gefäße sind von ringförmigen Blutungszonen umgeben, die mit Stase-bedingter Hypoxie zusammenhängen. Ebenfalls in Gefäßnähe entstehen kleine Entzündungsherde (Malaria- oder Dürck-Granulome). Diese Granulome enthalten im Zentrum einen kleinen ischämischen Nekrose-

herd und sind durch einen Saum von Mikroglia umgeben. Bei zunehmender Ischämie sieht man Degeneration von Neuronen, Erweichungsherde und manchmal spärliche Entzündungszeichen der Meningen.
Im Myokard entstehen unspezifische, herdförmige hypoxische Veränderungen infolge zunehmender Anämie oder Kreislaufstauung bei chronisch infizierten Patienten. In Einzelfällen weist das Myokard auch fokale entzündliche Infiltrate auf.[186] Die pathophysiologischen Störungen bei der Tropica-Form der Malaria sind meistens viel bedeutungsvoller als die morphologischen Veränderungen. Lungenödem oder Schock mit disseminierter intravasaler Gerinnung, manchmal ohne zusätzliche typische Läsionen, sind häufige Todesursachen beim nichtimmunen Patienten.

Das Bild, das sich der Laie von Malaria macht, beschränkt sich auf die typischen paroxysmalen Fieberschübe. Nach einer Inkubationszeit von zwei bis drei Wochen und drei- bis viertägigem fieberhaftem Unwohlsein bricht die Krankheit mit Fieberanstieg bis 40° C aus, begleitet von Schüttelfrost und Krämpfen. Daneben finden sich trockene Hautrötung, Ruhelosigkeit, hartnäckige Kopfschmerzen, Gliederschmerzen und manchmal Delirium. Nach einigen Stunden sinkt die Körpertemperatur unter Schweißausbruch, gefolgt von Erschöpfung. Der nächste Fieberanfall tritt nach einer Ruhepause von 1–2 Tagen auf. Dieses typische Muster sieht man in Industrieländern bei Touristen nach der Heimkehr oder bei ausländischen Besuchern mit schweren akuten *P. falciparum*-Infektionen; der Verlauf kann durch eine wirkungslose medikamentöse Prophylaxe verändert werden. Derselbe Ablauf stellt sich ein bei Malaria, die durch Bluttransfusion oder Spritzentausch erworben wurde, oder bei Wiederaufflammen einer behandelten chronischen Tertiana oder Quartana, besonders nach Splenektomie.
Das typische klinische Bild trifft ironischerweise nur für einen Bruchteil der Malariafälle zu. In Endemiegebieten sind latente Infektionen sehr viel häufiger, vor allem in den feuchten Tropen (z. B. Westafrika), wo die Parasiten andauernd übertragen werden.[183] Nach Überstehen der Infektion im Kleinkindesalter entwickeln die Bewohner dieser Gegenden eine Teilimmunität. Die Parasitämie ist wenig ausgeprägt und geht mit oder ohne Hepatosplenomegalie und leichten Fieberschüben einher. In Ländern mit abwechselnden Trocken- und Regenperioden (z. B. westliches Lateinamerika) nimmt die Erkrankungsrate parallel der Zahl der sich vermehrenden Mücken zu («Sommer-Herbst-Muster»). Nur wenige Fieberanfälle folgen dem typischen Muster. Das klinische Bild der Krankheit variiert in Endemiegebieten beträchtlich. Bei jüngeren Kindern wird Malaria leicht mit Pneumonie, Durchfallerkrankungen oder Abdominaltyphus verwechselt. Ältere Kinder sind hauptsächliche Opfer des seltenen, mit einer *P. malariae* assoziierten nephrotischen Syndroms.[187] Die endemische Malaria tritt aber auch auf als chronische Anämie mit Hepatosplenomegalie, langdauernde fieberhafte Erkrankung unbekannter Ursache, akute Niereninsuffizienz oder schleichend beginnender Ikterus und Leberversagen.
Eine *P. falciparum*-Infektion nimmt am ehesten bei nichtimmunen Jugendlichen oder Erwachsenen sowie bei Splenektomierten einen fatalen Verlauf. Die tödlich verlaufende Form der Krankheit weist eines oder alle der folgenden Kennzeichen auf: Gehirnbefall mit Delirium und Koma, hypothermer Schockzustand («kalte Malaria»), Lungenödem, disseminierte intravasale Gerinnung, akute Niereninsuffizienz mit Hämoglobinurie oder Leberversagen.
Ungeachtet des klinischen Bildes steht und fällt die Diagnose mit der Identifikation der Erreger im Blutausstrich («dicker Tropfen»). Zwischen Schwere der Krankheit und Ausmaß der Parasitämie besteht eine klare Korrelation. Die Differenzierung der vier Plasmodienarten erfordert spezialisierte Kenntnisse der morphologischen Eigenschaften der Parasiten. Für Prophylaxe und Therapie der Malaria wurden viele Medikamente entwickelt. Die Plasmodien waren mit der Entwicklung resistenter Stämme jedoch ebenso geschickt. Seit einiger Zeit können die Blutformen der Plasmodien kultiviert werden. Die Trager Kulturmethode wird zur Produktion isolierter und klonierter Parasiten und deren Antigen eingesetzt, aber auch für Sensibilitätsteste von Medikamenten verwendet. Die Information über den geografischen Herkunftsort des Infektes genügt aber in den meisten Fällen für die Einleitung der Therapie. Die medikamentöse Behandlung der Malaria ist nicht mehr so einfach wie vor dem Auftauchen resistenter Stämme. Im Bemühen um die Entwicklung eines Impfstoffes wurden Fortschritte erzielt, der erfolgreiche Einsatz einer Vakzine ist jedoch immer noch ungewiß.[188]

Babesiasis *(Babesia* spp.)*

Babesia microti, ein entfernter Verwandter der Plasmodien, verursacht eine akute, oft längerdauernde, mit Bettlägrigkeit verbundene Krankheit, jedoch selten mit tödlichem Ausgang. Infektionen treten vor allem an der Ostküste der USA auf. Die Rinderparasiten *B. bovis* und *B. bigemina* lösen bei splenektomierten Individuen sporadisch fieberhafte, rasch zum Tode führende Infektionen mit Hämolyse und Niereninsuffizienz aus; derartige seltene Infekte kommen weltweit vor.
Über 100 symptomatische Fälle, vor allem in der Altersgruppe der über 40jährigen, wurden bisher beobachtet.[189] Serologische Untersuchungen zeigen, daß asymptomatische Infektionen unter den Bewohnern

und Sommertouristen der Ostküste jeden Alters weit verbreitet sind. *Babesia microti* wird durch den Biß der winzigen Nymphe von *Ixodes dammini* übertragen. Diese Schildzecke parasitiert in ihrer adulten Form Rotwild und Mäuse. Der Parasit wird transovariell an die Nachkommen weitergegeben. Die Nymphen sind zwischen den Monaten Mai und September aktiv; die menschliche Krankheit tritt mit einem Monat Verspätung auf diesen Zeitplan auf. Der Mensch ist zufälliges und oft unbewußtes Opfer des Parasitenzyklus. *B. microti* besiedelt selektiv die Erythrozyten. Im Gegensatz zur *P. falciparum*-Infektion, mit der die Babesiasis verwechselt werden kann, fehlt die Pigmentbildung. Infektionen wurden auch schon durch Blut- oder Plättchentransfusionen asymptomatischer Spender übertragen. Da Blutspender nicht routinemäßig auf Babesia untersucht werden, ist die Rolle dieser Infektion bei Post-Transfusionsfieber unklar.

Symptome der Babesiasis sind Kopfschmerzen, Fieber, Frösteln, Muskelschmerzen sowie Müdigkeit und können daher eine «Sommergrippe» vortäuschen. Der Fieberzustand dauert meistens nicht länger als eine Woche, und die spontane Erholung geht langsam vor sich. In splenektomierten oder durch chronische Krankheit geschwächten Patienten tritt ein schwereres Krankheitsbild auf. Die langdauernde oder rekurrierende Affektion wird begleitet von Erbrechen, Hämolyse, Ikterus, Hämoglobinurie, Nierenversagen oder Koma. *Der Grad der Parasitämie ist ein guter Indikator für die Schwere der Infektion.* In leichten Fällen ist nur 1% der Erythrozyten infiziert, während bei einer Parasitämie mit einem Befall von mehr als 30% der Erythrozyten ein lebensgefährdender Zustand erreicht wird. Eine deutliche Erythrophagozytose steht in Zusammenhang mit der Zerstörung der roten Blutzellen. Die durch *B. bovis* ausgelöste Krankheit mit einer Letalität von über 60% gleicht einer schweren *B. microti*-Infektion. Zur Behandlung steht die Kombination von Chinin und Clindamyzin, mit der ein Anstieg der Parasitämie verhindert wird, als Mittel der Wahl zur Verfügung.

Bei Fällen mit tödlichem Ausgang stehen morphologisch die Befunde bei Schock und Hypoxie im Vordergrund. Diese umfassen Ikterus, Lebernekrosen, aktue Tubulusnekrosen in der Niere, Hämolyse, Hämoglobinurie, Anämie sowie gelegentlich Blutungen. Hautveränderungen, die auf einen Zeckenbiß hindeuten würden, fehlen vollständig. Die Diagnose beruht auf der morphologischen Beurteilung Giemsa-gefärbter Blutausstriche. Intraerythrozytäre Ringformen sind winzig und in routinemäßig gefärbten Schnittpräparaten schlecht sichtbar.

Afrikanische Trypanosomiasis (Schlafkrankheit) *(Trypanosoma rhodesiense, T. gambiense)**

Die afrikanische Trypanosomiasis tritt in den folgenden klinischen Stadien auf: (1) akuter Fieberschub mit Purpura und DIG; (2) chronische, episodische Fieberschübe mit Lymphknotenvergrößerung und Splenomegalie; und schließlich (3) zunehmende Hirnfunktionsstörungen, die zu «Schlafkrankheit», Kachexie und Tod führen. Das erste Stadium wird gelegentlich übersehen. Die durch *T. rhodesiense* ausgelöste Krankheit nimmt meistens einen akuten und virulenten Verlauf. Vektor ist die Tsetsefliege *(Glossina)*, die in den ebenen Savannen von Ostafrika vorkommt. Die Infektion durch *T. gambiense* neigt zur Chronizität, und ihr Vektor (ebenfalls eine Tsetsefliege) bevorzugt den westafrikanischen Busch. Die seltenen Fälle in den USA oder in Europa sind alle importiert. Fliegen der Gattung Glossina kommen nur in Afrika vor. Durch ihren Biß wird auch *T. brucei brucei* auf Wildtiere und Rinder übertragen; die menschenpathogenen Trypanosomen stammen von dieser Vorläuferspezies ab, die ihre Pathogenität für den Menschen verloren hat. In einem Gebiet von mehreren Millionen Quadratkilometern sind Rinder und Schafe mit *T. brucei* infiziert. Wildtiere sind auch ein Reservoir für *T. rhodesiense*, während *T. gambiense* vorwiegend von Mensch zu Mensch übertragen wird. Tsetsefliegen scheinen sich über lärmige Fahrzeuge zu ärgern, und man weiß, daß Teilnehmer einer Safari deshalb besonders gefährdet sind.[191]

Bei der Blutform der Trypanosomen (Trypomastigoten) handelt es sich um spindelförmige, mit Flagellen ausgestattete, bewegliche Protozoen, die sich durch eine undulierende Membran an ihrer Längsseite auszeichnen. Nach Inokulation der «Speichelform» durch die Tsetsefliege kommt es zur lokalen Metamorphose und Proliferation des Parasiten. Die neugebildeten Trypomastigoten dringen in Lymph- und Blutgefäße ein und produzieren eine Parasitämie. Die Erreger sind im Blut dem Angriff opsonisierender Antikörper gegen oberflächliche Glykoproteinantigene ausgesetzt. Die Parasiten sind jedoch imstande eine scheinbar endlose Reihe verschiedener Antigenvarianten zu produzieren. Dies führt dazu, daß jeder Folgeklon sich bereits vermehrt, bevor seine Vorläufer unter der Einwirkung der Antikörper eliminiert werden konnten. Diese genetisch programmierte Sequenz der Antigenvariation[192] erklärt die sich wiederholenden Fieberschübe. Die chronische Belastung des Immunsystems, vor allem der B-Lymphozyten, bewirkt beim Wirt eine Hyperplasie des lymphatischen Systems mit Lymphadenopathie und Splenomegalie, begleitet von einer auffälligen Erhöhung des IgM-Spiegels im Serum. Nur ein Teil der produzierten Antikörper ist spezifisch gegen Trypanosomen-Antigene gerichtet; der größere Teil beruht auf einer polyklonalen B-Zell-Aktivierung. Die zelluläre Immunität ist vermindert.[193] Trypanosomen werden jedoch durch neutrophile Granulozyten und Makrophagen eliminiert, da sie nicht über Katalase oder andere Mechanismen zur Neutralisation von Sauerstoffradikalen verfügen. Man weiß nicht, wie die durch Trypanosomen verursachten Gewebeschäden zustande kommen. Wahrscheinlich sind durch Immunkomplexe aktivierte Kinine und andere Entzündungsmediatoren beteiligt. Die Freisetzung lysosomaler Enzyme aus zugrunde gehenden Phagozyten könnte auch eine Rolle spielen.

An der Stelle des Insektenbisses kann sich eine große rote, geschwürige Läsion bilden, vor allem bei Infektion mit *T. rhodesiense*. Bei dieser Hautveränderung handelt es sich um einen akuten gemischtzelligen Entzündungsherd mit Vasodilatation und Ödem, in dem massenhaft Parasiten nachweisbar sind. Mit zunehmender Krankheitsdauer kommt es zur Lymphknoten- und Milzvergrößerung infolge Zunahme des Lymphozyten-, Plasmazell- und Makrophagengehaltes. Trypanosomen sind klein und werden leicht übersehen, außer in «überfärbten» Giemsapräparaten. Sie neigen dazu, sich in Kapillarschlingen (z.B. Plexus chorioideus oder Glomerula) anzureichern. Mit der Zeit und vor allem bei längerdauernder Gambiense-Infektion durchbrechen die Mikroorganismen die Blut-Hirn-Schranke und dringen in das ZNS ein. Aus der anfänglichen Leptomeningitis entsteht nach Invasion der perivaskulären Virchow-Robin-Spalträume letztlich eine demyelinisierende Panenzephalitis. In allen entzündlichen Infiltraten finden sich auffällig viele Plasmazellen mit Proteinkugeln (Russell-Körperchen). Die schwere akute Form der Trypanosomiasis führt häufig zu DIG, interstitieller Myokarditis oder terminaler bakterieller Superinfektion. Bei der chronischen Form entwickelt sich eine zunehmende Kachexie. Die betroffenen Patienten verfallen in einen antriebslosen, desorientierten Zustand und gehen jämmerlich zugrunde.

Die Rhodesische Variante der Krankheit beginnt häufig mit dem akuten Einsetzen klinischer Symptome, während bei der Gambia-Form die Fieberschübe oft durch Latenzperioden wechselnder Länge (Monate bis Jahre) getrennt auftreten. Vor dem Auftreten von ZNS-Manifestationen wird die Krankheit oft mit anderen Infektionskrankheiten verwechselt. Die Diagnose wird durch den morphologischen Erregernachweis gestellt. Während frühen Parasitämie-Phasen sind die Parasiten leicht in Blutausstrichen nachweisbar. Im chronischen Stadium finden sie sich meist in geringer Zahl in Knochenmark, Lymphknoten und Milz. Die typische Vermehrung von Serum-IgM ist diagnostisch hilfreich, wenn der Erregernachweis nicht gelingt. Weitere Anhaltspunkte sind Anämie, Granulozytopenie und eine beschleunigte Senkungsreaktion. Sofern der Patient mit dem Gambiense-Infekt lang genug überlebt, tritt die Krankheit in ihre meningoenzephalitische Phase. Kopfschmerzen und Lethargie leiten allmählich über zum traurigen, rein vegetativen Endzustand mit halbgeschlossenen Augenlidern, offenem Mund, völliger Reaktionslosigkeit auf äußere Reize und schließlich Tod im Koma. Die verheerenden Hirnmanifestationen wurden mit der Bildung von Phenylpyruvat und Indol-3-Äthanol durch Trypanosomen im Gehirn in Verbindung gebracht.[194] Die afrikanische Trypanosomiasis kann in Frühstadien behandelt werden. Behandlungsversuche der fortgeschrittenen Schlafkrankheit mit Di-Fluoromethyl-Ornithin sind vielversprechend und lassen Hoffnung aufkommen, wo bisher keine war.

Intrazelluläre Protozoen

Chagas-Krankheit (amerikanische Trypanosomiasis) (*Trypanosoma cruzi*)*

Die Chagas-Krankheit, auch amerikanische Trypanosomiasis genannt, kommt im Gebiet zwischen Texas und Argentinien vor. Das akute Stadium verläuft asymptomatisch oder mit Fieber und akuter Myokarditis. Die chronische Phase der Krankheit, die in zunehmendem Herzversagen endet, ist die wichtigste kardiale Todesursache mehrerer lateinamerikanischer Länder. Streng auf Brasilien beschränkt verursacht die chronische Chagas-Krankheit auch Megaösophagus und Megakolon.

Hunde und wild lebende Tiere, vor allem Opossum und Gürteltier, sind die natürlichen Wirte der *T. cruzi*-Stämme, der Mensch jedoch ist die wichtigste Quelle der Krankheit beim Menschen. Die Übertragung des Parasiten erfolgt durch eine Raubwanzenart (Trotomiden), die in Spalten verfallender Häuser leben und sich vom Blut schlafender Bewohner ernähren. Eine Infektion wird auch durch transplazentäre Passage des Erregers, Transfusionen oder Laboratoriumsunfälle erworben.

Trypanosoma cruzi ist ein spindelförmiger Hämoflagellat mit einer undulierenden Membran, der im Blut zirkuliert, ohne sich aber in Blutzellen zu vermehren. Der Erreger dringt in Gewebezellen ein, nimmt eine vermehrungsfähige Leishmanien-Form an, und die neugebildeten Parasiten werden wieder an das Blut abgegeben. Die Vermehrung in den parasitierten Zellen führt zur Bildung von Pseudozysten, die mit Mikroorganismen vollgepackt sind (Abb. 7.54). Mit zunehmender Krankheitsdauer nimmt die Parasitämie ab. Die Gewebeform bleibt erhalten und bewirkt 1) progrediente akute Infektionen; 2) latente Infektionen unbestimmter

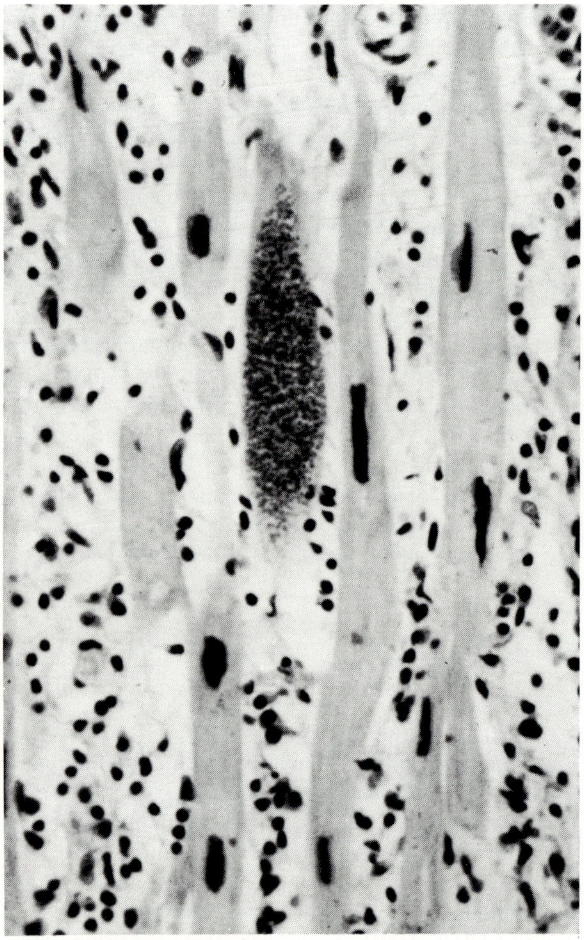

Abb. 7.54: Chagas-Myokarditis. Mit *T. cruzi* gefüllte Pseudozyste, interstitielles Ödem, Infiltration mit lymphomonozytoiden Zellen.

Dauer; oder 3) chronische Infektionen nach einer Latenzperiode.

Bei der *akuten Krankheit* beruht der Gewebeschaden auf der direkten Besiedlung von Zellen durch die Parasiten und der daraus entstehenden entzündlichen Reaktion. An der Stelle des Wanzenbisses bildet sich eine erythematöse Schwellung der Haut, Chagom genannt, die sich spontan zurückbildet. Seltener dient die Konjunktiva als Eintrittspforte, und es kommt zu unilateralem Ödem, präaurikulärer Lymphadenopathie und Exophthalmus (Romana Zeichen). Jeder, auch einer vermeintlich lokalen, Infektion folgt eine vorübergehende Parasitämie. Bei vielen Infizierten besteht die einzige Krankheitsmanifestation jedoch nur in der Produktion von Antikörpern gegen Trypanosomen-Antigene. Die Weiterentwicklung zur akuten Chagas-Krankheit geht mit ausgeprägter Parasitämie und Fieber einher, meist begleitet von kardialen Symptomen sowie manchmal generalisierter Lymphadenopathie und Splenomegalie. Die akute Myokarditis bei Chagas-Krankheit ist meistens leicht und wird nur aufgrund vorübergehender Veränderungen im EKG festgestellt, führt aber in schweren Fällen zu rasch zunehmender Dilatation der Ventrikel und Herzversagen. Selten entsteht bei Neugeborenen und Kleinkindern eine Meningitis. Die akute Krankheit endet in 5–10% der Fälle mit dem Tode, meistens aus kardialer Ursache. In der Mehrzahl der Fälle gehen Fieberreaktion und Herzveränderungen mit dem Verschwinden der Parasiten aus Blut und Gewebe langsam zurück, und es folgt eine beschwerdefreie Latenzperiode wechselnder Dauer.

Die *chronische Krankheit* beginnt im mittleren Lebensalter und manifestiert sich klinisch als zunehmende Herzinsuffizienz. In diesem Stadium ist die Parasitämie wenig ausgeprägt, und auch die Gewebeform des Erregers ist nur spärlich vorhanden und in histologischen Schnitten kaum sichtbar. Trotzdem finden sich im Myokard und manchmal in der Skelettmuskulatur ausgedehnte entzündliche Infiltrate, die in krassem Mißverhältnis zur geringen Parasitenzahl stehen. Die Pathogenese der chronischen Chagas-Krankheit ist unbekannt.

Man hat vorgeschlagen, daß eine durch zytotoxische T-Lymphozyten vermittelte Autoimmunreaktion oder Antikörper, die gegen Endokard, Myokard, Skelettmuskulatur und Endothelien gerichtet sind (EVI-Antikörper), eine Rolle spielen würden. Es ist jedoch unklar, ob diese Immunreaktionen Ursache oder Folge der Gewebeschädigung sind.[196]

Bei der **tödlich verlaufenden, akuten Chagas-Myokarditis** sind die morphologischen Veränderungen in diffuser Verteilung im ganzen Herzen sichtbar. Haufen des Erregers in der Leishmanien-Form bilden in den angeschwollenen Myokardfasern intrazelluläre Pseudozysten. Man findet überall im Myokard Nekroseherde mit ausgedehnten, dichten, akuten entzündlichen Infiltraten im Interstitium (Abb. 7.54). Oft sind alle vier Herzkammern erweitert.

Bei typischen Fällen der **chronischen Chagas-Krankheit** findet man ein dilatiertes, abgerundetes, vergrößertes und schweres Herz. Oft sind murale Thromben vorhanden, die bei etwa der Hälfte der Autopsiefälle zu Embolien und Infarkten in den Lungen und im Versorgungsgebiet des großen Kreislaufs geführt hatten. Histologisch zeigen sich interstitielle und perivaskuläre entzündliche Infiltrate, die vor allem aus Lymphozyten, Plasmazellen und Makrophagen bestehen. Das Infiltrat ist an der Verzweigungsstelle des rechten Bündels des Reizleitungssystems am dichtesten.[197] Verstreute Nekroseherde im Myokard werden gelegentlich beobachtet. Daneben besteht eine interstitielle Fibrose, besonders gegen die Spitze des linken Ventrikels, die zur aneurysmatischen Dilatation und Abnahme der Wanddicke führen kann (ein für die chronische Chagas-Myokarditis typisches, jedoch nicht pathognomonisches Zeichen). In den Endemiegebieten von Brasilien weist mehr als die Hälfte der Patienten mit Myokarditis auch eine Erweiterung des Ösophagus und des Kolons auf. Diese zusätzlichen Veränderungen sollen auf Schädigungen der autonomen Nervenversorgung dieser Organe beruhen. In den entsprechenden Ganglien konnten aber in diesen Spätstadien der Krankheit nie Parasiten nachgewiesen werden.

Bis zu 10% der ländlichen Bevölkerung in Endemiegebieten leiden an chronischer Chagas-Herzkrankheit. Symptome und Zeichen reichen von Rechtsschenkelblock über zunehmende Herzinsuffizienz oder thromboembolische Manifestationen bis zu plötzlichem, unerwartetem Tod. In Spätstadien der Krankheit werden im Blut kaum Erreger gefunden, doch sind meistens komplementfixierende Antikörper nachweisbar. Ein aufwendigerer, aber manchmal notwendiger Weg besteht in der Xenodiagnose, d.h. Identifikation der Parasiten in Laboratoriums-Wanzen, die dem Patienten auf die Haut aufgesetzt werden. Neuere Medikamente stehen für die Behandlung der akuten Infektion zur Verfügung, keines hat sich jedoch bei chronischen Fällen als wirkungsvoll erwiesen.[198]

Leishmaniase *(Leishmania* spp.)*

Alle klinischen Formen der Leishmaniase werden durch Vertreter eines einzigen Lebensstadiums des Parasiten verursacht. Es handelt sich um winzige (< 3 μm), nicht begeißelte intrazelluläre Amastigoten, die in Gewebeschnitten oder auf Ausstrichen durch zwei basophile Punkte gekennzeichnet sind. Diese Punkte entsprechen Zellkern und Kinetoplast, d.h. einem modifizierten Mitochondrium oder «Parabasalkörperchen», das eng am ebenfalls punktförmigen Basalkörper (Blepharoplast) anliegt. Alle Leishmanien werden mit dem Biß des Sandflohs (d.h. verschiedene Unterarten von Phlebotomus in der Alten und von Lutzomyia in der Neuen Welt) übertragen. *Die Krankheitsmanifestationen variieren in Abhängigkeit von Parasitenspezies und Endemiegebiet beträchtlich.* Bis zur verbesserten Taxonomie der Leishmanien[199] wird hier die übliche Klassifizierung verwendet. Danach unterscheidet man die *viszerale Leishmaniase* oder *Kala-Azar* (verursacht durch *L. donovani*), die *mukokutane Leishmaniase* oder *Espundia* (Erreger: *L. brasiliensis*) und die *Hautleishmaniase* oder *Orientbeule* (Erreger: *L. tropica* und *L. major*). Alle Infektionen kommen bei armen Bewohnern entlegener Gegenden vor.

Kala-Azar («schwarzes Fieber» in Hindi) wird durch ausgedehnte Invasion des Monozyten/Makrophagen-Systems durch *L. donovani* verursacht. Nach schleichendem Beginn manifestiert sich die schwere Systemkrankheit mit Hepatoplenomegalie, Lymphadenopathie, Panzytopenie, Fieber und Gewichtsverlust. Die durch Überladung der Makrophagen mit Leishmanien herbeigeführte Blockade des Phagozytensystems, verstärkt durch die Panzytopenie, prädisponiert die Patienten für interkurrente Infekte, die übliche Todesursache. Auch Blutungen infolge Thrombozytopenie führen zum Tode.

Milz, Leber und Lymphknoten sind stark vergrößert. Die Milz kann enorme Dimensionen annehmen (bis 3 kg), und die Lymphknoten weisen Durchmesser von 4–5 cm auf. Die Lebervergrößerung hält sich dagegen im Grenzen. In diesen Organen findet man aufgetriebene Makrophagen, die mit Leishmanien angefüllt sind (Abb. 7.55). Die Milz ist mit erregerhaltigen Makrophagen überschwemmt. Dies und die begleitende Plasmazellvermehrung überdecken die normale Organstruktur. In Spätstadien der Krankheiten stellt sich eine zunehmende und irreversible Leberfibrose ein. Makrophagen füllen das Knochenmark und finden sich auch in Lunge, Magen-Darm-Trakt, Niere, Pankreays, Hoden und anderen Organen. Oft beobachtet man eine Hyperpigmentierung der Haut an den Extremitäten, was zur indischen Krankheitsbezeichnung führte. In den Nieren sind die Glomeruli durch Ablagerungen von Immunkomplexen und mesangiale Zellvermehrung verändert[200], und in fortgeschrittenen Stadien kommt es häufig zu Amyloideinlagerungen.

Meistens entsteht an der Stelle des Flohbisses keine Hautveränderung. Bei der afrikanischen Form kann sich eine Läsion («primärer Schanker») bilden, die sich bei Entwicklung der Systemkrankheit (manchmal nach einer Latenz von einem Jahr) längst zurückgebildet hat. Fieberhafte Perioden mit hohen Temperaturzacken wechseln ab mit Remissionen. Die meisten Patienten suchen den Arzt erst auf, wenn sie Hepatosplenomegalie, Lymphknotenvergrößerungen und Panzytopenie aufweisen. Der Serumalbumin-Spiegel ist meistens erniedrigt bei *ausgeprägter IgG-Hypergammaglobulinämie* (im Gegensatz zur IgM-Vermehrung bei afrikanischer Trypanosomiasis). Gerinnungsstörungen sind häufig. Patienten, die meist infolge frühzeitiger Therapie eine viszerale Leishmaniase überstehen, entwickeln häufig ausgedehnte Hautveränderungen. Dieses «post-Kala-Azar-dermale Leishmanoid» äußert sich in entstellenden papulösen oder knotigen Veränderungen, die an schwere lepromatöse Lepra erinnern. Histologisch findet man in den Hautveränderungen viele mit *L. donovani* angefüllten Makrophagen. Leider sprechen derartige Fälle sehr schlecht auf Chemotherapie an.

Zur Diagnose eignet sich der Nachweis von *L. donovani* in Ausstrichen, Gewebeschnitten oder in Kultur in Spezialmedien. Hautteste mit Leishmanin werden verwendet zum Überprüfen der Reaktionslage des Wirtes, können jedoch in späten Krankheitsphasen negativ ausfallen.

Mukokutane Leishmaniase (oder Espundia) ist endemisch im Hinterland mehrerer südamerikanischer Länder, einschließlich Brasiliens. Sie wird durch verschiedene Arten und Stämme von Neuwelt-Leishmanien verursacht. Die Krankheit beginnt als chronisches Hautulkus («tropical sore») an Bein, Vorderarm, Rumpf oder Gesicht. Vor oder während der Regression der Hautläsion, manchmal aber auch Jahre später, entstehen *sekundäre, feuchte, ulzeröse oder nichtulzeröse Veränderungen an den Haut-Schleimhaut-Grenzen.* Diese Sekundärläsionen in Larynx, Nasenseptum, Anus oder Vulva destruieren und entstellen. Spontan auftretende Phasen der Exazerbation und Remission wechseln während langer Zeit ab. Die histopathologischen Befunde sind entsprechend Aktivität und Dauer der Läsionen sehr unterschiedlich.[201]

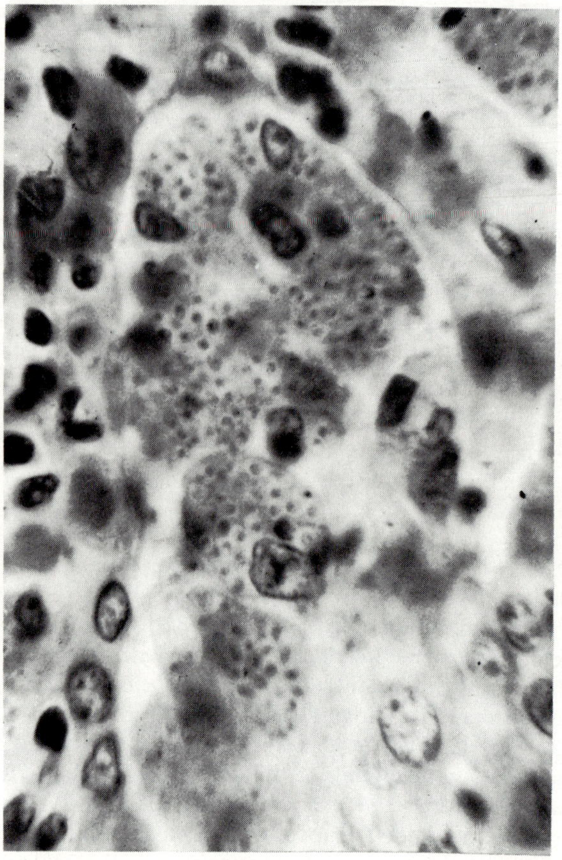

Abb. 7.55: Viszerale Leishmaniose (Kala-Azar). Makrophagen in Lymphknoten sind mit Leishmanien beladen.

Zu Beginn findet man ein gemischtzelliges entzündliches Infiltrat mit vielen erregerhaltigen Makrophagen, Lymphozyten und Plasmazellen. In späteren Stadien herrschen granulomatöse Veränderungen vor, und die Parasitenzahl nimmt ab. Erreger werden daher nur in Gewebeproben gefunden, die am Ulkusrand entnommen wurden.[202] Am ehesten sind Leishmanien in frischen, Giemsa-gefärbten Abklatschpräparaten nachweisbar.

Mit der Zeit vernarben die Hautveränderungen. Auch während des spontanen oder medikamentös unterstützten Heilungsprozesses bleiben vitale Erreger in den Läsionen erhalten, und eine Reaktivation ist auch nach langen Intervallen möglich. Die Rolle von Immunreaktionen bei der Leishmaniase hat vieles gemeinsam mit derjenigen bei Lepra, obschon noch vieles unklar ist.

Kutane Leishmaniasis kommt in der Alten und in der Neuen Welt vor. Bei der Orientbeule (auch «Aleppobeule» genannt), die durch *L. tropica* oder *L. major* hervorgerufen wird, handelt es sich um *eine im Vergleich zu Läsionen der mukokutanen Variante leichte und lokale Affektion.* Die Krankheit ist in Südasien und Teilen Afrikas sehr verbreitet. analoge chronische, selbstheilende Ulzera treten auch in lateinamerikanischen Gebieten auf und betreffen typischerweise das Ohr (d.h. die bevorzugte Lokalisation des Bisses der lokalen Sandflöhe). Die amerikanische kutane Leishmaniase wird durch *L. mexicana* hervorgerufen, deren südlichstes Habitat sich mit demjenigen von *L. brasiliensis* überschneidet. Die beiden Parasitenspezies können durch Hybridisierung der Kinetoplasten-DNA unterschieden werden.[199]

Die afroasiatische und die südamerikanische Form der tropischen Ulzera entstehen immer als Einzelläsion an exponierten Körperstellen. Nach langer Inkubationszeit erscheint eine juckende Papel mit induriertem Rand. Die Papel wird zum flachen, unregelmäßig begrenzten Ulkus, das sich langsam vergrößert. Die Heilung dauert noch länger als der Krankheitsbeginn, aber **die meisten Läsionen bilden sich unbehandelt innerhalb von sechs Monaten zurück.** Mikroskopisch zeigt sich eine granulomatöse Entzündungsreaktion. Vollentwickelte Läsionen enthalten nur wenige Parasiten, doch können Leishmanien in Kulturen nachgewiesen werden. Hautteste mit Leishmanin fallen stark positiv aus.

Diffuse kutane Leishmaniase als seltenste Form wurde bisher nur in Äthiopien und angrenzendem Ostafrika, Venezuela, Brasilien und Mexiko beobachtet. *Auch diese Krankheitsform beginnt mit einem solitären Hautknötchen, das sich jedoch kontinuierlich ausbreitet, bis der ganze Körper von bizarren Knoten bedeckt ist. Das Bild erinnert an Keloide, große Warzen oder Lepraknötchen.* Es bilden sich keine Ulzera. Mikroskopisch entdeckt man große Aggregate von schaumartig aufgetriebenen Makrophagen, die Myriaden von Leishmanien enthalten. Typischerweise zeigen die Patienten eine Anergie gegen Leishmanin, jedoch auch gegen andere Hauttest-Antigene. Wegen der Ähnlichkeit mit Lepra werden die Patienten oft irrtümlicherweise in Leprakliniken eingewiesen. Die medikamentöse Behandlung dieser Form der Infektion ist äußerst schwierig. Die enge Beziehung zu Defekten der T-Zell-Funktionen ist offensichtlich, doch bleibt unklar, ob die immunologische Störung Ursache oder Folge der Krankheit ist. Gewisse Hinweise deuten darauf, daß die diffuse kutane Leishmaniase durch bestimmte Erregerstämme verursacht wird.

Toxoplasmose *(Toxoplasma gondii)*

Toxoplasma gondii ist eine Kokzidie, die viele Tierarten parasitiert. Endwirte sind Hauskatzen und einige Wildkatzenarten, in deren Darm durch sexuelle Vermehrung fertile Oozysten gebildet werden. Kurz nach ihrer Ausscheidung mit den Faeces sind die Oozysten hochinfektiös für die meisten Tiere und den Menschen. Die Gewebeformen von *T. gondii* sind 3 auf 6 μm messende, bogenförmige *Tachyzoiten* sowie größere Zysten, die viele *Bradyzoiten* enthalten. Die Krankheit ist auch mit diesen Gewebeformen auf Tiere und Menschen übertragbar, hauptsächlich durch das Essen von rohem Fleisch. Der anpassungsfähige Lebenszyklus der Toxoplasmen führten zu hoher Prävalenz im ganzen Tierreich. Auch die Infektion des Menschen hat weltweite Verbreitung. In den feuchten Tropen sind fast sämtliche Bewohner infiziert, aber der Anteil Infizierter in trockenen oder kalten Gegenden liegt etwas tiefer. *In den USA und in Europa weisen 15–50% der Bevölkerung Antikörper gegen T. gondii auf; die große Streubreite beruht auf regionalen Unterschieden.*

T. gondii ist für das intrazelluläre Überleben in verschiedenen Wirtsspezies ausgezeichnet adaptiert und ruft daher selten eine Krankheit hervor. Die Toxoplasmose beim immunkompetenten Erwachsenen verläuft meistens leicht oder subklinisch und heilt spontan. *Schwer betroffen sind jedoch Feten, Säuglinge und immunsupprimierte Patienten jeden Alters.*[204,205] *In dieser prädisponierten Gruppe manifestiert sich die Toxoplasmose als zerstörerische Krankheit, die mit schwerer ZNS-Schädigung oder Blindheit einhergeht. Aus diesem Grund sollten Schwangere den Kontakt mit infizierten oder potentiell infizierten Katzen sowie das Essen von rohem Fleisch vermeiden.* Nach dem Eintritt über die Darmwand breitet sich *T. gondii* durch Infektion jeder Zelle im ganzen Körper aus. Die Parasiten gelangen zunächst als Tachyzoiten von Zelle zu Zelle. Später vermehren sie sich in einzelnen Zellen und bilden Mikrozysten, die während längerer Zeit inaktiv bleiben. Die spärlichen, während der subklinischen Infektion gebildeten Zysten sind nur durch Injektion eines Gewebehomogentes in Toxoplasma-freie Mäuse nachweisbar. *Es ist daher müßig, bei Infektionen von immunkompetenten Erwachsenen in Gewebeschnitten nach Parasiten zu suchen.* Im Gegensatz dazu finden sich Myriaden von Tachyzoiten in fortgeschrittenen Läsionen bei Neugeborenen oder Immunsupprimierten. Bei mikroskopischer Untersuchung mit starker Vergrößerung zeigt sich der typische Einzelkern, der sich von den basophilen Doppelpunkten der Trypanosomen-Leishmanien-Familie unterscheidet. Noch kennzeichnender, wenn auch weniger zahlreich, sind Zysten, die abgestorbenen, mit mehreren hundert Bradyzoiten angefüllten «Ammenzellen» entsprechen. Toxoplasmen sind in Blut oder Körperflüssigkeiten nicht nachweisbar. Dagegen *können hohe oder ansteigende Antikörpertiter mit Immunfluoreszenz oder ELISA bestimmt werden.* Bei Neugeborenen sind spezifische IgM-Antikörper besonders bedeutungsvoll, da deren passiver Übertritt aus der mütterlichen Zirkulation wenig wahrscheinlich ist.

Man unterscheidet verschiedene klinische Formen der Toxoplasmose:

1. Die akute Infektion des gesunden Erwachsenen zeigt sich gewöhnlich als Lymphadenopathie mit oder ohne Fieber, die den Beginn eines Lymphoms oder eines Virusinfektes vortäuscht. Die Untersuchung einer Lymphknotenbiopsie weist in den meisten Fällen auf die richtige Diagnose hin.
2. Die schwere, akute und fieberhaft verlaufende Form mit Pneumonie, Leberfunktionsstörungen oder gar Myokarditis wird bei Säuglingen und Kindern beobachtet, ist jedoch beim Erwachsenen selten.
3. Die Infektion der Mutter während der ersten Schwangerschaftswochen kann asymptomatisch ver-

laufen. Der Befall der Plazenta führt jedoch zu Totgeburten oder verursacht beim Neugeborenen Ikterus, Pneumonie, Myokarditis oder Enzephalitis, die oft zum Tode führen. Die nichttödliche Infektion des Fetus verursacht Hirnschädigungen, Hydrozephalus, verzögerte geistige Entwicklung, Krämpfe, Taubheit oder andere bleibende neurologischen Ausfälle. Diese Veränderungen zeigen sich sofort nach der Geburt oder mit zeitlicher Verzögerung.

4. Die Reaktivierung einer latenten Toxoplasma-Infektion bei immunsupprimierten Patienten äußert sich am häufigsten als akute, progrediente Enzephalitis. Wegen der raschen Entwicklung eines terminalen Komas wird sie häufig übersehen.

5. Eine Retinochorioiditis, die zu Erblindung und Glaukom führt, ist eine seltene Komplikation der chronischen Toxoplasmose bei Patienten unter Kortisontherapie.

Der häufigste morphologische Befund bei Toxoplasma-Infektionen immunkompetenter Erwachsener ist eine Lymphadenitis. Typischerweise findet man folgende Trias: Follikelhyperplasie, herdförmige Vermehrung von B-Lymphoblasten und verstreute, herdförmige Ansammlung einiger epitheloidzelliger Makrophagen zu schlecht begrenzten kleinen Granulomen. Die Veränderung, die bei Frauen häufiger beobachtet wird als bei Männern, bevorzugt zervikale Lymphknoten, vor allem im hinteren Nakkenbereich.[205] Die Vermutungsdiagnose wird durch serologische Untersuchungen bestätigt. Die Krankheit ist selbstlimitierend. Auch wenn die Infektion chronisch wird, ist bei späterer Schwangerschaft der Fetus ungleich weniger gefährdet als bei frischem Infekt.

Die **Toxoplasmose des Neugeborenen** ist gekennzeichnet durch destruktive Veränderungen in mehreren Organen, besonders im Gehirn. Ähnliche, aber meistens weniger destruktive Läsionen findet man bei der **schweren Form der Erwachsenen-Toxoplasmose**. Im ZNS bilden sich viele Tachyzoiten-enthaltende Mikrogliaknötchen, vor allem um Ventrikel und Aquädukt, gefolgt von ausgedehnter Nekrose, Gefäßthrombosen und ausgeprägten Entzündungsreaktionen. Die häufige Verlegung des Aquädukts führt zum Hydrozephalus. Diese Läsionen verkalken, sofern der Patient lange genug überlebt. Bei längerer Dauer der Krankheit entstehen im Nervengewebe häufig Toxoplasmazysten. Beim Kleinkind gehen der Hirnschädigung oft nekrotische Veränderungen von Leber und manchmal Nebennierenrinde voraus. Entzündungs- und Nekroseherde entstehen auch in Lunge und Myokard. Auffällig ist auch die extramedulläre Blutbildung.

Die **Toxoplasma-Enzephalitis bei immunsupprimierten Patienten** geht häufig mit der Bildung von Hirnzysten einher. Bei Ruptur dieser Zysten werden unzählige Bradyzoiten freigesetzt, die noduläre Mikrogliareaktionen hervorrufen. Folge ist das Auftreten multipler, zufällig verteilter Nekroseherde im Gehirn. Auch weitere Organe, wie Myokard, können vereinzelte Parasiten und herdförmig entzündliche, lymphomonozytoide Infiltrate aufweisen.

Bei der **Toxoplasma-Chorioretinitis** begleiten granulomatöse, entzündliche Veränderungen von Chorioidea und Skleren die Zerstörung der Retina durch Tachyzoiten.

Wegen der Diskrepanz zwischen der großen Zahl Infizierter und dem höchstens sporadischen Ausbruch von Erkrankungen werden Toxosplasmen häufig nicht als Ursache des uncharakteristischen klinischen Bildes erkannt. Der direkte Nachweis von *T. gondii* im Gewebe, die endgültige Bestätigung der Diagnose, wird häufig nicht rechtzeitig, d.h. zu Lebzeiten des Patienten, erbracht. Bei Verdacht auf Toxoplasmose ist es deshalb angezeigt, Antikörpertiter in Serumproben zu vergleichen, die zu Beginn der Krankheit und nach einem längeren Intervall entnommen wurden. Die Toxoplasmose beim Erwachsenen spricht auf eine kombinierte medikamentöse Therapie an, die fetalen Veränderungen sind jedoch irreversibel.

Wurmkrankheiten

Würmer (Helminthen) sind die größten und am weitesten entwickelten Endoparasiten des Menschen. Basis ihres Parasitendaseins ist die Langlebigkeit einzelner Würmer und nicht die Vermehrung innerhalb ihres Wirtes. Sie pflanzen sich durch Eier oder Larven fort, die einen Lebenszyklus in der Umwelt oder in einem Zwischenwirt absolvieren müssen, bevor die Reinfektion des Menschen möglich ist. Helminthen sind strikt wirtspezifisch. Diese Spezifität gilt für den Endwirt, in dem die sexuelle Fortpflanzung stattfindet, und auch für Zwischenwirte oder Vektoren, in denen sich der Parasit asexuell vermehrt. Im ungeeigneten Wirt ist die Entwicklung gehemmt, wie sich z.B. an der Infektion des Menschen mit tierischen Filarien zeigt.[206] Jede Art parasitischer Helminthen weist ihren eigenen, genau vorgeschriebenen Lebenszyklus auf. Obschon diese Zyklen wegen ihrer Abhängigkeit von menschlichem und tierischem Verhalten sehr verletzlich scheinen, sind sie in einigen Fällen anpassungsfähig genug, die Infektion von Millionen von Menschen aufrechtzuerhalten. Von wenigen Ausnahmen abgesehen (z.B. Strongyloiden), sind die individuellen Belastungen des Menschen mit Parasiten meist stabil und langdauernd. Sogar Reinfektionen führen in den wenigsten Fällen zu einer linearen Zunahme der Wurmzahl. Die Zahl etablierter Parasiten wird einerseits durch die Immunität des Wurmträgers eingeschränkt. Andererseits kann die Anwesenheit eines einzelnen Wurmes mit der Infektion durch weitere Parasiten interferieren (z.B. Schweinebandwurm, *Taenia solium*). Unter Endemiebedingungen ist der Hauptteil der Bevölkerung durch wenige Parasiten infiziert und bleibt symptomfrei. Nur wenige werden krank und leiden an schweren Infektionen. Die enorme weltweite Prävalenz (400 Millionen Askariden-Infektionen und 250 Millionen Fälle von Schistosomiase) widerspiegeln daher eher die Verbreitung der einzelnen Parasiten und nicht die Häufigkeit der Wurmkrankheiten.

Viele klinische Manifestationen der Wurmkrankheiten stehen mit Lokalisation und Wanderungsgewohnheiten des Parasiten in Zusammenhang. Aufgrund des Aufenthaltsortes der adulten Form können diese Parasiten stark vereinfacht in *intestinale* und *Blut/Gewebe-Helminthen* unterteilt werden. Verschiedene Würmer, die den Darm bewohnen, produzieren jedoch wandernde Larvenformen. Auch halten sich Bandwürmer im Darm oder Gewebe auf, je nachdem, ob der Mensch End- oder Zwischenwirt ist. Die einzige intrazelluläre Form menschlicher Parasiten ist die Muskellarve von *Trichinella spiralis*, deren langes Überleben für die kurzdauernde Existenz der adulten Form kompensiert. Taxonomisch werden drei Hauptklassen von Helminthen unterschieden: Rundwürmer (Nematoden), Plattwürmer (Zestoden) und Egel (Saugwürmer, Trematoden).

Intestinale Helminthen verhalten sich als Kommensale (d.h. als «akzidentell pathogen») oder Opportunisten, sind aber auch, sofern zahlreich, virulent pathogen. *Adulte Würmer rufen eine Krankheit hervor durch: (1) Kompetition für essentielle Nährstoffe des Wirtes (z.B. Vitamin B_{12}-Verbrauch durch* Diphyllobothrium latum; *(2) mechanische Obstruktion oder Perforation des Darmtraktes* (Ascaris lumbricoides); (3) *Blutsaugen (Hakenwürmer,* Ancylostoma *und* Necator); (4) *Auslösung entzündlicher Reaktionen und Interferenz mit Nährstoffaufnahme im Darm* (Strongyloides stercoralis); *oder (5) Auslösung von Überempfindlichkeitsreaktionen (viele Helminthen).* Überempfindlichkeitsreaktionen werden oft durch Würmer verursacht, deren Entwicklung einen vorübergehenden Gewebeaufenthalt erfordert. Wandernde Larven müssen in das Gewebe eindringen und sich mehrmals häuten, bevor sie im Darm zur adulten Form auswachsen. Während dieser Gewebepassage gehen weniger widerstandsfähige Larven zugrunde, und auch während des Häutungsprozesses werden Oberflächenbestandteile freigesetzt. Obschon keine Hinweise auf die Toxizität dieser Substanzen bestehen, steht ihre Antigenizität fest, und es kommt zur Auslösung humoraler und zellulärer Immunreaktionen des Wirtes. Eigenheiten der Wanderwege und Antigenvariationen erlauben trotzdem einer bedeutenden Zahl dieser Entwicklungsformen, der Wirtsabwehr zu entgehen und die bevorzugte Umgebung des Darms zu erreichen. Während einer Reinfektion ist die Zahl der Larven, die den Darm wieder erreichen, wegen der vorbestehenden Antikörper und T-Gedächtniszellen drastisch vermindert. Eine Immunsuppression macht diesen protektiven Effekt in dramatischer Weise zunichte. Auch die *Eosinophilie*, Kennzeichen der normalen Immunantwort gegen die stark glykosylierten Wurmantigene, bleibt beim immundefizienten Wirt aus.

Das Überleben intestinaler Rundwürmer ist gesichert bei Resistenz gegen Verdauungsenzyme und tiefen pH. Gewebe- und Blut-Helminthen haben dagegen ausgetüftelte Mechnismen entwickelt, mit denen sie humoralen und zellulären Abwehrreaktionen des Wirtes entgehen.

1. Während der Entwicklung von Bandwürmern und Egeln entstehen ähnliche Antigenvariationen im Zytoplasmaüberzug wie beim Häutungsprozeß der Wurmlarven.
2. Die Oberfläche wird mit wirtseigenen Molekülen, wie Erythrozyten- und Histokompatibilitätsantigenen, bedeckt, wodurch der Parasit immunologisch unkenntlich gemacht wird (Mimikry).[207]
3. Der Antigengehalt der Wurmoberfläche wird mit Hilfe noch schlecht bekannter Mechanismen reduziert.[208]
4. Enzyme der Larven- und Erwachsenenform von Blutegeln spalten Immunglobuline; dies führt zu Komplementverbrauch und Inaktivierung von Faktoren der Blutgerinnung.
5. Zystische Bandwurmlarven setzen sulfatierte Polysaccharide frei, die Entzündungsmediatoren hemmen; sie produzieren eigene Lipoxygenase-Produkte, welche die Plättchenaggregation verhindern.
6. Wegen dem sehr hohen Umsatz an Glykoproteinen und Phospholipiden des Parasitentegumentes, werden phagozytierende Leukozyten nach kurzem Oberflächenkontakt abgestoßen.[209]
7. Einige Helminthen produzieren Substanzen mit immunsuppressiver Wirkung.[210]

Es bestehen keine Zweifel darüber, daß diese Liste bald durch weitere, erfindungsreiche Ausweichmanöver der Gewebehelminthen ergänzt werden muß.[211]

Die Reinfektion eines Wurmträgers führt in jedem Fall weniger zu Krankheitserscheinungen als die Erstinfektion. Die erworbene Resistenz gegen Infektionen mit natürlich vorkommenden Helminthen ist jedoch selten vollständig. In den meisten Fällen überlebt der etablierte, adulte Wurm ungestört, während die Vernichtung der Neuankömmlinge verstärkt und beschleunigt vor sich geht. Die Gesamtzahl der Würmer erhöht sich nur wenig. Dieses Phänomen, «concomitant immunity» (Begleitimmunität)[212] genannt, ist T-Zell-abhängig unter Beteiligung vieler und komplexer Effektormechanismen. In einem experimentellen Schistosomiasis-Modell zeigte sich, daß für die Elimination des Parasiten Antikörper und zelluläre Effektorzellen notwendig sind. *Eosinophile Granulozyten sammeln sich* in vivo *am Ort des Parasitenunterganges an; in vitro* können diese Zellen in Anwesenheit spezifischer Antikörper frühe Parasitenformen töten, indem sie deren Tegument durch freigesetzte Sauerstoffradikale, Phospholipase A_2 und basische Proteine schädigen.[213] Andere Leukozyten, auch Makrophagen, scheinen ähnliche Eigenschaften zu besitzen.[214] Es bleibt unklar, ob eosinophile Granulozyten tatsächlich eine spezifische Schutzfunktion gegen Helminthen besitzen, oder ob sie nur zusammen mit anderen Leukozyten wirksam sind.[215]

Die erwachsenen Gewebehelminthen produzieren Eier oder Larven in einer Größenordnung, die ihr eigenes Volumen um ein Mehrfaches übersteigt. Eltern und Nachkommen sind reiche Quellen an exkretorischen und sekretorischen Substanzen. Einige dieser Produkte wirken als proteolytische Enzyme, andere als kräftige lösliche oder partikuläre Antigene, die starke Immunantworten auslösen. Wurmantigene und Immunkomplexe sind im Blut leicht nachweisbar und spielen wahrscheinlich eine wichtige Rolle beim Zustandekommen eines Teils der beobachteten Läsionen (z.B. Nephritis als Komplikation von Schistosomiasis oder Filariose). Noch wichtiger ist die Tatsache, daß Wurmantigene verschiedene Formen lokaler, generalisierter oder kombinierter Überempfindlichkeitsreaktionen hervorrufen. Ganz allgemein gilt, daß *das krankmachende Potential der Gewebehelminthen vor allem auf ihrer Fähigkeit beruht, ein ganzes Spektrum von Überempfindlichkeitsreaktionen auszulösen.* Nachweismethoden für wurmspezifische Antigene haben sich in epidemiologischen Untersuchungen und für die klinische Diagnostik als nützlich erwiesen, vor allem wenn die Parasiten selbst schwierig zu finden sind. Der klinische Wert wird durch die Möglichkeit einer Identifikation der Antigene mit monoklonalen Antikörpern noch erhöht. Im Gegensatz dazu beschränkt sich der praktische Einsatz von Impfstoffen gegen Helminthen vorläufig auf die Veterinärmedizin.

Intestinale Rundwürmer

Askariasis *(Ascaris lumbricoides)*

Ascaris lumbricoides ist gleichzeitig der größte (bis 35 cm Länge) und verbreitetste Vertreter der intestinalen Rundwürmer. Dieser Askaride kommt auf der ganzen Welt vor und ist von *A. suis*, dem Schweine-Askaris, nicht unterscheidbar. Er breitet sich beim Menschen durch fäkale-orale Übertragung aus. Bei den meisten infizierten Personen verhält sich *A. lumbricoides* als Kommensale, lebt im Darmlumen, verursacht keine Krankheit, stirbt spontan und wird ausgeschieden. Die Infektion ist vor allem bei Kindern verbreitet und wird vom zweiten Lebensjahrzehnt an seltener. Die Eier werden mit den Faeces ausgeschieden. Nach oraler Aufnahme der Eier werden im Magen die Larven freigesetzt. Die Larven dringen in das Gewebe und gelangen nach einem Migrationszyklus von der Lunge über Larynx und Trachea wieder in den Darm, wo sie zur adulten Form ausreifen.

Drei Umstände führen zu Erkrankungen:

1. Die jahreszeitlich wiederholte Migration von Askaris-Larven durch die Lunge kann allergische Atembeschwerden hervorrufen. Polysaccharid-Antigene von Askaris lösen eine kräftige IgE-Produktion aus.
2. Eine starke Verwurmung führt zur Obstruktion eines Darmsegmentes oder des Sphinkters.
3. Besonders bewegliche Würmer dringen in Appendix oder Gallegänge ein. Sie führen zur Perforation oder bakteriellen Infektion mit Peritonitis, Cholangiitis oder Sepsis.

Askaris-Allergien mit Hypereosinophilie, Asthma oder Urtikaria treten in Teilen des Nahen Ostens, besonders auf der arabischen Halbinsel, saisonal auf.[216] Eine klinisch schwerwiegende Form mit allergischer Pneumonie wurde nach massiver Infektion mit Eiern von *A. suis* als Folge eines Studentenulks beobachtet.[217] Bei Kindern – vor allem in den Tropen – kann sich infolge Obstruktion des Pylorus durch Würmer eine Notfallsituation einstellen. Diese Komplikation kann durch eine Röntgenkontrastuntersuchung erkannt und meist ohne chirurgischen Eingriff bereinigt werden. Im Gegensatz dazu erfordert die Perforation des Appendix einen Notfalleingriff, um eine lebensbedrohliche bakterielle oder parasitäre Peritonitis zu verhindern. Im fibrinopurulenten Exsudat nahe der Perforationsstelle finden sich Askariden-Würmer oder -Eier. Die Obstruktion und Perforation von Gallegängen führt zu Ikterus und Septikämie mit gramnegativen Bakterien; die Situation kann mit einer schweren Hepatitis anderer Ursache verwechselt werden, ist jedoch äußerst selten. Obschon Askariasis bei Kindern mit Krampfzuständen, Anämie oder Wachstumsrückstand in Zusammenhang gebracht wurde, erwiesen sich diese Anschuldigungen bei genauerem Hinsehen als grundlos.

Trichuriasis *(Trichuris* sp.)

Trichuris trichiura, der Peitschenwurm, ist ein kleiner intestinaler Rundwurm (bis zu 5 cm Länge) mit einem zugespitzten Vorderende (der «Peitsche»). Dieser weltweit sehr häufige Parasit, dessen Lebenszyklus keine

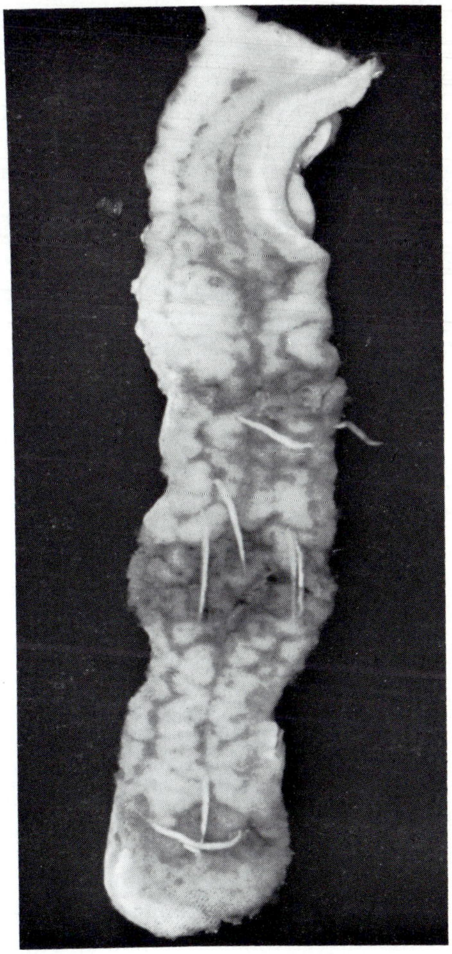

Abb. 7.56: Oxyuren in Appendix.

Gewebephase aufweist, wird nur durch fäkale Kontamination übertragen. Der Wurm verursacht so selten eine Krankheit, daß der Nachweis seiner Eier im Stuhl lediglich darauf aufmerksam macht, noch nach anderen Parasiten zu suchen. Die Wurmbeladung kann jedoch bei Kindern der armen Bevölkerung in den Tropen oder bei geistig Zurückgebliebenen ein Ausmaß annehmen, daß Zökum und Kolon Darmzotten zu tragen scheinen. Der Grund ist der, daß die Würmer ihre Vorderenden in die Schleimhautkrypten stecken, während ihre dickeren Enden frei im Lumen flottieren. Bei massiver Infektion stellen sich persistierende Diarrhoe und Tenesmen ein. Manchmal verursacht der Wurmbefall zusammen mit ödematösen Veränderungen der Schleimhaut eine Lumeneinengung, die bei angestrengtem Stuhlgang zu Intussuszeption oder Rektalprolaps führt. Nur bei massiver Infektion, die von Eosinophilie begleitet wird, ist eine Therapie mit Wurmmitteln indiziert.

Enterobiasis (Oxyuriasis)

Der Madenwurm, *Enterobius vermicularis*, ein winziger Rundwurm (bis zu 13 mm lang) mit prominenten Seitenfurchen, lebt im Darm. Er verursacht den bekannten nächtlichen Juckreiz bei Kindern und wird leicht auf Geschwister oder Erwachsene übertragen. Die weiblichen Würmer wandern nachts zur Eiablage auf die Analhaut. Dies löst starken Juckreiz, Schlaflosigkeit und Gereiztheit aus. Die Diagnose wird manchmal durch direkte Inspektion des Anus auf Würmer gestellt. Die Wurmeier bleiben auch auf einem Stück durchsichtigen Klebestreifens haften, das über dem Anus angebracht wurde, und können so direkt unter dem Mikroskop identifiziert werden. Das Ansprechen des nächtlichen Juckreizes auf moderne Wurmmittel grenzt an ein Wunder, aber Reinfektionen sind sehr häufig.

Als Komplikation eines massiven, vernachlässigten Enterobius-Befalls treten ekzematöse, sich ausbreitende Hautveränderungen auf, und die Infektion kann auch auf die Nasenöffnungen übertragen werden. Enterobius wurde auch als Ursache von Symptomen verdächtigt, die eine Appendizitis vortäuschen. Der Wurm wird zwar fast regelmäßig in Appendektomie-Präparaten gefunden, ist aber zu klein, eine Obstruktion zu verursachen oder eine sekundäre bakterielle Infektion auszulösen (Abb. 7.56). Ganz selten gelangen weibliche Würmer vom Anus über Vagina und Tuben in den Beckenraum. Die Eiablage in diesen Lokalisationen führt zur chronischen granulomatösen Entzündung mit Vernarbung. Die Veränderungen gleichen denjenigen einer bakteriellen oder tuberkulösen Beckenentzündung und stellen den Kliniker vor ein diagnostisches Puzzle, besonders wenn der Wurmbefall Jahre zurückliegt.[218]

Hakenwurmkrankheit (*Necator, Ancylostoma* spp.)

Anders als andere intestinale Rundwürmer, dringen *Necator americanus* und *Ancylostoma duodenale* mit ihren scharfen Mundplatten in die Mukosa von Duodenum und Jejunum ein und ernähren sich vom Blut des Wirtes. Ein ansehnlicher Teil des Blutes wird verschwenderisch in das Darmlumen ausgeschieden. Zu einer Eisenmangelanämie kommt es trotzdem nur bei schwerem Wurmbefall, wie man ihn immer noch in einigen tropischen Ländern und in der Gegend der Appalachen in den USA beobachtet. Bei vielen Fällen tropischer Anämie verstärkt eine Hakenwurmkrankheit die Auswirkungen von Mangelernährung, Malaria oder gemischter Parasitosen verschiedener Art.

Der Lebenszyklus des Hakenwurms bestimmt, daß infektiöse Larven im Darm ausschlüpfen und mit den Faeces auf den Boden gelangen. Nach Eindringen durch die bloße Haut menschlicher Füße folgt eine systemische Wanderung der Larven, die schließlich die Lunge erreichen. Von dort werden sie ausgehustet, anschließend verschluckt und erreichen wieder den

Darm. Adulte Würmer werden bis 10 mm lang, und jeder Wurm sorgt für einen täglichen Blutverlust des Wirtes von bis zu 43 μl.[219] Eine Hakenwurm-Anämie ist dort verbreitet, wo der Boden stark durch menschliche Exkremente kontaminiert ist, wie in kleinen Dorfgemeinschaften der Tropen. Besonders betroffen sind Kinder, besonders wenn ihre Nahrung wenig Eisen enthält. In diesen Populationen sieht man auch Hypoalbuminämien, Malabsorption oder beides, was eine Kombination der Auswirkungen von Wurmbefall und Mangelernährung darstellt. Behandlung der Wurmkrankheit und Behebung des Eisenmangels decken manchmal eine makrozytäre Anämie infolge Folsäuremangels auf. Bei Kindern wird die Wurmbeladung mit jeder Reinfektion größer und nimmt gelegentlich ein großes Ausmaß an. Die Abnahme der Hakenwurm-Infektion bei zunehmendem Alter in endemischen Gegenden spricht für die Wirksamkeit der erworbenen Immunität. Beim Hund konnte mit einem Impfstoff, bestehend aus bestrahlten lebenden Larven, ein vollständiger Schutz erzielt werden. Als wirkungsvollstes Mittel gegen die Hakenwurm-Anämie beim Menschen erwies sich der Bau von Latrinen, wie sich in Puerto Rico und in den südlichen USA zeigte.[220]

Die Darmläsionen sind verhältnismäßig bedeutungslos und bestehen aus punktförmigen Schleimhautblutungen. Eine Zottenatrophie, wenn vorhanden, hat andere Ursachen. Die Bißstellen heilen nach Wurmbehandlung rasch. Die Wanderung der Larven durch die Lunge verursacht keine Symptome.

Strongyloidiasis *(Strongyloides stercoralis)*

Die reife Form des parthenogenetisch entstandenen Weibchens von *Strongyloides stercoralis* ist klein genug (bis 1 mm), um fast vollständig in Krypten von Duodenum und oberem Jejunum zu verschwinden. Wie die andern Rundwürmer hält sich *S. stercoralis* im Darmlumen auf, schädigt jedoch die Mukosa und verursacht chronische Enteritis und Malabsorptionssyndrom. Daneben ist er der einzige Vertreter der häufig vorkommenden, den Menschen parasitierenden Rundwürmer, dessen Lebenszyklus den Larven erlaubt, ihre Infektiosität im Boden und Darm selbst zu erwerben, besonders bei unterernährten und immunsupprimierten Patienten. Diese Möglichkeit des internen «recycling» des Parasiten führt dazu, daß die Infektion nach Einzelexposition dauernd weitergeht und während mehrerer Jahrzehnte bestehen bleibt, wie sich bei Kriegsgefangenen des Zweiten Weltkrieges zeigte. Die Selbstproduktion infektiöser Larven kann auch eine Strongyloides-Hyperinfektion zur Folge haben, d.h. eine progrediente, potentiell letale Anhäufung von Würmern und Wanderlarven.[221] Die Eier von Strongyloides reifen in hohen Darmabschnitten, und die geschlüpften Larven werden bei Stuhluntersuchungen häufig übersehen. Für die Diagnose ist manchmal eine Duodenalaspiration oder -biopsie erforderlich. Die Übertragung erfolgt ähnlich wie die des Hakenwurms und ist auch in den ländlichen Tropen weit verbreitet, aber die Krankheit ist nicht auf diese Gegenden beschränkt. Strongyloides wird überall in den USA, vor allem aber in den Appalachen gefunden. Schwere Fälle treten in Heimen für geistig Behinderte auf, wo die fäkale Kontamination zum täglichen Leben gehört. Ein größerer Herd des amerikanischen Kontinentes findet sich in Brasilien.
Bei Personen mit erworbener Überempfindlichkeit gegen Wurmantigene führt die Penetration der Haut durch die Larven zu einem urtikariellen Hautausschlag, der nach einigen Tagen verschwindet, und an den man sich in Endemiegegenden kaum erinnert. Der Lungenbefall durch die Larven, der nach etwa sieben Tagen stattfindet, verursacht höchstens einen leichten Hustenanfall, außer bei massiver Infektion. Auch die chronische intestinale Phase der Infektion verläuft manchmal asymptomatisch, führt aber doch häufiger zu intermittierenden Episoden von Durchfall, mit oder ohne Malabsorption. Einige Patienten, wie westindische Immigranten in den USA und Europa, entwickeln ein Sprue-ähnliches Syndrom mit Gewichtsverlust, Fettstühlen und Protein-verlierender Enteropathie, das unter Therapie wieder verschwindet. Ein ähnliches Syndrom, das auf den Philippinen und im Nordosten von Thailand auftritt, wird durch *Capillaria philippinensis* verursacht. Bei der endogenen Strongyloides-Hyperinfektion bei Kindern mit Proteinmangelernährung oder Patienten unter Kortison-Therapie handelt es sich um eine ernste Erkrankung, die mit Nausea, Fieber, Diarrhoe und (gelegentlich) paralytischem Ileus (ein besonders schlechtes Zeichen) einhergeht. Gleichzeitig auftretende gramnegative Sepsis, Pneumonie oder Meningitis sind Komplikationen, die nach antibiotischer Therapie wieder aufflammen, sofern die zugrundeliegende Strongyloidiasis nicht behandelt wird. Eine persistierende Eosinophilie gehört zum Bild der Infektion mäßigen Grades, diese verschwindet aber beim hyperinfizierten, abwehrgeschwächten Wirt.

Die Läsionen bei Strongyloides-Infektion widerspiegeln die klinischen Befunde. Bei milder, subklinischer Infektion zeigen sich höchstens herdförmige Erytheme und Eosinophilie der Duodenalschleimhaut. Weibliche Würmer, Wurmeier und Larven sind in Schleimhautkrypten sichtbar (Abb. 7.57). Bei Fällen mit Malabsorption ist die

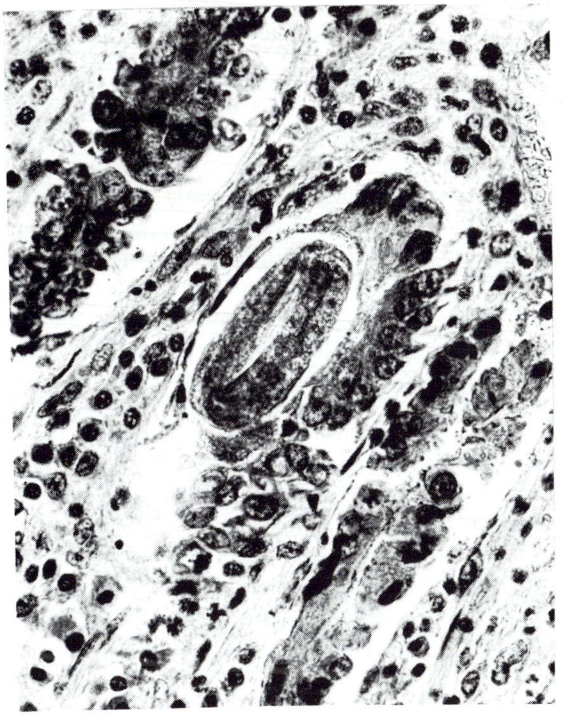

Abb. 7.57: Duodenalschleimhaut bei Strongyloidiase. Im Zentrum spiralige rhabdoide Larve.

amina propria massiv entzündlich verändert, die Darmzotten sind plump, die Lymphgefäße erweitert und die Schleimhaut zeigt ein ausgedehntes Ödem. Hyperinfektion führt häufig zur Ulkusbildung. Die invasiven, filariformen Wurmlarven sind größer als die rhabdoiden Larven des Darmlumens und finden sich in Lymph- und Blutgefäßen des Dünndarms, begleitet von einer akuten Entzündung. Im Kolon werden Larven vor allem in Submukosa und Muskularis beobachtet; es kommt zu herdförmigen Ansammlungen von Makrophagen und Lymphozyten, jedoch kaum zur Bildung epitheloidzelliger Granulome. Das Fehlen einer kräftigen Gewebereaktion weist auf die herabgesetzte T-Zell-Funktion bei diesen Patienten hin. Bei Fällen mit tödlichem Ausgang ist der Körper buchstäblich «von Würmern durchlöchert». Filariforme Wanderlarven findet man am häufigsten in der Lunge, oft begleitet von Blutungen, aber nur geringer herdförmiger Entzündung. Larven werden auch in anderen Organen gefunden, wie Leber und ZNS. In diesen Stadien wird das Auftreten von septischen bakteriellen Infektionsherden durch Hyperinfektion und Immunschwäche begünstigt, und häufige Todesursache ist eine hämorrhagische Pneumonie.

Die Strongyloides-Infektion bleibt ein Hygieneproblem, da mit derselben fäkalen Kontamination auch andere intestinale Rundwürmer übertragen werden. Die Strongyloidiasis ist aber auch eine sehr ernste Krankheit, ebenso lebensbedrohend wie schwere bakterielle oder virale Erkrankungen.

Geweberundwürmer

Toxokariasis («Larva migrans visceralis»; *Toxocara canis, T. cati*)

Die Toxokariasis ist eine *Zoonose*. Die Infektion wird von den natürlichen Wirten, kleinen Hunden und Katzen, in denen sich der Parasit voll entwickelt, hauptsächlich auf Kinder übertragen. Der Mensch ist ein zufälliger Wirt, und die Wurmentwicklung geht nicht über das Larvenstadium hinaus. Diese Larven verursachen in den von ihnen besiedelten verschiedenen Organen beträchtliche Gewebeschäden und Überempfindlichkeitsreaktionen, bevor sie sterben. Klinisch entsteht ein Hypereosinophilie-Syndrom mit Fieber und Hepatosplenomegalie, bei dem gelegentlich gastrointestinale oder respiratorische Symptome, seltener Sehstörungen im Vordergrund stehen.[222] Im Gegensatz zur Infektion mit intestinalen Rundwürmern, die durch Untersuchung von Stuhl oder Duodenalaspirat diagnostiziert werden kann, können Toxocara-Larven nur in Gewebeproben nachgewiesen werden. Ist eine derartige direkte Identifizierung des Parasiten nicht möglich, helfen bei dieser *okkulten Parasiteninfektion* serologische Methoden weiter.

Toxocara, ein großer Rundwurm aus der Familie der Askariden, ist ausgesprochen an Hunde und Katzen adaptiert, welche die Larven transplazentär auf ihre Nachkommen übertragen. Kleinhunde und -katzen, sofern nicht frühzeitig entwurmt, verseuchen die Lebens- und Spielräume der Kinder mit Wurmeiern. Nach oraler Aufnahme der Eier werden die Larven freigesetzt, die nach Eindringen in die Blutzirkulation sämtliche Organe erreichen.

Die Larven sind etwa 400 $\times$20 μm groß und rufen große Entzündungsherde mit vielen eosinophilen Granulozyten und zentraler Nekrose hervor; die Herde enthalten oft zahlreiche Charcot-Leyden-Kristalle. Larven, besonders zerfallende, sind in Entzündungsherden schwer auffindbar, so daß unter Umständen die ganze Gewebeprobe in Stufen geschnitten werden muß. Bei frischen Infektionen ist die Leber meistens vergrößert und erscheint durchsetzt mit graubraunen Knötchen (bis zu 1 cm Durchmesser), bestehend aus eosinophilen Granulozyten, Plasmazellen und einzelnen

Riesenzellen. Daneben besteht eine diffuse entzündliche Infiltration der Portalfelder durch eosinophile Granulozyten und Plasmazellen. Die Lunge kann eine diffuse interstitielle Eosinophilie aufweisen, ähnlich derjenigen der akuten allergischen Phase der Askaris-Infektion oder des Loeffler Syndroms. Um zugrundegehende Toxocara-Larven bilden sich herdförmige Lungengranulome.[223] Viele andere Organe, wie Herz, ZNS oder seltener das Auge, weisen ähnliche Herde auf. Bei Augenbefall entsteht eine Endophthalmitis, die zu meistens einseitiger Netzhautablösung und Blindheit führen kann.

Die aktive Phase der Toxocara-Infektion beginnt plötzlich oder setzt langsam ein, dauert mehrere Wochen oder Monate und geht in den meisten Fällen nach zwei Wochen zurück. Das klinische Bild ist uncharakteristisch und umfaßt Fieber, Husten, Nausea, Anorexie, Gliederschmerzen, Gewichtsverlust, Schweißausbrüche, Asthma oder Urtikaria, vergrößerte druckempfindliche Leber, Lymphadenopathie, Strabismus sowie viele weitere, verwirrende Beschwerden. Ein wichtiger Hinweis ist eine persistierende Eosinophilie (bis 40% im Differentialblutbild) mit ausgeprägter Hyperglobulinämie. Die Infektion heilt spontan, wenn der Kontakt mit dem infizierten Haustier und dessen Exkrementen unterbunden wird. Eine medikamentöse Behandlung kürzt den Verlauf ab und verhindert vielleicht das Auftreten von Komplikationen.
An Toxocara-Infektion denkt man bei Kindern, die mit einem Haustier in engen räumlichen Verhältnissen leben, bei Pikazismus (zwanghaftes Essen von Erde, Sand usw.) oder bei Patienten mit unerklärter Hepatomegalie, Eosinophilie oder Hyperglobulinämie. Wahrscheinlich sind subklinische Infektionen viel häufiger als klinisch manifeste.

Drakunkulose *(Dracunculus medinensis)**

Medinawürmer («guinea worm»), lange (bis 120 cm), dünne Gewebehelminthen, gehören zu einer anderen Spezies als die ähnlich aussehenden Filarien. Dieser Fadenwurm ruft behindernde und schmerzhafte entzündliche Hautschwellungen hervor. Eine Deutung der Herkunft des Äskulapstabes als Symbol des Medizinalberufes geht auf die alte Sitte zurück, den Medinawurm aus seiner oberflächlichen Lage durch vorsichtiges Aufwinden auf einen Stock zu entfernen. Die *Drakunkulose* ist vor allem in Teilen von Indien und Westafrika verbreitet, kommt aber in den gesamten Tropen vor. Eingebettet in das Subkutangewebe, entläßt der adulte Wurm seine Larven über Hautblasen ins Wasser. Kleinkrebse der Gattung Cyclops dienen als Zwischenwirte, und die Infektion wird durch Trinken kontaminierten Wassers erworben. Die Verfügbarkeit sauberen Trinkwassers unterbricht den Zyklus. Wanderung und Reifung des Wurmes können bis zu einem Jahr dauern. In seiner Endlokalisation im Unterhautgewebe verursacht der Wurm entzündliche Schwellung und Blasenbildung, vorzugsweise über dem äußeren Fußknöchel, aber auch an anderen Stellen. Mit zunehmender Dauer werden die Hautläsionen größer, verhärtet und ödematös mit Bildung vieler Blasen und Gangsystemen, die sich sehr leicht bakteriell infizieren. Der Wurm zeigt seinen häßlichen Kopf in frisch aufgebrochenen Blasen und läßt sich von diesen Stellen aus extrahieren. Tod und Abbau des Wurms führen zu subkutanen Abszessen, die mit der Zeit verkalken. Im Blut und im ödematös-granulomatösen Randgebiet der lokalen entzündlichen Reaktion fällt eine Eosinophilie auf. Bei einigen Patienten entsteht eine Urtikaria, die meisten leiden an Schmerzen oder Gangbehinderung.

Trichinose *(Trichinella spiralis)*

Trichinose ist auf der ganzen Welt verbreitet, und die Infektion wird durch den Genuß von Fleisch, das lebende Zysten von *Trichinella spiralis* enthält, erworben. Beim Menschen wandern die Parasitenlarven vor allem in die quergestreifte Muskulatur und rufen allgemeine Muskelschmerzen hervor. Während der Frühphase der Infektion werden jedoch auch Lunge, Gehirn, Herz und andere Organe besiedelt. Die Krankheit wird nur durch den Genuß von ungenügend gekochtem Fleisch erworben. Auch geräucherte und daher ungekochte Fleischwaren sind gefährlich.
Die Larven des Parasiten bilden ihre Zysten in der Muskulatur vieler verschiedener Karnivoren und Omnivoren. Die Hauptquelle der Infektion des Menschen ist Schweinefleisch, gelegentlich auch Fleisch vom Bären oder anderen Wildtieren. Die Verschärfung der Bestimmungen über die Fütterung von Schweinen mit unsterilisiertem Abfall und der Tiefkühlung von Schweinefleisch führte in vielen Ländern zur drastischen Reduktion der Krankheitsinzidenz. Keine Vorschrift bringt jedoch 100%ige Sicherheit, und daher ist die vollständige Ausrottung der Trichinose nicht möglich. In den USA werden jährlich zwischen 40 und 210 Fälle gemeldet.
Nach der Aufnahme von kontaminiertem Fleisch und der proteolytischen Verdauung der Zystenwand gelangen die Larven ins Duodenum, wo sie der Schleimhaut anhaften. Mit der Entwicklung adulter Wurmformen stellt sich eine leichte, vorübergehende Enteritis mit Malabsorption ein. Etwa eine Woche nach der Kopulation entstehen viele neue Larven, die nach Eindringen in die Lymphgefäße ins Blut gelangen. Auf diese Weise kommt es zu Dissemination und Zellschädigungen im ganzen Körper, z.B. in Lunge, Herz und Gehirn. In der

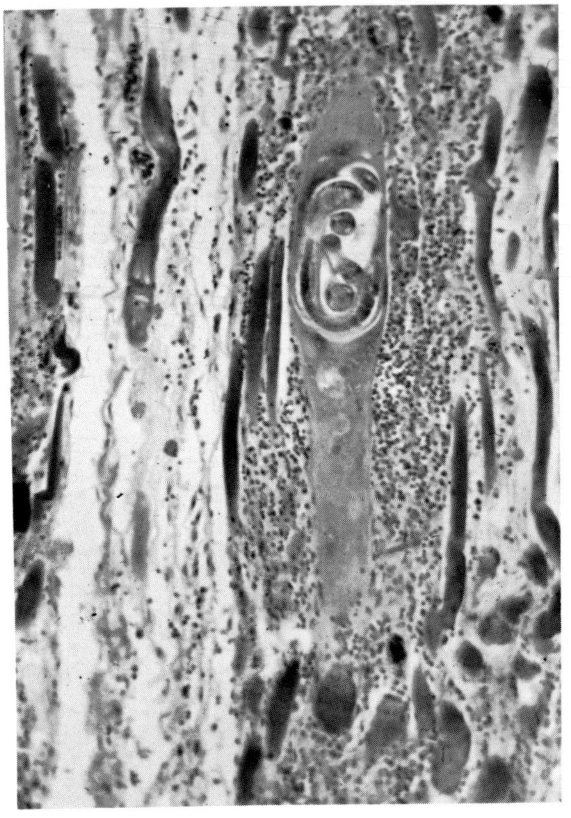

Abb. 7.58: Trichinose. Skelettmuskulatur mit gewundener Larve in einer Zyste.

Zwischenzeit sterben die adulten Würmer und werden ausgeschieden. Die Larven konzentrieren sich dann auf die Besiedlung von Zellen der Skelettmuskulatur, die sie so beeinflussen, daß ein für Wachstum und Reifung der Eindringlinge geeignetes Mikromilieu geschaffen wird. Diese bemerkenswerte Koexistenz von Skelettmuskelzellen und Trichinella-Larven führte dazu, die Wirtszelle als «Ammenzelle» («nurse cell») zu bezeichnen.[224]

Nach der ersten Woche ihrer intrazellulären Existenz sind die Larven von einer Membran umgeben, die von der Muskelzelle stammt (Abb. 7.58) und während der ganzen Lebenszeit der Larve (möglicherweise Jahre) bestehen bleibt. Der Tod der Larve und ihrer «Amme» löst eine Entzündungsreaktion mit Lymphozyten und eosinophilen Granulozyten aus und führt schließlich zur Verkalkung. Die Infektion von Mensch und Tier läßt sich daher durch mikroskopische Identifikation lebender oder verkalkter Larven im Muskelgewebe verifizieren. Der massivste Parasitenbefall zeigt sich in Muskeln mit größter Aktivität und bester Blutversorgung, d.h. in Diaphragma, äußeren Augenmuskeln, Muskeln des Larynx, Deltoides, Gastroknemius und Interkostalmuskulatur. Während der frischen Infektionsphase kommt es häufig zur basophilen Degeneration von Muskelfasern. Die Verkalkungsherde toter Larven sind auffällig genug, um auch nach Jahrzehnten eine retrospektive Diagnose zu stellen.
Die invasive Phase der Trichinose kann von ausgedehnter Zellzerstörung begleitet werden, die manchmal zum Tode führt. So entsteht während der Frühphase der Infektion im **Herzen** eine fleckförmige, breit verteilte interstitielle Myokarditis. In den Myozyten **kommt es jedoch nicht zur Zystenbildung**, denn die Zellen gehen zugrunde und verschwinden. Das Entzündungsmuster im Myokard ist unspezifisch, mit Ausnahme der Beteiligung von eosinophilen Granulozyten und einigen Riesenzellen. Im Endzustand bleiben Narben zurück. In der **Lunge** besteht die Reaktion auf die Anwesenheit der Larven in Ödem und lokaler Blutung. Bei einigen Fällen bildet sich jedoch ein deutliches leukozytäres Infiltrat mit vielen eosinophilen Granulozyten, das einer allergischen Reaktion zugeschrieben wird. Die **Invasion des ZNS** zeigt sich an der diffusen lymphomonozytoiden Infiltration der Leptomeningen und am Entstehen einer fokalen Gliose um kleine Kapillaren der Hirnsubstanz, begleitet von Lymphozyten und eosinophilen Granulozyten. Manchmal sind in diesen Entzündungsherden tote Larven sichtbar.

Bei den meisten klinischen Fällen wird in der Anamnese der Genuß ungenügend gekochten Fleisches angegeben. Trichinen werden zerstört bei einer Minimaltemperatur von 60° C während 60 Minuten pro kg Fleisch. Auch Tieffrieren des Fleisches bei −15° C während 20 Tagen hat diese Wirkung. Ausbrüche von Trichinose ereignen sich daher vor allem in ethnischen Gruppen, die traditionelle Gerichte mit Schweinefleisch auf ihre Art zubereiten, oder bei Liebhabern von Wildgerichten oder exotischen Speisen. Die Krankheit kann sich überall manifestieren und viele andere Infektionskrankheiten, Vaskulitiden oder hämatologische Störungen imitieren. Die Invasionsphase der Darmschleimhaut kann mit Erbrechen und Diarrhoe einhergehen, so daß der Verdacht einer enteralen Intoxikation aufkommt. Während der hämatogenen Ausbreitung und der Invasion der Muskulatur kommt es zu allgemeinen Gliederschmerzen, die von Fieber begleitet sind. Charakteristisch sind Ödeme im Periorbital- und Gesichtsbereich. Augenbewegungen, Atmung und Schluckakt bereiten Beschwerden und sind schmerzhaft. Häufige Klagen sind Rücken-, Bein- und Gelenkschmerzen. Die Invasion der Lunge löst Husten und Dyspnoe aus, wobei die Atemnot durch den Befall der Atmungsmuskulatur noch verstärkt wird. Die Immigration der Larven ins ZNS führt zu Kopfschmerzen, Orientierungsstörungen, Delirium und einer Reihe weiterer Symptome und Zeichen, die eine diffuse Enzephalitis vermuten lassen. Bei ausgedehnter Myokardschädigung stellt sich eine Herzinsuffizienz ein. Die Kombination von Fieber, Muskelschmerzen und Lidödem ist jedoch der typischste Befund.[225] Die Eosinophilie macht bis zu 70% des weißen Blutbildes aus. Serologische Teste werden nach der dritten Krankheitswoche positiv, ausgenommen bei überwältigendem Parasitenbefall. Auch ein Hauttest ist erhältlich. Mit einer Muskelbiopsie, am besten entnommen in der Nähe des Sehnenansatzes von Deltoides oder Gastroknemius, kann die Diagnose schon früher gestellt werden.

Die Mortalität der Trichinose ist niedrig. Eine überwältigende Infektion kann bei Patienten tödlich verlaufen, bei denen der starke Befall der Atmungsmuskulatur zur Entstehung interkurrierender bakterieller Lungeninfektionen oder zu Herzversagen führt. Eine entzündungshemmende und symptomatische Behandlung bringt dem Patienten große Erleichterung. Über den Wert einer Wurmbehandlung, die erst nach der Larveninvasion einsetzt, kann man sich streiten. Glücklicherweise ist der Verlauf der Trichinose meist leicht und subklinisch, und schwere Fälle sind die Ausnahme. Im Tierexperiment löst schon eine minimale Primärinfektion eine Immunität aus, die vor weiteren Infektionen schützt; wahrscheinlich wird dieser Schutz auch durch subklinische Infekte erworben. Man kennt verschiedene Abwehrmechanismen. Zur Zeit der Entwicklung des adulten Wurmes im Darm beobachtet man ein rasches Abstoßungsphänomen, das zur Ausstoßung der meisten Weibchen vor der Abgabe der Larven führt.[226] Neugeborene Larven, nicht jedoch spätere Stadien, werden von eosinophilen und neutrophilen Granulozyten in Anwesenheit spezifischer Antikörper eliminiert.[227] Die Larven, verpackt in ihren Ammenzellen, sind allerdings vor Zerstörung durch Immunreaktionen oder Phagozyten geschützt.

Filariosen*

Filarieninfektionen des Menschen sind endemisch in den Insekten-verseuchten Niederungen und Küstengebieten der Tropen. Gelegentliche menschliche Infekte mit tierischen Filarien ereignen sich in Gebieten mit tropischem und gemäßigtem Klima. Bei der *tropischen Filariose* unterscheidet man 1) lymphatische Filariose, 2) Onchozerkose oder «Flußblindheit», und 3) weitere tropische Filariosen. Die am besten bekannten *zoonotischen Filarien* sind diejenigen von Hund und Waschbär.

Man schätzt, daß 240 Millionen Menschen mit Erregern der lymphatischen Filariose und etwa 40 Millionen Afrikaner mit Onchocerca infiziert sind. In den kontinentalen Staaten der USA und in Europa werden diese Krankheiten nur selten unter Immigranten oder Heimkehrern aus Endemiegebieten beobachtet. Unter den im Pazifik eingesetzten amerikanischen «marines» brach während des Zweiten Weltkrieges eine große Epidemie aus.

Filarien sind lange, fadenförmige Nematoden, deren befruchtete Weibchen winzige Mikrofilarien in Lymphe, Blut und Haut freisetzen. Die Mikrofilarien werden durch blutsaugende Insekten aufgenommen, häuten sich und werden durch Metamorphose zu infektiösen Larven, die durch Insektenbiß wieder in einen neuen Wirt gebracht werden. Die Wanderung von der Bißstelle bis zur Stelle im Körper, wo sich die Entwicklung zum geschlechtsreifen Stadium abspielt, kann mehrere Monate dauern. Filarien können im unbehandelten menschlichen Wirt während vieler Jahre überleben und fortlaufend Mikrofilarien produzieren. Bei lympathischer Filariose kommt es nur bei einem kleinen Teil der infizierten Bevölkerung zur Parasitämie. In der Frühphase der Infektion und bei bestehender Immunität gegen Mikrofilarien tritt eine «okkulte Filariose» auf, d.h. die Infektion ist auch in konzentrierten Blutproben nicht nachweisbar.[228] Infektiöse Larven, adulte Würmer und Mikrofilarien besitzen eigene und gemeinsame Antigene. Menschliche Immunantworten sind individuell verschieden und ändern sich im Verlauf der langen Krankheitsdauer. Sie reichen von Areaktivität bis zu heftigen Überempfindlichkeitsreaktionen.[229] Die Vielfalt der Reaktionen ist zum Teil verantwortlich für das uncharakteristische klinische Erscheinungsbild der Filariose, das Diagnose und Behandlung erschwert.

Lymphatische Filariose (Wuchereria bancrofti, Brugia malayi)*

Wuchereria bancrofti wird bis zu 10 cm lang und kommt in allen tropischen Ländern vor. *Brugia malayi* ist etwas kleiner (25 mm lang), und ihr Vorkommen beschränkt sich auf Südostasien, von Sri Lanka bis zu den Philippinen und Zentralchina. Der Mensch ist der einzige Wirt der Wuchereria. Einzelne Stämme von Brugia können auch Affen und Katzen infizieren, die als potentielle Reservoirs dienen. Mücken als Vektoren sind für jede Spezies verschieden.

Die städtische Form der Wuchereria-Filariose in vielen Armenquartieren tropischer Städte wird vor allem durch *Culex fatigans* übertragen. Meist sind diese Formen der Krankheit leichter als die ländliche Filariose, die je nach Gegend durch eine von etwa 80 Moskitoarten übertragen wird.

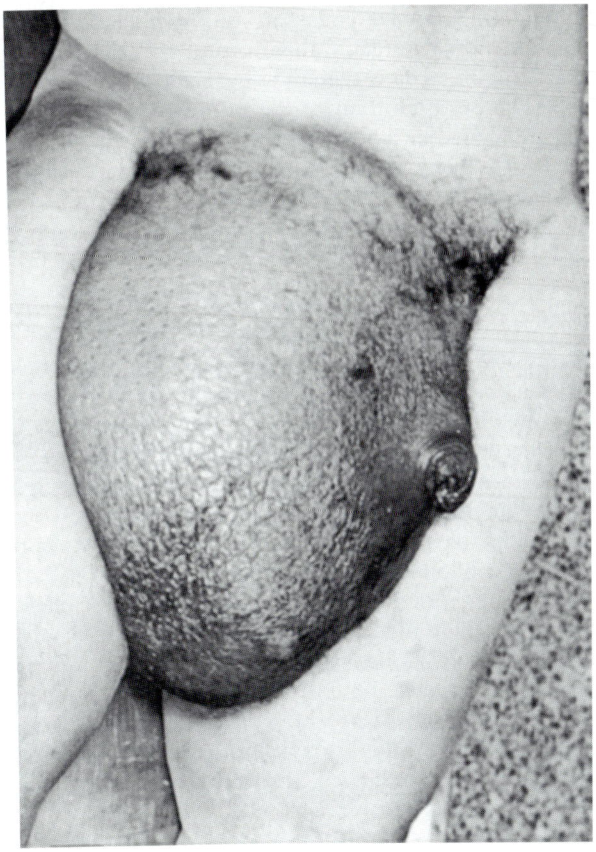

Abb. 7.59: Elephantiasis des Skrotums bei Filariose.

Die meisten Bewohner endemischer Gegenden bleiben asymptomatisch, während Zuzügler in den Tropen mehrere Monate nach der Infektion akut erkranken. Die akute Krankheitsphase verläuft mit Fieberschüben, lymphangiitischen Streifen an den Extremitäten, vorübergehenden Skrotalschmerzen und -schwellung, urtikariellen Hautausschlägen oder schmerzhaften Vergrößerungen der Lymphknoten, zusammen mit Besorgnis und Ruhelosigkeit. Eine Eosinophilie tritt regelmäßig auf, aber Mikrofilarien sind nicht immer nachweisbar. Die akuten Symptome verschwinden oft spontan, können jedoch erneut auftreten oder langsam in die chronische Phase der Krankheit überleiten.

Die chronische Filariose ist gekennzeichnet durch ein persistierendes Lymphödem von Skrotum, Penis oder Vulva, den Beinen oder sogar von Brust und Armen (letzteres vor allem im pazifischen Endemiegebiet). Oft entsteht eine Hydrozele mit inguinaler Lymphknotenschwellung. Die Ruptur erweiterter Lymphgefäße kann zu Chylurie führen.

Noduläre Entzündungsherde oder bakteriologisch sterile Abszesse bilden sich in Epididymis, entlang des Samenstranges, Extremitäten oder äußeren Geschlechtsorganen. Bei schwerer und langdauernder Infektion wird Lymphe aus dem grotesk vergrößerten Skrotum ausgeschwitzt(«chylous weeping»). In der Haut eines chronisch angeschwollenen Beins entwickelt sich eine zähe subkutane Fibrose mit Hyperkeratose der Epidermis. Diese Veränderungen bei chronischer Filariose werden als Elephantiasis bezeichnet (Abb. 7.59). Die Haut bei Elephantiasis weist eine starke Erweiterung der dermalen Lymphgefäße auf, mit ausgedehnten Lymphozyteninfiltraten und herdförmigen Cholesterinkristall-Ablagerungen; die Epidermis ist verdickt und hyperkeratotisch.

Histologisch sind adulte Filarien in lebendem, totem oder verkalkten Zustand bei allen Infektionen in Lymphgefäßen oder Lymphknoten nachweisbar, sofern sie gründlich gesucht werden. Bei einigen Fällen findet man nur geringe oder keine entzündlichen Reaktionen, obschon die Lymphgefäße immer erweitert und gewunden sind (Lymphangiektasien). Man beobachtet bei rekurrierender Filarien-Funikulitis oder -Epididymitis häufig stark ausgeprägte Infiltrate mit eosinophilen Granulozyten, die wahrscheinlich auf immunologischer Grundlage entstehen. In diesen Läsionen reicht die Lymphangiitis weit über den Nistplatz der Filarien hinaus und ist nicht selten hämorrhagisch oder fibrinös. Die schwersten entzündlichen Veränderungen finden sich in der Nachbarschaft zugrunde gehender Würmer. Die akute Entzündung geht über in die Bildung granulomatöser Herde, die leicht mit mykobakteriellen Veränderungen verwechselt werden, wenn man die Überreste der Cuticula des Parasiten nicht erkennt. Abbau und Organisation des endolymphatischen Exsudates führen zu polypartigen Einbuchtungen der Lymphgefäßwand. Infiltrate von eosinophilen Granulozyten und Lymphozyten persistieren. Dieses Bild weckt auch bei fehlendem Wurmnachweis starken Verdacht auf Filariose. In Endemiegebieten werden die durch Filarien ausgelösten Hautläsionen fast immer sekundär bakteriell infiziert. Es entstehen Phlegmone oder Abszesse. Die Hydrozelen-Flüssigkeit, die oft Cholesterinkristalle, Erythrozyten oder Hämosiderin enthält, induziert die allmähliche Verdickung und Verkalkung der Tunica vaginalis. Mikrofilarien sind in histologischen Präparaten kaum identifizierbar. Sind keine adulten Würmer nachweisbar, beruht die Diagnose daher häufig auf der Kombination klinischer und pathologischer Kriterien.

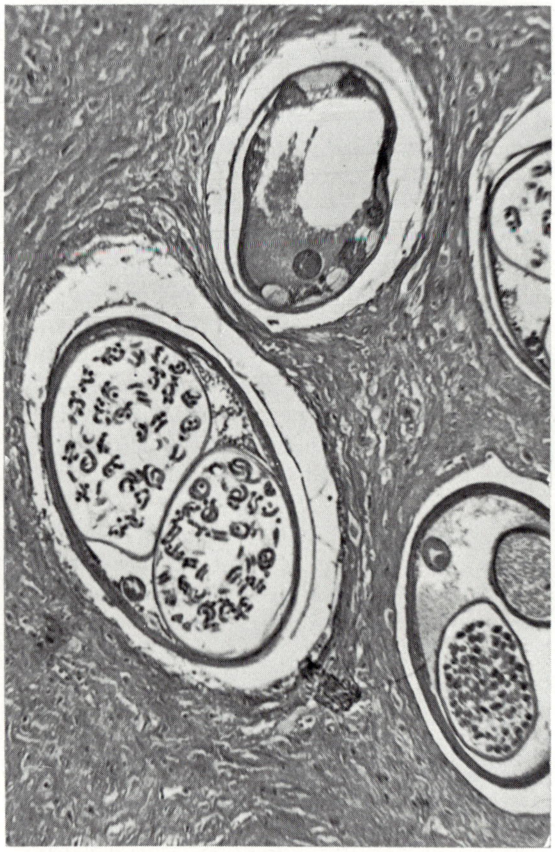

Abb. 7.60: Onchozerkiase *(Onchocerca volvulus)*. Gravide Filarien in subkutanem Narbenknoten.

Epidemiologische Daten lassen vermuten, daß die Filarien-Infektion kumulativ abläuft, und daß die chronische Krankheit eine regelmäßige Exposition voraussetzt. Die beste Hoffnung, diese durch Mücken übertragene Krankheit unter Kontrolle zu bringen, besteht sicher in präventiven Maßnahmen. Die Mikrofilariämie läßt sich durch verschiedene Medikamente verhindern, doch existieren noch keine Mittel zur Behandlung der Läsionen bei fortgeschrittener Filariose.

In Südostindien, Singapur und sporadisch auftretend auch anderswo geht eine okkulte Filariose nicht notwendigerweise mit Mikrofiliarämie und Obstruktion von Lymphgefäßen einher. Vielmehr entsteht eine markante Bluteosinophilie mit asthmoiden Atembeschwerden oder einer generalisierten Lymphadenopathie; man nennt den Zustand tropische Eosinophilie oder «eosinophilic lung». Er steht in Zusammenhang mit hohen Titern von Antikörpern gegen Mikrofilarien, die zu einer Degranulierung von Mastzellen führen.[230] Bei tropischer Eosinophilie findet man neben der Infiltration von Lunge und Lymphknoten durch eosinophile Granulozyten tote Mikrofilarien, die zusammen mit sternförmigen hyalinen Niederschlägen in kleine epitheloidzellige Granulome eingebettet sind (Meyers-Kouwenaar-Körperchen).

Onchozerkose

Onchocercus volvulus ist der größte der menschlichen Filarien (bis zu 50 cm lang) und wird durch Kriebelmücken (Simulium sp.), an Fliegen erinnernde Insekten, übertragen. Der adulte Wurm nistet sich vorzugsweise im subkutanen Gewebe ein und entläßt seine Mikrofilarien ins Interstitium der Haut und nicht ins Blut. Der adulte Wurm führt mit der Zeit zu entstellender Knotenbildung in der Subkutis.
Auswirkungen des Wurmbefalls von größerer Bedeutung sind allerdings Blindheit und Dermatitis, verursacht durch Millionen von Mikrofilarien, die sich in Haut und Augenkammer ansammeln. Die Krankheit äußert sich oft nur durch Juckreiz. Die Onchozerkose kommt vor in Afrika, Teilen von Yemen und einem Gebiet, das vom südlichen Mexiko bis zum nördlichen Brasilien reicht.

Eine schwere Infektion führt zu Dermatitis mit herdförmiger Hyperpigmentierung oder Pigmentverlust sowie Schuppung; später stellen sich eine Atrophie der Epidermis oder subkutane Ödeme mit Substanzvermehrung und Verdickung der Haut ein. Diese Stadien der Dermatitis werden bildlich mit «Leopardhaut», «Eidechsenhaut» und «Elephantenhaut» bezeichnet.[231] Die Lymphknoten, vor allem in der Inguina, sind lymphopenisch und fibrotisch verändert, und dies kann zu Elephantiasis, die vor allem in Afrika beobachtet wird, führen. In Yemen geht die Onchozerkose einher mit einer ausgeprägt papulären Dermatitis und massiv vergrößerten Lymphknoten, meistens auf eine Extremität beschränkt.[232] In Lateinamerika steht die Dermatitis nicht im Vordergrund, und die Hautknoten treten hauptsächlich am Körperoberteil und oft über Knochenvorsprüngen auf.
Histologisch sind die durch adulte Würmer ausgelösten Entzündungsreaktionen zu Beginn exsudativ, aber die Läsionen werden zunehmend granulomatös, fibrotisch und verkalken schließlich (Abb. 7.60). Lebende Mikrofilarien lösen nur spärliche Reaktionen aus. Die Infiltrate bestehen aus

Lymphozyten und eosinophilen Granulozyten. In den Spätstadien der Dermatitis findet man ein subkutanes Ödem, Verdickung der Epidermis, Hyperkeratose mit fleckförmiger Pigmentinkontinenz oder Hyperpigmentierung sowie Übergang in Fibrose und Hautatrophie. Die progredienten Augenveränderungen beginnen mit punktförmiger Keratitis, zusammen mit kleinen, flaumartigen Trübungen der Kornea. Diese Hornhauttrübungen werden durch zugrunde gehende Mikrofilarien verursacht, die eine Infiltration durch eosinophile Granulozyten hervorrufen. Es folgt eine sklerosierende Keratitis mit am Sklerenrand beginnender vollständiger Trübung der Kornea. Mikrofilarien in der vorderen Augenkammer rufen zudem eine Iridozyklitis hervor, die zum Glaukom führen kann. Die Beteiligung von Chorioidea und Retina ist weniger häufig, kann aber in Atrophie und vollständigem Sehverlust enden; manchmal ist auch der Sehnerv selbst geschädigt.[231] Medikamente gegen Mikrofilarien verursachen unglücklicherweise ein allergisches Aufflammen von Haut- und Augenläsionen (Mazzotti-Reaktion).

Mikrofilarien gelangen auch in innere Organe und werden manchmal im Urinsediment gefunden. Die Diagnose beruht auf der mikroskopischen Untersuchung einer Hautbiopsie.

Weitere Formen tropischer Filariosen (Loa, Mansonella, Dipetalonema spp.)*

Bei dieser Gruppe kommt es selten zu schweren Krankheiten. *Loa Loa* verursacht vorübergehende Hautschwellungen durch die Migration adulter Würmer. Die Bevorzugung der Konjunktiven führte dazu, daß diese Filarie auch «Augenwurm» genannt wird. *Dipetalonema streptocerca* löst juckende Hautknötchen oder Läsionen aus, die mit Lepra oder Onchozerkose verwechselt werden können.[233] Infektionen durch diese Filarienarten sind von Eosinophilie und manchmal von Fieber begleitet. Diagnose und Behandlung sind erfahrenen Spezialisten vorbehalten.

Zoonotische Filariose (Dirofilaria immitis, D. tenuis, nordamerikanische Brugia)

Nur wenige Ärzte sind sich bewußt, daß durch Insektenstiche oder -bisse, Filarien, die an andere Säugerspezies adaptiert sind, auf den Menschen übertragen werden können. Der Herzwurm des Hundes, *Dirofilaria immitis*, entwickelt sich im Menschen nur bis zum Larvenstadium. Meistens gelangt eine einzelne Larve aus der rechten Herzkammer in einen Ast der Pulmonalarterie, wo sie steckenbleibt und stirbt. Dies führt zu einem kleinen, münzengroßen Lungeninfarkt, der im Röntgenbild mit einer anderen Infektion oder einem Neoplasma verwechselt werden kann. Mikroskopisch besteht die Läsion zentral aus infarziertem Lungengewebe und zeigt peripher eine granulomatöse Entzündungsreaktion; die Anwesenheit von eosinophilen Granulozyten ist fakultativ, und eine Bluteosinophilie besteht nicht. Der Wurm, der diese Veränderung verursacht, wird leicht übersehen. Die internen Cuticulafurchen von Dirofilaria sind jedoch pathognomonisch und in Querschnitten erkennbar.[234]

Dirofilaria tenuis, ein Parasit des Waschbärs, verursacht beim Menschen auch abortive Infektionen. Die subkutanen, knötchenförmigen Entzündungsherde werden meistens unter Diagnosen wie Granulom oder Dermatofibrom chirurgisch entfernt. Bevorzugte Lokalisationen der Larven von *D. tenuis* sind die Konjunktiven.[206] Die Larve findet sich im Zentrum der granulomatösen Läsion mit eosinophilen Granulozyten und ausgeprägter Randfibrose. *D. immitis* ist in den ganzen USA endemisch, *D. tenuis* vor allem in den Südstaaten, besonders in Florida.

Die *nordamerikanische Brugia*, wahrscheinlich ein Parasit von Waschbär und Luchs, dringt in Lymphgefäße und Lymphknoten ein. Die Infektion wurde an der Ostküste der USA, von New York bis Quebec, beobachtet. Bei den meisten Fällen wurde ein einzelner, vergrößerter Lymphknoten entdeckt, häufig an Nakken oder Thorax. Oft stellt sich die Differentialdiagnose eines Lymphoms, der Lymphknoten wird entfernt, und der Patient ist geheilt. Die richtige Diagnose wird verfehlt, wenn nicht genügend histologische Schnitte untersucht werden und zur Entdeckung einer einzelnen, unreifen, intakten oder geschädigten Filarie führen, meistens in der Nähe des Lymphknotenhilus. Der Lymphknoten zeigt eine follikuläre Hyperplasie wechselnden Ausmaßes, Eosinophilie oder Makrophagenvermehrung. Eine Bluteosinophilie fehlt, und spezifische serologische Nachweismethoden sind noch nicht erhältlich.[235]

Keine der drei erwähnten, von Tieren stammenden Filarien ist eine häufige Krankheitsursache, und keine löst beim Menschen eine ernsthafte Krankheit aus. Alle können jedoch diagnostische Rätsel aufgeben.

Zestoden (Bandwürmer)

Bandwürmer sind intestinale, parasitierende Plattwürmer (Platyhelminthes). Einige Arten werden bis zu 3–6 m lang. Sie besitzen einen kleinen Kopf (Skolex) und produzieren Tausende von rechteckigen Proglottiden, die gelenkartig miteinander verbunden sind und die Hauptmasse des Wurmes ausmachen. *Die Bandwurminfektion des Menschen nimmt eine der folgenden Formen an:* 1) Haften des adulten Bandwurms an der

Darmwand, oder 2) Invasion von Körperorganen durch Larvenformen («Larven-Cestodiasis»).

Intestinale Bandwurminfektionen

Unter den vielen Bandwurmarten sind beim Menschen vor allem vier für den Darmbefall verantwortlich: *Taenia saginata* (Rinderbandwurm), *T. solium* (Schweinebandwurm), *Hymenolepis nana* (Zwergbandwurm) und *Diphyllobothrium latum* (Fischbandwurm). Infektionen mit diesen Parasiten kommen weltweit vor und werden meistens durch Genuß von ungenügend gekochtem Fleisch oder Fisch erworben. Das Fleisch der als Zwischenwirte dienenden Tiere enthält Larven in Zystenform, die im menschlichen Darm aus der Zyste auswachsen und sich zu adulten Würmern entwickeln. Die Würmer heften sich mit ihrem Skolex, der Haken und Saugplatten aufweist, an die Darmwand. Der erwachsene Wurm wächst dann allmählich zu erstaunlicher Länge aus. Bandwürmer sind bestens adaptierte hermaphroditische Parasiten, die selbst für die Beschränkung ihrer Zahl zu sorgen scheinen; als ein Beispiel der Begleitimmunität tritt *T. solium* immer solitär auf. Bei vielen Patienten lösen Bandwürmer keine klinischen Symptome oder Zeichen aus.
Klinische Symptome treten jedoch auf, wenn 1) die Wurmmasse das Darmlumen obstruiert oder 2) durch kompetitive Aufnahme von Vitamin B_{12} *(D. latum)* eine megaloblastäre Anämie entsteht. Auch Allgemeinsymptome wurden beschrieben, wie Schwindel, Unruhe oder Konzentrationsschwäche bei Schulkindern.
Die Diagnose der intestinalen Bandwurminfektion wird meistens gestellt durch Auffinden von Proglottiden, seltener von Wurmeiern im Stuhl oder den radiologischen Nachweis des Wurmes (unter Verwendung von Kontrastmittel). Da die Eier aller Taenia-Arten ähnlich aussehen, hängt die Identifikation des Wurmes von der sorgfältigen Untersuchung der Proglottiden ab. Nach der Wurmbehandlung muß der Stuhl sorgfältig nach dem Skolex abgesucht werden; wurde der Skolex nicht ausgeschieden, wird der Wurm wieder heranwachsen. Der Skolex kann auch mit Hilfe der Koloskopie entfernt werden[236], aber ein gutes Wurmmittel führt unter weniger Aufwand zum selben Ziel.

Zystizerkose

Der Mensch wird mit dem Essen von Schweinefleisch, das *Larven* von *T. solium* enthält, zum *Endwirt* des adulten Bandwurms. Im Gegensatz dazu wird er nach der unwissentlichen Einnahme von Taenia-*Eiern* mit fäkal kontaminiertem Gemüse oder durch Selbstkontamination zum *Zwischenwirt*. Dies ist eine ungleich ernstere Situation, da sich aus jedem Ei ein sechseckiger Embryo entwickelt, der die Darmwand durchdringt, im Blut zirkuliert und sich irgendwo im Körper, unter Einschluß von ZNS und Herz, zu einer zystischen Larve (Zystizerkus) wird. In Abhängigkeit von Zahl und Lokalisation dieser *Cysticerci* ist die Infektion unbedeutend oder lebensbedrohlich.

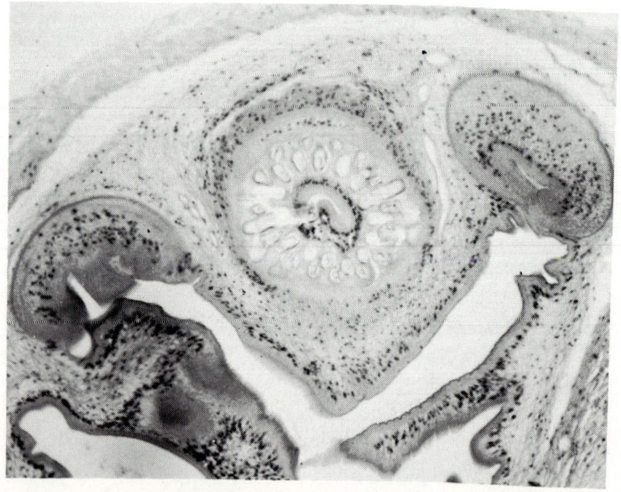

Abb. 7.61: Zystizerkus in subkutanem Gewebe, mit eingestülptem Skolex und Haken *(Bildmitte)* sowie Saugnäpfen *(beidseits)*.

Zystizerken werden in jedem Organ gefunden, aber bevorzugte Lokalisationen sind Hirn, Muskulatur, Haut und Herz. Es handelt sich um ovoide, weißliche Zysten, die selten mehr als 1,5 cm messen und einen invaginierten Skolex in einer klaren Zystenflüssigkeit enthalten (Abb. 7.61). Die Zystenwand ist mehr als 100 μm dick, reich an Glykoproteinen und löst in intaktem Zustand kaum eine Wirtsreaktion aus. Nach erfolgreicher Implantation verbleiben Zystizerken jahrelang im Schlafzustand. Schließlich gehen sie zugrunde oder brechen auf und führen zu Granulombildung, herdförmiger Vernarbung und Verkalkung. Letztere sind manchmal im Röntgenbild als runde Verschattungen sichtbar. In Ausnahmefällen vergrößert sich der Zystizerkus oder wächst zu einem traubenartigen Gebilde aus.
Subkutane Zystizerken bilden tastbare Knötchen und werden oft exzidiert; im Exzisat sind die Larven leicht erkennbar. Auch zerfallene Zystizerken sind identifizierbar an den vielen winzigen, wie Haifischzähne geformten, doppeltbrechenden Häkchen, die fast unzerstörbar sind. Das Vorhandensein subkutaner Zysten bedeutet mit großer Sicherheit den gleichzeitigen ZNS-Befall, wobei das Gegenteil nicht zutrifft. Zysten bilden sich in Meningen, grauer und weißer Hirnsubstanz, manchmal sogar in Aquädukt und Ventrikelöffnungen, so daß ein Liquorstau entstehen kann.

Die neurologischen Symptome sind vielfältig; am häufigsten treten Krämpfe auf. Gelegentlich verursacht eine Zyste, die im Ventrikel schwimmt, jedesmal einen Anstieg des Hirndruckes und Kopfschmerzen, wenn der Patient sich niederlegt. Zysten in der psychomotorischen Rinde können tumorähnliche Lokalisierungszeichen hervorrufen, allerdings sind derartige Auswirkungen auch bei schweren Infektionen selten. Ob eine Zystizerkose Persönlichkeitsveränderungen bewirkt, bleibt kontrovers.[237] Auch ein Myokardbefall kann bizarre Symptome hervorrufen. Der Computer-Tomograph hat die diagnostische Treffsicherheit beträchtlich erhöht und ermöglicht zusammen mit Röntgenuntersuchungen, leichte und schwere Fälle von ZNS-Befall zu erkennen. Ein verbesserter serologischer Test (ELISA) ist ebenfalls erhältlich. Daher werden jetzt erstmals viele Infizierte identifiziert. Das Problem ist den Ländern am größten, wo landwirtschaftlich genutzter Boden durch Fäkalien kontaminiert ist, und wo Schweinefleisch als Nahrungsmittel eine Delikatesse darstellt. (Die Larven von *T. saginata*, dem Rinderbandwurm, gedeihen im Menschen nicht.) Der Parasit kann mit medikamentöser Therapie eliminiert werden; alte und verkalkte Herde werden allerdings nicht beeinflußt.[238] Obschon Infizierte mit Zysteninhalt einen positiven Hauttest aufweisen, sind bei der Zystizerkose allergische Zwischenfälle selten.

Echinokokkose (Hydatiden-Krankheit)

Adulte Bandwürmer des Genus Echinococcus sind klein und verursachen ihrem Wirt, dem Hund, wenig Beschwerden. Die Zwischenwirte, darunter der Mensch, werden jedoch krank. Der Mensch wird zum akzidentellen Wirt durch die Aufnahme von Eiern des Hundebandwurmes. Im Duodenum schlüpfen invasive Embryonen, die durch die Mukosa in Äste der Portalvene eindringen und zunächst in die Leber gelangen, später auch in andere Organe. Während einer langen Periode stillen Wachstums entstehen große Zysten, *Hydatiden* genannt, in der Leber und in anderen Lokalisationen. Diese Zysten verwraschen eine Krankheit durch 1) Kompression vitaler Strukturen, 2) Austritt hochallergener Zystenflüssigkeit, oder 3) Produktion proliferierender Tochterzysten, die ein Neoplasma-ähnliches Wachstum zeigen. Eine sekundäre bakterielle Infektion verwandelt die Zyste in einen großen Abszeß. Die Krankheit kann sich demnach unter verschiedenen klinischen Aspekten äußern.

Echinococcus granulosus, der unilokuläre Hydatiden bildet, ist die vorherrschende Art des Parasiten. Der europäische Stamm wechselt zyklisch zwischen Schaf und Hund. Menschen werden weltweit infiziert, am häufigsten jedoch in den Schafzuchtgebieten, wie westliche USA, Australien, Neuseeland, Argentinien, östliches Mittelmeer und Naher Osten. Ein nördlicher Stamm dieses Parasiten durchläuft einen Zyklus in wildlebenden Tieren, wie Wölfen und Rotwild; menschliche Fälle werden daher in subarktischen Regionen (Alaska, Kanada, Sibirien) beobachtet und verlaufen meist klinisch schwer. Zwei weitere Echinokokken werden nur innerhalb eines Wild-Zyklus übertragen. *Echinococcus multilocularis* wird durch wildlebende Hunde und Schlittenhunde auf Maulwürfe und Nagetiere übertragen. Beim Menschen bildet er *multilokuläre* (oder alveoläre) Zysten, *ohne Solices und mit uneingeschränkter Sproßbildung*, die sich in der Leber wie maligne Neoplasmen benehmen. Diese Spezies kommt zusammen mit der arktischen Art von *E. granulosus*, jeodch auch in Zentral- und Osteuropa vor. *Echinococcus vogeli*, der zwischen wilden Hunden und Pakas (zur Unterfamilie der Agutis gehörende große Nager) wechselt, ist verantwortlich für das Vorkommen multilokulärer Hydatiden in nördlichem Lateinamerika und Panama.[239]

Etwa zwei Drittel der *E. granulosus*-Zysten beim Menschen finden sich in der Leber, 5–10% in der Lunge und der Rest in Knochen, Gehirn und anderen Organen. Die Larven bleiben im Kapillarsystem der verschiedenen Organe stecken und lösen zunächst eine akute Entzündungsreaktion aus, deren Infiltrat vor allem aus lymphomonozytoiden Zellen und eosinophilen Granulozyten besteht. Viele Larven werden zerstört, aber andere beginnen sich abzukapseln. Die Zysten sind zu Beginn mikroskopisch klein, nehmen aber progredient an Größe zu und erreichen innerhalb von etwa fünf Jahren Durchmesser bis zu 10 cm. Die opaleszierende Zystenflüssigkeit wird von einer inneren, kernhaltigen Germinativschicht sowie von einer äußeren, undurchsichtigen, kernlosen Hülle umschlossen. **Die äußere, kernlose Schicht weist typischerweise eine feine Schichtung auf**, als ob sie aus geschichteten Gelatineplatten bestünde. In der Umgebung beobachtet man eine Entzündungsreaktion mit zonenförmiger Anordnung von Fibroblasten, Riesenzellen, Makrophagen und eosinophilen Granulozyten. Mit der Zeit bildet sich eine dichte fibröse Kapsel. Nach Erreichen eines Alters von etwa sechs Monaten entstehen im Innern der Zysten «Tochterzysten». Diese zeigen sich zunächst als winzige Vorwölbungen der Keimschicht, in denen sich zentrale Vesikeln bilden («Brutkapseln»). Brutkapseln produzieren in ihrem Inneren Scolices und lösen sich dann von der Keimschicht ab. Die abgelösten Brutkapseln bilden ein feines, sandähnliches Sediment in der Hydatidenflüssigkeit («Hydatidensand») (Abb. 7.62).

Die geschilderte Sequenz der Entwicklung findet in Weichteilen wie der Leber statt, wo eine zunehmende Volumenzunahme der Zyste möglich ist. Bei der Zystenbildung im Skelett, meist in Epiphysenenden von Röhrenknochen, Wirbelkörpern oder flachen Knochen, kommt es nicht zur fibrösen Abkapselung der Hydatide. Vergrößerung und Entwicklung zwingt zum Eindringen zwischen die Knochentrabekel, und es entstehen zahlreiche mikrozystische Divertikel. Die zwischen den Vesikeln liegende Knochensubstanz verfällt einer Druckatrophie. Da der Cortex häufig auch erodiert wird, sind spontane Knochenfrakturen nicht selten. Lungenzysten gelangen durch Erosion in einen Bronchus und werden mit einem dramatischen Hustenanfall ausgehustet. Dies kommt manchmal einer Spontanheilung gleich. In seltenen Fällen gelangt eine Zyste in ein Lungengefäß oder in eine Herzkammer, was zu tödlichen Embolien führt. Zysten in Leber und anderen Abdominalorganen werden mit der Zeit undicht, und es kommt zu sterilen Entzündungen oder sekundären bakteriellen Infektionen. Diese wiederum lösen einen Schrumpfungsprozeß der Zyste aus, gefolgt von Fibrose und Verkalkung sowie Zerstörung der Parasitenstruktur. Einzig die pathognomonischen, Haken-bewehrten Scolices bleiben zurück in einer gelblichen, cholesterinreichen Paste. Die Ruptur einer Zyste in einen der großen Gallengänge löst eine akute Cholangiitis oder Cholezystitis aus.

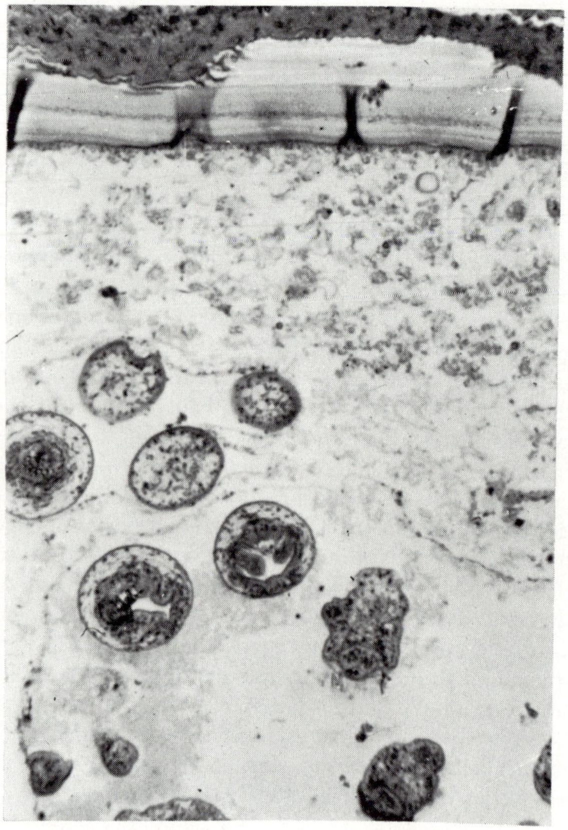

Abb. 7.62: Echinokokkose. Wand einer Zyste mit laminierter Außenschicht und germinativer Innenschicht *(obere Bildhälfte)*. Das Zystenlumen enthält viele «Brutkapseln».

Die vielen Lokalisationsmöglichkeiten der Hydatiden erklärt, weshalb die Infektion mit dem Hundebandwurm in derart verschiedenen, geheimnisvollen Verkleidungen auftreten kann. Die klinischen Symptome bei unilokulären Zysten beruhen hauptsächlich auf Komplikationen wie Kompression vitaler Strukturen oder Ruptur. Mit Ausnahme von Gehirn und Herz kann die durch die wachsende Zyste verursachte Parenchymatrophie bemerkenswert symptomlos verlaufen. Der Austritt von Hydatidenflüssigkeit durch Trauma oder während eines chirurgischen Eingriffs löst einen akuten anaphylaktischen Anfall mit schwerer allergischer Symptomatik und Hypereosinophilie aus. Die chirurgische Entfernung der Zysten ist auch deshalb gefährlich, weil ausgetretener Zysteninhalt zur Bildung multipler Tochterzysten im ganzen Abdomen führt; aus diesem Grund werden die vielen Brutkapseln vor dem Eingriff durch eine Injektion getötet.
Eine Bluteosinophilie ist nicht immer vorhanden. Serologische Nachweismethoden für *E. granulosus*-Antigene und Antikörper wurden stark verbessert, und das CT-Scanning hat die diagnostische Genauigkeit erhöht. Die medikamentöse Sterilisation des Zysteninhalts ist mäßig erfolgreich; einige der Zysten müssen chirurgisch entfernt werden.
Larven von *E. multilocularis* bilden in der Leber *alveoläre Zysten*, die in diesem Organ invasiv wachsen. Das klinische Bild ist von dem eines primären Leberkarzinoms nicht zu unterscheiden. Die Zyste kann nämlich in V. cava oder Portalvene einwachsen und Lungenmetastasen setzen. Kombinierte, medikamentöse und chirurgische Behandlungsversuche haben bisher bei dieser ungewöhnlichen Krankheit nur mäßige Erfolge gezeitigt. Unbehandelt verläuft die Krankheit unweigerlich letal.

Trematoden

Fascioliasis (Großer Leberegel, *Fasciola hepatica*)

Die Fascioliasis des Menschen wird durch die hermaphroditische *Fasciola hepatica* (in Hawai auch *F. gigantica*) hervorgerufen, einen auf Schafe und Rinder adaptierten Trematoden. Die Krankheit wird durch den Genuß von Wasserkresse erworben, die mit Metazerkarien des Parasiten kontaminiert ist. Das akute

Krankheitsstadium, gekennzeichnet durch Fieber und Bauchschmerzen, beruht auf der Wanderung und Reifung des Wurmes, der sich schließlich in Gallenblase oder Gallengängen einnistet. Im chronischen Stadium steht die Obstruktion des galleleitenden Systems im Vordergrund. Die Krankheit kommt weltweit in Zonen mit gemäßigtem und tropischem Klima vor; in den USA wird sie in Puerto Rico am häufigsten beobachtet.
Die blattförmigen adulten Parasiten werden bis zu 4 cm lang. Sie führen in Gallenblase und ableitenden Gängen zu entzündlichen Veränderungen, intermittierendem Verschluß und Ausweitungen mit erheblicher Wandverdickung. *F. hepatica* setzt große Mengen Prolin frei, das Hyperplasie und Fibrose von Gallewegen stimulieren soll. Der Nachweis der ovalen Wurmeier mit Operculum im Stuhl ist diagnostisch; die Zahl der Eier ist jedoch meistens gering.
In den USA tritt die Krankheit nur sporadisch auf. In Europa, wo landwirtschaftliche Familienbetriebe häufiger sind, ereigneten sich hingegen auch größere lokale Ausbrüche. Symptome erscheinen meistens drei Monate nach dem Genuß der kontaminierten Wasserkresse, entsprechend der Reifungszeit des Parasiten. Die akute Krankheit beginnt mit Unwohlsein, intermittierendem Fieber, Nachtschweiß, Gewichtsverlust und Schmerzen im rechten Oberbauch, gelegentlich begleitet von Eosinophilie, urtikariellem Hautausschlag oder beschleunigter Blutsenkungsreaktion. Die akute Phase ist selbstterminierend. Eine früh einsetzende medikamentöse Behandlung kürzt den Verlauf ab und verhindert vor allem Komplikationen der Gallenwegsobstruktion, wie kolikartige Schmerzen, Ikterus und bakterielle Superinfektion. In Einzelfällen führt eine ektopische Wanderung der Würmer zur Bildung schmerzhafter subkutaner Knoten.

Während der ersten Wanderungsphase des Parasiten entsteht eine Hepatomegalie. Die Leber weist hämorrhagisch-nekrotische Wurmspuren auf, am deutlichsten sichtbar im subkapsulären Parenchym. Manchmal kommt es zur Peritonealblutung. Diese akuten entzündlichen Läsionen enthalten viele eosinophile Granulozyten und andere Leukozyten, sie heilen aber schließlich unter geringer Narbenbildung. Die durch Fasciola ausgelöste chronische Cholezystitis und Cholangiitis zeigen, abgesehen von der markanten Beteiligung eosinophiler Granulozyten, Veränderungen, wie Chole(zysto)lithiasis. Typisch ist hingegen die Hyperplasie des Gallengangepithels, das viele unnötige Falten aufweist. Pericholangiitis und periportale Fibrose sind meistens minimal.

In den USA ist die Fascioliasis mit der Umstellung der Landwirtschaft vom Familienbetrieb auf Agroindustrie praktisch verschwunden. Ihr sporadisches Auftreten stellt den Arzt jedoch immer wieder vor diagnostische und epidemiologische Probleme.

Clonorchiasis und Opisthorchiasis*

Die Erreger dieser beiden Krankheiten, zwei kleine Leberegel (bis zu 1,5 cm lang), unterscheiden sich von *F. hepatica* in mancherlei Punkten: 1) Die Übertragung erfolgt durch das Essen roher, Metazerkarien-haltiger Süßwasserfische oder Krebse; 2) sie infizieren Mensch, Hunde und Katzen; 3) sie besiedeln kleine und große intrahepatische Gallenwege und lösen chronische Cholangiitiden mit ausgedehntem Leberschaden und Bildung intrahepatischer Gallensteine aus; und 4) die Infektion ist in hohem Maße mit der Entstehung von Cholangiokarzinomen verbunden.
Clonorchis sinensis ist weit verbreitet im Fernen Osten, von Korea und Japan bis Südostasien, und kommt vor allem in Hongkong vor. *Opisthorchis viverrini* ist hyperendemisch in Teilen von Thailand und Laos. *Opisthorchis felineus* findet sich in Polen und Rußland. Die orientalische Form der Leberegelkrankheit verläuft ohne Frühphase der Gewebeinvasion chronisch und heimtückisch. Mit einer kleinen Zahl von Würmern Infizierte bleiben asymptomatisch. Bei schwereren Infektionen klagen die Patienten häufig über Anorexie, Diarrhoe, mäßigen Ikterus und Oberbauchbeschwerden. Lebervergrößerung und Bluteosinophilie sind nicht immer nachweisbar. Die deutlichen Veränderungen sind nur durch Cholangio- oder Arteriographie erkennbar. Die Lebergefäße sind überdehnt und verengert, und die Gallengänge weisen multiple Unregelmäßigkeiten, wie Verengungen und beerenartige Erweiterungen, auf. Manchmal ist der blattförmige Wurm schattenhaft sichtbar. Die Diagnose beruht auf dem Nachweis der winzigen (30 μm), dickwandigen Wurmeier im Stuhl.

Bei der Autopsie findet man oft eine vergrößerte Leber mit unregelmäßig erweiterten Gallengängen, die von Narbengewebe ausgekleidet sind. Parasiten können manchmal durch Kompression des Organs herausgepreßt werden, werden aber häufiger erst bei der mikroskopischen Untersuchung gefunden. Bei Fällen mit Komplikationen finden sich oft Cholestase, sekundäre bakterielle Infektion oder multiple Gallensteine. Mikroskopisch sind in frühen Läsionen nur geringfügige entzündliche Veränderungen feststellbar; eosinophile Granulozyten im Exsudat sind ungewöhnlich. Im Gegensatz zu den Eiern der Schistosomen verursachen die dicht versiegelten Eier der Leberegel keine ausgedehnte granulomatöse Entzündung. Dagegen beobachtet man ausgeprägte Metaplasie und Hyperplasie des Gallengangepithels mit periduktaler Fibrose.[241] Die Gallenblase kann ebenfalls Parasiten enthalten und entzündliche Veränderungen aufweisen, besonders bei Infektion mit *O. viverrini*. Die größeren extrahepatischen Gallengänge sind selten betroffen. Hingegen kommen in einzelnen Fällen auch Epithelmetaplasien der partiell verschlossenen Ausführungsgänge des Pankreas vor. In Endemiegebieten der orientalischen Leberegel sind Cholangiokarzinome, die in westlichen Ländern selten gesehen werden, häufig.

Mit den zur Verfügung stehenden Medikamenten kann die Morbidität in Zukunft gesenkt werden. Die Langzeitlösung besteht aber in der Verhütung der Kontamination fischhaltiger Gewässer durch menschliche und tierische Fäkalien.

Fasciolopsiasis

Der große Darmegel (bis 7 cm lang), *Fasciolopsis buski*, befällt hauptsächlich den Dünnkarm und verursacht meist nur leichte entzündliche Veränderungen. Die Infektion ist in Indien, China und weiteren Ländern am Indischen Ozean verbreitet. Hauptreservoir ist das Schwein. Mirazidien (Larven) schlüpfen aus Wurmeiern, die mit menschlichen oder tierischen Exkrementen in Süßwasser gelangten, und infizieren Wasserschnecken. Im Zwischenwirt entwickeln sich aus den Larven Zerkarien, die sich in Zystenform auf Wasserpflanzen festsetzen.

Der Mensch infiziert sich durch die Aufnahme von Pflanzen oder Wasser, die mit Zerkarien kontaminiert sind. Die Zystenwand wird im oberen Darmtrakt verdaut, die Larven gelangen in den Darm, entwickeln sich zu adulten Würmern und haften mit ihrem Saugapparat an der Darmschleimhaut. An der Haftstelle entsteht eine hämorrhagische Entzündung mit Beteiligung eosinophiler Granulozyten. Aus diesen herdförmigen Läsionen werden Schleimhautabszesse, die zu beträchtlichen Mukosadefekten führen.

Als Folge der Schleimhautdefekte leiden die Patienten häufig an Oberbauchschmerzen und Diarrhoe. Schwere Infektionen sind oft von Fieber sowie Gesichts und Periorbitalödemen begleitet. In ganz seltenen Fällen führen Wurmkonvolute zum akuten Darmverschluß. Die Diagnose wird durch den Nachweis der charakteristischen Wurmeier im Stuhl gestellt.

Paragonimiasis («Lungenegelkrankheit«)

Egel der Gattung Paragonimus, kleine, bis 1,2 cm lange Trematoden, verursachen zystische entzündliche Veränderungen in der Lunge, selten in Gehirn, Darm und anderen Organen. Hauptquelle der Infektion des Menschen sind rohe Krabben und kleine Krebse, die Metazerkarien enthalten. Neben dem Menschen sind verschiedene weitere Wirte, wie Hund, Katze und Schwein, bekannt. Chronischer Husten, Bronchiektasien und Hämoptoe sind die häufigsten klinischen Zeichen der Infektion. Lange glaubte man, die Krankheit würde nur durch *Paragonimus westermani* verursacht und komme nur im Fernen Osten und auf den Philippinen vor; inzwischen wurden in tropischen Gegenden, wie Zentral- und Südamerika sowie Westafrika, mindestens fünf weitere Erreger der Paragonimiasis identifiziert. In den USA steigt die Zahl klinischer Fälle unter Immigranten aus Asien an.
Die Wurmeier werden aufgehustet, verschluckt und im Stuhl ausgeschieden. Im Wasser schlüpfen Mirazidien, die sich in verschiedenen Schneckenarten zu Zerkarien entwickeln. Freigesetzte Zerkarien benutzen verschiedene Krustentiere als Zwischenwirte, wo sie sich in Zysten abkapseln, und mit denen sie vom Mensch oder anderen Endwirten aufgenommen werden.
Nach der Aufnahme und dem Verlassen der Zyste im Dünndarm durchwandern die jungen Egel Darmwand, Peritoneum sowie Zwerchfell und gelangen in die Lunge. Auf ihrer Wanderung verursachen die Parasiten meist keine Gewebeveränderungen oder Symptome; unterwegs sterbende Larven führen jedoch zur lokalen Abszessbildung (z.B. in Darmwand, Pankreas oder Gehirn). Zu derartigen «ektopischen» Läsionen kommt es besonders häufig bei schwerem Befall; die zerebrale Paragonimiasis, die Hirntumoren, Epilepsie oder Meningitis vortäuscht und radiologisch erkennbare Kalkherde verursacht, ist daher in endemischen Gegenden, wie Korea, Japan und Teilen von China, verbreitet. Im Zielorgan, der Lunge, angelangt, lösen die Larven entzündliche, abgekapselte, reichlich eosinophile Granulozyten enthaltende Veränderungen aus, und es kommt zur Bildung multipler, mehrere Zentimeter großer Zysten. In diesen Zysten erfolgt die intensive Eiablage; die dickwandigen, deckeltragenden Eier verstärken die Entzündung, indem sie ihrerseits eine granulomatöse Reaktion hervorrufen. Früher oder später kommt es zur Entleerung des Zysteninhalts ins Bronchialsystem, und die Paragonimuseier werden, zusammen mit Exsudat und Blut, ausgehustet oder verschluckt.[242] Die chronische Reizung des Bronchialsystems durch die langlebigen Egel und ihre Eier sowie abgestorbene Parasi-

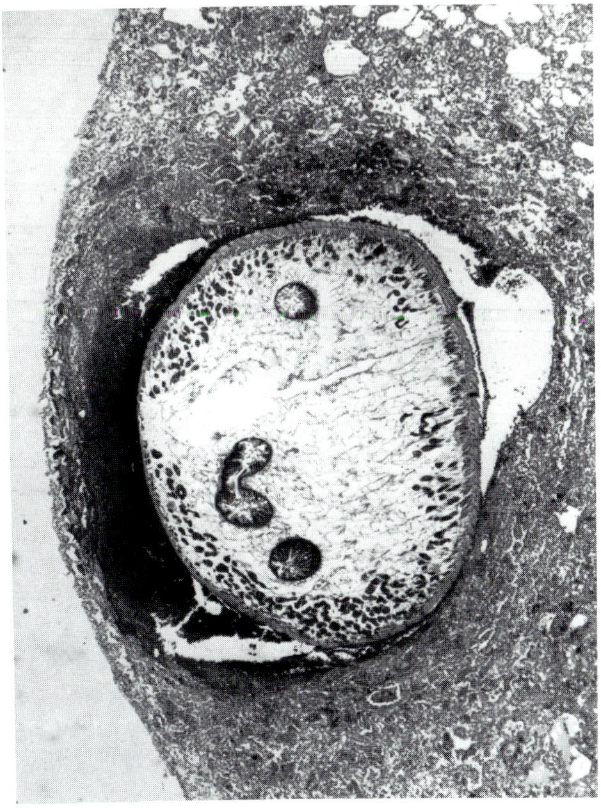

Abb. 7.63: Paragonimiase. Adulter Wurm in Lungenzyste mit Umgebungsblutung. (Erlaubnis Prof. Muneo Yokogawa, Chiba University, Japan.)

ten führt zu herdförmiger Pneumonie und Bronchiektasie. Sekundäre bakterielle Infektionen sind häufig. In diesem Stadium ähnelt das klinische Bild demjenigen bei Tuberkulose; im Orient kommen die beiden Infektionen häufig zusammen vor. Ein Befall der Lungenspitzen und des subpleuralen Parenchyms wird bei reiner Paragonimiasis weniger häufig beobachtet als bei Tuberkulose. Abdominale Symptome ohne Lungenbeteiligung sind selten.

Das histologische Bild der Lungenläsion bei Paragonimiasis ist wechselhaft. Die Lungenzysten (Abb. 7.63) liegen in Abszesshöhlen, die reichlich eosinophile Granulozyten und Charcot-Leyden-Kristalle enthalten. In der Zystenwand und um einzelne freiliegende Eier kommt es zur Granulombildung. Die Läsionen im Gehirn und in anderen Lokalisationen sind denen in der Lunge vergleichbar. Die sich radial ausdehnende Vernarbung verwirrt das Bild zusätzlich. Bluteosinophilie ist kein konstanter Befund, und die Diagnose beruht fast ausschließlich auf dem Nachweis der Parasiteneier in Sputum oder Stuhl.

Der Verlauf der Krankheit, der von mild bis tödlich reicht, hängt von der Schwere der Infektion ab. Die klinische Diagnose ist schwierig; sie wird oft erst gestellt, wenn Lungenzysten mit bräunlichem Material in chirurgischen oder autoptischen Gewebeproben gefunden oder Paragonimuseier in Ausstrichen von Sputum oder Bronchialsekret nachgewiesen werden.

Schistosomiasis (Bilharziose)

Der Mensch ist Wirt verschiedener Schistosomen-Spezies, die sich im venösen Gefäßsystem sexuell vermehren. Die adulten Parasiten sind so gut an ihr Habitat im Menschen adaptiert, daß sie nur geringe Veränderungen hervorrufen. Die vielen von den Würmern produzierten Eier hingegen rufen die Bildung von entzündlichen Granulomen in vielen Organen hervor. Diese granulomatöse Reaktion führt schließlich zu Leberfibrose, Obstruktion der ableitenden Harnwege und seltener zu Läsionen in weiteren Organen, eingeschlossen das Gehirn. Die Schistosomiasis kommt in allen tropischen Gegenden vor, wo sich spezielle Schneckenarten, die Zwischenwirte des Parasiten, aufhalten. Die Zahl der infizierten Personen wird auf 250 Millionen geschätzt, von denen etwa 5% schwer erkrankt sind. Die Schistosomiasis steht daher weit oben in der Liste der endemischen chronischen Infektionskrankheiten der Menschheit.[243]

Man kennt sechs Schistosomen-Arten, die den Menschen infizieren. Die wichtigsten sind *Schistosoma mansoni* (Afrika, Lateinamerika, Karibik, Teile des Nahen Ostens), *S. japonicum* (China, Philippinen, weitere Teile des Fernen Ostens) und *S. haematobium* (Afrika, Teile des Nahen Ostens). Die meisten Schistosomen-Spezies nisten sich in Ästen der Portalvene ein, aber *S. haematobium* zieht die in die Vena cava führenden Beckenvenen vor. Mit Ausnahme von *S. mansoni* benutzen verschiedene Parasiten-Arten neben Menschen auch Tiere als natürliche Reservoirs. Andererseits führen tierische Schistosomen gelegentlich zu abortiven Infektionen beim Menschen. In solchen Fällen stirbt der Parasit meistens schon in der Haut und löst eine Überempfindlichkeits-Dermatitis aus, die Zerkarien-Dermatitis oder «swimmer's itch» (Schwimmerkrätze) genannt wird. Diese harmlose Affektion heilt spontan und kommt in klimatisch gemäßigten und tropischen Gegenden vor.

Die endemische Schistosomiase wird durch Kontakt mit kontaminiertem Wasser erworben. Die freischwimmenden, mit Gabelschwänzen ausgestatteten *Zerka-*

rien, die von infizierten Schnecken stammen, dringen rasch durch die Epidermis und wandeln sich zu jungen Würmern *(Schistosomula)* um. Diese Jungformen des Parasiten gelangen in die Blutzirkulation und erscheinen etwa 4–14 Tage nach der Infektion der Lunge. Sie bleiben so lange in Zirkulation, bis sie ihr Ziel, die intrahepatischen Pfortaderäste, erreicht haben, und sie reifen zu adulten Würmern aus. Schließlich wandern sie in Venolen des Darmmesenteriums und des Bekkens ein, kopulieren und beginnen mit der Eiablage. Die Eier von Schistosoma sind bis zu 150 μm lang, d.h. so groß, daß sie im Kapillarnetz steckenbleiben. Sie sind gelbich gefärbt, besitzen einen terminalen *(S. haematobium)* oder lateralen *(S. mansoni)* Stachel und enthalten eine embryonale Mirazidie. Die reifen Eier gelangen mit menschlichem Stuhl oder Urin ins Wasser, wo die Mirazidien ausschlüpfen und eine ganz bestimmte Schneckenart, ihren spezifischen Zwischenwirt, infizieren. Im Zwischenwirt schließt sich der Lebenszyklus mit der asexuellen Produktion der *Zerkarien* (Abb. 7.64). Die ersten Infektionsstadien verlaufen meistens asymtomatisch. Manchmal markiert ein vorübergehender urtikarieller Hautausschlag die Stellen des Zerkarieneintritts, oder es kommt zu Husten, Fieber, Eosinophilie und asthmoiden Symptomen. Die 1,5 cm langen adulten Würmer befinden sich, eingezwängt in eine Venole, nahe dem Lumen von Darm und ableitenden Harnwegen. Jedes befruchtete Weibchen produziert pro Tag bis zu 500 Eier. Die Wurmeier werden mit dem Stuhl oder Urin ausgeschieden, bleiben in der Wand eines Gangsystems hängen oder gelangen mit dem Blutstrom zurück in Leber oder Lunge. Auch diese Phase der Krankheit ruft meistens keine Symptome hervor. Allerdings erkrankt ein Teil der Infizierten, meistens auswärtige Besucher von Endemiegebieten, an Fieber, mit ausgeprägter Eosinophilie, Hepatosplenomegalie, Diarrhoe oder allergischen Manifestationen. Dieser Symptomenkomplex wird akute oder toxämische Schistosomiasis und (in Japan) Katayama-Fieber genannt. Auch diese Phase endet spontan mit dem Verschwinden der Symptome in mehreren Wochen. Während Eiablage und -ausscheidung fortgesetzt werden, tritt die Krankheit in ein Stadium klinischer Latenz ein. Bei den meisten leichten Infekten dauert diese Latenz lebenslänglich, bei stärkerer Parasitenbeladung macht sich die chronische Phase der Krankheit einige Jahre später bemerkbar.

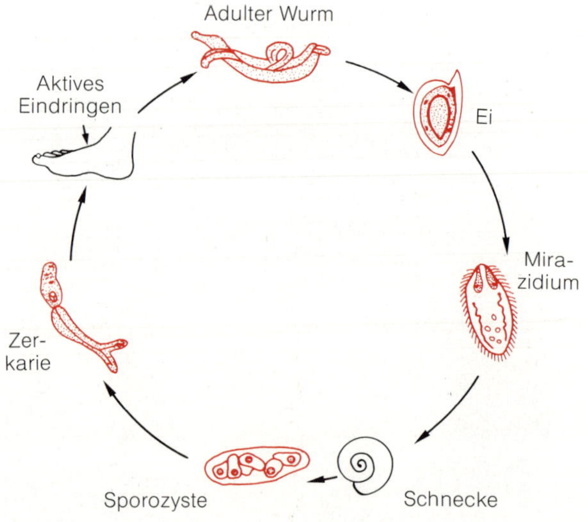

Abb. 7.64: Lebenszyklus von Schistosomen.

Pathogenese Adulte Schistosomen lösen beim Wirt keine nennenswerten Gewebeveränderungen aus, bis sie spontan oder unter medikamentösem Einfluß sterben. Tote Parasiten führen zur Bildung verstreuter, großer nekrotisierender Granulome. Allerdings ist die Zahl der Granulome nicht groß genug, um die Krankheitsmanifestationen zu erklären. Dagegen ist bekannt, daß die Eier während ihrer Lebenszeit von zwei bis drei Wochen durch ihre poröse Hülle lösliche Antigene freisetzen, die zelluläre Immun- und Überempfindlichkeitsreaktionen in Gang setzen. Die Eier, die im Kapillarnetz steckenbleiben, bilden das Zentrum granulomatöser Entzündungsherde, die aus Makrophagen, Lymphozyten und vielen eosinophilen sowie einigen neutrophilen Granulozyten bestehen. Diese Schistomen-Granulome (Abb. 7.65) erreichen Durchmesser von 500 μm und mehr und beeinträchtigen durch ihre Größe Gefäße und Parenchym. Mit zunehmender Chronizität der Infektion nimmt die Größe der Granulome allerdings ab, bedingt durch komplexe immunologische Regulationsmechanismen. Die Eier gehen nach einigen Wochen zugrunde und werden abgebaut. Jedes einzelne Granulom heilt mit oder ohne Narbenbildung, um allerdings sogleich durch neue Läsionen ersetzt zu werden. Die kontinuierliche Granulombildung kommt erst zum Stillstand, wenn die adulten Würmer zugrunde gehen oder sterilisiert werden. Diese Granulome gleichen eigentlichen immunologischen und biochemischen «Fabriken», in denen Antigene und somatische Komponenten verarbeitet und eine Reihe von Enzymen, Zytokinen sowie weitere Mediatoren produziert werden.[244] Sie dienen daher als nützliche experimentelle Modelle für das Studium der zellulären Überempfindlichkeit. Trotzdem ist unklar, über welche Mechanismen diese herdförmigen Läsionen zu den schweren fibrotischen Veränderungen bei chronischer Schistosomiasis führen könnten; fest steht einzig ein deutlicher Zusammenhang zwischen Fibrosierungsgrad und Ausmaß der Beladung des Patienten mit Parasiten und Wurmeiern.

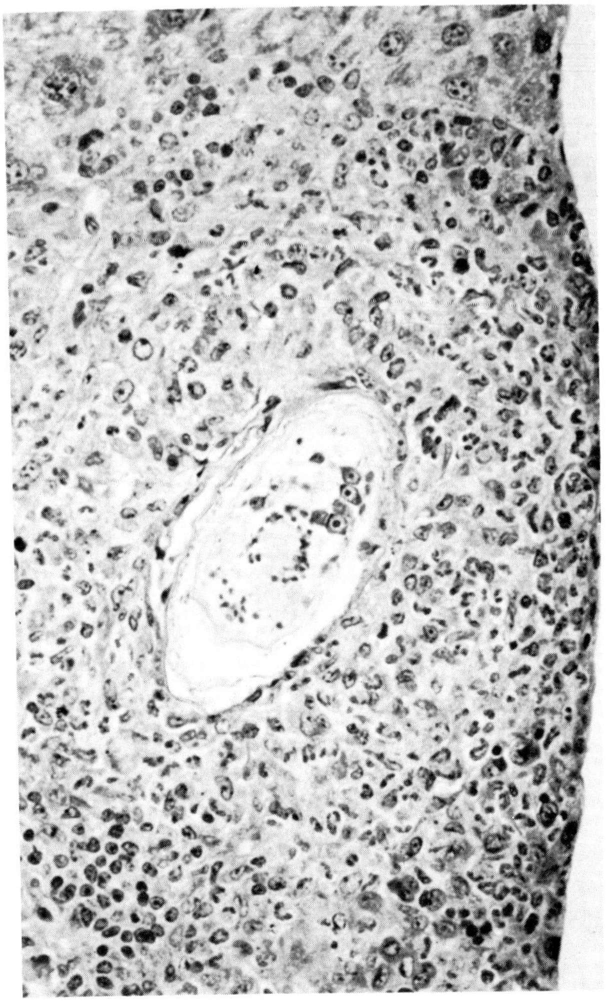

Abb. 7.65: Granulom bei *Schistosoma mansoni*-Infektion; Mirazidium-haltiges Ei *(Mitte)* und zahlreiche eosinophile Granulozyten.

Morphologie Die Läsionen unterscheiden sich je nach Schistosomen-Art, Ausmaß der Infektion und Krankheitsstadium. Bei asymptomatischen, durch geringen Befall mit *S. mansoni* oder *S. japonicum* Infizierten findet man nur wenige verstreute Eier und Granulome in Darm, Leber und Lunge sowie vielleicht einige Wurmeier in anderen Lokalisationen. Die Stecknadelkopf-großen, weißen Granulome sind am deutlichsten unter der Leberkapsel zu sehen. Das Leberparenchym ist oft durch ein Hämoglobinpigment dunkel gefärbt, das die Blut fressenden Schistosomen aus ihrem Darm regurgitieren. Wie Malariapigment ist Schistosomenpigment in der Eisenfärbung negativ. Es wird in Kupffer-Zellen und Makrophagen der Milz gespeichert, ohne eine Reaktion auszulösen.

Bei schweren Fällen von **Mansoni-** oder **Japonica-Schistosomiasis** bilden sich im Kolon Entzündungsherde und Pseudopolypen. Die Leber ist dunkel und weist eine unregelmäßige Oberfläche auf, die sich jedoch vom nodulären Erscheinungsbild einer Zirrhose unterscheidet. Neben Granulomen ist auf der Schnittfläche eine weitverbreitete Fibrose der portalen Felder zu sehen, wobei das umgebende Parenchym aber nicht durch Regeneratknochen verändert wird. Die angeschnittenen Fibroseherde mit den portalen Triaden gleichen dem Querschnitt durch den Stiel einer Tonpfeife («Pfeifenstiel-Fibrose»).[245] In einzelnen Portalfeldern vermißt man ein Venenlumen, und Ausgußpräparate zeigen ausgedehnte Verzerrungen und Obstruktionen im Verlauf der Portalvenen (Abb. 7.66). Diese Veränderungen sind der Grund für den präsinusoidalen Pfortaderhochdruck mit schwerer Einflußstauung der Leber, Ösophagusvarizen, Stauung in oberflächlichen Kollateralvenen und Aszites. Ikterus, Leberzellnekrosen und Funktionsstörungen der Leber treten erst nach Varizenblutungen auf.

Wurmeier, die über portale Kollateralen in die Lunge embolisieren, verursachen, sofern sie zahlreich genug sind, eine granulomatöse Arteriitis. Diese bedingt eine Intimaproliferation, zunehmende Lumeneinengung und schließlich eine Rechtsherzinsuffizienz (Cor pulmonale). Histologisch weisen die Lungenarterien durch Granulome und Narben bedingte Unterbrechungen der Elastika, in Organisation begriffene Thromben und angiomatöse Läsionen aus, wie sie bei der idiopathischen pulmonal-arteriellen Hypertonie gefunden werden. Bei Patienten mit Mansoni-Schistosomiasis beobachtet man zudem vermehrt mesangioproliferative oder membranöse Glomerulopathien. In einigen Glomeruli können Immunglobuline und Komplementkomponenten, selten jedoch Schistosoma-Antigene nachgewiesen werden.[246]

Bei **Infektionen mit S. haematobium** findet man ein völlig anderes Bild. In der Frühphase der Krankheit entstehen in der Harnblase infolge abgelagerter Wurmeier akute Entzündungsherde, die sich später zu sandigen, narbigen Flecken umwandeln. Die Herde werden durch Konfluenz immer ausgedehnter. Schließlich wird die ganze Blasenschleimhaut eierschalenartig von einer dünnen Kalkschicht eingefaßt, die im Röntgenbild als konzentrischer Randsaum sichtbar ist («Kalkblase»). Auch die Ureteren werden durch entzündliche und fibrosierende Prozesse so verändert, daß multiple Stenosen, unregelmäßige Erweiterungen zu einer Hydronephrose führen. Wegen ihrer herdförmigen Verteilung können schon wenige Eier von *S. haematobium* Obstruktionen im unteren Teil der Ureteren verursachen. In Frühphasen der Entzündung sind die Veränderungen reversibel. Meist entwickelt sich jedoch eine Refluxnephropathie mit interstitieller Nephritis, Rindenatrophie oder sekundärer bakterieller Infektion, die zu Niereninsuffizienz und Tod führen. Dieser Verlauf ist im Hyperendemiegebiet von Ägypten häufig, wird aber im südlich der Sahara gelegenen Afrika seltener beobachtet. Es besteht ein nachweisbarer Zusammenhang zwischen diesem Typ der Schistosomiasis und Harnblasenkarzinomen. Die Neoplasmen treten vor allem bei jüngeren Patienten auf, und meistens handelt es sich um Plattenepithel- und nicht um Übergangsepithelkarzinome.[247] Die bei Infektionen mit *S. mansoni* und *S. japonicum* auftretenden schweren Leber- und Lungenveränderungen sind bei der Haematobium-Schistosomiasis selten.

Ektopische Eiablagerungen wurden in vielen Organen beobachtet und haben meistens keine größeren Auswirkungen. Eier von *S. japonicum* können allerdings in Hirn oder Meningen kleinere oder größere Läsionen auslösen, die verschiedene neurologische Symptome verursachen. Die Eier von *S. mansoni* und seltener von *S. haematobium* können sich in Rückenmark oder Cauda equina ansammeln, mit Folgen, die von Querschnittlähmungen bis zu vorübergehenden Ausfällen reichen. Diese Läsionen stehen in keiner Beziehung zu Schwere oder Dauer der Infektion und dienen daher als gewichtiges Argument dafür, daß auch leicht infizierte Patienten behandelt werden sollten.

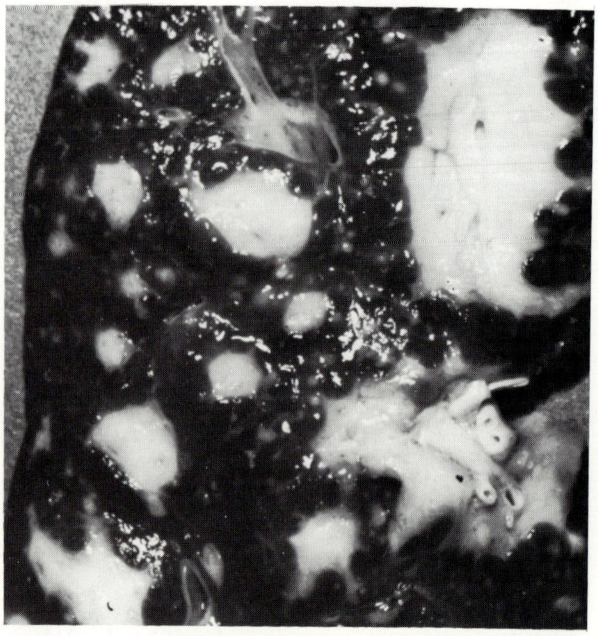

Abb. 7.66: «Pfeifenstiel»-Fibrose der Leber bei chronischer *Schistosoma japonicum*-Infektion.

Klinischer Verlauf Die Mansoni-Schistosomiasis ist eine chronische Krankheit mit schleichendem Beginn. Die Kinder in Endemiegebieten scheinen recht gesund, weisen aber häufig eine beträchtliche Hepatomegalie, manchmal auch eine Proteinurie auf. Das Auftreten einer Hämaturie ist der erste Hinweis auf eine Infektion mit *S. haematobium*. In Teilen von Afrika ist Hämaturie jedoch so weit verbreitet, daß sie als normales Pubertätszeichen gilt. In der Altersgruppe der 20jährigen erreichen die schwere Leberschistosomiasis mit Pfortaderhochdruck und die Harnblasenschistosomiasis mit obstruktiver Uropathie ihre Inzidenzgipfel; zu diesem Zeitpunkt hat die Eierausscheidung in vielen Fällen bereits abgenommen. Man weiß, daß eine sekundäre Infektion durch Hepatitis-B-Virus, was in den Tropen häufig eintritt, die durch Schistosomenbefall ausgelöste Leberaffektion verschlimmern und modifizieren kann. Viel zu oft suchen die Patienten den Arzt erst auf, nachdem sie eine lebensgefährliche Blutung aus Ösophagusvarizen hinter sich haben, oder wenn die Harnstoffwerte im Blut bereits angestiegen sind. Bei anderen Patienten stellt man Anämie, Milzvergrößerung oder Wachstumsrückstand fest. Einige werden schon im Alter von Teenagern wegen einer Protein-verlierenden Enteropathie infolge schistosomaler Kolonpolypose behandelt, eine vor allem im Nahen Osten häufige Krankheitsform. Die Infektion verbirgt sich auch unter vielen weiteren, verwirrenden Krankheitsformen.

Die Diagnose beruht auf dem Nachweis der charakteristischen Eier in Stuhl oder Urin; Anreicherungsmethoden müssen bei geringen Zahlen von Eiern eingesetzt werden. Die mikroskopische Untersuchung eines ungefärbten, zwischen Deckglas und Objektträger zerquetschten Biopsiepräparates aus dem Rektum führt manchmal zum Ziel. Auch Leberbiopsien sind nützlich; für den Nachweis einer Pfeifenstiel-Fibrose sind allerdings Ultraschalluntersuchungen besser geeignet. Eine verwirrende Zahl serologischer Teste steht zur Verfügung; am zuverlässigsten sind diejenigen, bei denen Antigene aus Wurmeiern verwendet werden.[248] Die parasitologische Diagnose hat den großen Vorzug, daß die Zahl der in Stuhl oder Urin nachgewiesenen Wurmeier eine quantitative Schätzung der Parasitenbeladung erlaubt. Die Behandlung mit neu entwickelten Medikamenten ist sehr wirkungsvoll und führt oft zur vollständigen Heilung.

Sarkoidose (Morbus Boeck)

Bei dieser häufigen Krankheit handelt es sich nicht um eine Infektion. Wegen histologischer Ähnlichkeiten mit verschiedenen Infektionskrankheiten, besondes mit Tuberkulose, wird die Sarkoidose an dieser Stelle besprochen. Sarkoidose ist eine Krankheit unbekannter Ursache, gekennzeichnet durch nichtverkäsende Granulome in vielen Geweben und Organen.[249] Da auch bei anderen Krankheiten, wie Mykobakterien- oder Pilzinfektionen und Berylliose, ähnliche Granulome ohne zentrale Nekrose («harte Granulome») auftreten, wird die Diagnose einer Sarkoidose durch Ausschluß gestellt. Viele Systeme und Organe werden von der Sarkoidose betroffen. Die Krankheit kann unter verschiedenen klinischen Verkleidungen auftreten. Bei 90% der Fälle beobachtet man jedoch im Lungenröntgenbild eine bilaterale Vergrößerung der Hiluslymphknoten oder Lungenherde. Augen- und Hautveränderungen sind am zweithäufigsten.

Die Sarkoidose tritt bei Frauen häufiger auf als bei Männern. Die Prävalenz der Krankheit ist aber von Land zu Land und von Bevölkerung zu Bevölkerung verschieden. Die Prävalenz (Anzahl Fälle pro 10^5 Personen) in New York City wird auf 30, diejenige in Stockholm auf 64 geschätzt. Unter den Bewohnern von Nord-London beträgt sie für Engländer 27, für Iren 97 und für Einwanderer aus der Karibik 200. In den USA ist die Krankheit am häufigsten in den Südoststaaten, und die Raten sind bei amerikanischen Schwarzen zehnmal höher als bei Weißen. Im Gegensatz dazu ist die Sarkoidose unter Chinesen und Südostasiaten praktisch unbekannt.

Ätiologie und Pathogenese Die charakteristische granulomatöse Gewebereaktion bei Sarkoidose läßt eine immunologisch vermittelte Krankheit vermuten. Über die Jahre wurden schon viele auslösende Agenzien vorgeschlagen (atypische Mykobakterien, Kieferpollen und weitere) und wieder verworfen. Moderne Forschungsanstrengungen beschäftigen sich mit der möglichen Auslösung durch ein unbekanntes Virus. Inzwischen entdeckte man verschiedene immunologische Störungen, die nur bei Sarkoidose auftreten: 1) Die meisten Patienten weisen eine Hautanergie auf, nicht nur gegen Tuberkulin, sondern auch gegen chemische Hautallergene, wie 2,3-Dinitrochlorobenzol; 2) die Zahl der T-Lymphozyten im peripheren Blut ist so vermindert, daß eine absolute Lymphopenie resultiert; und 3) das Verhältnis CD4+:CD8+ T-Zellen im Blut ist von 2:1 auf 0,8:1 reduziert, während B-Lymphozyten in normaler Zahl vorhanden sind und Zeichen von Hyperreaktivität aufweisen. Diese Befunde bedeuten, daß Patienten mit Sarkoidose einen *funktionellen Defekt der T-Lymphozyten aufweisen, der sich nur im Blut manifestiert.* Untersuchungen von T-Lymphozyten, die mit bronchioalveolärer Lavage aus *aktiven Lungenläsionen* gewonnen wurden, zeigen eine *deutlich erhöhte Zahl von T-Zellen mit einem CD4+:CD8+-Verhältnis von 10:1* und Aktivierungszeichen. Unkontrollierte Aktivierung von CD4+-T-Lymphozyten und die von ihnen produzierten Lymphokine könnten sehr wohl verantwortlich sein für Monozyteneinwanderung, Alveolitis, Bildung nichtverkäsender Granulome und zunehmende Fibrose, alles charakteristische Zeichen der Lungensarkoidose.[250] Obschon die Ätiologie der Sarkoidose weiterhin unbekannt bleibt, bestehen Hinweise darauf, daß bei Patienten mit dieser Krankheit eine abnorme Dissoziation zwischen der immunologischen Reaktivität lokaler und peripherer T-Zellen besteht.

Morphologie Pathologische Veränderungen wurden in jedem Körperorgan beschrieben.[251]
Lymphknoten sind fast immer betroffen. Am häufigsten befallen sind hiläre und mediastinale Stationen; aber auch zervikale, epitrochleare, prä- und postaurikuläre Lymphknoten, neben vielen anderen, können Veränderungen aufweisen. In 25–30% der Fälle sind auch die Tonsillen mitbetroffen. Die sind typischerweise deutlich vergrö-

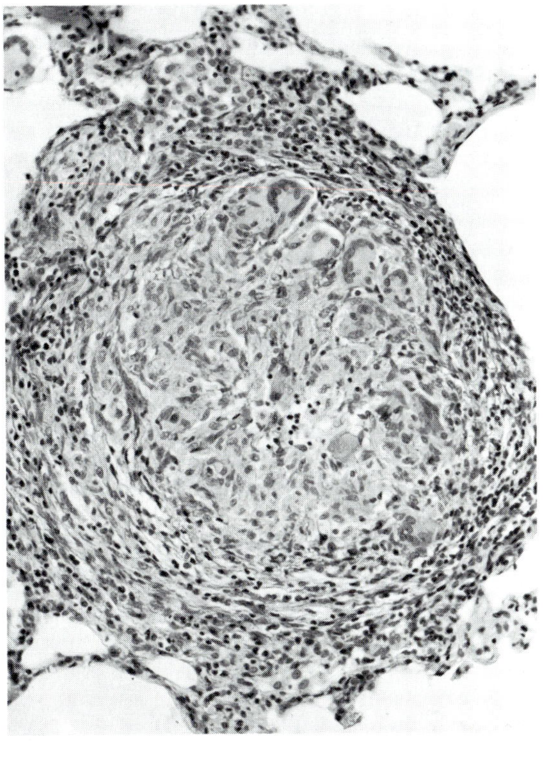

Abb. 7.67: Charakteristisches nichtverkäsendes (tuberkuloides) Granulom bei Sarkoidose der Lunge, mit vielen Riesenzellen.

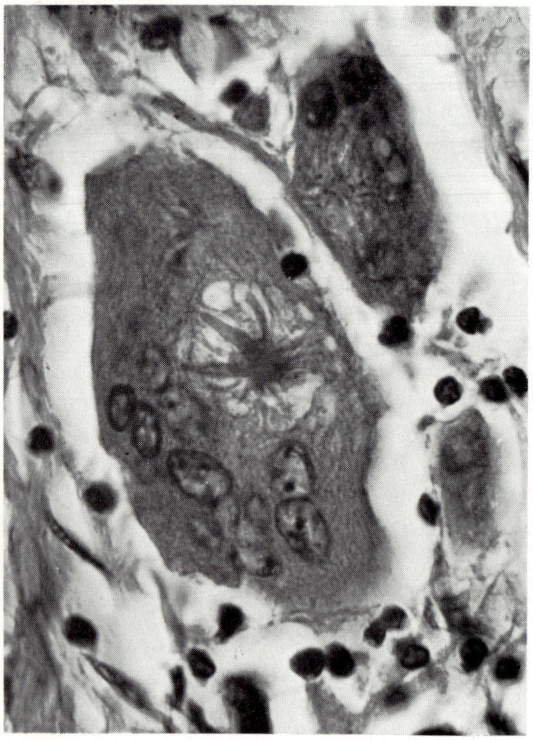

Abb. 7.68: Asteroidkörper in einer Riesenzelle.

ßert, manchmal lobuliert. Die im Bruströntgenbild deutlich vergrößerten Hiluslymphknoten werden als «Kartoffelknoten» bezeichnet. Während akuter Krankheitsphasen sind die Lymphknoten weich und fleischig, werden aber in fortgeschrittenen chronischen Stadien derb und fibrotisch. Histologisch findet man in allen Lymphknoten typische **nichtverkäsende (tuberkuloide) Granulome** (Abb. 7.67). Diese bestehen aus einer Ansammlung dichtgelagerter Epitheloidzellen, oft mit Langerhans- oder Fremdkörper-Riesenzellen. Eine zentrale Nekrose fehlt fast immer.

Bei chronischer Krankheit sind die Granulome durch fibröse Randzonen umschlossen oder ersetzt durch eine hyaline Narbe. Die Granulome weisen oft zwei weitere mikroskopische Kennzeichen auf: 1) geschichtete, aus Kalk und Proteinen bestehende Gebilde, die Schaumann-Körperchen genannt werden, und 2) sternförmige Einschlüsse in Riesenzellen (Asteroidkörper) (Abb. 7.68). Asteroidkörper finden sich bei etwa 60% der Granulome. Keine dieser beiden Veränderungen ist für Sarkoidose pathognomonisch, da Asteroidkörper und Schaumann-Körperchen auch bei anderen granulomatösen Krankheiten auftreten (z.B. Berylliose).

Die **Lunge** ist häufig betroffen. Makroskopisch sind meistens keine Veränderungen zu sehen. Gelegentlich bilden vereinigte Granulome kleine Knötchen, die als 1–2 cm große, derbe Verhärtungen tastbar und sichtbar sind. Histologisch finden sich die Läsionen über das ganze Lungenparenchym verstreut, gewöhnlich beidseitig und in der Nähe von Blut- oder Lymphgefäßen und Bronchien. In Einzelfällen weisen die Zellen der Granulome Zeichen proliferativer Aktivität auf. Da die Lungenläsionen ausgesprochene Heilungstendenz aufweisen, werden häufiger verschiedene Stadien der Fibrosierung und Hyalinisierung angetroffen, die zur interstitiellen Lungenfibrose führen. Man muß annehmen, daß bei Fällen systemischer Sarkoidose ohne autoptisch sichtbare Lungenbeteiligung pulmonale Läsionen früher einmal vorhanden gewesen, seither aber verschwunden sein müssen. Die Pleuren sind manchmal ebenfalls betroffen.

Eine Mitbeteiligung der **Milz** findet sich mikroskopisch bei etwa 75% der Fälle, eine Splenomegalie dagegen nur bei 18%. Manchmal bilden sich auch in der Milz durch Kombination einzelner Granulome kleine Knötchen, die makroskopisch knapp sichtbar sind.

Die **Leber** ist etwas weniger oft betroffen als die Milz. Sie kann mäßig vergrößert sein und verstreute Granulome aufweisen, die sich häufiger in den Portalfeldern als im Parenchym bilden. Diese herdförmigen Veränderungen werden auch in Nadelbiopsien gefunden.

Eine weitere bevorzugte Lokalisationsstelle ist das **Knochenmark**. Veränderungen sind in etwa einem Fünftel der Fälle von systemischer Sarkoidose radiologisch nachweisbar. Die im Röntgenbild sichtbaren Knochenläsionen zeigen sich vor allem in den Phalangen von Hand und Fuß. Sie bestehen aus kleinen, umschriebenen Knochenresorptionsherden in der Markhöhle oder bilden ein netzförmiges Muster im Knochenmark. Die Knochenschäfte sind aufgetrieben, und an den Außenflächen kommt es zu Knochenanbau. Histologisch findet man im Knochenmark viele tuberkuloide Granulome.

Hautläsionen finden sich bei 30–50% der Fälle. Hautveränderungen sind eigentlich bei Sarkoidose am besten bekannt und wurden damals von Boeck zuerst beschrieben. Die Erscheinungsformen der Hautsarkoidose sind makroskopisch vielgestaltig. Es erscheinen diskrete subkutane Knoten, herdförmige, leicht erhabene erythematöse Flecken oder flache, leicht gerötete und schuppende Läsionen, die denen bei Lupus erythematodes gleichen. Auch die Schleimhaut von Mundhöhle, La-

rynx und oberem Respirationstrakt kann Veränderungen aufweisen. Histologisch findet man bei allen Formen der Hautbeteiligung die typischen nichtverkäsenden Granulome. In Einzelfällen wurden auch tiefer sitzende Knoten, kennzeichnend für ein Erythema nodosum, beschrieben.
Eine Beteiligung von **Augen und Tränen- sowie Speicheldrüsen** beobachtet man bei 20–50% der Fälle. Der Augenbefall äußert sich in Form ein- oder doppelseitiger Iritis oder Iridozyklitis, gefolgt von Hornhauttrübungen, Glaukom oder Sehverlust. Weniger häufig ist auch der hintere Teil der Uvea betroffen, was zu Chorioiditis, Retinitis und Veränderungen des Optikus führt. Diese Augenläsionen sind häufig von entzündlichen Veränderungen der Tränendrüsen begleitet, mit Versiegen der Tränenproduktion. Die bilaterale Sarkoidose der Parotis sowie der submaxillären und sublingualen Speicheldrüsen vervollständigt das Bild der **kombinierten Uveoparotitis**, die als **Mikulicz-Syndrom** bezeichnet wird.
Tuberkuloide Granulome finden sich gelegentlich auch in Myokard, Niere, ZNS und endokrinen Organen, besonders in der Hypophyse, sowie in weiteren Geweben.

Klinischer Verlauf Die Sarkoidose bietet wegen des wechselnden Schweregrads der Krankheit und inkonstanter Verteilung der Läsionen ein schillerndes klinisches Bild. Bei vielen Patienten verläuft die Krankheit asymptomatisch und wird zufällig bei der autoptischen Untersuchungen gefunden. In anderen Fällen wird sie unerwartet aufgrund einer bilateralen Vergrößerung der Hiluslymphknoten auf einem Thoraxröntgenbild entdeckt. Periphere Lymphadenopathie, Hautläsionen, Augenveränderung, Splenomegalie oder Hepatomegalie können einzeln als erstes Krankheitssymptom auftreten. In den allermeisten Fällen suchen die Patienten jedoch den Arzt auf wegen plötzlich auftretenden Atembeschwerden (Kurzatmigkeit, Husten, Brustschmerzen, Bluthusten) oder Allgemeinsymptomen (Fieber, Ermüdbarkeit, Gewichtsverlust, Appetitlosigkeit, Nachtschweiß). Gelegentlich setzt akut eine systemische Überempfindlichkeitsreaktion ein, mit Fieber, Erythema nodosum und Polyarthritis sowie bilateraler Vergrößerung der Hiluslymphknoten. Weitere, jedoch keineswegs immer vorhandene diagnostische Anhaltspunkte sind Hyperglobulinämie, Hyperkalzämie, Hyperkalzurie sowie resorptive oder ausgestanzte zystische Läsionen in Phalanxknochen. Aufgrund dieses variablen und diagnostisch unzuverlässigen Symptomenkomplexes wird häufig die Untersuchung einer Lymphknoten- oder Knochenbiopsie veranlaßt.
Der Verlauf der Sarkoidose ist recht schwer vorhersehbar. Die Krankheit zeichnet sich durch progrediente Chronizität aus oder aber durch abwechselnde Perioden von Aktivität und Remission. Ein Krankheitsstillstand tritt spontan ein oder wird durch eine Steroidtherapie initiiert. Gesamthaft betrachtet erholen sich zwischen 65 und 70% aller betroffenen Patienten; Residuen sind minimal oder fehlen. In etwa 20% der Fälle kommt es zu permanenten Einschränkungen von Lungen- oder Augenfunktionen. Von den restlichen 10% sterben einzelne an Schädigungen von Herz oder ZNS, die meisten jedoch an progressiver Lungenfibrose und Cor pulmonale. Die beste Prognose weisen Patienten mit isolierter bilateraler Vergrößerung der Hiluslymphknoten auf (Stadium I), gefolgt von denen mit Lymphadenopathie und Lungeninfiltraten (Stadium II). Die Gruppe der Patienten mit Lungenbeteiligung ohne Lymphadenopathie (Stadium III) weist am wenigsten Spontanremissionen auf und neigt am ehesten zur Entwicklung einer chronischen Lungenfibrose.[252]

Literaturhinweise

1 McNeill, W.H.: Plagues and Peoples. Garden City, NY, Anchor Press, Doubleday, 1976.
2 Meyerowitz, R.L.: The Pathology of Opportunistic Infection. With Pathogenetic, Diagnostic, and Clinical Correlations. New York, Raven Press, 1983.
3 Alford, R.H., and Hall, A.: Epidemiology of infections caused by gentamycin-resistant enterobacteriaceae over 15 years. Rev. Infect. Dis. 9: 1079, 1987.
4 O'Brien, T.F.: Resistance of bacteria to antimicrobial agents: Report of task force 2. Rev. Infec. Dis. 9 *(Suppl. 3)*: 5244, 1987.
5 Thomas, L.: Thoughts for a countdown. *In* The Lives of a Cell; Notes of a Biology Watcher. N. Y., Viking Press, 1974, p. 6.
6 Swanson, J., et al.: Gonococcal pili variants in experimental gonorrhea. J. Exp. Med. *165*: 1344, 1987.
7 Duma, R.L.: Primary amebic meningoencephalitis. CRC Crit. Rev. Clin. Lab. Sci. *2*: 163, 1972.
8 Hornick, R.B., et al.: The Broad Street revisited; response of volunteers to ingested cholera vibrios. Bull. N.Y. Acad. Med. *47*: 1192, 1971.
9 Fields, B.N.: Virology, New York, Raven Press, 1985.
10 Evans, A.S.: Viral Infections of Humans: Epidemiology and Control. New York, Plenum Press, 1984.
11 Mims, C.A., and White, O.O.: Viral Pathogenesis and Immunology. Boston, Blackwell Scientific Publications, 1984.
12 Sharpe, A.H., and Fields, B.N.: Pathogenesis of viral infections: Basic concepts derived from the reovirus model. N. Engl. J. Med. *312*: 486, 1985.
13 Notkins, A.L., and Oldstone, M.B.A.: Concepts in Viral Pathogenesis. New York, Springer-Verlag, 1984.
14 McKnight, S., and Tjian, R.: Transcriptional selectivity of viral genes in mammalian cells. Cell *46*: 795, 1986.
15 Southern, P., and Oldstone, M.B.A.: Medical consequences of persistent viral infection. N. Engl. J. Med. *314*: 359, 1986.
16 Heubi, J.E., et al.: Reye's syndrome: Current concepts. Hepatology *7*: 155, 1987.
17 National Surveillance for Reye's Syndrome: Update: Reye's syndrome and salicylate usage. M.M.W.R. *31*: 55, 1981.
18 Gall, E.: Mumps orchitis histopathology. Am. J. Pathol. *23*: 637, 1947.
19 Zentner, B.S., et al.: Detection of rotavirus-specific antibodies by immunoperoxidase assay and enzyme-linked immunosorbent assay. J. Virol. Methods *11*: 199, 1985.
20 Hall, G.A.: Comparative pathology of infection by novel diarrhea viruses. Ciba Found. Symp. *128*: 192, 1987.
21 Schreiber, D.S., et al.: The small intestinal lesion induced by Hawaii agent acute infectious nonbacterial gastroenteritis. J. Infect. Dis. *129*: 705, 1974.
22 Hinman, A.R.: World eradication of measles. Rev. Infect. Dis. *4*: 933, 1982.
23 Fenner, F.: Can smallpox return? World Health Forum 8: 297, 1987.
24 Dorsky, D.I., and Crumpacker, C.S.: Drugs five years later: Acyclovir. Ann. Intern. Med. *107*: 859, 1987.
25 Nash, G.: Necrotizing tracheobronchitis and bronchopneumonia consistent with herpetic infection. Hum. Pathol. *12*: 283, 1972.
26 Weller, T.H.: The cytomegalovirus: Ubiquitous agents with protean clinical manifestations. N. Engl. J. Med. *285*: 203, 267, 1971.
27 Betts, R.F.: Syndromes of cytomegalovirus infection. Adv. Intern. Med. *26*: 447, 1980.
28 Craighead, J.E.: Cytomegalovirus pulmonary disease. Pathobiol. Annu. *5*: 197, 1975.
29 Sterner, G., et al.: Acquired cytomegalovirus infection in older children and adults. Scand. J. Infect. Dis. *2*: 95, 1970.
30 Epstein, M.A., and Achong, B.G.: Pathogenesis of infectious mononucleosis. Lancet *2*: 1270, 1977.
31 Henle, W., et al.: Epidemiologic aspects of Epstein-Barr virus and Epstein-Barr virus-associated disease. Ann. N.Y. Acad. Sci. *354*: 326, 1980.
32 Kass, E.H., and Robbins, S.L.: Severe hepatitis in infectious mononucleosis: Report of a case with minimal clinical manifestations and death due to rupture of the spleen. Arch. Pathol. *50*: 644, 1950.
33 Custer, R.P., and Smith, E.B.: The pathology of infectious mononucleosis. Blood *3*: 830, 1948.
34 Sullivan, B.H., et al.: The liver in infectious mononucleosis. Am. J. Dig. Dis. *2*: 210, 1957.
35 Schooley, R.T., et al.: Chronic Epstein-Barr virus infection associated with fever and interstitial pneumonitis. Clinical and serologic features and response to antiviral therapy. Ann. Intern. Med. *104*: 636, 1986.
36 Grierson, H., and Purtilo, D.T.: Epstein-Barr virus infection in males with the x-linked lymphoproliferative syndrome. Ann. Intern. Med. *106*: 538, 1987.
37 Strano, A.J.: Yellow fever. *In* Binford, C.H., and Connor, D.H. (eds.): Pathology of Tropical and Extraordinary Diseases. Washington, D.C., Armed Forces Institute of Pathology, 1976, p. 1.
38 Child, P.L.: Viral hemorrhagic fivers. *In* Binford, C.H., and Connor, D.H. (eds.): Pathology of Tropical and Extraordinary Diseases. Washington, D.C., Armed Forces Institute of Pathology, 1976, p. 5.
39 Moulder, J.W.: The cell as an extreme environment. Proc. R. Soc. Lond. *204*: 199, 1979.
40 Schachter, J.: Chlamydial infections. N. Engl. J. Med. *298*: 428, 490, 540, 1978.
41 Gordon, F.B., and Quan, A.L.: Isolation of the trachoma agent in cell culture. Proc. Soc. Exp. Biol. Med. *118*: 354, 1965.
42 Patton, D.L., and Taylor, H.R.: The histopathology of experimental trachoma: Ultrastructural changes in the conjunctival epithelium. J. Infect Dis. *153*: 870, 1986.
43 Stewart, D.B.: The gynecological lesions of lymphogranuloma venereum and granuloma inguinale. Med. Clin. North Am. *48*: 773, 1964.
44 Walker, D.H.:Pathology and pathogenesis of the vasculotropic rickettsioses. *In* Walker, D.H. (ed.): Biology of Rickettsial Diseases. Boca Raton, Fl, CRC Press, 1988, Chapter 9.
45 Maeda, K., et al.: Human infection with *Ehrlichia canis*, a leukocytic rickettsia. N. Engl. J. Med. *316*: 853, 1987.
46 Zinsser, H.: Rats, Lice, and History. Boston, Atlantic Monthly Press. Little, Brown, and Company, 1935.
47 Sawyer, L.A., et al.: Q fever: Current concepts. Rev. Infect. Dis. *9*: 935, 1987.
48 Walker, D.H.: Pathology of Q fever. *In* Walker, D.H. (ed.): Biology of Rickettsial Diseases, Boca Raton, Fl, CRC Press, 1988, Chapter 79.
49 Chanock, R.M.: Mycoplasma infections of man. N. Engl. J. Med. *273*: 1199, 1257, 1965.
50 Rollins, S., et al.: Open lung biopsy in *Mycoplasma pneumoniae* pneumonia. Arch. Pathol. Lab. Med. *110*: 34, 1986.
51 Taylor-Robinson, D.: The genital mycoplasmas. N. Engl. J. Med. *302*: 1063, 1980.
52 Pappenheimer, A,M., and Gill, D.M.: Diphtheria. Science *182*: 353, 1973.
53 Peter, G., et al.: Meningococcal meningitis in familial deficiency of the 5th component of complement. Pediatrics *67*: 882, 1981.

54 Gerrard, T.L., and Fauci, A.S.: Activation and immunoregulation of antigen-specific human B lymphocyte responses: Multifaceted role of the monocyte. J. Immunol. *128*: 2367, 1982.
55 Mehra, V., et al.: Lymphocyte suppression in leprosy induced by unique *M. leprae* glycolipid. Nature *308*: 194, 1984.
56 Eykin, S.J.: Staphylococcal sepsis. The changing patttern of disease and therapy. Lancet *1*: 100, 1988.
57 Wolleman, O.J., and Finland, M.: Pathology of staphylococcal pneumonia complicating clinical influenza. Am. J. Pathol. *19*: 23, 1943.
58 Chesney, T.J., et al.: Clinical manifestations of toxic shock syndrome. J.A.M.A. *246*: 741, 1981.
59 Abdul-Karim, S.W., et al.: Toxic shock syndrome: Clinicopathologic findings in a fatal case. Hum. Pathol. *12*: 16, 1981.
60 Bimo, A.L.: *Streptococcus pyogenes. In* Mandell, G.L., Douglas, R.G., and Bennett, J.E. (eds.): Principles and Practice of Infectious Disease. 2nd ed. New York, John Wiley and Sons, 1985, p. 1124.
61 Austrian, R.: Pneumococcus; the first one hundred years. Rev. Infect. Dis. *3*: 183, 1981.
62 Finland, M.: Conference on the pneumococcus. Summary and comments. Rev. Infect. Dis. *3*: 358, 1981.
63 Brener, D., et al.: Increased virulence of *Neisseria meningitidis* after in vitro iron limited growth at low pH. Infect. Immun. *33*: 59, 1981.
64 Barlow, D., and Phillips, I.: Gonorrhoea in women. Diagnostic, clinical, and laboratory aspects. Lancet *1*: 761, 1978.
65 Yu, V.L.: *Serratia marcescens.* Historical perspective and clinical review. N. Engl. J. Med. *300*: 887, 1979.
66 Order, S.A., and Moncrief, J.A.: The Burn Wound. Springfield, IL, Charles C. Thomas, 1965.
67 Cohen, P.S., et al.: Infective endocarditis caused by gram-negative bacteria. A review of the literature, 1945–1977. Progr. Cardiovasc. Diss. *22*: 205, 1980.
68 Blackmon, J.A., et al.: Legionnaires' disease. Pathological and historical aspects of a «new» disease. Arch. Pathol. Lab. Med. *102*: 337, 1978.
69 Frenkel, J.K., et al.: Autopsy diagnosis of legionnaires' disease in immunosuppressed patients. Intern. Med. *90*: 559, 1979.
70 Horwitz, M.A., and Silverstein, S.C.: Activated human monocytes inhibit the intracellular multiplication of legionnaires' disease bacteria. J. Exp. Med. *154*: 1618, 1981.
71 Winn, W.C., and Meyerowitz, R.L.: The pathology of the Legionella pneumonias. Hum. Pathol. *12*: 401, 1981.
72 Zaleznik, D.F., and Kasper, D.L.: The role of anaerobic bacteria in abscess formation. Annu. Rev. Med. *33*: 217, 1982.
73 Gorbach, S.L., and Bartlett, J.G.: Anerobic infections. N. Engl. J. Med. *290*: 1177, 1237, 1289, 1974.
74 Nogimori, K., et al.: Dual mechanisms involved in the development of diverse biological activities of islet-activating protein (pertussis toxin) as revealed by chemical modification of the toxin molecule. Dev. Biol. Scand. *61*: 51, 1985.
75 Boyer, N.H., and Weinstein, L.: Diphtheritic myocarditis. N. Engl. J. Med. *239*: 913, 1984.
76 Butler, S., and Levine, S.A.: Diphtheria as a cause of late heart block. Am. Heart J. *5*: 592, 1930.
77 Guerrant, R.L., et al.: Acute infectious diarrhea. I. Epidemiology, etiology, and pathogenesis. Pediatr. Infect. Dis. *5*: 353, 1986.
78 Sprinz, H., et al.: Histopathology of the upper small intestine in typhoid fever. Am. J. Dig. Dis. *11*: 615, 1966.
79 Rout, W.R. et al.: Pathophysiology of salmonella diarrhea in the rhesus monkey: Intestinal transport, morphological, and bacteriological studies. Gastroenterology *67*: 59, 1974.
80 Mandal, B.K., and Mani, V.: Colonic involvement in salmonellosis. Lancet *1*: 887, 1976.
81 Farid, Z., et al.: Chronic salmonellosis, urinary schistosomiasis, and massive proteinuria. Am. J. Trop. Med. Hyg. *21*: 578, 1972.
82 Rocha, H., et al.: Prolonged Salmonella bacteremia in patients with *Schistosoma mansoni* infection. Arch. Intern. Med. *128*: 254, 1971.
83 Melhem, R.F., and LoVerde, P.T.: Mechanisms of interaction of *Salmonella* and *Schistosoma* species. Infect. Immunol. *44*: 274, 1984.
84 Kelly, M.T., and McCormick, W.F.: Acute bacterial myositis caused by *Vibrio vulnificus.* J.A.M.A. *246*: 72, 1981.
85 Blake, P.A., et al.: Cholera – a possible endemic focus in the United States. N. Engl. J. Med. *302*: 305, 1980.
86 Carpenter, C.C.J.: Mechanism of bacterial diarrheas. Am. J. Med. *68*: 313, 1980.
87 Dammin, G.J.: Vibrio-caused diseases: Cholera. *In* Binford, C.H., and Connor, D.H. (eds.): Pathology of Tropical and Extraordinary Diseases. Washington, D.C., Armed Forces Institute of Pathology, 1976, p. 137.
88 Blaser, M.J., and Reller, L.B.: Campylobacter enteritis. N. Engl. J. Med. *305*: 1444, 1983.
89 Walker, R.I., et al.: Pathophysiology of *Campylobacter* enteritis. Microbiol. Rev. *50*: 81, 1986.
90 Colgan, T., et al.: *Campylobacter jejuni* enterocolitis. A clinicopathologic study. Arch. Pathol. Lab. Med. *104*: 571, 1980.
91 Balzer, M.J.: Gastric campylobacter-like organisms, gastritis, and peptic ulcer disease. Gastroenterology *93*: 371, 1987.
92 O'Loughlin, E.V., et al.: Clinical, morphological, and biochemical alterations in acute intestinal yersiniosis. Pediatr. Res. *20*: 602, 1986.
93 Vantrappen, G., et al.: Yersinia enteritis and enterocolitis: Gastroenterologic aspects. Gastroenterology *72*: 220, 1977.
94 Dammin, G.J.: Acute diarrhea and dysentery caused by *Yersinia enterocolitica. In* Binford, C.H., and Connor, D.H. (eds.): Pathology of Tropical and Extraordinary Diseases. Washington, D.C., Armed Forces Institute of Pathology, 1976, p. 162.
95 Berggren, G.G., et al.: Traditional midwives, tetanus immunization, and infant mortality in rural Haiti. Trop. Doct. *13*: 79, 1983.
96 Weinstein, L.: Tetanus. N. Engl. J. Med. *289*: 1129, 1973.
97 Feldman, R.A. (ed.): A seminar on infant botulism. Rev. Infect. Dis. *1*: 612, 1979.
98 Simpson, L.L.: The action of botulinal toxin. Rev. Infect. Dis. *1*: 656, 1979.
99 Darke, S.G., et al.: Gas gangrene and related infections: Classification, clinical features and aetiology, management, and mortality. A report of 88 cases. Br. J. Surg. *64*: 104, 1977.
100 Triadofilopoulos, G., et al.: Differential effects of *Clostridium difficile* toxins A and B on rabbit ileum. Gastroenterology *93*: 273, 1987.
101 Trnka, Y.M., and Lamont, J.T.: Association of *Clostridium difficile* toxin with symptomatic relapse of chronic inflammatory bowel disease. Gastroenterology *80*: 693, 1981.
102 Price, A.G., and Davies, D.R.: Pseudomembranous colitis. J. Clin. Pathol. *30*: 1, 1977.
103 Schultz, M.G.: Emerging zoonoses. N. Engl. J. Med. *2308*: 1285, 1983.
104 Dutz, W., and Kohout, E.: Anthrax. Pathol. Annu. *6*: 209, 1971.
105 Wade, N.: Death at Sverdlovsk: A critical diagnosis. Science *209*: 1501, 1980.
106 Koch, R.: Untersuchungen über Bakterien. Die Ätiologie der Milzbrand Krankheit begründet auf die Entwicklungsgeschichte des *Bacillus anthracis.* Beitr. z. Biol. d. Pflanzen (Breslau) 2: 277, 1877.

107 Pasteur, L.: Charbon et virulence. Bull. Acad. Med. (Paris) *7*: 253, 1878.
108 Ishak, K.G.: Listeriosis. *In* Binford, C.H., and Connor, D.H. (eds.): Pathology of Tropical and Extraordinary Diseases. Washington, D.C., Armed Forces Institute of Pathology, 1976, p. 178.
109 Smith, J.H.: Plague. *In* Binford, C.H., and Connor, D.H.(eds.): Pathology of Tropical and Extraordinary Diseases. Washington, D.C., Armed Forced Institute of Pathology, 1976, p. 130.
110 Teutsch, S.M., et al.: Pneumonic tularemia on Martha's Vineyard, N. Engl. J. Med. *301*: 826, 1979.
111 Evans, M.E., et al.: Tularemia: A 30-year experience with 88 cases. Medicine (Baltimore) *64*: 251, 1985.
112 Young, E.J.: Human brucellosis. Rev. Infect. Dis. *5*: 821, 1983.
113 Spink, W.W.: The Nature or Brucellosis. Minneapolis, University of Minnesota Press, 1956.
114 Sanford, J.: Pseudomonas species (including melioidosis and glanders). *In* Mandell, G.L., Douglas, R.G., and Bennett, J.E. (eds.): Principles and Practice of Infectious Disease. New York, John Wiley and Sons, 1979, p. 1720.
115 Piggott, J.A.: Melioidosis. *In* Binford, C.H., and Connor, D.H. (eds.): Pathology of Tropical and Extraordinary Diseases. Washington, D.C., Armed Forces Institute of Pathology, 1976, p. 169.
116 Jacobs, R.: Leptospirosis. Medical staff conference, University of California, San Francisco. West. J. Med. *132*: 440,1980.
117 Dooley, J.R., and Ishak, K.G.: Leptospirosis. *In* Binford, C.H., and Connor D.H. (eds.): Pathology of Tropical and Extraordinary Diseases. Washington, D.C., Armed Forces Institute of Pathology, 1976, p. 101.
118 Arean, V.M.: The pathologic anatomy and pathogenesis of fatal human leptospirosis (Weil's disease). Am. J. Path. *40*: 393, 1962.
119 Felsenfeld, O.: Borreliae, human relapsing fever, and parasite-vector-host relationships. Bacteriol. Rev. *29*: 46, 1965.
120 Judge, D.M., et al.: Louse-borne relapsing fever in man. Arch. Pathol. *97*: 136, 1974.
121 Lyme Disease and Related Disorders – 2nd International Symposium, Vienna, Austria, September 17–19, 1985, Vienna, Hygiene Institute, University of Vienna, p. 75.
122 Johnson, R.C., et al.: *Borrelia burgdorferi* sp.nov.: Etiologic agent of Lyme disease. Int. J. Syst. Bacteriol. *34*: 496, 1984.
123 Lastavica, C.C., et al.: Rapid emergence of a focal epidemic of Lyme disease in coastal Massachusetts. N Engl. J. Med. *320*: 133, 1989.
124 Dammin, G.J: Two new diseases and a new tick. Infect. Dis. Pract. *4*: 1, 1980.
125 Wear, D.J., et al.: Cat-scratch disease: A bacterial infection. Science *221*: 1403, 1983.
126 Margileth, A.M., et al.: Systemic cat-scratch disease: Report of 23 patients with prolonged or recurrent, severe bacterial infection. J. Infect. Dis. *155*: 390, 1987.
127 Hadfield, T.L.: Is *Rothia dentocariosa* the cause of cat-scratch disease? (letter). Lancet *2*: 720, 1985.
128 English, C.K., et al.: Cat-scratch disease. Isolation and culture of the bacterial agent. J.A.M.A. *259*: 1347, 1988.
129 Alderete, J.F., and Baseman, J.B.: Surface-associated host protein on virulent *Treponema pallidum*. Infect. Immun. *26*: 1048, 1979.
130 Freidman, P.S., and Turk, J.L.: A spectrum of lymphocyte responsiveness in human syphilis. Clin. Exp. Immunol. *21*: 59, 1975.
131 Gjestland, T.: The Oslo study of untreated syphilis; an epidemiological investigation of the natural course of the syphilitic infection, based on a restudy of the Boeck-Bruusgaard material. Acta Dermatol. Venereol. (Oslo) *35*, Suppl. 34, 1955.
132 Rockwell, D.H., et al.: The Tuskegee study of untreated syphilis. Arch. Intern. Med. *114*: 792, 1964.
133 National Centers for Disease Control (U.S. Public Health Service), Venereal Disease Program: Syphilis, a Synopsis. Washington, D.C., U.S. Government Printing Office, 1967.
134 Kerdel-Vegas, F., et al.: Rhinoscleroma. Springfield, IL, Charles C. Thomas, 1963.
135 Kuberski, T.: Granuloma inguinale (donovanosis). Sex. Transm. Dis. *7*: 129, 1980.
136 Hammond, G.W., et al.: Epidemiologic, clinical, laboratory, and therapeutic features of an urban outbreak of chancroid. Rev. Infect. Dis. *2*: 867, 1980.
137 Dolley, J.R.: Haemotropic bacteria in man. Lancet *2*: 1237, 1980.
138 Grange, J.M.: Tuberculosis. The changing tubercle. Br. J. Hosp. Med. *22*: 540, 1979.
139 Slavin, R.E., et al.: Late generalized tuberculosis: A clinical pathologic analysis and comparison of 100 cases in the preantibiotic and antibiotic eras. Medicine *59*: 352, 1980.
140 French, G.L., et al.: Diagnosis of pulmonary tuberculosis by detection of tuberculostearic acid in sputum by using gas chromatography-mass spectrometry with selected monitoring. J. Infect. Dis. *156*: 356, 1987.
141 Shoemaker, S.A., et al.: Techniques of DNA hybridization detect small numbers of mycobacteria with no cross hybridization with nonmycobacterial respiratory organisms. Am. Rev. Resp. Dis. *131*: 760, 1985.
142 Goren, M.B.: Immunoreactive substances of mycobacteria. Am. Rev. Respir. Dis. Suppl. *125*: 50, 1982.
143 Luelmo, F.: BCG vaccination. Am. Rev. Respir. Dis. *125 (Part 2)*: 70, 1982.
144 Turk, J.L.: Delayed hypersensitivity. New York, Elsevier/North Holland, 1980, p. 275.
145 Tanaka, A., et al.: Epithelioid cell granuloma formation requiring no T cell function. Am. J. Pathol. *106*: 165, 1982.
146 Enarson, D.A., et al.: Failure of diagnosis as a factor in tuberculoses mortality. Can. Med. Assoc. J. *118*: 1520, 1978.
147 Tellis, C.J., and Putnam, J.S.: Pulmonary disease caused by nontuberculosis mycobacteria. Med. Clin. North Am. *64*: 433, 1980.
148 Connor, D.H., et al.: Infections by *Mycobacterium ulcerans*. *In* Binford, C.H., and Connor, D.H. (eds.): Pathology of Tropical and Extraordinary Diseases. Washington, D.C., Armed Forces Institute of Pathology, 1976, p. 226.
149 Marchiondo, A.A., et al.: Naturally occurring leprosy-like disease of wild armadillos. Ultrastructure of lepramatous lesions. J. Reticuloendothel. Soc. *27*: 311, 1980.
150 Bloom, B.R.: Learning from leprosy: A perspective on immunology and the third world. J. Immunol. *137*: 1, 1986.
151 Reich, C.V.: Leprosy: Cause, transmission, and a new theory of pathogenesis. Rev. Infect. Dis. *9*: 589, 1987.
152 Simson, G.L., et al.: Nocardial infections in the immunocompromised host: A detailed study in a defined population. Rev. Infect. Dis. *3*: 492, 1981.
153 Brown, J.R.: Human actinomycosis: A study of 181 subjets. Hum. Pathol. *4*: 319, 1973.
154 Diamond, R.D., et al.: Damage to pseudohyphal forms of *Candida albicans* by neutrophils in the absence of serum *in vitro*. J. Clin. Invest. *61*: 349, 1978.
155 Yung, C.W., et al.: Disseminated *Trichosporon beigelii* (cutaneum). Cancer *48*: 2107, 1981.
156 Sudman, M.S.: Protothecosis. A critical review. Am. J. Clin. Pathol. *61*: 10, 1974.
157 Edwards, J.E., Jr. (Moderator): UCLA Conference. Severe Candida infections: Clinical perspective, immune defense mechanisms and current concepts of therapy. Ann. Intern. Med. *89*: 91, 1978.

158 Baker, R.D., and Haugen, R.R.: Tissue changes and tissue diagnosis in cryptococcosis. Am. J. Clin. Pathol. *24*: 14, 1955.

159 Sarosi, G.A., and Davies, S.F.: Blastomycosis. Am. Rev. Respir. Dis. *120*: 911, 1979.

160 Franco, M.F., et al.: Paracoccidioidomycosis. A recently proposed classification of its clinical forms. Rev. Inst. Med. Trop. *20*: 129, 1987.

161 Drutz, D.J., and Catanzano, A.: Coccidioidomycosis. Am. Rev. Respir. Dis. *117*: 559, 1978.

162 Straub, M., and Schwarz, J.: Histoplasmosis, coccidioidomy cosis and tuberculosis: A comparative pathological study. Pathol. Microbiol. 25: 421, 1962.

163 Binford, C.H., and Dooley, J.R.: Diseases caused by fungi and actinomycetes. *In* Binford, C.H., and Connor, D.H. (eds.): Pathology of Tropical and Extraordinary Diseases. Washington, D.C., Armed Forces Institute of Pathology, 1976, p. 551.

164 UNDP/WORLD BANK/WHO Special Programme for Research and Training in Tropical Disease: Tropical Disease Research: A Global Partnership, WHO Doc. ISBN 92. Geneva, WHO, 1987, p. 192.

165 Rose, M.E., and McLaren, D.J.: Pathophysiologic responses to parasites. Parasitology *24 (Suppl. 1)*: 182, 1987.

166 Krogstad, D.J., et al.: Amebiasis. Epidemiological studies in the United States, 1971–1974. Ann. Intern. Med. *88*: 89, 1978.

167 Brandt, H., and Perez-Tamayo, R.: The pathology of human amebiasis. Hum. Pathol. *1*: 351, 1970.

168 Radke, R.A.: Ameboma of the intestine; an analysis of the disease as presented in 78 collected and 41 previously unreported cases. Ann. Intern. Med. *43*: 1048, 1955.

169 McCoy, G.W., et al.: Epidemic amebic dysentery; the Chicago outbreak of 1933. N.I.H. Bulletin No. 166. Washington, D.C., U.S. Government Printing Office, 1963.

170 Arean, V.M., and Koppisch, E.: Balantidiasis. A review and report of cases. Am. J. Pathol. *32*: 1089, 1956.

171 Martinez, A.J.: Is Acanthamoeba encephalitis an opportunistic infection? Nuerology *30*: 567, 1980.

172 Koenig, S.B., et al.: *Acanthamoeba* keratitis associated with gas-permeable contact lenses. Am. H. Ophthalmol. *103*: 832, 1987.

173 Smith, P.D., et al.: IgG antibody to *Giardia lamblia* detected by enzyme-linked immunosorbent assay. Gastroenterology *80*: 1476, 1981.

174 Moore, G.T., et al.: Epidemic giardiasis at a ski resort. N. Engl. J. Med. *281*: 402, 1969.

175 Yardley, J.H., and Bayliss, T.M.: Giardiasis. Gastroenterology *52*: 301, 1967.

176 Smith, P.D., et al.: Chronic giardiasis: Studies on drug sensitivity, toxin production, and host immune response. Gastroenterology *83*: 797, 1982.

177 Soave, R., and Johnson, W.O., Jr.: *Cryptosporidium* and *Isospora belli* infections. J. Infect. Dis. *157*: 225, 1988.

178 Restrepo, C., et al.: Disseminated extraintestinal isosporiasis in a patient with acquired immune deficiency syndrome. Am. J. Clin. Pathol. *87*: 536, 1987.

179 Honigberg, B.M.: Trichomonads of importance in human medicine. *In* Kreier, J.P. (ed.): Parasitic Protozoa. Vol. 2. New York, Academic Press, 1978, p. 469.

179a Edman, J.C., et al.: Ribosomal RNA sequence shows *Pheumocystis carinii* to be a member of the fungi. Nature *334*: 519, 1988.

180 Meuwissen, J.H.: Parasitologic and serologic observations of infection with *Pneumocystis* in humans. J. Infect. Dis. *136*: 43, 1977.

181 Young, L.S. (ed.): *Pneumocystis carinii* pneumonia. New York, Marcel Dekker, 1984.

182 Phillips, R.E., and Warrell, O.A.: The pathophysiology of severe falciparum malaria. Parasitol. Today *2*: 271, 1986.

183 Edington, G.M.: Pathology of malaria in West Afrika. Br. Med. J. *1*: 715, 1967.

184 Marin, S.K., et al.: Severe malaria and glucose-6-phosphate dehydrogenase deficiency. A reappraisal of the malaria/G-6-p.D.hypothesis. Lancet *1*: 524, 1979.

185 Miller, L.H., et al.: The Duffy blood group phenotype in American blacks infected with *Plasmodium falciparum* in Vietnam. Am. J. Trop. Med. Hyg. *27*: 1261, 1977.

186 Spitz, S.: The pathology of malaria. Milit. Surg. *99*: 555, 1946.

187 Hendrickse, R.G., et al.: Quartan malaria nephrotic syndrome. Collaborative clinicopathologic study in Nigerian children. Lancet *1*: 1143, 1972.

188 Patarroyo, M.E., et al.: A synthetic caccine protects humans against challenge with asexual blood stages of *Plasmodium falciparum* malaria. Nature *332*: 158, 1988.

189 Dammin, G.J., et al.: The rising incidence of clinical *Babesia microti* infection. Hum. Pathol. *12*: 398, 1981.

190 Wittner, M., et al.: Successful chemotherapy for transfusion babesiosis. Ann. Intern. Med. *96*: 601, 1982.

191 Ashworth, T.G., and Goldsmith, J.: A reassessment of the epidemiology and clinicopathological features of human trypanosomiasis in Rhodesia. Centr. Afr. J. Med. Suppl. *21*: 1, 1975.

192 Van der Ploeg, L.H.T.: Control of variant surface antigen switching in trypanosomes. Cell *51*: 159, 1987.

193 Mansfield, J.M.: Immunobiology of African trypanosomiasis. Cell. Immunol. *39*: 204, 1978.

194 Seed, J.R., et al.: Pathophysiological changes during African trypanosomiasis. *In* Mettrick, D.F., and Desser, S.S. (eds.): Parasites, Their World and Ours. Amsterdam, Elsevier Biomedical Press, 1982, p. 255.

195 Doua, F., et al.: Treatment of human late stage gambiense trypanosomiasis with α-difluoromethylornithine (Elflornithine). Am. J. Trop, Med. Hy. *37*: 525, 1987.

196 Hudson, L., and Britten, V.: Immune response to South American trypanosomiasis and its relationship to Chagas disease. Br. Med. Bull. *41*: 175, 1985.

197 Andrade, Z.A., et al.: Histopathology of the conducting tissue of the heart in Chagas' myocarditis. Am. Heart J. *95*: 316, 1978.

198 Marr, J.J., and Docampo, R.: Chemotherapy for Chagas disease: A perspective of current therapy and consideration for future research. Rev. Infect. Dis. *8*: 884, 1986.

199 Wirth, D.: Rapid identification of Leishmania species by specific hybridization of kinetoplast DNA in cutaneous lesions. Proc. Natl. Acad. Sci. U.S.A. *79*: 6999, 1983.

200 DeBrito, T., et al.: Glomerular involvement in kala-azar. Am. J. Trop. Med. Hyg. *24*: 8, 1975.

201 Neva, F.A.: Diagnosis and treatment of cutaneous leishmaniasis. *In* Remington, J.S., and Schwartz, M.N. (eds.): Current Clinical Tropics in Infectious Diseases. New York, McGraw-Hill Book Co., 1980, p. 364.

202 Connor, D.F., and Neafie, R.C.: Cutaneous leishmaniasis. *In* Binford, C.H., and Connor, D.H. (eds.): Pathology of Tropical and Extraordinary Diseasess. Washington, D.C., Armed Forces Institute of Pathology, 1976, p. 258.

203 Ridley, D.S. and Ridley, M.J.: The evolution of the lesion in cutaneous leishmaniasis. J. Pathol. *141*: 83, 1983.

204 Frenkel, J.K.: Toxoplasmosis. Pediatr. Clin. North Am. *32*: 917, 1985.

205 Remington, D.S., and Desmonti, G.: Toxoplasmosis. *In* Remington, D.S., and Klein, J.O. (eds.): Infectious Diseases of the Fetus and Newborn Infant. Philadelphia, W.B. Saunders Company, 1983, p. 143.

206 Beaver, P.C., and Orihel, T.C.: Human infection with filariae of animals in the United States. Am. J. Trop. Med. Hyg. *14*: 1010, 1965.

207 Sher, A., et al.: Acquisition of murine major histocompatibility complex gene products by schistosomula of *Schistosoma mansoni*. J. Exp. Med. *148*: 46, 1978.

208 Sher, A., and Moser, G.: Immunologic properties of developing schistosomula. Am. J. Pathol. *102*: 121, 1981.

209 Samuelson, J.C., et al.: Schistosomula of *Schistosoma mansoni* clear concanavalin A from their surface by sloughing. J. Cell. Biol. *94*: 355, 1982.

210 Mahmoud, A.A.F.: Regulation of immunopathology in parasitic infections. *In* Ogra, P.L., and Jacobs, D.M. (eds.): Regulation of the Immune Response. Basel, Kargel, 1983, p. 267.

211 MacInnes, A.J. (ed.): Molecular Paradigms for Eradicating Helminth Parasites. New York, Alan R. Liss, 1987, p. 576.

212 Smithers S.R., et al.: Host antigens in schistosomiasis. Proc. R. Soc. Series B *171*: 483, 1969.

213 Butterworth, A.E., et al.: Damage to schistosomula of *Schistosoma mansoni* induced directly by eosinophil major basic protein. J. Immunol. *122*: 221, 1979.

214 James, S.L., et al.: Macrophages as effector cells of protective immunity in murine schistosomiasis. II. Killing of newly transformed schistosomula by macrophages activated as a consequence of *Schistosoma mansoni* infection. J. Immunol. *128*: 1535, 1982.

215 Capron, A., et al.: Immunity to schistosomes: Progress toward vaccine. Science *283*: 1065, 1987.

216 Gelpi, A.P., and Mustafa, A.: Ascaris pneumonia. Am. J. Med. *44*: 377, 1968.

217 Phills, J.A.: Pulmonary abnormalities and eosinophilia due to *Ascaris suum*. N. Engl. J. Med. *286*: 965, 1972.

218 Symmers, W.St.C.: Pathology of oxyuriasis. Arch. Pathol. *50*: 475, 1950.

219 Rep, B.H.: Pathogenicity of hookworms. the significance of population regression for the pathogenicity of hookworms. Trop. Geogr. Med. 32: 251, 1980.

220 Ashford, B.K.: Ankylostomiasis in Puerto Rico, 1900. *In* Kean, B.H., et al. (eds.): Tropical Medicine and Parasitology; Classic Investigations. Vol. 2. Ithaca, NY, Cornell University Press, 1978, p. 314.

221 Longworth, D.L., and Weller, P.F.: Hyperinfection syndrome with strongyloidiasis. *In* Remington, J.S., and Swartz, M.N. (eds.): Current Clinical Topics in Infectious Diseases. Vol. 7. New York, McGraw-Hill Book Co., 1986, p. 1.

222 Snyder, C.H.: Visceral larva migrans: Ten years' experience. Pediatrics *28*: 85, 1961.

223 Kayes, S.G., and Oaks, J.A.: Development of the granulomatous response in murine toxocariasis. Am. J. Pathol. *93*: 277, 1978.

224 Despommier, D.: Adaptive changes in muscle fibers infected with *Trichinella spiralis*. Am. J. Pathol. *78*: 477, 1975.

225 Most, H.: Trichinosis – preventable yet still with us. N. Engl. J. Med. *298*: 1178, 1978.

226 Castro, G.A.: Regulation of pathogenesis in disease caused by gastrointestinal parasites. *In* Johnson, R. (ed.): Physiology of the Gastrointestinal Tract. New York, Raven Press, 1982, p. 1381.

227 Kazura, J.W., and Grove, D.J.: Stage-specific, antibody-dependent, eosinophil-mediated destruction of *Trichinella spiralis*. Nature *274*: 588, 1978.

228 Lie Kian, J.: Occult filariasis: Its relationship with tropical pulmonary eosinophilia. Am. J. Trop. Med. Hyg. *11*: 646, 1962.

229 Piessens, W.F., et al.: Immunobiology of lymphatic filariasis. *In* Wyler, D., Pereira, M., and Wirth, D.F. (eds.): Biology of Parasitic Infections. New York, Scientific American Publishing Company, 1988.

230 Ottesen, E.A., et al.: Specific allergic sensitization to filarial antigens in tropical eosinophilia syndrome. Lancet *1*: 1158, 1979.

231 Connor, D.H., and Neafie, R.C.: Onchocerciasis. *In* Binford, C.H., and Connor, D.H. (eds.): Pathology of Tropical and Extraordinary Diseases. Washington, D.C., Armed Forces Institute of Pathology, 1976, p. 360.

232 Bartlett, A., et al.: Variation in delayed hypersensitivity in onchocerciasis. Trans. R. Soc. Trop. Med. Hyg. *72*: 372, 1978.

233 Meyers, W.M., et al.: Human streptocerciasis. A clinicopathologic study of 40 Africans (Zairians) including identification of the adult filaria. Am. J. Trop. Med. Hyg. *21*: 528, 1972.

234 Ciferri, F.: Human pulmonary dirofilariasis in the United States: A critical review. Am. H. Trop. Med. Hyg. *31*: 302, 1982.

235 Coolidge, C., et al.: Zoonotic Brugia filariasis in New England. Ann. Intern. Med. *90*: 341, 1979.

236 Descombes, P., et al.: Endoscopic discovery and capture of *Taenia saginata*. Endoscopy *13*: 44, 1981.

237 Brown, W.J., and Voge, M.: Neuropathology of Parasitic Infections. Oxford, Oxford University Press, 1982, p. 108.

238 Robles, C., et al.: Long-term results of praziquantel therapy in neurocysticercosis. J. Neurosurg. *66*: 359, 1987.

239 D'Allessandro, R.L., et al.: *Echinococcus vogeli* in man with a review of polycystic disease in Colombia and neighboring countries. Am. J. Trop. Med. Hyg. *28*: 303, 1979.

240 Bendezu, P., et al.: Human fascioliasis in Corozal, Puerto Rico. J. Parasitol. *68*: 297, 1982.

241 Tansurat, P.: Opisthorchiasis. *In* Marcial-Rojas, R.A. (ed.): Pathology of Protozoal and Helminthic Diseases. Baltimore, Williams & Wilkins Co., 1971, p. 536.

242 Meyers, W.M., and Neafie, R.C.: Paragonimiasis. *In* Binford, C.H., and Connor, D.H. (eds.): Pathology of Tropical and Extraordinary Diseases. Washington, D.C., Armed Forces Institute of Pathology, 1976, p. 517.

243 Warren, K.S.: The relevance of schistosomiasis. N. Engl. J. Med. *303*: 203, 1980.

244 Colley, D.G. et al.: Immunoregulatory cells and molecules in schistosomiasis. *In* MacInnes, A.J. (ed.): Molecular Paradigms for Eradicating Helminth Parasites. New York, Alan R. Liss, 1987, p. 116.

245 Symmers, W.St.C.: Note on a new form of liver cirrhosis due to the presence of the ova of *Bilharzia haematobia*. J. Pathol. Bacteriol. *9*: 237, 1903.

246 Andrade, Z.A., and Rocha, H.: Schistosomal nephropathy. Kidney Int. *16*: 23, 1979.

247 Cheever, A.W.: Schistosomiasis and neoplasia (editorial). J. Natl. Cancer Inst. *61*: 13, 1978.

248 Mott, K.E., and Dixon, H.: Collaborative study on antigens for immunodiagnosis of schistosomiasis. Bull. WHO *60*: 729, 1982.

249 Fanburg, B.C. (ed.): Sarcoidosis and Other Granulomatous Diseases. New York, Marcel Dekker, 1983.

250 Hunninghake, G.W., and Crystal, R.G.: Pulmonary sarcoidosis. A disorder mediated by excess helper T lymphocyte activity at sites of disease. N. Engl. J. Med. *305*: 429, 1981.

251 Thrasher, D.R., and Briggs, D.D.: Pulmonary sarcoidosis. Clin. Chest Med. 3: 537, 1982.

252 Romer, F.K.: Presentation sarcoidosis and outcome of pulmonary changes. Dan. Med. Bull. *29*: 27, 1982.

8 Ernährungsstörungen

Chronische Unter- oder Mangelernährung, überlagert durch wechselnde Episoden von akutem Hunger, ist harte Realität im Leben der Bewohner von Entwicklungsländern – man denke nur an die Hungersnöte in Äthiopien, Somalien, Uganda und anderswo. Mindestens 800 Millionen Menschen, vor allem in Afrika, Asien und auch auf dem amerikanischen Kontinent, leiden an *primärer Mangelernährung*.[1] Kinder bis zum Alter von fünf Jahren sind am härtesten betroffen. In den meisten Industrienationen liegt die Sterblichkeitsrate für Kinder zwischen dem ersten und dem vierten Lebensjahr um 1‰, im von Dürreperioden heimgesuchten Äthiopien jedoch 247mal höher.[2] Die Kindersterblichkeit geht zum Teil auf Mangelernährung der Mutter und hohe Zahlen von Frühgeburten zurück, der viel größere Anteil steht aber in Zusammenhang mit der negativen Auswirkung der Mangelernährung auf die Abwehr gegen Infektionskrankheiten. Man würde zwar gerne glauben, daß Schritte zur Elimination dieses Problems unternommen wurden. In den 60er Jahren schätzte man die Prävalenz der Protein-Enerige-Mangelernährung der vierjährigen Kinder in Asien (ohne frühere UdSSR und Nordostasien) auf etwas weniger als 50%, heute liegt sie jedoch über 60%.

Obschon die Mangelernährung in allen Entwicklungsländern vor allem auf Protein- und Energiedefizite (Protein-Energie-Mangelernährung; «protein-energy malnutrition», PEM) zurückgeht, werden auch andere Nährstoffe in ungenügender Menge angeboten. In Afrika leiden weite Teile der Bevölkerung an Eisenmangelanämie, Xerophthalmie wegen Vitamin A-Mangel sowie schwerer PEM. Letztere führt nicht selten zu Kwashiorkor (Abb. 8.1).

Fehl- und Mangelernährung sind auch in Industrienationen nicht unbekannt. Ironischerweise ist sie zum Teil Folge eines Nahrungsmittelüberflusses, wie die Häufigkeit der Fettsucht in westlichen Ländern zeigt. Zusätzlich aber beobachtet man primäre und *sekundäre Mangelernährung* unter folgenden Umständen.

Armut und Unwissenheit.[3] Wegen erhöhter Ansprüchen an die Ernährung sind Kleinkinder und Kinder während des Wachstums sowie junge, multipare Frauen während häufiger Schwangerschaften ganz besonders gefährdet hinsichtlich Mangelernährung.

Akute und chronische Krankheiten. Man schätzt, daß ein Drittel der hospitalisierten Erwachsenen in den USA an PEM leidet, und zwar wegen Unfähigkeit zur Nahrungsaufnahme oder Absorption von Nährstoffen, sowie gesteigertem Abbau infolge Infektion, Fieber oder Trauma, oder abnormer intestinaler Nährstoffverluste.[4] Viele dieser Störungen spielen auch bei chirurgischen Eingriffen oder in der postoperativen Phase eine Rolle.

Erbkrankheiten. Gewisse Mangelzustände entstehen auch bei genügender Nahrungsmittelzufuhr und gehen auf angeborene Stoffwechselstörungen zurück. Als Beispiel sei die Vitamin D-abhängige Rachitis erwähnt, bei der offenbar ein Hydroxylasemangel die Umwandlung von Vitamin D in seine funktionell aktive Form verhindert.

Chronischer Alkoholismus. Herabgesetzte oder unausgeglichene Nahrungsaufnahme sowie Störungen von Aufnahme, Umsatz und Abbau der Nährstoffe sind bei chronischem Alkoholismus häufig. Dies betrifft vor allem Vitamin A, Folsäure, Thiamin, Vitamin B_6 und manchmal Proteine und Energielieferanten.[5]

Malabsorptionssyndrome. Verschiedene mit Malabsorption einhergehende Störungen betreffen alle Nahrungsmittel (z.B. Crohn Krankheit), besondere Nahrungsmittelkategorien (z.B. Fette bei Erkrankungen der Gallenwege und Zöliakie) oder nur spezifische Nährstoffe (z.B. Vitamin B_{12} bei atrophischer Gastritis).[6]

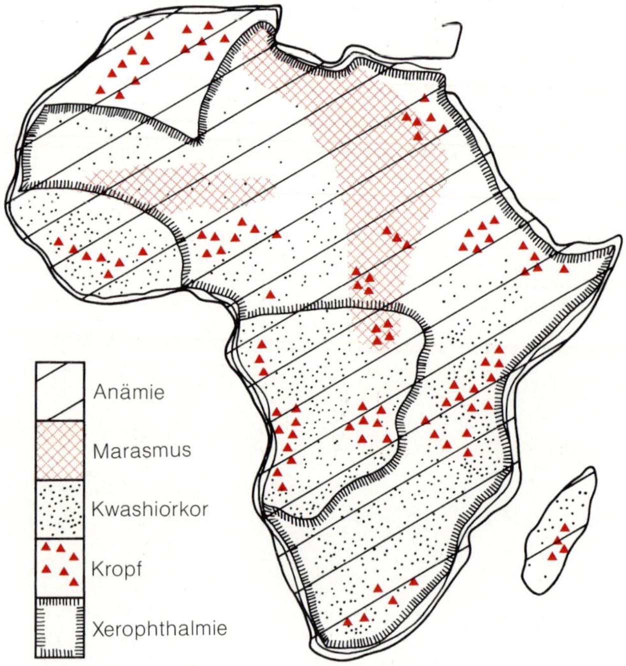

Abb. 8.1: Mangel- und Unterernährung in Afrika mit den fünf wichtigsten Mangelzuständen (Reproduziert mit Erlaubnis von Dr. T.N. Maletnlema, Tanzania Food and Nutrition Center, Dar-es-Salaam, Tanzania. Aus: Maltnlema, T.N.: The problem of food and nutrition in Africa. Wld. Rev. Nutr. Diet. *47*: 30, 1986.)

Neugeborene und Kleinkinder. Die Nahrungsbedürfnisse sind in der frühen Kindheit am größten. Sie werden nicht gedeckt, wenn beispielsweise die Brusternährung wegen der Geburt eines weiteren Kindes sistiert wird, ohne daß adäquate Ersatznahrung zur Verfügung steht.[7]

Alter. Fehl- und Mangelernährung sind in der Bevölkerung fortgeschrittenen Alters erstaunlich häufig. Gründe sind Armut, ungenügende Aufsicht und Vereinsamung, Appetitverlust, merkwürdige Diätgewohnheiten («tea and toast»), gastrointestinale Störungen und abnormale bakterielle Besiedlung des Dünndarmes, die aus unbekannten Gründen und ohne anatomische Veränderungen auftritt.[8]

Eingeschränkte Diät. Obschon von Tieren stammende Nahrungsmittel für die Gesundheit nicht zwingend notwendig sind, enthält eine rein vegetarische Diät zu wenig qualitativ hochstehende Proteine, Vitamin B_{12} und Eisen. Vegetarier sind besonders während der kindlichen Wachstumsphase und während Schwangerschaften gefährdet.[9] Die makrobiotischen Diäten, die sich strikt auf Zerealienkörner beschränken, sind mit größter Wahrscheinlichkeit unausgeglichen.

Medikamentös induzierte Mangelernährung. Verschiedene Medikamente wie Phenytoin, Cholestyramin und Tetrazykline führen bei Langzeitanwendung zu Störungen von Aufnahme oder Umsatz spezifischer Nährstoffe, vor allem der Vitamine (B-Gruppe und D).[10] In ähnlicher Weise wirkt Methotrexat als Folsäure-Antagonist, Isoniazid erhöht den Bedarf an Pyridoxin, und Antazida hemmen die Aufnahme von Kupfer und Phosphat.

Parenterale Ernährung. Die über längere Zeit fortgesetzte totale parenterale Ernährung führt einen Mangel an verschiedenen Mineralstoffen (z.B. Kupfer, Zink, Phosphate) herbei sowie ein mangelndes Angebot an Folsäure und anderen Nährstoffen.[4]

Unabhängig von der Art der primären oder sekundären Ernährungsstörung *treten sichtbare morphologische Veränderungen erst verhältnismäßig spät auf*, vielleicht mit Ausnahme der Fettsucht. Funktionelle Störungen machen sich bemerkbar lange bevor anatomische Läsionen entstehen. Anpassungsreaktionen und Rückgriffe auf Körperreserven können zudem die Ernährungsdefizite teilweise maskieren. Sogar ein chronischer Protein-Energiemangel zeigt sich erst allmählich. Reduktion der körperlichen Aktivität und Verlangsamung aller metabolischen Vorgänge sind imstande, Angebot und Nachfrage einigermaßen anzugleichen. Ein chronischer Hungerzustand kann sich daher zunächst nur in Antriebslosigkeit und Apathie äußern. Allmählich, bei Kleinkindern und Kindern eher früher, beeinflußt das Ungleichgewicht jedoch die Wachstumsrate sowie Funktion und Morphologie von Geweben und Organen. Dieses «Eisberg-Phänomen» zeigt sich noch viel ausgeprägter bei Mangel an spezifischen Nährstoffen, z.B. bei Eisenmangel. Einschränkung der physischen Leistung, herabgesetzte Lernfähigkeit und leukozytäre Funktionsstörungen treten erheblich früher auf als die manifeste Anämie. Daher verlaufen Mangelzustände meistens zu Beginn ohne klinische Symptome und werden nur durch biochemische Untersuchungen von Blut oder Geweben entdeckt.

Protein-Energie-Mangelernährung

Marasmus – Kwashiorkor

Über längere Zeit anhaltende Protein-Energie-Mangelernährung (PEM; auch «Protein-Kalorien-Unterernährung») wirkt sich vor allem bei Kleinkindern und Kindern aus. Sie führt zu klinischen Syndromen, die von Kwashiorkor am einen bis zu Marasmus am andern Ende des Spektrums reichen. Kwashiorkor wird, nicht unbestritten, einem kritischen Proteinmangel bei genügender kalorischer Versorgung zugeschrieben; Marasmus infolge allgemeinen Kalorienmangels entspricht, kraß ausgedrückt, dem Zustand bei Verhungern. Der Begriff Kwashiorkor entstammt der ghanesi-

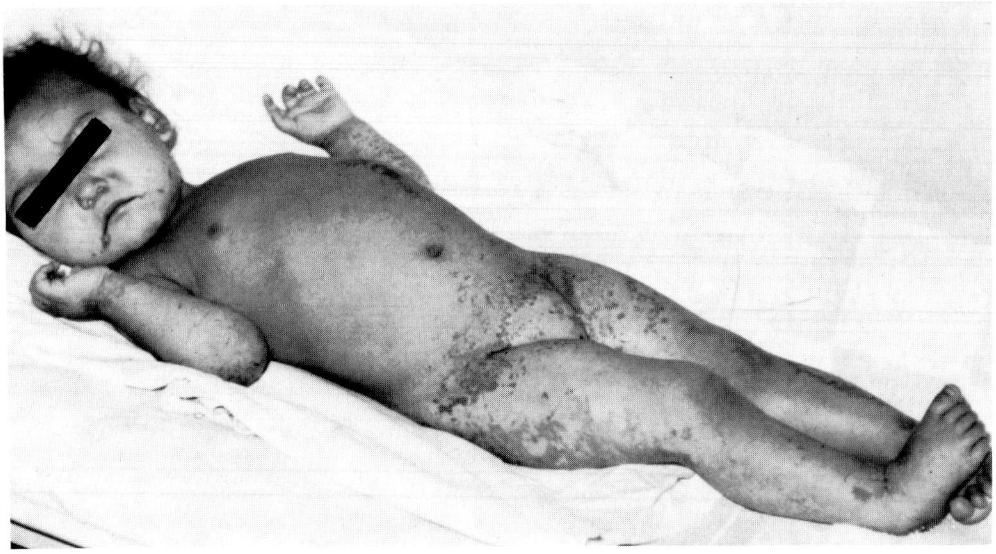

Abb. 8.2: Kind mit Kwashiorkor. Mondgesicht, generalisiertes Ödem und Hautexanthem an Extremitäten und Unterteil des Rumpfes.

schen Sprache und bedeutet «die Krankheit des ersten nach der Geburt des zweiten Kindes», d. h. nach Entzug der Brustnahrung und deren Ersatz durch eine vorwiegend aus Kohlehydraten bestehenden Diät.

Kwashiorkor ist gekennzeichnet durch Apathie, periphere Ödeme, subkutane Fettansammlung, Mondgesicht, vergrößerte und verfettete Leber sowie erniedrigte Serumalbuminspiegel (Abb. 8.2). Das Ödem tritt generalisiert oder nur lokalisiert an unteren oder oberen Extremitäten auf. Obschon die Hypalbuminämie bei der Ödembildung eine Rolle spielt, korreliert der Schweregrad des Ödems schlecht mit dem Spiegel des Serumalbumins. Elektrolytstörungen, vor allem Kaliummangel und mangelnde Natriumausscheidung, spielen ebenfalls eine Rolle.[11] Charakteristisch für Kwashiorkor, aber nicht immer vorhanden, sind Hautveränderungen «flaky-paint»), die aus fleckigen De- oder Hyperpigmentierungen oder bei Kleinkindern weißer Hautfarbe aus dunklen Erythemflecken bestehen. Haarveränderungen werden auch beobachtet, wie Verlust des Glanzes, Streckung lockiger Haare, Dünnerwerden der Einzelhaare und Haarausfall. Alternierende Streifen depigmentierter und pigmentierter Haare («Flaggenzeichen») zeichnen Perioden ungenügender und adäquater Ernährung auf (Abb. 8.3). Als Folge von Eisen- und Proteinmangel kommt es häufig zur Anämie, deren Entwicklung ein Mangel an Transferrin (Eisentransportprotein) und Zäruloplasmin (Kupfertransportprotein) begünstigt.

Marasmus (auch *Inanition* genannt) *bezeichnet einen sich über lange Zeit hinziehenden Prozeß der Auszehrung* («wasting»). Marantische Kinder erkennt man an Wachstumsrückstand, totalem Verlust des subkutanen

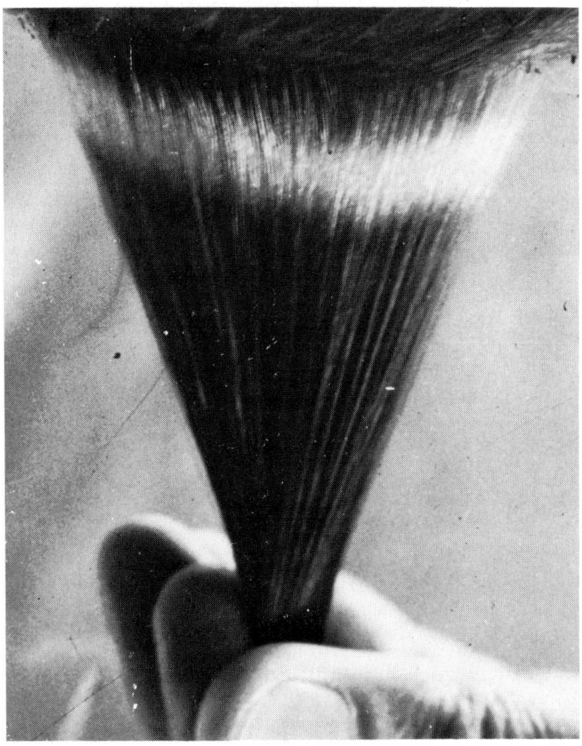

Abb. 8.3: «Flaggenzeichen» bei Kwashiorkor. Haarbüschel eines Kindes mit auffälligem Depigmentierungsband, das eine Phase schwerer Mangelernährung signalisiert. (Erlaubnis Dr. N. Scrimshaw, Massachusetts Institute of Technology; and the Institute of Nutrition of Central America and Panama.)

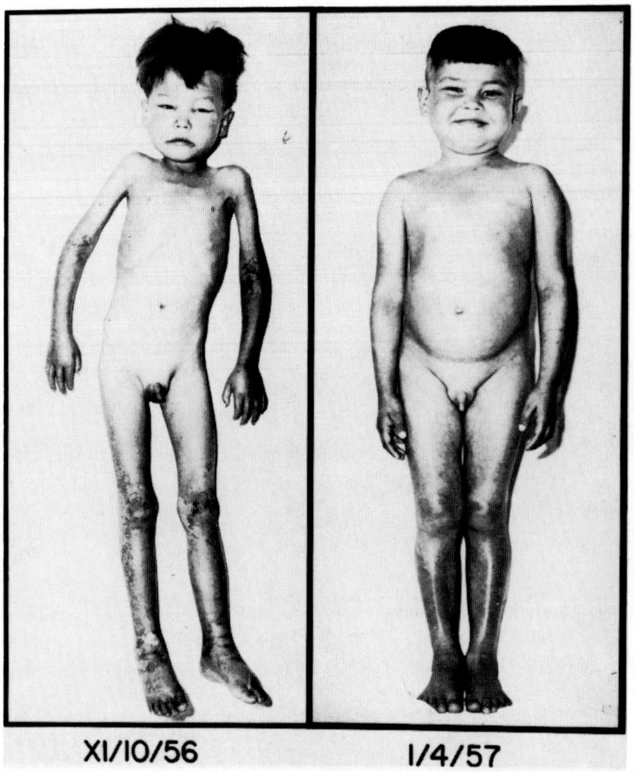

Abb. 8.4: Hinter jedem marantischen Patienten *(links)* verbirgt sich ein kräftiges, lächelndes Kind *(rechts)* (nach zwei Monaten genügender Ernährung). (Erlaubnis Dr. N. Scrimshaw, Massachusetts Institute of Technology; and the Institute of Nutrition of Central America and Panama.)

Fettgewebes, begleitet von Muskelatrophie («steckendürre Extremitäten mit lose hängenden Hautfalten») und spitzen, runzeligen, greisenhaften Gesichtern. Im Gegensatz zu Kindern mit Kwashiorkor sind die kleinen Patienten mit Marasmus lebhaft und stürzen sich mit großem Appetit auf vorhandenes Essen (Abb. 8.4). Ödem und Hepatomegalie fehlen beim marantischen Syndrom. *Zwischen diesen beiden Extremen finden sich viele Zwischenformen, wie «Marasmus mit Ödem» oder «marantischer Kwashiorkor».* Alle Kinder mit PEM-Syndrom weisen mehr oder weniger ausgeprägt folgende Charakteristiken auf: Wachstumsrückstand (deutlicher bei Marasmus), Herabsetzung der körperlichen Aktivität und der sozialen Interaktionen, fehlendes Gedeihen und Infektanfälligkeit; Infekte nehmen häufig einen lebensbedrohlichen Verlauf. In Tab. 8.1 sind die Merkpunkte der PEM bei Kindern in vereinfachter Weise zusammengestellt.

In Entwicklungsländern tritt die Protein-Energie-Mangelernährung tragischerweise endemisch auf. Etwa ein Viertel der Gesamtbevölkerung von Afrika leidet an einer Form von PEM.[12] Marasmus ist jedoch auch in Industrieländern nicht unbekannt, besonders bei Kindern verarmter Minoritätengruppen.[13] Andererseits findet man Kwashiorkor fast nur in Afrika. «Formes frustes» von Kwashiorkor begegnet man gelegentlich in Spitälern für chronisch Kranke und in Pflegeheimen, z.B. unter Alkoholikern, sowie bei der postoperativen Behandlung, wenn Patienten über längere Zeit mit parenteral verabreichter Glukose ohne Aminosäurenzusatz ernährt werden. Obschon Armut, Nahrungsmangel und fehlendes Wissen um den Nährwert bestimmter Nahrungsmittel die Hauptursachen für PEM sind, kommen noch weitere Faktoren dazu. Interkurrente Infektionen sind mit einem bedeutenden Proteinabbau und -verlust verbunden. Infektionskrankheiten prädisponieren für Kwashiorkor oder leiten manchmal die

Tab. 8.1: Vereinfachte Einteilung der Protein-Energie-Mangelernährung

	Körpergewicht in % des Sollgewichts*	**Ödem**	**Untergewicht bezogen auf Körpergröße**
Untergewichtiges Kind	60–80	0	minimal
Ernährungsbedingter Zwergwuchs	< 60	0	minimal
Marasmus	< 60	0	++
Kwashiorkor	60–80	+	++
Marastischer Kwashiorkor	< 60	+	++

* Standard = 50. Perzentile der «Harvard»-Werte

Nach: WHO: Joint FAO/WHO Expert Committee on Nutrition, Eighths report. Food fortification and protein-calorie malnutrition. Tech. Rep. Ser. Wld. Hlth. Org. No. 477 (WHO, Geneva, 1971).

Transformation eines marantischen Syndroms in Kwashiorkor ein. Sie führen zudem zu Reduktion der Nahrungsaufnahme, Steigerung des Nahrungsbedürfnisses und Verstärkung des intestinalen Proteinverlustes. Kinder mit PEM werden von Parasiten, exanthematischen Kinderkrankheiten und verschiedenen Darminfekten geplagt. Untersuchungen an Kindern im ländlichen Nigeria zeigten, daß alle Kinder an Askariden, 50% an Trichuriasis, 30% an Strongyloidiasis und 12% an Amöbiasis litten. Die Infektanfälligkeit bei PEM beruht hauptsächlich auf der Beeinträchtigung des Immunsystems: frühzeitige Thymusinvolution, verminderte Funktionstüchtigkeit der T-Lymphozyten, vor allem der CD8+-Zellen, und Schwächung der Antikörperproduktion.[14] Ebenfalls beschrieben wurde eine Herabsetzung der Fähigkeit neurophiler Granulozyten, aufgenommene Bakterien zu töten. Auf diese Weise entsteht ein Teufelskreis: Infektionen verschlimmern den Mangelzustand, und die Mangelernährung ihrerseits schwächt die antiinfektiösen Abwehrmechanismen.

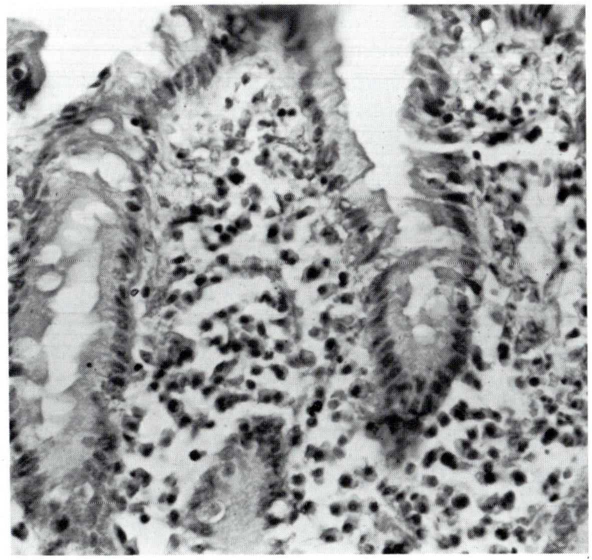

Abb. 8.5: Kwashiorkor. Der Dünndarm weist atrophische und plumpe Zotten sowie ein unspezifisches entzündliches Infiltrat in der Lamina propria auf.

Morphologie **Im Zentrum der morphologischen Veränderungen bei PEM stehen 1) Wachstumsstörungen, ausgeprägter bei Marasmus als bei Kwashiorkor, 2) periphere Ödeme bei Kwashiorkor und 3) Verlust an Körperfettgewebe und Muskelatrophie bei Marasmus.** Viele Zwischenformen verwischen in manchen Fällen eine klare Unterscheidung zwischen Kwashiorkor und Marasmus.

Bei Kwashiorkor (nicht jedoch bei Marasmus) ist die **Leber** vergrößert und verfettet infolge herabgesetzter Synthese von Trägerproteinen. Unter ausgeglichener Diät bildet sich die Verfettung vollständig zurück; ein Übergang in eine Zirrhose ist sehr selten.

Bei Kwashiorkor (selten bei Marasmus) weisen die Kryptenepithelien des **Dünndarms** einen verminderten Mitoseindex auf. Dies führt zu Schleimhautatrophie sowie Verlust von Villi und Mikrovilli (Abb. 8.5). In diesem Zusammenhang beobachtet man häufig Aktivitätsverluste intestinaler Enzyme, am häufigsten manifest als Disaccharidasemangel. Aus diesem Grund sprechen diese Kleinkinder schlecht auf eine kräftige Diät auf Milchbasis an. Bei ausgeglichener Diät und Verhinderung intestinaler Infekte kommt es zur Wiederherstellung der normalen Schleimhautstruktur.

Bei Kwashiorkor und Marasmus ist das **Knochenmark** zellarm, vor allem wegen der reduzierten Zahl erythropoietischer Vorstufen. Man weiß nicht, wie sich die Ursache dieser Zellarmut anteilsmäßig auf Protein- sowie Folsäuremangel oder auf die verminderte Synthese von Transferrin und Zäruloplasmin verteilt. Jedenfalls findet man fast immer eine hypochrome mikrozytäre Anämie, die durch die Anwesenheit von Darmparasiten, z.B. Hakenwürmer, noch verstärkt wird. Bei gleichzeitig ungenügender Aufnahme von Folsäure entwickelt sich eine gemischt mikrozytär-makrozytäre Anämie. Auch die hämatologischen Störungen verschwinden bei Normalisierung der Nahrungsaufnahme und Kontrolle der Infektionen.

Einige Beobachtungen deuten darauf hin, daß das Gehirn von Kindern, deren Mütter unterernährt waren, und die während der ersten beiden Lebensjahre an PEM litten, Zeichen von Atrophie, verminderte Zahl von Neuronen und Myelinisierungsstörungen aufweist.[15, 16] Über den Wert dieser Feststellungen herrscht allerdings keine Übereinstimmung.

Viele **weitere Veränderungen** können auftreten. Dazu gehören Atrophie von Thymus und lymphatischem System (stärker ausgeprägt bei Kwashiorkor), Läsionen durch interkurrente Infekte und Mangel an anderen Nährstoffen, wie Jod und Vitaminen.

Unser Verständnis der PEM ist immer noch lückenhaft. Eine der Hauptsorgen liegt darin, mehr über den Einfluß der Protein-Energie-Mangelernährung auf die intellektuelle Entwicklung des Kindes zu erfahren. Beschreibungen angeblicher regressiver Veränderungen des ZNS liegen vor. Könnte aber die so oft auftretende gestörte geistige Entwicklung dieser benachteiligten Kinder nicht ebensogut auf genetische Einflüsse, kulturelle Unterprivilegierung und Vitamin B-Mangel zurückgeführt werden? Man ist sich jedoch völlig einig, daß adäquate Nahrungsversorgung, Infektionskontrolle und vernünftiger Lebensstil ein «Nachhol-Wachstum» zulassen. Ausgenommen bei terminal Kranken kommt es in allen Fällen zur vollständigen Wiederherstellung der physischen und geistigen Gesundheit.

Vitamine

Heute trifft man selten auf die klassischen, auf Mangel an einem einzigen Vitamin beruhenden Krankheitszustände. Bei der in Entwicklungsländern verbreiteten Mangelernährung sind verschiedene Vitamine und Spurenelemente, Proteine und energieliefernde Nährstoffe zusammen betroffen. Die Auswirkungen eines Vitaminmangels werden daher oft von denjenigen allgemeiner Unterernährung überdeckt oder zumindest begleitet. Die Situation ist in industrialisierten Ländern ähnlich, in denen Mangelernährung vor allem in armen Bevölkerungsschichten auftritt. Bestimmte Arten von Vitaminmangel werden immer noch beobachtet, vor allem bei Kleinkindern, Adoleszenten, Frauen während Schwangerschaft oder Laktation und Angehörigen niedriger sozioökonomischer Schichten. Sekundäre Vitaminmangelzustände entstehen zudem nicht selten bei Krankheiten, die mit Störungen von Aufnahme oder Metabolismus eines oder mehrerer Vitamine einhergehen, z.B. infolge Malabsorption von Lipiden.

Fettlösliche Vitamine

Bei der armen Bevölkerung der ganzen Welt sind Hypovitaminosen der fettlöslichen Vitamine A und D infolge primärer Mangelernährung häufig. Aus Gründen, die noch erläutert werden, sind dagegen Hypovitaminosen der Vitamine E und K selten. Sekundärer Mangel an allen fettlöslichen Vitaminen tritt auch bei ökonomisch gut Situierten auf, z.B. bei Funktionsstörungen von Gallenwegen und Pankreas oder bei Malabsorptionssyndromen.

Vitamin A

Gesicherte Folgen von Mangelzuständen: Xerophthalmie (Keratinisierung der Kornea); Keratomalazie (Erweichung und Ulzeration der Kornea); Hornhautvernarbung und Blindheit; gestörte Immunantwort mit gesteigerter Mortalität bei Infektionen (Kinder).

Mögliche Folgen von Mangelzuständen: Verminderung der Reproduktionsfähigkeit (bei Versuchstieren); Störung des Knochenwachstums (bei Versuchstieren); erhöhte Prädisposition zur Entstehung von Karzinomen in Haut, Lungen und anderen Organen (bei Versuchstieren und möglicherweise beim Menschen).

Man kennt viele Verbindungen mit Vitamin A-Aktivität. Am wichtigsten und bekanntesten ist Retinol (= Vitamin A_1), ein Alkohol. Oxidation von Retinol führt zu Retinal, einem Aldehyd, und Retinsäure, die auch biologische Vitamin A-Aktivität besitzen. Vitamin A wird im Körper als Retinol-Ester gespeichert. Wichtige Quellen von Vitamin A sind Eier, Butter, Vollmilch sowie Fischleber, die vor allem Retinylester enthält. Es gibt mehr als 2000 synthetische Vitamin A-Analoge, die teilweise, nicht aber notwendigerweise die gesamte biologische Aktivität des Vitamins aufweisen. Die Bezeichnung *Retinoide* umfaßt alle natürlich vorkommenden und synthetischen Formen von Vitamin A. Man kennt zusätzlich noch *Provitamine*, die *Karotine*, die in Pflanzen vorkommen. Am wichtigsten ist das β-Karotin, das aus zwei miteinander verbundenen Retinolmolekülen besteht. Reiche Karotinquellen sind Karotten, Süßkartoffeln, Kürbisarten, Mango und Spinat.

Aufnahme, Metabolismus und Transport Die Diskussion beschränkt sich auf einige Einzelheiten, die für das Verständnis der Funktion von Vitamin A und der Hypovitaminosen wichtig sind. Ausgezeichnete Übersichtsarbeiten stehen für ein vertieftes Studium zur Verfügung.[17,19] Wie bei allen Lipiden setzt die Aufnahme der Karotine und Retinoide die Verfügbarkeit von Galle, Pankreasenzymen und antioxidativer Aktivität der Nahrung voraus. Retinol, das von aufgenommenen Estern oder aus β-Karotin stammt, wird in Chylomikronen in die Leber transportiert, wo es verestert in Hepatozyten und Ito-Zellen gespeichert wird. Über 90% der Vitamin A-Reserven finden sich in der Leber. Ein gesunder, normal ernährter Erwachsener kann während mindestens sechs Monaten von diesen Vorräten zehren. Andererseits wird Retinsäure unverändert aufgenommen. Sie entspricht einer kleinen Vitamin A-Fraktion im Blut und spielt eine Rolle bei Differenzierung und Wachstum von Epithelien, beeinflußt aber das Sehvermögen nicht.

Bei ungenügendem Vitamin A-Angebot mit der Nahrung wird das veresterte Retinol in der Leber mobilisiert. Das freigesetzte Retinol verbindet sich mit dem spezifischen Retinol-bindenden Protein (RBP), das auch Transtyretinol (früher = Präalbumin) heißt und in der Leber synthetisiert wird. Die Aufnahme von Retinol in Körperzellen ist abhängig von Oberflächenrezeptoren für RBP und nicht etwa für Retinol. Retinol wird durch die Zellmembran transportiert, bindet sich an ein zelluläres Retinol-bindendes Protein («cellular RBP», CRBP), und RBP wird freigesetzt.

Biologische Funktionen von Vitamin A (Vitamin A_1; Retinol) Für den Menschen bestehen *die am besten definierten Funktionen von Retinol in: 1) Erhaltung einer normalen Sehfähigkeit bei reduziertem Licht, und 2) Verstärkung der Differenzierung spezialisierter epithelialer, hauptsächlich schleimproduzierender Zellen.* In Versuchstieren führt eine Vitamin A-Hypovitaminose zu Sterilität, fetalen Mißbildungen und gestörter Ossifikation. Da vergleichbare Veränderungen bisher beim Menschen nicht beobachtet wurden, gehen wir nicht näher darauf ein.[20,21] Auf die mögliche antiproliferative Wirkung von Vitamin A werden wir noch zurückkommen.

Am *Sehprozeß* sind vier Vitamin A-haltige Pigmente beteiligt: Rhodopsin in den Stäbchen, das Pigment mit der höchsten Lichtempfindlichkeit und daher besonders wichtig bei schlechten Lichtverhältnissen, und drei Iodopsine in den Zapfen, von denen jedes auf verschiedene Farben bei hellem Licht anspricht. Bei der Synthese von Rhodopsin wird Retinol aus dem Blut zu All-trans-Retinal oxidiert. Das Isomerisationsprodukt, 11-*cis*-Retinal, verbindet sich mit Opsin, einem Stäbchenprotein, zu Rhodopsin.[22] Bei Auftreffen eines Photons auf die an Dunkelheit adaptierte Retina durchläuft Rhodopsin eine Sequenz von Konfirmationsänderungen, die in der Bildung von All-trans-Retinal und Opsin endet. Während dieses Prozesses kommt über Veränderungen im Membranpotential ein nervöser Impuls zustande, der via Neuronen von der Retina zum Hirn geleitet wird. Bei der Dunkeladaptation wird ein Teil des All-trans-Retinals wieder zu 11-*cis*-Retinal umgebildet. Der größte Teil wird jedoch zu Retinol reduziert und geht so der Retina verloren. Wir verdanken unsere Kenntnisse über den Sehprozeß den eleganten Untersuchungen von George Wald, für die er mit dem Nobelpreis ausgezeichnet wurde. [23] Über die Rolle von Vitamin A bei der *Zelldifferenzierung* wissen wir weniger. Bei Hypovitaminose werden schleimproduzierende Zylinderepithelien in drüsigen Organen und Schleimhautoberflächen durch verhornende Plattenepithelien ersetzt. Zur Erklärung dieses Phänomens stehen zwei Hypothesen im Vordergrund: 1) Vitamin A spielt eine Rolle bei der Synthese spezifischer Glykoproteine, die für Membranstruktur und Adhäsion wichtig sind und damit die Zelldifferenzierung kontrollieren; 2) Vitamin A-CRBP-Komplexe gelangen in den Zellkern und binden sich an die Kernmembran, von wo aus sie über einen bisher unbekannten Mechanismus (keine Bindung an DNA!) die Genexpression beeinflussen.

Prävalenz und Folgen des Mangelzustandes Vitamin A-Mangel ist weltweit verbreitet. Seine größte Prävalenz aufgrund einer allgemeinen Unterernährung findet sich in Südostasien, Indonesien und auf den Philippinen, er kommt aber auch in vielen Teilen von Afrika sowie Zentral- und Südamerika vor.[24] In Asien erkranken jährlich bis zu 5 Millionen Kinder an Xerophthalmie; von den 10% mit schweren Korneaschädigungen erblindet die Hälfte.[25] Noch tragischer ist, daß die Kinder mit Vitamin A-Mangel eine um ein Vielfaches höhere Mortalitätsrate bei Infektionskrankheiten wie Masern, Pneumonie und infektiöser Diarrhoe aufweisen als Kinder ohne Augensymptome.[26] Eine A-Hypovitaminose tritt sporadisch auch in industrialisierten Ländern auf. Betroffen sind vor allem Angehörige der ärmeren Schichten wegen Mangelernährung sowie Patienten, die infolge Fettmalabsorption einen sekundären Vitaminmangel entwickeln. Zudem können ausgedehnte Leberaffektionen wegen ungenügender Synthese von RBP oder ein nephrotisches Syndrom wegen ausgeprägter Proteinurie zur Herabsetzung des Blutspiegels von Vitamin A führen. Es erstaunt daher nicht, daß die Hypovitaminose A ein globales Problem darstellt.

Morphologie Eine **Epithelmetaplasie** infolge gestörter Differenzierung spezialisierter Epithelzellen zeigt sich vor allem in den Schleimhäuten des Auges, der Mukosa des Respirations-, Verdauungs- und Urogenitaltraktes sowie in den Epithelien der Ausführungsgänge von Drüsen wie des Pankreas. Diese metaplastische Veränderung hat eine Reihe von Folgen. Im oberen Abschnitt der Harnwege lösen beispielsweise die abgeschuppten Hornlamellen Steinbildung aus. Abgelöste verhornte Epithelzellen und Zelltrümmer können kleine Pankreasgänge verstopfen (Abb. 8.6). Verlust der Schleimproduktion führt zum Austrocknen der Bindehaut im Auge und zu Schädigung der Kornea. Im Respirationstrakt kommt es infolge Einschränkung oder Verlust der Schleimbildung zum Versagen des mukoziliären Abwehrsystems und damit zur erhöhten Infektanfälligkeit der Lunge. Metaplasie der Talg- und Schweißdrüsen der Haut verursachen eine **follikuläre Hyperkeratose**, die für Akne prädisponiert; jüngere Kinder bleiben von dieser Veränderung verschont.

Hauptzielorgan des Vitamin A-Mangels ist das Auge. Als erste Veränderung stellt sich eine **Xerosis** der Konjunktiven ein, gekennzeichnet durch Trockenheit und Faltenbildung infolge des Ersatzes von schleimproduzierenden Zellen durch Plattenepithelien. Durch die Anhäufung von abgeschilferten Zellen und Zelltrümmern entstehen herdförmige Trübungen (**Bitot-Flecken**). Derartige Veränderungen betreffen auch die Kornea, die austrocknet, rauh und manchmal ödematös wird, was die Lichtdurchlässigkeit beeinträchtigt. Die Hornhautveränderungen prädisponieren für traumatische und infektiöse oberflächliche Ulzerationen, die zur vollständigen Erosion und Verflüssigung der Kornea führen können (**Keratomalazie**). Schließlich kommt es infolge Vernarbung oder Linsenaustritt zur Erblindung (Abb. 8.7).

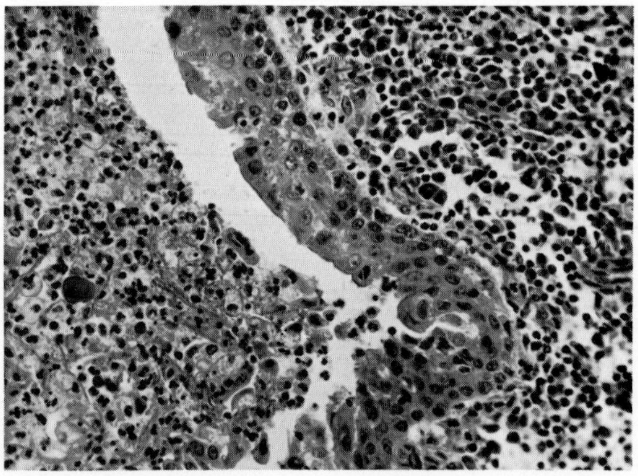

Abb. 8.6: Plattenepithelmetaplasie in einem Pankreasgang.

Retinoide, Karotinoide und neoplastische Transformation Die Möglichkeit, daß eine A-Hypovitaminose die Prädisposition für die Entstehung von Neoplasmen erhöhen könnte, hat großes Interesse und die Hoffnung geweckt, daß sich die Verabreichung von Vitamin A oder seinen Analogen bei Prävention oder Behandlung vorteilhaft auswirken könnte. Unzählige Berichte in dieser Hinsicht liegen vor, aber solide Schlußfolgerungen fehlen. Einige der besser gesicherten Beobachtungen werden kurz erwähnt. Vitamin A-Mangel erhöht die Anfälligkeit von Versuchstieren gegenüber Karzinogen-induzierten Karzinomen von Mundhöhle, Lunge, Harnblase und Kolon. Andererseits bewirkten Retinoide eine Regression oder Wachstumshemmung verschiedener experimentell induzierter Neoplasmen, wie Karzinome des Harntraktes und der Mamma bei Ratten oder Hautkarzinome bei der Maus.[27]

Leider sind Hinweise auf die Verhältnisse beim Menschen weit dürftiger. Epidemiologische Untersuchungen zeigen zwar einen Zusammenhang auf zwischen verminderter Aufnahme von Vitamin A und erhöhter Prädisposition für Lungenkarzinome (stärkste Assoziation) sowie für Karzinome von Mundhöhle, Larynx, Ösophagus, Magen, Pankreas, Verdauungstrakt, Harnblase, Prostata und anderen Organen.[28] Die Hauptquelle von Vitamin A in der menschlichen Nahrung sind jedoch pflanzliche Karotinoide, und der vermutete antineoplastische Effekt von Vitamin A könnte daher eher von der antioxidativen Wirkung des β-Karotins abhängen als von seiner Umwandlung in Retinol. Es steht immerhin fest, daß mit natürlichen und synthetischen Retinoiden (im Gegensatz zu den Karotinoiden) verschiedene präneoplastische Erkrankungen wie aktinische Keratose, orale Leukoplakie, Bronchusmetaplasie, Papillomatose des Larynx, Zervixdysplasie und Harnblasenmetaplasie erfolgreich zur Regression gebracht werden können.[29] Hinweise auf eine ähnliche Wirkung bei Basaliom oder Keratoakanthom sind nicht unbestritten. Einigkeit herrscht dagegen darüber, daß mit neueren Retinoiden bei verschiedenen nichtneoplastischen Hautkrankheiten, vor allem bei schwerer Akne, Rosazea, Psoriasis und weiteren verhornenden Dermatosen, eine eindrückliche Besserung oder gar eine Heilung erzielt werden kann. Eine Übersicht über die wichtigsten Eigenschaften und Wirkungen von Vitamin A findet sich in Abb. 8.8

Vitamin A-Toxizität Das akute oder chronische Überangebot an Vitamin A führt zu toxischen Erscheinungen. Retinalester oder Retinsäure wirken toxischer als Retinol, während die Toxizität der synthetischen Analoge geringer ist. Die *akute Vergiftung* mit einer einzigen Überdosis von Retinalester oder Retinsäure ruft bei *Kindern* Kopfschmerzen, Erbrechen, Stupor und Papillödem hervor, d. h. Symptome, die auf einen Hirntumor hinweisen. Beim *Erwachsenen* treten ähnliche neurologische Symptome in weniger ausgeprägter Form auf. Die *chronische A-Hypervitaminose* beginnt beim *Kind* mit Anorexie, gefolgt von Gewichtsverlust, Nausea und Erbrechen, Trockenheit der Lippenschleimhaut, und Austrocknen der Haut mit Schuppenbildung und Juckreiz. Dauert der Zustand länger an, kommt es zu Hepatomegalie mit Leberparenchymschaden und Fibrose (manchmal verbunden mit portalem Hochdruck und Aszites), periostaler Knochenneubildung mit schmerzhaften Exostosen, und manchmal

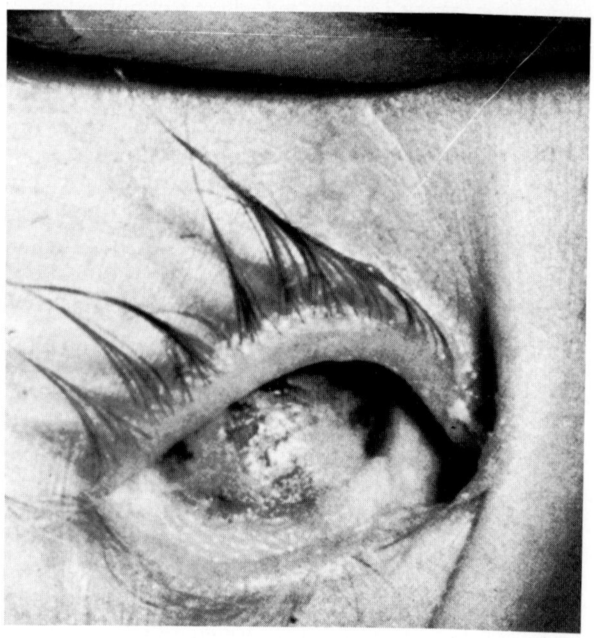

Abb. 8.7: Fortgeschrittener Vitamin A-Mangel mit Zerstörung des Auges. (Erlaubnis Dr. Donald S. McLaren, Department of Medicine, Royal Infirmary, Edinburgh. Nach MacLaren, D.: A Colour Atlas of Nutritional Disorders. London, Wolfe Medical Publications, Ltd., 1981, p. 26.)

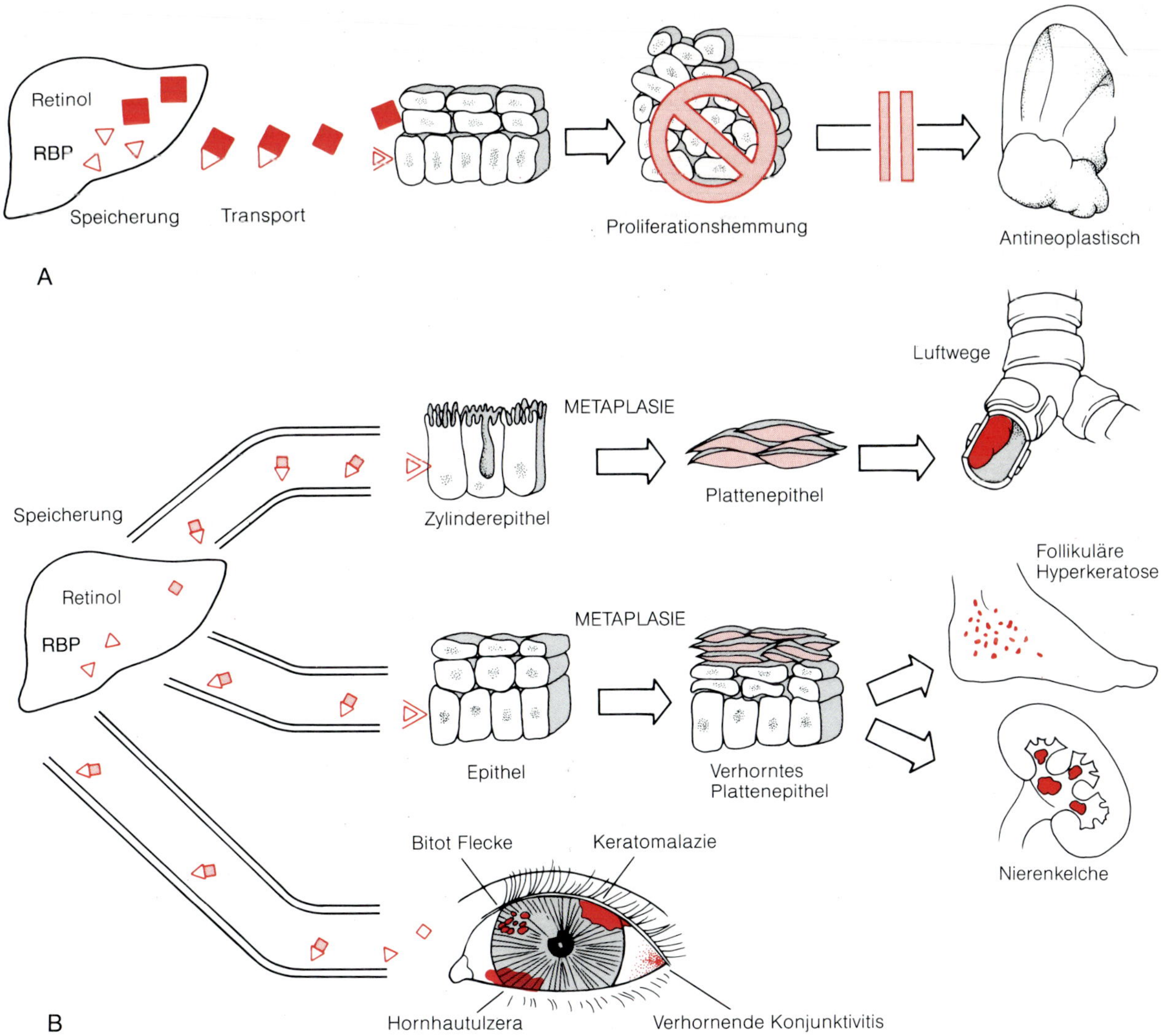

Abb. 8.8: Vitamin A (Retinol). *A*: Die hypothetische, durch Proliferationshemmung antineoplastische Wirkung normalen Retinols auf Epithelzellen (Retinol aus der Leber, an Retinol-bindendes Protein (RBP) gebunden). *B*: Vitamin A-Mangel führt zu 1) Plattenepithelmetaplasie von Zylinderepithel, z.B. im Respirationstrakt; 2) Hyperkeratose von verhornenden Plattenepithelien, die zur follikulären Hyperkeratose der Haut und Leukoplakie in Nierenkelchen führt; und 3) Verhornung der Konjunktiven mit den dargestellten Augenveränderungen.

zu visuellen und geistigen Störungen. Auch über vorzeitigen Fontanellenschluß wurde berichtet, wobei der über längere Zeit anhaltende intrakranielle Überdruck wahrscheinlich zu einem Hydrozephalus führte. Auch beim *Erwachsenen* sind die Auswirkungen der chronischen A-Hypervitaminose ähnlich, wobei allerdings die Knochenveränderungen nicht im Vordergrund stehen. Obschon synthetische Retinoide keine der beschriebenen Veränderungen auslösen, führt eine Aknebehandlung während der Schwangerschaft zu einer erhöhten Inzidenz embryonaler Mißbildungen. Weniger beunruhigend ist die Gelbfärbung der Haut, besonders der Handflächen, die in Zusammenhang mit einer Hyperkarotinämie auftritt; dieser Zustand entsteht als Folge der Einnahme riesiger Mengen von Karotten (Kaninchen und Karotten-«freaks» sollten sich das merken!) oder eines angeborenen Stoffwechseldefektes. Im Unterschied zur echten Gelbsucht kommt es bei dieser harmlosen Pigmentierung nicht zur Gelbfärbung der Skleren.

Vitamin D

Gesicherte Folgen von Mangelzuständen: Rachitis (bei Kindern), Osteomalazie (bei Erwachsenen), hypokalzämische Tetanie.

Mögliche Folgen von Mangelzuständen: Störung der Immunregulation, gestörte Kontrolle der Zellproliferation und -differenzierung.

Die Hauptrolle von Vitamin D – genauer gesagt: seiner Metaboliten – besteht im Aufrechterhalten normaler Kalzium- und Phosphatspiegel im Blutplasma. *Vitamin D wird daher benötigt für die Verhütung von 1) Knochenkrankheiten (Rachitis bei Kindern im Wachstumsalter vor dem Epiphysenschluß, und Osteomalazie bei Erwachsenen) und 2) hypokalzämischer Tetanie.* In diesem Zusammenhang soll an die wichtige Rolle von Kalzium bei der Blutgerinnung und Aufrechterhaltung der Membranpermeabilität und an seine vielen intrazellulären Funktionen erinnert werden. Hier geht es in erster Linie um den Stellenwert des Kalziums bei der Knochenbildung. *Die Knochenveränderungen infolge D-Hypovitaminose sind in ihrem Wesen gekennzeichnet durch eine Mineralisierungsstörung des neugebildeten Osteoids.* Im Falle der Rachitis ist auch die Mineralisation des Epiphysenknorpels und dadurch die Kontrolle des Knorpelwachstums in der Epiphysenfuge gestört.

Eine weitere Funktion von Vitamin D steht in Zusammenhang mit einer neuromuskuklären Störung, hypokalzämische Tetanie genannt. Vitamin D hält die normale Konzentration ionisierten Kalziums im Extrazellulärraum aufrecht, die für normale nervöse Erregung und Relaxation der Muskulatur von zentraler Bedeutung ist. Zu geringe Kalziumkonzentrationen in der extrazellulären Flüssigkeit führen zur dauernden Muskelerregung und damit zu einem Krampfzustand, der erwähnten hypokalzämischen Tetanie. Neuerdings wird Vitamin D auch eine immunregulatorische Rolle zugeschrieben, da Rezeptoren für einen seiner Metaboliten auf aktivierten und neoplastischen Lymphozyten und auf Makrophagen nachgewiesen wurden. Die Identifikation analoger Rezeptoren bei gewissen leukämischen Zellinien läßt daran denken, daß Metaboliten von Vitamin D bei zellulären Proliferations- und Differenzierungsprozessen eingreifen könnten.[30] Da über diese verhältnismäßig neuen Funktionen von Vitamin D noch wenig bekannt ist, gehen wir nicht näher auf sie ein.

Quellen und Metabolismus von Vitamin D Dem Menschen stehen zwei Quellen von Vitamin D offen: endogene Synthese in der Haut und Aufnahme mit der Nahrung. In der Haut finden sich große Mengen des Vorläufers 7-Dehydrocholesterin, den UV-Strahlen im Sonnenlicht zu Vitamin D_3 umwandeln . In Abhängigkeit vom Ausmaß der für die UV-Absorption verantwortlichen Melaninpigmentierung der Haut und der Sonnenexposition können 80% der Bedürfnisse durch endogene Synthese gedeckt werden. Der Rest wird aus Nahrungsmitteln gewonnen wie Meerfischen oder als zu Vitamin D_2 konvertierbarem Ergosterol in Pflanzen und Getreide. In vielen Ländern werden verschiedene Nahrungsmittel mit Vitamin D_2 angereichert. Da Stoffwechsel und Funktionen von D_3 und D_2 identisch sind, werden sie in der Folge der Einfachheit halber als Vitamin D bezeichnet.

Vitamin D wird erst funktionell aktiv, wenn es in die 1,25-Dihydroxy-Form (1,25-$[OH]_2D$), *Calcitriol* oder 1,25-Dihydroxycholecalciferol, umgewandelt wurde. Calcitriol weist viele Eigenschaften eines Hormons auf. Die Schritte, die zur Bildung dieses aktiven Metaboliten führen, sind gut bekannt.

1. Vitamin D exogenen oder endogenen Ursprungs wird im Blut an ein α-1-Globulin gebunden, das D-bindende Protein (DBP). Beim Menschen wird Vitamin D vor allem im Fettgewebe gespeichert (und nicht wie Vitamin A in der Leber).
2. In der Leber wird Vitamin D, unter Einwirkung einer 25-Hydroxylase, zu 25-Hydroxy-Vitamin D (25-OH-D) konvertiert.
3. Anschließend besorgt eine 1-α-Hydroxylase in der Niere die Umwandlung von 25-OH-D in die 1,25-Dihydroxy-Form (Calcitriol), die mindestens 5–10mal aktiver ist als die Ausgangsform.
4. Die Produktion von Calcitriol in der Niere wird durch die Blutspiegel von Calcitriol, Kalzium und Phosphat reguliert. Durch einen Rückkoppelungsmechanismus bewirken hohe Calcitriolspiegel eine Synthesehemmung und niedrige Spiegel das Gegenteil. Eine Hypokalzämie stimuliert die Synthese von Parathormon, das seinerseits die Konversionsrate von 25-OH-D zu Calcitriol erhöht.[31] Eine Hypophosphatämie hat eine direkt stimulierende Wirkung auf die Bildung von Calcitriol.
5. Alternative Stoffwechselpfade führen aus 25-OH-D zur Bildung funktionell weniger aktiver Produkte wie 24,25-$(OH)_2D$ oder 25,26-$(OH)_2D$. Diese Konversionsprodukte dienen wahrscheinlich des Feineinstellung des Kalziumspiegels im Blut.

Normale Funktionen von Vitamin D *Die wichtigste Funktion von Vitamin D – Erhaltung normaler Blutspiegel von Kalzium und Phosphat – wird durch die Einwirkung auf Darm, Knochen und Nieren erfüllt. Die Einwirkung umfaßt 1) Stimulation der intestinalen Aufnahme von Kalzium und unabhängig davon von Phosphat, 2) Mobilisation von Kalzium aus Knochen (zusammen mit Parathormon) und 3) Stimulation der Parathormon-abhängigen Resorption von Kalzium in den distalen Nierentubuli.* Dazu beeinflußt Vitamin D möglicherweise Zellen des Immunsystems.

Die Mechanismen der Stimulation der *intestinalen Absorption von Kalzium und Phosphaten* durch Calcitriol sind immer noch umstritten. *Die Frage ist, ob die verstärkte Aufnahme der Mineralstoffe aus dem Darmlumen durch Rezeptoren- und Gen-vermittelte oder direkte Einwirkung auf die Enterozyten zustande kommt.* Die gewichtigsten Befunde deuten darauf hin, daß sich 1,25-$(OH)_2D$ an Rezeptoren bindet und die DNA-RNA-gesteuerte Synthese von Kalzium- und Phosphat-Transportproteinen aktiviert.[31] Eine genetische Störung, Vitamin D-abhängige Rachitis Typ II, wird ge-

Tab. 8.2: Pathophysiologische Mechanismen bei Rachitis und Osteomalazie

Ungenügende endogene Synthese und mangelnde Zufuhr[36]
Vorkommen in *Entwicklungsländern* wegen Kombination verschieden dunkler Hautfarbe, ungenügender Sonnenexposition und primärer Mangelernährung. Säuglinge: Prädisposition wegen schlechten Ernährungszustands der Mutter und mangelnder postnataler Reserven. Kinder: gesteigerte Ansprüche bei Wachstum.
Vorkommen in *Industrieländern* vor allem bei Säuglingen und Kindern. Begünstigende Faktoren: Nichtverwendung angereicherter Nahrungsmittel, z.B. Milch mit Vitamin D-Zusatz; zu geringe Sonnenexposition (nördliche Hemisphäre); allgemeine Mangelernährung bei Armut; Mangelernährung der Mutter. Osteomalazie besonders bei *höheren Altersgruppen* wegen begünstigenden Faktoren, wie Meiden des Sonnenlichtes, eingeschränkte oder bizarre Ernährung.[37]
Malabsorption
Vorkommen bei jeder Form von Fettaufnahmestörung, wie z.B. cholestatische Leberkrankheit oder extrahepatische Obstruktion der Gallengänge, Pankreasinsuffizienz, Zöliakie, Sprue, Enteritis regionalis. Zusätzlich bei beschleunigter Dünndarmpassage nach Gastrektomie.
Störungen des Vitamin-D-Stoffwechsels
Diffuse Leberkrankheit – gestörte Synthese des Transportproteins («D-binding protein», DBP).
Chronische Niefeninsuffizienz – verminderte Umwandlung von 25-OH-D zu 1,25-$(OH)_2$D (siehe Text). Bei Azotämie und Azidose ist Kalziumaufnahme im Darm vermindert. Komplikation: Osteitis fibrosa wegen sekundären Hyperparathryreoidismus (renale Osteodystrophie).
Nephrotisches Syndrom – gesteigerte Ausscheidung von DBP.
Medikamente wie *Phenytoin, Phenobarbital* und *Rifampizin* – Induktion von P-450 Enzym, wodurch Abbaurate von Steroiden, darunter Vitamin D und Metaboliten, beschleunigt wird.
Vitamin D-abhängige Rachitis Typ I (autosomal rezessiv) – genetisch bedingtes Fehlen (oder Defekt) von 1, α-Hydroxylase mit Unfähigkeit der Umwandlung von 25-OH-D zu 1,25$(OH)_2$D.
Vitamin-D-Resistenz der Zielorgane
Vitamin D-abhängige Rachitis Typ II – Rezeptorendefekte sollen für ungenügende Kalziumaufnahme aus dem Darm verantwortlich sein, wahrscheinlich zusammen mit Funktionsstörung von Vitamin D in anderen Organen, wie z.B. Knochen.
Weitere seltene Ursachen
X-gebundene hypophosphatämische Rachitis, d.h. Hypophosphatämie, Normokalzämie und erniedrigte bis normale Calcitriolspiegel im Blut. Zugrundeliegender Defekt: renaler Phosphatverlust, möglicherweise mit verminderter Calciumresorption im Darm. *Osteomalazie bei Neoplasma*, einem Produkt neoplastischer Zellen zugeschrieben, das die Umwandlung von 25-OH-D zu Calcitriol verhindert und einen Phosphatverlust verursacht. *Chronische Einnahme von Antazida*, wie Maalox – Bindung von Phosphaten an Aluminiumhydroxid verhindert Resorption.

kennzeichnet durch Calcitriol-Resistenz des Zielorgans und schlechte Aufnahme im Darm; die Aufnahmestörung wird einem Rezeptordefekt zugeschrieben, was die Annahme eines Rezeptor-Gen-Mechanismus unterstützt. Man kann die Möglichkeit trotzdem nicht ausschließen, daß Calcitriol die Membranfunktion der Enterozyten direkt beeinflußt und auf diese Weise die Kalzium- und unabhängig davon die Phosphataufnahme verstärkt.

Vitamin D besitzt, abhängig vom Kalziumspiegel im Blut, *zwei entgegengesetzte Wirkungen auf den Knochen. Einerseits bewirkt 1,25-$(OH)_2$D zusammen mit Parathormon bei Hypokalzämie die Mobilisation von Kalzium und Phosphat aus dem Knochen zur Aufrechterhaltung der Blutspiegel. Andererseits ist Vitamin D erforderlich für die normale Mineralisation von Epiphysenknorpel und Osteoidmatrix.* Es ist immer noch unklar, auf welche Weise die resorptive Wirkung vermittelt wird. Einige Untersuchungen lassen vermuten, daß Vitamin D den Knochenabbau durch Osteoklasten stimuliert.[32] Daneben gibt es Hinweise darauf, daß die Osteoblasten die Zielzellen darstellen: die Hemmung der Synthese von Typ I-Kollagen, der Hauptkomponente der Osteoidmatrix, würde im Rahmen des normalen Knochenumbaus im Endeffekt ebenfalls einen Abbau bewirken. Unabhängig vom Mechanismus steht fest, daß das Skelettsystem das Hauptreservoir von Kalzium darstellt.

Auch die Einzelheiten der Knochenmineralisation bei adäquatem Blutspiegel von Kalzium und Phosphat sind unklar. Zwei Hypothesen stehen im Vordergrund. Nach der einen Schulmeinung besteht die einzige Funktion von Vitamin D im Aufrechterhalten der Kalzium- und Phosphatblutspiegel auf einem Übersättigungsniveau; die Mechanismen des Übertritts von Kalzium aus dem Blut in die Mineralisationszone sind allerdings nicht bekannt.[33] Der zweiten Hypothese liegt die Ansicht zugrunde, daß Calcitriol in der Osteoidmatrix die Synthese der Kalzium-bindenden Proteine

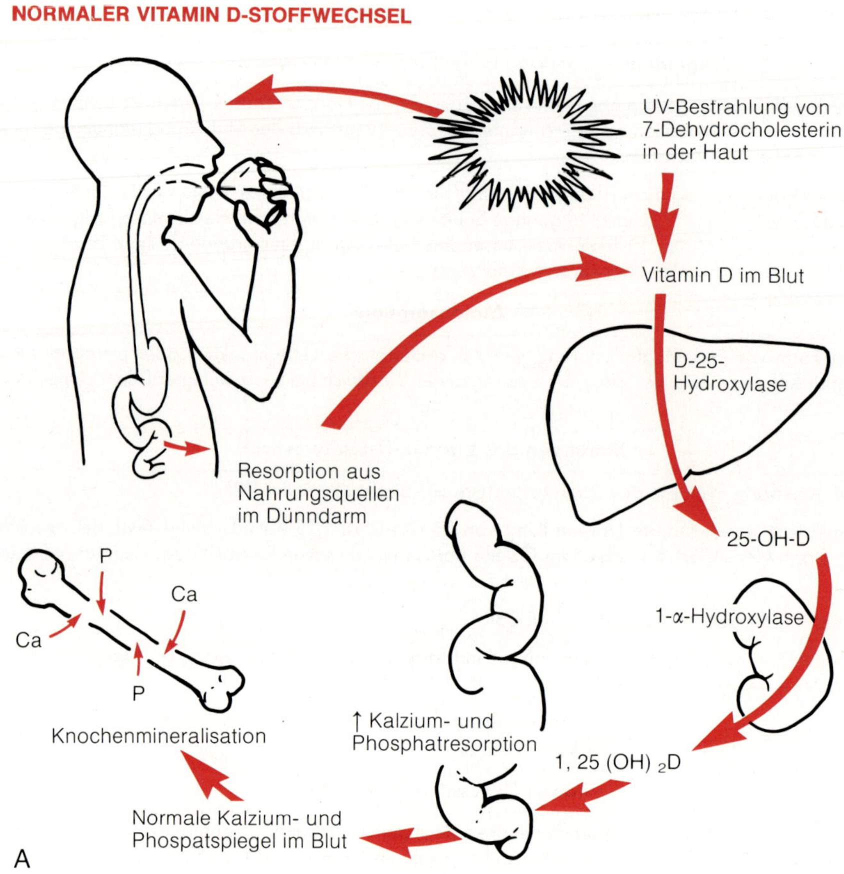

Abb. 8.9: *A*: Schematische Darstellung des normalen Vitamin D-Stoffwechsels.

Osteokalzin und Osteonektin (analog zu Fibronektin, da diese Proteine sowohl Kalzium als auch Kollagen binden) verstärkt.[34] Offensichtlich sind weitere Untersuchungen erforderlich.

Die Rolle von Calcitriol bei der Rückresorption von Kalzium in der Niere ist noch weniger gut definiert. Mit Sicherheit ist Parathormon beteiligt, man glaubt aber, daß auch Vitamin D notwendig ist. Andererseits gibt es keine Hinweise für eine Beeinflussung der renalen Rückresorption von Phosphat. Eine Übersicht über den Vitamin D-Stoffwechsel und die Folgen einer D-Hypovitaminose findet sich in Abb. 8.9.

Prävalenz und Folgen eines Mangelzustandes Rachitis bei Kindern im Wachstum und Osteomalazie bei Erwachsenen sind weltweit verbreitete Skelettkrankheiten, treten aber in Industrieländern kaum als Ernährungsstörungen auf. Beide Formen der Knochenveränderung können jedoch überall in Erscheinung treten bei Störungen von Vitamin D-Aufnahme oder -Metabolismus sowie bei seltenen Krankheiten, welche die Funktion von Vitamin D oder die Homöostase von Kalzium oder Phosphat beeinträchtigen (siehe Tab. 8.2).[35]

Normale Entwicklung und Aufrechterhaltung der Knochenstruktur Die morphologischen Veränderungen bei Rachitis und Osteomalazie sind besser verständlich auf dem Hintergrund einer kurzen Übersicht der normalen Knochenentwicklung und Aufrechterhaltung der Knochenstruktur. Bei der Entwicklung des Skeletts unterscheidet man die *desmale Ossifikation*, die hauptsächlich der Bildung flacher Knochen dient, von der *chondralen Ossifikation* für die Bildung der Röhrenknochen. Bei der desmalen Knochenbildung differenzieren sich mesenchymale Zellen direkt zu Osteoblasten, welche die vorwiegend bindegewebige (90–95%) Osteoidmatrix bilden. Bei der chondralen Knochenbildung kommt es zunächst zur vorläufigen Mineralisation des Wachstumsknorpels in der Epiphysenfuge; der mineralisierte Knorpel wird allmählich resorbiert und durch Osteoidmatrix ersetzt, die dann ihrerseits durch Mineralisation zum Knochen wird. Auf beiden Wegen gebildeter Knochen wird während des ganzen Lebens durch kontinuierliche Osteoklasten- und Osteoblastentätigkeit umgebaut. Bei jungen Erwachsenen beträgt die jährliche Umsatzrate des Knochenkalziums 15–18%. Im mittleren bis späten Erwach-

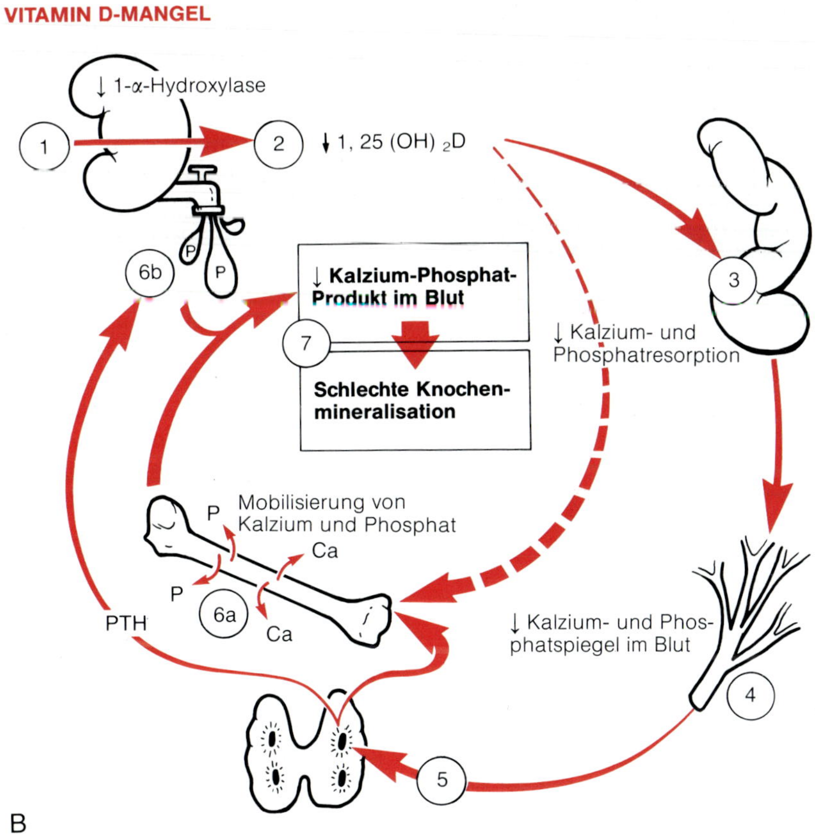

Abb. 8.9: *B*: Vitamin D-Mangel. Ungenügende Mengen von Substrat für die renale Hydroxylase (1) führt zu verminderter Bildung von $1,25(OH)_2$ (2) sowie einem Aufnahmedefizit von Kalzium und Phosphat im Darm (3) und niedrigen Kalzium- und Phosphatspiegeln im Blut (4). Die Hypokalzämie stimuliert die Parathyreoidea (5), was die Mobilisierung von Kalzium und Phosphat aus Knochen induziert (6a); gleichzeitig löst PTH eine verstärkte Phosphatausscheidung in der Niere aus (6b). Als Folge davon ist der Blutspiegel von Kalzium normal oder fast normal, derjenige von Phosphat jedoch tief, und die Knochenmineralisation ist gestört (7).

senenalter überwiegt der Knochenbau, womit ein zunehmender Verlust an Knochensubstanz einhergeht. Osteoblasten produzieren während Knochenbildung und -unterhalt pro Tag etwa 1 μ Matrixosteoid. Da die Mineralisierung erst etwa 12–15 Tage nach der Matrixsynthese erfolgt, *enthält der Knochen bei allen Altersgruppen 12–15 μm* dicke Osteoidsäume. Bei verzögerter oder ungenügender Mineralisation, wie bei Rachitis oder Osteomalazie, werden die Osteoidsäume breiter. In nicht entkalkten, HE-gefärbten histologischen Schnitten weist Osteoid einen blaßroten, in mineralisierten Knochen jedoch einen blauen Farbton auf. Osteoid wird durch Spezialfarbstoffe oder Tetrazyklinmarkierung noch besser dargestellt.[38]

Morphologie **Die grundlegende Störung bei Rachitis und Osteomalazie besteht in einer verzögerten und/oder ungenügenden Mineralisation. Dieser Mineralisationsdefekt führt zu einem Überschuß an nicht mineralisiertem Osteoid. Die Veränderungen bei Rachitis werden jedoch noch kompliziert durch die ungenügende vorläufige Verkalkung des Epiphysenknorpels, wodurch die chondrale Knochenbildung gestört wird.** Bei **Rachitis** wird daher folgende Sequenz beobachtet:
- Übermäßiges Wachstum des Epiphysenknorpels infolge Ausbleibens von Reifung und Zerfall der Knorpelzellen.
- Persistenz ungeformter Knorpelmassen, die zum Teil in die Markhöhle vorragen.
- Ablagerung von Osteoidmatrix auf ungenügend mineralisierte Knorpelrückstände.

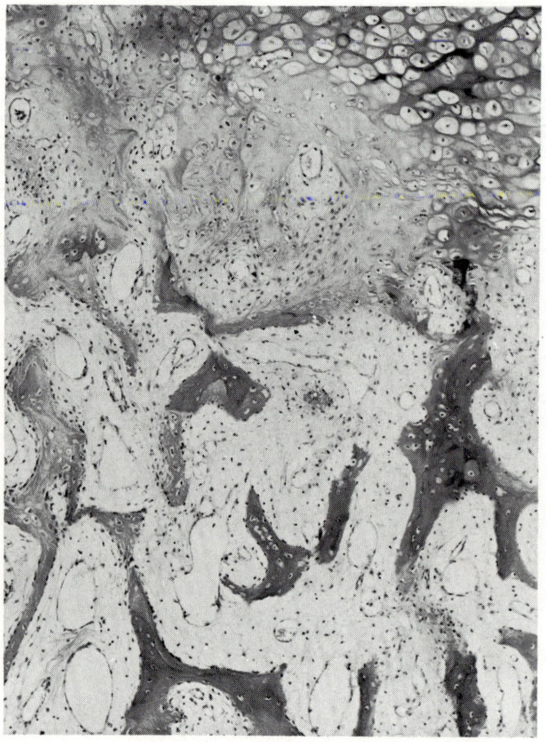

Abb. 8.10: Detail der osteochondralen Grenzzone der Rippe bei Rachitis. Der Säulenknorpel ist verschwunden. Einige der Knochenbälkchen sind älter und gut ausgebildet, die blasseren bestehen jedoch nur aus nichtmineralisiertem Osteoid.

- Unterbrechung des geordneten Ersatzes von Knorpel durch Osteoidmatrix. Dies bedingt eine Vergrößerung und seitliche Ausbuchtung der osteochondralen Grenzzone (Abb. 8.10).
- Abnorme Wucherung von Kapillaren und Fibroblasten in der desorganisierten Zone infolge Spannungen und Mikrofrakturen im ungenügend mineralisierten, schwachen und schlecht geformten Knochen.
- Skelettdeformationen infolge Verlusts der strukturellen Stabilität der wachsenden Knochen.

Die Konsolidierung der makroskopisch sichtbaren Skelettveränderungen hängt ab von der Schwere des rachitischen Prozesses, seiner Dauer und vor allem von der Belastung des betroffenen Knochens. Das Alter ist daher ein besonders wichtiger Faktor, nicht nur bezüglich der Knochenbildungsrate, sondern weil auch die Art der Knochenbelastung altersabhängig ist. Beim Säugling sind die Knochen von Kopf und Thorax besonders belastet oder funktionell beansprucht. Das weiche Okziput wird flach. Die Parietalknochen des Schädels können eingedrückt werden und schnellen bei Wegnahme des Druckes wieder in ihre ursprüngliche Position zurück (**Kraniotabes**). Ein Überschuß von Osteoid am frontalen Schädelknochen führt zum **Caput quadratum**. Die Deformation des Thorax geht auf überschüssige Knorpel- und Osteoidbildung an der Rippenknorpelgrenze zurück (**«rachitischer Rosenkranz»**). Die geschwächte Metaphysenzone der Rippen steht unter dem Zug der Atmungsmuskulatur, die Rippen werden nach innen gekrümmt und das Sternum nach außen gedrückt (**Hühnerbrust, Glokkenthorax**). Der Innenzug am Zwerchfellansatz führt zur Bildung der **Harrison-Furche**, die den Thorax am abdominalen Rand des Rippenbogens einschnürt. Auch das Becken kann Deformationen aufweisen. Beim Kind im gehfähigen Alter betreffen die Veränderungen eher Wirbelsäule, Becken und lange Röhrenknochen (z.B. Tibia), deren bekannteste Folgen eine **Lordose der Lendenwirbelsäule** und **krumme** (X- oder O-)**Beine** sind.
Osteomalazie beim Erwachsenen ist weniger auffällig und wird gekennzeichnet durch Verlust an Knochenmasse oder **Osteopenie**. Sie muß daher von anderen Formen der Osteopenie wie Osteoporose, Ostitis fibrosa und gewissen Stadien der ossären Paget-Krankheit, abgegrenzt werden, was nicht immer einfach ist. Bei den genannten Krankheiten ist die Mineralisation nicht defizitär sondern verstärkt. Im Gegensatz dazu ist die Osteomalazie durch ungenügende Mineralisation und daher durch einen Überschuß an Osteoid gekennzeichnet.[39] Skelettdeformitäten fehlen bei Osteomalazie. Radiologisch oder mit anderen Techniken kann nur ein Verlust an Knochendichte und Dicke der Kortikalis festgestellt werden. Es erstaunt daher nicht, daß bei ausgeprägter Osteomalazie der rarefizierte Knochen anfällig auf Frakturen ist, die vor allem Wirbelkörper, Hüfte, Handgelenke und Rippen betreffen, und daß sich eine Kyphoskoliose der Wirbelsäule entwickeln kann.

Klinischer Verlauf In der kindlichen Wachstumsphase ist das Vollbild einer Rachitis leicht zu erkennen. Zu den erwähnten Skelettveränderungen kommen niedrige Blutwerte von 25-OH-D und 1,25$(OH)_2$D. Serumkalziumwerte sind erniedrigt oder im Normbereich. Bei starker Erschöpfung der Reserven an Knochenkalzium sinkt der Kalziumspiegel im Blut, und es entsteht eine hypokalzämische Tetanie. Wegen der Möglichkeit der endogenen Vitamin D-Synthese treten jedoch häufig «formes frustes» auf. Die Diagnose dieser abortiven

Formen der Rachitis bereitet Schwierigkeiten, besonders wenn sie von anderen, bei der armen Bevölkerung häufigen Ernährungsstörungen begleitet sind. In manchen Fällen besteht der einzige Anhaltspunkt in einem tiefen Serumspiegel von 25-OH-D. Aber man sollte nicht vergessen, daß der Blutspiegel dieses Metaboliten bei bestimmten Formen der Krankheit wie Vitamin D-abhängige Rachitis Typ II und hypophosphatämische Rachitis, im Normbereich liegt.

Die Diagnose der Osteomalazie ist noch schwieriger, vor allem ihre Abgrenzung von einer Osteoporose. Ohne auf die Probleme der Differentialdiagnoise einzugehen, sei darauf hingewiesen, daß zum Nachweis des Überschusses an nicht mineralisiertem Osteoid letztlich einne Knochenbiopsie (meistens von der Crista iliaca) notwendig sein kann. Bei älteren Personen mit Frakturneigung nach geringen Traumen muß immer eine Form von Osteopenie vermutet werden. In einer Serie älterer Patienten mit Hüftfrakturen war bei 25% eine Osteomalazie nachweisbar.[40] Weniger dramatische Auswirkungen sind proximale Muskelschwäche und Knochenschmerzen, meist in Becken, Schulterblatt oder Rippen. Diese Schmerzen stehen möglicherweise in Zusammenhang mit Mikro- oder Pseudofrakturen bei «Milkman-Syndrom». Die Mikrofrakturen entstehen in Looser-Umbauzonen. Diese Looser-Zonen sind radiologisch sichtbare, mehrere Millimeter breite quere Aufhellungslinien im Knochen, die sich scharf von der Umgebung abheben. Sie entsprechen unverkalktem Osteoid, und ihre Entstehung wird der resorptiven Veränderung des Knochens durch die Pulsation darüberliegender Arterien zugeschrieben. Kalzium- und 25-OH-D-Spiegel im Blut sind diagnostisch nicht sehr hilfreich, da sie erniedrigt sind oder im Normbereich liegen. Als letzter Ausweg hat sich bei der Diagnose der Osteomalazie immer noch eine Versuchsbehandlung mit Vitamin D und Kalzium bewährt.

Vitamin-D-Toxizität Große Überschüsse an Vitamin D werden ohne weiteres toleriert. Eine extreme einmalige Überdosierung ist ungewöhnlich und verursacht eine vorübergehende Hyperkalzämie. Die chronische Überdosierung führt wegen erhöhter Kalziumwerte im Blut zu metastatischer Verkalkung und Nierensteinbildung.

Vitamin E

Eine Gruppe eng verwandter, fettlöslicher Substanzen, nämlich je vier Tokopherole und Tokotrienole, besitzen biologische Aktivität von Vitamin E. Unter diesen ist α-Tokopherol am aktivsten und am ehesten zugänglich. Seit vielen Jahren ist bekannt, daß Vitamin E-Mangel bei Versuchstieren Störungen wie Sterilität und Spontanaborte, Muskeldystrophie, abnorme Hämolyse und Enzephalomalazie auslöst. Noch 1977 wurde jedoch von der Vitamin E-Wirkung beim Menschen gesagt: «Wir sehen uns einem Vitamin gegenüber, das noch immer eine Krankheit sucht, mit der es eine ehrenhafte Heirat eingehen kann.»[41] Nun hat es endlich seinen Partner gefunden – ein gut umschriebenes neurologisches Syndrom.[42, 43]

Vitamin E ist in so reichem Maße in Nahrungsmitteln vorhanden (Gemüse, Getreide, Nüsse und Nußöle, Milchprodukte, Fische, Fleisch), daß jede für das Überleben genügende Diät den Vitaminbedarf deckt. Bei Tieren bewirkt eine an mehrfach ungesättigten Fettsäuren («polyunsaturated fatty acids», PUFA) reiche Diät einen erhöhten Bedarf an Vitamin E, für den Menschen die an PUFA reiche Nahrung gleichzeitig eine reiche Quelle von Vitamin E. Die Aufnahme der Tokopherole setzt wie alle Lipidstoffe die normale Funktion von Gallesystem und Pankreas voraus. Nach erfolgter Absorption wird Vitamin E im Blut in Form von Chylomikronen transportiert, die sich im Gleichgewicht vor allem mit «low density»-Lipoproteinen befinden. Hauptursachen eines Vitamin E-Mangels sind daher Krankheitszustände, bei denen Lipidaufnahme und Chylomikron-Bildung gestört sind (Tab. 8.3). Vitamin E wird in allen Geweben gespeichert, vor allem in Fettdepots, Leber und Muskulatur.[44]

Funktion von Vitamin E Diese essentielle Substanz ist *der einzige fettlösliche Vertreter einer Gruppe von Antoxidanzien, die freie Radikale abfangen, welche bei Redox-Reaktionen im Körper gebildet werden. Seine Rolle besteht in der Unterbrechung der durch freie Radikale ausgelösten Kettenreaktion der Lipidperoxidation, vor allem in biologischen Membranen mit hohem Gehalt an mehrfach ungesättigten Lipiden.* Diese Wirkung ergänzt diejenige von Selen, das als Bestandteil der Glutathion-Peroxidase

Tab. 8.3: Störungen, die zu Vitamin E-Mangel führen

A-β-Lipoproteinämie	Autosomal rezessive Störung, gekennzeichnet durch die Unfähigkeit zur Synthese von Apoprotein B, einer essentiellen Komponente von Chylomikronen, LDL und VLDL; führt zu Transportdefekt von Vitamin E im Blut.
Intrahepatische und extrahepatische Cholestase	Mangelnde Verfügbarkeit von Galle im Dünndarm; führt zu ungenügender Fettaufnahme.
Zystische Pankreasfibrose	Mangel an Pankreasenzymen und Galle; führt zu ungenügender Fettaufnahme.
Störungen des Dünndarms	Zöliakie, ausgedehnte regionale Enteritis, Strahlenschädigung oder Dünndarmresektion; führen zu Steatorrhoe und ungenügender Fettaufnahme.
Isolierter Vitamin E-Mangel (selten)	Unklare Störung der Vitamin E-Resorption bei normaler Fettaufnahme.
Untergewichtige Neugeborene	Physiologische Unreife von Leber und Verdauungstrakt.

auch Peroxide abbaut, bevor sie einen Membranschaden verursachen können. Weshalb das Nervensystem durch einen Vitamin E-Mangel speziell getroffen wird, ist nur teilweise bekannt. Man nimmt an, daß die Neuronen mit ihren langen Axonen wegen ihrer großen Membranoberfläche speziell verwundbar sind.[45] Reife Erythrozyten sind ähnlich empfindlich wegen ihrer Belastung durch die Bildung von Superoxidradikalen während der Oxygenation des Hämoglobins. Dementsprechend schützt Vitamin E, neben Glutathion-Peroxidase und anderen Abfangsubstanzen von freien Radikalen, vor der Peroxid-induzierten Hämolyse.

Prävalenz und Folgen eines Mangelzustandes Eine E-Hypovitaminose als Folge von Mangelernährung ist aus bereits erwähnten Gründen in der westlichen Welt höchst ungewöhnlich. Sie tritt auf bei Störungen von Aufnahme und Transport sowie bei Frühgeburten und untergewichtigen Neugeborenen (Tab. 8.3). Schwerste Mängel werden bei A-β-Lipoproteinämie beobachtet. Aber sogar unter diesen Umständen äußert sich der Vitamin E-Mangel klinisch selten vor dem Ende des zehnten Lebensjahres.

Die anatomischen Veränderungen am Nervensystem sind abhängig von Dauer und Schweregrad des Mangelzustandes. Am häufigsten beobachtet man eine **Degeneration der Axone in den Hintersträngen des Rückenmarks mit herdförmigen Ablagerungen eines Lipopigmentes oder vollständigem Verlust von Nervenzellen in den Ganglien der Dorsalwurzeln, der einer retrograden Axonopathie («dying-back») zugeschrieben wird.**[42] Daneben finden sich eine Myelindegeneration der sensiblen Axone peripherer Nerven sowie bei ganz schweren Fällen degenerative Veränderungen in den spinozerebellären Bahnen. Pigmentierung und Verlust von Neuronen wurden auch in den sensiblen Kernen von Trigeminus, Vestibulocochlearis und Vagus beschrieben.

In vereinzelten Fällen wurde in der Skelettmuskulatur ein myopathisches oder neurogenes Syndrom beobachtet. Die Veränderungen bestehen meistens in einer Atrophie der Muskelfasern mit Vermehrung elektronendichter Einschlüsse, bei denen es sich am ehesten um Lipofuszin und sekundäre Lysosomen handelt.

Bei Patienten mit A-β-Lipoproteinämie findet man Pigmentveränderungen der Retina, die denen bei schwerem Vitamin A-Mangel ähnlich sind. Man hat diese Retinopathie einem kombinierten Mangel an beiden Vitaminen zugeschrieben. Die Veränderungen traten jedoch auch bei einigen mit Vitamin A behandelten Patienten auf, und umgekehrt hat sich der Prozeß unter Therapie mit Vitamin E zurückgebildet.[46]

Die Frage, ob Vitamin E für das Überleben der Erythrozyten notwendig sei, wird immer noch widersprüchlich beantwortet. Man besitzt gute Hinweise darauf, daß Tokopherol bei niederen Primaten und beim Schwein als spezifischer erythropoietischer Faktor wirkt; für den Menschen fehlen entsprechende Anhaltspunkte.[47] Trotzdem reagieren Vitamin E-defiziente Erythrozyten anfälliger auf oxidative Belastung und weisen in der Zirkulation eine verminderte Halbwertszeit auf. Die Überlebenszeit der Erythrozyten von Frühgeborenen oder untergewichtigen Neugeborenen beträgt nur zwei Drittel derjenigen von Termingeborenen; dies wird, nicht ohne Widerspruch, einer E-Hypovitaminose zugeschrieben.

Klinischer Verlauf Die klinischen Manifestationen des Vitamin E-Mangels sind abhängig von Verteilung und Ausmaß der neurologischen Veränderungen und scheinen auch individuelle Schwankungen aufzuweisen. Am häufigsten findet man verminderte oder sogar fehlende Sehnenreflexe, Ataxie, Dysarthrie sowie Verlust von Lage-, Vibrations- und Schmerzempfindung. Auch Muskelschwäche wird häufig beobachtet. Zusätzlich treten Einschränkungen des Sehvermögens und Störungen der Augenbewegung, manchmal bis zu vollständiger Ophthalmoplegie, auf. Eine Anämie gehört nicht zum Bild der E-Hypovitaminose beim Erwachsenen, findet sich jedoch häufig bei Frühgeborenen und ist wahrscheinlich multifaktoriellen Ursprungs.

Aufgrund seiner antoxidativen Wirkung wurde Vitamin E therapeutisch bei Kleinkindern mit Atemnotsyndrom eingesetzt, um der potentiellen Schädigung durch freie Radikale bei Sauerstoffbeatmung entgegenzuwirken. Im gleichen Sinne wurde auch versucht, mit Vitamin E das Auftreten einer retrolentalen Fibroplasie (infolge Wachstums unreifer Netzhautgefäße) bei Frühgeborenen zu verhindern, die im Inkubator hohen Sauerstoffkonzentrationen ausgesetzt sind. Vitamin E-Zusätze in Megadosen wurden auch durch Hersteller von Vitaminpillen zur Linderung verschiedenster krankhafter Zustände angepriesen wie Muskeldystrophie, Menopausensyndrom, Diabetes, Sklerodermie und Infertilität sowie zur Verhinderung der Krebsentstehung (Herabsetzung der durch freie Radikale ausgelösten Zellschädigung und Proliferation).[27] Es gibt keine Anhaltspunkte dafür, daß auch nur eine dieser Anwendungen von irgendeinem Nutzen ist, es sei denn für die Verkäufer der Vitamin E-Pillen.

Vitamin E-Toxizität Mäßig hohe Blutspiegel von Tokopherol scheinen keine schädliche Wirkung zu haben. Massive Überdosierung führt jedoch zu gastrointestinalen Störungen (Nausea, Flatulenz oder Diarrhoe), verminderter Plättchenaggregation, Verlängerung der Prothrombinzeit, Verminderung der intestinalen Aufnahme von Vitamin A und K, Störung der Wundheilung und Auftreten einer nekrotisierenden Enterokolitis bei Vitamin E-behandelten Säuglingen.

Vitamin K

Mangelzustand: Hypoprothrombinämie.
Vitamin K ist ein essentieller Kofaktor einer mikrosomalen Karboxylase in der Leber, die spezifische Glutamylreste (vor allem Proteinvorläufer) zu γ-Karboxyglutamaten (Gla) umwandelt. Die Karboxylierung von vier Gerinnungsfaktoren ist abhängig von Vitamin K: Faktoren II (Prothrombin), VII, IX und X. Diese Gla-Reste sind Voraussetzung für die Ca^{2+}-abhängige Interaktion dieser Proteine mit Phospholipid-Oberflächen für die rasche Bildung von Thrombin.[49] Drei weitere Plasmaproteine mit Gla-Resten sind abhängig von Vitamin K: C-, S- und Z-Protein. C-Protein ist das Proenzym eines natürlichen Antikoagulans, das durch Thrombin in Gegenwart von Thrombomodulin aktiviert wird. Aktiviertes Protein wirkt durch Inaktivierung der Faktoren VIIIa und Va gerinnungshemmend.[50] Diese Wirkung von Protein C wird durch Protein S verstärkt. Wegen seiner Fähigkeit, den Plasmaminhibitor des Gewebe-Plasminogenaktivators zu neutralisieren, hat Protein C zudem einen fibrinolytischen Effekt. Bisher konnte Protein Z keine Funktion zugeschrieben werden. Gla-haltige Proteine finden sich auch in vielen Geweben, wie z.B. Osteokalzin im Knochen, das wahrscheinlich bei der Verkalkung der Osteoidmatrix eine Rolle spielt.
Die genauen biochemischen Schritte der posttranslationellen Karboxylierung von Vitamin K-abhängigen Proteinen sind noch nicht genau bekannt; Abb. 8.11 stellt eine Zusammenfassung dar. Im wesentlichen geht es darum, daß *die reduzierte Form des Vitamins in Gegenwart von O_2 und CO_2 als Kofaktor der Karboxylase in den Mikrosomen der Hepatozyten dient; die Karboxylase bewirkt die Umwandlung von Glutamaten zu γ-Karboxyglutamaten, die für die normale Funktion der Vitamin K-abhängigen Gerinnungsfaktoren vorhanden sein müssen.*[51] Im Verlaufe dieses Prozesses wird Vitamin K zu seinem 2,3-Epoxid umgewandelt. Anschließend beteiligt sich eine Vitamin K-Epoxidreduktase (allein oder zusammen mit einem anderen Enzym) an der Reduktion des Epoxids. Das daraus hervorgehende, reduzierte Vitamin K kann wieder bei der Karboxylasereaktion eingesetzt werden. Da das Vitamin auf diese Weise sehr effizient wiederverwendet wird, ist der tägliche Bedarf sehr gering.
Vitamin K wird endogen durch die Darmflora synthetisiert. Diese endogene Produktion ist jedoch bei Erwachsenen und vor allem bei Neugeborenen ungenügend. Daher sind exogene Vitaminquellen notwendig. Die Durchschnittsdiät in westlichen Ländern enthält einen großen Überschuß an fettlöslichem Vitamin K in pflanzlichen Nahrungsmitteln und Ölen. Die Aufnahme im Dünndarm ist vom normalen Gallefluß und einem funktionstüchtigen Pankreas abhängig. Der gesunde Erwachsene verfügt zudem über eine Reserve an Vitamin K. Obschon man annimmt, daß diese Reserve sehr klein ist, deckt sie den Bedarf über Wochen inadäquater Aufnahme.[52] Für den Neugeborenen ist die Versorgung mit Vitamin K bedeutend schwieriger. Die mikrobielle Besiedlung des Darms ist erst im Gange, die Muttermilch enthält viel weniger Vitamin K als kommerziell erhältliche Säuglingsnahrung, und die intestinale Flora des Brustkindes produziert weniger Vitamin K als die des Flaschenkindes. Dazu kommt, daß die Reserven an Vitamin K während der unmittelbar postnatalen Lebensphase äußerst gering und vollständig vom Vitamin K-Status der Mutter abhängig sind.

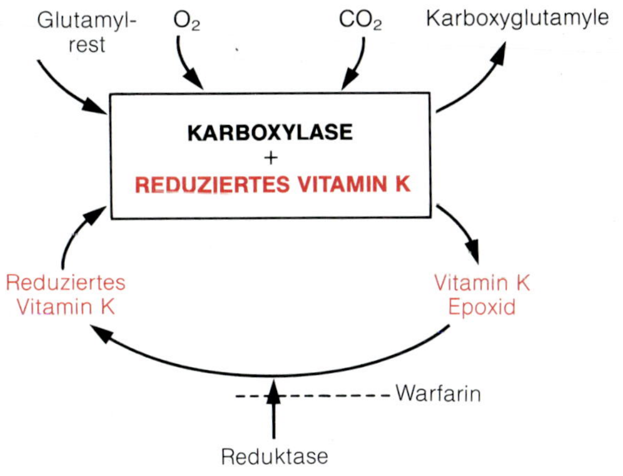

Abb. 8.11: Biochemische Vorgänge bei der Karboxylierung Vitamin K-abhängiger Proteine.

Prävalenz und Folgen eines Mangelzustandes Verläßliche Unterlagen über die Prävalenz des Vitamin K-Mangels sind nicht vorhanden, da empfindliche und spezifische Nachweismethoden für Vitamin K im Blut fehlen. Man verläßt sich daher auf die Bestimmung der Einphasen-Prothrombinzeit (PT). Mit dem PT-Test werden Plasmaspiegel und Aktivitäten der Gerinnungsfaktoren I, II, V, VII und X anhand der zur Gerinnselbildung im Teströhrchen benötigten Zeit bestimmt. Faktoren II, VII und X sind Vitamin K-abhängig. Mangel an Vitamin K oder Gegenwart eines Antikoagulans vom Cumarin-Typ (z.B. Warfarin) verlängert die Prothrombinzeit. Direkte Meßmethoden für Faktor VII reagieren empfindlicher auf kleine Änderungen der Vitamin K-Spiegel. *In jüngerer Zeit wird das Ausmaß eines Vitamin K-Mangels gemessen an Vorhandensein und Konzentration von Gerinnungsfaktoren, die keine oder zu wenig karboxylierte Reste aufweisen. Die abnormen Prothrombine werden als des-γ-Karboxyprothrombin oder PIVKA-II («proteins induced in vitamin K absence») bezeichnet.*

Wegen der endogenen Produktion von Vitamin K sind Mangelzustände selten. *Man trifft sie am häufigsten als sekundären Mangel bei 1) Neugeborenen, 2) Patienten mit Malabsorptionssyndrom, vor allem bei biliären Krankheiten, 3) Patienten unter Antikoagulationstherapie mit Cumarin oder seinen Derivaten, oder 4) Patienten mit diffuser Parenchymerkrankung der Leber. Abnorme Prothrombine sind bei etwa 3% aller am Termin Geborenen, häufiger bei untergewichtigen Neugeborenen und vor allem bei Frühgeborenen nachweisbar.*[53] Ob dies Folge eines echten Mangels ist oder lediglich die physiologische Unreife der Leber widerspiegelt, bleibt unklar. Wie auch immer, *führt die Hypoprothrombinämie beim Neugeborenen zu einer Gerinnungsstörung* (Morbus haemorrhagicus neonatorum), *als deren schwerste Folge intrakranielle Blutungen auftreten.* Weitere klinische Zeichen dafür sind Nabelblutungen, Ekchymosen, Hämatome und Hämaturie. Bei Termingeborenen genügt die Entwicklung der Darmflora während der ersten Lebenswoche, um die Gerinnungsstörung zu korrigieren. Die routinemäßige Verabreichung von Vitamin K bei der Geburt ist immer noch umstritten, da die Notwendigkeit dieser Maßnahme unsicher ist, und da die intramuskuläre Injektion wasserlöslicher Vitamin K-Analoge Nebenwirkungen auslöst (z.B. Hämolyse).[54]

Beim Erwachsenen führen Vitamin K-Mangel und Hypoprothrombinämie zu Ekchymosen, Gingivablutungen, Hämatomen, Hämaturie und Meläna. Die K-Hypovitaminose entsteht meistens sekundär bei einem der folgenden Umstände:

Malabsorptionssyndrome und bestimmte Medikamente (z.B. Lipidsenker wie Cholestyramin) beeinträchtigen die Aufnahme von Vitamin K. Breitspektrumantibiotika wie Cephalosporine, Sulfonamide und Neomycin schädigen die intestinale Mikroflora und vermindern dadurch die endogene Synthese; zudem können sie die Epoxidreduktase hemmen, so daß das «recycling» von Vitamin K blockiert wird.[55]

Viele *Medikamente* führen zu einem Mangelzustand. Mit der Verwendung von Cumarin-Antikoagulatien wird ebenfalls die Wiederverwendung von Vitamin K durch Hemmung der Epoxidreduktase verhindert. Auch die Langzeiteinnahme großer Mengen von Vitamin K soll mit der Karboxylierung interferieren.

Bei *diffuser Parenchymerkrankung der Leber* ist die Verwendung von Vitamin K bei der Biosynthese von Vitamin K-abhängigen Gerinnungsfaktoren gefährdet.

Schließlich sei noch erwähnt, daß abnorme Prothrombine (des-γ-Karboxyprothrombin) im Plasma von etwa 75% aller Patienten mit Hepatom und von drei Kindern mit Hepatoblastom nachgewiesen wurden.[56, 57]

Wasserlösliche Vitamine

Zu dieser Gruppe gehören der Vitamin B-Komplex (Thiamin, Riboflavin, Nikotinsäure, B_6, Folsäure und B_{12}) und Vitamin C (Askorbinsäure). Biotin (Vitamin H) und Panthothensäure werden oft auch zu den B-Vitaminen gezählt, konnten jedoch bisher noch nie mit gut definierten klinischen Mangelzuständen in Zusammenhang gebracht werden. Daher soll für Biotin die Bemerkung genügen, daß es bei übermäßiger Einnahme von rohem Hühnereiweiß (das darin enthaltene Avidin bindet Biotin) oder längerdauernder parenteraler Ernährung zu schuppiger Dermatitis und Alopezie kommt, die auf eine Behandlung mit Biotin ansprechen sollen.[58]

Die meisten wasserlöslichen Vitamine sind weit verbreitet und werden alles in allem rasch aufgenommen, besonders im Dünndarm. Viele Nahrungsmittel sind reich an B-Vitaminen, besonders Getreide, Grünblattgemüse, Hefe, Leber und Milch. Bekanntlich sind Zitrusfrüchte, Gemüse und einige Fleischsorten reiche Quellen an Vitamin C. Mangel an wasserlöslichen Vitaminen ist daher kein globales Problem, wie z.B. derjenige an Vitamin A. Trotzdem werden primäre oder sekundäre Mangelzustände sporadisch auf der ganzen Welt beobachtet.

Thiamin (Vitamin B_1)

Mangelzustände: «trockene» und «feuchte» Form von Beriberi, Wernicke Pseudoenzephalitis und Korsakow-Syndrom.

Thiamin ist in der Nahrung reichlich vorhanden, aber der Vitamingehalt behandelter Nahrungsstoffe wie polierter Reis, weißes Mehl und raffinierter Zucker ist drastisch vermindert.[59] Obschon der Thiamingehalt der normalen Nahrung den täglichen Bedarf weit überschreitet, wirken Stoffe wie roher Süßwasserfisch, starker Tee, Kaffee sowie in gewissem Sinne Hämoglobin und Myoglobin als Antithiamine und reduzieren die aufgenommene Menge an Thiamin. Körperreserven sind beschränkt und finden sich vor allem in Herz, Leber, Niere und Gehirn. Bei der Absorption sind zwei Mechanismen beteiligt: passive Diffusion bei hoher Konzentration in der Nahrung und aktiver, energieabhängiger Transport bei niedriger Konzentration. *Während der Absorption wird Thiamin zu Thiaminpyrophosphat (TPP), der als Koenzym funktionell aktiven Form, phosphoryliert. Thiaminpyrophosphat hat drei Hauptfunktionen: 1) oxidative Dekarboxylierung von a-Ketonsäuren zur Synthese von ATP, 2) Koenzym der Transketolase im Pentosephosphat-Zyklus und 3) Aufrechterhaltung von Membranintegrität und Leitungsfähigkeit vor allem peripherer Nerven (Mechanismen noch schlecht bekannt).*[60]

Prävalenz und Folgen eines Mangelzustandes Zusätzlich zu vielen unspezifischen Veränderungen führt Thiaminmangel zur Schädigung von peripheren Nerven («trockenes» Beriberi), Herz («feuchtes» Beriberi) und ZNS (Wernicke-Korsakow-Syndrom). In Entwicklungsländern, wo die geringe tägliche Nahrung zur Hauptsache aus poliertem Reis besteht (z.B. Südostasien), tritt gelegentlich ein Thiaminmangel auf. Beriberi wurde auch bei unterernährten Kriegsgefangenen beobachtet. In Industrieländern tritt ein klinisch manifester, ernährungsbedingter Thiaminmangel kaum auf. Untersuchungen haben jedoch gezeigt, daß sich bei Ernährung ohne Vitaminzusatz subklinische Mangelerscheinungen zeigen.[59]
Eindeutige Thiaminmangelzustände kommen jedoch auch in indudstrialisierten Ländern vor bei chronischen Alkoholikern. Etwa ein Viertel der Alkoholiker, die in den USA hospitalisiert werden mußten, wies entsprechende Symptome auf.[60] Die B_1-Hypovitaminose bei diesen Patienten wird noch durch eine autosomal-rezessiv vererbte Abnormität der Transketolase verstärkt; dieses Erbmerkmal scheint bei Alkoholikern verbreitet zu sein, vielleicht jedoch nur, weil speziell darauf geachtet wurde.[61] Ein Mangelzustand kann auch auftreten als Folge von perniziösem Schwangerschaftserbrechen, langdauernder parenteraler Ernährung ohne Vitaminzusatz oder konsumierender Krankheit mit Appetitlosigkeit, Erbrechen oder Diarrhoe. Thiamin spielt im Kohlenhydratstoffwechsel eine zentrale Rolle. Ein subklinischer Mangelzustand kann daher unter einer Langzeittherapie mit intravenös verabreichter Glukose oder beim Auffüttern chronisch mangelernährter Patienten (z.B. Alkoholiker) zur klinisch manifesten Krankheit werden; ein Thiaminzusatz verhindert das Auftreten dieser Komplikation.

Die Hauptzielorgane des Thiaminmangels sind 1) Herz, 2) periphere Nerven und 3) Gehirn.
Das Herz erscheint normal, weist geringe Veränderungen auf oder ist beträchtlich vergrößert (Erweiterung aller Herzkammern) mit blassem, schlaffem Myokard. Die Ventrikelwände sind wegen der Dilatation verdünnt. Häufig findet man murale Thromben, vor allem in den erweiterten Vorhöfen. Die histologischen Veränderungen sind weder konstant noch eindrücklich. Es handelt sich um Myokardödem, Schwellung sowie oft Verfettung der Myofibrillen und Untergang einzelner Muskelfasern. Eine ähnliche Situation findet sich bei alkoholischer Kardiomyopathie. Die Herzveränderungen bei Beriberi sind demnach nicht pathognomonisch (Abb. 8.12A).
Bei den Frühveränderungen der peripheren Nerven handelt es sich um eine symmetrische, unspezifische Polyneuropathie von Fuß und Unterschenkel, die motorische und sensorische Funktionen sowie Reflexbögen betrifft. Diese Veränderungen breiten sich gegen proximal aus, und gleichzeitig werden allmählich auch die Nerven der oberen Extremität, des Stammes und auch Vagus und Phrenicus davon erfaßt. Die Läsion besteht anfänglich aus einem Myelinzerfall. Sie kann sich jedoch in Abhängigkeit von Dauer und Schweregrad des Mangels bis zum Axonunterbruch weiterentwickeln. Gelegentlich erfassen die Veränderungen auch die Neuronen der betreffenden Vorderhörner und der Hinterstränge des Rükkenmarks (Abb. 8.12B).
Die zentralnervösen Läsionen bei Wernicke-Pseudoenzephalopathie und Korsakow-Syndrom bestehen aus herdförmigen symmetrischen Bezirken grauer Verfärbung und Erweichung mit Stauung und punktförmigen Blutungen. Diese Veränderungen sind besonders häufig im paraventrikulären Bereich von Thalamus und Hypothalamus, in Mamillarkörpern (eine bevorzugte Lokalisation), um den Aquädukt im Mittelhirn, im Boden des vierten Ventrikels und im Vorderbereich des Kleinhirns. Histologisch findet man ein Nebeneinander von Hypertrophie und Hyperplasie kleiner Blutgefäße, manchmal inmitten frischer Blutungsherde, degenerative Veränderungen bis zu Nekrose von Neuronen und herdförmigem Faserzerfall, begleitet von einer Gliareaktion (Abb. 8.12C).

Die Gründe dafür, daß Nervensystem und Herz die beiden Zielorgane des Thiaminmangels darstellen, sind nicht klar ersichtlich. Es wird erwogen, daß durch den Mangel an Thiamin die für die Myokardfunktion essentielle Synthese von ATP herabgesetzt sei. Man sieht auch ein, daß ein gestörter Kohlehydratstoffwechsel die Hirnfunktion beeinträchtigt. Wie erklärt man sich aber die herdförmige Natur der Läsionen? Beim Alkoholiker ist der Hintergrund der Herz- und Nervenveränderungen noch weniger klar. Man weiß, daß Alkohol allein schädigend auf Herz, periphere Nerven und das Gehirn wirkt. Die Korsakow-Psychose spricht zudem schlecht auf eine Thiamintherapie an. Offenbar bestehen in unserer Kenntnis der Pathophysiologie von Vitamin B_1 noch große Lücken.

Klinischer Verlauf Die klinischen Auswirkungen eines Thiaminmangels sind zu Beginn der Krankheit sehr unspezifisch und bestehen in Anorexie, Schwächegefühl und Gewichtverlust. In fortgeschrittenen Stadien sind drei unterschiedliche Syndrome erkennbar: 1) Polyneuropathie («trockenes» Beriberi); 2) kardiovaskuläres Syndrom («feuchtes» Berberi); und 3) Wernicke-

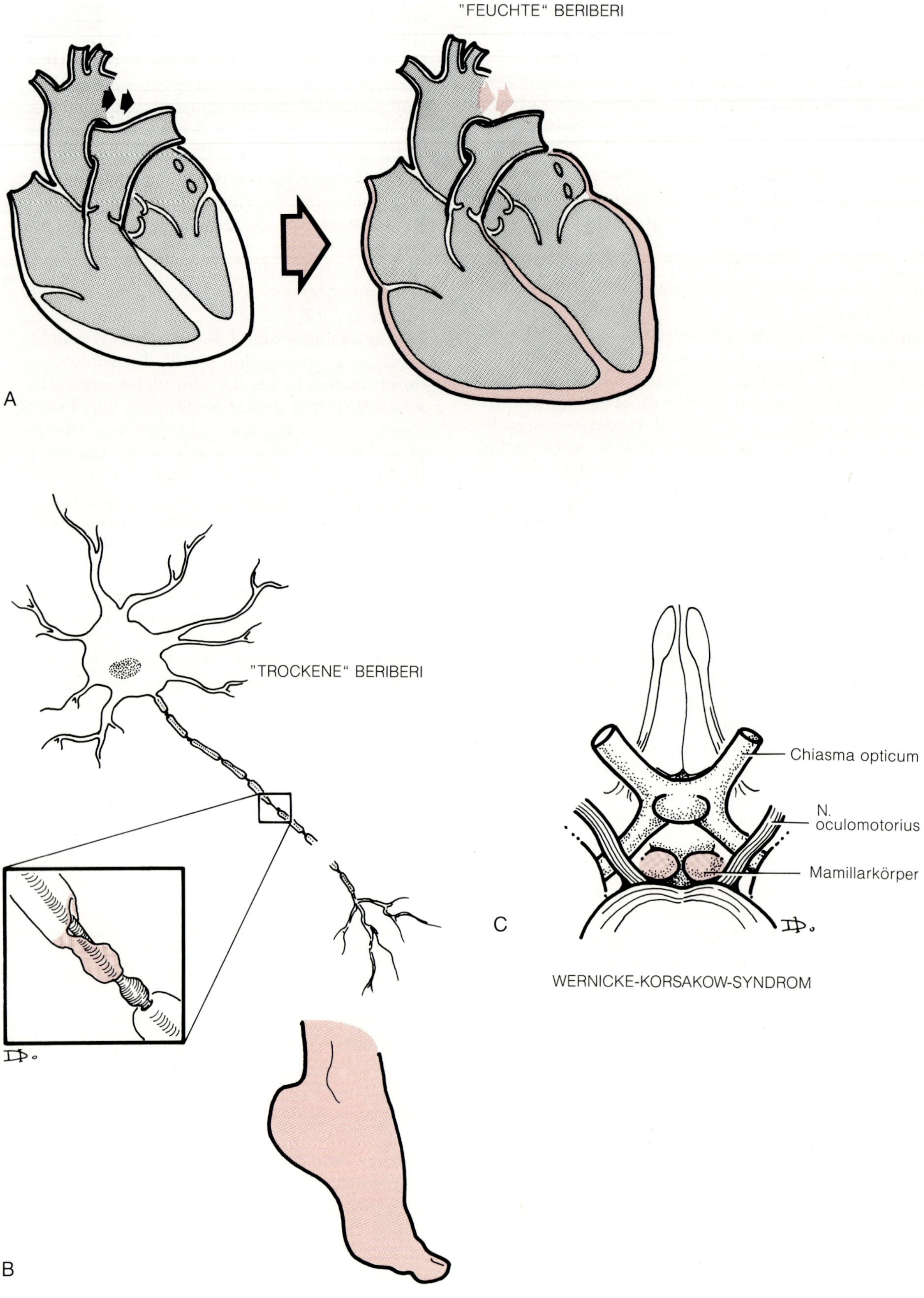
"FEUCHTE" BERIBERI
A
"TROCKENE" BERIBERI
Chiasma opticum
N. oculomotorius
Mamillarkörper
C
WERNICKE-KORSAKOW-SYNDROM
B

Korsakow-Komplex. Bei typischen Fällen entwickelt sich das klinische Bild in der angeführten Reihenfolge, gelegentlich äußert sich aber der Mangelzustand auch nur durch eines dieser Syndrome. Die Polyneuropathie zeigt sich zuerst durch Taubheits- und Kribbelgefühl in Füßen und Unterschenkeln, anschließend auch in Händen und Armen. In den betroffenen Körperteilen stellt sich ein zunehmender Sensibilitätsverlust ein, begleitet von Muskelschwäche und Hypo- oder Areflexie. Die Beriberi-Herzkrankheit tritt zusammen mit peripherer Vasodilatation auf, die den arteriovenösen Shunt verstärkt, die Zirkulation beschleunigt und schließlich zur Herzinsuffizienz mit hohem Minutenvolumen («high-output failure») führt. Als Folge der Herzinsuffizienz wird die Nierendurchblutung vermindert. Die einsetzende Vasokonstriktion der Nierengefäße hat eine verminderte Salz- und Wasserausscheidung zur Folge, und es entstehen periphere Ödeme. Bei akutem Einsetzen des Thiaminmangels kann sich eine fulminante Form der Herzinsuffizienz einstellen *(«Shoshin-Beriberi»)*.[62]
Bei länger dauerndem, schwerem Thiaminmangel, wie er oft bei chronischen Alkoholikern auftritt, kann sich ein Wernicke-Korsakow-Syndrom entwickeln. In den meisten Fällen gehen periphere Neuropathie und Herzinsuffizienz voraus, aber in Einzelfällen treten zentralnervöse Störungen als erste und einzige Anzeichen eines Thiaminmangels auf. Die Wernicke-Pseudoenzephalopathie ist vor allem gekennzeichnet durch Ophthalmoplegie, Nystagmus, lokomotorische und statische Ataxie und psychische Störungen wie allgemeine Verwirrtheit, Apathie, Antriebslosigkeit und Desorientierung. Von den hospitalisierten Patienten sterben etwa 10–20% an interkurrenten Infekten, Delirium tremens, Leberversagen oder plötzlichem Herzversagen. Bei den übrigen Patienten gelingt es jedoch, die genannten klinischen Manifestationen mit einer Thiamintherapie zum Verschwinden zu bringen. Oft wird dadurch eine Korsakow-Psychose aufgedeckt, die sich in schwerer retrograder Amnesie, Störung des Frischgedächtnisses und Konfabulation äußert. Auch unter Thiamintherapie erholen sich nur etwa 20% der Patienten vollständig. Dies deutet auf die Möglichkeit hin, daß die Hirnschädigung eher auf die Alkoholtoxizität als auf einen Thiaminmangel zurückzuführen ist.[63] Wernicke-Pseudoenzephalopathie und Korsakow-Psychose sind keine unabhängigen Syndrome, sondern stellen vielmehr Folgestadien einer einzigen ZNS-Krankheit mit identischer Pathogenese dar.[64]

Thiamin-Toxizität Thiamin löst manchmal vorübergehendes und leichtes Schwindel- und Hitzegefühl aus. Schwere Störungen sind auch bei massiver Überdosierung unbekannt.

Riboflavin (Vitamin B_2)

Mangelzustand: Ariboflavinose.
Riboflavin ist essentiell für den normalen Zellmetabolismus. Es ist wichtige Wirkgruppe der Koenzyme Flavin-Mononukleotid (FMN) und Flavin-Adenindinukleotid (FAD), die bei zahlreichen Redox-Reaktionen beteiligt sind. Zudem ist es kovalent gebundener Bestandteil der Sukzinatdehydrogenase und Monoaminoxidase (MAO) und weiterer mitochondrialer Enzyme. Riboflavin oder Riboflavinphosphat finden sich in Fleisch, Milchprodukten und Gemüsen. Die Aufnahme erfolgt im oberen Darmtrakt durch aktiven Transport. Im Blut soll Riboflavin an spezielle Proteine gebunden, möglicherweise auch an IgG, zirkulieren. Seltene Fälle wurden beschrieben, bei denen infolge abnormer Bindungsproteine ein sekundärer Riboflavinmangel auftrat.[65] Die Umwandlung von Riboflavin in seine Koenzym-Formen (FMN und FAD) wird durch verschiedene Faktoren beeinflußt, vor allem durch Hormone und Medikamente. Thyreoideahormon und Steroide der Nebenniere verstärken die Synthese der Koenzyme, während Phenothiazine wie Chlorpromazin und trizyklische Antidepressiva (z.B. Imipramin, Amitryptalin) hemmend wirken.[66]

Prävalenz und Folgen eines Mangelzustandes Die Ariboflavinose als primärer Mangelzustand kommt in Entwicklungsländern immer noch vor, meist begleitet von weiteren Avitaminosen und Proteinmangel. In Industrieländern beobachtet man eine Ariboflavinose am ehesten bei Alkoholikern sowie bei Patienten mit chronischen Infekten, fortgeschrittener neoplastischer Erkrankung oder anderen konsumierenden Krankheiten. Ein vorübergehender und leichter Mangel kann sich einstellen bei erhöhtem Vitaminbedarf (z.B. während Schwangerschaft und Laktation sowie der Wachstumsphase in der Adoleszenz).

Morphologie Bei Ariboflavinose treten Veränderungen an Mundwinkeln (Cheilosis und Cheilitis), Zunge, Augen und Haut auf. Bei einigen Patienten beobachtet man zudem eine normochrome, normozytäre Anämie, die auf einem Mangel an Erythrozytenvorläufern im Knochenmark beruht.
- **Cheilosis.** Cheilosis (auch Cheilitis angularis genannt) ist meistens das erste und typische Zeichen dieses Mangelzustandes. Allerdings treten dieselben Veränderungen bei älteren Leuten mit Zahnproblemen auch ohne Vitaminmangel auf.

Abb. 8.12: A: Das schlaffe, in allen vier Herzkammern erweiterte Herz bei «feuchter» Beriberi. B: Periphere Neuropathie mit Myelindegeneration, die bei «trockener» Beriberi zu Fallfuß, Fallhand und Sensibilitätsstörungen führt. C: Blutungen in den Mamillarkörper bei Wernicke-Korsakow-Syndrom.

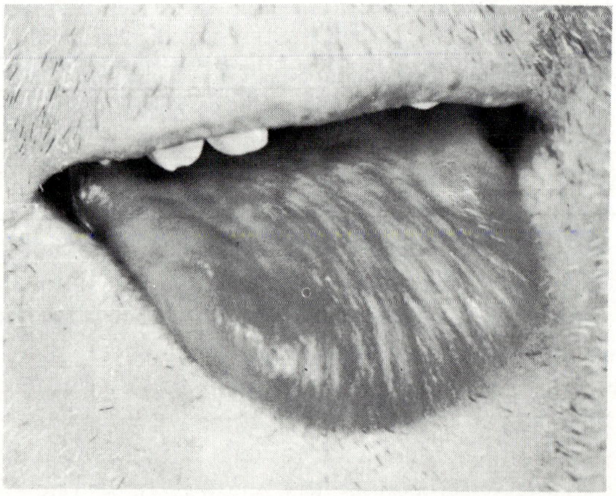

Abb. 8.13: Glänzende, atrophische Zunge bei Riboflavinmangel.

Die Cheilosis beginnt mit blassen Flecken in den Mundwinkeln, Hyperkeratose und entzündlichen Infiltraten in der Dermis. Ausgehend vom Mundwinkel bilden sich dann Rhagaden, die häufig sekundär infiziert werden und aufbrechen. In stark fortgeschrittenen Stadien zeigen sich ähnliche Veränderungen an der benachbarten Mundschleimhaut und am Rand des Lippenrots.

- **Glossitis.** Die Zunge ist blaurot verfärbt, ähnlich wie bei Zyanose. Diese Veränderung beruht wahrscheinlich auf einer Atrophie der Zungenschleimhaut (Abb. 8.13).
- **Augenveränderungen.** Die Augenveränderungen können als oberflächliche interstitielle Keratitis bezeichnet werden. In frühen Stadien beobachtet man das Einwachsen von Kapillaren in oberflächliche Schichten der Kornea. Es entsteht eine interstitielle, exsudative Entzündung, die zu Trübungen und gar Ulzerationen der Hornhautoberfläche führt. Die Läsionen treten meistens beidseitig auf, kommen aber auch unilateral vor. Häufiger Begleiter ist eine Konjunktivitis.
- **Dermatitis.** In den Nasolabialfalten entsteht eine fettige, schuppende Dermatitis, die sich als Schmetterlingsmuster auf die Wangen bis zu den Ohren ausbreiten kann. Ähnliche Veränderungen an Skrotum und Vulva werden häufig beobachtet. In bestimmten Fällen entwickelt sich eine Hautatrophie. Es muß betont werden, daß die histologischen Veränderungen an sich keineswegs pathognomonisch für eine Ariboflavinose sind; vielmehr deutet die Lokalisation auf die korrekte Diagnose hin.
- **Knochenmark.** Typischerweise findet sich ein Mangel an Erythrozytenvorstufen, der aber meistens nicht ausgeprägt ist.

Keine der aufgeführten Veränderungen ist spezifisch für einen Riboflavinmangel, da ähnliche Läsionen beispielsweise auch bei B_6-Mangel vorkommen. In ihrer Gesamtheit sind sie jedoch für die Diagnose eines B_2-Mangels sehr suggestiv. Man weiß nicht, weshalb der Mangel an einer Substanz, die für zahlreiche Körperfunktionen wichtig ist, sich in Veränderungen dieser spezifischen Zielorgane äußert. Verschiedene Beobachtungen weisen auf eine wichtige Rolle von Riboflavin bei der Proteinsynthese hin. Weshalb jedoch Störungen dieses Prozesses für die beschriebenen Läsionen, vielleicht mit Ausnahme derjenigen im Knochenmark, verantwortlich sein sollen, bleibt unklar.[67]

Niacin (Nikotinsäure)

Mangelzustand: Pellagra.
Niacin ist die generische Bezeichnung für Nikotinsäure und ihre funktionell aktiven Derivate (z.B. Nikotinamid). Als Nikotinamid ist Niacin ein wichtiger Bestandteil von zwei Koenzymen, Nikotinamid-adenin-dinukleotid (NAD) und Nikotinamid-adenin-dinukleotid-phosphat (NADP), die im zellulären Intermediärstoffwechsel zentrale Rollen spielen. NAD wirkt als Koenzym einer Reihe von Dehydrogenasen im Lipid-, Kohlenhydrat- und Aminosäurestoffwechsel. NADP ist bei vielen Dehydrogenasereaktionen beteiligt, insbesondere am Hexosemonophosphat-Shunt des Glukosestoffwechsels.

Prävalenz und Folgen eines Mangelzustandes Niacin wird mit der Nahrung aufgenommen oder endogen synthetisiert. Es ist reichlich vorhanden in Getreide, Hülsenfrüchten und Samenöl; Fleisch weist im Vergleich einen viel geringeren Gehalt auf. In einigen Getreiden liegt es in gebundener, nicht aufnahmefähiger Form vor. Dies ist besonders bei Mais der Fall, und Pellagra tritt mit unerwarteter Häufigkeit in Bevölkerungsgruppen auf, bei denen Mais das Hauptnahrungsmittel ist. *Niacin wird auch endogen aus Tryptophan synthetisiert.* Aus 60 mg mit der Nahrung aufgenommenen Tryptophans entsteht etwa 1 mg Nikotinsäure. Ein nahrungsmittelbedingter Überschuß an Leucin blokkiert jedoch die Umwandlung von Tryptophan in Niacin; Hirse, ein Hauptnahrungsmittel weiter Gegenden in Asien und Afrika, ist besonders reich an Leuzin. *Pellagra tritt daher nicht nur bei Niacinmangel auf, sondern auch, abhängig von der Aminosäurenzusammensetzung der Nahrung, als Ernährungsstörung.* In Kenntnis dieses Problems führten ausgeglichenere Nahrungszufuhr und Nahrungsmittelzusätze zu einem stark verminderten Auftreten der endemischen Pellagra; Niacinmangel ist aber weiterhin endemisch bei Bantus in Südafrika, in Ägypten und bei Mais-essenden Bevölkerungen in Indien. *In Industrieländern tritt Pellagra sporadisch auf bei Alkoholikern (meistens in Verbindung mit anderen Hypo- oder Avitaminosen) und Patienten mit konsumierenden chronischen Krankheiten wie Tuberkulose, Leberzirrhose und Neoplasie.* Ein Mangelzustand kann sich auch bei langanhaltendem Durchfall, extremer Proteinmangel-Diät oder Langzeittherapie mit Medikamenten wie Isoniazid oder 6-Merkaptopurin einstellen. *Bei zwei seltenen Krankheitszuständen mit gestörtem Tryptophanstoffwechsel tritt Pellagra als Komplikation auf: 1) Karzinoid-Syndrom, bei dem fast alles verfügbare Tryptophan von den neoplastischen Zellen zur Bildung von Serotonin aufgebraucht wird, und 2) Hartnup-Syndrom, bei dem verschiedene Aminosäuren, darunter auch Tryptophan, nicht oder ungenügend resorbiert werden.*

Morphologie Die Bezeichnung «Pellagra» bezieht sich im Grunde nur auf die Hautveränderung. Unter dem klinischen Syndrom verstehen aber die meisten Kliniker die «drei D»: Dermatitis, Diarrhoe und Demenz.
Die **Dermatitis** entwickelt sich symmetrisch am ganzen Körper. Sie ist jedoch am stärksten ausgeprägt an Körperstellen, die chronischer Reizung oder Sonnenlicht ausgesetzt sind, wie Gesicht, Handrücken, Handgelenke, Ellenbeugen und Knie. Die Ränder der Läsionen sind meist gut von der gesunden Haut abgegrenzt. Die Veränderungen bestehen zu Beginn aus Rötung und Verdikkung der Haut mit Hyperkeratose und Schuppenbildung (Abb. 8.14). Auf diese Frühveränderungen folgen verstärkte Vaskularisation, chronische Entzündung und Ödem des dermalen Bindegewebes. Schließlich entstehen Zonen verminderter oder verstärkter Pigmentation. In diesem Stadium bietet die Dermatitis ein buntes Bild, in dem braune, schuppende Zonen mit Zonen depigmentierter, glänzender, atrophischer Haut nebeneinander vorkommen. In der chronischen Phase ist die Haut infolge subkutaner Fibrose und Vernarbung deutlich verdickt. Ähnliche Veränderungen finden sich an Schleimhäuten, besonders der Mundhöhle und Vagina. Im Mundbereich ist die Frühphase gekennzeichnet durch Stauung und Ödem der Zunge, die später durch Schleimhautatrophie und Ulzerationen abgelöst werden. **Die Zunge wird rot und schwillt an, ein Bild, das an eine Tierzunge erinnert.**
Die bei Pellagra-Patienten auftretende **Diarrhoe** geht wahrscheinlich vor allem auf Schleimhautveränderungen zurück, die den Hautläsionen entsprechen. Beim Versuchstier bestehen die ersten histologischen Veränderungen in Vaskularisierung, Ödem und Entzündung des submukösen Bindegewebes. Diese führen zu atrophischen Veränderungen der Schleimhautdrüsen und schließlich zu Atrophie und Ulzeration der darüberliegenden Mukosa. Die Läsionen finden sich in allen Abschnitten des Verdauungstraktes, sind jedoch meistens besonders ausgeprägt in Ösophagus, Magen und Kolon.
Die **Demenz** beruht auf einem Neuronenzerfall im Gehirn, begleitet von einer Degeneration der Rückenmarksbahnen. Die Rückenmarkveränderungen sind den Hinterstrangläsionen bei perniziöser Anämie sehr ähnlich. Daher stellt sich die Frage der Mitbeteiligung eines weiteren Faktors aus dem B-Komplex, z. B. B_{12}, beim Zustandekommen dieser Niacinmangelerscheinung. Bei einigen Fällen tritt auch eine makrozytäre Anämie auf.

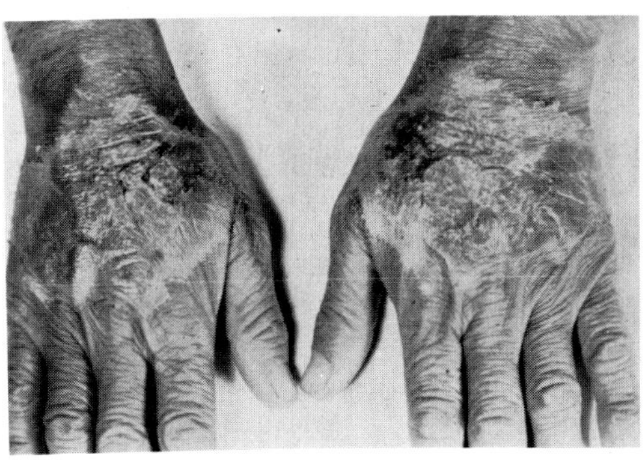

Abb. 8.14: Durch scharf begrenzte Schuppung charakterisierte Dermatitis bei Pellagra.

Die zwei Hauptklagen der Patienten mit Pellagra sind ständige Ermüdbarkeit und Schwäche, Symptome, die leicht als Vortäuschung oder Neurose fehlinterpretiert werden. Hautveränderungen treten manchmal erst auf, wenn der Verdauungstrakt oder das ZNS bereits deutlich betroffen sind. Weitere, weniger deutliche klinische Zeichen sind Abdominalbeschwerden, Dysphagie, Proktitis und Vaginitis. Auch bei diesem Vitamin fällt es schwer, die präzisen klinischen und anatomischen Befunde bei Pellagra mit den bekannten, weitverbreiteten Funktionen der Nicotinsäure in Einklang zu bringen. Diagnostische Laboratoriumsteste sind nicht verfügbar, so daß auf das Ansprechen auf eine Substitutionstherapie abgestellt werden muß.

Niacin-Toxizität Große Dosen von Nikotinsäure senken die Blutspiegel von «low density»- und «very low density»-Lipoproteinen, während gleichzeitig die Spiegel der «high density»-Lipoproteine angehoben werden. Man hoffte diesen Effekt bei der Verhütung der koronaren Herzkrankheit ausnützen zu können, aber großangelegte Studien lieferten leider keine ermutigenden Resultate.[68] Eine Langzeittherapie mit hohen Niacindosen steht zudem in Zusammenhang mit Leberschädigung, Aktivierung peptischer Ulkuskrankheit und (nicht unwidersprochen) Auslösung eines Diabetes. Alle diese Erkenntnisse haben den Enthusiasmus über die therapeutische Verwendung dieses Vitamins gedämpft.

Vitamin B_6 (Pyridoxine)

Ein primärer, klinisch manifester B_6-Mangel ist beim Menschen sehr selten, doch scheinen paradoxerweise sekundäre, subklinische Mangelzustände recht häufig aufzutreten. Drei natürlich vorkommende Substanzen (Pyridoxin, Pyridoxal und Pyridoxamin sowie ihre Phosphate) besitzen Vitamin B_6-Aktivität und werden unter der generischen Bezeichnung Pyridoxine zusammengefaßt. Alle sind metabolisch gleich aktiv, und alle werden im Gewebe in ihre Koenzym-Form, Pyridoxal-5-Phosphat, umgewandelt. Das Koenzym beteiligt sich als Kofaktor vieler Enzyme bei Transaminierung, Karboxylierung und Deaminierung im Lipid- und Aminosäurenstoffwechsel sowie bei der Immunantwort.[69] Es ist besonders wichtig beim Tryptophanstoffwechsel, der Transmethylierung von Methionin und der Synthese von δ-Aminolävulinsäure (dem Häm-Vorläufer). Pyridoxalphosphat ist zudem an der Stabilisierung der Muskelphosphorylase beteiligt und spielt eine nur schlecht definierte Rolle bei der Übertragung nervöser Impulse.

Die Zufuhr des Vitamins ist bei normaler Diät sehr gut gesichert, da es in fast allen Nahrungsmitteln enthalten ist. Eine Nahrungsmittelbehandlung kann allerdings zur Zerstörung von Pyridoxinen führen; dies erklärt Ausbrüche schwerer B_6-Mangelzustände bei Säuglingen, die mit schlecht kontrollierten Trockenmilchprodukten ernährt wurden.[70] Die neurologischen Symptome des Vitaminmangels gehen wahrscheinlich auf die gestörte Dekarboxylierung von Aminosäuren (Pyridoxin-abhängig) und auf die damit verbundene herabgesetzte Synthese des inhibitorischen Neurotransmitters γ-Aminobuttersäure (GABA) zurück. Niedrige Pyridoxinspiegel im Blut sind bei der älteren Bevölkerung weitverbreitet wegen ungenügender Aufnahme oder erhöhten Bedarfs.[71]

Eine sekundäre B_6-Hypovitaminose kann ausgelöst werden durch erhöhten Bedarf während Schwangerschaft und Laktation, Hyperthyreose und Diät mit hohem Proteingehalt. Während der Schwangerschaft entsteht ein deutlicher Verteilungsgradient der Pyridoxine zugunsten des Feten, wodurch die Vorräte der Mutter erschöpft werden. Bei der nachfolgenden Stillphase kann sich auch beim Säugling ein Mangel einstellen. Andererseits können viele klinische Umstände mit dem Pyridoxinstoffwechsel interferieren. Ein Pyridoxinmangel ist bei chronischen Alkoholikern weit verbreitet. Azetaldehyd, ein Metabolit von Äthanol, verdrängt Pyridoxalphosphat aus Proteinen und verstärkt dadurch den Abbau der betroffenen Koenzyme. Östrogene, auch diejenigen in oralen Kontrazeptiva, blockieren die Funktion des Koenzyms beim Tryptophanstoffwechsel. Isoniazid, eingesetzt zur Behandlung der Tuberkulose, verbindet sich mit Pyridoxal oder Pyridoxalphosphat und inaktiviert dadurch das Vitamin. Auch Penicillamin bildet mit Pyridoxalphosphat eine inaktive Verbindung.

Die klinischen Auswirkungen des Pyridoxinmangels sind am deutlichsten aus Untersuchungen an Versuchspersonen ersichtlich, denen unter experimentellen Bedingungen der Antagonist Desoxypyridoxin verabreicht wurde. Es handelt sich um seborrhoische Dermatitis, Cheilosis, Glossitis, Mundwinkel-Stomatitis, periphere Neuropathie und manchmal Krämpfe. Auch gestörte T-Lymphozyten-Funktionen und Antikörperbildung wurden mit Pyridoxinmangel in Verbindung gebracht. Die morphologischen Veränderungen entsprechen der Kombination derjenigen bei Niacin- und Riboflavinmangel. Bei Kindern von Müttern mit Hypovitaminose wurden schwere geistige Behinderungen beobachtet. Auch über seltene Fälle einer hypochromen, auf Pyridoxintherapie ansprechenden Anämie wurde schon berichtet.

Zum Schluß sollten noch seltene genetische Störungen erwähnt werden, *Vitamin B_6-responsive Syndrome* genannt.[72] Bei einem davon, einer familiär auftretenden Form frühkindlicher Krämpfe und tödlichem Hirnschaden, kann ein Apoenzym der Glutaminsäuredekarboxylase kein Pyridoxalphosphat binden. Dies bewirkt eine verminderte Synthese des Neurotransmitters GABA.

Die oben erwähnte, auf Pyridoxin ansprechende Anämie könnte einem weiteren genetischen Defekt entsprechen, bei dem ein erhöhter Bedarf an Vitamin B_6 für die Hämsynthese besteht. Patienten mit Homozystinurie, die auf einem Mangel an Zystathionin-Synthetase beruht, profitieren von einer Behandlung mit hohen Vitamin B_6-Dosen. Das gleiche gilt für Patienten mit erhöhter Urinausscheidung von Xanthurensäure in Zusammenhang mit einem Mangel am Pyridoxalphosphat-abhängigen Enzym Kynureninase. Es scheint klar, daß mangelhafte Vitamin B_6-Aktivität nicht nur auf eine Mangelernährung zurückgeführt werden kann.

Folsäure

Mangelzustand: megaloblastische Anämie.

Ein Folsäuremangel führt zu einer megaloblastischen Anämie ähnlich derjenigen, die bei Vitamin B_{12}-Mangel auftritt. Hier wird nicht auf Einzelheiten dieser Anämieform eingegangen; die Hintergründe dieses Mangelzustandes werden kurz erläutert.

Folsäure ist die allgemein übliche Bezeichnung der Pteroylmonoglutaminsäure, die Vorläufersubstanz einer ganzen Familie von Folatverbindungen ist. Am wichtigsten unter diesen Folaten ist Tetrahydrofolsäure, die als Akzeptor-Donor von C_1-Fragmenten (z. B. Methyl- und Formylgruppen) dient. Die Schlüsselrolle der Tetrahydrofolsäure besteht in ihrer Beteiligung (als $N_{5,10}$-Methylen-tetrahydrofolsäure) an der Konversion von

Deoxyuridinmonophosphat zu Deoxythymidinmonophosphat, dem unmittelbaren Vorläufer der DNA.
Der Mensch bezieht die Folsäure ausschließlich aus Nahrungsmitteln. Der tägliche Bedarf, der in den meisten Fällen ohne weiteres gedeckt werden kann, beläuft sich auf 50–200 μg.[73] Reichste Quellen sind grüne Gemüse wie Salat, Spinat, Spargel und Broccoli. Gewisse Früchte wie Zitronen, Bananen und Melonen sowie tierische Proteine (z.B. Leber) enthalten bedeutend weniger Folsäure. Die Substanz liegt in diesen Nahrungsmitteln hauptsächlich in Form von Folylpolyglutamaten vor. *Polyglutamate sind zwar in Rohgemüsen reichlich vorhanden, verhalten sich jedoch (je nach ihrer Form) sehr hitzelabil. Sieden, Dämpfen oder Braten während 5–10 Minuten zerstört bis zu 95% des Folsäuregehaltes der Nahrungsmittel.* Intestinale Konjugasen spalten das aufgenommene Polyglutamat zu Monoglutamaten, die im proximalen Jejunum leicht resorbiert werden. Während der Aufnahme im Darm werden sie so verändert, daß nur 5-Methyl-tetrahydrofolat, die physiologische Transportform, in die Zirkulation gelangt. Diese biologisch inaktive Substanz wird wahrscheinlich an ein spezifisches Folsäure-bildendes Protein gebunden, dessen Identität noch aussteht; die Freisetzung der biologisch aktiven Tetrahydrofolsäure ist Vitamin B_{12}-abhängig. Die Körperreserven an Folat sind verhältnismäßig bescheiden, und bei negativer Bilanz entsteht innerhalb von Monaten ein Mangelzustand. Auf Funktion sowie Gründe und Folgen eines Folsäuremangels wird nicht näher eingegangen.

Vitamin B_{12} (Cobalamin)

Mangelzustand: megaloblastische Anämie, neurologische Ausfallerscheinungen, weibliche und männliche Infertilität.
Die hämatologischen Folgen eines Cobalaminmangels sind identisch mit denjenigen des Folsäuremangels. Die B_{12}-Hypovitaminose verursacht zusätzlich eine Schädigung peripherer Nerven und des Rückenmarks. Schließlich soll ein B_{12}-Mangel auch für die verminderte Fertilität bei Frau und Mann verantwortlich sein. Aus der Summe dieser Folgeerscheinungen leitet sich der oft gebrauchte Begriff einer *kombinierten Systemkrankheit* («combined systems disease») ab.
Cobalamin ist eine komplexe organometallische Verbindung, die aus einem Corrinring (ähnlich dem Porphyrinring) besteht, in dessen Zentrum ein Kobaltatom gebunden ist. Die synthetisch hergestellte, stabile Form von Vitamin B_{12} ist das Cyanocobalamin. Unter normalen Bedingungen ist der Mensch zur Deckung seines Bedarfes vollständig von tierischen Nahrungsmitteln abhängig. In der Nahrungskette sind Mikroorganismen die eigentliche Quelle von Cobalamin. Pflanzen und Gemüse enthalten sehr wenig Vitamin B_{12}, abgesehen vom Beitrag durch kontaminierende Bakterien. Eine streng vegetarische oder makrobiotische Ernährung deckt den täglichen Bedarf von 2–3 μg Cobalamin

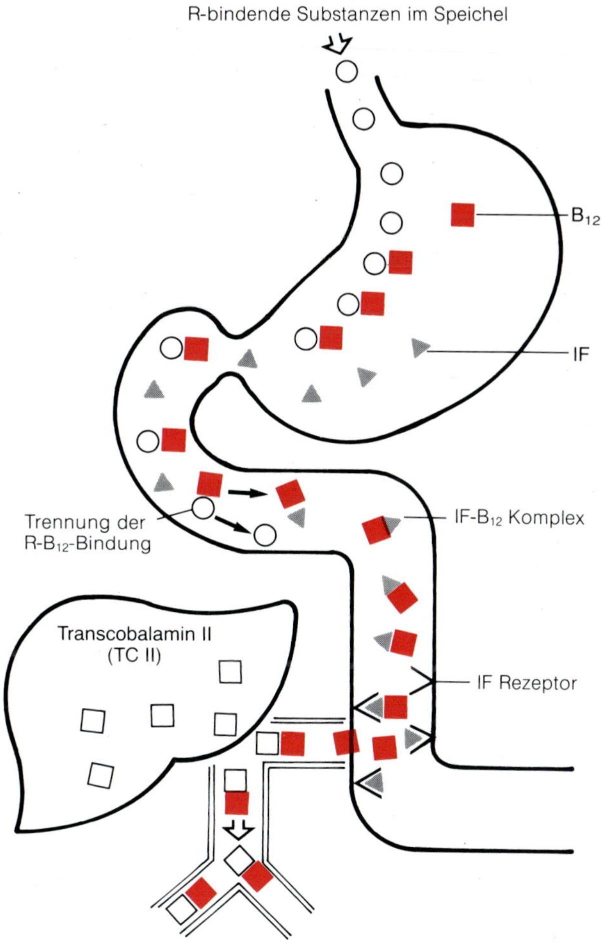

Abb. 8.15: Vitamin B_{12}-Stoffwechsel.

nicht, während die Zufuhr durch ausgeglichene Diät mehr als ausreichend ist. Die Körperreserven genügen für Jahre, sofern sie dauernd ergänzt werden.
Ein raffinierter und komplexer Prozeß sorgt für Resorption sowie Transport von Cobalamin und den Ausschluß von funktionell inaktiven Analogen.[74] Daran beteiligt sind eine Reihe von Bindungsproteinen, von denen einige hochspezifisch für Cobalamin sind.[75] Im Magen wird Vitamin B_{12} durch peptischen Abbau aus den Nahrungsmitteln freigesetzt. Die Parietalzellen (Belegzellen) des Magens produzieren große Mengen von «intrinsic factor» (IF), ein Mukoprotein, das mit Cobalamin eine spezifische Bindung eingehen kann. Da der pH-Wert im Magen für diese Reaktion zu tief ist, wird Cobalamin vorübergehend an ein R-Protein (Bindungsprotein) des Speichels gebunden. Dieser Komplex gelangt ins Duodenum, wo das R-Protein durch Pankreasproteasen abgebaut wird. Das frei werdende Cobalamin bildet bei wesentlich günstigeren pH-Bedingungen mit IF einen stabilen Komplex. Die

IF-Cobalamin-Verbindung ist gegen Proteolyse resistent und reagiert im distalen Ileum mit hochaffinen Rezeptoren resorptiver Schleimhautzellen. Einzelheiten über die Passage von Cobalamin durch die Plasmamembran der Enterozyten sind nicht bekannt; der Vorgang ist jedoch energieabhängig.[76] Neu aufgenommenes, funktionell aktives Cobalamin wird im Blut an Transcobalamin II (TCII), das in der Leber syntehtisiert wird, gebunden. Alle Körperzellen weisen spezifische Rezeptoren für den TCII-Cobalamin-Komplex auf. Dies ermöglicht die Rezeptor-vermittelte Endozytose des Komplexes, gefolgt vom lysosomalen Abbau des TCII und der Freisetzung von Cobalamin. Der Hauptanteil (90%) des Cobalamins im Plasma ist an zwei weitere R-Proteine gebunden, die durch Leukozyten und viele weitere Zellen gebildet werden. Diese Rezeptor-bindenden Proteine werden, solange sie sich im Blut befinden, Transcobalamine I (TCI) und III (TCIII) genannt. Ihre Funktion ist nicht sicher bekannt; wahrscheinlich liegt die Bedeutung von TCI und TCIII darin, daß sie der Speicherung oder Neutralisierung überschüssigen Cobalamins und seiner Analoge dienen.[77] Der komplexe Ablauf des Vitamin B_{12}-Stoffwechsels ist in Abb. 8.15 als Übersicht dargestellt.
Man kennt viele Ursachen des Cobalaminmangels. Der wichtigste ist sicher die ungenügende Bildung von IF, als deren Folge die perniziöse Anämie entsteht.

Vitamin C (Ascorbinsäure)

Mangelzustand: Skorbut.
Die meisten Säugetiere und sogar Amphibien und Reptilien sind imstande, Ascorbinsäure selbst zu synthetisieren. Die Synthese geht von Glukose aus über Glukuronsäure und benötigt eine Glukonolaktonoxidase. Weil ihnen diese Oxidase fehlt, können Mensch, Meerschweinchen, weitere Primaten sowie einige exotische fliegende Säugetiere keine eigene Ascorbinsäure bilden. Dieses Enzym ging wahrscheinlich infolge einer Mutation während der Evolution verloren. Der Mensch entspricht in dieser Hinsicht einem wandelnden «inborn error of metabolism» und ist für die Beschaffung dieses Vitamins vollständig von Nahrungsquellen abhängig. Ascorbinsäure kommt vor in Milch und einigen tierischen Produkten (z. B. Leber, Fisch) sowie in besonders reichlichem Maße in vielen Früchten und Gemüsen. Bei langer Lagerung von frischen Früchten und Gemüsen geht ein Teil des Vitamingehaltes verloren. Vitamin C ist jedoch weitgehend resistent gegen die meisten Methoden der Konservierung und Zubereitung der Nahrungsmittel. Mit Ausnahme von sehr eingeschränkten Diäten wird demnach der Bedarf mit der Nahrungsaufnahme hinreichend gedeckt.
Die Aufnahme von Ascorbinsäure im Dünndarm erfordert ein energieabhängiges, aktives Transportsystem.[78] Beim gesunden Mann findet sich der mittlere Pool von etwa 1500 mg auf verschiedene Organe verteilt, mit besonders hohen Anteilen in Nebennieren und Hypophyse. Der tägliche Umsatz liegt um 50 mg. Man würde also annehmen, daß mit der empfohlenen Aufnahme von 1 mg pro kg Körpergewicht dieser Bedarf abgedeckt wäre. Obschon mit dieser Aufnahmemenge kein Skorbut auftritt, gibt es Hinweise darauf, daß größere Tagesmengen zur Erhaltung der Gesundheit notwendig sind; einige empfehlen Mengen von 200 mg an.[79] Bei emotionellen und physischen Streßzuständen verbraucht der Organismus mehr Ascorbinsäure. Zigarettenraucher, die pro Tag gleich viel Vitamin C aufnehmen wie Nichtraucher, weisen signifikant niedrigere Serumwerte auf.
Ascorbinsäure beteiligt sich in vielen biosynthetischen Zyklen als Beschleuniger von Hydroxylierungsreaktionen. Am besten bekannt ist seine Funktion als Kofaktor der Prolinhydroxylase, die für die Hydroxylierung von Prolin in den Zysternen des rauhen endoplasmatischen Retikulums verantwortlich ist. Prokollagen mit Anteilen nicht hydroxylierten Prolins ist unstabil und weist nicht die typische Helixkonfiguration auf. Man glaubt, daß die meisten Manifestationen des Skorbuts auf eine gestörte Kollagensynthese zurückgehen. Im Tierexperiment führt ein Vitamin C-Mangel sogar zur Kollagen-Synthesehemmung.[80] Ascorbinsäure besitzt viele weitere Funktionen, wie z. B. Beteiligung an Hydroxylierungsreaktionen bei der Bildung von Carnitin aus Lysin sowie von Norepinephrin aus Dopamin, Oxidationsschutz der Tetrahydrofolsäure aufgrund seines Reduktionspotentials und damit Aufrechterhaltung des Folsäurepools, Erhaltung von Eisen in reduzierten Form, was die Aufnahme von nicht Häm-gebundenem Eisen aus der Nahrung und die Mobilisierbarkeit des Speichereisens erhöht.[81]

Prävalenz und Folgen eines Mangelzustandes Ungenügende Vitamin C-Zufuhr führt zu Skorbut. Diese Krankheit ist wegen des reichen Gehalts vieler Nahrungsmittel an Ascorbinsäure kein globales Problem mehr. Man trifft sie dennoch hie und da als sekundären Mangelzustand, vor allem bei älteren Leuten, Alleinstehenden und chronischen Alkoholikern, die erratische Eßgewohnheiten pflegen. Gelegentlich beobachtet man Skorbut auch bei Patienten unter Peritoneal- oder Hämodialyse sowie bei Anhängern extremer Diäten. Unglücklicherweise tritt die Störung manchmal auch bei Säuglingen auf, die mit Säuglingsnahrung ohne Vitaminzusatz ernährt werden.

Skorbut bei Kindern im Wachstum ist eine viel dramatischere Krankheit als beim Erwachsenen. Auffälligstes Zeichen ist das Auftreten von **Blutungen**. Man nimmt an, daß die gestörte Kollagensynthese sich in einer verminderten Stützfunktion der Wände von Kapillaren und Venolen äu-

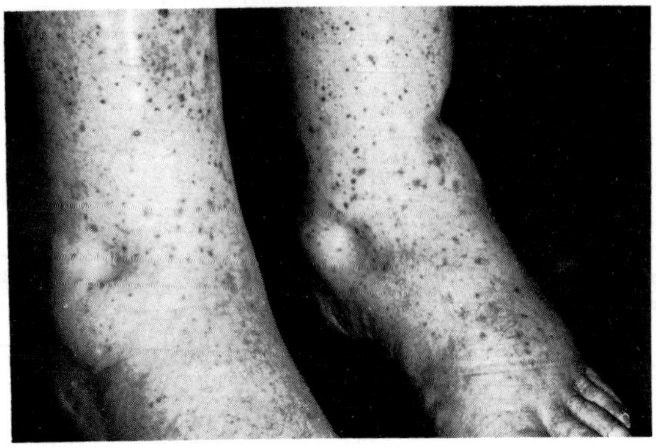

Abb. 8.16: Knöchelgegend eines Patienten mit ausgeprägter Mangelernährung, Hungerödem und petechialen Hautblutungen bei niedrigem Vitamin C-Spiegel.

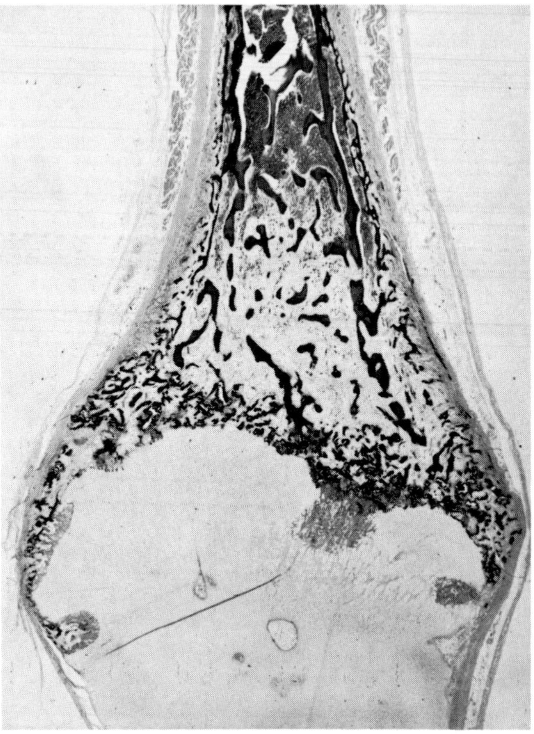

Abb. 8.17: Längsschnitt durch die osteochondrale Grenzzone der Rippe bei Skorbut. Verbreiterung des Epiphysenknorpels und Vordringen von Knorpelmassen in den benachbarten Knochen.

ßert. Daher treten oft **Purpura und Ekchymosen der Haut auf, besonders ausgeprägt auf der Hinterseite der Unterschenkel und in der Gingivaschleimhaut** (Abb. 8.16). **Die lockere Verankerung des Periosts und die hämorrhagische Diathese führen zu Bildung ausgedehnter subperiostaler Hämatome und Blutungen in Gelenkspalten.** Bedrohlich sind vor allem retrobulbäre, subarachnoidale und intrazerebrale Blutungen. Eine intrazerebrale Hämorrhagie verläuft nicht selten tödlich.

Bei Säuglingen und Kindern kann es auch zu Skelettveränderungen kommen. **Die primäre Störung betrifft die Bildung der Osteoidmatrix und nicht die Mineralisation oder Verkalkung wie bei Rachitis.** Desmale und chondrale Ossifikation sind gleichermaßen gestört. Bei Skorbut sind Bildung des Säulenknorpels und provisorische Mineralisation nicht behindert. Hingegen produzieren die Osteoblasten nur geringe Mengen einer instabilen Osteoidmatrix. Die Knorpelresorption bleibt aus oder ist stark verlangsamt. Als Folge kommt es zu einem Überschuß an Knorpel, der als lange Spieße und Platten in die Markhöhle ragt, sowie manchmal zu einer Verbreiterung der Epiphysen (Abb. 8.17). Die nicht resorbierten Knorpelinseln werden herdförmig oder vollständig mineralisiert (Abb. 8.18). Die Organisation der Epiphysenzone wird zusätzlich gestört durch Blutungen aus undichten Kapillaren, Mikrofrakturen und subperiostale Hämatome. Der minderwertige Knochen ist der Belastung durch Körpergewicht und Muskelspannung nicht gewachsen. Die langen Röhrenknochen der Beine verbiegen sich. Das Sternum ist eingezogen, und die Rippenansätze ragen vor (**Skorbut-Rosenkranz**). Blutungen in und unter das Periost sowie in die Gelenke haben wei-

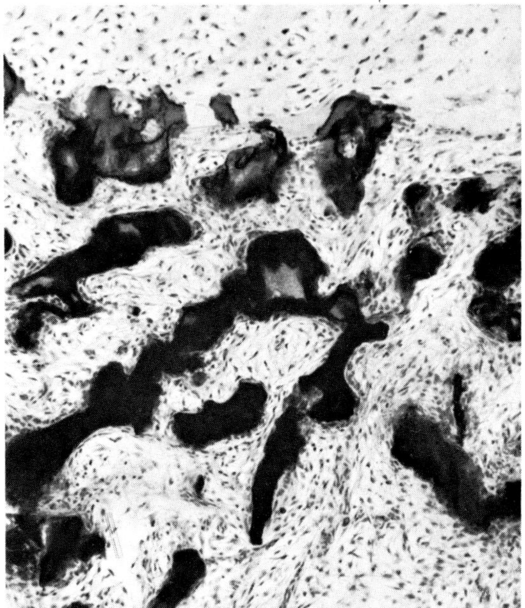

Abb. 8.18: Detail der kostochondralen Grenzzone bei Skorbut. Der Pallisadenknorpel fehlt. Vorhandene Knochenspikula sind stark mineralisiert; keine Anzeichen neugebildeten Osteoids.

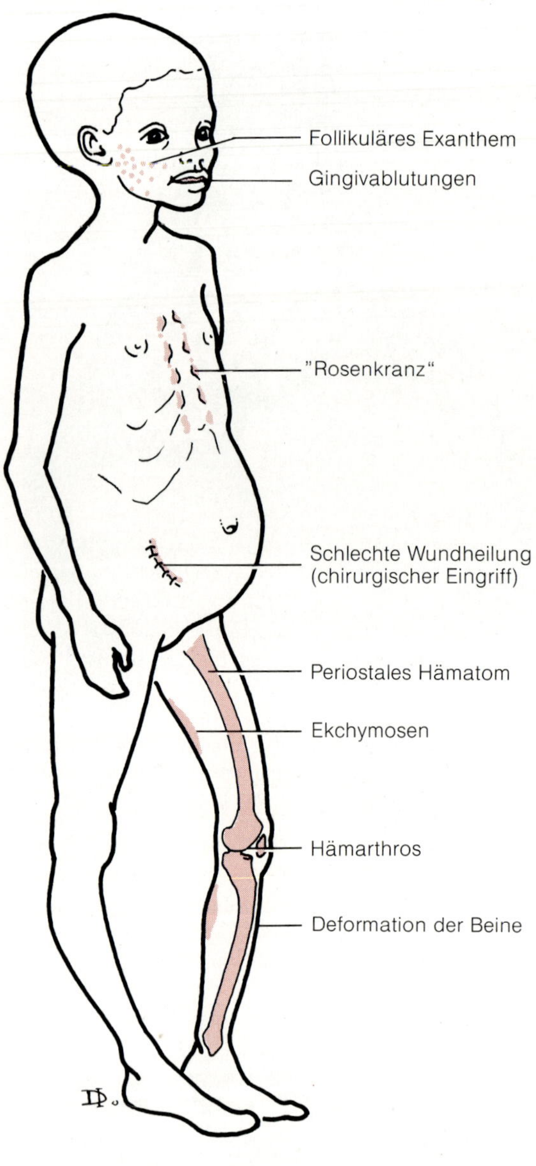

Abb. 8.19: Auswirkungen von Skorbut im Kindesalter.

tere Skelettdeformitäten zur Folge. Die gestörte Knochenbildung betrifft auch Kiefer- und Alveolarknochen. Die Zähne wackeln, verschieben sich oder fallen aus.

Zahnfleischschwellung, Gingivablutung und sekundäre Infektion des Periodontiums treten bei Patienten mit schweren Formen von Skorbut häufig auf. Die entzündlichen Veränderungen sind nicht direkte Folge des Vitamin C-Mangels, der lediglich das übertriebene Anschwellen der Gingiva und die Entstehung von Blutungen begünstigt.

Oft entwickeln sich **typische perifollikuläre, hyperkeratotische und papulöse Hautveränderungen** (Skorbut-Akne), die von Blutungsherden umgeben sein können.

Die **Wundheilung** sowie die Fähigkeit, **herdförmige Infekte** an der Ausbreitung zu hindern, sind bei Skorbut infolge gestörter Kollagenbildung beeinträchtigt. Wunden heilen schlecht, und bereits in Heilung begriffene Defekte brechen auf. Eine **Anämie** tritt häufig auf. Meist handelt es sich um eine normochrome und normozytische Form, die mit den Gewebeblutungen und dem durch Ascorbinsäuremangel gestörten Eisenstoffwechsel in Zusammenhang steht. Eine makrozytäre oder makroblastäre Anämie beruht auf Folsäuremangel. Folsäure kommt in denselben Nahrungsmitteln vor wie Vitamin C, und eine ascorbinsäurearme Diät ist fast sicher auch arm an Folsäure. Man erinnere sich zudem daran, daß Vitamin C die Folsäure vor Oxidation schützt. Dadurch verdoppelt sich die Gefährdung von Skorbut-Patienten, einen zusätzlichen Folsäuremangel zu entwikkeln. Die Hauptzeichen des infantilen Skorbuts (Möller-Barlow-Krankheit) sind in Abb. 8.19 zusammengefaßt.

Die **Veränderungen beim Erwachsenen** sind ähnlich wie diejenigen beim Kind, jedoch fehlen die Skelettveränderungen. Zu den Hauptmerkmalen gehören daher Blutungstendenz, Hautausschlag, Anämie und, häufig am auffälligsten, Gingivawucherungen und -blutungen, begleitet von periodontaler Infektion.

Klinischer Verlauf Wegen seiner Seltenheit wird Skorbut nur bei Kenntnis der klinischen Umstände, unter denen er auftreten kann (siehe oben), diagnostiziert. In allen Altersstufen sind die Frühzeichen unspezifisch wie Lethargie, Abgeschlagenheit und Schwächegefühl. Die wichtigsten klinischen Befunde beim Erwachsenen wurden bereits erwähnt; besonders charakteristisch sind Hautpurpura der Unterschenkel, leichte Verletzbarkeit, blutende Gaumen und Hämatombildung am ganzen Körper, besonders an exponierten Stellen, wie Armen und Beinen. Eine nicht frühzeitig erkannte Gewebeblutung kann zu schwerer Anämie mit Apathie oder Hirnblutung mit Krämpfen, Koma und Tod führen.

Skorbut beim Kind ist durch eine ähnliche Symptomatologie gekennzeichnet, wobei aber alle Zeichen auf dem Hintergrund von Skelettveränderungen auftreten. *Besonders charakteristisch sind subperiostale Blutungen mit Schmerz und Schwellung entlang dem betroffenen Knochen*

und schmerzhafte Gelenkblutungen mit Bewegungseinschränkung. Die Skelettblutungen veranlassen die Kinder, ruhig zu liegen und unnötige Bewegungen zu vermeiden; die Beine werden typischerweise gegen das Abdomen angewinkelt (Froschstellung), um Zugkräfte auf Muskulatur, Sehnen und Faszien zu verhindern. *Bei Fällen mit schwerem Vitamin C-Mangel zeigen sich Wachstumsrückstand und Skelettdeformitäten. Blutverlust und Anämie bewirken Antriebslosigkeit, Gewichtsverlust, Reizbarkeit und Blässe. Wie beim Erwachsenen kann sich infolge einer lebensbedrohenden Hirnblutung der Verlauf plötzlich verschlechtern.*
Auch wenn das klinische Bild sehr suggestiv ist, sollte die Diagnose durch den Nachweis abnorm tiefer Ascorbinsäurespiegel in Blut, Leukozyten oder Plättchen bestätigt werden.

Toxizität und «Megadosen-Kontroverse» Berichte über die angebliche Möglichkeit, mit Megadosen von Vitamin C (Größenordnung von mehreren Gramm) die Resistenz gegen Schnupfen zu erhöhen und Erkältungssymptome zu mildern, haben für vorübergehende Aufregung gesorgt.[82, 83] In vielen nachträglich durchgeführten, sorgfältig kontrollierten Studien konnte diese Behauptung nicht bestätigt werden, mit Ausnahme einer bescheidenen Beeinflussung der Symptome, die aber auf eine milde Antihistamin-Wirkung von Vitamin C zurückgeführt werden kann. Schließlich wurde auch verbreitet, daß «eine gesteigerte Einnahme von Ascorbinsäure meßbare Vorteile bei Verhütung und Behandlung neoplastischer Erkrankungen hätte».[84] Bedauerlicherweise konnte auch diese Aussage nicht bestätigt werden.
Die zweifelhaften Vorzüge der unkontrollierten Aufnahme großer Mengen von Vitamin C müssen auch im Lichte möglicher toxischer Nebenwirkungen betrachtet werden. Multigramm-Mengen von Ascorbinsäure führen zu 1) vermehrter Ausscheidung von Harnsäure (Urikosurie) mit einem geringen Risiko zur Steinbildung, 2) Hämolyse bei Patienten mit einem Glukose-6-phosphat-dehydrogenase-Defekt, 3) stark gesteigerter Resorption von freiem Eisen mit der Gefahr einer Eisenüberladung bei Prädisposition, und 4) Verminderung der bakteriziden Leukozytenaktivität. Ascorbinsäure ist ein Störfaktor bei Nachweis von okkultem Blut, Bestimmung des Urinzuckers und weiteren Testen.[79] Obschon keine dieser Nebenwirkungen lebensbedrohlich ist, gebührt ihnen die notwendige Berücksichtigung, bevor Vitamin C mit Konfekt verwechselt wird.

Mineralstoffe

Viele Mineralstoffe sind für die Gesundheit nicht weniger wichtig als Vitamine. Einige, wie Eisen, Kalzium und Phosphat, werden in großen Mengen benötigt, andere fallen in die Kategorie der Spurenelemente. In der Diskussion von Vitamin D wurden Kalzium und Phosphate bereits erwähnt, so daß nur Eisen und einige Spurenelemente eines weiteren Kommentars bedürfen.

Eisen

Mangelzustand: systemische Auswirkungen (siehe Text), hypochrome mikrozytäre Anämie.
Weltweit gesehen ist Eisenmangel häufiger als jede andere Ernährungsstörung. Der Eisenmangel entwickelt sich in drei, voneinander abgrenzbaren Stadien: 1) Entleerung der Eisenspeicher, angezeigt durch Sinken des Ferritinspiegels im Blut, 2) Abnahme des Transporteisens, gekennzeichnet durch abnorm niedriges Serumeisen und gleichzeitigen Anstieg der Eisenbindungskapazität von Transferrin («transferrin iron binding capacity», TIBC), und 3) Auftreten einer hypochromen mikrozytären Anämie.[86] Obschon man bei Eisenmangel sofort an Anämie denkt, handelt es sich bei der Anämie um eine Spätmanifestation; ihr gehen funktionelle Störungen vieler eisenabhängigen Enzyme mit weitreichenden klinischen Auswirkungen voraus.
Der Gesamteisenbestand des Körpers, der von 2 g bei kleingewachsenen Frauen bis 6 g bei großen Männern reicht, ist eine streng eingehaltene Konstante, die durch den Ausgleich von Aufnahme und Verlust reguliert wird.[87, 88] In westlichen Ländern werden mit der Nahrung zwischen 10–20 mg Eisen pro Tag aufgenommen. Der Großteil dieses Eisens ist im Häm tierischer Produkte gebunden; beim Rest handelt es sich um anorganisches Eisen, wie es in Gemüse und Getreide vorkommt. Die biologische Verwendbarkeit («bioavailability») des Eisens in der Nahrung ist ebenso wichtig wie der Eisengehalt.
Etwa 20–25% des tierischen Häm-Eisens sind resorbierbar; im Gegensatz dazu können nur 1–2% des anorganischen Eisens aufgenommen werden. Ascorbinsäure, Zitronensäure, Aminosäuren und Zucker fördern die Aufnahme anorganischen Eisens, während Tannat (z.B. Tee), Karbonat, Oxalat und Phosphat hemmend wirken. Die Eisenresorption erfolgt zur Hauptsache im Duodenum; in geringerem Maße sind auch Magen, untere Abschnitte des Dünndarms und Kolon beteiligt.

Ursachen des Eisenmangels *Ein Eisenmangel entsteht bei 1) zu geringem Eisengehalt der Nahrung, 2) gestörter Eisenresorption, 3) erhöhtem Eisenbedarf, und 4) chronischem Blutverlust* (Abb. 8.20).

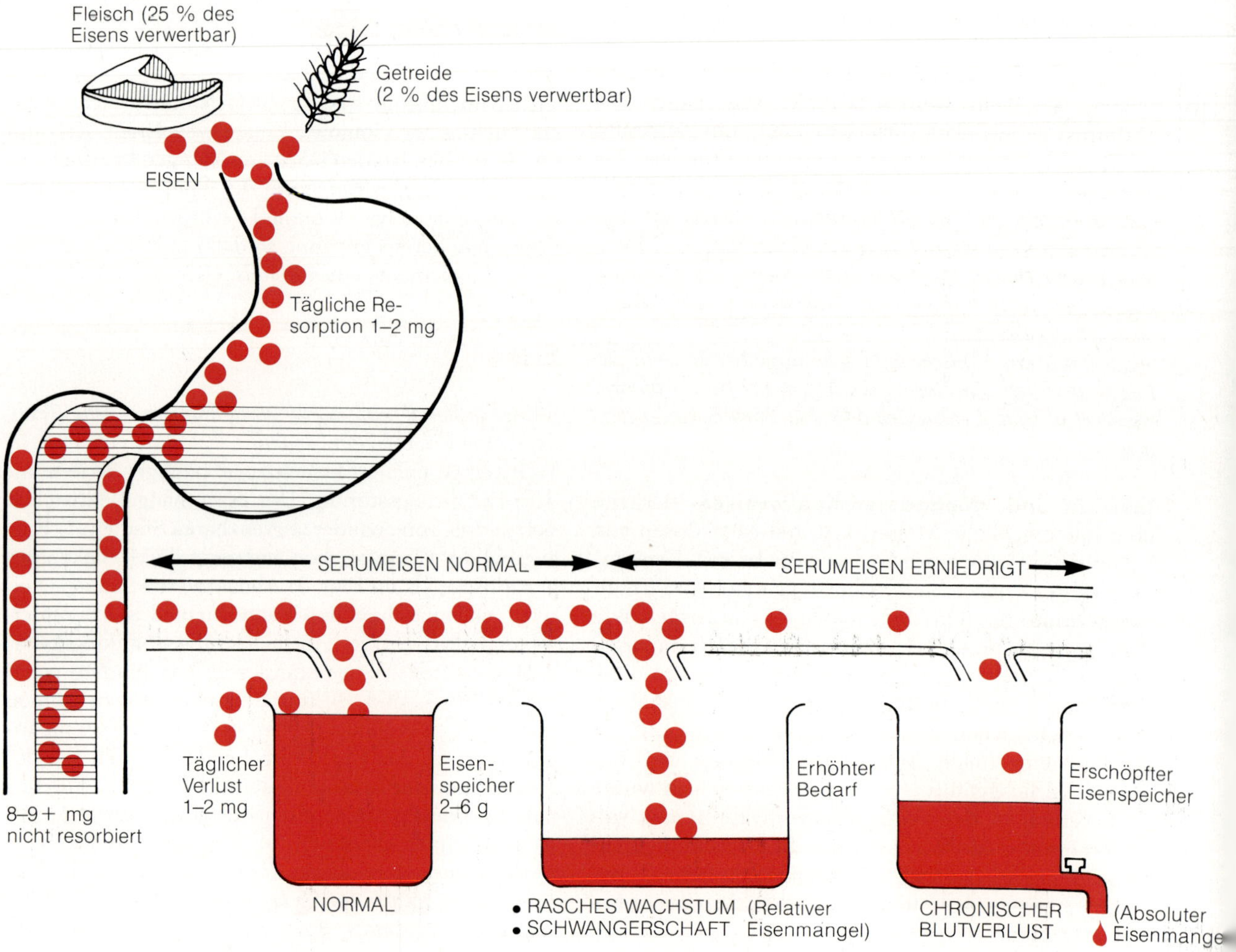

Abb. 8.20: Ursachen des Eisenmangels, wie Mangel an Nahrungseisen, gestörte Reabsorption, gesteigerter Eisenbedarf (z.B. in Wachstumsphasen, bei Schwangerschaft) und chronischer Blutverlust.

Ernährungsbedingter Eisenmangel kommt in industrialisierten Ländern mit ihrem Überfluß an Nahrungsmitteln (einschließlich Fleischprodukten) kaum vor; zudem liegen zwei Drittel des Eisens in der Nahrung in der leicht resorbierbaren Häm-Form vor. In Entwicklungsländern ist die Situation anders: Nahrungsmittel sind nur in beschränktem Ausmaß vorhanden, und die Ernährung ist vorwiegend vegetarisch, d.h. das aufgenommene anorganische Eisen ist schlecht resorbierbar. Eine verminderte Eisenaufnahme wird jedoch auch bei bevorzugten Bevölkerungen unter folgenden Umständen angetroffen:

- *Ältere Leute* leben oft mit einer sehr eingeschränkten Diät; häufig fehlt Fleisch aus ökonomischen Gründen oder wegen eingeschränkter Kaufähigkeit.
- *Arme Bevölkerungsschichten*, oft Minderheitsgruppen, sind aus offensichtlichen Gründen besonders anfällig.
- *Säuglinge* sind auch stark gefährdet, da ihre Nahrung, die ja zur Hauptsache aus Milch besteht, nur geringe Mengen von Eisen aufweist. Muttermilch enthält beispielsweise nur etwa 0,3 mg/L Eisen, allerdings mit einer guten biologischen Verfügbarkeit. Der Eisengehalt der Kuhmilch ist zwar doppelt so hoch, das Eisen ist jedoch viel schlechter resorbierbar.
- *Kinder* weisen, besonders währen der ersten Lebensjahre, einen kritischen Bedarf an Nahrungseisen auf, um die Bedürfnisse von Wachstum und Vergrößerung des Blutvolumens zu decken.

Einer *gestörten Resorption* begegnet man bei Sprue, Steatorrhoe aus anderen Ursachen und chronischem Durchfall. Nahrungszusätze können, wie erwähnt, die Resorption ebenfalls beeinträchtigen.

Ein *erhöhter Bedarf* ist wichtige Ursache eines möglichen Eisenmangels. Es wurde bereits betont, daß Säuglinge, wachsende Kinder, Adoleszenten und

Frauen vor der Menopause (besonders während der Schwangerschaft) einen viel größeren Eisenbedarf aufweisen als nicht menstruierende Erwachsene. Besonders gefährdet sind ökonomisch schlecht gestellte Frauen mit multiplen, kurz aufeinanderfolgenden Schwangerschaften.

Chronischer Blutverlust ist die wichtigste Ursache des Eisenmangels in westlichen Ländern. Ein Patient mit Gewebeblutung oder Blutaustritt in eine Körperhöhle kann sich erholen, und das Eisen wird wiederverwendet. Bei Blutung nach außen werden jedoch die Eisenreserven angegriffen. Eine Entleerung der Eisenspeicher kann über den Verdauungstrakt (z. B. Magen- oder Duodenalulkus, hämorrhagische Gastritis, Magenkarzinom, Kolonkarzinom, Hämorrhoiden oder Wurmkrankheiten), den Harntrakt (z.B. Neoplasmen von Niere, Harnblase oder Becken) oder den Genitaltrakt (z. B. Menorrhagie oder Neoplasma des Uterus) erfolgen.

Unter Einbezug aller möglichen Ursachen des Eisenmangels *ist ein Mangelzustand bei erwachsenen Männern und bei Frauen nach der Menopause so lange als Folge einer gastrointestinalen Blutung zu betrachten, bis ein anderer Grund nachgewiesen werden kann. Die vorschnelle Annahme einer der übrigen Ursachen birgt das Risiko, ein okkultes Neoplasma des Verdauungstraktes oder eine andere Blutungsquelle zu übersehen.*

Prävalenz und Folgen des Eisenmangels Über die Verbreitung des Eisenmangels gibt es keinen Konsens, da die diagnostischen Kriterien nicht einheitlich sind. Nach einer Studie in den USA leiden etwa 25% der Kleinkinder in Familien sozioökonomisch schlecht gestellter Bevölkerungsschichten an Eisenmangelanämie, im Vergleich zu 8% der Kinder bessergestellter Familien.[89, 90] In Südostasien waren 80% der Schwangeren anämisch.[91] Bei Verwendung biochemischer Methoden zur Bestimmung des Serumeisens und basierend auf dem Ansprechen auf eine Eisentherapie wurde bei jugendlichen Frauen und an sich gesunden Kleinkindern eine Prävalenz des Eisenmangels von nahezu 90% ermittelt.[92, 93] Auch bei Fehlen genauer Zahlen steht fest, daß Eisenmangel offensichtlich weit verbreitet ist.

Wie bereits betont wurde, beschränken sich die *Folgen des Eisenmangels* nicht auf die Entwicklung einer hypochromen, mikrozytären Anämie. Auch ohne Anämie bestehen diese Mangelerscheinungen: 1) *reversible Einschränkung der kognitiven Fähigkeit, vor allem bei Kindern, 2) Störung der spezifischen und unspezifischen Infektabwehr* wegen Herabsetzung der bakteriziden Eigenschaften neutrophiler Granulozyten und der zellulären Immunreaktivität, 3) *Beeinträchtigung der Wärmeregulation*[94], und 4) *Verminderung der physischen Leistungsfähigkeit,* die nur teilweise auf verminderte Hämoglobinspiegel zurückzuführen sind. Diese Manifestationen können nur durch Bestimmung des Serumeisens und der Eisenbindungskapazität mit einem Eisenmangel in Zusammenhang gebracht werden. Unter diesen Umständen würde man in einem Knochenmarkausstrich nach Färbung mit Berlinerblau eine beträchtliche Verminderung der Eisenbeladung der Makrophagen feststellen. Bei längerem Bestehen einer negativen Eisenbilanz entsteht mit der Zeit unweigerlich eine Eisenmangelanämie.

Spurenelemente

Unter den vielen anorganischen Elementen, die in Zellen gefunden werden können, stehen nur vier – Zink, Kupfer, Selen und Jod – in Zusammenhang mit gut charakterisierten Mangelzuständen.[95] Theoretisch sind die Ursachen für einen Mangel an Spurenelementen dieselben wie für eine Hypovitaminose. *Für Spurenelementmangel sind jedoch vor allem drei Einflußbereiche relevant: 1) ausschließlich parenterale Ernährung, 2) Interferenz mit der Resorption von Nahrungsmittelbestandteilen,* und *3) angeborene Stoffwechselkrankheiten. Bei parenteraler Ernährung* müssen kritische Elemente speziell zugesetzt werden. Der Mechanismus der *Interferenz mit der diätetischen Aufnahme* wurde zuerst bei Bewohnern von Ägypten und Iran beobachtet, die sich vorwiegend von unbehandeltem Getreide ernährten.[96] Der Gehalt der Nahrung an Phytinsäure und Fasern war so hoch, daß die Resorption von Zink verunmöglicht wurde. *Genetisch bedingte Malabsorptionssyndrome,* die auch ein Spurenelement betreffen, sind äußerst selten. Bei einem davon führt die Unfähigkeit der Darmschleimhaut, Metallothionein (ein Metall-bindendes Protein) zu synthetisieren, zur Blockierung der Kupfer- und Zinkaufnahme.

Nach diesen allgemeinen Ausführungen werden die klinischen Auswirkungen des Zink-, Selen- und Kupfermangels besprochen; auf den Iodmangel wird nur kurz eingegangen.

Zinkmangel Ein Zinkmangel ist sehr ungewöhnlich, wenn man von den Folgen der bereits erwähnten beschränkten Diät in Ägypten und Iran absieht. Der Zinkgehalt von Fleisch, Fisch, Schalentieren, Vollkorngetreide und Gemüse ist ausreichend. Die meisten Mangelzustände stehen in Zusammenhang mit parenteraler Ernährung oder einem seltenen genetischen Resorptionsdefekt.[97]

Das Spurenelement Zink ist essentiell für mehr als 200 Metalloenzyme und den normalen Nukleinsäuren-, Protein- und Membranstoffwechsel. Bisher gelang es nicht, klare Beziehungen zwischen bestimmten klinischen Bildern und einer spezifischen funktionellen Rolle dieses Elementes herzustellen. Allerdings konnte ein gut charakterisiertes Mangelsyndrom identifiziert werden.[98] Die wichtigsten Kennzeichen sind: *1) ein typischer Hautausschlag, meistens um Augen, Nase, Mund, Anus und Akren der Extremitäten (Akrodermatitis enteropathica);* ähnliche Hautläsionen werden auch bei vielen gastrointestinalen Krankheiten und chronischem Alkoholismus beobachtet, *2) Anorexie, oft begleitet von Diarrhoe, 3) Wachstumshemmung, 4) verzögerte Wundheilung, 5) Hypogonadismus mit verminderter Fertilität, 6) gestörte Immunfunktionen, 7) partielle Nachtblindheit wegen gestörten Vitamin A-Stoffwechsels, 8) Herabsetzung der geistigen Fähigkeiten, und 9) erhöhtes Risiko kongenitaler Mißbildungen bei Kindern von Müttern mit Zinkmangel.* Bei unerklärbarer Wachstumshemmung oder Infertilität in Kombination mit den charakteristischen Hautveränderungen muß ein Zinkmangel vermutet werden. Die orale Substitutionstherapie bewirkt prompte Heilung.

Kupfermangel Spurenmengen von Kupfer sind für die Gesunderhaltung unumgänglich, aber die Einnahme von zu viel Kupfer hat schwere Folgen, wie das Beispiel der Wilson-Krankheit zeigt. Auch Kupfer ist ein essentieller Bestandteil vieler Metalloenzyme, meistens Oxidasen. Nach der Aufnahme im Darm wird Kupfer in die Leber transportiert, wo es sich unter Bildung von Zäruloplasmin mit einem α-2-Globulin verbindet. Diese Form einer Kupferverbindung ist nicht toxisch und zur Verbreitung im Körper geeignet. Zäruloplasmin ist eine Ferrioxidase, welche die Oxidation des zwei- zu dreiwertigem Eisen (Ferro → Ferri) katalysiert; dadurch werden die Aufnahme von Eisen durch Transferrin und indirekt die Eisenverfügbarkeit zur Hämsynthese beeinflußt. Ein Kupfermangel äußert sich daher durch eine Anämie oder manchmal auch durch eine Neutropenie. Das Metall und kupferhaltige Metalloenzyme sind auch bei Synthese und Unterhalt des Myelins beteiligt; bei Tieren mit einem Kupfermangel wurden tatsächlich Myelinisierungsstörungen gefunden. Kupfer ist für die Funktion mehrerer Enzyme des ZNS wichtig; dazu gehört die Dopamin-β-Hydroxylase, die bei der Synthese von Neurotransmittern beteiligt ist. Lysinoxidase, ein weiteres kupferhaltiges Metalloenzym, spielt eine zentrale Rolle bei der Vernetzung von Elastin und Kollagen; als Folge eines Kupfermangels treten daher Störungen der Gefäßintegrität und des Knochenwachstums auf. Tyrosinase ist ebenfalls ein kupferabhängiges Enzym, und bei Kupfermangel wird wenig oder kein Melanin produziert. *Ein Kupfermangel bei Säuglingen und Kindern ist daher gekennzeichnet durch Anämie (manchmal Neutropenie), Pigmentverlust der Haare, Osteoporose und verschiedene zentralnervöse Störungen wie Tonusverlust und psychomotorischer Entwicklungsrückstand.*[99] *Bei Erwachsenen können dieselben Veränderungen auftreten; aus weniger klar ersichtlichen Gründen beobachtet man auch Glukoseintoleranz und Hypercholesterinämie.*[100]

Das Kupfermangelsyndrom wird am häufigsten unter folgenden klinischen Umständen beobachtet: 1) Frühgeburt, 2) allgemeine Unterernährung und langdauernde Diarrhoe im Kindesalter, 3) persistierende intestinale Malabsorption, 4) bei Kindern und Erwachsenen unter Langzeitbehandlung mit Chelatbildnern, 5) parenterale Ernährung über längere Zeit, und 6) bei *Menkes-Syndrom* («kinky hair disease»), einer geschlechtsgebundenen rezessiv vererbten Krankheit. Das herausragende klinische Merkmal dieses seltenen Zustandes ist die Stahlwolle-ähnliche Konsistenz und Form der Haare (Kraushaarsyndrom), oft begleitet von Veränderungen des Skeletts und der Blutgefäße; progressive neurologische Ausfallserscheinungen führen häufig zum frühen Tod. Der Grund dieser Erbkrankheit scheint in einem intestinalen Resorptionsdefekt von Kupfer zu liegen.[101]

Selenmangel Ein ernährungsbedingter Selenmangel, der zu Muskeldegeneration führt, ist bei Wiederkäuern und Schweinen schon lange bekannt.[102] Ein vergleichbares Mangelsyndrom beim Menschen wurde in China, vor allem bei Kindern und jungen Frauen, entdeckt. Eine *Stauungskardiomyopathie (Keshan-Krankheit)* wurde korrekterweise mit einem beträchtlichen Selenmangel von Boden, Wasser und Nahrung in Zusammenhang gebracht. Eine offenbar identische Kardiomyopathie trat bei einem westlichen Patienten auf, dessen Ernährung durch parenterale Zusätze ergänzt wurde.[103] Bis heute wurden keine weiteren Fälle von Kardiomyopathie bei parenteraler Ernährung beschrieben, doch treten periphere Myopathien auf, die auf eine Selentherapie ansprachen. Selenzusätze erwiesen sich auch bei einigen Patienten mit Akne als hilfreich. Bisher gelang es nicht, diese klinischen Veränderungen mit bekannten spezifischen Funktionen von Selen zu korrelieren. Selen ist beispielsweise ein Bestandteil der Glutathionperoxidase, die zusammen mit Vitamin E als Antioxidans wirkt.

Schließlich sollte noch darauf hingewiesen werden, daß Versuchstiere durch Selen vor der Entstehung chemisch induzierter Neoplasmen geschützt werden konnten.[104] Leider weist bisher nichts auf eine ähnliche Wirkung beim Menschen hin.

Jodmangel Länger bestehender absoluter oder relativer Jodmangel führt zur Entstehung des *Jodmangelkropfes,* bei mangelnder Jodzufuhr während der intrauterinen Entwicklung zu *Kretinismus.*

Endemische Struma bezeichnet das gehäufte Auftreten (bei über 10% der Bevölkerung) des Kropfes in bestimmten geografischen Gebieten. Der endemische Kropf ist außerordentlich weit verbreitet, und man nimmt an, daß mehr als 200 Millionen Menschen betroffen sind. Die Prävalenz ist am höchsten in gebirgigen Gegenden wie Alpen, Anden und Himalaya, sie ist aber auch in weiteren Binnenländern hoch. Die Inzidenz kann durch die Verwendung von iodiertem Salz drastisch gesenkt werden. Jodmangel bewirkt eine verminderte Hormonproduktion in der Schilddrüse und damit eine kompensatorische Synthesesteigerung von Thyreoidea-stimulierendem Hormon (TSH) im Hypophysenvorderlappen. Dies führt zur Hypertrophie und Hyperplasie der Follikelepithelzellen der Thyreoidea mit Bildung neuer Follikel und schließlich zur Struma. Die Hormonproduktion der vergrößerten Masse an

Follikelepithelzellen genügt zur Wiederherstellung eines euthyreoten Zustandes.
Variationen in der Prävalenz des Auftretens der Struma in Gebieten mit vergleichbarem Jodmangel weisen auf weitere ursächliche Einflüsse hin, vor allem auf strumigene Substanzen in der Nahrung. Kalzium und Fluoride im Trinkwasser fördern die Kropfentstehung. Eine Reihe von Gemüsen der Gattung Brassica und Cruciferae, wie Kohl, Maniok, Blumenkohl und Rüben, wirken bei Tieren strumigen und könnten auch mit der Strumaentwicklung beim Menschen in Beziehung stehen. Kohlgemüse muß allerdings in großen Quantitäten gegessen werden, um klinisch signifikante Folgen aufzuweisen. Dies ist beispielsweise bei Bevölkerungsgruppen der Fall, die sich fast ausschließlich von Maniok ernähren. Maniok enthält ein Thiozyanat, das den Transport von Jod innerhalb der Schilddrüse hemmt und dadurch die Auswirkungen eines bestehenden Jodmangels verstärkt. Abhängig vom Schweregrad des Jodmangels und weiterer strumigener Einflüsse tritt die Struma schon während der Kindheit auf, weist aber gewöhnlich einen Häufigkeitsgipfel um die Zeit der Pubertät auf und ist bei Frauen häufiger als bei Männern. Ein schwerer Jodmangel während der Fetalentwicklung führt zu Kretinismus.

Übermäßige und unausgewogene Nahrungsmittelzufuhr

Die bisher erwähnten, klar definierten Ernährungsstörungen beruhen alle auf einem Mangel an Nahrungsstoffen. Überernährung und diätetische Unausgewogenheit führen jedoch auch zu Krankheiten wie Adipositas oder prädisponieren für viele Systemaffektionen und vielleicht sogar für einige Formen von Neoplasie. Diese Ansicht hat große Kontroversen ausgelöst und ist auch weiterhin von großem Interesse, wie wir gleich sehen werden.

Adipositas (Fettsucht, Fettleibigkeit)

Nur wenige Themen werden mehr besprochen, werden weniger häufig korrigiert und unterstützen mehr Autoren (von Diätbüchern) als die Fettsucht. Adipositas hat in vielen westlichen Ländern, vor allem in den USA, beinahe endemische Ausmaße angenommen. Sie ist die Folge einer über den Bedarf hinausgehenden Aufnahme von Energieeinheiten und entspricht im Grunde der Speicherung ungenutzter Energie in Fettzellen. So betrachtet könnte die Adipositas einen Evolutionsvorteil darstellen, da sie das Überleben während einer Hungerperiode ermöglicht. Unglücklicherweise ist die Welt heute gespalten in Wohlhabende – von einem Nahrungsüberfluß umgeben und häufig fett – und in Habenichtse – vor allem in Entwicklungsländern –, die zu Tausenden verhungern.
Definition und Bestimmungsmethoden der Fettsucht sind kontrovers. In der klinischen Praxis wird im allgemeinen das Verhältnis von Körpergewicht zu Körperlänge mit Normwerten (aufgeteilt nach Geschlecht, Alter und Körperbau) verglichen. Auf dieser Basis *liegt eine Adipositas vor, wenn das Körpergewicht die Norm um 20% oder mehr übersteigt.* Nach dieser Definition sind in den USA etwa 20% der männlichen und 40% der weiblichen Bevölkerung mittleren Alters zu dick. Unzufriedenheit mit den erwähnten Normwerten (sie wurden kürzlich heraufgesetzt) führte zu einer alternativen Definition: *das Idealgewicht jeder Person entspricht ihrem Gewicht im Alter von 25 Jahren.* Aber auch hier kann sich unter einem altersbedingten Verlust an Muskel- und Skelettmasse eine ansehnliche Ansammlung von Fett verbergen. Daher wird von einigen Klinikern vorgezogen, die Menge von subkutanem Fett durch Dickenmessung von Hautfalten (meistens über Trizeps oder Schulterblatt) zu messen und mit Normwerten zu vergleichen. Die klinische Diagnose der Fettsucht ist, vor allem wenn sie nicht ausgeprägt ist, offenbar schwierig. Es wäre viel einfacher und befriedigender, wenn die Adipositas definiert würde als «jedermann so fett wie der, den Du nicht leiden kannst».
In den meisten Fällen liegen dem Ungleichgewicht zwischen Aufnahme von Energieträgern und Energieverbrauch zwei Verhaltensstörungen des «Verlassenkönnens» zugrunde. Am wichtigsten ist die Unfähigkeit, zur Verhinderung des Überessens den Eßtisch zu verlassen; bei der zweiten, fast ebenso wichtigen, geht es um das ungenügend praktizierte Verlassen seines Stuhls, um sich körperlich zu betätigen. Andere Faktoren tragen in bescheidenerem Maße ebenfalls zur Fettsucht bei. Nahrung, die vor allem aus Kohlehydraten und Fetten besteht, benötigt für Aufnahme und Stoffwechsel weniger Energie als eine proteinreiche Diät. Dieser Unterschied kann sich im Verlaufe von Jahren in einer bedeutenden Ansammlung überschüssigen Körperfettes niederschlagen. Weitere Beobachtungen weisen auch auf genetisch bedingte Prädisposition hin. Kinder übergewichtiger Eltern, die von «mageren» Familien adoptiert wurden, zeigten eine größere Tendenz zum Fettwerden als Adoptierte, deren natürliche Eltern normalgewichtig waren.[105] Einer der Gründe könnte bei einer familiären Fähigkeit zur besseren Energienutzung liegen, d.h. für eine bestimmte Tätigkeit mit einem geringeren Energieaufwand auszukommen.[105a]
Unter Berücksichtigung aller Variablen bleibt am Schluß die grausame Erkenntnis: *Adipositas heißt nichts anderes als zuviel Essen und zu wenig Bewegung.*
Wir kommen nun zur weiteren Frage, ob Adipositas mit gesteigerter Morbidität und Mortalität einhergeht. Einerseits wurde Fettleibigkeit bezeichnet mit «Fettge-

Tab. 8.4: Beziehung zwischen Körpergewicht und Lebenserwartung*

Übergewicht	Steigerung der Sterbewahrscheinlichkeit Männer	Frauen
10% Übergewicht	13%	9%
20% Übergewicht	25%	21%
30% Übergewicht	42%	30%

* Nach «Build and Blood Pressure Study»: Overweight: Its Significance and Prevention. 1959 Society of Actuaries, data from Metropolitan Life Insurance Company.

halt, der den für die Gesundheit notwendigen übersteigt».[106] Untersuchungen durch Lebensversicherungen lassen tatsächlich vermuten, daß Übergewicht mit erhöhter Mortalität verbunden ist (Tab. 8.4). Andererseits wurde darauf hingewiesen, daß eine Gewichtsreduktion bei der Behandlung der meisten Krankheiten nur selten von Nutzen ist.[107] Eine andere Studie kommt zum Schluß, daß Hinweise auf eine Lebensverkürzung bei Adipositas fehlen. Wie bei vielen Fällen liegt die Wahrheit wahrscheinlich irgendwo in der Mitte. Leichte Fettleibigkeit mag nicht schädlich sein. Ausgeprägte Adipositas gefährdet jedoch die Gesundheit und erhöht das Risiko, klinisch krank zu werden.

Bluthochdruck ist ohne Zweifel mit Adipositas korreliert.[109] In der Framingham Langzeitstudie zeigte sich, daß sich das Risiko zur Erkrankung an Hochdruck bei vorher normotensiven Probanden proportional zum Übergewicht verhielt. Bei der Gruppe mit 20% Übergewicht war das Risiko achtmal größer als bei der Gruppe mit 10% Untergewicht. Zudem führt eine Gewichtsreduktion bei Hochdruckpatienten zur Blutdrucksenkung.

Der *Typ II (nicht Insulin-abhängige) Diabetes* ist ebenfalls stark mit Fettsucht assoziiert. Bei mehr als 80% der Diabetespatienten liegt das Körpergewicht 20% und mehr über der Norm. Ein bestehender Diabetes wird oft erst mit zunehmender Fettspeicherung klinisch manifest und kehrt bei Gewichtsabnahme wieder in ein subklinisches Stadium zurück.

Adipositas ist mit Sicherheit ein prädisponierender Faktor für *Hyperlipoproteinämie und Atherosklerose.* Die Assoziation mit «low density»-Lipoproteinen (LDL), die den Hauptanteil des Cholesterins im Blut transportieren, ist viel schwächer als diejenige mit «very low density»-Lipoproteinen (VLDL), die für den Transport der Triglyzeride verantwortlich sind. Die Zunahme der Vorräte an Fettgewebe führen zur gesteigerten Synthese von VLDL in der Leber und zur vermehrten Mobilisation von Fettsäuren, die ihrerseits als Substrate für eine gesteigerte Triglyzeridsynthese dienen. LDL entstehen jedoch letztlich aus VLDL, und es besteht eine klare Korrelation zwischen LDL- sowie Cholesterinspiegeln im Blut und Atherogenese.

Cholelithiasis (Gallensteinleiden) ist bei Fettleibigen sechsmal häufiger als bei Normalgewichtigen. Der Mechanismus besteht hauptsächlich in einem Anstieg des allgemeinen Cholesteringehaltes, einem gesteigerten Cholesterinumsatz und einer verstärkten Cholesterinausscheidung in der Galle, die zu Übersättigung und Steinbildung führt.

Bei starkem Übergewicht kommt es zu Atemstörungen, die als *Hypoventilationssyndrom* bezeichnet werden. Es wird auch *Pickwick-Syndrom* genannt, nach dem Fettwanst in den «Pickwick Papers» von Dickens, der dauernd in Schlaf verfiel. Typisch ist eine zu Tages- und Nachtzeiten gesteigerte Somnolenz, häufig in Verbindung mit Phasen von Apnoe während des Schlafes, Polyzythämie und schließlich einer Rechtsherzinsuffizienz. Die Hintergründe des Hypoventilationssyndroms sind sehr komplex; die zusätzliche Behinderung der Brustwandbewegung durch das subkutane Fettgewebe trägt sicher dazu bei.[110]

Die Beziehungen zwischen Adipositas und *Herzkrankheit* sind erstaunlich vielfältig. Es steht außer Zweifel, daß Fettsüchtige für Atherosklerose und koronare Herzkrankheit prädisponiert sind und häufiger an einem Herzinfarkt sterben.[111] Dieses erhöhte Risiko ist vor allem die Folge von Hochdruck, Hyperlipoproteinämie und Diabetes. Ein kleines Restrisiko steht jedoch in direktem Zusammenhang mit der Adipositas. Eine mäßige Gewichtszunahme bedeutet für Männer in mittlerem Alter kaum eine Gefahr und mag sogar gemäß epidemiologischen Daten vor tödlicher Herzkrankheit zu schützen.[112, 113] Ausgeprägte Fettsucht bewirkt eine Zunahme der Herzgröße infolge linksventrikulärer Hypertrophie; eine Gewichtreduktion führt zur Abnahme des Herzgewichtes.[114] Das Herz wird zusätzlich entlastet durch die auf eine Gewichtsabnahme folgende Senkung des Blutdruckes. *Als unabhängige Variable erhöht die Adipositas auch das Risiko des plötzlichen Herztodes.*[114a] *Unter Berücksichtigung aller Variablen bleiben wenig Zweifel, daß ausgeprägte Fettleibigkeit an sich zu Herzkrankheit und frühzeitigem Tod prädisponiert.*

Gegensätzliche Ansichten über die Beziehungen zwischen *Schlaganfall* und Übergewicht füllen ganze Bücher. Eine Studie kam zum Schluß, daß sich unter einer Gruppe von Männern, die bereits im Alter von zwanzig Jahren übergewichtig waren und danach 15 kg oder mehr an Gewicht zunahmen, mehr als doppelt so viele Schlaganfälle ereigneten als in einer normalgewichtigen Kontrollpopulation.[115] Andere Autoren bestreiten jeden direkten Zusammenhang und glauben, daß das Resultat nicht mit der Adipositas an sich, sondern mit dem begleitenden Bluthochdruck in Beziehung gebracht werden müsse.

Ebensoviel Widerspruch ruft das Verhältnis zwischen Adipositas und *Neoplasie,* besonders Karzinomen des Endometrium und der Mamma, hervor. In diesem Fall wird das Problem dadurch kompliziert, daß auch die übermäßige Aufnahme bestimmter Nahrungsmittel

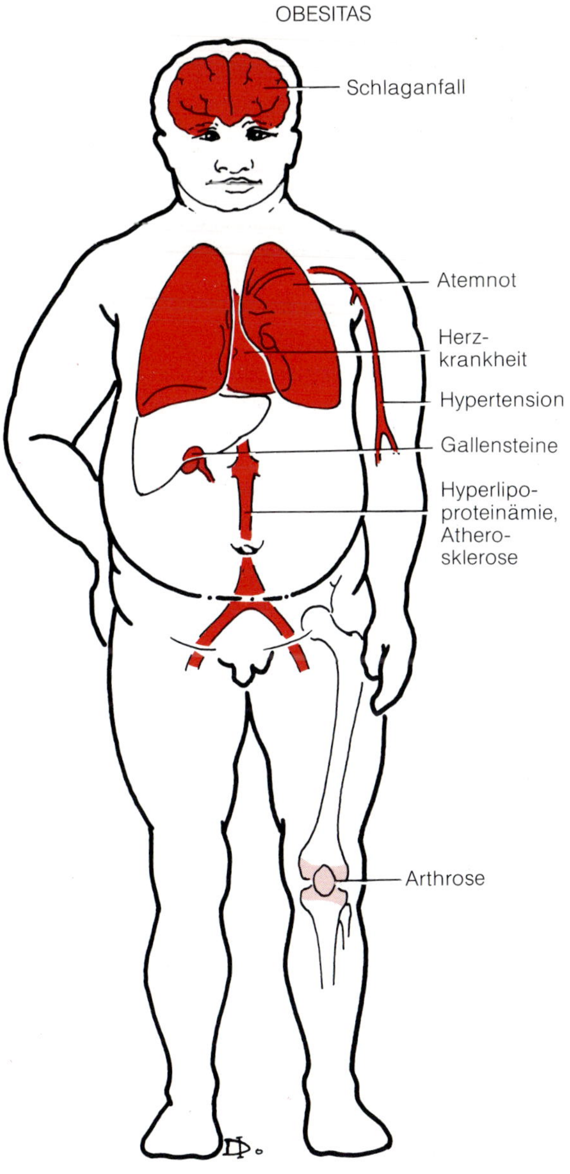

Abb. 8.21: Wichtigste unerwünschte Folgen der Obesitas.

(z.B. tierische Fette) eine Rolle spielen könnte. Im nachfolgenden Abschnitt über Ernährung und Neoplasie wird dieser Aspekt wieder aufgenommen.

Der Einfluß ausgeprägter Adipositas auf die Entstehung *degenerativer Gelenkkrankheiten (Arthrose)* ist hingegen wesentlich klarer. Die Arthrose ist eine typische Alterserkrankung und geht zum großen Teil auf kumulative Schädigung durch Überbeanspruchung zurück. Niemand wird bestreiten, daß mit zunehmender Fettansammlung im Körper auch die jahrzehntelange Belastung der Gelenke zunimmt. Wir stellen abschließend fest, daß die Fettsucht das Leben nicht nur verkürzt, sondern gleichzeitig auch dessen Qualität vermindert (Abb. 8.21).

Ernährung und Systemkrankheiten

Auch bei Normalgewichtigen trägt die Zusammensetzung der Nahrung maßgeblich zu Entstehung und Verlauf vieler Krankheiten bei. Die Zusammenhänge sollen anhand einiger Beispiele erläutert werden.

Eines der wichtigsten und recht kontroversen Probleme der heutigen Zeit betrifft die Rolle der Diät bei der Entstehung von Atheromatose und Arteriosklerose. Im Zentrum steht die Frage, ob durch diätetische Änderungen, speziell durch Reduktion der Aufnahme gesättigter tierischer Fette (z.B. Eigelb, Butter, Rindfleisch), eine Erniedrigung der Serumcholesterinspiegel erzielt werden kann und ob dadurch die Atherogenese, besonders der Koronarien, verhindert oder verzögert wird. Ohne auf Einzelheiten einzugehen, wird diese Frage im allgemeinen deutlich bejaht, und zwar aufgrund folgender Beobachtungen. Im Tierexperiment muß zur Auslösung der Atherosklerose dem Futter Cholesterin oder Fett zugesetzt werden; nach Absetzen der atherogenen Diät und Senkung der Cholesterinspiegel auf normale Werte verkleinern sich die atheromatösen Läsionen im Verlaufe einiger Monate.[116] Inzidenz der koronaren Herzkrankheit und Lipidspiegel im Blut sind in Bevölkerungen, deren Diät wenig gesättigte Fette und Cholesterin enthält, signifikant niedriger als in westlichen Ländern, wo man viel Fleisch konsumiert und wo die Nahrung große Mengen tierischer Fette aufweist. Diätetische Maßnahmen zur Verringerung der Aufnahme gesättigter Fettsäuren sowie lipidsenkende Medikamente vermindern das Auftreten des Myokardinfarktes.[117]

In den USA konsumiert ein Erwachsener im Durchschnitt pro Tag etwa 140 g Fett und 500 mg Cholesterin. Das Verhältnis von gesättigten zu mehrfach ungesättigten Fettsäuren im Fett beträgt ungefähr 3:1. Die Reduktion dieses Verhältnisses auf gleiche Anteile gesättigter und ungesättigter Fettsäuren senkt den Cholesteringehalt auf 200–300 mg und führt zur 10–15%igen Absenkung des Serumcholesterins in wenigen Wochen. Pflanzliche Öle wie Getreide- oder Sonnenblumenöl und Fischöle enthalten hochgradig ungesättigte Fettsäuren. Die Fettsäuren in Fischöl gehören zur «Omega-3»- oder «N-3»-Familie und weisen mehr Doppelbindungen auf als die «Omega-6»- oder «N-6»-Fettsäuren der Pflanzenöle. Der Ersatz eines Teils der gesättigten Fette in der Nahrung durch Fischöl während vier Wochen führte zu einer substantielleren Senkung der Serumlipidwerte, vor allem der Triglyzeride und VLDL, als bei Verwendung pflanzlicher Öle.[118] Eine niederländische Studie zeigte, daß Männer, deren Nahrung 30 g Fisch pro Tag enthielt, signifikant weniger häufig an koronarer Herzkrankheit starben als vergleichbare Kontrollpersonen.[119] Die Schlußfolgerung scheint unausweichlich: Tierische Fette mit ihrem hohen Cholesteringehalt sind keine «Herzensfreunde».

Ein anderes Beispiel für die Beeinflussung von Krankheiten durch die Ernährung ist die blutdrucksenkende Wirkung der verminderten Salzaufnahme. Ein ungenügender Gehalt der Nahrung an Fasern und andern unverdaulichen Bestandteilen führt zur Verminderung des Kotvolumens; man nimmt an, dies sei ein ätiologischer oder prädisponierender Faktor der Kolondivertikulose. Auf den Effekt eines übermäßigen Angebots von Energiespendern in der Nahrung und der Adipositas auf die Entstehung von Diabetes wurde bereits hingewiesen. Schon aus dieser kleinen Liste von Beispielen geht hervor, daß zwischen Ernährung und Krankheit viele Zusammenhänge bestehen.

Ernährung und Neoplasie

In Regierungs-, Wissenschafts- und Laienkreisen herrscht heute die große Sorge, daß das, was wir essen oder zu essen versäumen, zur Entstehung neoplastischer Krankheiten beitragen könnte.[120, 121] Kontrollierte epidemiologische Untersuchungen weisen auf die Ernährung als einen Hauptfaktor hin, auch bei Vorherrschen potentiell karzinogener Umwelteinflüsse. Diese Ansicht wird durch verschiedene andere Quellen unterstützt, aber alle Daten, die diesen Studien zugrunde liegen, können angezweifelt werden. Die Behauptung wird oft gehört, daß 80–90% der neoplastischen Krankheiten in Industrieländern auf Lebensstil (Ernährung eingeschlossen) und Umwelteinflüsse zurückgeführt werden könnten.[122] Das Magenkarzinom ist in Japan etwa fünfmal häufiger als in den USA, und für das Kolonkarzinom gilt das Gegenteil. Bei Folgegenerationen in die USA eingewanderter japanischer Familien verschiebt sich die Inzidenzrate dieser beiden Karzinomformen immer mehr zu derjenigen ihrer neuen Heimat; diese Verschiebung wird mit der Umstellung der Ernährung in Zusammenhang gebracht (Abb. 6.22).[123]
Noch überzeugender sind tierexperimentelle Beobachtungen. Die Verminderung des täglichen Nahrungsangebotes senkt die Inzidenz spontan entstehender Neoplasmen bei verschiedenen Tierspezies; die gleiche Maßnahme führt zur Reduktion von Inzidenz und Progression experimentell induzierter Neoplasmen.[124]
Besorgnis erwecken vor allem drei Aspekte der Ernährung, nämlich die Möglichkeit, daß 1) die Nahrung exogene Karzinogene enthält, daß 2) Karzinogene durch endogene Synthese aus Nahrungsbestandteilen entstehen oder daß 3) Schutzfaktoren in der Nahrung fehlen könnten.[125, 126]
In *Kapitel 6* wurde bereits darauf hingewiesen, daß die Nahrung *exogene Karzinogene* enthalten kann, wie z.B. Aflatoxine. Die Häufigkeit des Hepatoms in Afrika steht wahrscheinlich zum Teil in Zusammenhang mit der Kontamination von Getreide und Nüssen mit Aflatoxin B, die auf einen Befall mit *Aspergillus flavus* zurückgeht. Beim Braten und Räuchern von Fleisch und Fisch können aromatische zyklische Kohlehydrate entstehen. Auch die Kontroverse um die Gefährlichkeit der künstlichen Süßstoffe Saccharin und Zyklamat und die Suche nach einem natürlichen, sichereren Ersatz sind in diesem Zusammenhang zu sehen. Verschiedene Untersuchungen deckten jedoch bei Saccharin- und Zyklamatkonsumenten keine signifikante Zunahme der Häufigkeit von Harnblasenkarzinom auf.[127–130] Daraus folgt, daß diese Süßstoffe wahrscheinlich keine direkte karzinogene Wirkung aufweisen; es konnte aber nicht ausgeschlossen werden, daß sie die Wirkung anderer Karzinogene verstärken.
Die Sorge über die *endogene Synthese von Karzinogenen oder Promotorsubstanzen* aus Nahrungsbestandteilen bezieht sich vor allem auf Magen-, Mamma- und Endometriumkarzinome. Beim Magenkarzinom sind Nitrosamine und Nitrosamide im Brennpunkt des Interesses. Diese Substanzen können im Körper aus Nitriten und Aminen oder Amiden gebildet werden, die von verdauten Proteinen stammen.[131] Natriumnitrit-Zusätze dienen als Geschmacks- und Farbschutz von Nahrungsmitteln, beispielsweise bei Fleischprodukten, die zu wenig erhitzt werden, um allfällig vorhandene Botulinussporen abzutöten. Natriumnitrit findet sich gewöhnlich auch in einigen Gemüsen. Im Boden und Wasser vorhandene Nitrate werden von Darmbakterien zu Nitriten reduziert. Das Potential zur endogenen Synthese karzinogener Substanzen aus Bestandteilen der Nahrung ist demnach vorhanden; diese endogen gebildeten Karzinogene sind im Magen in höchster Konzentration vorhanden, und ihre Wirkung würde sich in erster Linie an diesem Organ manifestieren.
Verschiedene epidemiologischen Untersuchungen bringen die an tierischem Fleisch und Fett reiche Ernährung sowie Adipositas in Verbindung mit dem Auftreten von Mammakarzinomen bei Frauen nach der Menopause.[132, 133] Es mangelt nicht an Erklärungen für diese Zusammenhänge. Diätetische Lipide könnten als Vehikel für fettlösliche Karzinogene, Kokarzinogene oder Promotorsubstanzen dienen. Als Folge des Übergewichts könnte sich der Östrogenstoffwechsel so verändert haben, daß mehr potentiell gefährliches Östrogen (Östradiol) und weniger «antiöstrogenes» 2-Hydroxyöstron synthetisiert wird. Gleichzeitig würde die verstärkte Umwandlung von Androstendion (in der Nebennierenrinde gebildet) zu Östron in den Fettdepots der Mamma und der Peripherie zum Anstieg der lokalen Gewebespiegel führen. Diese hypothetischen Überlegungen werden durch tierexperimentelle Untersuchungen gestützt, nach denen eine gesteigerte Fettzufuhr mit der Nahrung die Inzidenz Karzinogen-induzierter Mammakarzinome erhöht.[134]
So einleuchtend diese Beobachtungen sein mögen, lehnen dennoch viele epidemiologischen Studien einen Zusammenhang zwischen Mammakarzinom und der Ernährung mit tierischen Fetten oder mit Adipositas rundweg ab.[135, 136] Wir müssen daraus den Schluß zie-

hen, daß gegenwärtig die Hinweise auf einen Zusammenhang zwischen Mammakarzinom und Ernährung wenig solide sind.
Eine Nahrung mit geringem Fasergehalt und einem hohen Anteil tierischer Fette wird mit der Entstehung des Kolonkarzinoms in Verbindung gebracht.[137] Der überzeugendste Versuch, diese Zusammenhänge zu erklären, besteht in Folgendem: Eine an tierischen Fetten reiche Diät bewirkt zunächst eine Erhöhung des Gallensäurespiegels im Darm, die das Wachstum von mikroaerophilen Bacteroides fördert. Die Gallensäuren selbst oder durch Bacteroides produzierte Gallensäuremetabolite würden dann als Karzinogene oder Promotoren wirken.[138] Durch den niedrigen Fasergehalt der Nahrung würden zudem die Kotmasse vermindert und die Transitzeit herabgesetzt, wodurch die Schleimhaut den schädlichen Substanzen während längerer Zeit ausgesetzt wäre. Andererseits könnten bestimmte Fasertypen Karzinogene binden und dadurch die Mukosa schützen. Mit der Reduktion der Stuhlmasse käme es auch zur relativen Konzentration der Schadstoffe. Alle Versuche, diese theoretischen Überlegungen bei Patienten oder im Tierversuch zu belegen, führten unglücklicherweise nur zu widersprüchlichen Resultaten.[139, 140]
Die ganze Geschichte wird noch viel verzwickter, wenn noch weitere Überlegungen einbezogen werden wie z.B. die mögliche protektive Rolle der Vitamine A, C und E, der Beitrag von Selenmangel zur Prädisposition für die Entstehung von Neoplasien, und die wachsende Angst (die manchmal an Hysterie grenzt) vor der Verwendung von Nahrungsmittelzusätzen sowie landwirtschaftlicher Pestizide und Fungizide. Es gibt gute Gründe, die Rolle der Ernährung bei der Entstehung bestimmter Formen der Neoplasie vorsichtig einzuschätzen. Eindeutige Beweise oder auch nur überzeugende Hinweise dafür stehen jedoch immer noch aus.

Literaturhinweise

1 Reutlinger, S., and Alderman, H.: The prevalence of calorie deficient diets in developing countries. World Dev. *8*: 239, 1980.
2 Ashworth, A.: International differences in child mortality and the impact of malnutrition. Hum. Nutr. Clin. Nutr. *36*: 279, 1982.
3 Massachusetts Department of Public Health: 1983 Massachusetts Nutrition Survey. Boston, 1983.
4 Rudman, D., and Williams, P.J.: Nutrient deficiencies during total parenteral nutrition. Nutr. Rev. *43*: 1, 1985.
5 Hoyumpa, A.M.: Mechanisms of vitamin deficiencies in alcoholism. Alcoholism. Clin. Exp. Res. *10*: 573, 1986.
6 Cerda, J.J., and Artnak, E.J.: Nutritional aspects of malabsorption syndromes. Compr. Ther. *9*: 35, 1983.
7 Pereira, G.R., and Zucker, A.H.: Nutritional deficiencies in the neonate. Clin. Perinatol. *13*: 175, 1986.
8 Montgomery, R.D., et al.: Causes of malabsorption in the elderly. Age Ageing *15*: 235, 1986.
9 Helman, A.D., and Darnton-Hill, I.: Vitamin and iron status in *new* vegetarians. Am. J. Clin. Nutr. *45*: 785, 1987.
10 Roe, D.A.: Drugs and nutrient absorption. *In* Winick, M. (ed.): Nutrition and Drugs. New York, John Wiley & Sons, 1983, p. 129.
11 Waterlow, J.C.: Kwashiorkor revisited. The pathogenesis of oedema in kwashiorkor and its significance. Trans. R. Soc. Trop. Med. Hyg. *78*: 436, 1984.
12 Maletnlema, T.N.: The problem of food and nutrition in Africa. World Rev. Nutr. Diet. *47*: 30, 1986.
13 Listernick, R., et al.: Severe primary malnutrition in United States children. Am. J. Dis. Child. *139*: 1157, 1985.
14 Keusch, G.T.: Host defense mechanisms in protein-energy malnutrition. Adv. Exp. Med. Biol. *135*: 183, 1981.
15 Rosenthal, M.J., and Goodwin, J.S.: Cognitive effects of nutritional deficiency. *In* Draper, H.H. (ed.): Advances in Nutritional Research. Vol. 7. New York, Plenum Press, 1985, p. 71.
16 El-Tatawy, S., et al.: Cerebral atrophy in infants with protein-energy malnutrition. A.J.N.R. *4*: 434, 1983.
17 Goodman, DeW.S.: Vitamin A and retinoids in health and disease. N. Engl. J. Med. *310*: 1023, 1984.
18 Schoeff, L.: Vitamin A. Am. J. Med. Tech. *49*: 447, 1983.
19 Olson, J.A.: Vitamin A. *In* Olson, R.E., Broquist, H.P., Chichester, C.O., Darby, W.J., Kolbye, A.C., Jr., and Stalvey, R.M. (eds.): Present Knowledge in Nutrition. 5th Ed. Washington, D.C., The Nutrition Foundation, 1984, p. 176.
20 Editorial: Vitamin A and retinol-binding protein in fetal growth and development of the rat. Nutr. Rev. *35*: 305, 1977.
21 Wolf, G., et al.: Recent evidence for the participation of vitamin A in glycoprotein synthesis. Fed. Proc. *38*: 2540, 1979.
22 Bowmaker, J.K., and Dartnall, H.J.A.: Visual pigments of rods and cones in a human retina. J. Physiol. *298*: 501, 1980.
23 Wald, G.: Molecular basis of visual excitation. Science *162*: 230, 1968.
24 Editorial: Vitamin A deficiency – a global disease. Nutr. Rev. *43*: 240, 1985.
25 Sommer, A., et al.: Increased mortality in children with mild vitamin A deficiency. Lancet 2: 585, 1983.
26 Editorial: Vitamin A for measles. Lancet *1*: 1067, 1987.
27 Bertram, J.S., et al.: Rationale and strategies for chemoprevention of cancer in humans. Cancer Res. *47*: 3012, 1987.
28 Hennekens, C.H., et al.: Vitamin A, carotenoids, and retinoids. Cancer *58*: 1837, 1986.
29 Lippman, S.M., et al.: Retinoids as preventive and therapeutic anti-cancer agents. Cancer Treat. Rep. *71*: 391, 1987.
30 Editorial: Vitamin D: New perspectives. Lancet *1*: 1122, 1987.

31 DeLuca, H.F.: Vitamin D-dependent calcium transport. *In* Graves, J.S. (ed.): Regulation and Development of Membrane Transport Processes. New York, John Wiley & Sons, 1985, p. 159.
32 Holtrop, M.F., et al.: 1,25-dihydroxycholecalciferol stimulates osteoclasts in rat bones in the absence of parathyroid hormone. Endocrinology *108*: 2293, 1981.
33 DeLuca, H.F.: The metabolism and functions of vitamin D. Adv. Exp. Med. Biol. *196*: 361, 1986.
34 Raisz, L.G., and Kream, B.E.: The regulation of bone formation. N. Engl. J. Med. *309*: 29, 83, 1983.
35 Audran, M., and Kumar, R.: The physiology and pathophysiology of vitamin D. Mayo Clin. Proc. *60*: 851, 1985.
36 Belton, N.R.: Rickets – not only the «English desease». Acta Paediatr. Scand. (Suppl.) 323: 68, 1986.
37 Bouillon, R.A., et al.: Vitamin D status in the elderly: Seasonal substrate deficiency causes 1,25-dihydroxycholecalciferol deficiency. Am. J. Clin. Nutr. *45*: 755, 1987.
38 Frost, H.M.: Tetracycline-based histological analysis of bone remodeling. Calcif. Tissue Res. *3*: 211, 1969.
39 Bordier, P., et al.: Vitamin D metabolites and bone mineralization in man. J. Clin. Endocrinol. Meta. *46*: 284, 1978.
40 Avioli, L.V.: Postmenopausal osteoporosis: Prevention versus cure. Fed. Proc. *40*: 2418, 1981.
41 Mason, K.E.: The first two decades of vitamin E. Fed. Proc. *36*: 1906, 1977.
42 Muller, D.P.R.: Vitamin E – its role in neurological function. Postgrad. Med. J. *62*: 107, 1986.
43 Harding, A.E.: Vitamin E and the nervous system. C.R.C. Crit. Rev. Neurobiol. *3*: 89, 1987.
44 Bieri, J.G., et al.: Medical uses of vitamin E. N. Engl. J. Med. *308*: 1063, 1983.
45 Cavanaugh, J.B.: The problems of neurons with long axons. Lancet *1*: 1284, 1984.
46 Muller, D.P.R., et al.: Long-term management of abetalipoproteinaemia: Possible role for vitamin E. Arch. Dis. Child. *52*: 209, 1977.
47 Chow, C.K.: Vitamin E and blood. World Rev. Nutr. Diet. *45*: 133, 1985.
48 Zipursky, A.: Vitamin A deficiency anemia in newborn infants. Clin. Perinatol. *11*: 393, 1984.
49 Suttie, J.W.: Recent advances in hepatic vitamin K metabolism and function. Hepatology *7*: 367, 1987.
50 Rappaport, E.S., et al.: Protein C deficiency. South. Med. J. *80*: 240, 1987.
51 Friedman, P.A., and Prysiecki, C.T.: Vitamin K-dependent carboxylation. Int. J. Biochem. *19*: 1, 1987.
52 Frick, P.G., et al.: Dose response and minimal daily requirement for vitamin K in man. J. Appl. Physiol. 23: 387, 1967.
53 Shapiro, A.D., et al.: Vitamin K deficiency in the newborn infant: Prevalence and perinatal risk factors. J. Pediatr. *109*: 675, 1986.
54 Tripp, J.H., and McNinch, A.E.: Haemorrhagic disease and vitamin K. Arch. Dis. Child. *62*: 436, 1987.
55 Creedon, K.A., and Suttie, J.W.: Effect of N-methyl-thiotetrazol on vitamin K epoxide reductase. Thromb. Res. *44*: 147, 1986.
56 Soulier, J.P., et al.: A new method to assay des-gamma-carboxyprothrombin. Results obtained in 75 cases of hepatocellular carcinoma. Gastroenterology *91*: 1258, 1986.
57 Motohara, K., et al.: A carboxyprothrombin (PIVKA-II) as a marker of hepatoblastoma in infants. J. Pediatr. Gastroenterol. Nutr. *6*: 42, 1987.
58 Mock, C.M., et al.: Biotin deficiency: An unusual complication of parenteral alimentation. N. Engl. J. Med. *304*: 820, 1981.
59 Anderson, S.H., et al.: Adult thiamine requirements and the continuing need to fortify processed cereals. Lancet *2*: 85, 1986.
60 Tanphaichitr, V., and Wood, B.: Thiamin. *In* Olson, R.E., Broquisdt, H.P., Chichester, C.O., Darby, W.J., Kolbye, A.C., Jr., and Stalvey, R.M. (eds.): Present Knowledge in Nutrition. 5th Ed. Washington, D.C., The Nutrition Foundation, 1984, p. 273.
61 Mukherjee, A.B., et al.: Transketolase abnormality in cultured fibroblasts from familial chronic alcoholic men and their male offspring. J. Natl. Cancer Inst. *79*: 1039, 1987.
62 Pang, J.A.: Shoshin beriberi: An underdiagnosed condition. Intensive Care Med. *12*: 380, 1986.
63 Wood, B., et al.: Wernicke's encephalopathy in a metropolitan hospital. Med. J. Aust. *144*: 12, 1986.
64 Harper, C.G., et al.: Clinical signs in the Wernicke-Korsakoff complex: A retrospective analysis of 131 cases diagnosed at necropsy. J. Neurol. Neurosurg. Psychiatry *49*: 341, 1986.
65 Chang, M.Y., et al.: Further studies on the riboflavin-binding immunoglobulin IgG. Equilibrium and kinetic aspects of the interaction. Biochemistry *20*: 2922, 1981.
66 Rivlin, R.S.: Riboflavin. *In* Olson, R.E., Broquist, H.P., Chichester, C.O., Darby, W.J., Kolbye, A.C., Jr., and Stalvey, R.M. (eds.): Present Knowledge in Nutrition. 5th Ed. Washington, D.C., The Nutrition Foundation, 1984, p. 285.
67 Perry, G.M., et al.: The effect of riboflavin on red-cell vitamin B_6 metabolism and globin synthesis. Biomedicine *33*: 36, 1980.
68 The Coronary Drug Project Research Group: Clofibrate and niacin in coronary heart disease. J.A.M.A. *231*: 360, 1975.
69 Minns, R.: Vitamin B_6 deficiency and dependency. Dev. Med. Child. Neurol. *22*: 795, 1980.
70 Molony, C.J., and Parmalee, A.H.: Convulsions in young infants as a result of pyridoxine deficiency. J.A.M.A. *154*: 405, 1954.
71 Serfontern, W.J., et al.: Vitamin B_6 revisited. Evidence of subclinical deficiencies in various segments of the population and possible consequences therof. S. Afr. Med. J. *66*: 437, 1984.
72 Mudd, S.H.: Pyridoxine-responsive genetic disease. Fed. Proc. *30*: 970, 1971.
73 National Research Council, Food and Nutrition Board: Recommended Daily Allowances. 9th Ed. Washington, D.C., National Academy of Sciences, 1980.
74 Kapadia, C.R., and Donaldson, R.M., Jr.: Disorders of cobalamin (vitamin B_{12}) absorption and transport. Annu. Rev. Med. *36*: 93, 1985.
75 Seetharam, B., and Alpers, D.H.: Absorption and transport of cobalamin (vitamin B_{12}) Annu. Rev. Nutr. *2*: 343, 1982.
76 Kapadia, C.R., et al.: Intrinsic factor-mediated absorption of cobalamin by guinea pig ileal cells. J. Clin. Invest. *71*: 440, 1983.
77 Allen, R.H.: Human vitamin B_{12} transport proteins. Prog. Hematol. *9*: 57, 1975.
78 Hornig, D.: Metabolism of ascorbic acid. World Rev. Nutr. Diet. *23*: 225, 1975.
79 Levine, M.: New concepts in the biology and biochemistry of ascorbic acid. N. Engl. J. Med. *314*: 892, 1986.
80 Chojkier, M., et al.: Specifically decreased collagen biosynthesis in scurvy dissociated from an effect on proline hydroxylation and correlated with body weight loss: *In vitro* studies in guinea pig calvarial bones. J. Clin. Invest. *72*: 826, 1984.
81 Sauberlich, H.E.: Ascorbic acid. *In* Olson, R.E., Broquist, H.P., Chichester, C.O., Darby, W.J., Kolbye, A.C., Jr., and Stalvey, R.M. (eds.): Present knowledge in Nutrition. 5th Ed. Washington, D.C., The Nutrition Foundation, 1984, p. 260.
82 Pauling, L.: Vitamin C and the Common Cold. San Francisco, W.H. Freeman & Co., 1971.

83 Pauling, L.: Are recommended daily allowances for vitamin C adequate? Proc. Natl. Acad. Sci. U.S.A. *71*: 4442, 1974.
84 Cameron, E., Pauling, L., and Leibowitz, B.: Ascorbic acid and cancer: A review. Cancer Res. *39*: 663, 1979.
85 Creagan, E.T., et al.: Failure of high dose vitamin C (ascorbic acid) therapy to benefit patients with advanced cancer: A controlled trial. N. Engl. J. Med. *1*: 687, 1979.
86 Reeves, J.D., et al.: Iron deficiency in health and disease. Adv. Pediatr. *30*: 281, 1983.
87 Heubers, H.A., et al.: The significance of transferrin for intestinal absorption. Blood *61*: 283, 1983.
88 Powell, L.W., and Halliday, J.W.: Iron absorption and iron overload. Clin. Gastroenterol. *10*: 707, 1981.
89 Lane, M., and Johnson, C.L.: Prevalence of iron deficiency. *In* Oski, F.A., and Pearson, H.A. (eds.): Iron Nutrition Revisited – Infacy, Childhood, Adolescence: Report of the 82nd Ross Conference of Pediatric Research. Columbus, Ohio, Ross Laboratories, 1981, p. 31.
90 Picciano, M.F., and Deering, R.H.: The influence of feeding regimens on iron status during infancy. Am. J. Clin. Nutr. *33*: 746, 1980.
91 A Report on the International Nutritional Anemia Consultative Group (INACG): Iron Deficiency in Women. Washington, D.C., The Nutrition Foundation, 1981, p. 68.
92 Sturgeon, P.: Studies of iron requirements in infants and children. II. The influence on normal infants of oral iron in therapeutic doses. Pediatrics *17*: 341, 1956.
93 Vartiainen, E., et al.: Iron prophylaxis in menstruating teenage girls. Acta Obstet. Gynaecol. Scand. *46* (Suppl. 3): 49, 1967.
94 Scrimshaw, N.S.: Iron deficiency and its functional consequences. Compr. Ther. *11*: 40, 1985.
95 Nielsen, F.H.: Ultratrace elements in nutrition. Annu. Rev. Nutr. *4*: 23, 1984.
96 Halsted, J.A., et al.: A conspectus of research on zinc requirements of man. J. Nutr. *104*: 345, 1974.
97 Hambidge, K.M., et al.: Zinc and acrodermatitis enteropathica. *In* Hambidge, K.M., and Nichols, B.L. (eds.): Zinc and Copper in Clinical Medicine. New York, Spectrum, 1978, p. 81.
98 McClain, C.J., et al.: Functional consequences of zinc deficiency. Prog. Food Nutr. Sci. *9*: 185, 1985.
99 Graham, G.C.E., and Cordano, A.: Copper deficiency in human subjects. *In* Prasad, A.S. (ed.): Trace Elements in Human Health and Diseases. Vol. 1. New York, Academic Press, 1976, p. 363.
100 Klevay, L.M.: Changing patterns of disease: Some nutritional remarks. J. Am. Coll. Nutr. *3*: 149, 1984.
101 Danks, D.M., et al.: Menkes' kinky hair disease. Further definition of the defect in copper transport. Science *179*: 1140, 1973.
102 Bruce, A.: Swedish views on selenium. Ann. Clin. Res. *18*: 8, 1986.
103 Johnson, R.A., et al.: An occidental case of cardiomyopathy and selenium deficiency. N. Engl. J. Med. *304*: 1210, 1981.
104 Clement, I.P.: Selenium inhibition of chemical carcinogeneses. Fed. Proc. *44*: 2572, 1985.
105 Stunkard, A.J., et al.: An adoption study of human obesity. N. Engl. J. Med. *314*: 193, 1986.
105a Ravussin, E., et al.: Reduced rate of energy expenditure as a risk factor for body weight gain. N. Engl. J. Med. *318*: 467, 1988.
106 Albrink, M.J.: Overnutrition and the fat cell. *In* Bondy, P.K., and Rosenberg, L.E. (eds.): Duncan's Diseases of Metabolism, 7th ed. Philadelphia, W.B. Saunders Co., 1974, p. 426.
107 Mann, G.V.: The influence of obesity on health. N. Engl. J. Med. *291*: 178, 1974.
108 Andres, R.: Effect of obesity on total mortality. Int. J. Obes. *4*: 381, 1980.
109 Dustan. H.P.: Obesity and hypertension. Compr. Ther. *6*: 29, 1980.
110 Luce, J.M.: Respiratory complications of obesity. Chest *78*: 626, 1980.
111 Sorlie, P., et al.: Body build and mortality. The Framingham Study. J.A.M.A. *243*: 1828, 1980.
112 Keys, A.: Overweight, obesity, coronary heart disease and mortality. Nutr. Rev. *38*: 297, 1980.
113 Editorial: Cardiopathy of obesity – a not so Victorian disease. N. Engl. J. Med. *314*: 378, 1986.
114 MacMahon, S.W., et al.: The effect of weight reduction on left ventricular mass. A randomized control trial in young overweight hypertensive patients. N. Engl. J. Med. *314*: 334, 1986.
114a Editorial: Sudden cardiac death in obesity and hypertension. Lancet *1*: 628, 1988.
115 Heyden, S., et al.: Weight and weight history in relationship to cerebrovascular and ischemic heart disease. Arch. Intern. Med. *128*: 956, 1971.
116 Wissler, R.W.: Principles of the pathogenesis of atherosclerosis. *In* Braunwald, E. (ed.): Heart Disease: A Textbook of Cardiovascular Medicine, 2nd ed. Philadelphia, W.B. Saunders Co., 1984, p. 1183.
117 Frick, M.H., et al.: Helsinki Heart Study: Primary prevention trial with gemfibrozil in middle-aged men with dyslipidemia: Safety of treatment, changes in risk factors, and incidence of C.H.D.N. Engl. J. Med. *317*: 1237, 1987.
118 Phillipson, B.E., et al.: Reduction of plasma lipids, lipoproteins, and apoproteins by dietary fish oils in patients with hypertriglyceredemia. N. Engl. J. Med. *3121*: 1210, 1985.
119 Kromhout, D.: The inverse relation between fish consumption and twenty-year mortality from coronary heart disease. N. Engl. J. Med. *312*: 1205, 1985.
120 Editorial: Obesity: The cancer connection. Lancet *1*: 1223, 1982.
121 Gori, G.B.: Dietary and nutritional implications in the multifactorial etiology of certain prevalent human cancers. Cancer *43*: 2151, 1979.
122 Doll, R., and Peto, R.: The causes of cancer: Quantitative estimates of avoidable risks of cancer in the U.S. today. J. Natl. Cancer Inst. *66*: 1191, 1981.
123 Haenszel, W., and Kurihara, M.: Studies of Japanese migrants. I. Mortality from Cancer and other diseases among Japanese in the United States. J. Natl. Cancer Inst. *40*: 43, 1968.
124 Clayson, D.B.: Nutrition and experimental carcinogenesis. A review. Cancer Res. *35*: 3292, 1975.
125 Miller, A.B.: Nutrition and cancer. Prev. Med. *9*: 189, 1980.
126 Habs, M., and Schmahl, D.: Diet and cancer. J. Cancer Res. Clin. Oncol. *96*: 1, 1980.
127 Hoover, R.N., and Strasser, P.H.: Artificial sweeteners and human bladder cancer. Preliminary results. Lancet *1*: 837, 1980.
128 Morrison, A.S., and Buring, J.E.: Artificial sweeteners and cancer of the lower urinary tract. N. Engl. J. Med. *302*: 537, 1980.
129 Editorial: Saccharin and bladder cancer. Lancet *1*: 855, 1980.
130 Cohen, S.M., et al.: Promoting effect of saccharin and DL tryptophan in urinary bladder carcinogenesis. Cancer Res. *39*: 1207, 1979.
131 Tannenbaum, S.R.: Ins and outs of nitrites. Science *20*: 7, 1980.
132 Vorherr, H.: Breast cancer in relation to overnutrition. Klin. Wochenschr. *58*: 167, 1980.

133 Armstrong, B., and Doll, R.: Environmental factors and cancer incidence and mortality in different countries with special reference to dietary practices. Int. J. Cancer *16*: 617, 1975.
134 Carrol, K.K., et al.: Dietary fat and mammary cancer. Can. Med. Assoc. J. *98*: 590, 1968.
135 Enig, M.G., et al.: Dietary fat and cancer trends – a critique. Fed. Proc. *37*: 2215, 1978.
136 Gaskill, S.P., et al.: Breast cancer mortality and diet in the United States. Cancer Res. *39*: 3628, 1979.
137 Reddy, B.S.: Dietary fiber and colon cancer: Epidemiologic and experimental evidence. Can. Med. Assoc. J. *123*: 850, 1980.
138 Weisburger, J.H., et al.: Nutrition and cancer – on the mechanisms bearing on causes of cancer of the colon, breast, prostate and stomach. Bull. N.Y. Acad. Med. *56*: 673, 1980.
139 Graham, S.: Diet and cancer. Am. J. Epidemiol. *112*. 247, 1980.
140 Burkitt, D.P.: Colonic-rectal cancer. Fiber and other dietary factors. Am. J. Clin. Nutr. *31*: S58, 1978.

9 Umweltpathologie

Krankheit und Vermögen haben viele Gemeinsamkeiten: Man hat beide bereits bei der Geburt (oder mindestens die Veranlagung dazu) oder man erwirbt sie sich während des Lebens. Da die Zahl der kongenitalen und genetischen Störungen beschränkt ist, gehört der Großteil zu den erworbenen, aus äußeren Ursachen entstandenen Krankheiten. Diese breite Definition äußerer Krankheitsursachen deckt beinahe das ganze Spektrum der in Lehrbüchern der Pathologie abgehandelten krankhaften Zustände ab. Im vorliegenden Kapitel beschränken wir uns jedoch vor allem auf Krankheiten, die mit Risiken zusammenhängen, mit denen sich der Mensch selbst gefährdet. Diese Umweltkrankheiten sind deshalb von besonderer Bedeutung, weil die meisten davon durch einfache öffentliche oder persönliche Maßnahmen verhindert werden könnten.

Natürlich ist es unmöglich, alle Krankheitszustände sogar innerhalb unserer beschränken Definition der «Umweltpathologie» zu berücksichtigen. Eine wichtige Untergruppe hängt mit der Ernährung zusammen und wurde in *Kapitel 8* erwähnt. Die Folgen einer ungenügenden Wasserversorgung oder der Bodenerosion sind enorm, sprengen aber den Rahmen dieser Zusammenfassung. Wir werden uns mit den hauptsächlichen Störungen befassen, die auftreten als Folge von 1) Luftverschmutzung einschließlich des Rauchens, 2) Chemikalien und Medikamenten und 3) physikalischen Einwirkungen wie Blitzschlag, extreme Kälte oder Hitze, drastische Änderungen des Luftdruckes und vor allem ionisierende Strahlung.

Luftverschmutzung

Eines der fragwürdigsten Nebenprodukte der menschlichen Existenz ist die Luftverschmutzung. Die von der Menschheit geschaffene Atmosphäre gleicht einer «Suppe», die mit allen möglichen unerwünschten Gasen, Dämpfen, flüchtigen Metallen und Partikeln gewürzt ist. Die Zahl der Substanzen ist so groß und ihr gleichzeitiges Vorkommen in verschiedenen Kombinationen so mannigfaltig, daß die Wirkungen einer individuellen Schmutzkomponente nicht mehr geschätzt werden können.[1,2] Die Luftverschmutzung ist natürlich in Industrieländern am schlimmsten, besonders in den Agglomerationszentren der Großstädte; sie ist jedoch ein weltweites Problem, sogar in so unwahrscheinlich scheinenden Gegenden wie im Himalaya!

Was für Auswirkungen hat die Luftverschmutzung auf die menschliche Gesundheit? Man kennt qualitativ unterschiedliche Gründe dafür, daß die Luftverschmutzung im allgemeinen und Rauchen im besonderen zu Verursachung und Verschlimmerung vieler Lungenkrankheiten beitragen. Für einen Zusammenhang zwischen Luftverschmutzung und Bronchitis, Bronchiolitis und Emphysem (kollektiv als chronische obstruktive Lungenkrankheiten bezeichnet) gibt es substantielle Hinweise. Irritierende Substanzen und Toxine in der Atemluft verursachen oder verschlimmern Entzündungen des Larynx, virale Atemweginfekte und Asthma. Spezielle Staubpartikel lösen Pneumokoniosen aus. *Die gesundheitsschädigenden Folgen dieser Einwirkungen werden jedoch durch diejenigen des Tabakrauchens in den Schatten gestellt.*

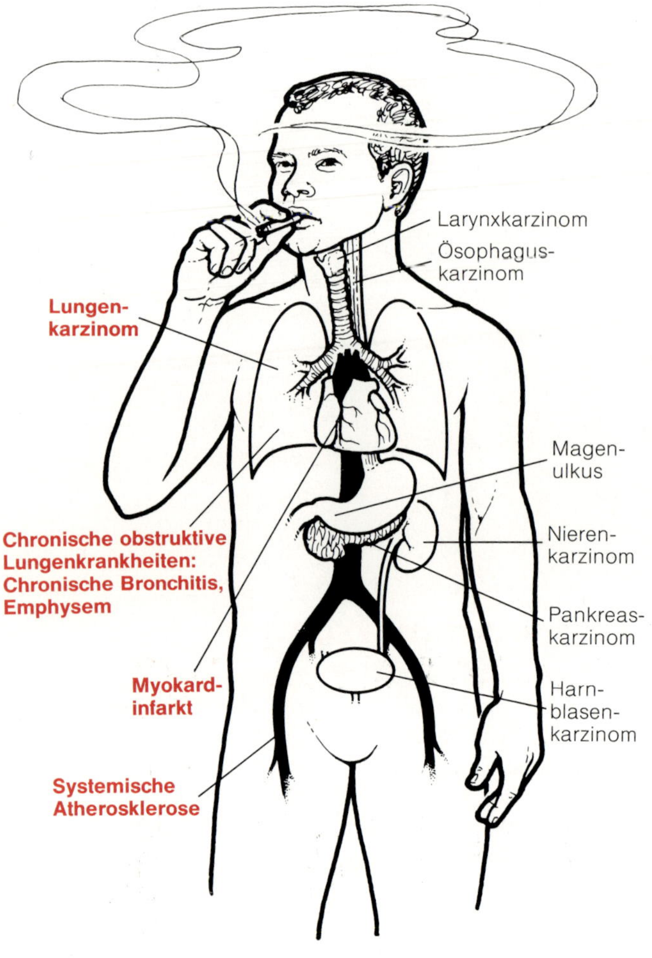

Abb. 9.1: Unerwünschte Wirkungen des Rauchens, häufigere (links) und weniger häufige (rechts).

Tabakrauchen

Man ist sich im allgemeinen darüber einig, daß Rauchen eine unangenehme, schlechte Gewohnheit ist. Rauchen ist teuer, suchtgefährlich, brennt Löcher in Kleider und menschliche Gewebe, verschlimmert oder verursacht viele Krankheiten und ist sogar tödlich. In den USA fiel der Raucheranteil in der Bevölkerung seit 1958 von 45% auf etwa 30%. Das Problem mit zwischen 40 und 50 Millionen Rauchern in den USA bleibt jedoch riesengroß.[4]

Es ist wichtig, gleich zu Beginn zu betonen, daß *das Zigarettenrauchen ohne Zweifel die gefährlichste Art des Tabakkonsums darstellt.* Pfeifen- und Zigarrenrauchen sind zwar weniger gefährlich, aber keineswegs unbedenklich, und der rauchlose Tabakkonsum (Kauen, Tabak-«pouches», Schnupfen) ist auf anderem Wege schädlich. Die meisten Daten, die auf die Gefahren des Tabakgenusses hinweisen, entstammen epidemiologischen Untersuchungen. Dissidenten und die Tabakindustrie scheuen keine Mühe, immer wieder darauf hinzuweisen, daß Kausalität nicht mit statistischen Zusammenhängen bewiesen werden kann. Die meisten unabhängigen Beobachter sind jedoch von den vorhandenen Argumenten hinreichend überzeugt. Diese Hinweise sollen in der Folge zusammengefaßt werden, geordnet nach Überlegungen über 1) Beitrag des Zigarettenrauchens zur Krankheitsentstehung; 2) Nutzen des Verzichts auf Rauchen; 3) Gefahren des Passivrauchens; und 4) Folgen des rauchlosen Tabakgenusses.

Das Problem der *krankmachenden Wirkung des Zigarettenrauchens* wurde in einem Bericht des U.S. Department of Health and Human Services sehr gut zusammengefaßt: «In unserer heutigen Gesellschaft ist Zigarettenrauchen anerkanntermaßen die einzige, leicht verhütbare Todesursache und gleichzeitig das wichtigste Problem der öffentlichen Gesundheit unserer Zeit.»[5] Man schätzt die daraus resultierende jährliche Mortalität in den USA auf etwa 350 000; diese Zahl übersteigt die Gesamtzahl der kombinierten Verluste während dem Ersten Weltkrieg und den Kriegen in Korea und Vietnam.[6] Die Ursachen dieser vorzeitigen Todesfälle sind in Abb. 9.1 dargestellt und können folgendermaßen zusammengefaßt werden:

- Zigarettenrauchen ist eine der Hauptursachen der chronischen, obstruktiven Lungenkrankheiten («chronic obstructive pulmonary diseases», COPD), wie Emphysem (Abb. 9.2) und chronische Bronchitis. In den USA sind diese Lungenkrankheiten jährlich für etwa 62 000 Todesfälle verantwortlich.
- Zigarettenrauchen ist ein Hauptrisikofaktor für Koronaratheromatose und koronare Herzkrankheit, besonders Myokardinfarkt. Jährlich sterben in den USA um 560 000 Menschen an koronarer Herzkrankheit, von denen schätzungsweise 30% oder 170 000 dem Rauchen zugeschrieben werden. Das Risiko einer koronaren Herzkrankheit wird mit dem Konsum einer Zigarettenpackung pro Tag verdoppelt.
- Die Todesfälle infolge Bronchuskarzinom haben in den USA während den letzten Dekaden bei Frauen und Männern stetig zugenommen. Die Anstiegsrate hat sich für Männer vermindert, nimmt jedoch bei den Frauen zu. Gegenwärtig sterben in den USA pro Jahr etwa 130 000 Menschen an Bronchuskarzinom, mit einem geschätzten Raucheranteil von 100 000. Die Mortalität ist bei einer langen Anmanese von mehr als 20 Zigaretten pro Tag 10- bis 14mal höher als bei Nichtrauchern; zwischen Quantität des Zigarettenkonsums und Mortalitätsrate besteht ein deutlicher Zusammenhang.[7]
- Das Risiko für Karzinome von Larynx, Mundhöhle und Ösophagus erhöht sich durch Zigarettenrauchen etwa siebenfach; Zigarettenrauchen trägt zur Entstehung von Nieren-, Harnblasen- und Pankreaskarzinomen bei.[8]
- Rauchen während der Schwangerschaft ist assoziiert

mit erhöhtem Risiko für Spontanabort, perinataler Mortalität und vermindertem Geburtsgewicht.[9]

- Rauchen trägt bei zur Entstehung akuter Gastritiden und vielleicht auch peptischer Ulzera und ist, wie bereits erwähnt, ein Hauptrisikofaktor der Atheromatose und Arteriosklerose.
- Zigarettenrauchen verstärkt die Wahrscheinlichkeit der Entstehung einer Neoplasie bei Personen, die anderen karzinogenen Einflüssen ausgesetzt sind; die karzinogene Wirkung von Asbest ist bei Rauchern fünfmal größer als bei Nichtrauchern.

Das Ausmaß des Risikos, dem sich der Zigarettenraucher aussetzt, korreliert mit der kumulativen Exposition; diese Exposition wird gewöhnlich in «pack-years» angegeben, d.h. die Anzahl der täglich gerauchten Zigarettenpackungen wird mit der Anzahl Raucherjahre multipliziert. Zusätzliche Variablen spielen ebenfalls eine Rolle wie Alter bei Beginn des Rauchens, Ausmaß der Rauchinhalation, zusätzliche berufbedingte Expositionen sowie unklare, vielleicht genetische Individualfaktoren. Es ist zu beachten, daß die Beziehung nicht linear ist: die Verdoppelung des täglichen Zigarettenkonsums hat die Sterberate an Bronchialkarzinom bei Ärzten in Großbritannien verdreifacht.

Es erwies sich als unmöglich, die Karzinogene im Zigarettenrauch zu identifizieren. Der Rauch enthält Tausende von Substanzen wie Kohlenmonoxid, Nikotin, Nitrosamine und verschiedene polyzyklische aromatische Kohlenwasserstoffe. Die Industrie begegnete der wachsenden Sorge um diese Substanzen mit der Produktion von sogenannten «sicheren» Zigaretten («wenig Teer und Nikotin» sowie Filter). Filterzigaretten machen heute zwischen 60 und 90% des Marktes aus, und erste Berichte schienen ihre größere Sicherheit zu bestätigen.[10] Neuere Untersuchungen lassen jedoch schwere Zweifel an ihrem Nutzen aufkommen.[11] Die Herabsetzung von Teer- und Nikotingehalt dieser Zigaretten wurde erreicht durch Reduktion des Tabakgehaltes und weitere Maßnahmen wie poröses Papier, seitliche Perforationen am Filter und weitere Vorkehrungen; dadurch wird der Rauch, dessen Zusammensetzung auf Testmaschinen geprüft wird, verdünnt.[12] Menschen sind aber keine Maschinen, und Zigarettenraucher inhalieren beispielsweise einfach tiefer, um die Rauchverdünnung zu kompensieren.[13] Man kann daher die Vorteile von «sicheren» Zigaretten mit guten Gründen anzweifeln:

- Zigaretten mit Filter scheinen gegenüber filterlosen keine Senkung von Inzidenz oder Mortalität der koronaren Herzkrankheit zu bewirken.[14]
- Das Risiko eines Bronchuskarzinoms ist bei Rauchern von Filterzigaretten *kleiner* als bei Konsumenten von Teer- und Nikotin-reichen filterlosen Zigaretten.[15, 16]
- Der Einfluß der Langzeitverwendung modifizierter Zigaretten auf die Inzident der COPD kann noch nicht durch Daten belegt werden.

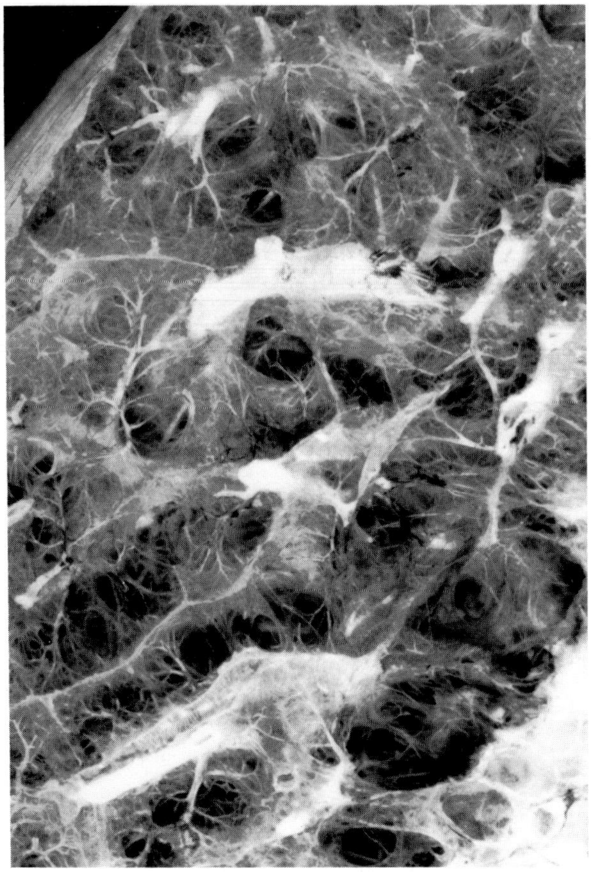

Abb. 9.2: Lungenemphysem. Ausgedehnte Zerstörung der Lungenarchitektur; Narbenstränge und Blutgefäße durchqueren überdehnte Lufträume.

- Die niedrigeren Sterberaten der Raucher «sicherer» Zigaretten sind immer noch höher als die von Nicht- oder Exrauchern.
- Bei diesen Resultaten handelt es sich um Mittelwerte aus Kohortenstudien; wegen der großen Variabilität der individuellen Raucherpraxis sind sie nicht unbedingt maßgebend für jeden Raucher.

Trotz angeblicher Verbesserungen ist nur die weggeworfene, nicht angezündete Zigarette «garantiert sicher».

Nutzen des Aufhörens Das beste am Zigarettenrauchen ist der Nutzen, den der Verzicht auf das Rauchen bringt:

- Eine verhältnismäßig rasch eintretende Risikoverminderung für koronare Herzkrankheit, besonders Myokardinfarkt.

Im Vergleich zum Nichtraucher läuft der Raucher ein etwa dreifaches Risiko, einen Herzinfarkt zu erleiden. Nach 1–2 Jahren Abstinenz ist das Risiko noch doppelt so hoch, und noch später ist der Unterschied verschwunden.[17]

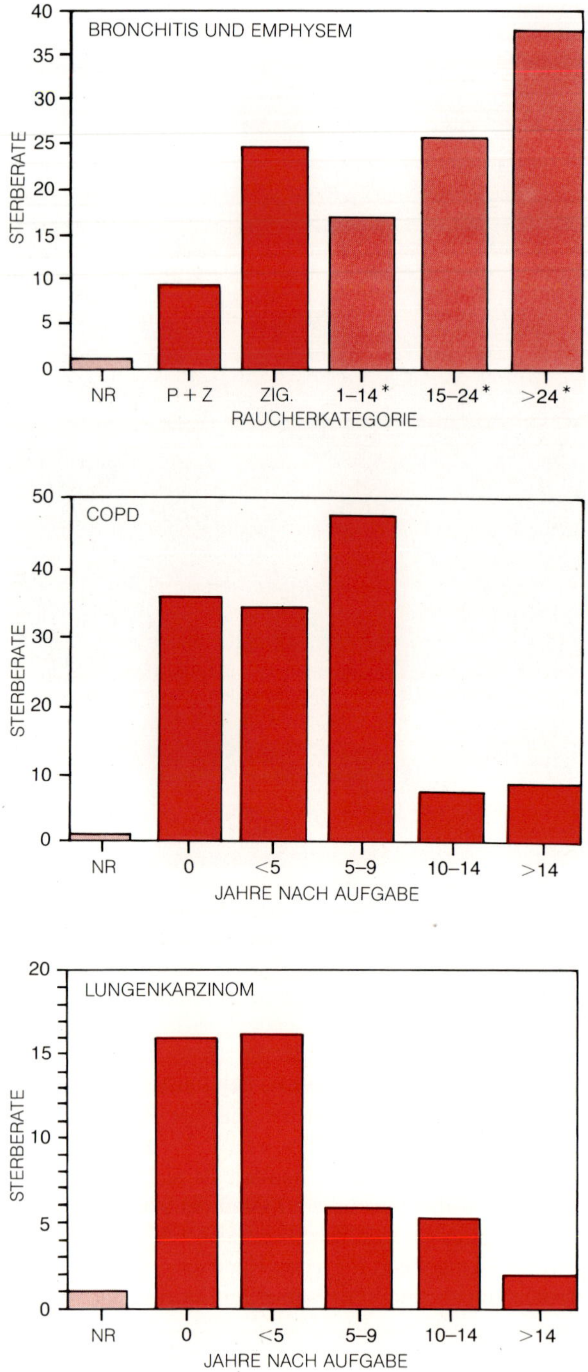

Abb. 9.3: *Oben*: Tod an chronischer Bronchitis und Emphysem bei britischen Ärzten nach Raucherkategorie. *Mitte*: Tod an chronischer obstruktiver Lungenkrankheit nach Aufgabe des Rauchens. *Unten*: Tod an Bronchialkarzinom nach Aufgabe des Rauchens. NR = Nichtraucher; P + Z = Pfeifen- und Zigarrenraucher; ZIG = alle Zigarettenraucher; * = täglicher Zigarettenkonsum; O = gegenwärtige Raucher; COPD = chronische obstruktive Lungenkrankheiten. (Nach Vial W.C.: Southwestern internal medicine conference: Cigarette Smoking and Lung Disease. Am. J. Med. Sci. *291*: 130, 1986; basierend auf Angaben aus Doll, R. and Peto, R.: Mortality in relation to smoking: 20 years observation on male British doctors. Brit. Med. J. 2: 1525, 1976.)

- Prompter Wegfall von Husten, Keuchen und verstärkter Sputumproduktion. Was noch mehr ins Gewicht fällt, ist der später einsetzende Rückgang der Sterberate an COPD gemäß der Erfahrung einer Gruppe englischer Ärzte (Abb. 9.3). Allerdings stellt man fest, daß die Sterberate während der ersten neun Jahre Abstinenz weiter ansteigt und auch danach die Werte der Nichtraucher nie erreicht.
- Ein Rückgang der Sterberate an Bronchuskarzinom, der fünf bis neun Jahre nach dem Aufhören einsetzt; die Sterberate nähert sich den Werten der Nichtraucher erst nach etwa 14 Jahren Abstinenz (Abb. 9.3).
- Ein Rückgang der Prädisposition für alle weiteren mit Rauchen in Beziehung stehenden Krankheiten.

Der Nutzen des Aufhörens («kicking the habit») steht außer jedem Zweifel.

Passives Rauchen Ein besonders beunruhigender Aspekt des Rauchens sind die schädlichen Auswirkungen des Rauches auf andere. Die Folgen rauchgeschwängerter Luft – passives Rauchen – werden erst seit wenigen Jahren untersucht. Die bisher vorliegenden Befunde weisen jedoch deutlich darauf hin, daß der passiv eingeatmete Rauch schädigend und vielleicht karzinogen wirkt.

Der Rauch, der durch das Ende der Zigarette gezogen wird, «mainstream»-Rauch genannt, unterscheidet sich chemisch vom «sidestream»-Rauch, der direkt von der brennenden Zigarette entweicht. Sidestream-Rauch enthält mehr Kohlenmonoxid, Nitrosamine und Benzpyrene als Mainstream-Rauch. In Abhängigkeit der Exposition inhaliert ein Passivraucher das Äquivalent von drei Zigaretten pro Tag.[18] Jeder Nichtraucher kennt die unangenehmen Sofortwirkungen der Rauchexposition (z. B. Augenbrennen, Behinderung der Nasenatmung). Die Folgen der chronischen Einwirkung sind jedoch eigentlich beunruhigend. Verschiedene Untersuchungen deckten bei Kindern unter zwei Jahren eine Häufung von respiratorischen Erkrankungen und gestörter Lungenfunktion auf, wenn die Mutter rauchte; die Beschwerden korrelierten mit der gerauchten Anzahl Zigaretten.[19] Andeutungsweise zeigte sich auch eine Wachstumsbeeinträchtigung. Chronisches Passivrauchen wurde auch bei Erwachsenen in Zusammenhang gebracht mit einer gestörten Lungenfunktion infolge Reizung der peripheren Luftwege; weitere Beobachtungen werden zeigen, ob sich in diesen Fällen auch eine COPD einstellt.[20] Die Hauptsorge bleibt jedoch, ob Passivrauchen auch für ein Bronchialkarzinom prädisponiert. Das Urteil wurde noch nicht gefällt, aber Hinweise dafür bestehen, daß bei nichtrauchenden Frauen von Rauchern das Risiko, an Bronchuskarzinom zu erkranken, 30% höher ist als bei Nichtraucherehepaaren.[21] Das Risiko steigt auf 70%, wenn der Ehepartner ein starker Raucher ist. Natürlich werden nichtrauchende Männer durch rauchende Ehefrauen gleichermaßen gefährdet. Während wir auf schlüssigere Daten warten, werden vielleicht Tausende unschuldiger Mitmenschen einem frühzeitigen Tod ausgesetzt.[22]

Gefahren des rauchlosen Tabakkonsums Unter dem Druck, die Welt vom Zigarettenrauchen zu befreien, kam es zur Auferstehung des rauchlosen Tabaks als Krankheitsursache; bei der Krankheit handelt es sich um das Karzinom der Mundhöhle.[23] Die Tatsache ist weitgehend unbekannt, daß in den USA mindestens 10 Millionen Menschen Tabak schnupfen, kauen oder aus Teebeutel-ähnlichen Behältnissen in einer Wangentasche konsumieren; fast ein Drittel davon sind jünger als 20 Jahre![24] Das Risiko kann für keine dieser Formen des Tabakgenusses abgeschätzt werden, da es von vielen Faktoren abhängt wie Alter bei Beginn, Ausmaß und Dauer der Exposition sowie weiteren Variablen. Man muß jedoch annehmen, daß die Gefahr der Entstehung eines Mundhöhlenkarzinoms vervielfacht wird, und daß dieser Faktor nach über 50jähriger Expositionszeit bei etwa 50 liegt. Die Verwendung von Schnupftabak verbreitet sich mit alarmierender Geschwindigkeit, vor allem bei Knaben im Alter von 8–16 Jahren. Die Folgen dieser Entwicklung zeigen sich wahrscheinlich erst nach Jahrzehnten.[25] Man kann daraus nur schließen, daß es sich beim Tabakkonsum um ein brennendes Problem handelt, auch wenn kein Tabak verbrannt wird.

Pneumokoniosen

Der Begriff «Pneumokoniose» (Staublunge) war ursprünglich für Lungenkrankheiten reserviert, die durch Staubinhalation verursacht wurden. Heute faßt man unter dieser Bezeichnung alle Krankheiten zusammen, die durch Einatmen irgendeines Aerosols entstehen. Auch wenn viele Pneumokoniosen Berufskrankheiten darstellen, handelt es sich im Grunde um Umweltschäden, welche die Gesamtbevölkerung betreffen. Man denke nur an die Wohnbevölkerung in der Nähe industrieller Komplexe, welche die Luft verschmutzen. In der Luft über städtischen Agglomerationen können beispielsweise Spuren von Asbest nachgewiesen werden. Glücklicherweise führten Sicherheitsvorschriften und Luftreinhalteverordnungen zur Abnahme der meisten Pneumokoniosen. Die lange Zeitspanne, die bis zur klinischen Manifestation verstreicht und ihre langsame Progression bewirken, daß diese Krankheiten auch weiterhin wichtige Krankheits- und Todesursachen bleiben. Am schwersten sind die Formen, bei denen sich am Schluß der Progression eine irreversible, noduläre oder diffuse Lungenfibrose einstellt (z.B. Bergmannslunge, Silikose, Anthrakose). Daneben kennt man viele, seltener auftretende Pneumokoniosen wie Berylliose und solche, die durch weniger irritierenden Staub ausgelöst werden: Siderose (Eisenstaub), Stannose (Zinnstaub) und Barytose (Bariumstaub). Schließlich gehören viele Lungenaffektionen dazu, die auf Inhalation von organischem Staub sowie chemischen Gasen und Dämpfen zurückgehen. Eine vereinfachende Einteilung findet sich in Tab. 9.1. Die spezifischen, durch die wichtigeren Staubarten verursachten Veränderungen werden in den folgenden Abschnitten besprochen; gewisse pathogenetische Prinzipien haben jedoch allgemeine Bedeutung.

Die Entwicklung einer Pneumokoniose ist abhängig von: 1) Menge des in Lungen und Luftwegen zurückgehaltenen Staubes; 2) Größe, Gestalt und Auftrieb der Partikel; 3) Löslichkeit und physikalisch-chemische Reaktionsfähigkeit; und 4) zusätzlichen reizauslösenden Faktoren, z.B. gleichzeitiges Rauchen.

Die Menge des in den Lungen zurückgehaltenen Staubes wird bestimmt durch den Staubgehalt der Atemluft, die Dauer der Exposition und die Wirksamkeit der Säuberungsmechanismen der Atemwege. Die meisten Partikel mit einem Durchmesser größer als 5 μm werden durch die Vibrissae der Nasenhöhle zurückgehalten oder mit dem Schleimfilm über der Bronchialschleimhaut nach oben weggeschafft. Jede Funktionsschädigung des mukoziliären Apparates wie z.B. Zigarettenrauchen fördert die Staubakkumulation.

Kleine Partikel unter einem Durchmesser von 1 μm bleiben als Schwebestoffe in der Inspirationsluft und werden wieder ausgeatmet. Am gefährlichsten sind daher Partikel, die zwischen 1–5 μm messen, da sie auch in terminale Atemwege und Alveolen gelangen und sich dort an der Wand festsetzen. An dieser Stelle besorgen Makrophagen die Wegräumarbeit. Unter normalen Bedingungen ist immer ein kleiner Pool intraalveolärer Makrophagen vorhanden, der durch das Einwandern weiterer Zellen bei Eintreffen von Staubpartikeln vergrößert wird. Phagozytose der Partikel und Auswandern der Makrophagen schließen diese Abwehrphase ab. Das *Schwebeverhalten der Partikel* (Auftrieb als Funktion von Form und Gewicht) ist für das Erreichen der terminalen Atemwege mitbestimmend. Bestimmte Partikel wie Asbestfasern sind lang, dünn und leicht; durch ihren Auftrieb bleiben sie im Zentrum des sich rasch bewegenden Luftstroms. Dadurch entgehen sie dem Filter der oberen Luftwege und bleiben in der Schwebe, bis sich der Luftstrom in der Peripherie und in den Alveolen verlangsamt. Einen Großteil unserer Kenntnisse über die Staublokalisation verdanken wir der Untersuchung von Lungendünnschnitten. Diese Querschnitte durch die ganze Lunge erlauben gleichzeitig die makro- und mikroskopische Beurteilung von Verteilung der Staubansammlung, der Läsionen und deren Beziehung zur Feinstruktur des Organs.[26]

Löslichkeit und Toxizität der Partikel, die zu einem beträchtlichen Teil durch die Größe bestimmt werden, beeinflussen das Reaktionsmuster der Lunge. Im allgemeinen gilt, daß toxische Werte in der Gewebeflüssigkeit um so rascher erreicht werden, je kleiner und besser löslich die Partikel sind. Sehr feiner Staub löst daher eine exsudative Entzündung hervor, während größere

Tab. 9.1: Lungenkrankheiten infolge Luftverschmutzung

Agents	Krankheit	Exposition
Mineralstaub		
Kohlenstaub	Kohlenstaubflecken (Maculae) Progressive Fibrose Caplan-Syndrom ? Magenkarzinom	Kohlenabbau (vor allem Steinkohle)
Silikatstaub	Silikose Caplan-Syndrom	Gießerei, Sandstrahlen, Bergbau, Steinbearbeitung, andere
Asbestfasern	Asbestose Pleurale Plaques Caplan-Syndrom Mesotheliom Karzinom von Lunge, Larynx, Magen und Kolon	Asbestabbau und -verarbeitung; Fabrikation, Installation und Entfernung von Isolationsmaterial
Beryllium	Akute Berylliose Beryllium-Granulomatose ? Bronchuskarzinom	Bergbau und Verarbeitung
Eisenoxid	Siderose	Schweißen
Bariumsulfat	Barytose	Bergbau
Zinnoxid	Stannose	Bergbau
Organischer Staub und extrinische allergische Alveolitis		
Schimmliges Heu	Farmerlunge	Landwirtschaft
Zuckerrohr	Bagassose	Tapeten-, Papierherstellung
Vogelexkremente	«Vogelzüchterlunge»	Vogelhaltung
Organischer Staub und Asthma		
Baumwolle, Flachs, Hanf	Byssinose	Textilindustrie
Zedernstaub	Asthma	Holzverarbeitung
Chemische Dämpfe		Berufliche oder akzidentelle Exposition
Stickoxid, Schwefeldioxid, Ammoniak, Benzol, Insektizide (z.B. Blausäuregas)	Bronchitis Asthma Lungenödem Atemnot-Syndrom Schädigung der Mukosa Fulminante Vergiftung	

Partikel in kaum veränderter Größe während Jahren im Lungenparenchym gelagert bleiben. Diese Partikelablagerungen lösen fribrosierende, bindegewebige Veränderungen aus, wie sie beispielsweise für Silikose typisch sind. Das Zusammenspiel dieser Variablen ist ein wichtiger Faktor, der nicht nur weitgehend bestimmt, ob sich überhaupt eine Pneumokoniose entwickelt, sondern auch die Art der Läsionen. Der Spielraum zwischen Sicherheit und Gefahr ist recht eng. Auf diesem Hintergrund folgt eine Betrachtung der häufigeren Pneumokoniosen.

Anthrakosilikose («coal workers' pneumoconiosis», CWP)

In den meisten Industrienationen sind Lungenerkrankungen infolge Einatmens von Kohlenstaub selten; Kohle wird kaum mehr als Energiequelle verwendet, und technische sowie arbeitshygienische Maßnahmen führten zur Verminderung der Luftverschmutzung in Minen und Abbaugebieten. *Eine einfache Form der Kohlenarbeiter-Pneumokoniose tritt nach Jahren der Exposition auf; es handelt sich um eine verhältnismäßig gutartige Affektion, die gekennzeichnet ist durch herdförmige Aggregate von Makrophagen, die mit Kohlenstaub beladen sind, im Lungenparenchym.*[27] Bei milderen Fällen treten leichter Husten und Auswurf schwärzlichen Sputums auf, jedoch keine Dyspnoe oder Ventilationsstörungen. Stärkere Staubablagerungen führen zu größeren Makrophagenansammlungen, geringer Dyspnoe und gestörter Ventilation. Bei unkomplizierten Formen der Anthrakosilikose kommt es selten zu körperlicher Behinderung.[28] Bei *schwerer, komplizierter CWP*, auch als *progressive massive Fibrose* (PMF) bezeichnet, sind die Staubablagerungen so massiv, daß die Herde vernarben und eine klinisch manifeste Behinderung auftritt.[29] *Progressive massive Fibrose ist ein allgemeiner Begriff, der für alle Formen von zunehmender, zu körperlicher Behinderung führender und manchmal tödlicher Vernarbung der Lunge verwendet wird und als Komplikation jeder schweren Pneumokoniose auftreten kann.*

Die Grenzen zwischen den verschiedenen Schweregraden der Anthrakosilikose sind verwischt. Es ist ebenfalls schwierig, die milde Form der Anthrakosilikose von der banalen Kohlenstaublunge *(Anthrakose)* abzugrenzen; eine Anthrakose ist die fast unausweichliche Folge des Zigarettenrauchens oder des Lebens in den «Staubkesseln», die wir Städte nennen. Bei der Anthrakose sind die Makrophagen in den Alveolen und um die respiratorischen Bronchioli mit Staub und kohlehaltigem Pigment beladen. Die Drainage der pigmenthaltigen Makrophagen über Lymphgefäße führt zur Schwarzfärbung der regionären Lymphknoten. Diese Veränderungen sind harmlos und verursachen keine Atembeschwerden; sie begünstigen auch nicht das Auftreten anderer Lungenkrankheiten. *Mit zunehmender Menge abgelagerten Kohlenstaubs in der Lunge entsteht ein Spektrum von Krankheiten, das von der harmlosen Anthrakose über Zwischenformen bis zur invalidisierenden Fibrose reicht.*

Angaben über die Häufigkeit der CWP unter Kohlenbergwerkarbeitern variieren je nach Land und sogar je nach Arbeitsplatz einer bestimmten Gegend.[30] Früher litt die Mehrheit der Langzeitbeschäftigten in Kohlenminen an CWP; heute liegt die Inzidenz, je nach Arbeitsort, zwischen 1–3%. Die Häufigkeit des Überganges von einfachen zu schweren Formen der Krankheit und zu PMF zeigt ähnliche Variationen, liegt jedoch zwischen 2–8%. Diese Variabilität gründet zur Hauptsache auf wechselnden Kriterien zur Abgrenzung der leichteren von den schwereren Formen. Faktoren, die diesen Übergang begünstigen, sind noch nicht bekannt.

Morphologie Bei einfacher CWP sind die schwarzen Pigmentherde über die Lungen verteilt, mit Bevorzugung der apikalen Zone der Ober- und Unterlappen. Sie weisen meistens einen Durchmesser von 1–2 mm auf, können aber bis 5 mm groß werden.

Die Lufträume in und um diese Herde sind erweitert, das dazwischenliegende Parenchym jedoch unverändert. Neben den regionären Lymphknoten sind auch die erweiterten Lymphgefäße der Pleura schwarz verfärbt, die Pleura selbst ist aber unverändert. Histologisch **bestehen diese Herde aus Aggregationen von Kohlenstaub-haltigen Makrophagen in nächster Nähe zu Alveolen und respiratorischen Bronchiolen** (entsprechend dem Ort der ersten Ablagerung des Kohlenstaubes).[27] Mit zunehmender Expositionsdauer bildet sich zwischen den Makrophagen ein feines Retikulin- und Kollagennetz, das eine geringgradige Erweiterung von Alveolen und respiratorischen Bronchiolen bewirkt. Diese Erweiterung wird zentrilobuläres Emphysem genannt; die Verwendung des Begriffes «Emphysem» ist nicht ganz korrekt, da die Alveolarwände intakt sind.[31] Gleichzeitiges Zigarettenrauchen verschlimmert den Zustand, da sich die Raucherbronchiolitis zur Atembehinderung durch den Kohlenstaub summiert.

Die progressive massive Fibrose (PMF) entwickelt sich auf der Grundlage dieser einfachen Veränderungen. Sie ist gekennzeichnet durch große, tiefschwarze Narben mit mehr als 2 cm Durchmesser und 5–10 cm Länge.[32] Diese Vernarbungen treten meist bilateral auf; sie finden sich bevorzugt in apikalen Lungenabschnitten, werden aber überall in der Lunge gefunden. Größere Läsionen können sich sogar über Lappengrenzen hinaus ausdehnen. Bei Mitbefall der Pleura entstehen Einziehungen und Verdickungen (Abb. 9.4).

Durch Vereinigung von Narbenherden entstehen große, schwarze Fibrosebezirke («black lung disease»). Gelegentlich ist das Zentrum dieser Narben verflüssigt und enthält halbflüssiges Tuscheähnliches Material. Die benachbarten Lufträume sind beträchtlich, manchmal wabenartig, erweitert. Die Drainage-Lymphknoten sind schwarz, fibrosiert und häufig verbacken.

Mikroskopisch besteht das Narbengewebe aus dichten Kollagenfasern und Kohlenpigment. Die innerhalb der Läsion liegenden respiratorischen Bronchioli und Lungengefäße weisen verdickte Wände auf oder sind obliteriert. Auffällig ist die nur spärlich ausgeprägte entzündliche Reaktion um das Fibrosegebiet.

Abhängig vom Ausmaß der Vernarbung und der Mitbeteiligung von Lungengefäßen besteht eine Hypertrophie des rechten Herzventrikels (Cor pulmonale). Bei Kohlenbergwerkleuten mit rheumatoider Arthritis und PMF findet man gelegentlich rheumatoide Läsionen in der Lunge. Diese bestehen aus elastischen oder festen Knoten mit einem Durchmesser von 0,5 bis 2 cm und zentraler fibrinoider Nekrose; manchmal kommt es im Zentrum zur Verflüssigung, Höhlenbildung und Verkalkung.

Wie beim subkutanen Rheumaknötchen weist die Läsion einen charakteristischen entzündlichen Randwall auf. Caplan brachte diese Läsionen korrekterweise in Zusammenhang mit der bestehenden rheumatoiden Arthritis; dieses spezielle Bild wird daher «rheumatoide Pneumokoniose» oder **Caplan Syndrom** genannt.[16] Dieses Syndrom wird auch bei Silikose, Asbestose oder anderen Staublungenerkrankungen beobachtet.[17]

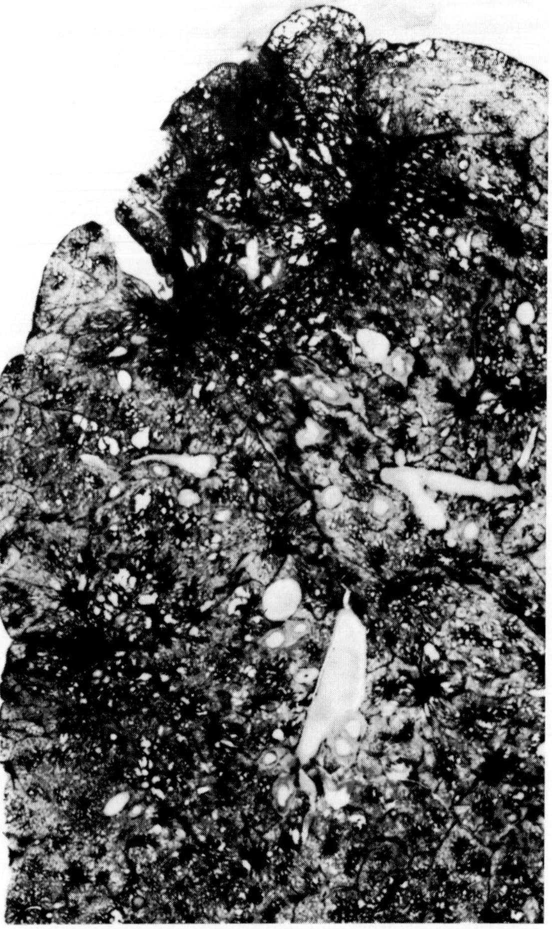

Abb. 9.4: Progressive massive Fibrose bei Minenarbeiter-Pneumokoniose. Die großen schwarzen Narben finden sich vor allem im Oberlappen. Ausdehnung der Narbenzonen in angrenzendes Parenchym und Einziehung der darüberliegenden Pleura. (Erlaubnis Dr. Werner Laquer, Dr. Jerome Kleinerman und the National Institute of Occupational Safety and Health.)

Pathogenese Epidemiologische Untersuchungen lassen vermuten, daß der Übergang von der einfachen Anthrakose zur PMF bei älteren Patienten und solchen mit schwerem Primärbefall häufiger vorkommt.[33] Besonders kritisch scheinen Dauer der Exposition und Ausmaß der Kohlenstaubbelastung zu sein. Da diese Korrelation nicht immer besteht, hat man nach weiteren Einflüssen gesucht. Früher glaubte man, eine zusätzliche *Tuberkulose* sei der Grund für die Weiterentwicklung zur PMF; heute weiß man, daß zwischen PMF und Tuberkulose kein Kausalzusammenhang besteht. Auch Beimengungen von *Siliziumstaub* (aus Quarzbändern stammend, die oft Kohlelager durchziehen) wurde als kausaler Faktor in der Entstehung der PMF genannt.[34] Mittlerweile wurde diese Krankheit jedoch auch als Folge reiner Kohlenstaubexposition (Hersteller von Kohleelektroden und Arbeiter mit ähnlicher Beschäftigung) beobachtet. Ebenfalls zur Fibrose beitragen könnte eine *Lipidakkumulation* infolge der durch Staub induzierten Sekretion von Surfactant-Faktor durch Pneumozyten II. Der Mechanismus wäre analog demjenigen der Fibrosierung, die durch die komplexen Lipide der Bakterienwand der Tuberkuloseerreger ausgelöst wird.

Gegenwärtig stehen *immunologische Mechanismen* im Vordergrund. Bei Minenarbeitern mit PMF entwickelt sich manchmal eine rheumatoide Arthritis oder ein Caplan Syndrom mit serologisch nachweisbaren Rheumafaktoren, antinukleären Antikörpern und weiteren, nicht organspezifischen Antikörpern. Das Auftreten dieser Autoantikörper ist jedoch, sofern keine rheumatoide Arthritis vorliegt, bei PMF nicht häufiger als bei Anthrakose. Andererseits scheinen zelluläre, besonders *durch Makrophagen vermittelte, Mechanismen eine Schlüsselrolle zu spielen* (Abb. 9.5). Kurz zusammengefaßt führt die Makrophagenaktivierung zur Freisetzung von Zytokinen, wie IL-1 und weiteren, auf Fibroblasten einwirkenden Wachstumsfaktoren, welche den Fibrosierungsprozeß auslösen. Der Nachweis von hochaffinen Rezeptoren für IL-1 auf menschlichen Lungenfibroblasten unterstützt diese Hypothese.[35] Zusätzlich kann die Freisetzung proteolytischer Enzyme und freier Radikale durch die Makrophagen zur direkten Lungenschädigung führen und zur Fibrosierung beitragen. Dies sind die gegenwärtigen Vorstellungen über die Hintergründe des Übergangs der einfachen CWP in eine PMF. Vieles ist noch unklar, *aber alles weist darauf hin, daß dem Ausmaß der Kohlenstaubbeladung der Makrophagen zentrale Bedeutung zukommt.*

Klinischer Verlauf Leichtere Fälle verlaufen meistens asymptomatisch; die Krankheit wird vermutet aufgrund von Berufsanamnese, leichtem Husten mit schwarzem Sputum oder radiologischem Nachweis diffuser kleiner Knötchen («Tätowierung») im Thoraxbild; radiologisch sichtbare Veränderungen stellen sich oft erst nach mehr als 30jähriger Beschäftigung in einer Kohlenmine ein. Beim Zigarettenraucher beobachtet man einen chronischen trockenen Husten und eine leichte Anstrengungsdyspnoe; diese Symptome stehen jedoch eher mit dem Rauchen als mit der Kohleexposition in Zusammenhang. Ungewöhnlich schwere Fälle der Anthrakose können, vor allem bei älteren Männern, mit einer Atemeinschränkung einhergehen.[36]

Im Gegensatz dazu ist die PMF eine ernste, invalidisierende Krankheit. Zu Beginn zeigt sich eine Anstrengungsdyspnoe, die sich aber mit Fortschreiten der Lungenveränderungen auch bei Ruhe bemerkbar macht. Der chronische Husten produziert dunkles, mit Kohlenstaub beladenes Sputum; bei Ruptur einer kleinen Lungenkaverne ist der Auswurf von alarmierend schwarzer Farbe. Schlecht lokalisierbare Brustschmerzen sind ebenso häufig wie eine eitrige Bronchitis infolge bakterieller Infektion. Bei fortgeschrittenen Fällen

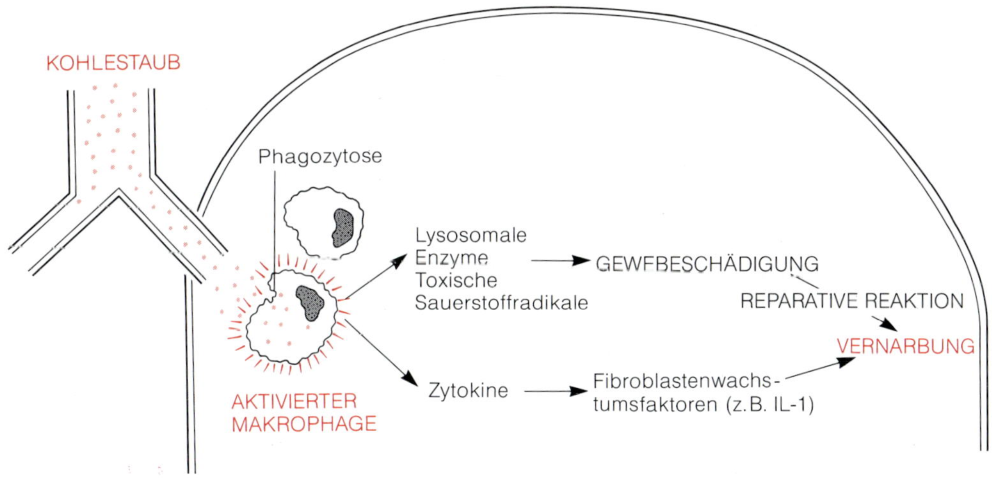

Abb. 9.5: Mögliche Wege, über die Kohlenstaub eine Lungenfibrose auslösen kann.

kommt es zu pulmonalem Hochdruck und rechtsventrikulärer Herzhypertrophie. Erstaunlicherweise ist die Prävalenz des Bronchuskarzinoms bei Arbeitern in Kohlenminen nicht erhöht, wenn störende Einflüsse wie Zigarettenrauchen ausgeschlossen werden.[37, 38] Man findet einzig eine leichte Prädisposition für Magenkarzinom. Als Ursache dafür vermutet man Verschlucken von Kohlenstaub mit potentiellen Karzinogenen oder Tabakkauen, das wegen des Rauchverbots in den Minen bei den Arbeitern sehr verbreitet ist.

Silikose

Längerdauernde Inhalation von feinem Quarzstaub verursacht nach einem langen Intervall, das manchmal Jahrzehnte beträgt, eine chronische nodulär-fibrosierende Pneumokoniose mit schleichendem Beginn und auch ohne weitere Exposition unaufhaltsamer Progression. Nur dieser Fibrosierungsprozeß wird gewöhnlich als Silikose bezeichnet. Silikose oder Quarzstaublunge tritt bei verschiedenen Industrien und Berufen auf, wie Minenabbau von Gold, Zinn, Kupfer oder Kohle; Sandstrahlen, Metalldrehen, Steinbrucharbeit und Tunnelbau; und Herstellung von Keramik sowie anderer feuerfester Materialien. Selten verursacht eine kurze Exposition bei stark quarzhaltigem Feinstaub (z.B. bei Sandstrahlen, Schleifen mit und von Silikat-beschichtetem Material) eine *akute* (oder akzelerierte) *Silikose*. Sie ist gekennzeichnet durch Bezirke unregelmäßiger Fibroseherde neben Alveolarräumen, die mit einem Lipoprotein-ähnlichen Exsudat gefüllt sind; diese Läsionen entsprechen denjenigen der nicht berufsbedingten Alveolarproteinose. Da diese Form der Krankheit selten ist, beschränkt sich der Begriff Silikose auf den chronischen Krankheitszustand, mit dem wir uns näher befassen wollen.

Die Silikose beginnt nicht nur schleichend, sondern sie entwickelt sich langsam über Jahrzehnte; abhängig von vielen Faktoren wie Expositionsdosis, Expositionsdauer, Zusammensetzung des Quarzstaubes und individueller Veranlagung, ist eine lange Überlebensdauer möglich. Die früheinsetzende fibrosierende Reaktion (einfache Silikose) kann sich zu einer progressiven massiven Fibrose (PMF) weiterentwickeln. Die PMF führt, wie bei der Bergwerklunge erwähnt, zu schwerer, lebensbedrohlicher Ateminsuffizienz. Der Verlauf der Krankheit kann sich plötzlich durch das Auftreten des ebenfalls erwähnten Caplan-Syndrom oder einer Tuberkulose (10- bis 30fach gesteigerte Inzidenz) verschlechtern.[39] Das einzig Gute an der Silikose ist, daß sie nicht für die Entstehung eines Bronchuskarzinoms oder anderer Neoplasmen prädisponiert.

Pathogenese Wie auch in anderen Fällen durchlöchern viele Unbekannte unser Wissen über die Pathogenese der Silikose. Die folgenden Punkte sind recht gut belegt.

- Silikatkristalle, besonders Quarz und Cristobalit (in beiden Fällen Siliziumdioxid), haben einen viel ausgeprägteren fibrosierenden Effekt als amorphe (nichtkristalline) Silikate; dies weist darauf hin, daß physikalische Form und Oberflächeneigenschaften eine Rolle spielen.
- Vereinzelte Lymphozyten und Alveolarmakrophagen erscheinen rasch am Ort der Silikatansammlung und phagozytieren die Partikel.
- Mit Quarzstaub beladene Makrophagen befreien die Luftwege von den meisten der inhalierten Partikel; einige dieser staubgefüllten Zellen setzen sich jedoch im interstitiellen Gewebe oder in den Lymphgefäßen fest; ein Teil des Staubes gelangt in subpleurale und interlobuläre Lymphspalten und erreicht auch die Hiluslymphknoten.

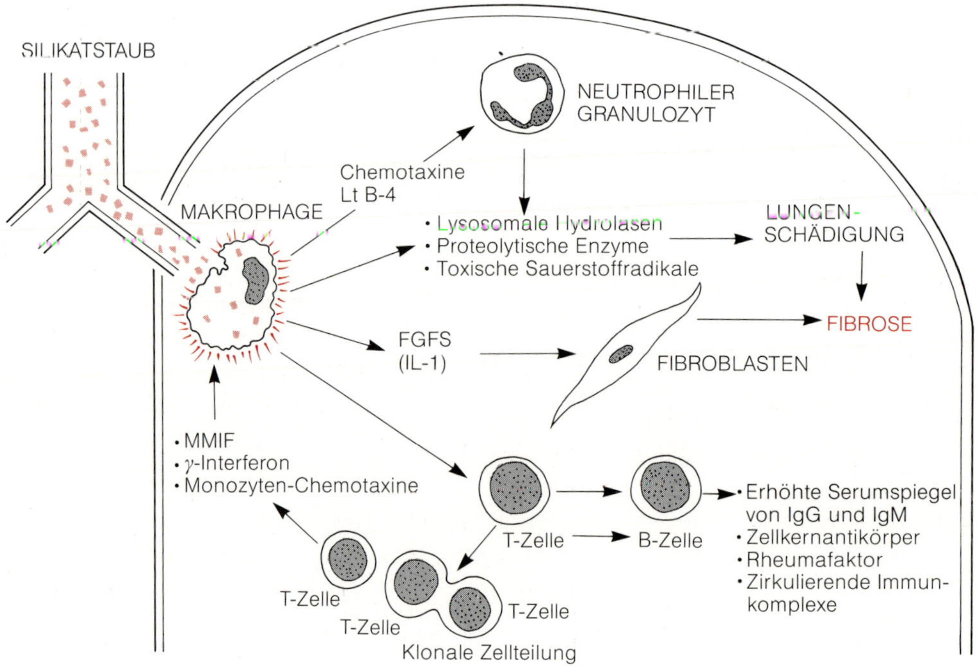

Abb. 9.6: Wechselwirkungen zwischen Silikatstaub, Alveolarmakrophagen, neutrophilen Granulozyten und Lymphozyten bei der Entstehung von Lungenfibrose und Hyperimmunoglobulinämie. FGFS = Fibroblasten-Wachstumsfaktor; MMIF = Makrophagenmigrations-Hemmfaktor.

- Einige Silikatpartikel gelangen durch die Wände der Alveolen und der respiratorischen Bronchiolen direkt in das Interstitium und werden dort durch Makrophagen phagozytiert.
- Die kleinen Mengen retinierten Quarzstaubes führen zur herdförmigen Ansammlung von Makrophagen; man vermutet, daß sich diese Herde mit der Zeit in die fibrosierenden Silikoseknötchen umwandeln.
- Quarzstaub hat eine direkt stimulierende (irritierende) Wirkung auf Pneumozyten II, die aktiv Surfactant-Faktor sezernieren. Diese komplexen Phospholipide könnten über das Blut ins Knochenmark gelangen, dort die Monozytopoiese stimulieren und dadurch die Zahl der in die Lunge rekrutierbaren Monozyten/Makrophagen erhöhen.

Von diesem Punkt an ist vieles unsicher; besonders interessiert die Frage, wie die Interaktion zwischen Makrophagen und Partikeln den Fibrosierungsprozeß auslöst. Klar ist jedoch, daß die Makrophagen eine Schlüsselrolle spielen. Bis vor kurzem nahm man an, daß die aufgenommenen Staubpartikel Makrophagen durch zwei Mechanismen umbringen: 1) Lysosomenschädigung durch die bei teilweiser Auflösung der Partikel gebildete Kieselsäure, oder 2) Bindung der Partikel über Wasserstoffbrücken an lysosomale Membranen. In beiden Fällen führt der Tod der Makrophagen zur Freisetzung lysosomaler Hydrolasen, die für die Lungenschädigung und die nachfolgende Vernarbung verantwortlich sind. Diese Hypothese wurde durch tierexperimentelle Befunde noch verschönert, in denen gezeigt wurde, daß Makrophagen auch Zytotaxine wie Leukotrien B_4 freisetzen; chemotaktisch herbeigelockte Granulozyten tragen durch Abgabe von proteolytischen Enzymen und freien Sauerstoffradikalen zum Gewebeschaden bei.[40] Diese Vorstellungen zum Ursprung der Fibrose wurden auf verschiedenen Ebenen in Zweifel gezogen: 1) Sichtbare Zeichen des Untergangs von Pneumozyten, Makrophagen oder neutrophilen Granulozyten fehlen bei typischer Silikose; und 2) Silikatstaub-beladene Alveolarmakrophagen, die durch bronchoalveolare Lavage gewonnen wurden, weisen uneingeschränkte Viabilität und Funktion auf. Aus diesen Gründen steht eine alternative Hypothese zur Diskussion (Abb. 9.6).

Es scheint wahrscheinlich, daß der Quarzstaub die Makrophagen zur Produktion von Wachstumsfaktoren wie IL-1 und andere stimuliert; der Fibrosierungsprozeß käme dann auf ähnliche Weise in Gang, wie bei der Entstehung der PMF im vorangehenden Abschnitt besprochen. Die Intensität der Fibrose könnte durch die Intervention von Lymphozyten erhöht werden. Durch IL-1 aktivierte T-Helfer-Zellen setzen IL-2 frei, ein kräftiges Signal zur Auslösung einer T-Lymphozyten-Proliferation. Die Bildung von Lymphokinen wie MIF, Monozyten-Chemotaxine und γ-Interferon, durch die vergrößerte Lymphozytenpopulation würde zur loka-

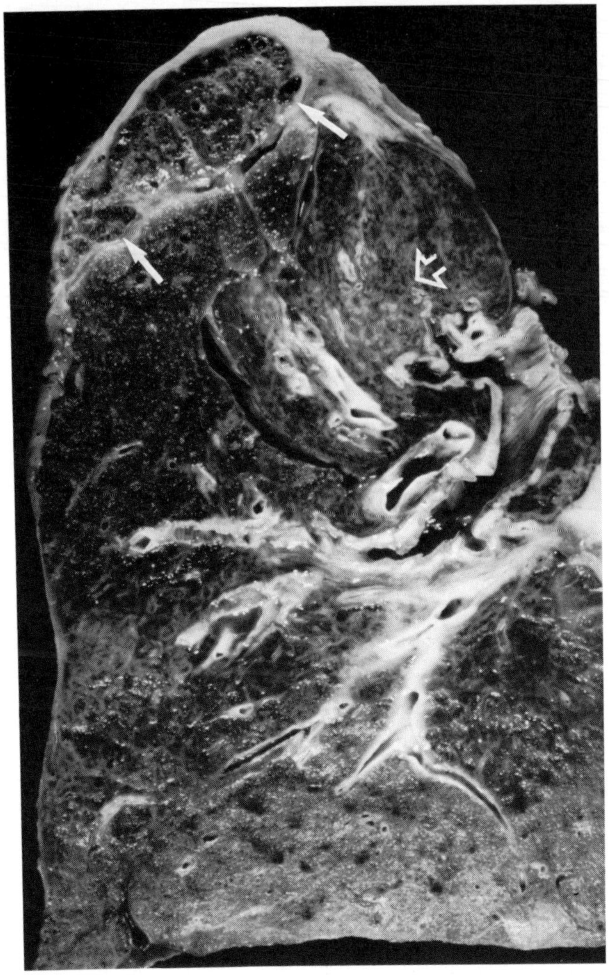

Abb. 9.7: Fortgeschrittene Silikose der rechten Lunge. Ausgeprägte Narbenkontraktur des Oberlappens mit teilweiser Vernarbung des Interlobärspaltes *(einfache Pfeile)*. Die Fibrose des kontrahierten Mittellappens ist deutlich erkennbar *(Doppelpfeil)*. Verdickung der apikalen Pleura. (Erlaubnis Dr. John Godleski, Brigham und Women's Hospital.)

len Zunahme und Aktivierung der Makrophagen und dadurch zur verstärkten Bildung von Fibroblasten-Wachstumsfaktor führen. Auf diese Weise gesehen, handelt es sich bei der Fibrosierung bei Silikose um einen Prozeß, der durch immunkompetente Zellen vermittelt wird.[41] Die Interaktion aktivierter T-Lymphozyten mit B-Zellen wäre zudem verantwortlich für erhöhte IgG- und IgM-Spiegel im Serum, antinukleäre Antikörper, Rheumafaktoren und zirkulierende Immunkomplexe, die bei Patienten häufig nachweisbar sind.[42] Diese Vorstellungen über die Pathogenese der Silikose scheinen sehr attraktiv, sind aber noch weitgehend spekulativ.

Morphologie Die **chronische Silikose** (im Unterschied zur akuten Form) ist von Anbeginn gekennzeichnet durch winzige fibrotische Knötchen, die eher palpiert als gesehen werden. Sie erscheinen zunächst in apikalen Bezirken der Lunge, finden sich aber in fortgeschrittenen Fällen im gesamten Lungenparenchym. Die kleinen Knötchen vergrößern sich langsam, und durch Zusammenschluß kommt es zur Bildung kleiner, sichtbarer Narbenbezirke (1–5 mm Durchmesser). Durch Verschmelzen dieser kleinen Narbenherde entstehen, meist in den Oberlappen, harte große Narben; die Narbenkontraktion in den Oberlappen führt zur sekundären Dehnung der Unterlappen (Abb. 9.7). Die Kollagenknoten oder -narben sind oft wegen gleichzeitiger Ablagerung von Kohlenstaub schwarz verfärbt. Das Lungenparenchym zwischen den Läsionen ist komprimiert oder emphysematös verändert. Es entwickelt sich das Bild der Wabenlunge, manchmal begleitet von subpleuralen Emphysemblasen. Im Narbengewebe treten auch Verkalkungen auf. Ähnliche Narbenknoten findet man in den Hiluslymphknoten; ihre Lokalisation in der Lymphknotenperipherie und die nachfolgende Verkalkung führt im Thoraxröntgenbild zur Bildung von «Eierschalen-Schatten». Auf der viszeralen Pleura entstehen manchmal fibröse Plaques, die zu Adhäsionen mit dem parietalen Blatt oder gar zur Obliteration des Pleuralraumes führen. Dieses typische Bild kann durch das Auftreten tuberkulöser Läsionen mit Verkäsungsherden und Kavernenbildung oder der grau-weißen nekrotischen Veränderungen bei Caplan-Syndrom kompliziert werden.

Mikroskopisch findet man hyaline Kollagenknötchen um respiratorische Bronchiolen, dazugehörende Alveolen und Pulmonalarterien sowie im paraseptalen und subpleuralen Gewebe. Das Kollagen wird in konzentrischen Schichten abgelagert; die Spalten zwischen einzelnen Schichten enthalten manchmal Kristallnadeln, wahrscheinlich Silikaten entsprechend. Um diese Läsionen findet man ein erstaunlich lockeres Infiltrat von Lymphozyten und Plasmazellen. Die Läsionen vergrößern sich, indem benachbarte Knoten durch eine neue Kollagenschicht vereinigt werden. Auf diese Weise engt der sich ausdehnende Narbenbezirk die respiratorischen Bronchioli allmählich ein und trägt dadurch zur bronchiolären Obstruktion mit Überblähung der Alveolen bei (Abb. 9.8). Da die Pulmonalarterien ein ähnliches Schicksal erleiden wie die Bronchiolen, entsteht ein pulmonaler Hochdruck. Das zwischen den Läsionen gelegene Lungenparenchym ist überbläht oder emphysematös verändert.

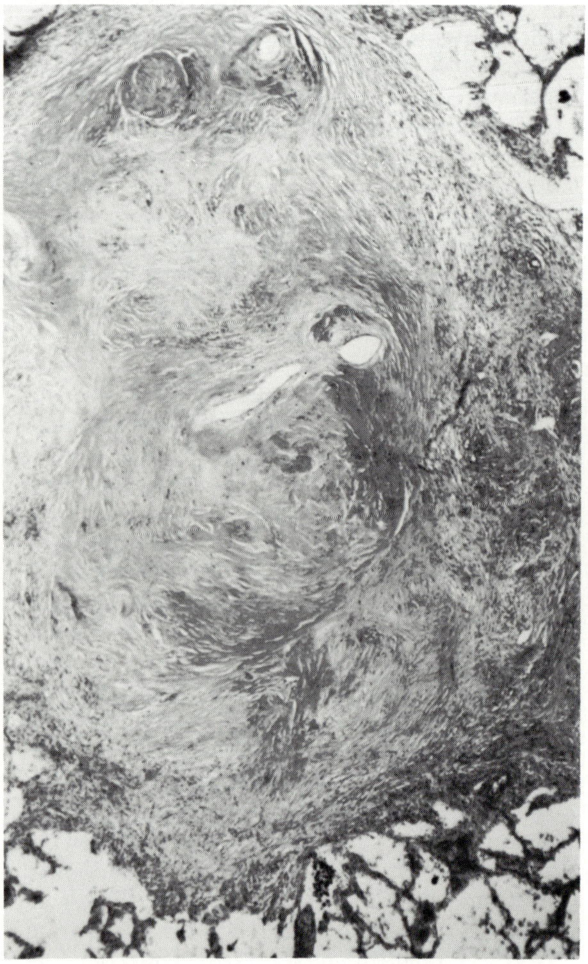

Abb. 9.8: Koaleszenz verschiedener bindegewebiger Silikoseknötchen. (Erlaubnis Dr. John Godleski, Brigham and Women's Hospital.)

Die Abgrenzung der chronischen Silikose von anderen Formen fibrosierender Pneumokoniosen wird erleichtert durch den polarisationsmikroskopischen Nachweis von doppeltbrechenden Kristallen in Silikoseknötchen. Auch bei unkomplizierter Silikose kann es zu Kavernenbildung kommen; das Auftreten von Kavernen ist jedoch immer verdächtig auf interkurrente Tuberkulose oder Caplan-Syndrom.

Klinischer Verlauf Die chronische Silikose nimmt klinisch einen äußerst schleichenden Verlauf. Radiologische Befunde können bereits Jahre vor dem Einsetzen respiratorischer Funktionsstörungen vorliegen. Die feinknotige Frühphase erscheint im Thoraxröntgenbild typischerweise als Schneegestöber- oder Schrotschußlunge. Mit zunehmender Krankheitsdauer werden die Verschattungen gröber und verschmelzen schließlich (Abb. 9.9). In diesem Stadium sind Lungen-Compliance und Gasdiffusion deutlich vermindert, und der Patient klagt über Anstrengungsdyspnoe. Die Atembeschwerden sind zu Beginn erträglich; für Silikose typisch ist jedoch die unaufhaltsame, langsame Zunahme der Atemnot, lange Zeit nach der letzten Exposition. Komplikationen des klinischen Bilds bestehen im Auftreten von rheumatoider Arthritis (Caplan-Syndrom) oder anderer Autoimmunkrankheiten, chronischer Bronchitis, Emphysem, Cor pulmonale oder, besonders häufig, Lungentuberkulose. Die Krankheit selbst führt nur sehr langsam zum Tod, aber sie bewirkt eine invalidisierende respiratorische Insuffizienz. Zur Diagnosestellung ist die Erhebung einer Berufsanamnese sehr wichtig. Wie erwähnt, wird keine erhöhte Prävalenz von Bronchuskarzinom oder anderer Formen von Neoplasie beobachtet.

Asbestose

Die Asbestüberexposition wurde «eine der schlimmsten industriellen Gesundheitstragödien in der Geschichte» genannt.[43] Man schätzt, daß Asbest bis zum Ende dieses Jahrhunderts für 8000–10 000 Todesfälle pro Jahr verursachen wird. *Inhalation von Asbest verursacht neben der Pneumokoniose (Asbestose) auch Pleuraergüsse, Pleuraadhäsionen, verkalkte fibröse Plaques der parietalen Pleura sowie eine erhöhte Inzidenz von Mesotheliom, Bronchuskarzinom und weiterer Neoplasmen.*[44, 45] Diese Folgeerscheinungen treten einzeln oder in Kombination Jahrzehnte nach der letzten Exposition auf. Asbest ist ein weitverbreiteter Luft- und Wasserverschmutzer. Die stärksten Expositionen finden sich in industriellen Betrieben, die sich mit der Gewinnung, Verarbeitung und Installation von Asbest und seiner mehr als 3000 Produkte (z.B. Material für Fußböden, Decken und Dächer; Isolationsmaterial; Wasser- und Abwasserrohre; Beschichtungsmaterial; Brems- und Kupplungsbeläge) beschäftigen. Eine Asbestose beobachtet man fast ausschließlich bei beruflich stark exponierten Personen. Sogar in gefährdeten Berufen tritt die Asbestose nur sehr selten auf, wenn die Expositionszeit weniger als 10 Jahre beträgt.[46] Andere Folgen dieses Luftschadstoffes machen sich jedoch bereits nach viel geringeren Expositionen bemerkbar. Bei Büroangestellten in Asbestminen, bei Anwohnern in der Nachbarschaft einer Asbestmine und bei Familienangehörigen von Asbestarbeitern beobachtet man vermehrt das Auftreten von Mesotheliomen, Neoplasmen, die bei Nichtexponierten sehr selten sind.[47] Man weiß wenig über individuelle Schwankungen der Anfälligkeit gegenüber Asbest-induzierter Schädigung. Dennoch löste die unterschwellige Luftverschmutzung durch Asbest in Industrienationen größte Besorgnis aus, be-

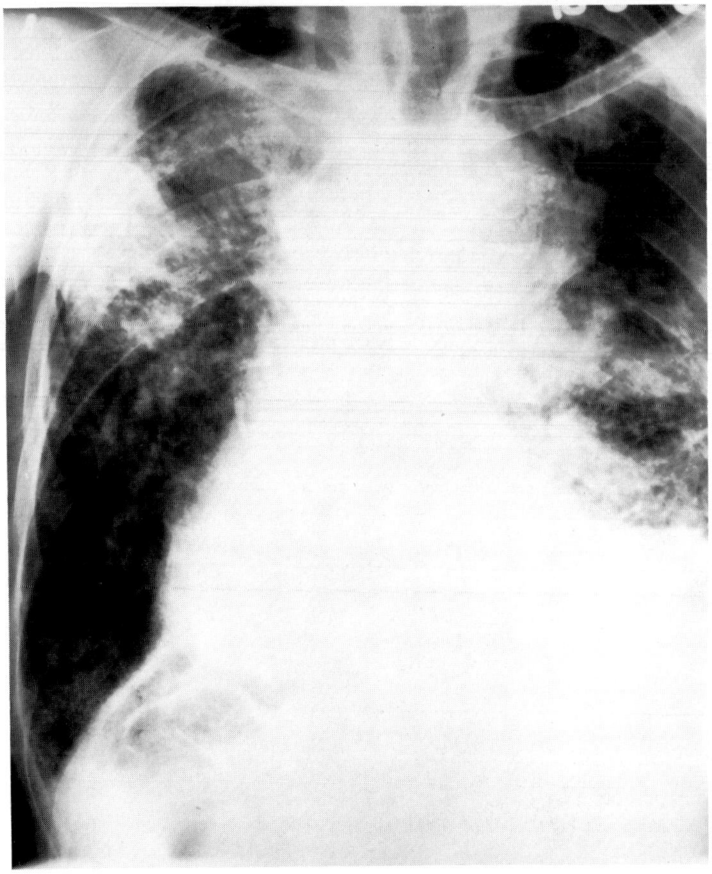

Abb. 9.9: Lungenröntgenbild bei fortgeschrittener Silikose mit bilateralen Verschattungen im rechten Ober- und im linken Mittelfeld.

sonders wegen der weitverbreiteten Verwendung von Asbest als Baumaterial von Schulhäusern und anderen Gebäuden.[48] Tatsächlich findet man mit geeigneten Methoden bei der Autopsie vereinzelte Asbestfasern in den Lungen der meisten Stadtbewohner. Auch wenn sich keine Asbestose entwickelt, können sich auch bei leicht exponierten Personen wie Ehefrauen von Asbestarbeitern oder bei der Wohnbevölkerung in der Nähe einer Asbestmine oder -fabrik pleurale Plaques bilden. Möglicherweise mit Asbest in Beziehung stehende Neoplasmen traten auch bei Familienangehörigen von beruflich Exponierten auf.[49] Sogar das Entfernen von Asbestisolationen und -decken ist mit einem großen Risiko behaftet.

Asbest ist ein Sammelname für eine Familie von Silikaten, die in Form gewellter, schlanker, flexibler und brüchiger, gestreckter Fasern vorkommen. Das aus schlanken Fasern bestehende Chrysotil ist in über 90% der kommerziellen Produkte vertreten, zwei kurzfaserige Substanzen (Krozidolit und Amosit) im Rest der Materialien. Chrysotil ist daher für den Großteil der Luftverschmutzung durch Asbest verantwortlich. Da die langen, biegsamen Chrysotilfasern nicht fragmentieren, werden sie bereits im oberen Tracheobronchialbaum abgefangen und ausgeschieden, ohne das verletzliche, periphere Lungenparenchym zu erreichen. Im Gegensatz dazu zerfallen die geraden, starren Fasern von Krozidolit und Amosit sehr leicht; kleine Fragmente gelangen in die peripheren Luftwege, wo einige ausgeschieden werden, ein Rest jedoch zurückgehalten wird. Trotz dieser Unterschiede *wirken alle Typen von Asbestfasern fibrosierend; Krozidolit ist jedoch eindeutig das stärkste Karzinogen.*

Pathogenese Die frühen Ereignisse bei der Entstehung der Asbestose sind gut bekannt, nicht jedoch die Hintergründe der fibrosierenden interstitiellen Pneumonie.[44, 50] Über folgende Punkte herrscht Einigkeit:

- Ein Teil der Fasern wird in der Peripherie des Respirationstraktes (respiratorische Bronchiolen, Alveolargänge, Alveolen) durch Alveolarmakrophagen phagozytiert. Ein weiterer Teil scheint durch Epithelzellen der terminalen Atemwege aufgenommen zu werden und erreicht so das Interstitium.
- Asbestfasern lösen gleichzeitig die Freisetzung eines Chemotaxins aus Alveolarmakrophagen und die direkte Aktivierung des Komplementsystems mit Bildung des stark chemotaktisch wirkenden C5a aus. Diese Substanzen verstärken die von Staubpartikeln verursachte zelluläre Reaktion durch die Rekrutierung von Makrophagen und neutrophilen Granulozyten.

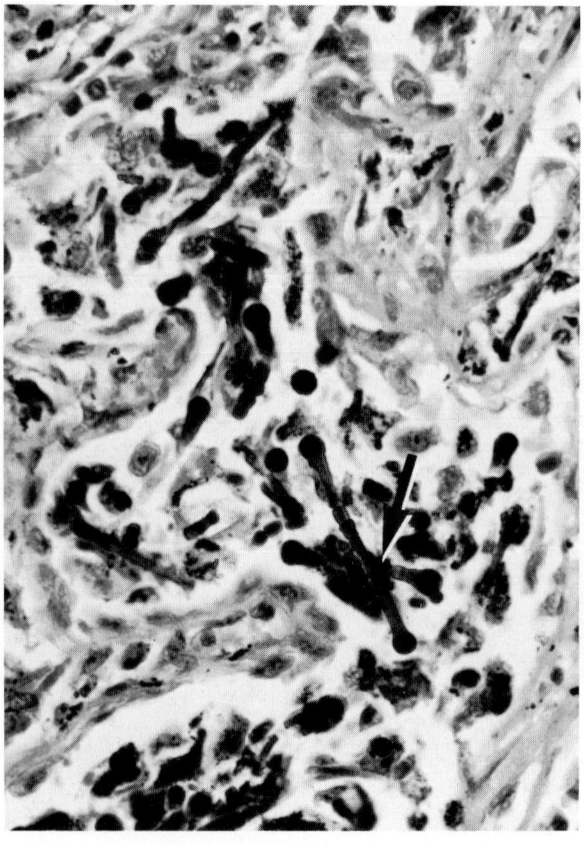

Abb. 9.10: Asbestkörperchen *(Pfeil)* mit typischen knopfartig aufgetriebenen Enden.

- Der größte Teil des Staubs wird durch Makrophagen weggeräumt. Ein kleinerer Teil gelangt jedoch mit den Phagozyten durch die Wände der Bronchiolen und terminalen Luftwege in interstitielle Gewebe, Lymphgefäße, Pleuraraum und regionäre Lymphknoten.
- Die von Makrophagen phagozytierten Asbestfasern werden mit Komplexen aus Hämosiderin und Glykoproteinen überzogen. Es entstehen an den Enden aufgetriebene, manchmal hantelförmige *«Asbestkörperchen»* (Abb. 9.10); die meisten Fasern werden nicht phagozytiert und besitzen daher auch keinen Überzug. Andererseits können auch andere Fasern von einem Proteinmantel mit Hämosiderin umgeben sein. Die generische Bezeichnung «ferruginous body» (Rostkörperchen wegen seinem Eisengehalt) gilt daher für alle Arten von Fasern mit Proteinüberzug; einzig Asbestfaser-haltige Rostkörperchen sollten demnach Asbestkörperchen genannt werden.

Wie kommt die für Asbeststaub typische fibrosierende Reaktion zustande? Verschiedene Möglichkeiten wurden vorgeschlagen.[44, 45]

1. *Makrophagen und neutrophile Granulozyten, die sich um die Asbestfasern ansammeln, setzen lysosomale Enzyme frei oder generieren toxische freie Sauerstoffradikale. Die dadurch entstehende Schädigung des Lungengewebes würde dann eine fibrosierende Entzündungsreaktion auslösen.*
2. *Teilweise Auflösung der Fasern führt über eine chemische Schädigung der Membranen zu einem Einstrom von Ca^{2+} in die Zellen und damit zum Zelltod.*
3. *Die Aufnahme von Asbestpartikeln durch Makrophagen löst die Freisetzung von Wachstumsfaktoren wie Interleukin-1 aus, die für die Fibrose verantwortlich sind.*
4. *Die Zugabe von Asbest, besonders von Chrysotil, zu Fibroblastenkulturen beschleunigt die Syntheserate von Retikulin und Kollagen. Die Asbestpartikel könnten in vivo eine ähnliche Wirkung aufweisen.*
5. *Möglicherweise sind alle angeführten Möglichkeiten wichtig und zusammen für die eindrücklichen interstitiellen Lungenläsionen verantwortlich* (Abb. 9.11)

Zudem wurde bei Patienten mit Asbestose eine Reihe immunologischer Abnormitäten beobachtet. Ob diese Störungen bei der Pathogenese der Krankheit überhaupt eine Rolle spielen ist unklar.[45] Es könnte sich auch um Begleiterscheinungen handeln.

Zusammenfassend kommen wir zum Schluß, daß die Grundlagen der Lungenveränderungen als Reaktion auf eingeatmeten Asbeststaub noch unsicher sind. Ohne Zweifel spielen jedoch die Alveolarmakrophagen eine zentrale Rolle.[51]

Die Pathogenese der weiteren, durch Asbest verursachten Läsionen ist sogar noch rätselhafter. Dies ist vor allem im Hinblick auf die nachgewiesene onkogene Wirkung dieser Fasern besorgniserregend. Bezogen auf dasjenige des nicht Asbest-exponierten Nichtrauchers vergrößert sich das relative Risiko, an einem Bronchuskarzinom zu erkranken, für den Asbest-exponierten Nichtraucher um den Faktor 5, für den nicht-exponierten Raucher um 11 und für den Asbest-exponierten Raucher um 55. *Dies bedeutet, daß die Asbestexposition beim Raucher und beim Nichtraucher die Gefahr des Bronchuskarzinoms verfünffacht, und daß das Rauchen die Gefahr des Asbest-induzierten Neoplasmas verzehnfacht.* Das Mesotheliom ist auch bei Asbestarbeitern ein seltenes Neoplasma. Deshalb ist es sehr schwierig, die genaue Risikoschwelle der Asbestexposition für die Entstehung des Mesothelioms zu ermitteln. Allerdings kann anamnestisch in den meisten Fällen ein Zusammenhang mit einer entsprechend gefährdenden Beschäftigung eruiert werden.

Über die Rolle von Asbest in der Entstehung des Bronchuskarzinoms bestehen zwei teilweise widersprüchliche Theorien.[52] Nach der ersten Theorie wird angenommen, daß die Fasern als Promotorsubstanzen wirken, die den Boden für andere Karzinogene vorbereiten. Die Asbestfasern (besonders Krozidolit als stärkstes Karzinogen) wirken *in vitro* auf Säugerzellen zytotoxisch. Es scheint daher möglich, daß die Fasern den Tod von Zellen der Luftwege verursachen; dies würde die Zellteilung stimulieren und die proliferierenden Epithelzellen gegenüber Umweltkarzinogenen, be-

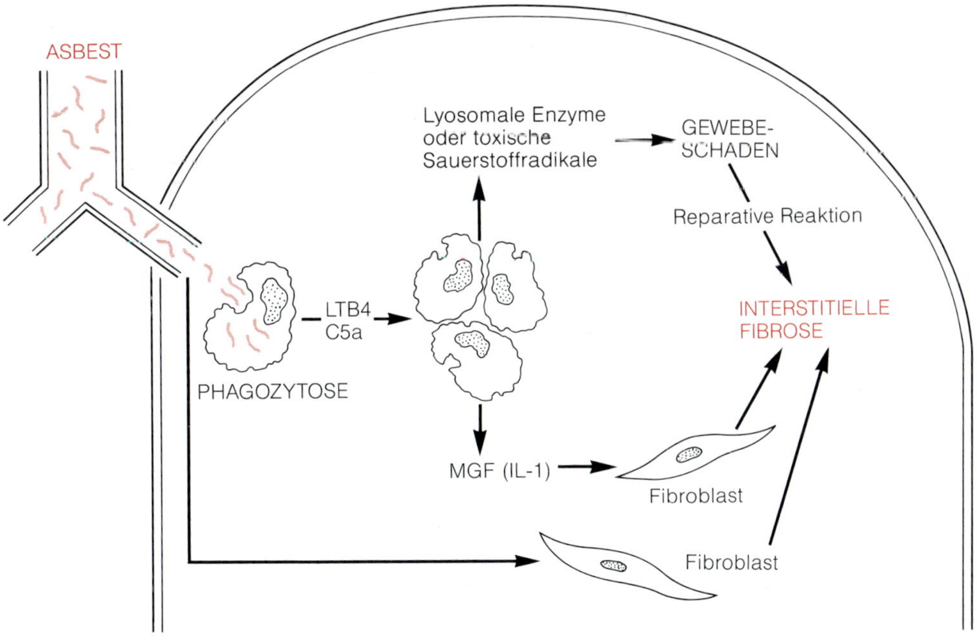

Abb. 9.11: Mögliche Mechanismen der Auslösung der interstitiellen Lungenfibrose durch Asbest-beladene Makrophagen. 1) Freisetzung gewebeschädigender Enzyme oder toxischer Sauerstoffradikale; 2) Freisetzung von Fibroblasten-Wachstumsfaktoren; oder 3) direkte Stimulierung der Fibroblasten durch Asbeststaub. MGF = von Makrophagen stammende Wachstumsfaktoren, einschließlich IL-1.

sonders Zigarettenrauch, anfälliger machen. Nach der zweiten Theorie würden Karzinogene wie polyzyklische Kohlenwasserstoffe aus Tabakrauch durch die Asbestfasern absorbiert und so am Ort der Faserablagerung konzentriert.

Die Entstehung des Mesothelioms ist ebenso rätselhaft. Man kann argumentieren, die Asbestfasern gelangten über Lymphgefäße zum Pleuramesothel. Wie erklärt man sich dann das gelegentliche Auftreten von Mesotheliomen in der Peritonealhöhle? Könnte das Verschlucken der Fasern eine Rolle spielen? Im Gegensatz zum Bronchuskarzinom scheint das Rauchen auf das Mesotheliom keinen Einfluß zu haben.

Zusammenfassend zeigt sich, daß wir noch Meilen davon entfernt sind zu verstehen, weshalb Asbest für den Menschen so gefährlich ist, und weshalb Asbest, nicht aber Silikat, eine derart hohe Karzinogenität aufweist.

Morphologie Kennzeichen der **Asbestose** sind: **1) eine diffuse, interstitielle Lungenfibrose, ausgehend von der Peripherie der Unterlappen, und 2) freie Asbestfaserfragmente und Asbestkörperchen innerhalb der Narbengebiete.** Die Fibrose beginnt subpleural um respiratorische Bronchiolen und Alveolargänge; die Alveolarwände weisen ebenfalls eine leichte Fibrose auf. Diese Veränderungen breiten sich mit Fortschreiten der Krankheit immer mehr gegen das Zentrum der Lunge aus. Dieses Muster eines milden Lungenbefalls wird heute am häufigsten beobachtet, da in Kenntnis der Gefährdung durch Asbest die Expositionsintensität gesenkt werden konnte. Allerdings findet man bei Personen, deren Exposition einige Jahrzehnte zurückliegt, immer noch das Vollbild der zentripetalen Ausbreitung der Lungenfibrose. Dabei kommt es auch zum Befall der Oberlappen und zur ausgedehnten Zerstörung der Alveolararchitektur mit Bildung zystischer Räume (Wabenlunge). Die Fibrose ist gebietsweise so dicht, daß lineare oder ausgedehnte Narben entstehen (Abb. 9.12). **Die Fibrose an sich ist unspezifisch, da ähnliche Veränderungen auch durch andere Ursachen ausgelöst werden; die Diagnose der Asbestose beruht einzig auf der Identifikation von Asbestfaserfragmenten oder Asbestkörperchen innerhalb des betroffenen Gewebes.** Nackte Fasern sind im Lichtmikroskop kaum sichtbar; der Nachweis gelingt mit dem Phasen- oder Elektronenmikroskop. Die Hiluslymphknoten weisen einen leichten Grad von Fibrose auf.

Viele Komplikationen können sich einstellen. Bei Patienten mit schwereren Formen der Asbestose entsteht zwischen den Fibrosebezirken ein ausgeprägtes Emphysem. Es können sich sekundäre Bronchiektasien oder ein Caplan-Syndrom entwickeln. Einengung oder Obliteration von Lungenarterien oder -arteriolen durch den Vernarbungsprozeß führen zu pulmonalem Hochdruck und Cor pulmonale.

Pleurale Reaktionen treten in einer von drei Formen auf: 1) Pleuraexsudat; 2) lokalisierte oder diffuse Fibrose der viszeralen Pleura; oder 3) diskrete, verkalkte fibröse Plaques auf der parietalen Pleura. Das Pleuraexsudat ist meistens serös, kann aber auch hämorrhagisch sein und wird im allgemeinen von einer subpleuralen Asbestose begleitet. In den meisten Fällen ist es nicht Vorläufer eines Mesothelioms, obschon der Entstehung dieses Neoplasmas häufig ein Pleuraexsudat vorangeht. Eine fibröse Verdickung der viszeralen Pleura ist ein oft beobachteter Begleiter der Asbestose. Sie kann bei fortgeschrittenen Fällen die ganze Lunge umschließen und im Thoraxraum fixieren. **Dichte fibrokalzinöse Plaques auf der parietalen Pleura sind charkateristisch aber nicht pathognomonisch für Asbestose** (Abb. 9.13). Man findet sie typischerweise im vorderen und posterolateralen Bereich der parietalen Pleura sowie über den Zwerchfellkuppen. Die Kollagenablagerungen sind scharf begrenzt, rund oder unregelmäßig geformt und können bis zu 1 cm Dicke aufweisen. Manchmal sind sie mäßig bis stark verkalkt, so daß sie auf Röntgenaufnahmen leicht erkannt werden können. Man findet in diesen Läsionen auch bei vorhandener Asbestose keine Asbestkörperchen. Sie können bei nichtexponierten Personen und bei Exponierten ohne Asbestose ebenfalls auftreten.

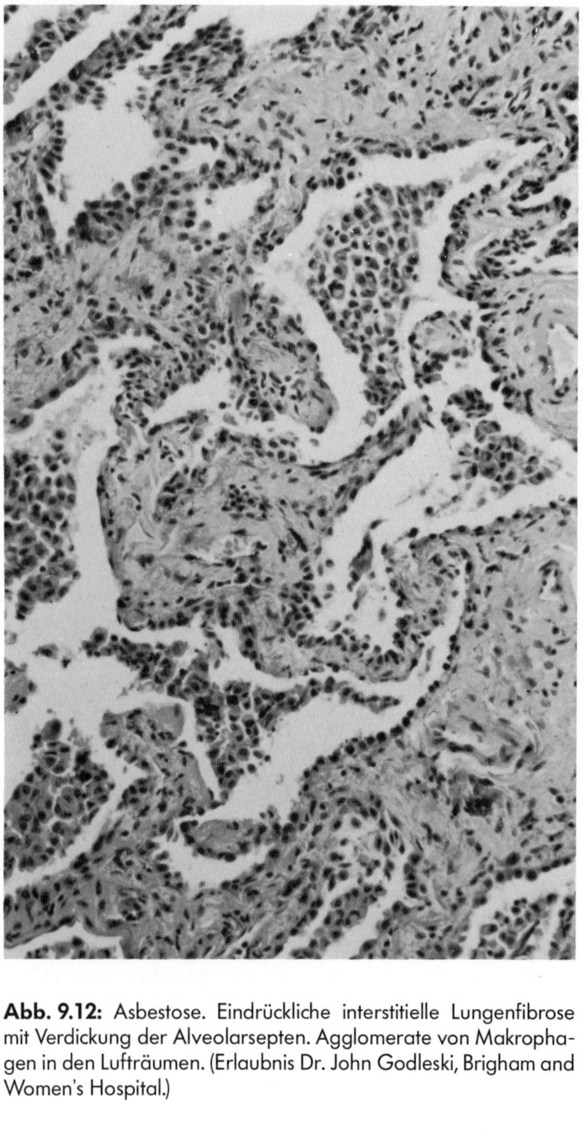

Abb. 9.12: Asbestose. Eindrückliche interstitielle Lungenfibrose mit Verdickung der Alveolarsepten. Agglomerate von Makrophagen in den Lufträumen. (Erlaubnis Dr. John Godleski, Brigham and Women's Hospital.)

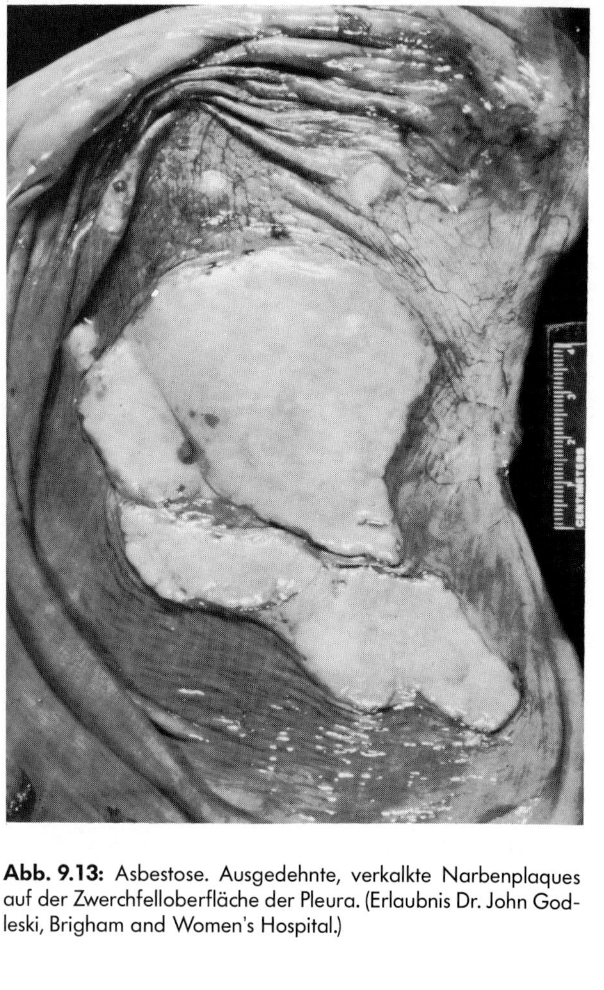

Abb. 9.13: Asbestose. Ausgedehnte, verkalkte Narbenplaques auf der Zwerchfelloberfläche der Pleura. (Erlaubnis Dr. John Godleski, Brigham and Women's Hospital.)

Verschiedene Formen von Neoplasmen wurden mit Asbeststaub in Beziehung gebracht. Es ist wichtig zu wissen, daß zwischen Schweregrad der Asbestose und der Entwicklung eines Neoplasmas keine Korrelation besteht. Bronchialkarzinome entstehen auch bei Patienten ohne interstitielle Lungenfibrose. Vielleicht noch wichtiger ist die Tatsache, daß zwischen Expositionsintensität und Tumorprädisposition kaum ein Zusammenhang besteht. *Das häufigste, mit Asbestexposition assoziierte Neoplasma ist das Bronchuskarzinom.* Im Gegensatz zur Allgemeinbevölkerung beobachtet man bei Asbest-exponierten häufig Adenokarzinome und weniger oft Plattenepithelkarzinome. *Maligne Mesotheliome* sind im Vergleich zum Bronchuskarzinom seltener, die Beziehung zur Asbestexposition ist jedoch unverkennbar. Obschon diese Neoplasmen meistens im Pleuraraum auftreten, entstehen sie manchmal auch ohne Pleurabefall in der Peritonealhöhle. Bei beiden Mesotheliomformen werden im Tumor keine Asbestkörperchen gefunden, und beide treten auch ohne Asbestexposition auf.

Asbest kann nur dann als auslösendes Agens in Betracht gezogen werden, wenn größere Mengen von Asbestfasern im Lungenparenchym vorhanden sind. Der Zusammenhang zwischen Asbestexposition und vermehrtem Auftreten von Ösophagus-, Magen-, Kolon- und Larynxkarzinomen sowie verschiedener Formen maligner Lymphome ist noch weniger gut gesichert.

Klinischer Verlauf Die Asbestose entsteht meist unbemerkt. Oft wird sie bei asymptomatischen Personen entdeckt, wenn sich im routinemäßig erstellten Thoraxröntgenbild regelmäßige, lineare Verdichtungen im unteren Lungenbereich zeigen. Andererseits kann eine lokalisierte, verkalkte Pleuraplaque mit oder ohne Veränderungen des Lungenparenchyms auf eine frühere Asbestexposition hinweisen. Nach langer Latenzzeit macht sich schließlich die interstitielle Fibrose durch allmählich einsetzende Anstrengungs-, gefolgt von Ruhedyspnoe bemerkbar. Die Atembeschwerden sind typischerweise von trockenem oder produktivem Husten, inspiratorischen Rasselgeräuschen über der Lungenbasis und manchmal Auftreten von Trommelschlegelfingern begleitet. Mit Fortschreiten der Krankheit weitet sich der radiologisch faßbare Lungenbefund aus und es entsteht eine Wabenlunge. In diesem Stadium wirkt die Dyspnoe bereits stark invalidisierend. Der Tod tritt meistens innerhalb von 12–24 Jahren nach Auftreten der ersten Symptome ein. Diese langsam zunehmende Verschlechterung des klinischen Bildes wird beschleunigt durch das Auftreten eines Caplan-Syndroms, von pulmonalem Hochdruck und eines Cor pulmonale oder, im schlimmsten Fall, eines der erwähnten Karzinome.

Berylliose

Einatmen von Staub oder Dämpfen mit hohen Konzentrationen von metallischem Beryllium oder seiner Oxide, Legierungen oder Salze kann eine akute Bronchoalveolitis auslösen. Längerdauernde Exposition mit niedrigeren Konzentrationen dieser Stoffe führt zu pulmonalen und systemischen granulomatösen Veränderungen, sehr ähnlich denen bei Sarkoidose. In Erkenntnis dieser Gefahr wurden 1948 Richtlinien für das Verhalten am Arbeitsplatz aufgestellt. Durch Befolgen dieser Vorschriften konnte die akute Berylliose zum Verschwinden gebracht werden, und neue Fälle von chronischer Berylliose traten kaum mehr auf. Die folgenden Bemerkungen sollen bei der Überwachung dieser berufsbedingten Gefährdung helfen. Zur Zeit ist das Expositionsrisiko für Beschäftigte in Kernanlagen und Weltraumindustrien sowie in Fabriken für elektrisches und elektronisches Zubehör am höchsten. Auch Familienangehörige sind vermehrt gefährdet.[53] Krankheiten, die mit Berylliumexposition zusammenhängen, sind auch unerwartet an Orten wie Dentallaboratorien aufgetreten, wo Techniker Prothesen und ähnliches aus Berylliumlegierungen schleifen und polieren.[54]

Bei der *akuten Berylliose* handelt es sich im Grunde um eine chemisch induzierte diffuse Schädigung der Lungenalveolen (Alveolitis) mit proteinreicher Flüssigkeit in den Alveolarräumen. Bei Überleben der akuten Krankheit wird das Exsudat resorbiert oder seltener bindegewebig organisiert.

Man nimmt an, daß die *chronische Berylliose* auf eine Sensibilisierung durch Langzeitexposition mit Berylliumstaub oder -dämpfen beruht. Das Metall scheint als Hapten eine zellvermittelte Immunreaktion auszulösen. Die chronische Krankheit kennzeichnen herdförmige, nichtverkäsende Granulome, sehr ähnlich denen bei Sarkoidose. Die Läsionen treten verstreut im interstitiellen Lungengewebe auf und finden sich besonders zahlreich in subpleuraler, septaler, peribronchialer und pervaskulärer Lokalisation. In diesen Granulomen werden drei Arten von Einschlüssen, meist in Riesenzellen, gefunden: 1) einzeln oder in Klumpen liegende doppeltbrechende Kristalle von bis zu 10 μm Länge; 2) konzentrisch geschichtete Schaumann-Körperchen (bis 50 μm Durchmesser); und seltener 3) azidophile Asteroidkörper, identisch mit denen bei Sarkoidose (Abb. 9.14). Granulome werden auch in regionären Lymphknoten sowie weniger häufig in entfernteren Lymphknoten, Niere, Leber und Milz beobachtet. Kontamination von Hautwunden mit Beryllium führt zur lokalen Granulombildung. Allmählich kommt es zur progressiven Fibrosierung der Granulome; bei ausgedehntem Lungenbefall werden dadurch die Atemfunktionen stark beeinträchtigt. Die Diagnose stützt sich auf eine Expositionsanamnese; Beiträge leisten der Nachweis Beryllium-sensibilisierter T-Lymphozyten (Blastentransformation, Hemmung der Makrophagenwanderung) und die chemische Analyse von Lunge, Lymphknoten und Urin.[55]

Tierversuche und epidemiologische Untersuchungen weisen auf eine erhöhte Frequenz von Bronchuskarzi-

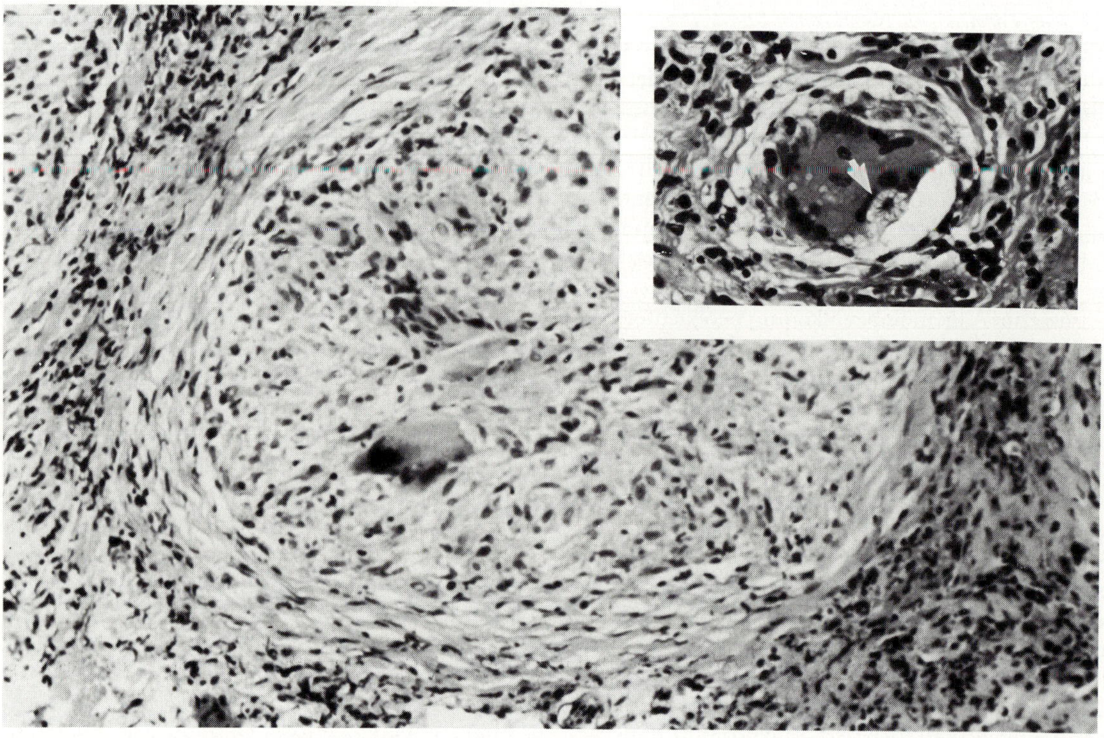

Abb. 9.14: Chronische Berylliose. Das zentral nicht-verkäsende Granulom zeigt in der Mitte eine multinukleäre Riesenzelle. Im *Inset*: Typischer Asteroidkörper in Riesenzelle.

nomen bei Personen mit hoher beruflich bedingter Berylliumexposition hin.[56]

Weitere Staublungenkrankheiten

Man kennt neben den bereits besprochenen viele weitere Formen von Staublungenerkrankungen, die meistens weniger lebensgefährdend verlaufen als fibrosierende Pneumokoniosen. Sie können drei Hauptkategorien zugeordnet werden: 1) nichtfibrosierende Staublungen, ausgelöst durch inorganischen Staub; 2) Asthma; und 3) exogen allergische Alveolitis.

Neben der einfachen Anthrakose gehören zu den *nichtfibrosierenden inorganischen Staublungen* die Siderose (Eisen), Stannose (Zinn), Barytose (Bariumsulfat) und weitere, seltenere Zustände. Diese Krankheiten sind gekennzeichnet durch herdförmige Ablagerungen des entsprechenden Staubmaterials in der Lunge, ähnlich wie für Kohlepartikel beschrieben. Die Lungenveränderungen führen nur selten zu respiratorischen Schwierigkeiten; Ausnahmefälle mit besonders starker Exposition können jedoch auch tödlich enden.

Auf die vielen Ursachen des *Asthmas* soll hier nicht eingegangen werden. Ungeachtet der Pathogenese ist das Asthma gekennzeichnet durch anfallartig auftretende Bronchospasmen und Veränderungen des Bronchialsystems, die eine obstruktive Verengung der Luftwege verursachen. Eine klinische Form wird als Berufs- oder Industrieasthma bezeichnet, da die Attacken durch viele Staubarten (z.B. Getreide- oder Holzstaub, tierische Haare oder Hautschuppen) am Arbeitsplatz ausgelöst werden.

Bei der *exogen allergischen Alveolitis* handelt es sich um eine pulmonale Überempfindlichkeitsreaktion, verursacht durch das Einatmen von Staub mit bestimmten organischen Partikeln. Im Unterschied zum Asthma entsteht eine interstitielle, manchmal granulomatöse Entzündungsreaktion auf Höhe der respiratorischen Bronchiolen und Alveolen. Die entzündlichen Veränderungen sind im allgemeinen reversibel; ihre Weiterentwicklung führt zur diffusen interstitiellen Lungenfibrose und bleibenden Ateminsuffizienz. Ätiologisch sind verschiedene Inhalationsallergene beteiligt wie Pilzsporen, Pollen, von Tieren oder aus der Industrie stammende Partikel und chemische Dämpfe. Die wichtigste unter diesen Überempfindlichkeitskrankheiten ist die *Farmerlunge*; Krankheitssymptome treten typischerweise Stunden nach Inhalation thermophiler Aktinomyzeten auf, die in Stapeln von ungenügend getrocknetem Heu gedeihen. Genauere Angaben über diese Lungenaffektionen finden sich in Textbüchern und anderer Literatur.[57]

Bei der *Byssinose* handelt es sich um eine ungewöhnliche Lungenkrankheit, die durch organischen Staub von Baumwolle, Flachs und Hanf verursacht wird.

Nach Wochen oder Monaten beruflicher Exposition treten Symptome auf, die eher einer asthmatischen Bronchitis als einem Befall terminaler Atemwege (wie bei externer allergischer Alveolitis) entsprechen. Die pathogenetischen Hintergründe der Lungenveränderungen sind nicht klar; die Hinweise auf eine mögliche Rolle von Überempfindlichkeitsreaktionen sind nicht überzeugend.

Schädigungen durch chemische Stoffe und Medikamente

Alle Chemikalien und Medikamente können schädigend oder tödlich wirken. Stoffe mit höchster Toxizität werden als Gifte bezeichnet; andere sind an sich harmlos, aber in genügend hoher Dosierung ist sogar Kochsalz schädlich. In einigen Fällen geht die Schädigung auf eine berufliche Exposition zurück, die auch als Unfall eintreten kann (man erinnere sich an Bhopal, Indien, wo über 2000 Todesfälle und mehr als 200 000 Verletzte zu beklagen waren). In anderen Fällen tritt die Schädigung infolge absichtlicher (suizidaler) oder unfallmäßiger Überdosierung ein. Unter Umständen geht der Schaden auf den nichtmedizinischen Gebrauch einer «Straßendroge», wie Heroin, Kokain oder «crack» zurück; er kann auch unbeabsichtigte Folge der Selbstbehandlung mit einem Standardmedikament sein. Schließlich sind die unerwünschten Wirkungen von Arzneimitteln («adverse drug reactions», ADR) zu nennen.
Gesamthaft betrachtet ist der Beitrag der durch chemische Substanzen und Medikamente verursachten Morbidität und Mortalität nicht sehr hoch. Tod und Krankheit sind jedoch in jedem Fall individuelle Tragödien, die durch Früherkennung und entsprechende Behandlung hätten vermieden oder behoben werden können. Das Ausmaß des Problems zeigt sich daran, daß in den USA jährlich zwischen 5000 und 6000 Todesfälle als Folge der Selbstzufuhr einer Überdosis von chemischen Stoffen oder Medikamenten registriert werden.[58] Viele dieser Todesfälle betreffen Jugendliche und den von ihnen betriebenen Drogenmißbrauch.[59] Einen weiteren großen Anteil machen Suizide aus. Beim Rest handelt es sich um die Folge der unbeabsichtigten und unfallmäßigen Einnahme von Substanzen, die in jedem Haushalt zu finden sind, wie Reinigungsmittel, Bleichmittel, Aspirin und Kosmetika. Tragischerweise bezahlen auf diese Weise viele Kleinkinder ihre natürliche Neugier mit dem Tode. Die Zahl der Todesfälle durch Unfall erstaunt nicht, wenn man weiß, daß sich in den USA jährlich nahezu 2 Millionen Vergiftungen mit trivialen bis haarsträubenden Giften ereignen.[60] Die unerwünschten Wirkungen von therapeutisch verabreichten Arzneimitteln, von denen die meisten nicht tödlich verlaufen, sind für einen weiteren gewichtigen Teil der chemischen und medikamentösen Schädigung verantwortlich. Der Katalog der betroffenen Medikamente ist fast endlos; hier folgt lediglich eine Übersicht.

Unerwünschte Wirkungen von Arzneimitteln

Als unerwünschte Wirkung eines Medikamentes («adverse drug reaction», ADR) gilt «jede schädliche und unbeabsichtigte Reaktion, die in der für den Menschen üblichen Dosierung bei Prophylaxe, Diagnose oder Therapie auftritt, wobei Mißerfolge im Erzielen der beabsichtigten Wirkung jedoch ausgeschlossen sind». Mit der Verfügbarkeit immer stärker wirkender Arzneimittel, wie der zur Behandlung von Neoplasmen eingesetzten, nahm die Zahl der ADR zu. In gewissem Sinne zeugt diese Zunahme vom Fortschritt der Medizin. Ohne diese Medikamente wären früher viele Patienten an ihrer primären Krankheit gestorben; heute leiden sie zum Teil an unerwünschten Nebenerscheinungen der Therapie, aber sie überleben.
Über die genaue Inzidenz der ADR existieren keine verläßlichen Angaben. Dieser Informationsmangel lädt direkt ein für Zeitungsschlagzeilen, wie «Medikamente töten Tausende pro Jahr», mit denen gleichzeitig ein ärztlicher Mißerfolg signalisiert wird.[61] Was zeigt die nüchterne Analyse? Die eingehende Untersuchung von vermuteten, in den USA registrierten ADR, zeigte, daß vernünftigerweise die unerwünschte Reaktion nur in 43% von 827 Fällen einem Medikament zugeschrieben werden konnte.[62] Werden auch die in suizidaler Absicht oder durch Unfall eingenommenen Überdosierungen ausgeschlossen, können nur noch ein Viertel aller Fälle gemäß der oben zitierten Definition als echte ADR bezeichnet werden. Von diesen wiederum verblieben «nur» 25, bei denen ein Versagen des Arztes vorlag, wie ungenügend überwachte oder zu hoch dosierte Anwendung eines Medikamentes, Nichtbeachten der gegenseitigen Beeinflussung von Arzneimitteln oder falsche Anwendung einer potentiell gefährlichen Substanz. Gerade diese ärztlichen Fehlhandlungen führen zu den «ADR, die wirklich zählen», wie Ingelfinger treffend sagte.[63] Bei den meisten ADR handelt es sich um Reaktionen, die bei vernünftigem und angemessenem Einsatz von Medikamenten auftreten. Nach besten Schätzungen nimmt man an, daß unerwünschte Wirkungen bei etwa 3–5% aller medizinischen Anwendungen von Arzneimitteln zu erwarten sind; die meisten davon sind selbstlimitierend und folgenlos.[64] Glücklicherweise verlaufen ADR selten tödlich, und die meisten treten bei Schwerkranken auf, bei denen heroische Maßnahmen getroffen werden müssen. Um den fatalen Krankheitsverlauf bei Patienten mit Leukämie aufzuhalten, werden oft aggressive Chemothera-

peutika eingesetzt. Das Fortschreiten der Leukämie kann gestoppt oder verlangsamt werden, aber bedauerlicherweise werden unter der Therapie die Knochenmarkzellen zerstört. Handelt es sich nun um eine «ADR, die wirklich zählt», wenn infolge der Leukozytopenie ein tödlich verlaufender Infekt auftritt?
Welche Mechanismen sind am Auftreten von unerwünschten Wirkungen von Medikamenten beteiligt? In den meisten Fällen handelt es sich um einen der folgenden drei: 1: Das Medikament oder seine Metaboliten wirken direkt zytotoxisch; 2. sie beeinträchtigen die immunologische oder endokrine Abwehr des Patienten; oder 3. sie lösen immunologische oder allergische Reaktionen aus. Bei den beiden ersten Gruppen handelt es sich um mehr oder weniger voraussehbare Wirkungen, während diese bei der dritten Gruppe meist unerwartet auftreten.[65] Voraussehbare ADR sind dosisabhängig, ihr Auftreten bei Verabreichen eines bestimmten Medikamentes ist gut bekannt, und sie lassen sich in vielen Fällen in Versuchstieren auslösen. Unerwartete ADR weisen keines dieser Merkmale auf. *Die meisten unerwünschten Wirkungen (über 80%) sind voraussehbar. Die medikamentöse Toxizität beruht sehr oft auf der Umwandlung des Arzneimittels zu toxischen Metaboliten.*[66] Die folgende Liste enthält einige zusätzliche Angaben zu voraussehbaren und unerwarteten ADR.

Relevante Faktoren bei voraussehbaren unerwünschten Wirkungen

Alter. Anfällig sind vor allem sehr junge und sehr alte Patienten.
Dosis. Die Dosierung spielt anerkanntermaßen eine Rolle; meistens handelt es sich um hohe Dosen. Steroide erhöhen die Infektanfälligkeit. Sie werden aber auch als Immunsuppressiva bei Transplantatempfängern eingesetzt. Welches ist das größere Risiko: eine möglicherweise tödlich verlaufende Infektion infolge hochdosierter Steroidtherapie oder die Abstoßung eines Herztransplantates?
Verabreichungsweg. Die parenterale Verabreichung führt zu höchsten Blutwerten und löst daher eher eine ADR aus als die orale Einnahme.
Fähigkeit zu Abbau oder Ausscheidung des Medikamentes. Eine verminderte Exkretion führt verständlicherweise zu erhöhten, vielleicht toxischen Blut- und Gewebewerten. Paradoxerweise hat die für ein bestimmtes Medikament erhöhte Abbaurate denselben Effekt. Kommt es infolge früherer Exposition zur Aktivitätszunahme bestimmter Leberenzyme, bewirkt der rasche Abbau des Medikamentes den Anstieg der Metaboliten auf höhere, möglicherweise toxische Werte.
Grundkrankheit. Eine vorbestehende Nierenkrankheit beispielsweise erhöht die Anfälligkeit des Patienten auf nephrotoxische Medikamente.
Genetische Faktoren. Diese tragen in seltenen Fällen auch zum Auftreten voraussehbarer ADR bei. Das beste Beispiel ist der Glukose-6-phosphat-Dehydrogenase-Mangel: Patienten mit diesem genetischen Defekt sind anfällig auf hämolytische Zwischenfälle nach Verabreichung oxidierender Substanzen wie Malariamittel (Primaquin und Quinakrin).
Gleichzeitige Verabreichung anderer Medikamente. Kreuzreaktionen und Wechselwirkungen können zur medikamentösen Toxizität führen; z.B. erhöht die gleichzeitige Verabreichung von Aminoglykosiden wie Gentamycin und Streptomycin und einem Cephalosporin die Wahrscheinlichkeit einer Nierenschädigung.
Das **Reaktionsmuster** ist bei allen Patienten ähnlich.

Relevante Faktoren bei unerwarteten unerwünschten Wirkungen

Die **Dosierung spielt keine Rolle**. Die Wirkung wird auch durch kleinste Mengen des Medikamentes ausgelöst. In den meisten Fällen handelt es sich wahrscheinlich um Immunreaktionen; geringe Dosen von Penizillin können schwere anaphylaktische Reaktionen verursachen (Abbauprodukte des Penizillins wirken als Haptene).
Verabreichungsweg. Die immunogene Wirkung bestimmter Substanzen wird durch topische (oberflächliche) Verabreichung verstärkt.
Das **Reaktionsmuster ist nicht vorhersehbar**. Ein bestimmtes Medikament ruft bei verschiedenen Individuen unterschiedliche Reaktionen hervor.
Einige wenige Medikamente lösen bestimmte Reaktionen aus. Hydralazin und Procainamid sind die wichtigsten Verursacher eines Lupus erythematodes-ähnlichen Syndroms.
Immunreaktionen gegen ein bestimmtes Medikament **treten nach Zweitexposition wahrscheinlicher auf und verlaufen schwerer**; in Einzelfällen ist eine Desensibilisierung möglich.
Idiosynkratische Reaktionen werden ADR genannt, die unerwartet auftreten, dosisunabhängig sind und nicht einer Immunreaktion zugeordnet werden können. Sie entstehen auf genetischer Grundlage oder als Folge schwer verständlicher Umstände. Als bestes Beispiel sei die Halothan-Hepatitis angeführt, die meist nach einer Zweit- oder Drittexposition, manchmal aber schon nach dem ersten Kontakt auftritt. Im Grunde genommen weisen alle unerwarteten ADR idiosynkratische Züge auf.

Tab. 9.2: Auswahl unerwünschter Wirkungen von Arzneimitteln

Wirkung	Verursachendes Medikament
Hämatologische Störungen (bei fast 50% aller Todesfälle)	
Granulozytopenie Thrombozytopenie Hämolytische Anämie Aplastische Anämie Panzytopenie Leukämie	Ibuprofen, Paracetamol Chinidin Methyldopa, Procainamid Phenacetin, Phenytoin Chemotherapie bei Neoplasie[68]
Hautveränderungen	
Urticaria, makulöses und papulöses Exanthem, Blasenbildung, Petechien, exfoliative Dermatitis, fixes Arzneimittelexanthem	Mitosehemmer Antibiotika Hydantoin Phenindion Bromide Barbiturate weitere
Nierenveränderungen	
Akute Tubulusepithelnekrose	Ciclosporin
Interstitielle Nephritis	Sulfonamide, Phenacetin
Glomerulonephritis	Penicillamin
Papillennekrose	Phenacetin, Aspirin
Lungenveränderungen	
Diffuse Schädigung der Alveolen	Bleomycin
Interstitielle Fibrose	Nitrofurantoin
Lungenödem	Amiodaron, Busulfan
Leberveränderungen	
Verfettung	Tetrazyklin
Hepatitis	Isoniazid
Cholestase	Chlorpromazin (Abb. 9.15)
Herdförmige bis massive Nekrose	Halothan
Systemische Reaktionen	
Anaphylaktischer Schock	Penizillin, Vancomycin
Lupus erythematodes-Syndrom	Hydralazin, Carbimazol, Methyldopa
Vaskulitis	Allopurinol
Weitere Reaktionen	
Benigne und maligne neoplastische Proliferation	Östrogene (Diäthylstilböstrol)
Thrombotische Komplikationen	Orale Kontrazeptiva (z.B. Östrogen, Progestin)
Nebennierenrindeninsuffizienz	Glukokortikoide
Hypoglykämie	Betablocker

Im vorgegebenen Rahmen können kaum alle möglichen unerwünschten Wirkungen und Nebeneffekte jedes Medikamentes beschrieben werden; für ausführlichere Informationen steht ein ausgezeichnetes Werk zur Verfügung.[67] Die beiden Medikamente, die wahrscheinlich am häufigsten *nicht tödlich verlaufende*, toxische ADR verursachen, sind Digoxin und Salicylsäure (Aspirin); der Grund liegt bei Digoxin im engen Bereich zwischen therapeutischer und toxischer Dosis und bei Aspirin in seiner weiten Verbreitung. Die für die meisten *tödlich verlaufenden* ADR verantwortlichen Medikamente sind Halothan (massive Lebernekrose) und Penizillin (schwere allergische Reaktionen). Einige der häufigsten Reaktionsmuster und die entsprechenden Medikamente sind in Tabelle 9.2 zusammengestellt.

Es folgen einige Zusatzbemerkungen zu den wichtigeren Arzneimitteln.

Halothan

Dieses rasch wirkende Anästhetikum ist verantwortlich für eine Lebernekrose; diese ist manchmal massiv und führt zum Tode, oft ist sie jedoch zentrilobulär und selbstlimitierend. Halothan und fulminant verlaufende Virushepatitis sind die beiden Hauptursachen der seltenen, aber katastrophal verlaufenden, massiven Lebernekrose. Die anatomischen Veränderungen unterscheiden sich nicht von den durch andere Hepatotoxine verursachten Läsionen, und die Beziehung zu Halothan beruht auf anamnestischen Daten. Bei ausgedehnter Nekrose liegt die Todesrate bei 20–40%. Das

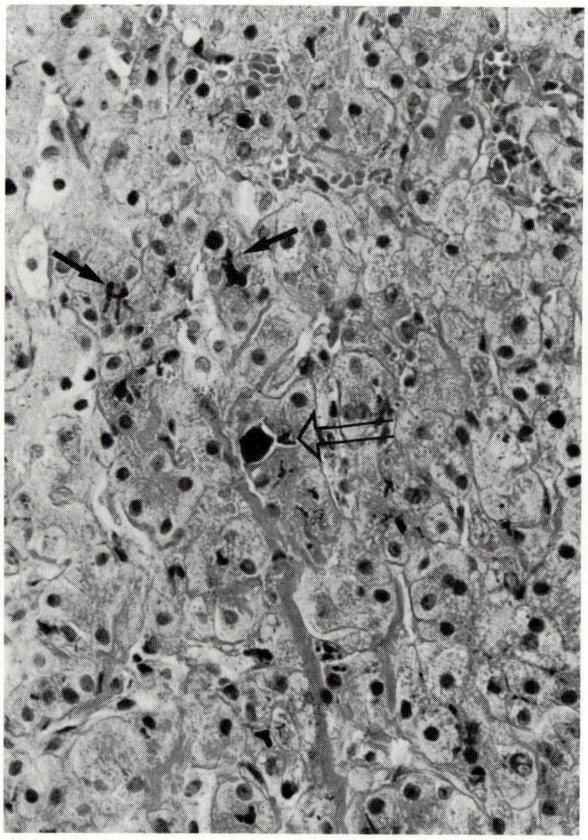

Abb. 9.15: Durch Chlorpromazin ausgelöste Cholestase. Eingedickte Gallezylinder in den Gallekapillaren zwischen den Hepatozyten *(einzelne Pfeile)* und in einem Gallengang *(Doppelpfeil)*.

Schadenausmaß vergrößert sich bei früherer Exposition; man war daher lange Zeit der Meinung, die Leberschädigung beruhe auf einer Überempfindlichkeitsreaktion gegen Halothan oder seine als Haptene wirkenden Metaboliten.[68] Einige Befunde, wie Eosinophilie, aktivierte T-Lymphozyten und Antikörper, die mit Kaninchenhepatozyten reagieren, scheinen diese Annahme zu stützen.[69] Diese Hinweise auf einen immunologischen Mechanismus lassen jedoch ebenso gut mit einer Reaktion gegen Leberantigene, die aus toxisch geschädigten Hepatozyten stammen, erklären. Die Halothan-Hepatitis tritt jedenfalls auch schon nach einem Erstkontakt auf, besonders bei Patienten, die während der Anästhesie hypoxische Krisen durchmachten, oder die infolge früherer Exposition mit metabolisch ähnlichen Medikamenten bereits über Enzyme zum raschen Abbau von Halothan verfügen. Unter Hypoxiebedingungen binden sich Halothanmetabolite an hepatische Makromoleküle und inaktivieren diese. Es gibt auch Hinweise auf eine genetisch bedingte Prädisposition für die Halothantoxizität. Bei der Halothan-induzierten Leberschädigung handelt es sich daher um eine ADR, bei der Anfälligkeit, direkte Toxizität und Überempfindlichkeit gemeinsam eine Rolle spielen, wobei im Einzelfall der relative Beitrag jedes dieser Mechanismen unterschiedlich ist.[70]

Isoniazid (INH)

Isoniazid ist das Medikament der Wahl für die Behandlung der Tuberkulose, vor allem weil es am leichtesten zu verabreichen ist bei Langzeitprophylaxe. Zwei Formen unerwünschter Wirkungen werden jedoch beobachtet. Die häufigste ist selbstlimitierend, ohne wesentliche Folgen und ähnelt einer leichten Virushepatitis. Zeichen und Symptome der hepatischen Reaktion erscheinen meistens einige Wochen oder Monate nach Behandlungsbeginn. Manchmal sind nur die Transaminasespiegel im Serum vorübergehend erhöht. In etwa 1% der Fälle kommt es, auch bei Dosierungen unter 5 mg/kg/Tag, zur progredienten Leberschädigung mit herdförmiger oder seltener massiver (letaler) Nekrose. Die schwerere Form des Leberschadens tritt vor allem bei älteren Patienten auf. Ein azetylierter Metabolit von Isoniazid scheint für die direkte toxische Schädigung der Hepatozyten verantwortlich zu sein; deshalb sind Personen, die genetisch bedingt über schnelle Azetylierungsmechanismen verfügen, besonders gefährdet.[71]
Selten löst die Isoniazid-Therapie eine immunologische Reaktion aus, mit Urtikaria, Hautausschlag oder sogar einem LE-ähnlichen Syndrom. Es ist daher durchaus möglich, daß die Leberschädigung manchmal auf immunologischer Grundlage entsteht.

Paracetamol (Acetaminophen)

Dieses weitverbreitete und nicht rezeptpflichtige Analgetikum und Antipyretikum führt bei Einnahme in hohen Dosen zu Lebernekrosen. Die Grenze zwischen therapeutischer (0,5 mg) und toxischer Dosis (15–25 g) ist so breit, daß das Medikament normalerweise sicher ist. Massive toxische Mengen werden meistens von Erwachsenen oder Teenagern in suizidaler Absicht, von Kindern unbeabsichtigt eingenommen. Die Toxizität äußert sich in Nausea, Erbrechen und Diarrhoe, manchmal mit Zeichen eines Schocks, und in einigen Tagen stellt sich ein Ikterus ein. Bei massiver Überdosierung kommt es zum Leberversagen mit zentrilobulären Nekrosen, die sich auf das ganze Läppchen ausdehnen kann. In einigen Fällen entstehen auch Nieren- und Myokardschäden.
Die Toxizität von Paracetamol wird der Bildung eines toxischen Metaboliten zugeschrieben, der unter Einwirkung der Leberoxidasen entsteht. Normalerweise wird dieser Metabolit durch Bindung an Glutathion entgiftet; bei extremer Überdosierung genügt das verfügbare Glutathion nicht für die Entgiftung, der reaktive Metabolit bindet sich an Makromoleküle der Hepatozyten und löst auf diese Weise die Organschädigung aus.

Acetylsalicylsäure (Aspirin)

Trotzdem Aspririn so häufig verschluckt wird wie Bonbons und trotz seiner potentiellen Toxizität treten morphologische Veränderungen so selten auf, daß sie nur eines kurzen Kommentars bedürfen. Die hauptsächlichsten Nebenwirkungen einer massiven Aspirin-Überdosierung sind metabolischer Natur. Die Einnahme von nur 2–4 g Aspirin bei Kindern und von 10–30 g bei Erwachsenen ist potentiell letal; andererseits wird berichtet, daß unter günstigen Umständen das Überleben auch fünfmal höherer Dosen möglich ist. Meistens werden derartige Überdosen bei Suizid oder Unfällen beobachtet. Es kommt zu Störungen des wasser- und Elektrolythaushalts. Zunächst entsteht eine Alkalose, gefolgt von einer metabolischen Azidose; Tod tritt häufig ein, bevor sich anatomische Veränderungen einstellen.

Zur *chronischen Salicylatvergiftung* genügt die längere Einnahme von täglich 3 g Aspirin. Diese chronische Toxizität äußert sich in Schwindel, Übelkeit, Erbrechen, Diarrhoe, Schläfrigkeit und vielen weiteren Kennzeichen der Alkoholintoxikation. Zentralnervöse Veränderungen führen zu Halluzinationen, Krämpfen und Koma. Die morphologischen Hauptbefunde der Salicylvergiftung sind sehr variabel. Am häufigsten ist die akute erosive Gastritis mit manifesten oder okkulten Blutungen und manchmal mit Ulkusbildung. Störungen der Blutgerinnung sind ein weiteres Merkmal des chronischen Aspirinabusus. Man erinnere sich, daß Aspirin die Cyclooxygenase inaktiviert und dadurch die Bildung von Prostazyklin und Thromboxan A_2 verhindert. Der Verlust dieser beiden antagonistisch wirkenden Substanzen äußert sich in erhöhter Blutungsneigung, und es kommt zu petechialen Blutungen in Haut und inneren Organen. Der dadurch und durch die gleichzeitigen Magenblutungen entstehende Blutverlust kann beträchtlich sein. Manchmal verursachen Überempfindlichkeitsreaktionen gegen Aspirin Urtikaria, multiforme Hauteffloreszenzen, exfoliative Dermatitiden, akute Asthmaanfälle oder anaphylaktische Schockzustände.

Analgetika, die Aspirin, Phenacetin und wahrscheinlich weitere Substanzen enthalten, führen nach jahrelanger Einnahme zu Nierenpapillennekrosen, Analgetika-Nephropathie genannt. Diese Form der Nierenschädigung wird vor allem in Skandinavien, Australien, Neuseeland und der Schweiz beobachtet.

Exogene Östrogene und orale Kontrazeptiva

Die Rolle des endogenen Hyperöstrogenismus bei der Entstehung von Karzinomen des Endometriums wird kaum mehr angezweifelt; auch besteht der starke Verdacht, daß hohe Östrogenspiegel für Mammakarzinome prädisponieren. Man hat sich daher über mögliche unerwünschte Wirkungen exogen zugeführter Östrogene zur Minderung klimakterischer Ausfallserscheinungen ernsthafte Sorgen gemacht. Seit kurzem werden auch kleine Dosen von Östrogen in Kombinationspräparaten mit einem Gestagen verwendet, um die Osteoporose zu verhindern oder in der Entwicklung zu verlangsamen; man schätzt, daß in den USA die Osteoporose jährlich für über eine Million Frakturen verantwortlich ist – ein enormes Gesundheitsproblem.[72] Hat die Verabreichung von östrogenhaltigen Medikamenten noch weitere Auswirkungen? Vieles hängt von der Dosierung, der gleichzeitigen Verwendung von Gestagenen und der zeitlichen Staffelung der Hormoneinnahme ab. Bei den folgenden Bemerkungen handelt es sich daher um Verallgemeinerungen.

- *Endometriumkarzinom:* Einnahme von Östrogenen nach der Menopause führt zur dreifachen Erhöhung der Häufigkeit.[73] Die zeitlich gestaffelte Einnahme von Gestagenen scheint diese Wirkung zu verhindern.[74]
- *Mammakarzinom:* Hier sind die Meinungen weiterhin geteilt. Im schlimmsten Fall steigern exogene Östrogene das Risiko geringgradig, aber gleichzeitig verabreichte Gestagene wirken diesem Effekt entgegen.[75]
- *Ovarialkarzinom:* Die Östrogentherapie im Klimakterium führt zu zwei- bis dreifach erhöhtem Risiko; die verfügbaren Daten genügen nicht zur Beurteilung, besonders was die gleichzeitige Verabreichung von Gestagenen betrifft.
- *Vaginaladenomatose und klarzelliges Adenokarzinom der Vagina:* Diese Veränderungen treten bei jungen Frauen, deren Mütter während der Schwangerschaft mit Diäthylstilöstrol behandelt wurden, gehäuft auf.
- *Venenthrombose und Lungenembolie:* Die Häufigkeit beider Komplikationen wird durch die Östrogenbehandlung in der Postmenopause leicht erhöht.
- *Unsicher bleibt, ob eine längerdauernde Behandlung mit Östrogenen vor einem Myokardinfarkt schützt oder ihn begünstigt.* Zwei Studien mit diametral entgegengesetzten Schlußfolgerungen erschienen bezeichnenderweise in der gleichen Zeitschrift.[76, 77]

Es steht fest, daß Östrogene unerwünschte Wirkungen aufweisen, andererseits aber bei Frauen im Klimakterium von großem Nutzen sind. Ihre therapeutische Verwendung steht unter dem Zeichen des «zweischneidigen Schwertes».

Über Sicherheit und unerwünschte Wirkungen *oraler Kontrazeptiva* herrschen immer noch widersprüchliche Meinungen, obschon sie seit gut 30 Jahren in Gebrauch sind und obschon ihre Effekte in vielen Studien untersucht worden sind. Die meisten Daten beziehen sich auf ältere Präparate, die höhere Östrogenanteile (absolut und relativ zum Gestagenanteil) aufweisen als die heute verwendeten. Ohne auf Einzelheiten der Meinungsverschiedenheiten einzugehen, lassen sich die folgenden Schlußfolgerungen ziehen.

- Früher verwendete orale Kontrazeptiva *führten zur 5fachen Erhöhung der Todesfälle als Folge von Kreislaufkrankheiten.*

Tab. 9.3: Kardiovaskuläre Effekte oraler Kontrazeptiva (Analyse von 23000 Anwenderinnen)*

	Sterberate pro 100000 Frauen pro Jahr (Anzahl Todesfälle)		
Krankheit	**Gegenwärtige Anwenderin**	**Ehemalige Anwenderin**	**Kontrollen**
Ischämische Herzkrankheit	13,0	4,1	2,0
Subarachnoidalblutung	7,3	10,2	2,3
Zerebrale Thrombose, Blutung und Embolie	2,7	8,1	2,7
Lungenembolie und Venenthrombose	2,8	2,2	0,0
Maligner Hochdruck	0,0	2,5	0,0

* Nach: «Royal College of General Practitioners Oral Contraception Study: Further analyses of mortality in oral contraceptive users. Lancet *1*: 541, 1981.

- Wie Tabelle 9.3 zeigt, sind hauptsächlich Myokardinfarkte und Subarachnoidalblutungen für diese gesteigerte Mortalitätsrate verantwortlich.
- Das Risiko für kardiovaskuläre Komplikationen beschränkt sich fast ausschließlich auf über 35jährige Frauen und wird durch Zigarettenrauchen noch erhöht. *Bei unter 35jährigen Nichtraucherinnen ist das Risiko vernachlässigbar.*
- *Mammakarzinom:* In dieser Beziehung herrscht Uneinigkeit. Einige Studien weisen auf eine Verdoppelung des Risikos hin, besonders bei Verwendung der «Pille» während mehr als 10 Jahren, und besonders bei frühem Beginn der Einnahme vor der ersten Schwangerschaft.[78] Andere Untersuchungen finden kein erhöhtes Risiko.[79] Möglicherweise zu diesen Widersprüchen beigetragen haben der unterschiedliche Östrogengehalt der Medikamente, die Dauer der Einnahme, das Alter bei Beginn der Verwendung und das Zeitintervall zwischen dem Erstgebrauch und der Studie. *Die heute gebräuchliche Dosierung von Östrogen und Progesteron hat mit großer Wahrscheinlichkeit keinen Einfluß auf die Entstehung des Mammakarzinoms.*
- *Endometriumkarzinom:* Kein erhöhtes Risiko, sondern wahrscheinlich protektiver Effekt.[80]
- *Zervixkarzinom:* Leicht erhöhtes Risiko, abhängig von Einnahmedauer.[81]
- *Ovarialkarzinom:* Schutzwirkung oraler Kontrazeptiva; die protektive Wirkung steigt mit zunehmender Anwendungsdauer und bleibt nach Absetzen während längerer Zeit bestehen.[82]
- *Leberzelladenom, fokale noduläre Hyperplasie und hepatozelluläres Karzinom:* Schwache Hinweise auf leicht erhöhtes Risiko für alle drei Veränderungen, am wenigsten überzeugend für das Adenom.
- Orale Kontrazeptiva wirken palliativ bei rheumatoider Arthritis und vermindern die Häufigkeit gutartiger proliferativer Veränderungen sowie von Fibroadenomen der Mamma, begünstigen dagegen die Bildung von Gallensteinen.

Vor- und Nachteile des Gebrauchs oraler Kontrazeptiva müssen unter dem Gesichtspunkt ihrer breiten und akzeptierten Anwendungsmöglichkeit als Mittel der Empfängnisverhütung abgewogen werden, die vor unerwünschten Schwangerschaften mit allen damit verbundenen Gefahren und Problemen schützt. Orale Kontrazeptiva besitzen, wie wir alle, gute **und** schlechte Eigenschaften.

Antineoplastische Medikamente

Viele synthetische, pflanzliche oder mikrobielle Substanzen werden heute zur Chemotherapie neoplastischer Krankheiten eingesetzt. Ihre Hauptfunktion ist die Zerstörung oder die Beeinflussung von Teilungstätigkeit oder Stoffwechsel neoplastischer Zellen. Doxorubicin (Adriamycin) ist beispielsweise ein stark zytotoxisch wirkendes antineoplastisches Medikament. Es wirkt aber kardiotoxisch, wenn die akkumulierte Dosis eine kritische Grenze erreicht (Abb. 9.16). Substanzen mit proliferationshemmendem Effekt beeinflussen auch normale Zellen, wie in Knochenmark oder Schleimhaut des Verdauungstrakts. Mit allen bei der Chemotherapie neoplastischer Krankheiten verwendeten Agentien befindet man sich zwischen Scylla und Charybdis: Einerseits werden Tumorzellen zerstört oder zumindest in ihrem Wachstum gehemmt, andererseits riskiert man die ernsthafte Schädigung empfindlicher normaler Zellen (meist des Knochenmarks). In all zu vielen Fällen gehen therapeutisch wirksame Dosen mit einer Knochenmarkschädigung einher, die von Panzytopenie bis zu Anämie, Leukopenie oder Thrombozytopenie reicht. Bei vielen Patienten erholt sich zwar das Knochenmark erstaunlich rasch, manchmal erholen sich aber auch die neoplastischen Zellen. Während der Phase der Knochenmarksuppression kommt es zu interkurrierenden Infektionen (Leukopenie) oder Blutgerinnungsstörungen (Thrombozytopenie), die zum Tode führen können.

Überlebt der Patient diese akuten Krisen, erhebt manchmal später ein neues Ungeheuer sein Haupt: eine zweite maligne Neoplasie. Dabei kann es sich um ein solides Neoplasma handeln, häufiger tritt jedoch innerhalb von 10 Jahren nach der ersten Therapie eine akute Leukämie auf.[83] Diese tragische Komplikation wird am häufigsten nach kombinierter Behandlung eines Morbus Hodgkin mit Bestrahlung und alkylierenden Substanzen beobachtet, kommt aber auch im An-

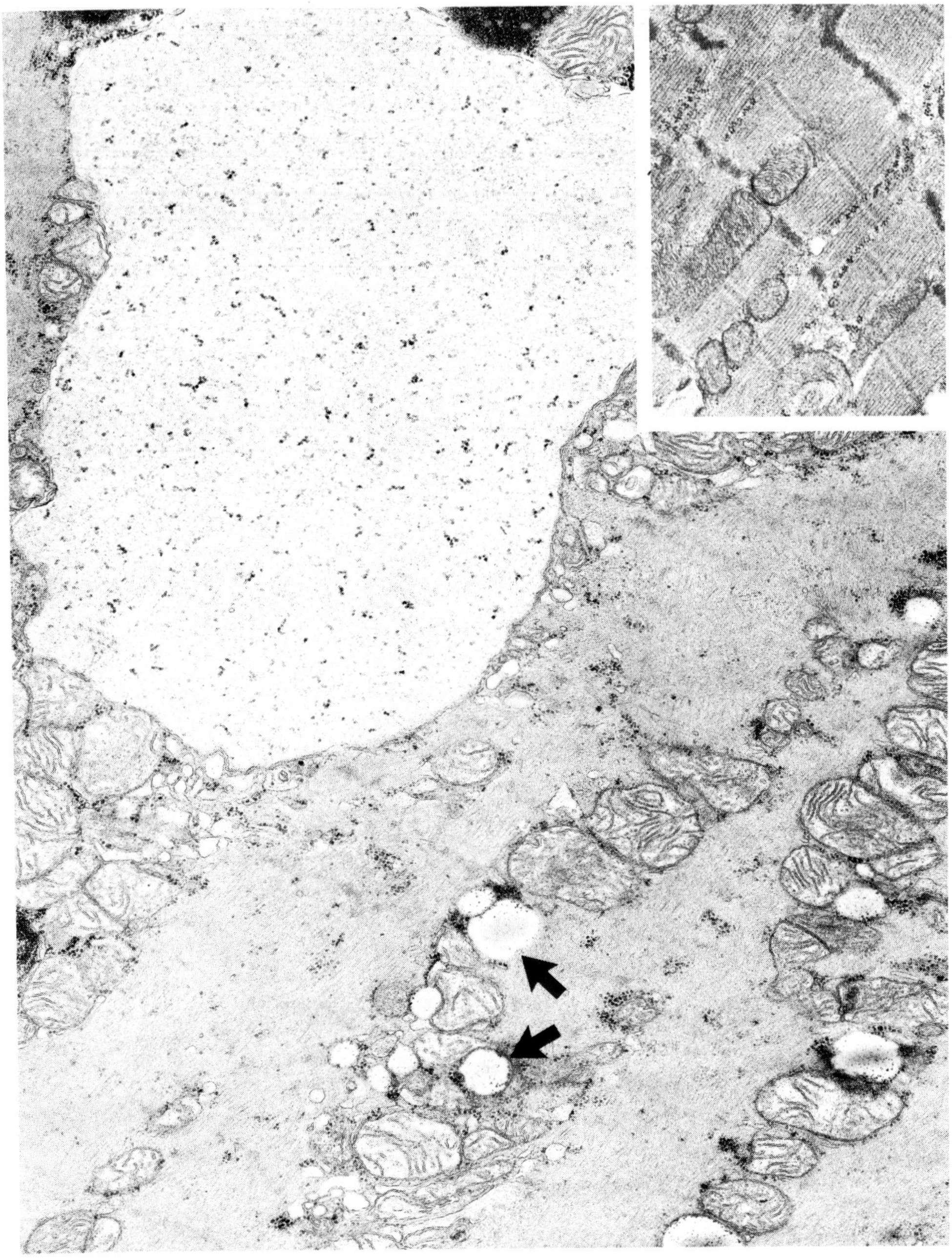

Abb. 9.16: Toxische Myokardschädigung durch Doxorubicin (Adriamycin). Das elektronenmikroskopische Bild zeigt Schwellung von Myokardfasern mit Verlust an Myofibrillen (normales Bild im *Inset*). Ebenfalls sichtbar ist die Schwellung des endoplasmatischen Retikulums mit Bildung kleiner (Pfeile) und großer Vakuolen (oben links im Bild) (×17 000). (Erlaubnis Dr. Frederick Schoen, Brigham and Women's Hospital.)

schluß an die Therapie solider Neoplasmen vor. Bestrahlung und alkylierende Agentien sind potentiell mutagen. Komplikationen dieser Art treten nach Verwendung von Antimetaboliten weniger häufig auf. Manchmal kommt die erfolgreiche Kontrolle neoplastischer Krankheiten einem Pyrrhus-Sieg gleich.[84, 85]

Antiinfektiöse Medikamente

«Wunderdrogen» haben Häufigkeit, Schweregrad und Mortalität von Infektionskrankheiten dramatisch vermindert, sind jedoch nicht frei von unerwünschten Wirkungen.

- Es können Überempfindlichkeitsreaktionen auftreten, die sich als triviale, selbstlimitierende Hautausschläge, lebensbedrohliche Schockzustände oder exfoliative Dermatitis äußern.
- Im Kampf ums Überleben entstanden resistente Mikroorganismen, die infolge medikamentöser Resistenz nosokomiale Infektionen oder lokale, schwer kontrollierbare Epidemien verursachen.
- Die Zerstörung der normalen Mikroflora öffnet opportunistischen Keimen Tor und Tür, und es entstehen Krankheiten wie z.B, systemische Pilzinfekte, die schwieriger zu beherrschen sind als die ursprüngliche Infektion. Auch sekundäre Infektionen sind häufig, wie z.B. die *Clostridium difficile*-Kolitis.

Diese Gefahren zwingen den Arzt zur weisen Wahl der antiinfektiösen Therapie.

Immunsuppressive Medikamente

Die heute geübte Praxis der Organtransplantation und der Kontrolle immunologischer Krankheiten ist ohne diese Medikamente nicht möglich, sie birgt aber auch Gefahren. Die wichtigste unerwünschte Wirkung ist die Infektanfälligkeit. Man weiß beispielsweise, daß Glukokortikoide die T-Zellantwort vermindern und dadurch die Reaktivierung und Ausbreitung tuberkulöser und mykotischer Infekte begünstigen.

Das Leben des immunsupprimierten Patienten wird, besonders bei Ausfall der zellulären Immunität, durch Krankheitserreger wie Zytomegalovirus, *Pneumocystis carinii* und Pilze bedroht – man denke nur an die Situation der AIDS-Patienten. Dazu kommt bei langfristiger Behandlung mit Immunsuppressiva das erhöhte Risiko der Entwicklung maligner Lymphome, besonders vom immunoblatischen Typ. Man bringt die Entstehung dieser Neoplasien mit der medikamentösen Unterdrükkung der immunologischen Überwachung in Zusammenhang. Viele immunsuppressive Medikamente weisen spezifische Organtoxizitäten auf. Azathioprin ist toxisch für die Lunge und verursacht diffuse interstitielle Pneumonien.[86] Die Nierentoxizität von Ciclosporin ist gut bekannt; sie führt zu interstitieller Fibrose, Tubuläratrophie und fokaler glomerulärer Sklerose.[87] Das Medikament wirkt auch toxisch auf Leber und Myokard, allerdings weniger häufig. Die unerwünschte Wirkung der Immunsuppressiva ist meist nicht tödlich und verschwindet nach Absetzen des Mittels oder Substitution durch andere Medikamente; allerdings führt die Infektion durch resistente Erreger, wie Pilze, gelegentlich zum Tode. Bei klarer Indikation, wie bei Organtransplantationen, fällt das Verhältnis zwischen Nutzen und Risiko klar zugunsten des immunsuppressiven Medikamentes aus.

Stoffe ohne therapeutische Verwendung

Kenntnisse über die spezielle Gefährdung durch die in den folgenden Abschnitten besprochenen Stoffe sind in klinischer, gesundheitspolitischer und sozialer Hinsicht wichtig.

Äthylalkohol

Alkohol wird von etwa 80–90% der Erwachsenen verschiedener Bevölkerungen von Industrie- und Entwicklungsländern konsumiert. Der Alkoholkonsum entspricht demnach einer Verhaltensnorm. Bei 5–10% der erwachsenen Männer und etwa 5% der erwachsenen Frauen wird diese Form leider zum Exzeß. In den USA schätzt man die Zahl chronischer Alkoholiker auf über 10 Millionen, und dazu kommen weitere 7 Millionen, deren Trinkgewohnheiten zu unerwünschten Wirkungen führen. Noch größere Sorgen bereitet das wachsende Problem der jugendlichen Alkoholiker. Die Definition des «Alkoholmißbrauchs» oder der «Trunksucht» ist umstritten; operationell ist dieser Zustand durch Alkoholkonsum gekennzeichnet, der sich nachteilig auf Gesundheit, Arbeit und soziales Verhalten auswirkt. Einfacher definiert ist Alkoholiker, wer so viel trinkt, daß sie oder er bestreitet, je einen Tropfen Alkohol berührt zu haben. Das Problem der Abhängigkeit beschränkt sich jedoch nicht nur auf psychopathologische Faktoren oder die Unfähigkeit, mit «weltlichen Versuchungen» fertig zu werden. Untersuchungen an Zwillingen, die durch Adoption in verschiedene Familien aufgenommen wurden, deuten auf genetische und umweltbedingte Hintergründe des chronischen Alkoholismus hin. In gewissem Sinne sind Alkoholiker ebenso sehr Opfer ihrer Gene als ihrer Zwänge.

Die Hauptwirkungen der akuten Alkoholintoxikation zeigen sich am ZNS; beim chronischen Alkoholismus sind auch andere Organsysteme beteiligt. Es ist immer noch ungewiß, ob die Effekte auf direkte Wirkung des Äthanols oder seiner Abbau- oder Nebenprodukte zurückzuführen sind. Äthanol wird in Magen und Dünndarm unverändert resorbiert. Die anschließende Verteilung in Geweben und Körperflüssigkeiten ist proportional dem Alkoholblutspiegel. Weniger als 10% des aufgenommenen Alkohols wird unverändert mit Urin, Schweiß und Atemluft ausgeschieden. Die Menge des ausgeatmeten Alkohols steht ebenfalls in direkter Be-

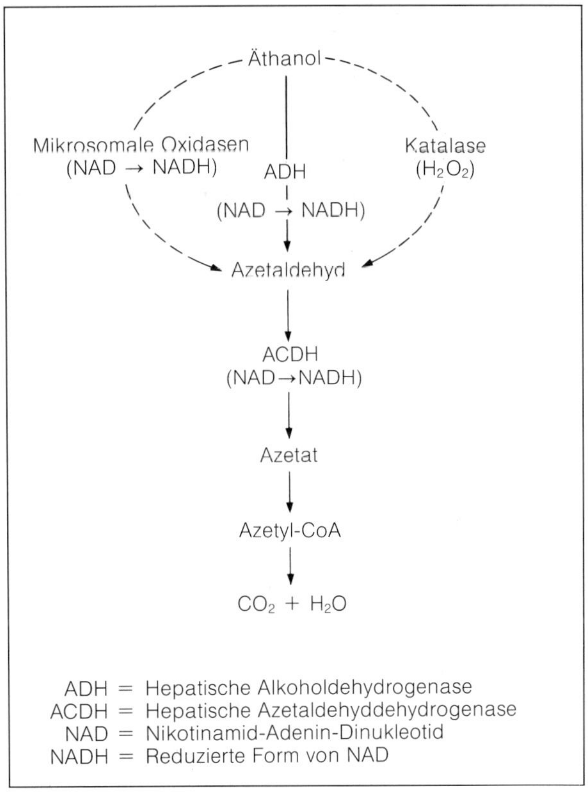

Abb. 9.17: Metabolismus von Äthanol. Der wichtigste, reaktionslimitierende Weg führt über ADH.

ziehung zum Blutspiegel; auf dieser Proportionalität gründet der Atemtest, der bei Polizeiorganen weltweite Verbreitung findet.

Der Blutalkohol wird zum großen Teil in der Leber über einen Haupt- und zwei Hilfswege metabolisiert (Abb. 9.17). Der Stoffwechselweg über die mikrosomale P-450-Oxidase ist durch Alkohol und andere Substanzen induzierbar.[88] Ein Mann mittlerer Größe und mittleren Gewichts baut, unabhängig vom Blutalkoholspiegel, pro Stunde etwa 9 g Alkohol ab (entsprechend etwa 20 ml Whisky). Diese Abbaurate wird durch eine Mehraufnahme nicht beschleunigt. Allerdings wurden genetisch bedingte Polymorphismen von Alkohol- und Aldehyddehydrogenasen der Leber gefunden, die zum Teil ihre Substrate schneller abbauen als andere.[89] Bei chronischen Alkoholikern stellt sich zudem eine höhere Toleranzschwelle ein, die auf rascherem Alkoholabbau infolge Enzyminduktion beruht. Der Alkoholiker erwirbt auch die Fähigkeit, bei erhöhten Blutalkoholspiegeln motorische und kognitive Aufgaben zu lösen, die dem Alkoholungewohnten in derselben Situation unmöglich wären.[90] Die individuelle Alkoholtoleranz ist demnach variabel, aber dieser Variabilität sind enge Grenzen gesetzt. Auf dem Hintergrund dieser allgemeinen Feststellungen wenden wir uns den Auswirkungen der akuten Alkoholintoxikation und des chronischen Alkoholismus zu.

Bei der *akuten Alkoholintoxikation* ist vor allem das ZNS betroffen; mit bemerkenswerter Geschwindigkeit stellen sich aber auch Leber- und Magenveränderungen ein, die bei Reduktion des übermäßigen Alkoholgenusses reversibel sind. Bei den Leberveränderungen handelt es sich im wesentlichen um alkoholische Leberverfettung und -nekrose, bei Magenläsionen um akute Gastritis und Ulkusbildung. *Alkohol wirkt allgemein hemmend auf ZNS-Funktionen.* Subkortikale Strukturen (wahrscheinlich die Formatio reticularis des Hirnstamms), welche die Aktivität der Hirnrinde modulieren, werden zuerst betroffen. Anschließend kommt es zur Stimulation und zum unkoordinierten kortikalen, motorischen und intellektuellen Verhalten, das jedem Studierenden der Medizin bekannt ist. Trunkenheit ist bei über 50% aller Verkehrsunfälle im Spiel – eine ernüchternde Feststellung. Mit ansteigendem Blutalkoholspiegel kommt es zur Hemmung kortikaler Neuronen und der Hirnstammzentren. Bei Einbezug des Atemzentrums folgt ein Atemstillstand. Es scheint sich ausschließlich um funktionelle Störungen zu handeln, da bei akuter Alkoholvergiftung meist keine strukturellen Veränderungen nachweisbar sind. Bei tödlichem Verlauf findet man gelegentlich ein wahrscheinlich hypoxiebedingtes Hirnödem.

Zwischen Blutalkoholspiegel und Grad der funktionellen Beeinträchtigung des ZNS besteht bei Trinkungewohnten eine enge Korrelation. Bei normalgroßen, normalgewichtigen Individuen beträgt der Blutalkoholspiegel nach rascher Einnahme von 180 ml gebrannten Alkohols (Alkoholgehalt bei 40 Volumen-%) etwa 10 mg/ml (= 1 Promille). Dieser Wert löst sichtbar ataktisches Verhalten aus und gilt in der Rechtsprechung der meisten Länder als Zeichen der Angetrunkenheit. Schläfrigkeit stellt sich bei 2 Promille, Stupor bei 3 Promille ein, und bei 4–5 Promille kommt es zur tiefen Narkose oder Tod. Tödliche Werte werden selten erreicht, da in den meisten Fällen der eintretende Stupor mit der weiteren Alkoholkonsumption interferiert. Sogar bei der mit mehr Angeberei als Verstand verbundenen raschen Einnahme großer Alkoholmengen wirkt meist Erbrechen infolge Magenirritation lebensrettend.

Chronischer Alkoholismus ist verantwortlich für morphologische Veränderungen fast aller Organe und Gewebe, vor allem von Leber und Magen.[91] Die Gründe für die breite Wirkung sind nicht klar. Wie erwähnt führt akuter Alkoholismus zu ZNS-, Leber- und Magenveränderungen. Nur die Magenläsionen, die unmittelbar nach Exposition auftreten, gehen auf die direkte Wirkung des Alkohols auf Schleimhautgefäße zurück.[92] Die Ursache der weiteren chronischen Veränderungen ist nicht bekannt. Bei Azetaldehyd, dem wichtigsten oxidativen Metabolit von Äthanol, handelt es sich um eine sehr reaktive Verbindung, die als Mediator der verbreiteten Organ- und Gewebeschädigungen betrachtet wird. Der Abbau von Azetaldehyd erfolgt rascher als derjenige von Alkohol. Die verminderte oxidative Kapazität der Leber bei chronischem Alkoholismus führt jedoch zur Erhöhung der Azetaldehydwerte im Blut; dieser Effekt ist beim Gewohnheitstrinker infolge gesteigerter Abbaurate von Äthanol noch ausgeprägter.[88] Als weiterer Mechanismus der verbreiteten Gewebeschädigung wird die gesteigerte Bildung freier Sauerstoffradikale diskutiert.[93] Schließlich wurden auch der nichtoxidative Abbau des Alkohols mit der Bildung von Fettsäureäthylestern und schlechtumschriebene Immunreaktionen gegen Hepatozytenantigene als gewebeschädigende Mechanismen in Betracht gezogen. Aber auch weitere Vorschläge täuschen nicht darüber hinweg, daß der wahre «Bösewicht» noch nicht identifiziert wurde.

Ungeachtet der Gründe der Gewebeveränderungen steht fest, daß chronische Alkoholiker, vor allem infolge Leber-, Magen-, Hirn- und Herzschädigung, eine signifikant verminderte Lebenserwartung aufweisen. Die alkoholbedingte Leberschädigung, die zur Zirrhose führt, ist gut bekannt. Die epidemischen Ausmaße des übermäßigen Alkoholkonsums haben in den USA zur Folge, daß die alkoholinduzierte Leberzirrhose die 9. Stelle in der Liste der Todesursachen einnimmt. Massive Blutungen bei Gastritis oder Magenulkus sind lebensbedrohlich. Der Alkoholiker leidet zudem an verschiedenen neurologischen Störungen. Einige davon sind ernährungsbedingt. Ein Vitamin-B_1-Mangel ist unter Alkoholikern verbreitet; auf diesen sowie auf die peripheren Neuropathien und den Wernicke-Korsakow-Komplex wurde in *Kapitel 8* eingegangen. Zerebelläre Degeneration und optische Neuropathie sowie seltener eine Hirnatrophie stehen möglicherweise in direktem Zusammenhang mit der Wirkung von Äthanol oder seiner Abbauprodukte. Die kardiovaskulären Auswirkungen des Alkoholabusus sind auch vielfältig. Einerseits führt die direkte Myokardschädigung zur kongestiven Kardiomyopathie. Andererseits (und nicht unwidersprochen) senkt mäßiger Alkoholgenuß die Häufigkeit koronarer Herzkrankheiten und erhöht den Blutspiegel von HDL. Allerdings ist die HDL-Produktion in der alkoholisch geschädigten Leber herabgesetzt, wodurch die Gefahr der koronaren Herzkrankheit ansteigt. Chronischer Alkoholismus hat viele weitere Konsequenzen, wie Tendenz zu Hochdruck und Veränderungen der Skelettmuskulatur, alkoholische Myopathie genannt.[95] Übermäßiger Alkoholgenuß während der Schwangerschaft verursacht beim Kind Wachstumsrückstand und irreversible Hirnschädigung.[96] Als ob diese Folgen nicht genügten, wurde Alkoholmißbrauch auch mit dem gehäuften Auftreten von Karzinomen in Oropharynx, Larynx, Ösophagus und möglicherweise Rektum und Lunge in Beziehung gebracht.[97] Das Lebensschiff läuft wegen akutem Alkoholismus häufig aus dem Ruder, chronischer Alkoholismus bringt es jedoch zum Sinken.

Methanol (Methylalkohol)

Methanol, weiter verbreitet als allgemein angenommen, wird zur Denaturierung von Äthanol eingesetzt und ist Bestandteil von Lösungsmitteln, Anzündemitteln für Holzkohle und Kamin, Farbentfernern und Gefrierschutzmitteln. Die toxische Dosis beträgt nur 20 ml. Vergiftungen treten auch bei Einatmen von Industriedämpfen auf. Nach oraler Einnahme führt Methanol im Magen zu fleckigem Ödem und Blutungen. Bei Inhalation kommt es zu Ödembildung und Blutungen im Lungengewebe, vor allem subpleural. Die Methanoltoxizität beruht hauptsächlich auf der oxidativen Bildung von Formaldehyd und Ameisensäure. Diese toxischen Produkte des Methanols verteilen sich im Körper proportional zum Wassergehalt einzelner Gewebe.[98] In genügend hoher Konzentration dieser Stoffe wird die Hexokinaseaktivität gehemmt. Es entsteht eine metabolische Azidose, die zum Teil auf die gebildete Ameisensäure, zum anderen Teil auf die verminderte Funktion der Hexokinase zurückgeht. Zudem kommt es infolge des entgleisten Glukosestoffwechsels zur Degeneration der Rezeptorzellen der Retina mit degenerativer Schädigung des N. opticus. *Degenerative neurologische Veränderungen, begleitet von allgemeiner Hirnschwellung, entstehen in 12–24 Stunden und führen zu variabler Herabsetzung zentralnervöser Funktionen oder Koma. Hauptzielstruktur der Methanoltoxizität ist die Retina. Klinisches Leitsymptom der Methanolvergiftung ist deshalb die Retinaschädigung mit Einschränkung der Sehfunktionen bis zu totaler Blindheit.* Bei geringer Schädigung sind Augen- und Hirnveränderungen nach Beendigung der Exposition reversibel.

Blei

Blei ist eine hinterhältige Substanz, die durch unbemerkt akkumulierte Kleindosen plötzlich toxische Werte erreicht. Erwachsene werden manchmal durch Bauchschmerzen, Müdigkeit und Arthralgien vorgewarnt; bei Säuglingen und Kindern entwickelt sich die Bleivergiftung meist ohne Symptome und äußert sich erst als katastrophale Enzephalopathie. Die Bleiexposition erweist sich als eines der am schwierigsten zu kontrollierenden Probleme der Umwelthygiene. Ein Teil der Schwierigkeiten geht auf das Fehlen typischer Symptome in der Frühphase des Vergiftungsprozesses zurück.

Die wichtigsten unter den vielen Bleiquellen in unserer Umwelt sind in der folgenden Liste aufgeführt.

Berufliche Exposition

Malerei, vor allem bei Farbzerstäubung («spraying»)
Batterieherstellung und -entsorgung
Klempnerei

Glasmalerei
Schweißarbeiten
Messingverarbeitung
Gießerei
Bleischmelzen
Töpferei
Minenarbeit
Nichtberufliche Exposition
Trinkwasser in Bleirohren oder Rohren mit Bleilötstellen
Staub oder Farbsplitter in alten Häusern mit Wandfarben auf Bleibasis
Luft- und Bodenverschmutzung durch bleihaltiges Benzin
Konserven in Blechdosen
Kochen in bleihaltigen Töpfen
Zeitungsdruckfarben (gekaut oder verbrannt)
Selbstgebrannte Alkoholika (Schnaps, Whisky)

Eine Bleiexposition ist fast nicht vermeidbar. Blei aus der Umwelt wird im Magen-Darmtrakt absorbiert oder gelangt über die Lunge ins Blut. Der Durchschnittswert des Bleiblutspiegels bei Stadtbewohnern beträgt 150 μg/l (maximal zulässiger Wert in den USA: 250 μg/l[99]); im Vergleich dazu wurde beim prähistorischen Menschen ein Wert von 2 μg/l ermittelt.[100] Massenuntersuchungen in den USA zwischen 1976 und 1980 ergaben, daß die Blutspiegel von 1,9% der Bevölkerung im Alter von 6 Monaten bis 74 Jahren über dem maximal zulässigen Wert lagen. *Unter den sechs Monate alten bis 5jährigen lagen die Blutspiegel bei 12,2% der meist in alten, mit Bleifarben gestrichenen, zerfallenden Häusern in der Stadtmitte wohnenden schwarzen Kindern über dem zulässigen Wert, im Vergleich zu 2% der meist in Mittelklasse-Verhältnissen lebenden weißen Kinder.*[101] Über die hauptsächlich für die Bleibelastung verantwortlichen Umstände herrscht Uneinigkeit, und die Quellen sind für jede Altersstufe verschieden.[102, 103] Unter Ausschluß beruflicher Punktquellen sind die Hauptursachen in der Luftverschmutzung über städtischen Gebieten und in Nahrungsmitteln zu suchen. Kontrollmaßnahmen (z.B. Verwendung unverbleiten Kraftstoffes) führten zur signifikanten Senkung des Bleigehaltes in städtischer Luft und im Blut der Stadtbewohner. Flüchtiges Blei ist besonders gefährlich, da große Anteile direkt über die Lunge ins Blut gelangen. Im Gegensatz dazu wird nur ein kleiner Teil oral aufgenommenen Bleis resorbiert. Erwachsene Stadtbewohner nehmen mit dem Trinkwasser täglich zwischen 100–150 μg Blei auf, von dem nur etwa 10% resorbiert werden. Kinder haben im Durchschnitt eine geringere Wasseraufnahme, resorbieren aber 50% des Bleis. Farbe auf Bleibasis, die sich in älteren Häusern ablöst und den Boden kontaminiert, ist eine Hauptgefahr für Kinder, da bis zu 200 μg/Tag aufgenommen werden.[104] Die Bleivergiftung beginnt schon *in utero*; bei Kleinkindern mit Blutspiegeln unter 250 μg/L bei der Geburt infolge Exposition der Mutter während der Schwangerschaft wurden Störungen der kognitiven Entwicklung beobachtet.[105] Offenbar sind auch «sichere» Bleiblutspiegel nicht sehr sicher.

Aufgenommenes Blei gelangt hauptsächlich ins Skelett (80–85%); im Blut sind 5–10%, und der Rest verteilt sich auf die Weichteile. Die Halbwertzeit des in Weichteilen abgelagerten Bleis beträgt Stunden bis Tage; die Skelettablagerungen bleiben bis zum Umsatz der kontaminierten Knochensubstanzen erhalten. Bei Kindern gelangt das Blei vor allem in die Epiphysen. In gewissem Sinne schützt die Sequestrierung des Bleis ins Skelett die übrigen Gewebe, der langsame Umsatz der Knochensalze bewirkt jedoch, daß die Blutwerte während Monaten und Jahren hoch bleiben.[106] Die Bleiausscheidung geschieht über die Niere, wodurch auch dieses Organ der potentiellen Schädigung ausgesetzt wird.

Blei blockiert durch Bindung an Disulfidgruppen und Denaturierung von Proteinen Enzyme, deren Tertiärstruktur dadurch verändert wird. Die wichtigsten Zielorgane von Blei sind Blut, Nervensystem, Verdauungstrakt und Niere (Abb. 9.18).

Blutveränderungen zeigen sich früh und sind charakteristisch. Blei interferiert mit Aminolävulinsäure-Dehydratase (ALA-D) und Ferrochelatase, die an der Inkorporation von Eisen in das Hämmolekül beteiligt sind. Als Folge davon wird Eisen verdrängt und Zink-Protoporphyrin gebildet. Blutspiegel von Zink-Protoporphyrin oder seines Produktes, freien Erythrozyten-Protophyrins, dienen daher als Parameter einer Eisenvergiftung. *Typischerweise entsteht eine geringgradige mikrozytäre, hypochrome Anämie mit charakteristischer, basophiler Punktierung der Erythrozyten.*

Kinder sind besonders anfällig auf Hirnschädigung, die mit geringfügigen funktionellen oder massiven letalen Störungen einhergeht.[107] Bei Kleinkindern wurden sensorische, motorische, intellektuelle und psychologische Ausfälle beobachtet wie verminderter I.Q., Lernstörungen, verzögerte psychomotorische Entwicklung, Blindheit und, bei schweren Fällen, Psychosen, Krampfanfälle und Koma.[107a] Die Manifestationen können einen raumfordernden Prozeß mit erhöhtem intrakraniellem Druck vortäuschen. Die morphologischen Veränderungen und pathogenetischen Mechanismen bei leichten funktionellen Ausfällen sind schlecht charakterisiert. Man fürchtet aber, daß einige Defekte permanenter Natur sind. Bei schwereren zentralnervösen Ausfällen findet man ein ausgeprägtes Hirnödem mit Abflachung der Gyri und Verschmälerung der Sulci (Abb. 9.19). Mikroskopisch beobachtet man Demyelinisierungszeichen in der weißen Substanz von Groß- und Kleinhirn sowie Untergang kortikaler Neuronen mit diffuser Astrozytenvermehrung. Im Schadengebiet zeigen sich oft Proliferationsherde von Kapillarendothelien. Der Verlust an Neuronen wurde in Verbindung mit der Blei-induzierten Hemmung der oxidativen Phosphorylierung in Mitochondrien in Verbindung gebracht. Beim Erwach-

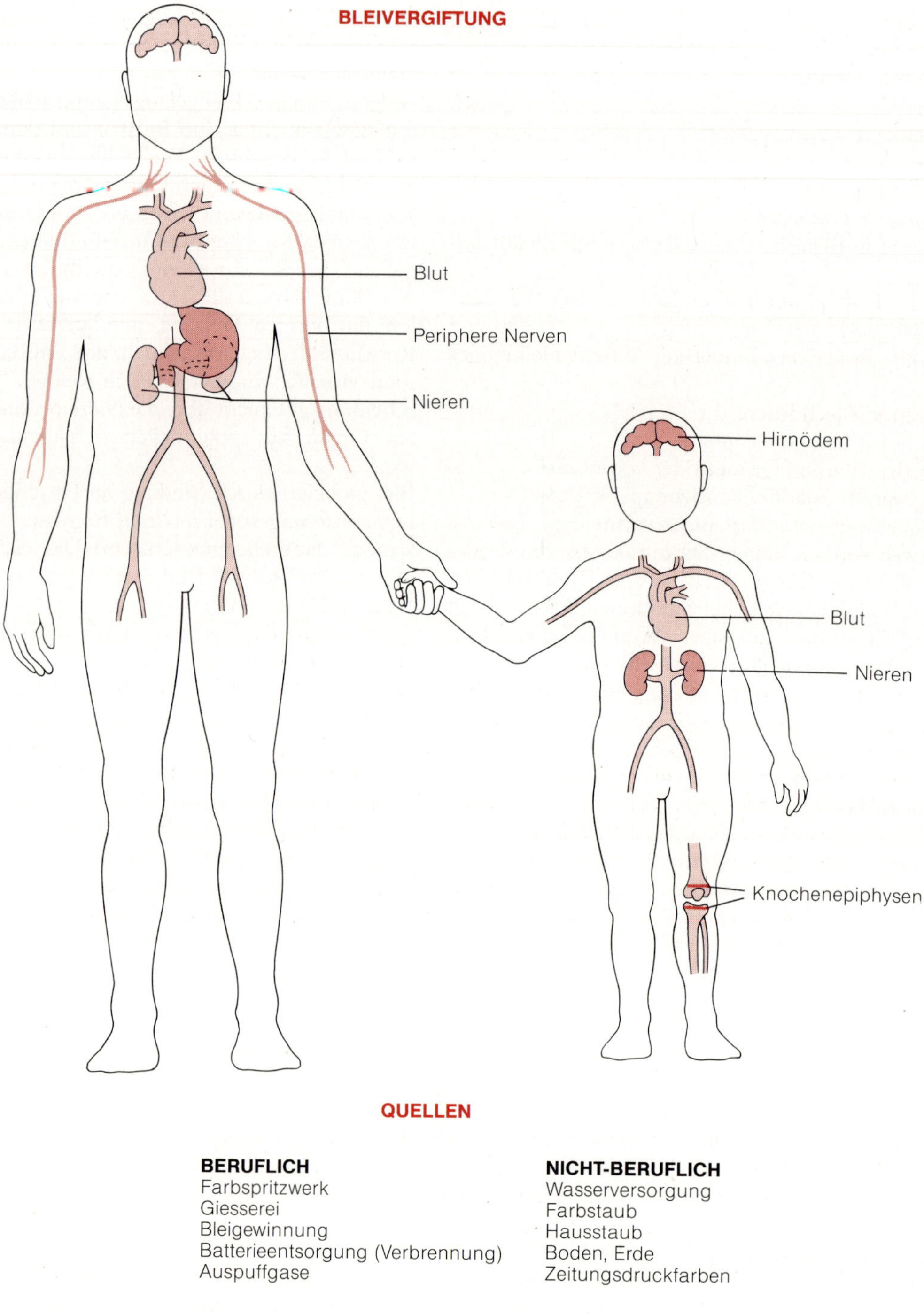

QUELLEN

BERUFLICH
Farbspritzwerk
Giesserei
Bleigewinnung
Batterieentsorgung (Verbrennung)
Auspuffgase

NICHT-BERUFLICH
Wasserversorgung
Farbstaub
Hausstaub
Boden, Erde
Zeitungsdruckfarben

Abb. 9.18: Bleivergiftung. Die wichtigsten bleiinduzierten morphologischen Veränderungen.

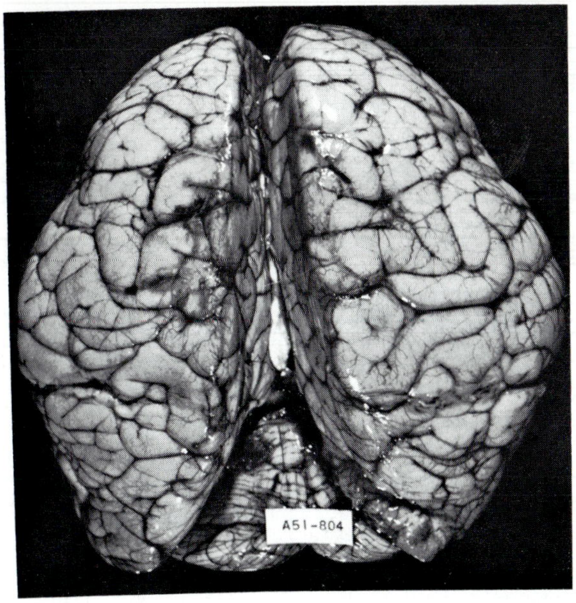

Abb. 9.19: Hirnödem bei Bleivergiftung. Die Gyri sind abgeflacht und verbreitert, die Sulci verengt und wenig ausgeprägt.

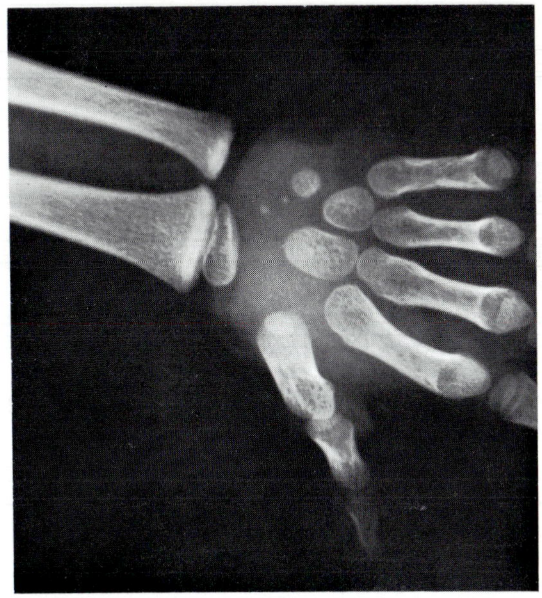

Abb. 9.20: Bleiablagerungen in den Epiphysen des Handgelenks. Die radiologische Dichte ist so hoch wie diejenige des kortikalen Knochens.

senen ist das ZNS weniger häufig betroffen. *Häufig tritt jedoch eine periphere demyelinisierende Neuropathie auf,* die typischerweise die motorischen Nerven der meistgebrauchten Muskeln betrifft. Die Extensoren von Handgelenk und Fingern fallen daher meist zuerst aus, gefolgt von Lähmungen der Peronealmuskulatur.
Die meisten klinischen Manifestationen gehen vom *Magen-Darmtrakt* aus. Die *«Blei-Kolik»*, gekennzeichnet durch schwere, schlecht lokalisierbare Abdominalschmerzen, wird oft von Spasmen und brettharter Bauchwand begleitet, so daß das «akute Abdomen» chirurgisch angegangen wird. Morphologische Darmveränderungen fehlen, aber häufig findet man einen «Bleisaum», bestehend aus präzipitiertem Bleisulfid, am Zahnfleischrand. Der Bleisaum tritt bei Kindern selten auf und fehlt bei zahnlosen Patienten. Er ist zwar typisch für Bleivergiftung, wird aber auch unter anderen Umständen gefunden wie z.B. bei Quecksilbervergiftung.
Die *Nieren* sind weniger häufig betroffen als Blutzellen oder Nervensystem. Neben interstitieller Nephritis entsteht auch ein Fanconi-Syndrom, gekennzeichnet durch Glykosurie, Aminazidurie und Phosphaturie infolge Störung der tubulären Transportmechanismen. Häufig stellt sich eine Proteinurie ein, und die Proteinreabsorption führt zur Bildung großer *eosinophiler Tropfen in Tubulusepithelzellen.* Mit zunehmender Bleibelastung geht die glomeruläre Filtrationsrate zurück, und bei einigen Patienten komt es zur Niereninsuffizienz.[108].
Die Nierenschädigung verhindert die normale Ausscheidung von Harnsäure und führt zu Hyperurikämie und *«Bleigicht»*.
Die Diagnose der Bleivergiftung wird nur gestellt, wenn der Arzt an diese Möglichkeit denkt. Beim Kind bestehen die einzigen Befunde meistens nur in unbestimmten Störungen von Intellekt, Verhalten und Motorik. Abdominalschmerzen, Müdigkeit und Arthralgie beim Erwachsenen sind unspezifisch. Gelegentlich geben Anämie und basophile Tüpfelung der Erythrozyten den ersten Hinweis. Bei einigen Kindern wird der Verdacht auf Bleivergiftung durch die stark erhöhte Röntgendichte der Ablagerungen in und um die Epiphysen der Röhrenknochen geweckt (Abb. 9.20). Fast immer muß die Diagnose durch den Nachweis erhöhter Werte von Blei und Protoporphyrin im Blut (über 500 $\mu g/l$) oder von Zink-Protoporphyrin bestätigt werden. Weitere Befunde, wie erhöhte Ausscheidung von Aminolävulinsäure im Urin und verminderte Aktivität der Aminolävulinsäure-Dehydratase von Erythrozyten, sprechen ebenfalls für Bleivergiftung. Angesichts der möglichen Konsequenzen der fortgeschrittenen Vergiftung scheint es unnötig darauf hinzuweisen, daß die Diagnose so früh als möglich, nämlich vor der Entstehung morphologischer Veränderungen, gestellt werden sollte.

Kohlenmonoxid (CO)

Dieses nicht reizende, farb-, geschmack- und geruchlose Gas, gebildet durch unvollständige Verbrennung kohlehaltigen Materials, bleibt eine der Ursachen der akzidentellen oder suizidalen Todesfällen. Es ist überall vorhanden, da es bei der Verbrennung von Benzin in Automotoren und bei der Verarbeitung fossiler Brennstoffe in der Industrie anfällt. Die meisten Heiz- und Leuchtgase sowie Zigarettenrauch enthalten ebenfalls Kohlenmonoxid. Die Auspuffgase des Benzinmotors weisen etwa 5% CO auf; der Aufenthalt in der geschlossenen Garage bei laufendem Motor eines mittelgroßen Autos führt in fünf Minuten zum Koma. Die ZNS-Dämpfung stellt sich so unbemerkt ein, daß das Opfer die Gefahr erst erkennt, wenn es bereits hilflos geworden ist.

CO führt zu systemischem Ersticken. Die Affinität des Hämoglobins für CO ist 200mal höher als für Sauerstoff. Das gebildete Karboxyhämoglobin kann keinen Sauerstoff transportieren und hemmt zudem die Freisetzung von Sauerstoff aus Oxyhämoglobin. Der systemische Sauerstoffmangel macht sich bemerkbar, wenn 20–30% des Hämoglobins mit CO gesättigt sind; bei Sättigung von 60–70% treten Bewußtlosigkeit und Tod ein. Abhängig von der Konversionsrate des Hämoglobins in die Karboxy-Form und vom Ausmaß der Konversion ergeben sich zwei klinische Erscheinungsbilder.

Die *akute CO-Vergiftung* ist gekennzeichnet durch die Karboxyhämoglobin-bedingte kirschrote Farbe der Haut und der Schleimhäute. Bei raschem Todeseintritt fehlen morphologische Veränderungen; bei längerem Überleben ist das Gehirn leicht ödematös und weist punktförmige Blutungen sowie wahrscheinlich hypoxiebedingte neuronale Veränderungen auf. Weniger häufig befinden sich Zeichen hypoxischer Schädigung von Myokard, Tubulusepithelien der Niere und zentrolobulären Hepatozyten. Die morphologischen Veränderungen sind keineswegs spezifisch für CO-Vergiftung, sondern lediglich Ausdruck der systemischen Hypoxie. Der Tod tritt meistens so schnell ein, daß die Veränderungen lichtmikroskopisch überhaupt nicht und elektronenmikroskopisch nicht immer nachweisbar sind. Bei kurzer Exposition und geringer Gewebehypoxie ist vollständige Erholung möglich. Manchmal kommt es zu bleibenden Schäden wie Gedächtnis-, Seh-, Hör- oder Sprachstörungen.[109]

Zur *chronischen CO-Vergiftung* kommt es, weil einmal gebildetes Karboxyhämoglobin bemerkenswert stabil ist; Kohlenmonoxid wird nur über einen Zeitraum von Tagen durch Sauerstoff aus dem Hämoglobin verdrängt. Dauernde Exposition mit kleinen CO-Mengen führt daher zur Akkumulation von Karboxyhämoglobin. Der langsam entstehende Sauerstoffmangel wirkt unmerklich schädigend auf das ZNS. Die hypoxische Schädigung der Neuronen ist recht ausgedehnt, jedoch besonders ausgeprägt in Basalganglien und im Nucleus lentiformis. In einigen Fällen entstehen Entmarkungsherde in der weißen Hirnsubstanz, gefolgt von Zystenbildung. Als Folge der hypoxischen Schädigung stellen sich Funktionsstörungen von Nieren, Leber und Herz ein. Hirn- und Organschäden können zum Tode führen; häufiger erholt sich das Opfer der chronischen CO-Vergiftung, meist jedoch mit neurologischen Ausfallserscheinungen. Die Diagnose der Kohlenmonoxidvergiftung beruht einzig auf dem Nachweis eines signifikant erhöhten Karboxyhämoglobinspiegels im Blut.

Umweltkarzinogene und berufliche Exposition

Wie in *Kapitel 6* dargelegt, «schwimmen wir in einem See von karzinogenen Substanzen», von denen einige bereits erwähnt wurden (z. B. Zigarettenrauch, Asbest). Das amerikanische Amt für Umweltschutz schätzt, daß etwa 20% der rund 50 000 Substanzen in kommerziellem Gebrauch potentielle Karzinogene sind. Die Bezeichnung «karzinogen» ist allerdings anfechtbar, da entsprechende Daten aus epidemiologischen Untersuchungen und Tierversuchen mit zweifelhafter Relevanz für den Menschen stammen. Man kann in diesem höchst widersprüchlichen wissenschaftlichen und politischen Morast leicht steckenbleiben. Es besteht jedoch kein Zweifel daran, daß viele industriell verwendete Substanzen und Stoffe in unserer Umwelt karzinogene Eigenschaften besitzen. Unter Einschluß des Zigarettenrauchs sind diese «Umweltkarzinogene» direkt oder teilweise für über die Hälfte der neoplastischen Krankheiten verantwortlich.[110] Einige dieser Substanzen sind in Tab. 9.4 zusammengestellt.

Einzelheiten sind einer fundierten Übersichtsarbeit zu entnehmen.[111]

Tab. 9.4: Einige wichtige Karzinogene in der Umwelt und am Arbeitsplatz

Substanz	Neoplasma
Arsen (Bergbau, Insektizidhersteller und -anwender, chemische Industrie)	Karzinome von Haut, Lunge und Leber
Asbest	Bronchuskarzinom, Mesotheliom, andere
Benzol (Klebemittelherstellung, Farbherstellung, Maler)	Myeloische Leukämie
β-Naphthylamin (Gummi- und Farbindustrie)	Blasenkarzinom
Chrom (Produktion und Verarbeitung)	Karzinome von Nasenhöhle und -nebenhöhlen, Larynx und Lunge
Kadmium (Abbau und Verarbeitung)	Karzinome von Prostata und Niere
Nickel (Abbau und Verarbeitung)	Karzinome von Nasenhöhle und Lunge
Nitrite	Magenkarzinom
Uran (Abbau und Verarbeitung)	Lungenkarzinom
Vinylchlorid (Plastikindustrie)	Angiosarkom der Leber
Zigarettenrauch	Bronchuskarzinom, andere

Drogenmißbrauch

AIDS und Drogenprobleme erscheinen abwechselnd in den Schlagzeilen. Die beiden Epidemien stehen tatsächlich in enger Beziehung zueinander. Genaue Angaben über das Ausmaß der Drogenepidemie fehlen, aber einige Beobachtungen beleuchten die «Szene». Eine repräsentative Umfrage bei 25jährigen Männern im Staate New York zeigte, daß 99% Alkohol konsumierten, 72% Haschisch, 25% psychedelische Drogen, 30% Kokain und 3% Heroin.[112] Es ist zu bemerken, daß «Konsum» in diesem Zusammenhang eine breite Palette von Expositionsmöglichkeiten abdeckt und nicht mit «Mißbrauch» gleichgesetzt werden darf. Aber andere Untersuchungen zeigen, daß etwa 5 Millionen Amerikaner regelmäßig Kokain (oder «crack») brauchen; täglich kommen weitere 5000 Neulinge dazu.[113] Man schätzt die Zahl der Heroinsüchtigen in den USA auf 800 000. Im Staate New York ist in der Altersgruppe zwischen 15 und 35 Jahren Drogenmißbrauch die führende Todesursache; ein Drittel der Todesfälle betrifft Teenager. Diese Pandemie hat sich bisher jeglicher Kontrolle entzogen.[114]

Die unerwünschten Wirkungen einzelner dieser populären Drogen lassen sich nur schwer trennen.[115] In fast allen Fällen sind mehrere gleichzeitig oder nacheinander im Spiel. Einige der Stoffe, vor allem Heroin und Kokain, werden mit verschiedenen Substanzen wie Chinin, Talk oder Laktose verdünnt («verschnitten»); diese Zusätze lösen ebenfalls pharmakologische oder allergische Reaktionen aus oder wirken als Fremdkörper. Genaue Dosierungen sind oft auch dem Konsumenten unbekannt. Bei einigen der Drogen, wie Heroin, sind auch die Vorbereitungen für einen intravenösen «Schuß» alles andere als hygienisch. Eine Studie über Heroinsüchtige zeigte, daß etwa ein Drittel der Befragten die Droge in Wasser aus der Toilettenschüssel auflöst. Es erstaunt daher nicht, daß Süchtige, die «an der Nadel hängen», jeder nur erdenklichen Infektion zum Opfer fallen. Aus diesen Gründen ist es außerordentlich schwierig, die unerwünschten Wirkungen einer bestimmten Droge zu identifizieren; ebenso große Probleme bietet die Unterscheidung der direkten pharmakologischen Wirkungen einer Droge von den vielen Nebenwirkungen, die durch individuelle Reaktionen, Verschnittmittel, Kontamination durch Mikroorganismen und weitere Faktoren ausgelöst werden. Einige Bemerkungen zu den verbreiteten «Straßendrogen» werden gefolgt durch die eingehendere Besprechung von Kokain, Heroin und Haschisch (Marihuana); auf Haschisch wird deshalb eingegangen, weil Untersuchungen zeigten, daß er gefährlicher ist als allgemein angenommen.[116]

Inhalation ist unter Kindern sehr populär; Umfragen zeigen, daß etwa 15% der städtischen Bevölkerung bis zum Alter von 25 Jahren (darunter auch Kinder von weniger als 10 Jahren) experimentell oder habituell inhalieren. Favoriten unter den Inhalationsmitteln sind Leim, Farbverdünner, Nagellackentferner und viele Substanzen in Aerosoldosen, wie Haarspray oder Geruchvertilger. Lösungsmittel und fluorierte Kohlenwasserstoffe haben eine stark dämpfende Wirkung auf das ZNS; da sie auch gewisse Hemmungsmechanismen unterdrücken, bewirken sie ein vorübergehendes Hochgefühl («high»), ähnlich dem Alkoholrausch. Die meisten neurologischen und psychologischen Effekte wie Störung der Urteilsfähigkeit, Desorientierung und manische Euphorie sind zwar vorübergehend, doch wurde auch über Todesfälle infolge Herzversagens berichtet (Lösungsmittel und Fluorkohlenwasserstoffe verstärken die Wirkung von Epinephrin auf das Herz). Glücklicherweise macht «sniffing» nicht süchtig und scheint seinen Reiz mit zunehmendem Alter zu verlieren.

Phenzyklidinhydrochchlorid, ein Piperidinderivat und auch bekannt als «Engelstaub» oder «hog», wurde ursprünglich als barbituratfreies Anästhetikum (z.B. Sernylan) synthetisiert. Es wurde bald als Halluzinogen entdeckt; man schätzt, daß über 5 Millionen Amerikaner im Alter zwischen 12 und 25 Jahren diese Substanz irgend einmal geraucht, geschnupft oder oral eingenommen haben. Das Mittel wirkt abwechslungweise als Depressivum, Stimulans oder Halluzinogen; die schwersten Folgen sind Erregtheit, Delirium, Krämpfe und Tod. Die meisten Todesfälle gehen auf vollständigen Verlust der sensorischen und motorischen Kontrolle zurück, der zu Ertrinken, Stürzen oder Verkehrsunfällen führt. Hinweise auf physische oder psychologische Abhängigkeit von der Droge fehlen. Viele Studien weisen aber darauf hin, daß Konsumenten von Phenzyklidin mit signifikanter Häufigkeit zu «harten» Drogen wie Kokain und Heroin wechseln.[117]

Kokain, obschon in Südamerika seit Jahrtausenden bekannt, wurde zusammen mit «crack» zu einer der wichtigsten Substanzen in Drogenkreisen.[118] Kokain, ein aus den Blättern der Kokapflanze extrahiertes Alkaloid, wird meist als wasserlösliches Pulver (Kokainhydrochlorid) hergestellt. Das im Straßenverkauf angebotene Produkt ist stark mit Talkpuder, Laktose oder ähnlich aussehenden Substanzen verdünnt. Extraktion des reinen Alkaloids aus Kokainhydrochlorid ergibt Klümpchen von «freier Base» oder «crack» (die Bezeichnung geht auf das Knallgeräusch zurück, das beim Erhitzen entsteht). Die pharmakologischen Wirkungen von Kokain und «crack» sind identisch, doch ist das reine Alkaloid viel wirksamer. Die Droge wird geschnupft, geraucht (mit Tabak gemischt), geschluckt und subkutan oder intravenös injiziert.

Kokain und sein Derivat führen nicht zu physischer Abhängigkeit wie Heroin; die andauernden «highs» bewirken jedoch ein unkontrollierbares Verlangen, was in diesem Sinne einer Sucht gleichkommt. Die Aktivierung des Sympathikus durch das Alkaloid äußert sich in erweiterten Pupillen, Konstriktion kleiner Blutgefäße, akutem Anstieg des arteriellen Blutdrucks, Tachy-

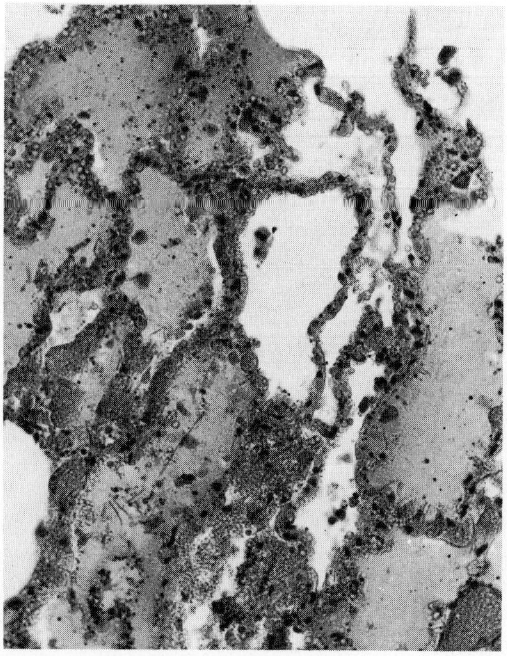

Abb. 9.21: Lunge eines Heroinabhängigen mit herdförmigem Ödem und Atelektase. Viele Alveolarräume sind mit proteinähnlicher Flüssigkeit gefüllt.

kardie und Neigung zu ventrikulären Arrthythmien, die zum plötzlichen Tod führen können. Die Arrhythmien werden auf eine Katecholamin-ähnliche Wirkung des Kokains auf das Myokard zurückgeführt, die sich im Myokard mit dem Auftreten disseminierter Kontraktionsbänder und Myozytennekrosen manifestiert.[119] Die diffuse Myokardschädigung kann zur Stauungskardiomyopathie führen. Bei Individuen mit vorbestehenden Läsionen der Koronararterien kommt es zum Myokardinfarkt.[120] Da Myokardinfarkte auch ohne Zeichen geschädigter Koronararterien beobachtet wurden, besteht auch die Möglichkeit von kokaininduzierten Koronarspasmen. Eine weitere Gefahr besteht in unspezifischem massivem Lungenödem kardialen oder anaphylaktischen Ursprungs. Zu den erwähnten Katastrophen kommt es auch bei Kokaindosen, die «zum Vergnügen» oder «zur Ablenkung» eingenommen werden. Der lange als sicher angesehene «Weg zum Himmel» führt manchmal ins Krankenhaus oder direkt ins Grab.

Heroin ist weniger verbreitet als Kokain, aber viel gefährlicher. Es handelt sich um ein suchterzeugendes Opioid (Diazetylmorphin) aus der Mohnpflanze. Heroin wird auf der Straße im Verschnitt mit anderen Substanzen, meist Chinin, angeboten, so daß der oder die Süchtige über den eigentlichen Drogengehalt im Ungewissen ist. Die Droge wird meistens selbst intravenös oder subkutan injiziert, zusammen mit reichlicher «Fauna und Flora». Da die Wirkung sehr kurz ist, und unangenehme Entzugserscheinungen auftreten, muß im Abstand von einigen Stunden nachinjiziert werden. Die verschiedenen Wirkungen sind Euphorie, Halluzinationen, Somnolenz und Beruhigung. Heroin weist viele unerwünschte Wirkungen auf; das Spektrum umfaßt 1) pharmakologische Effekte der Droge; 2) Reaktionen, ausgelöst durch das Verschnittmittel oder weitere Kontaminanten; 3) Überempfindlichkeitsreaktionen gegen Droge oder Verschnittmittel (Chinin wirkt toxisch auf Nervensystem, Niere und Gehör); und 4) Krankheiten, die auf den Gebrauch verunreinigter Nadeln zurückgehen.

Der *plötzliche Tod*, meist in Zusammenhang mit Überdosierung, ist eine ständige Bedrohung der Heroinabhängigen. Die applizierten Dosen sind unbekannt, da die im Handel angebotenen Produkte zwischen 2–90% Heroin enthalten. Die Händler verkaufen aus verständlichen Gründen meistens sehr verdünnte Ware; doch der sicherste Weg zur Elimination eines zahlungsunfähigen Kunden besteht darin, ihm eine unverschnittene Probe anzubieten. Die mit der Zeit erworbene Drogentoleranz kann auch verschwinden, z.B. während einer Haftstrafe. Drei Überdosis-Syndrome wurden identifiziert: 1) Atemlähmung; 2) Arrhythmie und Herzstillstand; und 3) schweres Lungenödem (Abb. 9.21).[121]

Neben der Gefahr des plötzlichen Todes hat Heroinabhängigkeit viele weitere unangenehme Konsequenzen.

● *Komplikationen von seiten der Lunge* sind häufig und betreffen Veränderungen wie mäßiges bis schweres Ödem, septische Embolien, Abszesse, opportunistische Infekte und Fremdkörpergranulome infolge Beimischung von Talk oder anderen Verschnittmitteln (Abb. 9.22).[122]

● *Granulome* finden sich nicht nur in der Lunge, sondern auch in Lymphknoten, welche die oberen Extremitäten drainieren, Milz und Leber. In polarisiertem Licht erkennt man häufig Talkkristalle in Fremdkörperriesenzellen.

● *Infektiöse Komplikationen* sind außerordentlich häufig. Gewöhnlich sind vor allem Haut und Subkutis, Herzklappen, Leber und Lunge betroffen. Die *Hautläsionen* sind wahrscheinlich die Hauptmerkmale der Heroinabhängigkeit. Es handelt sich um Narben an Injektionsstellen, Hyperpigmentierung der Haut über häufig benutzten Venen, Venenthrombosen, Hautabszesse und -phlegmone sowie Ulzera infolge subkutaner Injektionen («skin-popping»). Die chronischen Infektionen führen gelegentlich zur systemischen Amyloidose. Bei hospitalisierten Drogenabhängigen wurden bei mehr als 10% der Patienten *Endokarditiden* diagnostiziert.[123] Die Drogenendokarditis ist insofern typisch, als meist die Klappen des rechten Herzens, vor allem die Trikuspidalis, betroffen sind. Ursache ist gewöhnlich *Staphylococcus aureus*, aber es werden auch Pilze und viele «fäkale» Mikroorganismen nachgewiesen. Als Folge des freigebigen Spritzentausches unter Abhängigen tritt auch häufig *Hepatitis B* auf. Die Praxis des Spritzentausches führte, wie allgemein bekannt ist, auch zum dramatischen Anstieg der *HIV-Infektionen*; in vielen Ländern ist AIDS unter Drogenabhängigen häufiger als unter Homosexuellen. Schließlich sind auch *Lungeninfektionen* nochmals zu erwähnen, die oft durch wenig virulente Mikroorganismen wie *Pneumocystis carinii* verursacht werden.

- *Nierenkrankheiten* sind eine nicht zu unterschätzende Gefahr für Heroinabhängige. Am häufigsten beobachtet werden Amyloidose und fokale Glomerulosklerose. Beide Formen äußern sich durch massive Proteinurie und ein nephrotisches Syndrom. Die Amyloidose steht wahrscheinlich in Zusammenhang mit den chronischen eitrigen Hautläsionen. Die fokale Glomerulosklerose gleicht der idiopathischen Form, geht häufig auf Immunkomplexablagerungen zurück und neigt zur Progression bis zum Nierenversagen.[124]

Als ob diese Komplikationen nicht genügten, sehen sich Heroinabhängige vielen weiteren Bedrohungen gegenüber wie Tetanus, periphere Neuropathie, akute und chronische Myopathie, Osteomyelitis und akute disseminierte Vaskulitis. Der Preis der Heroinabhängigkeit übersteigt klar die hohen Kosten der Stoffbeschaffung. Die häufigsten Heroinfolgen sind in Abb. 9.23 dargestellt.

Marihuana (Haschisch, Cannabis) ist die gesetzlich verbotene Droge (diese Bezeichnung wird bereits Proteste auslösen) mit der größten Verbreitung; über die Sicherheit dieser Substanz sind heftige Kontroversen entbrannt. Marihuana besteht aus getrockneten Blütenständen und Blättern von *Cannabis sativa* (indischer Hanf); es enthält die psychoaktive Substanz δ-9-Tetrahydrocannabinol (THC). Rauchen eines «joints» führt zur Absorption von etwa 50% des THC; bei oraler Einnahme werden nur 5–10% aufgenommen. Haschisch, das aus Marihuana extrahierte Harz, wirkt 5–10mal stärker als die Muttersubstanz. Umfragen zeigen, daß in den USA etwa Dreiviertel der zwischen 18- und 25jährigen mit Cannabisdrogen experimentieren oder regelmäßig Haschisch konsumieren. Statistisch betrachtet ist jemand, der bis zum Alter von 25 Jahren nie «pot» geraucht hat, ein abweichlerischer Außenseiter. Dieser gelegentliche Haschischgenuß ist jedoch aus vielen Gründen sorgenerregend; es gibt Hinweise darauf, daß Marihuana den Einstieg zu harten Drogen erleichtert, obschon Cannabis an sich nicht abhängig macht.[125] Zahlreiche Untersuchungen vermochten die zentrale Frage nicht zu lösen, ob die Droge unerwünschte physische und funktionelle Wirkungen aufweist. Einige der anekdotischen Nebenwirkungen entsprechen wahrscheinlich eher allergischen oder individuellen Reaktionen als pharmakologischen Auswirkungen der Cannabisderivate. Eine der Variablen, die nicht vernachlässigt werden darf, ist die Kontamination mit Herbiziden und anderen toxischen Substanzen, die zur Zerstörung der Cannabis-Plantagen eingesetzt werden. Paraquat, ein bevorzugt verwendetes Sprühmittel, weist eine starke Lungentoxizität auf. Angesichts vieler unbekannter Faktoren bleibt die Uneinigkeit über die Auswirkungen von Haschisch bestehen; neuere Befunde haben die Situation allerdings verändert.

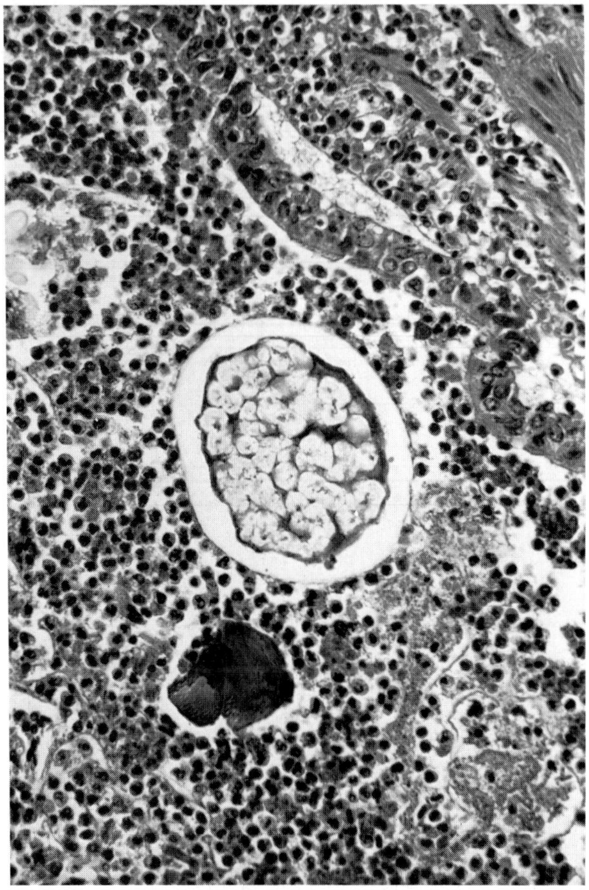

Abb. 9.22: Aspirationspneumonie bei Heroinabhängigem. Im Luftweg, der durch Leukozyten angefüllt ist, zwei Fremdkörper, der obere wahrscheinlich pflanzlichen Ursprungs.

*Zellgebundene Immunreaktionen sind gestört. In vitro-*Untersuchungen ergaben, daß Zahl und Funktion der T-Lymphozyten vermindert sind; diese Befunde werden durch Tierexperimente gestützt. Klare Hinweise darauf, daß Haschischkonsum die Infektionsanfälligkeit oder die Häufigkeit gewöhnlicher Infektionskrankheiten erhöht, gibt es jedoch nicht.[126] *Cannabisgenuß kann zu Chromosomenveränderungen in somatischen Zellen oder Keimzellen führen,* aber auch in diesem Fall sind die Hinweise nicht unanfechtbar.[127] Abnorme Mitosen, Translokationen und Chromosomenbrüche sowie Hypo- oder Hyperploidien wurden beschrieben. Einige dieser Beobachtungen gehen auf *in vitro*-Expositionen menschlicher Zellen mit THC zurück; es ist aber

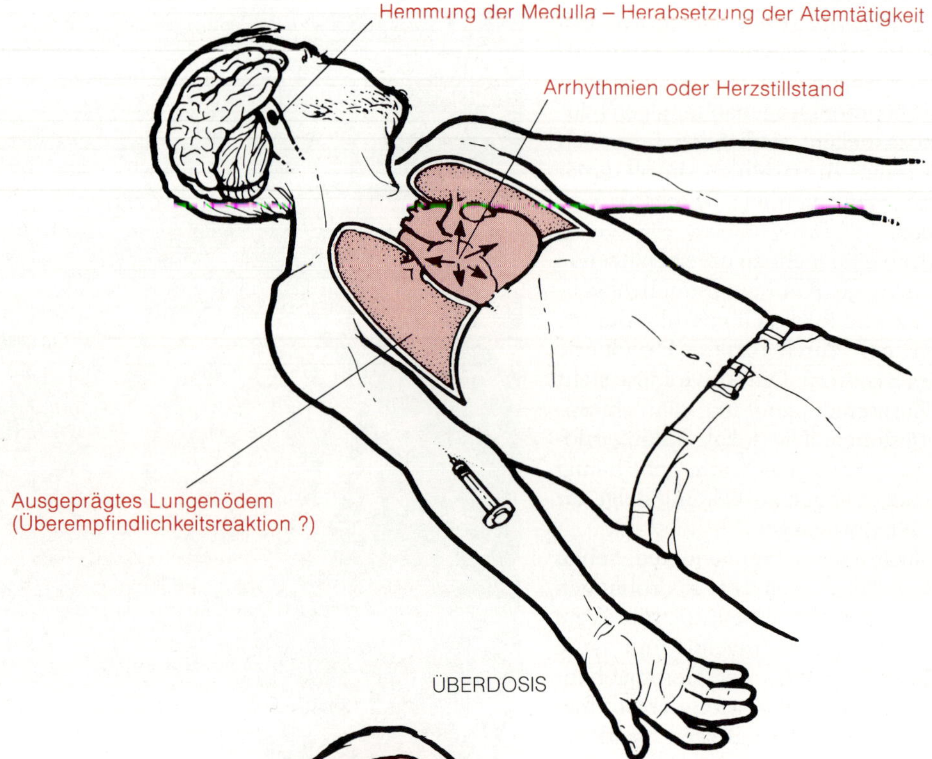

ÜBERDOSIS

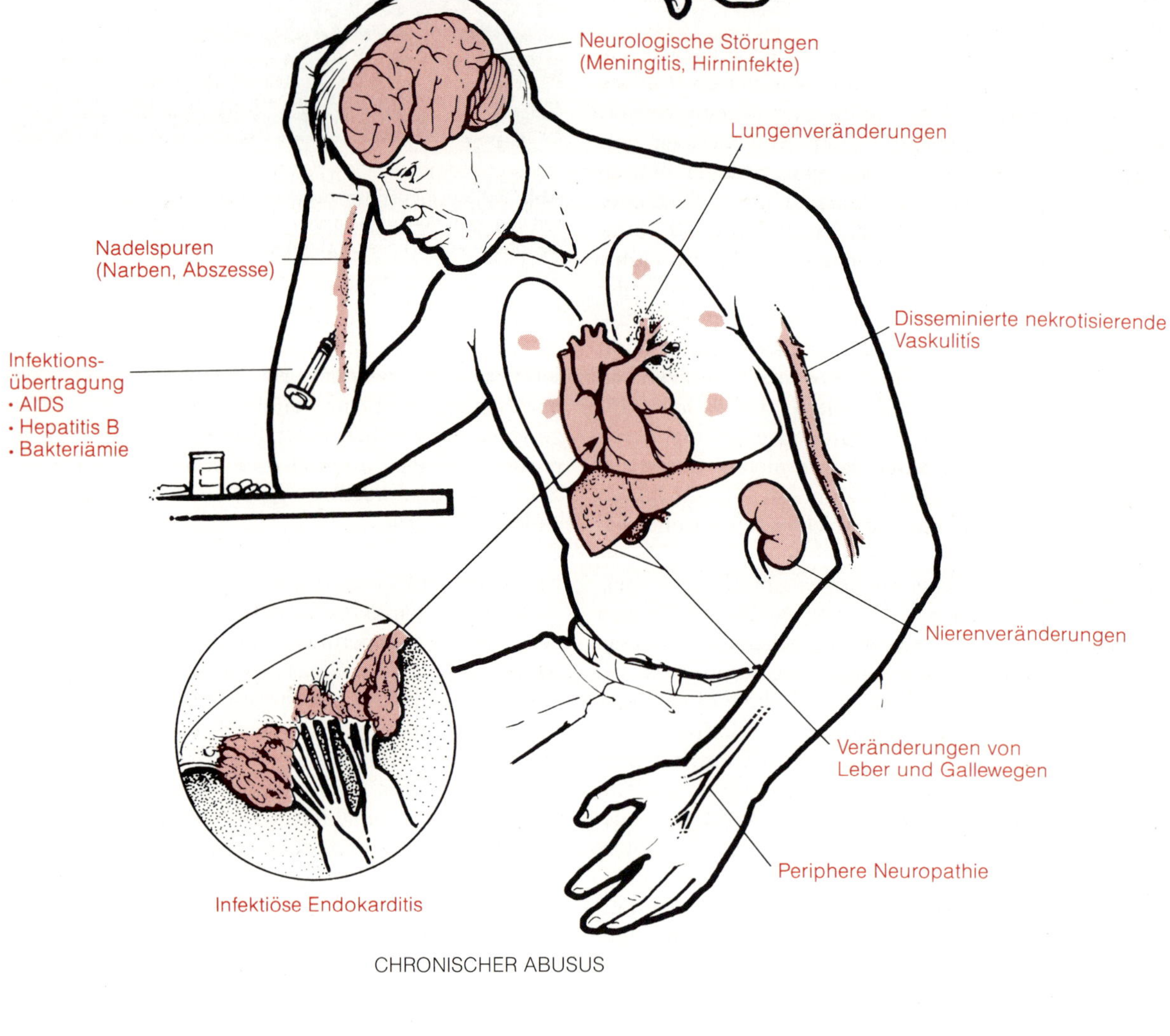

CHRONISCHER ABUSUS

allgemein bekannt, daß jede Fremdsubstanz in einer Zellkultur (sogar Aspirin) die Zellteilung beeinträchtigt. THC setzt die Beweglichkeit menschlicher Spermazellen herab; Tierexperimente zeigen, daß Cannabisexposition zu Fertilitätsverlust, kleineren Würfen und erhöhter postnataler Sterblichkeit führt. Eine großangelegte Studie an mehreren tausend Frauen ergab, daß regelmäßiger Marihuanakonsum die Schwangerschaftsdauer verkürzt, und daß die Neugeborenen untergewichtig waren sowie signifikant häufiger Mißbildungen aufwiesen.[128] Da das «Haschen» unter Teenagern und jungen Erwachsenen am weitesten verbreitet ist, stimmen diese Befunde bedenklich.

Nicht unerwartet sind auch die *Lungen durch chronisches Haschischrauchen betroffen.* Neben geringer bis deutlicher Atemwegobstruktion werden Laryngitis, Pharyngitis, Bronchitis, Husten, Heiserkeit und asthmoide Symptome beobachtet. Im Vergleich mit Zigarettenrauchen wird beim Rauchen von «Hanf» dreimal mehr Teer inhaliert und in der Lunge abgelagert. Verantwortlich dafür sind wahrscheinlich größere Inhalationsmengen, tiefere Inhalation und verlängertes Atemanhalten.[116] Vorläufig fehlen Hinweise für die erhöhte Inzidenz des Bronchuskarzinoms bei Haschischrauchern; zu bedenken ist allerdings, daß es 50 Jahre dauerte, bis die karzinogene Wirkung des Tabaks nachgewiesen werden konnte.

Cannabisderivate erhöhen die Herzfrequenz und manchmal den Blutdruck; bei vorgeschädigten Koronargefäßen kommt es zu pektanginösen Beschwerden. Am sorgfältigsten wurden *funktionelle und organische Auswirkungen von Cannabis auf das ZNS* untersucht. Haschischkonsum interferiert natürlich mit der sensorischen Wahrnehmung und vermindert die motorische Koordination, aber diese akuten Effekte verschwinden in vier bis fünf Stunden. Der Bericht, daß chronische Cannabisraucher ein sechsfach erhöhtes Risiko für die Entstehung einer Schizophrenie aufweisen, stimmt weit bedenklicher.[129] Die vielen beunruhigenden Beobachtungen zeigen, daß die Situation noch nicht überblickt wird.[130] Offensichtlich bestehen gute Gründe dafür, sich von Haschisch fernzuhalten.

Andere nicht therapeutisch eingesetzte, toxische Substanzen

Neben den besprochenen bringen Hunderte weiterer Substanzen beim Menschen toxische Reaktionen hervor. Einige davon werden im folgenden erwähnt.

Chloroform und Tetrachlorkohlenstoff sind Bestandteile von Reinigungsmitteln im Haushalt oder von Fettlösungsmitteln in der Industrie. Inhalation der Dämpfe dieser Stoffe verursacht zentralnervöse Dämpfung und kann zum Tode führen. Weniger starke Exposition führt zur zentrilobulären Leberverfettung oder in Abhängigkeit von Dosis und individueller Empfindlichkeit zu zentrilobulärer oder ausgedehnterer Leberzellnekrose.

Pilzvergiftungen, hauptsächlich durch *Amanita phalloides* (Knollenblätterpilz) verursacht, können tödlich verlaufen. Andere Pilzarten wie *Amanita muscaria* (Fliegenpilz) lösen schwere toxische Reaktionen aus, die jedoch seltener zum Tode führen. *A. phalloides* besitzt ein hitzeresistentes Toxin (Amanitin), das die RNA-Polymerase hemmt. Die akute Vergiftung äußert sich nach einem Intervall von 6–24 Stunden in Übelkeit, Erbrechen, heftigen Abdominalkrämpfen und Diarrhoe, oft gefolgt von ienem kardiovaskulären Kollaps. Bei schweren Intoxikationen wird das klinische Bild von Kopfschmerzen, Verwirrung und Krämpfen beherrscht. Die morphologischen Veränderungen bei leichteren Vergiftungen bestehen in zentrilobulärer Leberzellnekrose, Nekrose der Tubulusepithelzellen der Niere und herdförmigen Nekrosen der quergestreiften Muskulatur. Bei Überleben des Opfers geht die Leberschädigung oft in eine postnekrotische Zirrhose über. Bei Vorherrschen eines zentralnervösen Syndroms erlebt der Patient selten die Entwicklung anatomischer Veränderungen. *A. muscaria* enthält das parasympathomimetische Muskarin. Die toxischen Symptome bestehen in Pupillenverengung, Schwitzen, Übelkeit, Erbrechen, Diarrhoe, Dyspnoe, Bradykardie und Blutdruckabfall. Obschon die Vergiftung tödlich verlaufen kann, erholt sich der Patient mit therapeutischer Unterstützung in den meisten Fällen.

Insektizide sind nicht nur toxisch für Pflanzenschädlinge sondern schädigen in genügender Dosis auch Vögel, Tiere und Menschen. Man unterscheidet zwei große Klassen: 1) Chlorierte Kohlenwasserstoffe wie Chlordan, DDT, Dieldrin und Lindan; und 2) organische Phosphorverbindungen wie Malathion und Parathion (E 605). Verbindungen beider Klassen werden im Fettgewebe gespeichert; die tägliche Aufnahme kleiner Mengen führt daher durch Akkumulation zu toxischen Werten. Die meisten Substanzen sind über Atemwege, Haut und Verdauungstrakt resorbierbar. Da sie gegen Abbau sehr resistent sind, bleiben sie über lange Zeit im Boden und Wasser und kontaminieren die Nahrungskette des Menschen auf allen Stufen. Es erstaunt daher nicht, daß DDT in Früchten, Gemüsen, Fleisch, Milch und sogar in Säuglingsnahrung nachweisbar war.[131] *Chlorierte Kohlenwasserstoffe* beeinträchtigen zentralnervöse Funktionen und führen zu Übererregbarkeit, manchmal gefolgt von Delirium und Krämpfen. Intoxikation mit größeren Dosen führen zu zentralnervöser Dämpfung, Lähmungserscheinungen, Koma und Tod. Die toxische Wirkung äußert sich vor allem in regressiven Veränderungen, manchmal Verlust, an

◀ **Abb. 9.23:** Die wichtigsten Folgen der Heroinabhängigkeit: Überdosis (oben) und weniger katastrophale Komplikationen *(unten)*.

Neuronen von Hirn und Rückenmark. Bei chronischer Vergiftung kommt es zur Leberverfettung. Die *Organophosphatverbindungen* sind Inhibitoren der Azetylcholinesterase. Die Akkumulation von Azetylcholin an den neuromuskulären Synapsen löst Muskelzuckungen aus, die in schlaffe Lähmungen übergehen; Herzarrhythmien und Atemlähmungen führen zum Tode.

Polychlorierte Biphenyle (PCB) sind gefährliche umweltverschmutzende Substanzen; einmal an die Umwelt abgegeben, bleiben sie «für immer», d.h. sie sind äußerst resistent gegen natürliche Abbauprozesse. Die ölartigen PCB sind nicht brennbar und wurden industriell verwendet als Isoliermaterial für Rohre, hydraulische Flüssigkeit, Weichmacher, Klebemittel sowie Kühl- und Füllmittel in elektrischen Transformatoren. Aufgrund ihrer Toxizität wurde 1977 die Produktion von PCB gesetzlich verboten, aber wir sind mit der beinahe unzerstörbaren Erbschaft vergangener Jahre konfrontiert. Bei der Verbrennung industrieller und öffentlicher Abfälle wird PCB und als häufige Verunreinigung *Dioxin* in die Umwelt abgegeben. Im Tierexperiment führen PCB zu Läsionen in Leber, Niere und Darm, Reproduktionsstörungen und Herabsetzung der Immunfunktionen. Beim Menschen treten Chlorakne, Sehstörungen, Impotenz oder Infertilität auf. Diese Veränderungen zeigen sich oft erst Monate nach Exposition. PCB prädisponieren zudem zu Vitamin A-Mangel und wahrscheinlich weiterer Hypovitaminosen. Leider werden wir den potentiell unerwünschten Wirkungen dieses ungewollten Bestandteils unserer Umgebung nicht so rasch entkommen.

Physikalische Schädigungen

Die vielen Formen physikalischer Energie, die zur Körperschädigung führt, läßt sich in vier Gruppen einteilen: Mechanische Kräfte, Temperaturänderungen, Änderungen des atmosphärischen Drucks und elektromagnetische Energie. In der Klinik begegnet man den Auswirkungen mechanischer Kräfte, wie allzu viele Verkehrsunfälle zeigen, am häufigsten. Mechanische Verletzungen geben selten Anlaß zu pathologischen Untersuchungen, außer in der Rechtsmedizin. Schädigungen durch Änderung des Luftdrucks und Hypothermie (Erfrierungen) sind selten, Verbrennungen jedoch sehr häufig. Auch Schädigungen durch Bestrahlung sind eine reelle Gefahr, wenn man an Reaktorunfälle und an die vielen, fast nicht kontrollierbaren nuklearen Sprengköpfe denkt.

Mechanische Kräfte

Schädigungen durch mechanische Kräfte treten immer auf, wenn der Körper durch eine Masse gewaltsam getroffen wird oder mit einer stationären Masse kollidiert, oder wenn Körper und Masse im Moment des Zusammenstoßes in Bewegung sind. Es kommt zu verschiedenen Arten von Gewebeverletzungen, die in folgende große Gruppen eingeteilt werden: 1) Weichteilverletzungen; 2) Knochenverletzungen; und 3) Kopfverletzungen. Auf Knochen- und Kopfverletzungen wollen wir nicht eingehen. Weichteilverletzungen wie Schürfungen, Zerreißungen und Prellungen fallen in den Zuständigkeitsbereich des Chirurgen und wurden, soweit Probleme der allgemeinen Pathologie auftreten (Entzündung und Wundheilung), in *Kapitel 2* bereits erwähnt.

Kontusion (Prellung) bezeichnet eine Verletzung durch stumpfe Gewalt, die zur Schädigung kleiner Blutgefäße führt; es kommt zu interstitiellen Blutungen (Hämatomen), meist ohne sichtbare Gewebeveränderung. Jeder Sporttreibende ist mit Muskelprellungen vertraut, bei denen Haut und subkutanes Gewebe häufig keine Verletzungszeichen aufweisen. In ähnlicher Weise kommt es bei Verkehrsunfällen ohne sichtbare Verletzung der Bauchwand zu Einrissen von Leber oder Milz. Allgemeinsymptome bei mechanischem Trauma sind bei der Besprechung des Schocks *(Kapitel 3)* aufgeführt.

Änderungen der Temperatur

Als homoiothermes Lebewesen muß der Mensch seine «innere Temperatur» (Kerntemperatur) in der engen Zone zwischen 31° und 41° C konstant halten; die obere Grenze wird nur während ganz kurzer Zeit toleriert. Da abnorm hohe und abnorm tiefe Temperaturen unterschiedliche Gewebeveränderungen hervorrufen, die auf verschiedenen pathogenetischen Mechanismen beruhen, folgt die separate Besprechung von Kälte- und Hitzschäden.

Kälteschäden

Die Auswirkungen der Hypothermie sind davon abhängig, ob die Kälteexposition den ganzen Körper oder nur Körperteile betrifft. Bei Ganzkörperexposition kann der Tod eintreten, ohne daß Zellen oder Gewebe Nekrosezeichen aufweisen, da die systemisch wirksamen homöostatischen Mechanismen empfindlicher auf tiefe Temperaturen reagieren als einzelne Zellen.

Lokale Reaktionen Kühlen oder Einfrieren von Zellen oder Geweben führt auf zwei Wegen zur Schädigung:

1. Direkte Wirkungen beruhen wahrscheinlich auf Kristallbildung des Zellwassers und den dadurch bedingten physikalischen Verschiebungen und hohen Salzkonzentrationen.

2. Veränderungen der Mikrozirkulation sind verantwortlich für indirekte Effekte. Die Wirkung ist abhängig von der Rate des Temperaturabfalls und Dauer der Abkühlung. Langsame Unterkühlung führt zu Vasokonstriktion und geringem Endothelschaden, gefolgt von Lähmung der Vasomotorenkontrolle, Vasodilatation und gesteigerter Gefäßpermeabilität mit Ödembildung. Der «Immersions-Kälte-Nässe-Schaden» (z.B. *«trench foot»*, Schützengrabenfuß) ist ein typisches Beispiel für diesen Effekt. Als weitere Folge kommt es oft zu Fibrose und Atrophie. Im Gegensatz dazu löst ein plötzlicher und anhaltender Temperaturabfall eine lokale Vasokonstriktion mit Erhöhung der Blutviskosität aus, was ischämische Schäden und degenerative Veränderungen peripherer Nerven verursacht. Unter diesen Umständen machen sich Gefäßveränderung und Permeabilitätsstörung mit Ödembildung erst bemerkbar, wenn die Temperatur wieder gegen normale Werte ansteigt. Während der ischämischen Phase entwickeln sich jedoch in den betroffenen Geweben hypoxische Veränderungen und Infarktnekrosen wie z.B. Zehen- oder Fußgangrän.

Systemische Reaktionen Wird der ganze Körper sehr tiefen Temperaturen ausgesetzt, setzt zunächst eine ausgeprägte Vasokonstriktion der Hautgefäße ein, die sich in extremer Blässe äußert. Bei Weiterbestehen der Hypothermie kommt es zur peripheren Vasodilatation und Hyperämie. Die dadurch bewirkte Abkühlung des Blutes führt zu einer Verlangsamung der Stoffwechselprozesse in lebenswichtigen Organen, besonders im Hirn und den Stammganglien. Der Tod tritt meistens infolge Kreislaufversagens ein. Plötzliche Abkühlung wirkt innert kurzer Zeit tödlich ohne sichtbare Gewebeveränderungen. In diesem Fall werden bei der autoptischen Untersuchung keine pathognomonischen Befunde erhoben. Glücklicherweise gestattet die bei Hypothermie herabgesetzte Stoffwechselrate manchmal die erfolgreiche Wiederbelebung komatöser Kälteopfer ohne nennenswerte Hirn- oder Organschädigung; entsprechende Erfolgsmeldungen erscheinen ab und zu in der Tagespresse. Bei langsam entstehender, weniger schwerer Hypothermie beschränken sich die morphologischen Veränderungen gewöhnlich auf oberflächliche Gewebe und Extremitäten und entsprechen den lokalen Reaktionen.

Verbrennungen

In den USA sterben jährlich etwa 5000 Personen an Verbrennungen; tragischerweise handelt es sich bei einem großen Anteil um Kinder und Jugendliche. Viele Faktoren beeinflussen den klinischen Schweregrad der Verbrennung:

- Anteil der betroffenen Körperoberfläche (%);
- Tiefe der Verbrennung;
- Möglichkeit innerer Verletzungen durch Inhalation heißer Gase und Dämpfe;
- Alter des Patienten;
- Promptheit und Wirksamkeit der Verbrennungstherapie, besonders Aufrechterhalten des Flüssigkeits- und Elektrolytgleichgewichtes, Schockverhütung und Prophylaxe oder Kontrolle von Wundinfektionen.

Oberflächliche und innere Hitzeschäden unterscheiden sich genügend für die systematische Besprechung.

Oberflächliche Verbrennungen Ausdehnung und Tiefe der Brandwunde sind offensichtlich von entscheidender Bedeutung. Fortgesetzte Verbesserungen der therapeutischen Möglichkeiten haben dazu geführt, daß die Annahme, ein Überleben sei bei Überschreiten eines oberen Grenzwerts der verbrannten Hautfläche nicht möglich, beinahe an Bedeutung verliert. Trotzdem ist jede Verbrennung, gleichgültig ob oberflächlich oder tief, bei der mehr als 50% der Körperoberfläche betroffen ist, äußerst ernst; Überschreiten der 70%-Grenze führt oft zum Tode.[132] Die Tiefe der Verbrennung beeinflußt die Prognose. Von den vielen Möglichkeiten, die Verbrennungstiefe anzugeben, befriedigt keine; wir haben zum einfachen Konzept Zuflucht genommen, zwischen *«partiellen Hautverbrennungen»* und *«tiefen Verbrennungen»* («full-thickness») zu unterscheiden. Bei *tiefen Verbrennungen* ist die Haut mit Anhangsgebilden zerstört; die Hautregeneration ist nicht möglich, und der Defekt kann nur von den Rändern her oder mit einem Transplantat gedeckt werden. Die tiefe Verbrennung kann sich bis in Muskulatur, Eingeweide oder Knochen ausdehnen; bei dieser Verbrennungstiefe tritt der Tod jedoch meist sofort ein.

Bei *partieller Hautverbrennung* muß ein Teil der Haut erhalten sein; dabei kann es sich um die Epidermis oder um dermale Anhangsstrukturen handeln, von denen die Reepithelisierung ausgehen kann. Verlust proteinhaltiger Flüssigkeit von der Wundoberfläche und Menge der Zelltrümmer im Wundgebiet sind bei tiefen Verbrennungen viel größer als bei partiellen. Partielle Verbrennungen entstehen bei geringgradiger Hitzeeinwirkung; der Gewebeschaden beruht auf beschleunigtem Zellmetabolismus, geschädigten Zellmembranen, Inaktivierung hitzeempfindlicher Enzyme und Gefäßschädigung. Bekanntlich wird der betroffene Hautbezirk rot als Folge der Dilatation kleiner Gefäße, rasch gefolgt von erhöhter Kapillarpermeabilität mit Austritt seröser oder proteinreicher Flüssigkeit, und es entsteht die «Brandblase». Bei partieller Hautverbrennung weisen auch oberflächliche Epithelzellen Zeichen gestörter Membranpermeabilität auf, was sich in Kern- und Zellschwellung äußert. Abhängig von den beiden Variablen «Temperatur» und «Zeit» kommt es zur lokalen Nekrose. Sofern die Epithelzellen erhalten bleiben, zeigen sie Kernpyknosen und granuläre Koagulation des Zytoplasmas.[133] Das Kollagen der Dermis wird zum homogenen Gel. Unter Umständen sind die beschriebenen zytologischen Veränderungen auch bei tiefer gelegenen Zellen wie Fibroblasten, Endothelzellen, Muskelzellen nachweisbar. Bei sehr großer Hitze kann es zur Koagulation der Blutgefäße mit wenig Exsudatbildung kommen; in peripheren und tiefen Grenzzonen zwischen geschädigtem und lebendem Gewebe werden jedoch die erwähnten zellulären und vaskulären Veränderungen sowie die entzündliche Reaktion sichtbar.[134]

Bei Verbrennungen, die mehr als 30–40% der Körperoberfläche betreffen, werden systemische Reaktionen wichtiger als lokale Läsionen. *Schock ist das vordringlichste und größte Problem.* Der ursprünglich neurogene Schock wird bald zum hämodynamischen infolge massiven Flüssigkeitsverlusts über die große Wundfläche. *Der zunehmende Wasserverlust führt zu Hypovolämie und massivem Anstieg der Hämatokritwerte.* Gleichzeitig lösen der Proteinaustritt innert Stunden zusammen mit der Hämodilution einen Abfall des onkotischen Drukkes aus, was den Flüssigkeitsverlust noch verstärkt. Dazu kommt, daß *Verbrennungen häufig von akuten Gastroduodenalulzera (Curling Ulzera) begleitet werden.* Es kann auch zu *intravasaler Hämolyse* oder disseminierter intravaskulärer Gerinnung kommen, die ihrerseits zu akuter Tubulusnekrose der Nieren oder Schock führen. Infektionen der Brandverletzung sind jedoch die unmittelbar lebensbedrohlichen Komplikationen.

Sepsis, ausgehend von einer infizierten Brandwunde, ist für etwa 50–75% aller Todesfälle nach Verbrennung verantwortlich.[135] Trotz intensiver präventiver Maßnahmen kommt es in ursprünglich sterilen Verbrennungsverletzungen oft zu sekundären mikrobiellen Infektionen; im reichlich fließenden Exsudat und im devitalisierten Gewebe gedeihen Mikroorganismen wie unter Kulturbedingungen.[136] Am häufigsten ist *Pseudomonas aeruginosa* beteiligt, gefolgt von anderen Gramnegativen Mikroorganismen und vielen weiteren Krankheitserregern. Pilze, vor allem *Candida*, treten auch häufig auf oder prädominieren gar. Die erhöhte Infektanfälligkeit läßt sich nicht nur durch die große Wundfläche erklären. Verbrennungen verursachen tiefgreifende Veränderungen lokaler und systemischer Abwehr- und Immunfunktionen. Zelluläre und humorale Immunreaktionen sind vermindert. Die massive Aktivierung des Komplementsystems (vor allem über den Alternativweg) führt zu raschem Verbrauch der Komponenten; der funktionelle Ausfall des Komplementsystems wirkt sich besonders bei Infektionen mit Gramnegativen Keimen als Katastrophe aus.[137] Daneben sind Phagozytosefunktionen vermindert, Fibronektinspiegel erniedrigt und NK-Zellfunktionen gehemmt.[138] Man weiß wenig über die Hintergründe dieser immunologischen Veränderungen; vermutet werden im Blut zirkulierende immunsuppressive Faktoren. Verbrennungspatienten weisen demnach nicht nur schwere Verletzungen auf, sondern sind auch Infektionen wehrlos ausgesetzt. Als Folge dieser Wehrlosigkeit entstehen unkontrollierbare Wundinfekte die sich äußern in regionärer Thrombophlebitis, Bakteriämie, Endokarditis, Pneumonie, Phlegmone und Kontamination jedes Quadratzentimeters der Körperoberfläche, vor allem dort, wo intravenöse Katheter eingelegt wurden. Die hämatogene Ausbreitung der Infektion birgt die Gefahr des septischen oder endotoxischen Schocks. Aus diesen Gründen wird heute viel an Methoden gearbeitet, welche das frühzeitige temporäre oder definitive Abdecken des Hautdefektes erlauben, um dadurch lebensbedrohliche Infekte abzuwenden.

Innere Hitzeschädigung Bei Personen, die in brennenden Gebäuden eingeschlossen, schädliche Dämpfe und heiße Luft einatmen, bewirkt die Hitze Veränderungen auf jeder Höhe des Respirationstrakts, d.h. irgendwo zwischen Nase und Mund sowie peripherem Lungenparenchym. Temperaturen in brennenden Räumen können 2000° C erreichen. Bei dieser Hitze entzünden sich auch «unbrennbare» Materialien und schmelzen. Die aus brennendem Plastikmaterial freigesetzten anorganischen und organischen Zyanidverbindungen sowie die rasch einsetzende Hypoxie töten innerhalb von Minuten. Die bei weniger extremen Temperaturen entstehenden Verbrennungen in der Mundhöhle ähneln partiellen oder tiefen Hautbrandwunden. Die Epiglottis ist häufig verkohlt. Die Schleimhaut von Larynx, Trachea und Bronchialsystem kann schwere Veränderungen aufweisen, wobei das sekundär entstehende hyperämische Ödem die Durchgängigkeit der Atemwege zusätzlich einschränkt; wahrscheinlich aus Gründen der speziellen Luftstromdynamik bleibt die sublaryngeale Mukosa oft von der Schädigung ausgespart. Gefürchtet ist die nach Stunden oder Tagen einsetzende Entwicklung eines *akuten Atemnotsyndroms* («acute respiratory distress syndrome», *ARDS*) mit schwerem Lungenödem. Ein Drittel der Patienten stirbt während der Wiederbelebungsphase oder unmittelbar danach an diesen Lungenkomplikationen. Häufig entstehen neben dem Lungenödem auch sekundäre Infekte, die zu Bronchopneumonie, intraalveolären Blutungen und Atelektasen führen.

Die Gefahr bei Patienten mit schweren Verbrennungen besteht daher nicht nur in den Auswirkungen der direkten Hitzeeinwirkung, sondern vor allem in den daraus entstehenden systemischen Komplikationen.

Hitzschlag Zum Hitzschlag kommt es, wenn die Umgebungstemperatur sehr hoch ist, oder wenn metabolisch produzierte Wärme bei hohem Fieber oder starker körperlicher Anstrengung nicht an die Umgebung abgegeben werden kann. Bei einer Kerntemperatur von 40° C und höher stellt sich eine generalisierte periphere Vasodilatation mit Sequestration großer Blutvolumina ein, die das Zirkulationsvolumen reduziert. Bei Hitzschlag infolge Fiebers stehen klinisch Hypotension und Funktionsstörungen des ZNS mit Ausweitung zu Koma im Vordergrund. Im Gegensatz dazu kommt es bei Hitzschlag durch Anstrengung vor allem zu Störungen von Stoffwechsel und Flüssigkeitshaushalt wie Laktatazidose und Hyperkaliämie sowie bei exzessiver körperlicher Belastung zu Myoglobinurie infolge

Rhabdomyolyse. Bei Hitzschlag beider Genesen besteht die Gefahr der disseminierten intravaskulären Gerinnung, ARDS und hypotoxischen Hirnschädigung.

Änderungen des atmosphärischen Drucks

Ausdehnung, Art und Schweregrad der Gewebeschädigung sind abhängig von Richtung (der Körper erträgt im allgemeinen Druckerhöhungen besser als -senkungen), Ausmaß und Rate der Druckveränderung. Änderungen des Atmosphärendrucks wirken auf einem der folgenden Wege schädigend: 1) Plötzlicher Druckanstieg oder -abfall verursacht mechanische Schäden («blast injury», Detonations- oder Implosionstrauma); 2) rascher Druckabfall führt zur Bildung von Gasblasen, die bei Freisetzung ins Blut als Emboli wirken (Caisson-Krankheit); und 3) die bei niedrigem Atmosphärendruck herabgesetzte Sauerstoffspannung in der Einatmungsluft bewirkt eine systemische Hypoxie (Höhenkrankheit und Höhenkoller). Wir beschränken uns hier auf die erste Art der Schädigung.

Die Auswirkungen einer *Explosion* sind verschieden, je nachdem ob sich Druckwellen in der Luft oder im Wasser ausbreiten. Bei *Explosion in der Luft* trifft die Druckwelle den gegen die Explosionsquelle gerichteten Körperteil und führt z.B. zu Thoraxkollaps und Abdominalkompression mit Ruptur innerer Organe. Sie trifft auch die Atemwege und bewirkt eine direkte Lungenschädigung. Die der Explosion folgende Dekompressionswelle führt zu plötzlicher Expansion von Thorax und Abdomen mit zusätzlicher Schädigung (Ruptur) von Lunge oder Bauchorganen.

Bei *Explosion im Wasser* trifft die Druckwelle den Körper von allen Seiten. Schwimmt der Körper horizontal an der Wasseroberfläche, wird er meist unversehrt in die Luft katapultiert. Bei Aufrechtschwimmen kommt es an der unteren Körperhälfte zu Druckschäden, ähnlich wie bei der Einwirkung von Druckwellen in der Luft. Besonders gefährlich ist der unter Druck erfolgende Wassereintritt in Rektum oder Vagina.

Elektroinsulte

Elektrischer Strom kann durch den Körper fließen, ohne schädliche Effekte zu hinterlassen, zum sofortigen Tod führen infolge des Zusammenbruchs nervös regulatorischer Impulse (z.B. Herzstillstand) oder auf seinem Weg Hitzeschäden in Organen und Geweben verursachen. Elektroinsulte hängen von vielen Faktoren ab: 1) Stromart (Gleich- oder Wechselstrom); 2) Stromstärke (Ampère); 3) Spannung (Volt); 4) Weg des Stromflusses durch den Körper; 5) Widerstand der vom Strom durchflossenen Gewebe; und 6) Dauer der Exposition.

Jeder dieser Faktoren beeinflußt Art und Ausmaß der Schädigung. Wechselstrom ist gefährlicher als Gleichstrom, da er tetanische Muskelkrämpfe auslöst und dadurch dem Opfer verunmöglicht, den Kontakt zu lösen. Die Intensität des Stromflusses durch die Gewebe ist eine Funktion von Stromspannung, Widerstand des Gewebes und Diffusion der elektrischen Energie. Der Stromweg ist besonders kritisch, da, wie erwähnt, elektrische Energie normale nervöse Impulse unterbricht. Bei Stromeintritt am Kopf kommt es zum Unterbruch der normalen Impulse der Medulla für Herztätigkeit und Atmung. Ein gleich starker elektrischer Stoß, der auf die untere Körperhälfte auftrifft und den Körper über einen Fuß verläßt, wirkt gewebeschädigend, nicht aber tödlich. Der Stromweg bestimmt auch das Ausmaß der Diffusion der elektrischen Energie.

Sofern keine nervösen Impulsübermittlungswege unterbrochen werden, wirkt elektrische Energie schädigend durch Hitzeentwicklung. Der elektrische Strom verteilt sich über den ganzen Querschnitt des Gebietes, das er durchfließt. Unter gleichen Bedingungen sind demnach Hitzeschäden am Rumpf bedeutend geringer als an den Extremitäten mit kleineren Querschnitten. Obschon alle Gewebe stromleitend sind, ist der elektrische Widerstand in Abhängigkeit vom Wassergehalt unterschiedlich. Je größer Gewebewiderstand und Spannung sowie Stärke des elektrischen Stroms, desto größer ist der Temperaturanstieg. Knochen und Haut, vor allem an stark verhornten Stellen, weisen einen besonders hohen Widerstand auf; bei nasser Haut ist der Widerstand beträchtlich geringer. Die Berührung einer elektrischen Leitung mit schweißnassen Händen kann tödlich ausgehen, während der Kontakt mit trockener Handfläche höchstens lokale Verbrennungen hervorruft. Genügende Erdung ermöglicht dem elektrischen Strom unter Umständen so zu entweichen, daß die gewebeschädigende Wirkung verringert wird. Weitere Faktoren beeinflussen das Ausmaß der Schädigung, wie beispielsweise die Größe der Kontaktfläche. Fokaler Kontakt führt zur penetrierenden Verletzung, während bei breiten Kontaktflächen die Haut unverletzt bleibt.

Die thermischen Effekte des elektrischen Stroms reichen von oberflächlichen Hautverbrennungen bis zu tiefen Gewebeschäden. Hochspannungsentladungen wie atmosphärische Blitze, produzieren auf der Haut lineare, verzweigte Verbrennungsspuren (Blitzfiguren). Manchmal entlädt sich ein Blitz unter Zerreißung der Kleider um das Opfer herum («flashover»), ohne größeren körperlichen Schaden zu verursachen.[139] Bei weniger hohen Stromspannungen entstehen am Eintritts- und Austrittsort des elektrischen Stromes lokale Verbrennungen (Strommarken). Elektrische Ströme in Wasser oder über gute Kontaktflächen, wie z.B. feuchte Haut, verursachen geringe Hautveränderungen, sind jedoch genügend stark, um durch Störung von Herz- und Lungentätigkeit den Tod herbeizuführen. Die intern freigesetzte Wärme führt zu Gewebeschäden, deren Ausmaß von Stromstärke und -spannung abhängt. Blitze produzieren genügend Hitze und Wasserdampf, daß es zum Bersten solider Organe, Knochenfrakturen und Verkohlung von Gewebe kommt. Im Hirn findet man oft fokale Blutungen infolge Ruptur kleiner Gefäße. Manchmal treten als Folge der Hirnschädigung vor dem Todeseintritt heftige Krämpfe auf. Bei weniger hohen Stromstärken entstehen hitzebedingte Gefäßschäden wie Verkochung oder Ruptur, die zu Blutungen führen; solide Organe, wie Milz und Niere, weisen Infarkte oder Rupturen auf. Die Variationsbreite der Schädigung ist groß, obschon es sich im Grunde immer um Reizleitungsstörungen des Nervensystems oder Verbrennungen handelt.

Strahlenschädigung

Es gibt kaum so universell verbreitete Umweltfaktoren wie die Strahlen. Die Erde ist dauernd umgeben von kosmischen Strahlen galaktischen oder solaren Ursprungs. Sie sind die größte Quelle natürlicher Strahlung, die Radionuklide wie Tritium (^3H) und Kohlenstoff 14 (^{14}C) erzeugt; alle lebenden Organismen inkorporieren diese Nuklide. Weitreichende Folgen zeitigt das ultraviolette (UV) Spektrum der kosmischen Strahlung. Der zunehmende Schwund des Ozonschilds bereitet in diesem Zusammenhang große Sorgen.[140] UV-Strahlen ziehen ihrer geringen Eindringtiefe wegen oberflächlich gelegene Organe in Mitleidenschaft, wie Haut und Augen. UV-Strahlen gelten bei Kaukasiern als eine der wichtigsten Ursachen von Basaliomen und Plattenepithelkarzinomen der Haut. UV-Strahlen tragen maßgeblich zur Entstehung von Katarakten, malignen Melanomen der Haut sowie vermutlich von intraokulären Melanomen bei.[142] Die Wirkung kosmischer Strahlen betrifft uns alle.

Radioaktive Elemente der Erdkruste, wie Uran und Radium, tragen regional unterschiedlich zur «natürlichen» Strahlenbelastung bei (terrestrische Strahlung). Besonders gefährdet sind Minenarbeiter in Uran- und Radiumbergwerken. Bei schlechter Belüftung nimmt die Konzentration von Radon, einem Zerfallsprodukt von Uran 238 und dessen Töchter, dermaßen zu, daß in vergangenen Jahren in Deutschland und in der Tschechoslowakei die Entstehung zum Tod führender maligner Neoplasmen der Lunge bei 50% bis 70% der Arbeiter auf das Einatmen dieser Luft zurückgeführt worden ist.[143] Diese Gefahren im Bergbau sind bei weitem noch nicht gebannt. Eine kürzlich durchgeführte Studie bei Uranbergwerk-Arbeitern im Colorado-Plateau deckte auf, daß die Lungenkarzinom-Rate das Dreifache der Rate bei einer Kontrollpopulation von Zigarettenrauchern beträgt.[144] Wir verstehen nun gut, weshalb die Kontamination von Häusern und Wasser durch Radon zu Besorgnis Anlaß gibt.[145]

Terrestrische Strahlung und kosmische Strahlung werden auch unter dem Begriff «Background-Strahlung» (Hintergrundstrahlung) zusammengefaßt. Man nimmt an, daß diese um 0,25 bis 5% der «natürlich» vorkommenden genetisch bedingten Krankheiten verursacht.[146] In Industrieländern ist die vom Menschen verursachte Strahlenbelastung bedeutender als die Belastung durch alle natürlichen Quellen.[147] Medizinische, diagnostische und therapeutische Expositionen sind für große Teile dieser zusätzlichen Belastung verantwortlich. Andere mögliche Quellen sind Industrieprodukte, Kernkraftwerke, sowie die tragischen und hoffentlich endgültig der Vergangenheit angehörenden zerstörerischen Nuklearwaffeneinsätze.

Hier sollen besonders biologische Aspekte aktinischer Einwirkungen zur Sprache kommen. Für Einzelheiten der Strahlenphysik verweisen wir auf die entsprechende Literatur.[148, 149] Wir halten nur fest, daß wir zwei Arten ionisierender Strahlen unterscheiden können: (1) Elektromagnetische Wellen (Röntgen- und Gamma-Strahlen); und (2) energiereiche geladene Partikel (Alpha- und Beta-Teilchen [d.h. Elektronen], Protonen, Pi-Mesonen und schwere Ionen) sowie nicht geladene (neutrale) hochenergetische Partikel, z.B. Neuronen. Diese Strahlen üben ihre biologische Wirkung durch Übertragung von Energie auf Moleküle und Atome der Zelle aus. Bei genügend hoher Energieübertragung werden Elektronen aus ihrer Schale herausgeschleudert, so daß es zu Ionisationen des Atoms oder des Moleküls kommt. Bei geringerer Energieübertragung springen Elektronen in eine weiter vom Kern entfernte Schale; dies entspricht dem Prozeß der «Anregung». Ionisierte und «angeregte» Partikel sind unstabil und neigen in hohem Maß zu Sekundärreaktionen; die biologischen Effekte beruhen aber vor allem auf Ionisationen.

Wirkungsmechanismen Die präzisen Mechanismen der Wirkung ionisierender Strahlen auf die lebende Materie sind nur teilweise bekannt. Im Vordergrund stehen zwei Hypothesen: (1) Die Entstehung «direkter» Strahlenschäden («direct hit», «quantum hit») im Sinn der «Target»-Theorie und (2) die Theorie der «indirekt» hervorgerufenen Schäden.[150]

Die «Target»-Theorie besagt, daß die Strahlenwirkung durch unmittelbare Schädigung von Zielstrukturen – Molekülen – der Zelle zustande kommt. Es gibt verschiedene Modelle, wonach ein einzelner Treffer für eine einzelne Zelle, Treffer in der Ein- oder Mehrzahl für viele Zellen, oder viele Treffer für eine einzige Zelle wirksam sind. Was auch immer geschieht: wichtigste Zielstruktur ist die DNA, im besonderen Brücken und Bindungen in diesem Makromolekül.[151, 152] Läsionen dieser Schlüsselstruktur bedingen Mutationen, die ihrerseits genetische oder neoplastische Veränderungen nach sich ziehen. In anderen Fällen führt die Mitosehemmung den Zelltod und damit akute somatische Schäden herbei. Auch andere Makromoleküle, zum

Beispiel in Membranen oder in Enzymen, werden durch ionisierende Strahlen betroffen.
Die Theorie der «indirekten» Strahlenschäden basiert auf der Annahme, daß die Strahlenwirkung in erster Linie auf der Erzeugung freier, hochreaktiver Radikale in der Zelle beruht, etwa wie folgt: Die Radiolyse des Wassers infolge Energieübertragung durch die Strahlung führt zur Bildung ionisierter Wassermoleküle wie H_2O^+ und H_2O^-. Diese dissoziieren unter Bildung der freien Radikale $H^\cdot$ und $OH^\cdot$, die ihrerseits eine Kaskade von Reaktionen unter sich, mit ihren Reaktionsprodukten und mit Gewebewasser auslösen. Hierbei bilden sich andere sehr reaktive Radikale wie $H_2O_2^\cdot$ und $HO_2^\cdot$, die in einer Schlußphase mit kritischen Strukturen wie Zellmembranen, Kernsäuren und Enzymen interagieren, um nur die wichtigsten zu nennen. Auf diese Weise laufen sequentiell ausschlaggebende biochemische Reaktionen ab, aus denen sich Mitosehemmung oder Zelltod ergeben. *Strahlungsenergie erzeugt Läsionen auf «direkte» und «indirekte» Weise. Die Wirkungen von Gamma- und Röntgenstrahlen sollen vor allem über indirekte Mechanismen zustande kommen, während geladene Partikel eher auf direktem Weg Läsionen der Zielstruktur («Target») herbeiführen.*[146, 153] Die Strahlenenergie wird in Mikrofraktionen von Sekunden auf Atome oder Moleküle übertragen, während biologische Effekte manchmal erst nach Minuten oder sogar nach Jahrzehnten manifest werden. *Aktinisch bedingte Effekte treten somit nach einer Latenzperiode auf.*[154] Man nimmt an, daß sich in dieser Latenzzeit sequentiell Reaktionen abspielen, von denen wir nur wenige kennen, und die letztlich die erkennbaren funktionellen oder morphologischen Folgen zeitigen.

Maßeinheiten der ionisierenden Strahlung Es gibt verschiedene Maßeinheiten. Streng genommen gibt die Einheit «Röntgen» (R) Auskunft über die auf das lebende Objekt abgegebene Strahlenmenge (Röntgen- und Gammastrahlen). Dabei entspricht 1 R der Menge von Röntgen- oder Gammastrahlung, deren Teilchenemission der Ladung einer elektrostatischen Einheit in 1 cm^3 Luft entspricht. Als Maßeinheit für die *absorbierte Energiemenge* dient die Einheit *Gray (Gy)* oder das Rad (r). Das Rad entspricht für beliebige Strahlenarten der Absorption einer Energie von 100 erg pro Gramm Zielgewebe. So wird für die meisten Gewebe die Abgabe einer Ionendosis von 1 R in der Luft zur Absorption von etwa 87 erg/g führen. Ein Gray entspricht 100 r, ein «Zentigray», einem Rad. Kenngrößen der Aktivität von Radionukliden sind Zerfallsvorgänge pro Sekunde und Halbwertzeit. Die neue Einheit der Radioaktivität ist das «Becquerel» [Bq]; 1 Bq entspricht einem Zerfall pro Sekunde; bei der alten Einheit, dem «Curie» [Ci], steht 1 Ci für $3{,}7 \times 10^{10}$ Zerfälle pro Sekunde. Die physikalische Halbwertzeit gibt an, nach welcher Zeit eine bestimmte Zahl von Kernen eines Radionuklids infolge spontaner Kernumwandlungen auf die Hälfte abgenommen hat.

Die Wirkung von Strahlen verschiedener Qualität läßt sich mit Hilfe der Parameter der *«linearen Energieübertragung»* [LET, linearer Energietransfer], der *«relativen biologischen Wirksamkeit»* (RBW) und der Einheit für die *Äquivalentdosis*, dem *«Sievert»* charakterisieren (Sv; ersetzt die frühere Einheit «rem», d.h. «roentgen equivalent in man»; 1 Sv entspricht 100 rem). Unter «linearer Energieübertragung» versteht man die räumliche Verteilung des Energieverlusts längs des Durchgangs eines Strahls. Der LET-Wert gibt an, mit welcher Wahrscheinlichkeit eine Wechselwirkung der Strahlung mit räumlich definierten Zielstrukturen zu erwarten ist. Röntgen- und Gammastrahlen (Photonen) zeichnen sich durch niedrige LET-Werte aus. Sie dringen zwar tief ins Gewebe ein, erzeugen aber pro Wegstrecke eher spärliche Wechselwirkungen. Im Gegensatz hierzu rufen geladene Teilchen und Neutronen im Gewebe dichtliegende Ionisationen hervor, bei meist geringer Eindringtiefe. Zwischen LET-Wert und Art des Strahlenschadens gelten allgemeine Beziehungen. Strahlen niedrigen LET's rufen weniger schwere, leichter reparable Chromosomenschädigungen hervor als Strahlen mit hohem LET, die schwere, oft irreparable Läsionen setzen.[147] *Die RBW, bezogen auf das Ausmaß der Zellschädigung, charakterisiert die Wirkung von Strahlen bestimmter Qualität* (z.B. Röntgen- im Vergleich zur Neutronenstrahlung).

Strahlenwirkung auf die lebende Materie Wir werden die Diskussion über den Einfluß ionisierender Strahlen auf Zellen und Gewebe wie folgt gliedern: (1) Allgemeines, (2) Wirkung auf Zellen und Gewebe, (3) Veränderungen in bestimmten Organsystemen und (4) Folgen einer Ganzkörperbestrahlung.

Allgemeines Weil sie empfindliche Strukturen wie die DNA angreifen, können ionisierende Strahlen Zellen schwer schädigen. Gewisse Zellen und Gewebe im Körper sind strahlenresistenter als andere. So ist die äußere teilweise verhornte Hülle des Menschen ziemlich strahlenresistent und schützt sensiblere, im Innern befindliche Gewebe. Als Faustregel kann man sich merken, daß sich die *Strahlensensibilität von Zellen in der Frühphase nach Bestrahlung direkt zur proliferativen/mitotischen Zell-Aktivität und umgekehrt proportional zum Grad der Zell-Spezialisierung verhält.*[155] Diese allgemeine Vorstellung ist auch bei Neoplasmen anwendbar, indem viele der rasch wachsenden, undifferenzierten Geschwülste strahlensensibel sind. Diese grobe Regel bedarf indessen einer differenzierten Anwendung. So sind die Begriffe «strahlensensibel» und «durch Bestrahlung heilbar» keinesfalls synonym. Ein Neoplasma, das nach einer Einzeldosis ionisierender Strahlen wegschmilzt, kann als äußerst strahlensensibel betrachtet werden. Wurden bei dieser Bestrahlung aber nicht alle neoplastischen Zellen zerstört, weil sie zu tief im Körper lagen, oder weil sie durch andere Strukturen (wie Knochen) geschützt wurden, kommt es zum «Rezidiv». Das Neoplasma ist daher zwar strahlensensibel,

Tab. 9.5: Strahlenempfindlichkeit von normalen Geweben und Neoplasmen

Strahlenempfindlichkeit	Normale Zellen, Strukturen und Organe	Neoplasmen
Hoch	Lymphatische und hämatopoietische Zellen; Spermatogonien, Ovarialfollikel	Leukämien, maligne Lymphome, Seminome, Dysgerminome
Ziemlich hoch	**Frühreaktionen:** Epithelien des Gastrointestinaltrakts und der Schleimhäute; Haarfollikel, Lunge **Spätreaktionen:** Lunge, Nieren	Plattenepithelkarzinome von Haut, Kopf- und Halsregion, Cervix uteri Adenokarzinome der Mamma Neuroblastome
Mittel	**Spätreaktionen:** Gastrointestinaltrakt, Endothelien, Drüsenepithelien der Mamma, Drüsenepithelien des Pankreas, Harnblasenepithel, wachsender Knorpel, wachsender Knochen, Gehirn	Karzinome von Lunge, Ösophagus, Pankreas, Harnblase; Medulloblastom; Ovarialkarzinome
Gering	Knochen, reifer Knorpel, Skelettmuskel, periphere Nerven	Gliome, Sarkome, Melanom, Nierenzellkarzinom, Osteosarkom

aber nicht durch Bestrahlung heilbar («Radiokurabilität»). Das Volumen des Neoplasmas und seine Lokalisation im Organismus (oberflächlich oder in der Tiefe) bestimmen das radiogene Schadenmaß und letztlich den Erfolg der Strahlentherapie. So hat der Begriff «Strahlensensibilität», bezogen auf Zellen und Gewebe, zwei Dimensionen, eine «akute» und eine «späte». Die akute Reaktion widerspiegelt die Proliferationsrate und die Vulnerabilität der Zellen, während späte Reaktionen auf der unvollständigen Zerstörung neoplastischer Zellen und auf der beeinträchtigten Gefäßversorgung beruhen. Mit diesen Vorbehalten dürfen wir die in Tabelle 9.5 zusammengestellten Angaben zur Verletzlichkeit einiger normaler Gewebe und ihrer Neoplasmen zum besseren Verständnis der Strahlenwirkung heranziehen. Es gibt viele Ausnahmen zu diesen Verallgemeinerungen über die Strahlensensibilität normaler und neoplastischer Zellen. So reagieren Nieren und Lunge ziemlich empfindlich auf eine ionisierende Bestrahlung. Dennoch sind die meisten malignen Neoplasmen, die von diesen Organen ausgehen, durch Bestrahlung kaum oder überhaupt nicht heilbar. Ein anderes Beispiel: Seminome des Hodens gehen von wenig differenzierten Keimzellen aus und sind strahlensensibel, während embryonale Hodenkarzinome, die sich ebenfalls von Keimzellen ableiten, strahlenresistent sind. Allerdings spielen hier auch andere Faktoren eine Rolle, indem sie den letalen Strahleneffekt verstärken, unter anderem vielleicht Immunreaktionen, die beim Seminom augenfälliger sind als beim embryonalen Karzinom. Ausnahmen dieser Art rufen uns die Problematik von Verallgemeinerungen über die Wirksamkeit der Radiotherapie in Erinnerung. Eine zuverlässige Auskunft geben in Einzelfällen nur probatorische therapeutische Bestrahlungen.

Wichtige Faktoren, die biologische Strahlenwirkungen mitbestimmen, sind *Dosis, Dosisrate* und Art der Fraktionierung. Obschon sich die Effekte einer Bestrahlung kumulieren, gewährleistet die Fraktionierung der Dosis eine gewisse Erholung der Gewebeschäden während des Bestrahlungsintervalls. Genetisch determinierte Störungen solcher Vorgänge bei Personen, die an Krankheiten wie *Xeroderma pigmentosum* leiden, illustrieren die Bedeutung von Reparaturvorgängen. Bei Individuen mit Xeroderma treten gehäuft Hautkarzinome auf, weil solar induzierte Dimere in der DNA ihrer Epidermiszellen nicht beseitigt werden können. *Der Effekt fraktioniert verabreichter Strahlendosen ist nur insofern kumulativ, als aktinische Schäden im Bestrahlungsintervall nicht vollständig repariert worden sind.* Radiotherapeutisch macht man sich die Tatsache zunutze, daß normale Zellen im allgemeinen aktinische Schäden rascher beheben und sich besser erholen als neoplastische Zellen. Diese erleiden daher bei fraktionierter Bestrahlung einen größeren kumulativen Schaden.

Ein *hoher Sauerstoffpartialdruck verstärkt die Strahlenschäden* von Zellen und Geweben. Man spricht vom «Sauerstoffeffekt». Wechselwirkungen zwischen ionisierenden Strahlen und molekularem Sauerstoff führen zur Bildung freier Radikale wie dem Superoxid. Diese Radikale interagieren ihrerseits mit anderen Atomen und Molekülen und erzeugen Zellschäden. Deshalb ist der Sauerstoffeffekt auch für die Radiotherapie von Bedeutung. Gewisse Regionen rasch wachsender maligner Neoplasmen sind schlecht vaskularisiert und etwas hypoxisch. Sie sind deshalb resistenter als die ausreichend mit Sauerstoff versorgten Bezirke des Tumors.

• **Wirkung auf Zellen und Gewebe** Obschon ionisierende Strahlen Enzyme, Makromoleküle und Organellen der Zelle in Mitleidenschaft ziehen, bleibt doch die nukleäre DNA die verletzlichste Zielstruktur. Folgende Schadenmuster stellen sich ein.

Eine geeignete Strahlendosis hemmt die Zellteilungsfähigkeit auf unbestimmte Zeit; diese Mit-

osehemmung ist meistens Ursache des radiogenen Zelltods. Allerdings ziehen sehr hohe Strahlendosen auch den Tod von Zellen in Interphase nach sich. Auf der Grundlage der selektiven radiogenen Proliferationshemmung und damit des Untergangs von Zellen während der embryonalen und fetalen Entwicklung entstehen somatische und teratologische Veränderungen.
Geringere Strahlendosen können Mutationen erzeugen sowie erbliche oder nichterbliche Stoffwechseldefekte, ohne daß Zellproliferation und -nachschub betroffen wären. Wenn Läsionen dieser Art Keimzellen in Mitleidenschaft ziehen, werden die manifesten oder latenten Defekte auf Nachkommen übertragen.
Wie im Kapitel über Neoplasien bereits ausgeführt wurde, sind ionisierende Strahlen oft wichtige Ursachen von Mutationen und onkogenen Transformationen.

Die Abbildung 9.24 gibt einen Überblick über die Wirkungsmechanismen ionisierender Strahlen und über ihre potentielle Wirkung auf lebende Zellen.
Für den Zelltod infolge Proliferationshemmung ist der Zyklus der verschiedenen Zell-Linien im Körper von Bedeutung. Deletär wirkt sich eine Proliferationshemmung in Zellsystemen mit hoher Umsatzrate aus, wie in Knochenmark und im Epithel von Magen oder Dünndarm. Am anderen Ende des Spektrums finden wir Endzellen wie Neuronen oder Myozyten. Diese teilen sich nicht mehr und sind in hohem Maße strahlenresistent. Zwischen diesen beiden Extremen gibt es Zellen, die sich langsamer teilen und besonders in der G_2-Phase (vor der Mitosephase) und der M-Phase verletzlich sind, während sie in der S- (DNA-Synthese) und G_1-Phase (postmitotische Phase) für Strahlenschäden weniger anfällig sind.

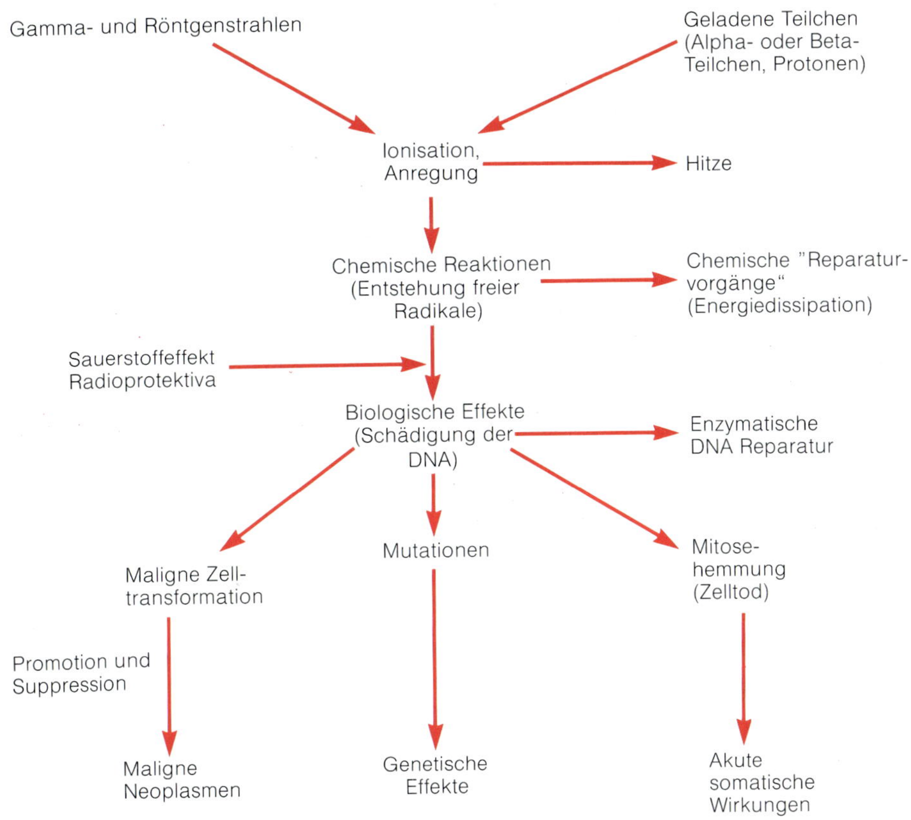

Abb. 9.24: Entstehung der Strahlenschädigung. (Reproduziert mit Erlaubnis von Dr. John Little, Harvard School of Public Health. Aus Little, J.B.: Biologic effects of low-level radiation exposure. *In*: Taveras J.M., and Ferruci, J.T. (eds.): Radiology, Diagnosis – Imaging – Intervention. Vol. 1. Philadelphia, J.B. Lippincott Company, 1985.)

Die molekularen Veränderungen der DNA hängen u.a. von Dosis, Dosisrate und Strahlenempfindlichkeit der Zellen ab. Man beobachtet die Bildung von Pyrimidin-Dimeren, Vernetzungen («cross-links»), Einzel- und Doppelstrangbrüche sowie verschiedenartige Umlagerungen. Die meisten Einzelstrangbrüche werden rasch – in der Größenordnung von Minuten – repariert. Doppelstrangbrüche der DNA werden rasch oder langsam wiederhergestellt, indessen sind sie oft irreparabel. Solche Läsionen führen vielfältige Chromosomen- und Chromatidenveränderungen herbei, wie Deletionen, Brüche, Translokationen, Verklebungen von Chromosomen, Fragmentation – und viele andere chromosomale Anomalien.[149] Der Spindelapparat verliert seine normale Anordnung und zeigt mitunter einen chaotischen Aspekt. Man trifft polyploide und aneuploide Kerne an. Der Zellkern schwillt an, das Chromatin kondensiert sich und bildet Klumpen, und manchmal rupturiert die Kernmembran. Es entstehen alle möglichen morphologischen Kernanomalien. Riesenzellen mit extrem polymorphem Kern oder bizarren Kernen sind manchmal Jahre nach Exposition noch erkennbar. Nach sehr hohen Dosen kennzeichnen Kernpyknose oder -lyse den frühen Zelltod.

Ionisierende Strahlen ziehen nicht nur DNA und Zellkern in Mitleidenschaft, sondern auch das Zytoplasma. Viele Veränderungen stellen sich nach Strahlenexposition ein, wie Zellschwellung, Formanomalien der Mitochondrien und Schäden des endoplasmatischen Retikulums.[156] Man erkennt Zellmembranrupturen und herdförmige Membrandefekte. Einige Experten sind der Ansicht, daß Zellmembranen außerordentlich strahlensensibel sind.[157] Es fällt auf, daß **die Kombination von Zellpolymorphie, Riesenzellen, morphologischen Kernanomalien und pathologischen Mitosefiguren stark an ein malignes Neoplasma erinnert. Diese Ähnlichkeit erschwert die Aufgabe des Pathologen, in bestrahltem Gewebe intakte Reste eines Neoplasmas mit Sicherheit zu erkennen.** Zu unserem Bedauern gibt es keine licht- oder elektronenmikroskopisch faßbaren Veränderungen, die eine sichere Abgrenzung aktinischer Schäden von Läsionen anderer Ätiologie erlauben würden.

Vaskuläre Veränderungen sind praktisch in allen bestrahlten Geweben zu erkennen (u.a. in Abhängigkeit der Dosisrate), ob normal oder neoplastisch. Die Strahlenempfindlichkeit von Endothelien ist mäßig. Trotzdem sind aktinische Läsionen infolge intensiver therapeutischer Bestrahlung von Neoplasmen fast immer zu sehen, bei den Gefäßen des Neoplasmas und seiner Umgebung. Die kurz nach Bestrahlung auftretende Erweiterung von Blutgefäßen bedingt das typische Hauterythem. Später – oder nach höheren Dosen – treten viele verschiedene regressive Veränderungen auf wie Schwellung, Vakuolisierung oder Lyse von Endothelien und vollständige Wandnekrose kleiner Gefäße (Kapillaren und Venolen). Die Ruptur lädierter Gefäße führt zu Blutungen. Auch Gefäßthrombosen stellen sich ein. Aus unbekannten Gründen treten diese Läsionen ausgesprochen herdförmig auf, so daß im selben Schnittpräparat einzelne Gefäße betroffen sind und andere nicht. Man führt die antineoplastische Strahlenwirkung zum Teil auf solche Phänomene zurück. In späteren Stadien gelten Endothelzellvermehrung sowie Verdickung und Hyalinose der Media als typische postaktinische Veränderungen, die zu Stenosen oder Gefäßverschlüssen führen.[158]

Radiogene Läsionen von Organsystemen Die Wirkung ionisierender Strahlen auf verschiedene Organe hängt von verschiedenen Variablen ab wie der Strahlendosis, der Gewebeart oder des Zeitintervalls zwischen Bestrahlung und Untersuchung des Organs. Die Läsionen treten manchmal in einigen Tagen oder Monaten auf, manchmal aber erst nach jahrelanger Latenz.

Die *Haut* ist bei allen äußeren Bestrahlungen betroffen. Die Fläche der bestrahlten Haut ist hierbei für das Schadenmaß so wichtig wie Dosis und Strahlenqualität. Die Exposition kleiner Flächenareale vermindert das Nekroserisiko. Einzelne Hautregionen sind empfindlicher als andere, besonders wenn sie feucht sind und mechanisch beansprucht werden, wie die Haut von Axilla, Inguina oder in Falten. Nach therapeutischer Bestrahlung treten folgende Veränderungen auf: Erythem (2 bis 3 Tage, «Früh-Erythem»); Ödem (2 bis 3 Wochen); Blasenbildung und Abschilferung der Epidermis (4 bis 6 Wochen); chronische Radiodermatitis (Monate bis Jahre); Hautkarzinome (nach vielen Jahren). Die chronische Radiodermatitis nimmt viele Formen an. Man erkennt Pigmentverschiebungen, Hyperkeratosen, Epilation (1 bis 2 Monate), Hautatrophie, Fibrose der Dermis und der Subkutis und manchmal Teleangiektasien und Ulzera (6 Monate bis 5 Jahre) (Abb. 9.25). Die Zellen der Epidermis lassen die bereits beschriebenen zytologischen Befunde erkennen, während in der Dermis typische postaktinische angiomesenchymale Läsionen erkennbar sind wie Kollagenisierung, Hyalinisierung und basophile Degeneration des Bindegewebes. Atrophie, Pigmentverlust und Teleangiektasie bleiben während Jahrzehnten bestehen.[159] Nach 8 bis 10 Jahren – in Einzelfällen nach 56 Jahren! – treten Plattenepithelkarzinome auf.

Hämatopoietische und lymphatische Systeme sind sehr strahlensensibel. Bereits Stunden nach Einwirkung hoher Dosen über große Bestrahlungsfelder stellt sich eine schwere Lymphopenie ein. Lymphknoten und Milz schrumpfen. Der radiogene Zelltod von Lymphozyten – mit den beschriebenen zytologischen Veränderungen – findet in Blut und Geweben statt (Lymphknoten, Milz, Thymus, Schleimhaut-assoziiertes lymphatisches Parenchym). Da nicht alle Lymphozyten zerstört werden, folgt rasch eine Regeneration, so daß sich nach Wochen bis Monaten die Zahl der Lymphozyten im Blut annähernd normalisiert. Nach kurzzeitigem Anstieg nimmt die Zahl der Granulozyten im Blut in der ersten Woche nach Bestrahlung rasch ab, um unter Umständen in der 2. Woche praktisch auf Null zu sinken. Die Regeneration nimmt bis zu 2 Monate in Anspruch. Ähnliche Verhältnisse treffen wir bei den Plättchen an; der Tiefpunkt der Thrombozytenzahlen im Blut wird etwas später als derjenige der Granulozyten erreicht, und auch die Regeneration läuft etwas langsamer ab. Die hämatopoietischen Vorläufer im Knochenmark sind strahlensensibel, besonders erythropoietische Zellen. Nach hohen Dosen finden sich im Knochenmark fast keine kernhaltigen Zellen, und Wochen nach Exposition sind dort noch viele Zelltrümmer nachweisbar. Erythrozyten dagegen sind radioresistent, so daß eine Anämie erst 2 bis 3 Wochen nach Bestrahlung in Erscheinung tritt, dann aber infolge der Zytopenie im Knochenmark während Monaten persistiert. Schweregrad der Panzytopenie in Knochenmark und Blut sowie klinische Folgezustände hängen offensichtlich von der Dosis und vom betroffenen Volumen des Knochenmarks ab. Eine Ganzkörperbestrahlung in der Höhe von mehreren Gray ist oft letal, während eine Teilkörperbestrahlung ohne Einfluß auf die Leukozytenwerte im Blut bleiben kann. Es erstaunt nicht, daß Granulozytopenie und Mangel an Thrombozyten nach Bestrahlung eine erhöhte Anfälligkeit für Infektionen und hämorrhagische Diathesen verursachen. Falls der Patient diese Gefahren sowie hypoxische, Anämie-bedingte Schäden übersteht, kann die von Stammzellen ausgehende Regeneration zur vollständigen Erholung führen.

Die Untersuchungen bei Überlebenden von Atombombenexplosionen haben eindeutig die leukämogene Wirkung ionisierender Strahlen dokumentiert.

Die weiblichen und die männlichen *Gonaden*, besonders die Keimzellen, sind in hohem Maß radiovulnerabel. Sterilität ist häufig Folge einer Gonadenbestrahlung. Im Hoden gilt für die Radiosensibilität die Reihenfolge Spermatogonien, Spermatozyten, Spermatiden und Spermien. Die zytologischen Veränderungen nach Bestrahlung haben wir bereits beschrieben. Als Spätfolgen stellt sich manchmal eine totale Atrophie mit Sklerohyalinose der Hodentubuli ein. Sertolizellen und interstitielle Zellen sind strahlenresistent. Im Ovar gelten Keimzellen und besonders die Granulosazellen des Follikels als sehr verletzlich. Bei gleicher Dosis wird Sterilität bei Frauen häufiger beobachtet als bei Männern, besonders bei Zerstörung der Follikel. Je nach Dosis kommt es zur vorübergehenden oder dauernden Amenorrhoe und Menopause. Der Uterus, einschließlich der Portio vaginalis und der Zervix, ist ziemlich radioresistent, so daß Radionuklide im Cavum uteri zur Behandlung von Karzinomen des Endometriums eingesetzt werden können.

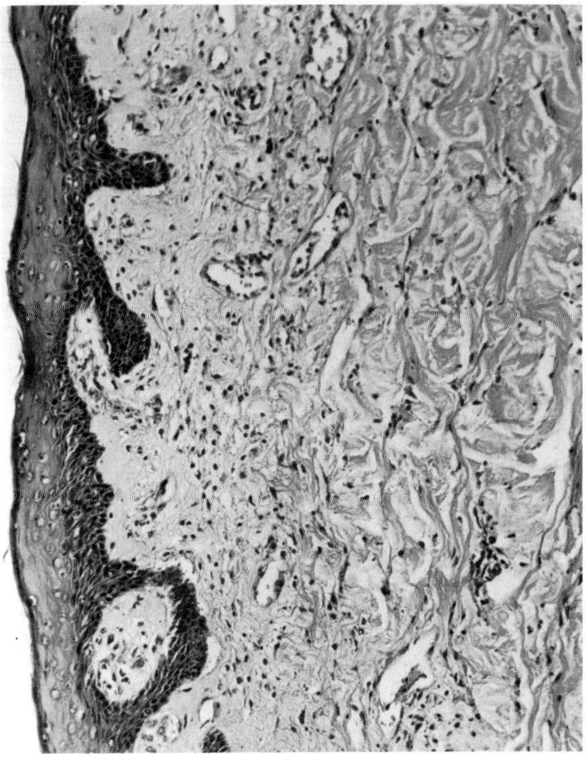

Abb. 9.25: Chronische Bestrahlungsdermatitis. Bindegewebige Hyalinose der Dermis, Atrophie der Hautanhangsgebilde und viele teleangiektatisch erweiterte Blutgefäße.

Die *Lunge* ist nicht zuletzt ihrer hervorragenden Gefäßversorgung wegen radiovulnerabel. Wochen bis Monate nach Bestrahlung ausgedehnter Lungenpartien stellen sich Kurzatmigkeit, trockener Reizhusten und manchmal eine akute, tödliche Ateminsuffizienz ein. Die früher beschriebenen Endothelläsionen lassen sich in der akuten postirradiativen Phase in interalveolären Kapillaren nachweisen. Die erhöhte Gefäßpermeabilität bedingt schwere Störungen wie Stauung, Ödem, Fibrinexsudation in Lungenalveolen unter Bildung hyaliner Membranen, Obliteration von Alveolen durch eiweißreiche, Zelltrümmer enthaltende Flüssigkeit. Diese Läsionen manifestieren sich klinisch als ARDS (Atemnotsyndrom). In späteren Stadien kommt es zur interstitiellen Fibrose und zu bereits besprochenen okklusiven Gefäßveränderungen. Die «Strahlen-

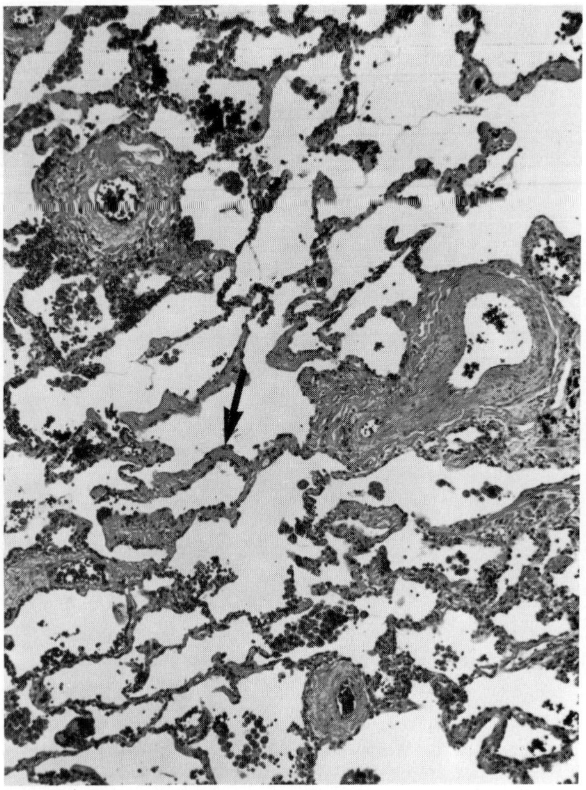

Abb. 9.26: Chronische Strahlenschädigung der Lunge. Bindegewebige hyaline Verdickung der Gefäßwände und Fibrose der Alveolarsepten *(Pfeil)*.

Pneumonitis» verursacht schwere alveolo-kapilläre Diffusionsstörungen und damit eine manchmal invalidisierende Ateminsuffizienz oder sogar den Tod.

Der *Gastrointestinaltrakt* ist ziemlich strahlensensibel und wird durch verschiedene Bestrahlungsarten in Mitleidenschaft gezogen. Die Strahlenempfindlichkeit der Abschnitte des Magen-Darm-Trakts ist unterschiedlich. Ösophagus und Rektum gelten als relativ resistent, während Dünndarm, Magen und Kolon empfindlicher sind. Kurz nach Exposition verlieren die Patienten den Appetit und klagen während einigen Tagen über Übelkeitsgefühl, Erbrechen oder schwere Diarrhoe. Es erstaunt nicht, daß intestinale Epithelien ihres raschen Umsatzes wegen besonders verletzlich sind. Nach Bestrahlung beobachten wir alle Varianten der besprochenen pathologischen Kern- und Zellveränderungen, vor allem aber pathologische Mitosefiguren. Dazu gesellen sich später Schleimhautödem, Hyperämie, Erosionen und Ulzera ein, begleitet von postaktinischen Läsionen des Angiomesenchyms der Submukosa, vom Mund bis zum Anus. In Spätphasen kommt es zur Schleimhautatrophie und zur Fibrose der Submukosa, manchmal auch zur Atrophie und Fibrose der Tunica muscularis. Solche Läsionen verursachen manchmal Strikturen oder sogar einen vollständigen Verschluß des Ösophagus und des Darms.

Hirn und Nervengewebe des Erwachsenen gelten als ziemlich strahlenresistent. In der Embryonalzeit allerdings sind Nerven- und Gliazellen äußerst strahlensensibel, so daß auch geringe Strahlendosen in dieser Phase beim Tier schwere Entwicklungsstörungen auslösen. Obschon das Gehirn des Erwachsenen relativ widerstandsfähig ist, rufen Dosen in genügender Höhe Astrozytenschäden und erst spät in Erscheinung tretende neuronale Läsionen hervor.[160] Auch machen sich funktionelle Störungen unmittelbar nach Bestrahlung bemerkbar, ohne daß morphologische Befunde an Neuronen aufträten. Ischämische Nekroseherde gelten als schwere Komplikationen einer Bestrahlung von Hirn oder Rückenmark mit hohen Dosen, wahrscheinlich infolge aktinischer Schädigung der kleinen Blutgefäße.

Die wichtigsten Organschäden sind in Abbildung 9.27 zusammengefaßt. Wir sind uns indessen der Tatsache bewußt, daß alle Zellen und Organe durch Strahlen verletzt werden können, so auch Organe, die als eher strahlenresistent gelten, wie Schilddrüse, Nebenschilddrüsen, Hypophyse und Nebennieren, Leber, reifer Knochen und Knorpel. Während des Wachstums sind Knochen und Knorpel relativ strahlensensibel; eine Bestrahlung im Kindesalter führt zu Wachstumsrückstand, was auch aus Beobachtungen an Opfern der Atombombenexplosionen hervorging. Die Nieren gelten zwar nicht als besonders strahlenempfindlich. In Spätphasen nach Applikation genügend hoher Strahlendosen besteht aber die Gefahr der schleichenden Entwicklung einer «Strahlen-Nephritis».

Ganzkörperbestrahlung Die Bestrahlung ausgedehnter Teile des Körpers kann auch nach relativ kleinen Dosen katastrophale Folgen herbeiführen. Dosen von nur einem bis 3 Gray lösen bei Bestrahlung des ganzen Körpers oft ein «akutes Strahlensyndrom» hervor. Für ein besseres Verständnis der Größenordnungen sei in Erinnerung gerufen, daß Dosen um 40 Gy zur Behandlung von Neoplasmen lokal appliziert werden, wobei man die übrigen Körperteile der Patienten sorgfältig abschirmt. Die Beschreibung der Hauptsymptome nach Ganzkörperbestrahlung, ihrer Dosisabhängigkeit und ihrer prognostischen Implikationen geht auf Warren zurück (Tabelle 9.6).[162] Die Ganzkörperbestrahlung des Menschen kann bereits nach 2 Gy letal wirken, nach 7 Gy aber ist die Wahrscheinlichkeit eines tödlichen Ausgangs sehr hoch, wenn adäquate ärztliche Hilfe ausbleibt.[163] In Abhängigkeit der Dosis lassen sich drei Strahlensyndrome abgrenzen: (1) Knochemark-Syndrom, (2) Gastrointestinal-Syndrom und (3) zentralnervöses (zerebrales) Syndrom. Am Ende dieser Syndrome steht oft der Tod.

Das *Knochenmark-Syndrom* tritt nach Absorption von Dosen um 2 bis 5 Gy auf. Es beginnt meist mit leichten gastrointestinalen Symptomen, die auf der Verletzung

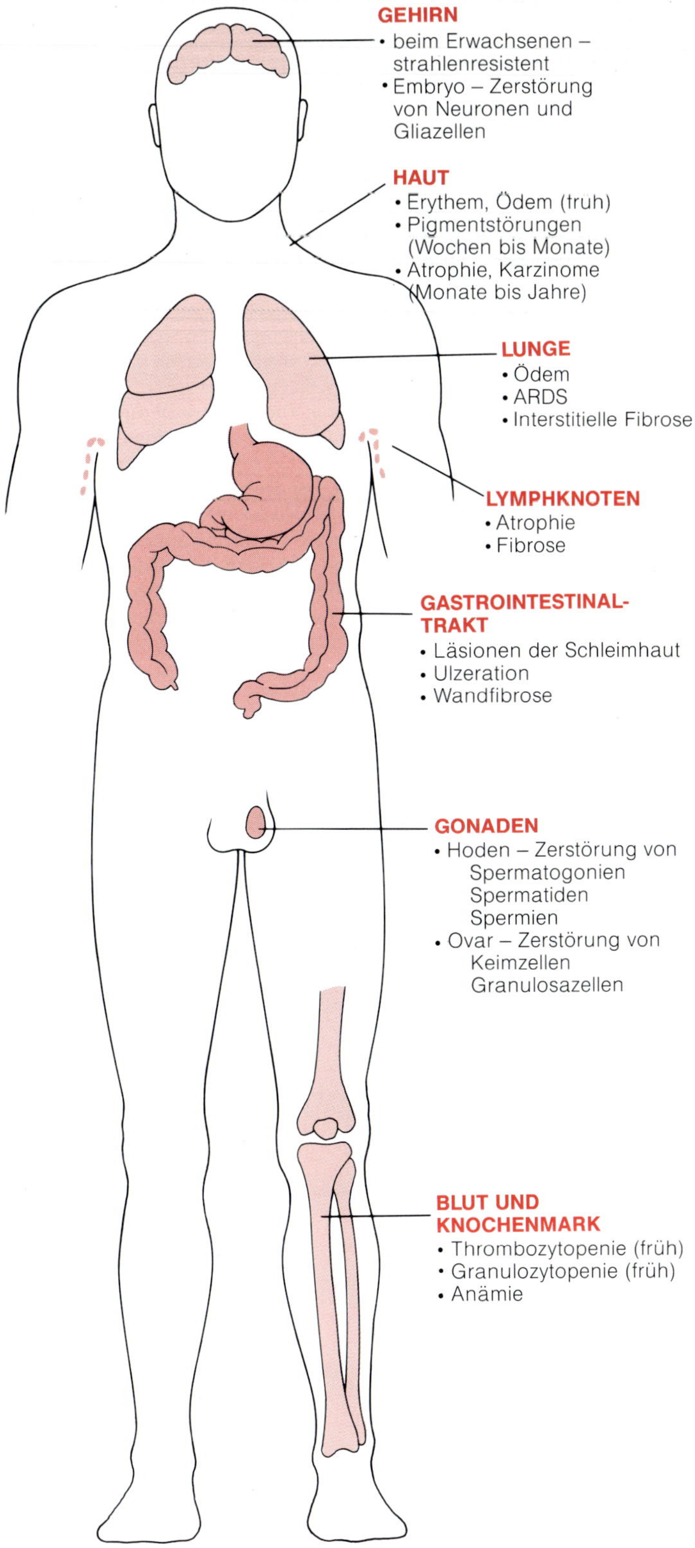

Abb. 9.27: Übersicht über die wichtigsten morphologischen Auswirkungen der Strahlenschädigung.

Tab. 9.6: Zu erwartende Frühschäden nach akuter Ganzkörperbestrahlung

Dosis in Gray	Wahrscheinlicher Effekt
0,1 bis 0,5	Kein auffälliger Effekt, geringgradige Blutveränderungen
0,5 bis 1	Erbrechen und Übelkeit während etwa eines Tages bei 5 bis 10% der exponierten Personen. Müdigkeit, aber keine ernsthafte Behinderung. Vorübergehend Abnahme der Neutrophilen- und Lymphozytenzahl im periopheren Blut.
1 bis 2	Erbrechen und Nausea während etwa eines Tages. In der Folge weitere Symptome der Strahlenkrankheit bei etwa 20 bis 50% der betroffenen Personen. Man erwartet keine Todesfälle. Die Zahl der Neutrophilen und der Lymphozyten im Blut dürfte um 50% abnehmen.
2 bis 3,5	Erbrechen und Nausea am ersten Tag bei praktisch allen Betroffenen, gefolgt von anderen Symptomen der Strahlenkrankheit wie Anorexie, Diarrhoe, Blutungen kleineren Umfangs. Etwa 20% der Betroffenen sterben in der 2. bis 6. Woche nach Bestrahlung. Die Konvaleszenz dauert etwa 3 Monate; bei vielen Personen stellt sich zwar ein zweiter Schub von Symptomen um die 3. Woche ein. Abnahme der Zahl der Leukozyten- und Thrombozytenwerte im Blut um etwa 75%.
3,5 bis 5,5	Bei den meisten Personen: Erbrechen und Nausea am ersten Tag, gefolgt von weiteren Symptomen der Strahlenkrankheit (Bestrahlungssyndrom) wie Fieber, Blutungen, Diarrhoe, starke Abmagerung. Etwa 50% der Betroffenen sterben im ersten Monat.
5,5 bis 7,5	Erbrechen oder zum mindesten Nausea bei allen Personen in den ersten 4 Stunden nach Bestrahlung, gefolgt von schweren Symptomen der Strahlenkrankheit, wie oben beschrieben. Die Letalität beträgt nahezu 100%. Die Konvaleszenz der wenigen Überlebenden nimmt etwa 6 Monate in Anspruch.
10	Erbrechen und Nausea bei allen in 1 bis 2 Stunden. Alle sterben innerhalb von Tagen.
50	Handlungsunfähigkeit: Minuten bis Stunden nach Bestrahlung. Alle bestrahlten Individuen sterben in der ersten Woche nach Exposition

der strahlensensiblen Darmschleimhaut beruhen. Die Symptome gehen nach wenigen Tagen zurück. Nun stellen sich zunehmend eine Lymphopenie, Thrombozytopenie, Granulozytopenie und schließlich eine Anämie ein, entsprechend der besprochenen Sequenz. Folgen dieser Veränderungen wie Infektionen und hämorrhagische Diathese führen bei etwa der Hälfte der Betroffenen zum Tod.

Es bedarf höherer Dosen (um 5 bis 10 Gy), um ein *Gastrointestinal-Syndrom* zu erzeugen. Im Vordergrund stehen Nausea, Erbrechen, schwere Durchfälle und Sepsis. Des Flüssigkeitsverlusts wegen kommt es zur Dehydratation, Reduktion des effektiven zirkulierenden Blutvolumens und zum Kreislaufkollaps. Der Tod tritt in 3 bis 4 Tagen nach Bestrahlung ein. Das klinische Bild widerspiegelt die Organveränderungen; augenfällig sind Zeichen des Zelltods im ganzen Körper, besonders im Knochenmark und im gastrointestinalen Epithel. Auch wenn der Kreislaufkollaps durch massiven Plasmaersatz behoben werden kann, stellt sich Tage später (1–2 Tage) meistens ein Knochenmark-Syndrom ein.

Die Absorption von Dosen über 50 Gy verursacht ein *zentralnervöses Syndrom*. Dieses führt in kurzer Zeit – in Stunden – unweigerlich zum Tod. Rasch entwickeln sich Benommenheit, Apathie, Konvulsionen und Koma.

Die Ganzkörperbestrahlung kann außer den erwähnten «akuten Syndromen» auch eine ganze Reihe von Spätfolgen nach sich ziehen. Diese wurden bei Überlebenden der Atombombenexplosionen von Hiroshima und Nagasaki eindrücklich dokumentiert. Wir dürfen die tragischen Konsequenzen dieser Atombombenexplosionen keinesfalls vergessen. Morgan hat sie lebensnah geschildert.[164] Die weitaus wichtigsten Ursachen der über 100000 Todesfälle kurz nach dem Geschehen beruhten auf direkten Folgen der Explosion und auf dem Feuersturm, der die Städte heimsuchte. Tausende starben unter dem Bild «akuter Strahlensyndrome» und deren Folgen. Monate und Jahre später machten sich zudem viele Neoplasmen bemerkbar, deren Altersverteilung zwar ähnlich der Verteilung entsprechender, «spontan» erscheinender Neoplasmen war. Sie traten aber in deutlich höherer Zahl als bei der nicht exponierten Kontrollbevölkerung auf. Akute Leukämien waren etwa 20mal häufiger als bei Kontrollpersonen, bei denen die Exposition im Alter von unter 10 oder über 50 Jahren erfolgt war. Die Latenzperiode bis zur klinischen Manifestation dieser Leukämien betrug bei Kindern um 5 bis 10 Jahre, bei Erwachsenen aber um 10 bis 20 Jahre. Es traten akute lymphozytische und myeloische Leukämien auf. Auch chronisch myeloische Leukämien wurden beobachtet und nur selten chronische lymphozytische Leukämien. Die Ursache dieses Phänomens ist nicht bekannt. Bei Kindern, die zur Zeit der Explosion noch keine 10 Jahre alt waren, traten später gehäuft Mammakarzinome (nur bei Mädchen) auf, ferner Schilddrüsenkarzinome, wahrscheinlich auch maligne Lymphome, multiple Myelome und Karzinome von Ösophagus, Harnwegen und Speicheldrüsen.[165, 166] Gehäuft entstanden Lungenkarzinome bei Personen, die zur Zeit der Explosion 50jährig oder älter gewesen waren. Die Pathogenese solcher strahleninduzierter Geschwülste ist in *Kapitel 6* besprochen worden. Bei Überlebenden der Atombombenexplosionen haben sich zudem Linsentrübungen und persistierende Chromosomenaberrationen von Lymphozyten eingestellt. Auch die Bestrahlung in utero bewirkte schwere Veränderungen wie gehäuftes Auftreten von Mikrozephalie und Rückstand der geistigen Entwicklung.[167]

Am Beispiel der Atombombenexplosionen werden uns vor allem die deletären Folgen massiver, in extrem kurzer Zeit abgegebener Strahlendosen bewußt. Andere Beispiele, wie Untersuchungen an britischen Patienten, die zur Behandlung einer ankylosierenden Spondylitis bestrahlt worden waren, zeigen das onkogene Potential therapeutisch angewandter ionisierender Strahlen auf. Da sich aktinische Schäden wenigstens teilweise kumulieren, bereiten verständlicherweise auch niedrige Strahlendosen große Sorgen. Solche Expositionen sind in der Umgebung gewisser Kernreaktoren oder nach unsachgemäßer Entsorgung nuklearer Abfälle denkbar. Zur Zeit gibt es keinen unumstößlichen Beweis eines derartigen karzinogenen Effekts. Die lange Latenzzeit bis zur möglichen Erfassung des Effekts ist indessen beunruhigend. Aus anderen Beispielen ist die karzinogene Wirkung kleiner Strahlendosen seit langem bekannt. In diesem Zusammenhang möge mehr als in anderen Sparten der Medizin eine alte Weisheit, daß Folgen der Behandlung diejenigen der Krankheit selbst nicht übersteigen sollten, beachtet werden.

Nicht-ionisierende Strahlen Zum Kapitel über die Pathologie der Umwelteinflüsse gehört auch ein Hinweis auf die potentiell krankmachende Wirkung von Ultraschall, Mikrowellen und Laserstrahlen. Obschon diese Medien zunehmend in Medizin, Haushalt und Industrie verwandt werden, weiß man sehr wenig über ihre biologischen Wirkungen beim Menschen.[168] Die zellzerstörende Wirkung von Laserstrahlen wird zur Zeit auf ihre Eignung für therapeutische Anwendungen geprüft. Experimente bei niederen Tieren haben gezeigt, daß Mikrowellen Zellveränderungen in Augenlinse, Knochenmark und endokrinen Drüsen erzeugen, und daß sie möglicherweise Schäden an der DNA bewirken.

Zweifellos beruht der Effekt zum Teil auf der Erhitzung – zu diesem Zweck werden Mikrowellen-Herde eigentlich hergestellt. Ultraschall verändert die Leitung nervöser Impulse bei niederen Tieren, vielleicht auch hier infolge thermischer Effekte. Bei zunehmender Anwendung der Ultrasonographie in der Geburtshilfe und der stark verbreiteten Anwendung von Ultraschall in Haushalt und Industrie zu Reinigungs- und zu Kochzwecken können wir nur hoffen, daß diese Energieformen keine nachteiligen Spätfolgen zeitigen werden.

Literaturhinweise

1 Lippmann, M., and Lioy, P.J.: Critical issues in air pollution epidemiology. Environ. Health Perspect. *62*: 243, 1985

2 Environmental Quality – 1980. The 15th Annual Report of the Council on Environmental Quality. Washington, D.C., U.S. Government Printing Office, 1984, p. 11

3 Davidson, C.I., et al.: Indoor and outdoor air pollution in the Himalayas. Environ. Sci. Technol. *20*: 561, 1986

4 National Center of Health Statistics: The National Health Interview Survey 1983. Hyattsville, Maryland, U.S. Department of Health and Human Services, 1983

5 United States Department of Health and Human Services: Smoking and Health; a National Status Report. Rockville, Maryland, Public Health Service, Centers for Disease Control, 1986, p. 7

6 Fielding, J.E.: Smoking: Health effects and control. N. Engl. J. Med. *313*: 491, 1985

7 Hammond, E.C., and Horn, D.: Smoking and death rates. Report on 44 months of follow-up of 187783 men. CA, A Cancer Journal for Clinicians 38: 28, 1988

8 United States Department of Health and Human Services: The Health Consequences of Smoking: Cancer. A Report of the Surgeon General, 1982. DHHS publication No. (PHS) 82-50179. Washington, D.C., Public Health Service, Office of Smoking and Healt, U.S. Government Printing Office, 1982

9 Reuben, D.H., et al.: Effect of passive smoking on birthweight. Lancet 2: 415, 1986

10 Bross, I.D., and Gibson, R.: Risks of lung cancer in smokers who switched to filter cigarettes. Am J. Public Health *58*: 1396, 1968

11 Miller, G.H.: The «less hazardous» cigarette: A deadly delusion. N.Y. State J. Med. *85*: 313, 1985

12 Federal Trade Commission: Tar, Nicotine, and Carbon Monoxide of the Smoke of 207 Varieties of Domestic Cigarettes. Washington D.C., U.S. Government Printing Office, January 1985

13 Minty, B.D.: Some short term effects of changing to lower yield cigarettes. Chest *88*: 531, 1985

14 Castelli, W.P., et al.: The filter cigarette and coronary heart disease: The Framingham Study. Lancet 2: 109, 1981

15 Vutuc, C., and Kunze, M.: Tar yields of cigarettes and male lung cancer risk. J. Natl. Cancer Inst. *71*: 435, 1983

16 Lubin, J.H., et al.: Patterns of lung cancer risk according to type of cigarette smoked. Int. J. Cancer *55*: 569, 1984

17 Rosenberg, L., et al.: The risk of myocardial infarction after quitting smoking in men under 55 years of age. N. Engl. J. Med. *313*: 1511, 1985

18 Jarvis, M.J., et al.: Absorption of nicotine and carbon monoxide from passive smoking under natural conditions of exposure. Thorax *38*: 829, 1983
19 Ferris, B.J., Jr., et al.: Effects of passive smoking on health of children. Environ. Health Perspect. *62*: 289, 1985
20 White, J.R., and Froeb, H.F.: Small airways dysfunction in nonsmokers chronically tobacco smoke. N. Engl. J. Med. *302*: 720, 1980
21 Blott, W.J., and Fraumeni, J.F., Jr.: Passive smoking and lung cancer. J. Natl. Cancer Inst. *77*: 993, 1986
22 Fielding, J.E., and Phenow, K.J.: Health effects of involuntary smoking. N. Engl. J. Med. *319*: 1452, 1988
23 Connolly, G.N., et al.: The reemergence of smokeless tobacco. N. Engl. J. Med. *314*: 1020, 1986
24 Consensus Development Conference Statement: Health Implications of Smokeless Tobacco Use. Bethesda, Maryland, National Institutes of Health, 1986
25 Editorial: Oral snuff: A preventable carcinogenic hazard. Lancet *2*: 198, 1986
26 Abraham, J.I.: Recent advance in pneumoconioses: The pathologist's role in etiologic diagnosis. Monogr. Pathol. *19*: 96, 1978
27 Green, F.H.Y., and Laqueur, N.A.: Coal worker's pneumoconiosis.Pathol. annu. *15 (pt. 2)*: 333, 1980
28 Hurley, J.F., and Soutar, C.A.: Can exposure to coal mine dust cause a severe impairment of lung function? Br. J. Ind. Med. *43*: 150, 1986
29 Shennan, D.H., et al.: Practice predisposing to the development of progressive massive fibrosis in coal miners. Br. J. Ind. Med. *38*: 321, 1981
30 Editorial: Coal and the lung. Thorax *38*: 241, 1983
31 Kockroft, A., et al.: Postmortem study of emphysema in coal workers and non-coal workers. Lancet *2*: 600, 1982
32 Kleinerman, J., et al.: Pathology standards for coal workers' pneumoconiosis. Arch. Pathol. Lab. Med. *103*: 375, 1979
33 Attfield, M., et al.: The incidence and progression of pneumoconiosis over 9 years in U.S. coal miners: No. 1, principal findings. Am. J. Ind. Med. *6*: 407, 1984
34 Seaton, A., et al.: Quartz and pneumoconiosis in coal miners. Lancet *2*: 1272, 1981
35 Chin, J., et al.: Identification of a high affinity receptor for native human interleukin 1-beta and interleukin 1-alpha on normal human lung fibroblasts. J. Exp. Med. *165*: 70, 1987
36 Soutar, C.A., and Hurley, J.F.: Relation between dust exposure and lung function in miners and ex-miners. Br. J. Ind. Med. *43*: 307, 1986
37 Ames, R.G.: Does coal workers' pneumoconiosis predict to lung cancer? Some evidence from a case-control study. J. Soc. Occup. Med. *33*: 141, 1982
38 Miller, B.G., and Jacobsen, M.: Dust exposure, pneumoconiosis, and mortality of coal miners. Br. J. Ind. Med. *42*: 723, 1955
39 Snider, D.E.: The relationship between silicosis and tuberculosis. Am. Rev. Respir. dis. *118*: 455, 1978
40. Bowden, D.H., and Adamson, I.Y.R.:The role of cell injury and continuing inflammatory response in the generation of silicotic pulmonary fibrosis. J. Pathol. *144*: 149, 1984
41 Schmidt, J.A., et al.: Silica-stimulated monocytes release fibroblast proliferation factors identical to interleukin-1. A potential role of interleukin-1 in the pathogenesis bf silicosis. J. Clin. Invest. *73*: 1462, 1984
42 Doll, N.J., et al.: Immunopathogenesis of asbestosis, silicosis, and coal workers' pneumoconiosis. Clin. Chest Med. *4*: 3, 1983
43 Editorial: New York Times, September 7, 1982
44 Craighead, J.E., and Mossman, B.T.: The pathogenesis of asbestos-associated diseases. N. Engl. J. Med. *306*: 1446, 1982
45 Kagan, E.: Current perspectives in asbestosis. Ann. Allergy *54*: 464, 1985
46 Barkey, B.: Asbestos exposure. An update on pleural pulmonary hazards. Postgrad. Med. *74*: 93, 1983
47 Vianna, N.J., and Pola, A.K.: Nonoccupational exposure to asbestos and malignant mesothelioma in females. Lancet *1*: 1061, 1978
48 Warnock, M.L., et al.: The relation of asbestos burden to asbestosis and lung cancer. Pathol. Annu. *18 (pt. 2)*: 109, 1983
49 Browne, K.: Is asbestos or asbestosis the cause of the increased risk of lung cancer in asbestos workers? Br. J. Ind. Med. *43*: 145, 1986
50 DeShazo, R.D.: Current concepts about the pathogenesis of silicosis and asbestosis. J. Allergy Clin. Immunol. *70*: 41, 1982
51 Lemaire, I., et al.: Alveolar macrophage stimulation of lung fibroblast growth in asbestos induced pulmonary fibrosis. Am. J. Pathol. *122*: 205, 1986
52 Mossman, B., et al.: Asbestos: Mechanisms of toxicity and carcinogenicity in the respiratory tract. Annu. Rev. Pharmacol. Toxicol. *23*: 595, 1983
53 Tanaka, S., et al.: Beryllium disease. Necessity for continuing surveillance. Chest *84*: 312, 1983
54 Rom, W.N., et al.: Pneumoconiosis and exposures of dental laboratory technicians. Am. J. Public Health *74*: 1252, 1984
55 Constantinidis, K.: Acute and chronic beryllium disease. Br. J. Clin. Pract. *32*: 127, 1978
56 Wagoner, J.K., et al.: Beryllium: An etiologic agent in the induction of lung cancer, nonneoplastic respiratory disease, and heart disease among industrially exposed workers. Environ. Res. *21*: 15, 1980
57 Reynolds, H.Y.: Hypersensitivity pneumonitis. Clin. Chest Med. *3*: 503, 1982
58 National Institute of Mental Health: Mental Health, United States 1985. Taube, C.A., and Barrett, S.A. (eds.). Washington, D.C., U.S. Department of Health and Human Services, Public Health Service, Alcohol, Drug Abuse, and Mental Health Administration, 1985
59 Trinkoff, A.M., and Baker, S.P.: Poisoning hospitalizations and deaths from solids and liquids among children and teenagers. Am. J. Public Health *76*: 657, 1986
60 Litovitz, T.L., et al.: 1985 annual report of the American Association of Poison Control Centers National Data Collection System. Am. J. Emerg. Med. *4*: 427, 1985
61 Rensberger, B.: Bad prescriptions kill thousands a year. New York Times, January 28, 1976
62 Irey, N.S.: Adverse drug reactions and death. A review of 827 cases. J.A.M.A. *346*: 575, 1976
63 Ingelfinger, F.J.: Adverse drug reactions that count. N. Engl. J. Med. *294*: 1003, 1976
64 Jick, H.: Drugs – remarkably nontoxic. N. Engl. J. Med. *291*: 824, 1974
65 Hennigar, G.R.: Iatrogenic drug toxicity. *In* Scarpelli, D.G., et al. (eds.): The Pathologist and the Environment. Baltimore, Williams & Wilkins, 1985. p. 32
66 Lawson, D.H.: Adverse drug reactions. Hum. Toxicol. *4*: 122, 1985
67 Dukes, M.N.G.: Meyler's Side Effects of Drugs. 9th Ed. Amsterdam, Excerpta Medica, 1980
68 Brown, B.R., Jr.: Halothane hepatitis revisited. N. Engl. J. Med. *313*: 1347, 1985
69 Vergani, D., et al.: Antibodies to the surface of halothane-altered rabbit hepatocytes in patients with servere halothane-associated hepatitis. N. Engl. J. Med. *303*: 66, 1980

70 Farrell, G.C.: The hepatic side effects of drugs. Med. J. Aust. *145*: 600, 1986
71 Mitchell, J.R., et al.: Isoniazid liver injury. Clinical spectrum, pathology, and probable pathogenesis. Ann. Intern. Med. *84*: 181, 1976
72 Riggs, B.L., and Melton, L.J., III: Involutional osteoporosis. N. Engl. J. Med. *314*: 1676, 1986
73 Shapiro, S., et al.: Risk of localized and widespread endometrial cancer correlation to recent and discontinued use of conjugated estrogens. N. Engl. J. Med. *313*: 969, 1985
74 Judd, H.L., et al.: Estrogen replacement therapy: Indications and complications. Ann. Intern. Med. *98*: 195, 1983
75 Greenberg, E.R., et al.: Breast cancer in mothers given diethylstilbestrol in pregnancy. N. Engl. J. Med. *311*: 1393, 1984
76 Stampfer, M.J., et al.: A prospective study of postmenopausal estrogen therapy in coronary heart disease. N. Engl. J. Med. *313*: 1044, 1985
77 Wilson, P.W.F., et al.: Postmenopausal estrogen use and cigarette smoking and cardiovascular morbidity in women over 50: The Framingham Study. N. Engl. J. Med. *313*: 1038, 1985
78 Meirik, O., et al.: Oral contraceptive use and breast cancer in young women. A joint national case-controlled study in Sweden and Norway. Lancet *2*: 650, 1986
79 Sattin, R.W., et al.: Oral contraceptive use and the risk of breast cancer: The cancer and steroid hormone study of the Centers for Disease Control and the National Institute of Child Health and Human Development. N. Engl. J. Med. *315*: 405, 1986
80 Editorial: Cancer risks of oral contraception. Lancet *1*: 21, 1989
81 Beral, V., et al.: Oral contraceptive use and malignancies of the genital tract. Lancet *2*: 1331, 1988
82 Cancer and Steroid Hormone Study of the Centers for Disease Control and the National Institute of Child Health and Human Development: The reduction in risk of ovarian cancer associated with oral contraceptive use. N. Engl. J. Med. *316*: 650, 1987
83 Blayney, D.W., et al.: Decreasing risk of leukemia with prolonged follow-up after chemotherapy and radiotherapy for Hodgkin's disease. N. Engl. J. Med. *316*: 710, 1987
84 Calabresi, P.: Leukemia after cytotoxic chemotherapy – a pyrrhic victory. N. Engl. J. Med. *309*: 1118, 1983
85 Bowin, J.-F., et al.: Second primary cancers following treatment of Hodgkin's disease. J. Natl. Cancer Inst. *72*: 233, 1984
86 Bedrossian, C.W., et al.: Azathioprine-associated interstitial pneumonitis. Am. J. Clin. Pathol. *82*: 148, 1984
87 Palestine, A.G., et al.: Renal histopathologic alterations in patients treated with cyclosporine for uveitis. N. Engl. J. Med. *314*: 1293, 1986
88 Lieber, C.S.: Biochemical and molecular basis of alcohol-induced injury to liver and other tissues. N. Engl. J. Med. *319*: 1639, 1988
89 Bosron, W.F., and Li, T.K.: Genetic polymorphism of human liver alcohol and aldehyde dehydrogenases and their relationship to alcohol metabolism and alcoholism. Hepatology *6*: 502, 1986
90 Mendelson, J.H., and Mello, N.K.: Biologic concomitants of alcoholism. N. Engl. J. Med. *301*: 912, 1979
91 Edmondson, H.A.: Pathology of alcoholism. Am. J. Clin. Pathol. *74*: 725, 1980
92 Szabo, S.: Mechanisms of mucosal injury in the stomach and duodenum: Time sequence analysis of morphologic, functional, biochemical, and histochemical studies. Scand. J. Gastroenterol. *22* (Suppl. *127*): 21, 1987
93 Fink, R., et al.: Increased free radical activity in alcoholics. Lancet *2*: 291, 1985
94 Laposata, E.A., and Lange, L.G.: Presence of nonoxidative ethanol metabolism in human organs commonly damaged by ethanol abuse. Science *231*: 497, 1986
95 Editorial: Alcoholic cardiomyopathy. S. Afr. Med. J. *53*: 917, 1978
96 Editorial: Alcoholic disease. Lancet *1*: 1105, 1982
97 Pollack, E.S., et al.: Prospective study of alcohol consumption and cancer. N. Engl. J. Med. *310*: 617, 1984
98 Keeney, A.H., and Mellinkoff, S.M.: Methyl alcohol poisoning. Ann. Intern. Med. *34*: 331, 1951
99 Centers for Disease Control: Preventing lead poisoning in young children. A statement by the Centers for Disease Control. Rockville, Maryland, Publications Office, Center for Environmental Health, January 1985
100 Fergusson, J.E.: Lead: Petrol lead in the environment and its contribution to human blood lead levels. Sci. Total Environ. *50*: 1, 1986
101 Mahaffey, K.R., et al.: National estimates of blood lead levels: United States, 1976–1980. Association with selected demographic and socioeconomic factors. N. Engl. J. Med. *307*: 573, 1982
102 Neggers, Y.H., and Stitt, K.R.: Effects of high lead intake in children. J. Am. Diet. Assoc. *86*: 938, 1986
103 Lenihan, J.: Hazards from lead in the environment. Practitioner *227*: 1373, 1983
104 Duggan, M.J., and Inskip, M.J.: Childhood exposure to lead in surface dust and soil: A community health problem. Public Health Rev. *13*: 1, 1985
105 Bellinger, D.: Longitudinal analyses of prenatal and postnatal lead exposure and early cognitive development. N. Engl. J. Med. *316*: 1037, 1987
106 Bushnell, P.J., and Jaeger, R.J.: Hazards to health from environmental lead exposure. A review of recent literature. Vet. Hum. Toxicol. *28*: 255, 1986
107 Chisolm, J.J.: The continuing hazard of lead exposure and its effects in children. Neurotoxicology *5*: 23, 1984
107a McMichael, A.J., et al.: Port Pirie cohort study: environmental exposure to lead and children's abilities at the age of four years. N. Engl. J. Med. *319*: 468, 1988
108 Bennett, W.M.: Lead nephropathy. Kidney Int. *28*: 212, 1985
109 Dalgaard, J.B.: Postmortem findings in carbon monoxide deaths. Acta Pathol. Microbio. Scand. *154* (Suppl.): 186, 1962
110 Ernst, P., and Theriault, G.: Known occupational carcinogens and their significance. Can. Med. Assoc. J. *130*: 863, 1984
111 Haley, T.J.: Occupational cancer and chemical structure: Past, present, and future. Drug Metab. Rev. *15*:919, 1984
112 Editorial: Epidemiology of drug uses. Lancet *1*: 147, 1985
113 Ableson, H.I., et al.: A decade of trends in cocaine use in the household population. Rockville, Maryland, National Institute of Drug Abuse Research Monograph, Series 61, 1985, p. 35
114 Nicholi, A.M., Jr.: The nontherapeutic use of psychoactive drugs. A modern epidemic. N. Engl. J. Med. *308*: 925, 1983
115 Kulberg, A.: Substance abuse: Clinical identification and management. Pediatr. Clin. North Am. *33*: 325, 1987
116 Wu, T.-C., et al.: Pulmonary hazards of smoking marijuana as compared with tobacco. N. Engl. J. Med. *318*: 347, 1988
117 Kandel, D.B., et al.: The epidemiology of adolescent drug use in France and Israel. Am. J. Public Health *71*: 256, 1981
118 Crigler, L.L., and Mark, H.: Medical complications of cocaine abuse. N. Engl. J. Med. *315*: 1495, 1986
119 Tazelaar, H.D., et al.: Cocaine and the heart. Hum. Pathol. *18*: 195, 1987
120 Isner, J.M., et al.: Acute cardiac events temporally related to cocaine abuse. N. Engl. J. Med. *315*: 1438, 1986
121 Ostor, A.G.: The medical complications of narcotic addiction. Med. J. Aust. *1*: 410, 448, 497, 1977

122 Stern, W.Z., and Subbarao, K.: Pulmonary complications of drug addiction. Semin. Roentgenol. *18*: 183, 1983
123 Blank, R.R., et al.: Infectious complications of illicit drug use. Int. J. Addict. *19*: 221, 1984
124 Cunningham, E.E., et al.: Heroin nephropathy: A clinical pathologic and epidemiologic study. Am. J. Med. *68*: 47, 1980
125 Johnston, L.D., et al.: Monitoring the future: Questionnaire from the nation's high school seniors 1979. Ann Arbor, Survey Research Center, University of Michigan, 1980
126 Hollister, L.E.: Health aspects of cannabis. Pharmacol. Rev. *38*: 1, 1986
127 Maykut, M.O.: Health consequences of acute and chronic marijuana use. Prog. Neuropsychopharmacol. Biol. Psychiatry *9*: 209, 1985
128 Linn, S., et al.: The association of marijuana use with outcome of pregnancy. Am. J. Public Health *73*: 1161, 1983
129 Andreasson, S., et al.: Cannabis and schizophrenia. A longitudinal study of Swedish conscripts. Lancet *2*: 1483, 1987
130 Relman, A.S.: Marijuana and health. N. Engl. J. Med. *306*: 603, 1982
131 Matsumura, F., and Madhukar, B.V.: Exposure to insecticides. Pharmacol. Ther. *9*: 27, 1980
132 Anous, M.M., and Heimbach, D.M.: Causes of death and predictors in burned patients more than 60 years of age. J. Trauma *26*: 135, 1986
133 Cuppage, F.E., et al.: Morphologic changes in rhesus monkey skin after acute burn. Arch. Pathol. *195*: 402, 1975
134 Cotran, R.S., and Remensnyder, J.P.: The structural basis of increased vascular permeability after graded thermal injury – light and electron microscopic studies. Ann. N.Y. Acad. Sci. *150*: 495, 1968
135 Gelfand, J.A.: Infections in burned patients: A paradigm for cutaneous infection in the patient at risk. Am. J. Med. *76*: 158, 1984
136 Teplitz, C.: Pathology of burns. *In* Artz, C.P., and Moncrief, J.A. (eds.): The Treatment of Burns. 2nd Ed. Philadelphia, W.B. Saunders Company, 1969, p. 22
137 Stratta, R.J., et al.: Immunologic parameters in burned patients: Effect of therapeutic interventions. J. Trauma *26*: 7, 1986
138 Blazar, B.A., et al.: Suppression of natural killer cell function in humans following thermal and traumatic injury. J. Clin. Immunol. *6*: 26, 1986
139 Tribble. C.G., et al.: Lightning injuries. Compr. Ther. *11*: 32, 1985
140 Jones, R.R.: Ozone depletion and cancer risk. Lancet *2*: 443, 1987
141 Stern, R.S., et al.: Risk reduction for nonmelanoma skin cancer with childhood sunscreen use. Arch. Dermatol. *122*: 537, 1986
142 Green, A., et al.: Sunburn and malignant melanoma. Br. J. Cancer *51*: 393, 1985
143 Radford, E.P.: Potential health effects of indoor radon exposure. Environ. Health Perspect. *62*: 281, 1985
144 Saccomanno, G., et al.: An epidemiological analysis of the relationship between exposure to Rn progeny, smoking, and bronchogenic carcinoma in the U-mining population of the Colorado Plateau – 1960–1980. Health Physics *50*: 605, 1986
145 Cross, F.T., et al.: Health effects and risks from ^{2}22 Rn in drinking water. Health Physics *48*: 649, 1985
146 Upton, A.C.: Radiation injury: Past, present, and future. *In* Hill, R.B., and Terzian, J.A. (eds.): Environmental Pathology. An Evolving Field. New York, Alan R. Liss, 1982, p. 9
147 Lyon, J.L.: Radiation exposure and cancer. Hosp. Pract. *19*: 159, 1984
148 Johns, H.E., and Cunningham, J.R.: The Physics of Radiology. 3rd Ed. Springfield, Illinois, Charles C. Thomas, 1969
149 Pizzarello, D.J., and Witcofski, R.L.: Basic Radiation Biology. 2nd Ed. Philadelphia, Lea & Febiger, 1975
150 Dalrymple, G.V., et al. (eds.): Medical Radiation Biology. Philadelphia, W.B. Saunders Company, 1973
151 Hutchinson, F.: The molecular basis for radiation effects on cells. Cancer Res. *26*: 2045, 1966
152 Mettler, F.A., Jr., and Moseley, R.D., Jr.: Medical Effects of Ionizing Radiation. Orlando, Grune & Stratton, 1985
153 Mettler, F.A., Jr., and Moseley, R.D., Jr.: Medical Effects of Ionizing Radiation. Orlando, Grune & Stratton, 1985, p. 5
154 Rugh, R.: Damage to cells by ionizing radiation. Atompraxis *14*: 13, 1968
155 Anderson Hospital and Tumor Institute: Cellular Radiation Biology. Eighteenth Symposium on Fundamental Cancer Research, Houston, 1964, Baltimore, Williams & Wilkins Company, 1965
156 Mettler, F.A., Jr., and Moseley, R.D., Jr.: Medical Effects of Ionizing Radiation. Orlando, Grune & Stratton, 1985, p. 18
157 Chandra, S., and Stephani, S.: Plasma membrane as a sensitive target in radiation-induced cell injury and death: An ultrastructural study. Int. J. Radiat. Biol. *40*: 305, 1981
158 Benson, E.P.: Radiation injury to large arteries. 3. Further examples with prolonged asymptomatic intervals. Radiology *106*: 195, 1973
159 Cade, S.: Radiation-induced cancer in man. Br. J. Radiol. *30*: 393, 1957
160 Zeman, W.: Introduction to neuropathy related to physical forces. *In* Minckler, J. (ed.): Pathology of the Nervous System. Vol. 1. New York, McGraw-Hill Book Company, 1968, p. 862
161 Conard, R.A., and Hicking, A.: Medical findings in Marshallese people exposed to fallout radiation. J.A.M.A. *192*: 457, 1965
162 Warren, S.: The Pathology of Ionizing Radiation. Springfield, Illinois, Charles C. Thomas, 1961
163 Mettler, F.A., Jr., and Mosely, R.D., Jr.: Medical Effects of Ionizing Radiation. Orlando, Grune & Stratton, 1985, p. 173
164 Morgan, C.: Hiroshima, Nagasaki, and the RERF (Radiation Effects Research Foundation). Am. J. Pathol. *98*: 843, 1980
165 Finch, S.C.: The study of atomic bomb survivors in Japan. Am. J. Med. *66*: 899, 1979
166 Okita, T.: Review of 30 years of study of Hiroshima and Nagasaki atomic bomb survivors. II. biological effects. J. Radiat. Res. (Suppl.) *16*: 49, 1975
167 Troup, G.M.: Symposium: The delayed consequences of exposure to ionizing radiation. Pathology studies at the Atomic Bomb Casualty Commission. Hiroshima and Nagasaki, 1945–1970. II. Growth and development. Hum. Pathol. *2*: 493, 1971
168 Michaelson, S.M., et al.: Fundamental and Applied Aspects of Nonionizing Radiation. New York, Plenum Press, 1975

10 Krankheiten des Säuglings- und Kindesalters

Kinder sind nicht einfach «kleine Erwachsene», und Kinderkrankheiten sind nicht bloß Varianten der Krankheiten Erwachsener. Die meisten Krankheiten von Säuglingen und Kindern sind altersspezifisch oder treten in dieser Altersgruppe in ganz bestimmter Form auf. Gesamthaft gesehen fordern die pädiatrischen Krankheiten einen hohen Zoll und erschienen in den USA 1986 an 12. Stelle der häufigsten Todesursachen.

Die Überlebenschance des Säuglings bessert sich mit jeder Woche; die Sterberate in der ersten Lebenswoche ist 10mal höher als in der zweiten. Dieser auffällige Unterschied widerspiegelt ironischerweise die verbesserte medizinische Versorgung. Bessere pränatale Kontrollen, verlässlichere Methoden zur Beurteilung des Zustandes des Fetus und häufigere chirurgische Entbindung vor dem Termin bei Gefahr für das Kind tragen dazu bei, daß viele Kinder zur Welt kommen, die früher tot geboren worden wären. Bei diesen Kindern handelt es sich daher fast ausnahmslos um «Risiko-Neugeborene» («high-risk»). Trotzdem ist die Säuglingssterblichkeit in den USA zwischen 1970 und 1985 von 20 Todesfällen pro Bevölkerung von 1000 auf 11,2 gesunken.

Jedes Entwicklungsstadium von Säugling und Kind zeigt etwas andere Hauptkrankheiten. Verfügbare Angaben erlauben eine Übersicht über vier Zeitspannen: 1) Neugeborenenperiode (die ersten vier Lebenswochen); 2) Säuglingsalter (erstes Lebensjahr); 3) Kleinkindesalter (1.-4. Lebensjahr); und 4) Kindesalter (5.-14. Lebensjahr). Weitaus am gefährlichsten ist die Neugeborenenperiode. Während des ganzen Lebens wird der Organismus nie mehr mit einer ähnlich dramatischen Herausforderung konfrontiert, wie sie der Übergang von der unselbständigen intrauterinen Existenz zum selbständigen Leben darstellt. Nach Durchtrennung der Nabelschnur wird die Blutzirkulation radikal umgestellt. Die Atmung muß die Verantwortung für die Sauerstoffsättigung des Blutes übernehmen. Der eben abgenabelte Organismus muß plötzlich selbst für die Aufrechterhaltung der Körpertemperatur und weiterer homöostatischer Konstanten sorgen. Diese vielen Anpassungsvorgänge machen das neugeborene Kind besonders verwundbar.

Die wichtigsten Todesursachen für Säuglinge und Kinder sind in Tab. 10.1 zusammengestellt. Während der ersten 12 Monate sind vor allem kongenitale Mißbildungen, Atemnotsyndrom, Unreife, Geburtstraumen, Asphyxie unter der Geburt, Schwangerschaftskomplikationen, Pneumonie, Meningitis, Krankheiten des Nervensystems und Unfälle für Todesfälle verantwortlich.

Nach Überstehen des ersten Lebensjahres stehen die Chancen viel besser. Allerdings gibt die Tatsache zu denken, daß Unfälle bei Kleinkindern und Kindern zur führenden Todesursache geworden sind. In der Reihenfolge ihrer Häufigkeit findet man unter den natürlichen Todesursachen kongenitale Anomalien, maligne Neoplasmen und Pneumonie. In gewissem Sinne gleicht das Leben einem Hindernislauf. Die Mehrheit überwindet (oder umgeht) die Hindernisse. In den folgenden Abschnitten wollen wir uns über die spezifischen Probleme orientieren, welche die verschiedenen Entwicklungsstadien des Kindes auszeichnen.

Geburtsgewicht und Schwangerschaftsalter

Man weiß seit vielen Jahren, daß Kinder, die vor Abschluß der normalen Schwangerschaftsdauer geboren werden, höhere Morbidität und Mortalität aufweisen als Kinder, die am Termin zur Welt kommen. Verständ-

Tab. 10.1: Ausgewählte Todesursachen des Säuglings- und Kindesalters*

Ursachen	1. Jahr	1–4 Jahre	5–14 Jahre
Alle Ursachen	1164,2	57,6	28,3
Probleme der Perinatalperiode	562,0	0,6	0
Atemnotsyndrom	109,7		
Frühgeburt und niedriges Geburtsgewicht	98,3		
Asphyxie während Geburt	32,5		
Komplikationen mit Plazenta, Nabelschnur, Membranen	26,4		
Geburtstrauma	16,8		
Morbus haemolyticus und perinataler Ikterus	1,7		
Alle weiteren Probleme perinatalen Ursprungs	276,6		
Kongenitale Mißbildungen	247,8	7,5	1,6
Pneumonie	20,5	1,6	0,4
Respiratorische Krankheiten (außer Pneumonie)	12,8		
Krankheiten des Nervensystems und der Sinnesorgane (außer Meningitis)	12,3		
Meningitis	9,1	1,4	0,1
Septikämie	7,5	0,6	0,1
Infektionen des Darmtrakts	3,8	0,1	0
Maligne Neoplasmen und Neoplasien	3,7	4,6	4,1
Zerebrale und intrakranielle Blutungen	2,4	0,1	0,1
Zystische Fibrose	0,9	0,3	0,6
Unfälle (inklusive Verkehrsunfälle) und weitere akzidentelle Todesfälle	28,1	22,5	13,2
Alle weiteren Ursachen	253,3	18,3	8,1

* Sterberate pro Bevölkerung von 100000 für jede Gruppe. Nach «Vital Statistics of the United States, 1982, Vol. II, Mortality, Part A. DHHS publication No. (PHS) 86-1122, Public Health Service, Washington, D.C., U.S. Government Printing Office, 1986.»

licherweise sind die lebenswichtigen Organe der Frühgeborenen unreif und daher unfähig, sich rasch an das extrauterine Leben zu adaptieren. Erwartungsgemäß ist auch das Gewicht zu früh Geborener niedriger als das der Terminkinder. Wegen der Assoziation zwischen geringem Geburtsgewicht und Unreife bei Frühgeborenen wurde das Geburtsgewicht als traditioneller Maßstab für die fetale Reife verwendet. In der Vergangenheit bezeichnete man Kinder mit einem Geburtsgewicht unter 2500 g als Frühgeborene, ohne dabei das Schwangerschaftsalter zu berücksichtigen. Das Geburtsgewicht ist tatsächlich ein wichtiger Indikator für die neonatale Überlebenschance (Abb. 10.1); allerdings wird die Unreife durch das Gewicht allein nur ungenau erfaßt, da weitere Faktoren des intrauterinen Wachstums unberücksichtigt bleiben. *Fetale Reife und Geburtsgewicht gehen nicht in jedem Fall Hand in Hand.* Beispielsweise ist ein Neugeborenes, das mit einem Geburtsgewicht von 2300 g nach 34 Schwangerschaftswochen geboren wurde, unreifer und stärker der Gefahr von Komplikationen ausgesetzt (z. B. Atemnotsyndrom) als ein 2300 g schweres termingerecht geborenes Kind. Diese am Termin geborenen, aber untergewichtigen Kinder («small-for dates»), die einen Drittel aller untergewichtigen Neugeborenen ausmachen, gehören zwar auch einer Risikogruppe an, aber die Hintergründe ihrer Schwierigkeiten sind von denen der Frühgeborenen verschieden. In den vergangenen Jahren hat sich daher eine Klassierung durchgesetzt, die Schwangerschaftsalter und Geburtsgewicht berücksichtigt. Neugeborene werden klassiert als *«im Verhältnis zur Schwangerschaftsdauer» normalgewichtig* («appropriate for gestational age» (AGA)), *untergewichtig* («small-for-gestational age» (SGA) und *übergewichtig* («large for gestational age» (LGA)). Neugeborene mit einem Geburtsgewicht, das zwischen der 10. und der 90. Perzentile für ein bestimmtes Schwangerschaftsalter fällt, werden als AGA bezeichnet, bei SGA-Kindern liegt das Gewicht unter der 10., bei LGA-Kindern über der 90. Perzentile. Was das Schwangerschaftsalter anbelangt, werden vor der 37. oder 38. Schwangerschaftswoche geborene Kinder als Frühgeborene bezeichnet; bei Geburt nach der 42. Schwangerschaftswoche gelten die Neonaten als *«nach dem Termin geboren.»* In Abb. 10.1 sind verschiedene Gruppen Neugeborener aufgezeichnet, die sich bei Berücksichtigung von Geburtsgewicht und Schwangerschaftsalter ergeben. Die Abbildung zeigt auch, daß das Risiko der Neugeborenen-Mortalität und -Morbidität durch diese beiden Parameter stark beeinflußt wird. Kinder, die vor der 34. Schwangerschaftswoche mit einem Geburtsgewicht zwischen 1000 und 1500 g zur Welt kommen, weisen ein Mortalitätsrisiko von 50% und ein Morbiditätsrisiko von 90% auf; bei Geburt nach der 34. Schwangerschaftswoche reduziert sich in derselben Gewichtskategorie das Mortalitätsrisiko auf 13%, während das Morbiditätsrisiko bei 86% hoch bleibt. Diese Zahlen widerspiegeln die typische Verteilung verschiedener Krankheiten innerhalb bestimmter Gruppen von Geburtsgewicht-Schwangerschaftsalter, die in Speziallehrbüchern diskutiert werden.[1] Wir wollen uns hier kurz den «small-for-gestational-age» (SGA)-Neugebo-

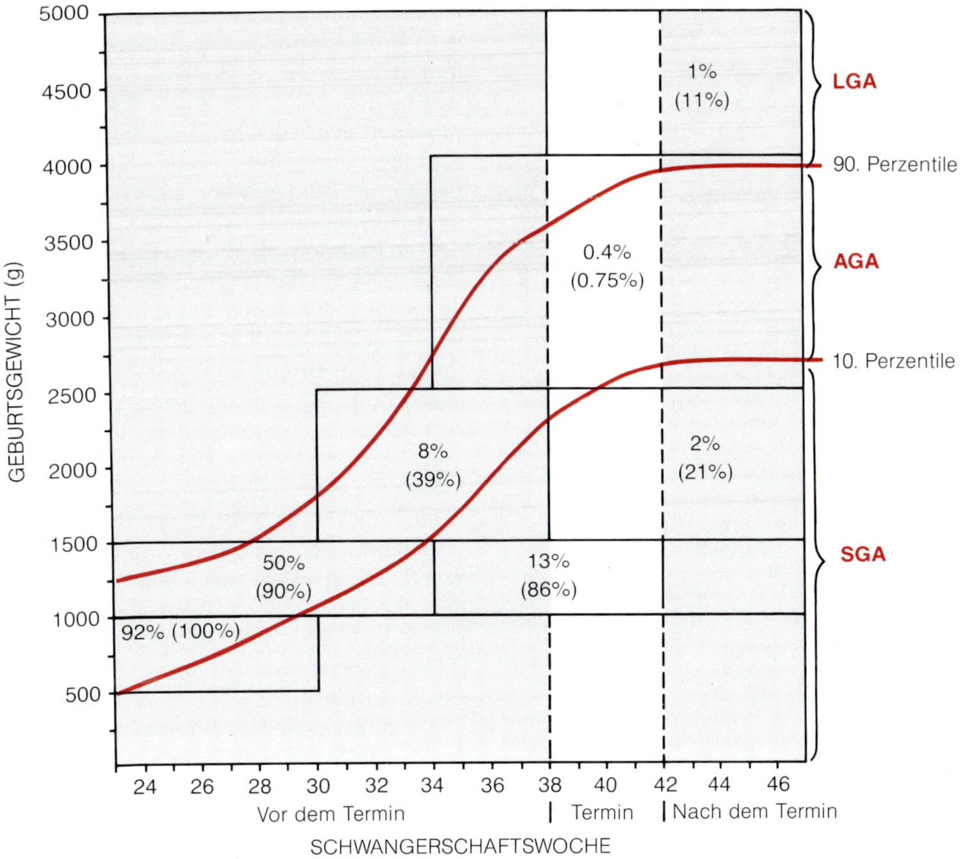

Abb. 10.1: Perinatale Mortalität und Morbidität nach Geburtsgewicht und Schwangerschaftsalter. Innerhalb der Schwangerschaftsalter (vor dem Termin, Termin, nach dem Termin) werden die Neugeborenen aufgrund des Geburtsgewichts in drei Kategorien eingeteilt: «groß» (LGA), «entsprechend» (AGA) und «klein» (SGA). Mit diesen Kriterien ergeben sich neun definierte Gruppen. Verschiedene Subgruppen (Vierecke mit durchgehenden Linien) sind ebenfalls dargestellt. Innerhalb jeder Subgruppe ist das Mortalitäts- und Morbiditätsrisiko (in Klammmern) in Prozenten angegeben. Beispiel: Kinder, die zwischen der 30. und 38. Schwangerschaftswoche mit einem Geburtsgewicht zwischen 1500 und 2500 geboren werden, weisen ein Mortalitätsrisiko von 8% und ein Morbiditätsrisiko von 39% auf. (Nach: Lubchenko L.O.: The High Risk Infant. Philadelphia, W.B. Saunders Co., 1976, pp. 104 und 112.)

renen zuwenden, die einen bedeutenden Anteil der Mangelgeborenen ausmachen.

Mangelgeborene (SGA)

Die meisten Experten stimmen überein, daß *mindestens ein Drittel aller Kinder mit einem Geburtsgewicht von weniger als 2500 g am Termin geboren werden, und daß dies eher auf Wachstumsrückstand als auf Unreife zurückzuführen ist.* SGA wird durch eine intrauterine Wachstumsretardation verursacht. Diese Wachstumshemmung beruht auf vielen Faktoren, die in drei große Kategorien eingeteilt werden können: Faktoren von Seiten des Fetus, der Plazenta oder der Mutter.

1. *Faktoren von Seiten des Fetus* mindern das Wachstumspotential trotz genügendem Nährstoffangebot von der Mutter. An erster Stelle derartiger Zustände sind chromosomale Störungen, kongenitale Mißbildungen und kongenitale Infektionen. Obschon «small-for-dates» Kinder häufiger kongeniale Mißbildungen aufweisen, ist die Ursache dieser Assoziation nicht klar.[1a]

2. Im dritten Trimester der Schwangerschaft stellt das starke fetale Wachstum höchste Anforderungen an die uteroplazentäre Versorgungslinie. Die *uteroplazentäre Insuffizienz* ist deshalb eine wichtige Ursache der Wachstumsretardation. Eine Insuffizienz tritt als Folge von Infektionen, Neoplasmen oder Gefäßläsionen, wie Infarkten, auf. In einigen Fällen ist die Plazenta ohne erkennbaren Grund zu klein.

3. Die weitaus häufigsten Faktoren der intrauterinen Wachstumshemmung sind *mütterlicher Natur.* Oft liegt die Ursache bei Toxämie oder chronischer Hypertension. Mangelernährung der Mutter beeinflußt das fetale

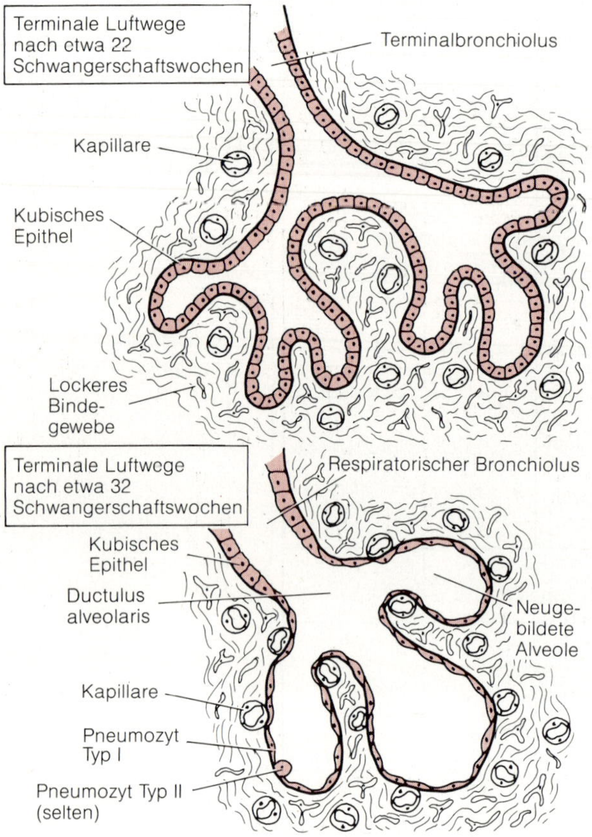

Abb. 10.2: Schematische Darstellung der fetalen Lungenentwicklung.

Wachstum ebenfalls, aber die Beziehungen zwischen SGA und dem Ernährungszustand der Mutter sind komplex. Die Liste weiterer Faktoren von Seiten der Mutter, die mit SGA assoziiert sind, ist lang.[1] Einige der vermeidbaren negativen Einflüsse auf das intrauterine Wachstum sind mütterlicher Drogenmißbrauch, Alkoholkonsum und übermäßiges Zigarettenrauchen.

Unreife von Organsystemen

Ein Hauptproblem des Frühgeborenen, unabhängig vom Geburtsgewicht, ist die funktionelle und manchmal auch strukturelle Unreife verschiedener Organe; Neugeborene, die in die Gruppe der SGA fallen, sind natürlich besonders stark benachteiligt. Da Unreife direkte Todesursache bei extrem Frühgeborenen sein kann und auch das Überleben der übrigen vor dem Termin geborenen Kinder in Frage stellt, betrachten wir in den folgenden Abschnitten das Wesen der Unreife lebenswichtiger Organe.

Lunge Während der ersten Hälfte des Fetallebens beschränkt sich die Lungenentwicklung im wesentlichen auf die Bildung eines verzweigten Röhrensystems aus dem Vorderdarm, aus dem später Trachea, Bronchien und Bronchiolen entstehen. Die Differenzierung der Alveolen beginnt erst im 7. Schwangerschaftsmonat; zwischen den zunächst dickwandigen Strukturen liegt reichlich inter- und intralobuläres Bindegewebe. Die Gefäße im Bindegewebe stehen nicht in Kontakt mit dem Alveolarraum (Abb. 10.2). Das kubische Epithel, das die Lufträume in diesem Entwicklungsstadium auskleidet, ist für den raschen Sauerstoffübertritt ins Blut ungeeignet. Zwischen 26. und 32. Schwangerschaftswoche zeigen sich Übergänge zu flachen Alveolarepithelien (Typ I) und zu Typ II-Zellen mit Lamellarkörperchen. Im Verlaufe der weiteren Lungenentwicklung kommt es zur Reduktion des interstitiellen Gewebes und Zunahme der Kapillaren. Sogar am Termin sind jedoch die Alveolen kleiner und die Alveolarsepten erheblich dicker als beim Erwachsenen. Die meisten Alveolarepithelien sind vom Typ I; kleine Haufen von Typ II-Zellen finden sich vor allem an den Verzweigungen der Ductuli alveolares. Die Alveolenentwicklung ist bei der Geburt nicht abgeschlossen; der Alveolenbestand der erwachsenen Lunge wird etwa im achten Lebensjahr erreicht.

Die unreife Lunge ist daher nicht entfaltet, rot und von fleischiger Konsistenz. Die unvollständig erweiterten Alveolaräume enthalten rötliches proteinartiges Material und Epithelschuppen. Die Anwesenheit großer Mengen von Amnionbestandteilen, wie Schuppen, Lanugohaar und Schleim, deutet auf pränatale Aspiration hin. Obschon die Lungen totgeborener Kinder im Wasser meist sinken, ist der «Schwimmtest» kein wesentliches Indiz für postnatale Atemtätigkeit. Auch wenn das Neugeborene vor dem Tod geatmet hat, ist die Atemmuskulatur schwach und die Atmung flach; der geringe Luftaustausch und die Resorption bereits vorhandener Luft führen dazu, daß die Lunge in Wasser sinkt. Andererseits können kontaminierende Bakterien genügend Gas produzieren, um der Lunge den zum Schwimmen nötigen Auftrieb zu verleihen.

Nieren Bei Frühgeborenen ist die Entwicklung der Glomeruli unvollständig. Vor allem in der subkapsulären Zone finden sich unreife Glomeruli. Diese Strukturen weisen einen organoiden, drüsigen Aspekt auf, der auf die Anwesenheit von kubischen Zellen im parietalen und viszeralen Blatt der Bowman Kapsel zurückgeht. Glomeruli der tieferen Zonen sind gut ausgebildet, und die Nierenfunktion reicht für das Überleben aus.

Gehirn Das Gehirn ist bei Frühgeborenen ebenfalls ungenügend entwickelt. Die Hirnoberfläche ist verhältnismässig glatt und weist die für Hirnhemisphären des Erwachsenen typischen Furchungen noch nicht auf. Die Hirnsubstanz ist weich, gelatinös und leicht verletzlich. Die Grenzen zwischen grauer und weisser Substanz sind unscharf; dies geht zum Teil auf die noch

Tab. 10.2: Beurteilung des Neugeborenen («Apgar-Score»)

Zeichen	0	1	2
Herzfrequenz	Kein Herzschlag	Unter 100	Über 100
Atembewegung	Fehlend	Langsam, unregelmäßig	Gut, Kind schreit
Muskeltonus	Schlaff	Beugung der Extremitäten	Aktive Bewegungen
Nasenreizung mit Katheter (Prüfung bei freiem Oropharynx)	Keine Reaktion	Grimassieren	Husten, Niesen
Hautfarbe	Blau, blass	Körper rosig, Extremitäten blau	Kind rosig

Die fünf objektiven Zeichen werden 60 Sekunden nach der Geburt des Kindes (Entfernung der Nabelschnur und der Plazenta vernachlässigt) evaluiert und jedes mit einer Punktzahl von 0, 1 oder 2 bewertet. Ein Gesamt-Score von 10 bedeutet ein Kind in bestmöglicher Verfassung.
Nach Apgar V.: A proposal for a new method of evaluation of the newborn infant. Anesth. Analg. 32: 260, 1953.

wenig fortgeschrittene Myelinisierung der Nervenfasern zurück. Trotz Unreife sind die lebenswichtigen Hirnzentren sogar bei extrem Frühgeborenen genügend entwickelt, um die normale Funktion des ZNS zu gewährleisten. Homöostatische Mechanismen funktionieren jedoch nur ungenügend; das frühgeborene Kind bekundet Mühe mit der Temperaturregulation und zeigt schlechte vasomotorische Kontrolle, unregelmässige Atemtätigkeit, muskuläre Unbeweglichkeit und schwache Schweißproduktion. Keine dieser Schwierigkeiten ist mit dem Überleben unvereinbar.

Leber Die Leber ist zwar im Vergleich zur Körpergröße des Frühgeborenen recht voluminös, weist jedoch einen funktionellen Entwicklungsrückstand auf. Die Organgröße geht zum Teil auf die Persistenz extramedullärer Blutbildungsherde zurück. Viele oder die meisten Leberfunktionen sind den Anforderungen knapp gewachsen. Fast alle und vor allem untergewichtige Neugeborene weisen in der ersten Lebenswoche eine vorübergehende Phase mit physiologischem Ikterus auf. Die Gelbsucht beruht auf dem Untergang fetaler Erythrozyten und der funktionell ungenügenden Galleausscheidung durch die Hepatozyten. Die unreife Leber ist auch gekennzeichnet durch Mangel an Bilirubin-Glukuronyltransferase und Hydroxylasen sowie durch verminderte Proteinsyntheseleistung, um nur einige hepatische Systeme zu erwähnen.

Apgar-Index

Der Apgar-Index, genannt nach Dr. Virginia Apgar, ist ein klinisch wertvolles Instrument zur Beurteilung der physiologischen Verfassung und Ansprechbarkeit, d.h. der Vitalität, des Neugeborenen.[2] Die fünf geprüften und mit einem Punktesystem bewerteten Parameter sind in Tab. 10.2 aufgeführt. Das neugeborene Kind wird eine Minute oder fünf Minuten nach der Geburt geprüft. Eine Punktetotal von 10 bedeutet, daß sich das Kind in der bestmöglichen Verfassung befindet. Die Korrelation des Apgar-Index mit der Mortalität in den ersten 28 Lebenstagen ist sehr eindrücklich. Neugeborene mit einem 5-Minuten-Apgar-Index von 0 bis 1 weisen im ersten Lebensmonat eine Mortalität von 50% auf; mit einem Punktetotal von 4 sinkt die Mortalität auf 20%, und mit 7 und mehr Punkten auf beinahe 0%.[3]

Geburtstraumen

Geburtstraumen sind wichtige Krankheits- und Todesursachen der ersten Lebensjahre. Verständlicherweise sind große Kinder mit hohem Geburtsgewicht (LGA) eher einer Traumatisierung während der Geburt ausgesetzt als kleine, aber keine Gruppe ist davor gefeit. Frühgeborene AGA- oder SGA-Kinder sind zwar kleiner, weisen aber wegen ihrer Adaptionsschwäche eine höhere Morbidität auf. Die anatomische Unreife verstärkt die Gefahr bestimmter Geburtsschäden (z.B. Ventrikelblutung). Die traumatische Schädigung kann überall am Körper auftreten, am häufigsten sind jedoch Kopf, Skelett, Leber, Nebennieren und periphere Nerven betroffen. In Anbetracht der heftigen Expulsionskräfte, denen der zerbrechliche Organismus ausgesetzt wird, sind Geburtstraumen erstaunlich selten. Gewisse Formen der Schädigung sind zwar vermeidbar, doch andere sind auch bei bester geburtshilflicher Fürsorge unausweichlich.

Der erlittene Schaden äußert sich akut (z.B. bei Frakturen) oder wird erst aufgrund später auftretender Folgen erkannt (z.B. Nerven- oder Hirnschädigung). Die Verteilung der Verletzungen (mit Ausnahme der Geburtsgeschwulst am Kopf, die kaum als Verletzung betrachtet werden kann) ist in absteigender Häufigkeit etwa folgende: Schlüsselbeinfraktur, Verletzung des N. facialis, Verletzung des Brachialplexus, intrakranielle Verletzung, Humerusfraktur und äußere Verletzungen.[4] Unter diesen sind die Kopfverletzungen am bedenklichsten. Eine Besprechung der übrigen Geburtsverletzungen ist einschlägigen Übersichtsarbeiten zu entnehmen.[5]

Die *Geburtsgeschwulst am Kopf (Caput succedaneum)* tritt

so häufig auch bei unkomplizierten Geburten auf, daß sie die Bezeichnung «Geburtsverletzung» gar nicht verdient. Mit dem Kopf als vorliegendem Teil wölbt sich ein Segment der Kopfhaut in den sich zunehmend erweiterten Geburtskanal vor. Unter dem intrauterinen Kompressionsdruck sammelt sich unter der Kopfhaut, die dem Druck nicht ausgesetzt ist, Flüssigkeit an. *Die zunehmende Ansammlung interstitieller Flüssigkeit im Unterhautgewebe des Kopfes führt zu einer meist runden Zone von Ödem, Stauung und Schwellung, die man Caput succedaneum nennt.* Das subkutane Ödem wird nicht durch die Schädelnähte begrenzt. *Bei Blutung in die Haut entsteht ein Kephalhämatom.* Meist sammelt sich das Blut unter dem Periost, so daß die darüberliegende Schwellung die Schädelnähte nicht überschreitet. Das Kephalhämatom unterscheidet sich in dieser Hinsicht vom Caput succedaneum. Beide Verletzungsformen sind klinisch unbedeutend, sollten aber von Schädelfrakturen mit Begleithämatom und -ödem abgegrenzt werden. Etwa ein Viertel der Kephalhämatome wird durch Knochenfrakturen verursacht.

Zu Frakturen oder zum Übereinanderschieben der Schädelknochen kommt es vor allem bei Störungen des Geburtsvorgangs. Klinische Umstände, die derartige Kopfverletzungen begünstigen, sind überstürzte oder plötzliche Austreibung mit unvollständiger Modellierung des Schädels, ungeeigneter Einsatz der Zange und verlängerte Austreibungszeit infolge Mißverhältnis zwischen Kopfgröße und Durchmesser des Geburtskanals.

Intrakranielle Blutungen sind wahrscheinlich die häufigsten wichtigen Geburtsverletzungen. Man nimmt allgemein an, daß diese Blutungen mit außergewöhnlicher Verformung des Schädels oder mit plötzlichen Druckänderungen, wie Ansetzen der Zange oder plötzliche überstürzte Austreibung, zusammenhängen. Verlängerte Wehentätigkeit, Hypoxie, Blutungsneigung oder Mißbildungen von Hirngefäßen sind wichtige prädisponierende Faktoren. Die Blutung kann verschiedene Ursachen haben: 1) Einriß der Dura, vor allem in der Falx cerebri und im Tentorium cerebelli; 2) Überdehnung und Riß der venösen Hirnsinus in der Dura; 3) Riß oder Quetschung der Hirnsubstanz, die zu Ventrikel- oder Hirnblutung führt; oder 4) Ruptur von subduralen Gefäßen. Intrakranielle Blutungen sind ungeachtet ihres Ursprungs von größter Wichtigkeit, da sie zu plötzlichem Anstieg des Hirndrucks, Schädigung der Hirnsubstanz, Herniation der Medulla oder des Hirnstamms in das Foramen magnum und schwerer, oft tödlich ausgehender Depression der vitalen Stammhirnfunktionen führen.

Kongenitale Mißbildungen

Kongenitale Mißbildungen werden definiert als Strukturdefekte, die bei der Geburt vorhanden sind, aber sich in einigen Fällen erst Jahre später manifestieren, wie Herzfehler und Nierenanomalien. Die Bezeichnung «kongenital» schließt einen genetischen Hintergrund der Mißbildung weder ein noch aus. Man schätzt, daß etwa 3% der Neugeborenen *größere Mißbildungen* aufweisen, d. h. Mißbildungen von kosmetischer oder funktioneller Bedeutung.[6] Wie aus Tab. 10.1 hervorgeht, handelt es sich dabei um die führende Todesursache bei Neugeborenen.[7] Kongenitale Mißbildungen tragen auch noch während der ersten Lebensjahre in bedeutendem Ausmaß zu Krankheit, Invalidität und Tod bei. Eigentlich handelt es sich bei diesen Anomalien um die weniger ernsten Entwicklungsstörungen der Embryonalperiode, die mit einer Lebendgeburt vereinbar sind. Ungefähr ein Fünftel aller befruchteten Eizellen sind derart abnormal, daß sie sich gar nicht erst weiter entwickeln. Weniger schwere Fehlbildungen führen zu Spontanaborten nach der Fetalzeit. Mit abnehmendem Schweregrad wird schließlich eine Stufe der Anomalie erreicht, die mit längerem intrauterinem Überleben kompatibel ist: einige der Störungen führen zur Totgeburt, die geringeren erlauben die Lebendgeburt, mit allen damit verbundenen Schwierigkeiten.

Hier sollten wir auf den Unterschied zwischen Mißbildung und Deformität hinweisen.[8] *Mißbildungen sind das Resultat primärer Störungen der Morphogenese; Deformitäten entstehen in einer späteren Phase der intrauterinen Entwicklung und bestehen in mechanisch bedingten Veränderungen von primär normaler Form und Struktur.* Deformitäten beschäftigen uns am Ende dieses Abschnittes. Mißbildungen äußern sich in verschiedenen Mustern. Einige davon, wie kongenitale Herzvitien, betreffen einzelne Organsysteme. In anderen Fällen treten multiple Mißbildungen verschiedener Organe und Gewebe gemeinsam auf. Multiple kongenitale Anomalien können auf eine einzige, lokalisierte Störung in der Organogenese zurückgehen, welche die Entwicklung anderer Organe sekundär beeinflußt. Die in frühen Entwicklungsphasen auftretende Obstruktion der Urethra wirkt sich sekundär auf die renale Morphogenese aus und führt gleichzeitig zu Defekten der unteren Extremitäten infolge Kompression von Blutgefäßen. Dieses durch Kaskadenwirkung gekennzeichnete Muster wird *Mißbildungssequenz* genannt. Andererseits können verschiedene Defekte nebeneinander auftreten, die nicht auf der Basis einer einzigen auslösenden Mißbildung erklärbar sind. In diesen Fällen spricht man von *Mißbildungssyndromen.* Meistens werden diese durch ein einziges ätiologisches Agens verursacht, das gleichzeitig auf mehrere Gewebe einwirkt, z.B. Infektion durch ein Virus.

Ätiologie Die bekannten Ursachen der Mißbildungen beim Menschen gehören zu zwei großen Gruppen – genetisch- und umweltbedingt (Tab. 10.3). In fast zwei Dritteln der Fälle ist die Ursache jedoch unbekannt.
Genetischbedingte Mißbildungen fallen wiederum in zwei Gruppen: 1) Assoziation mit Chromosomenanomalien, und 2) Folge der Mutation eines Einzelgens. Bei vielen Mißbildungen vermutet man zudem einen multifaktoriellen Erbgang; dieser Begriff beschreibt die Auswirkung der Interaktion von zwei oder mehr wenig wirksamen Genen mit Umweltfaktoren. Da in diesen Fällen die Einflüsse von Umwelt und Genstruktur, die zur Mißbildung führen, weitgehend unbekannt sind, wurden sie in Tab. 10.3 der Kategorie «unbekannt» zugezählt.
Fast alle *chromosomalen Syndrome (Kapitel 4)* sind durch kongenitale Mißbildungen gekennzeichnet. Etwa 4–5% der mit kongenitalen Mißbildungen lebendgeborenen Kinder weisen Chromosomenstörungen auf. Nur eine davon, die Trisomie 21 (Down-Syndrom), erreicht eine Häufigkeit von 1 auf 1000 Geburten. Mit absteigender Häufigkeit folgen Klinefelter-Syndrom, Turner-Syndrom und Trisomie 13 (Patau-Syndrom). Alle übrigen chromosomalen, mit Mißbildungen assoziierten Syndrome sind viel seltener. Die Mehrzahl dieser zytogenetischen Störungen entsteht als Defekt der Gametogenese und tritt daher nicht familiär auf. Übertragbare chromosomale Abnormitäten sind jedoch auch bekannt, wie beispielsweise die Translokationsform des Down-Syndroms; in diesem Fall wird die Störung von einer Generation auf die nächste übertragen, und es entsteht ein familiäres Muster struktureller Mißbildungen.
Mutationen einzelner Gene mit großer Wirkung können ebenfalls zu Mißbildungen führen, die erwartungsgemäß monogen weitervererbt werden. Allgemein betrachtet sind diese Fälle selten und erreichen die Häufigkeit des Down-Syndroms nicht. Unter diesen seltenen Entitäten finden sich harmlosere Extremitätenmißbildungen, wie Polydaktylie, Syndaktylie und Brachydaktylie. Allerdings ist der Übertragungsmodus für einige unter diesen unklar, und ein multifaktorieller Erbgang wird nicht völlig ausgeschlossen. Zudem treten viele Mißbildungssyndrome mit multiplen Anomalien bei monogen vererbten Störungen auf, wie Marfan-Syndrom und Mukopolysaccharidosen.
Umwelteinflüße wie virale Infekte, Medikamente und Bestrahlung während der Schwangerschaft, führen zu Mißbildungen bei Feten und Neugeborenen. Viele Viren sind beteiligt, u.a. Rubella-, Zytomegalie-, Herpes simplex-, Varizella-Zoster, Influenza- und Mumps- sowie andere Enteroviren. In diese Liste muß nun auch das «human immunodeficiency virus» (HIV) aufgenommen werden.[9] Am besten untersucht sind Rubella- und Zytomegalievirus. Bei allen Virusinfekten ist das Schwangerschaftsalter zur Zeit der Infektion der Mutter kritisch.

Tab. 10.3: Ursachen kongenitaler Mißbildungen beim Menschen

Ursache	Mißbildungen bei Lebendgeburten (%)
Genetischbedingt	
Chromosomale Störungen	5
Vererbt (familiär und *de novo*-Mutationen)	15–20
Umweltbedingt	
Infektionen der Mutter	3
Röteln	
Toxoplasmose	
Lues	
Zytomegalie	
HIV	
Krankheiten der Mutter	4
Diabetes mellitus	
Phenylketonurie	
Endokrinopathien	
Medikamente und chemische Stoffe	etwa 1
Alkohol	
Folsäure-Antagonisten	
Androgene	
Phenytoin	
Thalidomid	
Warfarin	
13-*cis*-Retinsäure	
Bestrahlung	etwa 1
Unbekannt	65–70

Nach Brent R.L.: The complexities of solving the problem of human malformations. Clin. Perinatol. *13:* 491, 1986.

Die risikoreiche Zeit für Röteln reicht von kurz vor der Konzeption bis zur 16. Schwangerschaftswoche, wobei die Gefahr während der ersten acht Wochen größer ist als in der zweiten Hälfte. Verschiedene Untersuchungen zeigen, daß bei Infektion während der ersten vier Wochen etwa die Hälfte der Lebendgeborenen Mißbildungen aufweisen; das Risiko ist so hoch, daß die Schwangerschaft häufig abgebrochen wird. Die Häufigkeit von Mißbildungen beträgt bei Infektion im zweiten Schwangerschaftsmonat 20%, bei Infektion im dritten Monat 7%. Die Defekte sind sehr variabel, aber die Trias «Katarakt, kardiale Mißbildung und Taubheit», «Rubella-Syndrom» genannt, ist am häufigsten. Unter den verschiedenen Herzanomalien sind vor allem zu nennen: offener Ductus arteriosus Botalli, Hypoplasie der Lungenarterie, Pulmonalklappenstenose, Aortenstenose, Ventrikelseptumdefekt und Fallot-Tetralogie. Weitere mögliche Begleitdefekte sind Mikrophthalmie, Mikrozephalie, geistige Entwicklungsstörung, Hepatomegalie, Splenomegalie sowie intrauteriner und postnataler Entwicklungsrückstand.
Die meist asymptomatische intrauterine Infektion durch Zytomegalovirus ist die häufigste fetale Virusinfektion. Ihre Prävalenz wird auf 0,4 bis 7,4% geschätzt.[10]

Die Krankheit wird in Kapitel 7 beschrieben; hier fügen wir bei, daß die für das Kind risikoreichste Zeit in das zweite Drittel der Schwangerschaft fällt. Da die Organogenese am Ende des ersten Trimesters nahezu abgeschlossen ist, treten kongenitale Mißbildungen seltener auf als bei Röteln; trotzdem sind die Auswirkungen virusinduzierter Schäden an den gebildeten Organen oft schwer. Ein Hauptkennzeichen ist der Befall des ZNS, und die wichtigsten klinischen Befunde sind geistige Entwicklungsstörung, Mikrozephalie, Taubheit und Hepatosplenomegalie. Weitere Abnormitäten sind bei der Diskussion der Zytomegalie in *Kapitel 7* angeführt. Die anderen erwähnten Viren wurden mit kongenitalen Mißbildungen in Zusammenhang gebracht; die Zahl der beschriebenen Fälle ist jedoch sehr klein und die Hinweise weniger gewichtig als bei Röteln und Zytomegalie.

Bei verschiedenen Medikamenten und Chemikalien besteht der Verdacht teratogener Wirkung. Angesichts der vielfältigen Wechselwirkungen zwischen genetischen und umweltbedingten Faktoren bei der Pathogenese der häufigsten Mißbildungen, fällt es schwer, einem vermuteten Teratogen eine bestimmte Rolle zuzuschreiben. Zudem entstehen, je verbreiteter das potentielle Teratogen und je häufiger eine Mißbildung, desto öfter zufällige Assoziationen. Wahrscheinlich werden weniger als 1% aller Mißbildungen durch Medikamente und andere chemische Substanzen verursacht. Die Liste der Chemikalien und Medikamente, die bekanntermaßen Mißbildungen auslösen, umfaßt Substanzen wie Thalidomid, Folsäureantagonisten, androgene Hormone, Alkohol, Antikonvulsiva, Warfarin (orales Antikoagulans) und 13-*cis*-Retinolsäure (Aknebehandlung). Wir wollen die teratogene Wirkung von zwei Stoffen zusammenfassen: Thalidomid, das in den frühen 60er Jahren eine Epidemie von Mißbildungen verursachte, und Alkohol, der trotz weiter Verbreitung kaum als teratogenes Agens gewürdigt wird. *Thalidomid,* einst als Beruhigungsmittel sehr populär in Europa, ist eines der wenigen Medikamente, die mit sehr hoher Frequenz Mißbildungen verursachen: zwischen 50–80% der in einer kritischen Periode dem Medikament ausgesetzten Feten wiesen Mißbildungen auf. Obschon die charakteristischen Anomalien des Thalidomid-Syndroms die Extremitäten betreffen, sind in Abhängigkeit von der embryonalen Expositionszeit auch andere Organe beteiligt. Die Extremitätenmißbildungen reichen von sehr schweren Formen, wie Amelie (keine Extremitäten) und Phokomelie («Robbengliedrigkeit», Hände und Füße direkt vom Rumpf ausgehend), zu geringfügigen Läsionen, wie Daumenhypoplasie. Die teratogene Wirkung von *Alkohol,* mit seiner weltweiten Verbreitung, ist noch nicht lange bekannt. Obschon die genaue Häufigkeit alkoholbedingter Mißbildungen schwierig zu eruieren ist, reichen Schätzungen von 1–5 auf 1000 Lebendgeburten.[11] Die betroffenen Kinder zeigen Wachstumsrückstand, Mikrozephalie, Vorhofseptumdefekt, kurze Lidspalten, Hypoplasie des Oberkiefers und verschiedene kleinere Anomalien. Diese Mißbildungen werden unter dem Begriff *fetales Alkohol-Syndrom* zusammengefaßt. Die Höhe des Alkoholkonsums, die zur Auslösung des Syndroms notwendig ist, steht nicht mit Sicherheit fest. Man glaubt, daß die tägliche Einnahme von etwa 180 ml Alkohol hohes Risiko bedeute, bei Konsumption von 30 ml oder weniger pro Tag die Gefahr des fetalen Alkohol-Syndroms jedoch gering sei.[12,12a]

Ionisierende Bestrahlung wirkt nicht nur mutagen und karzinogen sondern auch teratogen. Exposition mit hohen Dosen während der Organogenese führt zu Mißbildungen, wie Mikrozephalie, Blindheit, Schädelknochendefekten, Spina bifida und anderen. Zu solchen Expositionen kam es, als Bestrahlung zur Behandlung des Zervixkarzinoms eingesetzt wurde. Die Radioaktivität der Atombombenexplosionen in Japan erhöhte die Häufigkeit kongenitaler Mißbildungen in der exponierten Bevölkerung. Wir wissen nicht, ob auch niedrigere Bestrahlungsdosen, wie die bei diagnostischen Röntgenuntersuchungen, teratogen wirken.[13]

Nicht mehr als ein Drittel der kongenitalen Mißbildungen wird durch die besprochenen genetischen und umweltbedingten Faktoren verursacht. Die Ursachen der meisten Geburtsdefekte sind unbekannt; unter den Mißbildungen unbekannter Ursache finden sich auch häufig auftretende Störungen, wie Lippen- und Gaumenspalten. Man nimmt für die häufigsten dieser Mißbildungen einen multifaktoriellen Erbgang an, besonders in den Fällen, die nur ein Organ betreffen. In *Kapitel 4* haben wir gesehen, daß viele physiologische Eigenschaften, wie Körperlänge, Gewicht und Blutdruck, ebenfalls multifaktoriell vererbt werden. Diese phänotypischen Eigenschaften weisen eine kontinuierliche oder Gauss-Verteilung auf. In ähnlicher Weise entspricht im Falle der Mißbildungen die Wahrscheinlichkeit, mit einer Mißbildung geboren zu werden (bestimmt durch genetische und umweltbedingte Faktoren), ebenfalls einer kontinuierlichen Variablen; zusätzlich gibt es jedoch einen «Schwellenwert», der Individuen mit oder ohne Schädigung trennt. Es scheint daher, daß Wechselwirkungen einer bestimmten Zahl erblich übertragener, mutierter Gene mit der Umwelt stattfinden müssen, damit die Störung exprimiert wird. Im Falle der kongenitalen Hüftgelenkdysplasie (-luxation) nimmt man beispielsweise an, daß Tiefe des Azetabulums und Schlaffheit der Ligamente genetischbedingt sind; der Umweltfaktor scheint darin zu bestehen, daß das Kind *in utero* eine extreme Beckenendlage mit gebeugten Hüft- und gestreckten Kniegelenken einnahm. In den meisten Fällen sind jedoch Natur der genetischen und umweltbedingten Einflüsse sowie deren Wechselwirkungen unbekannt. Die Frequenz der häufigsten Mißbildungen in den USA findet sich in Tab. 10.4.

Pathogenese Die Pathogenese der kongenitalen Mißbildungen ist komplex und nur teilweise bekannt. Wir wollen zunächst einige allgemeine Prinzipien der Entwicklungspathologie besprechen, ohne auf ätiologische Faktoren einzugehen. *Der Zeitpunkt der pränatalen Schädigung bestimmt weitgehend Entstehung und Art der Mißbildung.*[6]

Die intrauterine Entwicklung des Menschen besteht aus zwei Phasen: die embryonale Phase in den ersten neun Schwangerschaftswochen, und die fetale Phase, die mit der Geburt abgeschlossen ist. Die Schädigung in der *frühen Embryonalperiode* (den ersten drei Wochen nach der Befruchtung) führt entweder zum Tod so vieler Zellen, daß der Embryo stirbt und es zum Abort kommt, oder die Zahl geschädigter Zellen ist so klein, daß sich der Embryo ohne offensichtlichen Defekt weiterentwickelt. Zwischen der dritten und neunten Woche ist der Embryo außerordentlich empfindlich gegenüber teratogenen Einflüssen; die Empfindlichkeit erreicht zwischen der vierten und fünften Woche ihren Gipfel. In dieser Zeitspanne werden die Organe angelegt. Der Vorgang der Organogenese mit ihren komplexen morphogenetischen Zellverschiebungen ist besonders anfällig auf schädigende Einflüsse irgendwelcher Natur. Die auf die Organogenese folgende *Fetalperiode* ist hauptsächlich gekennzeichnet durch weiteres Wachstum und Entwicklung der Organe mit stark verminderter Anfälligkeit auf teratogene Substanzen. Dagegen reagiert der Fetus empfindlich auf Einflüsse, die das Wachstum hemmen oder bereits gebildete Organe schädigen. Virusinfekte, wie Röteln, während des ersten Trimesters führen beispielsweise durch Unterbrechung des Entwicklungsprogramms zu Mißbildungen; virale Infektionen in späteren Schwangerschaftsphasen äußern sich gewöhnlich durch entzündliche Gewebeschädigungen, wie kongenitale Enzephalitis. Der Zeitpunkt der teratogenen Schädigung bestimmt auch weitgehend die Art der Mißbildung. Während der Phase der Morphogenese werden verschiedene Organe simultan und sequentiell gebildet; für jedes Organ existiert eine kritische Periode, in der es für die Auslösung von Mißbildungen besonders empfindlich ist. Eine bestimmte Substanz kann demnach je nach dem Zeitpunkt ihrer Einwirkung verschiedene Mißbildungen auslösen. Im Allgemeinen entstehen Mißbildungen aufgrund unvollständiger Morphogenese bei Insulten vor Abschluß der Organentwicklung. Ein Ventrikelspetumdefekt entsteht zum Beispiel bei Einwirkung von Teratogenen vor der sechsten Schwangerschaftswoche, da das Septum nach dieser Periode geschlossen ist. Da der Lippenschluß am 36. Tag erfolgt, muß das Teratogen, das eine Lippenspalte verursacht, vor dieser Zeit eingewirkt haben. Man muß sich allerdings darüber im klaren sein, daß auch bei Kenntnis des embryologischen Ablaufes der Zeitpunkt der Entstehung einer bestimmten Mißbildung nicht geschätzt werden kann; man kann einzig

Tab. 10.4: Frequenzen der häufigen kongenitalen Mißbildungen in den USA

Mißbildungen	**Frequenz** (10 000 Geburten)
Hypospadie	28,23
Klumpfuß ohne neurologische Ausfälle	25,61
Ventrikelseptumdefekt	15,23
Lippenspalte mit oder ohne Gaumenspalte	9,05
Hüftgelenkdislokation ohne neurologische Ausfälle	8,92
Offener Ductus arteriosus Botalli	7,50
Spina bifida ohne Anenzephalie	4,78
Anenzephalie	3,14
Atriumseptumdefekt	1,70
Zystenniere	1,30

Nach Edmonds L.D., and James L.M.: Temporal trends in the incidence of malformations in the United States: Selected years, 1970–71, 1982–83. MMWR (Surveillance Summaries), *34* (no. 255): 155, 355, 1985.

feststellen, daß der teratogene Effekt vor einer bestimmten Entwicklungsphase stattfand.

Bei der Auslösung von Mißbildungen *wirken Teratogene auf verschiedenen Stufen: Zellproliferation, -wanderung oder -differenzierung; manchmal betrifft der Schaden bereits geformte und ausdifferenzierte Organe.* Hemmung der Zellproliferation oder Zelltod in bestimmten, kritischen Entwicklungsphasen führt zu schweren Mißbildungen. Ausbleiben oder beschleunigtes Auftreten von programmiertem Zelltod können ebenfalls Mißbildungen, wie Syndaktylie oder Gaumenspalte, hervorbringen.[13a] Zellwanderungen spielen bei der Morphogenese eine wichtige Rolle. Geordnete Migrationen folgen genau festlegten Bahnen, die von Teratogenen unterbrochen werden können. Im Tierexperiment rufen beispielsweise Kadmium-induzierte Bildungsstörungen der bindegewebigen Matrix schwere kraniofaziale Mißbildungen hervor, da die Wanderung von Zellen der Neuralleiste gehemmt ist. Andererseits lösen beim Nager Antikonvulsiva über eine Störung der Mesenchymdifferenzierung die Bildung von Gaumenspalten aus. In diesem Zusammenhang erinnern wir uns daran, daß die Wirkung eines teratogenes Agens wohl primär in der Beeinflussung von Proliferation, Wanderung oder Differenzierung besteht, daß aber die Interferenz mit einem dieser Mechanismen sich kaskadenartig auf alle drei Prozesse auswirken kann. Obschon die Gefahr der Mißbildung nach Abschluß der Morphogenese vermindert ist, werden auch differenzierte Gewebe durch Teratogene geschädigt. Herdförmiger Zelltod in differenziertem Gewebe, verursacht durch Anoxie, chemische Substanzen oder Virusinfekte, führt zur Bildung von flüssigkeits- oder blutgefüllten zystenartigen Gebilden, die als lokale Mißbildungen imponieren.

Ein weiterer wichtiger Aspekt der Teratologie betrifft die *Rolle der Vererbung in der Anfälligkeit zur Mißbildung.*

Hier geht es nicht um genetische Faktoren der Entstehung von Mißbildungen, sondern um die Rolle der vererbten Reaktionsweise auf Auswirkungen bekannter Teratogene. Das Prinzip wird am besten am Beispiel der Kortison-induzierten Gaumenspalte bei der Maus erläutert. Eine bestimmte Dosis Kortisol, die der schwangeren Maus verabreicht wird, führt zu einer Gaumenspalten-Inzidenz von 100% bei Nachkommen des A-Stammes, jedoch zu nur 20% bei C57BL/6 Mäusen. Man hat diesen Unterschied mit der unterschiedlichen Expression von Kortikosteroidrezeptoren bei diesen Mausstämmen in Zusammenhang gebracht. Obschon in der Teratogenese beim Menschen kein vergleichbares Beispiel zu finden ist, sind Unterschiede in der Anfälligkeit auf medikamentös induzierte Mißbildungen bekannt. Nur 10–20% der Kinder von Müttern, die Phenytoin einnehmen, und nur 25% der Kinder, deren Mütter mit Warfarin behandelt wurden, entwickeln Mißbildungen. Man nimmt an, daß diese individuellen Variationen der teratogenen Wirkung auf genetischbedingten Unterschieden von Transport durch die Plazenta, Absorption, Metabolismus und Verteilung des Teratogens beruhen.

Nach dieser Übersicht über allgemeine Mechanismen der Entstehung kongenitaler Mißbildungen wenden wir uns Deformitäten zu, die aufgrund abnormer mechanischer Einwirkungen auf den Fetus entstehen.

Deformitäten

Deformitäten treten häufig auf und betreffen etwa 2% aller Neugeborenen in wechselndem Ausmaß. Die Pathogenese der Deformitäten beruht auf lokaler oder allgemeiner Kompression des intrauterin wachsenden Kindes durch übermäßige biomechanische Kräfte, die zu vielen strukturellen Abnormitäten führen. Im Gegensatz zu Mißbildungen besteht kein intrinsischer Defekt der Morphogenese, obschon auch fetale Mißbildungen verschiedene Veränderungen in Gang setzen können, die schließlich zu Deformitäten führen. Die häufigste Ursache von Deformitäten besteht in der *physischen Einengung durch den Uterus.* Das Uteruswachstum hält mit der raschen Größenzunahme des Fetus zwischen der 35. und 38. Schwangerschaftswoche nicht Schritt; gleichzeitig vermindert sich die relative Menge der kompressionsdämpfenden Amnionflüssigkeit. Daher ist sogar der normale Fetus der zunehmenden Kompression durch den Uterus ausgesetzt. Verschiedene mütterliche Faktoren, wie erste Schwangerschaft, kleiner oder mißgestalteter (z.B. bikorner) Uterus sowie Leiomyome, erhöhen jedoch die Gefahr einer übermäßigen Kompression. Auch fetale Faktoren, wie Mehrfachschwangerschaft, Oligohydramnie und abnorme fetale Lage, sind beteiligt. Diese und andere Einzelheiten der Deformitäten werden in der Spezialliteratur behandelt.[14]

Wir wollen uns nur mit einem Beispiel von Deformitäten befassen, die durch den relativen Mangel an Amnionflüssigkeit verursacht werden, *Oligohydramnie-Sequenz* genannt. Ein Mangel an Amnionflüssigkeit mit entsprechender Verstärkung der Kompression des Kindes durch den Uterus kann verschiedene Ursachen haben, wie chronischer Verlust von Amnionflüssigkeit infolge Amnionruptur oder uteroplazentare Insuffizienz wegen Bluthochdruck oder schwerer Toxämie. Gelegentlich wird die Oligohydramnie-Sequenz auch durch eine fetale Mißbildung ausgelöst; ein Beispiel dafür ist die renale Agenesie, bei der die Urinproduktion ausfällt, die während der ganzen Schwangerschaft hauptsächlich für den Bestand an Amnionflüssigkeit sorgt. Die betroffenen Kinder zeigen nach der Geburt Gesichtsdeformitäten, wie abgeplattete Nase oder gefaltete Ohren («Akkordeon-Ohren»). Schwerer wiegen Abnormitäten der Extremitätengelenke, die infolge schlechter Mobilität *in utero* in merkwürdigen Stellungen fixiert sind; auch Hüftluxationen kommen vor. Das Wachstum des Thorax und der Lungen ist oft derart behindert, daß die Lunge nur den Reifegrad eines vier- bis fünfmonatigen Feten erreicht. Daneben finden sich weitere, weniger auffällige Deformitäten. Glücklicherweise haben Deformitäten meist eine viel bessere Prognose als Mißbildungen, und die Gefahr des Wiederauftretens bei zukünftigen Schwangerschaften ist gering.

Atemnotsyndrom des Neugeborenen

Atemnot ist eine der häufigsten und gleichzeitig lebensbedrohlichsten Komplikationen, denen das Neugeborene ausgesetzt ist. Ursachen der Atemnot sind 1) zu stark sedative Behandlung der Mutter mit negativen Auswirkungen auf die Atemtätigkeit des Kindes; 2) Hirnschädigung mit Versagen des Atemzentrums; 3) zu schwache Respirationstätigkeit wegen Unreife von Lunge und Skelettmuskulatur (primäre Atelektase); 4) Aspiration von Blut oder Amnionflüssigkeit während der Geburt und Verlegung der Atemwege durch Amnionbestandteile (z.B. Hornschuppen, Schleim, Lanugohaare, proteinhaltige Präzipitate und Blut); und 5) Nabelschnurumschlingung des Halses. *Weitaus größere Bedeutung als alle erwähnten Ursachen hat jedoch das idiopathische Atemnotsyndrom («respiratory distress syndrome», RDS).* Trotz gewaltiger Fortschritte der neonatalen Intensivpflege während der letzten zwei Jahrzehnten sterben in den USA jährlich etwa 25000 Neugeborene an RDS oder dessen Komplikationen.

RDS ist auch unter der Bezeichnung «Hyalin-Membrankrankheit (oder Membransyndrom) der Früh- und Neugeborenen» bekannt, womit der wichtigste Lungenbefund die-

ser Affektion unterstrichen wird. In den meisten Fällen folgt die Störung einem stereotypen Muster, das am besten anhand des folgenden klinischen Ablaufs beschrieben wird. Beim Kind handelt es sich meist um ein Frühgeborenes, dessen Entwicklung jedoch dem Schwangerschaftsalter entspricht (AGA); es besteht ein starker, aber nicht zwingender Zusammenhang mit Diabetes mellitus der Mutter und Schnittentbindung. Kurz nach der Geburt mag das Kind respiratorische Unterstützung benötigen, aber nach wenigen Minuten setzt rhythmisches Atmen ein und die Hautfarbe wird normal. Kurze Zeit danach, oft in 30 Minuten, stellen sich Atembeschwerden ein; die unteren Rippen und das Sternum werden bei der Inspiration eingezogen, und man hört ein exspiratorisches Geräusch. Die Atemnot verschlimmert sich während der folgenden Stunden, die Atemfrequenz steigt auf über 100 pro Minute, und es stellt sich eine allgemeine Zyanose ein. Trotz angestrengter Atemtätigkeit bleibt die eigentliche Lungenbelüftung bescheiden; über beiden Lungenfeldern sind feine Rasselgeräusche hörbar. Auf der Röntgenaufnahme zeigen sich diffuse, feine retikulogranuläre Verdichtungen («Mattglas-Bild»). Die Verabreichung von 40–50% Sauerstoff hellt die Zyanose auf, und innerhalb der nächsten 12–24 Stunden kann sich das Kind sogar erholen. Beim Vollbild des RDS bleibt die Atemnot jedoch unbeeinflußt, die Zyanose verstärkt sich, und auch Beatmung mit bis zu 80% Sauerstoff bringt keine Besserung. Allgemeine Muskelschlaffheit, Unansprechbarkeit und Perioden von Apnoe stellen sich als ominöse Vorboten des Todes ein. Sofern das Kind dank intensiver Behandlung und Pflege die ersten drei bis vier Tage überlebt, ist die Aussicht auf vollständige Erholung ausgezeichnet.[15]

Ätiologie und Pathogenese Die pathogenetischen Mechanismen bei RDS sind erst unvollständig bekannt, aber einige wesentliche Beobachtungen verdienen Erwähnung. Unreife der Lunge ist die wichtigste Grundlage für das Entstehen der Membrankrankheit. Mangelnde Lungenentwicklung wird zwar auch beim Termingeborenen beobachtet, ist jedoch bei Frühgeborenen viel häufiger.[16] Die Häufigkeit von RDS ist umgekehrt proportional zum Schwangerschaftsalter. Man schätzt, daß das Syndrom bei 60% der Neugeborenen mit einem Schwangerschaftsalter von weniger als 28 Wochen auftritt, bei 15–20% der zwischen der 32. und 36. Woche Geborenen und bei weniger als 5% der Geburten nach der 37.Woche.[17] Obschon nicht unwidersprochen, weist vieles darauf hin, daß die Schnittentbindung vor der 38. Schwangerschaftswoche das Risiko von RDS erhöht; die Gefahr nimmt mit jeder weiteren Woche der vorzeitigen Geburt fast exponentiell zu.[18]

Kinder diabetischer Mütter weisen gegenüber Kindern nichtdiabetischer Mütter ebenfalls ein erhöhtes Risiko auf, besonders bei schlechter Kontrolle des mütterlichen Diabetes.[19,20] Auch das Geschlecht des Kindes ist ein Faktor: männliche Kinder sind 1,5–2-mal häufiger betroffen als weibliche.[21]

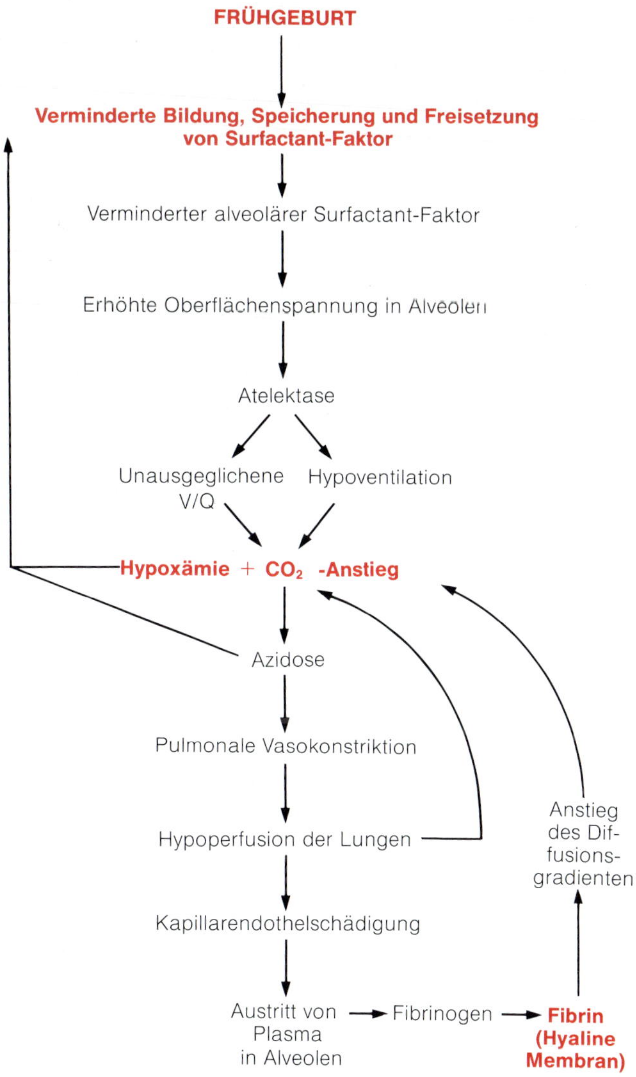

Abb. 10.3: Pathophysiologie des Atemnotsyndroms des Neugeborenen (RDS). V/Q = Ventilations-Perfusions-Quotient. (Aus: Oh W. and Stern L.: Respiratory diseases of the newborn. In: Stern L., and Vert P. (eds.): Neonatal Medicine. New York, Masson Publishing USA, 1987, p. 396.)

Alle erwähnten klinischen Befunde weisen auf den *grundlegenden Defekt bei RDS hin, der nach heutiger Auffassung in einem Mangel an pulmonalem Surfaktant-Faktor besteht.* Surfaktant ist die generische Bezeichnung für oberflächenaktive Substanzen, die in der Lunge gebildet werden. Surfaktant besteht hauptsächlich aus Dipalmitoyl-Phosphatidylcholin und kleineren Mengen von Phosphatidylglyzerin. Neben diesen beiden Phospholipiden enthält Surfaktant mindestens zwei Proteine, die für die Wirksamkeit *in vivo* vermutlich bedeutungsvoll sind.[22] Surfaktant senkt die Oberflächenspannung in den Alveolen, was den für ihre Öffnung notwendigen Innendruck herabsetzt; die Alveolen bleiben offen, da Surfaktant die Oberflächenspannung bei wechselnder Alveolargröße reguliert. Die Substanz wird von Typ II Pneumozyten synthetisiert und erscheint im Elektronenmikroskop als lamellenartige, osmiophile Körperchen. Damit sich die Lunge entfaltet, erfordert der erste Atemzug nach der Geburt einen hohen Inspirationsdruck. Bei normalem Surfaktant-Gehalt wird nach dem ersten Atemzug bis zu 40% der Residualluft in der Lunge zurückgehalten; der notwendige Inspirationsdruck der folgenden Atemzüge ist daher weit geringer. Bei Surfaktantmangel kollabieren die Lungen nach jedem Atemzug, was zur Folge hat, daß die inspiratorische Anstrengung dauernd hoch bleibt. Das Problem der «steifen» atelektatischen Lunge wird noch durch die Weichheit der Thoraxwand, die sich bei jeder Abwärtsbewegung des Zwerchfells einzieht, verstärkt. Zunehmende Atelektase und reduzierte Lungencompliance lösen eine Folge von Ereignissen aus (Abb. 10.3), die mit der Exsudation einer protein- und fibrinreichen Flüssigkeit in den Alveolarraum und der Bildung von hyalinen Membranen enden. Eingebaut in die Abfolge sind Rückkoppelungsschleifen, die in Form von Teufelskreisen das Krankheitsausmaß progressiv verstärken. Die hyalinen Membranen verhindern den Gasaustausch und führen zu Anstieg der CO_2-Konzentration im Blut und Hypoxämie, wodurch die Azidose verstärkt und die Folgen verschlimmert werden. Die Hypoxie selbst hemmt die Synthese von Surfaktant. Mit unterstützender Therapie kann manchmal genügend Zeit gewonnen werden für Reifung und Regeneration von Pneumozyten Typ II sowie für die gesteigerte Produktion von Surfaktant; in diesen Fällen kann sich das Kind vollständig erholen.

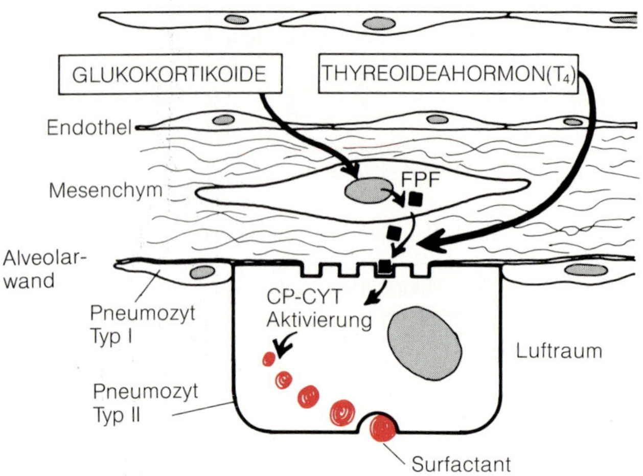

Abb. 10.4: Schematischer Ablauf der Bildung von Surfaktant. Glukokortikoide (endogen oder von außen zugeführt) stimulieren die Produktion von Fibroblasten-Pneumozyten-Faktor (FPF) durch Einwirken auf mesenchymale Fibroblasten. FPF stimuliert Pneumozyten Typ II zur Bildung von Cholinphosphat-Cytidyltransferase (CP-CYT), das reaktionslimitierende Enzym bei der Synthese von Phosphatidylcholin. Thyroxin soll mit FPF synergistisch wirken. Der ebenfalls stimulierende Effekt der Glukokortikoide auf die Synthese von Surfaktant-Apoprotein ist nicht dargestellt. (Nach: Start A.R., and Frantz I.P.: Respiratory distress syndrome. Pediatr. Clin. North Am. 33: 533, 1986; Originalzeichnung von Barry Smith, M.D.)

Wie erwähnt, ist Unreife der fetalen Lunge bei Frühgeborenen Hauptursache des Surfaktant-Mangels. Die Produktion dieser Substanz steigt nach dem Erscheinen von Pneumozyten Typ II allmählich, nach der 35. Schwangerschaftswoche beschleunigt an. Die Surfaktant-Synthese wird durch verschiedene Hormone, wie Glukokortikoide, Insulin, Prolaktin und Thyroxin, gesteuert. Die Rolle der Glukokortikoide ist besonders wichtig, da sie wahrscheinlich die Bildung der Surfaktant-Lipide und des Apoproteins in der fetalen Lunge induzieren.[15,23] Die Mechanismen der Steigerung der Phosphatidylcholin-Produktion durch Kortisol sind in Abb. 10.4 schematisch dargestellt. Während Thyroxin mit Kortisol synergistisch wirkt, scheint Insulin die Rolle des Antagonisten zuzukommen. Kinder diabetischer Mütter weisen infolge Hyperglykämie einen kompensatorischen Hyperinsulinismus auf. In diesen Fällen wird die Synthese von Surfaktant durch hohe Insulinblutspiegel gehemmt. Dies könnte erklären, warum Kinder diabetischer Mütter einem größeren RSD-Risiko ausgesetzt sind. Rätselhaft bleibt hingegen, weshalb auch die Sectio caesarea einen Risikofaktor darstellt. Tatsächlich wird in der Literatur darüber debattiert, ob das Risiko der Schnittentbindung an sich anzulasten ist, oder ob es sich indirekt aus der Indikation zur Sectio, z.B. bei Blutung vor der Geburt oder Toxämie, ergibt. Schließlich wird das häufigere Auftreten beim männlichen Geschlecht mit der vergleichsweise früheren Reifung der weiblichen Lunge in Zusammenhang gebracht. Zum Abschluß müssen wir erwähnen, daß das Atemnotsyndrom auch beim Erwachsenen auftreten kann («adult respiratory distress syndrome», ARDS). Surfaktantmangel ist die häufigste Ursache des RDS beim Neugeborenen, aber vergleichbare respiratorische Schwierigkeiten ergeben sich bei Säuglingen und Erwachsenen durch diffuse Alveolarschädigung jeglicher Ätiologie.

Morphologie Der makroskopische Aspekt der Lungen ist sehr charakteristisch. Obschon normal groß, sind sie kompakt, luftleer und ähneln mit ihrer dunkelroten Farbe der Leber; gewöhnlich sinken sie im Wasser.[24] Auch lichtmikroskopisch erinnern sie bei schwacher Vergrößerung an solides Gewebe. Die Alveolen sind schlecht entwikkelt, und die vorhandenen sind kollabiert. Die Atelektase beruht auf Clearance der Flüssigkeit ohne entsprechenden Ersatz durch Luft.[25] Bei Todeseintritt in frühen Krankheitsphasen findet sich nekrotisches Zellmaterial in terminalen Bronchiolen und Alveolargängen. In späteren Phasen wird dieses Material in die hellroten hyalinen Membranen inkorporiert, welche die respiratorischen Bronchioli, Alveolargänge und einzelne, meist proximale Alveolen auskleiden (Abb. 10.5). Die Membranen lassen sich mit Fettfarbstoffen anfärben, sind infolge des Gehaltes an Zelldebris Feulgen-positiv und weisen in der Immunfluoreszenz eine stark positive Reaktion für Fibrin auf. Sie bestehen hauptsächlich aus Fibrinogen und Fibrin mit Beimischung von Zellresten aus Pneumozyten. Die Entstehung der hyalinen Membranen ist in Abb. 10.3 zusammengestellt. Den dort aufgeführten Ereignissen müßte noch die hypoxiebedingte Nekrose von Alveolarwandzellen beigefügt werden, eine früh entstehende und gelegentlich prominente Läsion.[26] Die durch die Membranen ausgelöste entzündliche Reaktion ist auffällig schwach. Ein weiteres Merkmal stellt die ausgeprägte Stauung dar, begleitet von Erweiterungen der Lymphgefäße, die oft mit proteinreicher Flüssigkeit gefüllt sind. Die für das Membransyndrom charakteristischen Lungenveränderungen werden bei totgeborenen oder kurz nach der Geburt verstorbenen Kindern nie beobachtet.

Bei Kindern, die länger als 48 Stunden überleben, zeigen sich reparative Lungenveränderungen. Unter den Membranen setzt die Proliferation von Alveolarwandzellen ein; die Membran selbst wird in den Luftraum abgestoßen, wo das Material enzymatisch abgebaut oder phagozytiert wird. Konzentrisch geschichte Einschlüsse in Pneumozyten Typ II (morphologische Hinweise auf die Synthese von Surfaktant) sind in reduzierter Zahl vorhanden.

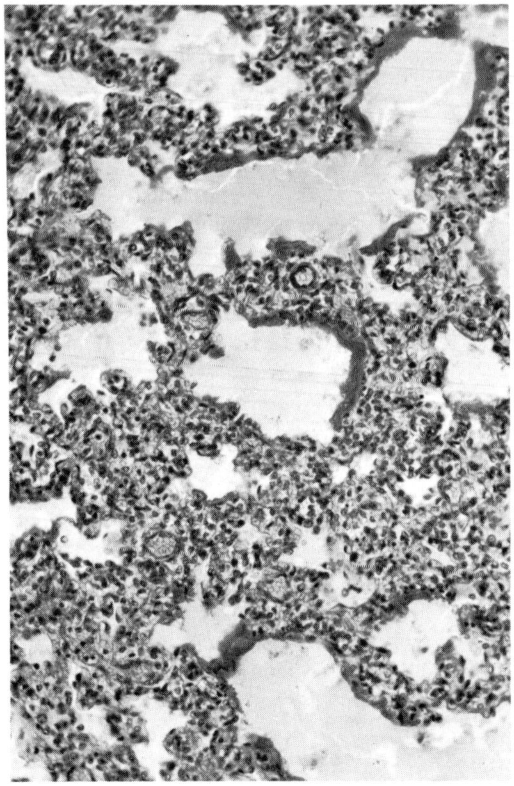

Abb. 10.5: Hyaline Membran-Krankheit. Nebeneinander von Atelektasen und erweiterten Alveolen; viele Lufträume sind mit Flüssigkeit gefüllt und von dicken hyalinen Membranen ausgekleidet.

Klinischer Verlauf Es gibt bei dieser Krankheit keinen typischen klinischen Verlauf oder verläßliche Prognosen; Verlauf und Prognose sind in hohem Maß abhängig von Reife und Geburtsgewicht des Neugeborenen, angewandten Maßnahmen und Schnelligkeit des therapeutischen Eingreifens. Die Gesamtmortalitätsrate liegt bei 20–30%, übersteigt jedoch bei Neugeborenen von etwa 1000 g die 50%-Grenze. Die größte Gefahr liegt im ungenügenden Austausch von Sauerstoff und Kohlendioxid in der Lunge und in der resultierenden Azidose. Die wichtigste therapeutische Maßnahme besteht in der Unterstützung der schwer hypoxämischen Kinder durch Sauerstoffzufuhr mit verschiedenen mechanischen Hilfsmitteln; vielversprechend ist auch der Surfaktantersatz, wie wir noch sehen werden. In unkomplizierten Fällen setzt die Erholung in drei bis vier Stunden ein. Die Sauerstoffzufuhr ist jedoch wegen der Sauerstofftoxizität nicht ungefährlich. Über längere Zeit fortgesetzte Beatmung bei hohem Sauerstoffpartialdruck führt zu toxischen Lungenveränderungen (Lungenödem) und retrokristalliner Fibroplasie. Mechanische Beatmung und Sauerstofftoxizität lösen in der Lunge auch subakute oder chronische Fibrosierungsprozesse aus, die unter dem Begriff der *bronchopulmonalen Dysplasie* (BPD) bekannt sind. Diese Komplikation stellt sich auch bei anderen Lungenaffektionen (z.B. Viruspneumonie) ein, deren Behandlung mechanische Beatmung bei hohem Sauerstoffpartialdruck einschließt. Klinisch ist die BPD gekennzeichnet durch eine während 3–6 Monaten andauernde Atemnot. Die größeren Luftwege weisen hyperplastische Epithelien mit Plattenepithelmetaplasie auf. Die Alveolarwände sind verdickt, und es besteht eine peribronchiale und interstitielle Fibrose. Sofern es gelingt, das

Kind ohne toxische Sauerstoffschädigung während drei bis Tagen am Leben zu erhalten, kann mit Erholung ohne bleibende Schäden gerechnet werden.

Nach der Erholung vom akuten RDS bleibt für die Säuglinge das Risiko hoch, verschiedene weitere Komplikationen zu entwickeln. Die wichtigsten sind *offener Ductus arteriosus, Ventrikelblutung und nekrotisierende Enterokolitis.* Mit der Perfektionierung der neonatalen Intensivpflege, welche die Aussicht, die respiratorischen Probleme zu überleben, bedeutend verbesserte, kommt diesen mit RDS-assoziierten Komplikationen immer größere Bedeutung zu. Man mag sich erinnern, daß sich der *offene Ductus Botalli* in wenigen Stunden nach termingerechter Geburt schließt. Bei Kindern mit RDS erfolgt dieser Verschluß jedoch infolge Unreife, Hypoxie und Azidose verzögert. In Frühphasen von RDS ist ein Links-rechts-Shunt durch den offenen Ductus gewöhnlich unbedeutend wegen der hypoxiebedingten pulmonalen Vasokonstriktion und Druckerhöhung im kleinen Kreislauf. Mit Abnahme der Hypoxie reduziert sich auch der pulmonale Blutdruck. Der nun einsetzende Blutübertritt aus dem linken in den rechten Kreislauf ist bedeutend und kann zu kardialer Stauungsinsuffizienz und Lungenstauung führen. Diese Komplikation erlangt in etwa einem Drittel der Fälle klinische Bedeutung. Hypoxie und Unreife des Gehirns sind auch ursächlich für die Entstehung von *Ventrikelblutungen* verantwortlich, die bei Frühgeborenen auch ohne RDS auftreten.[27] Bei Frühgeborenen zirkuliert ein disproportional hoher Anteil des Blutes durch periventrikuläre Gefäße, die dünne Wände aufweisen und durch das subependymale Gewebe wenig gestützt werden. Bei Asphyxie nehmen Hirndurchblutung und Venendruck zu, wodurch es zur Überdehnung der zarten, schlecht verankerten periventrikularen Kapillaren kommt. Die unvermeidliche periventrikuläre Blutung findet in über 80% der Fälle Anschluß an das Ventrikelsystem. Die Hämorrhagie ist oft massiv infolge hoher fibrinolytischer Aktivität im periventrikulären Bereich des unreifen Hirns. Die Mortalität der Ventrikelblutung liegt bei 50–65%. RDS bereitet auch den Boden vor für eine rätselhafte Krankheit, *nekrotisierende Enterokolitis* genannt. Sie ist in neonatalen Intensivpflegeeinheiten als Komplikation bei Frühgeborenen gefürchtet. Ursache und Pathogenese der nektrotisierenden Enterokolitis sind kaum bekannt; man vermutet, daß Faktoren wie hypoxiebedingte intestinale Ischämie, Besiedlung durch Bakterien oder hypertonische Flaschennahrung beteiligt sind. Die Läsionen betreffen vor allem Ileum und Kolon und bestehen in ausgedehnten Ulzerationen und Nekrosen, manchmal begleitet von Perforationen und Peritonitis. Obschon die moderne Technologie ermöglicht, viele Kinder mit RDS zu retten, führt sie uns auch die ausgesprochene Fragilität des unreifen Neugeborenen eindrücklich vor Augen.

Die Hauptanstrengungen zur Kontrolle des RDS richten sich auf die Prävention. Die präventiven Maßnahmen zielen darauf hin, den Geburtsbeginn bis zur Reife der Lunge hinauszuzögern oder die Lungenreifung beim gefährdeten Feten zu beschleunigen. Diese Absicht ist nur dann realistisch, wenn das Reifestadium der fetalen Lunge genau bestimmt werden kann. Da Lungensekrete ins Fruchtwasser abgegeben werden, liefert die Untersuchung dieser Flüssigkeit auf ihren Gehalt an Lezithin (Phosphatidylcholin) gute Anhaltspunkte für die Surfaktantkonzentration in den Alveolen. Für die Beurteilung der Lungenreife wird allgemein das Lezithin:Sphingomyelin-Verhältnis («L/S-Verhältnis») herangezogen. In der frühen Schwangerschaft ist die Konzentration des Sphingomyelins höher als diejenige des Lezithins. Die Aktivität der Pneumozyten Typ II nimmt etwa in der 35. Schwangerschaftswoche stark zu; dies bewirkt den raschen Anstieg der Lezithinspiegel auf meistens mehr als doppelte Werte des Sphingomyelins. Die Lezithinkonzentration nimmt danach stetig zu, während die Sphingomyelinwerte zurückgehen. Die klinische Erfahrung zeigt, daß bei einem L/S-Verhältnis um 2:1 die Gefahr eines RDS klein ist. Messungen der Phosphatidylglyzerin- und Phosphatidylcholin-Phosphor-Werte in der Amnionflüssigkeit ergeben wichtige Zusatzinformationen über den Reifegrad der Lunge. Diese Phospholipide sind nach der 36. Schwangerschaftswoche nachweisbar, und ihre Konzentration nimmt danach progressiv zu.

Da Kortikosteroide die Reifung der fetalen Lunge beschleunigen, wurde ihr prophylaktischer Einsatz bei Frauen erprobt, bei denen Gefahr einer Frühgeburt bestand. Die erfolgreiche Verminderung der perinatalen Todesfälle infolge RDS konnte in sorgfältig ausgewählten Fällen dokumentiert werden.[28] Der Erfolg der Surfaktantsubstitution bei der Behandlung des RDS ließ noch mehr aufhorchen. Verschiedene klinische Studien bestätigten, daß die frühzeitige Verabreichung von Surfaktant in Aerosolform Morbidität und Mortalität von RDS herabsetzt.[29]

Asphyxie des Neugeborenen

Die ungenügende Blutversorgung des Feten kann hypoxische Schäden hinterlassen, die für Kindstod in der Spätschwangerschaft, Totgeburt oder Lebendgeburt mit niedrigem Apgar-Index, Atemnot und Apnoe verantwortlich sind. Ursachen der ungenügenden oder unterbrochenen Sauerstoffversorgung sind in Nabelschnur, Plazenta oder mütterlicher Blutzirkulation zu suchen. Gelegentlich kommt es auch bei den komplexen, geburtsbegleitenden Umstellungen zu Schädigungen, die zur Asphyxie des Neugeborenen beitragen. Obschon die Ursachen des neonatalen Erstickungszustandes nicht immer identifizierbar sind, kennt man verschiedene Risikofaktoren, wie Placenta praevia (Insertion im unteren Uterussegment nahe des Muttermunds), vorzeitige Plazentalösung sowie Kompression oder Ruptur der Nabelschnur. Unter allen diesen Umständen stirbt der Fet in der Spätschwangerschaft, oder er wird in asphyktischem Zustand geboren. Weitere mit neonataler Asphyxie assoziierte Faktoren sind Toxämie, Diabetes, extrem niedriges oder hohes Alter der Mutter, verzögerter Blasensprung, Chorioamnionitis, Steißlage, verlängerte Wehentätigkeit, Frühreife oder Mehrfachgeburt.

Die morphologischen Befunde bei peripartaler Asphyxie sind abhängig von der Überlebenszeit nach dem hypoxischen Insult. Bei raschem Todeseintritt vor der Geburt weist vielleicht nur die Plazenta Veränderungen auf, die auf das Geschehen hinweisen; aus diesem Grund ist die Untersuchung der Plazenta in solchen Fällen unerläßlich.[29a] Bei Kindern, die nach der Geburt reanimiert wurden und mehrere Tage überleben, werden die ursprünglichen Veränderungen von denjenigen überlagert, die auf die Intensivbehandlung zurückgehen. Viele der Kinder weisen einen Wachstumsrückstand auf; bei der Autopsie beobachtet man multiple Organblutungen. Nekroseherde finden sich in Nebennieren, Nierenpapillen und im Darm. Bei verlängerter Überlebenszeit zeigen sich nekrotische Veränderungen an Neuronen und in der weißen Hirnsubstanz, manchmal begleitet von Blutungen; solche Kinder weisen mit hoher Wahrscheinlichkeit neurologische Dauerschäden auf. Die in manchen Fällen vorhandenen hyalinen Membranen kleiden die terminalen Alveolen aus, im Gegensatz zum Atemnotsyndrom der Frühgeborenen, wo die terminalen Bronchiolen befallen sind. Sauerstoffmangel *in utero* kann den Abgang von Mekonium mit anschließender Aspiration bewirken, was die Atemfunktion zusätzlich beeinträchtigt. In diesen Fällen finden sich in den Alveolen Zellschuppen, feingranuläres Material und gelbe Granula; Mekonium ist zudem auf der Haut des Feten, in den Bronchien und in Makrophagen der Eihäute nachweisbar. Die Neugeborenenasphyxie erfordert meist kräftige mechanische Beatmung, die oft Alveolareinrisse, Pneumothorax und Lufteintritt in die Interlobarsepten verursacht und dadurch den ursprünglichen Schaden noch vergrößert.

Fetale Erythroblastose – Morbus haemolyticus neonatorum

Immunreaktionen der Mutter verursachen beim Kind dann eine hämolytische Anämie, wenn die fetalen Erythrozyten Antigendeterminanten aufweisen, die vom Vater stammen und bei der Mutter fehlen. Diesem Phänomen liegt der Übertritt fetaler Erythrozyten in die mütterliche Zirkulation und später die transplazentare Passage mütterlicher Antikörper in den fetalen Kreislauf zugrunde. Theoretisch könnte jedes der verschiedenen Antigensysteme der Erythrozyten eine Immunisierung auslösen, die klinisch wichtigsten Antigene gehören jedoch zum ABO- und zum Rhesussystem. Die fetale Hämolysereaktion zeigt sich beim Neugeborenen als milde bis schwere Krankheit oder hat den Tod zur Folge. *Die fetale Erythroblastose wird definiert als hämolytische Krankheit des Neugeborenen infolge Blutgruppenunverträglichkeit zwischen Mutter und Kind.* Die Häufigkeit der Rhesusfaktor-bedingten Erythroblastose ist in der städtischen Bevölkerung drastisch zurückgegangen, vor allem dank der «Rhesusprophylaxe» der Mutter bei Risikokonstellationen. Trotzdem ist es notwendig auf diese Krankheit einzugehen, weil sich die erfolgreiche Prophylaxe als direkte Folge des pathogenetischen Verständnisses ergab.

Ätiologie und Pathogenese Zum besseren Verständnis der Pathogenese erinnern wir uns an einige Einzelheiten des Rhesus-Systems. Von den etwa 25 verschiedenen Rhesus- (Rh-) antigenen ist das D-Antigen die Hauptursache der Inkompatibilität. Man schätzt, daß das D-Antigen bei 15% der Angehörigen der weißen und 7% der schwarzen Rassen fehlt («Rh-negativ»). Bei Weißen errechnet sich die Wahrscheinlichkeit der Verbindung eines Rh-positiven Mannes mit einer Rh-negativen Frau auf 12%. Die Häufigkeit klinisch manifester Rh-Erythroblastosefälle ist jedoch viel geringer, da verschiedene Faktoren die mütterliche Immunantwort gegen Rh-positive fetale Zellen beeinflussen. Eine *gleichzeitig vorhandene ABO-Inkompatibilität* schützt die Mutter vor der Immunisierung; wahrscheinlich werden fetale Erythrozyten durch Isohämagglutinine opsonisiert und durch Phagozytose rasch aus der Zirkulation entfernt. Die Antikörperreaktion wird auch durch die *immunisierende Antigendosis* bestimmt. Nur Neugeborene von Müttern, die durch substantiellen Blutübertritt immunisiert wurden, weisen eine hämolytische Anämie auf. Man nimmt an, daß zur wirkungsvollen Immunisierung mehr als 1 ml Blut mit Rh-positiven Erythrozyten notwendig ist. Bei der Mehrzahl der Schwangerschaften kommt es nur während der Geburt oder bei Aborten zu einem Blutübertritt dieses Ausmaßes. Die *vorgängige Sensibilisierung* erhöht die Gefahr der Erythroblastose signifikant. Erstkontakt mit Rh-Antigenen stimuliert die Produktion von IgM-Antikörpern, welche die Plazenta nicht passieren; Plazentagängige IgG-Antikörper entstehen erst später. Da die Primärstimulation gewöhnlich während der Geburt stattfindet, besteht (bei Ausschluß einer früheren Sensibilisierung) während der ersten Schwangerschaft kein Erythroblastoserisiko. Beim heutigen Stand der Bluttypisierung ist die Wahrscheinlichkeit verschwindend klein, daß einer Rh-negativen Frau Rh-positives Blut transfundiert wird. Ursache einer Sensibilisierung kann jedoch auch Abort oder Totgeburt eines Rh-positiven

Feten sein. Die größte Gefahr besteht während der zweiten Gravidität und den folgenden Schwangerschaften mit Rh-positiven Feten, da schon kleine Mengen transplazentar übertretenden Blutes in der sensibilisierten Mutter eine kräftige anamnestische IgG-Produktion auslöst. Heute wird jede Rh-negative Frau innerhalb von 72 Stunden nach der Geburt eines Rh-positiven Kindes mit Anti-D-Immunglobulin behandelt (Rhesus-Prophylaxe); in den meisten Fällen wird dadurch die Primärantwort der Mutter unterdrückt. Der Erfolg dieser prophylaktischen Maßnahme beruht wahrscheinlich darauf, daß die passiv verabreichten Antikörper die Antigene der fetalen Zellen in der mütterlichen Zirkulation abdecken und den Kontakt mit Lymphozyten blockieren.

Infolge des bedeutenden Erfolges in der Prävention des rhesusbedingten Morbus haemolyticus *ist heute die fetomaternale ABO-Inkompatibilität die häufigste Ursache der fetalen Erythroblastose.* Die ABO-Inkompatibilität unterscheidet sich in verschiedener Hinsicht von der hämolytischen Rhesuskrankheit. Bei etwa 20–25% der Schwangerschaften bestehen ABO-Inkompatibilitäten, aber Zeichen der Hämolyse sind nur bei 10% der Kinder nachweisbar. Da die Immunreaktionen der Mutter schwächer ausfallen als bei Rhesus-Inkompatibilität, ist eine Behandlung der Neugeborenen nur in einem auf 200 Fälle erforderlich.[30] Für diese Unterschiede sind verschiedene Faktoren verantwortlich. Die meisten Antikörper gegen erythrozytäre A- und B-Antigene sind vom IgM-Typ und daher unfähig, die Plazenta zu passieren. Aus nur teilweise bekannten Gründen besitzen jedoch Träger der Blutgruppe O auch ohne vorangegangene Sensibilisierung durch Schwangerschaft oder Bluttransfusion häufig IgG-Antikörper gegen A, B oder beide Merkmale. Es erstaunt daher nicht, daß die Erythroblastose infolge ABO-Inkompatibilität fast ausschließlich bei Kindern von Müttern der Blutgruppe O auftritt, und daß auch das erstgeborene Kind gefährdet ist. Die Lyse fetaler Erythrozyten ist aber trotz transplazentar erworbener IgG-Antikörper meist minimal. Die geringe Expression der A- und B-Blutgruppenantigene auf den Erythrozyten des Neugeborenen scheint für diesen Schutzeffekt verantwortlich zu sein. Eine Untersuchung wies nach, daß die Stärke der Expression des A-Antigens auf Nabelschnurerythrozyten nur die Hälfte derjenigen erwachsener Erythrozyten betrug.[31] Das Vorhandensein von A- und B-Antigenen auf anderen Körperzellen wirkt sich ebenfalls protektiv aus, da die übertragenen Antikörper durch Bindung an erythrozytenfremde Antigene teilweise neutralisiert werden. Nur die wenigen Kinder mit starker A-Antigenexpression (meistens A_1) erkranken an Erythroblastose infolge ABO-Inkompatibilität. Da es sich bei den beteiligten Immunglobulinen um «natürliche», d.h. ohne nachweisbare Sensibilisierung entstandene, Antikörper handelt, kennt man keine Schutzmaßnahmen gegen die ABO-Reaktion.

Die Häufigkeit der Erythroblastose infolge Inkompatibilitäten mit anderen Blutgruppenantigenen ist sehr gering; für Einzelheiten wird auf Übersichtsarbeiten verwiesen.[30,32]

Der Morbus haemolyticus des Neugeborenen hat zwei klinisch wichtige Folgen. Die übermäßige Zerstörung von Erythrozyten führt einerseits zur Verminderung der Sauerstofftransportkapazität des Blutes (Anämie) und andererseits zum Anstieg des Bilirubins (Ikterus). Der Schweregrad diese Veränderungen variiert beträchtlich. Bei termingeborenen Kindern bewirkt eine schwache Hämolyse weder Anämie noch Gelbsucht; die kompensatorische Steigerung der Knochenmarksaktivität kompensiert für den Erythrozytenverlust, und das exkretorische System der Leber ist meistens mit der Bilirubinbelastung gewachsen. Auch wenn die kompensatorischen Möglichkeiten des Knochenmarks erschöpft sind, genügt die extramedulläre Hämopoiese in Milz und Leber zur Aufrechterhaltung der Erythrozytenzahl. Bei stärkerer Lyse reicht auch die extramedulläre Erythrozytenbildung nicht aus, und es entsteht eine Anämie. Die Anämie wird erst bei ausgeprägter Hämolyse von Ikterus und manchmal generalisiertem Ödem (Anasarka) begleitet. Die Gelbsucht zeigt sich klinisch erst bei Serumbilirubinwerten von über 10–20 mg/l. Unkonjugiertes Bilirubin ist wasserunlöslich und lipophil. Bei Säuglingen mit schwach entwikkelten Blut-Hirn-Schranken verbindet sich Bilirubin mit Hirnlipiden und führt zu schweren Hirnschäden.

Morphologie Die morphologischen Befunde bei fetaler Erythroblastose hängen vom Ausmaß der Hämolyse ab. Die kranken Kinder werden totgeboren, sterben in den ersten Lebenstagen oder erholen sich vollständig. Bei milden Formen der Krankheit sind die Neugeborenen kaum anämisch und überleben ohne weitere Komplikationen. Bei schwereren Graden der Hämolyse kommt es zum Ikterus und anderen Zeichen der hämolytischen Anämie. Hypoxische Schädigung von Herz und Leber führen zu zirkulatorischem oder hepatischem Versagen; das begleitende Ödem kann so schwer sein, daß es die Bezeichnung Anasarka verdient. Infolge verminderter Proteinsynthese in der Leber sinken Plasmaproteinwerte manchmal bis auf 20–25 g/l. Man nennt diesen Zustand **Hydrops fetalis**. In den meisten Fällen sind Milz und Leber vergrößert, die Vergrößerung ist abhängig vom Schweregrad der Hämolyse und von der kompensatorischen extramedullären Blutbildung.

Die größte Gefahr bei Erythroblastose ist die ZNS-Schädigung, **Kernikterus** genannt. Bei ikterischen Kindern scheint unkonjugiertes Bilirubin für

Hirngewebe ausgesprochen toxisch zu wirken. Das Gehirn ist vergrößert und ödematös; im Schnitt zeigt sich die hellgelbe Pigmentierung vor allem in Basalganglien, Thalamus, Kleinhirn und Rückenmark sowie in der grauen Hirnsubstanz (Kernikterus). Die Verfärbung ist flüchtig und verschwindet trotz Fixation in 24 Stunden. Bei Verdachtsfällen muß daher das Hirn so rasch als möglich untersucht werden. Der Kernikterus tritt übrigens in milderer Form auch bei Kindern mit schwerer physiologischer Gelbsucht auf. Die Bilirubinpigmentierung des Gehirns ist von großem theoretischem Interesse, da auch beim stark ikterischen Erwachsenen der Übertritt von Bilirubin aus dem Blut in den Liquor blockiert ist. Man kann die Bilirubinwerte, die Kernikterus verursachen, nicht genau vorhersagen; Schädigung des ZNS tritt jedoch bei Bilirubinkonzentrationen im Serum von unter 200 mg/l selten auf. Bei Frühgeborenen ist dieser Grenzwert allerdings tiefer. Die Mechanismen, die den Übertritt freien (unkonjugierten) Bilirubins in das Gehirn des Neugeborenen ermöglichen, kennt man nicht genau. Wichtige Faktoren, die diesen Übertritt begünstigen sollen, sind Albuminkonzentration (Albumin bindet Bilirubin), pH des Blutes und Hypoxie.[33]

Die histologische Diagnose der fetalen Erythroblastose beruht auf Zeichen der enorm gesteigerten Erythropoiese beim Neugeborenen. Die erythropoietischen Zellen im Knochenmark sind hyperaktiv, und fast immer findet man Herde extramedullärer Blutbildung in Leber (Abb. 10.6), Milz und möglicherweise weiteren Organen, wie Lymphknoten, Niere, Lunge oder Herz. Die gesteigerte hämopoietische Aktivität erklärt die hohe Zahl von Retikulozyten, Erythroblasten und Normoblasten im peripheren Blut. Beim Hydrops-Syndrom findet man subkutane und viszerale Ödembildung, zusammen mit Flüssigkeit in Peritoneal-, Pleura- und Perkardhöhlen.

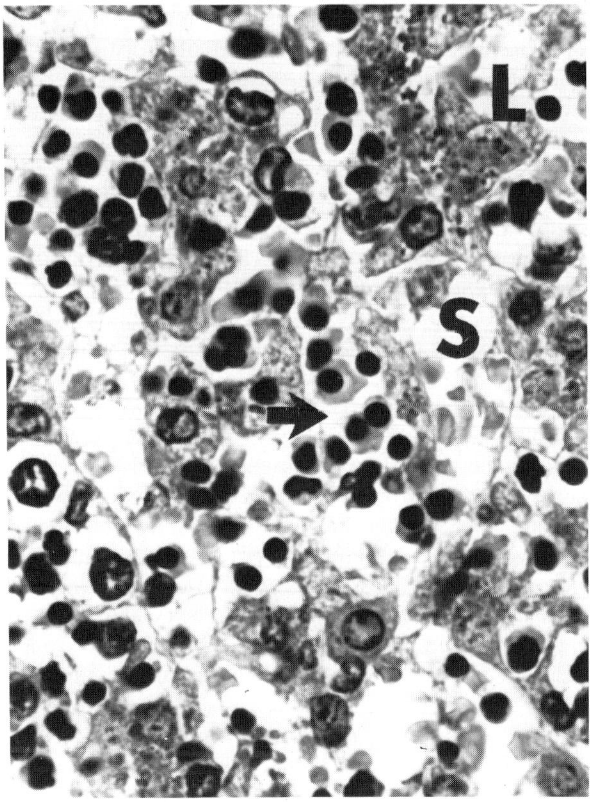

Abb. 10.6: Leber bei fetaler Erythroblastose mit extramedullärer Hämopoiese. L = Leberzelle; S = erweiterter Sinus; der Pfeil weist auf eine Ansammlung kernhaltiger Erythrozyten. (Erlaubnis Dr. José Hernandez, Department of Pathology, Southwestern Medical School, Dallas, Texas.)

Klinischer Verlauf Die klinische Symptomatik der Erythroblastosis fetalis läßt sich leicht aus der vorangegangenen Diskussion ableiten. Die Symptome reichen von allgemeiner Blässe, vielleicht begleitet von Hepatosplenomegalie, bei leicht betroffenen Kindern (stärkere Hämolyse verursacht zudem eine Gelbsucht) bis zum schwer kranken Kind mit ausgeprägtem Ikterus, ausgedehnten Ödemen und neurologischen Ausfällen (Hydrops fetalis).

Während der vergangenen 20 Jahre erwies sich die Prophylaxe der Rhesus-bedingten Erythroblastose als bemerkenswerter Erfolg. Wie erwähnt, verhindert die Behandlung Rh-negativer Frauen mit Anti-D-Immunglobulin innerhalb von 72 Stunden nach Geburt eines Rh-positiven Kindes in den meisten Fällen die Immunisierung. Natürlich muß diese prophylaktische Maßnahme nach Geburt jedes weiteren Kindes wiederholt werden. Trotz ihres großen Erfolges ist die Rhesus-Prophylaxe nicht perfekt. Bei Risikokonstellation produzieren etwa 2% der Frauen Anti-D-Antikörper erst während des letzten Drittels der Schwangerschaft oder innerhalb von 72 Stunden nach Geburt; bei ihnen bleibt die übliche Prophylaxe erfolglos.[34] Diese besondere Situation ergibt sich als Folge der Immunisierung durch nicht erkannte Rh-positive Aborte oder durch oft bedeutende transplazentare Blutungen zu Beginn des dritten Schwangerschaftstrimesters. Derartige Sensibilisierungen sind ebenfalls kontrollierbar durch Behandlung mit Anti-D-Immunoglobulin bereits in der 28. oder 34. Schwangerschaftswoche und zusätzlich zur Injektion nach der Geburt. Obschon der Erfolg dieses zweizeitigen Vorgehens durch einige Untersuchungen bestätigt wird, hat sich die Rhesus-Prophylaxe vor der Geburt noch nicht durchgesetzt.[35]

Auch angesichts aller Vorkehren zur Verhinderung der

Inkompatibilitätsreaktion muß das Neugeborene gut auf Anzeichen beginnender Krankheit überwacht werden. Der wichtigste Anhaltspunkt einer bevorstehenden Hämolyse ist der positive direkte Coombs-Test mit Nabelschnurblut, mit dem Antikörper auf fetalen Erythrozyten nachgewiesen werden. Beim *direkten Coombs-Test* bewirkt das Antiserum gegen menschliche Immunglobuline (Coombs-Serum) die Agglutination von Erythrozyten, die an ihrer Oberfläche spezifische Antikörper tragen. Beim *indirekten Coombs-Test* werden normale Testerythrozyten mit dem verdächtigen Serum inkubiert und anschließend mit Coombs-Serum auf Antikörper getestet, die sich allenfalls an die Zellen angelagert haben. Nach der Geburt wird die Hämolysereaktion anhand von Anstieg und Endwerten des unkonjugierten Serumbilirubins überwacht. Die Serumspiegel sind zunächst infolge der Clearance-Funktion der Plazenta tief, steigen aber bei schwerer Hämolyse schon während des ersten Lebenstages auf sehr hohe Werte an (über 200 mg/l). Frühgeborene oder Neugeborene mit niedrigem Geburtsgewicht sind am meisten gefährdet, da der große Bilirubinanfall Konjugations- und Exkretionsfähigkeit der Leber überfordert.

Die Verfügbarkeit von Überwachungsmethoden der Hämolyse öffnete verschiedene neue Wege zur Behandlung der Erythroblastose. Sofern das Kind bezüglich Größe lebensfähig scheint, kann bei kritischen Bilirubinwerten im Fruchtwasser die vorzeitige Geburt eingeleitet werden. In früheren Schwangerschaftsphasen versucht man beim Feten eine Austauschtransfusion vorzunehmen.[36] Postnatal stehen verschiedene Unterstützungsmaßnahmen zur Verfügung, wie Phototherapie (sichtbares Licht oxidiert toxisches unkonjugiertes Bilirubin zu harmlosen, wasserlöslichen und leicht ausscheidbaren Dipyrrolen) und Austauschtransfusion.

Angeborene Stoffwechselstörungen («inborn errors of metabolism»)

Die Zahl der gut charakterisierten angeborenen Stoffwechselstörungen hat astronomische Ausmaße angenommen und sprengt den Rahmen dieses Kapitels.[37] Die meisten darunter sind ausgesprochen selten; einige wurden in *Kapitel 4* erwähnt. Wir beschränken uns auf die Besprechung von Phenylketonurie und Galaktosämie. Wenn nämlich diese Krankheiten sofort nach der Geburt erkannt werden, verhindern spezielle diätetische Maßnahmen den vorzeitigen Tod oder die noch unerträglichere geistige Behinderung überlebender Kinder.

Phenylketonurie (PKU)

Phenylketonurie, eine autosomal rezessive Krankheit, ist bei Homozygoten gekennzeichnet durch das Fehlen der Phenylalanin-4-hydroxylase. Unbehandelt führt die Krankheit in den meisten Fällen zu Hyperphenylalaninämie und geistiger Entwicklungsstörung. Die Häufigkeit dieser metabolischen Störung beträgt in den USA 1:12000, ist jedoch bei Populationen keltischer Abstammung etwas höher. Die Beschreibung trifft auf die meisten Patienten mit «*klassischer PKU*» zu, aber in den vergangenen zehn Jahren wurde auf verschiedene wichtige Ausnahmen aufmerksam gemacht.[38] So ist eigentlich verständlich, daß erhöhte Phenylalaninwerte im Blut nicht zwingend mit den Zeichen der PKU verknüpft sind. Personen mit «benigner Phenylalaninämie» weisen keinen geistigen Entwicklungsrückstand auf, außer in wenigen Fällen mit sehr hohen Blutspiegeln. Andererseits treten bei gewissen Patienten trotz streng kontrollierter Phenylalaninaufnahme neurologische Störungen auf. *Diese komplexen Verhältnisse bedeuten zweierlei: erstens bedarf nicht jedes Neugeborene mit erhöhten Phenylalaninwerten ohne weiteres rigoroser diätetischer Maßnahmen; zweitens gelingt es nicht bei jedem Kind, mit restriktiver Phenylalaninaufnahme die Hyperphenylalaninämie und ihre Folgen zu verhindern.* Eine detaillierte Besprechung des Phenylalaninstoffwechsels wäre fehl am Platz. Mit der folgenden kurzen Übersicht hingegen werden die Variationsformen der Phenylalaninämie besser verständlich.

Beim normalen Kind dienen weniger als 50% des mit der Nahrung aufgenommenen Phenylalanins der Polypeptid- und Proteinsynthese; der Rest wird größtenteils durch Hydroxylierung zu Tyrosin umgewandelt. Diese Umwandlung erfordert ein Enzymsystem, an dem neben der Phenylalaninhydroxylase (PAH)[39] der Leber verschiedene weitere Komponenten beteiligt sind (Abb. 10.7). Zwei dieser Substanzen, Tetrahydrobiopterin (BH_4) und Dihydrobiopterin-Reduktase (DHPR), sind für die folgende Betrachtung von Bedeutung. Während der Hydroxylierung von Phenylalanin zu Tyrosin wird BH_4, das Koenzym der PAH, zu Dihydrobiopterin (BH_2) umgewandelt. Das Enzym DHPR sorgt durch die Reduktion von BH_2 für die Regeneration von BH_4. Wie in Abb. 10.7 dargestellt ist diese Regeneration eng mit der Hydroxylierung von Phenylalanin verkoppelt. Neben ihrer Rolle im Phenylalaninstoffwechsel sind BH_4 und DHPR auch an der Hydroxylierung von Tyrosin und Tryptophan beteiligt; dieser Umstand ist für die Pathogenese der PKU-Varianten bedeutungsvoll. Auf diesem Hintergrund wollen wir die genetischen und phänotypischen Varianten der Hyperphenylalaninämie betrachten.

Man nimmt an, daß die «klassische» Form der PKU auf dem fast völligen Fehlen ($<$0,27% der Normalwerte) der hepatischen PAH beruht; der weniger ausgeprägte PAH-Mangel (zwischen 1,5–34,5% der Normalwerte) soll die «benigne Phenylalaninämie» verur-

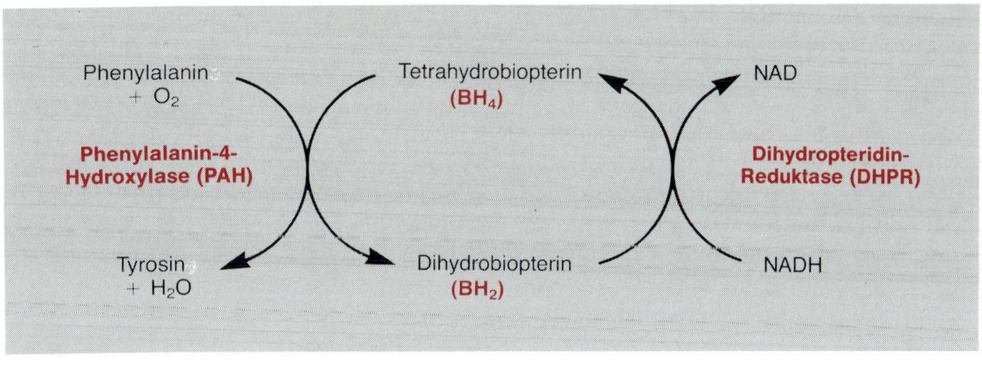

Abb. 10.7: Das Phenylalanin-Hydroxylase-System.

sachen. Die Blutspiegel des Phenylalanins sind direkt vom Aktivitätsgrad der Hydroxylase abhängig. Vollständiges Fehlen der hepatischen PAH geht mit konstant hohen Phenylalaninwerten im Blut einher (>1 mM/1; normal <0,12); bei «benigner Phenylalaninämie» schwanken diese Werte zwischen 0,12 und 1,0 mM/l. Die Klonierung des PAH-Gens macht den genetischen Hintergrund dieser Variationen besser verständlich.[40] Molekularbiologische Untersuchungen deckten die Existenz verschiedener, deutlich unterscheidbarer Mutationen dieses Gens auf (genetische Heterogenität). Die Produkte der verschiedenen Mutanten weisen verschiedene Grade verminderter Enzymaktivität auf. Es scheint demnach, daß die PHA-Aktivität, und damit die klinische Ausprägung der PKU, durch die spezifische Kombination mutierter, geerbter Allele bestimmt wird.[41]

Bei etwa 3–10% der Patienten mit PKU bestehen neben dem PAH-Mangel noch weitere Enzymdefekte und -mangelzustände.[39] Bei einer Variante fehlt DHPR, bei einer anderen ist die Bildung von BH_2 gestört (Abb. 10.7). Wie erwähnt sind DHPR und BH_4 auch essentiell an der Hydroxylierung von Tyrosin und Tryptophan, einem wichtigen Schritt in der Synthese deren Metaboliten mit Neurotransmitter-Funktion, beteiligt. In diesen Fällen kann auch mit erfolgreicher Kontrolle der Hyperphenylalaninämie durch diätetische Maßnahmen die fortschreitende neurologische Schädigung nicht aufgehalten werden, da die Synthesestörung von Neurotransmittern unbeeinflußt bleibt. Die Unterscheidung der «klassischen PKU» und ihrer Varianten gelingt vorläufig nur in Speziallaboratorien.

Die Verhinderung der Umwandlung von Phenylalanin zu Tyrosin bewirkt die übermäßige Produktion verschiedener Nebenabbauprodukte des Phenylalanins. Unter diesen finden sich Phenylpyruvat, Phenyllaktat, Phenylazetat und O-Hydroxyphenylazetat, die mit dem Urin ausgeschieden werden. Der typische abgestandene oder mausähnliche Geruch unbehandelter Patienten wird der Ausscheidung von Phenylazetat mit dem Schweiß zugeschrieben. Die Hintergründe des geistigen Entwicklungsrückstandes bei PKU sind nicht völlig klar; übermäßige Mengen von Phenylalanin oder seiner Metaboliten tragen wahrscheinlich zur Störung der Lipidsynthese im Gehirn bei.[42] Zwischen Blutspiegel von Phenylalanin und Hirnentwicklung bestehen keine direkten und konstanten Zusammenhänge; man nimmt aber an, daß das Risiko geistiger Behinderung bei Plasmaspiegeln über 1mM/l (>165 mg/l) sehr hoch ist. Bei PKU-Varianten trägt der Mangel an Neurotransmittern (normalerweise von Tyrosin und Tryptophan hergeleitet) zur Verschlechterung neurologischer Funktionen bei.

Die einzigen morphologischen Befunde von Bedeutung, die bei typischer PKU gefunden werden, betreffen das Gehirn. Diese Veränderungen sind jedoch variabel und unspezifisch, und es gelingt nicht, sie biochemisch mit dem metabolischen Defekt der Patienten in Beziehung zu bringen. Das Hirngewicht ist in den meisten Fällen vermindert. Störungen der Myelinbildung oder Produktion abnormen Myelins führen zu herdförmigen, schwammigen Läsionen der weißen Hirnsubstanz.[43] Bei Fortschreiten der Krankheit werden diese Defekte immer deutlicher sichtbar, die Demyelinisierung breitet sich aus, und die herdförmigen Veränderungen werden zu gliösen Narbenzonen umgewandelt.[44]

Neugeborene mit typischer PKU sind bei der Geburt normal und weisen im Blut normale Phenylalaninwerte auf. Der Phenylalaninspiegel beginnt jedoch meistens am dritten oder vierten Tag zu steigen und erreicht Werte über 1 mM/l (>165 mg/l). Beim unbehandelten Kind stellen sich in drei bis vier Monaten Zeichen der Hirnbeteiligung ein, wie abnorme EEG-Befunde, Krämpfe und Verhaltensstörungen. Bleiben diätetische Maßnahmen aus, nimmt die Hirnschädigung zu und erreicht im Alter von zwei bis drei Jahren ihr Maximum. Die meisten unbehandelten Patienten weisen IQ-Werte von unter 20 auf, und weniger als 4% erreichen Werte über 50–60. Diese Kinder nehmen typischerweise den erwähnten, an Mäuse erinnernden Körpergeruch an und weisen oft Hautekzeme auf. Wegen des gestörten Tyrosinstoffwechsels ist die Melaninbildung mangelhaft oder fehlt völlig; die Patienten besitzen daher meistens ungewöhnlich helle Haut, blonde Haare und blaue Augen, auch wenn ihre Eltern sehr dunkelhäutig sind.

Mit einer speziellen, Phenylalanin-freien und mit Tyrosin angereicherten Diät gelingt es bei «klassischer PKU» die Blutspiegel von Phenylalanin auf nahezu normalen Werten zu halten und die geistige Entwicklungsstörung zu verhindern. Die IQ-Werte behandelter Kinder bewegen sich im Normbereich. Die Behandlung ist besonders erfolgreich, wenn sie im ersten Lebensmonat einsetzt und bis zum sechsten Altersjahr fortgesetzt wird. Einige Untersuchungen weisen jedoch auf einen Rückgang des IQ mehrere Jahre nach Absetzen der Behandlung hin. Daher wird eine diätetische Langzeitbehandlung empfohlen; diese ist für weibliche Patienten mit PKU, die Kinder haben wollen, besonders wichtig, da Phenylalanin in hohen Konzentrationen teratogene Wirkung aufweist.[45,46]

In Anbetracht der verheerenden, aber abwendbaren Auswirkungen der PKU, ist die Verfügbarkeit von Methoden zur Früherkennung der Krankheit bei betroffenen Kindern von größter Bedeutung. Neugeborene werden in den USA und in Europa routinemäßig auf erhöhte Phenylalaninwerte im Blut untersucht. Der verwendete Screening-Test – der mikrobiologische Guthrie-Hemmtest und fluorometrische Methoden – erlauben keine Unterscheidung der verschiedenen Formen von Hyperphenylalaninämie; der positive Ausfall des Screening-Tests bedingt nachfolgende metabolische Untersuchungen. Die pränatale Diagnose der PKU ist mit den üblichen enzymatischen Methoden nicht möglich, da PAH in den Zellen des Fruchtwassers nicht exprimiert ist. Mit der DNA-Analyse fetaler Zellen, durch Amniozentese oder Biopsie von Chorionzotten gewonnen, wurde diese Schwierigkeit überwunden, da mutierte PAH-Gene in allen Zellen vorhanden sind.

Galaktosämie

Man kennt zwei Formen der Galaktosämie, die beide auf einem genetisch-bedingten Mangel eines Enzyms des Galaktosestoffwechsels beruhen. Bei der häufigeren Form bewirkt das *Fehlen der Galaktose-1-phosphat-Uridyltransferase* die Blockierung des Galaktosemetabolismus auf Stufe der Reaktion 2 in Abb. 10.8. Bei der anderen, ebenfalls autosomal vererbten Form besteht ein Galaktokinase-Mangel. Im Gegensatz zum Transferasemangel ist diese Störung gutartig und führt nicht zur Störung der geistigen Entwicklung, sondern nur zu Kataraktbildung (Linsentrübung); sie wird uns hier nicht weiter beschäftigen.

Schätzungen der Häufigkeit des Transferasedefekts reichen von 1 auf 40000 bis 1 auf 60000 der Neugeborenen.[47] Bei vollständigem Fehlen der Transferaseaktivität sind die Kinder unfähig, Galaktose-1-phosphat abzubauen. Unbehandelt führt der Defekt zu zunehmendem geistigem Rückstand, und die Kinder sterben in der frühen Säuglingsperiode. Heterozygote weisen die Hälfte der normalen Transferaseaktivität auf; die Folgen des totalen Enzymmangels der Homozygoten bleibt ihnen erspart.

Mit dem Anstieg des Galaktosespiegels im Blut stellt sich Galaktosurie ein, begleitet von allgemeiner Ami-

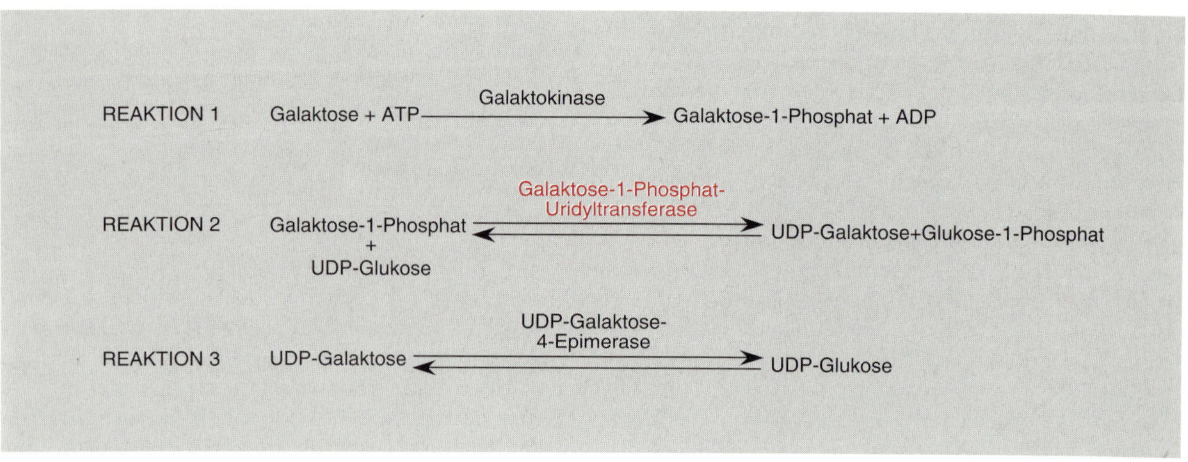

Abb. 10.8: Wege des Galaktose-Stoffwechsels.

noazidurie infolge gestörter Rückresorption in den Nierentubuli. *Die Verdachtsdiagnose beruht auf dem Nachweis reduzierender Substanzen im Urin bei negativem Ausfall der Reaktion auf Glukose*; für diesen einfachen Nachweis stehen verschiedene Methoden zur Verfügung. Die Transferase findet sich normalerweise in Hepatozyten, Leukozyten und Erythrozyten; empfindliche Enzymtests erlauben, einen Enzymmangel in diesen Zellen zu identifizieren. Ähnliche Untersuchungen an gezüchteten Fibroblasten aus dem Fruchtwasser führen zur pränatalen Diagnose dieser metabolischen Störung. Auch der weniger ausgeprägte Mangel bei Heterozygoten ist nachweisbar. Erhöhte Galaktosespiegel in Blut und Urin sind weniger aussagekräftig, sind aber wichtige Verdachtsmomente bei der Abklärung der Störung.

Unbehandelte, homozygote Kinder scheinen bei der Geburt normal; kurz nach der ersten Milchnahrung stellen sich Teilnahmslosigkeit, Erbrechen und Diarrhoe ein, und die Kinder gedeihen nicht. Schon früh entsteht ein Ikterus, der als Verlängerung der physiologischen Gelbsucht des Neugeborenen angesehen werden könnte. Wenig später kommt es zu Hepatomegalie, Splenomegalie und Katarakten, zusammen mit Zeichen des Leberversagens. Die Leberschädigung führt zu Prothrombinmangel und damit zusammenhängender Blutungsneigung sowie verminderten Glukosespiegeln und Symptomen der Hypoglykämie. Auch der geistige Entwicklungsrückstand macht sich bemerkbar. Der Krankheitsverlauf verschlechtert sich rasch mit zunehmendem motorischem und geistigem Zerfall; die Kinder sterben an Entkräftung oder Leberversagen. Die Leukozyten galaktosämischer Patienten besitzen verminderte phagozytäre und bakterizide Aktivität, was die Anfälligkeit für schwere bakterielle Infektionen erhöht. Besonders die *E. coli*-Septikämie gehört zu den gefürchteten Komplikationen, die schon in der ersten Lebenswoche zum Tode führen können.

Der Hirnbefall äußert sich nur in sehr diskreten, unspezifischen Veränderungen. Verlust von Nervenzellen, Gliose und Ödem sind besonders ausgeprägt im Nucleus dentatus des Kleinhirns und in den Olivenkernen der Medulla. Glioseherde finden sich auch in der Großhirnrinde und in der weißen Hirnsubstanz, wobei Schädigungen der basalen Ganglien nur selten beobachtet werden.[48]

Am auffälligsten sind die Leberveränderungen, obschon andere Organe wie Niere und Auge auch betroffen sind. Die früh auftretende Hepatomegalie beruht vor allem auf Verfettung, die nach und nach in eine Zirrhose übergeht (Abb. 10.9). Mikroskopisch findet man diffuse Verfettung des ganzen Leberläppchens und Gallestauung in Gallekanälchen an der Läppchenperipherie und in Gallegängen. Oft sind die Hepatozyten in Rosettenform um die Gallezylinder angeordnet. Mit fortschreitender Krankheit stellt sich eine anfänglich leichte Fibrose im periportalen Bereich ein, die sich zu Narbenzügen zwischen benachbarten Portalfeldern entwickelt. Die Leberveränderungen weisen große Ähnlichkeit mit denjenigen auf, die man bei alkoholinduzierter Zirrhose beobachtet. Manchmal findet man neben der Verfettung übermäßige Glykogendepots.

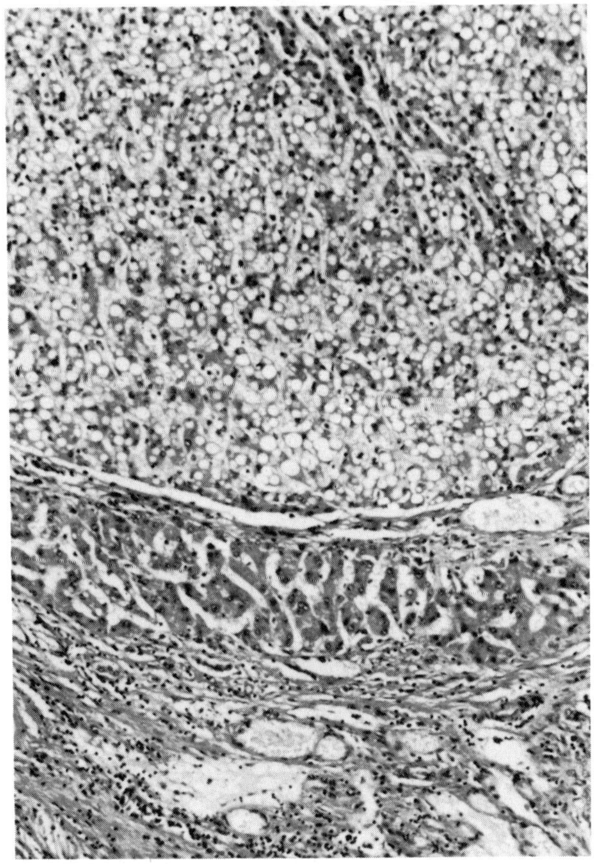

Abb. 10.9: Leber bei Galaktosämie. Ausgedehnte Verfettung und feine Fibrose.

Auch bei der Galaktosämie fällt die Korrelation morphologischer Veränderungen mit der metabolischen Störung nicht leicht. Man hat stellt sich vor, daß der Anstau von Glukose-1-phosphat vor dem Transferaseblock zur Aktivierung metabolischer Alternativwege und damit zur Bildung von Galaktit, dem 6-wertigen Alkohol der Galaktose, führt. Die Konzentrierung von

Galaktit in der Augenlinse soll wegen Hyperosmolarität und damit verbundener, übermäßiger Wasseraufnahme die Kataraktbildung einleiten. Die Hintergründe der Hepatotoxizität bleiben unklar.

Früherkennung der homozygoten Krankheitsform, Entzug der Milch und Ersatz durch Galaktose-freie Diät verhüten die klinischen und morphologischen Folgen und ermöglichen dem Kind eine normale Entwicklung bis ins Erwachsenenalter. Setzt die Behandlung erst nach Erscheinen von Symptomen ein, kommt es zu Aufhellung der Linsentrübungen und Besserung der Leberfunktionen, dagegen scheint die neurologische Schädigung irreversibel zu sein. Der verzögerte Einsatz diätetischer Maßnahmen hat weitere Auswirkungen, wie die Atrophie der Ovarien, die erst nach vielen Jahren manifest werden.[49]

Zystische (Pankreas-) Fibrose («cystic fibrosis», CF; Mukoviszidose)

Die zystische Fibrose (Pankreasfibrose) ist wahrscheinlich unter den genetischbedingten Kinderkrankheiten die wichtigste. Sie ist häufig und führt im Kindes- oder jugendlichen Erwachsenenalter zum Tode. Die Ursache ist unbekannt; *es handelt sich im Grunde um eine Störung der exokrinen schleim- und schweißproduzierenden Drüsen des ganzen Körpers*. Der abnorm visköse Schleim in den Ausführungsgängen des Pankreas führt zu zystischen Gangausweitungen sowie Fibrose und Atrophie des exokrinen Drüsengewebes; diese Veränderungen gaben der Krankheit den Namen (*zystische Fibrose*). Später stellte sich heraus, daß die Zusammensetzung aller Schleimsekrete abnorm ist, und die Bezeichnung *Mukoviszidose* entstand. Da charakteristischerweise von Geburt an und während des ganzen Lebens abnorm hohe Mengen von Natriumchlorid im Schweiß ausgeschieden werden und daher offenbar nicht nur Schleimdrüsen von der Krankheit betroffen sind, wird die weniger restriktive Bezeichnung «zystische Fibrose» wieder bevorzugt. Trotzdem lassen sich die meisten klinischen Merkmale der Krankheit auf die Verlegung von Gangsystemen durch den eigenartig dickflüssigen Schleim zurückführen, wie z.B. chronische Lungenkrankheit, Pankreasinsuffizienz, Steatorrhoe, Mangelernährung, Leberzirrhose, Darmobstruktion und weitere Komplikationen. Diese Störungen äußern sich zu irgendeinem Zeitpunkt im Leben, beginnend vor der Geburt bis in die späte Kindheit oder Adoleszenz.[50]

Häufigkeit Vieles deutet darauf hin, daß die zystische Fibrose einem einfachen, autosomal rezessiven Erbgang folgt. Das Syndrom wird bei Homozygoten voll exprimiert; Heterozygote weisen keine klinisch faßbaren Symptome auf. Die Häufigkeit beträgt bei der weißen Rasse etwa 1 auf 2000. Die Krankheit ist bei Orientalen oder Angehörigen der schwarzen Rasse sehr selten. Aufgrund der Häufigkeit erkrankter Homozygoter läßt sich schätzen, daß die heterogenen Träger 5% der weißen Bevölkerung ausmachen.

Ätiologie und Pathogenese Da CF einem monogenen Erbgang folgt, muß die Ursache in der Mutation eines einzigen Gens liegen, das für Struktur oder Quantität eines einzigen Proteins kodiert. Obschon Gen und Genprodukt noch nicht identifiziert wurden, befinden wir uns an der Schwelle wichtiger molekularbiologischer Erkenntnisse. Dieser Optimismus gründet auf Untersuchungsresultaten aus zwei Hauptgebieten: Mapping des CF-Gens und Untersuchungen über den Ionentransport in den Epithelzellen betroffener Organe.

Das CF-Gen. Es bestehen kaum Zweifel darüber, daß sich das CF-Gen auf dem langen Arm von Chromosom 7 befindet. DNA-Untersuchungen von Kranken und ihrer Familienangehörigen deckten verschiedene, eng mit dem CF-Gen gekoppelte Marker-Gene auf. Linkage-Studien schränkten die Suche nach dem schuldigen Gen auf ein winziges Segment, zwischen Band q22 und q31 von Chromosom 7, ein.[51] Weitere molekularbiologische Analysen dieser Region führen mit großer Sicherheit zur Identifikation des CF-Gens. Das Genprodukt ist zwar immer noch unbekannt, aber die beschriebenen Fortschritte genügten bereits für die Identifikation von Genträgern und die pränatale Identifizierung betroffener Kinder. Wir werden auf diese praktischen Anwendungen zurückkommen.

Ionentransport bei CF. Verschiedene elektrophysiologische Untersuchungen an Epithelzellen von Schweißdrüsengängen und Respirationstrakt weisen schlüssig auf einen grundlegenden Defekt im transepithelialen Transport von Chlorid-Ionen und wahrscheinlich weiterer Anionen hin.[52–54] Diese Beobachtungen sind die Grundlage für eine gemeinsame Hypothese für die Natur des zellulären Defekts bei CF und die dadurch verursachte exokrine Funktionsstörung. Wie in Abb. 10.10 dargestellt, ist die Konzentration von Na^+- und Cl^--Ionen des *Sekrets in den Schweißdrüsen* bei CF-Patienten normal. Im Gegensatz zu normalen Epithelien sind jedoch bei CF die Epithelien der *Ausführungsgänge der Schweißdrüsen* nahezu undurchlässig für Cl^-. Im austretenden Schweiß wird demnach fast kein Cl^- mit dem begleitenden Kation Na^+ rückresorbiert. Es erstaunt daher nicht, daß der Schweiß von Patienten mit CF hohe Mengen an NaCl aufweist, ein sehr charakteristischer Befund bei dieser Krankheit. Im Respirationstrakt wird Menge und Zusammensetzung der ins Lumen sezernierten Flüssigkeit durch den transepithelialen Elektrolyttransport kontrolliert. Im Normalfall sind die Epithelzellen für den aktiven Transport von Cl^- aus der Submukosa an die Schleimhautoberfläche besorgt. Die Unfähigkeit, Cl^--Ionen zu

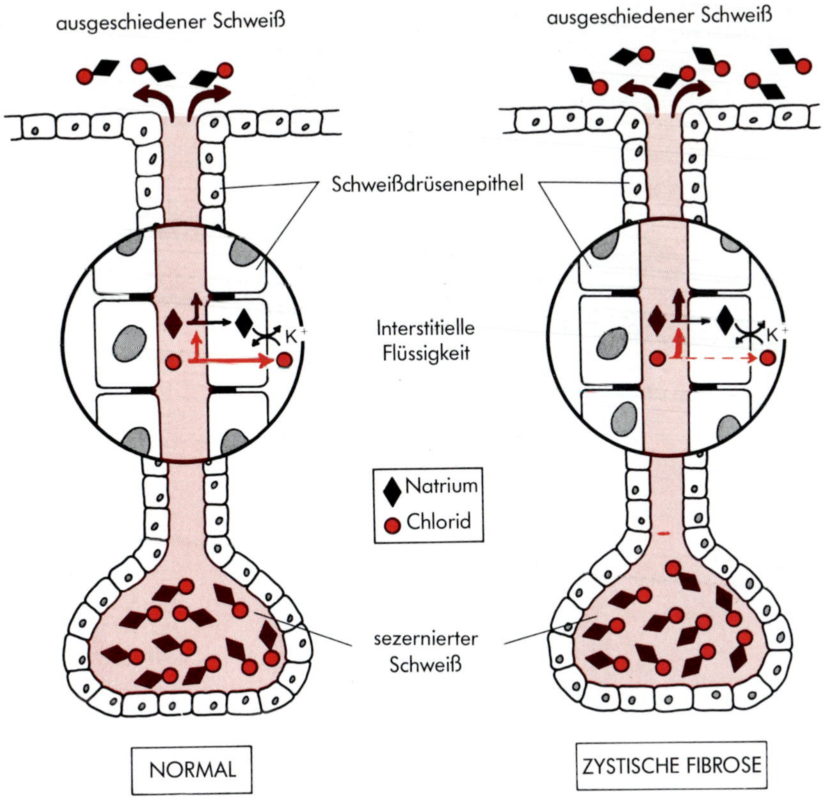

Abb. 10.10: Schematische Darstellung des gestörten Chlorid-Ionen-Transportes in Schweißdrüsen bei zystischer Fibrose.

sezernieren, führt bei CF sekundär zum verminderten Na^+-Gehalt der luminalen Flüssigkeit. Da der Wassertransport durch NaCl gesteuert wird, besteht der Endeffekt der verminderten Cl^--Sekretion im reduzierten Wassergehalt des Sekretes im Respirationstrakt; dies führt zur Dehydrierung und dadurch zur Ansammlung hyperkonzentrierter, visköser Absonderungen, welche die Luftwege verstopfen und zu rekurrierenden Lungeninfekten prädisponieren.[55] Den Veränderungen des Pankreas, einem weiteren wichtigen, bei CF betroffenen Organ, scheint ebenfalls eine fehlerhafte Anionsekretion zugrunde zu liegen. Im Gegensatz zu Schweiß und respiratorischen Sekreten handelt es sich beim wichtigsten Anion, das in die Ausführungsgänge abgegeben wird, nicht um Cl^- sondern um das Bikarbonat-Ion (HCO_3^-). Bei Patienten mit CF ist der Bikarbonat-, und damit der Wassergehalt der Pankreassekrete vermindert.[56] Da der transmembranöse Transport von Chlorid, Bikarbonat und weiteren Anionen über spezielle Anionenkanäle abläuft, scheint bei CF der allgemeine Zelldefekt im gestörten transepithelialen Anionentransport zu bestehen.[57] Die Mechanismen, die den Chlorid-Transport regulieren, sind noch nicht vollständig geklärt; die Hinweise mehren sich, daß der Fehler bei einem Kalzium-bindenden Protein, einer integralen Komponente des regulatorischen Komplexes, zu suchen ist.[58,59]

Zusammenfassend stellen wir fest, daß das CF-Gen auf dem langen Arm von Chromosom 7 lokalisiert werden konnte. Das Genprodukt ist unbekannt, aber man hat gute Gründe für die Annahme, daß das CF-Gen eng mit der Regulation des Anionentransports durch Epithelzellen gekoppelt ist. Das grundlegende pathophysiologische Kennzeichen der CF scheint in der verminderten Durchlässigkeit epithelialer Zellmembranen für Chlorid- und andere Anionen zu bestehen.

Morphologie Die morphologischen Veränderungen sind sehr variabel und hängen ab von Art und Lokalisation der von der Krankheit betroffenen Drüsen und vom Ausmaß des Befalls.[60] Bei einigen Kindern verläuft die Krankheit sehr milde und beeinflußt Entwicklung und Wachstum kaum; diese Patienten überleben ohne weiteres bis ins Adoleszenten- oder Erwachsenenalter. Bei anderen ist das Pankreas von Anbeginn stark betroffen und hemmt infolge pankreatischer Achylie die resorptive Darmtätigkeit; Malabsorption, Entkräftung und Entwicklungshemmung beeinträchtigen nicht nur die Lebensqualität sondern verkürzen auch die Überlebenszeit. Bei wieder anderen führt die gestörte Schleimsekretion zur Obstruktion von

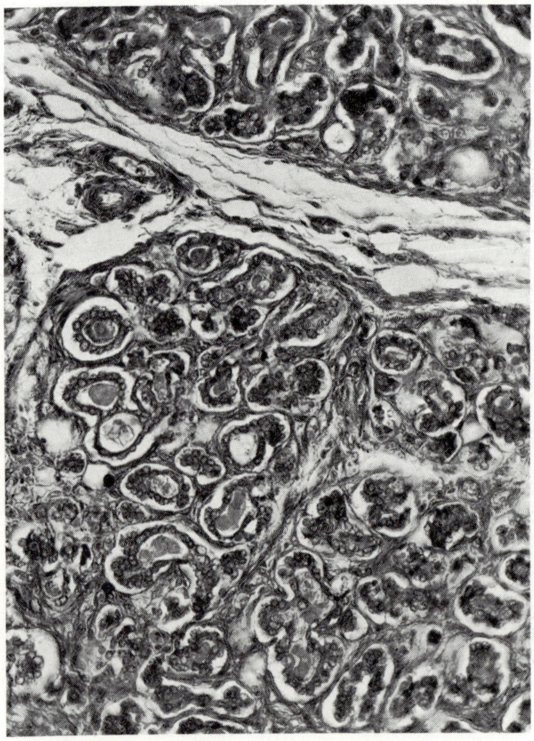

Abb. 10.11: Zystische Pankreasfibrose. Die Ausführungsgänge sind erweitert und durch dicken Schleim verlegt; die exokrinen Drüsen sind vollständig atrophisch und durch Bindegewebe ersetzt.

Bronchien und Bronchiolen und zu konsumierenden, tödlich verlaufenden Lungeninfektionen. Die zystische Fibrose in ihren Verlaufsextremen ist mit dem Leben vereinbar oder führt schon im Säuglingsalter zum Tode. Die Schweißdrüsen, die ein wässriges Sekret absondern, weisen typischerweise keine morphologischen Veränderungen auf.

Pankreasveränderungen finden sich bei etwa 85–90% der Patienten. In milderen Fällen beschränken sie sich auf Schleimansammlung in kleineren Gängen und geringgradiger Ausweitung der exokrinen Drüsenazini. In fortgeschrittenen Fällen, gewöhnlich bei älteren Kindern oder Jugendlichen, sind die Ausführungsgänge vollständig verstopft, was zu Atrophie des exokrinen Drüsengewebes und progressiver Fibrose führt (Abb. 10.11). Viele Kinder überleben aufgrund geeigneter Therapie länger; es zeigt sich, daß bei einer Weiterentwicklung der Krankheit allmählich der gesamte exokrine Teil des Pankreas atrophisch wird und nur die Inseln im fibrolipösen Stroma erhalten bleiben. Der Gesamtverlust des exokrinen Pankreas verhindert die Fettresorption; der entstehende Vitamin A-Mangel trägt zur Plattenepithelmetaplasie der Drüsengangepithelien bei, die bereits durch eingedickte Schleimsekrete vorgeschädigt sind. Beim Säugling findet man auch dicke Schleimpfröpfe im Dünndarm. Diese können zur Darmobstruktion führen (**Mekoniumileus**).

Die **Leberbeteiligung** folgt einem ähnlichen Muster. Gallegänge sind durch schleimartiges Material verstopft. Bei längerem Bestehen der Obstruktion entsteht eine biliäre Zirrhose mit diffusen nodulären Umbauzonen. Derart schwere Leberveränderungen treten nur bei etwa 5% der Patienten auf; geringgradigere Veränderungen, wie diffuse Verfettung, sind jedoch sehr häufig.

Die **Speicheldrüsen** sind häufig mitbetroffen. Die histologischen Veränderungen sind denen im Pankreas vergleichbar: fortschreitende Ausweitung der Ausführungsgänge, Plattenepithelmetaplasie der Gangepithelien und Atrophie des Drüsengewebes, gefolgt von Fibrose.

Lungenveränderungen, die folgenschwersten Komplikationen der Krankheit, sind bei fast allen Patienten vorhanden. Die Veränderungen werden durch visköse Schleimabsonderungen aus exokrinen Drüsen der Bronchialschleimhaut verursacht, die zu sekundärer Obstruktion und Infektion der Luftwege führen. Die Bronchiolen sind oft durch dicke Schleimmassen erweitert, bei ausgeprägter Hyperplasie und Hypertrophie der schleimproduzierenden Zellen. Als Folge sekundärer bakterieller Infekte kommt es zu schweren chronischen Bronchitiden und Bronchiektasen;[61] in vielen Fällen entstehen Lungenabszesse. An diesen Lungeninfekten am häufigsten beteiligt sind *Staphylococcus aureus* und *Pseudomonas aeruginosa.* Aus weitgehend unklaren Gründen erweist sich eine mukoide Form von *P. aeruginosa* als häufigstes pathogenes Agens in der Lunge bei CF. Hat sich dieser Mikroorganismus einmal etabliert, scheint er über längere Zeit zu persistieren, da er der Phagozytose entgeht und Antibiotika nicht eindringen läßt. Noch bedrohlicher ist die zunehmende Häufigkeit von Infektionen mit *P. cepacia.* Dieser opportunistische Pseudomonade ist besonders widerstandsfähig, und die Infektion mit diesem Mikroorganismus führt zu einer fulminant verlaufenden Krankheit.[62]

Verschiedene weitere morphologische Veränderungen sind möglich. Wichtig unter diesen ist die Obstruktion der Reste des Wolff-Ganges, d.h. von Epididymis und Vas deferens; solche Obstruktionen sind für Azoospermie und Infertilität bei 95% der Männer, die das Erwachsenenalter erreichen, verantwortlich.

Klinischer Verlauf Nur wenige Kinderkrankheiten sind in ihren klinischen Manifestationen so schillernd wie die zystische Fibrose. Die Symptome, mild bis schwer, sind bei der Geburt bereits vorhanden oder erscheinen erst Jahre später; die Krankheit äußert sich als chronische Lungenkrankheit, Darmverschluß oder Rektumprolaps infolge chronischer Obstipation. Im typischen Fall wird die Krankheit beim 2- bis 12-Monate alten Kind entdeckt, wenn der Arzt aufgesucht wird wegen übelriechenden Fettstühlen und rekurrierenden chronischen Lungeninfekten. Schwerkranken Neugeborenen gelingt es nicht, ihr Geburtsgewicht wieder zu erreichen. Bei anderen (etwa 10–15%) stellt sich ein Mekoniumileus ein; dies kann sich im übrigen schon *in utero* ereignen und zur Darmperforation führen. Die Pankreasinsuffizienz löst ein Malabsorptionssyndrom aus, das sich hauptsächlich in Gedeihdefekt, Fettintoleranz, Steatorrhoe und mangelnder Resorption fettlöslicher Vitamine (A, D und K) äußert. Der Vitamin K-Mangel führt zu Gerinnungsstörungen. Bei überlebenden Säuglingen oder Kindern stellen sich in fast allen Fällen chronischer Husten, obstruierende Lungenaffektionen und persistierende Lungeninfekte ein, die für 80–90% der Todesfälle verantwortlich sind.
Überwachung des Ernährungszustandes des Patienten und antibiotische Kontrolle der Lungeninfekte verlängern die Überlebenszeit in signifikanter Weise, sofern die Krankheit frühzeitig entdeckt wurde. Diagnostisch am zuverlässigsten ist der Nachweis erhöhter NaCl-Ausscheidung im Schweiß. Positiver Ausfall des Schweißtests zusammen mit einem oder mehreren klinischen Befunden sichern die Diagnose. Das Mapping des CF-Gens auf Chromosom 7 und die Identifizierung der damit eng gekoppelten genetischen Marker ermöglichen auch die pränatale Bestimmung von heterozygoten Trägern und homozygoten Individuen. Wie in *Kapitel 4* auseinandergesetzt, gründet die pränatale Diagnose der CF und weiterer Krankheiten, bei denen das verantwortliche Gen noch nicht bekannt ist, auf dem Nachweis von DNA-Markern, die mit dem betreffenden Gen gekoppelt (mitvererbt) sind.[63]
Die Verbesserung der medizinischen Versorgung hat bei CF-Patienten die Lebensaussichten drastisch verändert. Noch vor 20 Jahren starben die meisten Patienten im Säuglingsalter; heute beträgt die mittlere Überlebenszeit 25 Jahre. Die meisten männlichen Patienten weisen eine Aspermie auf infolge regressiver Veränderungen der Epididymis; damit erhebt sich einmal mehr die Frage, auf welche Weise die Häufigkeit dieses lebensbeeinträchtigenden Gens (oder Gene) in der weißen Bevölkerung aufrechterhalten bleibt.

Plötzlicher Kindstod («sudden infant death syndrome», SIDS)

An der Zweiten Internationalen Konferenz über Ursachen des plötzlichen Kindstods wurde folgende, allgemein gültige Definition ausgearbeitet: Unter SIDS versteht man «den plötzlichen und unerwarteten Tod eines Säuglings, der vor Todeseintritt gesund oder kaum krank war, und dessen Tod auch nach Vornahme geeigneter autoptischer Untersuchungen nicht erklärt werden kann.»[64] Diese Definition wiederspiegelt natürlich unser mangelndes Verständnis der Hintergründe dieser tragischen Affektion. Es erstaunt daher nicht, daß in der Literatur eine wahre Flut von Hypothesen, Spekulationen und Behauptungen publiziert wurden, von denen sich viele als unhaltbar erwiesen. Wahrscheinlich erweist sich die Ätiologie von SIDS als multifaktoriell. Der plötzliche Kindstod könnte daher den gemeinsamen Endpunkt der Einwirkung verschiedener Einflüsse darstellen, die einzeln oder wahrscheinlich eher gemeinsam in besonders empfindliche Wachstums- oder Entwicklungsphasen eingreifen. Hier wollen wir die einschlägigen epidemiologischen, morphologischen und pathophysiologischen Untersuchungen zusammenfassen, deren Resultate zur Formulierung einiger Arbeitshypothesen beitrugen; Einzelheiten sind in verschiedenen Übersichtsarbeiten zu finden.[65–67]
Diese erschreckende Familientragödie, auch «Tod in der Wiege» («crib death», «cot death») genannt, ist gar nicht selten; in den USA schätzt man, daß SIDS jährlich für 800 Todesfälle verantwortlich ist. Da die Säuglingssterblichkeit infolge Ernährungsproblemen und Infektionskrankheiten in Ländern mit hohem Lebensstandard stark abgenommen hat, ist die Bedeutung des plötzlichen Kindstods angestiegen. SIDS ist bei 2 bis 4 Monate alten Säuglingen zu einer der Haupttodesursachen geworden. Weltweit sterben daran zwischen 1–5 Säuglinge auf 1000 Lebendgeburten.
Etwa 90% aller Todesfälle an SIDS ereignen sich in den ersten sechs Lebensmonaten, die meisten zwischen dem zweiten und vierten Monat. Dieser enge Gipfel erhöhter Anfälligkeit ist das einzige Merkmal, das unabhängig von weiteren, noch zu besprechenden Risikofaktoren oder geografischen Gegebenheiten gefunden wird.[68] Die meisten Säuglinge sterben zuhause, gewöhnlich nachts im Schlaf. Der Todeseintritt wird meist nicht bemerkt; auch den seltenen Beschreibungen ist lediglich zu entnehmen, daß der gesunde Säugling plötzlich und unerwartet zyanotisch wird, aufhört zu atmen und ohne zu schreien oder sich zu wehren stirbt. Viele Opfer litten vor dem fatalen Ereignis an geringfügigen Infekten der oberen Luftwege.
Die Bezeichnung «near-SIDS» wurde für diejenigen

Tab. 10.5: Mit plötzlichem Säuglingsttod (SIDS) assoziierte Faktoren

Mutter	Kind
Alter unter 20 Jahren	Unreife
Nicht verheiratet	Niedriges Geburtsgewicht
Rasch aufeinanderfolgende Schwangerschaften	Männlich
	Zu Mehrfachgeburt gehörend
Niedriger sozioökonomischer Status	Nicht Erstgeboren
	Älteres Geschwister an SIDS gestorben
Rauchen	
Drogenmißbrauch (z.B. Methadon)	

Fälle geschaffen, in denen die Wiederbelebung des Säuglings nach einem derartigen Vorfall erfolgreich war. Zweifellos ist dieser Begriff diagnostisch ungenau, da bei vielen der betroffenen Kinder definierbare Grundkrankheiten vorlagen. Einige dieser «Beinahe-SIDS» wurden jedoch später Opfer eines echten SIDS; daher hat sich das Interesse darauf konzentriert, bei diesen Fällen möglicherweise signifikante, wenn auch geringe, kardiovaskuläre oder pulmonäre Abnormitäten zu identifizieren.[69]

Die Begleitumstände bei SIDS wurden in allen Einzelheiten untersucht, aber die gemachten Beobachtungen tragen zur Erklärung des grundlegenden Geheimnisses dieser Krankheit kaum bei. Aufgrund epidemiologischer Studien wurden Faktoren identifiziert, die in ihrer Gesamtheit mit hohem SIDS-Risiko verbunden sind. Diese Risikofaktoren, die Mutter und Kind betreffen, sind in Tab. 10.5 zusammengestellt.

Die Autopsie förderte verschiedene Befunde zutage. Diese sind meist geringfügig, von unsicherer Bedeutung und nicht in allen Fällen vorhanden. Verdickungen kleiner Pulmonalarterien infolge Muskelhypertrophie und -hyperplasie wurden beobachtet. Zusammen mit gliösen Reaktionen im Hirnstamm wird dieser Befund als Zeichen chronischer Hypoxie gewertet. Andere Untersucher berichteten über Hypertrophie des rechten Herzventrikels; unklar ist, ob die Hypertrophie primär oder als Folge von Veränderungen der Pulmonalarterien entstand. Auch histologisch nachweisbare Abnormitäten des kardialen Erregungsleitungssystems – Sinus- und Atrioventrikulärknoten sowie His-Bündel – wurden beschrieben; diese Befunde blieben allerdings ohne Bestätigung. Bei den betroffenen Säuglingen findet man oft weitere Stigmata, wie Persistenz der extramedullären Hämopoiese in der Leber oder des periadrenalen braunen Fettgewebes sowie vergrößertes Volumen chromaffiner Zellen in der Nebenniere; erhöhte Spiegel fetalen Hämoglobins weisen auf verzögerte Reifung der Hämopoiese hin.[70] Man ist versucht, diese Veränderungen mit chronischer Hypoxämie, Entwicklungsrückstand und chronischer Überbeanspruchung in Verbindung zu bringen.[71] Petechien in Pleura und Epikard sowie Lungenstauung und Ödem werden häufig beobachtet und sind mit Tod infolge Hypoxie vereinbar, wobei es sich aber auch um agonale Veränderungen handeln könnte. Histologische Hinweise auf frische Atemweginfekte werden für den Todeseintritt als nicht signifikant gedeutet. Die autoptischen Befunde ergeben keinen klaren Hinweis auf die Todesursache; dies hängt mit der Möglichkeit zusammen, daß SIDS multifaktoriellen Ursprungs ist.

Während vieler Jahre schon steht die Hypothese, SIDS sei Folge einer Regulationsstörung respiratorischer Aktivität («Apnoe-Hypothese»), im Zentrum des Interesses.[72] Für eine primäre respiratorische Fehlfunktion spricht folgende Beobachtung. Einige Kinder mit «near-SIDS», die später an echtem SIDS starben, weisen in ihrer Anamnese wiederholte Anfälle von Apnoe auf, von denen einzelne länger als 15 Sekunden dauerten. Schlaf an sich könnte für SIDS prädisponieren, da im Schlaf die zentrale Stimulation der Atemtätigkeit herabgesetzt ist. Apnoe-Episoden treten bei Infektionen und bei Säuglingen mit geringem Geburtsgewicht häufig auf. Methadonbehandlung der Mutter führt ebenfalls zu zentraler Hypoventilation und erhöht das Risiko von SIDS (siehe Tab. 10.5). Schließlich könnten die wiederholten hypoxämischen Krisen für die Veränderungen der Pulmonalarterien und die Gliareaktion im Hirnstamm verantwortlich sein. Die Attraktivität der «Apnoe-Hypothese» ist unverkennbar; sie wird jedoch durch neuere Untersuchungen,[73,74] die keinen Kausalzusammenhang zwischen Apnoe-Anfällen und SIDS nachwiesen, in Frage gestellt. Wie so oft bei unklaren Krankheitsursachen schießen bei Aufweichen einer Hypothese verschiedene weitere wie Pilze aus dem Boden. Um dem Leser «iatrogene Somnolenz» zu ersparen, fassen wir nur einige dieser neueren Vorstellungen kurz zusammen.

- *Genetischbedingte Störungen der Lipidoxidation.* Bei einer Subgruppe von SIDS-Patienten soll eine genetisch-bedingte Stoffwechselstörung vorliegen, die gekennzeichnet ist durch den Mangel an Azyl(-CoA)-dehydrogenase zum Abbau von Fettsäuren mittlerer Länge. Diese Patienten weisen bei der Auptopsie eine Leberverfettung auf.[75]
- *Infektionen.* Hier hat sich das Interesse von der viralen Ätiologie auf inapperzepte Darminfekte mit *Clostridium botulinum* verschoben.[76]
- *Gestörte Kontrolle der Körpertemperatur.* Einige vorläufige Untersuchungen bringen SIDS in Zusammenhang mit einem genetischen Defekt, der sich in akuten (tödlichen) Episoden von Hyperthermie (maligne Hyperthermie) äußert. Da der Tod der SIDS-Opfer bei ihrem Auffinden meist mehrere Stunden zurückliegt, ist die terminale Hyperthermie klinisch nicht nachweisbar.[77]

Die Aufzählung von Spekulationen könnte beliebig fortgesetzt werden. Wir wollen aber lediglich festhalten, daß im jetzigen Zeitpunkt keine dieser Theorien, allein oder in Kombination mit anderen, diese unerklärlichen Todesfälle zu erklären vermag. Wie zu Beginn erwähnt, wird sich wahrscheinlich zeigen, daß

SIDS eine heterogene, multifaktorielle Krankheit ist. Man kann nur hoffen, daß es weiteren Untersuchungen gelingt, möglichst viele Patienten von der Kategorie «unerklärbar» in die Kategorie «erklärbar» zu befördern; damit könnte das Thema ohne Verwendung des Konjunktivs und auf knapperem Raum besprochen werden.

Neoplasmen und tumorähnliche Veränderungen

Nur 2% aller malignen Neoplasmen kommen im Säuglings- und Kindesalter vor. Trotzdem sind in den USA Neoplasmen (eingeschlossen Leukämie) führende Ursache krankheitsbedingter Todesfälle bei Kindern der Altersgruppe von 1–14 Jahren. Nach statistischen Angaben wurden 1986 etwa 8,7% aller Todesfälle durch Neoplasmen (inkl. Leukämien) verursacht; nur der Anteil an akzidentellen Todesfällen ist signifikant größer. Benigne Neoplasmen sind noch häufiger als maligne, geben jedoch häufig keinen Anlaß zu Besorgnis; gelegentlich führen sie jedoch zu schwerer Krankheit oder Tod infolge ihrer Lokalisation oder rascher Größenzunahme.

Beim Säugling und Kind bietet die morphologische Abgrenzung echter Neoplasmen von Tumor-ähnlichen Veränderungen erstaunliche Schwierigkeiten. Ektopische Zellen oder Gewebe, bei der Geburt schon vorhanden, weisen einen normalen histologischen Aspekt auf, wachsen aber mit der gleichen Geschwindigkeit wie das Kind. Es gibt tatsächlich nur wenige Neoplasmen, die bezüglich Wachstumsrate mit dem normalen Embryo Schritt halten. Handelt es sich nun bei diesen in falscher Lokalisation vorhandenen Zellen und Geweben um echte Neubildungen oder lediglich um Mißbildungen, die zusammen mit dem Kind größer werden? Wegen der Existenz dieser Übergangsformen zwischen normalem Gewebewachstum und echtem Neoplasma wurden verschiedene Kategorien Tumorähnlicher Veränderungen geschaffen.

Choristome

Mit dem *Begriff Choristom werden histologisch normale Zellen oder Gewebe bezeichnet, die in abnormer Lokalisation gefunden werden.* Im allgemeinen handelt es sich bei Choristomen um zusammenhängende Verbände ektopischen oder heterotopischen Gewebes, wie Pankreasgewebe in der Wand von Magen oder Dünndarm, oder Nebennierengewebe in Niere, Lunge, Ovar oder an anderer Stelle. Nur in seltenen Fällen werden normal aussehende Einzelzellen in unüblicher Lokalisation gefunden. Die Verlagerung ortsfremden Gewebes geht vermutlich in die Embryonalperiode zurück. Die heterotopen Gewebereste sind meist nur von akademischem Interesse, können jedoch klinisch mit Neoplasmen verwechselt werden. Sie sind nur selten Ursprungsort echter Neoplasmen, führen aber in diesen Fällen zu diagnostischen Paradoxen wie Nebennierenkarzinom im Ovar.

Hamartome

Der Begriff Hamartom bezeichnet die herdförmig überschießende Vermehrung normaler, ortsständiger Zellen oder Gewebe einem Organ. Die zellulären Bestandteile sind vollentwickelt und mit denen des übrigen Organs identisch, halten sich aber nicht an die normale Architektur des Nachbargewebes. Die Trennlinie zwischen Hamartom und benignem Neoplasma ist unscharf und wird unterschiedlich gesetzt. Hämangiome, Lymphangiome, Rhabdomyome der Herzmuskulatur, Leberadenome und auf Entwicklungsdefekte zurückgehende Zysten in Niere, Lunge oder Pankreas gelten bei einigen als Hamartome, während sie von anderen den echten Neoplasmen zugeordnet werden. Die Häufigkeit, mit der diese Veränderungen bei Säuglingen und Kindern auftreten, unterstützt die Ansicht, es handle sich dabei um Entwicklungsstörungen und damit um echte Hamartome. In die gleiche Richtung geht die Erfahrung, daß viele dieser Tumoren, besonders Hämangiome, spontan kleiner werden und verschwinden. Wie auch immer man diese Veränderungen interpretiert, sie sind schon bei der Geburt vorhanden und vergrößern sich während einiger Zeit parallel zum Wachstum des Kindes. Wie wir gleich sehen, können sie hierbei zu lästigen klinischen Problemen werden.

Benigne Neoplasmen und tumorähnliche Läsionen

Wir haben bereits erwähnt, daß die Unterscheidung zwischen benignem Neoplasma und Hamartom schwierig ist, und daß im Säuglings- und Kindesalter benigne Neoplasmen häufiger auftreten als maligne. Jedes histologische Muster kommt vor; Hämangiome, Lymphangiome und Teratome verdienen jedoch einen gesonderten Kommentar.

Hämangiome sind die häufigsten Tumoren bei Kindern. Vom Bau her bestehen keine Unterschiede zu den Hämangiomen beim Erwachsenen. Sie treten bei Kindern meistens in der Haut auf, besonders in Gesicht und Kopfhaut, und äußern sich als flache bis leicht erhabene, unregelmäßige, aber scharf begrenzte rotblaue Gebilde. Mit dem Wachstum des Kindes vergrößern sich die Hämangiome zunächst, bilden sich später jedoch häufig spontan zurück. Ihre Bedeutung ist vorwiegend kosmetischer Natur; daneben ist ihr Auftreten eines der diagnostischen Zeichen beim v. Hippel-Lindau-Syndrom, einer kongenitalen erblichen Angioma-

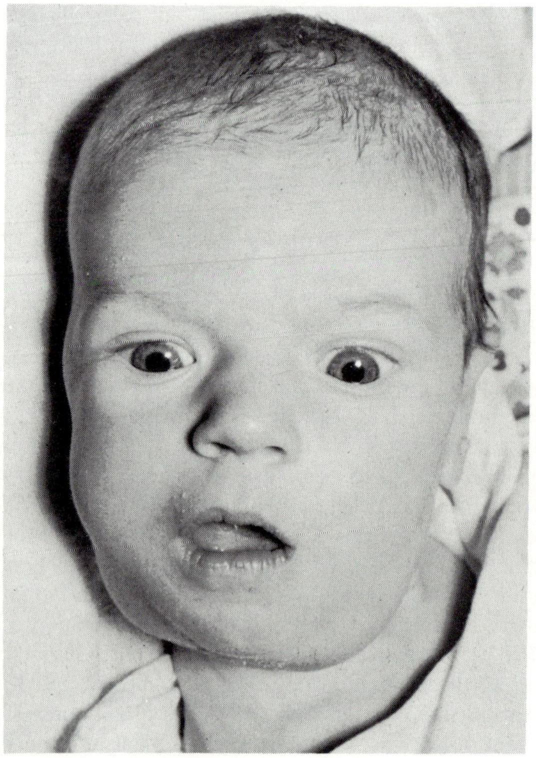

Abb. 10.12: Säugling mit submandibulärem Lymphangiom. Unregelmäßige Schwellung unter dem Kinn und im Bereich der rechten Wange.

tose der Retina und weiterer Organe. Diese Gefäßtumoren transformieren sehr selten zu malignen Neoplasmen; am häufigsten sind Hämangiome in Leber und Bindegewebe anzutreffen.

Tumorartige Veränderungen von Lymphgefäßen kommen in vielen Spielarten vor. Einige davon (*Lymphangiome*) entsprechen Hamartomen oder Neoplasmen, andere sind nicht mehr als abnorme Erweiterungen bestehender Lymphbahnen (*Lymphangiektasien*). Lymphangiome sind gewöhnlich gekennzeichnet durch zystische und kavernöse Hohlräume. Läsionen dieser Art finden sich ebenfalls in der Haut, wichtiger sind aber Lokalisationen in tieferen Regionen, wie Nacken, Axilla, Mediastinum, Retroperitonealgewebe oder anderswo (Abb. 10.12). Ihr histologischer Aspekt ist benigne; sie neigen jedoch zur postnatalen Vergrößerung, bedingt durch Flüssigkeitsansammlung oder Ausweitung der bestehenden Hohlräume durch Proliferation der Endothelzellen. Dies führt zu räumlicher Bedrängung vitaler Strukturen, wie derjenigen des Mediastinums oder der Nervenstränge in der Axilla, und damit zu ernsten klinischen Problemen. Im Gegensatz dazu äußern sich Lymphangiektasien normalerweise als diffuse Schwellung der Extremitäten oder Teilen davon. Folgen der schwammartig erweiterten, oberflächlichen oder tiefen Lymphgefäße sind beträchtliche Mißgestaltungen und Deformitäten. Die Veränderungen bleiben stationär, ihre kosmetische Korrektur gibt aber schwer zu lösende Probleme auf.

Teratome treten als benigne, gut differenzierte, meist zystische Veränderungen («*adultes Teratom*», z.B. «Dermoidzyste») oder als solide maligne Neoplasmen («*embryonales Teratom*») auf. Sie weisen zwei Häufigkeitsgipfel auf, einen ersten im zweiten Lebensjahr und einen zweiten am Ende der Adoleszenz oder zu Beginn des Erwachsenenalters. Bei den Veränderungen der ersten Lebensjahre handelt es sich wahrscheinlich um kongenitale Neoplasmen; die später auftretenden Läsionen sind zwar auch pränatalen Ursprungs, wachsen aber viel langsamer. Die meisten Teratome des Säuglings- und Kindesalters entstehen in der Sakralgegend. Andere Lokalisationen sind Gonaden, Mediastinum, Schädelbasis, Dach des Pharynx, weicher oder harter Gaumen sowie Zungengrund. Teratome im Bereich von Sakrum oder Steißbein weisen eine Inzidenz von 1:20000 bis 40000 der Lebendgeburten auf und sind bei weiblichen Neugeborenen häufiger als bei männlichen. Etwa 75% gehören zum benignen, gutdifferenzierten Typ, und beim Rest handelt es sich bei etwa 12% um eindeutig maligne und letale, embryonale Teratome. Die meisten benignen Teratome treten bei jüngeren Säuglingen auf (vor dem Alter von vier Monaten), während Kinder mit malignen Teratomen eher älter sind.[78]

Maligne Neoplasmen

Maligne Neoplasmen von Säuglingen und Kindern unterscheiden sich in vielerlei Hinsicht von denjenigen, die im späteren Leben auftreten.[79] Wir wollen uns hier darauf beschränken, diese Unterschiede aufzuzeigen; für Beschreibungen einzelner Neoplasmen verweisen wir auf Lehrbücher der Speziellen Pathologie.

Arten Obschon jeder Typ von Neoplasma *in utero* oder in den ersten Lebensjahren entstehen kann, unterscheidet sich die Verteilung der bei Säuglingen und Kindern häufig auftretenden Neoplasmen scharf von derjenigen bei Erwachsenen. Die häufigsten Neoplasmen des Erwachsenen, d.h. Karzinome von Haut, Lunge, Mamma, Prostata und Kolon (um nur die wichtigsten zu nennen), sind in der Kindheit sehr ungewöhnlich. Im Kindesalter haben die meisten Neoplasmen ihren Ursprung im hämopoietischen System, Nervengewebe (unter Einschluß des zentralen und des sympathischen Nervensystem, des Nebennierenmarks und der Retina), Bindegewebe, Knochen und in der Niere. *Bei Kindern unter fünf Jahren weisen besonders acht Neoplasmen deutliche Häufigkeitsgipfel auf:* 1) Leukämie (hauptsächlich akute lymphoidzellige und lymphoblastische Formen); 2) Neuroblastom (Abb. 10.13); 3) Wilms Tumor; 4) Leberkarzinom; 5) Retinoblastom; 6) Rhabdomyosar-

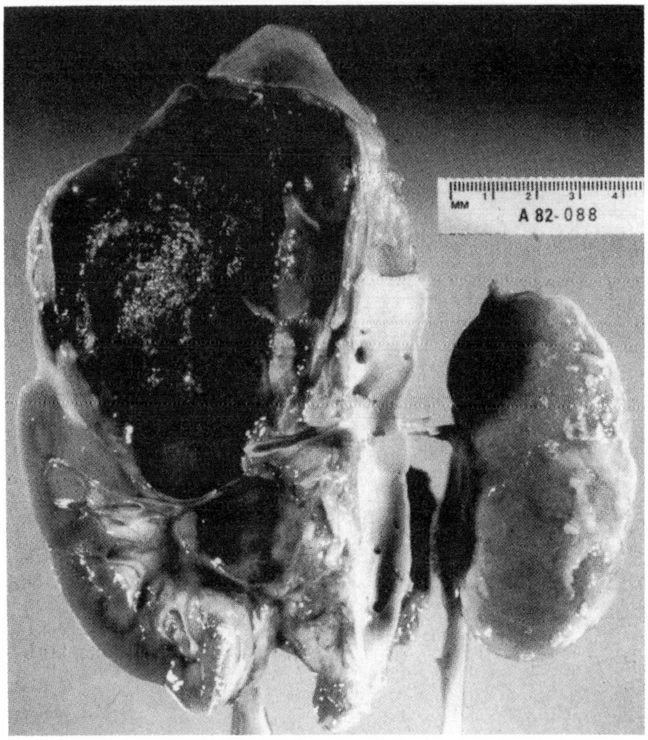

Abb. 10.13: Neuroblastom der Nebenniere bei sechs Monate altem Kind. Das hämorrhagische, teilweise kapseltragende Neoplasma hat die (geöffnete) linke Niere verdrängt und engt Aorta und linke Nierenarterie ein. (Erlaubnis Dr. Joe Rutledge, Southwestern Medical School, Dallas, Texas.)

kom; 7) Teratom; und 8) Ependymom. Weitere Neoplasmen treten in der Kindheit auch auf, jedoch ohne diese auffällige frühe Häufung. Die ungefähre Altersverteilung dieser Neoplasmen ist in Tab. 10.6 zusammengestellt. Innerhalb dieses groben Rasters sind allein akute Leukämien für mehr kindliche Todesfälle verantwortlich als die Summe der übrigen neoplastischen Krankheiten. Mit abnehmender Häufigkeit folgen Neuroblastom, Wilms Tumor, maligne Lymphome und Osteosarkom. Zusammen mit Leukämien sorgen die eben genannten Veränderungen für nahezu 75% aller Neoplasie-bedingten Todesfälle dieser Altersgruppe.

Genetik und Ursprung Wie mehrmals betont, *gehen die meisten Neoplasmen, einschließlich derjenigen des Kindesalters, auf Genmutationen zurück.*[80] Hierbei führt die Mutation sowohl zu erhöhter Prädisposition für neoplastische Transformation als auch zu gleichzeitig auftretenden kongenitalen Mißbildungen. Diese Assoziationen äußern sich in einigen Fällen in leicht erkennbaren, klinischen Syndromen mit starker Tendenz zur späteren Entwicklung eines Neoplasmas. Bei Kindern mit Aniridie, beispielsweise, ist das Risiko für spätere Erkrankung an Wilms Tumor erhöht; gewöhnlich ist Aniridie mit urogenitalen Mißbildungen und geistiger Entwicklungsstörung assoziiert («AGR-Komplex»). Bei Hemihypertrophie (d.h. grober Asymmetrie des Körpers) besteht erhöhte Gefahr für Wilms Tumor, Hepatoblastom und Karzinom der Nebennierenrinde.

Tab. 10.6: Häufige neoplastische Krankheiten des Säuglings- und Kindesalters

0 bis 4 Jahre	5 bis 9 Jahre	10 bis 14 Jahre
Leukämie	Leukämie	
Retinoblastom	Retinoblastom	
Neuroblastom	Neuroblastom	
Wilms Tumor		
Hepatobastom	Hepatom	Hepatom
Weichteilsarkom (v.a. Rhabdomyosarkom)	Weichteilsarkom	Weichteilsarkom
Teratome		
Neoplasmen des ZNS	Neoplasmen des ZNS	
	Ewing Sarkom	
	Lymphom	Osteosarkom
		Schilddrüsenkarzinom
		Morbus Hodgkin

Mutationen, die zur Entstehung von Karzinomen prädisponieren, äußern sich auch als chromosomale Störungen. Die Wahrscheinlichkeit, an Leukämie zu erkranken beträgt für Kinder mit Trisomie 21 (Down-Syndrom) etwa 1:200, d.h. sie liegt 10–15mal höher als der Durchschnitt. Auch Kinder mit Chromosomenbruch-Syndromen sind Leukämie-gefährdet.

Eingehende genetische Untersuchungen von zwei pädiatrischen Neoplasmen, Retinoblastom und Wilms

Tumor, ergaben neue Anhaltspunkte für den Ursprung neoplastischer Krankheiten des Menschen (siehe *Kapitel 6*).[81] Da diese Studien unserem Verständnis der Onkogenese eine neue Dimension gegeben haben, verdienen sie eine kurze Rekapitulation.

- Retinoblastom und Wilms Tumor kommen familiär und sporadisch vor. Man schätzt, daß etwa 40% aller Fälle von Retinoblastom vererbt werden; familiäre Fälle von Wilms Tumor sind viel seltener.
- Bei einer kleinen Zahl vererbter und sporadischer Formen beider Neoplasmen wurden spezifische Deletionen in den Chromosomenbändern 11p13 (Wilms Tumor) und 13q14 (Retinoblastom) nachgewiesen. Die Befunde lassen vermuten, daß Gene, die innerhalb der von den Deletionen betroffenen Segmente liegen, bei der Entstehung der Neoplasmen eine Rolle spielen.
- Zusätzliche molekularbiologische Untersuchungen an Tumor-DNA deckten bei fast allen Patienten mit diesen Neoplasmen geringfügige Genomveränderungen der obenerwähnten chromosomalen Regionen auf.

Wie in *Kapitel 6* diskutiert, entstand aufgrund dieser Untersuchungen das Konzept der «rezessiven» Tumorgene; gleichzeitig verleihen die Daten der «two-hit»-Theorie der neoplastischen Transformation von Knudson[81] die bisher fehlende molekularbiologische Grundlage.

Umwelteinflüsse tragen ebenfalls signifikant zur Entstehung von Neoplasien im Kindesalter bei. Am besten dokumentiert ist das karzinogene Potential der Bestrahlung. Der nukleare Fallout der Atombomben in Japan führte bei Überlebenden, die Dosen von 200 rad und mehr ausgesetzt wurden, zu einem 1,5–1,8-fachen Anstieg der Todeshäufigkeit infolge neoplastischer Krankheiten. Chemische Substanzen und Medikamente tragen ebenfalls zur Entstehung von Neoplasmen bei. Bei Kindern, deren Mütter zwischen der 8. und 18. Schwangerschaftswoche mit Stilböstrol behandelt wurden, entwickelten sich vaginale Adenosen (glanduläre Einschlüsse, die als präkanzerös gelten) und Adenokarzinome.[82] Die meisten dieser Neoplasmen treten um das 20. Altersjahr auf. Offensichtlich sind alle Einflüsse, denen man beim Erwachsenen karzinogenes Potential zuschreibt, bereits schon in früher Kindheit wirksam.

Klinisches Verhalten Neoplasmen des Säuglings- und Kindesalters verhalten sich anders als später auftretende. Sie neigen zu schnellerem Wachstum und führen beim Kind oft zu disproportional großen Tumoren. Bilaterale Neuroblastome der Nebenniere führen, wie andere intraabdominale Massen, zu stark aufgetriebenem Abdomen. Die Neoplasmen sind oft bereits bei der Inspektion des liegenden Kindes erkennbar. In dieser Altersgruppe besteht aus unbekannten Gründen auch bei Vorliegen großer Massen neoplastischer Zellen keine Assoziation mit früh manifester Anämie, Gewichtsverlust oder Kachexie. Am häufigsten gleichen die klinischen Befunde, wie Fieber und Abgeschlagenheit, denjenigen bei infektiösen Prozessen. Viele Neoplasmen sprechen auf Bestrahlung und Chemotherapie an; bei gewissen Formen von Neoplasie wurden mit diesen Behandlungsmethoden spektakuläre Erfolge erzielt. Bei Kindern mit auf die Niere beschränktem Wilms Tumor liegt die 2-Jahresüberlebensrate nach kombinierter chirurgischer und chemotherapeutischer Behandlung beispielsweise bei 95%.

Bei einigen Kindern mit bestimmten Neoplasmen kann es unwiderlegbar zur spontanen Differenzierung der neoplastischen Zellen kommen, z.B. zur Umwandlung des Neuroblastoms in das viel weniger maligne Ganglioneurom. Spontane Regressionen werden bei Neuroblastomen geringer Ausbreitung häufig beobachtet; besonders oft betrifft dies kleine Primärtumoren mit ausgedehnten Metastasen in Leber, Haut und Knochenmark (nicht jedoch Knochen). Die meisten der Patienten sind Kinder mit einem Medianalter von drei Monaten; einige Autoren schlagen vor, diesem speziellen Umstand durch gesonderte Klassierung als «Stadium IV-S» («S» für «speziell») Rechnung zu tragen.[83] Die Hintergründe der Spontanregressionen sind nicht klar; vielleicht sind Immunreaktionen gegen Tumorantigene oder Reaktionen auf endogene Wachstums- oder Differenzierungsfaktoren beteiligt.

Auch wenn das Auftreten von Neoplasmen bei Kindern besonders deprimierend wirkt, sind die Aussichten nicht immer schlecht. Die klinische Erfahrung zeigt, daß das Ausbleiben von Metastasen oder Wiederauftreten des Neoplasmas innerhalb einer bestimmten Zeitspanne (Alter des Patienten bei der Operation plus neun Monate) mit großer Wahrscheinlichkeit komplette Heilung bedeutet. Da sich die neoplastische Krankheit des Säuglings- und Kindesalters meist frühzeitig bemerkbar macht, können daher Eltern und Patienten nach dem erwähnten Zeitintervall beruhigt werden, daß sie nicht länger unter einem Damoklesschwert leben müssen.

Wir haben in diesem Kapitel offensichtlich nur die Oberfläche des großen Katalogs der Kinderkrankheiten angekratzt. Die zur Besprechung ausgewählten Krankheiten gehören jedoch zu den häufigsten und wichtigsten. Wie zu Beginn betont, sind Krankheiten des Säuglings- und Kindesalters etwas Spezielles. Nur wenige davon, wie Neoplasien und Infektionen, befallen auch Erwachsene, allerdings in anderen klinischen und morphologischen Formen. Die Unterschiede zwischen Krankheiten von Kindern und Erwachsenen sind größer als diejenigen zwischen Kind und Erwachsenem.

Literaturhinweise

1 Levenne, M. I., and Dubowitz, V.: Intrauterine growth retardation. *In* Stern, L., and Vert, P. (eds.): Neonatal Medicine. New York, Masson Publishing USA, Inc., 1987, p. 107.

1a Khoury, M. J., et al.: Congenital malformations and intrauterine growth retardation: A population study. Pedatrics *82*:83, 1988.

2 Apgar, V.: A proposal for a new method of evaluation of the newborn infant. Curr. Res. Anesth. Analg. *32*:260, 1953.

3 Drage, J. S., and Berendes, H.: Apgar scores and outcome of the newborn. Pediatr. Clin. North Am. *13*:635, 1966.

4 Gresham, E. L.: Birth trauma. Pediatr. Clin. North. Am. *22*:317, 1975.

5 Andre, M., and Vert, P.: Birth injury. *In* Stern, L., and Vert, P. (eds.): Neonatal Medicine. New York, Masson Publishing USA, Inc., 1987, p. 176.

6 Shepard, T. H.: Human teratogenicity. Adv. Pediatr. *33*:225, 1986.

7 Rosenthal, N., and Abramowsky, C. R.: The causes of morbidity and mortality among infants born at term. Arch. Pathol. Lab. Med. *112*:178, 1988.

8 Spranger, J., et al.: Errors of morphogenesis: Concepts and terms. Recommendations of an international working group. J. Pediatr. *100*:160, 1982.

9 Iosub. S., et al.: More on human immunodeficiency virus embryopathy. Pediatrics *80*:512, 1987.

10 Hanshaw, J. B.: Cytomegaloviral Infection. *In* Beherman, R. E., and Vaughan, V. C. (eds.): Nelson's Textbook of Pediatrics. 13th ed. Philadelphia, WB Saunders Co., 1987, p. 668.

11 Golbus, M. D.: Teratology for the obstetrician: Current status. Obstet. Gynecol. *55*:269, 1980.

12 Beckman, D. A., and Brent, R. L.: Mechanism of known environmental teratogens: Drugs and chemicals. Clin. Perinatol. *13*:649, 1986.

12a Jones, K. L.: The Fetal Alcohol Syndrome. Growth Genetics and Hormones. (BMI/McGraw Hill, New York) *4*:1, 1988.

13 Brent, R. L.: The effect of embryonic and fetal exposure to X-ray, microwaves, and ultrasound. Clin. Perinatol. *13*:615, 1986.

13a Sulik, K. K., et al.: Teratogens and craniofacial malformations: relationship to cell death. Development *103* (Suppl): 213, 1988.

14 Smith, D. W.: Recognizable patterns of human deformation. Identification and management of mechanical effects on morphogenesis. Major Probl. Clin. Pediatr. *21*:1, 1981.

15 Stark, A. R., and Frantz, I. D.: Respiratory distress syndrome. Pediatr. Clin. North. Am. *33*:533, 1986.

16 Editorial: Born before their time into this breathing world. Br. Med. J. *2*:1403, 1976.

17 Oh, W., and Stern, L.: Respiratory diseases of the newborn. *In* Stern, L. and Vert, P. (eds.): Neonatal Medicine. New York, Masson Publishing USA, Inc., 1987, p. 395.

18 Usher, R., et al.: Respiratory distress syndrome in infants delivered by cesarean section. Am. J. Obstet. Gynecol. *88*:806, 1964.

19 Robert, M. F.: Association between maternal diabetes and the respiratory distress syndrome of the newborn. N. Engl. J. Med. *294*:357, 1976.

20 Mimouni, F., et al.: Respiratory distress syndrome in infants of diabetic mothers in the 1980s: no adverse effect of maternal diabetes with modern management. Obstet. Gynecol. *69*:191, 1987.

21 Perelman, R. H., et al.: Discordance between male and female deaths due to the respiratory distress syndrome. Pediatrics *78*:238, 1986.

22 Weaver, T. E., an Whitsett, J. A.: Structure and function of pulmonary surfactant proteins. Semin. Perinatol. *12*:213, 1988.

23 Ballard, P. L., et al.: Regulation of pulmonary surfactant apoprotein SP 28–36 gene in fetal human lung. Proc. Natl. Acad. Sci. *83*:9527, 1986.

24 Lauweryns, J. M.: Hyaline membrane diseases: A pathological study of 55 infants. Pediatrics *50*:515, 1972.

25 Tomashefski, J. F., et al.: Pathologic observations on infants who do not survive the respiratory distress syndrome. In Nelson, G. H. (ed.): Pulmonary Development. Transition from Intrauterine to Extrauterine Life. New York, Marcel Dekker, Inc., 1985, p. 387.

26 de la Monte, S. M., et al.: Respiratory epithelial cell necrosis is the earliest lesion of hyaline membrane disease of the newborn. Am. J. Pathol. *123*:155, 1986.

27 Volpe, J. J., and Hill, A.: Periventricular-intraventicular hemorrhage. In Avery, G. B. (ed.): Neonatology. Pathophysiology and Management of the Newborn. Third edition. Philadelphia, J. B. Lippincott Co., 1987, p. 1105.

28 Avery, M. E., et al.: Update on prenatal steroid for prevention of respiratory distress. Am. J. Obstet. Gynecol. *155*:2, 1986.

29 Taeusch, W., et al.: Surfactant for the treatment of respiratory distress syndrome: selected clinical issues. Semin. Perinatol. *12*:245, 1988.

29a Naeye, R. L.: Functionally important disorders of the placenta, umbilical cord, and fetal membranes. Hum. Pathol. *18*:680, 1987.

30 Cherry, S. H.: Current concepts in hemolytic disease and blood group incompatibility. Mt. Sinai J. Med. *47*:454, 1980.

31 Grundbacher, J. F.: The etiology of ABO hemolytic disease of newborn. Transfusion *20*:563, 1980.

32 Editorial: Haemolytic disease of the newborn due to antibodies other than rhesus anti-D. Br. Med. J. *283*:514, 1981.

33 Harper, R. G., et al.: Kernicterus. Clin. Perinatol. *7*:75, 1980.

34 Nusbacher, J., and Bove, J. R.: Rh immunoprophylaxis: is antepartum therapy desirable? N. Engl. J. Med. *303*:935, 1980.

35 Tovey, L. A. D.: Hemolytic disease of the newborn – the changing scene. Br. J. Obstet. Gynecol. *93*:960, 1986.

36 Grannum, P. A., et al.: In utero exchange transfusion by direct intravascular injection in severe erythroblastosis fetalis. N. Engl. J. Med. *314*:1431, 1986.

37 Burton, B. K.: Inborn errors of metabolism: The clinical diagnosis in early infancy. Pediatrics *79*:359, 1987.

38 Kaufman, S.: Phenylketonuria and its variants. Adv. Hum. Genet. *13*:217, 1983.

39 Kaufman, S.: Unsolved problems in diagnosis and therapy of hyperphenylalaninemia caused by defects in tetrahydrobiopterin metabolism. J. Pediatr. *109*:572, 1986.

40 Guttler, F., and Woo. S. L. C.: Molecular genetics of PKU. J. Inher. Metab. Dis. 9 (Suppl. 1):58, 1986.

41 Guttler, F., et al.: Correlation between polymorphic DNA haplotypes at phenylalanine hydroxylase locus and clinical phenotypes of phenylketonuria. J. Pediatr. *110*:68, 1987.

42 Loo, Y. H., et al.: A biochemical explanation of phenylacetate neurotoxicity in experimental phenylketonuria. J. Neurochem. *45*:1596, 1985.

43 Malamud, N.: Neuropathology of phenylketonuria. J. Neuropathol. Exp. Neurol. *25*:254, 1966.

44 Salguero, I. F., et al.: Neuropathologic observations in phenylketonuria. Trans. Am. Neurol. Assoc. *93*:274, 1968.

45 Holtzman, N. A., et al.: Effect of age at loss of dietary control on intellectual performance and behavior of children with phenylketonuria. N. Engl. J. Med. *314*:593, 1986.

46 Guthrie, R.: Maternal PKU – a continuing problem. Am J. Public Health *78*:771, 1988.

47 Kleigman, R. M., and Sparks, J. W.: Perinatal galactose metabolism. J. Pediatr. *107*:831, 1985.

48 Smetana, H. F., and Olen, E.: Hereditary galactose disease. Am. J. Clin. Pathol. *38*:3, 1962.
49 Kaufman, F. R., et al.: Correlation of ovarian function with galactose-1-phosphate uridyl transferase levels in galactosemia. J. Pediatr. *112*:754, 1988.
50 Fernald, G. W., and Boat, T. F.: Cystic fibrosis: Overview. Semin. Roentgenol. *22*:87, 1987.
51 Kane, K. Cystic fibrosis: recent advances in genetics and molecular biology. Ann. Clin. Lab. Sci. *18*:289, 1988.
52 Berschneider, H. M., et al.: Altered intestinal chloride transport in cystic fibrosis. FASEB J. *2*:2625, 1988.
53 Case, M.: Chloride ions and cystic fibrosis. Nature *322*:407, 1986.
54 Welsh, M. J., and Fick, R. B.: Cystic fibrosis. J. Clin. Invest *80*:1523, 1987.
55 Knowles, M. R., et al.: Abnormal respiratory epithelial ion transport in cystic fibrosis. Clin. Chest Med. *7*:285, 1986.
56 Kopelman, H., et al.: Pancreatic fluid secretion and protein hyperconcentration in cystic fibrosis. N. Engl. J. Med. *312*:329, 1985.
57 Frizell, R. A.: Altered regulation of airway epithelial cell chloride channels in cystic fibrosis. Science *233*:558, 1986.
58 Dorin, J. R., et al.: A clue to the basic defect in cystic fibrosis from cloning the CF gene. Nature *326*:614, 1987.
59 Dubinsky, W. P.: The physiology of epithelial chloride channels. Hosp. Pract. *24*(1):69, 1989.
60 Oppenheimer, E. H., and Easterly, J. R.: Pathology of cystic fibrosis. Review of literature and comparison with 146 autopsied cases. Perspect. Pediatr. Pathol. *2*:241, 1975.
61 Friend, P. A.: Pulmonary infection in cystic fibrosis. J. Infect. *13*:55, 1986.
62 Goldman, D. A., and Klinger, J. D.: *Pseudomonas cepacia*: Biology mechanism of virulence, epidemiology. J. Pediatr. *108*:806, 1986.
63 Harris, A., et al.: Cystic fibrosis typing with DNA probes: experience of a screening laboratory. Hum. Genet. *79*:76, 1988.
64 Bergman, A., et al.: Sudden infant death syndrome. Proceedings of the Second International Conference on Causes of Sudden Death in Infants. Seattle, University of Washington Press, 1970.
65 Kraus, H. F.: Sudden infant death syndrome. Pathology and pathophysiology. Pathol. Ann. *19*(Pt 1):1, 1984.
66 Milner, A. D.: Recent theories on the cause of cot death. Br. Med. J. *295*:1366, 1987.
67 Williams, A. L.: Scientific research into the sudden infant death syndrome: An introduction to the first rotary health fund conference. Aust. Pediatr. J. (Suppl.):3, 1986.
68 Goldberg, J., et al.: Age at death and risk factors in sudden infant death syndrome. Aust. Pediatr. J. (Suppl.):21, 1986.
69 Simpson H., et al.: «Near miss» oder «near-myth» for sudden infant death syndrome? Clinical observations in 57 infants. Aust. Pediatr. J. (Suppl.):47, 1986.
70 Giulian, G. G., et al.: Elevated fetal hemoglobin levels in sudden infant death syndrome. N. Engl. J. Med. *316*:1122, 1987.
71 Naeye, R. L., et al.: Cardiac and other abnormalities in the sudden infant death syndrome. Am. J. Pathol. *82*:1, 1976.
72 Shannon, D. C., and Kelly, D. H.: SIDS and near-SIDS, N. Engl. J. Med. *306*:959, 1023, 1982.
73 Davis, N., et al.: Epidemiological comparisons of sudden infant death syndrome with infant apnea. Aust. Pediatr. J. (Suppl.):29, 1986.
74 Consensus Statement: National Institute of Health Consensus development conference on infantile apnea and home monitoring. Sept. 29 to Oct. 1, 1986, Pediatrics *79*:292, 1987.
75 Editorial: Sudden infant death and inherited disorders of fat oxidation. Lancet *2*:1073, 1986.
76 Sonnabend, O. A. R., et al.: Continuous microbiological and pathologic study of 70 sudden and unexpected infant deaths: Toxigenic intestinal *Clostridium botulinum* infection in nine cases of sudden infant death syndrome. Lancet *1*:237, 1985.
77 Peterson, D. R., and Davis, N.: Sudden infant death syndrome and malignant hyperthermia diathesis. Aust. Pediatr. J. (Suppl.):33, 1986.
78 Bale, P. M.: Sacrococcygeal developmental abnormalities and tumors in children. Perspect. Pediatr. Pathol. *1*:9, 1984.
79 Hammond, G. D.: The cure of childhood cancers. Cancer *58*(Suppl.):407, 1986.
80 Arthur, D. C.: Genetics and cytogenetics of pediatric cancers. Cancer *58*(Suppl.):534, 1986.
81 Knudson, A. G.: Genetics of human cancer. Annu. Rev. Genet. *20*:231, 1986.
82 Herbst, A. L., et al.: Clear cell adenocarcinoma of the genital tract in young females: Registry report. N. Engl. J. Med. *287*:1259, 1972.
83 Evans, A. E., et al.: A review of 17 IV-S neuroblastoma patients at the Children's Hospital of Philadelphia. Cancer *45*:833, 1980.

11 Krankheiten des Alterns

So wie Leben unheilbar ist und stets mit dem Tod endet, so ist Altern unausweichlich und beginnt mit der Geburt. Trotz seiner Universalität ist Altern doch schwer zu definieren. Am meisten akzeptiert ist – Altern bedeutet abnehmende Fähigkeit des Überlebens. Die «ergrauende Bevölkerung» hat in allen Industrienationen stark zugenommen, vielleicht weniger deutlich in den Entwicklungsländern. In den USA waren um 1900 nur 4% der Bevölkerung über 65 Jahre alt; 1986 waren es 11,6%; und für das Jahr 2030 wird ein Anstieg auf etwa 20% vorausgesagt. In Personenzahlen ausgedrückt gab es 1980 in den USA 26 Millionen über 65jährige, und diese Zahl wird sich bis zum Jahr 2030 mehr als verdoppeln. Aber noch bemerkenswerter sind die erheblichen Verschiebungen innerhalb der Altersbevölkerung. In der letzten Dekade fand eine mehr als 25%ige Zunahme der Personen zwischen 75 und 79 Altersjahren statt und eine über 50%ige Zunahme der über 85jährigen! Diese demographischen Trends spiegeln den «Triumph des Überlebens» und den Aufschub des Todes wider. In den 5000 Jahren vor 1900 nahm die Lebenserwartung um etwa 26 Jahre zu; seit Beginn dieses Jahrhunderts kam es aber zu einer Zunahme von 29 Jahren! Es ist indessen zweifelhaft, ob die Lebenserwartung unbegrenzt verlängert werden kann. Vergleichende Gerontologen vermuten eine maximale Lebensdauer des Menschen von 115 bis 120 Jahren, was vielleicht nicht nur für die Gesellschaft, sondern auch für das Individuum günstig ist. Im Kontrast hierzu beträgt die maximale Lebensdauer des Indischen Elephanten 70 Jahre und die der Hausmaus 3 Jahre.[1] Die erheblich längere Lebensdauer des Menschen ist in gewissem Maße durch seine Fähigkeit bedingt, den Gefahren, denen frei lebende Tiere ausgesetzt sind, begegnen zu können, wie Temperaturextreme, möglicher Nahrungs- und Wassermangel und mikrobiologische Angriffe (Abb. 11.1). Das Konzept eines Maximums der Lebensdauer läßt vermuten, daß selbst ohne Krankheiten die unglaubliche «menschliche Maschine» schießlich abgenützt ist. Veränderungen finden das ganze Leben hindurch auf der Ebene der Moleküle, Organellen, Zellen, Organe und Organsysteme statt, aber was die «Lebensuhr» anhält, bleibt ein Geheimnis. Einen sehr anschaulichen Überblick des Alterns gewähren uns die *Syndrome der vorzeitigen Vergreisung*. *Progerie* zum Beispiel ist gekennzeichnet mit deutlicher Wachstumsverlangsamung, mit äußeren Zeichen der Vergreisung (wie Kahlheit, Hautrunzelung, Atrophie des subkutanen Fettgewebes) und mit erheblicher allgemeiner Atherosklerose. Die meisten dieser Unglücklichen sterben an «hohem Alter» innert der ersten zwei Lebensdekaden. Wesentlich ist, daß Zellkulturen dieser Personen dieselben morphologischen und replikativen Eigenschaften wie die Zellen normal gealterter Menschen aufweisen. Obwohl die Biologie des Alterns funktionelle, chemische, soziale und psychologische Aspekte aufweist, werden sich unsere Ausführungen hier auf die Zellalterung, die Alterung der Organe und Organsysteme und auf die Alterskrankheiten beschränken.

Zellalterung

Die Zellfunktion nimmt mit dem Alter progressiv ab. Gealterte Mitochondrien weisen eine verminderte Fähigkeit auf, hypoxische Schäden zu überstehen. Die oxidative Phosphorylierung nimmt zunehmend ab, wie auch die DNA- und RNA-Synthese von Struktur- und enzymatischen Proteinen und die Membrandifferenzierungen von Rezeptoren.[2] Alternde Zellen haben verringerte Kapazitäten zur Aufnahme von Nährstoffen und zur Reparation von Chromosomenschäden. Gleichzei-

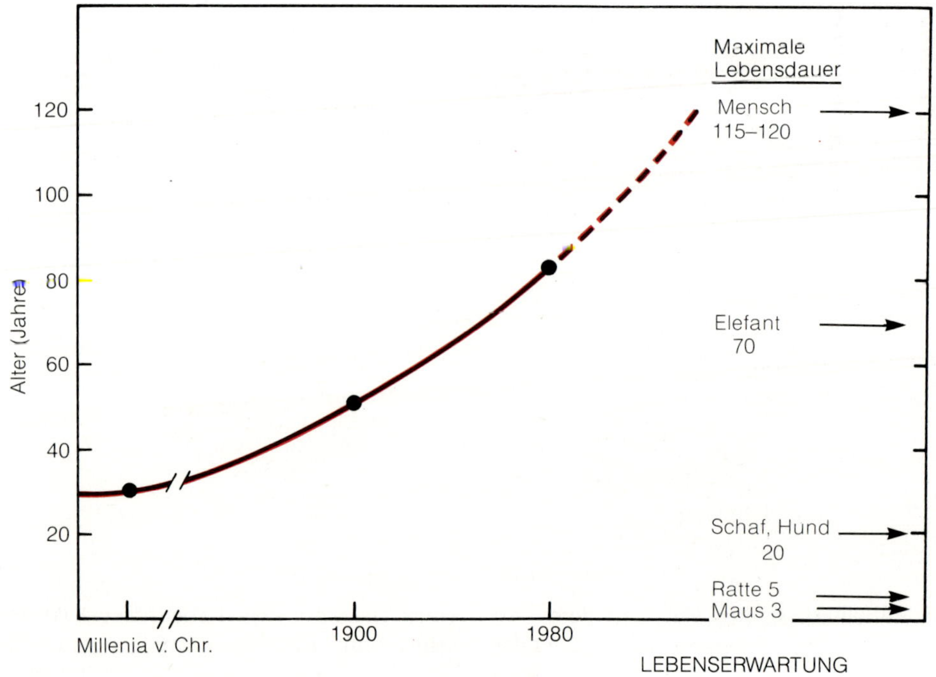

Abb. 11.1: Vergleich der Lebenszeiten

tig kommt es zur ständigen Anhäufung von Produkten der Alterungsprozesse als Lipofuszin. Aber ob dieses Lipopigment schädliche Auswirkungen auf die Zellfunktion hat, bleibt unklar. Gealterte Zellen weisen weitere morphologische Veränderungen auf, wie irregulär und abnormal lobulierte Nuklei, pleomorphe vakuolisierte Mitochondrien, vermindertes rauhes endoplasmatisches Retikulum (ER), vesikuliertes glattes ER und einen deformierten Golgiapparat. Eine Reihe von Theorien versuchen die Biologie der zellulären Alterung zu erklären. Diese können am besten in die Konzepte Alterung infolge «Abnutzung» und «Genom-bedingte» Alterung eingeteilt werden.

«Abnutzungs-Theorien»

Diese besagen, daß der Alterungsprozeß in den Zellen Folge einer lebenslang bestehenden Exposition gegenüber widrigen äußeren Einflüssen ist, die zunehmend die Überlebensfähigkeit der Zelle einschränken. Eine schematische Darstellung einiger dieser Theorien wird in Abbildung 11.2 angeboten.

Theorie der freien Radikale

Eine beliebte Theorie zur zellulären Alterung nimmt eine zunehmende Akkumulation von Schäden freier Radikale durch das Leben hindurch an. Bekannterweise bilden sich freie Radikale entweder durch Exposition der Zellen und ihrer Organellen gegenüber ionisierenden Strahlen oder durch endogene enzymatische Reaktionen, meist bei der Sauerstoffreduktion, mit der Bildung verschiedener radikaler Moleküle (wie in *Kapitel 1* erläutert). Sie bewirken ungezielte Schädigungen der DNA, RNA, Proteine und Enzyme, induzieren Polymerisationen von Membranen und können letztlich zum Zelltod führen.[3] Die Anhäufung von Lipofuszin in Zellen, wie im *Kapitel 1* erläutert, ist eine Manifestation der Wirkung freier Radikale. Deshalb ist vorgeschlagen worden, «daß der Alterungsprozeß einfach die Summe der schädigenden Reaktionen freier Radikale ist, die fortlaufend in allen Zellen und Geweben stattfinden».[4] Im Hinblick auf diese Theorie hängt vieles von Verteidigungsmechanismen ab, wie Vitamin E, Selenium-haltige Glutathion-Peroxidase, Superoxiddismutase und andere Antioxidantien, die die zelluläre Alterung verhindern oder wenigstens verzögern. Diese Theorie wird von verschiedenen Befunden unterstützt. Antioxidantien in der Nahrung erhöhen die Lebenserwartung bei Ratten, Mäusen und verschiedenen Nicht-Säugern. Hierbei ist allerdings nicht klar, ob die Antioxidantien nur dadurch wirken, daß sie den Schaden von freien Radikalen vermindern; zudem wird die maximale Lebensdauer durch sie nicht erhöht. In Primaten wird eine Korrelation zwischen dem zellulären Gehalt an Superoxiddismutase und der Lebensdauer gefunden. So gefällig das Konzept der Schädigung durch freie Radikale als Grundlage der Zellschädigung auch ist, so bleibt doch noch unklar, ob dies der eigentliche Mechanismus des Alterns ist.

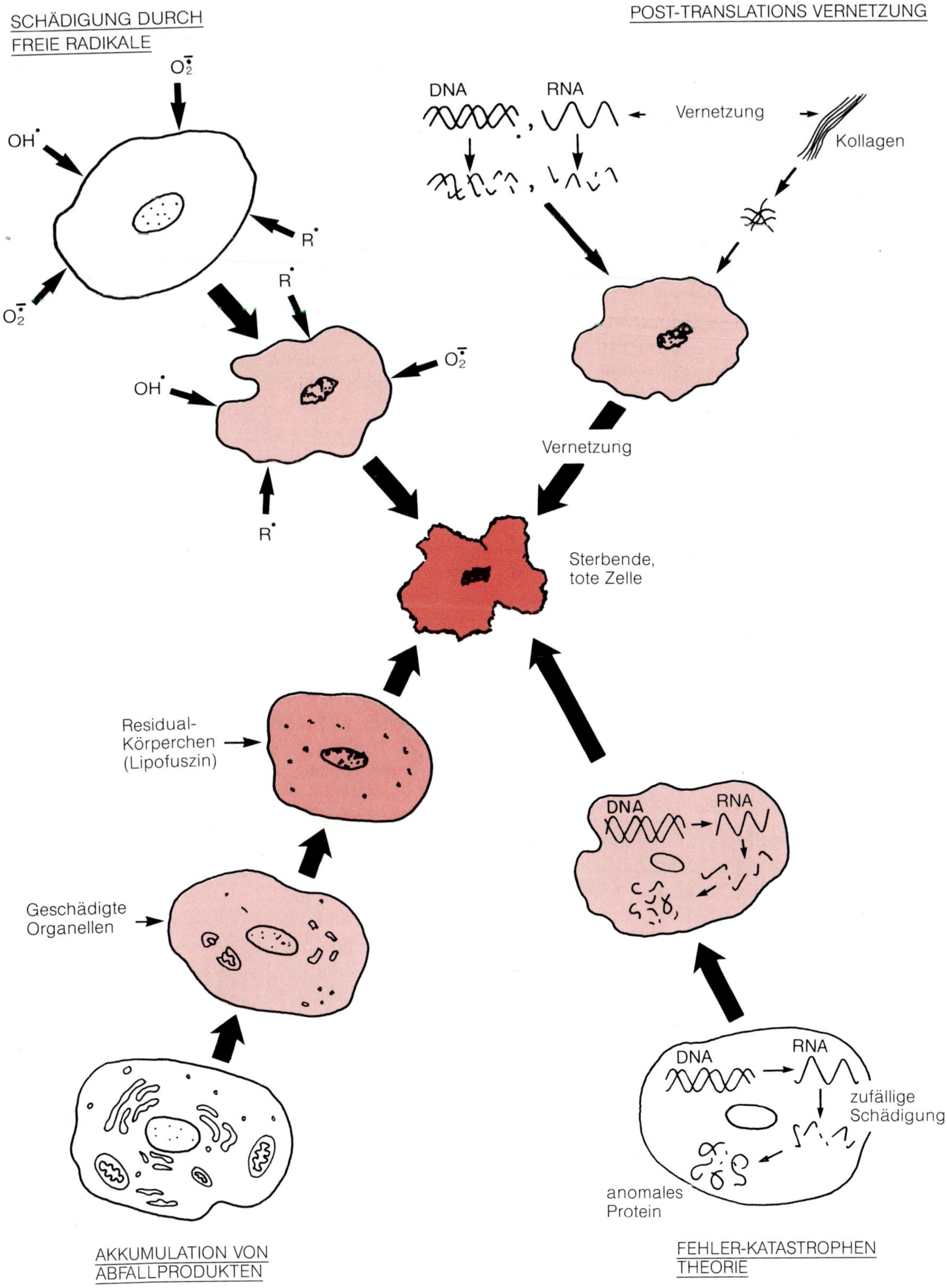

Abb. 11.2: Theorien des abnutzungsbedingten Zelltodes

Post-Translations-Modifikationen (Vernetzungs-Theorie)

Molekulare Veränderungen nach der Translation entstehen bekanntlich mit dem Alter sowohl in den extra- als auch intrazellulären Kompartimenten. Cerami und andere Autoren vermuten, daß über die Jahre die nichtenzymatische Glykosylierung der Proteine, als ein verbreitetes Phänomen, zur Bildung von «fortgeschrittenen Glykosylierungs-Produkten» führt, die benachbarte Proteine vernetzen können.[5] Kollagen ist ein Hauptziel; eine progressive Zunahme der Vernetzungen dieser Moleküle ist mit der Zeit verschiedentlich nachgewiesen worden. Diese Vernetzungen könnten zur Verminderung der Elastizität und Permeabilität der extrazellulären Kompartimente führen und damit die Diffusion der Nährstoffe in und der Abfallprodukte aus den Zellen beeinträchtigen. Analog könnten Glykosylierungen anderer Proteine, besonders von DNA und RNA, zur Schwächung des Zellstoffwechsels oder sogar zur Schädigung der Zellfunktion führen. Eine wichtige Post-Translationsmodifikation – die altersabhängige Glykolisierung des Linsenproteins – liegt dem senilen Katarakt zugrunde. Viele intrazelluläre Substanzen besitzen die Fähigkeit, solche Veränderungen hervorzurufen, wie Chinone, polybasische Säuren und ihre Ester sowie auch andere. Obwohl Post-Translations-Modifikationen in Proteinen, Polypeptiden und anderen Molekülen in alternden Zellen eindeutig nachgewiesen worden sind, ist doch nicht bewiesen, daß sie das Zelleben verkürzen.

Theorie der Akkumulation von Abfallprodukten

Wie schon erwähnt, akkumuliert Lipofuszin progressiv mit dem Alter in den Zellen, die sich nicht teilen, wie quergestreifte Muskelzellen (auch des Herzens) und Nervenzellen. Bekanntlich ist dieses altersabhängige Pigment möglicherweise das Ergebnis der Peroxidation und Polymerisation von Membranproteinen durch freie Radikale. Wiewohl sich Lipofuszin mit zunehmenden Jahren anhäuft, so konnte doch nicht nachgewiesen werden, daß eine abnehmende Zellfunktion oder Überlebensfähigkeit zum Grad dieser Akkumulation korrelieren würde. Allerdings sind andere mögliche toxische Metaboliten hierbei noch nicht ausgeschlossen worden.

Fehler-Katastrophen-Theorie

Zufallsfehler bei Translation oder Transskription könnten zur Bildung abnormer Proteine führen, die akkumulieren und schließlich die Zellfunktion stören würden. Denkbar wäre es, daß kritische Proteine, wie die RNA-Polymerase, betroffen würden und es damit zu ausgedehnter Wirkung kommen könnte. Ein Hauptargument gegen dieses Konzept ist die Beobachtung, daß die Zellfunktion offensichtlich mit dem Alter langsam und progressiv abnimmt und nicht sporadisch und zufällig. Zudem sind Mutationen ein Hauptmerkmal von Karzinomzellen, die unglücklicherweise «für immer» leben.

Genom-abhängige Theorien

Es wird allgemein geglaubt, daß das beste Rezept für ein langes Leben die richtige Auswahl der Eltern ist. Der Unterschied der Lebenserwartung zwischen zweieiigen Zwillingen ist größer als der zwischen eineiigen. Analog hatten die Vorfahren von Hundertjährigen die Tendenz, länger zu leben als diejenigen von kürzer lebenden Personen. Es gibt etliche Hinweise dafür, daß Langlebigkeit genetisch bedingt ist. Demzufolge sind eine Reihe von Theorien der Genom-Abhängigkeit aufgestellt worden. Sie sind schematisch in Abbildung 11.3 dargestellt.

Begrenztes Verdoppelungspotential der Zellen

Hayflick hat vor vielen Jahren gezeigt, daß die Anzahl der Verdoppelungen von menschlichen Fibroblastenartigen Zellen bei etwa 50 fixiert ist, möglicherweise infolge eines eingebauten genetischen Alterungs-Programms.[6] Die Übertragung von alternden Zellen auf junge Tiere ist ohne Auswirkung auf dieses Teilungspotential. Dies beweist, daß die Grenzen in der Zelle vorgegeben und nicht von der Umgebung abhängig sind. Zudem führt die Transplantation des Kerns einer alten Zelle in einen jungen Zytoplast zu einem Hybrid mit der Lebensspanne des transplantierten Kerns. Die Bedeutung dieser Begrenzung von Zellteilungen ist jedoch insofern in Frage gestellt worden, als es sich hierbei um einen experimentellen Artefakt handeln könnte. Weiterhin bleibt unklar, wie dieses Konzept auf postmitotische Zellen (Nervenzellen, quergestreifte Muskelzellen) angewandt werden könnte. Es sind alternative Erklärungen für die Beobachtungen von Hayflick angeboten worden. Bei teilenden Zellen gibt es stets die Möglichkeit, daß die Mitose Zellen entstehen läßt, die sich teilen, aber irreversibel an Altern und Zelltod gebunden sind («commitment theory of cell aging»).[7] Das Vorherrschen von Zellen, die an Alterung gebunden sind, könnte die Anwesenheit von ungebundenen immortalen Zellen in der Kultur verdecken oder ihre Teilungsfähigkeit behindern. Es genügt festzuhalten, daß die Theorie der begrenzten Teilungsfähigkeit sicherlich nicht das Altern aller Körperzellen erklären kann, wie für Herzmuskel- und Nervenzellen.

Somatische Mutationen

Mit dieser Theorie wird angenommen, daß Fehler der DNA-Replikation, die nicht genau repariert wurden, letztlich die Lebens- und Überlebensfähigkeit der Zellen beeinflussen. Dieses Konzept ist eigentlich eine

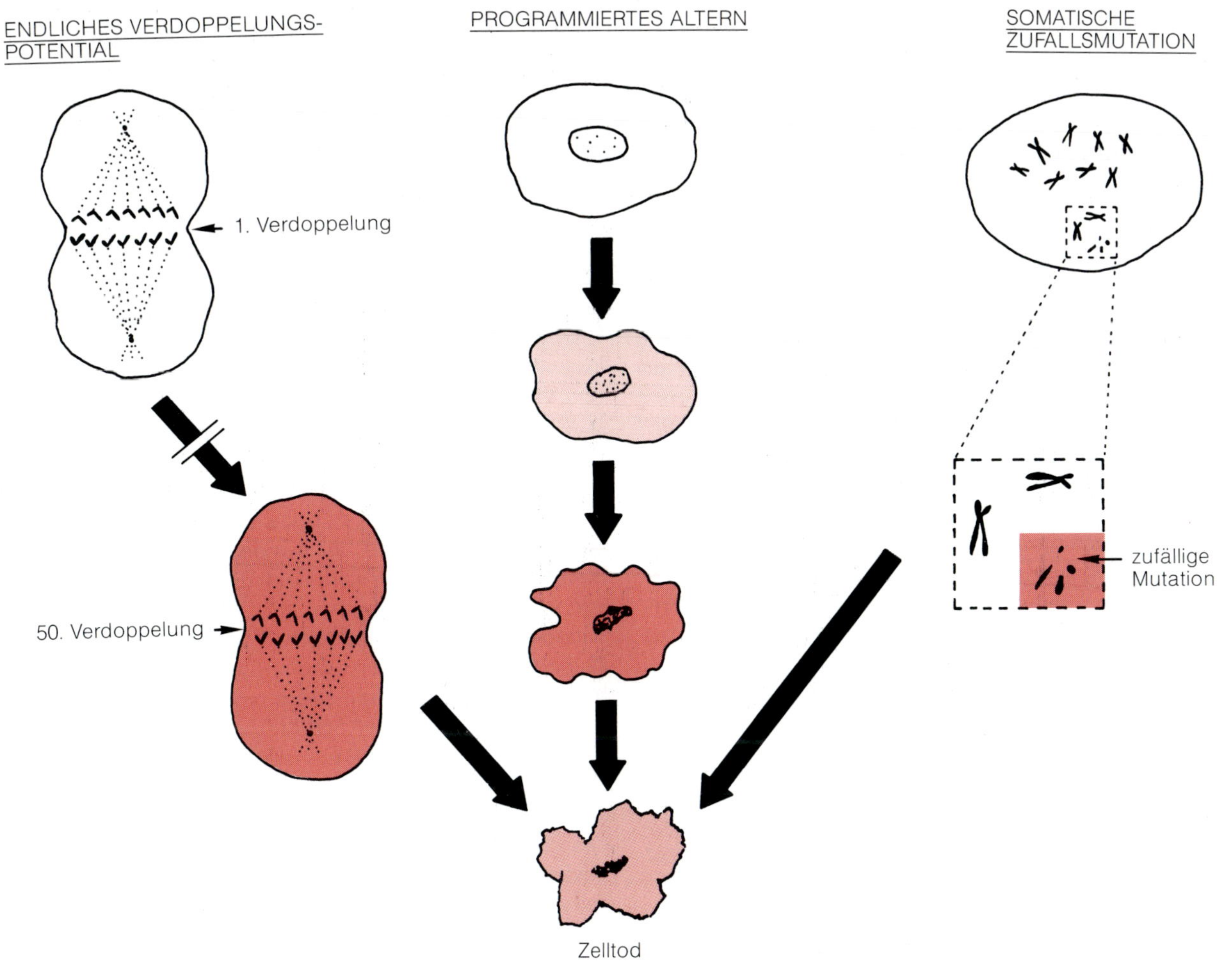

Abb. 11.3: Genom-bedingte Theorien des Alterns

Modifikation der Fehler-Katastrophen-Theorie. Sie besagt, daß die Fehler, statt sich bei Translation oder Transskription auszuwirken, die DNA direkt betreffen müssen. Denkbar wäre es, daß Promotor- oder Repressor-Sequenzen davon betroffen sein könnten und damit die Syntheserate des genetischen Programms. Tatsächlich arbeitet das Reparatur-System im späteren Leben langsamer. Indessen würden somatische Mutationen das Altern, das sicherlich kein Zufallsphänomen darstellt, dem Zufall überlassen. Zudem läßt sich einwenden, daß Mutationen leicht in Zellen oder Tieren experimentell ausgelöst werden können, ohne daß diese Alterationen des Genoms wesentlich die Lebensdauer veränderten.

Programmiertes Altern

Im Gegensatz zu den Zufallsereignissen bei Genom-Mutationen oder bei Transskriptions-Fehlern, nimmt die «Programm-Theorie» des Alterns eine vorgegebene Folge von Ereignissen an, die letztlich zum Senium führen. Die Epidermiszellen zeigen sehr schön genetische Programme für die zuletzt anukleären toten Hautschuppen, die von der Hautoberfläche abgestoßen werden. Repression und Depression genetischer Programme sind vermutlich hieran beteiligt. Analog könnten gleiche Prozesse auch für das Altern anderer Zellpopulation verantwortlich sein. Die Repression von Genen, die vitale Syntheseprozesse kodieren, könnten hiervon betroffen sein. Man denke an die unglaublich genau programmierte und letztlich mit dem Tod endende Alterung des Pazifik-Lachs nach dem Laichen. So überzeugend dieses Konzept auch erscheinen mag, ist es bisher doch schwierig, experimentelle Modelle für seinen Beweis oder seine Widerlegung zu entwickeln.

Als Schlußfolgerung kann gesagt werden, daß, obwohl nicht am Altern der Zellen gezweifelt werden kann, die genaue Grundlage für dieses Phänomen noch verborgen bleibt. Es muß die Möglichkeit angenommen werden, daß Altern multifaktoriell ist und daß viele Wege dazu beitragen können, sei es mit- oder nacheinander.[8]

Alternsveränderungen in Organen und Systemen

Es gibt gut bekannte altersabhängige Veränderungen der Funktion vieler Organe und Systeme. Einige Systeme – besonders das immunologische und neuroendokrine System – werden als «Alternsbrennpunkte» und auch als eigentliche Ursache des biologischen Alterungsprozesses angesehen. Zudem sind Alterungsveränderungen am kardiovaskulären und exkretorischen (renalen) System beobachtet worden sowie in weiteren Systemen. Diese Veränderungen werden aber für das Phänomen des Alterns nicht als primär angesehen, und es ist wirklich schwierig, die Möglichkeit auszuschließen, daß einige oder gar alle Veränderungen eher Residuen abgelaufener Erkrankungen sein könnten als die pathophysiologische Folge des Alterns. Einige dieser systemischen Veränderungen werden im folgenden beschrieben zusammen mit den Alterungsveränderungen in der Zusammensetzung des Körpers als ganzes.

Immunität und Altern

Drei wichtige Beobachtungen sprechen für die Ansicht, daß Altern letztlich Folge einer abnehmenden normalen Immunfunktion sei. (1) Mit dem Alter kommt es zur progressiven quantitativen und qualitativen Abnahme der Kapazität für die Antikörperbildung. (2) Eine gleichgroße Tendenz besteht für das Erscheinen lymphozytärer Aggregate im Knochenmark und an anderen Orten und für die Zunahme der Entstehung von Autoimmunreaktionen und -krankheiten.[9] (3) Es findet eine wesentliche Funktionseinbuße der T-Lymphozyten mit dem Alter statt. Grundlage für diese Phänomene ist die altersabhängige Involution des Thymus, die oft auch als «Organuhr» angesehen wird und schließlich abläuft. Mit dem Alter von 50 Jahren weist der Thymus weniger als 15% seines Maximalgewichts auf. Zur selben Zeit nimmt die Verdoppelungszahl der Populationen peripherer T-Lymphozyten progressiv als Funktion des Spenderalters ab, in Analogie zu den Beobachtungen von Hayflick an kultivierten humanen Fibroblasten. Die immunologischen Veränderungen könnten Ursache für die autoimmunen Schäden an Zellen und Geweben und damit für die Infektionsdisposition bei alten Menschen sein und möglicherweise auch für das zunehmende Auftreten von Krebs in den späten Jahren des Lebens bedingt durch eine verminderte Immunüberwachung («immunosurveillance»). Hierbei ist von Interesse, daß die zwei nachweislich lebensverlängernden Eingriffe in Tierexperimenten, nämlich präpuberale Mangelernährung und Hypothermie, auch die Immunfunktionen verbesserten. Jedoch wird das Immunsystem sicherlich von Hormonen beeinflußt (z.B. von Nebennierensteroiden), und so bleibt zu beweisen, daß die Alterungsveränderungen primär ursächliche Mechanismen der Vergreisung oder bloß sekundär Folge anderer Alterationen sind.

Neuroendokrine Alterung

Das neuroendokrine System ist auch als möglicher «Schrittmacher» des Alterungsprozesses untersucht worden. Mit zunehmendem Alter kommt es zum Verlust von Neuronen, und so wird spekuliert, daß derartige Verluste im Hypothalamus weitreichende Auswirkungen auf die Hypophyse und auf die endokrinen Zielorgane haben könnten. Neuronenverluste finden in bestimmten Arealen des Hirns, wie in Locus coeruleus, Substantia nigra, Hippocampus, Nucleus caudatus, Putamen und in der Großhirnrinde statt, aber altersabhängige Neuronenverluste sind nicht in dem kritisch wichtigen Hypothalamus nachgewiesen worden. Nichtsdestotrotz neigen ältere Personen zu arterieller Hypertonie, möglicherweise abhängig von einem erhöhten Sympathikotonus, zu verminderter Glukosetoleranz, zu verminderter Schilddrüsenfunktion und natürlich zu abnehmender Gonadenfunktion.[10] Trotz des Rückgangs neuroendokriner Funktionen finden sich keine substantiellen Hinweise dafür, daß sie primäre Ursache für die Biologie des Alterns sind, weil viele niedere Organismen, die auch altern, kein gut entwikkeltes neuroendokrines System besitzen.

Hirn und Alterung

Obwohl ein selektiver Verlust isolierter Neurone mit dem Altern stattfindet, wie im vorigen Abschnitt erwähnt wurde, so gibt es keinen Beweis dafür, daß die Hirnfunktion mit dem Alter erheblich geschädigt sei. Zugegeben, mit zunehmenden Jahren kommt es oft zu einem milden Gedächtnisschwund, zu vermehrten Schwierigkeiten, neue Fertigkeiten zu erlernen, und zu einer gewissen Verlangsamung der zentralnervösen Verarbeitung.[11] Es findet auch eine mäßige Abnahme des Hirngewichts statt. Aber es muß betont werden, daß die meisten die «Intelligenz» betreffenden Hirnfunktionen durch das ganze Leben hindurch bemerkenswert erhalten bleiben. Die Tatsache, daß die Alzheimer Krankheit mit zunehmenden Lebensjahren häufiger wird und etwa 5% der Personen älter als 65 Jahre und 20% der über 80jährigen daran erkranken, wurde als Beweis dafür genommen, daß die senile Demenz Folge des Alterungsprozesses sei. Diese Fehlannahme wurde noch vom Nachweis der für die Alzheimer Krankheit typischen senilen Plaques und neurofibrillären Degenerationen bei «normalen» älteren Personen unterstützt. Indessen bleibt die Bedeutung

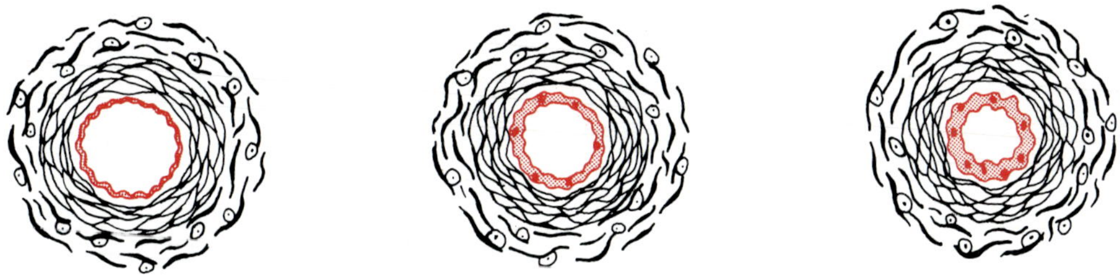

Abb. 11.4: Altersabhängige Intimaverdickung

dieser Befunde für die spätere Entwicklung der Alzheimer Krankheit unklar. Zudem wird allgemein anerkannt, daß, obwohl die Alzheimer Demenz eine altersbezogene Krankheit sein könnte, sie weder Teil des Alterungsprozesses noch altersbedingt ist. Man denke einerseits an die gelegentlichen Erkrankungen, die in der zweiten und dritten Lebensdekade auftreten, und andererseits an die vielen Personen, die ein langes Leben hindurch unbetroffen bleiben. Zusammenfassend sei betont, daß einige aufs Alter bezogene Veränderungen der Hirnfunktion stattfinden, die aber nicht die Möglichkeiten eines sonst gesunden Individuums vermindern, ein langes, produktives und tätiges Leben zu führen.

Altern und kardiovaskuläres System

Es sind eine Reihe kardiovaskulärer Veränderungen bei älteren Personen beobachtet worden; indessen könnten aber viele davon durch Modifikation des Lebensstils verursacht sein (z.B. sind Ältere körperlich geruhsamer) oder von interkurrenten Krankheiten herrühren, besonders die Atherosklerose. In der Baltimore-Langzeitstudie über das Altern («Baltimore Longitudinal Study of Aging») wurde gezeigt, daß nur ein geringer oder kein Abfall der basalen oder arbeitsabhängigen Herzleistung allein aufs Alter bezogen stattfindet.[12] Es kommt zu einer verminderten Herzfrequenz bedingt durch die Wirkungsabnahme der β-adrenergen Stimulation des Herzens, aber die Herzleistung bleibt durch adaptative Mechanismen wie Herzdilatation und vergrößertes Schlagvolumen erhalten. Der isolierte Herzmuskel scheint nur wenig altersabhängige Funktionsänderungen durchzumachen, trotz der möglichen Akkumulation von Lipofuszin.[13] Eine andere Altersveränderung ist der progressive Anstieg des basalen systolischen Blutdrucks. Dies ist auf den Verlust der Compliance der Aorta und der Hauptarterien zurückgeführt worden.

Die Arterienwände werden dicker und steifer. Teilweise kann diese Steifheit auf die Glykosylierungsreaktion zurückgeführt werden, die schon erwähnt wurde. Aber zusätzlich kommt es zur zunehmenden Verdickung der Intima, bedingt durch eine allmähliche Akkumulation von glatten Muskelzellen und Bindegewebe (Abb. 11.4). Der Lipidgehalt der Arterienwand, vor allem Cholesterinester und Phospholipide, nimmt zu. Schätzungsweise nimmt zwischen der zweiten und sechsten Dekade die arterielle Intima 10 mg Cholesterin pro Gramm Arterienwand auf. Diese Alterationen gehen mit dem Verlust von Elastin in den Gefäßwänden einher und mit nachfolgender Dilatation und Schlängelung der Hauptarterien wie auch der Aorta. Alle diese diffusen Veränderungen entstehen unabhängig von den herdförmigen atherosklerotischen Läsionen.[14] Im Herzen findet eine leichte Verdickung der Taschenklappen statt mit verstärkter Prominenz der Schließungsränder. Zudem sind Kalkablagerungen an der Basis der Aortenklappe und am Mitralklappenring häufig, jedoch nicht generell.

Hier entsteht die Frage – soll Atherosklerose als eine altersbedingte Störung angesehen werden oder als eine eng altersbezogene, aber unabhängige Krankheit? Tatsächlich ist die Atherosklerose altersbezogen, und nur wenige Personen der westlichen Welt bleiben während ihres Erwachsenenlebens davon verschont. Zudem nimmt ihr Schweregrad mit dem Alter zu. Es ist aber offensichtlich, daß andere Einflüsse weit wichtiger sind als das Alter. Wir müssen daraus schließen – Atherosklerose ist altersbezogen, aber nicht altersabhängig.

Altern und Nieren

Durchschnittlich kommt es zur progressiven Abnahme der renalen Durchblutung und der glomerulären Filtrationsrate während der Lebensspanne eines Individuums. Dabei kann bei älteren Personen im Vergleich zu gesunden jungen Erwachsenen die Reduktion der renalen Funktion bis zu 40% betragen.

Veränderungen der renalen Morphologie sind bei älteren Individuen beschrieben worden, vor allem verstreute ischämische Defekte und Sklerose der Glomerula. Obwohl einige dieser glomerulären Verluste durch krankheitsbedingte fokale vaskuläre Verschlüsse verursacht sein könnten, so findet sich doch eine lineare Beziehung zwischen der Schwere der glomerulären Veränderungen und dem Alter.[15]

Werden indessen rigorose Anstrengungen unternommen, um abgelaufene renale Krankheiten und potentiell schädigende Medikamente auszuschließen, wie in der Baltimore-Langzeitstudie des Alterns, so kam es zum überraschenden Befund, daß so gut wie ein Drittel aller Personen keine absolute Einschränkung der renalen Funktion aufwies, und tatsächlich hatten einige sogar eine statistisch eindeutige bessere Nierenfunktion über eine Zeitspanne von 24 Jahren.[16] Die Abnahme der Nierenfunktion mit dem Alter ist also nicht generell und könnte deshalb interkurrente Nierenschäden reflektieren. Eines sollte aber in Erinnerung behalten werden: daß bei vielen älteren Personen oft eine verminderte Nierenfunktion vorliegt, was auch immer ihre Ursache sein mag, und damit eine möglicherweise verminderte Ausscheidung von Medikamenten.

Altern und Lunge

Die Lunge hat die Tendenz, mit dem Alter an Elastizität und Compliance einzubüßen und sich gleichzeitig auszudehnen. Diese Volumenzunahme ist bedingt durch qualitative Veränderungen des Elastins und Kollagens ohne begleitende quantitative Verluste. Vernetzende Glykosylierungs-Reaktionen können hierfür verantwortlich sein.

Die Lunge scheint überbläht zu sein; diese Veränderung ist auch «seniles Emphysem» genannt worden. Da es hierbei aber zu keiner offensichtlichen Destruktion der Alveolarwände kommt (wesentlich für die Diagnose des Emphysems), werden diese Altersveränderungen besser **senile Überblähung** genannt. Die alveolären Gänge und respiratorischen Bronchiolen sind etwas erweitert und die Alveolen werden etwas kleiner. Obwohl ein Elastizitätsverlust des Gewebes diesen Veränderungen zugrunde liegen kann, könnte auch eine zunehmende Skoliose, wie so häufig bei Älteren, mit einer Zunahme der anteroposterioren Tiefe des Thorax zur senilen Überblähung beitragen.

Diese pulmonalen Veränderungen, wenn nicht durch andere Beeinträchtigungen der Lungenfunktion kompliziert, verursachen gewöhnlich wenig oder kein respiratorisches Defizit.

Altern und Zusammensetzung des Körpers

Die Zusammensetzung des Körpers verändert sich erheblich mit der Lebenszeit, am auffälligsten mit dem Verlust an Muskel- und Knochenmasse, der oft in bezug auf das Körpergewicht mit einer Vermehrung des Fettgewebes kompensiert wird.[17] Wieviel dieser Verlust an Muskelmasse allein Folge des Alterns oder statt dessen eher Folge verminderter körperlicher Tätigkeit ist, weiß man nicht, aber es genügt zu sagen, daß Ältere, die physisch aktiv bleiben, nur einen mäßigen Muskelschwund erleiden, hauptsächlich der Typ II (schnell kontrahierenden) Fasern. Dennoch werden Bänder und Sehnen etwas steifer infolge der Bildung von Kollagenvernetzungen. Knochenschwund erleiden fast alle Frauen in der Postmenopause und ältere Männer, was manchmal zum Zustand der Osteoporose führt (Abb. 11.5). Diese Abnahme ist fast sicher altersabhängig, aber das Ausmaß des Knochenschwunds wird stark von körperlicher Aktivität, Ernährung und, hormonellen Veränderungen, besonders von der Erniedrigung der Östrogen- und Androgenspiegel beeinflußt. Die Fettgewebsmenge nimmt maximal vom jungen Erwachsenenalter bis zum späteren mittleren Lebensalter absolut zu. Danach findet meist eine Abnahme des subkutanen Fettgewebes, aber eine fortgesetzte allgemeine relative Zunahme statt. Auf der anderen Seite findet sich eine klare Korrelation zwischen Fettsucht und eingeschränkter Glukosetoleranz sowie erhöhtem Blutdruck. Dennoch (Eiscreme-Liebhaber sollten aufmerken) scheint eine mäßige Zu-

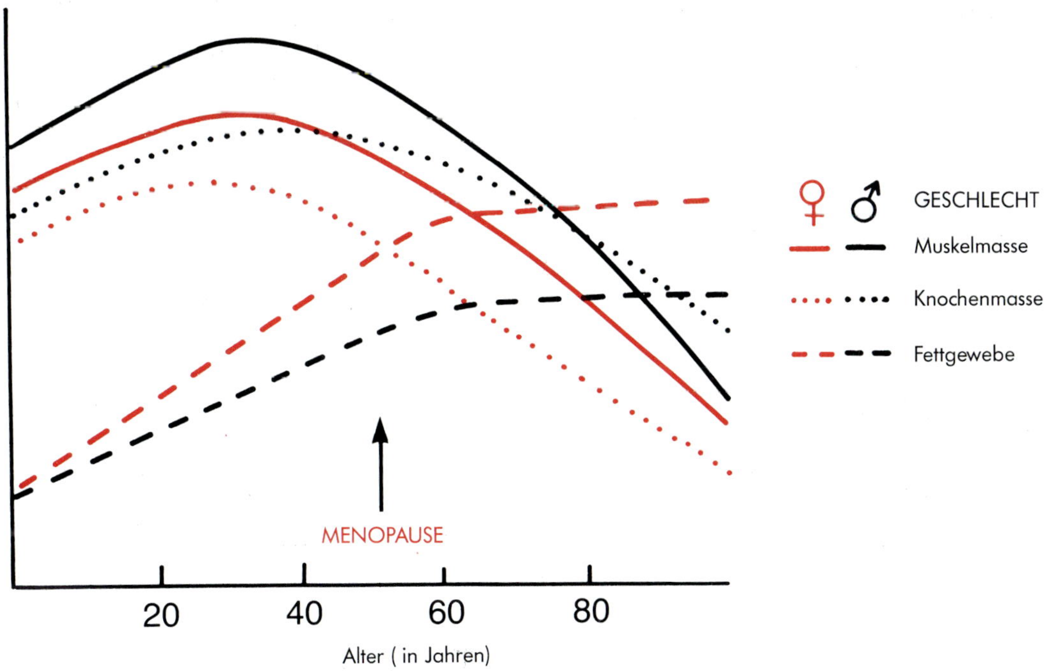

Abb. 11.5: Veränderungen der Zusammensetzung des Körpers mit dem Alter

nahme der Fettgewebsmenge die generelle Mortalitätsrate zu senken (Abb. 11.5). Es finden mit dem Alter viele Veränderungen im Körper statt, aber jene, die nicht die motorische Funktion, die Reflexreaktionen und besonders die Fähigkeit, einen Marathon zu laufen, betreffen, sind schwierig in ihrer Bedeutung abzuschätzen.

Altern und andere Systeme

Veränderungen mit dem Altern sind in vielen anderen Organen und Systemen beschrieben worden, wie vor allem in Leber, Haut und im endokrinen System. Die Lebermasse nimmt mit dem Alter ab, eine Veränderung, die auf den Verlust von Hepatozyten zurückgeht. Der hepatische Blutfluß beträgt im Durchschnitt bei einem 70jährigen nur noch die Hälfte desjenigen eines jungen Erwachsenen. Spiegelt dieser Verlust an Organmenge wiederholte toxische Insulte während des Lebens in dem stark belasteten Organ wider, oder ist die Durchblutungsabnahme Folge einer primären kardialen Mangelfunktion oder von Atherosklerose? Was immer auch die Erklärung sein mag, der Metabolismus von Medikamenten kann davon deutlich beeinflußt werden. Ältere Personen sehen alt aus, wenigstens zum Teil, weil der Verlust von Melanozyten in den Haarfollikeln mit einem Verlust der Haarpigmentierung und mit Hautveränderungen einhergeht. Mit der Abnahme der epidermalen Proliferation wird die lichtexponierte Haut dünn; es findet eine ungezielte Abnahme der Melanozyten mit unregelmäßigen Pigmentierungen statt; und es kommt zur Atrophie des subkutanen Fettgewebes. Am auffälligsten ist die Verminderung der Elastizität, und die Runzeln reflektieren den Verlust der dermalen elastischen Fasern, während das Kollagen unflexibler und unlöslicher wird und elastotischen Veränderungen unterliegt. Überraschend ist, daß diese sogenannten Altershautveränderungen nicht an den bedeckten Hautarealen des Körpers gefunden werden und vermutlich Folge exogener Einwirkungen sind, vor allem von der ultravioletten Strahlung (diese Nachricht an die Jungen sollte nicht verlorengehen).

Es ist also offensichtlich, daß mit dem Altern Alterationen in vielen Organsystemen stattfinden, sei es physiologisch oder umweltbedingt. Da aber diese Veränderungen nicht universell auftreten, ist es unwahrscheinlich, daß sie Folge eines physiologischen Alterungsprozesses sind und als solche nicht in jedem Fall zur Funktionseinschränkung führen. Aus klinischer Sicht können die Hauptfolgen des Alterns nicht feststellbar sein – eine Möglichkeit, die für alternde Lehrbuchautoren überaus tröstlich ist. Tatsächlich nehmen nur etwa 5% der Älteren in den USA irgendwann einmal ein Altersheim in Anspruch.

Krankheiten des Alters

Gerade Pathologen wissen, wie sehr ältere Personen empfänglicher für Krankheiten sind als junge. Die über 65jährigen in den USA benötigen im Durchschnitt dreimal soviel Krankenversorgung als die unter 65 Jahre alten Personen. In den USA ist das Sterberisiko nach dem ersten Lebensjahr direkt vom Alter abhängig. Die Sterbekurve beginnt etwa um das 50. Lebensjahr exponentiell anzusteigen und bildet in den späteren Jahren kein Plateau, im Gegensatz zum verbreiteten Mythos vom Überleben der Kräftigsten. Zur Zeit sind nur 2,3% der Bevölkerung 80 Jahre alt oder älter, aber diese Gruppe macht 17% der Mortalität aus, was die erheblich gesteigerte Belastung des öffentlichen Gesundheitssystems unterstreicht, die die Lebensverlängerung mit sich gebracht hat.

Eine Kernfrage der Gerontologen ist die Unterscheidung jener oft fatalen Störungen in direkter Folge des physiologischen Alterns (die also «altersabhängig» sind) von denen, die einfach häufiger in den fortgeschrittenen Lebensjahren vorkommen und deshalb «altersbezogen» sind. Diese Frage ist mehr als nur akademisch, weil der Begriff «altersabhängig» bedeutet, daß der Zustand ein unumgänglicher Teil des Alterns ist, wohingegen altersbezogene Zustände die Möglichkeit zu Prävention, Kontrolle und Therapie bieten. Die Unterscheidung zwischen diesen beiden Kategorien ist schwierig und letztlich oft Meinungssache.[18] Unter Anerkennung der Möglichkeit von abweichenden Meinungen sind die Hauptkrankheiten im Alter in Tabelle 11.1 unterteilt.

Ob nun altersabhängig oder altersbezogen, es ist klar, daß die Krankheiten beider Kategorien zum Alter assoziiert und für die Morbidität und Mortalität der «goldenen Jahre des Lebens» hauptverantwortlich sind. Nach dem United States Bureau of Vital Statistics sind die fünf führenden Todesursachen der 75 bis 84 Jahre alten Personen (ausgedrückt als ungefähre Mortalitätsrate pro 100 000 Risikopersonen) Herzkrankheiten mit 7500, Karzinome mit 2000, zerebromuskuläre Krankheiten mit 1300, Influenza und Pneumonie mit 1000. Ein anderes häufiges geriatrisches Problem sind die Nebenwirkungen von Medikamenten, die eindeutig häufiger bei älteren Personen auftreten. Die Rate der unerwünschten Wirkungen steigt ständig nach dem 50. Lebensjahr; Personen über 60 Jahre haben ein zweifach größeres Risiko für unerwünschte Arzneimittelwirkungen als jüngere Personen; dieses Risiko steigt auf das Fünf- bis Achtfache für die über 80jährigen. Dieses zunehmende Risiko hat viele Ursachen. Zum Teil ist es durch die Abnahme der renalen Ausscheidung und dem hepatischen Metabolismus bedingt, wie sie bei fortgeschrittenem Lebensalter gefunden werden.

Dazu tragen aber auch Interaktionen von Medikamenten bei, die infolge der Polypharmazie des Alters potenziert werden. Zudem kommt es zu zunehmender Empfindlichkeit verschiedener Gewebe und Organe des Körpers gegenüber bestimmten Medikamenten in den späten Lebensjahren, wie beispielsweise zu erhöhter Sensitivität des Zentralnervensystems gegenüber Betäubungsmitteln und Benzodiazepinen. Mit den Worten eines Gelehrten «ist das Alter nichts für Weichlinge»[19], aber bei mutigem und tapferem Herzen verschafft es erweiterte Perspektiven des Szenenwechsels und die Möglichkeit, zu beweisen, daß Alter nicht notwendigerweise auch Senilität bedeutet.

Tab. 11.1: Geriatrische Störungen

Altersabhängig	Altersbezogen
Katarakte	Systemische Atherosklerose
Schwerhörigkeit	Akuter Myokardinfarkt
Osteoporose	Zerebrovaskuläre Krankheit
Osteoarthritis	Chronische ischämische Herzkrankheit
Vulvovaginale Atrophie	Arteriitis temporalis
Myoglanduläre Prostata-Hyperplasie	Myelodysplastische Syndrome
?Morbus Parkinson	Hypertonie
Senile Überblähung der Lunge	Diabetes mellitus Typ II
	Infektanfälligkeit
	Alzheimer Krankheit
	Parkinson Krankheit
	Einige Karzinome, wie von Prostata, Mamma, Haut, Dickdarm
	Kalzifizierende Aortenstenose
	Morbus Paget des Knochens
	Multiples Myelom
	Glaukom

Literaturhinweise

1 Kirkwood, T.B.L., and Holliday, R.: The evaluation of aging and longevity. Proc. R. Soc. Lond. (Biol.) *205*: 531, 1979.
2 Scoggins, C.H.: The cellular basis of aging. West. J. Med. *135*: 521, 1981.
3 Hayflick, L.: The aging process: Current theories. Drug Nutr. Interact. *4*: 13, 1985.
4 Harman, D.: The aging process. Proc. Natl. Acad. Sci. U.S.A. *78*: 7124, 1981.
5 Cerami, A., et al.: Glucose and aging. Sci. Am. *256*: 90, 1987.
6 Hayflick, L.: Cell biology of human aging. Sci. Am. *242*: 58, 1980.
7 Holliday, R., et al.: Celular aging: Further evidence for the commitment theory. Science *213*: 505, 1981.
8 Olson, C.B.: A review of why and how we age: A defense of multifactorial aging. mech. Ageing Dev. *41*: 1, 1987.
9 Weksler, M.: The senescence of the immune system. Hosp. Pract. *16*: 53, 1981.
10 Hooyman, N., and Cohen, H.J.: Medical problems associated with aging. Clin. Obstet. Gynecol. *29*: 353, 1986.
11 Katzman, R.: Aging and age-dependent disease: Cognition and dementia. *In* America's Aging: Health in an Older Society. Washington, D.C., National Academy Press, 1985, p. 129.
12 Rodeheffer, R.J., et al.: Exercise cardiac output is maintained with advancing age in healthy human subjects. Cardiac dilatation and increased stroke volume compensate for a diminished heart rate. Circulation *69*: 203, 1984.
13 Lakatta, E.G., and Yin, F.C.P.: Myocardial aging: Functional alterations and related cellular mechanisms. Am. J. Physiol. *242*: H927, 1982.
14 Finch, C.E., and Schneider, E.L.: Handbook of the Biology of Aging, 2nd ed. New York, Van Nostrand Reinhold Co., 1985, p. 842.
15 Kaplan, C., et al.: Age-related incidence of sclerotic glomeruli in human kidneys. Am. J. Pathol. *80*: 227, 1975.
16 Lindeman, R.D., et al.: Longitudinal studies on the rate of decline in renal function with age. J. Am. Geriatr. Soc. *33*: 278, 1985.
17 Masoro, E.J.: Biology of aging. Current state of knowledge. Arch. Intern. Med. *147*: 166, 1987.
18 Brody, J.A., and Schneider, E.L.: Diseases and disorders of aging: A hypothesis, J. Chronic. Dis. *39*: 871, 1986.
19 Moore, H.: Sayings. *In* Alvarez, J., and Oldham, P. (eds.): Old Age Ain't for Sissies. Cameron, North Carolina, Crane's Creek Press, 1979.

Sachregister

Hinweis auf Textstellen: normal
Hinweis auf Abbildungen: fett
Hinweis auf Tabellen: kursiv

A

α-1-Antitrypsinmangel 163, **188**
α-2-Makroglobulin 68, 117
α-Fetoprotein (AFP) 360–361, *361*
α-Granula, Thrombozyten 114
α-Tokopherol (Vitamin E) 539–541, *539*
A-β-Lipoproteinämie 540, *539*
AA-Protein (Amyloid-assoziiert) 253, *254*
Abdominaltyphus 424–426, **424–426**
ABO-Inkompatibilität,
- fetale Erythroblastose 633–636
Abort, als Folge von
- Chromosomenveränderungen 151
- kongenitalen Missbildungen 627
- Luftembolie 130
Absidia, s. a. u. *Mucor* 469–470
Abstossungsreaktion, s. a. u. *Transplantation*
Abstossungsvaskulitis 222
Abszess,
- Bildung 75, 134
- Definition 82
- Kolliquationsnekrose 22, **22**
- Kryptenabszess (Kolitis) 434–435, **435**
- sternförmig 391, 444, **391**
Acanthamoeba 482
Acanthosis nigricans 351, *352*
Acet.., s. a. u. *Azet..*
Acetaminophen 586
Adaptation 35–42, **35–42**
ADCC (Antikörper-vermittelte zelluläre Zytotoxizität) 212, **211**
- gegen neoplastische Zellen 354
Adenom 285, *287*
Adenoviren,
- Infektionen des Respirationstrakts 374, *371*
- onkogene Wirkung 328, *329*
Adhäsion,
- Granulozyten 54–55, 61, **53–54**, *55*
- Thrombozyten 113–114, **114, 115**
Adhäsionsmoleküle 54–55, 69, **54**
Adipositas 557–559, **559**, *558*
- Apoplexie 558
- Atherosklerose 558
- Herz-Kreislauf-System 558, **559**
- Hyperlipoproteinämie 558
- Hypertonie 558
- Leberverfettung 25
- Neoplasma 558–559
- Thrombose 119
- Zellschädigung 3
Äthylalkohol, s. u. *Alkoholismus*
Aflatoxin 324, 560
AFP, s. u. α-Fetoprotein
Afrikanische Trypanosomiasis 490–491
Agammaglobulinämie Bruton 264, **148**, *317*
AGEPC (Azetyl-Glyzerinäther-Phosphocholin) 69, **69**
AGR-Komplex (Aniridie, urogentiale Missbildungen, mentale Retardation) 647
AIDS («acquired immunodeficiency syndrome») 268–279, *268*
- Epidemiologie 268–269
- Histoplasmose 476
- HIV 269–277, **269**
- Immunfunktionen 275–276, **275**, *276*
- Kaposi-Sarkom 277–278, *268*
- Kryptokokkose 472
- Kryptosporidiose 483
- Mykobakterien-Infekte 458–459
- opportunistische Infekte *268*
- *Pneumocystis carinii* 484–486
- ZNS-Beteiligung 274–275
- Zytomegalie 277, *268*
Akrodermatitis enteropathica 555
Aktin 35, 45, 58, **35**
Aktin-bindendes Protein 58
Aktinomyzetosen 462–464, *402*
AL-Protein 253, *254*
Albinismus 170
Alkalische Phosphatase, lysosomale 68
Alkaptonurie 29, 170–171
Alkoholisches Hyalin 34–35, 43–44, **35**
Alkoholismus, 590–592, **591**
- akut 591
- chronisch 591–592
- Herz 592
- kongenitale Missbildungen 626
- Leber 25–26, 33, 591–592, **34**
Alkoholsyndrom, fetales 626
Alkylierende Substanzen 323, *321*
Allergen 206–210, **207, 208**
Allergie, s. u. *Überempfindlichkeitsreaktion*
Altern, 651–661
- Abnutzungstheorien 652–655, **653, 655**
- Alterskrankheiten 660, *660*
- Amyloidose 254, 256, 261–262, **262**, *254*
- Genom-abhängige Theorien 654–655, **655**
- Hautveränderungen 659
- Herz-Kreislauf-Veränderungen 657, **657**
- Hirnveränderungen 656–657
- Knochenschwund 658, *660*
- Leberveränderungen 659
- Lipofuszin 29, 652
- Lungenveränderungen 658
- neuroendokrine Veränderungen 256
- Nierenveränderungen 658
- Osteomalazie 538
- Theorie der freien Radikale 15, 652, **653**
- Thrombose 119, 123–124
- unerwünschte Wirkung von Medikamenten 660
- vorzeitiges (Progerie) 651
- Wundheilung 98
- Zellen 15, 651–655, **652, 653, 655**
- Zusammensetzung des Körpers 658–659, **659**
Alzheimer-Krankheit, 656–657
- Amyloid 254, 256
Amaurotische familiäre Idiotie 174
Amelie 626
Amerikanische Trypanosomiase 491–493, **492**
Ames Test 321–322
Amöben-Meningoenzephalitis 482
Amöbiasis 480–482, **480**

Amosit 577
Amyloid, A4-Protein 254, 256
- AA-Protein 253, 255–256, **257**, *254*
- AL-Protein 253, 255, **257**, *254*
- Alzheimer-Krankheit 254, 256
- färberisches Verhalten 251, 252, 258, *252*
- P-Komponente 252, 254
- Transthyretin-Typ 253–254, 256, **257**, *254*
Amyloidose,
- Altern 254, 256, 261–262, **262**, *254*
- endokrine Organe 256, *254*
- Gastrointestinaltrakt 262
- Gehirn 254, 262, *254*
- heredofamiliäre 255–256, *254*
- Herz 254, 261–262, **262**, *254*
- Hypophyse 262
- Leber 261, **261**
- lokalisierte Formen 256, *254*
- Milz 260–261, **253, 261**
- Mittelmeerfieber 255–256, *254*
- monoklonale Ig-Produktion 255, 257, **257**, *254*
- Nebennieren 262
- peripheres Nervensystem 262
- Nieren 258–260, **252, 259, 260**
- primäre 251–252, 254, *254*
- reaktiv systemische 255, *254*
- Respirationstrakt 256
- sekundäre 252, 255, *254*
- senile 256, *254*
- systemische 254–255, *254*
- Thyreoidea 262
- Zunge 262
Anaerobe Bakterien,
- Aktinomyzeten 463–464
- Clostridien 430–435, **433, 435**
- fakultativ intrazelluläre 399–400
- hämophile 451
Anämie,
- Fanconi 326, *317*
- hämolytische, s. u. *Hämolytische Anämie*
- hypochrom mikrozytäre 453
- Hypoxie 3
- normochrom normozytäre 552
- Verfettung 26
Anämischer Infarkt 132–133, **133**
Anaphylaktische Reaktionen,
- anaphylaktischer Schock 206, 209–210
- Arachidonsäuremetaboliten 208–209, **208**, *209*
- Bienengift 207
- Entzündungsmediatoren 208–209
- IgE 206–207, 210, **207, 208**, *210*
- Larynxödem 209
- Leukotriene 208–209, *209*
- lokale 210
- Mastzellen 207–209
- Mediatoren 208–209, *209*
Anaplasie 289–292, **291**
Anasarca 104–105
Anästhesie, unerwünschte Wirkung 585–586
Ancylostoma duodenale 499–500
Aneuploidie 151
Aneurysma, Lues 447
- Thrombose 118
Aneurysma dissecans (Marfan-Syndrom) 164
Angiitis, s. u. *Arteriitis, Vaskulitis*
Angiogenese,
- Granulationsgewebe 87–88, 91–92, **87**, *91*
- Wachstumsfaktoren *91*
- Wundheilung 91–92, *91*
Aniridie (AGR-Komplex) 647
Ankylosierende Spondylitis 204, *204*
Ankyrin 34–35, **35**
Anpassungsreaktionen 35–42, **35–42**
Anthrakose 29
Anthrakosilikose,
- Caplan-Syndrom 571
- Emphysem 571
- Kohlestaub 570–573, **572, 573**, *570*
Anthrax 435–436
Anti-Onkogene 344–346, **345**
Antibiotika,
- unerwünschte Wirkung 590
- Zellschädigung 14
Antigen(e),
- Allergene 206–210, **207–208**
- Autoantigene 227–231
- bakterielle 399–401
- endogene 213, *212*
- exogene 213, *212*
- Histokompatibilitäts- 201–205, **202–204**, *204*
- Jo-1- 248, *232*
- karzinoembryonale (CEA) 360, *361*
- neoplastischer Zellen 353–354, **355**
- nukleäre 231–233, *232*
- Präsentation 199, 200
- sequestrierte 229–230
- Smith (Sm)- 232, 240, *232*
- T-Lymphozyten- 196–198, **197, 198**, *196*
- Tumor- 353–354, 360–361, *361*
Antigen-Antikörper-Komplex, s. u. *Immunkomplex*
Antikörper, s. auch u. *Immunglobulin*
- Altern 656
- Anti-DNA- 231–233, *232*
- Anti-Histon- 231–233, *232*
- Anti-Idiotypen- 226, 228, **226, 229**
- Anti-Rezeptor- 212, **211**
- Anti-Zentromer- 248, *232*
- antinukleäre 231–233, **234**, *232*
- Kreuzreaktionen 228
- Transplantatabstossung 220, **219**
- zell-vermittelte Zytotoxizität (ADCC) 212, **211**
Antiproteasen 69
Antithrombin III 117, 119
Aorta,
- Altern 657
- Marfan-Syndrom 164
- Ruptur 111
Apgar-Index 623, *623*
Apoferritin 30
Apoplexie 111
Apoptose 20, **20**
Arachidonsäuremetabolismus,
- Cyclooxygenase-Weg 67
- Lipoxygenase-Weg 67
Arachidonsäuremetaboliten, 66–67, **66**, *67*
- akute Entzündung 66–67
- Chemotaxis 67, *66, 67*
- Vasokonstriktion 6767
Arachnodaktylie 164
Arboviren, 388
- Colorado-Zeckenfieber 388
- Ebola-Fieber 388
- Gelbfieber 388
- Meningoenzephalitis 388
ARC (AIDS-related complex) 268, **277**
ARDS, s. u. *Atemnotsyndrom des Erwachsenen*
Ariboflavinose 545–546, **546**
Aromatische Amine, karzinogene Wirkung 324, *321*
Arthritis,
- Gonokokken 412
- Lues 447
- Lyme Krankheit (Borreliose) 443
- Systemischer Lupus erythematodes 239, *231*
- *Yersinia enterocolitica* 430
Arthropoden,
- Rickettsiosen 392–394, *393*
- Viruskrankheiten 388, *371*
Arthus-Reaktion 216, **215**
Arzneimittel, s. u. *Medikamente*
Asbest, karzinogene Wirkung 324
Asbestose, 576–581, **578–580**
- Amosit 577
- Asbestkörperchen 578, **578**
- Bronchuskarzinom 578–579
- Caplan-Syndrom 580
- granulomatöse Entzündung 76
- Chrysotil 577
- Crocidolit 577
- Lungenveränderungen 579–580, **579–580**
- Makrophagen 578, **579**
- Mesotheliom 576, 579, 581
- Rauchen 578–579
- Rostkörperchen 578, **578**
- Trommelschlegelfinger 581
- Verkalkung 42
Ascaris lumbricoides 498
Ascaris suis 498
Ascorbinsäure 550–553, **551, 552**
Askariasis 498
Aspergillom 470
Aspergillose 470–471, **471**
Aspergillus flavus 470
- Karzinogenese 324
Aspergillus fumigatus 470, **466**, *467*
Aspergillus niger 470, *467*
Asphyxie des Neugeborenen 632–633
Aspirin, unerwünschte Wirkung 587
Asteroidkörper 518, **518**
Aszites 104–107
Ataxia teleangiectasia 326, *317*

Atelektase, bei hyaliner Membran-Krankheit 631, **631**
Atemnotsyndrom des Erwachsenen (ARDS), 129, 131, 141
- Schock 139, 141
Atemnotsyndrom des Neugeborenen, 628–632, **629–631**
- Lezithin/Sphingomyelin-Verhältnis 632
- Schwangerschaftsalter 630
Atemweg-Infekte, s. u. *Respirationstrakt*
Atheromatose, s. u. *Atherosklerose*
Atherosklerose,
- Adipositas 558
- Altern 657, **657**
- Ernährung 559
- familiäre Hypercholesterinämie 167–170
- freie Radikale 15
- Hypoxie 3
- Rauchen 566–567
- Schaumzellen 27, **26**
- Thrombose 118
- Verkalkung 42
Atmosphärendruckveränderungen 130–131, 605
ATN (akute tubuläre Nekrose) 141
Atopie 210
ATP-Verbrauch, bei Zellschädigung 6, 7, 9, **5**
Atrophie, s. auch unter einzelnen Organen 2, 36–37, **36**
- braune 29
- Hirn- 36–37
- Thymus-, bei Mangelernährung 529
- Zelltod 37
Atypische Hyperplasie, s. u. *Dysplasie*
Atypische Mykobakterien 458, 451
Atypische Pneumonie 375
Augenlid,
- Dermatomyositis 249
- Ödem 107
Augenlinse,
- Dislokation 164
- Katarakt 654
- Rubella-Syndrom 625
Augenveränderungen,
- Aspergillose 471
- Bitot-Fleck 531
- Einschlusskörper-Konjunktivitis 390
- Katarakt, Auftreten im Alter 654
- Keratomalazie 531
- kirschroter Fleck 174
- Lepra 460–461
- Loa Loa 507
- Niemann-Pick-Krankheit 175
- Tay-Sachs-Krankheit 174
- Toxokariase 502
- Toxoplasmose 495–496
- Trachom 390–391
- Tuberkulose 456
- Vitamin A-Mangel und -Toxizität 531–533, **532, 533**
- Xerophthalmie 531
Autoantigene 227–231
Autoantikörper, 227–231
- Sjögren Syndrom 242, *232*
- Systemischer Lupus erythematodes (SLE) 231–234, *232*
- Anti-Idiotypen 228, *229*
- Dermatomyositis 248–250, *249*
Autoimmunkrankheiten, 224–251, *225*
- allgemeine Mechanismen 227–231, **227–229**
- Epstein-Barr-Virus (EBV) 228
- genetische Faktoren 230
- hämolytische Anämie 212
- Histokompatibilitätsantigene 204–205, *204*
- immunologische Toleranz 225–227, **226, 227**
- Kriterien 224–225
- Mechanismen der Gewebeschädigung 230–231
- Mischkollagenose 250–251
- Polyarteriitis nodosa 251
- Polymyositis 248–250, **249**
- sequestrierte Antigene 229–230
- Sjögren-Syndrom 241–243, **243**
- Systemischer Lupus erythematodes (SLE) 231–241, **235–239,** *231, 232*
Autolysosomen 32
Autophagozytose 32–33, **32**
Autosomal dominante Erbstörungen 163–170
Autosomal rezessive Erbstörungen 170–181
Autosomen, zytogenetische Störungen 153–157, **154,** *155*
Autotoleranz, s. u. *Toleranz*
Axonopathie, bei Vitamin E-Mangel 540
Azathioprin, unerwünschte Wirkung 590
Azetaldehyd 591–592, **591**
Azetyl-Glyzerinäther-Phosphocholin (AGEPC) 69, **69**
Azidophiles Körperchen (Councilman) 20
Azidose, bei Schock 139
Azofarbstoffe, karzinogene Wirkung 324
Azurophile Granula (Granulozyten) 68, **68**

B

β_2-Amyloidprotein 254, 256
β_2-Mikroglobulin 202, 254, 255, *254*
β-Carotin 530, 532
β-Naphthylamin, karzinogene Wirkung 324
B-Lymphozyten,
- AIDS 276, *276*
- Antigenspezifität 194
- Epstein-Barr-Virus 328–331
- Genrearrangement 199, **196**
- klonale Expansion 194
- Membranantigene *196*
- infektiöse Mononukleose 385–388
- Systemischer Lupus erythematodes (SLE) 233–234
Babesiasis 489–490
Bacillus anthracis 435–436
Bacillus pyocyaneus, s. u. *Pseudomonas aeruginosa*
Bacteroides melaninogenicus 418
Bacteroides-Arten 418
Bakteriämie, s. a. u. *Septikämie* 369
- *Bacterioides* 418
- *Escherichia coli* 413–414
- Gonokokken 410–412
- *Haemophilus influenzae* 418–421
- Klebsiellen 414
- Meningokokken 410
- Mykobakterien 456
- Pneumokokken 409–410
- *Pseudomonas* 415–416
Bakterielle Infektionen, s. a. u. spezifischen Krankheiten 399–464
- Clostridien 430–435, **433, 435,** *402*
- enteropathogene Bakterien 422–430, **424–426, 428 429,** *402*
- Gonokokken 410–412
- Gram-negative Stäbchenbakterien 412–418, **414, 418,** *402*
- Kindesalter 418–422, **420–421,** *402*
- Meningokokken 410
- Pneumokokken 409–410
- Schock 137, **138,** *137*
- Staphylokokken 403–407, **404, 406,** *402*
- Streptokokken 407–410, **409,** *402*
- Zoonosen 435–444, **438,** *402*
Bakterien, anaerobe, s. u. *Anaerobe Bakterien*
Bakterizidie, 14–15, 60–61
- Sauerstoff-abhängige 60
- Sauerstoff-unabhängige 60–61
Balantidiase 482, *479*
Ballon-Zellen, bei Mukopolysaccharidose 178
Bandwürmer 507–510, **508, 510**
Barbiturate, unerwünschte Wirkung *585*
Barotrauma 130–131
Barr-Körperchen 157
Bartonellose 451
Basalmembran,
- Durchwachsen von neoplastischen Zellen 306–308, **305, 309**
- Kollagen IV 95–96, **94**
- Rolle bei Regeneration 85
Baumwollstaub (Pneumokoniose) 582–583
Bazilläre Ruhr, s. a. u. *Shigellose* 427–428, **428**
Bechterew-Krankheit 204
Bejel 444, 448–449
Bence Jones-Protein, bei Amyloidose 255
«Bends» (akute Dekompressionskrankheit) 130
Beriberi 543–545, **544**
Berufskrankheiten, 596, *570, 596*
- Karzinogen-Exposition 596, *596*
Berylliose 581–582, **582,** *80*
Berylliumverbindungen 581–582, *80*

Bestrahlung,
- Äquivalentdosis (Sievert [sv]) 607
- Chromosomenveränderungen 325–328
- «direct hit»-Theorie 606–607
- freie Radikale 11–15, 607
- Ganzkörper- 612–615, *613*
- Hintergrundstrahlung 606
- Karzinogenese 325–328, 615
- kongenitale Missbildungen 626
- linearer Energietransfer (LET) 327, 607
- Masseinheiten 607
- Mechanismen der Strahlenschädigung 606–607, **609**
- nichtionisierende Strahlen 615
- Organläsionen 610–612, *613*
- «Quanten-Treffer»-Theorie 606–607
- relative biologische Wirksamkeit
- (RBE) 607
- Schädigung, s.u. *Strahlenschädigung*
- Strahlensensibilität 607–608, *608*
- UV-Strahlung 326
- Zellschädigung 15, 608–610, **5, 609,** *608*
Bestrahlungsdermatitis 610, **611**
Bestrahlungsnephritis 612
Beulenpest 437–438
Bienengift, anaphylaktische Reaktion gegen 207
Bilharziose, s.u. *Schistosomiasis* 513–516
Bilirubin, Ablagerung als Pigment 31
Bindegewebe,
- Invasivität neoplastischer Zellen 306–308, **305, 309**
- Lipomatose 27–28, **27**
- Neoplasmen *287*
- Regeneration 86
- Reparation 87–88, **87–88**
- subendotheliales, bei Hämostase 113
- Wachstumsfaktoren 92, *91*
Biotin 542
Bitot-Flecken 531
Bläschenbildung («blebs») 7, **5, 6**
Blastomykose 473–474, **466, 473,** *467*
Bleivergiftung 592–595, **594–595**
Blitzschlag 605–606
Bloom-Syndrom, Prädisposition zu Neoplasie 326, *317*
Blutgerinnsel,
- Fibrinolyse 117–118, **117**
- Unterschied zu Thrombus 111, 122
Blutgerinnung, s.u. *Hämostase*
Blutgruppenunverträglichkeit 633–634
Blutplättchen, s.u. *Thrombozyten*
Blutprotozoen 478, 486–491, **487–488,** *479*
Blutung 111
Blutungsschock 111
Blutversorgung,
- Reparation 98
- Tumorwachstum 302
Bordetella pertussis 418, 420–421, **420**
Borrelia burgdorferi 442–443
Borrelia recurrentis 441–442
Borreliosen 441–443
Botulismus 432
BPI («bactericidal permeability increasing protein») 60
Bradykinin 64–65, *71*
Braune Atrophie 29
Braune Induration, bei Lungenstauung 109
Brill-Zinsser Krankheit 394–396, *393*
Bronchitis, chronische, bei Rauchern 566–568, **566, 568**
Broncholithiasis, bei Histoplasmose 477
Bronchopneumonie,
- Pest 437
- Pseudomonas 415
- Staphylokokken 405
Bronchopulmonale Dysplasie (BPD) 631
Bronchuskarzinom,
- bei Asbestose 578–579
- paraneoplastisches Syndrom 351, *352*
- Rauchen 566–568, **566, 568**
Brugia malayi 504–506
Brugia, nordamerikanische 507
Bruton Agammaglobulinämie 264
Bruzellosen 439–440
Bubo, s.u. *Lymphadenitis* 391, 437, 439
- Lymphogranuloma venereum 391
- Pest 437
- Tularämie 438–439
Burkitt Lymphom,
- Chromosomenveränderungen 311, 342–343, **343,** *343*
- Epstein-Barr Virus 328–331
Byssinose 582–583

C
C1-Inaktivator 117
C2-Mangel 233, 267
C3-Konvertase (C4b2a) 63–64, **64**
C3-Mangel 267
C3a 63–64, **64**
C3b 63–64, **64**
C5-Mangel 61, 267
C5a 63–64, **64**
C5b-9 63–64, **64**
Café-au-lait-Flecken 165–166
Caisson Krankheit 130–131
Calcitonin *361*
Calcitriol (1, 25-Dihydroxy-Vitamin D) 534–536, **536,** *535*
Calcium, s.u. *Kalzium*
Calmodulin 58
Calymmatobacterium donovani 449, **450**
Campylobacter (*Helicobacter*) 429–430
Candidiasis 467–469, **466, 468**
- AIDS 277, *268*
- Endokarditis 469
- Haut 468
- Mundsoor 468
- Nieren 469
- Sepsis 469
Cannabis 599, 601
Capillaria philippinensis 500
Caplan Syndrom,
- Anthrakosilikose 571
- Asbestose 580
- Silikose 576
Caput succedaneum 623–624
Carcinoma in situ 294
Carotinoide 532
Carriòn Krankheit 451
CEA (karzinoembryonales Antigen) 360, *361*
Chagas Krankheit 491–493, **492**
Charcot-Arthritis 447
Charcot-Leyden Kristalle 501, 513
Chediak-Higashi Syndrom,
- Abnormitäten des Zytoskeletts 34
- Leukozytendefekte 62
Cheilitis (Cheilosis) 545
Chemische Mediatoren, 62–72, 83–84, **62,** *71*
- anaphylaktische Reaktionen 208–209, **207, 208,** *209*
- Arachidonsäuremetaboliten 66–67, **66,** *67*
- Bestandteile von Lysosomen 68, **68**
- Blutgerinnungssystem 65, 116–118, **65, 116–117**
- Entzündung, s.u. *Entzündung, Mediatoren*
- freie Sauerstoffradikale 68–69
- Kininsystem 64–65, **65**
- Komplementsystem 63–64, **64**
- Plasmaproteasen 63–66
- Plättchen-aktivierender Faktor (PAF) 69, **69**
- vasoaktive Amine 63
- Wachstumsfaktoren 70, 91–92, *91*
- Zytokine 69–70, **70**
Chemische Schädigung, s. auch u. *Karzinogenese*
- Mechanismen 3, 15–16, **5, 16**
Chemokinesis 55–56
Chemotaxis 55–58
- anaphylaktische Reaktionen 209, *209*
- Arachidonsäuremetaboliten 67, *66, 67*
- chronische Entzündung 76–77
- Invasivität neoplastischer Zellen 308
- Komplementsystem 64
- Störungen 61
- Wachstumsfaktoren 91–92, *91*
Chlamydien-Krankheiten 389–392, **391,** *390*
Chlordan 601
Chlorierte Kohlenwasserstoffe 15–16, 601–602, **16**
Chloroform 601
Cholera 428–429, **429**
Cholesterin, s. auch u. *Hypercholesterinämie*
- Metabolismus 167–170, **168–169**
- Speicherung 26–27
- Transport 167–170, **168–169**
- Verfettung 24
Chondroitinsulfatspeicherung 177, *179*
Chorioiditis, bei Sarkoidose 519
Chromomykose 478
Chromosomen,

- akrozentrische 147
- Analyse 144–147
- Bänderung 147–148, **147–148**
- Einbau viraler DNA 331–332, **331**
- Genamplifikation 311–312
- Gendiagnostik 187–191, **187–189**
- metazentrische 147
- normale 147–148, **147**
- Philadelphia-Chromosom 298, 311, 343
- Ringchromosom 152–153, **153**
- Satelliten 147
- submetazentrische 147
- Zentromer 147

Chromosomenbruch-Syndrome 152, 317, 327
Chromosomenveränderungen, 151–161
- Abort aufgrund von 151
- Aneuploidie 151
- Strahlenschädigung 325–328, 608–609
- Deletion 152, **153**
- Drogenmissbrauch 599
- Inversion 152, **153**
- Isochromosomen 152, **153**
- Monosomie 151
- Mosaikbildung 151–152, *155*
- neoplastische Zellen 310–312, *311*
- Nondisjunction 151
- Translokation 152, 311, **153**, **343**, *311*

«Chronic obstructive pulmonary disease» (COPD) 566–567
Chrysotil 577
Chylurie 505
Ciclosporin 223, 590
Clonorchiasis 511–512
Clostridien 400, 430–435, *402*
Clostridium bifermentans 432–433
Clostridium botulinum, 432
- SIDS 644
- Toxine 400

Clostridium difficile 434–435
Clostridium novyi 432–433
Clostridium perfringens, 432–433
- Toxine 400

Clostridium septicum 432–433
Clostridium sordelli 432–433
Clostridium tetani, 400, 431–432
- Tetanus 431–432
- Toxine 400

«Coal workers' pneumoconiosis» (CWP), s. u. *Anthrakosilikose*
Cobalamin, s. u. *Vitamin* B_{12}
Coccidio..., s. auch u. Kokzidio..
Coccidioides immitis 474–475, **474**, *467*
Colorado Zeckenfieber 388
«Common variable immunodeficiency» 264–265
Condylomata lata 446
Contraceptiva, s. u. *Orale Kontrazeptiva*
Coombs-Test 633–634
COPD («chronic obstructive pulmonary disease») 566–567
Cor pulmonale 127
Cording Faktor 452–453
Corynebacterium diphtheriae 400, 421–422
Councilman-Körperchen 20
Coxiella-Infektionen 392, *393*
Coxsackie-Virus-Infektionen 249, 374, *371*
CREST-Syndrom 244, 248, *232*
Cri-du-chat-Syndrom 157, *155*
Crocidolit 577
Croup 421
Cruor 121
Cryptococcus neoformans 471–472, *467*
CSF («colony stimulating factor») 338–339
Cumarin 542
Cunninghamella 469
Curling-Ulkus 604
Cyanocobalamin, s. u. *Vitamin* B_{12}
Cyclooxygenase 67

D

DAD («diffuse alveolar damage») 141
Darmtrakt, s. u. *Gastrointestinaltrakt*
Defibrinierungssyndrom, s. u. *Disseminierte intravasale Gerinnung*
Deformitäten 624, 628
Dekompressionskrankheit 130–131
Deletion (Chromosomen) 152, **153**
Demenz, senile 656–657
Dendritische Zellen 200, 218
Dengue-Fieber 388
Dermatomykosen 478
Dermatomyositis 248–250, 255, 264, **249**, *352*
Dermoidzyste 286
Desmin 34, 359, *358*
Detonationstrauma («blast injury») 605
Diapedese, von Erythrozyten 111
Diarrhoe, s. auch u. *Dysenterie*
- Amöben 481
- *Campylobacter*-Enteritis 429
- Dysenterie 427–428
- virale 376–377

Dieldrin, Toxizität 601–602
DIG, s. u. *Disseminierte intravasale Gerinnung*
DiGeorge-Syndrom 265
Dipetalonema streptocerca 507
Diphtherie 421–422, **421**
Diphtherie-Toxin 400
Diphyllobothrium latum 508
Diploidie (2n) 151
Dirofilaria immitis 507
Dirofilaria tenuis 507
Diskoider Lupus erythematodes 241
Disseminierte intravasale Gerinnung (DIG) 125, 132
DNA,
- Antikörper gegen 231–233, *232*
- Strahlenschädigung 607–610, **609**
- Veränderung bei Hyperplasie 39–40, **39**

DNA-Sonden-Analyse 144, 187–192, **187–190**
Donovan-Körperchen 449, **450**
«Dot blotting»-Technik 144, 191
«Double minutes» 311–312, 344, **344**
Down-Syndrom (Trisomie 21), 153–157, **154**, **156**, *155*
- Tumorrisiko 647

Doxorubicin, unerwünschte Wirkung 588, **589**
Dracunculus medinensis 502
Drogenmissbrauch, s. a. u. *Alkoholismus* 597–601, **600**
- Chromosomenveränderungen 599
- Granulombildung 598
- Haschisch 599–601
- Heroin 255, 597–599, **600**
- Infektionen 598–599
- Kokain 597–599
- Lungenveränderungen 599, 600
- Nierenveränderungen 599
- Phencyclidin 597
- «Skin popping» 255, 597
- «Sniffing» von Lösungsmitteln 597
- Überdosis 598

Druckveränderungen 130–131, 605
Duchenne Muskeldystrophie **148**
Duodenum,
- Giardiasis 482–483
- Hakenwürmer 499–500
- Strongyloidiasis 500–501, **501**
- Ulkus 83, **83**

Durchflusszytometrie 359–360
Dürck-Granulom 488–489
Dysenterie,
- Amöben- 480–482, **480**
- bazilläre 427–428, **428**

Dysplasie 41–42

E

Eaton-Agens 398
Ebola-Fieber 388
ECF-A («eosinophil chemotactic factor») 208
Echinokokkose 509–510, **510**
ECHO-Viren 374
Ecthyma gangraenosum 415–416
Eczema herpeticatum (Kaposi) 381
Edward-Syndrom (Trisomie 18) 157, *155*
Egel, s. u. *Trematoden* 511–516
EGF (epidermaler Wachstumsfaktor) 91–92, 338–339, *91*
Ehlers-Danlos-Syndrom 185–186
Ehrlichiosis 394, *393*
Einschlüsse, intrazelluläre s. u. *Zelleinschlüsse*
Einschlusskörperchen,
- Chlamydien 389–390
- Herpesvirus-Infektionen 380, **380**
- Psittakose 389
- Virusinfekte 372
- Zytomegalovirus 384, **385**

Eisen,
- Aufnahme 553–555, **554**
- Metabolismus 30, 553–555

Eisenmangel 553–555, **554**
Eisenoxidstaub 582
Eiter 48, 82, **82**
Eitrige Entzündung 82, **82**

Ekchymose 111, 551, **552**
Elastin, 96
- Abbau 68
- Altern 658
Elastische Fasern, bei Wundheilung 96
Elektroinsulte 605–606
Elephantiasis,
- Filariose 505, **505**
- Lymphogranuloma venereum 391
- Ödem 107
- Onchozerkiasis 506
Embolie, 125–132
- arterielle 128–129
- Fett- 131–132, **131**
- Fruchtwasser- 129–130, **130**
- Gas-, Luft- 130–131
- Hirn- 129
- Lungen- 126–128, **126, 128**
- paradoxe 127
- Thrombembolie 111, 125
Embolus,
- Definition 125
- Thrombembolus 125
- - reitender 125–126
Empyem,
- lobäre Pneumonie 410
- Nokardien 464
- Tuberkulose 456
Endokarditis,
- Candidiasis 469
- Gonorrhoe 412
- *Haemophilus influenzae* 420
- nichtbakterielle thrombotische 353, *352*
- polypöse 120
- Systemischer Lupus erythematodes 239–240, **239**
- Staphylokokken 403
- Streptokokken 407, 409
- verruköse sterile 120
Endokrinopathie,
- Amyloidose 256, *254*
- paraneoplastisches Syndrom 351, *352*
Endoplasmatisches Retikulum,
- Hypertrophie 33, **33**
- Zellschädigung 7, 15, 18–19, **7**
Endothel,
- antithrombotische Wirkung 112
- diskontinuierliches 50
- fenestriertes 50
- Flüssigkeitsaustausch 49–50, 105, **51**
- freie Radikale 68–69
- gerinnungsfördernde Wirkung 112, **113**
- Hämostase 112–113, **114**
- Leukozytenadhäsion 54–55, **53, 54,** *55*
- offenes 50
- septischer Schock 137
- Strahlenschädigung 610
- Thrombogenese 118
- Thrombose 112–113, **113**
Endothelzellen,
- Wachstumsfaktoren 91–92, *91*
- Zytokine 70
Endotoxin-Schock 137, 400–401
Endozytose, s. u. *Phagozytose*
Endozytose-Umkehr 61
Energiemangel 526–530, **526–529,** *528*
Energietransfer, lincarer (LET) 327, 607
Engelstaub 597
Entamoeba histolytica 480–482, **480**
Enteritis,
- *Campylobacter* (*Helicobacter*) 429–430
- Kokzidien 483–484
- Kryptosporidien 483–484, **484**
- nekrotisierende (Clostridien-) 433
- Staphylokokken 405
- Strongyloidiasis 500
- virale 376–377
Enterobacter aerogenes 414
Enterobiasis 499, **499**
Enterokokken 407
Enteropathogene Bakterien, 422–430, *402*
- *Campylobacter* (*Helicobacter*) 429–430
- *Escherichia coli* 423
- Salmonellen 424–427, **424–426**
- Shigellen 427–428, **428**
- *Vibrio cholerae* 428–429, **429**
- Yersinien 430
Enterotoxin,
- Staphylokokken 400, 405
- *Vibrio cholerae* 400, 429
Entzündung, 46–84
- akute,
- - Blutgerinnungssystem 65, **65**
- - Blutstrom und Gefässkaliber 48–49
- - chemische Mediatoren 62–72, 83–84, **62, 64–69,** *71*
- - Cyclooxygenase 67
- - Fibrinogen 81, **82**
- - freie Radikale 14, 68–69
- - Gefässpermeabilität 49–53, **49, 51–53**
- - Granulozyten 54–58, 84, **54, 56–58,** *55*
- - Granulozyten-Margination 49, 54
- - Kininsystem 64–65, **65**
- - Komplementsystem 63–64, **64**
- - Lipoxygenase 67
- - Lymphgefässe 72
- - lysosomale Mediatoren 68, **68**
- - Ödem 47, 49–53, 104, **49, 51**
- - Plasmaproteasen 63–66, **64–65,** *71*
- - Plättchen-aktivierender Faktor (PAF) 69, **69**
- - vasoaktive Amine 63
- - verzögerter Verlauf 52–53
- Altern 98
- Arachidonsäuremetaboliten 66–67, **66,** *67*
- Art des Gewebes 99–100
- Blutversorgung 98
- chronische,
- - Angiogenese 87–88, **87**
- - Fibroblasten 88, **88**
- - granulomatöse 78–81, **79–81,** *80*
- - Makrophagen 76–78, **75, 78, 81**
- - unspezifische 369
- - Unterschiede zur akuten Form 17
- - Ursachen 75–76
- - zelluläres Infiltrat 76–78, **76–78**
- eitrige 82–83, **82**
- exsudative 48, 369
- fibrinöse 81, **82**
- Fieber 83–84, *84*
- Fremdkörper 99
- granulomatöse 78–81, **81,** *80*
- Heilung 75, 98–100
- Infektion 98, 369–370
- Interleukine 69–70, 77–78, 80–81, 84
- interstitielle 369
- leukämoide Reaktion 84
- Leukopenie 84
- Lymphozytose 84
- Mediatoren 47, 54–58, 62–72, 78
- morphologische Formen 81–83, **82–83**
- Narbenbildung 75, 90, **90**
- nekrotisierende 369
- Neutrophilie 84
- Phagozytose 58–59, 73–75, **59, 74–75,** *73*
- seröse 81, **82**
- systemische Auswirkungen 83–84, 98, **84**
- Übersicht 100, **99**
- Wundheilung 90
- Zellen 47–48, **48**
- Zytokine 6, **70**
Enzephalitis, s. u. *Meningoenzephalitis*
Enzephalomalazie, 134
- orale Kontrazeptiva 124
Enzephalopathie,
- Bleivergiftung 593–595, **594**
- Wernicke-Korsakow-Syndrom 543
- Zytomegalie 384
Eosinophile Granulozyten,
- ECF-A 208, **208**
- Parasitosen 77–78
- Überempfindlichkeitsreaktionen 55, 498
Eosinophilie,
- Entzündung 84
- tropische 506
- Wurmkrankheiten 498
Epidemisches Fleckfieber, s. u. *Fleckfieber*
Epidermaler Wachstumsfaktor (EGF) 91–92, 338–339, *91*
Epidermodysplasia verruciformis 328, *330*
Epidermolysis toxica 405–407
Epithel,
- Dysplasie 41–42, **41**
- Hyperplasie 38, 473
- Metaplasie 40, 531, **40, 532**
- Neoplasma 285–288, *287*
- Warzen, s. u. *Warzen*
Epitheloidzellen,
- Bildung von 80–81, **81**
- Granulom 78–80, **78,** *80*
Epstein-Barr-Virus (EBV),
- Aktivierung von HIV-Infektion 274

– Autoimmunität 230
– Burkitt-Lymphom 328–331, *329*
– Mononukleose 385–388
– onkogene Wirkung 328–331, *329*
– polyklonale B-Zellaktivierung 228
Erfrierung 602–603
Ernährung,
– Atherosklerose 559
– Mangel an Mineralstoffen 553–555
– Mangel an Spurenelementen 555–557
– Mangelernährung 526–530
– neoplastische Krankheiten 560–561
– Systemkrankheiten 559–560
– Vitaminmangel, s. u. *Vitaminmangel*
– Wundheilung 98
– Zellschädigung 3, 9
Ernährungsstörungen, 525–561
– Adipositas 557–559, **559**, *558*
– Mineralstoffe 553–555, **554**
– Protein-Energie-Mangel 526–530, **526**, **529**, *528*
– Vitamine 530–553
Erworbenes Immunmangelsyndrom, s. u. *AIDS*
Erysipel 408–409, **409**, *402*
Erythema chronicum migrans 442
Erythema infectiosum 379
Erythema nodosum leprosum 460
Erythroblastosis fetalis, 212, 633–636, **635**
– Ähnlichkeiten mit Zytomegalie 383–384
– Prophylaxe 635–636
Erythrozyten,
– Bartonellose 451
– Bestrahlung 611
– Diapedese 111
– Enzymdefekt, s. u. *Glukose-6-Phosphatmangel*
– Mangel, s. u. *Anämie*
– Sichelzellen 487
– Sphärozyten 34–35
– Vitamin E 539–540
– Zerstörung, s. u. *Hämolytische Anämie*
– Zytoskelett 34–35, **35**
Escherichia coli, 413–414, 423
– Toxine 400
Espundia 493–495
Esthiomène 391
Ewing Sarkom *311*
Exozytose **32**
Explosionstrauma 605
Exsudat,
– Definition 104
– Unterschied zu Transsudat 104
Extrazelluläre Matrix (EZM),
– Abbau 307–308
– Invasion durch neoplastische Zellen 306–308, **305**, **309**
– Zusammensetzung 306–307, **305**, **309**
Extrinsische allergische Alveolitis 582

F
Fabry Krankheit 182–183, **148**, *173*
Facies leontina 460
Faktor XII (Hageman-Faktor),
– Entzündung 65, **65**
– Hämostase 116
Familiäre Hypercholesterinämie 167–170, **168**, **169**
Familiäre Polyadenomatose des Kolon 316–317, *317*
Familiäre Polyneuropathie 256
Familiäres Mittelmeerfieber 255–256
Fanconi-Anämie 326, *317*
Fanconi-Syndrom 595
Farmerlunge 582
Fasciola hepatica 510–511
Fasciolopsiasis 512
Fenton-Reaktion 13, **12**
Ferritin 30, **30**
Fetales Alkoholsyndrom 626
Fett, s. u. *Lipide*
Fettembolie 131–132, **132**
Fettgewebenekrose 22, **22**
Fettsäuren-Metabolismus 24, **25**
Fettsucht, s. u. *Adipositas*
Fetus,
– Asphyxie 632
– Lues 448
– Reife 620–623
– Toxoplasmose 495–496
– Zytomegalie 382–385, 625–626
Feuchte Beriberi 543–545, **544**
Feuchte Gangrän 23
Fibrilläres Kollagen 95, *94*
Fibrin, Beziehung zu Zellproliferation 93
Fibrinogen,
– Entzündung 81, **82**
– Hämostase 112–118
– Thrombozyten 113–116
Fibrinoide Nekrose 216
Fibrinolyse, 65, 117, 122, **65**, **117**
– Thrombus 122
Fibrinopeptide 65, **65**
Fibrinöse Entzündung 81, **82**
Fibrinspaltprodukte 65
Fibroblasten,
– Entzündung 88, **88**
– Metaplasie 40
Fibroblasten-Wachstumsfaktor (FGF) 92, **91**
Fibronektin, 48
– Hämostase 114
– Invasion neoplastischer Zellen 307
– Phagozytose 58
– Thrombozyten 114–115
– Wundheilung 97, **96**
– Zellproliferation 93
Fibrose,
– Anthrakosilikose 570–573, **572**, **573**
– chronische Entzündung 77
– Leber, s. u. *Zirrhose*
– Thrombus 123
Fieber,
– Entzündung 83–84, **84**
– familiäres Mittelmeer- 255–256
– Fleck- 396–397, **397**, *393*
– Fort Bragg- 441
– hämorrhagische 388
– Haverhill- 443
– Interleukine 83–84, **84**
– Katayama- 514
– Oroya- 451
– Pontiac- 416–417
– Prostaglandine 84
– Q- 394, 398, *393*
– Rattenbiss- 443
– Rückfall- 441–442
– schwarzes 493
– Schwarzwasser- 487
– Tsutsugamushi- 397–398, *393*
– Typhus 424–426, **425**, **426**
– Valley- 474
Fieberblasen 379
Fievre boutonneuse (*Rickettsia conorii*) *393*
Filariose (*Wuchereria bancrofti*) 504–506, **505**
Fitz-Hugh-Curtis-Syndrom 412
Flaggenzeichen 527, **527**
Fleckfieber, 396–397, **397**, *393*
– epidemisches, s. u. *Flecktyphus*
Flecktyphus 394–396, **394**, **395**, *393*
Flussblindheit 506–507, **506**
Flüssigkeitshaushalt,
– Gefässpermeabilität 49–53, **49**
– Ödem 104–108, **106**, *105*
– Schock 136–142, **138**, **140**, *137*
«Flying squirrel»-Fleckfieber 396, *393*
Follikuläre Hyperkeratose 531
Folsäure 548–549
Fort Bragg-Fieber 441
Fragiles X-Syndrom 183–184, **183**
Francisella tularensis 438–439
Freie Radikale,
– Abtöten von Bakterien 14–15
– Altern 15
– Atherosklerose 15
– Bildung 12–14, **12**
– chemische Radikale 14
– Entzündung 14, 68–69
– Fenton-Reaktion 13, **12**
– Granulozyten 14–15, 60
– Haber-Weiss-Reaktion 13
– Hydroxyl-Radikale 13, **12**
– Lipidperoxidation 12, **14**
– Mutagenese 15
– Phagozytose 60, **60**
– Sauerstofftoxizität 15, **12**
– septischer Schock 137
– Strahlenschädigung 11–15, 607
– Struktur 12–14, **12**
– Superoxid-Radikale 13, **12**
– Wasserstoffperoxid-Radikale 13, **12**
– Zellschädigung 4–5, 11–15, **5**
– Zystein 13
Fremdkörper,
– Entzündung 99
– Granulombildung 78–80, **79**, *80*
– Wundheilung 99
Fremdkörper-Riesenzellen 78–80, **79**
Frostbeule 602–603

Fruchtwasser,
- Embolie 129–130, **130**
- Lezithin/Sphingomyelin-Verhältnis 632
Frühgeborene, 619–623
- Geburtsgewicht 619–622, **621**
- Organreife 622–623, **622**
Fukosidose *173*
Furunkel 404, **406**

G
G6PD, s. u. *Glukose-6-Phosphatasemangel*
GABA («gamma-amino-butyric acid») 548
Galaktosämie 638–640, **638, 639**
Gamna-Gandy-Knötchen 110
Gangliosidose GM1 *173*
Gangliosidose GM2 (Tay-Sachs-Krankheit) 173–174, **175**, *173*
Gangrän, 136, 432–433, **433**
- feuchte 23
- trockene 23
Gasembolie 130–131
Gasgangrän 433, **433**
Gastrointestinaltrakt,
- Amyloidose 262
- bakterielle Infektionskrankheiten 422–430
- Bestrahlung 614, **613**, *614*
- Bleivergiftung 595
- Blutung 111
- Mukormykose 470
- Viruskrankheiten 376–377
Gaucher-Krankheit 176–177, **178**, *173*
Gaumenspalte 625–628
Geburt,
- Fruchtwasserembolie 129–130, **130**
- Geburtstraumen 623–624
- HIV-Uebertragung 271–272
- Luftembolie 130–131
Geburtsgewicht, Normen 619–623, **621**
Gefässneubildung, s. u. *Angiogenese*
Gefässpermeabilität, bei Entzündung 49–53, **49, 51–53**
Gefässsystem, Strahlenschädigung 610
Gelbfieber 388
Gelenke, s. a. u. *Arthritis*
- Adipositas 559
- Immunkomplex-Ablagerungen 213, 215, 239
- Ochronose 29, 170–171
Genamplifikation 311–312, 344, **344**
Gendiagnostik 187–191
«Gene tracking» 189–191, **190**
Genetische Störungen, 144–186
- biochemische Ursachen 162–163, **162**
- Diagnose 187–191, **187–190**
- Ehlers-Danlos-Syndrom 185–186
- geschlechtsgebundene 181–184, **183**, *183*
- Missbildungen 625–626, *625*
- monogene,
- - autosomal dominante 161–170, *163*
- - autosomal rezessive 170–181, *170, 173, 179*
- multifaktorielle 184, *184*
- Mutationen 149–151, **149, 150**
- zytogenetische,
- - autosomale 153–157, **156**, *155*
- - geschlechtsgebundene 157–161, *158*
Genom-abhängige Theorie des Alterns 654–655, **655**
Genrearrangement, Lymphozytenreifung 197, 199, **196**
Geriatrische Störungen, s. u. *Altern*
Gerinnungsfaktoren, s. a. u. *Hämostase* 116–118, **116, 117**
- Clearance 117
- Entzündung 65, **65**
- Thrombogenese 119
- Verbrauch 117
- Vitamin K 541–542
Gerinnungsstörungen, s. u. *Disseminierte intravasale Gerinnung*
Gerinnungssystem, 116–118, **116, 117**
- Entzündung 65, **65**
- extrinsischer Weg 116, **116**
- Fibrinolyse 117–118, **117**
- Hemm-Mechanismen 117–118, **117**
- intrinsischer Weg 116, **116**
- Proteasehemmer 117–118
Geschlechtsbestimmung, genetische 160
Geschlechtschromosom, s. a. u. *Chromosomen*
- inaktives X-Chromosom 157
- Lyon-Hypothese 157–158
- Mosaikbildung 151
- zytogenetische Störungen 157–161, *158*
Geschlechtsgebundene Krankheiten 181–184, *183*
Gewebeschädigung, immunologische, s. u. *Überempfindlichkeitsreaktionen*
Ghon-Herd 455
Giardia lamblia 264, 482–483, **483**
Glomerulonephritis,
- Immunkomplexablagerung 213–216
- Post-Streptokokken-Krankheit 407
- Systemischer Lupus erythematodes 235–238, **236–238**
Glomerulopathie, bei Amyloidose 258–261, **252, 259–260**
«Glue sniffing» 597
Glukokortikosteroide,
- unerwünschte Wirkung 590
- Wundheilung 98
- Zellatrophie 37
Glukose-6-Phosphatasemangel, 182, *183*
- Fleckfieber 397
- Genetik 182
- Malaria 487
- Tumorklonalität 298
Glukoseintoleranz, bei Kupfermangel 556
Glukosemetabolismus 28
Glukozerebrosidase-Mangel 176–177
Glykogenablagerungen 28, **28**
Glykogenosen, 179–181, **180, 181**, *183*
- hepatische Formen 181, **181**, *183*
- myopathische Formen 181, *183*
Glykophorin 35
Gonorrhoe 410–412
«Grading» von Neoplasmen 297
«Graft-versus-host»-Reaktion 224
Gram-negative Stäbchenbakterien 412–418, *402*
Granulationsgewebe 87–88, 91–92, **87–88**
Granulom, 78–81, **81**, *80*
- Drogenmissbrauch 598, *80*
- Dürck-Granulom 488–489
- Fremdkörpergranulom 78–79, *80*
- Lepra 461
- Pilzkrankheiten 79, *80*
- Sarkoidose 518, *80*
- Tuberkulose 78–80, 453–455, **79, 454**, *80*
Granuloma inguinale 449, **450**
Granulomatose,
- Beryllium 581, **582**
- chronische septische 60–61
Granulomatosis infantiseptica 436
Granulombildung, 79–81, **80–81**
- Interleukine 77–78
- Lymphokine 69–70
- Makrophagen 76–78, **77**
Granulozyten,
- Adhäsion 54–55, 61, **53–54**, *55*
- Adhäsionsdefekte 54–55, 61, 267
- Aktivierung 57–58, **57**
- «Aufstossen während des Essens» 61
- Auswanderung 49, 55–58, **52**
- Chemotaxis 55–58, 61, **57–58**
- Degranulierung 59, **59**
- freie Radikale 14–15, 60
- Lokomotion 57–58, **58**
- Margination 49, 54, **53**
- Membranantigene *196*
- Phagozytose, s. u. *Phagozytose*
Guarneri-Körperchen 379
Guillain-Barré-Syndrom 374
Guineawurm-Infektion 502
Gumma 447, **447**, *80*
Gürtelrose (Herpes zoster) 382

H
Haare,
- Mangelernährung 527, **527**
- Menkes-Syndrom 165
- Pigmentstörungen 170
Haber-Weiss-Reaktion 13
Haemophilus ducreyi 450
Haemophilus influenzae 418–420
Hageman-Faktor 65, **65**
Hakenwurm-Krankheit 499–500
Halothan, Lebertoxizität 585–588
Hämangiom,
- Fabry-Krankheit 182–183
- im Kindesalter 645–646
Hamartom 288, 645
Hämatom 111
Hämatoperikard 111
Hämatoperitoneum 111

Hämatothorax 111
Hämatoxylin-Körperchen 234
Hämobartonellose 451
Hämochromatose 31
Hämodialyse,
- Amyloidose 254–255
- Vitamin C-Mangel 550
Hämodynamische Störungen,
- Blutung 111
- Entzündung, akute 48–49
- Fettembolie 131–132, **132**
- Fruchtwassersembolie 129–130, **130**
- Gasembolie 130–131
- Hyperämie 109–110, **110**
- Infarkt 111, 132–136
- Lungenembolie 126–128, **126, 128**
- Schock 136–142, *137*
- systemische Embolisierung 128–129
- Thrombogenese 118–123, *124*
- Thrombose 111–125
Hämoglobin S 189, **187**
Hämolytische Anämie,
- autoimmune 212
- Erythroblastosis fetalis 634–635
- Hämosiderose bei 31
Hämolytische Krankheit des Neugeborenen 633–635, **635**
Hämopoiese,
- Bestrahlung 611–614, **613**
- extramedulläre 635
Hämorrhagische Fieber 388
Hämorrhagischer (roter) Infarkt 133–134, **133**
Hämosiderin 20, 29–31, **30**
Hämosiderose,
- lokale 31
- systemische 31
Hämostase, normale 112–118, **113–117**
- Endothel 112–113
- Gerinnungshemmung 117–118
- Gerinnungssystem 116–118, **116**
- subendotheliales Bindegewebe 112–113
- Thrombozyten 113–116
Hand-Fuss-Mund-Exanthem 374
Hansen-Krankheit, s. u. *Lepra*
Haploidie (1n) 151
Harrison-Furche 538
Hartnup-Krankheit 163
Haschisch 599–601
Hautveränderungen,
- Albinismus 170
- Altern 659
- Blastomykose 473–474
- Candidiasis 468
- Herpes simplex-Infektion 380
- Hyperämie 109–110
- Kontaktdermatitis 217
- Leishmaniasis 494
- medikamentös-induzierte *585*
- Meningokokken 410, **411**
- Sarkoidose 518–519
- Progressive Systemsklerose 245–246, **246**
- Systemischer Lupus erythematodes 238–239
- Staphylokokken 404–407, **406**
- Streptokokken 408–409, **409**
- Tätowierung 29
- UV-Bestrahlung 326
- Verbrennungen 81, **82**
- Viruskrankheiten 377–385
- Vitamin A-Mangel 531, **533**
- Warzen, s. u. *Warzen*
- Wundheilung, s. u. *Wundheilung*
- Zystizerkose 508–509
Haverhill-Fieber 443
Hayflick-Theorie 654
Helicobacter, s. u. *Campylobacter*
Helminthen, s. u. *Wurmkrankheiten*
Hemihypertrophie 647
Hepatitis, s. a. u. *Leber*
- chronisch aktive *204*
- Hepatozytenregeneration 85–86
- virale 388, *371*
Hepatitis B-Virus (HBV), onkogene Wirkung 331, *329*
Hepatopoietin 38–40
Hepatozyten,
- Bilirubinablagerung 31
- Hypertrophie des GER 33, **33**
- Verfettung 25–26
Hermaphroditismus 160–161, *158*
Heroin 255, 597–599, **599, 600**
Herpangina 374
Herpes-Viren, 379–385
- Einschlusskörperchen **380**
- Herpes simplex 379–381, **380**
- Herpes zoster-Varizella 381–382
- onkogene Wirkung *328*
Herz,
- Alkohol 592
- Amyloidose 254, 261–262, **262**, *254*
- Heroin 598
- Hypertrophie 37–38, **38**
- Kokain 597–598
- Libman-Sacks-Endokarditis 239–240, **239**
- Lipofuszinablagerungen 29, **30**
- Lipomatose 27–28, **27**
- Luftembolie 130
- Malaria 489
- Mukopolysaccharidosen 177–178
- murale Thromben 120, **120**
- Myokardnekrose 21–22, **21, 22**
- Pilzvergiftung 601
- Progressive Systemsklerose 247
- Schock 140–141
- Systemischer Lupus erythematodes (SLE) 239–240, **239**
- Virusinfektionen 374, 388, *371*
Herzfehlerzellen 109
Herzinfarkt, s. u. *Myokardinfarkt*
Herzinsuffizienz 124
- Leberstauung 109–110
- Myokardinfarkt 132–136
Herzkreislauf-System,
- Adipositas 558, **559**
- Altern 657, **657**
- Lues 447
- Marfan Syndrom 164–165
- Ödem 107
- orale Kontrazeptiva 587–588, *588*
- Schock 136–142, *137*
Heterochromatin 152
Heterophagozytose 31–33, **32**
Heterophile Antikörper 386
Heterotopie 42
Heufieber 210
Hexosaminidase A-Defekt, s. u. *Tay-Sachs-Krankheit*
Himbeerzunge, bei Scharlach 408
Hirnveränderungen,
- Altern 656–657
- Alzheimer Krankheit 656–657
- Amyloidose 262
- Aspergillose 471, **471**
- Atrophie 36–37, **36**
- Bestrahlung 612, *613*
- Bleivergiftung 592–595, **594–595**
- Blutung 111
- Elektroinsult 605–606
- Embolie 129
- Gaucher-Krankheit 176–177
- Hitze 604–605
- Hypothermie 603
- Infarkt, s. u. *Enzephalomalazie*
- Kernikterus 634–635
- Kolliquationsnekrose 22
- Kryptokokkose 471–473, **472**
- Lipofuszinablagerungen 29
- Malaria 488–489
- Meningoenzephalitis, s. u. *Meningoenzephalitis*
- Methylalkohol 592
- Mukopolysaccharidosen 178, **179**
- Mukormykose 469
- Niemann-Pick Krankheit 174–176
- Ödem 107–108
- Phenylketonurie 636–638
- Schistosomiasis 516
- Schock 140
- Strongyloidiasis 501
- Tay-Sachs Krankheit 173–174, **175**
- Toxoplasmose 495–496
- Trichinose 502–504
- Trypanosomiasis 490–491
- von Hippel-Lindau-Krankheit 167
- Zystizerkose 508–509
- Zytomegalie 382–385, **383**
Histamin,
- anaphylaktische Reaktion 208
- Entzündung 51, 63
- Schock 138
Histamin-Freisetzungsfaktoren 63
Histiozyten, s. u. *Monozyten/Makrophagen*
Histokompatibilitätsantigene 201–205, **202–204**, *204*
Histoplasma capsulatum 476, **477**
Histoplasmose, 476–477, **476, 477**
- bei HIV-Infektion 269–270, **269**
Hitzestauung 604–605
Hitzschlag 604–605
HIV,
- AIDS 269–277, **275**
- Immunsystem 265–276, **275**, *276*
- kongenitale Missbildungen 625

– Lymphozyteninfektion 272–274, **273**
– Monozyten/Makrophagen-Infektion 274, **274**
– Neuroleukin 275
– Typ II 270
– Übertragung 271–272
– Zentralnervensystem 274–275, **274**
HLA-Antigene/-System 201–205, **202–204**, *204*
HMWK («high molecular weight kininogen») 116
Höhenkrankheit 605
Homan-Zeichen 125
Homogentisinsäure 29, 170–171
Homozystinurie 548
HPV («human papilloma virus»), s. u. *Papillomavirus*
HTLV I, s. u. *Human T-cell leukemia virus*
Human immunodeficiency virus, s. u. *HIV* 269–277
Human T-cell leukemia virus I (HTLV I) 269, 335, *329*
Humanes Choriongonadotropin *361*
Humorale Immunität 194, **195**
Hungerzustand, s. a. u. *Marasmus* 526–530, **526–529**, *528*
Hunter-Syndrom (Mukopolysaccharidose III) *179*
Hurler-Syndrom (Mukopolysaccharidose I) *179*
Hutchinson-Zähne 448
Hyalin, alkoholisches 34–35, 43–44, **35**
Hyaline Membran-Krankheit 628–632, **629–631**
Hyaline Veränderungen 43–44
– extrazelluläre 43
– intrazelluläre 43
Hydatiden-Krankheit, s. u. *Echinokokkose*
Hydralazin 241
Hydroperikard, s. u. *Perikarderguss*
Hydropische Veränderung 19, **19**
Hydrops fetalis 634
Hydrostatischer Druck,
– Flüssigkeitshaushalt 49–53, **49**
– Ödem 104–108
Hydroxyl-Radikale 13, **12**
Hydroxyprolin 95
Hymenolepis nana 508
Hyperämie,
– aktive 109–110, 603
– passive, s. u. *Stauung*
Hypercarotinämie 533
Hypercholesterinämie,
– familiäre 167–170, **168, 169**
– Thrombose 118
Hyperkalzämie,
– paraneoplastisches Syndrom 351, *352*
– Verkalkung 43
Hyperkoagulabilität 118–119
Hyperlipidämie 167–170
Hyperlipoproteinämie 558
Hyperphenylalaninämie 636–638
Hyperplasie, 38–40, **39**
– atypische 41, **41**
– hormonelle 38
– kompensatorische 38, **39**
– pathologische 39–40
– physiologische 38–39, **39**
– Unterschied zu Hypertrophie 38, 40
Hyperthermie, maligne 644
Hypertonie, bei Adipositas 558
Hypertrophie, 2, 37–38, **38**
– endoplasmatisches Retikulum 33, **33**
– kombiniert mit Hyperplasie 38, 40
– pathologische 37
– physiologische 37
– Unterschied zu Hyperplasie 38
– zelluläre 2, 37–38
Hyperviskositäts-Syndrome 119
Hypervitaminosen, s. u. *Vitamine*
Hypogonadismus,
– männlicher (Klinefelter-Syndrom) 158–159, *158*
– weiblicher (Turner-Syndrom) 159–160, *158*
– Zinkmangel 555–556
Hypoprothrombinämie 541–542, **541**
Hypostatische Pneumonie 108
Hypothermie 603
Hypotonie,
– Entzündung 83
– Schock 139–140
Hypoventilations-Syndrom 558
Hypovolämischer Schock 111, 136–137, *137*
Hypoxie, zelluläre 2, 6–11
Hypoxische Enzephalopathie 140

I
I-Zell-Krankheit *173*
Immersionsexplosion 605
Immundefekte, 263–279
– Bruton-Agammaglobulinämie 264
– Di George-Syndrom 265
– erworbene, s. u. *AIDS*
– IgA-Mangel 265
– Komplementdefekte 267
– Membranadhäsionsdefekte 267
– primäre 264–267
– schwere kombinierte 266
– variable («common variable») 264–265
– Wiskott-Aldrich-Syndrom 267
Immunglobulin(e), s. a. u. *Antikörper*
– IgA-Mangel 265
– IgE 206–207, 210, **207–208, 210**
– IgG-Mangel 264, 266
– Synthese 199
Immunhämolytische Anämie 212
Immunität, s. a. u. *Autoimmunität*
– humorale 194, **195**
– Überempfindlichkeitsreaktionen 205–218
– zelluläre 194–196, **195**
Immunkomplex-Krankheiten, 212–216
– Haut 217, 238–239
– Komplementsystem 214–215, **213, 214**
– lokale (Arthus-Reaktion) 216, **214**
– systemische 214–216, **213, 214**
Immunologische Gewebeschädigung, s. u. *Überempfindlichkeitsreaktionen*
Immunologische Toleranz 225–227
Immunsystem, 194–205, **195**
– B-Lymphozyten 200, 218, *195*
– dendritische Zellen 198–199
– Histokompatibilitätsantigene 201–205, **202–204**, *204*
– Langerhans-Zellen 200
– Makrophagen 199, *195*
– Natural killer-Zellen (NK-) 199–200, **200**
– T-Lymphozyten 196–198, **197, 198**, *195*
– Zytokine 200–201
Impetigo 405, 408–409
«Inborn errors of metabolism» 636–643
Infarkt, 111, 132–136
– anämischer 132–133, **133**
– arterielle Blutversorgung 135
– blander 133
– Darminfarkt 134, 135
– hämorrhagischer 133–134, **133**
– Hirninfarkt 124, 134
– Ischämieempfindlichkeit des Gewebes 136
– Koagulationsnekrose 134
– Kolliquationsnekrose 134
– Leberinfarkt 135
– Lungeninfarkt 127, 133, **133**
– Milzinfarkt 133, **133**
– Myokardinfarkt 124, 133, 136, **135**
– Niereninfarkt 133, 135–136, **134**
– roter 133–134
– Schock 135
– septischer 133–134
– weisser 132–133, **133**
Infektion,
– Abwehrschranken 367–368, 370, 372
– bakterielle, s. u. *Bakterielle Infektionen*
– direkte Keimausbreitung 360
– Drogenmissbrauch 598–599
– Eintrittspforten 367–368
– Erregeraspekte 368–369, **367**, *366*
– Gastrointestinaltrakt 376–377, 422–430, *402*
– Helminthen, s. u. *Wurmkrankheiten*
– opportunistische, s. u. *Opportunistische Infektionen*
– Pathogenität 368–369
– Prädisposition 368
– Protozoen, s. u. *Protozoenkrankheiten*
– Resistenz 386
– Übertragung 366–367
– virale, s. u. *Viruskrankheiten*
– Virulenz 368
– Wirtreaktionen 369–370
– Wundheilung 98, 404–405
Infektionskrankheiten,
– bakterielle, 399–464, *402*
– – des Kindesalters 418–422, *402*
– Chlamydien 389–392, *390*
– Mykoplasmen 398–399, *399*
– mykotische, s. u. *Pilzkrankheiten*
– Protozoen 478–496, *479*

– Rickettsien 392–398, *393*
– virale, s. u. *Viruskrankheiten*
– Zoonosen 435–444, *402*
Infektiöse Mononukleose 385–388, **387**
Influenza 373–375
Inhalation,
– Drogenmissbrauch 597
– Verbrennungen 604
Initiation der Karzinogenese 319–322, **319**, **320**, *321*
Insektizide,
– karzinogene Wirkung 325
– Toxizität 601
Insertionsmutagenese 334, **334**
«Insulin-like» Wachstumsfaktor (IGF) **337**
Interferon-α 92, 200
Interferon-γ 200, *201*
Interleukine, *201*
– akute Entzündung 69–70, **70**
– chronische Entzündung 78, **78**
– Fieber 84, **84**
– Granulombildung 80–81, **81**
– Immunreaktionen 199
– Makrophagenaktivierung 77–78, **78**
Intermediärfilamente 34, 358–359, *358*
Invasivität von Neoplasmen 483–484
Inversion (Chromosomen) 152, **153**
Ischämie, s. a. u. *Hypoxie* 2
Ischämische Nekrose, s. u. *Infarkt*
Isochromosomen 152, **153**
Isoniazid, unerwünschte Wirkung 586
Isospora belli 483–484

J
Jejunum,
– Hakenwurminfektion 499–500
– Strongyloidiasis 500–501, **501**

K
Kala-Azar, s. u. *Leishmaniase*
Kallikrein 64–65, **65**
Kälte,
– anaphylaktische Reaktion 207
– Herpes febrilis 379–380
– Hypothermie 603
Kalzium,
– Chemotaxis 57, **57**
– Vitamin D-Mangel 536, **536**
– Hämostase 116–118, **117**
– Zellschädigung 8–11, **5**, **10**
Kaposi-Ekzem 381
Kaposi-Sarkom 277–278, *268*
Karboxyhämoglobin 595–596
Karbunkel 403, 404, **404**
Kardiogener Schock 127–128, 136–137, *128*
Karyolyse 20, **7**
Karyorrhexis 20, **7**
Karyotyp, normaler 147–148, **147**
Karzinoembryonales Antigen (CEA) 360, *361*
Karzinogenese, 318–335
– Adduktbildung 322, **319**
– Aflatoxin 324, 560
– alkyierende Substanzen 323, *321*
– Ames Test 321–322
– aromatische Amine 324, *321*
– Asbestfasern 324
– Azofarbstoffe 324, *321*
– berufliche Exposition 596
– Berylliumverbindungen 581–582
– Bestrahlung 325–328, 615
– chemische Karzinogene 318–325, 596, *321*, *596*
– DNA-Viren 328–332, **331**, *329*, *330*
– industrielle Karzinogene 596, *596*
– Initiation 320, *319–321*
– «inkomplette» Karzinogene 320
– Insektizide 325
– «komplette» Karzinogene 320
– Mutagenese 321, 327
– natürlich vorkommende Karzinogene 324, *321*
– Nitroso-Verbindungen 324, *321*
– Onkogene, s. u. *Onkogene*
– Phasen der 319–320, *319*
– polyzyklische aromatische Kohlenwasserstoffe 323–324, *321*
– Prokarzinogene 320
– Promotion 322–323, *319*, *320*
– Proto-Onkogene, s. u. *Onkogene*
– Rauchen, s. u. *Rauchen*
– RNA-Viren (Retroviren) 332–335, **333**, **334**, *329*
– Schistosomiasis 516
– UV-Strahlen 326
– Vinylchlorid 324
– Viren 328–335
Karzinoid-Syndrom,
– paraneoplastisches Syndrom *352*
– Niacin-Mangel 547
Karzinom,
– chromosomale Veränderungen *311*
– Nomenklatur 286, *287*
Kasabach-Meritt-Syndrom 119
Katarakt 654
Katayama-Fieber 514
Katzenkratz-Krankheit 80, 443–444, *80*
Keimzentren 198
Keloid 90, **90**
Kephalhämatom 624
Keratin-Filamente 34, 358–359
Keratomalazie 531, **532**, **533**
Kernikterus 635
Keshan-Krankheit 556
Keuchhusten 418, 420–421, **420**
Kieferstarre, bei Tetanus 431
Kinder, s. a. u. *Säuglinge*
– bakterielle Infekte 418–422, **420**, **421**
– Bleivergiftung 592–595, **594**
– Dermatomyositis 248–250
– Eisenmangel 453–455
– Inzidenz neoplastischer Erkrankungen 315, 647–648, *316*
– Neoplasmen 645–648, **646**, **647**, *647*
– passives Rauchen 568
– Protein-Energie-Mangelernährung 526–530, **526–529**, *528*
– Todesursachen 619, *620*
– Tuberkulose 455, **455**
– Vitamin C-Mangel 550–551, **552**
– Zystische Fibrose 640–643, **641**, **642**
Kininsystem 64–65, 138, **65**
«Kinky hair»-Syndrom 556
Klebsiella pneumoniae 414, **414**
Klebsiella rhinoscleromatis 449
Klinefelter-Syndrom 158–159, *158*
Klonale Deletion 225
Klonalität, von Neoplasmen 298–299, **298**
Knochenbildung, 536–537, *536*
– chondrale 536
– desmale 536
– Störung 537–538
Knochenfraktur,
– Fettembolie 131–132
– Geburtstrauma 623–624
– Milkman-Syndrom 539
Knochenmark,
– antineoplastische Medikamente 588
– Gaucher-Krankheit 177
– Hämosiderin 30
– Mukopolysaccharidosen 178
– Sarkoidose 518
– Strahlenschädigung 611–614
– Transplantation 224
– Tuberkulose 456–457
Knochenveränderungen,
– Altern 658, *660*
– Bestrahlung 612
– Heterotopie 42
– Nekrose 130–131
Koagulationsnekrose 21–22, **21**
Kodominanz (Genexpression) 162
Kohlenstoffmonoxid-Vergiftung 2, 595–596
Kohlenstofftetrachlorid 15–16, 601, **16**
Kohlepartikel, Akkumulation in Zellen 24, 29, 570–573, **572–573**, *570*
Kokain 597–598
Kokzidioidomykose 474–475, **474**, *467*
Kollagen, 93–96, *94*
– Abbau 96
– Altern 654, **653**
– chronische Entzündung 77
– Hämostase 113
– interstitielles 95, *94*
– Invasion neoplastischer Zellen 306–308, **309**
– Metabolismus 93
– Pneumokoniosen 572, 574, **576**
– Struktur 93–95
– Synthese 95, **95**
– Thrombozytenadhäsion 113
– Typen *94*
– Verkalkung 43
– Wachstumsfaktoren 92, *91*
– Wundfestigkeit 97
– Wundheilung 89
– Zellproliferation 93
Kolliquationsnekrose 22, **22**
Kolon, s. a. u. *Gastrointestinaltrakt*
– Aktinomykose 464
– Amöbiasis 481
– familiäre Polyadenomatose 316–317
– Strongyloidiasis 501
Kolonkarzinom,

- Ernährung 560–561
- Tumor-Marker 360–361

Komplementsystem, 63–64, **64**
- Aktivierungswege 63–64, **64**
- Genloci 202, **202**
- Mangelzustände 267

Kongenitale Missbildungen 185, 624–628
- Alkoholismus 626
- Bestrahlung 626
- Deformitäten 628
- genetische Ursachen 625–626, *625*
- Häufigkeit 626, *627*
- Säuglingssterblichkeit *620*
- Thalidomid 626
- Umwelteinflüsse 625–626, *625*
- Virusinfektionen 625–626

Kontakthemmung, der Zellproliferation 303–304

Koplik-Flecken 377

Körpergewicht,
- Geburtsgewicht 619–623, **621**
- Lebenserwartung 557–558, *558*
- Mangelernährung *528*
- Übergewicht, s. u. *Adipositas*

Korsakow-Syndrom, s. u. *Wernicke-Korsakow-Syndrom*

Kortisol 627

Krabbe-Krankheit *173*

Kraniotabes 538

Kryptokokken-Infekte 471–472, **472**

Kryptosporidien-Enteritis 483–484, **484**

Kupfer,
- Mangel 556
- Stoffwechselstörung 186

Kutaner Lupus erythematodes 241

Kwashiorkor 526–530, **526–529**, *528*

L

Laktoferritin,
- lysosomales 68
- Rolle bei Phagozytose 60

Lambliase 482–483

Laminin 48, 96–97, 307, **309**

Langerhans-Zellen 200

Langhans-Riesenzellen 78–80, **79**

Larynxödem, bei anaphylaktischer Reaktion 209

Laserstrahlen 615

Lassa-Fieber 388

Lathyrismus 165

LDL («low density lipoprotein») 167–170

LE-Zelle 234, **234**

Leberveränderungen,
- Alkoholismus 25–26, 33, 591–592, **34**
- Altern 659
- Amöbiase 481
- Amyloidose 261, **261**
- Echinokokken 509–510
- Gumma 447, **447**
- Halothan 585–588
- Hämosiderinablagerung 30
- Herzinsuffizienz 109–110
- hyaline Veränderungen 43
- Hydatiden 509–510
- Hyperplasie 38, **39**
- Infarkt 127, 133, **133**
- Insektizide 601
- Leishmaniasis 493
- Lipidablagerung, s. u. *Verfettung*
- Lipofuszin 29
- medikamentöse Schädigung *585*
- Metastasen 296–297, **296**
- Nekrose 109
- neoplastische Veränderungen 360, 588, 601
- orale Kontrazeptiva 588
- «pipe stem»-Fibrose 515, **516**
- Regeneration 38–40, 85–86, **39**
- Sarkoidose 518
- Schistosomiasis 515, **516**
- Stauung 109–110, **110**
- Teilhepatektomie 38–40
- Tetrachlorkohlenstoff-Vergiftung 15–16, **16**
- Toxokariase 501–502
- Transplantation 223
- Verfettung 25–26, **25**
- Viruskrankheiten 381, 387, 388

Leberegel 510–511

Leberzellen, s. u. *Hepatozyten*

Leberzirrhose,
- alkoholische 25–26, 33, 591–592, **34**
- kardiale 106, 110

Legionärskrankheit 461

Legionella-Infektionen 459–462

Leishmaniase 493–495, **494**

Lepra, 459–462, **460, 461**
- granulomatöse Entzündung 78–81, *80*
- lepromatöse Form 460, **461**
- tuberkuloide Form 461, **461**
- Unterschiede zu kutaner Leishmaniase 495

Leprazellen 460

Lepromatöse Lepra 460, **461**

Leptospira interrogans 440

Leptospirose 440–441

Lesch-Nyhan-Syndrom 163

LET (linearer Energietransfer) 327, 607

Leukämie/Lymphom
- akute lymphoblastische 646–647, *647*
- Bestrahlung 326–327
- Chromosomenveränderungen *311, 343*
- chronische myeloische 311, 343, **343**, *311*
- Human T cell leukemia virus I (HTLV I) 269, 335, **329**
- Mikulicz-Syndrom 243
- Philadelphia-Chromosom 311, 343, **343**, *311*
- Onkogene 343, **343**

Leukämoide Reaktion,
- Entzündung 84
- paraneoplastisches Syndrom *352*

Leukopenie 84

Leukotriene 66–67, 208–209

Leukozytendefekte 61–62, 267

Leukozytose, bei Entzündung 84

Lezithin/Sphingomyelin-Verhältnis 632

Libman-Sacks Endokarditis 239–240, **239**

Lipide,
- Abbau 167
- freie Radikale 12, **14**
- Lipid-Akzeptor-Protein 24, 168–169
- Peroxidation 12, **14**
- Transport 167–169, **168, 169**
- Verfettung 24–26, **25**
- Zellschädigung 11

Lipofuszin, 29, 652, **25**
- Zellatrophie 37

Lipomatose 27–28

Lipoprotein,
- Cholesterinmetabolismus und -transport 167–170, **168, 169**
- Verfettung 24–26

Lipoxygenase-Weg, Arachidonsäurenabbau 67

Lisch-Knötchen 166

Listeriose 436–437

Loa Loa 507

Lobäre Pneumonie (Pneumokokken-) 409–410

Looser-Zonen 539

Lues, 444–448
- Gumma 447, **447**
- kardiovaskuläre Form 447
- konnatale 448
- perinatale 448
- primäre 445–446
- sekundäre 446–447, **446**
- tertiäre 447, **447**

Luftdruckänderung 130–131, 605

Luftembolie 130–131

Luftverschmutzung 565–583

Lungenveränderungen,
- Anthrakosilikose 570–573, **572, 573**
- Ablagerung von Kohlestaub 24, 570–573
- Altern 658
- Asbestose 576–581, **578–580**
- Atemnotsyndrom
- – des Erwachsenen 129, 131, 141
- – des Neugeborenen 628–632, **629–631**
- Berylliose 581–582, **582**
- Blastomykose 473–474
- Byssinose 582–583
- COPD («chronic obstructive pulmonary disease») 566–567
- Drogenmissbrauch 599–600
- Echinokokkose 510
- Embolie 126–128, **126, 128**
- Farmerlunge 582
- Fettembolie 131–132
- Fibrose 570–573, **572, 573**
- Heroin 598, **599, 600**
- Histoplasmose 476, **476**
- hyaline Membran-Krankheit 628–632, **629–631**
- hypostatische Pneumonie 108
- Infarkt 127, 133, **133**
- Kokzidioidomykose 475

- Kryptokokkose 471–472
- medikamentöse Schädigung *585*
- Metastasen 296–297, 310
- Methylalkohol 592
- Mukormykose 469–470
- Ödem 108–109, **108**
- Paragonimiasis 512–513
- Parakokzidioidomykose 474
- Pneumokoniosen 569–583
- Pneumozystose 484–486, **485**
- Reifung 622, **622**
- Sarkoidose 518, **517**
- Schock 121, 128
- Silikose 575–576, **575**
- Stauung 109, **110**
- Strahlenschädigung 611–612, **612**
- Surfaktant 629–630
- Systemischer Lupus erythematodes 240
- Toxokariase 502
- Trichinose 503
- Tuberkulose, s.u. *Tuberkulose*
- Unreife 622, 628–632, **622**
- Verkalkung 43
- Zytomegalie 384, **383**

Lungenegel 512–513, **513**
Lungenembolie, 126–128, **126, 128**
- Progressive Systemsklerose 247

Lungenpest 437
Lupus erythematodes (LE),
- diskoider LE 241
- medikamentös induzierter LE 241
- Systemischer LE, s.u. *Systemischer Lupus erythematodes*

Lupusnephritis 235–238, **236–238**
Lyme-Krankheit 442–443
Lymphadenitis, 72, 369
- Lymphogranuloma venereum 391
- Pest 437
- Tularämie 438–439
- Tuberkulose 455–457
- Katzenkratzkrankheit 443–444

Lymphangiektasie 504
Lymphangiitis 72, 369
Lymphangiom 646, **646**
Lymphgefässe,
- Abflussbehinderung 107
- Entzündung 72
- Filariasis 504–506, **505**
- Metastasierungsweg 295–296

Lymphknoten,
- Entzündung, s.u. *Lymphadenitis*
- Gaucher-Zellen 177
- Metastasen 295–296
- Sarkoidose 517–518
- Verkalkung 42

Lymphödem, s.a.u. *Elephantiasis* 107
Lymphogranuloma venereum 391–392, **391**
Lymphokine, s.a.u. *Monokine, Zytokine* 200–201
- Entzündung 69–70, 78, **70, 78**
- Granulombildung 80–81, **81**
- Makrophagenaktivierung 76–78, **77**
- Überempfindlichkeitsreaktionen 217–218

Lymphom, s.a.u. *Leukämie* 342–334, **343**
Lymphotoxin 218
Lymphozyten, s.a.u. *B-, T-Lymphozyten*
- Autoreaktivität 225
- Genrearrangement 197, 199, **196**
- HIV-Infektion 272–274, **273**
- Natural killer-Zellen (NK-) 199–200, 212, **200, 211**

Lymphozytose 84
Lyon-Hypothese 157–158
Lysosomale Speicherkrankheiten, 171–181, *173, 179*
- Einteilung 173, *173*
- Enzymdefekte *173*
- Fabry Krankheit 182–183
- Gaucher Krankheit 176–177, **178**
- Mechanismen 171–173, **171, 172**
- Mukopolysaccharidosen 177–178, *173, 179*
- Niemann-Pick-Krankheit 174–176, **176**, *173*
- Pompe-Krankheit 181, *182*
- Tay-Sachs-Krankheit 173–174, **175**, *173*

Lysosomen, 31–33, 171–184, **32**
- Ablagerungen in 23–24, **24**
- alkalische Phosphatase 68
- Entzündungsmediatoren 68, **68**, *71*
- Laktoferritin 68
- primäre 31, **32**
- Rolle bei Zellschädigung 8–9, 19, **7**
- Residualkörperchen 33
- sekundäre 31–33, **32**

Lysozym 60, 68

M

Madenwurm, s.u. *Oxyuriasis*
Madura-Fuss 478
Major histocompatibility complex (MHC) 201–205, **202–204**, *204*
Makrophagen, s.a.u. *Monozyten* 73–75, **74, 75**, *73*
- Aktivierung 80
- Entzündung 73–75, 76–78, **75, 78**
- Epitheloidzellen 80–81, **81**, *80*
- Hämosiderin-haltige 109
- Immobilisierung 77, **77**
- Immunreaktionen 199
- Kollagenabbau 96
- Lysozym 60
- «major basic protein» (MBP) 60, 78
- Schaumzellen 27, **26**
- Tumorabwehr 354, **355**
- Wundheilung 88

Makrophagen-Wachstumsfaktor (MGF) 91–92, 578, **579**
Makrophagenwanderung-Hemmfaktor (MIF) 217, 573, **574**
Malabsorptionssyndrom 525
Malaria 486–489, **487, 488**
Malariapigment 488
Malleus (Rotz) 440
Mallory-Körper 34–35, 43–44, **35**
Mangelernährung,
- Altern 526
- bei Medikamenteinnahme 526
- Kwashiorkor 526–530, **526–529**, *528*
- Mineralstoffmangel 553–557
- primäre 525
- Protein-Energiemangel 526–530, **526–529**, *528*
- sekundäre (konditionierte) 525–526
- Vitaminmangel, s.u. *Vitamine*

«Marantische» Endokarditis 353, *352*
Marasmus 526–527
Marburg-Fieber 388
Marek-Krankheit *329*
Marfan-Syndrom 95, 164
Margination, Granulozyten- 49, 54, **53**
Marijuana 599–601
Masern 377–378, **378**
Mastzellen, bei anaphylaktischer Reaktion 207–209
Maus-Mammatumor-Virus *329*
MBP («major basic protein») 60
McArdle-Syndrom 181, *182*
MCTD («mixed connective tissue disease») 250–251
MDF («myocardial depressant factor») 139
Mechanische Traumen 602
Medikamente,
- Mangelernährung 526
- Missbrauch, s.a.u. *Drogenmissbrauch*
- 583
- teratogene Wirkung 626
- unerwünschte Wirkung 583–590, *585*
- Zellschädigung 3

Megamitochondrien 33, **34**
Mekoniumaspiration 633
Mekoniumileus 642
Melanin 29
Melioidose 440
Membranantigene,
- Granulozyten *196*
- Lymphozyten *196*
- Monozyten *196*

Membranschädigung. s.u. *Zellschädigung*
Membranskelett, s.u. *Zytoskelett*
Meningitis,
- *Haemophilus influenzae* 418–420
- Kryptokokken 472
- Meningokokken 410
- Pneumokokken 410
- *Pseudomonas* 416
- Tuberkulose 457
- virale, s.u. einzelnen Viren

Meningoenzephalitis,
- *Naegleria fowleri* 482
- Arboviren 388
- Borreliose 443

Meningokokken 410, **411**
Menkes-Syndrom 165, 556, **148**
Mesotheliom 324, 579
Metachromatische Leukodystrophie *173*
Metaplasie 40, **40**
Metastasierung, 294–297, **295, 296**
- hämatogene 296–297, **296**

- lymphogene 295–296, **295**
- Tumorheterogenität 308–310, **306**
- Zielorgane 310
Metastatische Verkalkung 43
Methylalkohol 592
Meyers-Kouvenaar-Körperchen 506
MHC («major histocompatibility complex») 201–205, **202–204**, *204*
MIF, s.u. *Makrophagen*
Mikulicz-Syndrom/Krankheit 243, 519
Mikulicz-Zellen 449
Miliartuberkulose 456–457
Milkman-Fraktur 539
Milzveränderungen,
- Amyloidose 260–261, **253, 261**
- Gamna-Gandy-Knötchen 110
- Hämosiderin 30, **30**
- Infarkt 133, **133**
- Infektiöse Mononukleose 386–387
- Leishmaniasis 493
- Malaria 487–488
- Sagomilz 260
- Sarkoidose 518
- Schinkenmilz 260, **261**
- Systemischer Lupus erythematodes 240
- Stauung 110
Milzbrand 435–436
Mineralstoffe 553–555
Mischkollagenose 250–251
Missbildungssyndrome, s.u. *Kongenitale Missbildungen*
Mitochondrien, bei Zellschädigung 8, 10, 18, **10, 34**
Mitsuda-Reaktion 459
Mittelmeerfieber, familiäres 255–256
«Mixed lymphocyte reaction» 202
Mongolismus, s.u. *Down-Syndrom*
Moniliasis, s.u. *Candidiasis*
Monogene Erbstörungen, 161–184
- autosomal-dominante 163–170, *163*
- autosomal-rezessive 170–181
- biochemische Mechanismen 162–163, **162**
- geschlechtsgebundene 181–184, *179, 182*
- Kodominanz 162
- Penetranz 161
- Pleiotropismus 162
- variable Genexpression 161
Monokine, s.a.u. *Lymphokine, Zytokine* 69–70, 200–201
Monoklonale Ig-Produktion, Amyloidose 255, 257, **257**, *254*
Mononukleose, infektiöse 385–388, **387**
Monosomie 151
Monozyten,
- akute Entzündung 55–56, 68, **68**
- Chemotaxis 92, *91*
- chronische Entzündung 76–78, **78**
- HIV-Infektion 274, **274**
- Membranantigene *196*
Monozyten-Makrophagen-System 73–75, 199, **74, 75**, *73*
Morbus Boeck, s.u. *Sarkoidose*
Morbus haemolyticus neonatorum, s.u. *Erythroblastosis fetalis*
Morphea 248
Morquio-Krankheit *179*
Mosaikbildung, 151
- Down-Syndrom 155–156, *155*
- Hermaphroditismus 255
- Klinefelter-Syndrom 159
Mukolipidose *173*
Mukopolysaccharidosen 33, 177–178, *173, 179*
Mukormykose 469–470, **470**
Mukoviszidose, s.u. *Zystische Fibrose*
Multi-X-Chromosomenstörungen 160, *158*
Multifaktorielle Erbleiden 184, *184*
Mumps 376
Mundsoor 468
Muriner Flecktyphus 396, *393*
Muskatnussleber 109, **110**
Mutagenese, 149–151, **149**
- Bestrahlung 327, 609
- freie Radikale 15
- Insertion 334, **334**
- Karzinogenese 321–322
- Proto-Onkogen-Aktivierung 342
Myasthenia gravis 212, **211**
Mycobacterium avium-intracellulare 458–459, *268*
Mycobacterium leprae 459–460
Mycobacterium tuberculosis 452
Mycoplasma hominis 399, *399*
Mycoplasma pneumoniae 399, *399*
Myelinfiguren 7, 9, 18, **5, 7**
Myeloperoxidase-Mangel 62
Mykobakterien, 451–462, *402*
- atypische 458–459
Mykoplasmen 398–399, *399*
«Myocardial depressant factor» (MDF) 139
Myokardveränderungen,
- Hypertrophie 37–38, **38**
- Infarkt 124, 133–136, **135**
- Koagulationsnekrose 21–22, **21**
- Kolliquationsnekrose 22, **22**
- Kontraktionsbänder 140, **141**
- Lipomatose 27–28, **27**
- Regeneration 86
- Verfettung 26, 422
Myonekrose, bei Gasbrand 433–434, **433**
Myosin 58
Myzetom 478

N
Naegleria fowleri 366, 482
Nahrungsmittelvergiftung,
- Botulismus 432
- *Campylobacter* (*Helicobacter*) 429
- Salmonellen 426–427
- Staphylokokken 405
- Vibrionen 428
Narbenbildung 89–90, 100, 134, **135**
- Entzündung 75, 90, **90**
- Zugfestigkeit 100
Natural killer-Zellen (NK-) 199–200, 212, 354–357, **200, 211, 355**
Nebennieren,
- Amyloidose 262
- Schock 141
- Tuberkulose 457
Necator americanus 499
Neisseria gonorrhoeae, s.u. *Gonokokken*
Neisseria meningitidis, s.u. *Meningokokken*
Nekrolyse, toxische epidermale 405–407
Nekrose,
- Einzelzellen 19–20, **20**
- Entzündung 47, 309
- Fettgewebe 22, **22**
- fibrinoide 216
- gangränöse 23
- ischämische, s.u. *Infarkt*
- Koagulations- 21–22, **21**
- Kolliquations- 22, **22**
- Mechanismen 19–20, **20**
- Verkalkung 42
- verkäsende (Tuberkulose) 22–23
Nematoden,
- Gewebe 501–507
- intestinale 498–501
Neoplasma, s.a.u. *Tumor*
- Adipositas 558–559
- Altern 315, **316**
- Anti-Onkogene 344–346
- Antigene 353–354
- Chromosomenveränderungen *311*
- Definition 284–285
- Differenzierung 389–392
- Dignität 288–297, *289*
- Einflüsse durch Rasse 312–15, **314**
- Ernährung 560–561
- genetische Faktoren 186, 335–344, 647–648
- geografische Faktoren 312–315, **314**
- Geschlechtsunterschiede 312–315, *312, 313*
- Gradierung («grading») 297
- Häufigkeit 312, *312, 313*
- Hyperkalzämie 351, *352*
- Hyperplasie und 39–40
- invasives Verhalten 292–294, 304–308, **293, 305**
- Kachexie 350–351
- Kinder 645–648, **646, 647**, *647*
- Klonalität 298–299, **298**
- kulturelle Einflüsse 315
- Laboratoriumsdiagnose 357–361, **358–360**, *358, 361*
- Metaplasie 40, *40*
- Metastasierung, s.u. *Metastasierung*
- Nomenklatur 285–288, *287*
- Onkogene 335–344, **337, 348**
- paraneoplastische Syndrome 351–353, *352*
- Pathogenese (Übersicht) 347–349, **347**
- Prädisposition 312–318, **314**, *316*
- präneoplastische Zustände 318
- Rauchen 566–569, **566**

- Schistosomiasis 516
- Stadieneinteilung («staging») 297
- Sterberaten 312–314, *313, 316*
- Suppressor-Gene 344–346, **345**
- Thrombose und 124
- Tumor-Marker 360–361, *361*
- Umwelteinflüsse 315, 596, *596*
- Vererbung 315–318, *317*
- Viren, s. u. *Virale Onkogenese*
- Wachstumsrate 292

Nephroblastom (Wilms Tumor) 646, *647*

Nephrotisches Syndrom,
- Ödem 106
- paraneoplastisches Syndrom *352*

Nervensystem,
- Amyloidose 262
- Zelluntergang 86

Nesselfieber 210

Neugeborene, s. u. *Säugling, Geburt*

Neurofibromatose (von Recklinghausen) 165–167

Neurofilamente 34

Neurogener Schock *137*

Neuroleukin 275

Neurolues 447

Neuronen,
- Bestrahlungsempfindlichkeit 612
- Ischämieempfindlichkeit 4, 136

Neutrophile Granulozyten, s. u. *Granulozyten*

Neutrophilie 84

Nezelof-Syndrom 265

Niacin, 546–548, **574**
- Mangel 546–547
- Toxizität 547–548
- Karzinoid-Syndrom 547

Nicotinamid, s. u. *Niacin*

Niemann-Pick-Krankheit 174–176, **146**, *173*

Nierenveränderungen,
- Altern 658
- Amyloidose 258–260, **252, 259, 260**
- Bleivergiftung 595, **594**
- Candidiasis 469
- Drogenmissbrauch 599, **600**
- Fettembolie 131–132, **131**
- Immunkomplex-Ablagerung 213–216
- Infarkt 133, 135–136, **134**
- Kalziummetabolismus 534–536
- medikamentös induziertes Versagen *585*
- Pilzvergiftung 601
- Progressive Systemsklerose 246–247, **247**
- Schock 141–142
- Systemischer Lupus erythematodes 235–238, **236–238**
- Transplantation 220–223, **220, 221**
- Tuberkulose 22–23, 456–457, **23**
- Unreife 622
- Verfettung 422
- Verkalkung 42–43
- Zytomegalie 384

Nikotinsäure, s. u. *Niacin*

Nitroso-Verbindungen, karzinogene Wirkung 324, 566, *321*

NK-Zellen 199–200, 212, 354–357

Nokardiose 462–463

Nondisjunction 151

Northern Blot-Technik 144

Norwalk-Agens 427–428

O

Ochronose 29, 170–171

Ödem, 104–108, **106, 108,** *105*
- Aszites 104
- Elephantiasis 391, 505, 506
- Entzündung 47, 49–53, 104, **49, 51**
- generalisiertes (Anasarca) 104, 106
- Granulationsgewebe 87–88
- Herzinsuffizienz 107
- Hirnödem 107
- hydrostatischer Druck 105
- innerer Organe 108
- Leberzirrhose 105, 110
- lokalisiertes 104–105
- Lungenödem 108–109
- Lymphödem 107
- Natriumretention 107
- nephrotisches Syndrom 106
- nichtentzündliches (Transsudat) 104
- onkotischer Druck 105–106, **106**
- Perikarderguss (Hydroperikard) 104
- Pleurahöhle (Hydrothroax) 104
- renales 107
- Stauung 109
- Symptome 108, **108**
- Zellschädigung 7, 19, **19**

Oligohydramnie 628

Onchozerkiase 506–507, **506**

Onkogene, s. a. u. *Virale Onkogenese* 328–342, *336*
- c-*oncs*, s. u. *Proto-Onkogene*
- Einfluss auf Zellproliferation 347–349, **348**
- GTP-bindende Proteine 340–342
- Leukämie/Lymphom 343, *343*
- Proteinkinasen 339
- Proto-Onkogene,
- – Aktivierung 342–344, **343–344**
- – Funktionen 338–342, **337**
- – Membranrezeptoren 339
- – Signalübermittlung 339–342, **337, 341**
- Tyrosinkinasen 339–340
- v-*oncs*, s. a. u. *Virale Onkogenese* 328–335, *329*
- Wachstumsfaktoren 338–339
- Zellkernproteine 342

Opisthorchiasis 511–512

Opportunistische Infektionen, 365, *402*
- AIDS 277, *268*

Orale Kontrazeptiva,
- Candidiasis 468
- Enzephalomalazie 127, *588*
- Pyridoxinmangel 548
- Thrombose 124, 587–588, *588*

Organische Lösungsmittel, Zellschädigung 15–16, **16**

Organische Phosphorverbindungen 602

Organtransplanation, s. u. *Transplantation*

Ornithose 389–390

Oroya-Fieber 451

Ösophagus,
- CREST-Syndrom 244, 248
- Herpes-Infektion 381
- Progressive Systemsklerose 246

Osteomalazie, 533, 537–538, **536–538,** *535*
- Altern 538

Osteopenie 538

Osteoporose, Unterschied zu Osteomalazie 538

Östrogen, unerwünschte Wirkung 587–588, *588*

Oxyuriasis 499, **499**

Ozäna 449

P

P-Komponente 252, 254

Pädiatrische Krankheiten, s. u. *Kinder, Säuglinge*

PAF («platelet activating factor») 69, 113, 209, **69**

Panaritium 404

Panenzephalitis, sklerosierende 378

Pankreas,
- Amyloidose 256
- Fettgewebenekrose 22, **22**
- Zystische Fibrose 640–643, **641–642**

Pantothensäure 542

Papillom 285

Papillomavirus, menschliches (HPV) 328, *329*

Paradoxe Embolie 127

Paragonimiasis 512–513, **513**

Parakokzidioidomykose 447

Paramyxoviren *371*

Paraneoplastische Syndrome, 351–353, *352*
- Acanthosis nigricans 351
- Anämie *352*
- Osteoarthropathie 351–352
- Cushing-Syndrom 351
- Dermatomyositis 351
- Endokarditis 353
- Hyperkalzämie 351
- Hyponatriämie 351
- Karzinoidsysndrom 351
- Myasthenie 351
- nephrotisches Syndrom *352*
- neurologische Störungen 351
- Trommelschlegelfinger 352
- Thrombophlebitis migrans 352–353

Parasitosen, s. a. u. *Protozoen*
- ADCC 212
- Eigenschaften von Parasiten 365–366
- eosinophile Granulozyten 78
- IgE 210, **210**
- Mangelernährung 528–529

Parinaud-Konjunktivitis 443

Parodontitis 418

Paronychie 404

Parotitis epidemica (Mumps) 376
Passivrauchen 568–569
Patau-Syndrom (Trisomie 13) 157, *155*
Paul-Bunnel-Reaktion 386
PDGF, s. u. *Thrombozyten-Wachstumsfaktor*
Peitschenwurm 498–499
Pellagra 547, **547**
«Pelvic inflammatory disease» (PID), s. u. *Peritonitis*
Penetranz (Genexpression) 161
Penicillamin, unerwünschte Wirkung 233, 241
Peptisches Ulkus 83
Perihepatitis, bei Gonorrhoe 412
Perikard,
- Blutung 111
- Erguss 104
Perikarditis 81
- fibrinöse 81, **82**
Periodontitis 592
Periostitis, bei Lues 448
Peritonealraum,
- Aszites 104–107
- Metastasen 295
Peritonitis,
- Amöbiasis 481
- anaerobe Bakterien 418
- bakterielle 410, 412, 418
- Gonorrhoe 412
- Madenwürmer 499
- Tuberkulose 456–457
Permanente Gewebe,
- Regeneration 86–87, **86**
- Reparation 86–87
Perniziöse Anämie,
- und Immundefekte 265
- präneoplastische Veränderung 318
Pertussis 418, 420–421, **420**
Pest 437–438, **438**
Pestizide, Toxizität 601
Petechien 111
Pfeiffer-Drüsenfieber, s. u. *Mononukleose*
Pflästerung (Epithel) 54, **53, 55**
Phagolysosomen 28, 31–33, **32, 59**
Phagosomen 31–33
Phagozytose, 31–33, **32**
- BPI-Protein 60
- «frustrierte» (Endozytose-Umkehr) 61
- Abtöten/Abbau von Bakterien 60–61, **60**
- Erkennungsvorgang 58
- Fibronektin 58
- freie Radikale 60, **60**
- Freisetzung von Leukozytenprodukten 61, **59**
- Hemmung durch Bakterien 399
- Laktoferritin 60
- Lipofuszin **32**
- Lysozym 60
- Partikelaufnahme 58–59, **59**
- pH-Senkung bei Entzündung 9
- Residualkörper 33, **32**
- Sauerstoff-abhängige Bakterizidie 60, **60**
- Sauerstoff-unabhängige Bakterizidie 60–61
Pharmakogenetik 163
Phencyclidin 597
Phenobarbital, Zellschädigung 33, **33**
Phenylalanin-Hydroxylase-Defekt, s. u. *Phenylketonurie (PKU)*
Phenylketonurie (PKU) 162, 636–638, **637**
Phenytoin, kongenitale Missbildungen 628
Philadelphia-Chromosom 298, 311, 343
Phlebothrombose 121–122, 125, 352, **121–122**
Phlegmasia alba dolens 124, 409
Phlegmasia caerulea dolens 409
Phlegmone 408, 433
Phospholipidverlust, bei Membranschädigung 10–11, 66
Phykomykose 469–470, **470**
Pickwick- Syndrom 558
Pigment, 23, 29–31
- Bilirubin 31
- endogenes 29–31, **30**
- Hämosiderin 20, 29, 31, **30**
- Lipofuszin 29, **30**
- Malariapigment 488
- Melanin 29
- Pneumokoniosen 569–583
- Schistosomiasis 515
Pigmentmangel (Albinismus) 170
Pilzarten, infektiöse 465–467, **466**, *467*
Pilzkrankheiten, s. a. u. speziellen Pilzen 465–478, *467*
- Aspergillose 470–471, **471**
- Blastomykose 473–474, **466, 473**
- Candidiasis 467–469, **468**
- Chromomykose 478
- Dermatomykosen 478
- Granulombildung 79, *80*
- Histoplasmose 476–477, **476–477**
- Kokzidioidomykose 474–475, **474**
- Kryptokokkose 471–472, **472**
- Mukormykose 469–470, **470**
- Myzetom 478
- Parakokzidiodomykose 447
Pilzvergiftung 601
Pinozytose 32
Pinta 444, 448–449
Pittsburgh-Pneumonie (*Legionella micdadei*) 416
PKU, s. u. *Phenylketonurie*
Plasmaproteasen 63–66, **64–65**, *71*
Plasmazellen,
- chronische Entzündung 77, **77**
- Granulom 80
- hyaline Veränderung 28, 43
Plasmin 65, 117, 308, **65, 117**
Plasminogenaktivator 65, 117, 308
Plasmodien 486–487
Plättchen-aktivierender Faktor, s. u. *PAF*
Pleiotropismus (Genexpression) 162
Pleomorphismus, neoplastische Zellen 286, **286**
Pleura,
- Entzündung 81–83
- Mesotheliom 580
- Pneumokoniosen 571, 575, 580
Tuberkulose 155–156
Plötzlicher Kindstod, s. u. *SIDS*
PMF, s. u. *Progressive massive Lungenfibrose*
Pneumocystis carinii 268, 277, 484–486, **485**
Pneumokokken 409–410
Pneumokoniosen, 569–583
- anorganischer Staub 582
- Anthrakosilikose 29, 570–573, **572, 573**, *570*
- Asbestose 576–581, **578–580**
- Asthma 582
- Berylliose 581–58, **582**, *80*
- Byssinose 582–583
- extrinsische allergische Alveolitis 582
- Farmerlunge 582
- organischer Staub 582
- progressive massive Fibrose 570–573, **572, 573**
- rheumatoide (Caplan-Syndrom) 571
- Silikose 573–576, **574–576**
Pneumonia alba 448
Pneumonie,
- Askariasis 498
- atypische 374–375, 399, *399*
- Bestrahlung 611–612
- *Escherichia coli* 413–414
- *Haemophilus influenzae* 418–420
- hypostatische 108
- interstitielle 374–375, **375**
- Klebsiellen 414, **414**
- Legionellen 417
- lobäre 409–410
- lobuläre, s. u. *Bronchopneumonie*
- Mykoplasmen 399, *399*
- Nokardien 462
- Pneumokokken 409–410
- *Pneumocystis carinii* 484–486, **485**
- *Proteus* 414
- *Pseudomonas* 415–416
- *Serratia* 414
- Staphylokokken 405
- virale 374–375, **375**
Pocken 378–379
Poliovirus 17, *371*
Pollution, s. u. *Umwelteinflüsse*
Polyarteriitis nodosa 251
Polychlorierte Biphenyle (PCB) 602
Polykaryon, s. u. *Riesenzellen*
Polyklonale B-Zellaktivierung 228
Polymyositis 248–250, **249**
Polyneuropathie (Amyloidose) 256, 262
Polyoma-Virus 332, *329*
Polysomen, bei Zellschädigung 7, 15, 18, **16**
Polyzyklische aromatische Kohlenwasserstoffe, karzinogene Wirkung 323–324, 560, 601, *321*
POMC (Proopiomelanocortin) 351
Pompe-Krankheit 181, *182*

Pontiac-Fieber 416–417
Poststreptokokken-Krankheit 407
PPLO («pleuropneumonia-like organisms») 398–399, *399*
Prädisposition,
- zu Infektion 368
- zu neoplastischen Veränderungen 312–318, **314**, *316*
Präkeratin 34
Präneoplastische Zustände 318
Procainamid, unerwünschte Wirkung 232, 241
Progerie 651
Progressive massive Lungenfibrose (PMF) 571, **572**
Progressive Systemsklerose,
- Amyloidose 255
- CREST-Syndrom 244, 248
- Gastrointestinaltrakt 246
- Gelenke 246
- Haut 245–246, **245–246**
- lokalisierte Form 248
- Lunge 247
- Morphea 248
- Nieren 246–247, **247**
- Ösophagus 244, 246, 248
- Raynaud-Phänomen 247
- Skelettmuskulatur 246
Prokarzinogene (indirekte) 320, *321*
Prokollagen 95
Promotion, der Karzinogenese 322–323, 325, **319–320**
Proopiomelanocortin (POMC) 351
Prostaglandine, 66–67, *67*
- Fieber 84
- Zellatrophie 37
Prostataphosphatase, saure (Tumor-Marker) 361, *361*
Prostazyklin 66–67, 115, *67*
Proteasehemmer, Hämostase 117
Proteasen 63–66, **64–65**
Proteine,
- hyaline Veränderungen 43–44
- intrazelluläre Einschlüsse 28, **28**
- kontraktiles Protein 34
Protein 4.1 35, **35**
Protein-Energie-Mangelernährung 526–530
Proteoglykane, neoplastische Invasivität 306–307
Proteus mirabilis 414
Proto-Onkogene, s. u. *Onkogene*
Protozoen-Infektionen, 478–496, *479*
- Amöben-Meningoenzephalitis 482
- Amöbiasis 480–482, **480**
- Babesiasis 489–490
- Balantidiasis 482
- Blut- und Gewebeprotozoen 486–491
- Chagas-Krankheit 491–493
- Eigenschaften pathogener Protozoen 478–479
- Giardiasis 482–483, **483**
- intrazelluläre Protozoen 491–496
- Kokzidien-Enteritis 474–475
- Kryptosporidien-Enteritis 483–484
- Leishmaniase 493–495
- luminale Protozoen 480–486
- Malaria 486–489
- Pneumozystis-Pneumonie 484–486, **485**
- Toxoplasmose 495–496
- Trichomoniasis 484
- Trypanosomiasis 490–493
Psammonkörper 42
Pseudo-Hurler-Polydystrophie *173*
Pseudohermaphroditismus 161
Pseudomembranöse Kolitis 434–435, **435**
Pseudomonas aeruginosa 415–416, **416**
Pseudomonas mallei 440
Pseudomyxoma peritonei 295
Psittakose 389–390
Puerperalsepsis 409
Purpura 111
Pustula maligna 435–436
Pyknose 20, **7**, **20**
Pyogene Kokken, s. u. spezifischen Bakterien
Pyridoxine 548

Q
Q-Fieber 394, 398, *393*
Quecksilberchlorid-Vergiftung 15

R
Rachitis, 536–539, **538**, *535*
- Vitamin D-abhängige, Typ I *535*
- Vitamin D-abhängige, Typ II *535*
- geschlechtsgebunden hypophosphatämische *535*
Rachitischer Rosenkranz 538
Radiodermatitis 610, **611**
Radium 606
Radon 606
Ramsay-Hunt-Syndrom 382
Rattenbiss-Fieber 443
Rauchen, 566–569
- Asbestexposition 578–579
- Atherosklerose 566–567
- obstruktive Lungenveränderung (COPD) 566–567
- Metaplasie 40
- Neoplasma 315, 324, 566–569, **566**
- Passivrauchen 568
- Schwangerschaft 566–567
- Thrombose 119
Raynaud-Phänomen 247
RBP (Retinol-bindendes Protein) 530
Regeneration,
- Bindegewebe 86
- Leber 38–40, 85–86, **39**
- Myokard 86
- permanente Gewebe 86, **86**
- Schleimhaut 85
- Skelettmuskulatur 86
- stabile Gewebe 85–86, **86**
- Wechselgewebe 85, **86**
- Zellzyklus 86–87, **86**
Rekombinante DNA-Technik 144, 187–192, **187–190**
Relative biologische Wirksamkeit (RBE) 607
Reparation, s. a. u. *Wundheilung* 39, 85–100, **99**
- Altern 98
- Angiogenese 87–88, 91–92, **87**
- Bindegewebe 87–88, **87–88**
- Blutversorgung 98
- Diabetes mellitus 98
- Ernährung 98
- Fremdkörper 99
- Gewebeart 99–100
- Glukokortikoide 98
- Granulationsgewebe 87–88, **87**, **88**
- hämatologische Störungen 98
- Infektion 98, 404–405
- Regeneration 85–87, **86**
- systemische Einflüsse 98
- Zellzyklus 86–87, **86**
Reperfusion, Zellschädigung bei 11, 18
Residualkörper 33, **32**
Resistenz, Infektions- 368
Respirationstrakt,
- Amyloidose 256
- Verbrennung 604
Respirationstrakt, Infektionen des,
- - Diphtherie 418, 421–422, **421**
- - *Haemophilus influenzae* 418–420
- - Keuchhusten 420–421, **420**
- - Meningokokken 410
- - Pneumokokken 409–410
- - Staphylokokken 405
- - Streptokokken 407–408
- - Viren 18, 373–375, **375**, *371*
Retikuloendotheliales System (RES), s. u. *Monozyten-Makrophagen-System*
Retinaangiomatose 167
Retinoblastom, 648, *647*
- Chromosomendeletion 311, *311*
- genetische Faktoren 186, 316, *317*
- Tumor-Suppressor-Gene 344–346, **345**
Retinoide 530–531
Retinol-bindendes Protein (RBP) 530
Retroviren,
- HIV 269–270
- Kawasaki-Syndrom 388
- onkogene 332–335, *329*
- T-Zell-Leukämie-Virus (HTLV I) 388
Reverse Transkriptase 332–333, **333**
RFLP («restriction fragment length polymorphism») 187–191
Rhesus-Inkompatibilität 633–634
Rheumatoide Arthritis, Histokompatibilitätsantigene *204*
Rheumatoide Pneumokoniose, s. u. *Caplan-Syndrom*
Rhinosklerom 449
Rhinoviren 374, *371*
Rhizopus 469
Riboflavin 545–546, **546**
Ribosomen, bei Zellschädigung 7, 15, 18, **7**
Rickettsiosen, 392–398, *393*
- Fleckfieber 396–397

– Flecktyphus 394–396
– Q-Fieber 398
– Rickettsien-Pocken *393*
– Tsutsugamushi-Fieber 397–398
Riesenzellen,
– Fremdkörper- 78–80
– Granulom 78–80, **79**
– Langhans- 78, **79**
– Tumor- 290
– Virusinfektionen 18, 378
Riesenzellpneumonie 378, **378**
Ringchromosomen 152–153, **153**
RNA-Viren, s. u. *Retroviren*
Robertson-Translokation 152, **153**
Rocky Mountain-Fleckfieber 396–397, **397**, *393*
Romana-Zeichen 492
Röntgendermatitis 610, **611**
Röntgenstrahlen,
– karzinogene Wirkung 326–327
– Schädigungsmechanismen 327–328, 607–609, **609**
Roseola (Typhus) 426
Roseola infantum 379
Rostkörperchen 578, **578**
Rotaviren 376–377
Röteln, 378
– kongenitale Missbildungen 625, *625*
Roter (hämorrhagischer) Infarkt 133–134
Rothia 443–444
Rotz (Malleus) 440
Rubella, s. u. *Röteln*
Rubeolen, s. u. *Masern*
Rückfallfieber 441–442
Ruhr,
– Amöben- 480–482
– bazilläre 427–428
Rundwürmer,
– Gewebe- 501–507
– intestinale 498–501
Russell-Körperchen 28, 43, 491

S

Säbelscheidentibia 448
Saccharin 325, 560
Sagomilz 260
Salmonella typhimurium, 424, 427
– Ames-Test 321–322
Salmonellosen 424–427
Sandhoff-Syndrom *173*
Sanfilippo-Syndrom *179*
Sarkoidose, 517–519
– Asteroidkörper 518, **518**
– Chorioditis 519
– Granulombildung 79–80, 518, *80*
– Haut 518–519
– Hemmung der Chemotaxis 61
– Knochenmark 518
– Leber 518
– Lymphknoten 517–518
– Mikulicz-Syndrom 243, 519
– Milz 518
– Speicheldrüsen 519
– Tränendrüsen 519
Sarkom 285–286, *287*
Satelliten-Chromosomen 147
Sattelnase 448
Sauerstoff-abhängige Bakterizidie 60, **60**
Sauerstoff-Toxizität 4, 5, 11–15, **5**, **12**, **14**
Sauerstoff-unabhängige Bakterizidie 60–61
Sauerstoffmangel, s. u. *Hypoxie*
Sauerstoffradikale, s. a. u. *Freie Radikale*
– Phagozytose 60–61, **60**
– Zellschädigung 4, 11–15, 68–69, **5**, **12**, **14**
Säuglinge,
– Apgar-Index 623, *623*
– Atemnotsyndrom des Neugeborenen 628–632, **629–631**
– Deformitäten 624, 628
– Erythroblastosis fetalis 633–636, **635**
– Frühgeborene 619, **621**
– Galaktosämie 638–640, **638–639**
– Geburtsasphyxie 632–633
– Geburtsgewicht 619–623, **621**
– Geburtsverletzungen 623–624
– Gehirnunreife 622–623
– intrakranielle Blutung 624
– konnatale Lues 448
– Mangelgeborene 619–622, **621**
– Morbus haemolyticus neonatorum 633–636, **635**
– Mortalität 619–620, *620*
– nach Termin geborene 620, **621**
– Neoplasmen 645–648, *647*
– Organunreife 622–623, **622**
– Phenylketonurie (PKU) 636–638, **637**
– plötzlicher Kindstod (SIDS) 643–645, *644*
– Risiko- 619–621, **621**
– Schwangerschaftsalter 619–621, **621**
– Stoffwechselstörungen, angeborene 636–643
– Teratom 645–646
– Zystische Fibrose 640–643, **641–642**
Saure Prostataphosphatase (Tumor-Marker) 361, *361*
Schanker,
– Leishmaniase 493
– Lues 444–446
– weicher (Schankroid) 450–451
Scharlach 408
Schaumzellen 26–27, **26**
Scheie-Krankheit *179*
Schilddrüse, s. u. *Thyreoidea*
Schinkenmilz 260, **261**
Schistosomiasis, 513–516, **514–516**
– akute Form 514
– Arteriitis 515
– ektopische Eiablage 516
– Harnblasenveränderungen 515–516
– Hirnveränderungen 516
– Lebenszyklus der Schistosomen 513–514, **514**
– Leberveränderungen 515, **516**
– neoplastische Veränderungen 516
– Pigmentablagerung 515
– *Schistosoma haematobium* 515–516
– *Schistosoma japonicum* 515
– *Schistosoma mansoni* 515
– Schistosomen-Arten 513
– toxämische Form 514
Schlafkrankheit 490–491
Schmetterlingserythem,
– Erysipel 409
– Systemischer Lupus erythematodes 238
Schnupftabak 569
Schock, 136–142, *137*
– akute tubuläre Nekrose (ATN) 141
– anaphylaktischer 137, 206–210, **207–208**, *206*, *209*
– Atemnotsyndrom des Erwachsenen (ARDS) 139, 141
– Azidose 139
– Blutungsschock 111
– dekompensierter 139, **140**
– Endotoxinschock 137, 400–401
– Entzündungsmediatoren 138–139
– Frühstadium **140**
– Gastrointestinaltrakt 141
– Gram-positive Bakterien 404
– hämodynamische Störungen 136–142, *137*
– Herz 140–141, **141**
– Hirnschock 140
– Hypoperfusion 136
– Hypotonie 139–140
– hypovolämischer 111, 136–137, *137*
– Infarkt 135
– Infektionen 137, **138**, *137*
– irreversibler 139–140, **140**
– kardiogener 127–128, 136–137, *128*
– kompensierter 139, **140**,
– Leber 110, 141
– Lunge 121, 128, 141
– Nebennieren 141
– neurogener *137*
– Nieren 141–142
– progressiver 139, **140**
– sekundäre Mediatoren 137–139
– septischer 137, **138**, *137*
– Stadien 139–140
– toxischer 405
– Verbrennungsschock 137, 604
Schocklunge 141
Schwangerschaft,
– Alter der Mutter
– – Atemnotsyndrom des Neugeborenen 630
– – Down-Syndrom 154
– Leiomyom 292
– Rauchen 566–567
– Thrombose 119, 124
Schwangerschaftsalter, 619–623
– Geburtsgewicht 619–621, **621**
– Organreife 622–623, **622**
Schwarze Masern 377
Schwarzes Fieber 493
Schwarzwasserfieber 487
Schweine-Gripppe 375
Schwerer kombinierter Immundefekt 266

Scrophula 457
Scrub typhus, s. u. *Tsutsugamushi-Fieber*
Seifenblasen-Läsion 472, **472**
Selenmangel 556
Self, s. u. *Auto-*
Senile Demenz 656–657
Septikämie,
– *Bacterioides* 418
– *Campylobacter* (*Helicobacter*) 429
– Candidiasis 469
– Pest 437
– Staphylokokken 405
– Streptokokken 409
Septische Granulomatose,
– akute 436
– chronische 60–61
Septischer Infarkt 133–134
Septischer Schock 137, 405, **138**, *137*
Seröse Entzündung 81, **82**
Serratia marcescens 414
Serumkrankheit,
– akute 213–215
– chronische 215–216
Shigellosen 427–428
Sicca-Syndrom 241
Sichelzellen, s. u. *Sichelzellanämie*
Sichelzellanämie,
– Gendiagnose 189
– Malaria 487
– Mutation 149, **149**
Siderofibrose-Knötchen 110
Siderose 582
SIDS («sudden infant death syndrome») 643–645, *644*
Silikose, s. a. u. *Anthrakosilikose* 573–576, **574–576**, *80*
– akute Form 573
– chronische Form 573–576
– Neoplasmen 576
– Pleura 575
– Zellschädigung 24, 573–575
Simian T-cell leukemia virus-III (STLV III, SIV) 269–270
Simon-Spitzenherde 456
Sjögren-Syndrom, 241–243, **243**
– Speicheldrüsen 242–243, **243**
– Tränendrüsen 242–243
Skelettmuskulatur,
– Clostridien-Infektionen 433–434, **433**
– Dermatomyositis 249, **249**
– Hypertrophie 2, 37–38
– Polymyositis 249, **249**
– Regeneration 86
– Trichinose 503, **503**
– Zystizerkose 508
Skelettveränderungen,
– Aktinomykose 463
– Echinokokken 510
– Lues 447–448
– Osteomalazie 533, 537–538, **536–538**, *535*
– Osteoporose 538, *535*
– Rachitis 536–539, **538**, *535*
– Tuberkulose 457
– Vitamin C-Mangel 550–552, **551–552**
– Vitamin D 533–539, **538**, *535*
«Skin popping» 255, 597
Sklerodermie, s. u. *Progressive Systemsklerose*
Sklerosierende Panenzephalitis 378
Skorbut 550–553, **551–552**
– Blutungstendenz 111
– Wundheilung 98
SLE, s. u. *Systemischer Lupus erythematodes*
«Slow»-Viren 372
«Small-for-gestational-age» (SGA) 621–622
Smith-Antigen (Sm-) 232, 240, *232*
«Sniffing» («Schnüffeln») 597
Sodoku 443
Soor, s. u. *Candidiasis*
Southern blot-Technik,
– Genmutanten 189, **188**
– Prinzip 144
– Tumordiagnostik 359
Speicheldrüsen,
– Mischtumoren 286, **286**
– Mumps 376
– Sarkoidose 519
– Sjögren-Syndrom 242, **243**
– Staphylokokken 405
Speicherkrankheiten, s. a. u. *Lysosomale Speicherkrankheiten*
– Glykogenspeicherung 28, 179–181, **180–181**, *173, 183*
– Lipidspeicherung 26–27, 169
– Mechanismen 23–24, 171–173, **24**, **171**
– Kohlenhydratspeicherung 28–29
Spektrin 34–35, **35**
Sphärozytose 34
Sphingolipidosen *173*
Sphingomyelinase-Defekt 174–176
Spinnenfingrigkeit 164
Spirillum minus 443
Spirochätosen, s. a. u. *Lues*
– Borreliosen 441–443
– Leptospirose 440–441
– Lyme-Krankheit 442–443
– Rückfallfieber 441–442
Sporothrix schenkii 467
Sporozoiten 486, **487**
Spurenelemente 555–557
Stabile Gewebe 85, 87, **86**
Stadieneinteilung («staging») 297
Stannose 582
Staphylokokken-Infektionen 403–407, **404**, **406**, *402*
Starling-Gesetz 49–50, 104, **49**
Staublungenkrankheiten, s. u. *Pneumokoniosen*
Stauung, 109–110, **110**
– chronische,
– – Leber 109–110, **110**
– – Lunge 109, **110**
– – Milz 110
– Ödem 109
Stauungsleber 109–110
Stauungsmilz 110
Sternförmiger Abszess 391, 444, **80**, **391**
Stoffwechselstörungen, angeborene 636–643
Strahlenempfindlichkeit 607–608, *608*
Strahlenmessung 607
Strahlenschädigung, s. a. u. *Bestrahlung* 606–615, **609**, **613**, *608, 614*
– Chromosomen 325–328, 608–609
– Ganzkörper 612–615, *614*
– Gastrointestinaltrakt 614
– Gefässsystem 610
– Gehirn 612, 614
– Gonaden 611
– hämopoietisches System 611–614, **613**
– Haut 610, **611**
– Knochenmark 612, 614
– Lunge 611–612, **612**
– lymphatisches System 611
– Mechanismen 606–607, **609**
– Spätfolgen 614–615
Strahlung,
– «background» (Hintergrund) 606
– kosmisch 606
– terrestrisch 606
Streptobacillus moniliformis 443
Streptococcus pneumoniae, s. u. *Pneumokokken*
Streptokokken-Infektionen, 407–409, **409**, *402*
– Endokarditis 407, 409
– Scharlach 408
– perinatale 409
– Poststreptokokken-Krankheit 407
Strongyloidiasis 500–501, **501**
Südamerikanische Blastomykose 447
Suppressor-Gene, Tumor- 344–346, **345**
Surfaktant 629–630, **630**
SV 40, onkogene Wirkung 332, **331**, *329*
«Swimmer's itch» (Schwimmerkrätze) 513
Syndrom der unbeweglichen Zilien 34
Syndrom der verbrühten Haut 405, 407
Synovitis,
– Progressive Systemsklerose 247
– Systemischer Lupus erythematodes 239
Syphilis, s. u. *Lues*
Systemischer Lupus erythematodes (SLE), 231–241, *231*
– antinukleäre Antikörper 231–233, *232*
– B-Lymphozyten 233–234
– Gelenke 239
– genetische Faktoren 233
– Geschlechtshormone 23[illegible]
– Haut 238–239
– Herz 239–240, **239**
– immunologische Faktoren 233–234
– kutaner Lupus erythematodes 241
– LE-Zellen 234, **234**
– Leber 240
– Lunge 240

- medikamentös induzierter 241
- Milz 240
- Nieren 235–238, **236–238**
- Organveränderungen *231, 235*
- Schmetterlingserythem 238
- seröse Höhlen 239
- T-Lymphozyten 228–229, 233–234
- Umweltfaktoren 233
- Unterschied zu diskoidem Lupus 241
- Unterschied zu Mischkollagenose 250–251
- Zentralnervensystem 239

Systemsklerose, s. u. *Progressive Systemsklerose*

T

T-Lymphozyten (T-Zellen), 196–198, **197–198,** *196*
- Antigene 196–198, **197, 198,** *196*
- Antigenrezeptor 197, 203
- Autoimmunität 226, 227–229, **227–228**
- Genrearrangement 197
- Transplantatabstossung 218–220, **219**
- Tumorabwehr 354, 356–357
- Überempfindlichkeitsreaktionen 216–218, **216**
- Viruskrankheiten 203, 218, 373
- Zytotoxizität 217–218, **219**

T-Zell-Leukämie 335, 388
Tabak, s. u. *Rauchen*
Tabes dorsalis 447
Taenia saginata 508
Taenia solium 508
Tätowierung 29
Tay-Sachs-Krankheit 173–176, **172,** *173*
Teratogenese 625–626, *625*
Teratom, 286, **288**
- Säugling 645–646

Tetanus 431–432
Tetrachlorkohlenstoff 15–16, 601
Tetrahydrobiopterin 626–637, **637**
Tetrahydrofolsäure 548–549
Thalassämie 149
Thalidomid 626
Thiamin 542–545, **544**
Thrombin 112–115, **116**
Thrombembolie, s. a. u. *Embolie* 111, 125
Thrombembolus, reitender 125, 126
Thrombogenese, 118–123
- Gerinnungsfaktoren 119
- hämodynamische Störungen 118–123, *124*

Thrombomodulin 112
Thrombophlebitis, s. u. *Phlebothrombose*
Thrombophlebitis migrans 124, 352, *352*
Thrombose, 93–125
- Adipositas 119
- Altern 119, 123–124
- Aneurysma 118
- arterielle 124–125
- Atherosklerose 118
- Folgen 111
- Blutstromänderungen 118–119
- Endothelschädigung 112–113, 118
- Hypercholesterinämie 118
- Hyperkoagulabilität 118–119
- Infarkt 124–125
- nach Gewebeverletzungen 124
- neoplastische Veränderungen 124
- normale Hämostase 112, 122
- orale Kontrazeptiva 124, 587–588
- Pulmonalarterien 126
- Rauchen 119
- Schwangerschaft 119, 124
- Stase 118–119
- subendotheliales Bindegewebe 113
- Varizen 118–119
- venöse 121–122, **121**
- verschliessende 124–125

Thromboxan A_2 67, 114–115, *67*
Thrombozyten,
- Adhäsion 113–114, **114, 115**
- Aggregation 114–115, **115**
- Aggregationshemmung 115, 310, **305**
- Bestrahlung 611
- Fibrinogen 113–116
- Fibronektin 113–116
- Freisetzungsreaktion 114
- Hämostase 113–115, **114, 115**

Thrombozyten-Wachstumsfaktor (PDGF) 92, 338–339, **92**
Thrombus, 111, 120–123, **120–123**
- arterieller 121
- Embolie 122
- Fibrinolyse 122
- Fibrose 123
- Kanalisierung 122, **122, 123**
- muraler 120–121, **120**
- Organisation 122–123, **122**
- Unterschied zu Embolus 111
- Unterschied zu postmortalem Gerinnsel 111, 121–122
- Zahn-Linien 121

Thymus,
- Atrophie 529
- Hypoplasie 265

Thyreoidea,
- Amyloidose 262
- Bestrahlung 327, 614

TNM-System (Stadieneinteilung von Neoplasmen) 297
Toga-Viren 388, *371*
Tokopherole (Vitamin E) 539–540, *539*
Toxine,
- *Aspergillus flavus* 324, 560
- bakterielle 400

Toxisches Schock-Syndrom 405
Toxizität,
- chemische Substanzen 601–602
- Vitamine, s. u. einzelnen Vitaminen

Toxokariasis 501–502
Toxoplasmose, 495–496
- fetale Schädigungen 495–496

Trachom 390–391
Tränendrüsen,
- Sarkoidose 519
- Sjögren-Syndrom 242–243

Transformierende Viren 331–335, *336*
Transformierende Wachstumsfaktoren (TGF) 92, 338–339
Transfusionsreaktion 211–212
Transkobalamine 550
Translokation, 152, 311, **153, 343,** *311*
- Onkogenese 311, 342–343, **343,** *311, 343*
- Robertson- 152, **153**

Transplantatabstossung, 218–224
- akute 221–222, **221**
- Antikörper-vermittelte 220, **219**
- chronische 222, **221**
- perakute 220–221, **220**
- T-Lymphozyten-vermittelte 218–220, **219**
- Vaskulitis 222

Transplantation,
- Abstossungsvaskulitis 222
- Bluttransfusion 223
- hämopoietische Zellen 224
- HLA-«matching» 222–223
- immunsuppressive Therapie 223
- Knochenmark 224
- Leber 223
- Niere 220–222, **220–221**

Transsudat 48–50, 104
Transthyretin 253–259, 256, **257,** *254*
Transzytose 50
Traumatischer Schock (hypovolämisch) 111, 136–137, *137*
Trematoden-Infektionen, 511–516
- Clonorchiasis 511–512
- Faszioliasis 510–511
- Fasziolopsiasis 512
- Opisthorchiasis 511–512
- Paragonimiasis 512–513, **513**
- Schistosomiasis 513–516, **514–516**

Treponemen, s. a. u. *Lues* 444–449, *402*
Treponema pertenue 444, 448
Treponema pallidum 444
Trichinose 502–504, **504**
Trichomoniasis 484
Trichuriasis 498–499
Trichuris trichiura 498
Trismus 431
Trisomien 151
Trisomie 13 (Patau-Syndrom) 157, *155*
Trisomie 18 (Edward-Syndrom) 157, *155*
Trisomie 21 (Down-Syndrom) 153–157, **154, 156,** *155*
Trommelschlegelfinger,
- Asbestose 581
- paraneoplastisches Syndrom 352, *352*

Tropische Eosinophilie 506
Tropismus,
- Bakterien 366, **367,** *366*
- Viren 366, 372

Trousseau-Syndrom 124, 352, *352*
Trypanosomiasis,
- Afrikanische 490–491
- Amerikanische (Chagas-Krankheit) 491–493, **491**

Tsutsugamushi-Fieber 397–398, *393*
Tuberkel 78–81, 453, **79, 454**
Tuberkulinreaktion 217, 453–455, **216**
Tuberkuloide Lepra 461, **461**
Tuberkulose, 451–458
– Altersverteilung 452
– Anergie 453
– atypische 458–459
– Augenveränderungen 456
– Empyem 456
– Gastrointestinaltrakt 456
– Genitalien 457
– Granulombildung 78–81, 453, **79, 454,** *80*
– Immunreaktionen 453
– Kindesalter 455, **455**
– Lungentuberkulose 455–456, **455, 458**
– Meningitis 457
– miliare Ausbreitung 456, **458**
– Mykobakterien 452
– Nebennieren 457
– Nieren 457
– Organtuberkulose 456–457
– Peritonitis 456–457
– Pleura 455–456
– primäre 455–456, **458**
– progressive Lungentuberkulose 456
– progressive sekundäre 458
– sekundäre 456–457, **458**
– Skelett 457
– Tuberkelbildung 453–455
– Überempfindlichkeit 453–455
– verkäsende Entzündung 22–23, 455, **23**
– Wirbelsäule (Pott-Krankheit) 457
– zervikale Lymphknoten (Scrophula) 457
Tularämie 438–439
Tumor, s. a. u. *Neoplasma*
– Antigene 353–354, 360–361, **355,** *361*
– Bestrahlungsempfindlichkeit 607–608, *608*
– biochemische Konvergenz 291–292
– benigner,
– – Nomenklatur 285–288, *287*
– – Unterschied zu malignem 288–297, *289*
– Blutversorgung 302
– Chromosomenveränderungen 310–312, *311*
– Differenzierung 289–292, **290–291**
– Gradierung 297
– Heterogenität 302–303, **299, 306**
– hormonale Einflüsse 349–350
– Immunreaktionen 354–357, **355**
– invasives Verhalten 292–294, 304–308, **305, 309**
– Kindesalter 645–648, **646–647,** *647*
– Klonalität 298–299, **298**
– lokale Faktoren 349–350, **350**
– maligner,
– – Nomenklatur 285–288, *287*
– – Unterschied zu benignem 288–297, *287*
– Metastasierung 294–297, 308–310, **305, 306**
– Natural Killer-Zellen 199–200, 354, 356–357, **200, 355**
– Nomenklatur 285–288, *287*
– Onkogene 335–344
– paraneoplastische Syndrome 351–353, *352*
– Progression 302–303
– Stadieneinteilung («staging») 297
– Suppressor-Gene 344–346
– Wachstumseigenschaften 298–304
– Wachstumsrate 292, 299–302
Tumor-Angiogenese-Faktor 302
Tumor-assoziierte Antigene 353–354
Tumor-Kachexie 350–351
Tumor-Marker, 360–361, *361*
– AFP (α-Fetoprotein) 360–361, *361*
– humanes Choriongonadotropin 361
– saure Prostataphosphatase 361, *361*
Tumor-Nekrosefaktor (TNF) 92
Tumor-Riesenzellen 290
Tumor-spezifische Antigene 353–354
Tumor-spezifische Transplantationsantigene 353
Tumor-Wirt-Wechselwirkungen 349–357
Tumorabwehr 353–357
Tumordiagnose,
– DNA-Analyse 359
– Durchflusszytometrie 359–360
– Histopathologie 357
– Immunhistochemie 358–359
– Zytopathologie 357–358, **358–359**
Turner-Syndrom 158–160, *158*
«Typhoid Mary» 366
Typhoide Tularämie 438
Typhus 424–426, **424–426**
Tyrosinkinasen 339–340
Tzanck-Zellen 380

U

Überdosierung,
– Arzneimittel, s. u. *Unerwünschte Wirkung von Medikamenten*
– Drogen 598
– Vitamine, s. u. einzelnen *Vitaminen*
Überempfindlichkeitsreaktionen, 205–224, *206*
– anaphylaktische (Typ I) 206–210, **207–208, 210,** *206, 209*
– Arthus-Reaktion 216, **215**
– Immunkomplex-induzierte (Typ III) 212–216, **213–215,** *206, 212*
– Lymphokine 217–218
– Serumkrankheit 213–216, **213–215**
– Spättyp (verzögerte) 217, **216**
– T-Lymphozyten-vermittelte (Typ IV) 216–218, **216,** *206*
– zytotoxische (Typ II) 211–212, **216,** *206*
Übergewicht, s. u. *Adipositas*
Ulcus pepticum 83
Ulkus 83, **83**
Ultraschall 615
Ultraviolett-Strahlung, s. u. *UV-Strahlung*
Ulzeroglanduläre Tularämie 438
Umwelteinflüsse,
– Alkohol 590–592
– Berufskrankheiten 596
– Drogenmissbrauch 597–601
– Ernährung 525–561
– kongenitale Missbildungen 625–626, *625*
– Medikamente 583–590
– Entstehung von Neoplasmen 315, 596
– Staub 569–583
– toxische Substanzen 601–602
– Vergiftungen 592–596
Unerwünschte Wirkung von Medikamenten, 583–590, *585*
– Acetaminophen 586
– anaphylaktische Reaktionen 207, 209–210
– Aspirin 587
– Azathioprin 590
– Dosiswirkung 584
– Doxorubicin 588
– genetische Faktoren 163
– Glukokortikosteroide 590
– Interaktionen von Medikamenten 584
– Isoniacid 586
– Mangelernährung 526
– Östrogene 587–588
– Zellschädigung 3
Uran 606
Ureaplasma urealyticum 399, *399*
Urokinase, Behandlung der Lungenembolie 127
Urokinase-ähnlicher Plasminogenaktivator 117
Urtikaria 210
UV-Strahlung, 606
– Hautveränderungen 326
– Karzinogenese 326

V

v-*oncs*, s. u. *Virale Onkogenese*
Vakuoläre Degeneration 19, **19**
Valley-Fieber 474
Variable Genexpression 161
Variable Immundefekte 264–265
Variola 378–379
Varizellen 381–382, 625
Varizen 118–119
Vaskulitis,
– Immunkomplex-induzierte 212–216, **213, 215**
– nekrotisierend nicht-infektiöse 251
– Transplantatabstossung 222
Vasoaktive Amine 63
Vasodilatation, akute Entzündung 48–49
Vasokonstriktion,
– akute Entzündung 48–49
– Arachidonsäuremetaboliten 66–67, *67*
– Plättchen-aktivierender Faktor 69

Venen,
- Einbruch neoplastischer Zellen 294
- Phlebothrombose 120–122, 125, **121–122**
- Varizen 118–119
Venöse Stauung, s.u. *Stauung*
Verbrauchskoagulopathie, s.u. *Disseminierte intravasale Gerinnung*
Verbrennung, 603–604
- Elektroinsult 605–606
- Inhalation 604
- innere 604
- oberflächliche 603–604
- Respirationstrakt 604
- Schock 137, 604
- Ulkus 604
- Verfettung 24–26
Verdauungstrakt, s.u. *Gastrointestinaltrakt*
Verfettung,
- Anämie 26
- Cholesterin 24
- Leber 15, 19, 24–26, **25**
- Lipoproteine 24–26
- Myokard 26, 422, **27**
- Nieren 422
- Unterschied zu Lipomatose 27–28, **27**
Vergiftung,
- Äthylalkohol, s.u. *Alkoholismus*
- bakterielle Toxine, s.u. *Nahrungsmittelvergiftung*
- Blei 592–595, **594–595**
- chlorierte Kohlenwasserstoffe 601
- Insektizide 601
- Kohlenmonoxid 2, 595–596
- Methylalkohol 592
- Pilze 601
- polychlorierte Biphenyle (PCB) 602
- Quecksilberchlorid 15
- Zellschädigung 3
Verkalkung, 42–43, **42**
- Atherosklerose 42
- dystrophische 42–43, **42**
- metastatische 43
- Zellschädigung 9, 42–43
Verruköse Endokarditis, 120
- Systemischer Lupus erythematodes 240
- Staphylokokken-Infektion 403
Vibrio cholerae, Enterotoxin 400, 428, **429**
Vimentin 34, 358–359, *358*
Vinylchlorid, karzinogene Wirkung 324
Virale Onkogenese, 328–335, *329*
- DNA-Viren 328–332, **331**, *329, 330*
- Onkogene (v-*oncs*) 335–338, *336*
- RNA-Viren (Retroviren) 332–335, **333**, *329*
Viren,
- allgemeine Eigenschaften 370–372
- Latenz 372
- Mutagenese 332, 372
- Onkogenese 328–335
- Persistenz 372
- Retroviren 269–270, 332–335, 388
- Riesenzellen 18, 378
- «Slow»-Viren 372
- Transformation 335–338
- Tropismus 366, 372
- Viruskrankheiten 370–388, *371*
- Zellschädigung 16–18, 372, *17*
Virulenz 368
Viruskrankheiten,
- Arboviren 388
- durch Arthropoden-übertragene 388
- Einschlusskörperchen 372
- Gastrointestinaltrakt 372, 376–377
- Haut 377–385
- Herz 374, 388
- hyaline Zellveränderungen 43
- Immunreaktionen 373
- kongenitale Missbildungen 625–626
- Leber 388
- neutralisierende Antikörper 373
- Respirationstrakt 373–375
- T-Zell-vermittelte Zytotoxizität 203, 218, 373
- Zentralnervensystem 388
Vitamine 530–553
Vitamin A, 530–533, **532–533**
- Mangel 531–532, **532–533**
- Toxizität 532–533
Vitamin B-Komplex 542–550
Vitamin B_1 (Thiamin), 542–545
- Mangel 542–545, **544**
- Toxizität 545
Vitamin B_2 (Riboflavin) 545–546, **546**
Vitamin B_6 (Pyridoxine) 548
Vitamin B_6-responsive Syndrome 548
Vitamin B_{12} (Cobalamin) 549–550, **549**
Vitamin C, 550–553
- Kollagensynthese 95
- Mangel (Skorbut) 550–553, **551–552**
- Überdosierung 553
- Wundheilung 98
Vitamin D, 533–539, **536–538**, *535*
- Funktionen 534–536, **536**
- Mangel 536–539, **537–538**, *535*
- Metabolismus 534, **536**
- Toxizität 539
Vitamin E, 539–541
- Funktionen 539–540
- Mangel 540, *539*
- Toxizität 540–541
Vitamin H (Biotin) 542
Vitamin K 541–542, **541**
VLDL («very low densitiy lipoproteins») 167
Von Gierke-Krankheit (Glykogenose I) 181, *182*
Von Hippel-Lindau-Krankheit 167, *317*
Von Recklinghausen-Krankheit 165–167, *317*
Von Willebrand-Faktor 113, **113**

W

Wachstumsfaktoren 70, 91–92, 338–339, **337**, *91*
Warfarin 626, *625*
Warthin-Finkeldey-Zellen 378, **378**
Warzen, 377
- Hyperplasie 40
- Papilloma-Virus 328
Waterhouse-Friderichsen-Syndrom 410
Wechselgewebe,
- Regeneration 85, 87, **86**
- Reparation 85, 87, **86**
Weil-Felix-Reaktion 396
Weil-Krankheit 440
Weisser (anämischer) Infarkt 132–133, **133**
Wernicke-Korsakow-Syndrom 543, 545, 592, **544**
Wilms-Tumor 646–648, **647**, *647*
Wilson-Krankheit 556
Windpocken 381–382
Wire-loop-Veränderungen 238, **238**
Wiskott-Aldrich-Syndrom 267
Wolman-Krankheit *173*
Wuchereria bancrofti 107, 504–506
Wundheilung, s.a.u. *Reparation,* 88–100
- Altern 98
- chirurgische Inzision 88–89, **89**
- elastische Fasern 96
- Ernährung 98
- Fremdkörper 99
- Glukokortikosteroide 98
- Granulationsgewebe 91–93
- Infektion 98, 404–405
- Keloid 90, **90**
- Kollagenbildung 93–96, **95**, *94*
- Makrophagen 88
- Mechanismen 91–97
- Narbenbildung 88–89, **88**
- primäre (PP) 88–89, **89**
- sekundäre (PS) 90, **89**
- Vitamin C-Mangel 98, 550
- Wachstumsfaktoren 91–92, *91*
- Wundfestigkeit 97
- Zell-Matrix-Wechselwirkungen 93, **94**
- Zell-Zell-Wechselwirkungen 92–93
Wurmkrankheiten, 496–516
- Askariasis 498
- Bandwürmer 507–510, **508, 510**
- Bilharziose 513–516, **514–515**
- Clonorchiasis 511–512
- Drakunkulose 502
- Echinokokkose 509–510, **510**
- Enterobiasis 499, **499**
- Faszioliasis 510–511
- Filariose 504–506, **505**
- Hakenwürmer 499–500
- Opisthorchiasis 511–512
- Paragonimiasis 512–513, **513**
- Rundwürmer 498–507
- Schistosomiasis 513–516, **514–515**
- Strongyloidiasis 500–501, **501**
- Toxokariasis 501–502
- Trematoden 511–516
- Trichinose 502–504, **503**
- Trichuriasis 498–499
- Zystizerkose 508–509, **508**

X

X-Chromosom, s.u. *Geschlechtschromosomen*

X-Chromosomen-Inaktivierung 157
X-linked.., s. u. *geschlechtsgebunden*
X-Syndrom, fragiles 183–184, **183**
Xanthom 27
Xanthurensäure 548
Xeroderma pigmentosum 317, 326, *317*
Xerophthalmie, bei Vitamin A-Mangel 525, 530–531, **526**
Xerostomie 241
XXX-Syndrom 160, *158*
XXXXX-Syndrom 160, *158*
XXXXY-Syndrom 159, *158*
XXXY-Syndrom 159, *158*
XXY-Syndrom 158–159, *158*
XXYY-Syndrom *158*
XYY-Syndrom 159, *158*

Y

Y-Chromosom, s. u. *Geschlechtschromosomen*
Yersinia enterocolitica 430
Yersinia pestis 437–438, **438**
Yersinien *402*

Z

Zahn-Linien 121
Zäruloplasmin, bei Kupfermangel 556
Zebra-Körperchen 175
Zell-Matrix-Wechselwirkungen 93, **94**
Zell-Zell-Wechselwirkungen 92–93
Zelle(n), s. a. u. spezifischen Zellen
– Altern 15, 651–655, **652, 653, 655**
– Anpassungsreaktionen 2, 33, 35–42, **33, 35, 36, 38–41**
– Atrophie 2, 36–37, **36**
– Autophagie 32–33, **32**
– begrenztes Verdoppelungspotential 654, **655**
– Defekte kontraktiler Proteine 34–35, **35**
– Dysplasie 41–42, **41**
– Gefässpermeabilität 49–53
– Heterophagie 31–33, **32**
– Hyperplasie 38–40, **39**
– Hypertrophie 2, 37–38, **2, 38**
– lysosomale Aktivität 31–33, **32**
– Metaplasie 40, **40**
– Nekrose, s. u. *Nekrose*
– permanente Gewebe 86–87, **86**
– Phagozytose 31–33, **32**
– Pleomorphismus 286
– Proliferationskontrolle 93, *91*
– Schädigung, s. u. *Zellschädigung*
– stabile Geweben 85–86, **86**
– Störungen des Zytoskeletts 34–35
– Transformation durch Viren 328–335, 372
– Wechselgewebe 85–87, **86**
– Zytolyse bei Virusinfektionen 18
Zelleinschlüsse, s. a. u. *Speicherkrankheiten*
– Glykogen 28, **28**
– komplexe Lipide und Kohlenhydrate 29
– Lipide 24–27, **25–27**
– Pigmente 29–31, **30**
– Proteine 28, **28**
Zellkernproteine, Rolle als Proto-Onkogene 342
Zellmembranschäden, s. a. u. *Zellschädigung*
– Enzymaustritt 9
– freie Radikale 14–15, **14**
– Zellschädigung 10–11, **10**, *10*
Zellproliferation, Fibrin 93
– Fibronektin 93
– Kontakthemmung 303–304
– neoplastische Zellen 292, 299–302, **299–300**
– Regeneration 85–87, **86**
– Reparation 91–92
Zellschädigung, s. a. u. *Zytotoxizität* 4–35
– Ablösung von Ribosomen 7, 18–19, **7**
– Adipositas 3
– Altern 15
– anaerobe Glykolyse 6
– Antibiotika 14
– Apoptose 20, **20**
– ATP-Verbrauch 6, 7, 9, **5**
– Bakterizidie 14–15
– Bestrahlung 15, 608–610
– Bläschenbildung («blebs») 7, **5, 6**
– chemische Substanzen 3, 14–16, **16**
– endoplasmatisches Retikulum 7, 18–19, **7**
– Entzündung 14
– Ernährung 3, 9
– freie Radikale 4, 11–15, 68–69, **5, 12, 14**
– hyaline Veränderungen 28, 43–44, **28**
– hydropische Schwellung 19, **19**
– Hypoxie 2, 6–11, **5–8, 10**, *4*
– irreversible 8–11, **8, 10**, *4*
– Ischämie 6–11, **5–8, 10**, *4*
– Kalziumeinstrom 8–11, **5, 10**
– Karyolyse 20, **7**
– Karyorrhexis 20, **7**
– Lipid-Abbauprodukte 11
– Lysosomen 8–9, 19, 23–24, **7, 10, 34**
– Medikamente 3
– Membranschaden 10–11, 18, **10**, *10*
– Mitochondrien 8–10, 18, **8, 10, 34**, *10*
– morphologische Veränderungen 4, 18–23, **6–8, 19**
– Myelinfiguren 7, 9, **5, 7**
– Ödem 7, 19, **19**
– organische Lösungsmittel 14–16
– pH-Abfall nach, 9
– Phospholipidverlust 10–11, 66, **10**
– Polysomen 7, 18
– Pyknose 20, **7, 20**
– Reperfusion 11, 18
– reversible 2, 6–8, 19, **2, 5, 7–8**
– Ribosomen 7, 15, 18, **7**
– Sauerstoff 4–5, 11–15, **5, 12, 14**
– Schock 140
– Schwellung 7, 19, **5, 7, 19**
– Übersicht über Mechanismen 4–5
– ultrastrukturelle Veränderungen 6–9, 18–19, **5, 8, 16**
– Ursachen 2
– vakuoläre Degeneration 19, **19**
– Verfettung 19
– Vergiftung 3
– Verkalkung 9, 42–43, **42**
– Viren 16–18, 372, **17**
– Zellkernveränderungen 9, 20, **6–8**
– Zytoskelett 10–11, 18, 34–35
Zelltod, 2, 4, 8–9, **2, 6**
– Apoptose 20, **20**
– Atrophie 37
– Nekrose 20–23, **20–23**
Zelluläre Immunität 194–196, **195**
Zelluläre Onkogene (*c-oncs*) 338, 342–344, *336*
Zellvakuolen, Glykogenablagerung 28, **28**
– Identifikation des Inhalts 26
– Verfettung 24–27, **26**
– Zellatrophie 37
Zellvermittelte Überempfindlichkeit 216–218, **216**, *206*
Zellzyklus,
– neoplastische Zellen 292, 299–302, **299–300**
– Regeneration 86–87, **86**
– Wachstumsfaktoren 91–92
Zentralnervensystem,
– Altern 656–657
– HIV-Infektion 274–275, **274**
– Lues 447
– Systemischer Lupus erythematodes 239
– Viruskrankheiten 388
Zentromer 147, 244, *232*
Zerkarien 514, **514**
Zestoden 507–510, **508, 510**
Zigarettenrauchen, s. u. *Rauchen*
Zinkmangel 555–556
Zoonosen,
– bakterielle 435–444, **438**, *402*
– Bandwürmer 507–510
– Definition 367
– Protozoen 482–483, 486–496
– Rundwürmer 501–507
– Trematoden 510–516
Zoster, s. u. *Herpes zoster*
Zunge,
– Amyloidose 256, 262
– Himbeer- 408
Zyanose 109
Zyklamat 325, 560
Zygomykose 469–470, **470**
Zystein, Abfangen freier Radikale 13
Zystische (Pankreas-) Fibrose 640–643, **641, 642**
Zystizerkose 508–509, **508**
Zytogenetische Störungen,
– Autosomen 153–157, *158*
– Geschlechtschromosomen 157–161, *158*
Zytokine, s. a. u. *Lymphokine, Monokine* 200–201, *201*
Zytomegalie, 382–385, 625–626, **383, 385**
– AIDS 277, *268*

- Hirnveränderungen 382–385, **383**
- konnatale 382–385, 625–626
Zytomegalovirus,
- onkogene Wirkung *329*
- Zellschädigung 10–11, 18, 34–35
Zytoskelett 10–11, 34–35, 358–359, **35**
Zytotoxische Überempfindlichkeit
211–212, **216,** *206*
Zytotoxizität, Antikörper-vermittelte
zelluläre (ADCC)212, **211**
- Staubpartikel 569–570
- T-Lymphozyten 217–218, **219**
- Viren 16–18, 372, **17**